Arbeitsmedizin
Handbuch für Theorie und Praxis

Arbeitsmedizin

Handbuch für Theorie und Praxis

3., vollständig neubearbeitete Auflage

Herausgegeben von

G. Triebig, M. Kentner, R. Schiele

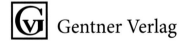 Gentner Verlag

Herausgeber

Prof. Dr. med. Dipl.-Chem. Gerhard Triebig, Institut und Poliklinik für Arbeits-
und Sozialmedizin, Universität Heidelberg

Prof. Dr. med. Michael Kentner, Institut für medizinische Begutachtung
und Prävention, Karlsruhe

Prof. Dr. med. Rainer Schiele, Institut für Arbeits-, Sozial-, Umweltmedizin
und -hygiene, Universitätsklinikum Friedrich-Schiller-Universität, Jena

Projektleitung

Gernot Keuchen, Stuttgart
Michael Wochner, Stuttgart

Redaktion

Silvia Göhring, Heidelberg

G. Triebig, M. Kentner, R. Schiele (Hrsg.)
Arbeitsmedizin
Handbuch für Theorie und Praxis

Alfons W. Gentner Verlag GmbH & Co. KG
Forststraße 131, 70193 Stuttgart
www.gentner.de

Bibliografische Information Der Deutschen Bibliothek
Die Deutsche Bibliothek verzeichnet diese Publikation in der Deutschen Nationalbibliografie;
detaillierte bibliografische Daten sind im Internet über http://dnb.ddb.de abrufbar.

ISBN 978-3-87247-741-5
© 3., vollständig neubearbeitete Auflage, Gentner Verlag, Stuttgart 2011

Umschlaggrafik: GreenTomato Süd GmbH, Stuttgart
Satz und Layout: Hilger VerlagsService, Heidelberg
Herstellung: Druckerei Marquart GmbH, Aulendorf
Printed in Germany

Vorwort der Herausgeber zur ersten Auflage

An die Leserinnen und Leser von „Arbeitsmedizin – Handbuch für Theorie und Praxis":

Mit dieser Neuerscheinung legen wir ein aktuelles Standardwerk der Arbeitsmedizin vor, mit dem wir mehrere Ziele erreichen möchten.

Das wesentliche Ziel des Werkes ist es, den Arbeitsmedizinern und Betriebsärzten in Praxis, Klinik, Forschung und Verwaltung die Basisinformationen zur Verfügung zu stellen, die erforderlich sind, um die zu betreuenden Arbeitnehmer einerseits und die hilfesuchenden Patienten andererseits im Hinblick auf berufliche Gefährdungen unter Berücksichtigung des komplexen Systems der sozialen Sicherung in Deutschland sachgerecht zu informieren und zutreffend zu beraten. Dies trifft insbesondere für die gesetzlich verankerte Forderung zu, den „begründeten Verdacht auf Vorliegen einer Berufskrankheit" an die zuständigen Stellen (Unfallversicherungsträger, staatlicher Gewerbearzt) zu melden. In diesem Zusammenhang ist besonders hervorzuheben, dass die „neuen" Berufskrankheiten bereits berücksichtigt sind.

Im Kontext der vielfältigen Aufgaben der betriebsärztlichen Betreuung soll es zudem ein wichtiger Ratgeber sein. Dabei werden neben den Kolleginnen und Kollegen auch nichtmedizinische Akteure in den Betrieben angesprochen. Die Mitarbeiterinnen und Mitarbeiter stellen die wichtigste Ressource in einem Unternehmen dar, deren Gesundheit und Leistungsfähigkeit für die Produktivität und damit die Wettbewerbsfähigkeit entscheidend sind. Der moderne betriebliche Gesundheitsschutz und Arbeitsschutz beschränkt sich deshalb nicht nur auf die Individualvorsorge. Er stellt vielmehr den gesamten Betrieb mit allen seinen Einrichtungen, Strukturen und Organisa-

tionsprinzipien in ein präventives Gesamtkonzept. In diesem Buch werden deshalb auch Mittel und Wege zum „gesunden Betrieb" beschrieben.

Für Ärztinnen und Ärzte, die sich in der Weiterbildung zum Facharzt für Arbeitsmedizin befinden, ist das Werk als Begleiter zu den theoretischen Kursen sowie zur Vorbereitung für die Prüfung gedacht.

Für die Studierenden in der Medizin soll das Buch die notwendigen Grundlagen vermitteln, um sich auf das Staatsexamen bzw. auf die im Zusammenhang mit der neuen Approbationsordnung erforderliche Prüfung in Arbeitsmedizin vorzubereiten. Arbeitsmedizin ist weiterhin ein obligatorisches Lehr und Prüfungsfach.

Schließlich kann der interessierte Leser dieses Buch als aktuelles Nachschlagewerk zu allen wichtigen arbeitsmedizinischen Themen nutzen. Ein ausführliches Register erleichtert das Auffinden der gewünschten Informationen.

Den Herausgebern ist allerdings bewusst, dass nicht alle Details dargestellt werden können, da dies den Rahmen des Werkes überfordert hätte. Aus diesem Grund werden für die einzelnen Beiträge wichtige Literaturstellen genannt, die dem Leser die Möglichkeit bieten, sich zu bestimmten Fragestellungen weiterführend zu informieren.

Die Herausgeber stammen alle aus der Erlanger arbeitsmedizinischen Schule. Das Institut für Arbeits- und Sozialmedizin (später durch die Umweltmedizin erweitert) mit der Poliklinik für Berufskrankheiten der Universität Erlangen-Nürnberg war unter dem damaligen Direktor, Herrn Prof. Dr. med. Helmut Valentin, prägend für die Arbeitsmedizin in der Bundesrepublik Deutschland. Sie haben sich hinsichtlich ihrer

Arbeitsschwerpunkte in verschiedene klinische und praktische Richtungen entwickelt. Wir meinen, dass gerade dadurch eine breite inhaltliche Darstellung des Fachgebietes gewährleistet ist.

An diesem Werk haben zahlreiche Autoren mitgewirkt, die auf ihren Fachgebieten besonders kompetent sind. Wir möchten uns in diesem Zusammenhang für ihr starkes Engagement herzlich bedanken. Ohne diesen außergewöhnlichen Einsatz wäre es nicht möglich gewesen, das Werk in einem vergleichsweise kurzen Zeitrahmen zu vollenden.

Für die fortlaufende Unterstützung und ausgezeichnete Betreuung sind wir dem Gentner Verlag, insbesondere Herrn Gernot Keuchen, Frau Tanja Escalante, Frau Susanne Taubert und weiteren Mitarbeiterinnen des Instituts für Arbeits-, Sozial- und Umweltmedizin der Universität Jena, sehr zu Dank verpflichtet.

Herrn Prof. Dr. med. Georg Zerlett danken wir vielmals für sorgfältige redaktionelle Durchsicht und konstruktive Beratung.

Auch möchten wir uns bei allen Mitarbeiterinnen und Mitarbeitern bedanken, die in ihren Bereichen zum guten Gelingen des Buches beigetragen haben.

Im November 2002   Die Herausgeber

Vorwort der Herausgeber zur zweiten Auflage

Nach der ersten 2003 erschienenen Auflage legen wir nunmehr die zweite Auflage unseres Handbuches vor. In den letzten Jahren sind weitere Lehrbücher und Kompendien zur Arbeitsmedizin erschienen. Unserem Werk gelang es, als das Standardlehrbuch im deutschsprachigen Raum zu reüssieren.

Die zweite Auflage wurde inhaltlich komplett neu überarbeitet. Ein besonderer Schwerpunkt in unserem Handbuch liegt in der Berufskrankheiten-Thematik. Hier kommt es zu permanenten Weiterentwicklungen der wissenschaftlichen Erkenntnisse und konsekutiv des Berufskrankheitenrechts, denen im vorliegenden Band Rechnung getragen wurde.

Der Arbeitsmedizin ist von verschiedenen Seiten ein schleichender Niedergang vorhergesagt worden, der jedoch nicht eingetreten ist. Ganz im Gegenteil, Arbeitsmedizin ist gefragter denn je. Allerdings hat ein vielfach beschriebener partieller Wandel statt gefunden, weg von der monokausalen Betrachtungsweise beruflicher Belastungen und Einwirkungen und hin zu multikausalen Beziehungskomplexen. Damit eng verknüpft sind neue inhaltliche Schwerpunktsetzungen. Neben der klinischen Ausrichtung des Fachgebietes etabliert sich zunehmend eine psychosoziale Betrachtungsweise der sich ändernden Belastungen in einer modernen Arbeitswelt. Hinzu kommt ein großes Spektrum von arbeitsmedizinischen Aufgaben in der betrieblichen Gesundheitsförderung, Prävention und Rehabilitation.

Neu aufgenommen wurden die Kapitel „Synkanzerogenese", „Burnout und Mobbing", „Nanopartikel, Ultrafeinstäube", „Disability Management", „Arbeitswelt der Zukunft im demografischen Wandel" sowie „Gefährdungsbeurteilung". Dazu konnten wir einige neue Autoren gewinnen, die wir herzlich im Autorenteam begrüßen möchten.

Bedanken möchten wir uns bei allen Koautoren, ohne deren Engagement das vorliegende Buch nicht zustande gekommen wäre. Unser Dank gilt auch dem A. W. Gentner Verlag, Stuttgart, und hier speziell Herrn Gernot Keuchen sowie Frau Silvia Göhring für die tatkräftige Unterstützung bei Planung, Organisation und Realisierung der Neuauflage. Weiterhin danken wir allen Mitarbeiterinnen und Mitarbeiter in den Instituten und Institutionen, die bei der Abfassung der Einzelbeiträge wertvolle Zuarbeiten geleistet haben. Nicht zuletzt gilt unser Dank allen Kolleginnen und Kollegen, die mit ihren kritischen Beiträgen inhaltliche Erweiterungen und Verbesserungen anregen konnten.

Uns als Herausgeber bleibt der Wunsch, dass die Neuauflage dieses Handbuches eine ebenso positive Resonanz in der Fachöffentlichkeit und darüber hinaus erfahren möge wie die Erstausgabe.

Im August 2008   Die Herausgeber

Vorwort der Herausgeber zur dritten Auflage

Bereits zweieinhalb Jahre nach der zweiten Auflage präsentieren wir unser zwischenzeitlich zum Standardwerk avanciertes Handbuch „Arbeitsmedizin" in dritter Auflage.

Die Arbeitsmedizin stellt ein äußerst dynamisches Fachgebiet dar. Dabei sind zwei Haupttendenzen abzugrenzen. Zum einen führt der wissenschaftliche Erkenntnisfortschritt zu immer neuen Berufskrankheiten mit zunehmenden Abgrenzungsproblemen zu den chronisch degenerativen Krankheiten sowie den Krebserkrankungen nichtberuflicher Ursache. Zum anderen gewinnen psychosoziale Aspekte im Arbeitsleben eine immer größere Bedeutung. In der dritten Auflage greifen wir diese Entwicklungen auf und präsentieren dem Leser eine Übersicht über die neueren wissenschaftlich fundierten Erkenntnisse.

Auch diese Auflage wurde inhaltlich komplett neu überarbeitet. Dies bezieht sich insbesondere auf die fünf neuen Berufskrankheitenentitäten, die im Zuge der zweiten Verordnung zur Änderung der Berufskrankheiten-Verordnung vom 11. Juni 2009 als Listenberufskrankheiten eingeführt worden sind. Dabei handelt es sich im Einzelnen um:

▶ *BK 1318:* „Erkrankungen des Blutes, des blutbildenden und des lymphatischen Systems durch Benzol"

▶ BK 2112: „Gonarthrose durch eine Tätigkeit im Knien oder vergleichbare Kniebelastung mit einer kumulativen Einwirkungsdauer während des Arbeitslebens von mindestens 13 000 Stunden und einer Mindesteinwirkungsdauer von insgesamt einer Stunde pro Schicht"

▶ *BK 4113:* „Lungenkrebs durch polyzyklische aromatische Kohlenwasserstoffe bei Nachweis der Einwirkung einer kumulativen Dosis von mindestens 100 Benzo(a)pyren-Jahren [(μg/m³) × Jahre]"

▶ *BK 4114:* „Lungenkrebs durch das Zusammenwirken von Asbestfaserstaub und polyzyklischen aromatischen Kohlenwasserstoffen bei Nachweis der Einwirkung einer kumulativen Dosis, die einer Verursachungswahrscheinlichkeit von mindestens 50 % nach der Anlage zu dieser Berufskrankheit entspricht" und

▶ *BK 4115:* „Lungenfibrose durch extreme und langjährige Einwirkung von Schweißrauchen und Schweißgasen (Siderofibrose)".

Neu aufgenommen haben wir die Beiträge zu Venenerkrankungen bei statischen Belastungen sowie die Reise- und Tropenmedizin.

Im Zusammenhang mit der Aktualisierung sind auch folgende Themen zu erwähnen: MRSA als Infektionskrankheit, Hautkrebs und UV-Strahlung, Jugendarbeitsschutzuntersuchung sowie „Neuro-Enhancement". Völlig neu überarbeitet wurd das Kapitel „Rechtsgrundlagen der betriebsärztlichen Tätigkeit" vor dem Hintergrund der neuen DGUV-Vorschrift 2.

Bedanken möchten wir uns bei allen Autoren, ohne deren starkes Engagement die 3. Auflage in der relativ kurzen Zeitspanne nicht zustande gekommen wäre. In diesem Zusammenhang gilt unser Dank auch dem Gentner Verlag, Stuttgart, und hier vor allem Frau Silvia Göhring und Herrn Gernot Keuchen sowie seinem Nachfolger Herrn Michael Wochner für die tatkräftige Unterstützung.

Schließlich danken wir allen Mitarbeiterinnen und Mitarbeitern, die bei der Abfassung der Einzelbeiträge wertvolle Zuarbeit geleistet haben sowie allen Kolleginnen und Kollegen, die uns in der Vergangenheit wichtige Hinweise zu Änderungen und Verbesserungen gegeben haben.

Im März 2011   Die Herausgeber

Inhalt

XII Reisemedizin und Verkehrsmedizin

Allgemeines

1 Definition, Ziele und Zukunft der Arbeitsmedizin

G. Triebig, M. Kentner und R. Schiele

1.1 Begriff und Definition der Arbeitsmedizin

Der Begriff „Arbeitsmedizin" ist offiziell erstmals anlässlich einer Sitzung des ständigen internationalen Komitees für Berufskrankheiten und Arbeitshygiene in Lyon im Jahre 1929 geprägt worden.

Nachfolgend sind die aus unserer Sicht maßgeblichen Definitionen von Arbeitsmedizin wiedergegeben.

Die Deutsche Gesellschaft für Arbeitsmedizin hat 1967 Arbeitsmedizin wie folgt definiert:

„Arbeitsmedizin ist die Lehre von den Wechselbeziehungen zwischen Arbeit und Beruf einerseits sowie dem Menschen, seiner Gesundheit und seinen Krankheiten andererseits. Sie beruht auf dem Studium der physischen und psychischen Reaktionen des Menschen auf Arbeit und Arbeitsumwelt. Diese Reaktionen werden mit modernen Methoden objektiviert und quantifiziert. Die arbeitsbedingten Gesundheitsschäden müssen aufgedeckt werden. Aufgabe der Arbeitsmedizin ist es, das Verhältnis zwischen Mensch und Arbeit zu harmonisieren. Durch präventive und hygienische Maßnahmen sind Schäden an Leben und Gesundheit zu verhüten. Bereits aufgetretenen gesundheitlichen Störungen aller Art muss durch den Einsatz moderner Früh- und Feindiagnostik und umfassender Therapie in Praxis und Klinik entgegengewirkt werden. Dies trifft auch speziell für die Erkrankung und Behandlung der bisher anerkannten Berufskrankheiten am Arbeitsplatz (verursacht durch chemische Stoffe, physikalische Einwirkungen, gemischte chemisch-physikalische Einwirkungen, durch Infektionserreger oder Parasiten,

durch nichteinheitliche Einwirkungen usw.) zu. Dem Geschädigten ist durch Rehabilitation die Wiederanpassung an seine Arbeitsumwelt zu erleichtern. Zumindest ist aber für ihn durch eine objektive und sachkundige Wertung und fachgerechte Begutachtung eine optimale Entschädigung zu erwirken".

Diese Definition ist nach unserer Auffassung nach wie vor gültig und zutreffend.

Von der Bundesärztekammer wird im Rahmen der Musterweiterbildungsordnung für die Gebietsbezeichnung „Arbeitsmedizin" folgende Definition gegeben (Stand 2007):

„Die Arbeitsmedizin umfasst die Wechselbeziehungen zwischen Arbeit, Beruf und Gesundheit. Dazu gehören insbesondere die Verhütung von Unfällen sowie die Vorbeugung und Erkennung von Erkrankungen, die durch das Arbeitsgeschehen verursacht werden können und die Mitwirkung bei der Einleitung der sich aus solchen Unfällen und Erkrankungen ergebenden medizinischen Rehabilitation sowie bei der Durchführung berufsfördernder Rehabilitation".

Der Vorstand der DGAUM hat, angesichts des Wandels in der Arbeitsmedizin, folgende Definition vorgeschlagen (Stand 2004):

„Die Arbeitsmedizin ist die medizinische, vorwiegend präventiv orientierte Fachdisziplin, die sich einerseits mit der Untersuchung, Bewertung, Begutachtung und Beeinflussung der Wechselbeziehungen zwischen Anforderungen, Bedingungen, Organisation der Arbeit sowie andererseits dem Menschen, seiner Gesundheit, Arbeitsfähigkeit sowie seinen Krankheiten befasst.

Die Ziele der Arbeitsmedizin bestehen in der Förderung, Erhaltung und Mitwirkung bei der Wiederherstellung von Gesundheit sowie der Arbeits- und Beschäftigungsfähigkeit des Menschen."

Im internationalen Bereich haben 1994 die Zentren für Arbeitsmedizin der Weltgesundheitsorganisation (WHO) folgende globale Strategien definiert:

"Health at work and healthy work environments are among the most valuable assets of individuals, communities and countries. Occupational health is an important strategy not only to ensure the health of workers, but also to contribute positively to productivity, quality of products, work motivation, job satisfaction and thereby to the overall quality of life of individuals and society".

1.2 Ziele der Arbeitsmedizin

Im arbeitsmedizinischen Standardwerk aus dem Jahr 1985 wurden von H. Valentin folgende Ziele der Arbeitsmedizin formuliert:

1. das körperliche, geistige und soziale Wohlbefinden der Arbeitnehmer in allen Berufen in größtmöglichem Ausmaß zu fördern und aufrecht zu erhalten;
2. zu verhindern, dass die Arbeitnehmer infolge ihrer Arbeitsbedingungen in irgendeiner Weise an ihrer Gesundheit schaden nehmen;
3. sie bei ihrer Arbeit gegen die Gefahren zu schützen, die sich durch das Vorhandensein gesundheitsschädlicher Stoffe ergeben können;
4. den einzelnen Arbeitnehmer einer Beschäftigung zuzuführen, die seiner physiologischen und psychologischen Eignung entspricht und ihm diese Beschäftigung zu erhalten;
5. kurz: die Arbeit an den Menschen anzupassen und sie in allen Bereichen zu humanisieren.

Unter Berücksichtigung des Wandels in der Arbeitswelt einerseits und einem Qualitäts- sowie Qualitätsmanagementkonzept andererseits hat

die österreichische Akademie für Arbeitsmedizin kürzlich eine Weiterentwicklung der Ziele vorgeschlagen.

Hiernach ist es das grundlegende Ziel der Arbeitsmedizin, mit dem Einsatz entsprechenden Fachwissens und entsprechender Mittel die Gesundheit und Leistungsfähigkeit der Mitarbeiter zu erhalten und zu fördern. Somit dient sie dem Nutzen von Mitarbeitern und Unternehmen. Die Arbeitsmedizin handelt auf wissenschaftlicher Grundlage. Bei der Umsetzung ihrer Erkenntnisse im Betriebsalltag berücksichtigt sie physische, psychische und soziale Einflüsse im Sinne einer ganzheitlichen Betrachtungsweise.

Hintergrund ist die Feststellung, dass sich Arbeitsmedizin nicht nur auf die Verhinderung von Gefährdungen infolge spezifischer Handlungen und Einflüsse reduziert, d. h. sich ausschließlich der Verhütung von Arbeitsunfällen und berufsbedingten Erkrankungen beschränkt. Vielmehr ist der arbeitsmedizinische Handlungsspielraum weiterzufassen, da es gilt, bereits im Vorfeld leistungsmindernde Einflussfaktoren zu identifizieren und zu beseitigen. Moderne arbeitsmedizinische Prinzipien verfolgen damit neben pathogenetischen auch salutogenetische Ansätze.

Ein gemeinsames Komitee von ILO (International Labour Office) und WHO (Weltgesundheitsorganisation) hat im Jahr 1995 die Ziele der Arbeitsmedizin (Occupational Health) wie folgt beschrieben:

„Occupational health should aim at: the promotion and maintenance of the highest degree of physical, mental and social well-being of workers in all occupations; the prevention amongst workers of departures from health caused by their working conditions; the protection of workers in their employment from risks resulting from factors adverse to health; the placing and maintenance of the workers in an occupational environment adapted to his physiological and psychological capabilities; and, to summarise, the adaptation of work to man and of each man to his job. The main focus in occupational health is on three different objectives: (I) the maintenance and promotion of workers' health and working capacity; (II) the improvement of working

environment and work to become conductive to safety and health, and (III) development of work organisations and working cultures in a direction which supports health and safety at work and in doing so also promotes a positive social climate and smooth operation and may enhance productivity of the undertakings. The concept of working culture is intended in this context to mean a reflection of the essential value systems adopted by the undertaking concerned. Such a culture is reflected in practice in the managerial systems, personnel policy, principles for participation training policies and quality management of the undertaking."

1.3   Methoden der Arbeitsmedizin

Zur Lösung der vorstehend genannten Aufgaben und Ziele haben sich, historisch betrachtet, in der Arbeitsmedizin verschiedene Forschungsrichtungen vereinigt. Beispielhaft sind zu nennen:
► Arbeitsplatzergonomie,
► Arbeitsphysiologie,
► Arbeitshygiene,
► Arbeitsstofftoxikologie,
► Arbeitsepidemiologie,
► Arbeitspsychologie,
► klinische Arbeitsmedizin.

Hierbei sind Schnittstellen und Überlappungen mit anderen Fachdisziplinen gegeben, von denen sich die Arbeitsmedizin einerseits unterscheidet, aber andererseits mit diesen durch die Lösung von Arbeitsplatzproblemen eng verbunden ist.

Die Ergonomie befasst sich mit der Analyse von Arbeitsaufgaben, Mensch-Maschine-Interaktionen und Arbeitsumwelteinflüssen in Arbeitssystemen. Aus dem Bereich der Arbeitsmedizin beschäftigen sich deshalb insbesondere arbeitsphysiologisch orientierte Forschergruppen mit ergonomischen Fragestellungen.

Die Physiologie bildet in ihrer Anwendung auf Anforderungen der Arbeitswelt eine wichtige Grundlagendisziplin für die Arbeitsmedizin. Dies gilt für traditionelle körperliche Belastungen ebenso wie für moderne Tätigkeiten mit überwiegend psychischen Beanspruchungen.

Maßnahmen der primären Prävention (Verhaltens- und Verhältnisprävention) wurden zum Teil im Fach Hygiene entwickelt und der Arbeitshygiene zugeordnet.

Die arbeitsmedizinische Toxikologie hat sich aufgrund der besonderen Aufgabenstellungen entwickelt, insbesondere unter dem Aspekt der Prävention akuter und chronischer gesundheitlicher Auswirkungen infolge des Umgangs mit Chemikalien am Arbeitsplatz. Das biologische Monitoring und das biologische Effektmonitoring sind die Säulen der modernen Arbeitsstofftoxikologie.

Die Arbeitsepidemiologie beschäftigt sich mit den Fragen von Risikofaktoren am Arbeitsplatz und versucht, deren Qualität und Quantität zu bestimmen.

Die Arbeitspsychologie ist aufgrund der zunehmenden psychosozialen Belastungen in der modernen Arbeitswelt ein wichtiger arbeitsmedizinischer Bereich von zunehmender Bedeutung.

Die klinische Arbeitsmedizin entstand als Spezialgebiet vor allem aus der Inneren Medizin, da ein großer Teil der Krankheitsbilder aus dem Bereich der Berufskrankheiten diesem Fachgebiet im Hinblick auf Organbezug, Symptomatik, Diagnostik und Therapie zugeordnet werden können. Sie zeichnet sich durch einen besonderen Kausalbezug zu beruflichen Ursachen im Rahmen der Früherkennung, Begutachtung und Rehabilitation aus.

Weitere unter diesen Gesichtspunkten wichtige medizinische Nachbardisziplinen sind: Orthopädie, Pneumologie, Dermatologie, Urologie, Neurologie und Psychiatrie/Psychosomatik sowie HNO-Heilkunde.

Die Arbeitsmedizin wurde deshalb verschiedentlich als Querschnittsfach bezeichnet. Diese Bezeichnung mag in einigen Teilbereichen zutreffend sein. Sie entspricht jedoch nach unserem Verständnis nicht den tatsächlichen Gegebenheiten, da sich die Aufgaben der Arbeitsmedizin nicht auf den Bereich der klinischen Arbeitsmedizin beschränken, sondern diese zum großen Teil präventiver und rehabilitativer Natur sind.

Die Arbeitsmedizin lässt sich zudem von anderen medizinischen Fachdisziplinen als eigenständiges Gebiet durch zwei wesentliche Sachverhalte abgrenzen.

Erstens stellt sie Gesundheit und Krankheit sowie Befinden und Leistungsfähigkeit in einen Zusammenhang mit Arbeit und Beruf. Hierzu sind spezielle Kenntnisse notwendig, die von anderen medizinischen Fachdisziplinen nicht vermittelt werden können.

Zum zweiten hat die Arbeitsmedizin eigene Methoden entwickelt, mit denen die Wechselwirkungen zwischen beruflicher Belastung einerseits und spezifischer Beanspruchung andererseits untersucht und analysiert werden können.

Zahlreiche Beispiele hierzu finden sich in diesem Buch.

1.4   Bisherige Entwicklungen

Die bisherige Entwicklung der Arbeitsmedizin kann an folgenden Fakten deutlich gemacht werden:
1. Im Jahr 1965 hat der deutsche Ärztetag die Einführung der Zusatzbezeichnung „Arbeitsmedizin" beschlossen.
2. 1970 wurde vom Bundesminister für Jugend, Familie und Gesundheit die Arbeitsmedizin in die Approbationsordnung für Ärzte aufgenommen und als Pflichtlehr- und Pflichtprüfungsfach zum Bestandteil des „Ökologischen Stoffgebietes" erklärt.
3. Im Jahr 1973 erließ der Bundesminister für Arbeit und Sozialordnung das Gesetz über Betriebsärzte, Sicherheitsingenieure und andere Fachkräfte für Arbeitssicherheit (sog. Arbeitssicherheitsgesetz).
4. 1976 hat der deutsche Ärztetag die Gebietsbezeichnung „Arbeitsmedizin" beschlossen.
5. In der novellierten Approbationsordnung für Ärzte vom 27. Juni 2002 ist Arbeitsmedizin als Lehr- und Prüfungsfach obligat.

Der Wandel in der Arbeitswelt infolge Globalisierung, Dezentralisierung und Flexibilisierung stellt eine bedeutsame Herausforderung für die Arbeitsmedizin in der Zukunft dar.

Globalisierung bedeutet die Zunahme der Aktivitäten in der Weltwirtschaft infolge der von Liberalisierung des Handels und der Elimination von Hindernissen im Transfer von Kapital-, Waren- und Dienstleistungen.

Die Dezentralisierung ersetzt die hierarchisch geprägten Strukturen. Infolge der zunehmenden Verbreitung von Informationstechnologien werden tradierte Arbeitsplätze zwar überflüssig, jedoch auch neue Tätigkeitsfelder geschaffen. Das Beispiel Telearbeit zeigt, dass sowohl der Arbeitsplatz als auch die Arbeitszeit in der ursprünglichen Form hier nicht mehr existieren.

Um den Kundenwünschen zu entsprechen, ist Flexibilisierung gefordert. Neue Produkte verlangen ein permanentes Umdenken und eine ständige Fortbildung der Arbeitnehmer. Das Tempo von Innovation führt dazu, dass die Halbwertszeit des erlernten Fachwissens immer kürzer wird.

Diese Veränderungen in der Arbeitswelt erfordern Anpassung und neue Lösungen, die Rüdiger wie folgt beschreibt:
- Die ärztliche Kompetenz des Betriebsarztes muss verbreitert und vertieft werden. Standard ist der Facharzt für Arbeitsmedizin.
- Die betriebliche Kompetenz des Arbeitsmediziners muss angehoben werden, v. a. ist er bei betrieblichen Entscheidungen einzubinden.
- Die gesetzlichen Bestimmungen müssen den Erfordernissen für die Klein- und Mittelbetriebe angepasst werden. Der Arbeitsmediziner soll Arzt des Vertrauens mit besonderer Kompetenz für die Belange der Arbeitswelt für die Arbeitnehmer sein.

1.5   Ethische Leitlinien
für Arbeitsmediziner

Nach Beschluss der Mitgliederversammlung hat die Deutsche Gesellschaft für Arbeitsmedizin und Umweltmedizin e.V. im Jahr 1985 Leitlinien für das Handeln der Arbeitsmediziner beschlossen.

Sie sollen danach:
1. Gesundheit und Sicherheit am Arbeitsplatz für die ihnen anvertrauten Arbeitnehmer in den Mittelpunkt aller ihrer Bemühungen stellen;

2. sich gewissenhaft bemühen, gesundheitliche Voraussetzungen, Umgebungseinflüsse und Unfallgefahren genau kennen zu lernen;
3. ihrer Tätigkeit immer wissenschaftliche Objektivität zugrunde legen und integral handeln;
4. nur solche Feststellungen treffen oder gut heißen, die eigene Beobachtungen oder ehrliche Überzeugungen wiedergeben;
5. Handlungen im Bereich der Arbeitsmedizin, die nicht den ethischen Grundlagen entsprechen, aktiv entgegentreten und gegebenenfalls zu korrigieren versuchen;
6. sich ihr unabhängiges ärztliches Urteil auch in Interessenkonflikten bewahren;
7. absolute Vertraulichkeit bewahren in Bezug auf alles, was sie im Rahmen ihrer Tätigkeit über die von ihnen betreuten Person erfahren;
8. ihre fachlichen Kenntnisse ständig auf dem Laufenden halten und zu verbessern versuchen;
9. den von ihnen betreuten Personen alle wichtigen Fakten über ihren Gesundheitszustand in verständlicher Form klar machen und – soweit erforderlich – weitere Untersuchungen bzw. therapeutische Maßnahmen anraten;
10. auf umgehende Beratungen mit Werksleitung und Betriebsrat bestehen, wenn dies aus Gründen der Gesundheitsgefährdung von Beschäftigten durch deren Gesundheitszustand oder durch die Arbeitsbedingungen zwingend erforderlich ist;
11. mit allen Gesundheitsbehörden, speziell mit dem gewerbeärztlichen Dienst und den Berufsgenossenschaften stets gut zusammenarbeiten und immer gute Beziehungen zu den Vertretern anderer medizinischer Fachdisziplinen suchen;
12. schließlich ihre Dienste nicht anpreisen und anbieten durch Behauptungen oder Andeutungen von Feststellungen oder Erfolgen, die einer objektiven Überprüfung nicht standhalten; wohl aber sollten sie in geeigneter Form ihre Kollegen über bei ihnen vorhandene spezielle Dienstleistungsmöglichkeit informieren.

Diese Prinzipien werden auch von der International Commission on Occupational Health (ICOH) gefordert (2002):

"The purpose of occupational health is to serve the health and social well-being of the workers individually and collectively. Occupational health practice must be performed according to the highest professional standards and ethical principles. Occupational health professionals must contribute to environmental and community health.

The duties of occupational health professionals include protecting the life and the health of the worker, respecting human dignity and promoting the highest ethical principles in occupational health policies and programmes. Integrity in professional conduct, impartiality and the protection of the confidentiality of health data and of the privacy of workers are part of these duties.

Occupational health professionals are experts who must enjoy full professional independence in the execution of their functions. They must acquire and maintain the competence necessary for their duties and require conditions which allow them to carry out their tasks according to good practice and professional ethics."

1.6 Zukunft der Arbeitsmedizin

Im Hinblick auf die zentralen Aufgaben in der Arbeitsmedizin, d. h. die Prävention arbeitsbedingter Erkrankungen und Förderung der Gesundheit und Leistungsfähigkeit der Beschäftigten, haben die Vorstände der Deutschen Gesellschaft für Arbeitsmedizin und Umweltmedizin e. V. und der Verband Deutscher Betriebs- und Werksärzte e. V. folgende Positionen formuliert (2004):

1. Arbeitsmedizinische Prävention beinhaltet das Gesamtspektrum arbeitsmedizinischer Primär-, Sekundär- und Tertiärprävention sowie der betrieblichen Gesundheitsförderung. Eine wichtige Rolle spielt dabei die Gefährdungsbeurteilung. Arbeitsmedizinische Prävention gewährleistet die Einheit von Verhältnis- und Verhaltensprävention.

2. Arbeitsmedizinische Vorsorgeuntersuchungen zur Früherkennung von Erkrankungen und Gefährdungen, jedoch auch zur individuellen Prävention und zum Erhalt der Beschäftigungsfähigkeit sind zentraler Baustein der arbeitsmedizinischen Prävention.

3. Arbeitsmedizinische Prävention geht über die Vermeidung von „Versicherungsfällen" hinaus.

4. Arbeitsmedizinische Vorsorgeuntersuchungen bieten ein wesentliches Potenzial zur Prävention chronischer Erkrankungen.

5. Arbeitsmedizinische Prävention ist mehr als kundenorientierte Dienstleistung: Sie dient dem Grundanliegen jedes Unternehmens und jedes Arbeitsnehmers, sie ist unabhängig und unterliegt der ärztlichen Schweigepflicht.

6. Die betriebliche Gesundheitsförderung ist eine wichtige Aufgabe der Arbeitsmedizin. Arbeitsmedizinische Prävention und betriebliche sowie individuelle Gesundheitsförderung sind nicht zu trennen.

7. Arbeitsmedizinische Prävention ist das Kernelement des betrieblichen Gesundheitsmanagements und Modell für ein präventionsorientiertes Gesundheitssystem.

Zur arbeitsmedizinischen Forschung ist grundsätzlich anzumerken, dass diese
▶ grundlagenwissenschaftlich wie auch anwendungsorientiert und klinisch,
▶ interdisziplinär und auch
▶ transdisziplinär
durchgeführt werden muss.

Eine Vernetzung der verschiedenen Fachdisziplinen, beispielsweise mit den natur-, ingenieur- und sozialwissenschaftlichen Fachgebieten stellt in diesem Zusammenhang eine wichtige Aufgabe dar. Außerdem ist es bedeutsam, dass sich arbeitsmedizinische Forschung an den Bedürfnissen der öffentlichen Gesundheit, den Vorstellungen der Sozialpartner und der Politik orientieren sollte.

Der Vorstand der Deutschen Gesellschaft für Arbeitsmedizin und Umweltmedizin e. V. erachtet folgende Themen für die zukünftige arbeitsmedizinische Forschung für bedeutsam (Stand 2006):

▶ „Altlasten" mit erheblichem Forschungsbedarf (z. B. asbestinduzierte Erkrankungen, Quarzstaubexposition, radioaktive Strahlung),
▶ Abgrenzung von außerberuflichen Faktoren (z. B. Rauchen, Ernährung, andere Verhaltensweisen),
▶ „klassische", auch in Zukunft weiter bestehende Gefährdungen (z. B. Schweißrauche, Bioaerosole, Lärm, Hautbelastungen, Schichtarbeit, Arbeiten mit Absturzgefahr, Infektionsgefahr im Gesundheitsdienst, statische Belastungen bei körperlicher Arbeit),
▶ kombinierte Wirkung mehrerer Gefahrstoffe, insbesondere solcher mit kanzerogener Potenz (Synkanzerogenese),
▶ Aufklärung des arbeitsbedingten Anteils von „Volkserkrankungen" durch gleichzeitige Betrachtung von Gen-Umwelt-Interaktionen und multikausalen Zusammenhängen,
▶ betriebliche Gesundheitsförderung,
▶ Defizite in der menschengerechten Arbeitsplatzgestaltung,
▶ systematische Präventionsforschung,
▶ Forschungsansätze zur Kompensation von Berufskrankheiten infolge der ständigen Weiterentwicklung der Berufskrankheitenliste und der Umsetzung des Berufskrankheiten-Rechts in der Praxis,
▶ Entwicklung von Methoden zur Expositionserfassung mittels personenbezogenen Messungen in der Luft und im biologischen Material,
▶ bei Erfassung und Bewertung von kombinierten Belastungen mit unterschiedlichen Faktoren sowie bei komplexen Belastungen von Atemwegen, Haut, Sinnesorganen und zentrales Nervensystem.

Die Gewinnung von neuen Kenntnissen sollte sich auf folgende Bereiche konzentrieren (DGAUM 2006):
▶ Aufdeckung relevanter Schädigungs- und zunehmend auch Protektionsmechanismen, wobei zu berücksichtigen ist, dass banale Ursache-Wirkungs-Beziehungen bei den komplexen Anpassungs- und Kompensationsmechanismen des Menschen nicht mehr haltbar sind,

▶ Vorverlagerung des Eintritts von Erkrankungen durch arbeitsbedingte Einwirkungen, deren Ursachen und Beeinflussung,

▶ Kombinationseffekte unterschiedlicher Einwirkungen, z. B. im Bereich der Synkanzerogenese,

▶ Vergleichsweise seltene Erkrankungen durch Arbeitseinflüsse ohne eindeutige epidemiologisch belegbare „Gruppentypik", was eine Erweiterung des arbeitsmedizinischen Herangehens bedeutet,

▶ Gefährdung zunehmend älterer Arbeitnehmer durch Gefahrstoffe und andere Belastungen (z. B. veränderte Abwehr- und Bewältigungsmechanismen im Alter),

▶ Anwendbarkeit, Bewertung und Ergebnisinterpretation neuer Methoden aus anderen Wissenschaften in der arbeitsmedizinischen Praxis (Validierung und Qualitätskontrolle),

▶ integrative Leistungsbeurteilung,

▶ Aufklärung des berufsbedingten Anteils von „Volkskrankheiten" (z. B. degenerativen Gelenkerkrankungen, Allergien, Bronchitis, Krebserkrankungen).

Weiterführende Literatur

Deutsche Gesellschaft für Arbeitsmedizin und Umweltmedizin e.V. (Hrsg): Arbeitsmedizin heute. Konzepte für morgen. Stuttgart: Gentner, 2006.

Hochgatterer K, John-Reiter B, Koth S, Markom A: Qualität bringt Leistung – das Qualitätsmanagement-Konzept der Österreichischen Akademie für Arbeitsmedizin. Arbeitsmed Sozialmed Umweltmed 2001; 36: 25–31.

ICOH 2002: International Code of Ethics for Occupational Health Professionals.

Lehnert G, Valentin H, Brenner W: Almanach zum 25jährigen Bestehen der Deutschen Gesellschaft für Arbeitsmedizin e.V. 1962 bis 1987. Stuttgart: Gentner, 1987.

Rüdiger HW: Arbeitsmedizin der Zukunft. Atemw-Lungenkrkh 2000; 26: 646–654.

Scheuch K, Münzberger E, Stork J, Piekarski C: Nachdenken über die Definition der Arbeitsmedizin. Zbl Arbeitmed 2002; 52: 256–260.

Valentin H: Einleitung. In: Valentin H, Lehnert G, Petry H, Rutenfranz J, Stalder K, Wittgens H, Woitowitz H-J (Hrsg): Arbeitsmedizin, Band 1. Stuttgart: Thieme, 1985, S. 1–11.

Gesetzliche Grundlagen

2 Arbeitsmedizin im System der sozialen Sicherung

K. Schmid und A. Weber

2.1 Einleitung

Mit der kaiserlichen Botschaft vom 17. November 1881, die dem Reichstag die Aufgabe stellte, Gesetzesvorlagen über die Unfallversicherung, Krankenversicherung sowie Alters- und Invalidenversicherung abzuschließen, begann in Deutschland die Sozialgesetzgebung.

Im Jahre 1883 wurde ein Krankenversicherungsgesetz, im Jahre 1884 ein Unfallversicherungsgesetz und im Jahre 1889 ein Gesetz über die Invaliditäts- und Altersversicherung durch den Reichstag verabschiedet. Später folgten noch Gesetze zur Arbeitslosenversicherung (1927) und zur Pflegeversicherung (1994). Dies war der historische Beginn eines pluralistischen Systems der sozialen Sicherung, das heute zu den umfassendsten und sozial gerechtesten Sicherungssystemen der Welt zählt. Die Bundesrepublik Deutschland ist nach Artikel 20 Absatz 1 des Grundgesetzes ein demokratischer und sozialer Bundesstaat. Aufgabe eines modernen Sozialstaates ist es, für alle Bürgerinnen und Bürger eine menschenwürdige Lebenswelt zu organisieren, Chancengerechtigkeit zu gewährleisten, Teilhabe zu fördern und sozialen Frieden zu wahren.

Zwischenzeitlich existiert in Deutschland ein sehr komplexes, häufig schwer zu durchschauendes System der sozialen Sicherung. Die wesentlichen gesetzlichen Regelungen finden sich im Sozialgesetzbuch I.–XII. Buch.

Für den praktisch tätigen Arbeitsmediziner ist es unerlässlich, die wesentlichen Grundlagen unseres Systems der sozialen Sicherung zu kennen, um Beschäftigte auch in sozialmedizinischer Hinsicht fachgerecht beraten zu können. Häufig fehlt sowohl bei Klinikärzten als auch bei niedergelassenen Ärzten die Zeit oder auch die fachliche Kompetenz, Patienten sozialmedizinisch kompetent beraten zu können. Der Betriebsarzt kann dann ein wertvoller Begleiter des Beschäftigten im „Dschungel" unseres Systems der sozialen Sicherung sein, zumal der Betriebsarzt nicht selten mit Problemen im Umfeld von Arbeitsfähigkeit und Erwerbsfähigkeit konfrontiert wird. Die Änderungen der letzten Jahre im Rentenrecht mit Abschaffung der Berufsunfähigkeitsrente und einer neuen Erwerbsminderungsrente haben dazu geführt, dass manche Beschäftigte zwar nicht mehr in der Lage sind, ihren bisherigen Beruf auszuüben, jedoch oft auch keinen Anspruch auf Rentenleistungen aus der gesetzlichen Rentenversicherung haben. Auch die bereits beschlossene Anhebung des Renteneintrittsalters wird dafür sorgen, dass sich der Betriebsarzt vermehrt um Beschäftigte kümmern muss, die ihre bisherige berufliche Tätigkeit nicht mehr uneingeschränkt ausüben können. Es steht deshalb außer Zweifel, dass bei begrenzten finanziellen Ressourcen und den zu erwartenden Folgen des demografischen Wandels die Rolle des Arbeitsmediziners als sachkundiger Berater und sozialmedizinischer „case-disability manager" eine immer größere Bedeutung gewinnen wird.

Vor diesem Hintergrund werden nachfolgend die für den Arbeitsmediziner wesentlichen Grundlagen des Systems der sozialen Sicherung in Deutschland dargestellt. Aus Platzgründen kann diese Darstellung jedoch nur bruchstückhaft sein und ersetzt keinesfalls ein sozialmedizinisches Lehrbuch. Es sei auch besonders darauf hingewiesen, dass derzeit ständig Änderungen an unserem Sozialsystem vorgenommen werden und deshalb stets überprüft werden muss, ob die Ausführungen noch der aktuellen Gesetzeslage entsprechen.

Im ersten Abschnitt sollen die für den praktisch tätigen Arbeitsmediziner wesentlichen Grundzüge des Systems der sozialen Sicherung vermittelt werden, während im zweiten Abschnitt praxisbezogen auf häufige Fragen im betriebsärztlichen Alltag eingegangen wird.

2.2   System der sozialen Sicherung

2.2.1   Sozialbudget

Einen Überblick über die Leistungsfähigkeit unseres Systems der sozialen Sicherung bietet das Sozialbudget der Bundesregierung. Hier werden jährlich die verschiedenen Leistungen des Sicherungssystems zusammengestellt. Danach wurden im Jahre 2009 insgesamt 754 Milliarden Euro für soziale Leistungen ausgegeben. Gegenüber 2008 sind die Sozialleistungen um 4,2 % gestiegen. Das Verhältnis von Sozialleistungen zum Bruttoinlandsprodukt (die Sozialleistungsquote) hat sich von 29,0 % im Jahre 2008 auf 31,3 % im Jahre 2009 erhöht. Nachdem diese Quote sich in den letzten Jahren kontinuierlich verringert hatte, ist sie in dem wirtschaftlich schwierigen Jahr 2009 sprunghaft gestiegen. Der Anstieg ist überwiegend Folge des rückläufigen Wirtschaftswachstums in Kombination mit Mehrausgaben der Bundesagentur für Arbeit.

Das Sozialbudget wird derzeit im Wesentlichen finanziert durch Zuschüsse des Staates (38,5 %), Sozialbeiträge der Arbeitgeber (32,9 %) und Sozialbeiträge der Versicherten (26,7 %). Auf der Ausgabenseite spielen Leistungen für „Alte und Hinterbliebene" sowie „Krankheit und Invalidität" die größte Rolle.

2.2.2   Krankenversicherung

Die gesetzliche Krankenversicherung ist im Sozialgesetzbuch V geregelt. Die Krankenversicherung als Solidargemeinschaft hat die Aufgabe, die

Gesundheit der Versicherten zu erhalten, wiederherzustellen oder ihren Gesundheitszustand zu verbessern. Die Versicherten sind für ihre Gesundheit mitverantwortlich; sie sollen durch eine gesundheitsbewusste Lebensführung, durch frühzeitige Beteiligung an gesundheitlichen Vorsorgemaßnahmen sowie durch aktive Mitwirkung an Krankenbehandlung und Rehabilitation dazu beitragen, den Eintritt von Krankheit und Behinderung zu vermeiden oder ihre Folgen zu überwinden. Die Krankenkassen haben den Versicherten dabei durch Aufklärung, Beratung und Leistungen zu helfen und auf gesunde Lebensverhältnisse hinzuwirken (§ 1 Sozialgesetzbuch V).

Ein wesentliches Merkmal der gesetzlichen Krankenversicherung ist (derzeit) das Solidarprinzip, d. h. jeder Versicherte zahlt den prozentual gleichen Anteil vom Lohn (bis zur Beitragsbemessungsgrenze) als Beitrag, unabhängig von den individuell bestehenden Gesundheitsrisiken. Die Finanzierung erfolgt über einen Gesundheitsfond, in den der Staat, die Beitragszahler und die Arbeitgeber einzahlen. Gesetzliche Krankenkassen können von ihren Versicherten einen Zusatzbeitrag einfordern, wenn sie nicht mit den Mitteln aus dem Gesundheitsfond auskommen. Beiträge für das Krankengeld und den Zahnersatz bezahlt der Arbeitnehmer bereits seit dem 01. 07. 2005 allein, ohne Beteiligung des Arbeitgebers.

Leistungen der Krankenversicherung werden dem Versicherten für sich und seine versicherten Familienangehörigen in der Regel als sog. Sachleistungen zur Verfügung gestellt, d. h. die Krankenkassen beschaffen z. B. durch Verträge mit Ärzten, Krankenhäusern, Apotheken dem Versicherten unmittelbar die notwendigen Dienstleistungen, Medikamente und Hilfsmittel. Die Gesundheitsreform sieht eine Reihe von neuen Tarifmodellen vor. So können Krankenkassen ihren Versicherten Wahltarife anbieten, wie z. B. Selbstbehalttarife, Hausarzttarif, Kostenerstattungstarif und andere.

Bei der Inanspruchnahme von Leistungen sind Zuzahlungen zu leisten, die jährliche Eigenbeteiligung der Versicherten darf 2 % der Bruttoeinnahmen zum Lebensunterhalt nicht überschreiten. Für chronisch Kranke, die wegen derselben schwerwiegenden Krankheit in Dauerbehandlung sind, gilt eine Grenze von 1 % der Bruttoeinnahmen. Bestimmte Leistungen wie z. B. Schutzimpfungen oder Vorsorgeuntersuchungen sind jedoch von der Zuzahlungspflicht befreit. Kinder und Jugendliche bis zum vollendeten 18. Lebensjahr sind generell von allen Zuzahlungen befreit.

Während in der gesetzlichen Krankenversicherung der Beschäftigte einen definierten Prozentsatz seines Bruttoeinkommens (bis zur Beitragsbemessungsgrenze) als Beitrag zu entrichten hat, gilt in der privaten Krankenversicherung das Risikoprinzip. Ein privates Krankenversicherungsunternehmen kann sich seine versicherten Personen aussuchen. Es kann nach einer Risikoprüfung ohne Angabe von Gründen den Vertragsabschluss verweigern. Bei der privaten Krankenversicherung werden die Beiträge nicht aufgrund des Einkommens berechnet. Lediglich der gewünschte Versicherungsumfang und die Eigenschaften der zu versichernden Person werden zur Grundlage der Beitragskalkulation herangezogen. Auf bestimmte Gesundheitsrisiken können Aufschläge erhoben werden. Zudem muss jedes Familienmitglied extra versichert sein. Gesetzliche Grundlage der privaten Krankenversicherung ist nicht das Sozialgesetzbuch, sondern das Versicherungsvertragsgesetz und die allgemeinen Versicherungsbedingungen. Sie regeln verbindlich das Zustandekommen und die Erfüllung des Vertrages. Ab dem 1. Januar 2009 müssen die Unternehmen der privaten Krankenversicherung einen Basistarif anbieten. Dieser muss in seinem Umfang dem Leistungskatalog der gesetzlichen Krankenversicherung vergleichbar sein, die Prämie darf den Höchstbeitrag der gesetzlichen Krankenversicherung nicht übersteigen.

Arbeitnehmer, deren Verdienst über einen Zeitraum von 3 Jahren oberhalb der Versicherungspflichtgrenze lag, können in die private Krankenversicherung wechseln. Eine Absenkung des Zeitraums auf ein Jahr ist geplant. Ein Wechsel von der privaten Krankenversicherung in die gesetzliche Krankenversicherung ist in der Regel nicht möglich. Wer im Alter steigende Beiträge der privaten Krankenversicherung nicht mehr

bezahlen kann, hat die Möglichkeit, in den Basistarif der privaten Krankenversicherung zu wechseln.

Versicherte der gesetzlichen Krankenversicherung können über sog. private Krankenzusatzversicherungen bestimmte Leistungen zusätzlich absichern, wie z. B. stationärer Aufenthalt im Ein- oder Zweibettzimmer, Zahnersatz, Krankenhaustagegeld oder Auslandsreisekrankenversicherung.

Beamte erhalten im Krankheits-, Pflege-, Geburts- und Todesfall Beihilfe. Dies gilt auch für Ehegatten, Kinder, Versorgungsempfänger, Witwen und Waisen. Es handelt sich jedoch dabei um keine Vollabsicherung, sondern es werden nur anteilig Erstattungen der notwendigen und angemessenen Aufwendungen vorgenommen. Eine weitere Vorsorge ist aus Dienstbezügen zu treffen (spezielle Beihilfetarife der privaten Krankenversicherung).

Polizeibeamte und Soldaten haben vorrangig Anspruch auf freie Heilfürsorge.

2.2.3 Rentenversicherung

Die gesetzliche Rentenversicherung basiert auf dem sog. Generationenvertrag, d. h. die Generation der Erwerbstätigen erwirtschaftet die Renten für die derzeitigen Rentenempfänger. Es handelt sich somit um ein Umlageverfahren, eine Kapitaldeckung ist in der gesetzlichen Rentenversicherung nicht vorhanden. Die Finanzierung erfolgt neben Beiträgen der Arbeitgeber und der Arbeitnehmer (Beitragssatz im Jahre 2010 19,9 % bis zur Versicherungspflichtgrenze) auch aus Steuermitteln (Bundeszuschuss jährlich ca. 57 Milliarden Euro).

Aufgrund der demografischen Entwicklung mit verlängerter Lebenszeit, verlängerten Rentenlaufzeiten sowie eines immer späteren Eintritts der jungen Generation in das Erwerbsleben steht das System der gesetzlichen Rentenversicherung immer wieder zur Diskussion und ist Gegenstand zahlreicher Reformbemühungen. In der gesetzlichen Rentenversicherung steht derzeit eine Anhebung der Regelaltersgrenze von 2012 an, über 17 Jahre hinweg (bis 2029) von derzeit 65 auf 67

Jahre. Die Stufen der Anhebung sollen ab dem Jahrgang 1947 einen Monat pro Jahr und dann ab Jahrgang 1959 zwei Monate pro Jahr betragen. Bei dem Geburtsjahrgang 1964 wird die Anhebung auf 67 Jahre vollständig abgeschlossen sein.

Mit der Einführung der sog. „Riester-Rente" wurde ein zusätzliches freiwilliges System der kapitalgedeckten Rentenversicherung geschaffen.

Die gesetzliche Rentenversicherung schützt gegen die Lebensrisiken Alter, Tod und vorzeitige Invalidität.

Demzufolge lassen sich auch 3 große Rentenarten unterscheiden:
▶ wegen Alters,
▶ wegen Todes (Witwen-/Witwer- und Waisenrenten),
▶ wegen Erwerbsminderung.

Leistungen der gesetzlichen Rentenversicherung können erbracht werden, wenn die persönlichen und versicherungsrechtlichen Voraussetzungen dafür erfüllt sind.

Da für die einzelnen Rentenarten verschiedene Anspruchsvoraussetzungen, Altersgrenzen und Vertrauensschutzregelungen gelten, muss für jeden Einzelfall gesondert geprüft werden, welche Ansprüche bestehen, d. h., ab wann welche Rentenart jeweils mit welchem Abschlag gezahlt werden kann. Aus diesem Grund empfiehlt sich für Versicherte, die einen Rentenantrag planen, dringend eine rechtzeitige individuelle Beratung durch die Träger der Deutschen Rentenversicherung.

Mit der Rentenreform wurden ab dem Jahre 2001 die Berufsunfähigkeitsrente und die Erwerbsunfähigkeitsrente durch eine Rente wegen teilweiser Erwerbsminderung bzw. einer Rente wegen voller Erwerbsminderung ersetzt.

Nach dem neuen Rentenrecht ist der Maßstab, anhand dessen zu prüfen ist, ob gesundheitliche Probleme die Leistungsfähigkeit beeinträchtigen, grundsätzlich nicht mehr der bisherige Beruf, sondern der allgemeine Arbeitsmarkt. Die Ursache der Leistungsminderung ist dabei unerheblich (finale Betrachtungsweise in der gesetzlichen Rentenversicherung).

Wesentlicher Bezugspunkt für die Gewährung einer Erwerbsminderungsrente ist die Arbeitszeit. Dabei gilt: Wer unter den üblichen Bedingungen des allgemeinen Arbeitsmarktes noch mindestens 6 Stunden täglich arbeiten kann, ist nicht erwerbsgemindert und hat demzufolge auch keinen Rentenanspruch. Voll erwerbsgemindert sind Versicherte, die wegen Krankheit oder Behinderung auf nicht absehbare Zeit außer Stande sind, unter den üblichen Bedingungen des allgemeinen Arbeitsmarktes mindestens 3 Stunden täglich erwerbstätig zu sein. Teilweise erwerbsgemindert sind Versicherte, die wegen Krankheit oder Behinderung unter den üblichen Bedingungen des allgemeinen Arbeitsmarktes täglich mindestens 3, aber weniger als 6 Stunden arbeiten können. Sie erhalten eine Rente wegen teilweiser Erwerbsminderung. Sofern der Teilzeitarbeitsmarkt verschlossen ist, wird auch diesen Personen eine Rente wegen voller Erwerbsminderung gewährt.

Eine modifizierte Berufsschutzregelung gibt es weiterhin für Personen, die vor dem 2. Januar 1961 geboren sind. Durch die Berufsunfähigkeitsrente sollte der Status der Betroffenen abgesichert werden, den sie durch ihren beruflichen Werdegang erworben hatten. Konnte jemand aus gesundheitlichen Gründen in seinem Beruf nur noch weniger als die Hälfte als ein ähnlich ausgebildeter, gesunder Versicherter arbeiten, so wurde der dadurch entstandene Einkommensverlust durch die Berufsunfähigkeitsrente ausgeglichen. Diese Rente hatte also eine Einkommenszuschussfunktion. Für die nach dem 02.01.1961 geborenen Versicherten gibt es keinen Berufsschutz mehr. Bestandsschutz besteht für Versicherte, die am 31.12.2000 bereits Bezieher einer Berufs- oder Erwerbsunfähigkeitsrente waren, d. h., diese Renten werden auch künftig nach altem Recht weiter gezahlt. Neben dem Bezug einer Erwerbsminderungsrente darf in bestimmtem Umfang dazu verdient werden.

Für verschiedene Berufsgruppen ist eine Befreiung von der gesetzlichen Rentenversicherung möglich zugunsten eines berufsständischen Versorgungswerkes (z. B. Ärzteversorgung).

Beamte, die das Pensionsalter erreichen oder dienstunfähig werden, erhalten eine Pension.

2.2.4   Absicherung bei Arbeitslosigkeit

Anspruch auf Arbeitslosengeld hat, wer beschäftigungslos ist, sich persönlich arbeitslos gemeldet hat, die Anwartschaftszeiten erfüllt hat sowie aktiv eine neue Arbeit sucht und hierzu auch den Vermittlungsbemühungen der Agenturen für Arbeit zur Verfügung steht. Die Höhe des Arbeitslosengeldes richtet sich grundsätzlich nach dem versicherungspflichtigen Entgelt, das der Arbeitslose im Durchschnitt des letzten Jahres vor der Entstehung des Leistungsanspruchs (Bemessungszeitraum) erhalten hat. Das Bemessungsentgelt wird um pauschalierte Abzüge vermindert. Von dem sich danach ergebenden pauschalierten Nettoentgelt erhält ein Arbeitsloser 60 % (bzw. 67 % mit Kind). Die Dauer des Anspruchs auf Arbeitslosengeld richtet sich nach der versicherungspflichtigen Beschäftigung innerhalb der um 3 Jahre erweiterten Rahmensfrist und dem Lebensalter, das der Arbeitslose bei der Entstehung des Anspruchs vollendet hat. Die mögliche Dauer des Anspruchs liegt derzeit zwischen 6 und 24 Monaten.

Zum 1. Januar 2005 ist die Zusammenführung von Arbeitslosenhilfe und Sozialhilfe zur „Grundsicherung für Arbeitssuchende" in Kraft getreten. Mit der Grundsicherung für Arbeitssuchende ist erstmals eine einheitliche Leistung für alle erwerbsfähigen Menschen geschaffen worden, die hilfsbedürftig sind, weil sie entweder keine Arbeit haben oder kein ausreichendes Einkommen oder Vermögen besitzen, um ihren Lebensunterhalt zu bestreiten. Träger der Grundsicherung für Arbeitssuchende sind die Bundesagentur für Arbeit und die kreisfreien Städte und Kreise (kommunale Träger).

Erwerbsfähige Hilfsbedürftige zwischen 15 und unter 65 Jahren erhalten Arbeitslosengeld II. Erwerbsfähig ist, wer unter den üblichen Bedingungen des allgemeinen Arbeitsmarktes mindestens 3 Stunden täglich arbeiten kann. Hilfsbedürftig ist, wer seinen notwendigen Lebensunterhalt und den seiner mit ihm in einer Bedarfsgemeinschaft lebenden Angehörigen weder aus eigenen Mitteln (Einkommen und Vermögen) und Kräften (Einsatz der Arbeitskraft) noch mit Hilfe anderer bestreiten kann. Beim Arbeitslosengeld II handelt es sich nicht um eine Lohnersatzleistung mit Fürsorgecharakter, sondern vielmehr um eine staatliche bedarfsorientierte und bedürftigkeitsabhängige reine Fürsorgeleistung. Daher orientiert sich das Arbeitslosengeld II auch nicht an der Höhe des zuletzt bezogenen Nettoentgelts aus Erwerbstätigkeit, sondern am konkreten Bedarf des betroffenen erwerbsfähigen Hilfebedürftigen und der mit ihm in Bedarfsgemeinschaft lebenden Angehörigen. Es werden Leistungen zur Sicherung des Lebensunterhaltes, einschließlich der angemessenen Kosten für Unterkunft und Heizung erbracht. Das zu berücksichtigende Einkommen und Vermögen mindert die Geldleistung.

2.2.5   Gesetzliche Unfallversicherung

Die gesetzliche Unfallversicherung ist ein Zweig der Sozialversicherung mit der Aufgabe, Arbeitsunfälle und berufsbedingte Erkrankungen zu verhüten und Leistungen bei Arbeitsunfall, Wegeunfall und Berufskrankheit zu gewähren. Sie wird ausschließlich durch Beiträge der Unternehmer bzw. für bestimmte Bereiche von Bund, Land und den Gemeinden finanziert. Durchgeführt wird sie von den gewerblichen und landwirtschaftlichen Berufsgenossenschaften sowie von den Unfallversicherungsträgern der öffentlichen Hand (Unfallkassen, Landesunfallkassen, Gemeindeunfallversicherungsverbände). Für Beamte gelten besondere Vorschriften zur Unfallfürsorge. Gesetzlich unfallversichert sind neben Beschäftigten u. a. auch Landwirte, Kinder in Kindertagesstätten oder bei geeigneten Tagespflegepersonen, Schüler, Studierende, Helfer bei Unglücksfällen, Zivil- und Katastrophenschutzhelfer, Blut- und Organspender, bestimmte ehrenamtlich tätige Personen. Ebenso sind Personen versichert bei einer durch die Rentenversicherung oder die Bundesagentur für Arbeit durchgeführten Maßnahme der beruflichen Rehabilitation sowie bei einer durch die Krankenversicherung, Rentenversicherung oder landwirtschaftliche Alterskasse gewährten stationären Krankenhauspflege oder

Kur. Versichert sind auch private Pflegepersonen bei der Pflege eines Pflegebedürftigen im Sinne des Sozialgesetzbuches XII. Auch von einem Gericht, einem Staatsanwalt oder einer sonst zuständigen Stelle zur Beweiserhebung herangezogene Zeugen sind gesetzlich unfallversichert. Der Versicherungsschutz erstreckt sich dabei jeweils auch auf den Hin- und Rückweg.

Aus ihrer historischen Konzeption im Sinne einer „Haftpflichtversicherung" der Unternehmer zur Ablösung von Schadenersatzansprüchen der Arbeitnehmer erklären sich die besonderen Unterschiede im Vergleich zu anderen Zweigen der sozialen Sicherung. So erfolgt die Finanzierung durch alleinige Umlagen der Arbeitgeber bzw. aus Steuermitteln. In der gesetzlichen Unfallversicherung gilt das Kausalitätsprinzip, d. h., ein Leistungseintritt erfolgt nur, wenn die Arbeitstätigkeit rechtlich wesentliche Ursache ist. So genannte eigenwirtschaftliche Tätigkeiten, die alleine privaten und nicht betrieblichen Zwecken dienen, unterliegen nicht dem Schutz der gesetzlichen Unfallversicherung (wie z. B. rauchen oder spazierengehen in der Mittagspause). Betriebssport, der als Ausgleich für die Belastungen am Arbeitsplatz dienen soll, ist in der gesetzlichen Unfallversicherung mitversichert, sofern ein klarer organisatorischer Bezug zum Unternehmen besteht und nicht die Teilnahme an Wettkämpfen im Mittelpunkt steht.

Betriebliche Gemeinschaftsveranstaltungen mit dem Ziel, das Betriebsklima und das Teamgefühl unter den Mitarbeitern und mit der Unternehmensleitung zu stärken, sind ebenfalls gesetzlich unfallversichert.

Die Aufgabe der gesetzlichen Unfallversicherung ist es, Arbeitsunfälle und Berufskrankheiten sowie arbeitsbedingte Erkrankungen und Gesundheitsgefahren zu verhüten (Maßnahmen der primären und sekundären Prävention) sowie nach Eintritt eines Versicherungsfalls, die Gesundheit bzw. Leistungsfähigkeit des Versicherten mit allen geeigneten Mitteln soweit möglich wieder herzustellen bzw. Kompensationsleistungen zu erbringen. Dabei stehen in diesem Sozialversicherungszweig die Verknüpfung von medizinischer mit beruflicher Rehabilitation bzw. ein integratives Gesundheits-, Krankheitsmanagement im Vordergrund (z. B. D-Arzt-Verfahren, stationäre Heilbehandlung, Rehabilitation).

Ein Arbeitsunfall im Sinne der gesetzlichen Unfallversicherung ist ein zeitlich (maximal auf die Dauer einer Arbeitsschicht) begrenztes von außen auf den Körper einwirkendes Ereignis, das zu einem Gesundheitsschaden oder zum Tod führt und in ursächlichem Zusammenhang mit der versicherten Tätigkeit steht. Ein Wegeunfall, d. h. ein Unfallereignis auf einem mit der Versichertentätigkeit zusammenhängenden unmittelbaren Weg zu bzw. von der Arbeitsstätte, stellt eine besondere Form des Arbeitsunfalls dar. Nur in gewissen Ausnahmefällen wie z. B. bei einer Fahrgemeinschaft oder wenn ein Kind in die Kindertagesstätte gebracht wird, sind Umwege mitversichert, ansonsten ist der Versicherungsschutz strikt auf den unmittelbaren Weg zwischen Wohnung und Arbeitsplatz begrenzt.

Der Begriff Berufskrankheit ist ein fest umschriebener, sozialrechtlicher Begriff und nicht gleichzusetzen mit einer berufs- bzw. arbeitsbedingten Erkrankung. Berufskrankheiten sind solche Erkrankungen, die in der Anlage zur Berufskrankheitenverordnung im Einzelnen aufgelistet sind. Diese Berufskrankheitenliste wird durch Rechtsverordnung der Bundesregierung mit Zustimmung des Bundesrates erstellt und enthält Krankheiten, die nach gesicherten Erkenntnissen der medizinischen Wissenschaft durch besondere Einwirkungen verursacht sind, denen bestimmte Personengruppen durch ihre Arbeit in erheblich höherem Grade als die übrige Bevölkerung ausgesetzt sind. Das Bundesarbeitsministerium wird bei der Prüfung neuer Berufskrankheiten durch ein ehrenamtlich tätiges, wissenschaftliches Fachgremium, dem ärztlichen Sachverständigenbeirat, Sektion Berufskrankheiten, beraten. Entsprechend den neuen Erkenntnissen der medizinischen Wissenschaft erfolgt von Zeit zu Zeit eine Aktualisierung der Berufskrankheitenliste.

Auch eine Erkrankung, die unter keiner aktuellen Listenposition der Berufskrankheitenliste einzuordnen ist, kann wie eine Berufskrankheit entschädigt werden, wenn nach neuen Erkenntnissen der medizinischen Wissenschaft die Voraussetzungen für eine Berufskrankheit erfüllt sind (§ 9 Abs. 2 SGB VII).

Haben Ärzte oder Zahnärzte den begründeten Verdacht, dass bei Versicherten eine Berufskrankheit besteht, haben sie dies dem Unfallversicherungsträger oder der für den medizinischen Arbeitsschutz zuständigen Stelle in der für die Anzeige von Berufskrankheiten vorgeschriebenen Form unverzüglich anzuzeigen. Die Ärzte oder Zahnärzte haben die Versicherten über den Inhalt der Anzeige zu unterrichten und ihnen den Unfallversicherungsträger und die Stelle zu nennen, denen sie die Anzeige übersenden. Eine Verpflichtung, die Berufskrankheitenanzeige zu erstatten, besteht auch dann, wenn der Versicherte widerspricht. Lediglich eine Meldung für die Fälle des § 9 Abs. 2 SGB VII kann nur mit dem Einverständnis des Versicherten erstattet werden.

Wichtige Hinweise zu den einzelnen Listenberufskrankheiten enthalten die vom Bundesministerium für Arbeit und Sozialordnung veröffentlichten „Merkblätter für die ärztliche Untersuchung". Darüber hinaus enthalten – soweit vorhanden – die ausführlichen wissenschaftlichen Begründungen weiterführende Informationen.

Die Anerkennung einer Berufskrankheit setzt voraus, dass der Betroffene dem versicherten Personenkreis der gesetzlichen Unfallversicherung angehören muss. Ferner muss die Krankheit in einem ursächlichen Zusammenhang mit der versicherten Tätigkeit stehen (haftungsbegründende Kausalität, entschädigungsfähig). Weiterhin muss die äußere Einwirkung einen Gesundheitsschaden wesentlich verursacht haben (haftungsausfüllende Kausalität, entschädigungspflichtig).

Die Minderung der Erwerbsfähigkeit (MdE) ist in der gesetzlichen Unfallversicherung das in Prozentsätzen ausgedrückte Maß für die funktionelle Leistungsbeeinträchtigung auf dem allgemeinen Arbeitsmarkt. Die Minderung der Erwerbsfähigkeit richtet sich nach dem Umfang der sich aus der Beeinträchtigung des körperlichen und geistigen Leistungsvermögens ergebenden verminderten Arbeitsmöglichkeiten auf dem gesamten Gebiet des Erwerbslebens (§ 56 SGB VII). Die Schadensbemessung erfolgt dabei abstrakt,

d. h. unabhängig von der ausgeübten Berufstätigkeit oder einer konkreten Einkommenseinbuße. Hinzuweisen ist darauf, dass bei der MdE-Ermittlung im Rahmen der gesetzlichen Unfallversicherung nicht ohne weiteres auf Bewertungsmaßstäbe anderer Rechtsgebiete Bezug genommen werden kann, wie z. B. die früheren „Anhaltspunkte für die ärztliche Gutachtertätigkeit im sozialen Entschädigungsrecht und nach dem Schwerbehindertenrecht" bzw. den „versorgungsmedizinischen Grundsätzen". Während die Minderung der Erwerbsfähigkeit in der gesetzlichen Unfallversicherung derzeit ausschließlich auf den allgemeinen Arbeitsmarkt abhebt, haben Bewertungsmaßstäbe anderer Rechtsgebiete oft unterschiedliche Bezugspunkte wie z. B. den gesamten Lebensbereich. Versicherten der gesetzlichen Unfallversicherung wird Verletztenrente gewährt, wenn durch Arbeitsunfall oder Berufskrankheit eine Minderung der Erwerbsfähigkeit (MdE) um mindestens 20 von 100 eingetreten ist, die länger als 26 Wochen andauert. Bei einer Minderung der Erwerbsfähigkeit von weniger als 20 von 100 wird Rente nur gezahlt, wenn sich zusammen mit Minderungen aus anderen Arbeitsunfällen, Berufskrankheiten oder Entschädigungsfällen nach bestimmten Gesetzen insgesamt eine MdE von mindestens 20 von 100 ergibt.

Besteht für Versicherte die Gefahr, dass eine Berufskrankheit entsteht, wiederauflebt oder sich verschlimmert, haben die Unfallversicherungsträger dieser Gefahr mit allen geeigneten Mitteln entgegen zu wirken. Ist die Gefahr gleichwohl nicht zu beseitigen, haben die Unfallversicherungsträger darauf hinzuwirken, dass die Versicherten die gefährdende Tätigkeit unterlassen (§ 3 der Berufskrankheitenverordnung).

Zur Früherfassung beruflich bedingter Hauterkrankungen haben die gesetzlichen Unfallversicherungsträger das Hautarztverfahren eingeführt. Dieses Verfahren verpflichtet zur Vorstellung beim Hautarzt, wenn die Möglichkeit besteht, dass eine Hauterkrankung durch eine berufliche Tätigkeit entsteht, wiederauflebt oder sich verschlimmert. Dadurch soll der Unfallversicherungsträger in die Lage versetzt werden zu prüfen, ob Maßnahmen zur Vermeidung einer berufsbedingten Hauterkrankung erforderlich sind. Die Einführung eines Lungenarztverfahrens für Atemwegserkrankungen ist seit vielen Jahren in der Diskussion.

Das durch die Berufskrankheitenanzeige eröffnete Verwaltungsverfahren (Berufskrankheiten-Feststellungsverfahren) beinhaltet eine zumeist zeit- und kostenintensive arbeitstechnische und medizinische Sachaufklärung (Amtsermittlungspflicht). Über Anerkennung oder Ablehnung einer Berufskrankheit entscheidet der Rentenausschuss des Unfallversicherungsträgers, der sich aus Arbeitnehmer- und Arbeitgebervertretern zusammensetzt.

2.2.6 Rehabilitation und Teilhabe von behinderten Menschen

Leistungen zur Rehabilitation und Teilhabe stehen allen Menschen zu, die behindert oder von einer Behinderung bedroht sind und deshalb besondere Hilfen benötigen. Menschen sind behindert, wenn ihre körperliche Funktion, geistige Fähigkeit oder seelische Gesundheit mit hoher Wahrscheinlichkeit länger als sechs Monate von dem für das Lebensalter typischen Zustand abweichen und daher ihre Teilhabe am Leben in der Gesellschaft beeinträchtigt ist. Sie sind von Behinderung bedroht, wenn die Beeinträchtigung zu erwarten ist (§ 2 (1) SGB IX). Im Sozialgesetzbuch IX – Rehabilitation und Teilhabe behinderter Menschen – werden die Vorschriften, die für mehrere Sozialleistungsbereiche gelten, zusammengefasst. Die Bestimmungen des Sozialgesetzbuches IX sind darauf ausgerichtet, Behinderten und von Behinderung bedrohten Menschen zu ermöglichen, ihre eigenen Belange so weitgehend wie möglich selbst und eigenverantwortlich zu bestimmen.

Als Leistungen zur Teilhabe kommen z. B. in Betracht:
▶ Leistungen zur medizinischen Rehabilitation
▶ Leistungen zur Teilhabe am Arbeitsleben,
▶ Leistungen zur Teilhabe am Leben in der Gemeinschaft.

Relativ neu ist, dass behinderte und pflegebedürftige Menschen statt der einzelnen Sachleistungen auf Antrag auch regelmäßige oder einmalige Geldzahlungen oder Gutscheine zur eigenen Verfügung erhalten (persönliches Budget), mit denen sie benötigte Leistungen selbst organisieren und bezahlen können. Es soll dabei ein möglichst selbstständiges und selbstbestimmtes Leben ermöglicht werden. Das persönliche Budget kann auch trägerübergreifend als Gesamtbudget aller in Betracht kommenden Leistungen gezahlt werden.

Alle öffentlichen und privaten Arbeitgeber mit mindestens 20 Arbeitsplätzen sind verpflichtet, 5 % der Arbeitsplätze mit schwerbehinderten Menschen zu besetzen. Für jeden nicht mit einem schwerbehinderten Menschen besetzten Pflichtplatz muss eine Ausgleichsabgabe gezahlt werden. Sofern ein Grad der Behinderung (GdB) von wenigstens 50 festgestellt wird, besteht ein besonderer Schutz am Arbeitsplatz. Dies gilt vor allem hinsichtlich der Kündigung durch den Arbeitgeber. Außerdem haben schwerbehinderte Menschen Anspruch auf zusätzlichen bezahlten Urlaub. In Betrieben und Verwaltungen, die mindestens 5 schwerbehinderte Menschen nicht nur vorübergehend beschäftigen, wird eine Schwerbehindertenvertretung (Vertrauensperson der schwerbehinderten Menschen) gewählt. Damit schwerbehinderten Menschen auf Dauer ein angemessener Platz im Arbeitsleben gesichert werden kann, können im Einzelfall besondere Hilfen notwendig werden, die die Leistungen zur Teilhabe am Arbeitsleben ergänzen. Dafür sind besondere Leistungen der Bundesagentur für Arbeit sowie der Integrationsämter vorgesehen. Behinderte Menschen mit einem Grad der Behinderung von weniger als 50, aber mindestens 30 können unter bestimmten Voraussetzungen den schwerbehinderten Menschen gleichgestellt werden. Hierüber entscheidet die Arbeitsagentur. Voraussetzung ist, dass sie ohne die Gleichstellung keinen Arbeitsplatz bekommen oder ihren jetzigen Arbeitsplatz nicht behalten können. Wenn sie den schwerbehinderten Menschen gleichgestellt werden, können sie für die Eingliederung in das Arbeitsleben die gleichen Hilfen in Anspruch nehmen wie diese, sie erhalten jedoch keinen Zusatzurlaub.

2.3 Sozialmedizin in der betriebsärztlichen Praxis

Im Folgenden soll praxisbezogen auf häufige Fragen im betriebsärztlichen Alltag eingegangen werden, wobei Aspekte im Zusammenhang mit der Rolle des Arbeitsmediziners als sachkundiger Berater von Beschäftigten und sozialmedizinischer „case-disability manager" im Vordergrund stehen sollen. Der Betriebsarzt wird im Spannungsfeld zwischen den Interessen des Arbeitgebers und des Arbeitnehmers tätig. Er muss seine Einschätzungen stets neutral, weisungsfrei und nur gestützt auf medizinische Sachverhalte treffen, ohne sich von einer Seite vereinnahmen zu lassen.

Auch wenn der Betriebsarzt selbst zumeist keine Krankschreibungen ausstellt, sehen sich Betriebsärztinnen und -ärzte dennoch in der Praxis zunehmend häufig mit Fragen von Arbeits(un)fähigkeit und Erwerbs(un)fähigkeit von Beschäftigten konfrontiert. Die bereits beschlossene Anhebung des Renteneintrittsalters in Verbindung mit den Änderungen im Rentenrecht hat zur Folge, dass sich der Betriebsarzt vermehrt um Beschäftigte kümmern muss, die ihre bisherige berufliche Tätigkeit nicht mehr uneingeschränkt ausüben können. Die an vielen Stellen zu spürende Arbeitsverdichtung macht es zunehmend schwieriger, Raum für die Integration von Beschäftigten mit gesundheitlichen Beeinträchtigungen zu schaffen. Je enger die Freiräume werden, umso mehr nimmt erfahrungsgemäß die Bereitschaft sowohl bei Vorgesetzten als auch bei Arbeitskollegen ab, Rücksicht auf die Belange behinderter Arbeitnehmer zu nehmen. In diesem Spannungsfeld wird der Betriebsarzt tätig, wenn er seinem gesetzlichen Auftrag bei der Eingliederung von behinderten Arbeitnehmern in das Erwerbsleben gerecht werden will.

Mit dem Sozialgesetzbuch (SGB) Neuntes Buch (IX), Rehabilitation und Teilhabe behinderter Menschen, wurden Regelungen geschaffen, die die Rechte der schwerbehinderten Menschen und die Pflichten der Arbeitgeber regeln. Dabei sind im § 84 SGB IX auch Regelungen zur Prävention und zum betrieblichen Eingliederungs-

management (BEM) vorgesehen, wobei, soweit erforderlich, auch der Werks- oder Betriebsarzt hinzuzuziehen ist.

Zunächst sollen die einzelnen Begriffe im Umfeld von Arbeits(un)fähigkeit und Erwerbs(un)-fähigkeit kurz dargestellt werden:

2.3.1 Begriffsbestimmungen

Arbeitsfähigkeit

Der Begriff Arbeitsfähigkeit umschreibt, inwieweit ein Arbeitnehmer in der Lage ist, seine Arbeit angesichts der Arbeitsanforderungen, Gesundheit und mentalen Ressourcen zu erledigen. Im Wesentlichen zwei Komponenten bestimmen die Arbeitsfähigkeit: die individuellen Ressourcen des Arbeitnehmers (körperliche, mentale, soziale Fähigkeiten, Gesundheit, Kompetenz, Werte) sowie die Arbeit (Arbeitsinhalt, Arbeitsorganisation, soziales Arbeitsumfeld, Führung). Arbeitsfähigkeit ist eine wesentliche Grundlage für das Wohlbefinden des Einzelnen und die Produktivität eines Unternehmens. Arbeitsfähigkeit ist in der Regel das Ergebnis der Interaktion von Arbeit und Individuum. Sie kann durch arbeitsbezogene und individuelle Maßnahmen gefördert und nachhaltig verbessert werden. In Finnland wurde ein Fragebogen entwickelt, der die Arbeitsfähigkeit bei einzelnen Arbeitnehmern wie bei Beschäftigtengruppen einschätzen soll. Er kann im Rahmen der betriebsärztlichen Betreuung flankierend bei Maßnahmen der betrieblichen Gesundheitsförderung und in Forschungsprojekten eingesetzt werden (Work Ability Index, WAI).

Arbeitsunfähigkeit im Umfeld der gesetzlichen Krankenversicherung

Der Begriff Arbeitsunfähigkeit wird im Sozialgesetz nicht explizit definiert. In der Rechtssprechung vor allem des Bundessozialgerichts (BSG) findet sich jedoch folgende Definition: Arbeitsunfähigkeit ist ein durch Krankheit oder Unfall hervorgerufener Körper- und Geisteszustand, aufgrund dessen der Versicherte seine bisherige Erwerbstätigkeit überhaupt nicht oder nur unter der in absehbar nächster Zeit zu erwartenden

Gefahr der Verschlimmerung seines Zustands weiter ausüben kann. Auf eine berufsfremde Beschäftigung darf der Versicherte nicht verwiesen werden, andererseits ist die bisherige Erwerbstätigkeit nicht allein auf den letzten Arbeitsplatz zu beziehen. – Arbeitsunfähigkeit liegt nicht vor, wenn der Versicherte in der Lage ist, eine der bisherigen Erwerbstätigkeit ähnliche, qualitativ gleichwertige, körperlich leichtere Tätigkeit zu verrichten.

Arbeitsunfähigkeit im Umfeld der privaten Krankenversicherung

In der privaten Krankenversicherung ist die Versicherungsleistung meist an die völlige (100%ige) Arbeitsunfähigkeit gebunden. Völlige Arbeitsunfähigkeit liegt vor, wenn die versicherte Person ihre berufliche Tätigkeit nach medizinischem Befund vorübergehend in keiner Weise ausüben kann, Selbstständige oder freiberuflich Tätige auch nicht mitarbeitend, leitend oder aufsichtführend. Häufig besteht ein Krankentagegeldanspruch zwar zeitlich unbefristet, er erlischt jedoch, wenn der Versicherte berufsunfähig wird. Dies kann in manchen Fällen zu einer Streitfrage werden.

Erwerbsfähigkeit bzw. Erwerbsminderung in der gesetzlichen Rentenversicherung

Erwerbsfähigkeit ist in der gesetzlichen Unfallversicherung die Fähigkeit, seine Arbeitskraft wirtschaftlich zu verwerten; in der gesetzlichen Rentenversicherung die Fähigkeit, eine Erwerbstätigkeit in gewisser Regelmäßigkeit auszuüben. Bei der Gewährung einer Rente wegen teilweiser oder voller Erwerbsminderung zählt ausschließlich das Restleistungsvermögen auf dem allgemeinen Arbeitsmarkt, der erlernte oder bisher ausgeübte Beruf ist dabei unerheblich. Nach neuem Recht ist in der gesetzlichen Rentenversicherung Berufsunfähigkeit nicht mehr versichert, es gibt jedoch Bestimmungen zu Übergangsregelungen und Bestandsschutz. Die bei der früheren Feststellung der Erwerbsunfähigkeit berücksichtigte „konkrete Betrachtungsweise", ob das Restleistungsvermögen bei Betrachtung der tatsächlichen Erwerbsmöglichkeiten noch einen Erwerb ermöglicht, ist weggefallen.

Bei privater Absicherung, etwa über berufsständische Versorgungswerke oder über private Berufsunfähigkeitsversicherungen, gelten andere Bestimmungen.

Im Folgenden sollen einige in der betriebsärztlichen Praxis relevante Fragestellungen diskutiert werden.

2.3.2   Zweifel an der Arbeitsunfähigkeit

Bleiben dem Arbeitgeber trotz der vorgelegten ärztlichen Arbeitsunfähigkeitsbescheinigung Zweifel an einer Erkrankung des Arbeitnehmers, so kann er nicht verlangen, dass der Betriebsarzt die Arbeitsunfähigkeit des Beschäftigten überprüft. Es ist ausdrücklich nicht Aufgabe des Betriebsarztes, Krankmeldungen auf ihre Richtigkeit zu überprüfen (Gesetz über Betriebsärzte, Sicherheitsingenieure und andere Fachkräfte für Arbeitssicherheit, ASIG § 3). Bei gesetzlich krankenversicherten Beschäftigten sind die Krankenkassen verpflichtet, zur Beseitigung von Zweifeln an der Arbeitsunfähigkeit eine gutachterliche Stellungnahme des Medizinischen Dienstes der Krankenversicherung (MDK) einzuholen (§ 275 SGB V). Der Arbeitgeber kann deshalb von der Krankenkasse des Beschäftigten verlangen, dass diese eine gutachterliche Stellungnahme des MDK zur Überprüfung der Arbeitsunfähigkeit einholt. Der Betriebsarzt soll bei seiner Tätigkeit im Betrieb die Beschäftigten beraten und benötigt für diese Tätigkeit einen Vertrauensvorschuss. Es ist deshalb sinnvoll und notwendig, dass er nicht im Auftrag des Arbeitgebers Arbeitsunfähigkeitsbescheinigungen auf ihre Berechtigung überprüfen darf.

2.3.3   Zweifel an der Arbeitsfähigkeit

Es kommt vor, dass ein Arbeitnehmer seine Arbeitsleistung anbietet, der Arbeitgeber diese jedoch nicht annehmen will, da er den Beschäftigten für nicht arbeitsfähig hält. Dies kann der Fall sein, wenn beim Arbeitnehmer jegliche Krankheitseinsicht fehlt, z. B. während einer manischen Phase einer bipolaren Störung oder bei Suchterkrankungen. Auch kann ein Arbeitnehmer, weil er aus finanziellen Gründen auf eine Lohnzahlung angewiesen ist, etwa nach Ablauf der Krankengeldzahlung versuchen, seine Arbeitsleistung anzubieten ohne tatsächlich arbeitsfähig zu sein.

Psychische Erkrankungen spielen heute eine führende Rolle sowohl als Grund für Arbeitsunfähigkeitszeiten (BKK Bundesverband 2008) als auch für eine Frühberentung (Robert-Koch-Institut 2006). Der Betriebsarzt ist gut beraten, sich z. B. durch den Erwerb entsprechender Zusatzqualifikationen auf diese Entwicklung einzustellen. Während für den somatischen Bereich vielfältige Präventionsangebote entwickelt wurden, fehlt meist noch eine überzeugende Präventionsstrategie zur Vermeidung bzw. Früherkennung psychischer Probleme am Arbeitsplatz.

Probleme im Umfeld von psychischen Erkrankungen und Sucht werden oft durch Verhaltensauffälligkeiten oder Minderleistungen am Arbeitsplatz manifest. Hier sollte der Betriebsarzt stets versuchen, die Weichen in Richtung einer angemessenen Behandlung der Erkrankung zu stellen. Im Rahmen der betriebsärztlichen Tätigkeit können dabei das frühzeitige Erkennen von Auffälligkeiten (wie z. B. Sucht, psychische Probleme), der Hinweis auf örtliche Behandlungsangebote mit Hilfestellung bei der Überwindung von Schwellenängsten und die Mitwirkung bei entsprechenden Netzwerken als Chancen gesehen werden. Der Betriebsarzt kann als Kontaktperson zum behandelnden Arzt und als Vermittler zwischen Mitarbeiter, Vorgesetzten und Betriebsrat bzw. Personalrat fungieren. Bisweilen gelingt es auf diese Weise, akute Problemsituationen am Arbeitsplatz zu lösen.

Während bei Zweifeln an der Arbeitunfähigkeit gesetzliche Regeln vorliegen, wie zu verfahren ist, fehlt bei Zweifeln an der Arbeitsfähigkeit eine festgeschriebene Vorgehensweise. In den Berufsgenossenschaftlichen Grundsätzen für arbeitsmedizinische Vorsorgeuntersuchungen findet sich der Hinweis auf eine vorzeitige Nachuntersuchung nach längerer Arbeitsunfähigkeit (mehrwöchige Erkrankung) oder bei körperlichen Be-einträchtigungen, die Anlass zu Bedenken gegen die weitere Ausübung der Tätigkeit geben können. Eine Verpflichtung zur Durchführung einer erneuten Vorsorgeuntersuchung mit Weiterleitung des Ergebnisses an den Arbeitgeber kann jedoch allenfalls bei Pflichtuntersuchungen gesehen werden (Verordnung zur arbeitsmedizinischen Vorsorge, ArbMedVV). Sind dagegen entsprechend ArbMedVV lediglich Angebots- oder Wunschuntersuchungen vorgesehen, so besteht kein Anspruch des Arbeitgebers, das Ergebnis der Untersuchung mitgeteilt zu bekommen. Es sei an dieser Stelle auch ausdrücklich darauf hingewiesen, dass das Ziel einer arbeitsmedizinischen Vorsorgeuntersuchung stets der Gesundheitsschutz des Beschäftigten ausschließlich hinsichtlich einer speziellen Gefährdung ist und nicht eine umfassende Beurteilung der Leistungsfähigkeit. Dies mag der Hinweis verdeutlichen, dass z. B. beim berufsgenossenschaftlichen Grundsatz G42 Teil Hepatitis-B-Virus ausdrücklich ausgeführt wird, dass Infektiosität keinen Eingang in die arbeitsmedizinische Beurteilung findet. Ein Arbeitgeber, der einen operativ tätigen Arzt lediglich zu einer arbeitsmedizinischen Vorsorgeuntersuchung schickt, kann daher keine Aussage darüber erwarten, ob von dem Beschäftigten eine mögliche Gefährdung von Patienten ausgeht. Es ist vielmehr notwendig, zusätzliche Regelungen über den Umgang mit infizierten Beschäftigten zu treffen und sich an die aktuellen Empfehlungen zur Beschäftigung von chronisch infizierten Mitarbeitern zu halten.

Sollen im Rahmen einer vom Betriebsarzt durchgeführten Untersuchung umfangreichere Feststellungen getroffen werden, so ist dies explizit zu vereinbaren und muss sowohl dem Beschäftigten als auch dem Betriebsarzt ausdrücklich mitgeteilt werden, wobei stets auch eine für den konkreten Fall erteilte Entbindung von der ärztlichen Schweigepflicht erforderlich ist. Derartige Tätigkeiten gehören nicht zu den eigentlichen Aufgaben des Betriebsarztes entsprechend § 3 Arbeitssicherheitsgesetz und jeder betriebsärztlich tätige Arzt muss sich sehr sorgfältig überlegen, ob und in welchem Umfang er derartige zusätzliche Aufgaben übernehmen möchte. Es muss dabei stets eine strikte Trennung zwischen arbeitsmedizinischer Vorsorgeuntersuchung und sonstigen Untersuchungen, z. B. auf Eignung erfolgen. „Arbeitsmedizinische Vorsorgeuntersuchungen sollen nicht zusammen mit Untersuchungen zur Feststellung der Eignung für berufliche Anforderungen nach sonstigen Rechtsvorschriften oder individual- oder kollektivrechtlichen Vereinbarungen durchgeführt werden, es sei denn, betriebliche Gründe erfordern dies; in diesem Falle sind die unterschiedlichen Zwecke der Untersuchungen offenzulegen" (ArbmedVV § 3 (3)).

Bestehen aufgrund längerer oder wiederholter Erkrankungen Zweifel daran, ob ein Beschäftigter die ihm übertragenen Aufgaben weiterhin ausüben kann, so erwartet der Arbeitgeber nicht selten hierzu eine Stellungnahme des Betriebsarztes. Für den Bereich des öffentlichen Dienstes finden sich hierzu z. B. auch Regelungen im Tarifvertrag: „Der Arbeitgeber ist bei begründeter Veranlassung berechtigt, die/den Beschäftigte/n zu verpflichten, durch ärztliche Bescheinigung nachzuweisen, dass sie/er zur Leistung der arbeitsvertraglich geschuldeten Tätigkeit in der Lage ist. Bei der beauftragten Ärztin/dem beauftragten Arzt kann es sich um eine Betriebsärztin/einen Betriebsarzt handeln, soweit sich die Betriebsparteien nicht auf eine andere Ärztin/einen anderen Arzt geeinigt haben. Die Kosten dieser Untersuchung trägt der Arbeitgeber" (Tarifvertrag für den öffentlichen Dienst; TVöD § 3 (4)). Für den Bereich der Gültigkeit des Tarifvertrages für den öffentlichen Dienst der Länder (TV-L) wurde festgelegt, dass es sich bei dem beauftragten Arzt um einen Amtsarzt handeln kann (TV-L § 3 (5)). In einem Kommentar zum TV-L (Beck'scher online Kommentar, 2009) werden als Gründe für die Veranlassung einer ärztlichen Untersuchung beispielhaft aufgeführt:

▶ Begründete Zweifel an der Arbeitsfähigkeit des Beschäftigten.
▶ Begründete Zweifel an der Arbeitsunfähigkeit des Beschäftigten.
▶ Feststellung, ob der Beschäftigte überhaupt noch seine arbeitsvertraglich geschuldeten Tätigkeiten ausüben kann.

Für den öffentlichen Dienst wurden ferner Regelungen bei einem schuldhaften Verzögern eines Rentenantrages getroffen. Hier ersetzt das Gutachten eines Amtsarztes den Rentenbescheid der gesetzlichen Rentenversicherung und das Arbeitsverhältnis endet in diesem Fall mit Ablauf des Monats, in dem der/dem Beschäftigten das Gutachten bekannt gegeben worden ist (vgl. TvöD § 33 (4)). Hier ist es theoretisch möglich, dass ein Beschäftigter nach dem schuldhaften Verzögern eines Rentenantrages ohne Einkommen ist, da das Gutachten des Amtsarztes nicht automatisch dazu führt, dass die gesetzliche Rentenversicherung Leistungen erbringt.

Für private Arbeitgeber gelten selbstverständlich die tariflichen Regelungen des öffentlichen Dienstes nicht, sondern es bedarf einer individuellen Regelung z. B. durch Tarifvertrag oder Betriebsvereinbarung, ob eine Beurteilung der Arbeitsfähigkeit bzw. Erwerbsfähigkeit zu den Aufgaben des Betriebsarztes zählt. Dabei darf eine vom Arbeitgeber angeordnete „vertrauensärztliche" Untersuchung keinesfalls willkürlich oder missbräuchlich sein. Sie muss sich immer auf den konkreten Gesundheitszustand eines Arbeitnehmers beziehen. Nur wenn hinreichende Zweifel an der Arbeitsfähigkeit beziehungsweise Dienstfähigkeit bestehen, darf sie einseitig angeordnet werden. Wenn die Untersuchung des Arbeitnehmers berechtigt ist, muss dieser den untersuchenden Arzt insoweit von der ärztlichen Schweigepflicht dem Arbeitgeber gegenüber entbinden, als es das Ziel der Untersuchung erfordert. Dazu gehört auch, dass dem begutachtenden Arzt entsprechende Vorbefunde zur Verfügung gestellt bzw. behandelnde Ärzte von der Schweigepflicht entbunden werden. Weigert sich der Arbeitnehmer beharrlich, an einer zulässigerweise angeordneten vertrauensärztlichen Untersuchung mitzuwirken, so kann diese Weigerung eine Verletzung einer Nebenpflicht des Arbeitsvertrages darstellen, die nach einschlägigen Abmahnungen eine Kündigung rechtfertigen kann.

Der begutachtende Arzt muss in jedem Falle den Beschäftigten vor der geplanten Untersuchung informieren und sein Einverständnis zur Untersuchung einholen. Falls das ärztliche Zeugnis nicht dem Beschäftigten selbst ausgehändigt werden soll, ist auch die Zustimmung zur Weitergabe des Ergebnisses erforderlich. Wird das Einverständnis nicht erteilt, so darf der Arzt keinesfalls tätig werden, und es ist Aufgabe von Arbeitgeber und Arbeitnehmer, sich über die weitere Vorgehensweise auseinanderzusetzen. Auch hier zeigt der TV-L als jüngste normative Regelung exemplarisch das Rechtsverhältnis auf: Der Arbeitgeber verpflichtet den Beschäftigten zur Untersuchung. Der Beschäftigte lässt sich vom Amtsarzt bzw. Betriebsarzt untersuchen und verlangt von diesem das ärztliche Zeugnis, um es anschließend selbst an den Arbeitgeber weiterzuleiten.

2.3.4 Mitwirkung beim betrieblichen Eingliederungsmanagement

Bereits mit Inkrafttreten des Gesetzes über Betriebsärzte, Sicherheitsingenieure und andere Fachkräfte für Arbeitssicherheit im Jahre 1973 war als eine Aufgabe des Betriebsarztes explizit aufgeführt: *„Sie haben insbesondere den Arbeitgeber und die sonst für den Arbeitsschutz und die Unfallverhütung verantwortlichen Personen zu beraten, insbesondere bei ... Fragen des Arbeitsplatzwechsels sowie der Eingliederung und Wiedereingliederung Behinderter in den Arbeitsprozess"* (Gesetz über Betriebsärzte, Sicherheitsingenieure und andere Fachkräfte für Arbeitssicherheit 1973). Bereits lange vor Einführung des „Präventionsparagrafen" in das Sozialgesetzbuch (SGB) Neuntes Buch (IX) im Jahre 2004 zählte es somit zu den Aufgaben der Betriebsärzte, sich um die Belange Behinderter im Betrieb zu kümmern, wobei entsprechend dem Wortlaut des Gesetzes ein Schwerbehindertenstatus nicht explizit erforderlich ist. Im Jahre 2004 wurde im Sozialgesetzbuch (SGB) Neuntes Buch (IX) die Mitwirkung des Betriebsarztes beim betrieblichen Eingliederungsmanagement, soweit diese erforderlich ist, festgeschrieben: *„Sind Beschäftigte innerhalb eines Jahres länger als sechs Wochen ununterbrochen oder wiederholt arbeitsunfähig, klärt der Arbeitgeber mit der zuständigen Interessenvertretung im Sinne des § 93, bei schwerbehinderten Menschen*

außerdem mit der Schwerbehindertenvertretung, mit Zustimmung und Beteiligung der betroffenen Person die Möglichkeiten, wie die Arbeitsunfähigkeit möglichst überwunden werden und mit welchen Leistungen oder Hilfen erneuter Arbeitsunfähigkeit vorgebeugt und der Arbeitsplatz erhalten werden kann (betriebliches Eingliederungsmanagement). Soweit erforderlich wird der Werks- oder Betriebsarzt hinzugezogen. Die betroffene Person oder ihr gesetzlicher Vertreter ist zuvor auf die Ziele des betrieblichen Eingliederungsmanagements sowie auf Art und Umfang der hierfür erhobenen und verwendeten Daten hinzuweisen ..." (§ 84 (2) SGB IX).

Es ist somit gesetzliche Aufgabe des Betriebsarztes, sich am betrieblichen Eingliederungsmanagement (BEM) zu beteiligen. Da es ja immer um gesundheitliche Beeinträchtigungen von Mitarbeitern geht, ist eine routinemäßige Beteiligung des Betriebsarztes stets sinnvoll und zu fordern. Im Rahmen dieser Mitwirkung wird es dabei immer wieder erforderlich sein, dass der Betriebsarzt Stellungnahmen zu Einsatzmöglichkeiten von Beschäftigten im Sinne eines positiven und negativen Leistungsbildes erstellt. Unabdingbare Voraussetzung ist jedoch stets, dass der betroffene Arbeitnehmer zustimmt und sich beteiligt.

Dabei kann der Betriebsarzt auch mit folgenden oder ähnlichen Fragen des Arbeitgebers konfrontiert werden:

▶ ob der Arbeitnehmer in absehbarer Zeit seine Tätigkeit wieder aufnehmen kann,
▶ ob der Arbeitnehmer wieder voll arbeitsfähig wird und seine Tätigkeit wieder voll ausüben kann,
▶ ob und in welchem Ausmaß auch künftig mit längeren Erkrankungen gerechnet werden muss.

Der Betriebsarzt muss sich darüber im Klaren sein, dass bei einer negativen Prognose der Arbeitgeber unter gewissen Voraussetzungen die Möglichkeit hat, eine krankheitsbedingte Kündigung auszusprechen.

Es ist dabei stets Aufgabe des Betriebsarztes, zunächst alle Möglichkeiten der medizinischen und beruflichen Rehabilitation zu prüfen. Die Beratung durch den Betriebsarzt kann vielfältig sein und zum Beispiel folgende Punkte umfassen:

▶ leidensgerechte Umgestaltung des Arbeitsplatzes,
▶ Umgestaltung des Tätigkeitsprofils,
▶ innerbetriebliche Umsetzung,
▶ stufenweise Wiedereingliederung in das Erwerbsleben,
▶ Beantragung einer medizinischen oder beruflichen Rehabilitation,
▶ Beantragung eines Schwerbehindertenstatus oder einer Gleichstellung,
▶ Beantragung von Leistungen aus der gesetzlichen Rentenversicherung.

Sind Beschäftigte innerhalb eines Jahres länger als sechs Wochen ununterbrochen oder wiederholt arbeitsunfähig, so haben sie entsprechend SGB IX § 84 Abs. 2 einen Rechtsanspruch gegenüber dem Arbeitgeber auf Unterstützung bei der Überwindung der Arbeitsunfähigkeit. Eine Kündigung ohne vorherigen Versuch eines betrieblichen Eingliederungsmanagements hat vor Gericht wenig Erfolgsaussicht. Der Arbeitgeber kann sich dann nicht pauschal darauf berufen, ihm seien keine alternativen, der Erkrankung angemessenen Einsatzmöglichkeiten bekannt (Bundesarbeitsgericht 2007; BAG 12. 07. 2007 – 2 AZR 716/06). Bei Schwerbehinderten ist die Einschaltung der Schwerbehindertenvertretung und des Integrationsamtes erforderlich.

Der Betriebsarzt ist gut beraten, wenn er bei seinem Engagement im Betrieb stets die Intention der Gesetze im Auge hat, nämlich die Eingliederung und Wiedereingliederung Behinderter in den Arbeitsprozess (Arbeitssicherheitsgesetz) beziehungsweise die Überwindung von Arbeitsunfähigkeit, die Definition von Leistungen oder Hilfen, mit deren Hilfe erneuter Arbeitsunfähigkeit vorgebeugt werden kann, und den Erhalt des Arbeitsplatzes (SGB IX § 84(2)). Der Betriebsarzt kennt die einzelnen Arbeitsplätze in dem von ihm betreuten Betrieb sehr genau und kann als Experte für die Belastungen und Beanspruchungen an den einzelnen Arbeitplätzen zur erfolgreichen Erstellung eines Wiedereingliederungsplans ent-

scheidend beitragen, z. B. mit Hinweisen zur optimalen Gestaltung des Arbeitsplatzes und der Arbeitsbedingungen. Dabei muss dem Ziel, dem Beschäftigten einen Arbeitsplatz zu erhalten, der höchste Stellenwert zukommen. In Zeiten des demografischen Wandels werden Arbeitgeber in Zukunft vermehrt darauf angewiesen sein, ihren Bedarf an Fachkräften auch mittels leistungsgewandelter oder älterer Mitarbeiter zu decken. Ein funktionierendes betriebliches Eingliederungsmanagement (BEM) wird sich in der Zukunft als klarer Wettbewerbsvorteil für ein Unternehmen erweisen. Für fast alle Beschäftigen ist der Erhalt des Arbeitsplatzes ein äußerst wertvolles Gut und hat höchste Priorität. Ein mit Hilfe des Betriebsarztes den individuellen gesundheitlichen Anforderungen optimal angepasster Arbeitsplatz wird in jedem Falle dazu beitragen, die Gesundheit, die Leistungsfähigkeit sowie das psychische und soziale Wohlbefinden des Beschäftigten zu verbessern, und stellt einen wichtigen positiven Beitrag für das Unternehmen und die Gesellschaft dar.

2.3.5   Stufenweise Wiedereingliederung

In der betrieblichen Praxis hat sich die stufenweise Wiedereingliederung in das Erwerbsleben bewährt. Die rechtliche Grundlage hierfür bietet § 74 SGB V. *„Können arbeitsunfähige Versicherte nach ärztlicher Feststellung ihre bisherige Tätigkeit teilweise verrichten und können sie durch eine stufenweise Wiederaufnahme ihrer Tätigkeit voraussichtlich besser wieder in das Erwerbsleben eingegliedert werden, soll der Arzt auf der Bescheinigung über die Arbeitsunfähigkeit Art und Umfang der möglichen Tätigkeiten angeben und dabei in geeigneten Fällen die Stellungnahme des Betriebsarztes oder mit Zustimmung der Krankenkasse die Stellungnahme des Medizinischen Dienstes einholen.“* Eine Beteiligung des Betriebsarztes ist somit auch bei dieser Maßnahme möglich und stets auch sinnvoll.

Nach einer längeren Erkrankung braucht bei der Wiederaufnahme der Arbeit noch nicht die volle Leistungsfähigkeit erbracht werden. Vielmehr ist eine langsame, oft behutsame Steigerung der

Belastung möglich. Dabei kann sehr gut erkannt werden, ob verbliebene Leistungsfähigkeit und Anforderungen des Arbeitsplatzes miteinander vereinbar sind. Insbesondere auch nach schweren und länger dauernden psychischen Erkrankungen sollte der Arbeitsbeginn stets behutsam erfolgen. Zumindest in problematischen Fällen sollte der Betriebsarzt an einer stufenweisen Wiedereingliederung auch stets aktiv beteiligt sein. Der behandelnde Arzt kennt das Krankheitsbild und den Krankheitsverlauf seines Patienten, der Betriebsarzt kennt den Arbeitsplatz mit den physischen und psychischen Anforderungen. Arbeiten behandelnder Arzt und Betriebsarzt vertrauensvoll zusammen, so kann eine stufenweise Wiedereingliederung optimal geplant und durchgeführt werden. Stellt sich im Rahmen dieses Arbeitsversuches heraus, dass weitergehende Maßnahmen, wie eine innerbetriebliche Umsetzung oder eine behinderungsgerechte Ausgestaltung des Arbeitsplatzes erforderlich sind, so können die entsprechenden Maßnahmen zeitnah eingeleitet werden. Nicht selten wird der Betriebsarzt dabei auch mit Vorbehalten und Bedenken von Vorgesetzten oder Arbeitskollegen des Erkrankten konfrontiert. Oft würde viel lieber ein junger, voll leistungsfähiger Arbeitnehmer anstelle des Erkrankten eingestellt oder es muss, bei einem erfolgreichen Verlauf der Wiedereingliederung, einem als Krankheitsvertretung eingestellten Beschäftigten, der mittlerweile die ihm übertragenen Aufgaben zur vollsten Zufriedenheit erledigt, gekündigt werden. Auch hier kann sich der Betriebsarzt als Vermittler einschalten und dabei helfen, Vorbehalte abzubauen.

Die Kosten für die Wiedereingliederung trägt die Krankenkasse, d. h., der Beschäftigte erhält weiterhin Krankengeld und keinen Arbeitslohn. Von dem Mittel der stufenweisen Wiedereingliederung soll durchaus großzügig Gebrauch gemacht werden. Dem Erkrankten wird die Chance gegeben, wieder in das Berufsleben einzusteigen, dem Arbeitgeber entstehen selbst bei einem Scheitern des Versuchs keine Nachteile. Manchmal wird der Beschäftigte jedoch im Rahmen der Maßnahme auch erkennen müssen, dass er den Anforderungen des Arbeitsplatzes noch nicht oder

nicht mehr gewachsen ist. Gemeinsam mit dem behandelnden Arzt und dem Leistungsträger sollte dann diskutiert werden, ob z. B. Maßnahmen der beruflichen oder medizinischen Rehabilitation in Frage kommen. Erscheint die Prognose dabei eher ungünstig, so kann auch ein Antrag auf Rente wegen Erwerbsminderung sinnvoll sein. Auch hier sollte der Betriebsarzt seine Rolle als kompetenter Berater in sozialmedizinischen Fragen wahrnehmen.

2.3.6 Prävention, betriebliche Gesundheitsförderung und betriebliches Gesundheitsmanagement

Bei seiner Untersuchungstätigkeit, z. B. im Rahmen von arbeitsmedizinischen Vorsorgeuntersuchungen erhebt der Betriebsarzt nicht selten Befunde, die für die weitere Behandlung des Beschäftigten wesentlich sein können. Dies können beispielsweise ein erhöhter Blutdruck sein, eine Einschränkung der Lungenfunktion, erhöhte Leberwerte, Blutbildveränderungen oder auch Hinweise auf das Vorliegen einer Fettstoffwechselstörung. Der Betriebsarzt kann dabei die Weichen für frühzeitige Maßnahmen der Prävention oder Therapie stellen. Ihm kann dabei eine wichtige Rolle bei der Früherkennung von Krankheiten zukommen und dies häufig gerade bei Beschäftigten, die nicht oder nur selten ihren Hausarzt aufsuchen. Zudem kann er auf die Beschäftigten im Sinne eines gesundheitsbewussten Verhaltens einwirken. So wurde auch für die sog. allgemeine arbeitsmedizinische Vorsorge ein Basisuntersuchungsprogramm (BAPRO) erarbeitet, mit dessen Hilfe ein recht guter Überblick über den aktuellen Gesundheitszustand des Beschäftigten zu erzielen ist.

Der Arbeitsplatz bietet sich darüber hinaus auch als idealer Ort für gezielte Maßnahmen der betrieblichen Gesundheitsförderung (BGF) an. Betriebliche Gesundheitsförderung ist eine moderne Unternehmensstrategie, die Erkrankungen am Arbeitsplatz vorbeugt, Gesundheitspotenziale stärkt und das Wohlbefinden am Arbeitsplatz verbessert. Es umfasst alle gemeinsamen

Maßnahmen von Arbeitgebern, Arbeitnehmern und Gesellschaft zur Verbesserung von Gesundheit und Wohlbefinden am Arbeitsplatz. Auf europäischer Ebene wird der Aufbau eines europäischen Netzwerks für Betriebliche Gesundheitsförderung unterstützt. Die EU ermutigt damit die Mitgliedstaaten, der betrieblichen Gesundheitsförderung einen großen Stellenwert einzuräumen und bei politischen Entscheidungen Fragen der Gesundheit am Arbeitsplatz mit einzubeziehen. BGF zielt sowohl auf eine gesundheitliche Gestaltung der Arbeitsabläufe als auch auf Anreize für ein gesundheitsbewusstes Verhalten der Beschäftigten. In vielen großen Industrieunternehmen gibt es eine lange und bewährte Tradition der betrieblichen Gesundheitsförderung. Das Engagement des Betriebsarztes geht dabei meist deutlich über seine reinen Aufgaben nach dem Arbeitssicherheitsgesetz hinaus. Dieser Einsatz gewinnt bei einer zunehmend älter werdenden Belegschaft und der Forderung, die Arbeitsfähigkeit bis ins hohe Lebensalter zu erhalten, jedoch zunehmende Bedeutung. Steigende Lohnkosten und erhöhte Anforderungen an die Qualifikation der Beschäftigten führen ferner dazu, dass der arbeitende Mensch als wertvollstes Gut des Betriebes erkannt und geschätzt wird. Die Erhaltung seiner Gesundheit und Leistungsbereitschaft wird daher zu einem wichtigen Unternehmerziel. Die Kompetenz und Stellung des Betriebsarztes in einem Unternehmen kann dadurch nur gestärkt werden, sofern er sich selbst engagiert einbringt und das Feld nicht anderen überlässt. Der Vorteil, Gesundheitsförderung am Arbeitsplatz durchzuführen, liegt in einer guten Erreichbarkeit und Verfügbarkeit der Probanden. Der Betriebsarzt ist unmittelbar vor Ort tätig, der Aufwand für den Probanden sowie die Hemmschwelle für eine Teilnahme sind gering. Nachteile können darin liegen, dass ein Beschäftigter sich indirekt genötigt fühlt, an derartigen Untersuchungen teilzunehmen und damit die Freiwilligkeit nicht mehr gewährleistet ist. Ferner muss den Beschäftigten stets glaubwürdig versichert werden, dass die ärztliche Schweigepflicht strikt eingehalten wird und weder Arbeitskollegen noch Vorgesetzte von Befunden Kenntnis erlangen.

Betriebliches Gesundheitsmanagement (BGM) ist ein systematisches Vorgehen zur Förderung von Gesundheit in Unternehmen. Modernes betriebliches Gesundheitsmanagement (BGM) geht über die traditionellen Gesundheitsförderungsaktivitäten wie Ernährungs-, Entspannungs- und Bewegungskurse im Betrieb hinaus. Erfolgreiches BGM schafft Strukturen für Gesundheit im Unternehmen und beinhaltet Prozesse zur Umsetzung sinnvoller Maßnahmen. Auch der Unternehmenskultur kommt in diesem Zusammenhang eine wachsende Bedeutung zu. Von einem sinnvoll durchgeführten BGM profitieren sowohl Arbeitnehmer als auch Arbeitgeber. Vorteile für die Beschäftigten sind beispielsweise zu sehen in der Erhaltung bzw. Förderung der Leistungsfähigkeit, der Reduktion der Arbeitsbelastungen, einer Verbesserung des Gesundheitszustandes, dem Aufbau von Gesundheitskompetenz, der Erhöhung der Arbeitszufriedenheit und einem besseren Betriebsklima. Unternehmen profitieren beispielsweise langfristig von einer Senkung der Krankenstände, Fluktuation und Arbeitsunfälle, einer gesteigerten Produktivität, der gesteigerten Qualität der Produkte und Dienstleistungen und einem Imagegewinn für das Unternehmen.

2.4 Schlussfolgerung

Eine differenzierte, kompetente Beratung und/oder Begutachtung ist im arbeitsmedizinischen Berufsalltag ohne ausreichende sozialmedizinische Kenntnisse nicht möglich. Weiterentwicklungen und Änderungen rechtlicher Rahmenbedingungen verlangen dabei eine ebenso aktive Weiter- und Fortbildung wie beim Erlernen neuer medizinischer Techniken.

Zusammenfassung Vor dem Hintergrund begrenzter finanzieller Ressourcen im Gesundheits- und Sozialwesen wird sozialmedizinische Kompetenz auch für den Arbeitsmediziner immer wichtiger. Die Änderungen der letzten Jahre im Rentenrecht und die bereits beschlossene Anhebung des Renteneintrittsalters werden dafür sorgen, dass sich der Betriebsarzt vermehrt um Beschäftigte kümmern muss, die ihre bisherige berufliche Tätigkeit nicht mehr uneingeschränkt ausüben können, jedoch auch keinen Anspruch auf Rentenleistungen aus der gesetzlichen Rentenversicherung haben. Ausgehend vom historisch gewachsenen, gegliederten System der sozialen Sicherung in der Bundesrepublik Deutschland wurden zunächst die für den Bereich der Arbeitsmedizin wichtigen sozialrechtlichen Rahmenbedingungen dargestellt. Zudem wurden wesentliche Aspekte für die betriebsärztliche Tätigkeit angesprochen, wobei besonderer Wert auf die Herausarbeitung wichtiger Problemfelder in der Praxis gelegt wurde.

Weiterführende Literatur

Beck'scher Online Kommentar: TV-L § 3(5) Rn 46–49. Hrsg: Bepler et al. (http://beck-online.beck.de/).

BKK Bundesverband (Hrsg.): BKK Gesundheitsreport 2008: Seelische Krankheiten prägen das Krankheitsgeschehen. Essen 2008 (http://www.bkk.de/ps/tools/download.php?file=/bkk/psfile/downloaddatei/50/WEB_Gesund 4925340e8b23a.pdf).

Bundesarbeitsgericht: Pressemitteilung Nr. 54/07 zum Urteil des 2. Senats vom 12.07.2007 – 2 AZR 716/06 – Krankheitsbedingte Kündigung – Betriebliches Eingliederungsmanagement nach § 84 Abs. 2 SGB IX.

Bundesministerium für Arbeit und Soziales: Soziale Sicherung im Überblick 2010 (http://www.bmas.de).

Deutsches Netzwerk für betriebliche Gesundheitsförderung: http://www.dnbgf.de/startseite-bgf-aktuell.html

Fünftes Buch Sozialgesetzbuch – Gesetzliche Krankenversicherung: Artikel 1 des Gesetzes vom 20. Dezember 1988 (BGBl. I S. 2477), das zuletzt durch Artikel 1 des Gesetzes vom 30. Juli 2009 (BGBl. I S. 2495) geändert worden ist (http://www.gesetze-im-internet.de/bundesrecht/sgb_5/gesamt.pdf).

Gesetz über Betriebsärzte, Sicherheitsingenieure und andere Fachkräfte für Arbeitssicherheit vom 12. Dezember 1973 (BGBl. I S. 1885), das zuletzt durch Artikel 226 der Verordnung vom 31. Oktober 2006 (BGBl. I S. 2407) geändert worden ist (http://www.gesetze-im-internet.de/bundesrecht/asig/gesamt.pdf).

Neuntes Buch Sozialgesetzbuch – Rehabilitation und Teilhabe behinderter Menschen: Artikel 1 des Gesetzes vom 19. Juni 2001, BGBl. I S. 1046, das zuletzt durch Artikel 2 des Gesetzes vom 30. Juli 2009 (BGBl. I S. 2495) geändert worden ist (http://www.gesetze-im-internet.de/bundesrecht/sgb_9/gesamt.pdf).

Robert Koch-Institut (Hrsg.): Gesundheitsberichterstattung des Bundes, Heft 30/2006. Gesundheitsbedingte Frühberentung. Berlin: RKI, 2006.

Schmid K: Sozialmedizinische Beratung von arbeitsunfähigen Beschäftigten – eine Aufgabe (auch) für den Betriebsarzt? Arbeitsmed Sozialmed Umweltmed 2000; 35: 324–329.

Schmid K, Lederer P, Drexler H: Sozialmedizin im Umfeld von Arbeits(un)fähigkeit und Erwerbs(un)fähigkeit – Welche Aufgabe kommt dem Betriebsarzt zu? Arbeitsmed Sozialmed Umweltmed 2010; 45: 184–189.

Tarifvertrag für den öffentlichen Dienst (TVöD): http://www.bmi.bund.de/cae/servlet/contentblob/122300/publicationFile/13349/TVoeD.pdf

Tarifvertrag für den öffentlichen Dienst der Länder (TV-L): http://www.tdl-online.de/TV-Laender-Reform/TV-L/TV-L%20%20i.d.F.%20des%20ÄTV%20Nr.%202%20VT.pdf

Verordnung zur arbeitsmedizinischen Vorsorge vom 18. Dezember 2008 (BGBl. I S. 2768) (http://www.gesetze-im-internet.de/bundesrecht/arbmedvv/gesamt.pdf).

Weber A: Qualitätssicherung in der Begutachtung – Herausforderung für Leistungsträger und Gutachter – aus allgemein sozialmedizinischer Sicht. Med Sach 2005; 101: 42–46.

Weber A, Hörmann G, Köllner V: Psychische und Verhaltensstörungen – Die Epidemie des 21. Jahrhunderts? Dtsch Arztebl 2006; 103: A 834–841.

Weber A, Hörmann G (Hrsg.): Psychosoziale Gesundheit im Beruf. Stuttgart: Gentner, 2007.

Work Ability Index (WAI): WAI-Netzwerk (http://www.arbeitsfaehigkeit.uni-wuppertal.de/index.php?arbeitsfaehigkeit).

3 Staatlicher Arbeitsschutz

J. Thürauf

3.1 Grundlagen, Inhalte und Strukturen

Der Arbeitsschutz umfasst alle Maßnahmen zum Schutz der Beschäftigten vor tätigkeitsbedingten Gefahren und schädigenden Belastungen. Das Spektrum gesundheitsgefährdender exogener Einwirkungen in der Arbeitswelt ist breit und beinhaltet z. B. mechanische, physikalische, chemische, biologisch-infektiöse oder psychomentale und soziale Faktoren. Arbeitsschutz umfasst somit die Überprüfung, Bewertung, Gestaltung von Arbeitsmitteln und Arbeitsbedingungen sowie die Sicherstellung der präventiven, kurativen und rehabilitativen Maßnahmen, ferner die der Entschädigung, d. h. Kompensation. Grundsätzlich kann der Arbeitsschutz in eine technische, eine soziale und in eine medizinische (meist mehr auf das Individuum ausgerichtete) Komponente unterteilt werden. Damit ist bereits festgestellt, dass erfolgreicher Arbeitsschutz interdisziplinär konzipiert und kooperativ durchgeführt wird.

Dem Staat wird die Legitimation zur Daseinsfürsorge zugesprochen. Demzufolge findet im sozialen Rechtsstaat mit Gewaltenteilung der Arbeitsschutz seine Grundlagen und Ausgestaltungen in Legislative, Exekutive und Judikative. Diese drei – durch politisches Handeln bestimmten – wirkungsvollen Komponenten, dienen als Gliederungskonzept der nachfolgenden Ausführungen: Die wesentlichen Rechtsvorschriften werden mit Quellenangaben genannt, die Institutionen des Vollzugs und der Rechtsprechung kurz vorgestellt.

Föderative und duale Gliederung des Arbeitsschutzsystems. In der Bundesrepublik als föderativem Bundesstaat gestalten die 16 Bundesländer die Umsetzung und den Vollzug der vom Bund erlassenen, für alle Bundesländer einheitlich geltenden Gesetze und Rechtsverordnungen in eigener Verantwortung. Die föderale Vielfalt und die juristische Notwendigkeit der Verwendung abstrakter, unbestimmter Rechtsbegriffe (z. B. „die für den medizinischen Arbeitsschutz zuständige Stelle") führen zu einer uneinheitlichen Handhabung und u. a. dazu, dass sich keine einheitliche Benennung für Ämter mit nahezu identischen Dienstaufgaben findet (vgl. DGUV-Datenjahrbuch 2011). Deren hierarchische Eingliederung, strukturelle Organisation und finanzielle Ausstattung sind von Land zu Land sehr unterschiedlich. Die sich daraus ergebenden Fragen nach der Gleichbehandlung der Versicherten, des Datenschutzes, einer Prozessoptimierung oder von Qualitätsstandards können hier nur angedeutet werden.

Das Arbeitsschutzsystem ist zudem dual gegliedert, d. h. neben der staatlichen Komponente besteht die betrieblich organisierte mit den Trägern der Gesetzlichen Unfallversicherung (Gewerbliche und Landwirtschaftliche Berufsgenossenschaften sowie Unfallversicherungsträger der Öffentlichen Hand). Diese sind nach Wirtschaftsbranchen und Regionen gegliedert, werden von den Unternehmern finanziert und bieten Gesundheitsschutz, Rehabilitation und Versicherungsleistungen an. Das Gesetz zur Modernisierung der gesetzlichen Unfallversicherung (UVMG) wurde am 26. 06. 2008 beschlossen. Es beinhaltet die Neuausrichtung, Straffung und Anpassung an wirtschaftliche Strukturen. Die Zahl der Gewerblichen Berufsgenossenschaften wird auf 9 reduziert, die der Unfallkassen von Bund und Ländern auf 17. Die Tendenz zur Verschlankung von Institutionen und Regelungen ist unübersehbar, ebenso eine Harmonisierung auf europäischer Ebene.

3.2 Gesetze und Regelungen zum Arbeitsschutz

3.2.1 Nationales Arbeitsschutzrecht

In einem Rechtsstaat mit über 125-jähriger Tradition der Sozialgesetzgebung und dem im Grundgesetz verankerten Recht auf körperliche Unversehrtheit nimmt der Arbeitsschutz eine bedeutsame Position ein. Seit dem ersten grundlegenden Gesetz (Gewerbeordnung von 1869) ist die Zahl der staatlichen Regelungen (Gesetze, Verordnungen, Technische Regeln etc.) fast unübersehbar geworden. Die Auflistung der Titel von Arbeitsschutzvorschriften umfasst über 1000 Positionen. Entsprechende Loseblattsammlungen weisen über 6000 Seiten auf (vgl. Spinnarke). Die komplexe Materie lässt sich in verschiedene Themen- und Rechtsgebiete aufteilen. Arbeitsschutz kann produktbezogen („vorgreifend") oder betrieblich betrachtet werden.

In diesem Beitrag musste daher eine Auswahl getroffen werden für die in der (arbeits-)medizinischen Praxis bedeutsamen Rechtsvorschriften. Dabei ist zu beachten, dass deren Adressat in der Regel der Arbeitgeber und nicht der Arbeitsmediziner ist. Der Unternehmer kann jedoch bestimmte Aufgaben dem Betriebsarzt sowie anderen Fachkräften übertragen. Deshalb ist es erforderlich, dass sich der Mediziner mit dieser ihm zunächst fremden Materie beschäftigt. Die Übersicht in dem umfangreichen Gebiet wird erschwert durch die weniger systematisch als vielmehr historisch und problemorientiert gewachsenen Strukturen, die zunehmend von europäischen Entwicklungen geprägt werden.

3.2.2 Europäische Rechtsvorgaben

Die Bundesrepublik Deutschland hat wegen des allgemeinen Wunsches nach Freizügigkeit und Chancengerechtigkeit im Wettbewerb international Verträge abgeschlossen. Sie ist in ein Vertragswerk eingebunden, wobei die europäischen Regelungen die nationalen Kompetenzen am nachhaltigsten beeinflussen.

Bei der Rechtsetzung der Europäischen Union (EU) ist eine Hierarchie der Normen zu beachten:

▶ EU-Verordnungen haben Vorrang vor gültigem nationalem Recht, wobei es bisher keine, die Arbeitsmedizin unmittelbar betreffende, derartige Rechtsetzungen gibt.
▶ EU-Richtlinien sind von der Bundesregierung zum Teil innerhalb von Fristen umzusetzen. Sie sind demnach nicht unmittelbar geltendes Recht, aber nach ihrer Umsetzung erlangen sie durchaus die Wirkung von EU-Verordnungen.
▶ EU-Entscheidungen beinhalten rechtsverbindliche Einzelfallregelungen,
▶ EU-Informationen und Bekanntmachungen sind ohne Rechtsverbindlichkeit, erlangen wegen der Empfehlung zur nationalen Umsetzung dann doch z. T. Verbindlichkeit.

Bereits im EWG-Vertrag fanden sich für die Arbeitsmedizin beachtenswerte Schriftsätze:

▶ Artikel 94 (Richtlinien zur Angleichung von Rechtsvorschriften; Rechtsgrundlage für mehrere Richtlinien, z. B. Gesundheitsschutz vor chemischen, biologischen und physikalischen Einwirkungen).
▶ Artikel 95 (Richtlinien zum Schutz von Gesundheit, Sicherheit, Umwelt- und Verbraucherschutz; darauf basierend eine Reihe von EU-Richtlinien („Binnenmarktrichtlinien"), die z. B. in Geräte- und Produktsicherheitsgesetz (GPSG), Medizingeräteverordnung umgesetzt wurden.
▶ Artikel 137 (Grundlage für Richtlinien zum Schutz der Gesundheit von Beschäftigten in den Bereichen: Gesundheitsschutz, Arbeitsgestaltung und Arbeitsorganisation, Gefahrstoffe und sozialer Arbeitsschutz).
▶ Verordnung (EG) Nr. 1272/2008 über die Einstufung, Kennzeichnung und Verpackung von Stoffen und Gemischen – Globally Harmonised System of Classification, Labelling and Packaging of Substances and Mixtures (GHS- bzw. CLP-Verordnung).
▶ Wesentliche Richtlinien sind 89/391/EWG und 91/383/EWG zur Durchführung von Verbesserungen der Sicherheit und des Gesundheitsschutzes der Arbeitnehmer.

Aus Gründen der Übersichtlichkeit wird hier nicht näher auf die EU-Regelungen eingegangen, sondern auf deren nationale Umsetzung. Die EU-Empfehlung über eine europäische Liste der Berufskrankheiten (ABl. EG Nr. L 238 vom 25.09.2003, S. 28) entspricht in etwa der deutschen Berufskrankheitenliste (s. Anhang, S. 935).

3.2.3 Darstellungsweise der Arbeitsschutzregelungen

Der besseren Übersicht wegen erfolgt die Darstellung entsprechend der Rangfolge der Vorschriften, d.h. vom Allgemeinen zum Speziellen. Die thematische Strukturierung und alphabetischen Auflistungen werden dabei anstelle von Durchnummerierungen bevorzugt. Bei wesentlichen Regelungen werden stets Quellenangaben gemacht. Die im Arbeitsschutz erforderliche interdisziplinäre Kooperation (z.B. mit dem Technischen Gewerbeaufsichtsbeamten oder dem Technischen Aufsichtsdienst der Unfallversicherungsträger) bedingt, dass Regelungen des technischen und sozialen Arbeitsschutzes kurz genannt werden, zumal sie für die Unfallverhütung bedeutsam sind. Diese Darstellungsweise soll dem Arzt die Orientierung und das rechtskonforme Handeln erleichtern. Der aktuelle Stand der ständig fortgeschriebenen Regelwerke kann dem Internet entnommen werden (z.B. www.bmas.bund.de, www.baua.de).

Hierarchie der Rechtsvorschriften

Die Verfassung bildet die Grundlage aller Gesetze und im Grundgesetz ist das Grundrecht „auf Leben und körperliche Unversehrtheit" (Art. 2 (2) GG) verbrieft. Durch Gesetze werden Festlegungen in einem bestimmten Rechtsgebiet für den beabsichtigten Zweck vorgenommen. Diese Rechtsnormen werden von Regierung oder einem Ministerium (meist Bundesarbeitsministerium, BMAS) im Bundesgesetzblatt (BGBl.) oder im Gemeinsamen Ministerialblatt (GMBl., seit 2007, zuvor Bundesarbeitsblatt (BArbBl.) veröffentlicht.

In den Rechtsverordnungen werden zumeist technische Einzelheiten geregelt oder konkrete Festlegungen für bestimmte Teilgebiete getroffen. Richtlinien, Technische Regeln sowie Durchführungsverordnungen bestimmen Details und konkrete Vorgehensweisen. Sie werden von Fachgremien erstellt und dem zuständigen Ministerium vorgeschlagen, das sie dann veröffentlicht (z.B. im GMBl.). Gesicherte arbeitsmedizinische Erkenntnisse und sonstige allgemein anerkannte Regeln der Arbeitsmedizin, DIN-EN-, VDI-, VDE-, ISO-Normen, Bekanntmachungen (Bek.), Merkblätter (Mbl.) und Empfehlungen bilden die unterste Stufe der Normenhierarchie. Die Unfallversicherungsträger veröffentlichen Vorschriften, Regeln, Informationen, Grundsätze – BGV, BGR, BGI, BGG; Unfallverhütungsvorschriften (UVV sind eine wohl bald veraltete Bezeichnung) u.a. Schriften sowie Medien zum Arbeitsschutz.

Dieser Aufbau hat den Vorteil der relativ einfachen Anpassung an den stetigen Erkenntnisfortschritt, weil die übergeordneten Gesetze und Verordnungen nicht laufend angepasst werden müssen. Aus Gründen der Sorgfaltspflicht ist darauf hinzuweisen, dass die Arbeitsschutzvorschriften einzelner Bundesländer Modifikationen enthalten und Fragen der Zuständigkeit und Verfahrensweisen regeln.

Synopse der grundlegenden Arbeitsschutzgesetze. Im Folgenden wird die umfangreiche Materie praxisbezogen strukturiert, entsprechend den dargelegten Ordnungsprinzipien: Grundlegende allgemeine Arbeitsschutzbereiche werden dabei in alphabetischer Reihenfolge vorgestellt. Die Benennung der Vorschriften erfolgt in verkürzter Form. Die in Box 3.1 erfassten Vorschriften können im Bedarfsfall im Internet aktuell aufgesucht werden.

Weitere Arbeitsschutzvorschriften. Ergänzt werden die genannten Gesetze durch weitere wesentliche Vorschriften, die u.a. auch den technischen Arbeitsschutz berücksichtigen. Dessen Kenntnis ist bei der gegebenenfalls erforderlichen Kooperation mit den Gewerbeaufsichtsbeamten oder dem Technischen Aufsichtsdienst der Unfallversicherungsträger für den Arzt vorteilhaft und sollte nicht erst im Schadensfall beachtet werden.

Box 3.1: Die grundlegenden Rechtsvorschriften – Kurzbezeichnungen alphabetisch geordnet
(Gesetze, dazugehörige Verordnungen vgl. folgende Seiten)

- Arbeitsschutzgesetz (ArbSchG vom 07.08.1996, BGBl. I S. 1246, zuletzt geändert am 05.02.2009, BGBl. I S. 160)
- Arbeitssicherheitsgesetz (ASiG vom 12.12.1973, BGBl. I S. 1885, zuletzt geändert am 31.10.2006, BGBl. I S. 2407)
- Arbeitszeitgesetz (ArbZG vom 01.06.1994, BGBl. I S. 1170, zuletzt geändert am 15.07.2009, BGBl. I S. 1939.
- Atomgesetz (AtG vom 15.07.1985 BGBl. I S. 1565, zuletzt geändert am 17.03.2009, BGBl. I S. 556)
- Betriebsverfassungsgesetz (BetrVerfG vom 25.09.2001, BGBl. I S. 2518, zuletzt geändert am 29.07.2009, BGBl. I S. 2424, z. B. wegen Bestellung des Betriebsarztes)
- Bundesberggesetz (BBergG vom 13.08.1980, BGBl. I S. 1310, zuletzt geändert am 31.07.2009, BGBl. I S. 2585)
- Bundes-Immissionsschutzgesetz (BImSchG vom 26.09.2002, BGBl. I S. 3830, zuletzt geändert am 11.08.2010, BGBl. I S. 1163)
- Chemikaliengesetz (ChemG in der Fassung vom 02.07.2008, BGBl. I S. 1146, zuletzt geändert am 11.08.2010, BGBl. I S. 1163)
- Elektromagnetische Verträglichkeit von Geräten, Gesetz über (EMVG vom 26.02.2008, BGBl. I S. 220, zuletzt geändert am 29.07.2009, BArbBl. I S. 2409)
- Fahrpersonalgesetz (FPersG vom 19.02.1987, BGBl. I S. 640, zuletzt geändert am 31.07.2010, BGBl. I S. 1057)
- Gentechnikgesetz (GenTG vom 16.12.1993, BGBl. I S. 2066, zuletzt geändert am 29.07.2009, BGBl. I S. 2542)
- Geräte- und Produktsicherheitsgesetz (GPSG vom 06.01.2004, BGBl. I S. 219, zuletzt geändert am 07.07.2005, BGBl. I S. 1970; setzt zahlreiche EWG-Richtlinien um, zahlreiche aktuelle Verordnungen dazu: 1. bis 14. GPSGV; CE- und GS-Zeichen)
- Gewerbeordnung (GewO vom 21.06.1869, BGBl. I S. 245, zuletzt geändert am 29.07.2009, BGBl. I S. 2258)
- Heimarbeitsgesetz (HAG vom 14.03.1951 (BGBl. I S. 191, zuletzt geändert am 31.10.2006, BGBl. I S. 2409)
- Infektionsschutzgesetz (IfSG vom 25.07.2000, BGBl. I S. 1045, zuletzt geändert am 17.07.2009, BGBl. I S. 2091, anstelle des Bundes-Seuchengesetzes)
- Jugendarbeitsschutzgesetz (JArbSchG vom 12.04.1976, BGBl. I S. 965, zuletzt geändert am 31.10.2008, BGBl. I S. 2149)
- Ladenschlussgesetz (LadSchlG in der Fassung vom 02.06.2003, BGBl. I S. 744, zuletzt geändert am 31.10.2006, BGBl. I S. 2407)
- Medizinproduktegesetz (MPG in der Fassung vom 07.08.2002, BGBl. I S. 3146, zuletzt geändert am 24.07.2010, BGBl. I S. 983)
- Mutterschutzgesetz (MuSchG in der Fassung vom 20.06.2002, BGBl. I S. 2318, zuletzt geändert am 17.03.2006, BGBl. I S. 550)
- Nichtion. Strahlung, Schutz bei Anwendung (NiSG vom 29.07.2009, BGBl. I S. 2433, zuletzt geändert am 11.08.2010, BGBl. I S. 1163)
- Schwerbehindertenrecht im Sozialgesetzbuch IX (SGB IX – Rehabilitation und Teilhabe behinderter Menschen – vom 19.06.2001, BGBl. I S. 1046), zuletzt geändert am 05.08.2010, BGBl. I S. 1127
- Seemannsgesetz (SeemG vom 26.07.1957, BGBl. II S. 713, zuletzt geändert am 31.10.2006, BGBl. I S. 2407) und Seeaufgabengesetz (SeeAufgG vom 26.07.2002, BGBl. I S. 2876, zuletzt geändert am 30.10.2008, BGBl. I S. 520), auch Binnenschifffahrtsaufgabengesetz (Bin SchAufgG in der Fassung vom 05.07.2001, BGBl. I S. 2026, zuletzt geändert am 08.04.2008, BGBl. I S. 706)
- Sprengstoffgesetz (SprengG in der Fassung vom 10.09.2002, BGBl. I S. 3518, zuletzt geändert am 11.08.2009, BGBl. I S. 2723)

Zur besseren Übersicht werden diese Vorschriften (in dem Bericht SUGA 2009 werden auf der Bundesebene über 60 Titel genannt; BMAS 2011) in einer Auswahl vorgestellt. Das folgende, alphabetisch geordnete Gliederungsschema kommt der ärztlichen Denkweise entgegen und entspricht den Erfordernissen der Praxis.

- Arbeitsorte (Baustellen, Bergbau, Druckluft, Lärm, Schiffe),
- Arbeitsschutz und -technik (Lastenhandhabung, Schutzausrüstung),
- Arbeitszeiten (Arbeits-, Fahr-, Verkaufszeiten),
- Bio-, Gentechnik (Biostoffe, Gentechnik),
- Gefahrstoffe (Acetylen, Brennbare Flüssigkeiten, Gefahrstoffe, Sprengstoffe, Störfälle),
- Sozialer Arbeitsschutz (Jugendschutz, Heimarbeit, Mutterschutz, Schwerbehinderte),
- Überwachungsbedürftige Anlagen (z. B. Acetylenanlagen, Anlagen für brennbare Flüssigkeiten, Aufzüge, Dampfkessel, Druckbehälter, Explosionsgefährdete Anlagen, Fahrzeuge, Gasüberdruckabfüllanlagen, Getränkeschankanlagen für kohlensaure Getränke, Strahlen), Bildschirmarbeit,
- Verwaltungsvorschriften (Aufsichtsbehörden),

Arbeitsorte (Arbeitsstätten, Baustellen, Bergbau, Druckluft, Schiffe)

- Arbeitsstättenverordnung (ArbStättV vom 12. 08. 2004, BGBl. I S. 2179, zuletzt geändert am 29. 07. 2010, BGBl. I S. 960, mit zahlreichen Arbeitsstätten-Richtlinien (ASR, die im Bundesarbeitsblatt veröffentlicht wurden, gelten bis 2010, werden durch AS-Regeln abgelöst).
  Die zahlreichen Richtlinien werden kurz mit dem Titel-Stichwort alphabetisch genannt: Absturz, Schutz gegen herabfallende Gegenstände – Baustellen, Tagesunterkünfte – Baustellen, Toiletten – Baustellen, Waschräume – Beleuchtung, künstliche im Freien – Dächer, nicht durchtrittssichere – Erste Hilfe, Mittel und Einrichtungen – Fahrtreppen und Fahrsteige – Feuerlöscheinrichtungen – Fußböden – künstliche Beleuchtung – lichtdurchlässige Wände – Liegeräume – Lüftung – Pausenräume – Raumtemperatur – Sanitätsräume

– Sicherheitsbeleuchtung – Sichtverbindung nach außen – Sitzgelegenheiten – Steigeisengänge und Steigleitern – Toilettenräume – Türen, Tore, Glastüren, Schutz gegen Herausfallen – Kraftbetätigung – Umkleideräume – Verkehrswege –Waschräume, Waschgelegenheiten.

- Arbeitsschutzverordnung zu künstlicher optischer Strahlung (OStrV vom 19. 07. 2010, BGBl. I S. 960).
- Baustellenverordnung (BauStellV v. 10. 06. 1998, BGBl. I S. 1283, zuletzt geändert am 23. 12. 2004, BGBl. I S. 3758).
- Bergbau: Allgemeine Bundesbergverordnung (ABBergV vom 23. 10. 1995, BGBl. I S. 1466, geändert am 31. 07. 2009, BGBl. I S. 2585); GesundheitsschutzBergverordnung (GesBergV vom 31. 07. 1991, BGBl. I S. 1751, zuletzt geändert am 10. 08. 2005, BGBl. I S. 2452); Festlandsockel-Bergverordnung (FlsBergV vom 21. 03. 1989, BGBl. I S. 554, zuletzt geändert am 29. 07. 2009, BGBl. I S. 2424); KlimaBergverordnung (KlimaBergV vom 09. 06. 1983, BGBl. I S. 685).
- Druckluftverordnung (DruckLV v. 04. 10. 1972, BGBl. I S. 1909, zuletzt geändert am 18. 12. 2008, BGBl. I S. 2768) mit weiteren Richtlinien, darunter jene, für die ärztliche Untersuchung von Arbeitnehmern, die mit Arbeiten in Druckluft beschäftigt werden, Bek. des BMA vom 19. 03. 1973, ArbSch. S. 194 und Richtlinie für das Ausschleusen mit Sauerstoff nach Arbeiten in Druckluft, Bek. des BMA vom 28. 08. 1974, ArbSch. S. 295. Die Voraussetzungen für die Befähigung n. § 18 Abs. 2 der DruckLV nennt die Bek. des BMAS vom 27. 02. 1975, ArbSch. S. 274).
- Lärm- und Vibrations-Arbeitsschutzverordnung (LärmVibrationsArbSchV vom 06. 03. 2007, BGBl. I S. 261, zuletzt geändert am 19. 07. 2010, BGBl. I S. 960) mit den Technischen Regeln TRLV Lärm und TRLV Vibration sowie Wertelisten und Datenbank KarLA.
- Schifffahrt:
  - Schiffssicherheitsverordnung (SchSV vom 18. 09. 1998, BGBl. I S. 3013, 3023, zuletzt geändert am 11. 03. 2009, BGBl. I S. 507);

■ Verordnung über die Seediensttauglich-
keit (SeeDTauglV vom 19.08.1970, BGBl. I
S. 1241, zuletzt geändert am 05.05.2004,
BGBl. I S. 718); Allgemeine Verwaltungsvorschrift zur Aufsicht über die Durchführung der Arbeitsschutzvorschriften des
Seemanngesetzes vom 28.12.1962, Bundesanzeiger 1963, Nr. 4)

Arbeitsschutz und -technik (Lasten-handhabung, Schutzausrüstung)

▶ Lastenhandhabungsverordnung (Verordnung
über Sicherheit und Gesundheitsschutz bei
der manuellen Handhabung von Lasten bei
der Arbeit – LastHandHabV vom 04.12.1996,
BGBl. I S. 1842, zuletzt geändert am 31.10.2006,
BGBl. I S. 2407).

▶ Verordnung über Sicherheit und Gesundheitsschutz bei der Benutzung persönlicher Schutzausrüstungen bei der Arbeit (PSA-Benut-
zungsverordnung – PSA-BV vom 04.12.1996,
BGBl. I S. 1841).

▶ Verordnung über das Inverkehrbringen von
persönlichen Schutzausrüstungen (8. GSGV, in
der Fassung vom 20.02.1997, BArbBl. I, S. 316,
zuletzt geändert am 06.01.2004, BGBl. I S. 2.

Arbeitszeiten (Arbeits-, Fahr- und Verkaufszeiten)

▶ Fahrpersonalverordnung (FPersV vom
27.06.2005, BGBl. I S. 1882, zuletzt geändert
am 22.01.2008, BGBl. I S. 54).

▶ EWG-Verordnung Nr. 561/2006 v. 15.03.2006
zur Harmonisierung bestimmter Sozialvor-
schriften im Straßenverkehr (ABl. EG Nr. L
102/1).

▶ EWG-Verordnung Nr. 3821/85 v. 20.12.1985
über das Kontrollgerät im Straßenverkehr
(ABl. EG Nr. L 370/8, zuletzt geändert am
24.09.1999, ABl. EG L 274/1).

Bio-, Gentechnik (Biostoffe, Gentechnik)

▶ Biostoffverordnung (BioStoffV v. 27.01.1999,
BGBl. I S. 50, zuletzt geändert am 18.12.2008,
BGBl. I S. 2768).

▶ Technische Regeln für Biologische Arbeitsstoffe (TRBA, derzeit 23) geben den Stand der

sicherheitstechnischen, arbeitsmedizinischen,
hygienischen sowie arbeitswissenschaftlichen
Anforderungen zum Umgang mit biologischen
Arbeitsstoffen wieder. Sie werden vom Ausschuss für Biologische Arbeitsstoffe (ABAS)
aufgestellt, der Entwicklung angepasst und
(bis 2007 im Bundesarbeitsblatt – BArbBl)
bekannt gegeben. Die TRBA 001 (GMBl. vom
14.02.2008, S. 82f) enthält: Allgemeines,
Aufbau, Anwendung der TRBA. Der aktuelle
Stand und Inhalt können anhand der folgenden, alphabetisch geordneten Titel- Schlagworte mit der zugehörigen Nummer jederzeit bei der Bundesanstalt für Arbeitsmedizin
(www.baua.de) nachgelesen werden:

■ Abfallbehandlungsanlagen: TRBA 214
■ Abfallbehandlung, thermische: TRBA 212
■ Abfallsammlung: TRBA 213
■ Abwassertechnik: TRBA 220
■ Allgemeines: TRBA 001
■ Arbeitsmedizinische Vorsorgeuntersu-
chungen nach Anhang VI Gentechnik-
Sicherheitsverordnung: TRBA 310
■ Archivgut: TRBA 240
■ Atemwege: TRBA 406
■ Bakterien, Einstufung: TRBA 466
■ BSE/TSE-Infektionsschutz: Beschluss 602,
Diagnostik, Probenentnahme: Beschluss
603
■ CLP-Verordnung: BekGS 408
■ Einstufungskriterien: TRBA 450
■ Gefährdungsbeurteilung: TRBA 400
■ Gesundheitswesen, Wohlfahrtspflege:
TRBA 250
■ Hygienemaßnahmen, allgemeine, Min-
destanforderungen: TRBA 500
■ Influenza: Beschluss 609
■ Influenzaviren, aviäre: Beschluss 608
■ Land- und Forstwirtschaft: TRBA 230
■ Messverfahren für luftgetragene biologi-
sche Arbeitsstoffe: TRBA 405
■ Milzbranderreger, Diagnostik: Beschluss
604
■ Parasiten, Einstufung: TRBA 464
■ Poliowildviren: Beschluss 605
■ Pilze, Einstufung in Risikogruppen: TRBA
460

- Schutzmaßnahmen für gezielte Tätigkeiten mit biologischen Arbeitsstoffen in Laboratorien: TRBA 100
- Tuberkulosediagnostik: (Beschluss 601 aufgehoben)
- Versuchstierhaltung: TRBA 120
- Viren, Einstufung in Risikogruppen: TRBA 462

► Gentechnik-Sicherheitsverordnung (GenTSV vom 24. 10. 1990, BGBl. I S. 2340 i. F. der Bek. vom 14. 03. 1995, BGBl. I S. 297, zuletzt geändert am 18. 12. 2008, BGBl. I S. 2768)

Gefahrstoffe

► Gefahrstoffverordnung (GefStoffV vom 26. 11. 2010, BGBl. I S. 1643, vgl. GHS-/CLIP-Verordnung, S. 55)
► Technische Regeln für gefährliche Stoffe (TRGS) geben den Stand der sicherheitstechnischen, arbeitsmedizinischen, hygienischen sowie der arbeitswissenschaftlichen Anforderungen hinsichtlich Inverkehrbringen und Umgang wieder. Sie werden vom Ausschuss für Gefahrstoffe (AGS) erarbeitet und vom BMAS veröffentlicht (auch als Bekanntmachung: Bek). Die TRGS 001 enthält Allgemeines, Aufbau, und Anwendung.
Der aktuelle Stand und Inhalt können anhand der folgenden, alphabetisch geordneten Titel-Schlagworte mit der zugehörigen Nummer jederzeit bei der Bundesanstalt für Arbeitsmedizin (www.baua.de) nachgelesen werden:

- Abfälle: TRGS 520
- Allgemeines: TRGS 001
- Aluminiumsilikatwolle: TRGS 619
- Ammoniumnitrat: TRGS 511
- Arbeitsplatzgrenzwerte: TRGS 900, Ableitungen BekGS 901
- Asbest, Abbruch: TRGS 517, 519
- Azofarbstoffe, krebserzeugende, Verwendungsbeschränkungen: TRGS 614
- Begasungen: TRGS 512, 513
- Betriebsan-/Unterweisung: TRGS 555
- Biologische Grenzwerte: TRGS 903
- Biomonitoring: TRGS 710
- Blei: TRGS 505

- dichlormetanhaltige Abbeizmittel, Ersatz: TRGS 612
- Dieselmotoren-Emissionen (DME): TRGS 554
- Dioxine: TRGS 557
- Einstufung und Kennzeichnung: TRGS 200, 201
- Ethylglykol: siehe Methylglykol
- Explosionsgefährdung: TRGS 720, 721, 722
- Faserstäube, Mineralwolle: TRGS 521
- Formaldehyd, Raumdesinfektion: TRGS 522
- Friseurhandwerk: TRGS 530
- Gefährdungsbeurteilung: TRGS 400, 420
- Gefahrstoffe, Inhalation: TRGS 402, 406
- Gefahrstoffe, Substitution: TRGS 600
- Grenzwerte, biologische: TRGS 903
- Hautkontakt mit Gefahrstoffen: TRGS 401
- Hochtemperaturwolle: TRGS 558
- Holzschutzmittel, Chrom-6-haltig, Ersatz: TRGS 618
- Holzstaub: TRGS 553
- Hydrazin, Ersatz: TRGS 608
- Humanmedizinische Versorgung: TRGS 525
- Isocyanate: TRGS 430
- Kennzeichnung: TRGS 200
- Kleinmengen, Lagerung: TRGS 520
- Kontaminierte Bereiche: TRGS 524
- Korrosionsschutzmittel: TRGS 615
- Krebserzeugende Arbeitsstoffe (NB: hierzu keine MAK- oder TRK-Werte): TRGS 560, TRGS 905, Verzeichnis: TRGS 906
- Kühlschmierstoffe, Verwendungsbeschränkungen: TRGS 611
- Laboratorien: TRGS 526
- Lagern: TRGS 514, 515
- Lösemittelhaltige Kleber, Vorstriche, Ersatz: TRGS 610
- Lösemittelhaltige Oberflächenbehandlungsmittel, Ersatz: TRGS 617
- Methyl-, Ethylglykol-Acetate, Ersatz: TRGS 609
- Mineralischer Staub: TRGS 558
- Mineralwolle: TRGS 521
- N-Nitrosamine: TRGS 552, TRGS 611
- Oberflächenbehandlung: TRGS 507

- REACH-Informationen: BekGS 409
- Schädlingsbekämpfung: TRGS 523
- Schutzmaßnahmen: TRGS 500
- Schweißarbeiten: TRGS 528
- Sensibilisierende Stoffe, Verzeichnis: TRGS 907, Atemwege: TRGS 406
- Sicherheitsdatenblatt: TRGS 220
- Teer, Pyrolyseprodukte: TRGS 551
- Zinkchromate, Ersatzstoffe: TRGS 602.

▶ Sprengstoffgesetz (SprengG vom 10. 09. 2002, BGBl. I S. 3518, zuletzt geänd. am 31. 10. 2006, BGBl. I S. 2407, mit Verwaltungsvorschrift, mehreren Verordnungen und Richtlinien bzw. Regeln – SprengLR, die für den technischen Arbeitsschutz von größerer Bedeutung sind als für den medizinischen).

▶ Störfallverordnung (zum Bundesimmissionsschutzgesetz, 12. BImSchV vom 26. 04. 2000, BGBl. I S. 603, i. F. der Bek. vom 08. 06. 2005, BGBl. I S. 1598)

Sozialer Arbeitsschutz (Jugendschutz, Heimarbeit, Mutterschutz)

▶ Kinderarbeitsschutzverordnung (KindArb SchV vom 23. 06. 1998, BGBl. I S. 1508) sowie

▶ Verordnung über die ärztlichen Untersuchungen nach dem Jugendarbeitsschutzgesetz (JArb SchUV vom 16. 10. 1990, BGBl. I S. 2221).

▶ Verordnung über das Verbot der Beschäftigung von Personen unter 18 Jahren mit sittlich gefährdenden Tätigkeiten (JArbSchSittV vom 03. 04. 1964, BGBl. I S. 262, zuletzt geändert am 08. 10. 1986, BGBl. I S. 1634).

▶ Heimarbeitsgesetz (HAG vom 14. 03. 1951 in der Fassung vom 31. 10. 2006, BGBl. I S. 2407).

▶ Gesetz zur Verbesserung der Beschäftigungschancen älterer Menschen vom 19. 04. 2007, BGBl I S. 538.

▶ Gesetz zur Förderung der Ausbildung und Beschäftigung schwerbehinderter Menschen vom 23. 04. 2004, BGBl I S. 606.

▶ Verordnung über Mutterschutz für Beamtinnen (MuSchBV v. 11. 11. 2004, BGBl. I S. 2828, zuletzt geänd. am 23. 02. 2006, BGBl. I S. 430)

▶ Mutterschutzverordnung für Soldatinnen (MuSchSoldV vom 21. 12. 1990 in der Fassung vom 18. 11. 2004, BGBl. I S. 2858)

Überwachungsbedürftige Anlagen

(z. B. Acetylenanlagen, Anlagen für brennbare Flüssigkeiten, Aufzüge, Dampfkessel, Druckbehälter, explosionsgefährdete Anlagen, Fahrzeuge, Gasüberdruckabfüllanlagen, Getränkeschankanlagen für kohlensaure Getränke, Strahlen)

▶ Verordnungen zum Geräte- und Produktsicherheitsgesetz (GPSG) betreffend Niederspannung – Spielzeug – Druckbehälter – Gasverbrauchseinrichtungen – Schutzausrüstungen – Maschinen – Sportboote – Explosionsschutz – Aufzüge – Aerosolverpackung – Druckgeräte.

▶ Betriebssicherheitsverordnung (BetrSichV vom 27. 09. 2002, BGBl I S. 3777, zuletzt geändert am 18. 12. 2008, BGBl I S. 2768): zahlreiche Regeln und Richtlinien (z. B. für Acetylen: TRAC, für brennbare Flüssigkeiten: TRGF, für Aufzüge: TRA, für Dampfkessel: TRD, für Druckbehälter: TRG). Diese Regelungen sind nicht primär von medizinischem Interesse.

▶ Bildschirmarbeitsverordnung (BildschArbV vom 04. 12. 1996, BGBl. I S. 1843, zuletzt geändert am 18. 12. 2008, BGBl. I S. 2768).

▶ Fahrerlaubnisverordnung (FeV v. 18. 08. 1998, BGBl. I S. 2214, zuletzt geänd. am 05. 08. 2009, BGBl. I S. 2631).

▶ Medizinprodukteverordnung (MPV vom 20. 12. 2001, BGBl. I S. 3854, zuletzt geändert am 16. 02. 2007, BGBl. I S. 155).

▶ Röntgenverordnung (RöV i. F. vom 30. 04. 2003, BGBl. I S. 604).

▶ Strahlenschutzverordnung (StrlSchV, vom 20. 07. 2002, BGBl. I S. 1714, zuletzt geändert am 29. 08. 2008, BGBl. I S. 1793).

Verwaltungsvorschriften (Aufsichtsbehörden).

Diese beinhalten Vereinbarungen und haben für die arbeitsmedizinische Praxis keine besondere Bedeutung.

Sozialgesetzbuch VII – Gesetzliche Unfallversicherung (gUV), Berufskrankheiten-Verordnung. Das SGB VII vom 07. 08. 1996 (BGBl. 1996 I S. 1246, zuletzt geändert am 05. 08. 2010, BGBl. I S. 1127) ist durch das Unfallversicherungs-Ein-

ordnungsgesetz (UVEG) eingeführt worden. Damit wurde die Reichsversicherungsordnung (RVO) abgelöst, die komplexe Materie gestrafft und vereinheitlicht. In den 10 Kapiteln des SGB VII werden abgehandelt: Aufgaben, Versicherte, Versicherungsfall – Prävention – Versicherungsleistungen – Unternehmerhaftung – Organisation – Aufbringung der Mittel – Zusammenarbeit mit anderen Leistungsträgern und Dritten – Datenschutz – Bußgeldvorschriften – Übergangsrecht. Als Versicherungsträger werden die gewerblichen und landwirtschaftlichen Berufsgenossenschaften sowie die Bundesausführungsbehörde für Unfallversicherung, die Unfallkassen der Länder und Gemeindeunfallversicherungen genannt.

Im SGB VII sind so grundlegende Dinge geregelt wie u. a. die Definition der Berufskrankheit und des Arbeitsunfalls (§ 9 bzw. § 8 SGB VII) sowie die Pflicht zur ärztlichen Anzeige einer Berufskrankheit im begründeten Verdachtsfall (§ 202 SGB VII). Die Unfallversicherungs-Anzeige-Verordnung (vom 23. 01. 2002, BGBl. I S. 554–558, zuletzt geändert durch Artikel 459 der Verordnung vom 31. 10. 2006, BGBl. I S. 2407) regelt dazu Näheres. Die Verhütung von Berufskrankheiten wird neben den bereits genannten Arbeitsschutzvorschriften im konkreten Einzelfall zusätzlich geregelt durch § 3 Berufskrankheiten-Verordnung (BKV vom 31. 10. 1997, BGBl. I S. 2623 nebst Anhang „Berufskrankheiten-Liste" zuletzt geändert am 11. 06. 2009, BGBl. I S. 1273), mit dem Mandat zur Prävention „mit allen geeigneten Mitteln". Das Sozialgesetzbuch IX – Rehabilitation und Teilhabe behinderter Menschen (SGB IX vom 19. 06. 2001, BGBl. I S. 1046, zuletzt geändert am 05. 08. 2010, BGBl. I S. 1127) – regelt die Zusammenarbeit der verschiedenen Leistungsträger und kann dadurch die Verschlimmerung oder Progredienz von Gesundheitsschäden verhindern helfen.

Weitere Regelungen und Maßnahmen der Länder und Unfallversicherungsträger. Anzumerken bleibt, dass die zahlreichen, hier nur beispielhaft genannten staatlichen Arbeitsschutzvorschriften ergänzt werden durch die der Bundesländer und jene der gesetzlichen Unfallversicherungsträger. Deren autonome Rechtsetzung

ist von staatlichen Stellen zu genehmigen. In dem dualen System des Arbeitsschutzes ist eine sinnvolle Kooperation unabdingbar (vgl. Allgemeine Gemeinsame Deutsche Arbeitsschutzstrategie – GDA, BAnz. Nr. 142 vom 26. 07. 1968, geändert am 28. 11. 1977, BAnz. Nr. 225, S. 1 und UVMG vom 26. 06. 2008, vgl. S. 54).

3.3 Staatliche Institutionen des Arbeitsschutzes

3.3.1 Einrichtungen auf Bundesebene

Das Bundesministerium für Arbeit und Sozialordnung (BMAS) wurde bereits genannt als wesentliche Stelle für die Arbeitsschutzgesetzgebung. Das Ministerium ist sowohl in Bonn als auch in Berlin angesiedelt. Bezüglich weiterer Einzelheiten siehe www.bmas.bund.de.

Die Bundesanstalt für Arbeitsschutz und Arbeitsmedizin (BAuA) ist eine Anstalt des öffentlichen Rechts mit 679 Mitarbeitern und einem 49-Millionen-Euro-Etat (2009). Der medizinische Schwerpunkt wurde nach der Vereinigung in Berlin konstituiert. Als Sonderbehörde unterstützt sie das BMAS, beobachtet, analysiert und entwickelt Problemlösungen. Aus dem breiten Tätigkeitsspektrum seien hier nur stichwortartig genannt: Beratung, Forschung, Weiterbildung, Veröffentlichungen, Mitarbeit bei Regelwerken. Weitere Informationen enthält die Homepage www.baua.de. Zusammenarbeit wird praktiziert u. a. mit dem Robert-Koch-Institut (RKI, 903 Mitarbeiter, 55-Millionen-Euro-Etat), dem Bundesinstitut für Risikoanalyse (BfR, 699 Mitarbeiter, 56-Millionen-Euro-Etat), dem Bundesamt für Strahlenschutz (BfS, 680 Mitarbeiter, 305-Millionen-Euro-Etat).

3.3.2 Einrichtungen auf Länderebene

In den Bundesländern findet sich der Arbeitsschutz schwerpunktmäßig in den Sozialministerien, die die unterschiedlichsten Benennungen führen und Teilgebiete durchaus mit anderen Ressorts (z. B. Umwelt- oder Verbraucherschutz-Ministerien) bearbeiten können. Ihnen zuzuordnen sind der Länderausschuss für Arbeitsschutz und Sicherheitstechnik (LASI), der sich um Koordination bemüht und auch Publikationen zum Thema Arbeitsschutz veröffentlicht, sowie die Landesämter für Arbeits- bzw. Gesundheitsschutz. Dort sind bisher oft auch der Gewerbeärztliche Dienst und das Gewerbeaufsichtsamt angesiedelt, sofern sie nicht dezentralisiert, kommunalisiert oder anderweitig umstrukturiert wurden. Beratende und kontrollierende Tätigkeiten führten 2008 bundesweit 3218 (1999: über 4300) Gewerbeaufsichtsbeamte und 99 Gewerbeärzte durch, wobei sich bundesweit bei 131 000 Betriebsbesichtigungen (1999: 233 000) über 614 000 (1999: über 1 Mio.) Beanstandungen ergaben (in Form von Anordnungen, Verwarnungen oder selten: Bußgeldbescheiden bzw. Strafanzeigen) – ein offenkundiges Indiz dafür, dass die hier vorgestellten Arbeitsschutzregelungen entweder unbekannt oder wissentlich missachtet werden. Eine weitere stetige Reduzierung der personellen und finanziellen Ressourcen in den Bundesländern wird den staatlichen Sicherstellungsauftrag für den Arbeitsschutz gefährden (vgl. dazu die bestehende Verpflichtungen aufgrund ILO-Übereinkommen). Abgestimmte Schwerpunktaktionen und eine bessere Vernetzung der Länderaktivitäten (z. B. gemeinsame und formal einheitliche Internet-Präsentation von Jahresberichten und Sonderaktionen der 16 Bundesländern im Deutschen Netzwerk von http:// osha.europa.eu/fop/germany/de bzw. http://lasi. osha.de) könnten ohne finanziellen Mehraufwand die Präsentation verbessern.

Gewerbeärztliche Dienststellen (Landesgewerbearzt – „Staatlicher Arbeitsschutzarzt")
Diese sind die für den medizinischen Arbeitsschutz zuständigen staatlichen Stellen mit vielfältigen Dienstaufgaben. Als traditionsreiche Ämter, die kompetent und unabhängig das wichtige und ständig aktuelle Thema Arbeitsschutz zu bearbeiten haben, veränderten sie sich im letzten Jahrzehnt infolge Umstrukturierungen und Umbenennungen durch die politischen Entscheidungsträger. Weil die bundeseinheitliche

Rechtslage mit der Aufgabenzuweisung weiterhin besteht, sollte jeder Arzt den für seine Region zuständigen Gewerbeärztlichen Dienst kennen. (Die Bezeichnung „Gewerbearzt" wird immer seltener benutzt, als „Staatlicher Arbeitsschutzarzt" sollte er seine gesetzlichen Aufgaben weiterhin wahrnehmen und die ihm zustehende Beachtung finden.) Denn er ist (alternativ zum jeweils zuständigen Unfallversicherungsträger) der Empfänger der ärztlichen Berufskrankheitenanzeige. Zudem erfolgen hier u. a. auf Antrag die Ermächtigung für bestimmte arbeitsmedizinische Vorsorgeuntersuchungen, Betriebsrevisionen und Beratung der Betriebsärzte.

Die aktuelle Adresse der regional zuständigen Gewerbeärztlichen Dienststelle ist dem Datenjahrbuch „Betriebswacht 2011" (S. 149ff) zu entnehmen. Die für den Arbeitsschutz zuständigen staatlichen Stellen bieten weitere Informationen im Internet an. Beispielhaft werden genannt: www.gewerbeaufsicht.baden-wuerttemberg.de, www.gesundheitsamt-bw.de, www.rp.baden-wuerttemberg.de (> Landesgesundheitsamt), www.lgl.bayern.de, http://bb.osha.de.

3.4 Arbeitsschutz und Rechtsprechung

Der Arbeitsschutz ist so vielgestalig, dass daraus entstammende strittige Fragen grundsätzlich die unterschiedlichen Gebiete der Jurisprudenz betreffen können. Anstehende Probleme werden jedoch schwerpunktmäßig im Bereich der Sozialgerichtsbarkeit einer Lösung zugeführt. Dementsprechend verläuft der Instanzenweg im nationalen Rahmen bis zum Bundessozialgericht (BSG, www.bundessozialgericht.de). Von ihm wurden richtungsweisende Urteile gesprochen.

3.5 Sonstige staatliche Institutionen

Mit Themen des Arbeitsschutzes befassen sich – global, sektoral oder marginal – weitere staatliche Einrichtungen, z. B. das Versicherungsaufsichtsamt (BAV, www.bva.de). Aufgrund ihrer

Fachkompetenz sind hier abschließend Institute im universitären Bereich zu nennen. Hilfreiche Informationen für arbeitsmedizinische Fragestellungen finden sich im Internet (z. B. http://www-dgaum.med.uni-rostock.de/index.html).

Zusammenfassung Arbeitsschutz bedeutet Gesundheitsschutz am Arbeitsplatz. Er ist erforderlich wegen der Vielzahl von möglichen gesundheitsschädigenden Einwirkungen, z. B. Gefahrstoffen, Lärm oder Risiken durch nicht ordnungsgemäße Arbeitsmittel. Auch bestimmte Personengruppen wie Jugendliche, Schwangere und Senioren verdienen besondere Beachtung. Aus Fürsorgepflicht hat der Staat ein umfangreiches Arbeitsschutzsystem geschaffen, dessen Weiterentwicklung im europäischen Rahmen erfolgt und national bzw. föderal modifiziert wird. Die wichtigsten Vorschriften werden hier mit Quellenangaben straff gegliedert vorgestellt und die zu deren Einhaltung und Beratung engagierten staatlichen Stellen genannt. Damit wird eine rechtskonforme Verfahrensweise entsprechend dem Stand der Technik erleichtert.

Weiterführende Literatur

Bundesministerium für Arbeit und Sozialordnung (BMAS, Hrsg.): Sicherheit und Gesundheit bei der Arbeit – SUGA 2009. (Ehemals: Unfallverhütungsbericht Arbeit). Dortmund, 2011.

Bundesministerium für Arbeit und Sozialordnung (BMAS, Hrsg.): Übersicht über das Arbeitsrecht/Arbeitsschutzrecht. Mit CD-ROM. 4. Aufl. Nürnberg: BW Verlag, 2010.

Bundesministerium für Arbeit und Sozialordnung (BMAS, Hrsg.): Übersicht über das Sozialrecht. Mit CD-ROM. 7. Aufl. Nürnberg: BW Verlag, 2010.

Deutsche Forschungsgemeinschaft (DFG): MAK- und BAT-Werte-Liste. Weinheim: Wiley-VCH, 2010 (erscheint jährlich).

Deutsche Gesetzliche Unfallversicherung (DGUV, Hrsg.): Betriebswacht, Arbeit und Gesundheit. Datenjahrbuch 2011. Wiesbaden: Universum, 2011 (erscheint jährlich).

Giesen T: Medizinisches Lexikon der arbeitsmedizinischen Untersuchungen – Ärztliche Untersuchungen im Arbeitsverhältnis: Eignung, Vorsorge, Begutachtung. Stuttgart: Gentner, 2007.

Giesen T, Zerlett G: Berufskrankheiten und medizinischer Arbeitsschutz. Ergänzbare Ausgabe. Loseblattsammlung mit Rechtsvorschriften, Merkblättern, Statistiken, sozialgerichtlichen Entscheidungen,und Hinweisen auf § 9 Abs. 2 SGB VII. Stuttgart: Kohlhammer, 1988/2010.

Haufe Mediengruppe (www.haufe.de): Arbeitsschutz Office Online. Freiburg, 2011.

Mehrtens G, Brandenburg S: Die Berufskrankheitenverordnung (BKV). Ergänzbare Loseblattsammlung der Vorschriften, Merkblätter und Materialien. Berlin: Erich Schmidt, 2011.

Müsch FH: Berufskrankheiten – Ein medizinisch-juristisches Nachschlagewerk. Stuttgart: Wissenschaftliche Verlagsgesellschaft, 2006.

Schönberger A, Mehrtens G, Valentin H: Arbeitsunfall und Berufskrankheit – Rechtliche und medizinische Grundlagen für Gutachter, Sozialverwaltung, Berater und Gerichte, 8. Aufl. Berlin: E. Schmidt, 2010.

Seidel H-J, Bittighofer PM: Arbeits- und Betriebsmedizin, Checkliste XXL mit CD-ROM. Stuttgart: Thieme, 2002.

Spinnarke J, Schork G: Arbeitssicherheitsrecht. Loseblattwerk, 4. Ordner, CD-ROM. Landsberg: ecomed, 2011.

Thürauf J: Gewerbeärztlicher Dienst – bedarfsgerecht strukturiert? Arbeitsmed Sozialmed Präventivmed 1994; 29: 479–481.

4 Gesetzliche Unfallversicherung, Arbeitsunfall und Berufskrankheit

T. Köhler

4.1 Zweck und Aufgaben

Die gesetzliche Unfallversicherung (GUV) sichert einen großen Personenkreis (inkl. Schülerunfallversicherung über 77 Mio.) gegen die Risiken von Arbeitsunfällen, Wegeunfällen und Berufskrankheiten ab. Die Versichertenquote gemessen an der Wohnbevölkerung beträgt rd. 93 %, so viel wie in keinem anderen Versicherungszweig.

Die vom Gesetzgeber definierten Aufgaben bestehen darin,

▶ Arbeitsunfälle, Berufskrankheiten und arbeitsbedingte Gesundheitsgefahren zu verhüten,
▶ nach Eintritt von Arbeitsunfällen und Berufskrankheiten deren Folgen zu beseitigen oder zu begrenzen sowie die Betroffenen wieder in Beruf und Gesellschaft einzugliedern und
▶ die Versicherten und bei Tod ihre Hinterbliebenen durch Geldleistungen zu entschädigen.

! Unternehmer und Betriebe schützt die GUV vor der Haftung für Personenschäden durch Unfälle und Berufskrankheiten, mit Ausnahme von vorsätzlichen Schädigungen. Auch ein im selben Betrieb wie der Geschädigte tätiger Kollege muss grundsätzlich nicht persönlich haften, wenn er den Arbeitsunfall verursacht hat.

4.2 Historie

Die gesetzliche Unfallversicherung ist Bestandteil der gegliederten Sozialversicherung. Die Wurzeln der Unfallversicherung reichen in das Jahr 1884 zurück und finden sich in der Bismarck'schen Sozial-

gesetzgebung im Gefolge der „Kaiserlichen Botschaft", mit der Kaiser Wilhelm I. am 17. November 1881 die Einführung einer Sozialversicherung angemahnt hatte. Im Jahr 1887 zählte man bereits 62 Berufsgenossenschaften mit 366 Sektionen als regionale Verwaltungsstellen. Mit der Gründung der Berufsgenossenschaft für Gesundheitsdienst und Wohlfahrtspflege 1929 war mit 69 die größte Zahl erreicht, bevor es erste Zusammenschlüsse gab.

Eine größere Reform brachte 1963 das Unfallversicherungs-Neuregelungsgesetz (UVNG). Mit der Wiedervereinigung Deutschlands im Jahr 1990 dehnten die Berufsgenossenschaften ihre Zuständigkeit auf die neuen Bundesländer aus und mussten die Rentenlasten des DDR-Versicherungssystems übernehmen, was zum Teil zu erheblichen Beitragsanhebungen führte. Mit Wirkung vom 01.01.1997 wurde das bis dahin im 3. Buch der Reichsversicherungsordnung geregelte Unfallversicherungsrecht abgelöst durch das Sozialgesetzbuch VII. Dieses ist auch heute die maßgebliche Rechtsgrundlage der GUV.

Durch das Gesetz zur Modernisierung der gesetzlichen Unfallversicherung (Unfallversicherungsmodernisierungsgesetz – UVMG) vom 30.10.2008 wurde die Organisation weiterentwickelt und die Zahl der UV-Träger reduziert. Ferner wurde die Finanzierung der Altrenten in dem Sinne neu geregelt, dass es sich dabei um eine solidarisch zu verteilende Last handelt.

4.3 Versicherte

Hauptsächlich versichert sind in der gesetzlichen Unfallversicherung

▶ alle in einem Arbeits- oder Ausbildungsver-
hältnis stehenden Personen, auch geringfügig Beschäftigte („Minijobs") und Ein-Euro-
Jobs,

▶ Studenten, Schüler und Kinder in Kindergärten und Tagesstätten,

▶ Landwirte.

Darüber hinaus haben einige Personengruppen
Versicherungsschutz, die im allgemeinen Interesse tätig werden wie

▶ Ehrenamtliche in öffentlichen Einrichtungen,

▶ nicht gewerbsmäßig tätige Pflegepersonen,

▶ Blutspender u. Ä.,

▶ Hilfeleistende bei Unglücksfällen.

Patienten in Krankenhäusern, wenn sie sonst
sozialversichert sind, sind ebenfalls gegen dort
eintretende Unfälle versichert, soweit diese
nicht durch ihre eigene Krankheit verursacht
sind.

! Freiwillig versichern können sich Unternehmer,
Selbstständige und Freiberufler. Außerdem
können sich in Vereinen ehrenamtlich Tätige
versichern, was meist in Form einer Gruppen-
unfallversicherung über Sportverbände etc. geschieht. Nicht versichert und in der gesetzlichen
Unfallversicherung nicht versicherbar sind Tätigkeiten im und für den eigenen Haushalt.

4.4   Organisation

Unfallversicherungsträger sind die gewerblichen
Berufsgenossenschaften und die See-Berufs-
genossenschaft, die landwirtschaftlichen Berufsgenossenschaften, die Unfallversicherungsträger
(Unfallkassen) der öffentlichen Hand einschließlich Feuerwehrunfallkassen, die Eisenbahn-Unfallkasse sowie die Unfallkasse Post und Telekom.
Die Zahl der Unfallversicherungsträger hat sich
durch die Vorgaben des Gesetzgebers im UVMG
reduziert; ab 2011 gibt es noch neun gewerbliche
Berufsgenossenschaften (Stand 2008 waren 23
Berufsgenossenschaften). Auch die Träger der

öffentlichen Hand sollen fusionieren, so dass maximal ein Träger pro Bundesland und ein Träger
für Bundesverwaltungen bleiben sollen.

Die Unfallversicherungsträger sind Körperschaften des öffentlichen Rechts. Sie verwalten
sich selbst und unterliegen der staatlichen Aufsicht. Ihre Organe sind Vertreterversammlung
und Vorstand, die sich paritätisch aus Vertretern
der Arbeitgeber und der Versicherten zusammen-
setzen. Für das operative Geschäft ist der von der
Vertreterversammlung gewählte hauptamtliche
(Haupt-)Geschäftsführer – bei größeren Versicherungsträgern zum Teil eine bis zu dreiköpfige
Geschäftsführung – zuständig.

Die gewerblichen Berufsgenossenschaften
und die Unfallversicherungsträger der öffentlichen Hand haben seit 01. Juli 2007 einen gemeinsamen Spitzenverband, die Deutsche Gesetzliche Unfallversicherung (DGUV) e.V. mit Sitz
in Berlin, hervorgegangen aus dem Zusammen-
schluss des Hauptverbandes der gewerblichen
Berufsgenossenschaften (HVBG) und des Bun-
desverbandes der Unfallkassen (BUK). Die acht
landwirtschaftlichen Berufsgenossenschaften gehören den Spitzenverbänden der landwirtschaftlichen Sozialversicherung mit Sitz in Kassel an.

4.5   Finanzierung

! Die gewerbliche Unfallversicherung finanziert sich aus Beiträgen der Unternehmen.
Versicherte zahlen keine Beiträge (ausgenommen versicherte Unternehmer).

Die Jahresbeiträge sind so bemessen, dass sie den
Bedarf des abgelaufenen Geschäftsjahres decken,
d. h., die Aufwendungen des vergangenen Jahres
werden auf die Unternehmen nachträglich umge-
legt. Zur Finanzierung der laufenden Ausgaben
werden entweder liquide Betriebsmittel gebildet
oder Beitragsvorschüsse erhoben.

Die Höhe der Beiträge richtet sich im Allgemeinen nach den Ausgaben, dem Entgelt der Versicherten und dem Grad der Unfallgefahr bzw.
dem Risiko. Daher sind die Beiträge von Berufs-

genossenschaft zu Berufsgenossenschaft und von Betrieb zu Betrieb sehr unterschiedlich. Im Durchschnitt aller gewerblichen Berufsgenossenschaften betragen die Beiträge 1,31 % des Entgelts (2009). Am günstigsten sind sie im Bereich Gesundheitsdienst (0,75 %), am höchsten im Bereich Bau (3,87 %) und Bergbau (8,11 %). Berufsgenossenschaften mit besonders hohen Aufwendungen für Altrenten, die aufgrund des Strukturwandels in der Wirtschaft deutlich weniger Beitragzahler als früher haben, werden im Wege eines gesetzlich geregelten Solidarausgleichs von anderen Berufsgenossenschaften unterstützt.

Das Unfallrisiko drückt sich durch eine als Multiplikator bei der Beitragsberechnung wirkende Gefahrklasse des Gewerbes aus. Jede Berufsgenossenschaft hat zu diesem Zweck einen Gefahrtarif zu erstellen. Um den einzelnen Unternehmen einen Anreiz zur Prävention zu geben, müssen je nach Zahl und Schwere der im jeweiligen Betrieb eingetretenen Versicherungsfälle individuell Beitragzuschläge berechnet oder Nachlässe bewilligt werden.

Die landwirtschaftliche Unfallversicherung wird aus Beiträgen finanziert, die sich nach der Größe der bewirtschafteten Fläche und der Anzahl der gehaltenen Tiere richten. Sie erhält daneben Bundeszuschüsse. Die Unfallversicherung der öffentlichen Hand im Bereich der Kindergartenkinder, Schüler und Studenten wird aus Steuermitteln finanziert.

Im Jahr 2006 haben die Nettoausgaben der GUV rd. 12,5 Mrd. Euro betragen, davon 5,8 Mrd. für Renten etc., 3,2 Mrd. für Heilbehandlung und Rehabilitation und 0,9 Mrd. für Prävention.

4.6   Bedeutung der Prävention

Die Unfallversicherungsträger haben die vorrangige Aufgabe, Arbeits- und Wegeunfälle, Berufskrankheiten und arbeitsbedingte Gesundheitsgefahren „mit allen geeigneten Mitteln" zu verhüten. Sie erfüllen diese Aufgabe durch den Erlass von Unfallverhütungsvorschriften (Berufsgenossenschaftliche Vorschriften: BGV) und BG-Regeln sowie durch technische Aufsicht und Beratung

in allen Fragen des Arbeits- und Gesundheitsschutzes. Außerdem bilden sie Personen aus, die in den Unternehmen für die Arbeitssicherheit sorgen, vor allem Führungskräfte, Fachkräfte für Arbeitssicherheit und Sicherheitsbeauftragte. Die Schulung findet häufig in eigens hierzu errichteten BG-eigenen Schulungszentren statt. Allein von den gewerblichen Berufsgenossenschaften wurden im Jahr 2006 mehr als 300.000 Personen geschult.

! Die Aufsichts- und Beratungsdienste der Unfallversicherungsträger sind für mehr als 3 Mio. Betriebe zuständig. Jährlich werden rd. 850.000 Betriebsbesichtigungen durchgeführt. Die Aufsichtspersonen sind mit hoheitlichen Befugnissen ausgestattet.

Die Prävention der Unfallversicherungsträger und Unternehmen ist sehr erfolgreich, wie die rückläufige Entwicklung der Arbeitsunfälle zeigt (s. Abb. 4.1).

Die Zahl der Arbeitsunfälle hat sich seit 1960 von rund 2,8 Mio. bis 2006 auf rund 1 Mio. verringert. Die Unfallhäufigkeit auf 1000 Vollarbeiter ist von 120 auf 28 zurückgegangen.

Zur weiteren Verbesserung der Prävention im „dualen Arbeitsschutzsystem" (Staatlicher Arbeitsschutz und Unfallversicherungsträger) hat die Arbeits- und Sozialministerkonferenz (ASMK) der Länder im November 2006 einen gemeinsam mit Bund und Unfallversicherungsträgern erarbeiteten Rahmen für eine Gemeinsame Deutsche Arbeitsschutzstrategie (GDA) beschlossen. Kernelemente sind:

▶ die Entwicklung gemeinsamer Arbeitsschutzziele,

▶ die Ableitung von Handlungsfeldern und Arbeitsprogrammen und deren Ausführung nach einheitlichen Grundsätzen,

▶ die Evaluierung der Ziele, Handlungsfelder und Arbeitsprogramme,

▶ die Festlegung eines abgestimmten, arbeitsteiligen Vorgehens von staatlichen Arbeitsschutzbehörden und Unfallversicherungsträgern und

▶ die Herstellung eines transparenten, überschaubaren und von Doppelregelungen freien Vorschriften- und Regelwerks.

4.7 Ablösung der Haftpflicht

Ein Teil der Unternehmer beklagt sich über die Zwangsversicherung und die Monopolstellung der Unfallversicherungsträger. Vielen ist aber nicht bekannt, dass sie damit von der Haftpflicht für Personenschäden befreit sind. Mit dem Beitrag zur Berufsgenossenschaft hat der Unternehmer die Ansprüche seiner Beschäftigten für alle Versicherungsfälle – Arbeitsunfälle und Berufskrankheiten – erfüllt. Ein zivilrechtlicher Schadensersatz ist ausgeschlossen, auch ein Schmerzensgeldanspruch. Besonders das Beispiel der vielen Berufskrankheiten durch Asbest, die sicher von den Unternehmen nicht in diesem Ausmaß voraussehbar waren, zeigt die Vorteile dieses Systems. In den USA und anderen Staaten sehen sich Unternehmen mit hohen Schadensersatzklagen konfrontiert, die vielfach nicht verkraftbar sind. Asbest hat sich dort zum nicht beherrschbaren Kostenrisiko entwickelt.

Der Haftungsausschluss greift nur dann nicht, wenn der Unfall oder die Krankheit vom Unternehmer vorsätzlich verursacht wurde. Dann können Beschäftigte über die Leistungen der Berufsgenossenschaft hinaus Schmerzensgeld etc. fordern. Wenn die Berufgenossenschaft einem Unternehmer vorsätzliches oder grob fahrlässiges Verhalten nachweisen kann, kann sie ihn für ihre Leistungen in Regress nehmen. In der Praxis kommt dies selten vor, denn grobe Fahrlässigkeit setzt voraus, dass selbst einfachste, jedem einleuchtende Überlegungen zur Vermeidung eines Arbeitsunfalls außer Acht blieben. Die gleichen Grundsätze gelten für die Haftung von Arbeitskollegen, wenn sie einen Unfall verursachen.

4.8 Schutzbereich

! Versichert ist kein allgemeines Lebensrisiko, sondern nur besondere tätigkeitsbezogene Risiken.

Versicherungsschutz in der gesetzlichen Unfallversicherung besteht daher nicht „rund um die Uhr", sondern nur bei Risiken, die sich aus der Erwerbstätigkeit bzw. aus der die Versicherung begründenden Tätigkeit ergeben. Versicherungsfälle sind Arbeitsunfälle und Berufskrankheiten (§ 7 Abs. 1 SGB VII).

! Ein wichtiges Prinzip der Unfallversicherung besteht darin, dass sie unabhängig vom Verschulden des Versicherten leistet. Selbst verbotswidriges Handeln – z. B. Verstoß gegen Sicherheitsvorschriften – schließt einen Versicherungsfall nicht aus (§ 7 Abs. 2 SGB VII).

Es gibt keine Wartezeiten, vom ersten Tag an besteht voller Versicherungsschutz.

4.9 Der Arbeitsunfall

! Arbeitsunfälle sind nach der gesetzlichen Definition „Unfälle von Versicherten infolge einer den Versicherungsschutz begründenden Tätigkeit" (§ 8 Abs. 1 SGB VII). Der Unfall ist definiert als zeitlich begrenztes, von außen auf den Körper einwirkendes Ereignis, das zu einem Gesundheitsschaden führt.

Als Gesundheitsschaden gilt auch die Beschädigung oder der Verlust eines Hilfsmittels. So ist z. B. die bei einem Unfall beschädigte Brille vom Unfallversicherungsträger in Höhe des Wiederbeschaffungswertes zu ersetzen, weil der Tatbestand des Arbeitsunfalls erfüllt ist, auch wenn eine Körperverletzung nicht vorliegt. Darüber hinaus sind aber bei Arbeitsunfällen eintretende Sachschäden, beispielsweise an Fahrzeugen oder Kleidung, nicht von der gesetzlichen Unfallversicherung zu übernehmen (Ausnahme: Hilfeleistende bei Unglücksfällen haben auf Antrag Anspruch auf Schadensersatz für beschädigte Sachen).

Ein von außen auf den Körper einwirkendes Unfallereignis kann auch ein Hitzschlag, eine Erfrierung oder ein psychisches Trauma sein, z. B.

das Erleben eines Lokführers bei einem Personenunfall oder ein psychisch außergewöhnlich belastendes betriebliches Vorkommnis mit gesundheitsschädlicher Auswirkung. Es muss sich aber immer um zeitlich (eng) begrenzte Einwirkungen handeln, in der Regel innerhalb einer Arbeitsschicht. Psychomentale Belastungen in einem längeren Zeitraum, z. B. durch „Mobbing", erfüllen nicht den Tatbestand des Unfalls.

Unfälle des täglichen Lebens durch körpereigene Bewegungen wie Umknicken, Stolpern etc. sind ebenfalls von außen einwirkende Ereignisse. Keine Unfälle sind dagegen innere Krankheitserscheinungen wie Anfallsleiden, kardiologische Ereignisse, Lumbalgien, Ermüdungsbrüche etc. Wenn solche Ereignisse zu einem Unfall mit entsprechenden Folgen führen, erfüllen die dabei eingetretenen verletzungsbedingten Körperschäden den Begriff des Arbeitsunfalls, sofern betriebliche Gefahren zu Art oder Schwere der Verletzung wesentlich beigetragen haben.

> **!** Man spricht hier von Unfällen aus innerer Ursache.

Fallbeispiel Ein Sturz infolge Anfallsleiden auf ebenem Boden ist kein Arbeitsunfall, unabhängig von der Schwere der Verletzung. Anders hingegen, wenn Verletzungen durch Sturz in eine laufende Maschine oder von einer Leiter entstehen oder verschlimmert werden.

4.9.1 Versicherte Tätigkeit

Was unter die versicherte Tätigkeit fällt, ist nicht gesetzlich im Einzelnen definiert. Nicht zur versicherten Tätigkeit gehören private, persönliche Tätigkeiten, die keinen spezifischen Zusammenhang mit der versicherten Tätigkeit aufweisen. Über die gesetzlichen Bestimmungen hinaus haben sich zum Umfang des Versicherungsschutzes in langjähriger Verwaltungspraxis unter Beachtung sozialgerichtlicher Rechtsprechung weitgehend gefestigte Grundsätze herausgebildet, die Eingang in das einschlägige Schrifttum gefunden haben

(vgl. Literatur am Ende des Kapitels). Beispielhaft sei auf den Versicherungsschutz beim Betriebssport oder bei betrieblichen Gemeinschaftsveranstaltungen hingewiesen. Vorausgesetzt wird, dass der Arbeitgeber mit solchen Angeboten betriebsdienliche Zwecke verfolgt und die Mitarbeiter zur Teilnahme motiviert.

Hingegen sind Essen und Trinken während der Arbeitspausen keine versicherten Tätigkeiten, weil die Nahrungsaufnahme ein menschliches Grundbedürfnis ist und somit kein innerer Zusammenhang mit der beruflichen Tätigkeit besteht. Für den Weg vom Arbeitsplatz zum Essen oder zur Besorgung von Nahrungsmitteln zum sofortigen Verzehr wird Versicherungsschutz anerkannt; der Aufenthalt innerhalb einer Gaststätte oder Betriebskantine ist ausgenommen. Nicht immer plausibel ist die aus der Rechtsprechung entstandene Differenzierung zwischen unversicherten Wegen in der Arbeitspause, die nur der Erholung und Entspannung dienen, und Wegen zur Nahrungsaufnahme, für die auch außerhalb des Betriebes Versicherungsschutz erhalten bleibt.

4.9.2 Der Wegeunfall

Lediglich wenige Erweiterungen des Versicherungsschutzes sind kodifiziert, vor allem hinsichtlich des Arbeitsweges. Der Begriff des Wegeunfalls hat sich im praktischen Sprachgebrauch gebildet und hat seine gesetzliche Grundlage in der Definition der versicherten Tätigkeit (§ 8 Abs. 2 SGB VII).

> **!** Versicherte Tätigkeiten sind auch das Zurücklegen des mit der versicherten Tätigkeit zusammenhängenden unmittelbaren Weges nach und von dem Ort der Tätigkeit.

Vorbereitende Handlungen wie das Betanken des für den Weg zur Arbeit benutzten Fahrzeugs oder das Besorgen von Fahrkarten stehen nicht in einem hinreichenden inneren Zusammenhang mit der versicherten Tätigkeit.

> ! Sehr vielschichtig ist auch die Rechtsprechung zum Wegeunfall. Als Grundregel lässt sich merken, dass Unterbrechungen des Weges aus privaten Gründen den Versicherungsschutz grundsätzlich entfallen lassen.

Nach Unterbrechungen lebt der Versicherungsschutz auf der dem üblichen Weg entsprechenden Strecke wieder auf, es sei denn, die Unterbrechung hat länger als zwei Stunden gedauert. Wege von einem anderen Ausgangspunkt oder Ziel als Arbeitsplatz oder Wohnung (sog. Dritter Ort) sind nur unter engen Voraussetzungen in den Versicherungsschutz einbezogen. In bestimmten Ausnahmefällen sind Abweichungen vom unmittelbaren Weg aufgrund ausdrücklicher gesetzlicher Regelung versicherungsrechtlich unschädlich. Dazu zählen Wege zur Unterbringung von Kindern für die Zeit der Berufstätigkeit, Umwege wegen Fahrgemeinschaften und Fahrten zu einer Familienwohnung, die wegen der Entfernung vom Ort der Berufstätigkeit nicht täglich aufgesucht werden kann, z. B. bei Wochenendheimfahrern.

> ! Während Selbstverschulden die Anerkennung eines Arbeitsunfalls nicht ausschließt, sind durch Alkoholeinfluss verursachte Unfälle nicht geschützt. Dies gilt nicht nur, aber besonders im Straßenverkehr.

4.9.3 Kausalität zwischen Unfall und Körperschaden

Vorausgesetzt, es liegt ein Unfallereignis vor, ist die Frage nach den Auswirkungen zu klären. Die meisten Verletzungsfolgen sind offenkundig und bedürfen keiner differenzierten Prüfung der Kausalität. Nicht immer sind aber alle nach einem Arbeitsunfall zu Tage tretenden Befunde Folge dieses Unfalls. Traditionell wird dies als Frage nach der haftungsausfüllenden Kausalität bezeichnet; heute wird der Begriff Schadenskausalität bevorzugt. Dabei ist Kausalität im Sinne der Unfallversicherung nicht teilbar, d. h. ein Gesundheitsschaden ist entweder voll oder gar nicht als Folge eines Versicherungsfalls zu entschädigen (Alles-oder-Nichts-Prinzip). Nur der Fall einer abgrenzbaren Verschlimmerung eines bestehenden Leidens bildet die Ausnahme.

> ! Bei der Frage nach der Schadenskausalität kommt es darauf an, ob der Arbeitsunfall – Gleiches gilt für die Berufskrankheit – den zu beurteilenden Gesundheitsschaden wesentlich (mit-)verursacht hat.

Es kann mehrere rechtlich wesentliche Ursachen für einen Körperschaden geben. Entscheidend für Leistungen der GUV ist, ob das Unfallereignis wesentlich war. Wesentlich bedeutet nicht überwiegend und auch nicht zwangsläufig gleichwertig. Der Versicherte ist in dem Zustand geschützt, in dem er sich vor dem Ereignis befindet, d. h., es kommt nicht darauf an, wie sich das Ereignis erfahrungsgemäß auf Gesunde ausgewirkt hätte. Eine Krankheitsanlage schließt eine Mitverursachung des Schadens durch den Versicherungsfall nicht aus. Aber wenn die Krankheitsanlage so ausgeprägt und leicht ansprechbar war, dass bereits alltägliche Ereignisse wahrscheinlich in nächster Zeit zum gleichen Schaden geführt hätten, der Schaden also eher zufällig durch eine versicherte Tätigkeit ausgelöst wurde, kommt dem Unfall nicht die Bedeutung einer wesentlichen Ursache zu.

> ! Besonders bei Diagnosen wie Meniskus- oder Sehnenriss, Wirbelsäulenschädigung, Schulterluxation und anderen Gesundheitsstörungen, die oft auch durch Verschleiß ohne adäquates Trauma entstehen, ist i.d.R. mit Hilfe eines medizinischen Sachverständigen zu prüfen, ob der Unfallablauf diesen Schaden verursachen konnte oder der Schaden auch ohne das versicherte Ereignis in absehbarer Zeit aufgetreten wäre.

Zum Zusammenhang psychischer Störungen mit einem Arbeitsunfall hat das Bundessozialgericht folgende Kriterien formuliert: „Voraussetzung für die Anerkennung von psychischen Gesundheitsstörungen als Unfallfolge und die Gewährung einer Verletztenrente ist zunächst die Feststellung der konkreten Gesundheitsstörungen. Angesichts der zahlreichen in Betracht kommenden Erkrankungen und möglicher Schulenstreite sollte diese Feststellung aufgrund eines der üblichen Diagnosesysteme und unter Verwendung der dortigen Schlüssel und Bezeichnungen erfolgen, damit die Feststellung nachvollziehbar ist (z. B. ICD 10, DSM IV). Begründete Abweichungen von diesen Diagnosesystemen aufgrund ihres Alters und des zwischenzeitlichen wissenschaftlichen Fortschrittes sind damit nicht ausgeschlossen." (BSG, Urteil vom 09.05.2006 – B 2 U 1/05 R)

4.9.4   Meldeverfahren

Die Unternehmer haben nach § 193 SGB VII Unfälle mit mehr als 3 Tagen Arbeitsunfähigkeit innerhalb von 3 Tagen dem Unfallversicherungsträger anzuzeigen. Tödliche Unfälle oder Unfälle mit mehreren Verletzten sind sofort zu melden. Die Anzeige ist vom Betriebsrat mit zu unterzeichnen; Sicherheitsfachkraft und Betriebsarzt sind zu unterrichten. Versicherte können eine Kopie der Unfallanzeige verlangen. Im Einzelnen ist das Meldeverfahren durch die Unfallversicherungs-Anzeigeverordnung (UVAV) geregelt. Die Meldungen können auch im Wege der Datenübertragung erstattet werden, wenn dies mit dem Empfänger vereinbart wurde und eine den Anforderungen der Datensicherheit und des Datenschutzes genügende Software zur Verfügung steht.

Gelegentlich wird aus unterschiedlichen Motiven auch bei nicht unerheblichen Verletzungen versucht, die Arbeitsunfähigkeit auf höchstens 3 Tage – also unterhalb der Meldepflicht – zu beschränken, indem auf sog. „Schonarbeitsplätze" verwiesen wird. Dieser Begriff ist unfallversicherungsrechtlich nicht relevant. Weder die bloße

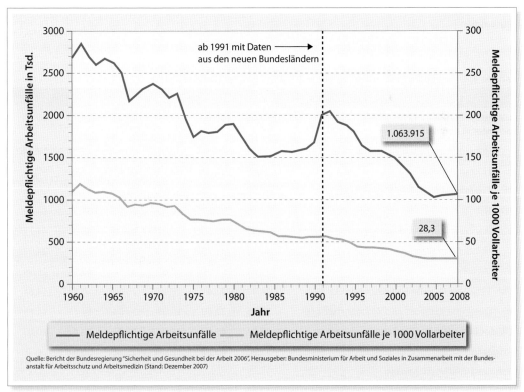

Abb. 4.1: Meldepflichtige Arbeitsunfälle – absolut und je 1000 Vollarbeiter – von 1960 bis 2008

Tabelle 4.1: Unfallzahlen 2009 (Quelle: DGUV)

Unfälle	Zahl der Fälle 2009
Meldepflichtige Unfälle	
Arbeitsunfälle	898376
Wegeunfälle	178485
Zusammen	1076861
Tödliche Unfälle	
Arbeitsunfälle	468
Wegeunfälle	362
Zusammen	830
Schüler-Unfallversicherung	
Schulunfälle	1242266
Schulwegunfälle	114825
Zusammen	1357091
Tödliche Schülerunfälle	
Schulunfälle	14
Schulwegunfälle	40
Zusammen	54

Anwesenheit im Betrieb noch eine andersartige Tätigkeit beenden die Arbeitsunfähigkeit im rechtlichen Sinn; abzustellen ist auf die arbeitsvertraglich geschuldete bzw. zuletzt tatsächlich ausgeübte Tätigkeit.

4.9.5 Unfallzahlen

Die Zahl der Arbeitsunfälle je 1000 Vollarbeiter zeigt das unterschiedliche Risiko der Gewerbezweige. Im Durchschnitt kamen in der gewerblichen Wirtschaft 25 Unfälle auf 1000 Vollarbeiter, im Bereich der UV der öffentlichen Hand waren es 20 Unfälle auf 1000 Vollarbeiter (Tabelle 4.2). In Abb. 4.1 sind die landwirtschaftlichen UV-Träger enthalten.

4.10 Berufskrankheiten

4.10.1 Rechtsgrundlagen
Berufskrankheiten sind nach der gesetzlichen Definition (§ 9 Abs. 1 SGB VII) Krankheiten, die durch Rechtsverordnung der Bundesregierung be-

Tabelle 4.2: Meldepflichtige Arbeitsunfälle je 1000 Vollarbeiter (Quelle: DGUV)

		1990	1995	2000	2005	2008	2009
UV der gewerblichen Wirtschaft darunter in den BG Gruppen:		52,09	46,68	37,10	27,23	27,75	25,01
I	Rohstoffe und chemische Industrie	49,79	42,80	30,81	20,42	19,84	17,34
II	Holz und Metall	81,61	70,20	58,31	43,61	47,15	40,16
III	Energie Textil Elektro Medienerzeugnisse	30,90	27,53	22,93	18,38	21,03	19,71
IV	Bau	119,64	109,71	90,42	66,96	67,32	65,13
V	Nahrungsmittel und Gastgewerbe	75,30	58,60	56,02	48,66	48,94	41,71
VI	Handel und Warendistribution	44,10	35,78	32,63	24,50	25,11	24,91
VII	Verkehr	56,64	57,95	50,63	41,38	40,28	36,99
VIII	Verwaltung, Bahnen, Glas/Keramik	24,90	23,41	18,97	15,69	16,53	14,81
IX	Gesundheitsdienst und Wohlfahrtspflege	27,86	22,48	15,94	13,04	14,75	14,43
UV der öffentlichen Hand (Allgemeine UV)		48,71	45,98	48,01	26,18	20,87	20,03
Insgesamt		51,70	46,58	38,60	27,08	26,80	24,30
Schüler-Unfallversicherung							
Meldepflichtige Schulunfälle je 1000 Schüler		73,53	81,36	84,28	74,30	78,11	73,25

zeichnet sind (generelle Voraussetzung) und die im Einzelfall infolge einer versicherten Tätigkeit erlitten wurden (konkrete Voraussetzung).

Die Berufskrankheiten-Verordnung (BKV) enthält eine Liste (BK-Liste abgedruckt im Anhang) mit zurzeit 68 definierten Berufskrankheiten. Darin werden Erkrankungen berücksichtigt, die nach wissenschaftlichen Erkenntnissen durch besondere Einwirkungen verursacht werden, denen bestimmte Personengruppen durch ihren Beruf in erheblich höherem Grad als die übrige Bevölkerung ausgesetzt sind.

Die Aktualisierung der Verordnung erfolgt in unregelmäßigen, meist mehrjährigen Abständen, beruhend auf Empfehlungen des vom Bundesministerium für Arbeit und Soziales berufenen Ärztlichen Sachverständigenbeirats, Sektion Berufskrankheiten. Derzeit gilt die Berufskrankheiten-Verordnung vom 31. Oktober 1997 in der Fassung der Änderungs-Verordnung vom 12.07.2002.

> **!** Werden in der Zwischenzeit neue gefestigte Erkenntnisse zu weiteren Krankheiten gewonnen, mit denen die Bundesregierung noch nicht befasst war, die aber grundsätzlich die Aufnahmekriterien für die Liste erfüllen, werden diese im Einzelfall wie Berufskrankheiten entschädigt (sog. Öffnungsklausel, § 9 Abs. 2 SGB VII, bisweilen Quasi-Berufskrankheiten genannt).

Auch Krankheiten, die bereits vom Ärztlichen Sachverständigenbeirat des Bundesministeriums für Arbeit und Soziales (BMAS) geprüft und zur Aufnahme in die BK-Liste empfohlen wurden, werden bis zur politischen Umsetzung des Vorschlags nach § 9 Abs. 2 SGB VII wie Berufskrankheiten behandelt. Näheres siehe Kapitel 12.

Das gemischte System mit Berufskrankheitenliste und Öffnungsklausel ist auch in Versicherungssystemen anderer Länder üblich. Es gibt jedoch inhaltliche Unterschiede. Die von der EG-Kommission herausgegebene Europäische Berufskrankheitenliste hat nur Empfehlungscharakter, ist also nicht rechtsverbindlich. Innerhalb der EU-Staaten zurückgelegte Expositionszeiten

müssen aber nach der Verordnung 883/2004 in Berufskrankheitenverfahren insgesamt berücksichtigt werden; für andere Staaten gilt dies nur, soweit es in Abkommen geregelt ist.

4.10.2 Vorrang der Prävention

In der Unfallversicherung stellt der Gesetzgeber die Verhütung von Versicherungsfällen an die oberste Stelle. Er geht noch darüber hinaus, indem er zusätzlich die Verhütung arbeitsbedingter Gesundheitsgefahren mit allen geeigneten Mitteln zur Aufgabe der gesetzlichen Unfallversicherung erklärt. Arbeitsbedingte Gesundheitsgefahren können zu arbeitsbedingten Erkrankungen führen. Hierunter sind alle Gesundheitsstörungen zu verstehen, die durch Arbeitseinflüsse mitverursacht oder auch nur ungünstig beeinflusst werden können. Dieser generelle Präventionsansatz mit dem Ziel eines verbesserten betrieblichen Gesundheitsschutzes ist nicht zu verwechseln mit dem Anspruch auf Rehabilitation und Entschädigung, der außer für Unfälle nur für die rechtlich als oder wie Berufskrankheiten definierten Erkrankungen besteht. Diese Erkrankungen stellen sich damit als eine rechtlich hervorgehobene Teilmenge der arbeitsbedingten Erkrankungen dar.

> **!** Einen eigenständigen Leistungsanspruch begründet die auf Individualprävention abzielende Regelung nach § 3 der Berufskrankheiten-Verordnung.

Danach haben die Unfallversicherungsträger im Einzelfall der konkreten Gefahr der Entstehung, des Wiederauflebens oder der Verschlimmerung von Berufskrankheiten mit allen geeigneten Mitteln entgegenzuwirken. Ist die Gefahr nicht zu beseitigen, soll die gefährdende Tätigkeit unterlassen werden. Zum Ausgleich eines dadurch verursachten Einkommensausfalls besteht für längstens 5 Jahre ein Anspruch auf Übergangsleistung. Soweit erforderlich, wird eine berufliche Qualifizierung oder Umschulung übernommen.

4.10.3 Kausalität und Begutachtung

Die Grundsätze über die Kausalität und die Leistungen bei Berufskrankheiten unterscheiden sich nicht wesentlich von den Arbeitsunfällen. Die Klärung der Leistungsvoraussetzungen ist aber wesentlich aufwändiger. Dies ist durch die Notwendigkeit bedingt, auch weit zurückliegende Berufstätigkeiten im Hinblick auf Einwirkungen zu beleuchten, die als Ursache einer Krankheit in Betracht kommen. Die Ermittlung der Exposition erfolgt i.d.R. durch den Technischen Aufsichtsdienst der Unfallversicherungsträger. Bei Untersuchungen im Betrieb sind Versicherte teilnahmeberechtigt. Der Betriebsarzt soll nach Möglichkeit auch beteiligt werden.

Nur ein Teil der Berufskrankheiten ist durch ein typisches Krankheitsbild geprägt, das eindeutig auf die Ursache hinweist (z. B. Silikose). Bei wenigen Krankheiten sind die Anerkennungsvoraussetzungen durch einen in der BKV bestimmten Dosiswert definiert (z. B. BK 4104, vgl. Kap. 9). Bei bestimmten Berufskrankheiten – BK Nr. 4101 bis 4104 – mit einer festgestellten MdE von mindestens 50 % gilt im Todesfall eine Rechtsvermutung, dass der Tod Folge der Berufskrankheit war, es sei denn, es steht offenkundig (mit Gewissheit) eine andere Todesursache fest. Eine Obduktion darf der Versicherungsträger in solchen Fällen nicht fordern.

Viele Kausalitätsfragen bleiben der Einzelfallbeurteilung mit Hilfe von Sachverständigengutachten überlassen. Die Frage, welcher Einwirkungen es mindestens bedarf, um eine BK zu verursachen bzw. die Anerkennung einer BK unter Einbeziehung weiterer Kriterien zu rechtfertigen, ist unter Zuhilfenahme medizinischer, naturwissenschaftlicher und technischer Sachkunde nach dem aktuellen wissenschaftlichen Erkenntnisstand zu beantworten. Als aktueller Erkenntnisstand sind solche durch Forschung und praktische Erfahrung gewonnenen Erkenntnisse anzusehen, die von der großen Mehrheit der auf dem Gebiet tätigen Fachwissenschaftler anerkannt werden, d.h. über die, von vereinzelten, nicht ins Gewicht fallenden Gegenstimmen abgesehen, Konsens besteht (Bundessozialgericht, Urteil v. 27.06.2006 – B 2 U 20/04 R).

> ! Die Unfallversicherungsträger haben ein Konzept zur Qualität in der Begutachtung erstellt und mit den zu beteiligenden ärztlichen Fachgesellschaften abgestimmt.

Darin ist u. a. festgelegt, welche persönlichen und sachlichen Voraussetzungen ein Arzt erfüllen muss, um bei den Unfallversicherungsträgern in ein Gutachterverzeichnis eingetragen zu werden. Die nötige fachliche Qualifikation kann z. B. durch ein Zertifikat der jeweiligen Fachgesellschaft nachgewiesen werden.

Auch inhaltliche Begutachtungsempfehlungen werden von der gesetzlichen Unfallversicherung in Zusammenarbeit mit den betroffenen ärztlichen Fachgesellschaften erstellt und, bevor sie zur Anwendung empfohlen werden, mit der Fachöffentlichkeit diskutiert, um möglichst breiten Konsens zu erreichen. Zu nennen sind hier beispielsweise das Bamberger Merkblatt für Hautkrankheiten (BK 5101/02), das Reichenhaller Merkblatt für Atemwegskrankheiten (BK 4301/02, 1315), die Bochumer Empfehlungen für die Quarzstaublungenerkrankungen/Silikose (BK 4101) sowie die Falkensteiner Empfehlungen für die asbestbedingten Berufskrankheiten (BK 4103/04/05).

Ein wichtiges Recht für Versicherte ist die Auswahl des Gutachters, das sowohl für Gutachten wegen Berufskrankheit als auch Arbeitsunfall gilt. Der UV-Träger ist verpflichtet (§ 220 Abs. 2 SGB VII), der zu begutachtenden Person mehrere geeignete Gutachter zur Auswahl zu stellen.

> ! Die Berufskrankheiten-Verordnung enthält neben der BK-Liste auch Bestimmungen über die Beteiligung der für den medizinischen Arbeitsschutz in den Bundesländern zuständigen Stellen (Gewerbeärzte) am Berufskrankheitenverfahren.

Diese haben u. a. das Recht, dem Unfallversicherungsträger (weitere) Beweiserhebungen vorzuschlagen oder ein gebührenpflichtiges Zusammenhangsgutachten zu erstellen.

4.10.4 Meldeverfahren

! Von besonderer praktischer Bedeutung ist die Meldeverpflichtung des Arztes bei begründetem Verdacht (§ 202 SGB VII). Sie gilt für alle Ärzte, denen sich Versicherte vorstellen, unabhängig von ihrer Funktion. Die Meldepflicht berechtigt trotz ärztlicher Schweigepflicht zur Offenbarung gegenüber dem Versicherungsträger. Eine unterlassene oder verspätete Meldung kann zum Verlust von Ansprüchen führen.

Die bestehende Meldeverpflichtung des Unternehmers bei Anhaltspunkten für das Vorliegen einer Berufskrankheit ist von untergeordneter Bedeutung, weil der Arbeitgeber solche Zusammenhänge nicht unbedingt zuerst erkennt und Versicherte beim Auftreten der Krankheit oft schon aus dem Betrieb ausgeschieden sind.

Versicherte sind vom Arzt über die Meldung zu unterrichten. Das Nähere über Form und Inhalt der Meldung („Anzeige") ist in der oben beim Arbeitsunfall bereits erwähnten Rechtsverordnung geregelt (Formblatt siehe Anhang). Die UV-Träger akzeptieren auch formlose Meldungen, wenn keine Vordrucke zur Verfügung stehen. Vordrucke können jedoch auch über das Internet heruntergeladen werden (www.dguv.de). Bei mehreren Beschäftigungsverhältnissen mit für die Krankheit einschlägigen Einwirkungen ist die Meldung an den für die letzte Tätigkeit zuständigen UV-Träger zu richten. Neben diesen Meldewegen kann ein BK-Verfahren auch durch Hinweise der Krankenkasse oder durch Anträge von Versicherten eingeleitet werden.

4.10.5 Kooperation Berufsgenossenschaften und Betriebsärzte

Über die gesetzliche Meldepflicht hinaus ist auf die Empfehlungen der Spitzenverbände der UV-Träger, des Verbandes Deutscher Betriebs- und Werksärzte und der Deutschen Gesellschaft für Arbeits- und Umweltmedizin über die Zusammenarbeit mit den Betriebsärzten im Berufskrankheitenverfahren hinzuweisen. Danach informieren und unterstützen sich UV-Träger und Betriebsärzte mit Einverständnis der Versicherten gegenseitig, um das Verfahren zu beschleunigen und ggf. Maßnahmen der Individualprävention zu veranlassen. Für eine vom UV-Träger erbetene Stellungnahme zum möglichen ursächlichen Zusammenhang erhalten Betriebsärzte eine Gebühr.

4.10.6 Versicherungsrechtliche Entscheidung

Der weitgehende Konsens über die anerkannten Erfolge der Unfallversicherung bei Prävention und Rehabilitation ist bei den Berufskrankheiten nicht im gleichen Maße vorhanden. Von Kritikern in der öffentlichen und politischen Diskussion wird eine restriktive Anerkennungspraxis beklagt. Tatsächlich bestätigt sich nach den Entscheidungen der Unfallversicherungsträger nur in einem Drittel der bearbeiteten Fälle (ca. 35 %) der Verdacht auf Berufskrankheit. Bei der Kritik an der Anerkennungsquote ist zu bedenken, dass an die Verdachtsmeldung bzw. Antragstellung zur Einleitung von Berufskrankheitenverfahren keine hohen Anforderungen an die Qualität im Sinne der tatsächlichen und juristischen Plausibilität gestellt werden; es gilt die Devise „im Zweifel eher eine Anzeige mehr als eine zu wenig". Besonders schwierig zu beurteilen sind Krankheiten, die in hoher Zahl auch ohne nachweisbare spezifische Ursachen in der allgemeinen Bevölkerung vorkommen. Beispiel sind die Wirbelsäulenkrankheiten mit ausgeprägtem Missverhältnis zwischen Meldungen und Anerkennungen/Entschädigungen: Die Bestätigungsquote liegt unter 5 %. Hingegen ist bei besser abgrenzbaren Krankheitsursachen die Bestätigungsquote meist relativ hoch.

Fallbeispiel Lärmschwerhörigkeit wird in > 60 % und asbestbedingte Mesotheliome werden in nahezu 80 % der gemeldeten Verdachtsfälle bestätigt.

In der Berufskrankheiten-Dokumentation werden die „bestätigten" Fälle wie folgt differenziert:

1. Anerkannte Berufskrankheiten
   Es liegt eine den rechtlichen und medizinischen Kriterien entsprechende Berufskrankheit vor.
2. Neue BK-Renten
   Anerkannte Berufskrankheit mit Rente wegen Minderung der Erwerbsfähigkeit.
3. Beruflich verursachte Erkrankungen ohne Erfüllung der versicherungsrechtlichen Voraussetzungen nach der BK-Verordnung.
   Das medizinische Bild der Berufskrankheit liegt vor, aber z. B.
   - keine schwere oder wiederholt rückfällige Hautkrankheit
   - kein Zwang zur Unterlassung der Tätigkeit bei Haut-, Atemwegs-, Wirbelsäulenerkrankungen; daher „statistisch" keine anerkannte Berufskrankheit, aber ggf. werden Leistungen zur Individualprävention inkl. Rehabilitation nach § 3 BKV erbracht.

Die Entscheidung über die Nichtanerkennung als Berufskrankheit kann unterschiedliche Gründe haben:
- keine berufliche Einwirkung nach der BK-Liste,
- kein in der BK-Liste berücksichtigtes Krankheitsbild,
- Zusammenhang zwischen Einwirkung und Krankheit nicht wahrscheinlich,
- Zusammenhangsfrage wegen fehlender medizinischer Erkenntnisse ungeklärt; „non liquet".

4.10.7 Berufskrankheiten in Zahlen

Die häufigsten Meldungen (Tabelle 4.3) betreffen Hautkrankheiten, gefolgt von Erkrankungen der Atemwege und der Lungen und Krankheiten mit physikalischen Einwirkungen (insbesondere Heben und Tragen von Lasten, Lärm).

Bei den bestätigten Berufskrankheiten stehen neben Hautkrankheiten und Lärmschwerhörigkeiten die Staublungenerkrankungen und die asbestbedingten Berufskrankheiten (BK-Gruppe 41) im Vordergrund. Infolge der langen Latenzzeit zwischen Beginn einer Einwirkung und Eintritt der Berufskrankheit wirken sich verbesserte Arbeitsbedingungen nicht sofort in der Statistik aus. Besonders deutlich wird dies am Beispiel der asbestbedingten Berufskrankheiten. Obwohl Asbest seit 1990 aus der Arbeitswelt nahezu verschwunden ist, stiegen die Neuerkrankungen bis zuletzt erheblich an und erreichen voraussichtlich erst in den nächsten Jahren ihren Gipfel (Tabelle 4.4).

Die im Verhältnis zu den gemeldeten Verdachtsfällen geringe Zahl der Hautkrankheiten, die als Berufskrankheiten formell anerkannt sind, erklärt sich aus den besonderen versicherungsrechtlichen Voraussetzungen, wonach eine BK 5101 nur dann vorliegt, wenn die Erkrankung schwer oder wiederholt rückfällig ist und zur Unterlassung der hautgefährdenden Tätigkeit zwingt. Der berufliche Zusammenhang ist bei mehr als der Hälfte der gemeldeten Hautkrankheiten bestätigt. In diesen Fällen erbringen die UV-Träger Leistungen der Individualprävention nach § 3 der Berufskrankheiten-Verordnung (vgl. 4.10.2).

4.11 Leistungen

4.11.1 Rehabilitation und Pflege

> **!** Ziel der Heilbehandlung und Rehabilitation nach einem Versicherungsfall ist die völlige Wiederherstellung der Gesundheit und Arbeitsfähigkeit mit allen geeigneten Mitteln.

Die UV-Träger haben für den Bereich der Heilbehandlung bei Unfällen besondere Verfahren entwickelt, um die medizinische Versorgung auf hohem ärztlichen Niveau sicherzustellen. Besonders zugelassene Durchgangsärzte (D-Ärzte) steuern die Behandlung gemeinsam mit den Reha-Managern der Unfallversicherung und führen sie bei erheblichen Verletzungen auch selbst durch, je nach Verletzung unter Beteiligung weiterer

Tabelle 4.3: Anzeigen auf Verdacht einer Berufskrankheit nach Krankheitsgruppen (Quelle: DGUV)

(Unter-) Gruppe	Bezeichnung	1990	1995	2000	2005	2008	2009
1	**Chemische Einwirkungen**	**2738**	**3534**	**2552**	**2475**	**2853**	**3398**
11	Metalle und Metalloide	367	416	326	277	321	315
12	Erstickungsgase	165	103	99	166	119	192
13	Lösungsmittel, Pestizide, sonst. chem. Stoffe	2206	3015	2127	2032	2413	2891
2	**Physikalische Einwirkungen**	**14 987**	**38 547**	**32 884**	**20 250**	**19 425**	**21 875**
21	Mechanische Einwirkungen	5004	24 051	19 897	10 291	9516	10 466
22	Druckluft	48	26	26	7	13	7
23	Lärm	9861	13 464	12 220	9310	9367	10 816
24	Strahlen	74	1006	741	642	529	586
3	**Infektionserreger, Parasiten, Tropenkrankheiten**	**2830**	**3071**	**2801**	**4887**	**2495**	**2471**
4	**Atemwege, Lungen, Rippenfell, Bauchfell**	**12 796**	**17 086**	**17 002**	**13 790**	**14 821**	**17 387**
41	Anorganische Stäube	6045	9596	11 109	10 198	11 229	13 763
42	Organische Stäube	97	154	147	139	170	205
43	Obstruktive Atemwegserkrankungen	6654	7336	5746	3453	3422	3419
5	**Hautkrankheiten**	**20 436**	**20 666**	**20 481**	**16 590**	**18 670**	**19 408**
6	**Augenzittern der Bergleute**	**12**	**1**	**2**	**6**	**4**	**1**
	Sonstige Anzeigen	2423	4526	2307	1921	2468	2411
	Insgesamt	56 231	87 431	78 029	59 919	60 736	66 951

Tabelle 4.4: Häufigste anerkannte Berufskrankheiten 2009 nach BKV-Liste[1] (Quelle: DGUV)

Rangplatz	BK-Nr.	Bezeichnung	Anerkannte Berufskrankheiten	Berufl. Verursachung best. vers.-rechtl. Vor. fehlen	Bestätigte Berufskrankheiten zusammen (Sp. 1+2)	Anteil an bestätigten Berufskrankheiten [%]
			1	2	3	4
1	5101	Hauterkrankungen	586	9042	9628	39,32
2	2301	Lärmschwerhörigkeit	5379	–	5379	21,97
3	4103	Asbestose	1986	–	1986	8,11
4	4101	Silikose	1309	–	1309	5,35
5	4111	Chronische Bronchitis/Emphysem	1214	–	1214	4,96
6	4105	Mesotheliom (Asbest)	1030	–	1030	4,21
7	4104	Asbestose mit Lungenkrebs	708	–	708	2,89
8	4301	Allerg. Atemwegserkrankungen	351	233	584	2,39
9	3101	Infektionskrankheiten	499	–	499	2,04

Tabelle 4.4: *Fortsetzung*

Rang-platz	BK-Nr.	Bezeichnung	Anerkannte Berufs-krankheiten	Berufl. Verur-sachung best. vers.-rechtl. Vor. fehlen	Bestätigte Berufskrank-heiten zusam-men (Sp. 1+2)	Anteil an bestätigten Berufskrank-heiten [%]
			1	2	3	4
10	2108	LWS, Heben und Tragen	343	149	492	2,01
11	2102	Meniskusschäden	186	–	186	0,76
12	3102	Übertragbare Krankheiten	182	–	182	0,74
13	4302	Tox. Atemwegserkrankungen	128	51	179	0,73
14–71		Übrige Erkrankungen	1092	17	1109	4,53
Insgesamt			14993	9492	24485	100,00

[1] Das heißt, ohne Fälle nach DDR-Recht und ohne Fälle nach § 9 Abs. 2 SGB VI

Fachärzte anderer Fachrichtungen. Als D-Ärzte können erfahrene Unfallchirurgen an einer Klinik oder in freier Praxis bestellt werden. Schwerverletzte dürfen nur in zugelassenen Traumazentren stationär behandelt werden. An der Spitze des Angebots der medizinischen Maximalversorgung und Rehabilitation stehen die neun Berufsgenossenschaftlichen Unfallkliniken.

Im Rahmen der Heilbehandlung werden sämtliche Leistungen zuzahlungsfrei erbracht. Patienten müssen weder Eigenanteile für Krankenhaus, Medikamente und Heilmittel noch Praxisgebühr bezahlen. Eine Budgetierung der einzusetzenden Mittel gibt es nicht. Wird bei einem Unfall ein Hilfsmittel beschädigt, z. B. eine Brille, leistet die Unfallversicherung gleichwertigen Ersatz. Für die Dauer einer durch Unfall- oder Berufskrankheitsfolgen verursachten Arbeitsunfähigkeit ist der Lebensunterhalt durch ein dem Nettolohn entsprechendes Verletztengeld sichergestellt, bis wieder Arbeitsfähigkeit besteht, in der Regel bis zu 78 Wochen. Zu beachten ist der als Beitragsbemessungsgrenze wirkende, nach der Satzung des zuständigen UV-Trägers festgesetzte Höchstjahresarbeitsverdienst, der gleichzeitig die Geldleistungen begrenzt. Während des Bezugs von Verletztengeld zahlen die UV-Träger Beiträge zur Kranken- und Pflegeversicherung in voller Höhe sowie zur Renten- und Arbeitslosenversicherung jeweils zur Hälfte.

Wenn eine Rückkehr an den bisherigen Arbeitsplatz nicht oder nicht ohne weiteres möglich ist, erbringen die Unfallversicherungträger Leistungen zur Teilhabe am Arbeitsleben. Der Lebensunterhalt wird durch die Zahlung von Übergangsgeld sichergestellt. Zusätzlich werden die Beiträge zur Sozialversicherung vom Unfallversicherungsträger in voller Höhe übernommen. Die dritte Säule der „Rehabilitation aus einer Hand" sind Leistungen zur Teilhabe am Leben in der Gemeinschaft. Dazu gehören Hilfen für eine behinderungsgerechte Wohnung sowie die Unterstützung bei der Teilhabe am kulturellen und gemeinschaftlichen Leben. Bei Pflegebedürftigkeit besteht Anspruch auf Pflegegeld, dessen Höhe sich innerhalb eines gesetzlichen Rahmens nach dem Umfang der Hilfsbedürftigkeit richtet (2009: zwischen 307 und 1228 Euro). Anstelle der Geldleistung besteht die Möglichkeit der Übernahme notwendiger Kosten für Pflegekräfte oder der Heimpflege.

4.11.2 Rente an Versicherte

Renten werden nach Ende der Arbeitsunfähigkeit und des Verletztengeldanspruchs gezahlt, wenn mehr als ein halbes Jahr nach dem Versicherungsfall die Erwerbsfähigkeit noch um mind. 20 % – oder je 10 % bei mehreren Versicherungsfällen – durch die Unfall- oder Krankheitsfolgen vermindert ist.

! Der Prozentsatz der Minderung der Erwerbsfähigkeit (MdE) wird abstrakt ermittelt, d. h.,
es kommt nicht darauf an, ob und ggf. in
welchem Umfang Versicherte in ihrer konkreten Situation tatsächlich eine Minderung
des Arbeitsverdienstes hinnehmen müssen.

Die Minderung der Erwerbsfähigkeit richtet sich
nach dem Umfang der sich aus der Beeinträchtigung des körperlichen und geistigen Leistungsvermögens ergebenden verminderten Arbeitsmöglichkeiten auf dem gesamten Gebiet des Erwerbslebens (§ 56 Abs. 2 SGB VII). Für bestimmte Un-
fall- und Berufskrankheitsfolgen gibt es Erfahrungswerte, die in die Fachliteratur Eingang gefunden haben. Der medizinische Gutachter unterbreitet dem Unfallversicherungsträger einen
Vorschlag zur Einschätzung der MdE unter Berücksichtigung der entsprechenden Publikationen. Neben der MdE richtet sich die Höhe der
Rente nach dem vorher erzielten Brutto-Jahres-
arbeitsverdienst (JAV).

Fall | beispiel Berechnungsbeispiel für eine Ver-
sichertenrente:

Angenommen wird eine Amputation des Daumens der rechten (oder linken) Hand, die in der Regel mit einer MdE von
20 % zu bewerten ist. Der verunglückte Arbeitnehmer hatte
in den letzten 12 Monaten vor dem Unfall Arbeitsentgelt in
Höhe von insgesamt 45.000,– Euro (brutto) erzielt.

Zu berechnen ist zunächst die Vollrente, dies sind 2/3
des JAV (§ 56 Abs. 3 SGB VII).

45.000 Euro × 2/3 = 30.000 Euro

Diese Vollrente wäre die Jahresrente bei einer MdE von 100 %.
Bei einer MdE von 20 % wird der entsprechende Anteil gezahlt.

20 % von 30.000 Euro = 6000 Euro

Die monatliche Rente beträgt 500 Euro (6000 Euro : 12).

Die Rente wird gezahlt, solange die Erwerbsfähigkeit im abstrakten Sinne gemindert ist, auch über
das Berufsleben hinaus. Im Beispielfall also lebenslang, da eine Änderung der Unfallfolgen nicht eintritt.

4.11.3 Leistungen an Hinterbliebene

Bei Tod durch Arbeitsunfall oder Berufskrankheit
erhalten Hinterbliebene Sterbegeld in Höhe von
1/7 der sich jährlich verändernden Bezugsgröße;
die Bezugsgröße entspricht dem durchschnittlichen Entgelt der Versicherten in der Rentenversicherung (§ 18 SGB IV). Witwen und Witwer erhalten Rente nach dem Jahresarbeitsverdienst des
verstorbenen Ehegatten, in den ersten 3 Monaten
die Vollrente (2/3 des JAV) und danach 40 % des
JAV nach Vollendung des 45. Lebensjahres, jüngere nur für die Zeit der Kindererziehung.

Fall | beispiel Berechnungsbeispiel für eine Witwen-
bzw. Witwerrente:

JAV	50.000,00 Euro
40 % des JAV	20.000,00 Euro Jahresrente
entspricht	1666,67 Euro Monatsrente

Für hinterbliebene Ehegatten unter 45 Jahre ohne
Kindererziehung wird grundsätzlich nur eine vorübergehende Hinterbliebenenrente in Höhe von
30 % des Jahresarbeitsverdienstes gezahlt. Waisen
erhalten Rente in Höhe von 20 % des JAV.

Wie in der Rentenversicherung werden eigene
Einkünfte der Hinterbliebenen teilweise auf die
Rente angerechnet, sofern sie einen gesetzlich
festgelegten Freibetrag übersteigen.

4.12   Abgrenzung zu anderen
Versicherungszweigen

Der Anspruch auf Leistungen gegenüber der
Krankenkasse ist bei Arbeitsunfall und Berufskrankheit ausgeschlossen (§ 11 Abs. 4 SGB V).
Leistet die Krankenkasse entweder irrtümlich
oder vorläufig, weil ein Versicherungsfall noch
zweifelhaft ist (z. B. häufig bei fraglichen Berufskrankheiten), kann sie ihre Leistung nach
Klärung der Zuständigkeit beim UV-Träger zur
Erstattung geltend machen (§ 105 SGB X).

Die Rentenversicherung erbringt Rente bei
teilweiser oder voller Erwerbsminderung und bei
Tod ohne Rücksicht auf die Ursache, sofern die
Wartezeit erfüllt ist. Soweit gleichzeitig Anspruch

auf Rente aus der Unfallversicherung besteht und beide Renten zusammen einen Grenzbetrag überschreiten, ruht die Rente aus der Rentenversicherung (§ 93 SGB VI) in Höhe des übersteigenden Betrags. Die Rente aus der Unfallversicherung ist immer in voller Höhe zu zahlen. Leistungen zur medizinischen Rehabilitation bzw. zur Teilhabe am Arbeitsleben (SGB IX) aus der Rentenversicherung sind bei Arbeitsunfall oder Berufskrankheit ausgeschlossen (§ 12 Abs. 1 Nr. 1 SGB VI).

Leistungen zur Teilhabe am Arbeitsleben werden von der Bundesagentur für Arbeit erbracht, solange nicht ein anderer Rehabilitationsträger zuständig ist (§ 22 Abs. 2 SGB III). Stellt sich die Zuständigkeit der Unfallversicherung nachträglich heraus, werden der Agentur die Leistungen erstattet. Unberührt bleibt der Anspruch auf Arbeitslosengeld.

Die wegen Pflegebedürftigkeit bestehenden Ansprüche aus der Unfallversicherung gehen den Leistungen der Pflegeversicherung vor (§ 13 Abs. 1 SGB XI).

Im Verhältnis zu Haftpflichtversicherungen, insbesondere bei Verkehrsunfällen, ist zu beachten, dass der Anspruch des Unfallverletzten auf Schadensersatz gegenüber einem anderen Unfallverursacher bzw. dessen Haftpflichtversicherer auf die Berufsgenossenschaft übergeht, soweit diese geleistet hat. Der UV-Träger macht in Höhe seiner Aufwendungen Rückgriff geltend.

Leistungen aus einer privaten Unfallversicherung richten sich nach dem vom Versicherungsnehmer mit der Versicherungsgesellschaft abgeschlossenen Vertrag; das Problem einer Überschneidung mit Leistungen der gesetzlichen Unfallversicherung stellt sich in der Regel nicht.

Weiterführende Literatur

Bereiter-Hahn W, Mehrtens G: Gesetzliche Unfallversicherung, 5. Aufl. (Stand: 03/2010). Berlin: Erich Schmidt, 2009.

Bundesministerium für Arbeit und Soziales (Hrsg.) in Zusammenarbeit mit der Bundesanstalt für Arbeitsschutz und Arbeitsmedizin (BAuA): Sicherheit und Gesundheit bei der Arbeit 2008.

Bundesministerium für Arbeit und Soziales (Hrsg.): Übersicht über das Sozialrecht, Ausgabe 2010/2011. BW Bildung und Wissen Verlag und Software GmbH, Nürnberg, 2010

Bundesministerium für Arbeit und Soziales: Gesetzliche Unfallversicherung 2008, Statistischer und finanzieller Bericht, Bonn, 2009.

Deutsche Gesetzliche Unfallversicherung: Geschäfts- und Rechnungsergebnisse der gewerblichen Berufsgenossenschaften und Unfallversicherungsträger der öffentlichen Hand (www.dguv.de).

Lauterbach H: Unfallversicherung, Sozialgesetzbuch VII, 4. Aufl. (Stand: 03/2010). Stuttgart: Kohlhammer, 2007.

Mehrtens G, Brandenburg S: Die Berufskrankheitenverordnung (BKV), Stand: 05/2010. Berlin: Erich Schmidt, 2009.

Schönberger A, Mehrtens G, Valentin H: Arbeitsunfall und Berufskrankheit, 8. Aufl. Berlin: Erich Schmidt, 2010.

Schulin B: Handbuch des Sozialversicherungsrechts, Band 2, Unfallversicherungsrecht. München: C.H. Beck, 1996.

5 Rechtsgrundlagen der betriebsärztlichen Tätigkeit – Vorschriften und Praxis

W. Zschiesche[1] und T. Giesen †

5.1 Rechtsgrundlagen

Betriebsärztliche Tätigkeit wird durch einige rechtliche Vorgaben gefordert, gleichzeitig aber auch nach Form und Inhalt reglementiert. Einige Regelungen beinhalten namentlich z. T. auch medizinische Untersuchungen oder arbeitsmedizinische Untersuchungen, ohne dass explizit der Begriff des „Betriebsarztes" genannt wird.

Da in diesen Fällen in aller Regel jedoch der Betriebsarzt der entsprechende Ansprechpartner im Betrieb ist, der diese Untersuchungen durchführt oder zumindest organisiert und ggf. durch Beziehung weiterer fachkundiger Ärzte oder anderer Akteure veranlasst, werden solche Regelungen an dieser Stelle mit aufgeführt. Zu den grundlegenden rechtlichen Vorgaben gehören insbesondere:

▶ *Arbeitssicherheitsgesetz (ASiG):* Gesetz über Betriebsärzte, Sicherheitsingenieure und andere Fachkräfte für Arbeitssicherheit
▶ *Arbeitsschutzgesetz (ArbSchG):* Gesetz über die Durchführung von Maßnahmen des Arbeitsschutzes zur Verbesserung der Sicherheit und des Gesundheitsschutzes der Beschäftigten bei der Arbeit
▶ *Arbeitsmedizinische Vorsorgeverordnung (ArbMedVV):* Verordnung zur Arbeitsmedizinischen Vorsorge
▶ *DGUV-Vorschrift 2 „Betriebsärzte und Fachkräfte für Arbeitssicherheit" (DGUV Vorschr. 2)*

In folgenden weiteren Rechtsvorschriften werden ebenfalls Vorgaben zu ärztlichen Tätigkeiten im Betrieb bei besonderen Gefährdungen, zu erfor-

derlichen (Vorsorge)untersuchungen bzw. zum Rechtsanspruch von Beschäftigten auf Untersuchungen gemacht:

▶ *Arbeitszeitgesetz (ArbZG)*
▶ *Röntgenverordnung (RöV):* Verordnung zum Schutz vor Schäden durch Röntgenstrahlen
▶ *Strahlenschutzverordnung (StrSchV):* Verordnung zum Schutz vor Schäden durch ionisierende Strahlung
▶ *Druckluftverordnung (DruckLV):* Verordnung über Arbeiten in Druckluft
▶ *Gentechnik-Sicherheitsverordnung (GenTSV):* Verordnung über die Sicherheitsstufen und Sicherheitsmaßnahmen bei gentechnischen Arbeiten in gentechnischen Anlagen
▶ *Gesundheitsschutz-Bergverordnung (GesBergV):* Bergverordnung zum gesundheitlichen Schutz der Beschäftigten

In folgenden Rechtsvorschriften werden allgemeine arbeitsmedizinische Beratungen (nach GefStV: arbeitsmedizinisch-toxikologische Beratung), auch in kollektiver Form und im Rahmen von Unterweisungen gefordert sowie spezielle arbeitsmedizinische Untersuchungen unter Hinweis auf die jeweils geltende Fassung der ArbMedVV bei Erfüllung der dort genannten Voraussetzungen gefordert:

▶ *Gefahrstoffverordnung (GefStV):* Verordnung zum Schutz vor Gefahrstoffen
▶ *Biostoffverodnung (BioStV):* Verordnung über Sicherheit und Gesundheitsschutz bei Tätigkeiten mit biologischen Arbeitsstoffen
▶ *Lärm- und Vibrations-Arbeitsschutzverordnung (LärmVibrationsArbSchV):* Verordnung zum Schutz der Beschäftigten vor Gefährdungen durch Lärm und Vibrationen

---

[1] Für die wertvollen Hinweise aus juristischer Sicht danke ich Herrn Assessor Wolfram Strunk, BG ETEM, Köln

▶ *Bildschirmarbeitsverordnung (BildscharbV):* Verordnung über Sicherheit und Gesundheitsschutz bei der Arbeit an Bildschirmgeräten

▶ *Arbeitsschutzverordnung zu künstlicher optischer Strahlung (OStrV):* Verordnung zum Schutz der Beschäftigten vor Gefährdungen durch künstliche optische Strahlung

Die arbeitsmedizinische Vorsorge und insbesondere die Indikationen für Vorsorgeuntersuchungen sind nunmehr abschließend in staatlichem Recht geregelt. Dies gilt auch für den Wunsch nach ärztlicher Untersuchung bzw. Vorsorgeuntersuchung durch die Beschäftigten nach § 11 ArbSchG, § 2 ArbMedVV sowie im Falle von Nachtarbeit nach § 6 ArbZG (sog. „Wunschuntersuchungen").

Die früher noch geltende berufsgenossenschaftliche Vorschrift BGV A4 „Arbeitsmedizinische Vorsorge", die ihrerseits Regelungen für die betriebliche Vorsorge und Indikationen für Vorsorgeuntersuchungen enthielt, ist hiermit gegenstandslos geworden (auch wenn sie zum Zeitpunkt der Drucklegung dieser Auflage formell noch nicht von den Unfallversicherungträgern außer Kraft gesetzt worden ist, ist sie angesichts der vollständigen Regelung der dort enthaltenen Sachverhalte nunmehr in übergeordnetem staatlichem Recht gegenstandslos geworden).

Verbindlich ist für die jeweiligen Mitgliedsunternehmen der einzelnen UV-Träger die Konkretisierung der betriebsärztlichen Tätigkeit nach der DGUV-Vorschrift 2; diese beruht auf der Ermächtigung der Träger der gesetzlichen Unfallversicherung nach § 14 ASiG, die gesetzlichen Vorschriften des ASiG durch Unfallverhütungsvorschriften näher zu bestimmen.

Arbeitsschutzregelungen einschließlich der betriebsärztlichen Tätigkeit und medizinischer Untersuchungen von Arbeitnehmern bzw. Beschäftigten beziehen sich ausschließlich auf die Vorsorge. Diese Regelungen begrenzen sich also auf den Aspekt einer möglichen Gesundheitsgefährdung infolge der Einwirkungen bei der Arbeit.

Weitere Aspekte betriebsärztlichen oder allgemein ärztlichen Handelns im Betrieb, wie vor allem zur Feststellung der Eignung von Beschäf-

tigten für bestimmte Tätigkeiten, allgemeine Einstellungsuntersuchungen, tarif- oder beamtenrechtliche Bestimmungen zu ärztlichen Untersuchungen etc. werden im Rechtssystem des Arbeitsschutzes nicht geregelt und nicht berücksichtigt.

Aus diesem Grund waren und sind auch die in der betriebsärztlichen Praxis häufig durchgeführten Untersuchungen wegen Fahr-, Steuer- und Überwachungstätigkeiten (G 25) und wegen Arbeiten mit Absturzgefahr (G 41) rechtlich nicht geregelt; diese Untersuchungen werden staatlicherseits als Eignungsuntersuchungen verstanden, so kontrovers die Diskussion im Hinblick ihres zusätzlichen Charakters einer Vorsorgeuntersuchung in der Fachwelt auch geführt wird.

Eine „Brücke" zu diesen Aufgabenfeldern eines Betriebsarztes bieten das ASiG unter der Feststellung in § 3, dass es u. a. zu den Aufgaben des Betriebsarztes gehört, Arbeitnehmer „zu untersuchen und zu beurteilen" sowie das ArbSchG in § 7 und die BGV A1/DGUV Vorschrift 1 in § 7, die beide auf Befähigungen der mit bestimmten Tätigkeiten beauftragten Arbeitnehmer hinweisen. Nicht zu verkennen ist allerdings, dass alleine schon etliche Vorsorgeuntersuchungen auch den Kern einer Eignungsuntersuchung in sich tragen, insbesondere wenn es sich um Pflichtuntersuchungen handelt; hierbei ist die Äußerung medizinischer Bedenken häufig auch Ausdruck einer fehlenden Eignung für die Tätigkeit. Eine Übersicht zu derartigen Fragen und Differenzierungen findet sich in Kap. 33.

5.2 Pflichten und Aufgaben des Arbeitgebers (Unternehmers)

Alle in Abschnitt 5.1 genannten Vorschriften haben als Adressaten den Arbeitgeber bzw. Unternehmer. Dieser ist somit grundsätzlich in der Pflicht, allen dort genannten Vorgaben nachzukommen und auch für die vorschriftengemäße Umsetzung der Regelungen zur arbeitsmedizinischen Vorsorge, zu Vorsorgeuntersuchungen und zur betriebsärztlichen und sicherheitstechnischen Betreuung zu sorgen. Die Begriffe des Arbeitgebers (im staatlichen Recht) und des Unternehmers (in Vorschriften der UV-Träger bzw. DGUV) werden im Folgenden gleichsinnig verwendet. Ebenso werden in diesem Kapitel die Begriffe Arbeitnehmer, Beschäftigte und Versicherte (in Vorschriften der UV-Träger bzw. DGUV) gleichsinnig verwendet.

5.2.1 Bestellung von Betriebsärzten

Der Arbeitgeber hat Betriebsärzte schriftlich zu bestellen nach den Vorgaben des § 2 Arbeitssicherheitsgesetzes (ASiG) sowie hierauf basierend des § 2 der DGUV-Vorschrift 2, und ihm die in Abschnitt 5.3.3 und 5.5 dargestellten Aufgaben zu übertragen, „soweit dies erforderlich ist" nach Betriebsart, Unfall- und Gesundheitsgefahren, Betriebsorganisation sowie Zahl und Zusammensetzung der Arbeitnehmerschaft. Er darf hierzu nur approbierte Ärzte mit arbeitsmedizinischer Fachkunde bestellen (§ 4 ASiG).

Das ASiG entbindet den Arbeitgeber somit in besonderen Einzelfällen von der Bestellung von Betriebsärzten, in denen deren Beratung infolge des Fehlens von Unfall- und Gesundheitsgefahren bei nur geringen Beschäftigtenzahlen nicht erforderlich ist. Dies kann z. B. bei Tätigkeiten einer Mitarbeiterin mit reiner Büroarbeit in geringem zeitlichem Umfang ohne wesentliche Bildschirmtätigkeit gegeben sein. In solchen Fällen kann mit der Durchführung der Gefährdungsbeurteilung nach § 5 ArbSchG den Arbeitsschutzverpflichtungen des Arbeitgebers genüge getan sein.

Der Arbeitgeber hat bei der Bestellung folgende Möglichkeiten (§ 19 ASiG):

▶ Interne Betreuung: Einstellung von Betriebs- bzw. Werksärzten und Fachkräften für Arbeitssicherheit als Angestellte des Unternehmens.

▶ Externe Betreuung:
   ■ Beauftragung und Bestellung eines freiberuflichen Arztes, der über die erforderliche arbeitsmedizinische Fachkunde verfügt, oder einer freiberuflichen Fachkraft für Arbeitssicherheit,
   ■ Beauftragung und Bestellung eines überbetrieblichen betriebsärztlichen und/oder sicherheitstechnischen Dienstes.

■ Poolbetreuung bei Regelbetreuung von Betrieben mit bis zu 10 Beschäftigten (Anlage 1 DGUV-Vorschr. 2): Unternehmer können sich zur gemeinsamen Nutzung betriebsärztlicher und sicherheitstechnischer Regelbetreuung zusammenschließen, soweit die Möglichkeiten zur Organisation im Betrieb nicht ausreichen. Hierzu können z. B. Rahmenverträge mit Innungen, Berufsverbänden, Betriebsarztzentren geschlossen bzw. genutzt werden.

5.2.2 Zusammenwirken mehrerer Arbeitgeber

Wirken mehrere Arbeitgeber zusammen (z. B. bei Auftragsarbeiten in Fremdfirmen, bei der Arbeitnehmerüberlassung), haben sich diese zur Sicherstellung des Arbeitsschutzes abzustimmen; in jedem Fall sind durch den entleihenden bzw. beauftragenden Arbeitgeber die Versicherten über besondere Unfall- und Gesundheitsgefahren zu unterweisen und die erfolgte Durchführung erforderlicher Arbeitsschutzmaßnahmen zu überprüfen oder selbst sicherzustellen. Die beteiligten Arbeitgeber haben auch die Frage der erforderlichen arbeitsmedizinischen Vorsorge inkl. Vorsorgeuntersuchungen zu regeln (§ 8 ArbSchG; § 6 BGV A1/DGUV-Vorschr. 1 „Grundsätze der Prävention", § 15 GefStV).

5.2.3 Pflichten gegenüber dem Betriebsarzt

Der Arbeitgeber hat sicherzustellen, dass der Betriebsarzt bzw. der mit der arbeitsmedizinischen Vorsorge betraute Arzt alle erforderlichen Auskünfte über die Arbeitsplatzverhältnisse und die Ergebnisse der Gefährdungsbeurteilung erhält sowie die Begehung des Arbeitsplatzes zu ermöglichen (§ 3 ArbMedVV).

Außerdem hat er ihm die erforderliche Fortbildung entsprechend den betrieblichen Belangen zu ermöglichen (§ 2 ASiG).

Der Arbeitgeber hat dem Betriebsarzt Hilfspersonal, Einrichtungen, Geräte und andere Mittel zur Verfügung zu stellen (§ 2 ASiG). Er hat Erste-Hilfe-Räume oder vergleichbare Einrichtungen sowie geeignete Einrichtungen und Sachmittel der Ersten Hilfe (ggf. Sanitätsraum) sowie Ersthelfer (und ggf. Betriebssanitäter) vorzuhalten bzw. bereitzustellen entsprechend den Unfallgefahren, der Anzahl der Beschäftigten, der Art der ausgeübten Tätigkeiten sowie der räumlichen Größe des Betriebs (§§ 25 u. 26 BGV A1/DGUV Vorschr. 1; § 6 Arbeitsstättenverordnung; Technische Regel für Arbeitsstätten ASR 4.3 „Erste-Hilfe-Räume, Mittel und Einrichtungen zur Ersten Hilfe").

5.2.4 Sicherstellung der arbeitsmedizinischen Vorsorge

Unabhängig hiervon hat der Arbeitgeber nach § 3 ArbMedVV „auf der Grundlage der Gefährdungsbeurteilung für eine angemessene arbeitsmedizinische Vorsorge zu sorgen. Dabei hat er die Vorschriften dieser Verordnung einschließlich des Anhangs [Untersuchungsanlässe] ....zu berücksichtigen".

Auch unter diesen Gesichtspunkten könnte sich in besonderen Einzelfällen die Umsetzung konkreter Maßnahmen der arbeitsmedizinischen Vorsorge inkl. Vorsorgeuntersuchungen als nicht zwingend erweisen.

Sofern ein Betriebsarzt/eine Betriebsärztin nach § 2 ASiG benannt ist, „soll der Arbeitgeber vorrangig diesen oder diese auch mit der arbeitsmedizinischen Vorsorge beauftragen." Dies ist somit der Regelfall, von dem nur in besonderen, begründeten Fällen abgewichen werden darf.

Der Arbeitgeber hat in geeigneter Form die Beschäftigten zu informieren, welche Form der arbeitsmedizinischen und der sicherheitstechnischen Betreuung (Regel- oder alternative Betreuung) gewählt wurde und wer der/die anzusprechende Betriebsarzt/-ärztin und Fachkraft für Arbeitssicherheit sind (DGUV Vorschr. 2).

Der Arbeitgeber hat nach Maßgabe von Rechtsvorschriften (s. Abschnitte 5.1 und 5.7) Vorsorgeuntersuchungen zu veranlassen (Pflichtuntersuchung) bzw. anzubieten (Angebotsuntersuchung)

sowie Untersuchungen auf Wunsch der Beschäftigten zu ermöglichen (§ 11 ArbSchG, § 2 Abs. 5 ArbMedVV, § 6 Abs. 3 ArbZG).

Der Arbeitgeber hat erforderlichenfalls hierbei auch nachgehende Untersuchungen nach Ende der gefährdenden Tätigkeit anzubieten, wenn mit Gesundheitsschäden noch mit längerer Latenz zu rechnen ist. Er kann mit nachgehenden Untersuchungen auch die zuständige Unfallversicherung beauftragen; zu der Datenübermittlung ist die Einverständnis der Versicherten erforderlich (§ 5 Abs. 3 ArbMedVV).

Diesbezüglich hat sich gegenüber dem früheren Vorgehen nach der BGV A4 eine Änderung dahingehend ergeben, dass die Datenübermittlung an den UV-Träger nicht mehr vorgeschrieben ist und die Veranlassung der nachgehenden Untersuchungen nicht mehr automatisch durch den UV-Träger erfolgt. Die Datenübermittlung an den UV-Träger und die Veranlassung der Untersuchungen durch diesen mit Einverständnis der Versicherten wird allerdings dringend empfohlen, um Unterlassungen dieses Untersuchungsangebotes wie auch ggf. Mehrfachuntersuchungen zu vermeiden.

5.2.5 Maßnahmen bei Verdacht auf arbeitsbedingte Erkrankungen

Erhält der Unternehmer Kenntnis über die Möglichkeit eine derartigen Zusammenhangs, so hat er dem/der betroffenen Versicherten und gleichartig exponierten Beschäftigten eine Vorsorgeuntersuchung anzubieten (§ 5 ArbMedVV).

5.2.6 Maßnahmen bei Äußerung gesundheitlicher Bedenken

Wird dem Arbeitgeber bekannt, dass bei einem/einer Beschäftigten gesundheitliche Bedenken gegen die Ausübung der Tätigkeit bestehen, hat er die Gefährdungsbeurteilung zu überprüfen und erforderlichenfalls weitere Schutzmaßnahmen zu treffen; sofern diese nicht ausreichen, hat er dem/der Beschäftigten entsprechend den arbeitsrechtlichen/dienstrechtlichen Regelungen eine andere Tätigkeit zuzuweisen. Dem Betriebs-/Personalrat und der zuständigen Behörde ist Mitteilung über die getroffenen Maßnahmen zu machen (§ 8 ArbMedVV). Hiermit wird der in der Praxis stets postulierte und propagierte Grundsatz festgeschrieben, dass primär Maßnahmen der Verhältnisprävention umzusetzen sind, die eine gefahrlose (Weiter)beschäftigung des Versicherten ermöglichen, in zweiter Linie Maßnahmen der individuellen Verhaltensprävention einschließlich persönlicher Schutzmittel und in dritter Linie eine innerbetriebliche Umsetzung erfolgen soll (eine bei Fehlschlag dieser Maßnahmen u. U. ins Auge gefasste Entlassung aus gesundheitlichen Gründen fällt in den Bereich des Arbeitsrechts und wird hier nicht thematisiert).

5.3 Stellung und Aufgaben von Betriebsärzten

5.3.1 Stellung der Betriebsärzte

Stabsstellenfunktion

Betriebsärzte dürfen nicht in eine weisungsgebundene Hierarchie eingegliedert sein. Sie sind in der Anwendung ihrer arbeitsmedizinischen Fachkunde weisungsfrei und dürfen wegen der Erfüllung der ihnen übertragenen Aufgaben nicht benachteiligt werden. Betriebsärzte sind nur ihrem ärztlichen Gewissen unterworfen und haben die Regeln der ärztlichen Schweigepflicht zu beachten. Betriebsärzte (bei mehreren im Betrieb: der leitende Betriebsarzt) unterstehen unmittelbar dem Leiter des Betriebs (§ 8 ASiG).

Keine Aussprechung von Tätigkeitsverboten

Betriebsärzte können kein Beschäftigungsverbot aussprechen! Alle Maßnahmen und Stellungnahmen einschließlich der Feststellung der Untersuchungsergebnisse auch bei Pflichtuntersuchungen dienen primär der Beratung von Arbeitnehmer und Arbeitgeber und haben keine rechtlich verbindlichen Auswirkungen; Ausnahmen sind besondere Regelungen der ArbMedVV zur Voraus-

setzung fehlender gesundheitlicher Bedenken für bestimmte Tätigkeiten (§ 4 Abs. 2 ArbMedVV oder die erkennbare Gefahr für den Versicherten oder Dritte entsprechend § 7 Abs. 2 BGV A1/ DGUV-Vorschr. 1; vgl. auch Abschnitt 5.7)

Ärztliche Schweigepflicht und Wahrung von Betriebsgeheimnissen

Die ärztliche Schweigepflicht nach § 203 Abs. 1 Strafgesetzbuch gilt uneingeschränkt auch für Betriebsärzte gegenüber jedermann, auch gegenüber dem Arbeitgeber. Einen entsprechenden Hinweis enthält auch § 8 Abs. 1 des Arbeitssicherheitsgesetzes. In den entsprechenden vertraglichen Regelungen der Bestellung sollte der Betriebsarzt auch die Verpflichtung zur Wahrung aller ihm durch die betriebsärztliche oder sonstige Tätigkeit im Betrieb bekannt gewordenen Tatsachen gegenüber Dritten eingehen.

Verbot einer Arbeitgeberfunktion im betreuten Betrieb

Nach § 13 Abs. 1 Nrn. 4 und 5 ArbSchG können Personen mit der Wahrnehmung von Arbeitgeberpflichten in eigener Verantwortung im Rahmen der ihnen übertragenen Aufgaben und Befugnisse beauftragt werden. Aufgrund der Beratungsfunktion nach § 3 ASiG dem Arbeitgeber gegenüber, verbunden mit seiner Weisungsfreiheit nach § 8 Abs. 1 ASiG i.V.m. § 2 Abs. 4 Muster-Berufsordnung für Ärzte (M-BOÄ) ist es nicht möglich, die Person, die nach § 2 ASiG zum Betriebsarzt bestellt wurde, gleichzeitig zur beauftragten Person nach § 13 ArbSchG zu bestellen. Ergänzt wird dies für die arbeitsmedizinische Vorsorge in § 7 ArbMedVV, wo es ausdrücklich heißt, dass der die Vorsorge durchführende Arzt gegenüber den zu untersuchenden Beschäftigten keine Arbeitgeberfunktion haben darf.

5.3.2 Qualifikation

! Voraussetzung für die betriebsärztliche Tätigkeit ist in jedem Fall die Arbeitsmedizinische Fachkunde.

Arbeitssicherheitsgesetz

Das ASiG (§ 4) verlangt als Voraussetzung zur Bestellung eines Betriebsarztes dessen Berechtigung zur Ausübung des ärztlichen Berufs und die zur Erfüllung der ihm übertragenen Aufgaben erforderliche arbeitsmedizinische Fachkunde. Konkretisierungen, wann die arbeitsmedizinische Fachkunde gegeben ist, werden nicht gemacht.

In den neuen Bundesländern gilt die arbeitsmedizinische Fachkunde auch als gegeben bei Fachärzten für Arbeitshygiene und Fachärzten mit staatlicher Anerkennung als Betriebsarzt (Abschnitt III ASiG).

DGUV-Vorschrift 2

Hierin (§ 3) wird Folgendes festgestellt:

> **!**
> Der Arbeitgeber kann die arbeitsmedizinische Fachkunde als gegeben ansehen, wenn der Arzt berechtigt ist, die Gebietsbezeichnung „Arbeitsmedizin" oder die Zusatzbezeichnung „Betriebsmedizin" zu führen (§ 3).

In § 6 werden weiterhin folgende Übergangsbestimmungen genannt: „Der Unternehmer kann abweichend von § 3 davon ausgehen, dass Ärzte über die erforderliche Fachkunde verfügen, wenn sie

1. eine Bescheinigung der zuständigen Ärztekammer darüber besitzen, dass sie vor dem 1. Januar 1985 ein Jahr klinisch oder poliklinisch tätig gewesen sind und an einem arbeitsmedizinischen Einführungslehrgang teilgenommen haben und
2. a) bis zum 31. Dezember 1985 mindestens 500 Stunden innerhalb eines Jahres betriebsärztlich tätig waren oder b) bis zum 31.12.1987 einen dreimonatigen Kurs über Arbeitsmedizin absolviert haben und über die Voraussetzungen nach Nummer 2 Buchstabe a) oder b) eine von der zuständigen Ärztekammer erteilte Bescheinigung beibringen. Die Bescheinigung der zuständigen Ärztekammer muss vor dem 31.12.1996 ausgestellt worden sein."

Zuständig für die Zuerkennung der Fachkunde sind die jeweiligen Landesärztekammern (s. auch 5.10).

Arbeitsmedizinische Vorsorgeverordnung

Die ArbMedVV verlangt von Ärzten, die die arbeitsmedizinische Vorsorge (nicht nur Untersuchungen!) durchführen, die Berechtigung zum Führen der Facharztbezeichnung „Arbeitsmedizin" oder der Zusatzbezeichnung „Betriebsmedizin". Andere Qualifikationen (auch solche mit Übergangscharakter) werden nicht erwähnt.

Es entfällt die früher häufig genutzte Regelmöglichkeit, bestimmte Vorsorgeuntersuchungen (z. B. wegen Bildschirmarbeit, Fahrtätigkeiten, Lärm, Einwirkung von Stäuben) durch andere Facharztdisziplinen (z. B. Ophthalmologen, HNO-Ärzte, Pneumologen) eigenverantwortlich durchführen zu lassen. Die ArbMedVV (§ 7 Abs. 2) lässt jedoch entsprechende Ausnahmegenehmigungen durch die zuständige Behörde im Einzelfall zu.

In einer Generalklausel dürfen lediglich Ärzte mit der Zusatzbezeichnung „Tropenmedizin" grundsätzlich mit der Durchführung von Untersuchungen bei „Tätigkeiten in den Tropen, Subtropen und sonstigen Auslandaufenthalten mit besonderen klimatischen Belastungen und Infektionsgefährdungen" beauftragt werden (Anhang Teil 4 ArbMedVV).

Spezielle Ermächtigungen

Während in der Vergangenheit für die weitaus meisten Vorsorgeuntersuchungen spezielle Ermächtigungen durch die staatliche Arbeitsschutzbehörde oder die Unfallversicherungsträger erforderlich waren (insbesondere für alle Untersuchungen nach den „DGUV-Grundsätzen für arbeitsmedizinische Vorsorgeuntersuchungen"/ G-Sätzen), sind diese Ermächtigungen nunmehr mit wenigen Ausnahmen entfallen. Dies gilt sowohl für die jetzt im staatlichen Arbeitsschutzrecht geregelten Untersuchungen als auch für weitere, früher in der BGV A4 geregelte Untersuchungen sowie alle Untersuchungen, die nach den „Berufsgenossenschaftlichen Grundsätzen für arbeitsmedizinische Vorsorgeuntersuchungen" (G-Sätze) durchgeführt werden.

Für folgende Anlässe von Vorsorgeuntersuchungen sind noch spezielle Ermächtigungen nach besonderen Rechtsvorschriften durch die jeweils zuständige Behörde erforderlich:

- ▶ Arbeiten in Druckluft (DruckLV),
- ▶ Röntgenstrahlung (RöV),
- ▶ Sonstige ionisierende Strahlung (StrSchV),
- ▶ Bergbau (GesBergV).

5.3.3 Pflichten und Aufgaben von Betriebsärzten

Beratung von Arbeitgebern und Arbeitnehmern

Betriebsärzte haben im Rahmen ihrer Aufgaben des Arbeitsschutzes sowohl Arbeitgeber als auch Arbeitnehmer zu beraten. Während das 1974 in Kraft getretene Arbeitssicherheitsgesetz noch primär die Beratungsfunktion gegenüber dem Arbeitgeber in den Vordergrund stellt, stellen die nachfolgenden rechtlichen Regelungen, insbesondere das Arbeitsschutzgesetz, die Arbeitsmedizinische Vorsorgeverordnung und die DGUV-Vorschrift 2 zunehmend auf die Beratungsfunktion gegenüber dem Arbeitnehmer ab. Insofern ist ein Paradigmenwechsel im Laufe der Zeit eingetreten. Mitteilungen an den Arbeitgeber über die Ergebnisse von Untersuchungen und Beratungen der Arbeitnehmer dürfen nur in explizit erlaubten Fällen (z. B. § 6 Abs. 3 ArbMedVV) erfolgen; selbst dann wird im Falle einer Untersagung der Mitteilung durch den Arbeitnehmer juristischerseits von einer Ergebnismitteilung an den Arbeitgeber weitgehend abgeraten und die ärztliche Schweigepflicht als übergeordnet angesehen.

In allen anderen Fällen (z. B. bei allgemeinen Vorsorgeuntersuchungen, Angebots- und Wunschuntersuchungen) ist eine Mitteilung der Untersuchungsergebnisse an den Arbeitgeber ohnehin nur mit expliziter Einverständnis des Arbeitnehmers zulässig; der Arbeitnehmer kann ggf. die ihm ausgehändigte Bescheinigung über das Untersuchungsergebnis selbst dem Arbeitgeber oder einer anderen vorgesetzten Person übergeben.

Für den Fall von Untersuchungen nach anderen Rechtsbereichen, z. B. Eignungsuntersuchungen, Einstellungsuntersuchungen, tarif- oder arbeitsvertraglichen Regelungen, können hiervon abweichende Regelungen bestehen.

Kenntnis der Arbeitsplatzverhältnisse

Vor Durchführung arbeitsmedizinischer Vorsorgeuntersuchungen muss sich der Betriebsarzt/die Betriebsärztin die notwendigen Kenntnisse über die Arbeitsplatzverhältnisse verschaffen (§ 6 ArbMedVV). Die Durchführung von Vorsorgeuntersuchungen ohne Kenntnis des Arbeitsplatzes oder zumindest vergleichbarer Arbeitsbedingungen des zu Untersuchenden sind somit nicht zulässig und widerspricht darüber hinaus dem berufsständischen Ethos; der Betriebsarzt muss seinen Verpflichtungen, die Arbeitsstätten regelmäßig zu begehen (§ 3 Abs. 1 Punkt 3 ASiG), auf jeden Fall nachkommen!

Pflicht zur Fortbildung und Qualifizierung

Diese Forderung besteht bereits durch das allgemeine ärztliche Standesrecht. Darüber hinaus hat der Betriebsarzt bei der arbeitsmedizinischen Vorsorge „die dem Stand der Arbeitsmedizin entsprechenden Regeln und Erkenntnisse zu beachten" (§ 6 ArbMedVV). Zudem ist die Organisation der ständigen eigenen Fortbildung ein Aufgabenfeld in der Grundbetreuung nach Anlage 2 Abschn. 2 der DGUV-Vorschr. 2. (vgl. auch § 2 Abs. 3 ASiG). Entsprechende Angebote erfolgen v. a. durch die entsprechenden Fachgesellschaften (insbesondere die Deutsche Gesellschaft für Arbeitsmedizin und Umweltmedizin/DGAUM), Berufsverbände (insbesondere Verband Deutscher Betriebs- und Werksärzte/VDBW; Bundesverband selbständiger Arbeitsmediziner und freiberuflicher Betriebsärzte/bsAfb), die Ärztekammern, die Akademien für ärztliche Fortbildung, die Akademien für Arbeitsmedizin und die Unfallversicherungträger bzw. die DGUV.

Pflicht zur Zusammenarbeit mit Dritten

Betriebsärzte haben mit der Fachkraft für Arbeitssicherheit, mit dem Betriebsrat und Beauftragten für technische Sicherheit, Gesundheits- und Umweltschutz zusammenzuarbeiten (§ 10 ASiG; § 5 DGUV Vorschr.2)

Berichterstellung

Betriebsärzte haben in regelmäßigen Abständen in schriftlicher Form über die Erfüllung der über-

tragenen Aufgaben einschließlich der Zusammenarbeit mit der Sicherheitsfachkraft zu berichten (§ 5
DGUV-Vorschr. 2). In der Regel wird dieser Bericht zumindest in jährlichem Abstand erfolgen.

Arbeitsmedizinische Beratungen und Untersuchungen.

Siehe Abschnitte 5.5 und 5.7.

Beiziehungspflicht anderer Ärzte im Bedarfsfall

Verfügt der Arzt oder die Ärztin für bestimmte
Untersuchungen nach der Arbeitsmedizinischen
Vorsorgeverordnung nicht über die erforderlichen
Fachkenntnisse, Ausrüstungen oder ggf. Anerkennungen, „so hat er oder sie Ärzte oder Ärztinnen hinzuzuziehen, die diese Anforderungen
erfüllen" (§ 7 Abs. 1 ArbMedVV). Regelhaft wird
dies im Allgemeinen z. B. bei der Durchführung
von Laboruntersuchungen der Fall sein, die die
betriebsärztlichen Möglichkeiten übersteigen.

Erläuterung von Ziel und Zweck von Untersuchungen

Vor Durchführung abeitsmedizinischer Vorsorgeuntersuchungen muss der Betriebsarzt die zu
untersuchende Person über die Untersuchungs-
inhalte und den Untersuchungszweck aufklä-
ren (§ 6 ArbMedVV). Werden arbeitsmedizinische Vorsorgeuntersuchungen zusammen mit
Eignungsuntersuchungen nach sonstigen Rechtsvorschriften oder individual- bzw. kollektivrechtlichen Vereinbarungen durchgeführt, sind
die unterschiedlichen Zwecke der Untersuchung
darzulegen (§ 3 Abs. 3 ArvMedVV). Dieser Pas-
sus wird in der ArbMedVV zwar den Pflichten
des Arbeitgebers zugeordnet, wird in der Praxis
in der Mehrzahl jedoch wahrscheinlich durch den
Betriebsarzt erfolgen müssen. Die darüber hinaus
in diesem Abschnitt der ArbMedVV geforderte
Trennung von Vorsorge- und anderen Untersuchungen wird in der Praxis im Allgemeinen an
betrieblichen Gründen scheitern. Der Betriebsarzt sollte dem zu Untersuchenden zudem ggf.
mögliche Folgen des Untersuchungsergebnisses
bzw. einer Untersuchungsverweigerung (v. a. bei
Pflichtuntersuchungen!) verdeutlichen.

Ergebnismitteilung und Bescheinigung

Die Betriebsärzte haben dem Arbeitnehmer das
Ergebnis arbeitsmedizinischer Untersuchungen
mitzuteilen, ihn zu beraten und ihm eine Bescheinigung auszustellen (§ 3 Abs. 2 ASiG; § 6
Abs. 3 ArbMedVV). Der Arbeitgeber erhält eine
Bescheinigung nur über das Ergebnis von Pflichtuntersuchungen (z. B. nach § 6 Abs. 3 ArbMedVV).

Auswertung von Untersuchungen

Betriebsärzte haben die die Untersuchungsergebnisse zu erfassen und auszuwerten und die
Erkenntnisse aus den Vorsorgeuntersuchungen
für Vorschläge von Verbesserungs- und Arbeitsschutzmaßnahmen gegenüber dem Arbeitgeber
zu nutzen; die Erkenntnisse sollen auch in die
Gefährdungsbeurteilung einfließen (§ 3 Abs. 1
Punkt 3 ASiG; § 2 Abs. 1 und § 6 Abs. 4 Arb-
MedVV).

Aufbewahrungsfristen von ärztlichen Unterlagen

Derartige Fristen werden im derzeitigen Arbeitsschutzrecht nicht formuliert. Im Zweifel gelten die
Aufbewahrungsfristen nach dem ärztlichen Standesrecht. Es ist jedoch dringend zu empfehlen,
insbesondere bei gefährdenden Einwirkungen,
die noch nach langer Latenzzeit zu Erkrankungen
führen können, die ärztlichen Unterlagen länger
(30–40 Jahre) aufzubewahren (analog zu den
früheren Regelungen der BGV A4).

Verbot der Prüfung von Arbeits-unfähigkeitsbescheinigungen

„Zu den Aufgaben der Betriebsärzte gehört es nicht,
Krankmeldungen der Arbeitnehmer auf ihre Berechtigung zu überprüfen" (§ 3 Abs. 3 ASiG).

Hiervon unberührt bleibt selbstverständlich
die Möglichkeit, nach Arbeitsunfähigkeit auf
Wunsch des Arbeitnehmers oder auf Wunsch des
Arbeitgebers bei entsprechender Einwilligung des
Arbeitnehmers eine Untersuchung bzw. Beratung
des Arbeitnehmers bzw. des Arbeitgebers (mit
Einwilligung des Arbeitnehmers) vorzunehmen
(z. B. um mögliche besondere Gesundheitsgefährdungen durch die Arbeitstätigkeit zu erkennen, besondere Gesundheitsgefährdungen durch

die Arbeit infolge von Leistungsminderungen zu erkennen, die (Wieder)eingliederung zu unterstützen, geeignete Maßnahmen der Verhältnis- oder der Verhaltenprävention zur Gesunderhaltung zu veranlassen etc.).

5.4 Vertragsgestaltung bei der Bestellung von Betriebsärzten

Für die vertragliche Gestaltung bei der Bestellung von Betriebsärzten gibt es keine rechtsverbindlichen Vorgaben. Es empfiehlt sich, die in Box 5.1 genannten Punkte schriftlich zu fixieren.

5.4.1 Besonderheiten bei betriebsärztlicher Betreuung nach dem alternativen Betreuungsmodell

Bei diesem Betreuungsmodell geht man davon aus, dass der Unternehmer in den Belangen des Arbeitsschutzes so weit informiert und geschult ist, dass er den Bedarf, die Erfordernis und die Anlässe betriebsärztlichen Handelns im Betrieb selbständig erkennt und die betriebsärztliche Leistung von sich aus anfordert. Daher wird bei dieser Betreuungsform von juristischer Seite ein formeller Vertragsabschluss nicht als verpflichtend angesehen. Da die bedarfsorientierte Be-

---

Box 5.1: Empfehlungen zu vertraglichen Inhalten bei der schriftlichen Bestellung von Betriebsärzten

❑ Rechtliche Grundlagen der Aufgabenwahrnehmung

❑ Formelle Aufgabenübertragung nach § 2 Abs. 1 Arbeitssicherheitsgesetz

❑ Regelung der Wahrnehmung von Aufgaben des Arbeitsschutzes und der arbeitsmedizinischen Vorsorge nach den weiteren einschlägigen rechtlichen Vorschriften (insbesondere: ASiG, ArbSchG, DGUV-Vorschr. 2, ArbMedVV, bei Bedarf weitere)

❑ Art des gewählten Betreuungsmodells,

❑ Regelung der Durchführung der arbeitsmedizinischen Vorsorge einschl. Vorsorgeuntersuchungen nach Arbeitsschutzgesetz sowie DGUV-Vorschr. 2, ArbMedVV und ggf. weiteren Vorschriften (z. B. Arbeitszeitgesetz, RöV, StrSchV etc.)

❑ Bei Bedarf Regelung von weitergehenden betrieblichen Unterstützungsmaßnahmen, wie z. B. solche der Gesundheitsförderung, Mitwirkung in Managementsystemen etc.

❑ Bei Bedarf gesonderte zusätzliche Regelung von Untersuchungen aus Rechtsbereichen außerhalb des Arbeitsschutzes (z. B. Einstellungsuntersuchungen, Eignungsuntersuchungen, Untersuchungen auf Grundlage von betrieblichen, arbeitsvertraglichen, tariflichen o. a. Vereinbarungen)

❑ Sicherstellung der unmittelbaren Unterstellung unter die Leitung bzw. Geschäftsführung des Betriebes

❑ Vertretungsregelung bei länger andauernder Abwesenheit des Betriebsarztes

❑ Berichtspflicht des Betriebsarztes nach § 5 DGUV-Vorschr. 2

❑ Regelungen zur Fortbildung und Qualifikation des Betriebsarztes (§ 2 Abs. 3 ASiG und DGUV Vorschr. 2)

❑ Schweigepflicht des Betriebsarztes (§ 8 ASiG – neben den Patientendaten auch Betriebsgeheimnisse),

❑ Unterstützungsleistungen des Arbeitgebers bei der Erfüllung der betriebsärztlichen Aufgaben (§ 2 Abs. 2 ASiG und § 3 ArbMedVV),

❑ Haftungs- und Berufs-Haftpflichtversicherung des Betriebsarztes,

❑ Honorarvereinbarung (Einsatzzeit/h bzw. Bedarfsbetreuung, Abrechnung von Untersuchungen nach GOÄ etc., Pauschalvereinbarungen etc.),

❑ Kündigungsmöglichkeit des Bestellungsvertrags.

treuung auf Anforderung des Arbeitgebers bzw. auf Wunsch der Arbeitnehmers jedoch sichergestellt sein muss und der anzusprechende Betriebsarzt der Belegschaft bekannt gemacht sein muss, wird in Zusammenhang mit § 3 ASiG (schriftliche Bestellung von Betriebsärzten) in der Praxis immer zumindest eine Absprache zwischen Arbeitgeber und Betriebsarzt bzw. überbetrieblichem arbeitsmedizinischem Dienst erfolgen, in der dieser seine Bereitschaft zur bedarfsorientierten Betreuung des Betriebs auf entsprechende Anforderung erklärt. Im Allgemeinen werden sicher auch Fragen der Honorierung und Abrechnung geregelt werden.

Bei der bedarfsorientierten alternativen Betreuung sollte zudem ein Ansprechpartner im Betrieb genannt werden, der über die Inanspruchnahme des Betriebsarztes durch die Beschäftigten auf deren Wunsch informiert bzw. zur Vermittlung des Kontakts angesprochen wird. Dieses Vorgehen wird juristischerseits als korrekt angesehen, da der Arbeitgeber nur so feststellen kann, ob entsprechende Honorarforderungen des Betriebsarztes gerechtfertigt sind. Selbstverständlich muss der Arbeitnehmer dem Arbeitgeber keine Angaben über etwaige gesundheitliche Beschwerden machen.

Entsprechende Muster für Aushänge oder anderweitige Formen der betrieblichen Information hierzu sind bei etlichen Unfallversicherungsträgern erhältlich.

5.5 Aufgaben des Betriebsarztes nach dem Arbeitssicherheitsgesetz

Das ASiG legt die Pflichten des Betriebsarztes in § 3 fest. Die dort aufgeführten Aufgaben stellen insgesamt einen sehr umfassenden Beratungauftrag gegenüber dem Arbeitgeber (und damit implizit auch dem Arbeitnehmer) in praktisch allen relevanten Belangen des medizinischen Gesundheitsschutzes im Betrieb dar, einschließlich Aspekte der Arbeitsgestaltung, Arbeitszeitgestaltung, Ergonomie und der Arbeitspsychologie.

Die Aufgaben sind in 4 Hauptfelder gegliedert (s. Box 5.2).

5.6 DGUV-Vorschrift 2 „Betriebsärzte und Fachkräfte für Arbeitssicherheit"

Mit Inkrafttreten am 1. Januar 2011 hat die DGUV-Vorschrift 2 „Betriebsärzte und Fachkräfte für Arbeitssicherheit" die bisher geltende BGV A2 mit gleichem Titel abgelöst. Dadurch haben sich z. T. gravierende Änderungen in den Rahmenbedingungen für die betriebsärztliche und sicherheitstechnische Betreuung der Betriebe ergeben; einige andere Regelungen sind jedoch gleich geblieben.

Für die Umstellung der bisherigen Betreuung nach BGV A2 auf die neuen Vorgaben ist bei einigen UV-Trägern, vor allem der öffentlichen Hand, noch eine Übergangsfrist unterschiedlicher Dauer eingeräumt.

Ziel der neuen Regelung ist v. a. die stärkere Berücksichtigung individueller betrieblicher Gegebenheiten der notwendigen Betreuung, die einheitliche Handhabung der Rechtsvorgaben aller UV-Träger bei Vorliegen gleichartiger betrieblicher Gegebenheiten und die stärkere Konkretisierung und Differenzierung betriebsärztlichen und sicherheitstechnischen Handelns im einzelnen Betrieb; hierbei werden nun auch Aktivitäten genannt, die über die reinen Aufgaben nach ASiG hinausgehen, wie z. B. Maßnahmen der betrieblichen Gesundheitsförderung und Beratung zu Managementsystemen. Hieraus soll insgesamt eine größere Flexibilität bei gleichzeitiger Harmonisierung der Rechtsvorgaben resultieren.

Im Folgenden ist mit dem Begriff „Betrieb" jegliche Betriebsstätte und Einrichtung öffentlicher Bereiche oder Verwaltungen gemeint, also nicht nur gewerblich genutzte Betriebsstätten.

Betrieb ist definiert als „geschlossene Organisationseinheit, die durch organisatorische Eigenständigkeit mit eigener Entscheidungscharakteristik gekennzeichnet ist" (Anhang 1 DGUV-Vorschrift 2). Wichtige Merkmale sind die eigenständige Organisation, die eigenständige Leitung (z. B.) in Form eines Geschäftsführers, Betriebsleiters o. Ä.) und der eigenständige Betriebszweck und/oder eine deutliche räumliche Trennung von anderen Organisationseinheiten eines Unternehmens.

Box 5.2: Aufgaben des Betriebsarztes nach dem Arbeitssicherheitsgesetz

1. Den Arbeitgeber und die sonst für den Arbeitsschutz und die Unfallverhütung verantwortlichen Personen zu beraten, insbesondere bei
   - der Planung, Ausführung und Unterhaltung von Betriebsanlagen und von sozialen und sanitären Einrichtungen,
   - der Beschaffung von technischen Arbeitsmitteln und der Einführung von Arbeitsverfahren und Arbeitsstoffen,
   - der Auswahl und Erprobung von Körperschutzmitteln,
   - arbeitsphysiologischen, arbeitspsychologischen und sonstigen ergonomischen Fragen und sonstigen Fragen der Arbeitshygiene,
   - zum Arbeitsrhythmus, der Arbeitszeit und der Pausenregelung,
   - zur Gestaltung der Arbeitsplätze, des Arbeitsablaufs und der Arbeitsumgebung,
   - der Organisation der „Ersten Hilfe" im Betrieb,
   - Fragen des Arbeitsplatzwechsels sowie der Eingliederung und Wiedereingliederung Behinderter in den Arbeitsprozess,
   - der Beurteilung der Arbeitsbedingungen,
2. die Arbeitnehmer zu untersuchen, arbeitsmedizinisch zu beurteilen und zu beraten sowie die Untersuchungsergebnisse zu erfassen und auszuwerten,
3. die Durchführung des Arbeitsschutzes und der Unfallverhütung zu beobachten und im Zusammenhang damit
   - die Arbeitsstätten in regelmäßigen Abständen zu begehen und festgestellte Mängel dem Arbeitgeber oder der sonst für den Arbeitsschutz verantwortlichen Person mitzuteilen, Maßnahmen zur Beseitigung dieser Mängel vorzuschlagen und auf deren Durchführung hinzuwirken,
   - auf die Benutzung der Körperschutzmittel zu achten,
   - Ursachen von arbeitsbedingten Erkrankungen zu untersuchen, die Untersuchungsergebnisse zu erfassen und auszuwerten und dem Arbeitgeber Maßnahmen zur Verhütung dieser Erkrankungen vorzuschlagen,
4. darauf hinzuwirken, dass sich alle im Betrieb Beschäftigten den Anforderungen des Arbeitsschutzes und der Unfallverhütung entsprechend verhalten:
   - sie über die Unfall- und Gesundheitsgefahren bei der Arbeit zu informieren
   - sie über die Einrichtungen und Maßnahmen zur Abwendung dieser Gefahren zu unterrichten
   - bei der Einsatzplanung und Schulung der Helfer in „Erster Hilfe" und des medizinischen Hilfspersonals mitzuwirken.

Jeder Unfallversicherungsträger hat, wie auch bisher in Form der BGV A2, eine eigene DGUV Vorschr. 2 erlassen, die vom BMAS genehmigt ist. Hierbei sind die Gliederungspunkte und deren Kernbereiche inhaltlich identisch. Unterschiede ergeben sich zwischen den verschiedenen UV-Trägern in Gestalt der versicherten Branchen, Gefahrtarife sowie Wirtschaftszweigschlüssel und in einigen ergänzenden Konkretisierungen (z. B. zu bestimmten Fristen, zu Inhalt und Umfang der Motivations- und Informationsmaßnahmen im Rahmen des alternativen Betreuungsmodells, zu

anlassbezogenen Indikationen betriebsärztlicher Beratung im Betrieb); zudem geben einzelne UV-Träger noch Empfehlungen, Mustervorgaben und Richtwerte, die rechtlich nicht verbindlich sind.

Unverändert geblieben ist die Unterscheidung folgender Betreuungsformen:

- ▶ Regelbetreuung von Betrieben mit bis zu 10 Beschäftigten
- ▶ Regelbetreuung von Betrieben mit über 10 Beschäftigten
- ▶ Alternatives Betreuungsmodell („Unternehmermodell") von Betrieben mit bis zu 50 Be-

schäftigten (je nach Unfallversicherungsträger auch weniger; die niedrigste Grenze der verschiedenen UV-Träger liegt bei 30).

▶ Regelbetreuung von Betrieben mit bis zu 10 Beschäftigten durch Kompetenzzentren einzelner Unfallversicherungsträger (sofern in deren DGUV-Vorschr. 2 aufgeführt)

Im Wesentlichen unverändert geblieben im Vergleich zur früher geltenden BGV A2 sind die Vorgaben für die Regelbetreuung von Betrieben mit bis zu 10 Beschäftigten und für das alternative Betreuungsmodell („Unternehmermodell") von Betrieben mit bis zu 50 (bei einigen UV-Trägern auch weniger) Beschäftigten.

Geändert haben sich v. a. die Vorgaben für die Regelbetreuung von Betrieben mit über 10 Beschäftigten. Diese neuen Regelungen werden den Betriebsärzten insgesamt ein verstärktes Maß an Engagement in der Darstellung ihrer Aufgaben im Betrieb und in der Wahrung eines angemessenen zeitlichen Anteils für die Erfüllung ihrer Aufgaben abverlangen; die konkret erforderlichen Betreuungszeiten für die Betriebe werden oft schwieriger planbar sein.

Die Neuerungen bieten aber gleichzeitig auch die Chance einer mehr als bisher auf die konkreten Bedürfnisse des jeweiligen Betriebs zugeschnittenen individuellen Betreuung, die im zeitlichen Verlauf rasch den jeweiligen Erfordernissen angepasst werden kann und auch Elemente enthalten kann, die früher in den Rechtsvorschriften nicht explizit enthalten waren und über die reinen Aufgaben nach ASiG hinausgehen.

Die vereinzelt vorgebrachte Meinung, wonach bei der Betreuung nach dem alternativen Betreuungsmodell ein Betriebsarzt nicht benannt sein muss, ist falsch.

! Ein Betriebsarzt ist in jedem Fall zu benennen! Unterschiedlich sind in den verschiedenen Betreuungsmodellen lediglich die Auslöser für die betriebsärztlichen Aktivitäten.

Die DGUV-Vorschr. 2 wirkt mit ihren, je nach UV-Träger, über 60 Seiten auf den ersten Blick möglicherweise unübersichtlich; dies ist im Wesentlichen einigen großen Kapiteln zur Zuordnung von Wirtschaftszweig-Nummern und Gefahrtarifstellen der UV-Träger zu den Gewerbezweigen und zu Anlässen, Inhalten und Konkretisierungen verschiedener Formen bzw. Teile der betrieblichen Betreuung geschuldet.

Zu den drei Betreuungsformen findet sich dagegen immer ein stringenter Aufbau der Vorschrift:

▶ rechtsverbindliche Paragrafen,
▶ rechtsverbindliche Anlagen,
▶ ggf. nicht rechtsverbindliche Anhänge.

Bewegt man sich strikt innerhalb des jeweils zutreffenden Betreuungsmodells, kann man sich rasch in der Vorschrift zurechtfinden und die nicht relevanten Abschnitte übergehen.

5.6.1 Wesentliche Elemente und Inhalte

Festlegung der Betreuungsform

Für die Feststellung, welche der Betreuungsformen (Regelbetreuung für bis zu 10 oder über 10 Beschäftigte; alternative Betreuung) gewählt werden kann, ist die Beschäftigtenzahl im Jahresdurchschnitt heranzuziehen. Beschäftigte mit einer wöchentlichen Arbeitszeit bis zu 20 Stunden werden bei der Berechnung mit dem Faktor 0,5 gewichtet, Beschäftigte mit einer Wochenarbeitszeit über 20 bis 30 Stunden mit dem Faktor 0,75, Beschäftigte mit höheren Wochenarbeitszeiten mit dem Faktor 1 (§ 2 Abs. 5 DGUV-Vorschr. 2; § 6 Abs. 1 Satz 4 ArbSchG).

Fallbeispiel 1 Ein Betrieb hat im Jahresdurchschnitt 8 Vollzeitkräfte sowie 44 Kräfte mit je 20 Wochenstunden; hieraus errechnet sich für die Berechnung der Betreuungsmodelle eine Gesamtzahl von 30 Beschäftigten. Der Betrieb ist also berechtigt, das alternative Betreuungsmodell zu wählen, selbst für den Fall, dass die diesbezügliche Grenze des betreffenden UV-Trägers bei 30 Beschäftigten liegt. Würde man hier die reine Personenzahl („Köpfe") zählen, würde der Betrieb mit insgesamt 52 Beschäftigten in keinem Fall am alternativen Betreuungsmodell teilnehmen können.

Fall
beispiel 2 Ein Betrieb hat im Jahresdurchschnitt 4 Vollzeitkräfte und 8 Beschäftigte mit je 25 Wochenstunden; hieraus errechnet sich eine Gesamtzahl von 10 Beschäftigten. Möchte der Betrieb die Regelbetreuung durchführen, ist er somit berechtigt, die Regelbetreuung für bis zu 10 Beschäftigte ohne verbindliche Vorgaben der Einsatzzeit zu wählen.

Regelbetreuung von Betrieben mit bis zu 10 Beschäftigten
(§ 2 Abs. 2 sowie Anlage 1 DGUV-Vorschr. 2)

▶ Es werden keine rechtlich verbindlichen Einsatzzeiten angegeben. Einige UV-Träger geben rechtlich nicht verbindliche Empfehlungen oder Richtwerte in den Anlagen, Anhängen der Vorschrift oder an anderer Stelle.

▶ Bei der Grundbetreuung muss der Sachverstand von Betriebsärzten und Fachkräften für Arbeitssicherheit einbezogen werden. Dies kann dadurch geschehen, dass der Erstberatende den Sachverstand des jeweils anderen Sachgebietes hinzuzieht.

▶ Der Inhalt dieser vorgeschriebenen Grundbetreuung umfasst wenigstens die Unterstützung bei der Erstellung bzw. der Aktualisierung der Gefährdungsbeurteilung.

▶ Eine Wiederholung der Grundbetreuung ist in jedem Fall bei maßgeblicher Änderung der Arbeitsverhältnisse erforderlich.

▶ Darüber hinaus werden rechtlich verbindliche Höchstabstände der Betreuungsfristen vorgegeben, die zwischen den jeweils zuständigen UV-Trägern variieren können.

▶ Außerdem muss der Unternehmer bei entsprechendem Anlass zusätzlich eine bedarfsorientierte Betreuung durch den Betriebsarzt bzw. die Sicherheitsfachkraft durchführen lassen.

▶ Mögliche Anlässe der ergänzenden bedarfsorientierten Betreuung werden in Anlage 1 aufgeführt; sie sind identisch mit den Anlässen der bedarfsorientierten Betreuung im alternativen Betreuungsmodell (s. unten).

Alternatives Betreuungsmodell
(§ 2 Abs. 4 sowie Anlage 3 DGUV-Vorschr. 2)

▶ Voraussetzung ist die erfolgreiche und mit einem Zertifikat belegte Teilnahme des Unternehmers an einer durch den jeweiligen UV-Träger durchgeführten oder durch ihn autorisierten Motivations- und Informationsmaßnahme. Je nach Unfall- und Gesundheitsgefahren in den einzelnen Branchen enthält die Maßnahme unterschiedliche Inhalte und Formen der Wissensvermittlung. Enthalten sind in jedem Fall grundsätzliche Informationen zum Arbeitsschutz und zum Arbeitsschutzrecht sowie branchenbezogene Informationen zu Unfall- und Gesundheitsgefahren, geeigneten Präventionsmöglichkeiten und Anlässen betriebsärztlicher und sicherheitstechnischer Betreuung.

▶ Als Voraussetzung muss der Unternehmer aktiv in das Betriebsgeschehen eingebunden sein. Als Teilnehmer kommen deshalb nur Eigentümer oder Personen, denen Arbeitgeberpflichten übertragen sind (z. B. Geschäftsführer, Betriebsleiter etc.) in Frage; sie müssen Maßnahmen des Arbeitsschutzes im Betrieb anordnen und durchsetzen können.

▶ Der Unternehmer muss regelmäßig an zugelassenen Fortbildungsmaßnahmen in den von den jeweiligen UV-Trägern festgelegten zeitlichen Höchstabständen teilnehmen.

▶ Es werden keine rechtlich verbindlichen Einsatzzeiten angegeben oder irgendwelche Empfehlungen hierzu gegeben.

▶ Es wird vorausgesetzt, dass der so geschulte Unternehmer in der Lage ist, den Bedarf an betriebsärztlicher und sicherheitstechnischer Beratung zu erkennen und deren Durchführung sicherzustellen.

▶ Mögliche Anlässe der ergänzenden bedarfsorientierten Betreuung werden in Anlage 3 aufgeführt; sie sind identisch mit den Anlässen der ergänzenden bedarfsorientierten Elemente bei der Regel-Betreuung von Betrieben mit bis zu 10 Beschäftigten (s. unten).

Mögliche Anlässe bedarfsorientierter Betreuung durch den Betriebsarzt bei der Regelbetreuung von Betrieben mit bis zu 10 Beschäftigten und im alternativen Betreuungsmodell (nicht abschließende Auflistung: Anlage 1 und Anlage 3 DGUV Vorschr. 2)

Ein Großteil der genannten Anlässe kann alternativ oder kooperativ auch Anlass für eine bedarfsorientierte sicherheitstechnische Betreuung sein:

- ▶ Planung, Errichtung und Änderung von Betriebsanlagen,
- ▶ Einführung neuer Arbeitsmittel, die ein erhöhtes Gefährdungspotenzial zur Folge haben,
- ▶ grundlegende Änderung von Arbeitsverfahren,
- ▶ Einführung neuer Arbeitsverfahren,
- ▶ Gestaltung neuer Arbeitsplätze und -abläufe,
- ▶ Einführung neuer Arbeitsstoffe bzw. Gefahrstoffe, die ein erhöhtes Gefährdungspotenzial zur Folge haben,
- ▶ Beratung der Beschäftigten über besondere Unfall- und Gesundheitsgefahren bei der Arbeit,
- ▶ Untersuchung von Unfällen und Berufskrankheiten,
- ▶ Erstellung von Notfall- und Alarmplänen.
- ▶ eine grundlegende Umgestaltung von Arbeitszeit-, Pausen- und Schichtsystemen,
- ▶ die Erforderlichkeit der Durchführung arbeitsmedizinischer Vorsorgeuntersuchungen, Beurteilungen und Beratungen,
- ▶ Suchterkrankungen, die ein gefährdungsfreies Arbeiten beeinträchtigen,
- ▶ Fragen des Arbeitsplatzwechsels sowie der Eingliederung und Wiedereingliederung behinderter Menschen und der (Wieder-) Eingliederung von Rehabilitanden,
- ▶ die Häufung gesundheitlicher Probleme,
- ▶ das Auftreten posttraumatischer Belastungszustände.

Einige UV-Träger führen noch weitere Betreuungsanlässe an, wie z. B.

- ▶ Einführung neuer persönlicher Schutzausrüstung und Einweisung der Beschäftigten, falls erforderlich
- ▶ Das Auftreten von Gesundheitsbeschwerden oder Erkrankungen, die durch die Arbeit verursacht sein könnten,
- ▶ Wunsch des Arbeitnehmers nach betriebsärztlicher Beratung.

Alternative bedarfsorientierte Betreuung in Betrieben mit bis zu 10 Beschäftigten durch Kompetenzzentren
(§ 2 Abs. 4 sowie Anlage 4 DGUV Vorschr. 2)

- ▶ Diese Betreuungsform setzt die Schaffung von Kompetenzzentren durch den jeweiligen UV-Träger, die in eigener Regie oder in deren Auftrag betrieben werden, voraus.
- ▶ Die Betreuung erfolgt dann durch diese Kompetenzzentren.
- ▶ Diese Betreuungsform wird nur von einzelnen UV-Trägern angeboten.
- ▶ Die Voraussetzungen und Anforderungen an den Unternehmer ähneln denen des im vorangegangenen Abschnitt dargestellten alternativen Betreuungsmodells.

Regelbetreuung von Betrieben mit über 10 Beschäftigten
(§ 2 Abs. 3, Anlage 2 sowie Anhänge 3 und 4 DGUV-Vorschr. 2)
Es erfolgt eine Aufteilung der Gesamtbetreuung in eine mit festen Einsatzzeiten rechtsverbindlich belegte Grundbetreuung und eine individuelle betriebsspezifische Betreuung ohne vorgegebene Einsatzzeiten.

Grundbetreuung

- ▶ Aufteilung der Gesamtbetreuungszeit in eine mit festen Einsatzzeiten rechtsverbindlich belegte Grundbetreuung und eine individuelle betriebsspezifische Betreuung ohne vorgegebene Einsatzzeiten. Hinweis: die Einsatzzeiten für die Grundbetreuung stellen keine Mindest-Einsatzzeiten dar! Sie sind also nicht in Einzelvereinbarungen ausweitbar. Dafür kommen betriebsspezifische Anteile der Betreuung zusätzlich hinzu.
- ▶ Einheitliche und für alle gewerblichen wie öffentlichen Unfallversicherungsträger gleiche und verbindliche Einstufung von Betrieben in eine von drei Gefährdungsgruppen (I, II, III). Es ergeben sich somit keine Diskrepanzen gleicher Wirtschaftszweige oder Tätigkeiten bei verschiedenen UV-Trägern hinsichtlich der Betreuungszeit mehr, wie dies in der Vergangenheit öfter der Fall war.

► Die Einstufung in die Gefährdungsgruppen erfolgt in Abhängigkeit von dem Betriebszweck (primären Wirtschaftsziel) des betreffenden Betriebes nach dem Wirtschaftszweigschlüssel des statistischen Bundesamtes (WZ-Schlüssel). Hierbei kommt es nicht auf die konkrete Tätigkeit der Beschäftigten oder deren Mehrzahl an. Der WZ-Schlüssel wird weder von den UV-Trägern noch den staatlichen Arbeitsschutzbehörden vergeben und ist diesen im Einzelfall auch nicht bekannt!
Der Betrieb kennt i. d. R. seinen WZ-Schlüssel; falls nicht, kann er sich anhand des Statistischen Jahrbuchs der Bundesregierung unter http://www.destatis.de informieren; den exakten WZ-Schlüssel kann der jeweilige Betrieb im Einzelfall von dem jeweils zuständigen statistischen Landesamt erfragen (sollte dort allerdings auf Aktualität geprüft werden)! Hinweise auf die in Frage kommenden WZ-Schlüssel gibt auch die DGUV-Vorschr. 2 des jeweils zuständigen UV-Trägers in Anlage 2 Abschnitt 4. Der WZ-Schlüssel muss vom jeweiligen Betrieb ermittelt werden.

> **!** Es ist nicht Aufgabe des Betriebsarztes, den Wirtschaftzweigschlüssel für die zu betreuenden Betriebe zu ermitteln! Dies kann im Einzelfall zu Fehleinstufungen führen!

► Einbeziehung aller Mitarbeiter des betreffenden Betriebs in dieselbe Gefährdungsgruppe. Die der Einstufung entsprechende Betreuungszeit pro Jahr wird dann für alle Beschäftigten des Betriebes angesetzt. Die früher üblichen Differenzierungen der Einsatzzeit für Betriebsärzte und Sicherheitsfachkräfte innerhalb eines Betriebes zwischen gewerblichen Arbeitnehmern und Beschäftigten im Verwaltungs-/Bürobereich sowie ggf. nach weiteren Gefährdungsabstufungen entfällt!
► Die Einsatzzeit für die Grundbetreuung nach den 3 Gruppierungsstufen erfolgt für Betriebsärzte und für Sicherheitsfachkräfte gemeinsam. Eine fixe Aufteilung zwischen beiden ist nicht mehr gegeben und muss somit im

Einzelfall auf betrieblicher Ebene vereinbart werden. Festgelegt ist lediglich, dass ein Minimum von 20 % der Gesamt-Einsatzzeit, in jedem Fall jedoch von mindestens 0,2 Einsatzstunden pro Beschäftigtem und Jahr, für die jeweiligen Akteure (Betriebsarzt bzw. Sicherheitsfachkraft) nicht unterschritten werden darf. Einige UV-Träger geben in den Anhängen der DGUV-Vorschr. 2 oder an anderer Stelle nicht rechtsverbindliche Empfehlungen zur Aufteilung der Betreuungszeiten zwischen den beiden Akteuren, die je nach UV-Träger erheblich voneinander abweichen können. Zahlreiche andere UV-Träger verzichten auf solche Empfehlungen.
► Die Betreuungszeit je Beschäftigtem im Rahmen der Grundbetreuung ist unabhängig von der Zahl der Beschäftigten im Betrieb; es erfolgt keine Degression der Einsatzzeit mit zunehmender Zahl der Beschäftigten, wie in der Vergangenheit.
► Die Zählung der Zahl der Beschäftigten, aus denen sich der Multiplikator mit der Einsatzzeit je Mitarbeiter im Rahmen der Grundbetreuung ergibt, kann unabhängig von der wöchentlichen Arbeitszeit „kopfbezogen" (Faktor = 1) oder abgestuft in Abhängigkeit von der wöchentlichen Arbeitszeit analog zur Festlegung der Wahl des Betreuungsmodells (§ 2 Abs. 5 DGUV-Vorschr. 2; § 6 Abs. 1 Satz 4 ArbSchG) erfolgen; maßgeblich ist die jeweilige Regelung des betreffenden UV-Trägers.
► Wegezeiten können nicht als Einsatzzeiten angerechnet werden.

Zeitlicher Umfang der Grundbetreuung für Betriebsärzte und Sicherheitsfachkräfte gesamt:
Je nach Einstufung des Betriebs ergibt sich eine Eingruppierung in eine der folgenden Gruppen (Anlage 2 DGUV Vorschr. 2):

	Gruppe I	Gruppe II	Gruppe III
Einsatzzeit (Std./Jahr pro Beschäftigtem/r)	2,5	1,5	0,5

Rechtsverbindliche Aufgabenfelder der Grundbetreuung (Anlage 2 Teil 2 DGUV-Vorschrift 2):
Diese Anlage enthält insgesamt 9 Aufgabenfelder mit zahlreichen Unterpunkten, die in der Grundbetreuung zu beachten sind (Box 5.3). Darin wird keine Differenzierung nach Aufgaben des Betriebsarztes und der Sicherheitsfachkraft vorgenommen.

Nicht rechtsverbindliche Konkretisierung der 9 Aufgabenfelder der Grundbetreuung (Anhang 3 DGUV-Vorschr. 2):

Box 5.3: Aufgabenfelder der Grundbetreuung (Hauptgruppen)
1. Unterstützung bei der Gefährdungsbeurteilung (Beurteilung der Arbeitsbedingungen)
2. Unterstützung bei grundlegenden Maßnahmen der Arbeitsgestaltung – Verhältnisprävention
3. Unterstützung bei grundlegenden Maßnahmen der Arbeitsgestaltung – Verhaltensprävention Hierzu gehören u. a. auch die Unterstützung bei Unterweisungen und kollektive arbeitsmedizinische Beratungen
4. Unterstützung bei der Schaffung einer geeigneten Organisation und Integration in die Führungstätigkeit
5. Untersuchung nach Ereignissen
6. Allgemeine Beratung von Arbeitgebern und Führungskräften, betrieblichen Interessenvertretungen, Beschäftigten
7. Erstellung von Dokumentationen, Erfüllung von Meldepflichten
8. Mitwirken in betrieblichen Besprechungen.Hierzu gehört u. a. die Teilnahme an Sitzungen des Arbeitsschutzausschusses
9. Selbstorganisation Hierzu gehört u. a. auch die Organisation der eigenen Fortbildung (nicht jedoch die inhaltliche Durchführung der Fortbildung, die außerhalb der betriebsärztlichen Einsatzzeit erfolgen muss)

Dieser Anhang listet zu den Aufgabenfeldern der Grundbetreuung nach Anlage 2 auf insgesamt 8 Seiten unverbindlich mögliche Aufgaben von Betriebsarzt und Fachkraft für Arbeitssicherheit auf, die im Rahmen der gesetzlich vorgeschriebenen Aufgaben nach §§ 3 und 6 Arbeitssicherheitsgesetz anfallen können.

Betriebsspezfische Betreuung
Rechtsverbindliche Feststellung des Bedarfs an betriebsspezifischer Betreuung (Anlage 2 Teil 3 DGUV-Vorschr. 2):

▶ Für diesen Teil der Betriebsbetreuung werden keine zeitlichen Vorgaben gemacht. Dies entspricht der Zielsetzung, an dieser Stelle die individuellen Erfordernisse des einzelnen Betriebs abzubilden, die auch in gleichartigen Branchen im Einzelfall sehr unterschiedlich sein können.

▶ Der Bedarf an betriebsspezifischer Betreuung kann sich im zeitlichen Verlauf u. U. rasch ändern (z. B. infolge zeitlich begrenzter Aktionen der Gesundheitsförderung), so dass er regelmäßig aktualisiert werden muss.

▶ Der Bedarf an betriebsspezifischer Betreuung „wird vom Unternehmer in einem Verfahren ermittelt, das die nachfolgend aufgeführten Aufgabenfelder sowie Auslöse- und Aufwandskriterien berücksichtigt. Das Verfahren erfordert, dass der Unternehmer alle Aufgabenfelder hinsichtlich ihrer Relevanz für die betriebsärztliche und sicherheitstechnische Betreuung regelmäßig, insbesondere nach wesentlichen Änderungen, prüft."

▶ Die Aufgaben sind in vier Bereiche mit jeweils zahlreichen Unterpunkten aufteilt. Die Hauptaufgabenbereiche sind in Box 5.4.

▶ „Die Ermittlung von Dauer und Umfang der betriebsspezifischen Betreuung beinhaltet die Prüfung durch den Unternehmer, welche Aufgaben im Betrieb erforderlich sind, und die Festlegung des entsprechenden Personalaufwandes für die Aufgabenerledigung. Er hat auf der Grundlage des ermittelten Personalaufwandes die Betreuungsleistung mit Betriebsarzt und Fachkraft für Arbeitssicherheit festzulegen und schriftlich zu vereinbaren."

Box 5.4: Hauptaufgabenbereiche der betriebsspezifischen Betreuung

1. Regelmäßig vorliegende betriebsspezifische Unfall- und Gesundheitsgefahren, Erfordernisse zur menschengerechten Arbeitsgestaltung.
   Dazu gehören u. a. die Erfordernis arbeitsmedizinischer Vorsorge, die Berücksichtigung des demografischen Wandels und die Unterstützung bei der Weiterentwicklung eines Gesundheitsmanagements
2. Betriebliche Veränderungen in den Arbeitsbedingungen und in der Organisation
3. Externe Entwicklung mit spezifischem Einfluss auf die betriebliche Situation
   Hierzu gehören insbesondere neue Vorschriften und die Weiterentwicklung des Stands der Technik und der Arbeitsmedizin
4. Betriebliche Aktionen, Programme und Maßnahmen, Schwerpunktprogramme, Kampagnen sowie Unterstützung von Aktionen zur Gesundheitsförderung

► „Ein Verfahren zur Ermittlung der Betreuungsleistungen einschließlich der Anwendung der Auslöse- und Aufwandskriterien ist in Anhang 4 näher erläutert."
► Bedeutsam ist festzuhalten, dass die Arbeitsmedizinische Vorsorge einschließlich der erforderlichen (Pflichtuntersuchungen) oder anzubietenden (Angebotsuntersuchungen) Vorsorgeuntersuchungen wie auch Wunschuntersuchungen im Rahmen des betriebsspezifischen Betreuungsteils durchzuführen sind (Punkt 1.4 der Aufgabenfelder).
   Hierzu gehören auch Untersuchungen auf Wunsch der Beschäftigten bei Nachtarbeit entsprechend dem Arbeitszeitgesetz (Punkt 1.3 der Aufgabenfelder in Anlage 2 Teil 3 sowie Konkretisierung in Anhang 4 DGUV-Vorschr. 2).
► Dem Betriebsarzt steht in aller Regel somit insgesamt ein höherer inhaltlicher und zeitlicher Umfang an Betreuung zur Verfügung als dies die mit der Sicherheitsfachkraft zu teilende Grundbetreuungszeit alleine widerspiegelt.
► Dem Charakter der betriebsspezifischen Betreuung entsprechend werden rechtlich verbindliche Zeitvorgaben für einzelne der Aufgabenpunkte nicht gemacht. Dies gilt auch für Vorsorgeuntersuchungen.
► Gleichwohl geben einige UV-Träger in den Anhängen oder an anderer Stelle rechtlich nicht verbindliche Empfehlungen für den im Allgemeinen anzusetzenden Zeitumfang der betriebsspezifischen Betreuung für bestimmte Branchen, Gewerbezweige, Gefährdungen bzw. Aufgabenfelder.

Nicht rechtsverbindliche Anhaltspunkte und Konkretisierungen zur Ermittlung der erforderlichen betriebsspezifischen Betreuung (Anhang 4 DGUV-Vorschr. 2):

► Dieser Anhang enthält eine insgesamt 20-seitige Matrix, mit deren Hilfe der Bedarf an betriebsspezifischer Betreuung ermittelt werden kann.
► Die Matrix enthält in nicht abschließender Form eine Vielzahl von Auslösekriterien für jeden einzelnen der Unterpunkte innerhalb der vier übergeordneten Aufgabenfelder nach Anlage 2 Teil 3 der DGUV-Vorschr. 2.
► Wenn auch nur für einen einzigen Unterpunkt eines der als Auswahl angegebenen Auslösekriterien zu bejahen ist, so ist der Bedarf an betriebsspezifischer Betreuung gegeben.
► In einem weiteren Schritt muss dann der Arbeitsaufwand für die einzelnen zutreffenden Betreuungsfelder ermittelt und dem Betriebsarzt bzw. der Sicherheitsfachkraft zugeordnet werden.
► Abschließend ist dann der zeitliche Umfang der erforderlichen betriebsspezifischen Betreuung für beide Fachdisziplinen festzulegen und zu vereinbaren.

Grundsätzlich sind die Betriebe frei, in welcher Form sie den betriebsspezifischen Betreuungsbedarf ermitteln wollen. Die in diesem Anhang aufgeführte Matrix stellt jedoch eine sehr umfassende Auflistung aller üblicherweise in Frage kommender Betreuungsindikationen dar, die dem Betriebsarzt bei Bedarf eine Argumentationshilfe zur Sicherstellung einer angemessenen betriebsspezifischen Betreuung sein kann.

Vereinbarung über Umfang und Zeitaufwand der betriebsärztlichen Betreuung
(Anlage 2 sowie Anhang 4 DGUV-Vorschr. 2)

Bei der Festlegung der Grundbetreuung und der betriebsspezifischen Betreuung hat sich der Unternehmer durch Betriebsarzt wie auch Sicherheitsfachkraft beraten zu lassen. Sowohl für die Fixierung der Aufteilung der Grundbetreuung als auch für die Festlegung von Umfang und Dauer der betriebsspezifischen Betreuung hat der Unternehmer eine schriftliche Vereinbarung mit dem Betriebsarzt wie auch der Sicherheitsfachkraft zu schließen.

Die verbindliche Festlegung der Aufteilung der Grundbetreuung wie auch die Festlegung der betriebsspezifischen Betreuung ist somit gegen den Willen des Betriebsarztes nicht möglich.

5.7 Arbeitsmedizinische Vorsorgeverordnung

Ziel und Zweck

> ❗ Die Verordnung dient der frühzeitigen Erkennung und Verhütung arbeitsbedingter Erkrankungen einschließlich Berufskrankheiten, der Beschäftigungsfähigkeit und der Gesundheit der Versicherten (§ 1).

Die Erkenntnisse aus der arbeitsmedizinischen Vorsorge sollen in die Gefährdungsbeurteilung einfließen (§ 2). Im Einzelnen werden Vorsorgeuntersuchungen genannt mit dem Ziel der Früherkennung arbeitsbedingter Gesundheitsstörungen und der Feststellung einer erhöhten gesundheitlichen Gefährdung.

Ein neu zu bestellender Ausschuss für Arbeitsmedizin beim BMAS soll u. a. Anlässe von Untersuchungen konkretisieren, weitere Regeln und Empfehlungen zur arbeitsmedizinischen Vorsorge erarbeiten (§ 9) und diese über das BMAS ggf. im Gemeinsamen Ministerialblatt bekannt geben (§ 9 Abs. 4); diese sind dann als Stand der Technik anzusehen.

Es werden Pflichten des Arbeitgebers (§ 3), des Arztes/der Ärztin (§ 6) und Anforderungen an den Arzt/die Ärztin (§ 7) benannt; diese sind in den Abschnitten 5.2 und 5.3.3 dargestellt.

Wichtig ist die Aussage, dass sich eine Vorsorgeuntersuchung bei fehlender Indikation für weitergehende Maßnahmen auch bereits in einer Beratung erschöpfen kann (§ 2 Abs. 2) und dass Biomonitoring bei Vorliegen arbeitsmedizinisch anerkannter Analysenverfahren und geeigneter Werte zur Beurteilung Bestandteil der arbeitsmedizinischen Vorsorgeuntersuchungen ist (§ 6 Abs. 2). Der Arbeitgeber erhält eine Mitteilung über das Untersuchungsergebnis ausschließlich bei Pflichtuntersuchungen (§ 3). Breiten Raum nimmt die Regelung einschließlich Indikation von Vorsorgeuntersuchungen ein (§§ 2, 4, 5, und rechtsverbindlicher Anhang Teile 1 bis 4) ein. Die einzelnen Untersuchungen und Untersuchungsanlässe werden im Anhang konkretisiert; sie sind in die ArbMedVV übergeleitet worden aus den früheren Fassungen der GefStV, BioStV, Lärm-VibrationsSchV, DruckLV und der BGV A4.

Pflichtuntersuchungen. Die erfolgte Untersuchung ist Voraussetzung zur Durchführung der gefährdenden Tätigkeit; ohne durchgeführte Untersuchung darf der Mitarbeiter nicht mit der gefährdenden Tätigkeit beauftragt werden (§ 4).

Angebotsuntersuchungen. Die Untersuchungen muss der Arbeitgeber vor Aufnahme der Tätigkeit und dann in regelmäßigen Abständen anbieten, die Durchführung ist jedoch nicht Voraussetzung zur Ausübung der gefährdenden Tätigkeit (§ 5). Auch bei Ablehnung eines Untersuchungsangebots durch den Beschäftigten muss der Arbeitgeber diesem nachfolgend auch weiterhin Untersuchungsangebote machen.

Zeitpunkt der Untersuchungen. Pflicht- wie auch Angebotsuntersuchungen werden vor Aufnahme einer bestimmten Tätigkeit als Erstuntersuchung, dann während und bei Beendigung der Tätigkeit als Nachuntersuchung durchgeführt (§ 2).

Bei Tätigkeiten, bei denen auch noch nach längeren Latenzzeiten Gesundheitsstörungen auftreten können, sind den Arbeitnehmern auch nach Ende der gefährdenden Tätigkeit Untersuchungen als sog. nachgehende Untersuchungen anzubieten (§ 2). Regelhaft ist dies der Fall bei Exposition gegenüber krebserzeugenden Gefahrstoffen der Kategorie 1 oder 2 nach Gefahrstoffverordnung (Anhang Teil 1). Der Arbeitgeber kann mit Einwilligung der betroffenen Versicherten die Angebotsverpflichtung für nachgehende Untersuchungen an den Unfallversicherungsträger übertragen (§ 5).

Wunschuntersuchungen. Sie sind auf Wunsch des Arbeitnehmers/der Arbeitnehmerin durch den Arbeitgeber zu gewähren (§ 2 ArbMedVV in Verbindung mit § 11 Arbeitsschutzgesetz).

Ergebnis der Untersuchungen. Das Ergebnis der Untersuchungen ist mit wenigen Ausnahmen rechtlich nicht mit einer Erlaubnis oder einem Verbot für die gefährdende Tätigkeit gekoppelt!

Dies gilt auch für den Fall von Pflichtuntersuchungen! Zur Ausübung der Tätigkeit muss hierbei lediglich die Untersuchung durchgeführt sein; die Tätigkeit darf auch ausgeübt werden, wenn der Arzt gesundheitliche Bedenken äußert. Seine Stellungnahme dient zunächst lediglich der Beratung des Untersuchten und ggf. des Arbeitgebers; etwaige Konsequenzen hieraus fallen dann in den Bereich des Arbeitsrechts und sind nicht mehr Aufgabe der betriebsärztlichen Tätigkeit (mit Ausnahme von Situationen konkret erkennbarer und unmittelbarer Gesundheitsgefährdung, die eine Intervention nach § 7 Abs. 2 BGV A1/DGUV-Vorschr. 1 erforderlich machen können). Abweichungen hiervon bestehen nur, wenn im Anhang der ArbMedVV die gesundheitliche Unbedenklichkeit als Voraussetzung für einzelne Tätigkeiten besonders vorgeschrieben ist (§ 4

Abs. 2). Bisher ist dies nur für den Fall von Arbeiten in Druckluft unter Bezug auf die DruckLV gegeben (Anhang Teil 3 Abs. 1 Punkt 5).

Indikation von Angebots- und Pflichtuntersuchungen im Einzelnen
In Anhang der ArbMedVV sind Tatbestände im Einzelnen benannt, bei denen entweder Vorsorgeuntersuchungen zu veranlassen sind (Pflichtuntersuchungen) oder anzubieten sind (Angebotsuntersuchungen). Diese sind in Box 5.5 dargestellt.

Inhalt, Form und Zeitabstände von Vorsorgeuntersuchungen. Hierzu finden sich in der ArbMedVV keinerlei Angaben.

5.8 DGUV-Grundsätze für arbeitsmedizinische Vorsorgeuntersuchungen

Diese „G-Sätze" waren weder in der Vergangenheit rechtlich verbindlich noch sind sie es jetzt. In der Vergangenheit erlangten sie im Falle der früher erforderlichen Ermächtigungen zur Durchführung arbeitsmedizinischer Vorsorgeuntersuchungen gegenüber der ermächtigenden Behörde bzw. der gesetzlichen Unfallversicherung eine Bindungswirkung. Mit Wegfall dieser Ermächtigungspflichten besteht diese nicht mehr.

> **!** Die G-Sätze stellen erprobte Empfehlungen und Anhaltspunkte für eine gute Praxis in der Durchführung von Vorsorgeuntersuchungen dar, sowohl im Hinblick auf rechtsverbindlich geregelte Untersuchungsanlässe als auch sonstige Vorsorgeuntersuchungen und andere Untersuchungen (z. B. Eignungsuntersuchungen für Fahr-, Steuer- und Überwachungstätigkeiten sowie Arbeiten mit Absturzgefahr).

Von ihnen darf abgewichen werden; dies ist in einigen Bereichen, z. B. bei Empfehlungen der G-Sätze zu Röntgenaufnahmen die den Strahlenschutzvorgaben zuwiderlaufen, in der Praxis sogar häufiger der Fall.

> **Box 5.5: Indikationen von Pflicht- und Angebotsuntersuchungen nach der Arbeitsmedizinischen Vorsorgeverordnung**
>
> ❑ Gefahrstoffe imkl. Feuchtarbeit (Anhang Teil 1): Je nach Art und ggf. Höhe bzw. Dauer der Exposition bei den dort benannten Gefahrstoffen bzw. Tätigkeiten: Pflicht- oder Angebotsuntersuchung, ggf. inkl. nachgehenden Untersuchungen
> ❑ Biologische Arbeitsstoffe (Anhang Teil 2): Je nach den dort benannten Arbeitsstoffen (Keimen) bzw. Tätigkeiten: Pflicht- oder Angebotsuntersuchung sowie ggf. Impfangebot
> ❑ Physikalische Einwirkungen:
> – Lärm (Anhang Teil 3): Bei Überschreitung der benannten unteren bzw. oberen Auslösewerte Pflicht- bzw. Angebotsuntersuchung
> – Vibrationen (Anhang Teil 3): Bei Überschreitung der benannten Auslöse- bzw. Grenzwerte Pflicht- bzw. Angebotsuntersuchung
> – Extreme Hitze-Belastung (Anhang Teil 3): Pflichtuntersuchung (Konkretisierung fehlt)
> – Extreme Kälte-Belastung ab −25 °C (Anhang Teil 3): Pflichtuntersuchung
> – Arbeiten in Druckluft (Anhang Teil 3): Pflichtuntersuchung (Untersuchung darf keine gesundheitlichen Bedenken ergeben! Zur Untersuchung ist Ermächtigung nach DruckLV erforderlich!).
>
> – Taucherarbeiten mit Atemgeräten (Anhang Teil 3): Pflichtuntersuchung
> – Tragen von Atemschutzgeräten der Gruppe 1 (Anhang Teil 4): Angebotsuntersuchung
> – Tragen von Atemschutzgeräten der Gruppen 2 und 3 (Anhang Teil 4): Pflichtuntersuchung
> – Tätigkeiten in den Tropen, Subtropen und sonstige Auslandsaufenthalte mit besonderen klimatischen Belastungen und Infektionsgefährdungen (Anhang Teil 4): Pflichtuntersuchung (Untersuchung kann regelhaft auch durch Ärzte mit Zusatzbezeichnung „Tropenmedizin" erfolgen).
> – Bildschirmarbeit (Anhang Teil 4): Angebotsuntersuchung (Eingrenzung auf Untersuchung der Augen und des Sehvermögens, bei Erfordernis Ermöglichung einer augenärztlichen Untersuchung; zum Charakter einer Eignungsuntersuchung dieser Vorsorgeuntersuchung s. Kap. 32).
> – Künstliche optische Strahlung (Anhang Teil 3): Bei Überschreitung der Grenzwerte nach OStrV bzw. bei Möglichkeit der Überschreitung der Grenzwerte nach OStrV Pflicht- bzw. Angebotsuntersuchung.

Sofern allerdings wesentliche Kernelemente der G-Sätze in der Untersuchung nicht enthalten sind, sollte die Bezeichnung „G-Untersuchung Nr. xy." nicht verwendet und durch eine neutrale Bezeichnung ersetzt werden.

Nachdem die Indikationen für arbeitsmedizinische Vorsorgeuntersuchungen abschließend in staatlichem Recht geregelt sind, sind auch die bisherigen „Auswahlkriterien zur Durchführung arbeitsmedizinischer Vorsorgeuntersuchungen" (BGI 504ff) als solche hinfällig. Die DGUV gibt in diesen BG-Informationen (DGUV Information 504ff) jedoch weiterhin „Handlungsanleitungen für die arbeitsmedizinische Vorsorge".

5.9   Ärztliches Berufsrecht

Ärztliche Untersuchungen von Arbeitnehmern im Rahmen des Arbeitsverhältnisses dürfen gemäß der einschlägigen Vorschriften nur von in der Arbeitsmedizin entsprechend fachkundigen

Ärzten durchgeführt werden. Mit der Einführung von breit angelegten Vorsorgeuntersuchungen und der Entwicklung der Berufsgenossenschaftlichen Grundsätze wurden über die „Ermächtigung" (vgl. Abschnitt 5.9) bislang ausschließlich kurativ tätige Ärzte mit Fortbildungskursen „ermächtigt", bestimmte Vorsorge-, Eignungs- oder Tauglichkeitsuntersuchungen an Arbeitnehmern durchzuführen. Es gibt kaum einen anderen Beruf als den des Arztes, bei dem die Ausbildung, die Weiterbildung, die Fortbildung sowie die Pflichten, die bei der Berufsausübung zu beachten sind, derart umfassend reglementiert sind.

Das staatliche und das autonome Ärztliche Berufsrecht der Kammern umfassen die folgenden wesentlichen Vorschriften:
1 Bundesärzteordnung (BÄO)
1.1 Approbationsordnung für Ärzte (AppOÄ)
1.2 Gebührenordnung für Ärzte (GOÄ)
2 Heilpraktikergesetz (HeilprG)
3 Heilberufe- (HeilBerG) oder Kammergesetze der 16 Bundesländer
4 Autonomes Recht der 17 Ärztekammern (KdöR)
4.1 Berufsordnung für Deutsche Ärzte (BO-Ä) der Ärztekammern
4.2 Weiterbildungsordnung für Ärzte (WBO-Ä) der Ärztekammern
4.3 Fortbildungsordnung für Ärzte (FBO-Ä) der Ärztekammern

Vorschriften zu ärztlichen Untersuchungen bei Arbeitnehmern im Hinblick auf ihre Berufsausübung (vgl. Kap. 32) sind teilweise bereits in den 30er Jahren entstanden, ohne dass bei deren Fortschreibung die Entwicklung des ärztlichen Berufsrechts immer ausreichend berücksichtigt wurde. Bereits der Begriff „Ärztliche Untersuchung" definiert den Personenkreis, der hierbei tätig werden darf, nämlich nur jemand, der mit der Berufsbezeichnung „Arzt" die „Heilkunde", d. h. für den Bereich der arbeitsmedizinischen Diagnostik das Feststellen oder das Ausschließen von kritischen Befunden im Hinblick auf die tätigkeitsbezogene Fragestellung, ausüben darf.

Als Körperschaften des öffentlichen Rechtes (K. d. ö. R.) dürfen die 17 Ärztekammern als Or-

> **Box 5.6: Regelungsinhalt der Berufsordnung für Deutsche Ärzte (Auszug)***
>
> ❑ §2 Abs. 2 Pflicht zur gewissenhaften Berufsausübung
> ❑ §2 Abs. 5 Pflicht zum Beachten relevanter Vorschriften
> ❑ § 4 Pflicht zur geeigneten Fortbildung
> ❑ § 5 Pflicht zur Qualitätssicherung
> ❑ § 8 Pflicht zur Aufklärung
> ❑ § 9 Ärztliche Schweigepflicht
> ❑ § 10 Dokumentationspflicht
> ❑ § 11 Gebot der Verhältnismäßigkeit diagnostischer Maßnahmen
> ❑ § 26 Gewissenhaftigkeit bei ärztlichen Gutachten
> ❑ § 27 Verbot der unerlaubten Werbung
>
> * (Muster-)Berufsordnung 2000 für die deutschen Ärztinnen und Ärzte in der Fassung der Beschlüsse des 107. Deutschen Ärztetages in Bremen

gane der Ärztlichen Selbstverwaltung autonomes Recht als Berufsordnung für Ärzte (BO-Ä), als Weiterbildungsordnung für Ärzte (WBO-Ä) und neuerdings Fortbildungsordnungen (FBOÄ) erlassen (Subsidiaritätsprinzip).

In den Heilberufe- bzw. Kammergesetzen der 16 Bundesländer ist den Ärztekammern weiterhin u. a. die Durchführung der ärztlichen Fortbildung, der Qualitätssicherung und der berufsständischen Gerichtsbarkeit als gesetzliche Aufgabe zugewiesen. In der Berufsordnung sind die Pflichten des Arztes detailliert aufgelistet (Box 5.6).

5.10 Arbeitsmedizinische Fachkunde

5.10.1 Inhalt der Arbeitsmedizinischen Fachkunde

„Die Arbeitsmedizin ist die Lehre von den Wechselbeziehungen zwischen Arbeit und Beruf einerseits sowie dem Menschen, seiner Gesundheit und seiner Krankheiten andererseits" (Deutsche Gesellschaft für Arbeitsmedizin und Umweltmedizin e.V.). Somit kommt im Bereich des Arbeitsschutzes dem medizinischen Arbeitsschutz als der Quelle der wissenschaftlichen Erkenntnisse über Ursache und Wirkung zwischen Arbeit und Gesundheit die höchste Priorität zu. Die Arbeitsmedizin hat somit die Aufgabe, den anderen Fachdisziplinen die Handlungsfelder aufzeigen, in denen im technischen sowie im sozialen Arbeitsschutz geeignete Regelungen zum Schutz der Gesundheit der Beschäftigten getroffen werden müssen.

Die Inhalte dieses medizinischen Fachgebiets sind in dem Curriculum nach § 2 Abs. 1 Nr. 4 i. V. m. Anhang I Nr. 4 der Weiterbildungsordnung für Ärzte beschrieben, die durch die Richtlinien über den Inhalt der Weiterbildung der Bundesärztekammer ergänzt werden. Zusammenfassend sind die Inhalte der Weiterbildung zum Facharzt für Arbeitsmedizin eine direkte Fortschreibung und Weiterentwicklung der nationalen und internationalen Richtlinien, Empfehlungen, Lernzielkataloge oder gesetzlichen Vorgaben (§ 3 ASiG).

Wesentlich für die Arbeitsmedizin ist die permanente kausale Verknüpfung zwischen Befunden und Diagnosen zu den tatsächlichen Belastungen am konkreten Arbeitsplatz. Hierfür ist eine spezielle, sich von der üblichen kurativen, final orientierten „Regelversorgung" klar zu unterscheidende arbeitsmedizinische Fachkunde erforderlich.

Diese, das Wesen und die Bedeutung des Fachs Arbeitsmedizin prägenden Besonderheiten, haben den Gesetzgeber bewogen, von dem vor 25 Jahren in § 4 Arbeitssicherheitsgesetz (ASiG) aufgenommenen, damals relativ unbestimmten Rechtsbegriff „erforderliche arbeitsmedizinische Fachkunde", in den neuen Gesetzen ab 1994 abzugehen und jetzt von arbeitsmedizinischen Untersuchungen bzw. von sonstigen arbeitsmedizinischen Maßnahmen zu sprechen (vgl. § 15 Abs. 1 Nr. 3 SGB VII, § 6 Abs. 3 ArbZG, §§ 11 und 18 ArbSchG).

Die klinische wie apparativ gestützte Befunderhebung und Diagnosestellung unterscheidet sich dabei – abgesehen von speziell entwickelten Analyseverfahren wie z. B. dem Biomonitoring – in der Arbeitsmedizin kaum oder nicht von anderen allgemeinmedizinischen oder organspezifischen Fachrichtungen. Der Unterschied wird aber bei der Bewertung der Befunde im Hinblick auf die Wechselwirkung mit der Arbeitswelt und den damit verbundenen Maßnahmen offensichtlich.

5.10.2 Erwerb der arbeitsmedizinischen Fachkunde

Ähnlich, wie sich der Begriff der arbeitsmedizinischen Fachkunde in den vergangenen 35 Jahren unterschiedlich entwickelt hat, ist auch die Vielfalt an Qualifikationsstufen und Wegen, wie diese Fachkunde erworben werden konnte, nur historisch zu verstehen. Der Erwerb der arbeitsmedizinischen Fachkunde ist nicht allein in der Weiterbildungsordnung für Ärzte, sondern in der Konkretisierung von § 4 ASiG detailliert in der UVV „Betriebsärzte" geregelt. Derzeit gibt es noch vier verschiedene Qualifikationsstufen, nach denen ein Arzt als fachkundig i. S. von § 4 ASiG angesehen wird (vgl. §§ 3 und 6 BGV A2).

Facharztbezeichnung „Arbeitsmedizin"
Der Facharzt für Arbeitsmedizin (Gebietsbezeichnung) kann mit einer regulären Weiterbildungszeit von mindestens 5 Jahren an einer von der Landesbehörde bzw. von der Ärztekammer zugelassenen Weiterbildungsstätte unter Anleitung und ständiger Aufsicht durch einen von der Ärztekammer zur Weiterbildung befugten Facharzt gemäß § 2 Abs. 1 Nr. 4 i. V. m. Anhang I Nr. 4 WBO-Ä erworben und mit mündlicher Prüfung und Urkunde abgeschlossen werden. Danach ist der Facharzt für Arbeitsmedizin – wie in allen anderen medizinischen Fachgebieten – nachweislich qualifiziert, alle in seinem Fachgebiet anfallenden Tätigkeiten auszuführen (Box 5.7).

Zusatzbezeichnung Betriebsmedizin
Die Zusatzbezeichnung „Betriebsmedizin" kann mit einer regulären Weiterbildungszeit von mindestens drei Jahren an einer von der Landesbehörde bzw. von der Kammer zugelassenen Weiterbildungsstätte unter Anleitung und ständiger Aufsicht durch einen von der Kammer zur Weiter-

Box 5.7: Gebiet Arbeitsmedizin*

Definition: Das Gebiet Arbeitsmedizin umfasst als präventivmedizinisches Fach die Wechselbeziehungen zwischen Arbeit und Beruf einerseits sowie Gesundheit und Krankheiten andererseits, die Förderung der Gesundheit und Leistungsfähigkeit des arbeitenden Menschen, die Vorbeugung, Erkennung, Behandlung und Begutachtung arbeits- und umweltbedingter Erkrankungen und Berufskrankheiten, die Verhütung arbeitsbedingter Gesundheitsgefährdungen einschließlich individueller und betrieblicher Gesundheitsberatung, die Vermeidung von Erschwernissen und die berufsfördernde Rehabilitation.

Facharzt für Arbeitsmedizin (Arbeitsmediziner)
Weiterbildungsziel: Ziel der Weiterbildung im Gebiet Arbeitsmedizin ist die Erlangung der Facharztkompetenz nach Ableistung der vorgeschriebenen Weiterbildungszeit und Weiterbildungsinhalte sowie des Weiterbildungskurses.
Weiterbildungszeit: 60 Monate (fünf Jahre) bei einem Weiterbilder an einer Weiterbildungsstätte gemäß § 5 Abs. 1 Satz 2, davon

- 24 Monate Innere Medizin und Allgemeinmedizin
- 36 Monate Arbeitsmedizin, davon können bis zu 12 Monate in anderen Gebieten angerechnet werden
- 360 Stunden Kurs-Weiterbildung gemäß § 4 Abs. 8 in Arbeitsmedizin, die während der 60 Monate Weiterbildung abgeleistet werden sollen

Weiterbildungsinhalt: Zusätzlich zu den in § 4 Abs. 3 aufgeführten Anforderungen Erwerb von Kenntnissen, Erfahrungen und Fertigkeiten in

- der Prävention arbeitsbedingter Gesundheitsstörungen und Berufskrankheiten sowie der auslösenden Noxen einschließlich epidemiologischer Grundlagen,
- der Gesundheitsberatung einschließlich Impfungen,
- der betrieblichen Gesundheitsförderung einschließlich der individuellen und gruppenbezogenen Schulung,
- der Beratung und Planung in Fragen des technischen, organisatorischen und personenbezogenen Arbeits- und Gesundheitsschutzes,
- der Unfallverhütung und Arbeitssicherheit,
- der Organisation und Sicherstellung der Ersten Hilfe und notfallmedizinischen Versorgung am Arbeitsplatz,
- der Mitwirkung bei medizinischer, beruflicher und sozialer Rehabilitation,
- der betrieblichen Wiedereingliederung und dem Einsatz chronisch Kranker und schutzbedürftiger Personen am Arbeitsplatz,
- der Bewertung von Leistungsfähigkeit, Belastbarkeit und Einsatzfähigkeit einschließlich der Arbeitsphysiologie,
- der Arbeits- und Umwelthygiene einschließlich der arbeitsmedizinischen Toxikologie,
- der Arbeits- und Betriebspsychologie einschließlich psychosozialer Aspekte,
- arbeitsmedizinischen Vorsorge-, Tauglichkeits- und Eignungsuntersuchungen einschließlich verkehrsmedizinischen Fragestellungen,
- den Grundlagen hereditärer Krankheitsbilder einschließlich der Indikationsstellung für eine humangenetische Beratung,
- der Indikationsstellung, sachgerechten Probengewinnung und -behandlung für Laboruntersuchungen einschließlich des Biomonitorings und der arbeitsmedizinischen Bewertung der Ergebnisse,
- der ärztlichen Begutachtung bei arbeitsbedingten Erkrankungen und Berufskrankheiten, der Beurteilung von Arbeits-, Berufs- und Erwerbsfähigkeit einschließlich Fragen eines Arbeitsplatzwechsels,

Box 5.7: *Fortsetzung*

- ❏ der arbeitsmedizinischen Erfassung von Umweltfaktoren sowie deren Bewertung hinsichtlich ihrer gesundheitlichen Relevanz,
- ❏ der Entwicklung betrieblicher Präventionskonzepte,
- ❏ definierten Untersuchungs- und Behandlungsverfahren,
- ❏ arbeitsmedizinischen Vorsorgeuntersuchungen nach Rechtsvorschriften,
- ❏ Arbeitsplatzbeurteilungen und Gefährdungsanalysen,

- ❏ Beratungen zur ergonomischen Arbeitsgestaltung,
- ❏ Ergometrie,
- ❏ Lungenfunktionsprüfungen,
- ❏ Beurteilung des Hör- und Sehvermögens mittels einfacher apparativer Techniken,
- ❏ arbeitsmedizinischer Bewertung von Messergebnissen verschiedener Arbeitsumgebungsfaktoren, z. B. Lärm, Klimagrößen, Beleuchtung, Gefahrstoffe.

*Quelle: Bayrische Landesärztekammer (Hrsg.) – (2007): Weiterbildungsordnung für die Ärzte Bayerns vom 24. April 2004 i. d. F. der Beschlüsse vom 14. Oktober 2007

Box 5.8: Betriebsmedizin*

Die Weiterbildungsinhalte der Zusatz-Weiterbildung Betriebsmedizin sind umfassend Gegenstand der Weiterbildung zum Facharzt für Arbeitsmedizin.

Definition: Die Betriebsmedizin umfasst die Vorbeugung und Erkennung von durch das Arbeitsgeschehen verursachten Erkrankungen sowie Maßnahmen zur Unfallverhütung.

Weiterbildungsziel: Ziel der Zusatz-Weiterbildung ist die Erlangung der fachlichen Kompetenz in der Betriebsmedizin nach Ableistung der vorgeschriebenen Weiterbildungszeit und Weiterbildungsinhalte sowie des Weiterbildungskurses.

Voraussetzung zum Erwerb der Bezeichnung:
24 Monate klinische Tätigkeit, davon 1 Jahr klinische oder poliklinische Weiterbildung im Gebiet Innere Medizin und Allgemeinmedizin. Weiterbildungszeit:

- ❏ 360 Stunden Kurs-Weiterbildung gemäß § 4 Abs. 8 in Arbeitsmedizin.

- ❏ 9 Monate Weiterbildung in der Betriebs- oder Arbeitsmedizin an einer Weiterbildungsstätte gemäß § 5 Abs. 1 Satz 3

Weiterbildungsinhalt: Erwerb von Kenntnissen, Erfahrungen und Fertigkeiten in

- ❏ Aufgaben und Organisation der Arbeitsmedizin einschließlich der Berufskunde, der Arbeits- und Industriehygiene und der Arbeitsphysiologie sowie der Arbeits- und Betriebspsychologie und -soziologie,
- ❏ der Klinik der Berufskrankheiten,
- ❏ den speziellen arbeitsmedizinischen Untersuchungen einschließlich der arbeitsmedizinischen Vorsorgeuntersuchungen,
- ❏ dem Arbeits- und Unfallschutz einschließlich der Arbeitsschutz- und Unfallverhütungsvorschriften,
- ❏ Epidemiologie, Statistik, Dokumentation,
- ❏ den Grundlagen des Systems der sozialen Sicherung,
- ❏ der Begutachtung.

*Quelle: Bayrische Landesärztekammer (Hrsg.) – (2007): Weiterbildungsordnung für die Ärzte Bayerns vom 24. April 2004 i. d. F. der Beschlüsse vom 14. Oktober 2007

bildung befugten Facharzt gemäß § 2 Abs. 2 Nr. 3 i.V.m. Anhang II Nr. 3 WBO-Ä erworben werden (Box 5.8).

„Vorläufige Fachkunde"

Entgegen allen sonstigen Gepflogenheiten im ärztlichen Weiterbildungsrecht gab es noch bis zur letzten Novellierung des Weiterbildungsrechts im Jahre 2003 die Besonderheit der vorläufigen Fachkunde, nach der auch in autodidaktischer Weiterbildung befindliche Ärzte ohne eine im sonstigen Weiterbildungsrecht institutionalisierte Anleitung und Fachaufsicht bereits eigenverantwortlich Aufgaben nach § 3 ASiG wahrnehmen durften.

„Kleine Fachkunde"

Die Sonderformen der sog. „Kleinen Fachkunde", die ebenfalls autodidaktisch, ohne ein echtes Element der Weiterbildungsregularien – vom Besuch des A-Kurses als einem Drittel des ansonsten vorgeschriebenen Weiterbildungsganges abgesehen – erworben werden konnte, berechtigt ebenfalls Aufgaben nach § 3 ASiG wahrzunehmen (vgl. § 6 Abs. 1 Nrn. 1 und 2 BGV A2). Der Erwerb dieser Qualifikationsstufe wurde allerdings mit Ablauf der Jahre 1985 bzw. 1987 befristet.

Weiterführende Literatur

Ärztekammer Nordrhein (Hrsg.): Fortbildungsordnung für die nordrheinischen Ärztinnen und Ärzte. Rhein. Ärzteblatt 2005; 3: 70–73.

Bayrische Landesärztekammer (Hrsg.): Weiterbildungsordnung für die Ärzte Bayerns vom 24. April 2004 i. d. F. der Beschlüsse vom 14. Oktober 2007.

Bundesärztekammer (Hrsg.): (Muster-)Richtlinien über den Inhalt der Weiterbildung in Gebieten, Teilgebieten und Bereichen entsprechend dem Beschluss des Vorstandes der Bundesärztekammer vom 7. April 1994.

Bundesärztekammer (Hrsg.): (Muster-)Berufsordnung für Ärzte ((M) BO-Ä 2000) nach den Beschlüssen des 103. Deutschen Ärztetages. Dt Ärztebl 1997; 97: C 2066.

Bundesärztekammer (Hrsg.): Kursbuch Arbeitsmedizin. Bundesärztekammer, Köln, 2001.

Bundesärztekammer (Hrsg.): Muster-Weiterbildungsordnung i. d. F. der Beschlüsse des 106. u. 107. Deutschen Ärztetages. Dt Ärztebl 2004; 101: 22.

Bundesministerium für Arbeit und Sozialordnung – BMA (Hrsg.): Richtlinie zur werksärztlichen Betreuung der Arbeitnehmer und zur Einrichtung werksärztlicher Dienste in den Betrieben und Unternehmen vom 10. Juni 1966. Bundesanzeiger 1966; 110: 2.

Bundesministerium für Arbeit und Soziales – BMAS (Hrsg.): Übersicht über das Arbeitsrecht/Arbeitsschutzrecht 2008. Nürnberg: BW Bildung und Wissen, 2008.

Deutsche Gesetzliche Unfallversicherung (DGUV): DGUV Vorschrift 2 Betriebsärzte und Fachkräfte für Arbeitssicherheit – Hintergrundinformationen für die Beratungspraxis, 2. Aufl. Wiesbaden: Universum, 2010.

Deutsche Gesetzliche Unfallversicherung (DGUV): Grundsätze für arbeitsmedizinische Vorsorgeuntersuchungen, 5. Aufl. Stuttgart: Gentner, 2010.

Giesen T: Arbeitsmedizinische Fachkunde. In: Triebig G, Kentner M, Schiele R (Hrsg.): Arbeitsmedizin – Handbuch für Theorie und Praxis, 1. Aufl. Stuttgart: Gentner, 2003, S. 133–142.

Giesen T, Zerlett G: Berufskrankheiten und medizinischer Arbeitsschutz – Ergänzbare Ausgabe mit Rechtsvorschriften, Merkblättern, Statistiken, sozialgerichtlichen Entscheidungen und Hinweisen zu § 9 Abs. 2 SGB VII, 7. Aufl., 50. Lfg. Dezember 2007. Stuttgart, Berlin, Köln: Kohlhammer, 1988/2007.

Giesen T: Medizinisches Lexikon der Arbeitsmedizinischen Untersuchungen – Ärztliche Untersuchungen im Arbeitsverhältnis (Eignung, Vorsorge, Begutachtung), 1. Aufl. Stuttgart: Gentner, 2007.

Lehnert G, Valentin H, Brenner W (Hrsg.): Almanach zum 25-jährigen Bestehen der Deutschen Gesellschaft für Arbeitsmedizin e.V. 1962–1987. Stuttgart: Gentner, 1987.

Schmeißer G: Die Rechtsverordnung zur Arbeitsmedizinischen Vorsorge – Aus Sicht der DGUV. Arbeitsmed Sozialmed Umweltmed – ASUpraxis 2009; 44: 44-45.

Zerlett G: Festschrift zum 50-jährigen Bestehen des Verbandes Deutscher Betriebs- und Werksärzte e.V. – Berufsverband Deutscher Arbeitsmediziner. Stuttgart: Gentner.

III

Berufskrankheiten

6 Durch chemische Einwirkungen verursachte Krankheiten

6.1 Metalle und Metalloide

6.1.1 BK 1101: Erkrankungen durch Blei oder seine Verbindungen

R. Schiele

Vorkommen und Gefährdungen

Blei (Pb) kommt in der Natur überwiegend als sulfidisches Erz (Bleiglanz = Galenit, PbS), oft auch in Kombination mit Zink-, Zinn-, Cadmium- und Silbererzen vor. Deswegen muss bei der Zinkgewinnung, aber auch beim Schmelzen und Verschrotten anderer Metalle, mit Belastungen der Arbeitswelt und Umwelt durch Blei gerechnet werden.

Aufgrund seines niedrigen Schmelzpunktes von nur 327 °C, seiner geringen Härte und seiner Korrosionsfestigkeit wurden Gebrauchsgegenstände schon seit Jahrtausenden aus Blei hergestellt. Bleirohre für Wasserleitungen wurden z. B. noch bis in die 70er Jahre des 20. Jahrhunderts installiert. Vor allem bei niedrigem pH-Wert und geringer Wasserhärte können sich darin höhere Konzentrationen anreichern als nach der Trinkwasserverordnung zulässig sind. Zurzeit sind dies noch 25 µg/l, bis 2013 wird aber eine stufenweise Absenkung bis auf 10 µg/l erfolgen. Bei Überschreitungen sollte das über Nacht in den Rohren gestandene Wasser nicht zur Zubereitung von Speisen und Getränken verwendet werden.

Weitere „historische Verwendungen" von metallischem Blei waren Schreibminen (moderne „Bleistifte" enthalten dafür Graphit!) sowie die Verwendung als Letternmetall („Bleisatz") in Druckereien. Hingegen sind Schutzplatten und -kleidung zur Abschirmung gegen ionisierende Strahlen (Röntgen- und Gammastrahlung) auch heute noch unentbehrlich. Auch wird es noch zur Ummantelung von Kabeln eingesetzt.

> **!** Blei gehört zu den wichtigsten toxischen Schwermetallen. Der größte Teil wird zur Herstellung von Akkumulatoren benötigt.

Der größte Teil von metallischem Blei wird zur Herstellung von Bleiakkumulatoren benötigt, die vor allem als Starterbatterien in Kraftfahrzeugen verwendet werden. Während des Betriebs dieser Batterien ist nicht mit einer Gefährdung durch Blei zu rechnen, hingegen evtl. mit Knallgasbildung (explosionsfähiges Wasserstoff-Sauerstoff-Gemisch) beim Überladen sowie Verätzungen durch evtl. austretende Schwefelsäure. Die Staubexposition bei der Herstellung der Akkumulatorplatten kann aber zu gefährlichen Belastungen der Arbeitnehmer führen. Noch gefährlicher ist das Einschmelzen von Bleischrott im Rahmen des Recycling. Beim Erhitzen über 550 °C kommt es schnell zum Verdampfen und Aufsteigen weißer Bleioxiddämpfe, die über die Lungen sehr effektiv (ca. 90 %) aufgenommen werden. Legierungen von Blei kommen z. B. bei der Herstellung von dekorativen Gegenständen aus Zinn und beim sog. Weichlöten elektrischer Kontakte mit dem Lötkolben oder in Lötbädern mit „Lötzinn" zum Einsatz. Sofern die kritische Temperatur dabei nicht überschritten wird, führt dies erfahrungsgemäß aber nicht zu erhöhten Belastungen. Die beim Löten aufsteigenden Dämpfe stammen aus Kolophonium, das dem Lötzinn als Flussmittel beigefügt wird. Beim Hartlöten mit der Flamme („Lötlampe") können hingegen gefährliche Me talloxidrauche entstehen. Blei in Schrotmunition und anderen Projektilen kann durch intensives Schießen in Hallen und selten auch aufgrund von Verletzungen zu Vergiftungen führen.

> **!** Die Bleiaufnahme bei der Arbeit erfolgt zumeist inhalativ in Dampf- oder Staubform. Gefährdungen bestehen auch beim Spritzen, Schleifen und Verschrotten.

Anorganische Bleiverbindungen wurden früher häufig als Farbpigmente eingesetzt, z. B. Bleiweiß (Bleicarbonat) auch als Wandanstriche in vielen Altbauten. Vor allem das intensiv orangefarbige Mischoxid „Bleimennige" ($2PbO \cdot PbO_2$) wird noch häufig als Rostschutzpigment verwendet. Gefährdungen für Beschäftigte verursacht dabei insbesondere die Exposition gegenüber den Verbindungen in atembarer Form, z. B. beim Spritzen, Schleifen, Abbrennen und Brennschneiden behandelter Metallteile. Auch bei der Herstellung von Bleikristallglas, das 24 % als Silikat gebundenes Blei enthält, das der Glasmasse zumeist in Form von Mennige beigefügt wird, kommt es im gesamten Produktionsprozess zu einer erhöhten Bleibelastung. Auch die Glasschleifer sind aufgrund des Bleisilikatgehalts der Aerosole belastet. Der Zusatz von Bleiverbindungen für Glasuren keramischer Erzeugnisse, die zur Verringerung der Schmelztemperatur und zum Schutz dekorativer Farben verwendet werden, kann für Verbraucher ein Risiko bedeuten, wenn in derartigen Gebrauchsgegenständen Getränke aufbewahrt werden. Eine gefährliche „Bleilässigkeit" ist allerdings nur von nicht entsprechend geprüften Gegenständen, z. B. dekorativer Importkeramik oder von Hobbytöpfereien, zu erwarten. Trotz der relativ geringen gastrointestinalen Resorption von nur ca. 10 % kommt es auch auf diesem Weg immer wieder zu Vergiftungen.

Auf den Zusatz von organischen Bleiverbindungen (Bleitetraethyl und -methyl) als „Antiklopfmittel" und zusätzliches Schmiermittel für die Ventilschäfte älterer Ottomotoren im Benzin wird in den meisten europäischen Ländern heute völlig verzichtet. Anlass für diesen Verzicht war primär die Einführung der Abgaskatalysatoren, die durch Blei zerstört werden. Als positiver Nebeneffekt ist allerdings auch die übliche Grundbelastung der Bevölkerung durch Blei erheblich zurückgegangen. Bleistearate, die als Stabilisatoren für PVC-Kunststoffe eingesetzt wurden, sind heute weitgehend durch analoge Zinkverbindungen substituiert worden.

> **!** Vergiftungen in der Bevölkerung kommen vor allem durch gastrointestinale Aufnahme aus „bleilässiger" Importkeramik vor. Hochtoxische organische Bleiverbindungen, die auch direkt über die Haut resorbiert werden können, sind kaum noch gebräuchlich.

Pathogenese

Blei wird im Blut zu etwa 90 % an Erythrozyten gebunden transportiert. Eine Anreicherung im Körper findet insbesondere im Knochen statt, wo es als Phosphat fest in die Hydroxylapatitmatrix eingebaut und damit immobilisiert wird. Für Befürchtungen „innerer Vergiftungen" aufgrund von Mobilisationen und Rückverteilungen, z. B. im Rahmen konsumierender Erkrankungen, gibt es keine überzeugenden Beweise. Die Wirkungen von Blei auf die Porphyrinsynthese sind gut untersucht. Verschiedene Schlüsselenzyme, vor allem die δ-Aminolaevulinsäure-Dehydratase, die Koproporphyrinogendeaminase und die Ferrochelatase (Hämsynthetase), werden inhibiert. Als Folge werden vor allem die Zwischenprodukte δ-Aminolaevulinsäure und Koproporphyrin III vermehrt mit dem Urin ausgeschieden und freies Zink-Protoporphyrin in den Erythrozyten nicht mit Eisen zum funktionsfähigen Häm-Molekül verbunden. Die wichtigsten Angriffspunkte von Blei in der Porphyrinsynthese und die resultierenden Ausscheidungen von Vorstufen sind in Abb. 6.1 dargestellt. Weitere toxische Wirkungen von Blei werden durch seine Bindung an Sulfhydrylgruppen von weiteren Enzymen und Struktureiweißen erklärt. Eine Kanzerogenität wird aufgrund von tierexperimentellen Untersuchungen angenommen (je nach Verbindung Kategorie 2 oder 3B der MAK-Liste).

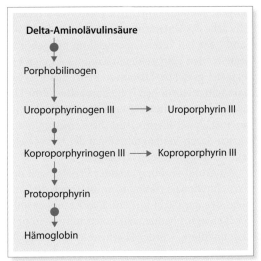

Delta-Aminolävulinsäure

Porphobilinogen

Uroporphyrinogen III   ⟶   Uroporphyrin III

Koproporphyrinogen III   ⟶   Koproporphyrin III

Protoporphyrin

Hämoglobin

Abb. 6.1: Störungen der Porphyrinsynthese durch Blei

Krankheitsbild, Diagnostik, Begutachtung
Akute Bleivergiftungen infolge beruflicher Einwirkungen treten nur selten auf. Meist kommt es aufgrund der allmählichen Anreicherung des Schwermetalls im Körper zu schleichenden chronischen Vergiftungen. Die chronische Bleivergiftung („Saturnismus") beginnt meist mit unspezifischen Allgemeinbeschwerden: Kopfschmerzen, Müdigkeit und allgemeine Leistungsschwäche.

Die Störungen der Porphyrin-/Hämsynthese sind für die Ausbildung einer hypochromen „sideroachrestischen" Anämie im Vergiftungsverlauf verantwortlich. Aufgrund zusätzlicher hämolytischer Effekte können allerdings auch normochrome Anämien und leichte Erhöhungen von unkonjugiertem Bilirubin im Serum vorkommen. Die Haut ist häufig blass-graugelblich, die Skleren sind gelblich verfärbt. Im Blutausstrich kann neben der geringen Hämoglobinbeladung der Einzelerythrozyten eine kompensatorische Retikulozytose nachweisbar sein. Im UV-Fluoreszenzlicht kann der erhöhte Anteil fluoreszierender Erythrozyten nachgewiesen werden. Eine vermehrte basophile Tüpfelung von Erythrozyten gilt zwar ebenfalls als charakteristisch, hat aufgrund einfacherer und zuverlässigerer Nachweisverfahren aber keine diagnostische Bedeutung mehr. Vor allem

dem vermehrten Nachweis von δ-Aminolävulinsäure (δ-ALA) im Urin (obere Normgrenze 6 mg/l bzw. pro g Kreatinin, früherer BAT-Wert 15 mg/l) kommt als frühdiagnostischer Parameter einer Bleivergiftung noch eine größere Bedeutung zu.

Empfindlicher und spezifischer ist in präventiver und diagnostischer Hinsicht die Bestimmung der Bleikonzentration im Vollblut, die mit der Atomabsorptionsspektrometrie (Flammen- oder Graphitrohr-AAS) analysiert wird. Für die Probenahme und Einsendung geeignet sind mit EDTA als Antikoagulans ausgerüstete Plastikgefäße mit einem Probevolumen von ca. 5 ml. Die Analysen dürfen nur von Laboratorien durchgeführt werden, die sich erfolgreich an Maßnahmen zur externen Qualitätssicherung in Form von Ringversuchen beteiligt haben.

! Hypochrome (seltener auch normochrome) Anämien sind typisch. Der Blutbleispiegel hat den höchsten diagnostischen Aussagewert.

Als übliche Grundbelastung finden sich in der Allgemeinbevölkerung Messwerte von meist deutlich unter 100, Risikogruppen bis 150 µg/l Blut, entsprechend dem HBM-I-Wert als Kontrollwert. Konzentrationen in Höhe der Interventionswerte (HBM-II-Wert) von 150 µg/l bis 250 µg/l kommen in der beruflich nicht exponierten Bevölkerung nur noch ausnahmsweise vor. Konzentrationen bis zu 400 µg/l (BLW-Wert) werden im Hinblick auf festgestellte diskrete Störungen der Psyche und des Intellekts als beruflich noch tolerierbar angesehen, für Frauen im gebärfähigen Alter (< 45 Jahre) wegen der diaplazentaren Übertragbarkeit des auch embryotoxisch wirkenden Bleis nur 100 µg/l. Mit hämatologischen und gastrointestinalen Symptomen ist erfahrungsgemäß erst bei wesentlich höheren Blutbleispiegeln, ab ca. 700 µg/l, zu rechnen. Wegen der langen biologischen Halbwertszeit, die je nach Dauer und Höhe der Vorbelastung von ca. 25 Tagen bis zu i.d.R. mehreren Monaten beträgt, sind Blutbleibestimmungen auch noch nach längerer Expositionskarenz aussagekräftig. Diagnostisch entbehrlich sind sog. „Mobilisationstests" mit Komplexbildnern (s. unten), da durch diese meist nur die aktuelle Grundbelastung (mit etwa konstanten Steigerungsfaktoren) erfasst wird, die auch ohne die Anwendung der Medikamente gemessen werden kann.

Auch der sog. Bleisaum, eine blau-schwärzliche Einlagerung von Bleisulfid in der Gingiva an der Zahn-Zahnfleisch-Grenze, wird meist erst bei höheren Blutbleikonzentrationen beobachtet und gilt aufgrund seiner starken Abhängigkeit von der individuellen Mundhygiene als diagnostisch unzuverlässig. Im Rahmen akuter bis subakuter Bleiaufnahmen, z. B. nach dem Schmelzen oder Brennschneiden von bleihaltigem Schrott, können sich abdominelle Symptome noch deutlich vor den hämatologischen entwickeln. Charakteristisch ist eine hartnäckige Stuhlverstopfung bis hin zu schweren Oberbauchkoliken aufgrund von Darmspasmen. Differenzialdiagnostisch müssen sie vor allem gegen chirurgische Krankheiten des Abdominalraums, wie z. B. Appendizitis, Koliken, Ileus, abgegrenzt werden. Unnötige Laparotomien sind leider nicht selten. Auch längere Behandlungen unter dem Verdacht einer chronisch rezidivierenden Pankreatitis kommen im Falle nicht gestellter Diagnosen vor. Neurologische Schädi-

gungen, anfänglich meist in Form von Streckerschwäche der Unterarmmuskulatur i. S. der „Fallhand", wie bei einer Radialislähmung, gehören heute zu den ganz seltenen Komplikationen bei verspätet gestellter Diagnose. Meist bleibt es bei einer rein motorischen Polyneuropathie. Eine klinisch erhebliche Beteiligung sensibler Nerven ist die Ausnahme, allerdings ist diese elektrophysiologisch durch Verlangsamungen der Nervenleitgeschwindigkeiten objektivierbar.

Aufgrund vorübergehender Erhöhungen der Harnsäurekonzentration kann Blei auch die Entstehung einer Gicht fördern. Das Krankheitsbild der Bleinephropathie, evtl. sogar mit Schrumpfnierenbildung, wurde als seltene mögliche Spätfolge chronischer Bleivergiftungen beschrieben.

> **!** Leitsymptome der chronischen Bleivergiftung sind Anämie, Koliken und selten auch Paresen. Ausgeprägte Nephropathien und Enzephalopathien durch Blei sind selten.

Ausgeprägte Enzephalopathien treten bei Erwachsenen nur im Rahmen sehr schwerer Vergiftungen auf, bei Kindern können Hirndruckerscheinun-

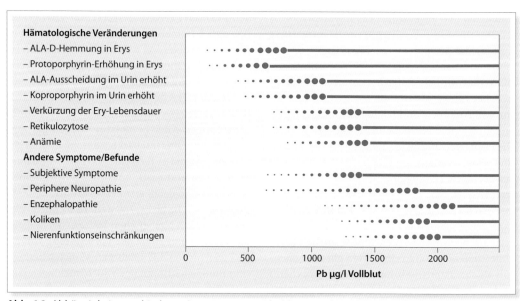

Abb. 6.2: Abhängigkeit verschiedener Symptome vom Blutbleispiegel (nach Hernberg 1976)

gen aufgrund eines toxischen Hirnödems dagegen schon wesentlich früher auftreten und hoch dramatisch verlaufen. Diskretere Ausfälle der Hirnfunktion, wie z. B. der Merkfähigkeit, wurden unlängst aber auch schon für niedrige Bleibelastungen bei Erwachsenen registriert. Sie waren der Anlass für eine drastische Senkung der arbeitsmedizinischen Grenzwerte. Die Abhängigkeit verschiedener objektiver und subjektiver Symptome vom Blutbleispiegel zeigt Abb. 6.2.

Bei den heute sehr seltenen Vergiftungen durch die als Antiklopfmittel verwendeten lipophilen organischen Bleiverbindungen (TEL, TML) stehen Schädigungen des ZNS mit zunächst deliranten und anschließend oft lang anhaltenden komatösen Zuständen auch beim Erwachsenen ganz im Vordergrund. Defektheilungen mit bleibenden Lähmungen und Nebennierenrindenatrophie kommen hier wesentlich häufiger vor als bei Vergiftungen durch anorganische Bleiverbindungen, die bei rechtzeitiger Erkennung und Behandlung heute meist keine bleibenden Schäden hinterlassen.

Jährlich werden noch ca. 100 Fälle von beruflichen Vergiftungen durch Blei oder seine Verbindungen gemeldet, ca. 20 anerkannt und etwa 5 – meist nur vorübergehend – mit Rente entschädigt. Einzelne Todesfälle erklären sich vermutlich durch sekundäre Komplikationen, wie z. B. Hirnödeme und Nierenschäden.

Therapie und Prävention

Die wichtigsten Maßnahmen zur Behandlung und Prophylaxe sind die Begrenzung bzw. Unterbrechung der Exposition durch Entstaubung und Absaugungen, falls nötig auch der Einsatz von persönlichem Atemschutz. Hygienische Maßnahmen, wie Verbot von Essen, Trinken und Rauchen am Arbeitsplatz sowie Kleidungswechsel und Duschen im Betrieb, sind ebenfalls wirksame Präventionsmaßnahmen. Bleikoliken können symptomatisch mit Spasmolytika und erforderlichenfalls auch Analgetika behandelt werden. Eine Behandlung mit Komplexbildnern (Chelatbildnern) kommt nur im Falle ausgeprägter Vergiftungssymptome zur Beschleunigung der Ausscheidung in Betracht. Gut wirksam sind D-Penicillamin (Metalcaptase® p.o.), DMPS (Dimaval®, DMPS-Heyl® p.o. oder i.v.)

und DTPA (Ditripentat-Heyl® i.v.). Na_2Ca-EDTA (i.v.) wird in Deutschland nicht mehr zur Therapie angeboten. Bei der Behandlung mit Antidoten sind immer auch deren Eigentoxizität sowie Nebenwirkungen aufgrund von Umverteilungen im Organismus und vermehrter Ausscheidung essentieller Spurenelemente zu berücksichtigen. Eine prophylaktische Anwendung der Medikamente ist abzulehnen. Der Arbeitsplatzgrenzwert (und ehemalige MAK-Wert) von 0,1 mg/m³, bietet ohne regelmäßige Überprüfung der inneren Belastung mit dem Biomonitoring keinen ausreichenden Schutz. Die innere Belastung mit Blei wird vorzugsweise mit der Blutbleibestimmung (s. oben) in etwa halbjährlichen Abständen gemessen. Hinweise gibt die TRGS 505.

Für Frauen im gebärfähigen Alter (< 45 Jahre) gilt wegen der diaplazentaren Übertragbarkeit von Blei und der Möglichkeit embryotoxischer Wirkungen und Keimzellmutagenität (Gruppe 3A) ein (eingeschränktes) Beschäftigungsverbot. Der BLW-Wert liegt für diese Gruppe mit 100 µg/l Vollblut im oberen Bereich der üblichen Grundbelastung der Bevölkerung. Bereits beim Aufbringen keramischer Glasuren sowie Lötarbeiten ist der BLW-Wert für diesen Personenkreis häufig kaum einzuhalten.

Eine Anleitung für arbeitsmedizinische Vorsorgeuntersuchungen und medizinische „Ausschlusskriterien" für bleigefährdende Tätigkeiten gibt der Berufsgenossenschaftliche Grundsatz G 2. Der Ausschluss hämatologischer, gastroenterologischer und neurologischer Krankheiten steht dabei im Vordergrund. Der Grundsatz G 3 für Gefährdungen durch Bleialkyle spielt wegen des verbreiteten Verzichts auf diese organischen Bleiverbindungen als Antiklopfmittel keine wesentliche Rolle mehr.

> **!** Für Vorbeugung und Therapie ist die Minimierung der Exposition entscheidend. Komplexbildner können den Verlauf von Vergiftungen abkürzen. Für Frauen im gebärfähigen Alter gilt ein (eingeschränktes) Beschäftigungsverbot. Hinweise für arbeitsmedizinische Vorsorgeuntersuchungen gibt der Berufsgenossenschaftliche Grundsatz G 2.

Zusammenfassung Im Vordergrund beruflicher Blei-vergiftungen stehen meist gastrointestinale Beschwerden mit Obstipation und Koliken, eine hypochrome Anämie und eine allgemeine Schwäche. Das Vollbild mit motorischer Polyneuropathie (typischerweise mit Streckerschwäche bzw. „Fallhand" wie bei einer Radialisparese) oder sogar ausgeprägter Enzephalopathie wird nur noch selten gesehen. Bleibende Schäden in entschädigungspflichtigem Ausmaß sind bei frühzeitiger Erkennung und Prävention heute selten. Diskretere Störungen der Psyche und des Intellekts wurden in der letzten Zeit aber auch schon nach längerer niedriger beruflicher Bleiexposition beschrieben und bedürfen weiterer Beachtung.

Weiterführende Literatur

Bundesministerium für Arbeit (Hrsg): Erkrankungen durch Blei oder seine Verbindungen – Merkblatt zu BK Nr. 6 der Anl. 1 BeKV. BArbBl. Facht Arbeitssch 1964; 14, 126f. www.dgaum.de

Flora SJS: Lead exposure: Health effects, prevention and treatment J Environ Biol 2002; 23: 25–41.

Hernberg S: Biochemical, subclinical and clinical responses to lead and their relation to different exposure levels, as indicated by the concentration of lead in blood. In: Nordberg GF (ed) Effects and dose-response relationships of toxic metals. Amsterdam: Elsevier, 1976, pp. 404–415.

Lehnert G: Erkrankungen durch Blei oder seine Verbindungen. In: Valentin H et al. (Hrsg.): Lehrbuch Arbeitsmedizin, Bd. 2: Berufskrankheiten, 3. Aufl. Stuttgart: Thieme, 1985, S. 12–24.

Popp W, Werfel U, Peters T, Krämer R, Bruch J: Berufsbedingte Blei-Intoxikation auf Grund von Arbeitsschutzdefiziten. Dtsch Med Wochenschr 2000; 126: 1201–1204.

Schiele R, Schaller K-H: Diagnostische Kriterien einer erhöhten Bleiaufnahme in der Arbeitsmedizin. Therapiewoche 1978; 28: 8478–8483.

Triebig G: Arbeiten unter Einwirkung von Blei und seinen Verbindungen. Leitlinien der DGAUM. www.dgaum.de, 1998.

Vécsei C, Jahn O, Wolf C, Rüdiger HW: Blei. In: Triebig G, Lehnert G (Hrsg.): Neurotoxikologie in der Arbeitsmedizin und Umweltmedizin. Stuttgart: Gentner, 1998, S. 303–331.

Wilhelm M, Ewers U: Metalle/Blei. In: Wichmann H-E, Schlipköter H-W, Füllgraf G (Hrsg.): Handbuch der Umweltmedizin. Fach VI-1. Erg.-Lfg. 6/93. Landsberg: ecomed, 1993, S. 1–25.

6.1.2   BK 1102: Erkrankungen durch Quecksilber oder seine Verbindungen

R. Schiele

Vorkommen und Gefährdungen

Quecksilber (Hg) kommt in der Natur überwiegend als sulfidisches Erz (Zinnober), oft vergesellschaftet mit Zink und Silber, vor, gelegentlich aber auch elementar als „Jungfernquecksilber". Es ist das einzige Metall, das schon unter üblichen Umgebungsbedingungen flüssig (Schmelzpunkt $-38,87\,°C$) ist und über einen erheblichen, temperaturabhängigen Dampfdruck verfügt (Siedepunkt $356,58\,°C$). Der MAK-Wert von zurzeit noch $0,1\ mg/m^3$ kann daher bereits durch frei im Raum befindliches Quecksilber leicht um ein Vielfaches überschritten werden. Aber auch die Gewinnung und das Recycling von Quecksilber sind mit erheblichen Risiken behaftet. Der entstehende farb- und geruchlose einatomige Quecksilberdampf ist zumeist die Ursache für auftretende chronische berufliche Vergiftungen.

! Die gefährlichste Eigenschaft von metallischem Quecksilber ist sein bereits unter üblichen Temperaturbedingungen erheblicher Dampfdruck; dadurch wird es leicht inhalativ aufgenommen und kann zu schleichenden Vergiftungen führen.

Seine besonderen physikalischen Eigenschaften machen das Metall für viele Anwendungen interessant: sein flüssiger Aggregatzustand und sein hohes spezifisches Gewicht als Messflüssigkeit für Thermometer, Barometer, Manometer, zum Eichen von Glasgeräten und als Agens für Hochvakuumpumpen (Diffusionspumpen), seine elektrische Leitfähigkeit als Schalterflüssigkeit für Neigungsschalter und Gleichrichter, seine Leuchtfähigkeit als Bestandteil von Gasentladungslampen (Leuchtstoffröhren/Energiesparlampen, Quecksilberdampflampen), seine leichte Legierbarkeit bzw. Mischbarkeit mit anderen Metallen zu Amalgamen, z. B. beim Amalgamverfahren als Kathode für die Chloralkalielektrolyse (Aufspaltung von Kochsalz zu Natronlauge und Chlorgas) und für die Herstellung von Zahnfüllungen (mit Silber, Kupfer, Zinn und Zink). Die ebenfalls auf der Amalgambildung beruhende, aber stark umweltbelastende Verwendung von metallischem Quecksilber zur Gold- und Silberextraktion ist in Entwicklungsländern (Südamerika, Asien) leider immer noch weit verbreitet, ebenso das sog. Feuervergolden von metallischen Gegenständen. Die Herstellung von Silberspiegeln unter Verwendung von Quecksilber ist hingegen nur noch von historischer Bedeutung.

> **!** Metallisches Quecksilber hat heute noch viele Anwendungen u. a. Messgerätebau, Leuchtstofflampen, Kochsalzelektrolyse, Amalgamfüllungen.

Anorganische Quecksilberverbindungen werden teilweise noch für die Herstellung von Munitionszündern („Knallquecksilber" = $Hg[CNO]_2$) und wurden (befristet bis 2003) in einigen elektrischen Knopfzellen (HgO) verwendet. Früher waren sie auch als Holzschutzmittel („Kyanisierung" mit $HgCl_2$) und in der Haarhutindustrie ($Hg[NO_3]_2$) gebräuchlich. Amidoquecksilberchlorid ($HgNH_2Cl$) wird in einigen Ländern mitunter noch illegal zur Hautbleichung und gegen Sommersprossen verwendet. Weitere Medikamente auf der Basis von Quecksilber (z. B. „graue Salbe" gegen Lues) und seinen Verbindungen (z. B. Kalomel und Diuretika) sind weitgehend durch wirksamere und besser verträgliche ersetzt worden.

Organische Quecksilberverbindungen, die früher als Saatbeizmittel (z. B. Methyl-Hg) eingesetzt wurden, werden aufgrund ihrer hohen Toxizität kaum noch verwendet. Gleichartige Verbindungen haben sich auch durch mit verbrauchten Quecksilber-Katalysatoren verunreinigte Industrieabwasser in Flüssen, Meeresbuchten und den darin lebenden Fischen angereichert und sekundär zu Vergiftungen geführt („Minamata-Krankheit"). Medizinisch noch gebräuchlich sind Phenyl-Hg-Verbindungen, z. B. als Hautdesinfektionsmittel und Konservierungsmittel (z. B. Merbromin [als 2%ige Lösung = Mercuchrom], Merfen, Thiomersal). Sie sind häufiger Ursache von Sensibilisierungen der Haut (s. BK 5101).

> **!** Anorganische Quecksilberverbindungen werden z. B. noch für Knopfzellen verwendet. Organische Quecksilberverbindungen sind als Desinfektions- und Konservierungsmittel noch in der Medizin gebräuchlich.

Pathogenese

Quecksilberdämpfe reizen in sehr hohen Konzentrationen die Atemwege und Lungen, werden vor allem aber sehr effektiv (ca. 80 %) pulmonal resorbiert. Sie sind lipophil und können so die Blut-Hirn-Schranke und teilweise auch die Plazenta überwinden. Im Gewebe und auch schon in den Erythrozyten werden sie durch die Katalase schnell zu hydrophilen Hg^{2+}-Ionen oxidiert und in dieser Form zum größten Teil über die Nieren ausgeschieden, teilweise aber auch in den Zielorganen, Nieren und Gehirn, angereichert. Durch Bindung an Sulfhydrylgruppen werden Struktur- und Funktionseiweiße (Enzyme) geschädigt. Die lipophilen organischen Alkyl-Quecksilber-Verbindungen zeichnen sich durch leichte Überwindung der Blut-Hirn-Schranke und Plazentagängigkeit aus. Da es für Quecksilber und seine anorganischen Verbindungen aus tierexperimentellen Untersuchungen Anhaltspunkte für krebserzeugende Wirkungen gibt, ist es in der MAK-Liste der Kategorie 3B zugeordnet.

Krankheitsbild, Diagnostik, Begutachtung

Schädigungen betreffen vor allem das ZNS und manifestieren sich mit ausgeprägten Stimmungsschwankungen, vor allem aber leichter Erregbarkeit (Erethismus), mittelschlägigem Intentionstremor (typische „Zitterschrift") und Silbenstolpern (Psellismus). Als Folge einer begleitenden Nierenschädigung kann vorübergehend eine Proteinurie vorkommen, die häufig aber nur vorübergehend nachweisbar ist. Zahnfleisch- und Mundschleimhautentzündungen (Gingivitis und Stomatitis) sind meist ebenfalls nur flüchtig vorhanden und können leicht übersehen bzw. mit einer Parodontitis verwechselt werden. Ein blauvioletter Metallsaum am Zahnfleisch aufgrund eines Sulfidniederschlages ist noch seltener als bei der Bleivergiftung. Akute perorale Vergiftungen durch anorganische Quecksilberverbindungen verursachen zusätzlich auch Enteritis, Kolitis und u. U. Nephritis und Nierenversagen.

> **!** Vergiftungen durch Quecksilberdampf sind durch ZNS-Schäden mit Tremor, Erethismus, Psellismus, in schweren Fällen auch Stomatitis/Gingivitis und Proteinurie gekennzeichnet.

Vergiftungen durch organische Methyl-Hg-Verbindungen sind v. a. durch missbräuchliche Verarbeitung von Saatgetreide zu Brot und durch industriell kontaminierten Fisch (Minamata-Krankheit) bekannt geworden. Es wirkt stark embryotoxisch/teratogen und hat besonders bei den intrauterin geschädigten Kindern zu bleibenden Behinderungen und Todesfällen geführt. Bei Erwachsenen treten vor allem Gefühlsstörungen (Parästhesien) und Hirnnervenschädigungen (v. a. Seh- u. Hörnerv) in Erscheinung. Die peripheren Nerven zeigen keine histopathologischen Veränderungen. Die Vergiftungen sind durch lange symptomfreie Latenzzeiten von gelegentlich mehr als 3 Wochen nach der Aufnahme gekennzeichnet.

Während Symptome hinsichtlich der Schleimhäute und der Nieren oft folgenlos abheilen, zeigen quecksilberbedingte Schädigungen des ZNS i. d. R. keine wesentliche Besserungstendenz.

Aufgrund der Unspezifität vieler Vergiftungssymptome ist die Quecksilberbestimmung mittels flammenloser Atomabsorption (Kaltdampftechnik) im Blut oder Urin für die Diagnostik von besonderer Bedeutung. Für die Analyse geeignet sind z. B. EDTA-Vollblut (ca. 5 ml) und Urin, vorzugsweise Morgenurin (ca. 10 ml). Manifeste Vergiftungen sind i. d. R. die Folge eines längeren und wiederholten, erheblichen Überschreitens der arbeitsmedizinischen Grenzwerte (BAT-Werte s. unten) meist um ein Mehrfaches. Aufgrund einer Halbwertszeit von ca. drei Monaten sind lange zurückliegende Vergiftungen oft nicht mehr anhand erhöhter Konzentrationen adäquat nachweisbar. Häufig propagierte „Mobilisationsversuche" mit DMPS geben wegen der strikten Beziehung zu den Ausgangswerten im Urin keine verbesserte Aussage und sind daher abzulehnen.

> **!** Vergiftungen durch Quecksilberdampf sind durch ZNS-Schäden mit Tremor, Erethismus, Psellismus, in schweren Fällen auch Stomatitis/Gingivitis und Proteinurie gekennzeichnet.

Therapie und Prävention

Für die Behandlung von akuten und chronischen Quecksilbervergiftungen hat sich ähnlich wie für Blei (s. BK 1101) insbesondere der Komplexbildner DMPS (Dimercaptopropansulfonsäure-Natrium; Dimaval®, Mercuval®) bewährt. Diese schwefelhaltige Verbindung bewirkt eine erhebliche Erhöhung der Quecksilberausscheidung mit dem Urin. Voraussetzung dafür ist allerdings eine intakte Nierenfunktion, die aufgrund der Eigentoxizität der Komplexe nicht überfordert werden darf und unter der Behandlung sorgfältig überprüft werden muss. Aufgrund mangelnder Durchdringung der Blut-Hirn-Schranke kann die Behandlung bereits eingetretene Schädigungen des ZNS allerdings kaum mehr beeinflussen.

Da es für die Quecksilbervergiftung keine typischen, noch reversiblen Früherscheinungen gibt, kommt der Vorsorge mit Überwachung der MAK- ($0{,}02$ mg/m³) und vor allem der BAT-Werte (25 µg/g Kreat. bzw. 30 µg/l Urin für metallisches Quecksilber und seine anorganischen Verbindungen) eine besondere Bedeutung zu. Für Frauen im gebärfähigen Alter gilt für Methyl-Quecksilber nach der Gefahrstoffverordnung sogar ein vollständiges Beschäftigungsverbot. Als ubiquitäres Spurenelement kann Quecksilber heute in fast allen Medien (vorzugsweise Morgenurin oder EDTA-Vollblut) problemlos mittels flammenloser AAS (Kaltdampftechnik) gemessen werden. Die Belastung im Blut der Durchschnittsbürger wird vor allem vom häufigen Genuss Methyl-Quecksilber-reicher Fischarten (z. B. Thunfisch) bestimmt, der HBM-I-Wert von 5 µg/m³ und der HBM-II-Wert von 15 µg/m³ dadurch aber kaum erreicht oder sogar überschritten. Die Quecksilberausscheidung mit dem Urin korreliert bei Trägern von Amalgamfüllungen gut mit deren Kauflächen. Die HBM-I- (5 µg/l bzw. 7 µg/g Kreatinin) und HBM-II-Werte (20 µg/l bzw. 25 µg/g Kreatinin) für den Urin werden erfahrungsgemäß aber trotzdem deutlich unterschritten.

Arbeitsmedizinische Vorsorgeuntersuchungen nach dem Berufsgenossenschaftlichen Grundsatz G 9 sehen neben regelmäßigen Quecksilberanalysen vor allem auch Untersuchungen zum Ausschluss möglicher Nervenleiden, Nierenschäden und einer Schilddrüsenüberfunktion vor.

> **!** Für die Behandlung stehen Komplexbildner, vorzugsweise DMPS zur Verfügung. Die übliche, unbedenkliche Grundbelastung mit Quecksilber wird in der Bevölkerung auch durch Amalgamfüllungen nicht überschritten. Arbeitsmedizinische Vorsorgeuntersuchungen sind nach dem Berufsgenossenschaftlichen Grundsatz G 9 vorgesehen.

Zusammenfassung Das schon unter üblichen Umgebungsbedingungen flüssige Schwermetall Quecksilber hat früher aufgrund seiner vielfältigen Anwendungen in der Industrie und in der Medizin häufig zu schleichenden Vergiftungen, vorwiegend mit Schädigungen des ZNS (Tremor, Erethismus, Psellismus, seltener auch Stomatitis/Gingivitis und Proteinurie) geführt. Durch weitgehenden Ersatz und Vorsorgemaßnahmen ist die Vergiftung heute selten geworden. Auf bis zu ca. 100 Verdachtsfälle pro Jahr kommen nur ca. 5 bis 10 bestätigte und einzelne entschädigte Fälle.

Weiterführende Literatur

Bundesministerium für Arbeit (Hrsg.): Erkrankungen durch Quecksilber oder seinen Verbindungen. Merkblatt zu BK Nr. 15 der Anl. 1 zur 7. BKVO. (Bekanntm. des BMA v. 19.05.1964). BArbBl Facht Arbeitssch 1964; 14: 129f (www.dgaum.de).

Satoh H: Occupational and environmental toxicology of mercury and its compounds. Ind Health 2000; 38: 153–164.

Schiele R: Schwermetallvergiftung durch Amalgamfüllungen? In: Valentin H, Kentner M, Schiele R, Zober A (Hrsg.): arbeitsmedizin und arbeitsschutz aktuell, Fach 18.7, Lfg. 43. Stuttgart: Fischer, 1998, S. 1–12.

Schiele R: Quecksilber. In: Triebig G, Lehnert G (Hrsg.): Neurotoxikologie in der Arbeitsmedizin und Umweltmedizin. Stuttgart: Gentner, 1998, S. 345–363.

Schiele R: Leitlinie-Quecksilber. Leitlinien der DGAUM, www.dgaum.de. 2007.

Schweinsberg F: Metalle/Quecksilber. In: Wichmann H-E, Schlipköter H-W, Füllgraf G (Hrsg.): Handbuch Umweltmedizin, Fach VI-3, 24. Erg.Lfg. Landsberg: ecomed, 2002, S. 1–29.

6.1.3 **BK 1103:** Erkrankungen durch Chrom oder seine Verbindungen

R. Schiele

Vorkommen und Gefährdungen

Chrom (Cr) kommt in der Natur vor allem als Chromeisenerz (Chromit = $FeCr_2O_4$) vor. Das Metall hat für Verchromungen und auch in Form seiner Legierungen, z. B. Ferrochrom zur Herstellung von Stahllegierungen, u. a. auch „Edelstählen", eine große industrielle Bedeutung. Während Chrom selbst und seine 3-wertigen Verbindungen als essentielles Spurenelement toxikologisch wenig relevant sind, wirken seine 6-wertigen Verbindungen (Chromtrioxid, Chromsäure, Chromate und Bichromate) toxisch, allergen und auch kanzerogen. Diese Verbindungen werden z. B. in der Galvanotechnik für korrosionsschützende, dekorative und verschleißmindernde Glanz- und Hartverchromungen in großem Umfang verarbeitet. Das Lichtbogenhandschweißen hochlegierter Stähle mit umhüllten Stabelektroden geht ebenfalls mit einer relevanten Exposition einher.

Insbesondere aufgrund ihrer kanzerogenen Eigenschaften für die Atemwege werden Pigmente (z. B. die gelben Verbindungen Zinkchromat, Strontiumchromat und Bleichromat), Gerbstoffe, Chrom-Catgut als medizinisches Nahtmaterial und Holzschutzsalze (Alkalichromate) nur noch in eingeschränktem Umfang eingesetzt.

Chrom-III-Verbindungen werden vielfach als Pigmente und Gerbstoffe für Leder verwendet. Der hohe Chromatgehalt vieler Zementprodukte ist in Verbindung mit deren alkalischen Eigenschaften oft mitverantwortlich für die im Baugewerbe häufigen toxisch-degenerativen und allergischen Hauterkrankungen („Zementkrätze", s. BK 5101).

> **!** Chrom ist in 3-wertiger Form ein essentielles Spurenelement, in 6-wertiger dagegen toxisch, allergen und kanzerogen. Chrom-VI-Verbindungen kommen z. B. in der Galvanotechnik, in Holzschutzsalzen und in Zementen vor.

Pathogenese

Chrom(VI)-Verbindungen können den Menschen in Staub- oder Dampfform inhalativ oder auch durch Hautkontakt schädigen. Sie wirken unmittelbar toxisch und ätzend, können aber auch allergene (Typ-IV-Sensibilisierungen) und kanzerogene Wirkungen entfalten. Die stärkere Wirksamkeit 6-wertiger Verbindungen gegenüber den 3-wertigen erklärt sich durch ihre stark oxidativen Wirkungen und ihr wesentlich höheres Penetrationsvermögen durch die Haut und auch Membranen anderer Körperzellen (z. B. erhöhter Nachweis auch in Erythrozyten). Intrazellulär liegen sie dann in 3-wertiger Form vor.

> **!** 6-wertige Chromate haben ein hohes Penetrationsvermögen für biologische Membranen.

Krankheitsbild, Diagnose, Begutachtung

In Galvanikbetrieben kam es früher häufig zu Verätzungen der knorpeligen Nasenscheidewand (Ulzeration) und anschließender Perforation. Dieses „Berufsstigma" weist für sich nur geringen Krankheitswert auf und ist aufgrund der heute deutlich verbesserten Expositionsbedingungen selten geworden. Es kann allerdings auch durch direkten Eintrag in die Nase mit verunreinigten Fingern entstehen. Lösliche Chrom(VI)-Verbindungen können bei Vorliegen kleiner Verletzungen auch die äußere Haut angreifen und dort schmerzlose, durch einen wallartigen Rand scharf begrenzte Geschwüre mit nekrotischem Grund hervorrufen, die nur langsam heilen. Sie gehören vor allem aber noch immer zu den häufigsten beruflichen Kontaktallergenen (s. BK 5101). Bei intensiver Chromatexposition über die Haut oder auch durch versehentliches Verschlucken können resorptive Vergiftungen verursacht werden, die u. a. zu schweren Nierenschäden führen.

Als Spätwirkung beruflicher Chromatexpositionen ist das Auftreten von Krebserkrankungen (überwiegend Plattenepithelkarzinom) der Atemwege, meist der Bronchien, zu beachten. Die kanzerogene Wirksamkeit gilt für den Menschen bezüglich Zinkchromat als gesichert, das früher viel als gelbes Pigment und für Metallgrundierungen (Primer) verwendet wurde (Kategorie 1 der MAK-Liste der DFG). Für die meisten übrigen 6-wertigen Chromverbindungen wird ebenfalls von einer krebserzeugenden Eigenschaft ausgegangen (Kategorie 2), mit Ausnahme der in Wasser praktisch unlöslichen, wie z. B. Bleichromat (Kategorie 3B), für die es aufgrund von Tierversuchen bisher nur Anhaltspunkte gibt. Bei der Begutachtung lange zurückliegender Expositionen kann der quantitative Nachweis von Chrom in der Lunge als Depotorgan nützlich sein. Etwa 100 Meldefällen pro Jahr stehen etwa 30 Anerkennungen und 20 Entschädigungen gegenüber. Etwa 10 Chromatkrebse mit tödlichem Ausgang werden pro Jahr registriert.

> **!** Nasenscheidewandperforationen sind charakteristisch. An der äußeren Haut können schlecht heilende Ulzera und Kontaktekzeme verursacht werden. Als Spätfolge ist insbesondere mit Bronchialkarzinomen zu rechnen.

Therapie und Prävention

Hinsichtlich der Behandlung chromatbedingter Schädigungen gibt es keine ursachenspezifischen Besonderheiten. Im Rahmen der seltenen unfallartigen resorptiven Vergiftungen sind sofortige Behandlungen mit dem Komplexbildner DMPS (s. BK 1101), hohen Dosen von Vitamin C (ca. 20 mg/kg i. v. oder auch p.o.) und N-Acetyl-Cystein (ca. 150 mg/kg i.v.) zu empfehlen.

Im Hinblick auf die kanzerogenen Wirkungen werden für die Chrom(VI)-Verbindungen aktuell keine Arbeitsplatzgrenzwerte angegeben: Für Chrom(VI)-Belastungen beim Lichtbogenhandschweißen mit umhüllten Stabelektroden war früher ein TRK von 0,1 mg/m³ vorgesehen, ebenso für die Herstellung von löslichen Verbindungen, im Übrigen galten 0,05 mg/m³. Eine Exposition gegenüber leichtlöslichen Alkalichromaten (TRK

0,05 mg/m³) lässt sich auch als erhöhte Konzentrationen in Vollblut bzw. Erythrozyten (entspr. ehem. EKA-Wert 17 µg/l) und im Urin bei Schichtende (entspr. ehem. EKA-Wert 20 µg/l) nachweisen. Für Schweißrauche gilt nur die Urinuntersuchung als geeignet. Die übliche Hintergrundbelastung in der Bevölkerung beträgt bis zu etwa 0,6 µg/l Urin (BAR-Wert).

Die arbeitsmedizinische Prävention sollte alle Möglichkeiten einer Eliminierung (z. B. Auswahl chromarmer Zemente) bzw. Substitution 6-wertiger Chromate (Ersatzstoffe für Holzschutzmittel s. TRGS 618) umfassen. Unvermeidbare Belastungen müssen durch technische Maßnahmen und erforderlichenfalls auch persönliche Schutzausrüstungen minimiert werden. Zusätzlich sind bei nicht sicherer Einhaltung der TRK-Werte arbeitsmedizinische Vorsorgeuntersuchungen nach dem BG-Grundsatz G 15 durchzuführen und in deren Rahmen auch ein periodisches Biomonitoring vorzunehmen. Auch noch nach Ausscheiden aus der gefährdenden Tätigkeit sind weitere nachgehende Untersuchungen erforderlich.

! Für die spezifische Behandlung sind u. a. Reduktionsmittel und Komplexbildner geeignet. Vorsorglich muss die Exposition möglichst weit reduziert werden; für die Überwachung stehen bewährte Biomonitoring-Verfahren zur Verfügung. Hinweise für arbeitsmedizinische Vorsorgeuntersuchungen gibt der BG-Grundsatz 15.

Zusammenfassung Chrom wirkt in Form seiner 6-wertigen Verbindungen toxisch, allergen und kanzerogen. Zumeist sind die Haut (Geschwüre, Ekzeme) und die Schleimhäute der Atemorgane (Nasenseptumperforation, Bronchialkarzinom) betroffen. Resorptive Vergiftungen mit u. U. schweren Nierenschäden sind selten.

Weiterführende Literatur

Bundesministerium für Arbeit (Hrsg.): Erkrankungen durch Chrom oder sein Verbindungen (Merkblatt zu BK 1103 der Anl. 1 zur 7. BKVO). Bekanntm. des BMA vom 25.02.1981. BArbBl. 31, 1981, www.dgaum.de

Bradberry SM, Vale JA: Therapeutic review: Is ascorbic acid of value in chromium poisoning and chromium dermatitis? J Tox Clin Tox 1999; 37: 195–200.

Erler M, Senft V, Kohout J, Schiele R: Ist Chrom eine essentielles oder ein toxisches Element? MMW 1997; 139: 295–297.

Hamilton JW, Wetterhahn KE: Chromium. In: Seiler HG, Sigel H, Sigel A (eds.): Handbook on toxicity of inorganic compounds. New York: Marcel Decker, 1988, pp. 239–250.

Hertl M, Merk HF: Metalle/Chrom. In: Wichmann H-E, Schlipköter H-W, Füllgraf G (Hrsg.): Handbuch der Umweltmedizin Fach VI-3, 3. Erg.Lfg. 1/94. Landsberg: ecomed, 1994, S. 1–8.

6.1.4 BK 1104: Erkrankungen durch Cadmium oder seine Verbindungen

R. Schiele

Vorkommen und Gefährdungen

Das Schwermetall Cadmium kommt in der Natur vor allem in Begleitung von sulfidischen Zink-, Blei- und Kupfererzen sowie oft vergesellschaftet mit Arsen und Nickel vor und wird auch bei deren Verhüttung freigesetzt. Aufgrund seiner umweltgefährdenden kumulierenden und kanzerogenen Eigenschaften wird seine Verwendung zunehmend eingeschränkt. Früher wurden Cadmiumverbindungen häufig zum Galvanisieren (Cadmieren), als Leuchtstoffe für Bildröhren und als Kunststoffstabilisatoren (Cadmiumstearat) verwendet. Für lichtechte Pigmente, die vor allem aus Sulfiden (gelb) und Seleniden (rotorange) bestehen, wurde es ebenfalls umfangreich eingesetzt, für lichtempfindliche Photozellen (CdS) auch heute noch. Cadmium wird immer noch in großen Mengen für die Herstellung von Nickel-Cadmium-(NiCd-, NC-)-Akkumulatoren verwendet, die u. a. als wiederaufladbare Gerätebatterien erhältlich sind. Mit Cadmium-Tellurid können Dünnschicht-Solarzellen hergestellt werden. In niedrig schmelzenden Legierungen (z. B. Lötmaterial, u. a. auch für Edelmetalle) kann es ebenfalls enthalten sein. In Kernkraftwerken dienen Cadmiumstäbe als Modulatoren. Der gefährliche bräunliche Cadmiumoxid-Rauch entsteht z. B. durch Verbrennen von Cadmiumpulver oder auch beim Überhitzen von Metallschmelzen.

!
• Cadmium wird vor allem für Pigmente, Akkumulatoren und Photozellen verwendet.

Pathogenese

Zu beruflichen Vergiftungen durch Cadmium oder seinen Verbindungen kann es insbesondere durch inhalative Aufnahme von Stäuben oder Oxidrauch des Metalls kommen. Cadmium wird auf dem Blutweg im Körper verteilt und in inneren Organen, vor allem Leber und Nieren, angereichert. Bemerkenswert ist die lange biologische Halbwertszeit von Cadmium von ca. 30 Jahren im Organismus. Metallothioneine, Sulfhydrylgruppenreiche Bindungsproteine, haben vermutlich eine Bedeutung für die Entgiftung von Cadmium. Sie können auch von Zink induziert werden, das deswegen als Antagonist gilt.

!
• Cadmium besitzt eine jahrzehntelange biologische Halbwertszeit im Organismus.

Krankheitsbild, Diagnostik, Begutachtung

Die inhalative Aufnahme von Cadmiumoxid kann akut ein „Metalldampffieber" verursachen, wirkt in hohen Konzentrationen aber als typischer Reizstoff für die tiefen Atemwege und die Lungen. Es kann mit einer Latenzzeit von u. U. mehreren Stunden Bronchitis, Bronchopneumonien und toxische Lungenödeme verursachen. Bei chronischer Aufnahme kann eine chronische Bronchitis mit Lungenemphysem entstehen. Auch Schädigungen der Nasenschleimhaut bis hin zum Riechverlust (Anosmie) sind beschrieben worden. An den Zahnhälsen kann sich eine gelbliche Ablagerung von Cadmiumsulfid finden. Vor allem reichert sich Cadmium aber in der Leber und den Nieren an. Ab Konzentrationen von ca. 200 µg/g Nierenrinde werden tubuläre Nierenfunktionsstörungen registriert, die sich primär auf die Rückresorption in den proximalen Nierentubuli beziehen. Die Messwerte liegen damit nur ca. 4-mal über denen, die bei Rauchern in der Normalbevölkerung festgestellt werden können. Die Wirkungen sind vor allem durch eine Rückresorptionsstörung kleinmolekularer Eiweiße (z. B.

α_1- oder β_2-Mikroglobulin, retinolbindendes Protein oder auch Transferrin) gekennzeichnet. Deren spezifischer Nachweis kann auch zur Frühdiagnostik herangezogen werden. Bei Fortschreiten der Nierenfunktionsstörungen können ausgeprägtere Verlustsyndrome und auch Retentionen harnpflichtiger Substanzen auftreten. Makroproteinurien, die mit den üblichen Teststreifen registriert werden können, sind allerdings selten. Vermehrte Nierensteinbildungen, Leberschäden und Anämien kommen bei chronischen Vergiftungen ebenfalls vor.

!
• Akut wirkt Cadmium als Reizstoff für die Atemorgane, chronisch verursacht es Nephropathien und Lungenemphyseme. Typisch für die Cadmiumnephropathie sind tubuläre Nierenfunktionsstörungen, die sich vor allem als Störung der Rückresorption kleinmolekularer Eiweiße manifestieren.

Im Zusammenhang mit Umweltbelastungen (Cadmiumanreicherung im Reis) in Japan ist die sog. Itai-Itai-Krankheit beschrieben worden, bei der Knochenschädigungen (Osteoporose und Osteomalazien) mit Spontanknochenfrakturen bei älteren Frauen (Multipara in der Menopause) im Vordergrund standen. Pathophysiologisch sind bei dieser u. a. auch Nierenfunktionsstörungen mit Salz-, Aminosäure- und Eiweißverlusten sowie Störungen des Vitamin-D-Stoffwechsels in Kombination mit unzureichender, einseitiger Ernährung anzunehmen. Bei beruflicher Exposition sind vereinzelt diskrete Skelettveränderungen i. S. einer Osteoporose bzw. eines Milkman-Syndroms festgestellt worden.

Aufgrund tierexperimenteller und epidemiologischer Befunde gilt Cadmium auch für den Menschen als kanzerogen und ursächlich für Bronchialkarzinome, evtl. auch Nierenkarzinome u. a. Malignome, zudem als Keimzellmutagen – Gruppe 3A.

Wegen seiner langen biologischen Halbwertszeit bietet Cadmium hervorragende Voraussetzungen für ein Biomonitoring. Dabei sind die Konzentrationen im Urin als Zeichen der Speicherung meist noch länger erhöht als im Blut. In der Durchschnittsbevölkerung werden heute in der Regel – je nach Alter – Konzentrationen unterhalb von 0,5–1 µg/g Kreatinin (HBM-I-Wert) gefunden. Die aktuellen BAR-Werte betragen 1 µg/l Blut und 0,8 µg/l Urin. Raucher hatten früher wesentlich höhere Konzentrationen aufgrund des Übergangs von Düngemitteln auf die Tabakpflanze. In den letzten Jahren haben sich die Unterschiede im Vergleich zu Nichtrauchern aber deutlich vermindert. Als HBM-II-Werte wurden altersabhängig 3 und 5 µg/g Kreatinin festgelegt, als BLW-Wert 7 µg/l. Mit beginnenden tubulären Nierenschädigungen, die sich v. a. in erhöhten Ausscheidungen von Mikroglobulinen manifestieren, ist erst bei Cadmiumkonzentrationen im Urin von etwa 10–15 µg/l bzw. pro g Kreatinin zu rechnen (ehem. BAT-Werte im Blut und Urin: 15 µg/l).

! Als Spätfolge werden Bronchialkarzinome diskutiert. Aufgrund der langen biologischen Halbwertszeit lassen sich erhöhte Belastungen mittels Biomonitoring sehr lange nachweisen.

Jährlich werden nur ca. 20 Verdachtsfälle von cadmiumbedingten Erkrankungen gemeldet und nur Einzelfälle entschädigt, mitunter auch mit tödlichem Ausgang.

Therapie und Prävention

Wegen der Nephrotoxizität der meisten Komplexbildner in Verbindung mit Cadmium wird vor einer entsprechenden Behandlung gewarnt. Aufgrund nachgewiesener kanzerogener Eigenschaften verschiedener Cadmiumverbindungen (Gruppe 1 der MAK-Liste der DFG) für die Atemwege bei inhalativer Aufnahme gilt auch für Cadmium das technische Minimierungsgebot. Für Stäube/Aerosole, die bei der Batterieherstellung, der thermischen Zink-, Blei- und Kupfergewinnung und Schweißen cadmiumhaltiger Legierungen entstehen, war früher ein TRK-Wert von 0,03 mg/m³, für andere Bereiche, z. B. Pigmente, 0,015 mg/m³ festgelegt. Bei Einhalten dieser Werte sind auch nach langjähriger Exposition kaum mehr toxische Wirkungen von Cadmium auf die Nierenfunktion zu erwarten.

Für arbeitsmedizinische Vorsorgeuntersuchungen ist der Berufsgenossenschaftliche Grundsatz G 32 anzuwenden. Aufgrund der Kanzerogenität sind auch nachgehende Untersuchungen vorgesehen.

! Eine Antidotbehandlung von Cadmiumvergiftungen gilt wegen der Toxizität der Komplexe als kontraindiziert. Hinweise für arbeitsmedizinische Vorsorgeuntersuchungen gibt der berufsgenossenschaftliche Grundsatz G 32.

Zusammenfassung Cadmium besitzt aufgrund seiner Toxizität und Kanzerogenität sowie seiner langen biologischen Halbwertszeit ein hohes Schädigungspotenzial. Dennoch sind berufliche Schädigungen, vor allem der Nieren, heute ausgesprochen selten und deren Krankheitswert i. d. R. gering. Die Kanzerogenität von Cadmium für die Atemwege (Bronchialkarzinome) gilt auch beim Menschen als gesichert. Die häufige Vergesellschaftung von Cadmium mit den Karzinogenen Arsen und Nickel sowie der verbreitete Zigarettenkonsum machen eine Differenzierung der Ursachen epidemiologisch schwierig.

Weiterführende Literatur

Brüning T, Greim H, Schiele R: Kanzerogenität von Cadmium und seinen Verbindungen. Arbeitsmed Sozialmed Umweltmed 2006; 41: 82–83.

Bundesministerium für Arbeit (Hrsg.): Erkrankungen durch Cadmium oder seine Verbindungen – Merkblatt zu BK Nr. 10 der Anl. 1 zur 7. BKVO (Bekanntm. d. BMA v. 28.10.1963). BArbBl. Facht Arbeitssch 1963; 13: 281f. www.dgaum.de

Ewers U, Wilhelm M: Metalle/Cadmium In: Wichmann H-E, Schlipköter H-W, Füllgraf G (Hrsg.): Handbuch der Umweltmedizin, Fach VI-3, 6. Erg.-Lfg. 5/95. Landsberg: ecomed, 1995, S. 1–25.

Kjellström T: Mechanism and epidemiology of bone effects of cadmium. IARC Sci Publ 1992; 118: 301–310.

Lauwerys RR, Bernard AM, Roels HA, Buchet JP: Cadmium: exposure markers as predictors of nephrotoxic effects. Clin Chem 1994; 40: 1391–1394.

Savolainen H: Cadmium-associated renal disease. Ren Fail 1995; 17: 483–487.

Schiele R: Karzinogenität von Cadmium und seinen Verbindungen. Arbeitsmed Sozialmed Umweltmed 1994; 29: 82–83.

6.1.5   BK 1105: Erkrankungen durch Mangan oder seine Verbindungen

R. Schiele

Vorkommen und Gefährdungen

Mangan (Mn) kommt in der Natur insbesondere als Mangandioxid (Braunstein) vor. Gefährdungen bestanden früher in erster Linie beim Zerkleinern des Minerals in sog. Braunsteinmühlen. Mangan wird vor allem für die Herstellung von Legierungen (z. B. Ferromangan, Manganstahl, Manganbronze) und auch beim Elektroschweißen hochbelastbarer legierter Stähle benötigt, seine anorganischen Verbindungen u. a. für die Herstellung von Trockenbatterien (Zink-Kohle-, Alkali-Mangan-Zellen). In der Stahlofenschlacke können hohe Konzentrationen an Manganphosphat enthalten sein, die für die sog. Thomas(mehl)schlackenpneumonie (s. BK 4108) zumindest als mit ursächlich gelten. Kaliumpermanganat ist ein chemisch-analytisch häufig verwendetes Oxidationsmittel. Für keramische Artikel werden auch Manganpigmente verwendet. Organische Manganverbindungen aus der Gruppe der Dithiocarbamate (Maneb) werden als Fungizide eingesetzt.

> **!** Mangan wird v. a. zur Herstellung von Legierungen, Düngemitteln (Thomasmehl), Trockenbatterien, Pigmenten und Fungiziden benötigt.

Pathogenese

Mangan ist in geringen Mengen (bis zu einigen mg/Tag) ein essentielles Spurenelement für Tiere und Pflanzen. Die Einatmung von manganhaltigem Staub in sehr hohen Konzentrationen begünstigt schwere Pneumonien. Die chronisch erhöhte Aufnahme über Jahre verursacht hingegen eher Schäden im Bereich der Stammganglien des ZNS (Pallidum, Putamen, Nucleus caudatus), die sich vor allem in Störungen der extrapyramidalen Motorik manifestieren.

> **!** Nach akuter inhalativer Aufnahme können Pneumonien entstehen, nach chronischer Aufnahme Schädigungen der Stammganglien.

Krankheitsbild, Diagnostik, Begutachtung

Im Anfangsstadium bestehen zunächst nur unspezifische Allgemeinsymptome, wie Müdigkeit, Kopfschmerzen, Konzentrationsstörungen, Schwindel, Apathie, Verlangsamung, Muskelschmerzen, Krämpfe, u. U. auch Libidominderung und Impotenz. Im weiteren Verlauf tritt ein unsicheres breitbeiniges Gangbild auf, das auch als „Steppergang" oder „Hahnentritt" bezeichnet wird, da nur die Fußspitzen aufgesetzt werden. Das Vollbild des so genannten Manganismus ist vor allem durch den Symptomenkomplex eines Parkinson-Syndroms mit niederfrequentem Haltetremor, Rigor, Akinese, Maskengesicht, Seborrhoe, Hypersalivation, Mikrografie, Fallneigung, Trippelgang und unangemessenem psychischen Verhalten (Zwangslachen, Zwangsweinen, Aggressivität, Euphorie und Weitschweifigkeit) gekennzeichnet.

> **!** Nach einem unspezifischen Anfangsstadium können Gangstörungen und Zeichen eines Parkinson-Syndroms auftreten.

Die laufende Exposition kann mit Hilfe des Biomonitorings, vorzugsweise im Blut (BAR-Wert 15 µg/l, ehem. BAT-Wert 20 µg/l), analysiert werden. Der Nachweis im Urin (Grundbelastung bis ca. 1,2 µg/l) ist wegen der überwiegend hepatobiliären Ausscheidung von Mangan ungeeignet. Aufgrund der relativ kurzen Halbwertszeit bieten sich für länger zurückliegende Perioden auch Haare zum Expositionsnachweis an, zum weitgehenden Ausschluss einer äußeren Kontamination aber nur Achselhaare (Grundbelastung bis ca. 5 µg/g). In Verdachtsfällen von beginnendem Manganismus kann die Kernspintomografie möglicherweise die Zunahme der Dichte in den Stammganglien in Form des sog. Pallidum-Index registrieren.

Die Erkrankung gehört in Deutschland dank technologischer Verbesserungen, teilweise aber auch aufgrund der Verlagerung gefährlicher vorbereitender Arbeiten in Entwicklungsländer mit Manganvorkommen, heute zu den ganz seltenen Berufskrankheiten.

> ! Erhöhte Expositionen sind mittels Biomonitoring der Blutkonzentration oder z. B. in Achselhaaren nachweisbar.

Therapie und Prävention

Manganpneumonien werden wie Pneumonien anderer Ursache antibiotisch behandelt. Für beginnende neurologische Auffälligkeiten eines Manganismus wird die Behandlung mit Komplexbildnern, vorzugsweise DPTA (s. BK 1101), diskutiert. Der Parkinsonismus lässt sich häufig durch die Antiparkinson-Medikamente Levodopa und Amantadin symptomatisch behandeln.

Der MAK-Wert von 0,2 mg/m^3 einatembarer bzw. 0,02 mg/m^3 alveolengängiger Staub ist einzuhalten, erforderlichenfalls muss Atemschutz getragen werden. Ein BAT-Wert für Mangan wird aktuell nicht mehr angegeben (s. oben).

> ! Die Behandlung der pulmonalen und neurologischen Symptome kann überwiegend nur symptomatisch erfolgen.

Zusammenfassung Manganverbindungen können in sehr hohen Konzentrationen die Atemorgane reizen und schwere Pneumonien verursachen (s. auch BK 4108). Bei chronischer Exposition kann durch Anreicherung in den Stammganglien des Gehirns ein Parkinson-ähnliches Syndrom induziert werden. Dieser so genannte Manganismus ist mit ca. 5–10 Meldungen pro Jahr und nur noch einzelnen Anerkennungen und Entschädigungen in Deutschland heute ausgesprochen selten geworden.

Weiterführende Literatur

Bundesministerium für Arbeit (Hrsg.): Erkrankungen durch Mangan oder seine Verbindungen – Merkblatt zu BK Nr. 12 der Anl. 1 zur 7. BKVO (Bekanntm. des BMA v. 19.05.1964). BArbBl. Facht Arbeitssch 1964; 14: 128f. www.dgaum.de

Deschamps FJ, Guillaumot M, Raux S. Neurological effects in workers exposed to manganese. J Occup Environ Med 2001; 43: 127–132.

Dietz MC, Ihrig A, Bader M, Triebig G: Heidelberger Mangan Studie – Arbeitsmedizinische Feldstudie zur Frage neurotoxischer Effekte nach chronischer Mangan-Exposition im Niedrig-Dosis-Bereich. Forschungsbericht 928 der Bundesanstalt für Arbeitsschutz und Arbeitsmedizin. Bremerhaven: Wirtschaftsverlag NW, 2001.

Lee JW: Manganese intoxication. Arch Neurol 2000; 57: 597–599.

Schiele R: Manganese. In: Merian E (ed.) Metals in the environment. Weinheim: VCH-Verlag, 1991, pp. 1035–1044.

6.1.6 BK 1106: Erkrankungen durch Thallium oder seine Verbindungen

R. Schiele

Vorkommen und Gefährdungen

Thallium (Tl) ist ein seltenes Element, das in der Natur u. a. zusammen mit Kupfer, Selen und Arsen und auch als Verunreinigung in sulfidischen Zinkerzen vorkommt. Es fällt als Nebenprodukt bei der Erzverhüttung und der Sulfidröstung für die Schwefelsäureproduktion an. Durch Verarbeitung thalliumhaltiger Schlacken ist es 1976 im westfälischen Lengerich in der Umgebung eines Zementwerkes zu Vegetationsstörungen und Belastungen der Bevölkerung gekommen, die aber ohne nachweisbare Folgen blieben. In der Pyrotechnik wird Thallium für die Erzeugung grüner Leuchtkugeln verwendet. Optische Spezialgläser enthalten teilweise Zusätze von Thallium. Thallium(1)-sulfat wurde lange Zeit als Rattengift (Zelio-Paste und -Körner) verwendet und hat vor allem in dieser Form auch häufiger beim Menschen akzidentelle, suizidale und kriminelle Vergiftungen verursacht. In neuerer Zeit wird Thallium auch in der Photozellen-, Thermometer- und Halbleiterindustrie verwendet.

> ! Das Schwermetall Thallium ist von begrenzter industrieller Bedeutung und verursacht nur selten berufliche Vergiftungen.

Pathogenese

Während die physikalischen Eigenschaften von Thallium dem Blei ähneln, nähert es sich in toxikologischer Hinsicht mehr dem Arsen und

Quecksilber. Viele Thalliumverbindungen werden schnell über die Atmungsorgane, den Gastrointestinaltrakt und teilweise auch über die Haut aufgenommen. Aufgrund seiner Austauschbarkeit mit Kalium erfolgt ein sehr effektiver Transport mittels der Na+/K+-ATPase und auch eine diaplazentare Übertragung. Die Ausscheidung erfolgt überwiegend mit dem Urin und der Gallenflüssigkeit mit einer Halbwertszeit von etwa zwei bis mehreren Wochen. Thallium wirkt durch Bindung an SH-Gruppen als Enzymgift. Es schädigt Haut und Schleimhäute sowie die Markscheiden peripherer und zentraler Nerven. Zusätzlich sensibilisiert es sympathische Nervenendigungen auch gegenüber Katecholaminen (Noradrenalin und Adrenalin).

Krankheitsbild, Diagnose, Begutachtung

Besonders eindrucksvoll und daher allgemein bekannt ist die enthaarende Wirkung von Thallium. Da diese sich im Verlauf akuter Vergiftungen aber meist erst nach 1–3 Wochen, bei chronischen sogar mit noch längerer Latenzzeit entwickelt, handelt es sich bei dem Haarausfall um kein Frühsymptom! Er betrifft diffus alle Körperhaare mit Ausnahme der medialen Augenbrauen. Im Rahmen akuter Vergiftungen stehen aber zumindest anfänglich ganz andere Symptome im Vordergrund:

▶ gastrointestinale mit Übelkeit, Erbrechen, Durchfall oder Obstipation und Koliken,
▶ polyneuropathische mit Parästhesien und ausgeprägten Hyperästhesien, die vor allem an den unteren Extremitäten („Burning-Feet-Syndrom") aszendieren, später auch zu Lähmungen führen und u. U. auch Hirnnerven (N. oculomotorius und N. opticus mit Sehstörungen bis zur Erblindung) betreffen können,
▶ psychotische mit Depressionen und Verwirrtheitszuständen,
▶ vegetative mit Umkehrung des Wach-Schlaf-Rhythmus sowie
▶ Blutdruckerhöhung und Tachykardien, u. U. Tod durch Atemlähmung oder zentrales Kreislaufversagen,
▶ nephritische mit Hämaturie und Proteinurie.

> **!** Diffuser Haarausfall ist ein typisches, aber kein frühes Symptom. Neben gastrointestinalen sind vor allem polyneuropathische Symptome dominierend.

Einige Wochen nach erfolgter Thalliumaufnahme werden die sog. Mees'schen Nagelbänder, weiße Lunulastreifen an allen Finger- und Fußnägeln, als Zeichen der Wachstumsstörung sichtbar. Sie kommen z. B. aber auch bei Arsenvergiftungen (s. BK 1106) sowie nach schweren Infektionskrankheiten vor.

Thalliumvergiftungen können sich innerhalb mehrerer Monate wieder vollständig zurückbilden, aber auch Dauerschäden, insbesondere des Nervensystems, hinterlassen.

Bei der chronischen Vergiftung sind neben dem umschriebenen und diffusen Haarausfall und den Lunulastreifen meist auch verschiedene Allgemeinsymptome vorhanden: Inappetenz, Gewichtsabnahme, Stomatitis, Gastritis, chronische Obstipation, Schlaflosigkeit, Schwäche sowie Schmerzen in den Beinen, Sehstörungen, mitunter auch Hinweise auf eine toxische Nephritis im Urinsediment.

Der Expositionsnachweis mittels Biomonitoring kann aufgrund der langen Halbwertszeit vor allem im Urin, aber auch in Fingernägeln und Haaren, durchgeführt werden. Als übliche Grundbelastungen finden sich bis ca. 0,3 µg/l Vollblut und 0,7 µg/l Urin. MAK- und BAT-Werte können noch nicht abgeleitet werden.

Es handelt sich um eine sehr seltene Berufskrankheit mit jährlich nur noch einzelnen Meldungen und gelegentliche Anerkennungen.

Die Abgrenzung gegenüber einer Alopecia areata oder totalis sowie anderen Formen des Haarausfalls gelingt meist aufgrund eines anderen Ablaufs und einer anderen Verteilung. Zudem fehlen bei diesen i. d. R. weitere Krankheitssymptome.

Therapie und Prävention

Zur Behandlung werden neben symptomatischen Maßnahmen hochdosiert B-Vitamine verabreicht. Antidotum Thallii-Heyl® (Berliner Blau, Eisen(III)-hexacyanoferrat(II)) wird zur Unterbrechung des enterohepatischen Kreislaufs von Thallium im Körper empfohlen. Zur Prävention sind Maßnahmen zur Entstaubung und Absaugung, erforderlichenfalls auch persönlicher Atemschutz anzuwenden. Für lösliche Thalliumverbindungen wird von der DFG aktuell kein MAK-Wert (früher 0,1 mg/m³) mehr angegeben.

! Neben symptomatischer Behandlung der Polyneuropathie wird Berliner Blau zur Resorptionshemmung im Darm empfohlen.

Zusammenfassung Thallium und seine Verbindungen spielen keine große industrielle Rolle. Vergiftungen durch berufsbedingte Aufnahme sind ausgesprochen selten. Bei chronischen Vergiftungen sind diffuser Haarausfall, schmerzhafte Polyneuropathie und gastrointestinale Beschwerden die Leitsymptome.

Weiterführende Literatur

Atsmon J, Taliansky E, Landau M, Neufeld MY: Thallium poisoning in Israel. Am J Med Sci 2000; 320: 327–330.

Bundesministerium für Arbeit (Hrsg.): Erkrankungen durch Thallium oder seine Verbindungen – Merkblatt zu BK Nr. 20 der Anl. 1 zur 7. BKVO (Bekanntmachung des BMA vom 14.06.1962). BArbBl. Facht Arbeitssch 1962; 12: 134f. www.dgaum.de

Herrero F, Fernandez E, Gomez J, Pretel L, Canizares F, Frias J, Escribano JB: Thallium poisoning presenting with abdominal colic, paresthesia and irritability. J Tox Clin Tox 1995; 33: 261–264.

Hirata M, Taoda K, Ono-Ogasavara M, Takaya M, Hisanaga N: A probable case of chronic occupational thallium poisoning in a glass factory. Ind Health 1998; 36: 300–303.

Krieger T, Eikmann T: Metalle/Thallium. In: Wichmann H-E, Schlipköter H-W, Füllgraf G (Hrsg.): Handbuch der Umweltmedizin, Fach VI-3, 1. Lfg. Landsberg, ecomed, 1992, S. 1–8.

McMillan TM, Jacobson RR, Gross M: Neuropsychology of thallium poisoning. J Neurol Neurosurg Psych 1997; 63: 247–250.

Tabandeh H, Crowston JG, Thompson GM: Ophthalmologic features of thallium poisoning. Am J Ophthal 1994; 117: 243–245.

Tromme I, Van Neste D, Dobbelaere F, Bouffioux B, Courtin C, Cugernier T, Pierre P, Dupuis M: Skin signs in the diagnosis of thallium poisoning. Brit J Dermatol 1998; 138: 321–325.

6.1.7   BK 1107: Erkrankungen durch Vanadium oder seine Verbindungen

R. Schiele

Vorkommen und Gefährdungen

Vanadium (V, synonym Vanadin) wird überwiegend aus Schlacken der Eisen- und Kupferverhüttung in Form von Vanadiumpentoxid (V_2O_5) gewonnen. Dies ist ein starkes Oxidationsmittel, das u. a. als Katalysator (z. B. für die Produktion von Schwefelsäure) in der chemischen Industrie verwendet wird. Vor allem wird es aber für die Herstellung von Ferrovanadium benötigt, das in großen Mengen als Stahlveredler, z. B. für hochfeste Panzer- und Werkzeugstähle (Chrom-Vanadium, CV) dient. Auch im Erdöl kann es enthalten sein und in den Verbrennungsrückständen und im Ruß (bis zu ca. 50 %) von Feuerungs- und Energieerzeugungsanlagen angereichert vorliegen und dadurch das Servicepersonal und Schornsteinfeger belasten. Gefährdungen bestehen insbesondere bei der Gewinnung und Verarbeitung von Vanadium sowie bei den genannten Reinigungsarbeiten.

Pathogenese

Vanadium gehört zu den essentiellen Spurenelementen. Es wird als Pentoxid bzw. in Form seiner Salze (Vanadate) bevorzugt inhalativ in Staubform aufgenommen und wirkt irritativ auf die Bindehäute der Augen und die Schleimhäute der Atemwege. An der äußeren Haut kann es neben Irritationen auch allergische Kontaktekzeme verursachen. Nach resorptiver Aufnahme sind unter anderem auch physiologisch unbedeutende Verminderungen des Cystingehalts von Hornstrukturen (Fingernägel, Haare) und eine Senkung des Cholesterinspiegels beobachtet worden. Die Ausscheidung erfolgt überwiegend mit dem Urin.

Nach tierexperimentellen Untersuchungen werden Vanadium sowohl kanzerogene (Bronchialkarzinom) als auch protektive antikanzerogene Wirkungen auf Tumoren innerer Organe (Leber, Dickdarm) zugesprochen. Es ist als krebserzeugend der Kategorie 2 und als Keimzellmutagen der Kategorie 2 eingestuft.

Krankheitsbild, Diagnose, Begutachtung

Bei erhöhter Staubbelastung treten zunächst v.a. Reizerscheinungen der Augen und der Atemwege mit Niesen, Schnupfen, Trockenheitsgefühl im Rachen, Reizhusten und Heiserkeit auf, so dass oft zunächst an einen akuten grippalen Infekt gedacht wird. Als besonders besorgniserregend wird von den betroffenen Personen oft die sich dabei einstellende schwarzgrünliche Verfärbung der Zunge und der Mundstücke von Zigaretten angesehen. Diese auf die Bildung intermediärer Vanadium-Verbindungen zurückzuführende Verfärbung ist aber völlig harmlos und verschwindet meist innerhalb weniger Stunden wieder vollständig. Selten entwickelt sich aus akuten oder wiederholten bis chronischen Irritationen der Atemorgane eine chronische Bronchitis, Bronchialasthma oder auch Bronchopneumonie. Es handelt sich um eine selten gemeldete Berufskrankheit mit nur gelegentlichen Entschädigungsfällen pro Jahr.

Therapie und Prävention

Meist klingen die Erscheinungen nach Beendigung der Exposition innerhalb weniger Tage wieder vollständig ab und erfordern nur eine symptomatische Behandlung. Zur Vorbeugung sind Maßnahmen der Staubminderung und erforderlichenfalls auch persönliche Schutzmaßnahmen (Masken, Schutzkleidung, Handschuhe) erforderlich. Im Hinblick auf kanzerogene Eigenschaften erfolgte eine Einstufung nach Gruppe 2 der MAK-Liste. Der EKA-Wert, entspr. einer Exposition unter dem ehem. MAK-Wert von 0,05 mg/m^3, beträgt 70 µg/g Kreatinin bei Schichtende bzw. nach mehreren Schichten. Bei beruflich nicht belasteten Personen finden sich Basalwerte von i.d.R. <1 µg/l.

! Die Therapie erfolgt symptomatisch; präventiv sind die Einhaltung des MAK-Wertes, Schutzmasken und Schutzkleidung notwendig.

Zusammenfassung Vanadium hat in Form seiner wichtigsten Verbindung, Vanadiumpentoxid, u. a. Bedeutung als Stahlveredler, Katalysator und Bestandteil von Erdölruß. Es wirkt vor allem als Reizstoff für die Augen und Atemorgane. Bleibende Schäden sind selten.

Weiterführende Literatur

Bundesministerium für Arbeit (Hrsg.): Erkrankungen durch Vanadium oder seine Verbindungen – Merkblatt zur BK Nr. 21 der Anl. 1 zur BKVO (Bekanntm. Des BMA vom 14.06.1962). BArbBl. Facht Arbeitssch 1962; 12: 135f. www.dgaum.de

Byerrum RU: Vanadium. In: Merian E (ed.): Metals and their compounds in the environment. Weinheim VCH, 1991, pp. 1289–1297.

Woodin MA, Liu Y, Neuberg D, Hauser R, Smith TJ, Christiani DC: Acute respiratory symptoms in workers exposed to vanadium-rich fuel-oil ash. Am J Ind Med 2000; 37: 353–363.

Wennig R, Kisch N: Vanadium. In: Seiler HG, Sigel H, Sigel A (eds.): Handbook on toxicity of inorganic compounds. New York: Marcel Decker, 1988, pp. 749–765.

6.1.8 BK 1108: Erkrankungen durch Arsen oder seine Verbindungen

R. Schiele

Vorkommen und Gefährdungen

Arsen (As) kommt in der Natur insbesondere in sulfidischen Erzen in Verbindung mit Zink, Blei, Kupfer und Eisen vor. Aufgrund metallischer und nichtmetallischer Eigenschaften wird es auch als Halbmetall („Metalloid") bezeichnet. Während Arsen als Bestandteil von Farben (v. a. Grün), Schädlingsbekämpfungsmitteln (z. B. Bleiarsenat im Weinbau), chemischen Kampfstoffen („Blaukreuz") und sogar Medikamenten (z. B. Fowler-Lösung und Salvarsan) früher eine große Rolle spielte, wird es heute nur noch in wenigen Bereichen gezielt eingesetzt. Teilweise dienen Zusätze von Arsenik (As$_2$O$_3$) noch zur Klärung („Läuterung") von Glasschmelzen in der keramischen und Glasindustrie. Das lokal ätzend und reizend wirkende Arsentrichlorid (AsCl$_3$) wird zum Beizen und Brünieren von Metallen verwendet.

Arsenwasserstoff (AsH$_3$, Arsin) wird in der Halbleiter- und Mikrochip-Produktion zur Abscheidung von Gallium- und Indiumarsenid benötigt. Dieses hochgiftige, aufgrund von Verunreinigungen oft knoblauchartig riechende Gas entsteht ansonsten eher als unerwünschtes Nebenprodukt bei der Zersetzung von Arseniden, arsenhaltigen Legierungen (z. B. Ferrosilicium) und der Acetylenherstellung aus Carbiden mit Wasser oder Säuren, aber auch beim Beizen von Metallen mit arsenhaltigen Säuren oder auch bei der Nassbearbeitung von Erzen, Schlacken und metallischen Zuschlagstoffen. Insbesondere vor dem Einsteigen in Säurebehälter für Reinigungsarbeiten muss mit der Anwesenheit von Arsenwasserstoff, oft gemeinsam mit Phosphorwasserstoff (s. BK 1109), gerechnet werden.

> **!** Arsen hat mit Ausnahme der Halbleiter- und Mikrochip-Industrie nur noch eine geringe industrielle Bedeutung. Aufgrund von Verunreinigungen vieler Erze und Legierungen ist aber auch heute noch mit Schädigungen zu rechnen. Vor allem das gefährliche Arsenwasserstoffgas wird häufig unbeabsichtigt freigesetzt.

Bei der Differenzierung von beruflichen und berufsunabhängigen Arsenaufnahmen sind besonders die teilweise hohen Konzentrationen von organischen methylierten Arsenverbindungen (v. a. Arsenocholin und Arsenobetaine) in Seefischen und Schalentieren (ca. 0,1–5 mg/kg) zu beachten, die selbst aber als toxikologisch kaum relevant gelten. Hingegen sind geogene Belastungen des Grundwassers mit anorganischen Arsenverbindungen in einigen Ländern toxikologisch bedeutsam und vor der Verwendung als Trinkwasser zu überprüfen. Der in Deutschland seit 1996 geltende Grenzwert von 10 µg/l wird in einigen Entwicklungsländern z. T. erheblich überschritten.

> **!** Organische Arsenverbindungen in Meeresfrüchten gelten als toxikologisch unbedeutend; es müssen aber teilweise erhöhte Belastungen des Grundwassers beachtet werden.

Pathogenese

Arsen ist vor allem in Form seiner 3-wertigen Verbindungen toxisch und gilt als für den Menschen gesichert kanzerogen (Gruppe 1 der MAK-Liste) und als Keimzellmutagen (Gruppe 3A). Interessanterweise gibt es für die beim Menschen beobachtete Kanzerogenität aber kein geeignetes Tiermodell. Es werden daher kokanzerogene Wirkungen angenommen. Arsenverbindungen können gastrointestinal, inhalativ und über die Haut aufgenommen werden. Im Körper wirkt es als Enzym-, Zell- und Kapillargift durch Bindung an schwefelhaltige Aminosäuren und Störungen der Zellteilung. Arsenwasserstoff nimmt als Hämolysegift eine toxikologische Sonderstellung ein.

Krankheitsbild, Diagnose, Begutachtung

Akute Vergiftungen aufgrund inhalativer Aufnahme anorganischer Arsenverbindungen bei der Arbeit sind ungewöhnlich. Bei ca. 1 mg/m^3 treten als Leitsymptome starke Reizerscheinungen an Haut und Schleimhäuten sowie Brustschmerzen auf. Durchfälle, ZNS-Störungen und Herz-Kreislauf-Störungen stellen sich eher nach oraler Giftaufnahme ein. Nagelveränderungen mit weißen Lunulastreifen (Mees'sche Bänder) können im weiteren Verlauf beobachtet werden.

> **!** Akute Vergiftungen durch Arsenverbindungen sind mit Ausnahme der Arsenwasserstoffvergiftung selten.

Bei chronischen Vergiftungen ist auch zu unterscheiden zwischen örtlichen Reizwirkungen an Haut und Schleimhäuten, z. B. mit Dermatitis, Ulzera, Konjunktivitis, Rhinitis sicca (nachfolgend u. U. Nasenseptumgeschwür und -perforation), Pharyngitis, Bronchitis, u. U. auch Gastroenteritis, und resorptiven Wirkungen mit hartnäckigen warzenartigen Hyperkeratosen an Händen und Füßen, teilweise mit Hyperpigmentierungen (Melanose) vor allem am Stamm und den Mamillen, mitunter auch Hyperhidrose, fleckförmigem oder diffusem Haarausfall und einer gemischtförmigen schmerzhaften Polyneuropathie. Im Blutbild finden sich gelegentlich Anämie und Lymphopenie.

> **!** Reizwirkungen an Haut und Schleimhäuten, Hyperkeratosen, Melanosen und Polyneuropathien können auf eine chronische Vergiftung hinweisen.

Als Spätfolgen können sich Malignome (Basaliome und Plattenepithelkarzinome) der Haut und der Atmungsorgane (vor allem Bronchialkarzinome), evtl. auch der Leber (Leberzellkarzinome und Hämangioendothelsarkome) entwickeln.

Arsenwasserstoff (AsH_3, Arsin) fällt in niedriger Konzentration meist durch einen knoblauchartigen Geruch auf, jedoch fehlt die Warnwirkung aufgrund von Lähmungen des Geruchssinns nach längerer Einwirkung. Das Gas verursacht in einer Konzentration von ca. 3–10 mg/m³ nach einer gelegentlich mehrstündigen Latenzzeit neben Allgemeinsymptomen (Übelkeit, Bauchschmerzen, Durchfall, Unruhe, Atemnot) eine intravasale Hämolyse, die sich mit Nierenschmerzen, dunkelroter Verfärbung des Urins und rot-bräunlicher Verfärbung von Haut und Schleimhäuten durch freies Hämoglobin und Methämoglobin äußert. 250 mg/m³ wirken innerhalb von 30 Minuten tödlich. Bei geringerer Exposition kann der Tod infolge des entstehenden Sauerstoffmangels unmittelbar eintreten oder auch sekundär durch Nierenversagen infolge der akut anflutenden Hämoglobinschollen. Sofern der akute Zustand überlebt wird, kommt es zu deutlicher Leber- und Milzschwellung und zur Entwicklung eines ausgeprägten prähepatischen (hämolytischen) Ikterus. Bei mehr chronischer Einwirkung können die eingangs erwähnten Allgemeinsymptome und Blutbildveränderungen (Anämie, Leukozytose) vorwiegen und auch Symptome der „üblichen" Arsenvergiftung hinzukommen.

Die Prognose von Arsenwasserstoffvergiftungen ist günstig, wenn sie überlebt werden. Entscheidend ist insbesondere die Regeneration der Nierenfunktion.

> **!** Als Spätschäden nach chronischen Vergiftungen sind Malignome der Haut, der Atemwege und der Leber zu beachten. Arsenwasserstoff wirkt als Hämolysegift unmittelbar lebensbedrohlich oder sekundär über Nierenschädigungen.

Jährlich werden insgesamt ca. 30–40 Erkrankungen durch Arsen oder seine Verbindungen angezeigt, davon ca. die Hälfte anerkannt und ein Viertel entschädigt. Bis zu ca. 10 Todesfälle werden auf eine berufliche Arsenexposition zurückgeführt.

Therapie und Prävention

Gegen Vergiftungen durch die verschiedenen Arsenverbindungen gilt – ähnlich wie bei Blei (s. BK 1101) – DMPS/Dimaval p.o. oder i.v. als Antidot der Wahl. Das früher empfohlene BAL (British Anti Lewisite) wird in Deutschland nicht mehr angeboten. Die Behandlung muss frühzeitig, möglichst noch vor dem Auftreten ausgeprägter Symptome begonnen werden. Im Übrigen müssen die Folgen symptomatisch behandelt werden. Bei Vergiftungen durch Arsenwasserstoff sind Sauerstoffgabe, Austauschtransfusion und Hämodialyse indiziert. Gegen das Verstopfen der Nierentubuli durch freies Hämoglobin werden Infusionen von Pufferlösungen empfohlen.

> **!** DMPS/Dimaval hat eine gute Wirksamkeit als Komplexbildner gegen anorganische und organische Arsenverbindungen. Vergiftungen durch Arsenwasserstoff sind primär symptomatisch zu behandeln.

Für Arsentrioxid und -pentoxid, arsenige Säuren, Arsensäure und deren Salze (Arsenite, Arsenate) galt ein TRK-Wert von 0,1 mg/m³ einatembarer Staub. Damit korrelierte ein EKA-Wert von 130 µg/l Urin für Arsentrioxid bei direkter Hydrierung der Proben und Messung mittels Kaltdampf-AAS. Als BLW-Wert für Arsen, seine anorganischen Verbindungen und methylierte Metaboliten im Urin werden aktuell 50 µg/l Urin und als BAR-Wert 15 µg/l Urin angegeben. Für Arsenwasserstoff kann zurzeit kein MAK-Wert aufgestellt werden (Gruppe IIb der MAK-Liste). Der bisherige Wert betrug 0,05 ml/m³ = 0,16 mg/m³.

Hinweise für die arbeitsmedizinische Vorsorge (mit Ausnahme von Arsenwasserstoff) gibt der Berufsgenossenschaftliche Grundsatz G 16. Im Hinblick auf mögliche Spätwirkungen sind auch nachgehende Untersuchungen erforderlich.

❗ Empfehlungen für arbeitsmedizinische Vorsorgeuntersuchungen gibt der Berufsgenossenschaftliche Grundsatz G 16.

Zusammenfassung Arsen und seine Verbindungen werden aufgrund ihrer hohen Toxizität und Kanzerogenität heute nur noch selten verarbeitet, kommen aber als Verunreinigungen vor. Arsenwasserstoff hat für die Halbleiter-/Mikrochip-Herstellung noch eine große Bedeutung, wird häufig aber auch unabsichtlich, z. B. aus arsenhaltigen Legierungen (z. B. Ferrosilizium) oder durch Reaktion von Metallen mit arsenhaltigen Säuren, freigesetzt. Er wirkt als gefährliches Hämolysegift.

Weiterführende Literatur

Becher H, Wahrendorf J: Metalle/Arsen. In: Wichmann H-E, Schlipköter H-W, Füllgraf G (Hrsg.): Handbuch Umweltmedizin, Kap. VI-3, 21. Erg.Lfg. 3/01. Landsberg: ecomed, 2001, S. 1–27.
Bundesministerium für Arbeit (Hrsg.): Erkrankungen durch Arsen oder seine Verbindungen – Merkblatt zur BK Nr. 2 der Anl. 1 zur 7. BKVO (Bekanntm. d. BMA vom 19.05.1964). BArbBl Facht Arbeitssch 1964; 14: 125f. www.dgaum.de
Haas R: Blaukreuzkampfstoffe. I. Chemisches Verhalten. Umweltmed Forsch Prax 1996; 1: 183–189.
Haas R: Blaukreuzkampfstoffe. II. Humantoxikologische Bedeutung von Diphenylarsinverbindungen Umweltmed Forsch Prax 1997; 2: 11–16.
Hall AH: Chronic arsenic poisoning. Toxicol Lett 2002; 128: 69–72.
Saha JC, Dikshit AK, Bandyopadhyay M, Saha KC: A review of arsenic poisoning and its effects on human health. Crit Rev Environ Sci Technol 1999; 29: 281–313.

6.1.9 BK 1109: Erkrankungen durch Phosphor oder seine anorganischen Verbindungen

R. Schiele

Vorkommen und Gefährdungen

Phosphor (P) gehört wie Arsen zu den Halbmetallen bzw. Metalloiden, die sowohl metallische als auch nichtmetallische Eigenschaften aufweisen. Er ist in Form seiner Salze (Phosphate) in der Natur weit verbreitet. Elementarer Phosphor kommt in verschiedenen Modifikationen vor, „metallisch" als schwarzer und nichtmetallisch als roter oder weißer. Gefährlich ist vor allem der weiße Phosphor (syn. „gelber Phosphor", Tetraphosphor). Er entzündet sich an der Luft selbst und leuchtet im Dunkeln (Phosphoreszenz). Gefährdungen bestehen bei der Herstellung und Verwendung für die Erzeugung von Phosphorbronze, Feuerwerkskörpern, Schädlingsbekämpfungsmitteln und Phosphorsäure, im 2. Weltkrieg auch bei der Herstellung von Phosphorbrandbomben.

Wichtige anorganische Verbindungen sind

▸ Phosphorchloride (PCl_3, PCl_5) und Phosphoroxidchlorid $POCl_3$) z. B. für Chlorierungen und Phosphorylierungen,

▸ Phosphorsesquisulfid (P_4S_3) für die Herstellung von Reibeflächen für Zündhölzer,

▸ Phosphorwasserstoff (PH_3, Phosphin), ein sehr giftiges Gas, das in höheren Konzentrationen (1,5–3 ppm) einen unangenehmen knoblauchartigen bis fischig-faulen Geruch aufweist (ähnlich wie Carbid, aus dem es auch freigesetzt wird). Er entsteht oft unbeabsichtigt gemeinsam mit Arsenwasserstoff (s. BK 1108), z. B. aus Ferrosilizium, wird aber auch als Schädlingsbekämpfungsmittel gezielt verwendet. Er wird dabei überwiegend durch Reaktion von Zinkphosphid mit Wasser entwickelt und als Insektizid z. B. gegen Lagerschädlinge (Kornkäfer u. a. Insekten) und als Rodentizid zur Vertreibung von Nagern und Maulwürfen eingesetzt.

❗ Elementarer weißer Phosphor und verschiedene Chlor- und Schwefelverbindungen sowie Phosphorwasserstoff sind hochtoxisch. Gefährdungen bestehen z. B. noch bei deren Herstellung und Verwendung. Der sehr giftige Phosphorwasserstoff wird vor allem noch als Schädlingsbekämpfungsmittel in Lagerhäusern eingesetzt.

Organische Phosphorverbindungen, von denen vor allem die Phosphorsäureester (Cholinesterasehemmstoffe) als Insektizide und Nervengase bedeutsam sind, fallen unter die BK-Nr. 1307.

Beim Phosgen ($COCl_2$) handelt es sich um keine Phosphorverbindung, allerdings auch um ein gefährliches Reizgas für die Atemorgane!

Pathogenese

Weißer Phosphor wirkt chemisch stark reduzierend und stört u. a. wichtige Stoffwechselprozesse, u. a. auch die Glykogenspeicherung der Leber. Phosphorwasserstoff beeinträchtigt als Enzymgift den Zellstoffwechsel und wirkt somit ähnlich wie ein Erstickungsgas. Als Nebenbefund bewirkt er auch Methämoglobinbildung.

Krankheitsbild, Diagnose, Begutachtung

Weißer Phosphor verursacht auf der Haut Brandwunden und nach akuter resorptiver Aufnahme, meist nach dem Verschlucken, zunächst massive Reizerscheinungen (Gastroenteritis). Das Erbrochene riecht meist intensiv nach Knoblauch und zeigt im Dunkeln Phosphoreszenz. Nach einer Latenzzeit von bis zu 3 Tagen treten schwere Leberschäden bis hin zur akuten gelben Leberdystrophie auf, zusätzlich sind Nieren- und Herzmuskelschädigungen mit Tod durch Kreislaufkollaps und Schock möglich. Leberzirrhosen und Nierenschädigungen können als Resterscheinungen zurückbleiben.

Chronische Vergiftungen bewirken neben Allgemeinbeschwerden, wie Appetitlosigkeit, Verdauungsstörungen, Müdigkeit, Schwäche, Hypotonie, Abmagerung, auch Anämien, Haut- und Schleimhautblutungen, hypokalzämische Tetanie und vor allem schmerzhafte degenerative Knochenveränderungen (Osteoporose), die mit einer Verdickung des Periosts und Hyperostosen einhergehen. Bei jüngeren Personen sind quergestreifte Verkalkungen in den Epiphysenlinien beobachtet worden. Charakteristisch sind Nekrosen im Bereich infektionsgefährdeter Regionen, insbesondere des Unterkieferknochens infolge chronischer Osteomyelitiden mit Sequesterbildung ("Phosphornekrosen").

Phosphorwasserstoff wirkt akut in Konzentrationen von über 300 ml/m³ meist tödlich. Todesursachen können toxisches Lungenödem, zentrale Atemlähmung oder Hirnödem sein. Geringere Konzentrationen verursachen Reizerscheinungen

der Atemorgane, Herz-Kreislauf-Beschwerden, Brustschmerzen, Zyanose, Atemnot, Tachykardie, Kopfschmerzen, Schwindel, Schweißausbrüche. Mit Latenzzeiten von einigen Stunden können Arrhythmien, auch Leber- und Nierenschäden mit Ikterus, Hämaturie, Proteinurie und Urämie auftreten. Phosphorchlor- und -schwefelverbindungen sind starke Reizstoffe für Haut und Schleimhäute.

Jährlich werden ca. 5 bis 20 Erkrankungen durch Phosphor und seine anorganischen Verbindungen gemeldet, davon bis zu ca. 10 bestätigt und einzelne Fälle auch mit Rente entschädigt.

> **!** Weißer Phosphor verursacht nach akuter Aufnahme u. a. schwere Leberschäden. Leitsymptome chronischer Vergiftungen sind Osteoporose und Osteomyelitis, insbesondere des Kieferknochens ("Phosphornekrosen"). Phosphorwasserstoff wirkt in hohen Konzentrationen ähnlich wie ein Erstickungsgas. Phosphorchlor- und -schwefelverbindungen sind starke Reizstoffe.

Therapie und Prävention

Vergiftungen durch Phosphor und seine Verbindungen können nur symptomatisch behandelt werden. Im Vordergrund stehen neben lokalen Behandlungen Maßnahmen gegen Schock, Leber- und Nierenschäden. Vorsorgeuntersuchungen sind nach dem Berufsgenossenschaftlichen Grundsatz G 12 „Weißer Phosphor" vorgesehen. Für weißen Phosphor gilt ein MAK-Wert von 0,05 mg/m³ einatembarer Staub, für Phosphorwasserstoff 0,1 ml/m³, für roten Phosphor ist kein MAK-Wert festgelegt.

Zusammenfassung Weißer Phosphor verursacht im Rahmen akuter resorptiver Vergiftungen schwere Leber- und Nierenschäden. Bei chronisch überhöhter Aufnahme sind Osteoporosen und vor allem eine Osteomyelitis der Kieferknochen ("Phosphornekrose") charakteristisch. Phosphorwasserstoff (Phosphin), der auch zur Schädlingsbekämpfung verwendet wird, wirkt akut auf Schleimhäute und das ZNS schädigend, kann aber auch das Herz-Kreislauf-System sowie Leber und Nieren schädigen.

Weiterführende Literatur

Bundesministerium für Arbeit (Hrsg.): Erkrankungen durch Phosphor oder seine anorganischen Verbindungen – Merkblatt zu BK Nr. 1109 der Anl. 1 zur 7. BKVO (Bekanntmachung des BMA vom 25.02.1981). BArbBl Facht Arbeitssch 1981; 31. www.dgaum.de

Kettrup A, Hüppe U: Phosphorus. In: Seiler HG, Sigel H, Sigel A (eds.): Handbook on toxicity of inorganic compounds. New York: Marcel Decker, 1988, pp. 521–532.

Schoonbroodt D, Guffens P, Jouten P, Ingels J, Grodos J: Acute phosphine poisoning? A case report and review. Acta Clin Belg 1992; 47: 280–284.

6.1.10 BK 1110: Erkrankungen durch Beryllium oder seine Verbindungen

R. Schiele

Vorkommen und Gefährdungen

Beryllium (Be) gehört zur Gruppe der Erdalkalielemente und ist ein typisches Leichtmetall, das mit dem Luftsauerstoff schnell eine Passivierungsschicht von Berylliumoxid entwickelt. In der Natur kommt es insbesondere als Beryll (Beryllium-Aluminium-Silikat) und in verschiedenen Edelsteinen (z. B. Aquamarin, Chrysoberyll, Smaragd) vor, ohne dass für die Edelsteinschleifer bisher aber eine Gefährdung nachgewiesen wurde.

Beryllium verfügt über viele interessante technische Eigenschaften: Röntgen- und Gammastrahlung werden von ihm kaum absorbiert, so dass sich Berylliumgläser gut als „Fenster" für Röntgenröhren eignen. In Kernkraftwerken dient es als Moderator- und Reflektormaterial für Neutronen. Verschiedene seiner Legierungen, z. B. mit Kupfer, sind trotz geringen Gewichts außerordentlich hart und fest und verfügen dennoch über eine hohe elektrische und thermische Leitfähigkeit. Bei der Stahlherstellung dient es als Antioxidans. Berylliumoxidkeramik ist äußerst temperaturresistent (Schmelzpunkt bei 2530 °C) und wird als elektrischer Isolator und Wärmeableiter z. B. für Hochleistungstransistoren verwendet. Auch für die Raketen und Weltraumtechnik sind Beryllium und seine Verbindungen wichtig. Bis in die 60er Jahre wurden Berylliumverbindungen (Zink-Beryllium-Silikat) noch als Leuchtstoffe, z. B. für Leuchtstoffröhren und Bildröhren, verwendet.

!
Das Leichtmetall Beryllium verfügt über viele interessante Eigenschaften für die Röntgen-, Kernenergie-, Legierungs-, Halbleiter- und Raketentechnik.

Pathogenese

Gefährlich ist vor allem die Inhalation von Beryllium in Staub-, Dampf- bzw. Rauchform. Darüber hinaus ist der Hautkontakt, insbesondere auch im Zusammenhang mit Hautverletzungen, gefährlich. Neben seiner toxischen Wirkung auf verschiedene Enzyme verfügt es auch über sensibilisierende Eigenschaften, die unterschiedliche individuelle Krankheitsausprägungen beim Menschen erklären. Beryllium ist als krebserzeugend für Menschen (Bronchialkarzinome) eingestuft (Gruppe 1 der MAK-Liste).

Krankheitsbild, Diagnose, Begutachtung

Bei Hautkontakt können Sensibilisierungen in Form allergischer Kontaktekzeme auftreten (s. BK 5101). Noch gefürchteter sind allerdings schwer heilende Hautgeschwüre und Granulombildungen nach Verletzungen und Imprägnation von Berylliumsalzen in die Haut. Nach akuter inhalativer Einwirkung kann ein Metalldampffieber, auftreten, das sich bis zu einer schweren toxischen Pneumonie entwickeln kann. Diese kann ausheilen oder auch in eine chronische Form, die so genannte Lungenberylliose, übergehen. Häufiger entwickelt sich dieses Krankheitsbild aber nach Inhalation kleiner Mengen schleichend mit einer Latenz von meist mehreren Jahren. Es handelt sich um eine chronisch progrediente Lungengranulomatose, die röntgenologisch und histologisch weitgehend einer Sarkoidose (M. Boeck) gleicht, so dass die Differenzialdiagnose schwierig ist. Die Berylliose weist aber eine ungleich schlechtere Prognose auf. Als Leitsymptome bestehen chronisch trockener Husten und zunehmende Dyspnoe, Appetitlosigkeit und Schwäche. Todesfälle infolge progredienter respiratorischer Insuffizienz kommen vor. Auch Bronchialkarzinome wurden bei den Betroffenen gehäuft beobachtet. Zur Sicherung der Diagnose und zur Abgrenzung gegenüber berufsunabhängigen Lungenerkrankungen werden Lymphozytentransformationstests empfohlen. Diese können aufgrund falsch-positiver und falsch-negativer Ergebnisse aber nur im Zusammenhang mit den übrigen Befunden sinnvoll interpretiert werden. Von ca. 10 Verdachtsfällen pro Jahr kommt es jeweils nur in Einzelfällen zu Anerkennungen und Entschädigungen.

! Beryllium kann toxisch, sensibilisierend und kanzerogen wirken. Beryllium kann allergische Kontaktekzeme, beim Eindringen in die Haut auch schlecht heilende Geschwüre und Granulome verursachen. Nach inhalativer Aufnahme können Pneumonien und langsam progrediente Lungengranulomatosen (Berylliose) auftreten, als Spätfolge wahrscheinlich auch Bronchialkarzinome.

Therapie und Prävention

Hautverletzungen mit Verunreinigungen durch Berylliumverbindungen müssen vollständig exzidiert werden. Bei akuten und chronischen Berylliumschäden der Lunge werden Glukokortikoide inhalativ und systemisch empfohlen.

Vorbeugend ist vor allem die Exposition für die Atemorgane und die Haut zu minimieren. Der frühere TRK-Wert beim Schleifen von Berylliummetall und -legierungen beträgt 0,005, sonst 0,002 mg/m³. Das Biomonitoring mittels ICP-MS ist noch nicht gut etabliert. Der aktuelle BAR-Wert beträgt 0,05 µg/l Urin. Vorsorgeuntersuchungen sind nach dem Berufsgenossenschaftlichen Grundsatz G 40 „Krebserzeugende Arbeitsstoffe – allgemein", Beryllium in Verbindung mit BGI 504-40c durchzuführen.

! Aufgrund der starken Toxizität von Beryllium sind die Exposition zu minimieren und arbeitsmedizinische Vorsorgeuntersuchungen nach G 40 durchzuführen.

Zusammenfassung Beryllium und seine Verbindungen besitzen viele technisch interessante Eigenschaften, sind aber auch stark toxisch, individuell sensibilisierend und kanzerogen. Gefürchtet ist insbesondere die chronische Lungenberylliose. Aufgrund guter technischer Schutzmaßnahmen sind die Krankheiten heute selten.

Weiterführende Literatur

Bundesministerium für Arbeit (Hrsg.): Erkrankungen durch Beryllium oder seine Verbindungen – Merkblatt zur BK Nr. 32 der Anl. 1 zur 7. BKVO (Bekanntmachung des BMA vom 25.10.1963). BArbBl Facht Arbeitssch 1963; 13: 285f. www.dgaum.de

Schreiber J, Zissel G, Greinert U, Galle J, Schulz KH, Schlaak M, Müller-Quernheim J: Diagnostik der chronischen Berylliose. Pneumologie 1999; 53: 193–198.

Preuss OP: Long term follow up of workers exposed to beryllium. Br J Ind Med 1985; 42: 69.

Rossmann MD, Kern JA, Elias JA, Cullen MR, Epstein PE, Preuss OP, Markham TN, Daniele RP: Proliferative response of bronchoalveolar lymphocytes to beryllium. A test for chronic beryllium disease. Ann Intern Med 1989; 110: 672.

Sanderson WT, Ward EM, Steenland K, Petersen MR: Lung cancer case-control study of beryllium workers. Am J Ind Med 2001; 39: 133–144.

6.2   Erstickungsgase

Grundsätzlich ist jedes Gas auch ohne spezifische toxische Wirkung geeignet, den Anteil an lebensnotwendigem Sauerstoff in der Atmosphäre durch Verdrängung auf kritische Werte (unter 16%) zu reduzieren und damit erstickend zu wirken.

Auch das wenig toxische Kohlendioxid (CO_2) verursacht als Gärgas (beispielsweise in Weinkellern oder Silos) oder in Brunnenschächten von kohlensäurehaltigem Wasser schon in Konzentrationen von 10 Vol-% nicht selten tödliche Vergiftungen infolge von Azidose, Narkose und Atemlähmung.

Als Erstickungsgase im engeren Sinne werden aber nur die Gase bezeichnet, die spezifisch auf den Sauerstofftransport im Körper oder dessen intrazelluläre Verwertung wirken. Als typische Vertreter dieser Gruppe sind in der Berufskrankheitenliste Kohlenmonoxid und Schwefelwasserstoff aufgeführt. Obwohl es sich bei den durch diese Stoffe verursachten Vergiftungen in der Regel um akute, unfallartige Ereignisse handelt, ist damit der Tatsache Rechnung getragen worden, dass mehrere wiederholte Vergiftungen auch kumulative Wirkungen hinterlassen können. Blausäure und ihre Salze (Cyanide) werden – trotz einer ähnlichen Wirkung auf den Menschen – in der Berufskrankheitenliste hingegen nicht genannt, da Vergiftungen meist akut innerhalb einer Arbeitsschicht entstehen und damit als Arbeitsunfälle behandelt werden können. Chronische Vergiftungen sind nicht gesichert.

> **!** Jedes Gas kann durch Verdrängung von Sauerstoff erstickend wirken; vor allem Kohlendioxid verursacht häufig auch tödliche Vergiftungen. Neben Kohlenmonoxid und Schwefelwasserstoff ist auch die Blausäure mit ihren Salzen (Cyanide) ein typisches Erstickungsgas. Die meist akuten Vergiftungen sind als Arbeitsunfälle zu behandeln.

6.2.1 BK 1201: Erkrankungen durch Kohlenmonoxid

R. Schiele

Vorkommen und Gefährdungen

Kohlenmonoxid (CO) ist ein hochtoxisches farb- und geruchloses Gas von etwas geringerer Dichte als Luft, mit der es explosionsfähige Gemische bilden kann. Es entsteht als Produkt jeder unvollständigen Verbrennung fossiler Brennstoffe und ist deswegen obligatorischer Bestandteil von Verbrennungsabgasen, z. B. von Feuerungsanlagen, Fahrzeugen und auch von Explosionsschwaden in Bergwerken sowie Rauchgasen bei Haus- und Wohnungsbränden. Auch Raucher sind relevanten Mengen von CO aus dem Zigarettenrauch ausgesetzt. Durch die heute verbreiteten Abgaskatalysatoren sind die früheren Gefährdungen in Garagen, Werkstätten, Tunneln durch Abgase von Ottomotoren (frühere Gehalte zwischen 1 bis über 10 %) deutlich zurückgegangen. Dieselmotoren emittieren auch ohne Katalysator gerin-

gere Konzentrationen von Kohlenmonoxid (ca. 0,5 %). Besonders hohe Konzentrationen werden als Reduktionsmittel bei der Eisengewinnung im Hochofenprozess benötigt und als „Gichtgas" (ca. 25–30 % CO) abgeleitet. Die Verwendung von CO als Stadtgas („Leuchtgas", ca. 10–15% CO) spielt aufgrund seines weitgehenden Ersatzes durch Erdgas (Methangas) keine besondere Rolle mehr. Jedoch werden hoch CO-haltiges sog. Wassergas und Generatorgas (ca. 40–50 % CO) für großtechnische Energieerzeugungen aus Koks und Braunkohle verwendet.

> **!** Kohlenmonoxid ist ein hochtoxisches farb- und geruchloses Gas, das bei jeder unvollständigen Verbrennung von Kohlenstoff und seinen Verbindungen entsteht. Gefahren bestehen z. B. durch Rauch- und Abgase, Explosionsschwaden, Hochofen-Gichtgas, Koksgase.

Pathogenese

Die Gefährlichkeit von CO für den Menschen resultiert vor allem aus seiner hohen Affinität zum Hämoglobinmolekül, die ca. 250-mal höher ist als die des Sauerstoffs. Daher kann es diesen leicht aus seiner Bindung verdrängen. Schon 0,05–0,1 Vol.-% CO (= 1000 ppm) in der Atemluft rufen daher schnell lebensbedrohliche Vergiftungen mit CO-Hämoglobin-Konzentrationen von über 50 % hervor. Die Geschwindigkeit der Aufsättigung hängt von der äußeren CO-Konzentration und der körperlichen Aktivität ab (Abb. 6.3).

Die Veränderung der Sauerstoffdissoziationskurve infolge einer Teilbeladung des Hämoglobins mit CO vermindert zusätzlich das periphere Sauerstoffangebot (sog. Haldane-Effekt). Die Symptome der CO-Vergiftung erklären sich überwiegend aus dem resultierenden Sauerstoffmangel der Körpergewebe.

Krankheitsbild, Diagnose, Begutachtung

Erste subklinische Symptome von Kohlenmonoxid sind schon ab 5 % CO-Hämoglobin (BAT-Wert) in Form einer Verminderung der Licht-

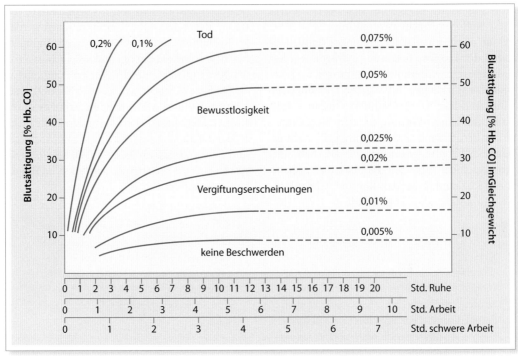

Abb. 6.3: Abhängigkeit der CO-Hb-Sättigung von der Umgebungskonzentration und der körperlichen Aktivität (nach Petry 1979)

wahrnehmung nachweisbar. Konzentrationen von 5–15 % CO-Hb finden sich bei starken Rauchern nicht selten schon als Durchschnittswert.

Bei höheren Konzentrationen treten weitere subjektive und objektive Symptome auf:

▶ > 10 % CO-Hb: Kopfschmerzen, Müdigkeit, Schwindel, Übelkeit, ST-Streckenänderungen im EKG
▶ > 20 % CO-Hb: Beeinträchtigung des Urteilsvermögens, Gesichtsfeldeinengung
▶ > 30 % CO-Hb: beginnende Bewusstseinsstörung, flache Atmung
▶ > 40 % CO-Hb: Kreislaufkollaps möglich
▶ > 60 % CO-Hb: Muskelkrämpfe, Koma, Atemstillstand, Tod

Empfindlich reagieren also zunächst die Organe, die auf einen aeroben oxidativen Stoffwechsel angewiesen sind, vor allem das Gehirn und das Herz. Da eine spezifische Warnwirkung aufgrund der Geruchlosigkeit fehlt, werden die schnell fort-

schreitenden Beschwerden ursächlich oft nicht richtig gedeutet. Den Betroffenen bleibt dann keine Kraft und Zeit mehr zum Lüften oder zum Verlassen der Räume.

> **!** Die Symptome nehmen in Abhängigkeit von der CO-Hb-Konzentration zu; Konzentrationen über ca. 40% wirken lebensbedrohlich, bei Personen mit kardiopulmonalen Einschränkungen auch schon geringere Konzentrationen.

In Abhängigkeit von der jeweiligen äußeren und der daraus resultierenden inneren Konzentration treten die Vergiftungen und die Bewusstlosigkeit unterschiedlich schnell ein. Körperliche Aktivität beschleunigt den Vergiftungseintritt aufgrund des erhöhten Atemminutenvolumens. Rauchen, Alkoholaufnahme, Hyperthyreose, Anämien und Arteriosklereose beschleunigen und verstärken die Wirkungen ebenfalls.

Vergiftete haben im akuten Stadium aufgrund der kirschroten Färbung von CO-Hb häufig eine rote Gesichtsfärbung. Zur Beweissicherung sollte eine Blutprobe (ca. 5 ml EDTA-Blut) zur photometrischen CO-Hb-Bestimmung, möglichst noch vor Beginn der Sauerstoffbeatmung, entnommen werden. Noch länger erhöht bleibt die Laktatkonzentration im Plasma aufgrund anaerober Stoffwechselprozesse. Die Prognose ist bei rechtzeitiger Bergung und Behandlung Überlebender günstig. Jedoch können auch bleibende Schäden, wie z. B. eine Exazerbation ischämischer Herzoder Gehirnerkrankungen, Seh-, Hör- und Gleichgewichtsstörungen und auch psychotische sowie psychomotorische Störungen zurückbleiben. Daher muss nach derartigen Komplikationen durch kardiologische (Enzymbestimmungen, EKG), neurologisch-psychiatrische und radiologische Untersuchungen gezielt gesucht werden. Als verzögert eintretende Folge kann sich mit Latenzzeiten von selten mehr als einem Monat ein Parkinsonismus einstellen. Aufgrund der kurzen Halbwertszeit kommt es nicht zu chronischen CO-Vergiftungen, jedoch sind kumulative Wirkungen infolge wiederholter Vergiftungen bekannt. Mit jährlich ca. 100–200 Meldungen, ca. 50 % Anerkennungen und einigen Entschädigungsfällen handelt es sich um eine häufige Berufskrankheit. Auch einzelne Todesfälle kommen vor.

! Hohe CO-Konzentrationen und körperliche Aktivität Beschleunigen das Eintreten der Vergiftung. Für den Vergiftungsnachweis ist die CO-Hb-Bestimmung bei zeitnaher Probenahme geeignet, zusätzlich die Laktatbestimmung im Plasma. Bleibende Schäden können insbesondere ZNS und Herz betreffen. Parkinsonismus kommt mit zeitlicher Latenz von einigen Wochen vor.

Therapie und Prävention

Bei der Bergung müssen sich Retter durch das Tragen von persönlichem Atemschutz selbst gut vor der Kohlenmonoxidaufnahme schützen. Durch die Atmung unbelasteter Luft ist die CO-Hämoglobinbildung reversibel. Die Halbwertszeit be-

trägt ca. 1 Stunde. Durch ein erhöhtes Sauerstoffangebot können Blut und Gewebe innerhalb von ca. 30 Minuten beschleunigt von Kohlenmonoxid befreit werden. Besser als reiner Sauerstoff wirkt noch Carbogen-Gas, das aufgrund eines Zusatzes von 5 % CO_2 das Atemzentrum anregt. Sofern unmittelbar verfügbar, kann für die Behandlung auch eine Überdruckkammer erfolgreich zur Behandlung eingesetzt werden.

Der BAT-Wert von 5 % CO-Hb korreliert mit einem MAK-Wert von 35 mg/m³ (30 ppm = 0,003 Vol-%, Schwangerschaftsgruppe B = Risiko wahrscheinlich, Spitzenbegrenzung II,1. Regelmäßiges Zigarettenrauchen verursacht bereits Konzentrationen von 5–15 % CO-Hb. Außer Kohlenmonoxid kann auch das Lösemittel Dichlormethan (s. BK 1302) aufgrund seines Metabolismus zu entsprechend erhöhten CO-Belastungen beitragen. Hinweise für arbeitsmedizinische Vorsorgeuntersuchungen gibt der Berufsgenossenschaftliche Grundsatz G 7.

! Die Therapie erfordert möglichst baldige Sauerstoffgabe. Für die Vorbeugung sind MAK- und BAT-Werte einzuhalten, Vorsorgeuntersuchungen nach dem BG-Grundsatz 7 durchzuführen und Atemschutz bereit zu stellen.

Zusammenfassung Das bei Verbrennungsvorgängen freigesetzte Kohlenmonoxid verdrängt Sauerstoff effektiv aus seiner Hämoglobinbindung. Folge ist eine innere Erstickung, die primär Organe mit oxidativem Stoffwechsel, wie Gehirn und Herz, schädigen kann.

Weiterführende Literatur

Bundesministerium für Arbeit (Hrsg.): Erkrankungen durch Kohlenmonoxid – Merkblatt zur BK Nr. 11 der Anl. 1 zur 7. BKVO (Bekanntmachung des BMA vom 28.10.1963). BArbBl. Facht Arbeitssch 1963; 13: 282f. (www.dgaum.de).
Eyer P: Kohlenmonoxid. In: Marquardt H, Schäfer SG (Hrsg.): Lehrbuch der Toxikologie. Mannheim: BI-Wissenschaftsverlag, 1994/1997, S. 550–553.
Hawkins M, Harrison J, Charters P: Severe carbon monoxide poisoning: outcome after hyperbaric oxygene therapy. Br J Anaesth 2000; 84: 584–586.

Lofgren DJ: Occupational carbon monoxide poisoning in the State of Washington, 1994–1999. Appl Occup Environ Hyg 2002 ; 17 : 286–295.

Parkinson RB, Hopkins RO, Cleavinger HB, Weaver LK, Victoroff J, Foley JF, Bigler ED: White matter hyperintensities and neuropsychological outcome following carbon monoxide poisoning. Neurology 2002; 28: 1525–1532.

Petry H: Kohlenmonoxydvergiftung. Arbeitsmed Sozialmed Präventivmed 1979; 14: 300–302.

Raub JA, Mathieu-Nolf M, Hampson NB, Thom SR: Carbon monoxide poisoning – a public health perspective. Toxicology 2000; 145: 1–14.

Szinicz L: Kohlenmonoxid. In: Triebig G, Lehnert G (Hrsg.) Neurotoxikologie in der Arbeitsmedizin und Umweltmedizin. Stuttgart: Gentner, 1998, S. 435–453.

Wegner R, Szadkowski D: Arbeit unter Einwirkung von Kohlenmonoxid. Leitlinie der DGAUM. DGAUM, 1999 (in: www.dgaum.de).

WHO (ed.): Carbon Monoxide. Environ Health Crit 213. Geneve: WHO, 1999.

6.2.2 BK 1202: Schwefelwasserstoff

R. Schiele

Vorkommen und Gefährdungen

Schwefelwasserstoff (H_2S) kann technisch z. B. aus schwefelhaltigen Erzen mit Säuren erzeugt werden. In der Natur wird es in vielen Wasserquellen durch Reduktion aus Gips freigesetzt und auch in Gebieten mit vulkanischer Aktivität emittiert. Vor allem entsteht es aber bei allen Fäulnisvorgängen von pflanzlicher oder tierischer Materie aus den schwefelhaltigen Aminosäuren von Eiweißen. Es ist schon in einer Konzentration von 0,001 Vol-% (1 ml/m³ = 1 ppm) ein charakteristisch nach faulen Eiern riechendes Gas, verliert seine starke Warnwirkung allerdings in höheren Konzentrationen (> 200 ppm) schnell. Es wird dann lediglich als „widerlich süßlich" und nach Lähmung des Geruchsinns über einen Trigeminusreiz nur noch als stechend wahrgenommen. Gefährdungen bestehen insbesondere bei Arbeiten in Jauche-, Faul- und Abwassergruben bzw. -kanälen, Gruften und Klärwerken. Abwasseranlagen von Gerbereien, Abdeckereien, Gelatine- und Zuckerfabriken gelten als Gefahrenschwerpunkte. Bereits eine mangelhafte Abdichtung von Toiletten kann zu einem Eindringen gefährlicher Mengen aus dem Abwasser führen. In der che-

mischen Industrie bestehen u. a. Gefährdungen bei der Herstellung von Salz- und Schwefelsäure sowie Schwefelkohlenstoff, ebenso bei dessen Zersetzung in der Viskoseindustrie (s. BK 1305). Aufgrund des Schwefelgehaltes fossiler Brennstoffe kommt es auch in den Gichtgasen von Hochöfen, Erdölraffinerien, Gaswerken und Kokereien, im Erdgas und in Kohlengruben vor. Auch in Gips- und Schwefelgruben kann es freigesetzt werden.

! Schwefelwasserstoff ist ein nur in niedrigen Konzentrationen charakteristisch nach faulen Eiern riechendes Gas, das aus natürlichen Vorkommen, aber auch durch Fäulnis von Eiweiß und anthropogen aus Sulfiden freigesetzt werden kann.

Pathogenese

Schwefelwasserstoff wird vor allem über die Atemwege, kaum über die Haut aufgenommen. Er blockiert durch Bindung an essenzielle Schwermetalle u. a. Enzyme der Zellatmung, so dass Symptome der inneren Erstickung auftreten. Die Wirkungsweise ähnelt damit der von Blausäure und Cyaniden. Außerdem verursacht das Gas aufgrund seiner Säureeigenschaft und Salzbildung, insbesondere mit Natrium, Reizwirkungen an den Augenbindehäuten und Schleimhäuten.

! Schwefelwasserstoff blockiert Enzyme der Zellatmung und wirkt als Säure und durch Salzbildung zusätzlich irritativ.

Krankheitsbild, Diagnose, Begutachtung

Sehr hohe Konzentrationen von über 5000 ppm (= ml/m³) können schlagartigen Bewusstseinsverlust und Atemstillstand infolge zentraler Atemlähmung verursachen. In etwas geringerer Konzentration gehen Reizungen der Augen und Atemwege mit Atemnot der Bewusstlosigkeit voran. Auch ein toxisches Lungenödem kann sich entwickeln. Noch geringere Mengen bewirken Bindehaut- und Hornhautentzündungen, bronchitische Erscheinungen, Schwindel, Kopfschmerzen, Konzentrations- und Merkfähigkeitsstörungen, Übelkeit, Brechreiz, Appetitverlust und Durchfall.

Überlebende von akuten Vergiftungen können vor allem bleibende Schäden des Zentralnervensystems mit neurologischen und psychischen Schäden davontragen. Bei rechtzeitiger Entfernung aus der Umgebung sind diese allerdings selten. Auch Schädigungen des Herzens sind als Folge der Hypoxidose beschrieben worden.

Jährlich werden ca. 20 derartige Berufskrankheiten angezeigt, etwa die Hälfte anerkannt und wenige Fälle entschädigt, darunter auch einzelne Todesfälle.

! Schwefelwasserstoff verursacht Reizerscheinungen an Augen und Atemwegen und schädigt vor allem das ZNS.

Therapie und Prävention

Vergiftete müssen schnellstmöglich aus der schädlichen Umgebung entfernt werden. Um Serienvergiftungen zu verhindern, müssen die Helfer selbst hinreichend durch ein Atemschutzgerät geschützt und vor dem Einstieg angeseilt sein. Therapeutisch sind insbesondere Sauerstoffgaben und evtl. künstliche Beatmung erforderlich. Eine zusätzliche Behandlung mit 4-DMAP (4-Dimethylaminophenol) i.v. kann versucht werden, ist aber in ihrer Wirksamkeit nicht unumstritten. Schwefelwasserstoff soll dadurch an das entstehende Methämoglobin gebunden werden, das zu Sulfmethämoglobin umgesetzt wird.

In gefährdeten Bereichen muss auf die Einhaltung des MAK-Wertes geachtet werden. Dieser beträgt 5 ml/m^3 (= 7,1 mg/m^3) mit Spitzenbegrenzung I(2). Für das Biomonitoring sind Bestimmungen der Ausscheidung von Thiosulfat mit dem Urin empfohlen worden. Schutzbrillen und Atemschutzgeräte müssen zur Verfügung stehen.

Nach dem Berufsgenossenschaftlichen Grundsatz G 11 sind arbeitsmedizinische Vorsorgeuntersuchungen vorgesehen.

! Therapeutisch sind Sauerstoffgaben und Beatmung notwendig. Vorbeugend sind die Einhaltung des MAK-Wertes, persönliche Schutzausrüstung und arbeitsmedizinische Vorsorgeuntersuchungen erforderlich.

Z usammenfassung Schwefelwasserstoff wird aus verschiedenen natürlichen Medien freigesetzt, entsteht vor allem aber auch bei Fäulnis von organischer Materie und verschiedenen chemischen Prozessen. Seinen charakteristischen Geruch nach faulen Eiern verliert er in hohen Konzentrationen. Er kann Reizerscheinungen an den Schleimhäuten und den Bindehäuten der Augen verursachen und durch Bewusstlosigkeit und Atemlähmung schnell auch tödlich wirken. Es können vor allem bleibende Schäden seitens des ZNS zurückbleiben.

Weiterführende Literatur

Bundesministerium für Arbeit (Hrsg.): Erkrankungen durch Schwefelwasserstoff – Merkblatt zu BK Nr. 19 der Anl. 1 zur 7. BKVO (Bekanntmachung des BMA vom 24.02.1964). BArbBl Fach Arbeitssch 1964; 14: 32f (www.dgaum.de).

Burnett WW, King EG, Grace M, Hall WF: Hydrogen sulfide poisoning: review of 5 years experience. Can Med Ass J 1977; 117: 1277–1280.

Gregorakos L, Dimopoulos G, Liberi S, Antipas G: Hydrogen-sulfide poisoning – management and complications. Angiology 1995; 46: 1123–1131.

Milby TH, Baselt RC: Hydrogen sulfide poisoning: Clarification of some controversial issues. Am J Ind Med 1999; 35: 192–195.

Petry H: Schwefelwasserstoffvergiftung. Arbeitsmed Sozialmed Präventivmed 1979; 14: 249–250.

6.3 Lösemittel, Schädlingsbekämpfungsmittel (Pestizide) und sonstige chemische Stoffe

6.3.1 BK 1301: Schleimhautveränderungen, Krebs oder andere Neubildungen der Harnwege durch aromatische Amine

G. Triebig

Charakterisierung, Vorkommen und Gefährdungen

Aromatische Amine oder Arylamine sind chemisch durch die Gruppierung „Benzolring-NH_2" charakterisiert. Nach der Anzahl der NH_2-Gruppen unterscheidet man primäre, sekundäre und tertiäre Amine. Es handelt sich um eine wichtige Gruppe von Chemikalien, die in vielfältiger Weise als Ausgangs- oder Zwischenprodukte, insbesondere für die Herstellung von Farbstoffen, Pigmenten, Pharmazeutika, Kunststoffen und Pflanzenschutzmitteln, verwendet werden.

Ein wichtiger Anwendungsbereich sind die so genannten Azo-Verbindungen, die zur Einfärbung von Textilfasern, Leder, Papier, Mineralöl und Wachsen dienen. Gefahr einer beruflichen Belastung besteht vor allem beim direkten Umgang mit Arylaminen, die als Staub bzw. Aerosol inhaliert oder in Lösung bei direktem Hautkontakt über die Haut resorbiert werden können.

> **!** Gefährdende Tätigkeiten bestanden früher vor allem in der chemischen Produktion.

Gefährdungen können insbesondere bei Chemiearbeitern, Schlossern und Technikern auftreten. Bei den Azo-Farbmitteln unterscheidet man zwischen den Farbstoffen, d. h. löslichen Verbindungen, und den Pigmenten, die im Anwendungsmedium praktisch unlöslich und damit auch biologisch inert sind. Im Produkt kann das freie Amin in Spuren enthalten sein. Eine erhöhte Belastung mit aromatischen Aminen war z. B. auch bei Malern möglich, die früher Farbstoffe auf der Basis von Azo-Verbindungen gemischt haben. Seit der Einführung von konfektionierten Anstrichmitteln ab den 50er Jahren besteht diese Expositionsmöglichkeit nicht mehr. Allerdings kann es beim Entfernen alter Holzanstriche zu einer inhalativen Belastung mit Azofarbstoffhaltigen Stäuben kommen. Lösliche Azofarbstoffe können durch Hautbakterien in geringem Umfang gespalten werden und somit das Amin freisetzen.

Toxikologie und Pathogenese

In toxikologischer Hinsicht ist zunächst die Bildung von Methämoglobin durch aromatische Amine wichtig (s. hierzu BK 1304, Kap. 6.3.4).

Einige Arylamine sind auch in der Lage, ein allergisches Kontaktekzem auszulösen (s. hierzu BK 5101, Kap. 10.1).

Im Tierversuch ist für mehrere aromatische Amine eine krebserzeugende Wirkung nachgewiesen worden. Die Humankanzerogenität wurde erstmals 1895 von Rehn anhand von Erkrankungsfällen aus der Fuchsin-Herstellung vermutet. Die historisch bedingte Bezeichnung „Anilin-Krebs" ist allerdings nicht zutreffend, da reines Anilin keine genotoxische Wirksamkeit aufweist. Ursache der beobachteten Harnblasenkrebserkrankungen waren die in Abb. 6.4 aufgeführten aromatischen Amine, vor allem das 2- bzw. β-Naphthylamin und das Benzidin. Für die genotoxische Wirkung scheint die chemische Struktur maßgeblich zu sein, da beispielsweise reines 1-bzw. α-Naphthylamin nicht krebserzeugend ist. Neben den drei zweikernigen aromatischen Aminen sind auch für die monozyklischen 4-Chlor-o-toluidin und o-Toluidin eine humankanzerogene Wirkung nachgewiesen worden.

> **!** Gesichert humankanzerogene aromatische Amine sind 4-Aminobiphenyl, Benzidin, 4-Chlor-o-toluidin, 2-Naphthylamin und o-Toluidin.

Der Vollständigkeit halber ist auf n-Methyl-bis (2-chlorethyl)amin (synonym: Stickstoff- bzw. N-Lost) hinzuweisen. Es handelt sich um ein alkylierendes Amin, das in Form eines wasserlöslichen Hydrochlorids als Zytostatikum eingesetzt wurde.

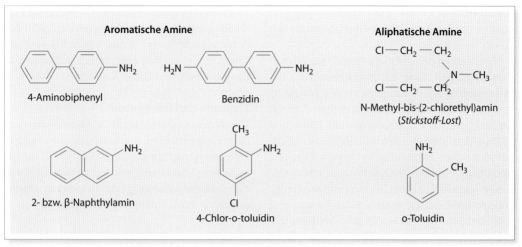

Abb. 6.4: Aromatische und aliphatische Amine mit gesicherter humankanzerogener Wirkung

Stickstofflost ist formal kein Listenstoff der Berufskrankheit BK 1301, da es sich um ein aliphatisches und nicht um ein aromatisches Amin handelt. Erkrankungsfälle können als „Wie-Berufskrankheit" gemäß § 9 Abs. 2 SGB VII entschädigt werden.

Die krebserzeugende Wirksamkeit der aromatischen Amine ist an die metabolische Aktivierung, d. h. vor allem an die N-Hydroxylierung, gebunden. Diese Reaktion wird von einem Cytochrom-P-450-Isoenzym katalysiert, das durch einen genetischen Polymorphismus determiniert ist. Dadurch erklären sich die interindividuellen Unterschiede bei der Krankheitsmanifestation.

Die Bildung von Hämoglobinaddukten kann im Rahmen des Biomonitorings zur Erfassung der inneren Exposition herangezogen werden (s. auch Kap. 41). Die Entgiftung erfolgt über die N-Acetylierung. Für die N-Acetyltransferase, einem cytosolischen Enzym, ist ebenfalls ein genetischer Polymorphismus bekannt. Schnelle Acetylierer sind weniger gefährdet als langsame Metabolisierer.

! Der Acetylierstatus bestimmt die individuelle Krebsgefährdung mit.

Toluidin verursacht primär an den Harnwegen Schleimhautveränderungen. In der Pathogenese der bösartigen Harnwegstumoren spielen die chronisch-entzündlichen Veränderungen im Bereich des Übergangsepithels eine maßgebliche Rolle.

Krankheitsbild, Diagnostik, Begutachtung

Zu den ableitenden Harnwegen zählen Nierenbecken, Harnleiter, Harnblase sowie Harnröhre, jedoch nicht das Nierenparenchym. Die Harnblasentumoren sind meistens am Blasengrund und im Bereich des Trigonums lokalisiert.

Die schmerzlose Makrohämaturie ist in 90 % der Fälle das führende klinische Symptom. Auch dysurische Beschwerden können auftreten und sollten urologisch abgeklärt werden.

! Makrohämaturie ist das Leitsymptom für Harnblasenkrebs.

Zur Diagnosefindung ist eine fachurologische Untersuchung einschließlich Urethrozystoskopie und Biopsie mit anschließender pathologischer Abklärung erforderlich. Histologisch dominieren mit ca. 90 % die papillären Übergangsepithelkarzinome.

Die Einteilung erfolgt nach TNM-Klassifikation. Die Mehrzahl der Harnblasentumoren wird in Frühstadien entdeckt. Die Prognose ist allerdings nur für die oberflächlichen Stadien als günstig zu bezeichnen. Bei Zusammenfassung aller Stadien beträgt die 5-Jahres-Überlebensrate nur 20–30 %.

Im Rahmen der arbeitsmedizinischen Zusammenhangsbeurteilung ist insbesondere die Berufsanamnese mit Bestätigung einer Einwirkung von humankanzerogenen aromatischen Aminen maßgeblich. Expositionsdauer und Latenzzeit sollten den allgemeinen arbeitsmedizinisch-onkologischen Erfahrungswerten entsprechen. Sie betragen im Durchschnitt mehrere Jahre bis einige Jahrzehnte. Unter Expositionskarenz ist, entsprechend der Erfahrungen bei Exrauchern, eine Abnahme der Erkrankungswahrscheinlichkeit zu erwarten (Interimszeit). Nichtberufliche Risikofaktoren (chronisches Inhalationsrauchen, therapeutische Röntgenbestrahlung der Beckenregion, längerfristige Einnahme von Phenacetin-haltigen Schmerzmitteln, Aufnahme von aromatischen Aminen mit der Nahrung) sind als konkurrierende Risikofaktoren zu berücksichtigen. Belastbare Dosis-Risiko-Beziehungen sind aus dem epidemiologischen Studien nicht abzuleiten. Vorschläge zur Risikoabschätzung über Analogiebetrachtungen liegen vor.

Den berufsgenossenschaftlichen Statistiken zufolge sind im Zeitraum von 1978 bis 2003 insgesamt 1211 Erkrankungsfälle als Berufskrankheit BK 1301 entschädigt worden. Das mittlere Erkrankungsalter lag bei 66 Jahren, die Expositionsdauer hat durchschnittlich 20 Jahre ausgemacht.

Das Harnblasenkarzinom gehört nach wie vor zu den zahlenmäßig bedeutsamen Berufskrebserkrankungen. In den Jahren 2006, 2007 und 2008 wurden 616, 905 und 1135 Verdachtsfälle gemeldet und 107, 82 und 100 Fälle anerkannt.

> **!** Expositionsdauer, Latenzzeit sowie Interimszeit und konkurrierende Risiken sind kausalanalytisch bedeutsam.

Die Frage, ob humankanzerogene Arylamine auch andere bösartige Tumoren verursachen können, wird seit längerem wissenschaftlich kontrovers diskutiert. Dies trifft auch für die Fälle mit primären Zweittumoren zu, die vorwiegend im Gastrointestinaltrakt lokalisiert waren. Eine Entschädigung dieser Erkrankung wäre als „Wie-Berufskrankheit" nach § 9 Abs. 2 SGB VII möglich, sofern die gesetzlich erforderlichen Voraussetzungen erfüllt sind (siehe Kap. 12).

Therapie und Prävention

Die therapeutischen Maßnahmen richten sich nach dem Tumorstadium. Sie umfassen die organerhaltende transurethrale Resektion (TUR) bis zur radikalen Zystektomie mit Harnableitung. Rezidiv- und Progressionsgefahr steigen mit zunehmender Entdifferenzierung des Malignoms an.

> **!** Neben der primären Prävention (Expositionskarenz) sind derzeit die Maßnahmen zur sekundären Prävention (Früherkennung) wichtig.

Die primäre Prävention ist die Expositionskarenz. Hierzu ist anzumerken, dass die humankanzerogenen Arylamine seit mehreren Jahrzehnten in Deutschland weder produziert noch verarbeitet werden. Beschäftigte, die früher exponiert waren oder die derzeit mit potenziell genotoxischen Arylaminen Kontakt haben, sind gezielt arbeitsmedizinisch zu betreuen (sekundäre Prävention). Die Vorsorgeuntersuchungen umfassen Anamnese, körperliche Untersuchung sowie die Bestimmung des Urinstatus (Mehrfachteststreifen, Sediment). Ziel ist es, ein mögliches Tumorwachstum frühzeitig zu erkennen und kurativ zu behandeln. Empfehlungen zur Diagnostik sowie Anhaltspunkte für die Bewertung finden sich im DGUV-Grundsatz für arbeitsmedizinische Vorsorgeuntersuchungen G 33 (aromatische Nitrooder Aminoverbindungen) (s. Kap. 33).

Zusammenfassung Humankanzerogene aromatische Amine waren früher vor allem in der chemischen Grundstoffindustrie (z. B. Herstellung von Farbmitteln) anzutreffen. Der beruflich bedingte Harnblasenkrebs ist meistens Folge einer chronischen Exposition. Da die Prognose der Erkrankung wesentlich vom Tumorstadium abhängt, ist die Früherkennung entscheidend. Regelmäßige arbeitsmedizinische Untersuchungen von ehemals exponierten Beschäftigten dienen der sekundären Prävention.

Weiterführende Literatur

Butz M: Beruflich verursachte Krebserkrankungen. Schriftenreihe des Hauptverbandes der gewerblichen Berufsgenossenschaften. Sankt Augustin: HVBG, 2005.

DFG (Deutsche Forschungsgemeinschaft): MAK- und BAT-Werte-Liste 2010. Maximale Arbeitsplatzkonzentrationen und Biologische Arbeitsstofftoleranzwerte; Senatskommission zur Prüfung gesundheitsschädlicher Arbeitsstoffe. Mitteilung 46. Weinheim: Verlag Chemie, 2010.

Golka K, Goebell PJ, Rettenmeier AW: Ätiologie und Prävention des Harnblasenkarzinoms. Dt Ärztebl 2007; 104: 609–613.

Mickisch G, Alken P: Urologische Onkologie. In: Alken P, Walz PH(Hrsg.): Urologie. London: Chapman & Hall, 1998, S. 205–265.

Richter E, Pfau W: Aromatische Amine, Nitroaromaten und heterozyklische Aromaten. In: Marquardt H, Schaefer S (Hrsg.): Lehrbuch der Toxikologie. Mannheim: Wissenschaftsverlag, 2004, S. 731–745.

Thomann K-D: Vom ersten Verdacht zur anerkannten Berufskrankheit: Zur Geschichte der Entdeckung berufsbedingter Erkrankungen der Harnwege (BK-Nr. 1301). Arbeitsmed Sozialmed Umweltmed 1999; 34 (1999) 36–41.

Weiß T, Henry J, Brüning T: Berufskrankheit 1301. Arbeitsmed Sozialmed Umweltmed 2010; 45: 222–235.

6.3.2 BK 1302: Erkrankungen durch Halogenkohlenwasserstoffe

G. Triebig

Charakterisierung, Vorkommen und Gefährdungen

Halogenkohlenwasserstoff (HKW) ist der Sammelbegriff für zahlreiche chemische Verbindungen, die sowohl unter chemisch-physikalischen Aspekten als auch im Hinblick auf ihre Humantoxizität stark heterogen sind.

In Tabelle 6.1 sind Beispiele von HKW aufgeführt, die als Reinigungs-, Extraktions- und Narkosemittel sowie für die Kunststoffherstellung in großem Umfang eingesetzt wurden und teilweise noch werden. Wichtige Bereiche sind die Metallindustrie, die Textilindustrie und chemische Industrie sowie die chemische Reinigung. Die meisten Verbindungen sind unbrennbar oder zumindest schwer entflammbar. Bestimmte Chlorkohlenwasserstoffe (CKW), z. B. Trichlorethen, können unter thermischer und chemischer Einwirkung zu stark toxischen Verbindungen wie Phosgen und Dichloracetylen umgewandelt werden. CKW stellen wegen ihrer hohen Persistenz in den Umweltmedien eine Gefahr für die Ozonschicht in der Stratosphäre dar.

In Tabelle 6.2 sind einige nichtflüchtige Chlorkohlenwasserstoffe als Listenstoffe der BK 1302 sowie deren Verwendung aufgeführt.

Für alle Stoffe gilt, dass sie gut lipidlöslich sind und eine hohe chemische Stabilität aufweisen.

Berufsgruppen bzw. Tätigkeiten mit erhöhter Gefährdung sind: Reinigungs- und Entfettungsarbeiten in der Metallverarbeitung, Maler und Lackierer, Chemiearbeiter, Anwender von Pflanzen- und Holzschutzmitteln, Anästhesisten.

> **!** Chlorkohlenwasserstoffe zeichnen sich durch hohe chemische Stabilität und gute Lipidlöslichkeit aus.

Toxikologie und Pathogenese

Die Gesundheitsgefährdung wird insbesondere durch die Wirkqualität der Stoffe und durch die aufgenommene Dosis, d. h. die Stoffmenge in einer bestimmten Zeitdauer, bestimmt.

Die Aufnahme erfolgt primär nach Inhalation der Gase und Dämpfe. Auch die Resorption über die Haut bzw. Schleimhaut ist bei großflächigem und längerfristigem Kontakt relevant. Körperliche Belastung erhöht die innere Belastung infolge des gesteigerten Atemminutenvolumens.

Die Toxikokinetik, d. h. Aufnahme, Verteilung und Ausscheidung der Halogenkohlenwasserstoffe bedarf einer stoffspezifischen Betrachtung. Grundsätzlich kann man davon ausgehen, dass die biologischen Halbwertszeiten der leicht flüchtigen Stoffe nach einmaliger Exposition in der Größenordnung von Minuten bis einigen Stunden relativ kurz sind. Trichlormethan, Dichlordifluormethan und Halothan werden vorwiegend unverändert abgeatmet. Ansonsten unterliegen die Stoffe einer teilweisen komplexen oxidativen Metabolisierung.

Die am Entgiftungsprozess beteiligten Enzymsysteme, z. B. Cytochrom P 450 (Phase 1) und N-Acetyltransferase sowie Glutathion-S-Transferasen (Phase 2) weisen einen genetisch

Tabelle 6.1: Flüchtige Halogenkohlenwasserstoffe und deren frühere sowie aktuelle Verwendung

Verbindung	Chemische Formel	Verwendung
Dichlormethan (Methylenchlorid)	CH_2Cl_2	Abbeizmittel, Metallreiniger, Lösungsmittel
Dichlordifluormethan (Freon 11)	CCl_2F_2	Kältemittel, Treibgas
Trichlormethan (Chloroform)	$CHCl_3$	Kälte-, Treib- und Lösungsmittel
Brommethan	CH_3Br	Pflanzenschutzmittel
Monochlorethen (Vinylchlorid)	$CH_2 = CHCl$	Monomer für PVC-Produktion
1,1,1-Trichlorethan	$CH_3 - CCl_3$	Lösungsmittel, Kaltreiniger
1,1,2-Trichlorethen (Trichlorethylen, TRI)	$CHCl = CCl_2$	Metallreiniger, Extraktionsmittel
1,1,2,2-Tetrachlorethen (Perchlorethylen, PER)	$CCl_2 = CCl_2$	Textilreiniger
Tetrafluorethen	$CF_2 = CF_2$	Monomer für Teflon
2-Brom-2-Chlor-1,1,1-Trifluorethan (Halothan)	$CF_3 - CHClBr$	Narkosemittel

Tabelle 6.2: Wichtige nichtflüchtige Chlorkohlenwasserstoffe und deren frühere sowie aktuelle Verwendung

γ-Verbindung Summenformel	Strukturformel	Verwendung
Hexachlorcyclohexan (Lindan) $C_6H_6Cl_6$		Pflanzen- und Holzschutzmittel (ab 1974 in Deutschland verboten)
Hexachlorbenzol C_6Cl_6		Fungizid, chemisches Zwischenprodukt
Chlorierte Naphthaline $C_{10}HCl_x$		Pestizid, Öladditive, Isoliermittel
Polychlorierte Biphenyle $C_{12}Cl_x$		Isoliermittel, Weichmacher, Hydraulikflüssigkeit (ab 1983 in Deutschland verboten)

bedingten Polymorphismus auf. Dadurch kann es zu erheblichen interindividuellen Unterschieden in der Metabolisierungskapazität kommen.

! Die metabolisierenden Enzymsysteme unterliegen einem genetisch bedingten Polymorphismus mit der Folge individueller Gefährdungen.

Dichlormethan (Methylenchlorid) wird in der Leber zu Kohlenmonoxid und Chlorwasserstoff abgebaut. Die toxische Wirkung beruht somit insbesondere auf der Bildung von CO-Hämoglobin (s. hierzu Kap. 6.2). Infolge des weiteren Abbauweges, der mit Hilfe der Glutathion-S-Transferase abläuft, entstehen Ameisensäure und Kohlendioxid.

Trichlorethen wird zum Teil unverändert abgeatmet, der größere Teil jedoch als Trichlorethanol und Trichloressigsäure mit dem Harn ausgeschieden. Als Zwischenprodukt des in der Leber stattfindenden Metabolisierungsprozesses, an dem Monooxygenasen beteiligt sind, entsteht zunächst eine instabile Oxiran-Verbindung (Epoxid), das in Trichloracetaldehyd umgelagert wird. Auch der reduktive Weg ist möglich, wobei vor allem in der Niere Dichlorvinylcystein entsteht. Dieser Metabolit wird für die Nephrokanzerogenese von Trichlorethen verantwortlich gemacht.

Vinylchlorid (Monochlorethen) wird intermediär zu Chlorethylenoxid, einen Epoxid, metabolisiert, das für die krebserzeugende Wirkung von Vinylchlorid ursächlich ist.

> ! Der genotoxische Mechanismus von Trichlorethen und Vinylchlorid ist teilweise bekannt.

Die nichtflüchtigen Chlorkohlenwasserstoffe wie γ-Hexachlorcyclohexan, Hexachlorbenzol, chlorierte Naphthaline und polychlorierte Biphenyle (PCB) können prinzipiell nach Inhalation, dermalem Kontakt und Ingestion aufgenommen werden.

Aufgrund ihrer lipophilen Eigenschaften akkumulieren sie in fettreichen Geweben. Die Metabolisierung geschieht über die Bildung von hydroxylierten Verbindungen mit anschließender Konjugation und Ausscheidung im Harn. Die biologischen Halbwertszeiten sind im Vergleich zu den flüchtigen Verbindungen deutlich länger und betragen bei einmaligen Expositionen mehrere Tage. Stoffe mit langer biologischer Halbwertszeit können mit dem Lebensalter akkumulieren. Dies ist beispielsweise für die PCB infolge ihrer Aufnahme mit der Nahrung der Fall.

> ! Die tägliche Zufuhr von PCB führt in Verbindung mit der langen biologischen Halbwertszeit zu einer Akkumulation mit zunehmendem Lebensalter.

Bei der Metabolisierung von CKW können Wechselwirkungen mit anderen Stoffen, z. B. Trinkalkohol und Medikamente, eine Rolle spielen. Folgen sind eine verzögerte Elimination und eine länger andauernde verstärkte Wirkung. Auch die Induktion fremdstoffmetabolisierender Enzymsysteme ist im Einzelfall zu berücksichtigen.

Krankheitsbild, Diagnostik, Begutachtung
Gemeinsames Merkmal der flüchtigen Verbindungen ist ihre akute Wirkung auf das zentrale Nervensystem mit der Folge von Pränarkose (Rauschzustand) und Narkose mit Atemdepression und Herz-Kreislauf-Stillstand. Auch Herzrhythmusstörungen infolge der Sensibilisierung des Reizleitungssystems sind bei akuten Vergiftungen möglich. Bei höheren Konzentrationen treten auch Haut- und Schleimhautreizungen auf.

Nach akuter Trichlorethen-Exposition wurden vereinzelt Irritationen von Hirnnerven (sog. Polyneuritis cranialis) beobachtet. Als Ursache werden Verunreinigungen des technischen Produkts (Monochloracetylen und Dichloracetylen) und als Differenzialdiagnose eine Virusgenese (Herpes simplex) diskutiert.

> ! Wesentliche Zielorgane der flüchtigen CKW sind: Haut, Schleimhäute, Leber, Niere und ZNS.

Der intensive Hautkontakt führt zu starker Entfettung, bei Wiederholung kann ein toxisches Kontaktekzem entstehen (s. auch Kap. 10). Die resorptiv-toxischen Wirkungen betreffen vor allem die Leber, die Nieren und das Nervensystem. Hierfür ist eine stoffspezifische Beurteilung unerlässlich. Während es nach akuter Vergiftung mit Tetrachlorkohlenstoff in der Regel zu einem schweren Leberparenchymschaden (Leberzirrhose) kommt, ist die hepatotoxische Wirksamkeit von Trichlorethen, Trichlorethan und Tetrachlorethen vergleichsweise gering. Da es kein spezifisches Befundmuster bezüglich Leberenzymparameter oder Histologie gibt, ist die Diagnose vor allem durch die Arbeitsanamnese und – sofern möglich – durch den Nachweis der Noxe mittels Biomonitoring zu sichern (s. auch Kap. 41).

Da die Prognose nach Wegfall der Noxe in der Regel günstig ist, stellt der Krankheitsverlauf nach Beendigung der Exposition ein wichtiges differenzialdiagnostisches Kriterium dar. Nierenschäden sind nach massiven akuten Intoxikationen möglich. Chronische Expositionen gegenüber geringeren Konzentrationen führen im Allgemeinen nicht zu Nierenfunktionsstörungen.

Nach mehrjähriger und massiver Trichlorethen-Belastung sind vermehrt Nierenzellkarzinome beobachtet worden. In Verbindung mit den Mechanismen (s. oben) gilt TRI als humankanzerogen.

Nach chronischen und erhöhten CKW-Expositionen kann eine toxische Enzephalopathie auftreten (s. Abschnitt 6.3.17). Im älteren Schrifttum wird vereinzelt auf eine „Tri-Schnüffelsucht" hingewiesen, die sich nach beruflichem Kontakt entwickelt hat. Epidemiologische Studien weisen auf ein erhöhtes Risiko für Spontanaborte nach beruflicher Narkosegasexposition (Halothan®) hin.

Die chronische Exposition gegenüber Vinylchlorid (VC) in hohen Konzentrationen führt zu einem vielfältigen Krankheitsbild, das insbesondere bei Autoklavenarbeitern in der PVC-Produktion beobachtet wurde.

> ! Das Vollbild der VC-Krankheit betrifft das Gefäßsystem, die Leber und die Haut.

Das Vollbild der so genannten Vinylchlorid-Krankheit umfasst: sklerodermieartige Hautveränderungen, vasomotorische Störungen (sekundäres Raynaud-Syndrom), bandförmige Osteolyse der Fingerendphalangen, Leberfibrose, Splenomegalie und Thrombozytopenie.

Das Hämangiosarkom der Leber nach hoher VC-Exposition gilt als wissenschaftlich gesichert. Die Entstehung von primärem Leberzellkrebs nach VC-Belastung wird diskutiert.

Chlorierte Naphthaline und polychlorierte Biphenyle (PCB) können akneähnliche Hautveränderungen („Pernakrankheit bzw. Chlorakne")

auslösen. Nach Aufnahme von Hexachlorbenzol sind Hyperpigmentierung und Porphyrie beobachtet worden.

Das Einatmen von thermischen Zersetzungsprodukten bestimmter Kunststoffe, z. B. PVC oder Teflon, kann zu einem akuten respiratorischen Krankheitsbild führen, das einem grippalen Infekt ähnlich ist (Teflonfieber). Die Symptome bilden sich spontan zurück, ein bleibender Gesundheitsschaden ist nicht zu erwarten.

> ! Das Teflonfieber bildet sich in der Regel spontan zurück.

Brommethan (Methylbromid) wirkt akut stark neurotoxisch auf das zentrale Nervensystem. Dabei ist ein genetisch determinierter Polymorphismus (Glutathion-abhängige Metabolisierung) für die Krankheitsmanifestation und für die Schwere der Erkrankung bedeutsam (s. Kap. 42).

Die Diagnosefindung bzw. die kausalanalytische Beurteilung von Erkrankungen nach Einwirkung von Halogenkohlenwasserstoffen erfordert profunde arbeitsmedizinisch-toxikologische Kenntnisse. In der Regel sind zusätzlich fachspezifische Untersuchungen, beispielsweise internistisch, neurologisch, dermatologisch, unerlässlich, um die Differenzialdiagnosen abzuklären.

Erkrankungen durch Halogenkohlenwasserstoffe als anerkannte oder entschädigte Berufskrankheiten sind innerhalb der Berufskrankheitengruppe „13" relativ häufig. In den Jahren 2006, 2007 und 2008 wurden 330, 337 und 320 Verdachtsfälle gemeldet, allerdings nur 18, 13 und 12 Fälle als Berufskrankheit anerkannt.

Therapie und Prävention

Spezifische Therapie ist die Expositionskarenz bzw. die Minimierung der Belastung. Die Gabe von Katecholaminen und Kalzium bei akuter CKW-Intoxikation ist wegen der Gefahr von Herzrhythmusstörungen kontraindiziert. Bei Vergiftungen mit stark toxischen Verbindungen, z. B. Tetrachlorkohlenstoff, ist die Hämoperfusion in Betracht zu ziehen.

Zur Prävention von Gesundheitsschäden sind die Luftgrenzwerte sowie die biologischen Grenzwerte einzuhalten (s. Kap. 41).

Zur individuellen Prävention sollten arbeitsmedizinische Vorsorgeuntersuchungen, auch unter Berücksichtigung der DGUV-Grundsätze (G 14: Trichlorethen, G 17: Tetrachlorethen, G 18: Tetrachlorethan oder Pentachlorethan, G 28: Monochlormethan, G 36: Vinylchlorid) durchgeführt werden (siehe Kap. 33).

Der Einsatz von spezifischen Diagnosemethoden (spezifische Fragebogen, neuropsychologische Testung) ist bei neurotoxisch wirkenden Chlorkohlenwasserstoffen im Rahmen der betriebsärztlichen Vorsorge anzuraten.

Im Falle der humankanzerogenen Listenstoffe (Trichlorethen, Vinylchlorid) sind auch nach Expositionsende arbeitsmedizinische Untersuchungen indiziert, um die Entwicklung einer Berufskrebserkrankung möglichst frühzeitig zu erkennen.

Zusammenfassung Die Berufskrankheit BK 1302 umfasst zahlreiche Listenstoffe, die sowohl chemisch-physikalisch als auch toxikologisch differenziert zu betrachten sind. Eine stoffspezifische Beurteilung ist deshalb unerlässlich. Wesentliche Zielorgane einer akuten oder chronischen Intoxikation sind die Haut bzw. Schleimhäute, das zentrale Nervensystem, die Leber und die Niere. Der Umgang mit Halogenkohlenwasserstoffen am Arbeitsplatz erfordert eine konsequente Expositionskontrolle und die regelmäßige Durchführung von arbeitsmedizinischen Vorsorgeuntersuchungen.

Weiterführende Literatur

Baader EW: Gewerbekrankheiten. Klinische Grundlagen der 40 meldepflichtigen Berufskrankheiten. München: Urban & Schwarzenberg, 1954.

Bolt HM: Halogenkohlenwasserstoffe. In: Triebig G, Lehnert G (Hrsg.): Neurotoxikologie in der Arbeitsmedizin und Umweltmedizin. Stuttgart: Gentner, 1998, S. 403–412.

Bolt HM: Trichlorethen und Tetrachlorethen. In: Letzel S, Nowak D (Hrsg.): Handbuch der Arbeitsmedizin. Landsberg: ecomed, 2010.

Bosetti C, La Vecchia C, Lipworth L, McLaughlin JK: Occupational exposure to vinyl chloride and cancer risk: a review of the epidemiologic literature. Europ J Canc Prev 2003; 12: 427–430.

DGAUM (Hrsg.): Polychlorierte Biphenyle (PCB). Umweltmedizinische Leitlinien der Deutschen Gesellschaft für Arbeitsmedizin und Umweltmedizin e.V. Arbeitsmed Sozialmed Umweltmed 2007; 42: 68–72.

Greim H (Hrsg.): Gesundheitsschädliche Arbeitsstoffe. Toxikologisch-arbeitsmedizinische Begründungen von MAK-Werten (Maximale Arbeitsplatzkonzentrationen). 1.–42. Lfg. Weinheim: Wiley-VCH, 2007.

Harth V, Brüning T, Bolt HM: Renal carcinogenicity of trichloroethylene: update, mode of action, and fundamentals for occupational standard setting. Rev Occup Health 2005; 20: 103–118.

Koss G, Schrenk D, Wölfle D: Polychlorierte Dioxine, Furane und Biphenyle. In: Marquardt H, Schäfer SG (Hrsg.): Lehrbuch der Toxikologie. Mannheim: Wissenschaftsverlag, 2003, S. 703–730.

Vamvakas S, Brüning T, Thomasson B et al.: Renal cell cancer correlated with occupational exposure to trichlorethene. J Cancer Res Clin Oncol 1998; 124: 374–382.

6.3.3 BK 1303: Erkrankungen durch Benzol, seine Homologe oder Styrol

G. Triebig

Charakterisierung, Vorkommen und Gefährdungen

Benzol, die Benzolhomologen Toluol und Xylole sowie Styrol (kein Benzolhomolog) gehören zu den aromatischen Kohlenwasserstoffen, die unter Normalbedingungen als Flüssigkeiten vorliegen.

In Tabelle 6.3 sind Strukturformeln und Anwendungsbereiche aufgeführt. Benzol war in der Vergangenheit als Lösungsmittel weit verbreitet. Nach der Lösemittelverordnung (1954) sowie dem Benzolverwendungsverbot (1973) ist seine Verwendung stark eingeschränkt. Aktuell wird Benzol in Brenn- und Treibstoffgemischen (Superkraftstoff enthält bis zu 5 % Benzol) sowie als Ausgangsmaterial für die chemische Synthese eingesetzt. Benzolhaltige Zubereitungen sind nach der Gefahrstoffverordnung krebserzeugend, wenn der Benzolgehalt mehr als 0,1 % beträgt.

Toluol und Xylole werden vorzugsweise als Lösungsmittelkomponenten eingesetzt. Die Anwendungsgebiete sind vielfältig, z. B. in Lacken, Farben, Klebstoffen, Verdünnungen, als Extraktions-, Entfettungs- und Reinigungsmittel. Styrol dient in großem Umfang zur Herstellung von ver-

Tabelle 6.3: Strukturformeln der Listenstoffe der BK 1303 (Benzol, Toluol, Xylole und Styrol) sowie deren hauptsächliche Verwendung

Bezeichnung	Strukturformel	Verwendung
Benzol		Chemische Synthese, Antiklopfmittel, früher auch Lösungsmittel
Toluol	CH_3	Lösungsmittel, z. B. im Tiefdruck
Xylole	CH_3 CH_3 CH_3 CH_3 CH_3 CH_3 ortho meta para	Lösungsmittel in Gemischen
Styrol	$HC = CH_2$	Monomer für Polystyrol

schiedenen Kunststoffprodukten, z. B. Polystyrol, und für glasfaserverstärkte Harze.

Ethylbenzol, das z. B. als Antiklopfmittel dem Ottokraftstoff zugesetzt wird, ist kein Listenstoff der BK 1303. Gesicherte Erkenntnisse über eine chronische Toxizität beim Menschen liegen bislang nicht vor.

> **!** Toluol, Xylole und Styrol sind weit verbreitet. Die Verwendung von Benzol ist stark eingeschränkt.

Gefährdungen waren bzw. sind für alle Tätigkeiten anzusehen, bei denen mit den Stoffen offen umgegangen wird. Aufgrund der weiten Verbreitung betrifft dies eine große Zahl von Beschäftigten. Vor allem sind hier zu nennen: Maler, Lackierer, Laminierer, Tankreiniger und Chemiearbeiter.

Toxikologie und Pathogenese
Die Aufnahme dieser Stoffe erfolgt vorwiegend bzw. ausschließlich inhalativ. Eine körperliche Beanspruchung erhöht die Aufnahme. Benzol kann im Falle großflächiger Benetzung und nach längerer Kontaktzeit auch in toxikologisch relevanter Menge über die Haut aufgenommen werden.

Die Stoffe werden sowohl unverändert abgeatmet als auch in der Leber am mikrosomalen Cytochrom-P-450-abhängigen Enzymsystem oxidiert und die entstehenden Metabolite mit dem Harn eliminiert.

Die biologischen Halbwertszeiten für die aromatischen Kohlenwasserstoffe liegen nach einmaliger Exposition in der Größenordnung von Minuten bis Stunden. Hauptmetabolite sind:
► Benzol: Phenol. In geringerer Menge werden gebildet: Hydrochinon, Brenzkatechin, Trihydroxybenzol und trans,trans-Muconsäure.
► Toluol: Hippursäure. In geringerer Menge Kresole.
► Xylole: Methylhippursäuren.
► Styrol: Mandelsäure und Phenylglyoxylsäure. In geringer Menge auch Phenylethanol.

Aus Benzol entsteht intermediär ein Epoxid bzw. ein Oxepin, von denen sich alle weiteren Metabolite ableiten. Wichtig für die Genotoxizität ist die kovalente Bindung von Benzolmetaboliten, insbesondere von Hydrochinon und Benzochinon, an die DNA und die Bildung von radikalen Sauerstoffspezies (ROS).

Toluol und Xylole werden an der Methylgruppe oxidiert, eine Epoxidierung des Benzolrings findet nicht statt.

> **!** Die unterschiedliche Toxikokinetik von Benzol und Toluol/Xylol bestimmt deren Humantoxizität.

Für Toluol, Xylole und Styrol ist eine genotoxische Wirkung beim Menschen nicht nachgewiesen. Die intermediäre Bildung von Styrol-7,8-oxid bedarf hinsichtlich der gesundheitlichen Relevanz weiterer Abklärung.

Für die aromatischen Kohlenwasserstoffe sind Interaktionen untereinander sowie mit anderen Fremdstoffen bekannt, die sowohl zu antagonistischen als auch synergistischen Effekten führen können. Beispielsweise vermindert Toluol die hämatotoxischen und genotoxischen Effekte von Benzol durch kompetitive Hemmung mikrosomaler Biotransformationsprozesse. Neurotoxische Effekte können demgegenüber durch das gleichzeitige Vorhandensein additiv erhöht werden. Dies trifft auch für die gleichzeitige Zufuhr von Ethanol (z. B. als Trinkalkohol) zu.

> **!** Interaktionen mit anderen Stoffen sind auf toxikokinetischer und toxikodynamischer Ebene zu beachten.

Krankheitsbild, Diagnostik, Begutachtung

Arbeitsmedizinisch bedeutsam ist die hämatotoxische und krebserzeugende Wirkung von Benzol. Toxikokinetische und genotoxische Befunde weisen darauf hin, dass Benzol primär knochenmarkständige Stammzellen schädigt, mit der Folge unterschiedlicher hämatologischer Krankheitsbilder bis hin zu aplastischen Anämien (Panmyelopathie). In Abhängigkeit von der Exposition können im peripheren Blut verschiedene Stö-

rungen der Hämatopoese – am empfindlichsten ist die Abnahme der Leukozytenzahl – auftreten.

Die klinische Symptomatik wie Abgeschlagenheit, Mattigkeit, Luftnot oder Blutungsneigung ist relativ unspezifisch. Der Übergang in myelodysplastische Syndrome – oder chronisch myeloproliferative Erkrankungen bzw. eine Leukämie ist möglich.

Epidemiologische Untersuchungen (Kasuistiken, Fall-Kontroll- sowie Kohortenstudien) – wesentliche Erfahrungen wurden wiederholt ab 1970 aus der türkischen Schuhindustrie berichtet – haben statistisch eine erhöhte Inzidenz für Leukämie-Erkrankungen, insbesondere für die akute myeloische Leukämie (AML) ergeben. Demgegenüber lässt sich anhand der Resultate von Kohortenstudien mit ausreichender Abschätzung der kumulativen Benzolbelastung eine statistisch gesicherte Risikoerhöhung für Non-Hodgkin-Lymphome (NHL) nicht generell aufzeigen. Die wissenschaftliche Evidenz, ob Benzol gesichert beim Menschen alle Formen des NHL verursacht, wird kontrovers diskutiert. Weitere Ausführungen siehe Kapitel BK 1318, S. 178.

Für den M. Hodgkin gibt es keine wissenschaftlichen Anhaltspunkte für eine Benzolgenese.

> **!** Der Ursachenzusammenhang zwischen Benzol und Leukämie gilt aufgrund der epidemiologische Befunde und dem genotoxischen Mechanismus als gesichert.

Benzol, Toluol, Xylole und Styrol wirken dosisabhängig akut neurotoxisch. Nach chronischer und erhöhter Belastung können sie das Krankheitsbild einer Enzephalopathie auslösen (s. Abschnitt 6.3.17).

Neuere Untersuchungen haben gezeigt, dass Styrol und Toluol bereits in niedrigen Konzentrationen subklinische Farbsinnstörungen und kochleäre Hörverluste auslösen können, deren Bedeutung, insbesondere bei gleichzeitiger Lärmbelastung, noch abzuklären ist.

Die hepato- und nephrotoxische Wirkung dieser Listenstoffe ist vergleichsweise gering.

Erkrankungen durch Benzol, Toluol, Xylole und Styrol gehören zu den häufigeren chemisch

Tabelle 6.4: Luftgrenzwerte (MAK) und biologische Grenzwerte (BAT) für Styrol, Toluol und Xylole (Stand 2010)

Stoff	MAK-Wert	BAT-Wert
Styrol	20 ppm (86 mg/m³)	600 mg MA plus PGA/g Kreatinin
Toluol	50 ppm (190 mg/m³)	1,0 mg Toluol/l Blut, 3,0 mg o-Kresol/l Urin
Xylole	100 ppm (440 mg/m³)	1,5 mg Xylole/l Blut, 2000 mg Methylhippursäure/l Urin

Abkürzungen: MA = Mandelsäure, PGA = Phenylglyoxylsäure

bedingten Berufskrankheiten. In den Jahren 2006, 2007 und 2008 wurden 351, 325 bzw. 440 Fälle angezeigt und 27, 23 und 98 Fälle erstmals entschädigt. Die Berufsgenossenschaften haben im Zeitraum von 1978 bis 2003 insgesamt 432 Krebserkrankungen (vorwiegend Leukämie) als Berufskrankheit BK 1303 anerkannt.

Therapie und Prävention

Eine spezifische Therapie ist, abgesehen von der Beendigung der Exposition, nicht bekannt.

Zur Behandlung der Leukämie ist auf die einschlägigen hämatologisch-onkologischen Therapiestrategien zu verweisen.

Für Benzol gilt ein weitgehendes Verwendungsverbot bzw. eine Expositionsminimierung.

Bei Einhaltung der in Tabelle 6.4 angeführten Luftgrenzwerte (MAK) und biologischen Grenzwerte (BAT) ist definitionsgemäß im Allgemeinen nicht mit einer Gesundheitsgefährdung zu rechnen (s. auch Kap. 41).

Beschäftigte, die einer Einwirkung dieser aromatischen Kohlenwasserstoffe ausgesetzt sind, sollten arbeitsmedizinisch untersucht werden. Empfehlungen zum diagnostischen Vorgehen finden sich in den DGUV-Grundsätzen für arbeitsmedizinische Vorsorgeuntersuchungen (G 8: Benzol, G 29: Benzolhomologe, G 45: Styrol) (s. auch Kapitel 33). Wegen der neurotoxischen Wirkungen sind geeignete Diagnoseverfahren (spezifische Fragebogen, neuropsychologische Testung) anzuwenden.

Nach stattgehabter Benzolexposition sind nachgehende Untersuchungen erforderlich, um frühzeitig hämatologische Veränderungen zu erkennen und ggf. weitere Maßnahmen einzuleiten (z. B. Berufskrankheitenverfahren).

Zusammenfassung Die Listenstoffe der BK 1303 waren und sind teilweise noch als Lösungsmittel an zahlreichen Arbeitsplätzen vorhanden. Während für Toluol, Xylole und Styrol die chronische Neurotoxizität im Vordergrund steht, sind im Falle von Benzol die Hämatotoxizität und Kanzerogenität bedeutsam. Die Ergebnisse epidemiologischer Studien belegen ein erhöhtes Erkrankungsrisiko für Leukämien nach mehrjähriger Exposition.

Im Rahmen der arbeitsmedizinischen Vorsorgeuntersuchungen beim Umgang mit Toluol, Xylol und Styrol ist vor allem auf ototoxische sowie ZNS-toxische Effekte zu achten.

Weiterführende Literatur

Alexander DD, Mink PJ, Adami H-O, Chang ET, Cole P, Mandel JS, Trichopoulus D: The non-Hodgkin lymphomas: A review of the epidemiologic literature. Int J Cancer 2007; 120: 1–39.

Aksoy M: Malignancies due to occupational exposure to benzene. Am J Ind Med 1985; 7: 395–402.

Dietz MC, Ihrig A, Bader M, Triebig G: Einsatz des Arbeitsmedizinisch-Neurotoxischen Evaluierungs-Systems (ANES) zur Früherkennung Lösungsmittel-assoziierter Effekte im Rahmen einer Längsschnittstudie. Arbeitsmed Sozialmed Umweltmed 1999; 34: 185–193.

Fuente A, McPherson B: Organic solvents and hearing loss: The challenge for audiology. Int J Audiol 2006; 45: 367–381.

Ihrig A, Triebig G, Dietz MC: Evaluation of a modified German version of the Q 16 questionnaire for neurotoxic symptoms in workers exposed to solvents. Occup Environ Med 2001; 58: 19–23.

Koss G: Kohlenwasserstoffe. In: Marquardt H, Schäfer SG (Hrsg.): Lehrbuch der Toxikologie. Mannheim: Wissenschaftsverlag, 2004, S. 579–620.

Lomax RB, Ridgway P, Meldrum M: Does occupational exposure to organic solvents affect colour discrimination? Toxicol Rev 2004; 23: 91–121

Nies E, Barrot R, Drexler H, Hallier E, Kalberlah F, Prager H-M, Schaller KH, Westphal G, Korinth G: Perkutane Aufnahme von Benzol – Folgerungen für die retrospektive Expositionsabschätzung. Arbeitsmed Sozialmed Umweltmed 2005; 40: 585–594.

Paramei GV, Meyer-Baron M, Seeber A: Impairments of colour vision induced by organic solvents: a meta-analysis study. NeuroToxicology 2004; 25: 803–816.

Triebig G: Aromatische Kohlenwasserstoffe. In: Triebig G, Lehnert G (Hrsg.): Neurotoxikologie in der Arbeitsmedizin und Umweltmedizin. Stuttgart, Gentner, 1998, S. 381–403.

6.3.4 BK 1304: Erkrankungen durch Nitro- oder Aminoverbindungen des Benzols oder seiner Homologe oder deren Abkömmlinge

G. Triebig

Charakterisierung, Vorkommen und Gefährdungen

Die Substitution von Wasserstoffatomen des Benzols durch NO_2- oder NH_2-Gruppen führt zu den Nitro- und Aminoverbindungen.

Tabelle 6.5 enthält einige Listenstoffe. Aromatische Nitro- und Aminoverbindungen sind Grund- und Zwischenprodukte für die Synthese von zahlreichen Produkten, z. B. Pflanzenschutzmitteln, Pharmazeutika, Sprengstoffen, Kunststoffen (z. B. Polyurethane, Isocyanate). Gefährdungen können somit insbesondere in der Produktion, in der Weiterverarbeitung und bei der Entsorgung von Explosivstoffaltlasten auftreten.

Nitromoschus ist die Bezeichnung für eine Gruppe von nitrierten Benzolderivaten, die, synthetisch hergestellt, vor allem als Duftstoffe eingesetzt werden. Nitroglyzerin bzw. Salpetersäureester sind Listenstoffe der BK 1309 (s. Kap. 6.3.9). „Nitrolacke" bezeichnet Lacksysteme auf der Basis von Nitrozellulose. Es handelt sich dabei nicht um Listenstoffe der BK 1304. Dies trifft auch für die Stoffgruppe der N-Nitrosoverbindungen (Nitrosamine) zu.

> **!** Typische Listenstoffe sind Anilin, Trinitrotoluol und Dinitrophenol. Der „Nitrolack" ist kein Listenstoff der BK 1304.

Toxikologie und Pathogenese

Die Stoffe können über die Atemwege als Dampf oder Staub und über die Haut aufgenommen werden. Der zuletzt genannte Resorptionsweg stellt vor allem für die unsubstituierten Nitroaromaten eine in der Praxis relevante Belastungsform dar. Toxikologisch bedeutsam ist im Fall der Nitroaromaten die Reduktion zu Amino- oder N-Hydroxylaminen. Die so entstandenen Arylamine (aromatischen Amine) werden in der Regel innerhalb von 2 bis 3 Tagen vollständig eliminiert. Die biologischen Halbwertszeiten liegen in der Größenordnung von einigen Stunden.

> **!** Ein genetischer Polymorphismus bestimmt die Intoxikationsfolgen.

Für die Giftwirkung der Arylamine ist die metabolische Aktivierung maßgeblich, an der das Cytochrom-P-450-System maßgeblich beteiligt ist. Dieses Enzymsystem weist einen genetischen Polymorphismus auf, der die interindividuellen Unterschiede bei der Ausprägung der Intoxikation erklärt (s. auch Kap. 41). Im Falle eines Mangels der Glucose-6-Phosphatdehydrogenase und bei langsamen Acetylierern sind stärkere Giftwirkungen zu erwarten. Eine hohe Aktivität der N-Acetyltransferase ist günstig, da die N-Acetylierung zugunsten der N-Hdyroxylierung stattfindet.

Die akute Giftwirkung dieser Stoffe beruht in erster Linie darauf, Methämoglobin (synonym: Hämiglobin) zu bilden (Abb. 6.5). Bei gleichzeitiger Aufnahme auch geringer Alkoholmengen wird die Giftwirkung infolge der Hemmung der Methämoglobinreduktase stark erhöht. Bei den bizyklischen Arylaminen spielt die Methämoglobinbildung allerdings eine untergeordnete Rolle.

> **!** Die Methämoglobinbildung ist das führende toxikologische Prinzip der akuten Vergiftung.

Die meisten Arylamine und Nitroaromaten sind mutagen, einige haben sich im Tierversuch als

Tabelle 6.5: Beispiele von aromatischen Nitro- und Aminoverbindungen und deren Strukturformel

Bezeichnung	Strukturformel
Nitrobenzol (Mirbanöl, Bittermandelöl)	NO_2
Anilin	NH_2
2,4,6 Trinitrotoluol (TNT)	CH_3 O_2N NO_2 NO_2
2,4,6 Trinitrophenol (Pikrinsäure)	OH O_2N NO_2 NO_2

krebserzeugend erwiesen. Über ein Cluster von mehreren Harnblasenkrebsfällen nach hoher Dinitrotoluol-Exposition wurde berichtet.

Die intermediär auftretenden Nitrosoverbindungen bilden Addukte mit Hämoglobin, Proteinen und DNA. Die Adduktbildung kann im Rahmen eines Biomonitorings zur Abschätzung der inneren Exposition herangezogen werden (siehe Kap. 41 und 42).

Krankheitsbild, Diagnostik, Begutachtung

Die Methämoglobinämie als Folge einer akuten Intoxikation mit aromatischen Nitro- und Aminoverbindungen gehört zu den seit langem in der Arbeitsmedizin bekannten Krankheitsbildern. Bei mehr als 10% Methämoglobin kommt es zu einer Zyanose, höhere Konzentrationen führen zu subjektiven Beschwerden wie Kopfschmerz, Atemnot und Schwächegefühl. Die Prognose der Methämoglobinämie ist im Allgemeinen günstig. Methämoglobinspiegel von 80 % und mehr verlaufen allerdings im Allgemeinen tödlich. Eine hypochrome Anämie und Heinz'sche Innenkörper (Erythrozyten) sind häufig nachweisbar.

Charakteristische Expositionsfolgen sind die Gelbverfärbung der Haut (z. B. durch Pikrinsäure) und der Nägel sowie die Braunverfärbung der Haare (z. B. durch Trinitrotoluol). Bestimmte chlorierte Nitroaromaten wirken hautsensibilisierend (z. B. para-Chlornitrobenzol; s. Kap. 10). Schwere oder wiederholt rückfällige Hauterkrankungen durch diese Stoffe fallen unter die BK 5101 (s. Kap. 10.1).

Im Falle der bizyklischen Arylamine steht die Hepato- und Nephrotoxizität im Vordergrund. Dies trifft z. B. für 4,4-Diaminodiphenylmethan zu, das Ursache der „Epping Jaundice", einer 1965 in Epping (England) aufgetretenen Lebererkrankung bei 84 Personen, war.

Für die Beurteilung eines möglichen Ursachenzusammenhangs zwischen Exposition und Krank-

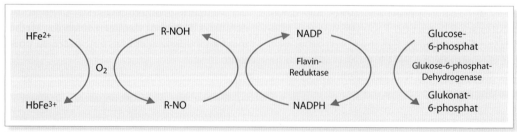

Abb. 6.5: Schematischer Kreisprozess der Methämoglobinbildung (Oxidation von Fe^{2+} zu Fe^{3+}) und Reduktion von Nitroaromaten zu Nitrosoverbindungen unter der Beteiligung der NADPH-Flavin-Reduktase und der Glukose-6-phosphat-Dehydrogenase (R = Rest)

heitsbild ist eine umfassende Arbeitsanamnese unerlässlich. Diagnostisch hilfreich kann der Nachweis von Hämoglobinaddukten (Biomonitoring) sein. Auch der Krankheitsverlauf nach Beendigung der Exposition ist differenzialdiagnostisch bedeutsam.

Berücksichtigt man die Erfahrungen der letzten Jahre, sind beruflich bedingte Erkrankungen durch aromatische Nitro- und Aminoverbindungen relativ seltene Berufskrankheiten. In den Jahren 2006, 2007 und 2008 wurden 24, 22 und 16 Verdachtsfälle gemeldet und drei Fälle in 2007 als Berufskrankheit bestätigt. Die Humankanzerogenität bestimmter aromatischer Amine ist unter der BK 1301 erfasst (s. Abschnitt 6.3.1).

Therapie und Prävention

Zur Therapie ist zunächst eine gründliche Dekontamination, z. B. mit Polyethylenglykol 400 erforderlich. Die spezifische Behandlung erfolgt durch Gabe eines Redoxfarbstoffes (Toluidin- oder Methylenblau) oder von Katolysin sowie zusätzlich von Ascorbinsäure (i.v.). Es gilt strikte Alkoholkarenz, da Ethanol die Methämoglobinämie verstärkt.

Zur Prävention sind neben der Überprüfung, ob die Grenzwerte in der Luft und im biologischen Material eingehalten sind, arbeitsmedizinische Vorsorgeuntersuchungen durchzuführen. Für die Diagnostik und Beurteilung existiert ein entsprechender berufsgenossenschaftlicher Grundsatz (G 33) (s. Kap. 41). Aufgrund der guten Hautresorbierbarkeit dieser Stoffe ist insbesondere Hautkontakt zu vermeiden. Auf gute Arbeitsplatzhygiene ist zu achten.

Zur Überwachung der inneren Exposition hat das biologische Monitoring Priorität (s. Kap. 41).

> **!** Wegen der guten Hautresorbierbarkeit dieser Stoffe ist zur Expositionskontrolle das Biomonitoring vorzuziehen.

Zusammenfassung Das typische Krankheitsbild der akuten Intoxikation durch aromatische Nitro- und Aminoverbindungen ist die Methämoglobinämie (Hämoglobinämie). Die Schwere der Intoxikation wird neben der

aufgenommenen Dosis auch vom individuellen Enzymstatus (N-Acetyltransferase und Glucose-6-Phosphatdehydrogenase) bestimmt. Alkoholgenuss steigert die Methämoglobinbildung. Die chronische Belastung kann zu Erkrankungen der Leber und der Haut führen.

Weiterführende Literatur

Hagmann M, Weiß T, Schaller KH, Angerer J: Belastung und Beanspruchung bei der Entsorgung und Explosivstoffaltlasten – Dosismonitoring und biochemisches Effektmonitoring. Arbeitsmed Sozialmed Umweltmed 2004; 39: 612–620.

Harth V, Bolt HM, Brüning T: Cancer of the urinary bladder in highly exposed workers in the production of dinitrotoluenes: a case report. Int Arch Occup Environ Health 2005; 78: 677–680.

Ippen H: Nitromoschus. Bundesgesundheitsbl 1994; 6: 255–260.

Kopelman H, Robertson MH, Sanders PG, Ash I: The Epping Jaundice. Brit Med J 1966; 1: 514–516.

Leng G: Aromatische Amino- und Nitroverbindungen. In: Letzel S, Nowak D (Hrsg.): Handbuch der Arbeitsmedizin. Loseblattwerk. Landsberg: ecomed, 2010.

Letzel S, Göen T, Bader M, Angerer J, Kraus T: Exposure to nitroaromatic explosives and health effects during disposal of military waste. Occup Environ Med 2003; 60: 483–488.

Richter E, Pfau W: Aromatische Amine, Nitroaromaten und heterozyklische Aromaten. In: Marquardt H, Schaefer SG (Hrsg.): Lehrbuch der Toxikologie. Mannheim: Wissenschaftsverlag, 2004, S. 31–745.

6.3.5 BK 1305: Erkrankungen durch Schwefelkohlenstoff

G. Triebig

Charakterisierung, Vorkommen und Gefährdungen

Schwefelkohlenstoff (Kohlendisulfid, Carbondisulfid, CS_2) ist eine farblose bis gelbliche, leicht flüchtige Flüssigkeit (Siedepunkt ca. 46 °C), die in reinem Zustand aromatisch, ansonsten faulig riecht. Die Dämpfe sind schwerer als Luft und bilden mit ihr explosionsfähige Gemische.

Schwefelkohlenstoff wird vorwiegend in der Viskoseindustrie zur Herstellung von Fasern und Zellophan sowie für die Produktion von Schädlingsbekämpfungsmitteln eingesetzt. Ferner ist es ein gutes Lösungs- und Extraktionsmittel, z. B. für Fette, Häute, Wolle und Knochen.

Gesundheitliche Gefährdungen können vor allem beim direkten Umgang mit Schwefelkohlenstoff auftreten.

Toxikologie und Pathogenese

Schwefelkohlenstoff wird sowohl inhalativ als auch dermal gut resorbiert. Ungefähr 60–70 % werden retiniert, der andere Teil wieder abgeatmet. Die biologische Halbwertszeit von CS_2 liegt in der Größenordnung von einigen Stunden.

Die Metabolisierung führt zu 2-Thio-Thiazolidin-4-Carbonsäure (TTCA; Kondensationsprodukt von CS_2 mit Cystein), die für das biologische Monitoring geeignet ist (s. Kap. 41). Schwefelkohlenstoff wird ferner in der Leber zu Carbonylsulfid und Schwefel verstoffwechselt, woraus im weiteren Verlauf Kohlendioxid und Schwefelwasserstoff bzw. Sulfat entstehen.

> ❗ CS_2 wird über die Lungen und die Haut gut aufgenommen. Die neurotoxischen Mechanismen sind nur teilweise bekannt.

Für die Neurotoxizität sind insbesondere die Reaktionen von CS_2 bzw. von Dithiocarbamat mit Proteinen der Neurofilamente, sog. Crosslinking, wichtig. In der Folge akkumulieren die Neurofilamente und bilden lokale Axonauftreibungen, die meistens proximal der Ranvier'schen Knoten lokalisiert sind. Es kommt zur distalen axonalen Degeneration mit der Folge von Lähmungserscheinungen. Als besonders vulnerabel gelten die langen und stark myelinisierten Axone der peripheren Nerven sowie des Rückenmarks. Der exakte neurotoxische Mechanismus ist bislang nicht vollständig aufgeklärt.

Krankheitsbild, Diagnostik, Begutachtung

Luftkonzentrationen von 1000 ppm und mehr verursachen Benommenheit, Schwindel, Erregungszustände bis hin zu Narkose und Tod infolge Lähmung des Atemzentrums. Der direkte Hautkontakt kann zu Gewebeschäden und am Auge zur sog. Spinner-Keratitis führen.

Die chronische Neurotoxizität manifestiert sich am peripheren, autonomen und zentralen Nervensystem. Primär kommt es zu einer sensomotorischen Polyneuropathie der Beine. Elektrophysiologische und histologische Befunde weisen auf eine axonale Degeneration des peripheren Nervensystems hin.

Das Krankheitsbild der CS_2-induzierten Enzephalopathie ist vielgestaltig. Beschrieben sind organisches Psychosyndrom, Libido- und Potenzstörungen, emotionale Labilität mit leichter Erregbarkeit, Angstzustände sowie Depression und allgemeine Schwäche. Das Auftreten von Symptomen wie Tremor, Muskelstarre und Salbengesicht haben dazu geführt, dass man von einem toxisch bedingten Parkinson-Syndrom spricht. Im Bereich der Hirnnerven können vor allem die Nervi opticus, cochlearis und vestibularis beeinträchtigt sein.

Mittels bildgebender Verfahren (Computertomografie, Kernspintomografie) konnten morphologische Veränderungen im ZNS in Form einer kortikalen Atrophie bzw. Läsionen in den Basalganglien nachgewiesen werden.

> ❗ Morphologisches Korrelat der extrapyramidalen Symptomatik durch CS_2 sind Läsionen im Bereich der Basalganglien.

Störungen des autonomen Nervensystems äußern sich in Magen-Darm-Beschwerden, Appetitlosigkeit und Gewichtsverlust.

Ein weiterer Befund ist die zerebrovaskuläre Insuffizienz, die als Enzephalovasculopathia sulfocarbonica bezeichnet wird. Dabei wurde eine Arteriosklerose sowohl großer Gehirnarterien als auch von Arteriolen und Präkapillaren beobachtet.

In diesem Zusammenhang ist die vermehrte Arteriosklerose der Herzkranzgefäße anzuführen, die als Ursache für die beobachtete erhöhte Mortalität an koronarer Herzerkrankung nach langjähriger CS_2-Exposition angesehen wird. Ob dabei die ebenfalls beobachteten Fettstoffwechselstörungen (Hypertriglyzeridämie und Hypercholesterinämie) pathogenetisch eine Rolle spielen, ist noch nicht abschließend geklärt. Auch eine direkte kardiotoxische und antifibrinolytische Wirkung von CS_2 wird diskutiert.

Des Weiteren sind Effekte auf endokrine Funktionen (Nebennierenrinde) und auf Schilddrüse, Nieren und Leber vereinzelt beschrieben worden.

Um den Kausalzusammenhang zwischen einer chronischen CS_2-Exposition und dem Krankheitsbild zu belegen, ist neben einer ausführlichen arbeitsmedizinischen Untersuchung in der Regel eine fachspezifische Diagnostik, z. B. auf neurologischem Fachgebiet, sowie die Anwendung bildgebender Verfahren (CT, MRT) erforderlich. Von besonderer Bedeutung sind die Arbeitsanamnese und die Abschätzung der CS_2-Belastung über das gesamte Arbeitsleben.

Der Krankheitsverlauf nach Beendigung der Exposition ist ein wichtiger kausalanalytischer Aspekt. Leichtere Erkrankungen weisen eine gute Prognose auf, bei schweren Krankheitsfällen muss mit persistierenden Beeinträchtigungen gerechnet werden.

! Die Prognose hängt wesentlich von den initialen Läsionen nach stattgehabter Intoxikation ab.

Bei der Einschätzung der Prognose gilt auch zu berücksichtigen, dass diese von mehreren Faktoren, insbesondere von der Komorbidität des Patienten, bestimmt wird. Eine Progredienz der zerebralen Störungen nach Beendigung der Exposition deutet in der Regel auf eine expositionsunabhängige Erkrankung hin.

Erkrankungen infolge einer beruflichen CS_2-Belastung sind nach der Berufskrankheitenstatistik selten. In den Jahren 2006, 2007 und 2008 wurden 3, 6 und 4 Verdachtsfälle gemeldet und lediglich in 2008 zwei Fälle als Berufkrankheit anerkannt

Therapie und Prävention

Eine spezifische Therapie ist, mit Ausnahme der Expositionskarenz, nicht bekannt. Bei Hautkontakt ist rasche Dekontamination mit Wasser durchzuführen. Nach akuter inhalativer Vergiftung kann die Gabe von Sauerstoff oder eine künstliche Beatmung erforderlich sein.

Zur Prävention von Gesundheitsstörungen sind eine strikte Expositionskontrolle und die Einhaltung der Grenzwerte erforderlich.

Aktuell gelten (Stand 2010):

▶ MAK-Wert: 16 mg/m³ (5 ppm)
▶ BAT-Wert: 2 mg TTCA/g Kreatinin (Probenahme nach der Schicht).

Zum Nachweis einer CS_2-Exposition hat das Biomonitoring Priorität, da hiermit auch der perkutane Aufnahmeweg erfasst wird. Bei alleiniger inhalativer Belastung korrelieren die Luftkonzentrationen mit der TTCA-Ausscheidung im Harn (siehe Kap. 41).

CS_2-exponierte Beschäftigte sind arbeitsmedizinisch zu untersuchen. Dafür existiert ein DGUV-Grundsatz (G 6), der Empfehlungen zu Anamnese und diagnostischen Maßnahmen enthält. Wichtig ist es, außerberufliche Risikofaktoren für neurologische – sowie Herz-Kreislauf-Erkrankungen (z. B. Diabetes mellitus, Inhalationsrauchen) zu berücksichtigen (s. auch Kap. 32).

Zusammenfassung Die gesundheitlichen Auswirkungen einer chronischen Schwefelkohlenstoffbelastung betreffen vor allem das periphere und zentrale Nervensystem (Polyneuropathie und Enzephalopathie) sowie das Gefäßsystem (Arteriosklerose). Bei frühzeitiger Diagnosestellung ist die Prognose günstig. Expositionskontrolle und arbeitsmedizinische Vorsorgeuntersuchungen dienen der Prävention von CS2-abhängigen Gesundheitsstörungen.

Weiterführende Literatur

Drexler H: Schwefelkohlenstoff. In: Triebig G, Lehnert G (Hrsg.): Neurotoxikologie in der Arbeitsmedizin und Umweltmedizin. Stuttgart, Gentner, 1998, S. 481–493.

Graham DG, Valentine WM: Carbon disulfide. In: Spencer PS, Schaumburg HH, Ludolph AC (eds.): Experimental and clinical neurotoxicology, 2nd edn. New York, Oxford: Oxford University Press, 2000, pp. 315–317.

Sulsky SI, Hooven FH, Burch MT, Mundt KA: Critical review of the epidemiological literature on the potential cardiovascular effects of occupational carbon disulfide exposure. Int Arch Occup Environ Health 2002; 75: 365–380.

Vigliani EC: Vergiftung mit Schwefelkohlenstoff. In: Baader EW (Hrsg.): Handbuch der gesamten Arbeitsmedizin. Berlin, München: Urban & Schwarzenberg, 1961, S. 313–324.

6.3.6   BK 1306: Erkrankungen durch Methanol (Methylalkohol)

G. Triebig

Charakterisierung, Vorkommen und Gefährdungen

Methanol ist eine farblose, mit Wasser gut mischbare Flüssigkeit, die bei ca. 65 °C siedet. Die Dämpfe sind schwerer als Luft und bilden mit ihr ein explosionsfähiges Gemisch.

Der größte Teil des produzierten Methanols wird für weitere Synthesen, insbesondere von Formaldehyd, verwendet. Methanol kann als Lösungsmittel in zahlreichen Produkten, z. B. Farben, Lacken, vorkommen und wird als Abbeizer sowie für die Herstellung von bestimmten Harzen und Kunststoffen verwendet. Auch als Frostschutzmittel, Kraftstoff, Kraftstoffzusatz und Extraktionsmittel findet es Verwendung. Berufliche Gefährdungen können demzufolge bei verschiedenen Tätigkeiten auftreten, vor allem bei der Herstellung und Anwendung dieser Produkte.

Toxikologie und Pathogenese

Die Aufnahme erfolgt vorwiegend durch die Inhalation der Dämpfe oder durch das (versehentliche) Verschlucken. Eine nennenswerte Hautresorption ist vor allem bei Kontakt mit durchtränkter Kleidung möglich.

Methanol wird zum einen unverändert abgeatmet bzw. mit dem Harn ausgeschieden. Zum anderen erfolgt eine oxidative Verstoffwechselung zu Kohlendioxid und Wasser (Abb. 6.6). In einem ersten Schritt, der mit einer Halbwertszeit von ca. 2 bis 3 Stunden geschwindigkeitsbestimmend ist, entsteht intermediär Formaldehyd, das in einer zweiten schnellen Reaktion zu Ameisensäure bzw. Formiat oxidiert wird. Hieraus entstehen die Endprodukte Kohlendioxid und Wasser.

Die starke Toxizität von Methanol beim Menschen wird auf die Bildung von Ameisensäure und dessen Akkumulation (metabolische Azidose) zurückgeführt. Die genauen Wirkmechanismen sind nicht bekannt.

> **!** Die Bildung von Ameisensäure mit der Folge einer metabolischen Azidose ist für die Pathogenese entscheidend.

Eine schwere Intoxikation ist in der Regel nur nach oraler Aufnahme möglich. Die letale Dosis ist interindividuell stark unterschiedlich, im Allgemeinen verursacht eine Menge von 100–200 ml Methanol Atemlähmung oder ein zum Tode führendes Lungen- bzw. Hirnödem.

Krankheitsbild, Diagnostik, Begutachtung

Die Symptome nach akuter Intoxikation können bereits nach wenigen Stunden, aber auch erst nach 2–3 Tagen auftreten. Neben untypischen Krankheitszeichen wie Kopfschmerz, Benommenheit, Gliederschmerzen entwickeln sich im weiteren Verlauf Sehstörungen in Form von Nebel-

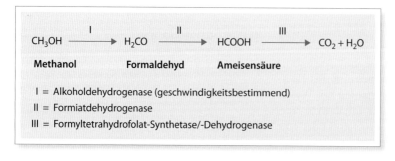

Abb. 6.6: Metabolisierung von Methanol

sehen und Farbsehstörungen, die Ausdruck eines reversiblen Netzhautödems sind. Im weiteren Verlauf können sich eine irreversible Optikusatrophie und eine Netzhautdegeneration entwickeln.

> **!** Sehstörungen gelten als typische Intoxikationsfolgen.

Im Zusammenhang mit einer schweren Intoxikation sind auch Leber- und Nierenschäden möglich. Die Prognose hängt von der aufgenommenen Methanolmenge ab. Frauen reagieren in der Regel empfindlicher als Männer. Mit Hilfe von bildgebenden Verfahren (CT, MRT) finden sich Läsionen im Bereich des Putamens, die sich nach Abklingen der akuten Intoxikation wieder zurückbilden. Klinisches Korrelat ist eine Parkinson-ähnliche extrapyramidale Symptomatik.

Das Krankheitsbild einer chronischen Methanolintoxikation ist uncharakteristisch. Möglich sind Kopf- und Leibschmerzen, Benommenheit, Schwindel, Krämpfe und Sehstörungen.

Die Diagnosestellung erfordert aus diesem Grund eine ausführliche Arbeitsanamnese und, sofern möglich, den Nachweis der inneren Methanolbelastung mittels Biomonitoring. Eine neurologische Untersuchung sowie neuroradiologische Diagnostik (CT, MRT) sind in der Regel zur Abklärung des Krankheitsbildes erforderlich.

Die Bestimmung des pH-Wertes ist zur Beurteilung der metabolischen Azidose bei akuter Vergiftung unerlässlich.

Chronische Erkrankungen nach beruflicher Methanolvergiftung sind selten. In den Jahren 2006, 2007 und 2008 wurden 15, 9 und 12 Verdachtsfälle gemeldet und jeweils 1 Fall als Berufskrankheit bestätigt.

Therapie und Prävention

Die akute Methanolvergiftung erfordert ein rasches Handeln und die Gabe von Ethanol (per os oder per infusionem). Ziel ist es, eine Blutethanolkonzentration von 1 ‰ zu erreichen. Wegen der höheren Affinität der Alkoholdehydrogenase zu

Ethanol kann so die Giftung von Methanol nahezu vollständig verhindert werden. Nach Methanolaufnahme (auch bei Verdacht) ist die sofortige Ethanolgabe indiziert. Weitere Maßnahmen sind eine Alkalitherapie (in Abhängigkeit von der Azidose) sowie eine forcierte Diurese bzw. Dialyse.

Am Arbeitsplatz sind die folgenden Grenzwerte einzuhalten (Stand 2010):

▶ MAK-Wert: 200 ppm (270 mg/m³)
▶ BAT-Wert: 30 mg Methanol/l Urin (Probenahme nach der Schicht).

Wegen der individuell unterschiedlichen Methanolempfindlichkeit sind darüber hinaus arbeitsmedizinische Vorsorgeuntersuchungen unter Berücksichtigung des DGUV-Grundsatzes G 10 durchzuführen (s. Kap. 33). In diesem Zusammenhang sind ein Sehtest einschließlich Farbtüchtigkeitsprüfung und die Spiegelung des Augenhintergrundes sinnvoll.

Zusammenfassung Methanol wirkt in erster Linie neurotoxisch. Im Falle einer schweren Intoxikation (orale Aufnahme) kommt es nach einer mehrtägigen Latenzzeit zu Sehstörungen, die zunächst reversibel (Netzhautödem) später irreversibel (Optikusatrophie) sind. Ursache dafür ist die durch Oxidation entstehende Ameisensäure. Die Bildung von Ameisensäure kann durch die Gabe von Ethanol verhindert werden.

Weiterführende Literatur

Greim H (Hrsg.): Methanol. In: Gesundheitsschädliche Arbeitsstoffe. Toxikologisch-arbeitsmedizinische Begründungen von MAK-Werten (Maximale Arbeitsplatzkonzentrationen). 1.–43. Lfg. Weinheim: Wiley-VCH, 2007.

Koss G: Kohlenwasserstoffe. In: Marquardt H, Schäfer SG (Hrsg.): Lehrbuch der Toxikologie. Mannheim: Wissenschaftsverlag, 2004, S. 605–606.

Lang C: Bildgebende Verfahren (CT, MRT, SPECT) und Neurotoxizität. In: Triebig G, Lehnert G (Hrsg.): Neurotoxikologie in der Arbeitsmedizin und Umweltmedizin. Stuttgart: Gentner, 1998, S. 253–273.

Muttray A, Konietzko H: Visuelles System und Neurotoxizität. In: Triebig G, Lehnert G (Hrsg.): Neurotoxikologie in der Arbeitsmedizin und Umweltmedizin. Stuttgart: Gentner, 1998, S. 149–165.

6.3.7 BK 1307: Erkrankungen durch organische Phosphorverbindungen

G. Triebig

Charakterisierung, Vorkommen und Gefährdungen

Die Listenstoffe der BK 1307 sind Ester, Amide oder Schwefelderivate der Phosphor- und Phosphonsäure, die unter dem Begriff „organische Phosphorverbindungen" oder „Organophosphate" zusammengefasst werden. Sie leiten sich von Grundstrukturen ab, die man nach ihrem Entdecker als „Schrader-Formel" bezeichnet:

$$R_1 - \overset{\overset{\displaystyle O\ (S)}{\|}}{\underset{\underset{\displaystyle R_2}{|}}{P}} - X$$

R_1 und R_2 stehen für kurzkettige Alkyl-, Alkoxy-, Alkylthio- oder Aminogruppen. Der Substituent X ist eine leicht abspaltbare Gruppe, z. B. Phenoxy oder Säuregruppe. In Abb. 6.7 sind einige wichtige Beispiele für diese Verbindungen genannt.

Organische Phosphorverbindungen (OPV) werden weltweit in großem Umfang als Insektizide eingesetzt. Im Vergleich zu chlororganischen Insektiziden haben sie den Vorteil, dass sie biologisch gut abbaubar sind und im Organismus nicht gespeichert werden.

Triester der Phosphorsäure finden auch in technischen Bereichen Verwendung, z. B. als Hydraulikflüssigkeit und Treibstoffadditiv. Massenvergiftungen sind durch Verzehr von kontaminiertem Speiseöl in der Bevölkerung und nach Einführung von Tri-ortho-kresylphosphat (TOCP) als Weichmacher im industriellen Bereich aufgetreten. Gefährdungen können bei der Produktion und bei der Anwendung der Stoffe, v.a. bei unzureichenden Schutzmaßnahmen, vorkommen. Betroffen sind dabei v.a. Beschäftigte in der Landwirtschaft.

Bestimmte Verbindungen haben als Nervenkampfstoffe militärische Bedeutung erlangt z. B. Tabun, Sarin, Soman und VX. Bislang ist es nicht gelungen, die Herstellung dieser Stoffe zu verhindern.

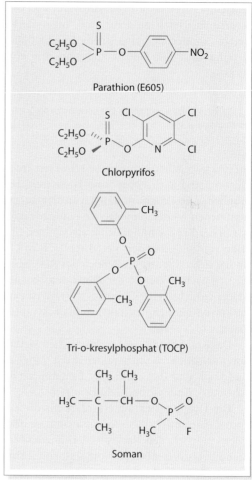

Abb. 6.7: Beispiele von humantoxischen organischen Phosphorverbindungen

Toxikologie und Pathogenese

Organophosphate werden inhalativ, oral und vor allem über die Haut aufgenommen. Die Metabolisierung infolge oxidativer Desulfurierung durch das Cytochrom P-450-Oxigenasen führt in der Regel zu stark toxischen Abbauprodukten (Giftungsreaktion). Die Inaktivierung findet über eine oxidative Dealkylierung und durch die hydrolytische Abspaltung der Abgangsgruppe statt. Es existiert auch ein Glutathion-abhängiger Weg der Sauerstoffdemethylierung. Die Ausscheidung geschieht biphasisch. Der überwiegende Teil wird innerhalb von ein bis zwei Tagen mit dem Harn eliminiert. Die langsamere Phase ergibt sich aus der Fettspeicherung der OPV. Toxikologisch maßgeblich ist die Hemmung der Acetylcholinesterase (AChE) durch kovalente Bindung. Der gebildete Komplex ist zunächst instabil, er kann sich spontan oder mit Hilfe von Oximen reaktivieren. Infolge Spontanabspaltung eines weiteren Substituenten entsteht ein Phosphorylrest, der nicht mehr nukleophil angreifbar ist. Dieser Prozess, der als Alterung bezeichnet wird, kann Stunden bis Tage dauern.

Weitere Enzyme, die durch OPV gehemmt werden, sind die „Neurotoxic Esterase (NTE)" und Carboxyesterasen. Die Paraoxogenase (PON1), die ebenfalls einem genetisch bestimmten Polymorphismus unterliegt, hydrolisiert OPV und bestimmt somit die individuelle Sensitivität der Effekte.

> ! Die Hemmung der Acetylcholinesterase ist die toxikologisch relevante Wirkung.

Krankheitsbild, Diagnostik, Begutachtung

Die Akkumulation von Acetylcholin an den muskarinergen und nikotinergen Rezeptoren der sympathischen und parasympathischen Nervenenden führt zu einem vielgestaltigen Krankheitsbild.
1. Muskarinartige Wirkungen sind: Speichel- und Tränenfluss, Bronchialsekretion, Blutdruckabfall, Erbrechen und Durchfall, Myosis, Unruhe, Angst und Benommenheit.
2. Nikotinartige Wirkungen sind: Fibrillationen und Faszikulationen, Tremor, Krämpfe, Blutdruckanstieg und Tachykardie.

Symptomatik und Dauer sind uneinheitlich und hängen vom Ausmaß der AChE-Hemmung (in der Regel ab 50 %), von der Geschwindigkeit der Hemmung, von adaptiven Mechanismen (Toleranzphänomen) und vom Aufnahmeweg ab. Eine vollständige Rückbildung ist in der Regel innerhalb von einigen Wochen erreicht.

> ! Das Krankheitsbild der akuten Intoxikation mit organischen Phosphorverbindungen ist vielgestaltig.

Als verzögerte Neurotoxizität bezeichnet man das Phänomen, dass die Symptomatik erst nach einer Latenz von mehreren Tagen bis einigen Wochen auftritt („organophosphate-induced delayed neuropathy", OPIDN).

Nach akuter OPV-Intoxikation ist ein so genanntes Intermediate-Syndrom beobachtet worden, das Ausdruck einer verzögerten neuromuskulären Störung ist.

Die Frage, ob eine chronische Belastung mit OPV ohne akute Symptomatik zu neuropsychologischen Veränderungen im Sinne einer toxischen Enzephalopathie führen kann, wird derzeit uneinheitlich beurteilt.

Die Diagnostik stützt sich neben der Arbeitsanamnese vor allem auf den Nachweis der Hemmung der AChE. Diese korreliert nur im Anfangsstadium einer akuten Intoxikation mit der Ausprägung der Symptomatik.

Die Fallzahlen der BK 1307 sind gering. In den Jahren 2006, 2007 und 2008 wurden 11, 19 und 20 Verdachtsfälle gemeldet und 2 Fälle in diesem Zeitraum als Berufskrankheit anerkannt.

Therapie und Prävention

Die rechtzeitige Antidottherapie stellt bei schwerer Intoxikation eine lebensrettende Maßnahme dar. Durch Gabe von Atropin, das nach Bedarf dosiert wird, kann die Übererregung reduziert werden. Im Fall von Kampfstoffen reicht Atropin nicht aus, es ist die Gabe vom Oximen (z. B. Obidoxim-Toxogonin®) erforderlich. Oxime binden an den Komplex OVP-Acetylcholinesterase und bilden Phosphonyloxime, die abgespalten werden.

Bei möglicher Kampfstoffexposition kann Pyridostigmin (Mestinon®), ein reversibler AChE-Hemmer, prophylaktisch verabreicht werden.

> ! Zur medikamentösen Behandlung stehen wirksame Antidote (Atropin, Oxime) zur Verfügung.

Beim Umgang mit OPV sind durch die Anwendung von geeigneten Körperschutzmitteln das Einatmen und der Hautkontakt zu verhindern. Im Rahmen arbeitsmedizinischer Vorsorgeuntersuchungen ist ein Biomonitoring zu empfehlen. Die AChE-Aktivität wird im Falle einer Parathion-Exposition als Beanspruchungsparameter herangezogen. Eine Reduktion der AChE-Aktivität auf 70% des Bezugswertes gilt als arbeitsmedizinisch tolerierbar (BAT-Wert) (s. Kap. 41).

Zusammenfassung Organische Phosphorsäureverbindungen (OPV) hemmen die Acetylcholinesterase (AChE) mit der Folge einer Anhäufung von Acetylcholin an den Nervensynapsen. Die Folge ist ein akutes Krankheitsbild mit vielfältiger Symptomatik. Zur Prävention sind arbeitshygienische Maßnahmen vorrangig. Bei arbeitsmedizinischen Vorsorgeuntersuchungen ist die AChE-Aktivität als Beanspruchungsparameter zu bestimmen.

Weiterführende Literatur

Costa LG, Cole TB, Furlong CE: Polymorphisms of paraoxonase (PON1) and their significance in clinical toxicology of organophosphates. J Toxicol Clin Toxicol 2003; 41: 37–45.

Eyer P: Organische Phosphorverbindungen. In: Triebig G, Lehnert G (Hrsg.): Neurotoxikologie in der Arbeitsmedizin und Umweltmedizin. Stuttgart: Gentner, 1998, S. 455–469.

He F: Neurotoxic effects of insecticides – current and future research: a review. NeuroToxicology 2000; 21: 829–836.

Szinicz L, Baskin S: Chemische und biologische Kampfstoffe. In: Marquardt H, Schäfer SG (Hrsg.): Lehrbuch der Toxikologie. Mannheim: Wissenschaftsverlag, 2004, S. 865–895.

6.3.8 BK 1308: Erkrankungen durch Fluor oder seine Verbindungen

G. Triebig

Charakterisierung, Vorkommen und Gefährdungen

Elementares Fluor ist ein Gas mit hoher Reaktionsfähigkeit, das in der Natur nicht vorkommt. Fluorwasserstoff siedet bei ca. 20 °C und bildet zusammen mit Wasser Flusssäure, deren Salze als Fluoride bezeichnet werden. Wichtige Fluorverbindungen sind Flussspat, Kryolith und Fluorapatit.

Der Einsatz von Fluorverbindungen ist vielfältig: in der Glas- und Edelstahlindustrie zum Beizen, Ätzen und Mattieren, als Flussmittel, in der Galvanik, bei Schweiß- und Lötprozessen, zur Herstellung von Insektiziden und zur Holzkonservierung sowie zum Fluatieren (Versiegeln von Steinböden).

Organische Fluorverbindungen finden Einsatz als Treibmittel (Freone), Löschmittel (Halone), Kältemittel (Frigene) sowie Kunststoffe (Teflon).

Berufliche Gefährdungen sind vor allem gegeben beim Umgang mit Flusssäure, bei der Oberflächenbehandlung von Metallen, beim Schweißen mit fluoridhaltigen Elektroden und bei der Gewinnung von Aluminium aus Kryolith (Na_3AlF_6).

Toxikologie und Pathogenese

Fluorverbindungen werden meistens als Staub, Gas oder Dampf inhalativ, seltener auch oral, aufgenommen.

Bei den verschiedenen Fluorverbindungen, deren Toxizität nur graduelle Unterschiede aufweist, handelt es sich um stark haut- und schleimhautschädigende Chemikalien.

Pathophysiologisch bedeutsam ist die Bildung von schwerlöslichem Kalziumfluorid mit der Folge von Hypokalzämie und Tetanie. Fluoridablagerungen finden in den Knochen und in den Zähnen statt. Lösliche Fluorverbindungen werden mit dem Harn ausgeschieden.

Fluorid ist ein essenzielles Spurenelement für die Knochenverkalkung und für die Bildung von Zahnschmelz. Aus diesem Grund werden Fluoride zur Kariesprophylaxe eingesetzt.

! Fluorverbindungen wirken sowohl lokal chemisch-irritativ als auch resorptiv-toxisch.

Krankheitsbild, Diagnostik, Begutachtung

Nach Hautkontakt verursacht Flusssäure schmerzhafte Erytheme und schlecht heilende Nekrosen. Hierbei gilt zu beachten, dass die Gewebeschädigung erst nach einer mehrstündigen Latenz eintritt.

Die akute inhalative Belastung kann ein toxisches Lungenödem (mehrstündige Latenzzeit!) und nach chronischer Belastung eine obstruktive Atemwegserkrankung auslösen.

Bei der Fluorose, die Folge einer chronischen Exposition ist, unterscheidet man folgende radiologische Stadien:

▶ Stadium 1: aufgelockerte Knochenstruktur, verwaschene Randkonturen (Eindruck einer unscharfen Aufnahme).
▶ Stadium 2: unscharfe Knochenkonturen, Bänderverkalkungen an der Wirbelsäule.
▶ Stadium 3: diffuse Verdichtung der Knochen, die Struktur ist nicht mehr erkennbar (Eburnisation). Ausgeprägte Bänderverkalkung an Becken und Wirbelsäule kommen vor.

Nach Expositionsende ist eine Rückbildung der Osteosklerose möglich.

! Die Veränderungen am Skelettsystem sind für eine chronische Fluorose typisch.

Zur Diagnosefindung ist neben Arbeitsanamnese und typischen radiologischen Befunden der Befund einer vermehrten Fluoridausscheidung im Harn oder einer erhöhten Fluoridkonzentration im Knochen wichtig.

Als arbeitsmedizinisch unbedenklich gelten eine Urinausscheidung von 7,0 mg Fluorid/pro Gramm Kreatinin nach der Schicht (BAT-Wert; s. Kap. 41). Die Basisausscheidung hängt stark von der Ernährung ab und liegt bei ein bis zwei Milligramm pro Gramm Kreatinin.

In den Jahren 2006, 2007 und 2008 wurden 20, 12 bzw. 21 Verdachtsfälle angezeigt und ein Fall bzw. zwei und drei Fälle anerkannt.

Therapie und Prävention

Nach Flusssäurekontakt ist die sofortige Dekontamination entscheidend. Das betroffene Hautareal ist mit viel Wasser zu reinigen. Umschläge mit Kalziumglukonat oder Injektionen einer 10%igen Lösung sowie die Gabe von Glukokortikoiden und Antibiotika sind indiziert (Kalziumglukonat bildet mit Fluorid unlösliches Kalziumfluorid). In schweren Fällen ist eine intensivmedizinische Überwachung (EKG, Kontrolle der Elektrolyte) erforderlich. Beschäftigte, die mit Fluorverbindungen beruflichen Umgang haben, sind regelmäßig arbeitsmedizinisch zu untersuchen. Für Diagnostik und Beurteilung steht ein DGUV-Grundsatz (G 34) zur Verfügung (s. Kap. 33).

Die Anwendung adäquater Körperschutzmittel (z. B. Gummihandschuhe, Schutzkleidung, Schutzbrille, Atemschutzmasken) ist zwingend erforderlich. Technische Maßnahmen zur Staubbekämpfung sowie Absaugeinrichtungen haben Vorrang.

Es gelten die folgenden MAK- und BAT-Werte (Stand 2010):

▶ Fluoride: 1 mg/m^3 (einatembarer Staub)
▶ Fluorwasserstoff: 1 ppm bzw. 0,83 mg/m^3
▶ Fluor: MAK-Wert ausgesetzt
▶ Fluorwasserstoff und Fluoride: 7 mg/g Kreatinin (Probenahme nach Schichtende)
▶ Fluorwasserstoff und Fluoride: 4 mg/g Kreatinin (Probenahme vor der nachfolgenden Schicht)

Zusammenfassung Fluorverbindungen in flüssiger Form, als Dampf oder als Staub verursachen konzentrationsabhängig Haut- und Schleimhautschädigungen (Latenzzeit!). Nach chronischer Belastung stehen die typischen Folgen am knöchernen System (Osteosklerose, Bänderverkalkungen) im Vordergrund. Beim Umgang mit Fluor und seinen anorganischen Verbindungen sind technische und persönliche Schutzmaßnahmen unerlässlich.

Weiterführende Literatur

Baader EW: Gewebekrankheiten. München: Urban & Schwarzenberg Verlag, 1954, S. 109–116.
Grandjean P, Thomsen G: Reversibility of skeletal fluorosis. Br J Ind Med 1983; 40: 456–461.
Valentin H: Erkrankungen durch Fluoride oder seine Verbindungen. In: Valentin H, Lehnert G, Petry H, Weber G, Wittgens H, Woitowitz H-J (Hrsg.): Arbeitsmedizin, Bd. 2, 3. Aufl. Thieme: Stuttgart, 1985, S. 106–111.

6.3.9 BK 1309: Erkrankungen durch Salpetersäureester

G. Triebig

Charakterisierung, Vorkommen und Gefährdungen

Salpetersäureester sind Verbindungen der Salpetersäure mit mehrwertigen Alkoholen, z. B. Glycerin oder Glykol. Es handelt sich meistens um farblose, ölige Flüssigkeiten, die empfindlich gegenüber Erschütterung und Erwärmung sind. Wichtige Vertreter sind Ethylenglykoldinitrat (Nitroglykol) und Glycerintrinitrat (Nitroglycerin) (Abb. 6.8). Alfred Nobel hat vor ca. 150 Jahren aus Nitroglycerin und Kieselgur erstmals den Sprengstoff Dynamit hergestellt.

Organische Nitrite und Nitrate sind Vasodilatatoren und werden zur Therapie von Angina pectoris und koronarer Herzkrankheit verwendet, z. B. Isosorbitdinitrat. Die erste Verbindung mit dieser Wirkung war Amylnitrit (Abb. 6.8).

Gefährdungen können bei der Herstellung und Weiterverarbeitung dieser Chemikalien, beispielsweise in der Sprengstoffherstellung, auftreten.

Nitrolacke enthalten u. a. Nitrozellulose, die kein Listenstoff der BK 1309 ist.

Toxikologie und Pathogenese

Am Arbeitsplatz erfolgt die Aufnahme der Salpetersäureester meistens durch Einatmen der Dämpfe oder Stäube. Darüber hinaus können diese Chemikalien über die intakte Haut gut resorbiert werden, die einwertigen Ester besser als die mehrwertigen Verbindungen.

Infolge der Metabolisierung, vor allem in der glatten Muskulatur der Gefäße, entsteht das vasodilatatorisch wirksame Stickoxid (NO).

> **!** Salpetersäureester können inhalativ sowie über die intakte Haut rasch aufgenommen werden.

Krankheitsbild, Diagnostik, Begutachtung

Infolge von Blutgefäßerweiterung und Blutdruckabfall können bereits nach kurzfristiger Exposition Kopfschmerzen, Benommenheit, Gesichtsrötung und Schmerzen in der Herzgegend auftreten.

Die wiederholte Einwirkung von geringen Dosen führt zur Toleranz (Gewöhnung). Hierdurch lassen die Beschwerden im Laufe der Woche nach. Bei Wiederaufnahme nach einer mehrtägigen Expositionskarenz, z. B. am Wochenende, können die Krankheitssymptome verstärkt auftreten (sog. Montagskrankheit). Todesfälle infolge eines akuten Herzversagens sind nach

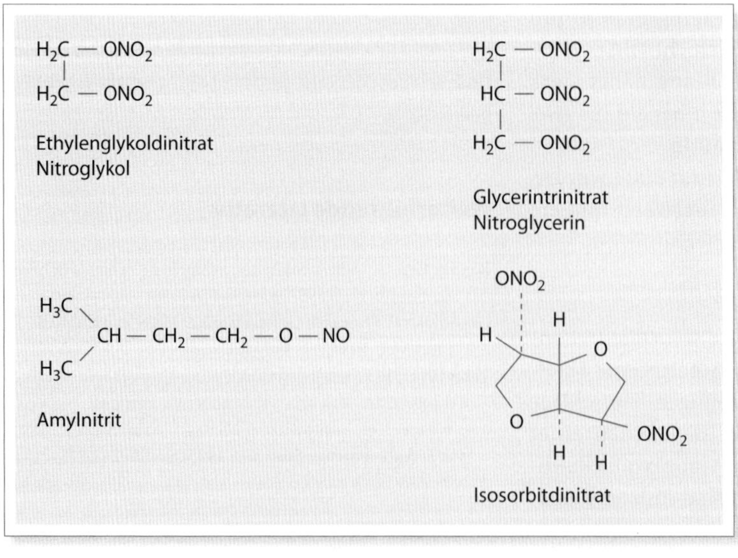

Abb. 6.8: Beispiele von Salpetersäureestern

längeren Arbeitspausen oder Arbeitsplatzwechsel beobachtet worden. Unter Expositionskarenz kann sich vorübergehend ein „Entzugssyndrom" ausbilden.

> **!** Die sog. Montagskrankheit ist Folge einer Reexposition nach mehrtägiger Karenz, bei der ein lebensbedrohlicher Zustand eintreten kann.

Insgesamt ist die Prognose günstig, bleibende Gesundheitsschäden sind nicht zu erwarten.

Die beobachtete Alkoholunverträglichkeit, d. h. die verstärkte Symptomatik insbesondere von Kopfschmerz nach Alkoholkonsum, wird durch die verstärkte Durchblutung in der Kopfregion und der dadurch erhöhten Alkoholresorption erklärt.

Die Diagnose ergibt sich unter Berücksichtigung von Arbeitsanamnese, typischer Symptomatik und Krankheitsverlauf nach Expositionsende.

Die BK 1309 ist selten. In den Jahren 2006, 2007 und 2008 wurden insgesamt nur vier Fälle angezeigt und kein Fall anerkannt.

Therapie und Prävention

Spezifische Therapie ist die Beendigung der Exposition. Ein mögliches „Entzugssyndrom" ist durch die Gabe von Nitroglycerin zu behandeln.

Anhaltspunkte für gezielte arbeitsmedizinische Vorsorgeuntersuchungen finden sich im berufsgenossenschaftlichen Grundsatz G 5 (siehe auch Kap. 33). Wegen der guten dermalen Resorption ist ein Hautkontakt zu vermeiden. Ein Biomonitoring ist aufgrund der kurzen biologischen Halbwertszeit diagnostisch nicht zielführend.

Zusammenfassung Salpetersäureester wirken nach inhalativer und dermaler Aufnahme vor allem vasodilatatorisch mit der Folge von Blutdruckabfall. Die wiederholte Belastung führt zu Toleranz, die sich unter Expositionskarenz wieder zurückbildet und zu einem „Entzugssyndrom" führen kann. Die Reexposition, z. B. nach einem Wochenende, verursacht die „Montagskrankheit".

Weiterführende Literatur

Bolt HM: Ethylenglykoldinitrat. In: Greim H, Lehnert G (Hrsg.): Biologische Arbeitsstoff-Toleranz-Werte (BAT-Werte) und Expositionsäquivalente für krebserzeugende Arbeitsstoffe (EKA). Weinheim: Wiley-VCH, 1995

Förstermann U: Die Blutgefäße. In: Forth W, Henschler D, Rummel W, Förstermann U, Starke K (Hrsg.): Allgemeine und spezielle Pharmakologie und Toxikologie. München: Urban & Fischer Verlag, 2001, S. 479–512

Symanski H: Erkrankungen durch Salpetersäureester. In: Baader EW (Hrsg.): Handbuch der gesamten Arbeitsmedizin, Bd. II: Berufskrankheiten, Teilbd. 1. Berlin, München, Wien: Urban & Schwarzenberg, 1961, 513–528

6.3.10 BK 1310: Erkrankungen durch halogenierte Alkyl-, Aryl- oder Alkylaryloxide

G. Triebig

Charakterisierung, Vorkommen und Gefährdungen

Chemisch handelt es sich bei den Listenstoffen der BK 1310 um halogenierte, insbesondere um chlorsubstituierte Alkohole, Ether, Epoxide und Phenole. Industriell wichtige Verbindungen sind bzw. waren: Epichlorhydrin, Dichlordimethylether, Pentachlorphenol (PCP), Methoxyfluoran und Chlorkresole (Tabelle 6.6). Bei der Produktion bestimmter Chemikalien, z. B. Trichlorphenole, entstehen polychlorierte Dibenzodioxine (PCDD) und Dibenzofurane (PCDF). Diese treten auch bei zahlreichen thermischen Prozessen auf, wie z. B. Kupferrückgewinnung, Abfallverbrennung, Hausbrandfeuerstätten und Ottomotoren.

Massenvergiftungen mit PCDD/PCDF infolge von Reaktorunfällen sind bei Chemiearbeitern und in der Bevölkerung der oberitalienischen Stadt Seveso (1976) aufgetreten.

Im Vietnamkrieg haben die amerikanischen Streitkräfte zur Entlaubung der Bäume in großer Menge das Herbizid „Agent orange" eingesetzt. Hierbei handelt es sich um ein Gemisch aus 2,4-Dichlorphenoxyessigsäure und 2,4,5-Trichlorphenoxyessigsäure, das mit PCDD/PCDF kontaminiert war.

Tabelle 6.6: Bezeichnung, chemische Struktur und (frühere) Verwendung von Listenstoffen der BK 1310

Bezeichnung	Chemische Struktur	Verwendung
Epichlorhydrin (1-Chlor-2,3-epoxypropan)	H_2C —— CH —CH$_2$Cl, O	Ausgangsstoff für Harze, Klebstoffe, Lacke, Narkotikum
Methoxyfluoran (1,1-Dichlor-2,2-difluor-2-methoxyethan)	H_3C — O — (F, Cl / F, Cl) — H	Narkotikum
Pentachlorphenol	OH, Cl, Cl, Cl, Cl, Cl	Holzschutzmittel/ Pestizid (seit 1989 verboten)
Trichlorphenoxyessigsäure	O—CH$_2$—COOH, Cl, Cl, Cl	Herbizid
I: Polychlorierte Dibenzodioxine (PCDD)	Cl, Cl, O, O, I	keine (entstehen bei thermischen und chemischen Prozessen)
II: Polychlorierte Dibenzofurane (PCDF)	Cl, Cl, O, II	

Die meisten Listenstoffe, insbesondere jedoch PCDD/PCDF stellen wegen ihrer chemischen Persistenz und Anreicherung in der Nahrung umweltmedizinisch relevante Fremdstoffe dar.

> **!** Unter den zahlreichen Listenstoffen nehmen die PCDD und PCDF sowohl wegen ihrer Verbreitung als auch wegen der Toxizität eine besondere Stellung ein.

Epoxidharze werden insbesondere im Baugewerbe als Beschichtungsstoffe, Grundierun-gen und Klebstoffe eingesetzt. Es handelt sich dabei um ein Gemisch aus einem Harz (z. B. Bisphenol-A-Harze), Reaktivverdünner, Lösungsmittel und Härter (z. B. Polyamine, Nonylphenol).

Berufliche Gefährdungen können bei der Herstellung und Weiterverarbeitung dieser Chemikalien oder bei der Entsorgung kontaminierter Bereiche vorkommen. Methoxyfluoran tritt als Narkosegas in Operationssälen und Aufwachräumen auf.

Die polychlorierten und polybromierten Biphenyle (PCB/PBB) sind Listenstoffe der BK 1302 (s. Abschnitt 6.3.2).

Toxikologie und Pathogenese

Die Chemikalien werden am Arbeitsplatz primär durch Inhalation der Dämpfe oder Stäube aufgenommen. Die orale Aufnahme mit den Nahrungsmitteln ist umwelttoxikologisch relevant.

Zu den besonders gut untersuchten Verbindungen gehören Pentachlorphenol (PCP) und die PCDD/PCDF.

Die biologische Halbwertszeit von PCP liegt in der Größenordnung von einigen Wochen. Für ein Biomonitoring ist der Nachweis von PCP im Serum bzw. Plasma sowie im Harn geeignet. Zur Beurteilung existieren Referenzwerte.

Von den insgesamt 75 Isomeren der PCDD und 135 Isomeren der PCDF besitzt das 2,3,7,8-Tetrachlordibenzo-Dioxin (TCDD) die höchste toxische Potenz. Die biologische Wirksamkeit der Isomeren hängt sowohl von der Zahl der Chloratome als auch von der räumlichen Struktur ab. Die hohe Lipophilie der Verbindungen führt zu einer Akkumulation im fettreichen Gewebe und zu langen biologischen Halbwertszeiten (für TCDD rund 5–10 Jahre).

Die akute Toxizität von TCDD weist speziesabhängig eine große Spannbreite auf. Die letale Dosis beträgt beispielsweise für Meerschweinchen ca. 1 µg/kg Körpergewicht und für den syrischen Hamster ca. 5 mg/kg Körpergewicht.

Maßgeblich für die biologischen Effekte ist die Bindung von TCDD an den Arylhydrocarbonrezeptor (Ah-Rezeptor). Dieser bindet mit anderen Proteinen an spezifische Erkennungssequenzen der DNA und wirkt als ein Ligandenaktivierter Transkriptionsfaktor, durch den die Transkription spezifischer Gene verändert wird. Zwischen der Belegung des Ah-Rezeptors und der biologischen Antwort besteht offensichtlich eine proportionale Beziehung (Dosis-Wirkungs-Beziehung). Die wesentlichen Effekte sind die Induktion bzw. Hemmung von Enzymen sowie die Modulation der Synthese und Aktivität zellulärer Rezeptoren.

Zur toxikologischen Bewertung der komplexen PCDD/PCDF-Gemische werden toxische Equivalenzfaktoren (TEQ) bestimmt. Diese definieren die Effektstärke der einzelnen Kongeneren im Vergleich zu TCDD.

! Zur Toxikokinetik und Toxikodynamik der PCDD/PCDF liegen umfangreiche Befunde vor, die eine Risikoabschätzung erlauben.

Krankheitsbild, Diagnostik, Begutachtung

Symptome einer akuten PCP-Intoxikation sind Fieber, starkes Schwitzen, Krämpfe, Atemdepression und Bewusstseinsverlust. Bei chronischen Belastungen stehen neurologische Symptome und Leberveränderungen im Vordergrund. Trotz intensiver Erforschung konnte ein „Holzschutzmittelsyndrom" in der Bevölkerung mit wissenschaftlichen Methoden nicht nachgewiesen werden.

Charakteristische Symptome einer erhöhten PCDD/PCDF-Belastung sind Hautveränderungen, die von Rötungen bis zur schweren „Chlorakne" reichen können. Über Leberschäden, Störungen des Fett- und Kohlenhydratmetabolismus, Polyneuropathie und psychischen Veränderungen wurde vereinzelt berichtet, die jedoch nicht generell beobachtbar waren. Immunologische Veränderungen traten bei hoch exponierten Personen auf. Eine sensibilisierende Wirkung von PCDD/PCDF ist nicht bekannt.

! Das typische Krankheitsbild einer „Dioxinintoxikation" ist die Chlorakne.

Einige Listenstoffe der BK 1310 gelten als gesichert oder wahrscheinlich humankanzerogen. Dies trifft für Dichlordimethylether und Monochlordimethylether als technisches Gemisch, TCDD und Epichlorhydrin (1-Chlor-2,3-Epoxypropan) zu.

Für das TCDD spielen genotoxische Effekte keine oder lediglich eine untergeordnete Rolle.

Bedeutsam ist vielmehr die tumorpromovierende Wirkung, die auf ein Zusammenspiel mehrerer Faktoren zurückgeführt wird und die sich nicht in einer linearen Dosis-Wirkungs-Beziehung darstellen lässt. Nach Auffassung der Arbeitsstoffkommission der DFG liegen keine wissenschaftlich fundierten Daten darüber vor, ab welcher Luftkonzentration von TCDD bzw. ab welcher inneren Belastung es zu biochemischen oder toxischen Effekten beim Menschen kommen kann. Es kann aber gefolgert werden, dass die unvermeidliche Hintergrundbelastung mit TCDD nicht mit einer gesundheitlichen Gefährdung verbunden ist.

Prospektive Kohortenstudien, z. B. in der stark dioxinbelasteten Bevölkerung von Seveso oder in der BASF-Kohorte, haben eine erhöhte Morbidität/Mortalität für folgende Tumoren gezeigt: Lunge, Magen-Darm-Trakt, Non-Hodgkin-Lymphom und Weichteilsarkom. Ferner wird eine erhöhte Morbidität für koronare Herzerkrankung/Myokardinfarkt diskutiert, die nicht in allen Kohorten beobachtet wurden.

Epoxidharze können akut Hautreizungen und Verätzungen sowie allergische Kontaktekzeme (Typ-IV-Sensibilisierung) verursachen. Dabei sind meistens Sensibilisierungen auf das Harz (Bisphenol-A-Epichlorhydrin-Harze), die Reaktivverdünner oder Härter (Isophorondiamin) nachzuweisen (s. auch Kap. 10.1).

Die Diagnose ergibt sich aus Arbeitsanamnese, Symptomatik und typischen Befunden. Wegen der langen biologischen Halbwertszeit von TCDD ist auch bei länger zurückliegender Exposition eine Blutfettanalyse diagnostisch sinnvoll. Wegen der hohen Analysenkosten ist die Indikation allerdings sorgfältig zu prüfen. Bei der Interpretation gilt es, die Hintergrundbelastung infolge der Aufnahme mit der Nahrung sowie die altersbedingte Zunahme der inneren Belastung zu berücksichtigen.

Erkrankungen durch diese Listenstoffe sind relativ selten. In den Jahren 2006, 2007 und 2008 wurden 42, 36 und 24 Verdachtsmeldungen erstattet und 7, 8 und 3 Fälle als Berufskrankheit anerkannt.

Nach den berufsgenossenschaftlichen Statistiken wurden im Zeitraum von 1978 bis 2003 insgesamt 58 Krebserkrankungen, verursacht durch TCDD, als Berufskrankheit entschädigt.

Therapie und Prävention

Eine spezifische Therapie ist für die hier interessierenden Chemikalien nicht bekannt. Maßgeblich ist die Expositionskarenz.

Die Grenzwerte in der Luft sowie im biologischen Material sind einzuhalten (s. auch Kap. 41).

Arbeitsmedizinische Vorsorgeuntersuchungen unter Berücksichtigung der stoffspezifischen Wirkungen sollten in regelmäßigen Abständen durchgeführt werden.

Zusammenfassung Die Listenstoffe zur BK 1310 sind chemisch und toxikologisch stark heterogen. Zielorgane sind v.a. Haut und Schleimhäute, die Leber und das Nervensystem. Einige Stoffe sind für den Menschen gesichert krebserzeugend. Für Pentachlorphenol und die Dioxine/Furane stehen aktuell umweltmedizinische Aspekte im Vordergrund.

Weiterführende Literatur

Dekant W, Vamvakas S, Henschler D: Wichtige Gifte und Vergiftungen. In: Forth W, Henschler D, Rummel W et al.: Allgemeine und spezielle Pharmakologie und Toxikologie. München: Urban & Fischer, 2001, S. 1098–1099.

Edler L, Jung D, Flesch-Janys D, Portier C, Pilz L, Clark G, Lucier G, Konietzko J: Herz-Kreislauf-Erkrankungen und ihre Risikofaktoren nach beruflicher Exposition gegenüber Dioxinen und Furanen. Arbeitsmed Sozialmed Umweltmed 1998; 24: 48–53.

Greim H (Hrsg.): 2,3,7,8-Tetrachlordibenzo-p-dioxin. Gesundheitsschädliche Arbeitsstoffe. Toxikologisch-arbeitsmedizinische Begründungen von MAK-Werten (Maximale Arbeitsplatzkonzentrationen). Weinheim: Wiley-VCH, 1999.

Heinzow B: Organische Verbindungen/Pentachlorphenol. In: Wichmann HE, Schlipköter H-W, Fülgraff G: Handbuch der Umweltmedizin, Toxikologie, Epidemiologie, Hygiene, Belastungen, Wirkungen, Diagnostik, Prophylaxe. Landsberg, ecomed, 1992.

Löser E: Kunststoffe. In: Marquardt H, Schäfer SG (Hrsg.): Lehrbuch der Toxikologie. Mannheim: Wissenschaftsverlag, 2004, S. 981–999.

Marx T: Belastung des Arbeitsplatzes und der Umwelt mit Narkosegasen. Arbeitsmed Sozialmed Umweltmed 1998; 33: 64–75.

Ott MG, Zober A: Cause specific mortality and cancer incidence among employees exposed to 2,3,7,8-TCDD after a 1953 reactor accident. Occup Environ Med 1996; 53: 606–612

Pesatori C, Consonni D, Bachetti S, Zocchetti C, Bonzini M, Baccarelli A, Bertazzi PA: Short- and long-term morbidity and mortality in the population exposed to dioxin after „Seveso Accident". Ind Health 2003; 41: 127–138.

Zober A: Neuere klinische und epidemiologische Untersuchungen an der BASF-Kohorte nach TCDD-Unfall 1953. Arbeitsmed Sozialmed Umweltmed, 1998; Sonderheft 24: 60–63.

6.3.11 BK 1311: Erkrankungen durch halogenierte Alkyl-, Aryl- und Alkylarylsulfide

G. Triebig

Charakterisierung, Vorkommen und Gefährdungen

Praktisch relevant ist vor allem 2,2-Dichlordiethylsulfid (Schwefellost, Senfgas, Gelbkreuz), das im 1. Weltkrieg als Kampfstoff bei Ypern eingesetzt wurde. Es handelt sich um eine farblose bis gelbliche Flüssigkeit, deren Dämpfe schwerer als Luft sind. Gefährdungen können bei der Entsorgung von Fundmunition auftreten. Wegen der hohen Diffusionsfähigkeit durchdringt Schwefellost Gummi, Leder und Textilien.

Bestimmte Lostderivate sind Zytostatika, z. B. Chlorampucil = Leukeran®, Cyclophosphamid = Endoxan®.

Toxikologie und Pathogenese

Schwefellost ist schwer wasserlöslich, aber gut lipidlöslich. Es wird sowohl inhalativ als auch über die Haut bzw. Schleimhäute resorbiert und im Anschluss daran rasch verteilt. Die Toxizität beruht auf der Bildung von reaktiven Verbindungen. Schwefellost wirkt alkylierend, wobei die zytotoxischen und genotoxischen Wirkungen im direkten Bezug zur DNA-Alkylierung stehen.

Krankheitsbild, Diagnostik, Begutachtung

Nach Einwirkung folgt zunächst eine symptomfreie Phase von mehreren Stunden bis Tagen, bevor sich an der Haut Blasen und Nekrosen bilden. Nach Inhalation kommt es zu Nasenbluten, Thoraxschmerzen, Heiserkeit und Husten. Eine Pneumonie und ein Lungenödem können auftreten. Spätschäden sind obstruktive Atemwegserkrankung mit Lungenemphysem, Ulzerationen, Konjunktivitis und Krebserkrankungen (Bronchial- bzw. Larynxkarzinom).

Die Diagnose ergibt sich aus Arbeitsanamnese und Krankheitsbild. Ein Biomonitoring ist nicht möglich.

Es handelt sich um eine sehr seltene Berufskrankheit, im Zeitraum 2006 bis 2008 wurden 5, 4 und ein Fall gemeldet und anerkannt.

Therapie und Prävention

Die Dekontamination von Haut und Augen muss umgehend erfolgen. Ein spezifisches Antidot gibt es nicht. Natriumthiosulfat kann in der ersten Stunde nach Exposition intravenös zur Verhinderung von systemischen Schäden gegeben werden. Die Erfolgsaussichten werden als gering bewertet.

Zusammenfassung Relevant ist Dichlordiethylsulfid (Schwefellost, Senfgas), das als chemischer Kampfstoff produziert wurde. Die Verbindung ist stark toxisch für Haut und Schleimhäute. Bronchial- und Kehlkopfkrebs können nach längerer Latenzzeit auftreten.

Weiterführende Literatur

Krüger M: Chemische Kampfstoffe (C-Waffen). Dermatosen 1991; 39: 179–193

Szinicz L, Baskin S: Chemische und biologische Kampfstoffe. In: Marquardt H, Schäfer SG: Lehrbuch der Toxikologie. Mannheim: Wissenschaftsverlag, 2004, S. 865–895

6.3.12 BK 1312: Erkrankungen der Zähne durch Säuren

G. Triebig

Charakterisierung, Vorkommen und Gefährdungen

Es ist zwischen Säuredämpfen, die inhaliert werden, und den in der Mundhöhle gebildeten Säuren zu unterscheiden. Beispiele anorganischer Säuren sind Salz-, Fluss-, Schwefel- und Salpetersäure. Diese werden z. B. in der Galvanik, in der Elektrolyse, in der Glas- und keramischen Industrie sowie in der chemischen Industrie eingesetzt.

Wichtige organische Säuren sind die Ameisen- und Essigsäure.

Durch Gärungsprozesse in der Mundhöhle entstehen Butter-, Milch- und Traubensäure. Dieser Prozess wird vor allem durch das Vorhandensein von Zucker, Mehl und Hefe hervorgerufen. Betroffene Berufsgruppen sind insbesondere Konditoren und Beschäftigte in der Süßwarenindustrie ("Zuckerbäckerkaries"). Dies trifft für Bäcker und Beschäftigte in Mühlen wenig zu.

> ❗ Betroffen sind vor allem Konditoren und Beschäftigte in der Süßwarenindustrie aufgrund der Zuckerexposition.

Toxikologie und Pathogenese
Die einwirkenden Säuren führen zu einer Demineralisierung des Zahnschmelzes.

Krankheitsbild, Diagnostik, Begutachtung
Neben den Zahnschmelzveränderungen – die Zähne werden stumpf und rau – kommt es zu einer Überempfindlichkeit gegenüber Temperaturunterschieden und süßen, salzigen oder sauren Speisen. Infolge des mechanischen Abbauprozesses, der an den Schneidekanten beginnt, wird der Zahnhals kürzer und es entsteht der „offene Biss". Nach dem Verlust von Zahnschmelz tritt das gelbliche Dentin hervor. Zahnfleischerkrankungen sind nicht typisch für eine Säureschädigung, sondern Ausdruck mangelnder Mundpflege.

Wichtig für die Diagnose „Zuckerbäckerkaries" ist neben der Arbeitsanamnese der Nachweis von oberflächlich ausgedehnten Zahnhalsdefekten, die auf die Labialflächen übergreifen. Die Defekte beginnen charakteristisch im gingivalen Abschnitt der Zähne und breiten sich rasch auf die Labialflächen, besonders der Frontzähne, aus. Demgegenüber beginnt die nicht berufsbedingte Karies vorwiegend an den Fissuren oder zwischen den Zähnen.

Im Rahmen der ärztlichen Beurteilung sind die Expositionsumstände, der zeitliche Zusammenhang mit der Erkrankung sowie Art und Lokalisation der Zahnveränderungen zu beachten. In der Regel ist die Untersuchung durch einen auf diesem Gebiet erfahrenen Zahnarzt erforderlich.

Die verstärkte Zahnabrasion durch quarzhaltige Stäube kann als Berufskrankheit BK 2111 anerkannt werden (s. Kap. 7.1.11).

Therapie und Prävention
Vorrangig ist die Prävention. Durch geeignete technische Maßnahmen ist zu verhindern, dass Säuredämpfe eingeatmet werden.

Die Verhütung der „Zuckerbäckerkaries" erfordert eine konsequente Mundhygiene (mehrmals täglich Zähneputzen).

> ❗ Die „Zuckerbäckerkaries" ist durch eine konsequente Mundhygiene zu verhindern.

Für die arbeitsmedizinischen Vorsorgeuntersuchungen stehen Empfehlungen in Form eines berufsgenossenschaftlichen Grundsatzes (G 22) zur Verfügung (s. Kap. 12.2). Bei auffälligen Befunden ist die rechtzeitige Einschaltung eines Zahnarztes erforderlich. Trotz dieser bekannten Zusammenhänge wurden in den Jahren 2006, 2007 und 2008 210, 123 und 118 Verdachtsfälle gemeldet, jedoch nur 4, 4 und 3 Fälle bestätigt.

Zusammenfassung Die Einwirkung von exogen aufgenommenen oder endogen entstandenen Säuren kann einerseits zu Zahnschmelzveränderungen und Substanzverlust sowie andererseits zu Karies (Zuckerbäckerkaries) führen. Durch geeignete Maßnahmen (konsequente Mundhygiene und Zahnpflege) sind diese Erkrankungen zu verhindern.

Weiterführende Literatur

Lehnert G: Erkrankungen der Zähne durch Säuren. In: Valentin H, Lehnert G, Petry H, Rutenfranz J, Stalder KH, Wittgens H, Woitowitz H-J (Hrsg.): Arbeitsphysiologie und Arbeitshygiene. Stuttgart: Thieme, 1985, S. 116–119.

Kainz-Sonnabend: Zur sog. Bäcker-Konditorienkaries – eine kritische Auswertung gutachterlicher Erfassungen. Dtsch Zahnärztl Z 1983: 202.

6.3.13 BK 1313: Hornhautschädigungen des Auges durch Benzochinon
G. Triebig

Charakterisierung, Vorkommen und Gefährdungen
1,4-Benzochinon (p-Benzochinon; Abb. 6.9) dient hauptsächlich zur Herstellung von Hydrochinon und Farbstoffen, in der Fotografie als Abschwächer und als Zwischenprodukt für andere Chemikalien. Gefährdungen sind beim Umgang mög-

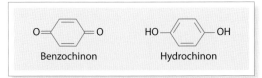

Abb. 6.9: Strukturformel von Benzochinon und Hydrochinon

lich, wobei vor allem die Einwirkung von Stäuben und Dämpfen zu beachten ist.

Toxikologie und Pathogenese

Benzochinon ist stark zytotoxisch und bindet kovalent an Glutathion. Zur Toxikokinetik liegen kaum Daten vor. Es wird zum Teil unverändert und zum Teil als Hydrochinon ausgeschieden. In Säugetierzellen wirkt Benzochinon genotoxisch.

Krankheitsbild, Diagnostik, Begutachtung

Relevant ist die Wirkung von Stäuben auf die Hornhaut der Augen. Durch Oxidation zu Benzochinon kommt es zur bräunlichen Verfärbung von Horn- und Bindehaut sowie ferner zu Trübungen und Erosionen. Spätfolgen können Astigmatismus, Bindehauthyperämie und Hornhautvaskularisierung sein. Die Prognose der Hornhautschädigung des Auges ist im Allgemeinen ungünstig. Die Diagnose ergibt sich aus Arbeitsanamnese und dem charakteristischen ophthalmologischen Befund. Es handelt sich um eine seltene Berufskrankheit.

Im Zeitraum von 2006 bis 2008 wurden insgesamt 6 Verdachtsfälle gemeldet und kein Fall bestätigt.

Therapie und Prävention

Eine spezifische Therapie ist nicht bekannt. Die Behandlung erfolgt analog einer Keratitis anderer Ursache. Eine lokale Kortisontherapie ist kontraindiziert. Zur Prävention gilt es, eine Einwirkung von benzochinonhaltigen Stäuben auf das Auge zu verhindern. Vorsorgeuntersuchungen sind unter diesen Umständen nicht erforderlich.

Zusammenfassung Benzochinon verursacht nach lokaler Einwirkung an Hornhaut und Bindehaut der Augen Trübungen bzw. Verfärbungen. Die Prognose ist ungünstig.

Weiterführende Literatur

Greim H (Hrsg.): 1,4-Benzochinon. Gesundheitsschädliche Arbeitsstoffe. Toxikologisch- arbeitsmedizinische Begründungen von MAK-Werten (Maximale Arbeitsplatzkonzentrationen). Weinheim: Wiley-VCH, 2001.

Krahnstöver M: Augenschädigungen durch Chinone. In: Baader EW (Hrsg.): Handbuch der gesamten Arbeitsmedizin. Berlin, München: Urban & Schwarzenberg, 1961, S. 576–580.

6.3.14 BK 1314: Erkrankungen durch para-tertiär-Butylphenol

G. Triebig

Charakterisierung, Vorkommen und Gefährdungen

Para-tertiär-Butylphenol (ptBP) wird vielfältig verwendet, z. B. als Lackrohstoff, Emulgator, Netzmittel, Antioxidans. Unter Normalbedingungen handelt es sich um eine weiße, kristalline Substanz. Gefährdungen entstehen beim direkten Kontakt mit ptBP-haltigen Produkten (z. B. Klebstoffen oder Harzen).

Toxikologie und Pathogenese

Aufgenommenes ptBP wird innerhalb von 24 Stunden nach Expositionsende ausgeschieden.

Der biochemische Mechanismus, der zur fleckförmigen Depigmentierung führt, ist nicht eindeutig aufgeklärt. Die strukturelle Ähnlichkeit der paraständigen Phenole mit Tyrosin bzw. Dopamin weist auf eine kompetitive Verdrängung an den Enzymen der Melaninsynthese (Tyrosinhydroxylase, Melaninsynthetase) hin (Abb. 6.10). Morphologisches Substrat ist ein Mangel an Melaningranula, eine verminderte Melanozytenzahl und degenerative Veränderungen der Pigmentzellen.

Neben ptBP weisen auch andere Phenole und Katechole diese Wirkung auf (z. B. Hydrochinon, Katechol, Nonylphenol und Octylphenol). Die parasubstituierten Verbindungen sind stärker wirksam als die metha- und orthosubstituierten. Es bestehen starke Speziesunterschiede in der Empfindlichkeit. Auch die Effekte beim Menschen können individuell unterschiedlich ausgeprägt sein.

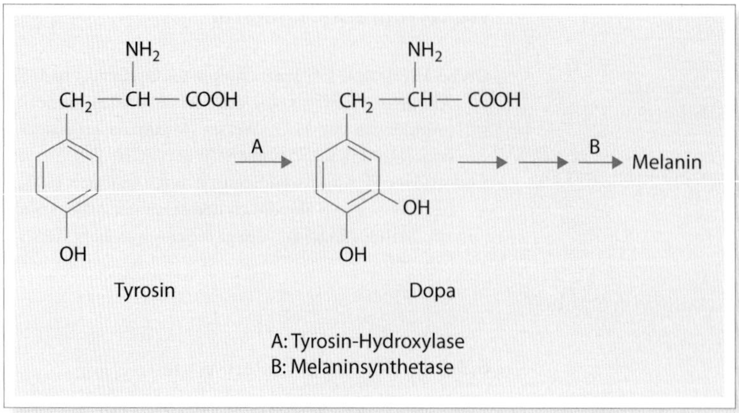

Abb. 6.10: Synthese von Melanin

A: Tyrosin-Hydroxylase
B: Melaninsynthetase

! Die depigmentierende Wirkung ist von zahlreichen paraständigen Phenolen und Katecholen bekannt.

Krankheitsbild, Diagnostik, Begutachtung
Die fleckförmige Depigmentierung (Vitiligo) durch ptBP und andere Phenole/Katechole ist meist Folge eines mehrmonatigen Kontakts. Die Depigmentierungen treten zu Beginn an den exponierten Hautpartien auf und greifen später diffus auf andere Hautareale über. Sie sind meist symmetrisch verteilt und charakterisiert durch linsengroße bis münzengroße Flecken an Handrücken, Fußrücken und Stamm. Die Depigmentierung wird meist nach verstärkter Sonneneinstrahlung und Bräunung der umgebenen Haut festgestellt. Die Trias „Vitiligo, Hepatose (keine Fettleber) und Struma diffusa" ist nicht obligat.

! Das Vollbild der BK 1314 umfasst Vitiligo, Hepatose und Struma diffusa.

Nach Beendigung der Exposition kommt es in den meisten Fällen zu einer Besserung der Leberfunktionsstörung sowie zu einer Rückbildung der vergrößerten Schilddrüse. Auch die Depigmentierungen können sich, insbesondere bei geringer Ausprägung, bessern.

Makroskopisch und histologisch unterscheiden sich die Hautveränderungen nicht von einer echten Vitiligo, jedoch findet sich bei der Berufskrankheit keine Assoziation zu einer Autoimmunkrankheit.

Eine durch andere Phenole/Katechole verursachte Vitiligo kann nicht als Berufskrankheit BK 1314 anerkannt werden. Auch eine Entschädigung als Erkrankung gemäß § 9 Abs. 2 SGB VII („wie eine Berufskrankheit") ist nicht möglich, da die Erkenntnisse bereits bei Inkrafttreten dieser Berufskrankheit bekannt waren (s. auch Kap. 12).

Es handelt sich um eine seltene Berufskrankheit, im Zeitraum 2006 bis 2008 wurden fünf Verdachtsfälle gemeldet und kein Fall anerkannt.

Therapie und Prävention
Eine spezifische Therapie ist nicht bekannt. Von dermatologischer Seite gilt die PUVA-Therapie (Psoralen und UV-A-Licht) als wirksamste Behandlung der Vitiligo. Zur Prävention von ptBP-verursachten Gesundheitsstörungen sind folgende Grenzwerte einzuhalten (Stand 2008).

▶ MAK-Wert: 0,5 mg/m³ (0,008 ppm)
▶ BAT-Wert: 2 mg Urin ptBP/l (Probenahme nach der Schicht).

Zusammenfassung Die chronische Einwirkung von para-tertiär-Butylphenol (sowie weiterer Phenole/Katechole) kann Depigmentierungen der Haut (Vitiligo) auslösen. Daneben sind eine Hepatose (erhöhte Leberenzymaktivität) und eine diffuse Struma möglich, deren Prognose günstig ist. Die Depigmentierung bildet sich kaum zurück. Zur Prävention ist es wichtig, Hautkontakt zu vermeiden.

Weiterführende Literatur

Braun-Falco O, Plewig G, Wolff HH: Dermatologie und Venerologie. Berlin, Heidelberg, New York: Springer, 1996, S. 931–936.

Greim H, Lehnert G (Hrsg.): Para-tert.-Butylphenol. Biologische Arbeitsstoff-Toleranz- Werte (BAT-Werte) – Arbeitsmedizinisch-toxikologische Begründung, 6. Lfg. Weinheim: VCH Verlagsgesellschaft, 1993.

Greim H (Hrsg.): Para-tert.-Butylphenol. Gesundheitsschädliche Arbeitsstoffe. Toxikologisch- arbeitsmedizinische Begründungen von MAK-Werten (Maximale Arbeitsplatzkonzentrationen). Weinheim: Wiley-VCH, 2000.

6.3.15 BK 1315: Erkrankungen durch Isozyanate, die zur Unterlassung aller Tätigkeiten gezwungen haben, die für die Entstehung, die Verschlimmerung oder das Wiederaufleben der Krankheit ursächlich waren oder sein können

D. Nowak und P. Angerer

Charakterisierung, Vorkommen und Gefährdungen

Das Isozyanat-Asthma und die Isozyanat-Alveolitis können unter der BK-Nummer 1315 anerkannt werden. (Isozyanat-induzierte Hauterkrankungen wie Urtikaria und Kontaktekzem wären unter der BK 5101 zu erfassen.)

Isozyanate sind reaktionsfreudige Ester der Isozyansäure mit einer oder mehreren O=C=N-Atomgruppen. Di- und Polyisozyanate bilden gemeinsam mit den relativ ungiftigen Polyolen die Grundbausteine der Polyurethanchemie. Viele der Diisocyanate werden weitgehend durch Oligo- und Poly-Isocyanate ersetzt. Das Anwendungspotenzial der Stoffgruppe ist sehr breit. Isozyanate kommen bei der Herstellung von Schaumstoffen, anderen Kunststoffen, Lacken und sonstigen Oberflächenbeschichtungen, Klebern und Härtern zum Einsatz, aber auch bei der Herstellung von Pharmazeutika, Pestiziden und anderen Produkten der chemischen Industrie.

Beim Spritzlackieren werden Isozyanat-haltige Aerosole freigesetzt. Insbesondere beim Ver-

arbeiten von 2-Komponenten-Reaktionssystemen muss mit einer Gesundheitsgefährdung gerechnet werden. Auch Isozyanat-haltige 1-Komponenten-Produkte, die mit dem Wasserdampf der Luft aushärten, sind potenziell gesundheitsgefährdend.

Die in Tabelle 6.7 genannten Produkte sind von besonderer Bedeutung.

Pathogenese

Die Pathogenese des Isozyanat-Asthmas basiert auf zwei unterschiedlichen Mechanismen, einem IgE-abhängigen und einem IgE-unabhängigen. Etwa 10–30 % der symptomatischen Isozyanat-exponierten Beschäftigten haben IgE-Antikörper gegen Diisozyanat-HSA-Konjugate. Dabei sind mangelnde Sensitivität und Spezifität des Antikörpernachweises ein möglicher Grund dafür, dass oftmals ein Sensibilisierungsnachweis nicht gelingt. Zirkulierende IgE-Antikörper binden sich an Mastzellen, auch im Respirationstrakt, und führen nach erneutem Kontakt zur immunologischen Kaskade, die die asthmatische Sofortreaktion, die verzögerte Reaktion oder die duale Reaktion charakterisiert. Bei der großen Mehrheit (etwa 85%) der Patienten mit expositionsabhängiger Beschwerdesymptomatik lassen sich im Serum hingegen keine spezifischen Isozyanat-Antikörper nachweisen. Klinisch existieren keine wesentlichen Unterschiede zwischen den IgE- und den nicht IgE-vermittelten Krankheitsbildern.

Es gibt Hinweise auf Gen-Umwelt-Interaktionen, die mit einer deutlich erhöhten Prädisposition für das Isozyanat-Asthma einhergehen. Diese Daten sind wissenschaftlich-mechanistisch hochinteressant, aber unter Aspekten der Prävention bzw. Kompensation bislang nicht umsetzungsreif.

Aufgrund der enormen Verbreitung Isocyanat-haltiger Produkte kann auch eine nichtberufliche Exposition Ursache eines Isocyanat-Asthmas sein.

> **!** Die Mehrzahl der berufsbedingten obstruktiven Atemwegserkrankungen durch Isozyanate ist nicht IgE-vermittelt.

Tabelle 6.7: Isozyanate und deren Einsatzgebiete

Isozyanate	Einsatzgebiet
TDI (Toluylendiisozyanat)	Polyurethanweichschaum für Polster, Elastomere für technische Teile, Herstellung von Polyisozyanaten für Lacke, Klebstoffe, Beschichtungen
MDI (Diphenylmethandiisozyanat)	Polyurethanhartschaum für Blöcke, Wärmedämmung, Automobilteile, Bindemittel
HDI (Hexamethylendiisozyanat)	Lacke, Beschichtungsmaterialien, Herstellung von Polyisozyanaten
HMDI (Dicyclohexylmethan-4,4-Diisozyanat)	Lacke, Beschichtungsmaterialien
NDI (Naphthylen-Diisozyanat)	Fabrikation von Elastomeren
PDI (Isophoron-Diisocyanat)	Herstellung von 2-Komponenten-Lacken und anderen Beschichtungsmaterialien
Phenylisocyanat	Zwischenprodukt für Synthese von Klebern, Kunststoffen, pharmazeutischen Wirkstoffen, Agrochemikalien, Farbstoffen
Methylisocyanat	Syntheseausgangssubstanz für Pflanzenschutzmittel und Fotochemikalien, außerdem Pyrolyseprodukt von Polyurethanen
Isocyansäure	Pyrolyseprodukt bei Temperaturen über 200 °C

Hautexposition gegenüber Isozyanaten kann einer Atemwegssensibilisierung und damit einem allergischen Isozyanat-Asthma Vorschub leisten. Deshalb sind bei Hautkontakt auch unter niedrigen Raumluftkonzentrationen von Isozyanaten Atemwegssensibilisierungen möglich.

Die Typ-III-, also IgG-vermittelte exogenallergische Isozyanat-Alveolitis kann bei 1–5 % der Isozyanatarbeiter mit arbeitsplatzbezogenen Atembeschwerden diagnostiziert werden. Das Vorhandensein spezifischer IgG-Antikörper ist kein zuverlässiger Indikator einer Isozyanat-induzierten allergischen Alveolitis, vor allem, da positive Befunde ohne klinische Relevanz vorkommen, d. h., einige Exponierte entwickeln spezifische IgG-Antikörper, ohne an einer Alveolitis zu erkranken. In dieser Hinsicht scheint kein wesentlicher Unterschied zu anderweitigen Typ-III-Sensibilisierungen zu bestehen. Gleiches gilt für die Befunde der bronchoalveolären Lavage (akut Neutrophilie, chronisch CD-8-dominante Alveolitis).

Isozyanat-Urtikaria und Isozyanat-Kontaktekzem treten, im Wesentlichen aerogen vermittelt, nach ungeschütztem Umgang meist mit HMDI auf.

Krankheitsbild, Diagnostik, Begutachtung

Das Isozyanat-Asthma unterscheidet sich in seinem klinischen Erscheinungsbild nicht prinzipiell von anderen Formen des Berufsasthmas. Gelegentlich gehen Reizerscheinungen an den Konjunktiven und an den Nasenschleimhäuten voraus. Die Diagnose erfolgt im Prinzip zunächst wie bei anderen Formen des Berufsasthmas. Ein valides Hauttestverfahren existiert nicht. Da es Patienten mit gesichertem Isozyanat-Asthma gibt, bei denen die Methacholinprovokation negativ verläuft, darf bei anamnestischen Anhaltspunkten für ein Isozyanat-Asthma und negativer unspezifischer Provokationstestung nicht der Schluss gezogen werden, ein Isozyanat-Asthma sei ausgeschlossen. In diesen speziellen Fällen kann, v. a. wenn auch noch der Nachweis von Isozyanat-spezifischem IgE negativ verläuft, eine inhalative Provokationstestung mit Isozyanaten angezeigt sein. Es gibt Personen, die schon auf sehr geringe Isozyanatkonzentrationen (0,001 ppm) mit einer heftigen asthmatischen Sofortreaktion antworten. Die inhalative Provokationstestung mit Isozyanaten ist wenigen spezialisierten Zentren vorbehalten. Ein Expositionsmonitoring ist zwingend erforderlich.

Die Diagnose der Isozyanat-Alveolitis erfolgt prinzipiell wie die der anderweitigen exogen-allergischen Alveolitiden (s. Abschnitt 9.2.1). Luftnot, thorakales Engegefühl, Hypoxie, restriktive Ventilationsstörung, Diffusionsstörung sowie radiologisch nachweisbare meist beidseitige Infiltrate geben deutliche Hinweise auf die Diagnose.

Therapie und Prävention

Die wichtigste Therapiemaßnahme ist die Expositionsprophylaxe. Die Behandlung sollte in Anlehnung an die Empfehlungen der Leitlinien zu den Krankheitsbildern Asthma bronchiale und Alveolitis erfolgen. Siehe hierzu auch Kapitel 9.2.1 und 9.3.1. Nach dem Unfallverhütungsbericht wurden in den Jahren 2006, 2007 und 2008 insgesamt 85, 98 und 77 Verdachtsfälle angezeigt sowie 30, 31 und 32 Erkrankungen als BK 1315 anerkannt.

Zusammenfassung Isozyanate sind aufgrund des vielfältigen Anwendungspotenzials der Stoffgruppe weit verbreitete Arbeitsstoffe. Die Diagnostik des Isozyanat-Asthmas stößt im Wesentlichen aus zwei Gründen vielfach auf Schwierigkeiten: Bei der Mehrzahl der Patienten mit einem Isozyanat-Asthma ist das Krankheitsbild nicht IgE-vermittelt. Darüber hinaus fällt die unspezifische Provokationstestung, z. B. mit Methacholin, mitunter negativ aus, so dass fälschlicherweise kein Berufsasthma vermutet wird. Eine spezifische Provokationstestung kann die Diagnose sichern, diese ist spezialisierten Einrichtungen mit der Möglichkeit des Monitorings der entsprechenden Raumluftkonzentration vorbehalten.

Weiterführende Literatur

Bello D, Herrick CA, Smith TJ, Woskie SR, Streicher RP, Cullen MR, Liu Y, Redlich CA: Skin exposure to isocyanates: Reasons for concern. Environ. Health Perspect 2007; 115: 328–335.

Bernstein DI, Jolly A: Current diagnostic methods for diisocyanate induced occupational asthma. Am J Ind Med 1999; 36: 459–468.

Dahlke W, Schriever E, Skarping G, Lewalter J, Dahmann D, Baur X, Berger D: Isocyanat-Exposition bei thermischer Belastung lackierter Teile. Arbeitsmed Sozialmed Umweltmed 2001; 36: 116–125.

Krone CA: Diisocyanates and nonoccupational disease: a review. Arch Environ Health 2004; 59: 300–316.

Latza U, Baur X: Aspekte der Risikobeurteilung bei Isocyanat-Asthma: Expositionsdaten, Biomonitoring und Ergebnisse epidemiologischer Studien. Gefahrstoffe – Reinhalt Luft 2001; 61: 465–471.

Piirila PL, Nordman H, Keskinen HM et al.: Long-term follow-up of hexamethylene diisocyanate-, diphenylmethane diisocyanate-, and toluene diisocyanate-induced asthma. Am J Respir Crit Care Med 2000; 162: 516–522.

Raulf-Heimsoth M, Baur X: Pathomechanismen isocyanatverursachter Erkrankungen – Zusammenfassung des aktuellen Kenntnisstandes. Pneumologie 1999; 53: 143–149

Wisniewski AV, Redlich CA: Recent developments in diisocyanate asthma. Curr Opin Allergy Clin Immunol 2001; 1: 169–175.

6.3.16 BK 1316: Erkrankungen der Leber durch Dimethylformamid

G. Triebig

Charakterisierung, Vorkommen und Gefährdungen

N,N-Dimethylformamid (DMF, Ameisensäuredimethylamid, Formyldimethylamin) wird wegen seiner besonderen physikochemischen Eigenschaften als organisches Lösungsmittel, vor allem in der Kunstlederproduktion, in großem Umfang verwendet. Weitere Einsatzgebiete sind die Herstellung von pharmazeutischen und kosmetischen Produkten, Polyacrylnitrilfasern, Speziallacken und bei der Kunststoffbeschichtung (Polyurethane). Gefährdungen können vor allem beim offenen Umgang mit DMF entstehen.

Toxikologie und Pathogenese

DMF wird sowohl inhalativ als auch dermal leicht resorbiert und im Organismus rasch und gleichmäßig verteilt. Die Metabolisierung erfolgt in der Leber durch mikrosomale Enzymsysteme. Hauptmetabolit (bis 50 %) ist n-Hydroxymethyl-n-Methylformamid.

! Dimethylformamid wird sowohl pulmonal als auch dermal leicht resorbiert.

Die Hepatotoxizität äußert sich in Fetteinlagerung und Veränderungen des Leberparenchyms ohne ausgeprägte entzündliche Infiltrate. Lokale

Wirkungen sind die Entfettung, Irritation und Hyperämie sowie eine vermehrte Schuppung der Haut. Eine sensibilisierende Wirkung ist für DMF nicht bekannt.

Krankheitsbild, Diagnostik, Begutachtung

Die Leberzellschädigung infolge akuter oder chronischer DMF-Belastung äußert sich in erhöhten Aktivitäten der Leberenzyme GGT, GOT und GPT. Weiterhin können Symptome wie Kopfschmerz, Übelkeit, Appetitlosigkeit und Gewichtsverlust auftreten. Die Koexposition von DMF mit Ethanol (beispielsweise als Trinkalkohol) führt zu Unverträglichkeitsreaktionen (Flush-Syndrom). Ursache hierfür ist die hemmende Wirkung von DMF auf die Alkoholdehydrogenasen und Acetatdehydrogenasen sowie die Interferenz von Ethanol mit dem DMF-Abbau.

Die Prognose ist in der Regel günstig. Nach Expositionsende kommt es zu einer deutlichen Besserung bzw. vollständigen Rückbildung der Leberenzymveränderungen.

Die Diagnose resultiert aus Arbeitsanamnese, typischen Beschwerden (Alkoholintoleranz), leberspezifischen Befunden und dem Krankheitsverlauf nach Expositionsende. Eine Leberbiopsie ist in der Regel nicht erforderlich.

! Charakteristisch für das Krankheitsbild ist der Leberschaden und die Alkoholintoleranzreaktion (Flush-Syndrom). Beide haben eine gute Prognose.

Differenzialdiagnostisch ist vor allem die Abgrenzung gegenüber alkoholbedingten Lebererkrankungen schwierig. Aus diesem Grund ist die Abschätzung der DMF-Exposition mittels Biomonitoring-Untersuchung kausalanalytisch bedeutsam. Es handelt sich um eine seltene Berufskrankheit, im Zeitraum 2006 bis 2008 wurden 42, 31 bzw. 25 Verdachtsfälle gemeldet und nur ein Fall bestätigt.

Therapie und Prävention

Spezifische Therapie ist die Expositionskarenz.

Zur Verhütung von DMF-induzierten Gesundheitsstörungen sind die Grenzwerte am Arbeitsplatz einzuhalten. Wegen der guten Hautresorbierbarkeit ist dem Biomonitoring der Vorzug zu geben. Die aktuellen Grenzwerte sind (Stand 2010):

- ▶ MAK-Wert: 5 ppm ($15 \ \text{mg/m}^3$)
- ▶ BAT-Wert: 35 mg N-Methylformamid (MMF) pro l Urin (Probenahme nach Schichtende).

Der MAK-Wert wurde 2005 auf 5 ppm abgesenkt, nachdem in Feldstudien gezeigt wurde, dass bei Beschäftigten mit Alkoholkonsum bereits geringe DMF-Konzentrationen einen Anstieg von Leberparametern (GOT, GPT, GGT) induzieren. Im Rahmen der arbeitsmedizinischen Vorsorgeuntersuchungen sind neben einem Biomonitoring die Leberenzyme GGT, GOT und GPT zu bestimmen.

Zusammenfassung Dimethylformamid wirkt nach akuter und chronischer Belastung vorwiegend hepatotoxisch. Die Prognose der Leberzellschädigung ist nach Expositionsende in der Regel günstig. Die Koexposition von DMF und Ethanol führt zur Unverträglichkeitsreaktion (Flush-Syndrom). Bei Einhaltung des biologischen Grenzwertes (BAT-Wert) ist nicht mit einer Lebererkrankung zu rechnen. Wegen der dermalen Resorption ist zur Expositionskontrolle ein Biomonitoring erforderlich.

Weiterführende Literatur

Lun A, Schimmelpfennig W, Roschlau G: Zur Hepatotoxizität von Dimethylformamid. Z Klin Med 1987; 42: 2003–2006.
NN: Wissenschaftliche Begründung „Erkrankungen der Leber durch Dimethylformamid". Bundesarbeitsbl 1996; 4: 29–31.
Schaller KH, Drexler H: N,N-Dimethylformamid. In: Greim H, Lehnert G (Hrsg.): Biologische Arbeitsstoff-Toleranz-Werte (BAT-Werte) und Expositionsäquivalente für krebserzeugende Arbeitsstoffe (EKA), Band 1. Weinheim: Wiley VCH, 1993.
Wrbitzky R: Liver function in workers exposed to N,N-dimethylformamide during the production of synthetic textiles. Int Arch Occup Environ Health 1999; 72: 19-25.
Wribitzky R, Angerer J: N,N-Dimethylformamide – influence of working conditions and skin penetration on the internal exposure of workers in synthetic textile production. Int Arch Occup Environ Health 1998; 71: 309–316.

6.3.17 BK 1317: Polyneuropathie oder Enzephalopathie durch organische Lösungsmittel oder deren Gemische

G. Triebig

Charakterisierung, Vorkommen und Gefährdungen

Organische Lösungsmittel sind sowohl als Einzelstoffe und als auch als Gemische in Industrie und Handwerk weit verbreitet. Produkte wie Farben, Lacke, Klebstoffe, Verdünnungen, Reinigungs- und Entfettungsmittel werden in großem Umfang eingesetzt. Die chemischen Zusammensetzungen variieren sowohl qualitativ als auch quantitativ erheblich. Dies trifft insbesondere für die komplexen Lösungsmittelgemische zu, die als Testbenzine oder Siedegrenzbenzine in erheblichen Mengen eingesetzt werden. Organische Lösungsmittel sind in der Regel leicht flüchtig, d. h., sie verdampfen auch bei normaler Temperatur rasch.

Gefährdungen können vor allem beim offenen Umgang mit den lösungsmittelhaltigen Produkten auftreten. Betroffene Berufe sind vor allem: Maler, Lackierer, Bodenleger, Tankreiniger, Metallreiniger, Laminierer, Abbeizer. Die Zahl der exponierten Beschäftigten in Deutschland liegt in der Größenordnung von zwei bis drei Millionen.

In Tabelle 6.8 sind die Listenstoffe der BK 1317 sowie deren hauptsächliche Verwendung alphabetisch aufgeführt.

Als neurotoxisches Lösungsmittelgemisch gelten solche Produkte, die mindestens einen der Einzelstoffe enthalten. Beispiele hierfür sind: Siedegrenzbenzine, Testbenzine (White Spirit), Solvent Naphtha und Rubber Solvent.

Einige Listenstoffe sind auch unter einer anderen Berufskrankheit subsummiert, z. B. BK 1302 oder BK 1303. Soweit sich eine Konkurrenz ergibt, ist die krankheitsspezifische Ziffer vorrangig, d. h. im Falle einer Enzephalopathie die BK 1317.

Tabelle 6.8: Neurotoxische Lösungsmittel und deren Verwendung

Lösungsmittel	Verwendung
Benzol	Ottokraftstoff (bis 5%), Benzolverwendungsverbot 1974
2-Butanon (Methylethylketon)	Bestandteil in Lacken, Farben, Klebstoffe, Harzen
Dichlormethan	Abbeiz-, Kälte-, Reinigungs- und Extraktionsmittel
Ethanol	Getränke, Brennstoff, Synthesegrundstoff, Bestandteil in Farben
n-Heptan	in Spezialbenzin 80/110 enthalten
n-Hexan	in Spezialbenzin (niedrig siedend enthalten), Extraktionsmittel
2-Hexanon (Methyl-n-butylketon)	Lösungsmittel für Harze
Methanol	Abbeizer, Extraktions- und Lösungsmittel, in chem. Laboratorien, in Klebstoffen
2-Methoxyethanol	Frostschutzmittel, Bestandteil in Farben, Lacken, Harzen, Chlorkautschuk
Styrol	Herstellung von Polymeren: z. B. Polystyrole, ungesättigte Polyesterharze, Styrolacrylate
Tetrachlorethen	Reinigungsmittel für Metallteile, Textilreinigung
Toluol	Lösungsmittel für Druckfarben und Harze, Bestandteil in Farben, Lacken, Verdünnern, Kaltreinigung, Ottokraftstoff, Epoxidharzen
1,1,1-Trichlorethan	Verwendungsverbot ab 1991. Früher: Entfettungs-, Reinigungs- und Lösungsmittel
Trichlorethen	Metallentfettung. Früher als Lösungsmittel für Fette, Öle, Harze
Xylole	Bestandteil in Farben, Lacken, Verdünnern, Ottokraftstoffe, Terpentinersatzstoffe, Speziallösungsmittel

Toxikologie und Pathogenese

Die organischen Lösungsmittel werden ausschließlich bzw. vorwiegend über die Lungen aufgenommen. Bei intensivem und großflächigem Hautkontakt ist auch die Aufnahme einer toxikologisch relevanten Dosis über die Haut möglich.

Die Chemikalien werden im Organismus rasch verteilt, wobei aufgrund der starken Lipophilie eine Anreicherung im Nervensystem stattfindet. Die biologischen Halbwertszeiten liegen bei einmaliger Exposition in der Größenordnung von einigen Minuten, bei wiederholter Einwirkung sind auch mehrere Stunden bis Tage möglich. Die Elimination erfolgt entweder unverändert mit der Ausatemluft oder zum Teil nach oxidativer Metabolisierung mit dem Harn.

Im Fall von n-Hexan führt die Oxidation zu 2,5-Hexandion, dem eigentlichen Neurotoxin (Abb. 6.11). Dieser Abbau trifft auch für Methyl-n-butylketon (2-Hexanon), jedoch nicht für Methyl-iso-butylketon (4-Methylpentan-2-on) zu.

Die Pathomechanismen und die molekularen Grundlagen für die lösungsmittelverursachten Nervenschäden sind weitgehend unbekannt. Dies trifft vor allem für die toxische Enzephalopathie zu. Diskutiert werden Störungen der Lipid- und Proteinsynthese, des axoplasmatischen Transportmechanismus und Wechselwirkungen mit Rezeptoren der Zellmembranen.

Umfangreiche Ergebnisse liegen zum neurotoxischen Mechanismus der Hexakarbon-Neuropathie vor. Die pathognomonischen Kennzeichen dieser Erkrankung sind eine axonale paranodale Anschwellung infolge der Akkumulation von 10-nm-Neurofilamenten innerhalb des Axonplasmas und eine distale Degeneration des Axons. Diese spezifische Organtoxizität ist an die Gamma-Ketonstruktur gebunden (s. Abb. 6.11).

Eine stoffspezifische Bewertung ist somit unerlässlich, um das neurotoxische Potenzial zutreffend einschätzen zu können.

Interessant sind Zusammenhänge zwischen genetischem Polymorphismus und den neurotoxischen Mechanismen. Für die Enzyme Delta-Aminolaevolinsäure-Dehydratase (ALAD), Paraoxonase (PON 1) und Monoaminooxidase B (MA-B) sind Polymorphismen seit längerem be-

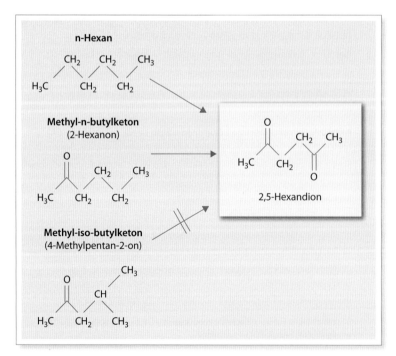

Abb. 6.11: Metabolisierung von n-Hexan, Methyl-n-butylketon und Methyl-iso-butylketon

kannt. Allerdings steht die Erforschung der Bedeutung dieser Befunde für die Auslösung bzw. Modifikation einer Erkrankung noch am Anfang.

Aufgrund der meist multifaktoriellen Pathogenese ist die individuelle Diagnostik von Enzympolymorphismen derzeit nicht zielführend.

> **!** Der neurotoxische Mechanismus für die lösungsmittelverursachten Nervenschäden ist in weiten Bereichen unbekannt. Spezifische Biomarker sind nicht verfügbar.

Neuropathologische Untersuchungen haben bei Verstorbenen mit einer chronischen toxischen Enzephalopathie keine richtungsweisenden Befunde und keine vermehrte Hirnatrophie ergeben. Die Häufigkeit von arteriosklerotischen Veränderungen oder von Befunden eines Morbus Alzheimer war im Vergleich zu einer Kontrollgruppe nicht erhöht.

Im Gegensatz zu Schnüfflern mit langjährigem Lösungsmittelmissbrauch konnte bei Beschäftigten mit chronischer beruflicher Lösungsmittelexposition eine über das Altersmaß hinausgehende Hirnatrophie mittels Computertomografie bzw. Kernspintomografie nicht festgestellt werden.

Krankheitsbild, Diagnostik, Begutachtung

Im Rahmen der Darstellung des Krankheitsbildes ist zum einen zwischen der akuten und der chronischen Form zu differenzieren. Weiterhin sind die spezifischen Auswirkungen auf das periphere und zentrale Nervensystem zu berücksichtigen.

Die akute Belastung führt typischerweise zu pränarkotischen Symptomen (Benommenheit, Schwindel, Rauschzustand) bis hin zur Bewusstlosigkeit. Nach Expositionsende bilden sich die Symptome in der Regel rasch und vollständig zurück. Wirkungen auf das autonome Nervensystem, z. B. auf das Reizleitungssystem des Herzens, sind vereinzelt bei akuter Intoxikation mit Chlorkohlenwasserstoffen, z. B. Trichlorethen, beschrieben.

Die Polyneuropathie im Sinne der Berufskrankheit BK 1317 ist typischerweise eine distal betonte, sensible oder sensomotorische Polyneuropathie mit symmetrischer Ausbreitung. Pathomorphologisch handelt es sich in der Regel um eine Axonopathie mit sekundärer Demyelinisierung.

Asymmetrische, multifokale, rein motorische und rein autonome Neuropathien sind für organische Lösungsmittel ungewöhnlich. Dies gilt auch für einen schwerpunktsmäßigen Befall der Hirnnerven.

Nach derzeitiger Kenntnis können folgende Listenstoffe der BK 1317 eine Polyneuropathie verursachen:

- n-Hexan
- n-Hexan in Verbindung mit Methylethylketon (2-Butanon),
- Methyl-n-butylketon (nicht jedoch Methyl-iso-butylketon).

Auftreten und Schwere der Polyneuropathie korrelieren in der Regel mit der Höhe der kumulativen Lösungsmittelexposition.

> **!** Ursachen für eine Polyneuropathie als BK 1317 sind n-Hexan (auch in Verbindung mit Methylethylketon) und Methyl-n-butylketon.

Da die Differenzialdiagnose der Polyneuropathie ein großes Spektrum von zahlreichen Krankheitsbildern umfasst, sind zur Beurteilung des Kausalzusammenhanges im Rahmen von Berufskrankheitenverfahren die Arbeitsanamnese, das Vorliegen von Brückensymptomen und der Krankheitsbeginn sowie Krankheitsverlauf besonders wichtig.

Eine toxische Polyneuropathie manifestiert sich in der Regel unter bestehender Exposition, allenfalls ist aufgrund der Toxikokinetik eine Progredienz von einigen Tagen oder Wochen möglich. Eine größere Zeitspanne von Monaten oder Jahren) zwischen Expositionsende und Krankheitsmanifestation spricht gegen einen Ursachenzusammenhang.

Die lösungsmittelinduzierte Polyneuropathie stellt ein selbstbegrenzendes Krankheitsbild dar. Dies bedeutet, dass eine deutliche Besserung nach Beendigung der Exposition in der Regel bereits nach mehreren Monaten eintritt. Diese ist nach zwei bis drei Jahren abgeschlossen. Ein Fortschreiten des Krankheitsbildes unter Expositionskarenz ist ebenfalls ein Gegenargument für eine toxische Genese.

Für die Rückbildungsfähigkeit der peripheren neurologischen Ausfalls- und Reizsymptomatik spielt neben dem Schweregrad auch durch die individuelle Komorbidität und das Vorhandensein weiterer Risikofaktoren für eine periphere Neuropathie, z. B. latenter Diabetes mellitus, Alkoholkonsum, eine Rolle.

Eine vergleichsweise häufige Differenzialdiagnose stellt in diesem Zusammenhang das Restless-legs-Syndrom dar, das keine BK 1317 ist.

> **!** Eine lösungsmittelinduzierte Polyneuropathie stellt grundsätzlich ein selbstbegrenzendes Krankheitsbild dar.

Als toxische Enzephalopathie bezeichnet man ein Krankheitsbild, das Folge einer direkten oder indirekten Schädigung des Gehirns oder von Teilen des Gehirns ist. Vom klinischen Bild her entspricht das Krankheitsbild einem pseudoeurasthenischen Syndrom, einem hirnorganischen Psychosyndrom, einer organischen Hirnleistungsschwäche oder einer Demenz. Kernsymptome sind: Verminderte Konzentrationsfähigkeit, Merkschwäche, insbesondere des Kurzzeitgedächtnisses, Schwierigkeiten beim Erfassen und Behalten von Informationen, Antriebs- und Affektstörungen mit erhöhter Reizbarkeit, Veränderungen der Primärpersönlichkeit und einer außergewöhnlichen Ermüdbarkeit sowie raschen Erschöpfbarkeit.

Nach den wissenschaftlichen Erkenntnissen und Empfehlungen internationaler Arbeitsgruppen lässt sich die Enzephalopathie in 3 Schweregrade einteilen, Übergangsformen sind möglich:

▶ Schweregrad 1 (leichte Form):
In diesem Krankheitsstadium werden unspezifische Befindlichkeitsstörungen wie verstärkte Müdigkeit, Nachlassen von Erinnerung und Initiative, Konzentrationsschwierigkeiten und erhöhte Reizbarkeit angegeben. In der Regel sind keine kognitiven Funktionsdefizite oder neurospychiatrisch konsistent nachweisbare Persönlichkeitsveränderungen nachweisbar.

▶ Schweregrad 2 (mittelschwere Form):
Beim Schweregrad 2 sind die Beschwerden stärker ausgeprägt und langzeitig vorhanden. Müdigkeit, Konzentrations- und Merkfähigkeitsstörungen (Kurzzeitgedächtnis), emotionale Labilität und eine andauernde Beeinträchtigung der Persönlichkeit stehen im Vordergrund. Sie sind oft verbunden mit leichten Funktioneinschränkungen, die im Bereich der Aufmerksamkeit, des Kurzzeitgedächtnisses und der psychomotorischen Geschwindigkeit objektivierbar sind.

Des Weiteren können unspezifische neurologische Veränderungen in Form von Koordinationsstörungen (ungerichtete Ataxie, Tremor, Dysdiadochokinese) vorkommen.

Der Nachweis einer diffusen oder umschriebenen Hirnatrophie spricht weder für noch gegen die Annahme einer mittelschweren toxischen Enzephalopathie. Ein Ursachenzusammenhang zwischen einer chronischen Lösungsmittelexposition am Arbeitsplatz und einer diffusen über das Altersmaß hinausgehenden Hirnatrophie ist nicht eindeutig nachgewiesen worden.

▶ Schweregrad 3 (schwere Form):
Dieses Krankheitsstadium entspricht einer schweren Demenz mit ausgeprägten globalen Einschränkungen der intellektuellen Leistungen und des Gedächtnisses. Bei dieser Form der toxischen Enzephalopathie kann eine diffuse Hirnatrophie vorliegen. Diese Erkrankungen wurden v. a. bei Lösungsmittelschnüfflern mit mehrjährigem Missbrauch beobachtet.

Zur differenzialdiagnostischen Abgrenzung anderer Krankheiten sind in Ausnahmefällen ein spektrales EEG (Brain-Mapping), die Elektronystagmografie und die Vestibularisfunktionsprüfung indiziert. Nicht erforderlich sind: Single-Photon-Emissions-Computertomografie (SPECT) und Positronen-Emissions-Tomografie (PET).

! Die Diagnosefindung einer lösungsmittelverursachten Enzephalopathie ist schwierig und bedarf in der Regel einer umfassenden arbeitsmedizinischen sowie neurologisch-psychiatrischen Diagnostik einschließlich bildgebender Verfahren.

Um die Prognose einer toxischen Enzephalopathie einzuschätzen, kann auf die Ergebnisse mehrerer Längsschnittstudien verwiesen werden. Dabei ist bedeutsam, dass bei der Beurteilung des Krankheitsverlaufs normale Alterungsprozesse sowie Veränderungen in der beruflichen und privaten Lebensführung angemessen zu würdigen sind. Wenn man diese Umstände berücksichtigt, ist zu folgern, dass ein Fortbestehen oder leichte Minderungen des Symptomerlebens oder von psychischen Leistungsdefiziten nach Expositionsende der häufigste beschriebene Krankheitsverlauf ist. Eine Progression der Störungen wurde bei den methodisch gesicherten Studien nicht beobachtet. Deshalb ist die Progredienz einer toxischen Enzephalopathie nach Expositionsende nicht wahrscheinlich. Nur für den Fall sehr hoher und langer Lösungsmittelexpositionen wäre zur Erklärung eines progredienten Verlaufs eine sich gegenseitig verstärkende Wirkung von Alterungs- und Expositionseffekten zu diskutieren.

In den Jahren 2006, 2007 und 2008 wurden 310, 290 und 265 Verdachtsfälle gemeldet und 19, 25 sowie 13 Fälle einer Berufskrankheit anerkannt.

Therapie und Prävention
Die einzige spezifische Therapie ist die Expositionskarenz.

Im Rahmen der medizinischen Rehabilitation der Enzephalopathie kommen psychotherapeutisch stützende, verhaltensorientierende Intervention sowie auch tiefenpsychologisch orientierte psychotherapeutische Maßnahmen in Betracht.

Zur Prävention der Polyneuropathie und Enzephalopathie ist entscheidend, dass die zulässigen Grenzwerte eingehalten werden (s. Kap. 41). Akute neurotoxische Symptome sind zu vermeiden.

Für die meisten der hier interessierenden Arbeitsstoffe ist ein biologisches Monitoring möglich, das aus arbeitsmedizinischer Sicht (Hautresorption) Luftmessungen vorzuziehen ist (siehe Kap. 41).

Aufgrund der häufig nicht quantifizierbaren Expositionsverhältnisse sind die arbeitsmedizinischen Vorsorgeuntersuchungen besonders wichtig. Dabei hat sich der Einsatz von spezifischen Fragebögen und bei begründbarer Indikation eine weiterführende neuropsychologische Basisdiagnostik als nützlich erwiesen.

Mit Hilfe der Fragebögen Q 18 oder PNF können spezifische Symptome dokumentiert und im Längsschnitt beurteilt werden. Für die erweiterte Diagnostik steht das neurotoxische Evaluierungssystem ANES zur Verfügung, das bei Berücksichtigung von Praktikabilität und Zeitökonomie in der betriebsärztlichen Praxis einsetzbar ist.

Hinweise zur arbeitsmedizinischen Diagnostik können analog dem DGUV-Grundsatz 45 (Styrol) entnommen werden, der u.a. die neurotoxischen Fragebögen enthält.

Zusammenfassung Polyneuropathie und Enzephalopathie sind die wesentlichen neurologischen Krankheitsbilder , die nach grenzwertüberschreitenden Lösungsmittelexpositionen auftreten können. Die Beurteilung des Ursachenzusammenhanges zwischen arbeitsbedingter Belastung einerseits und Polyneuropathie bzw. Enzephalopathie andererseits erfordert in der Regel ein interdisziplinäres Vorgehen und stellt besondere Anforderungen an den Arbeitsmediziner. Dabei gilt es, die arbeitsmedizinisch-humantoxikologischen Kriterien, die für und gegen einen Ursachenzusammenhang sprechen, angemessen zu berücksichtigen. Zur Prävention ist es wichtig, dass die zulässigen Grenzwerte am Arbeitsplatz (MAK- und BAT-Werte) eingehalten sind. Arbeitsmedizinische Vorsorgeuntersuchungen unter Verwendung spezifischer Fragebögen und gegebenenfalls neuropsychologischer Verfahren sind zu empfehlen.

Weiterführende Literatur

Altenkirch H: Hexacarbone. In: Triebig G, Lehnert G (Hrsg.): Neurotoxikologie in der Arbeitsmedizin und Umweltmedizin. Stuttgart: Gentner, 1998, S. 413–435.

Bast-Pettersen R: The neuropsychological diagnosis of chronic solvent induced encephalopathy (CSE) – A reanalysis of neuropsychological test results in a group of CSE patients diagnosed 20 years ago, based on comparisons with matched controls. NeuroToxicology 2009; 30: 1195–1201.

DGUV (Hrsg.): BK 1317: Polyneuropathie oder Enzephalopathie durch organische Lösungsmittel oder deren Gemische. BK-Report 2/ 2007.

Dick FD, Bourne VJ, Semple SE et al.: Solvent exposure and cognitive ability at age 67: a follow-up study of the 1947 Scottish Mental Survey. Occup Environ Med 2010; 67: 401–407.

Dietz MC, Ihrig A, Bader M, Triebig G: Einsatz des Arbeitsmedizinisch-Neurotoxischen Evaluierungs-Systems (ANES) zur Früherkennung lösungsmittelassoziierter Effekte im Rahmen einer Längsschnittstudie. Arbeitsmed Sozialmed Umweltmed 1999; 34: 185–193.

Grobe T, Fries W: Rehabilitation. In: Triebig G, Lehnert G (Hrsg.): Neurotoxikologie in der Arbeitsmedizin und Umweltmedizin. Stuttgart: Gentner, 1998, S. 199–206.

Happe S, Benes H, Hornyak M, Kotterba S, Mayer G, Stiasny-Kolster K: Begutachtung des Restless Legs Syndroms – eine Konsensusempfehlung. Med Sach 2006; 102: 152–158.

Herholz K: Die Wertigkeit funktionell bildgebender Verfahren (PET und SPECT) in der Begutachtung neurotoxischer zerebraler Schädigungen. Med Sach 2001; 97: 181–184.

Kunze K: Polyneuropathien und Enzephalopathien. In: Suchenwirth RMA, Kunze K, Krasney OE (Hrsg.): Neurologische Begutachtung: Ein praktisches Handbuch für Ärzte und Juristen. München, Jena: Urban & Fischer, 2000, S. 573–598.

Lang C: Bildgebende Verfahren (CT, MRT, SPECT) und Neurotoxizität. In: Triebig G, Lehnert G (Hrsg.): Neurotoxikologie in der Arbeitsmedizin und Umweltmedizin. Stuttgart: Gentner, 1998, S. 253–272.

Neundörfer B, Heuß DF: Polyneuropathien. Stuttgart, New York: Thieme, 2007.

Spencer PS, Schaumburg HH, Ludolph AC (Hrsg.): Experimental and clinical neurotoxicology. 2nd edn. New York, Oxford: Oxford University Press, 2000.

Triebig G, Dietz MC: Arbeitsmedizinisch-gutachterliche Aspekte. In: Triebig G, Lehnert G (Hrsg.): Neurotoxikologie in der Arbeitsmedizin und Umweltmedizin. Stuttgart: Gentner, 1998, S. 553–575.

Triebig G: Polyneuropathie und Enzephalopathie durch organische Lösungsmittel und deren Gemische. In: Letzel S, Nowak D (Hrsg.): Handbuch der Arbeitsmedizin. Loseblattwerk. Landsberg: ecomed, 2010.

Tiffany-Castiglioni E, Venkatraj V, Qian Y: Genetic polymorphisms and mechanisms of neurotoxicity: overview. NeuroToxicology 2005; 26: 641–649.

van Valen E, Wekking E, van der Laan G, Sprangers M, van Dijk F: The course of chronic solvent induced encephalopathy: A systematic review. NeuroToxikology 2009; 30: 1172–1186.

Widder B: Toxisch bedingte Hirnprozesse. In: Rauschelbach HH, Jochheim K-A, Widder B (Hrsg.): Das neurologische Gutachten. Stuttgart: Thieme, 2000, S. 246–255.

6.3.18 BK 1318: Erkrankungen des Blutes, des blutbildenden und des lymphatischen Systems durch Benzol

G. Triebig

Charakterisierung, Vorkommen und Gefährdungen

Benzol (Summenformel C_6H_6) ist sowohl in der Arbeits- als auch in der Umwelt weit verbreitet.

Wichtige Beispiele für Tätigkeiten mit Benzolbelastung sind in Box 6.1 aufgeführt.

In Deutschland gilt seit 1974 ein Verwendungsverbot: Benzol und benzolhaltige Zube-

---

Box 6.1: Beispiele für Tätigkeiten und Arbeitsbereiche mit Benzolgefährdung

- ❏ Offener Umgang mit Ottokraftstoffen
- ❏ Arbeiten im Kfz-Handwerk an Vergasern, Leitungen, Tanks
- ❏ Kraftfahrzeug-Herstellung: Betanken ohne Absaugung von Neufahrzeugen
- ❏ Arbeit an Ottomotor-Prüfständen
- ❏ Wartung und Reinigung von Zapfsäulen und Tanks
- ❏ Umgang mit Benzol im Labor
- ❏ Reinigung von Tankanlagen
- ❏ Arbeiten im Oberofenbereich von Kokereien
- ❏ Filter- und Katalysatorwechsel bei der Herstellung und Weiterverarbeitung von Benzol bzw. Benzol-haltigen Produkten
- ❏ Spritz- oder Handauftrag von Benzol-haltigen Beschichtungsmitteln

reitungen dürfen insbesondere nicht verwendet werden als Reinigungs- und Entfettungsmittel sowie als Lösungs- und Verdünnungsmittel. Am Arbeitsplatz dürfen nur noch Zubereitungen eingesetzt werden, die weniger als 0,1 % Benzol enthalten.

Ursache für die Umweltbelastung ist vor allem die Verwendung von Benzol als Antiklopfmittel in Ottokraftstoffen (ab dem Jahr 2000 auf maximal 1 Vol.% begrenzt).

Die weltweite Benzolproduktion betrug rund 40 Mio. Tonnen, in Deutschland waren es im Jahr 2007 ca. 2,3 Mio. Tonnen.

> **!** Arbeitsmedizinisch bedeutsam ist die Genotoxizität von Benzol. Das typische Krankheitsbild ist die akute myeloische Leukämie.

Toxikologie und Pathogenese

Unter üblichen Arbeitsplatzbedingungen wird Benzol vorwiegend inhalativ als Dampf aufgenommen: Die perkutane Resorption ist ebenfalls bedeutsam, da flüssiges Benzol rasch durch die intakte Haut aufgenommen wird. Nach Modellrechnungen kann von einer dermalen Penetrationsrate von bis zu 1 mg/cm²/h ausgegangen werden. Demgegenüber ist die perkutane Aufnahme von gasförmigem Benzol im Allgemeinen gering.

Benzol wird in der Leber rasch metabolisiert, die wesentlichen Endprodukte sind Phenol, Brenzkatechin und trans,trans-Muconsäure. Toxikologisch bedeutsam sind die reaktiven Zwischenprodukte wie Benzolepoxid, Hydrochinon, 1,4-Benzochinon und Trihydroxybenzol. Weiterhin werden reaktive Sauerstoffspezies (ROS) gebildet, die DNA-Schäden verursachen. Ein weiterer Mechanismus ist die Hemmung der Topoisomerase II und die Bildung von Tubulin, die Chromosomenschäden auslösen. Als besonders empfindlich gelten Zellen mit einer hohen Teilungsaktivität, z. B. die Stammzellen des Knochemarks und die Lymphozyten.

Wichtig für die Entstehung der krebserzeugenden Radikale ist die Myeloperoxidase (MPO), deren Gegenspieler ist die Chinonoxidoreduktase (NQO1).

Die Toxikokinetik und Toxikodynamik von Benzol ist Gegenstand weltweiter intensiver Forschung, da zahlreiche Aspekte, insbesondere zur Kanzerogenese, noch ungeklärt sind. Dies trifft auch auf die Frage zu, welche Bedeutung die genetischen Polymorphismen der beteiligten Enzyme spielen.

Krankheitsbild, Diagnostik, Begutachtung

Toxikokinetische und genotoxische Befunde weisen darauf hin, dass Benzol primär knochenmarkständige Stammzellen schädigt mit der Folge unterschiedlicher hämatologischer Krankheitsbilder, die in Box 6.2 zusammengestellt sind. Aktuell ist davon auszugehen, dass die längerfristige Aufnahme von bereits geringen Benzolkonzentrationen von „einigen ppm" eine Knochenmarkdepression mit der Folge einer Abnahme der Leukozytenzahl (Lymphozyten) auslösen kann. Das Vollbild einer Knochenmarkschädigung ist die Panmyelopathie, die aplastische Anämie und das myelodysplastische Syndrom (MDS), die als Frühstadium (Präleukämie) einer Leukämie gelten. Diese Erkrankungen sind nach Ende der Benzolexposition teilweise reversibel.

Bei der Bewertung ist v. a. auf konkurrierende Faktoren, wie z. B. die Einnahme knochenmarktoxischer Medikamente, Anämie infolge eines Eisenmangels oder einer Hämolyse, zu achten.

Die hepato- und nephrotoxische Wirkung von Benzol ist im Vergleich zur Hämatotoxizität gering.

Epidemiologische Untersuchungen (Kasuistiken, Fall-Kontroll-Studien, Kohortenstudien) –

> **Box 6.2: Krankheitsbilder nach toxischer Schädigung durch Benzol**
>
> ☐ Leukopenie, vor allem Lymphopenie, Granulozytopenie
> ☐ Thrombozytopenie
> ☐ Panzytopenie (Panmyelophthise)
> ☐ Aplastische Anämie
> ☐ Myelodysplastische Syndrome (Präkanzerosen)

beginnend 1970 in der türkischen Schuhindustrie – haben eine erhöhte Inzidenz für Leukämien, insbesondere für die akute myeloische Leukämie (AML), ergeben.

Zwischenzeitlich liegen international umfangreiche Daten zu benzolassoziierten hämatolymphatischen Erkrankungen vor.

Nach der im Jahr 2007 veröffentlichten „Wissenschaftlichen Begründung" des Ärztlichen Sachverständigenbeirates „Berufskrankheiten" beim Bundesministerium für Arbeit und Sozialordnung sind die in Box 6.3 aufgeführten malignen Erkrankungen des blutbildenden Systems grundsätzlich als BK 1318 anerkennungsfähig.

Der Morbus Hodgkin bzw. die Hodgkin-Lymphome gehören nicht zu Erkrankungen im Sinne der BK 1318.

Die Verursachung peripherer Lymphome, z. B. follikuläre Lymphome, Plasmozytom (multiples Myelom), werden im wissenschaftlichen Schrifttum kontrovers diskutiert. Neuere epidemiologische Studien, z. B. die sog. Shanghai-Studie und eine europäische Multicenterstudie, haben keine erhöhte Inzidenz/Mortalität für Non-Hodgkin-Lymphome gezeigt. Von einer „Konsistenz" der epidemiologischen Befunde kann demzufolge nicht gesprochen werden. Auch „Dosis-Risiko-Beziehungen" – ein weiteres wichtiges Kausalkriterium – sind für die Non-Hodgkin-Lymphome nicht nachgewiesen worden.

Für die Bewertung des Ursachenzusammenhangs interessant ist der zeitliche Zusammenhang von Expositionskarenz und Krankheitsentstehung. In mehreren Studien konnte übereinstimmend festgestellt werden, dass das Risiko, an Leukämie zu erkranken, nach einer Expositionskarenz von 15 bis 20 Jahren statistisch signifikant abnimmt und das Niveau der Mortalität in der Allgemeinbevölkerung erreicht. Dieses Phänomen ist konsistent mit dem Rückgang von Lungenkrebs bei Exrauchern, eine gesicherte wissenschaftliche Erkenntnis für die Prävention.

> **Box 6.3: Grundsätzlich anerkennungsfähige maligne Erkrankungen des blutbildenden Systems nach der wissenschaftlichen Begründung zur BK 1318 (BMAS 2007)**
>
> - ❏ Myelodysplastische Syndrome (MDS)
> - ❏ Refraktäre Anämie (RA)
> - ❏ Refraktäre Anämie mit Ringsideroblasten (RARS)
> - ❏ Refraktäre Anämie Exzess von Blasten (RAEB)
> - ❏ Refraktäre Anämie mit Exzess von Blasten in Transformation (RAEB-t)
> - ❏ Chronische myelomonozytäre Leukämie (in Abhängigkeit von der Leukozytenzahl Klassifizierung als MDS oder MPE)
> - ❏ Akute myeloische Leukämie (AML)
> - ❏ Myeloproliferative Erkrankungen (MPE)
> - ❏ Chronische myeloische Leukämie (CML)
> - ❏ Polycythaemia vera (PV)
> - ❏ Essentielle Thrombozythämie (ET)
> - ❏ Idiopathische Myelofibrose (IF) bzw. Osteomyelosklerose
> - ❏ Non-Hodgkin-Lymphome
> - ❏ Akute lymphatische Leukämie (ALL)
> - ❏ Lymphoblastisches Lymphom
> - ❏ Chronische lymphatische Leukämie (CLL)
> - ❏ Prolymphozytäre Leukämie
> - ❏ Lymphoblastisches Lymphom
> - ❏ Mantelzell-Lymphom
> - ❏ Marginalzonen-Lymphom
> - ❏ Haarzellleukämie
> - ❏ Plasmozytom/Multiples Myelom
> - ❏ (Diffus) großzellige Lymphome
> - ❏ Burkitt-Lymphom

Therapie und Prävention

Die einzige spezifische Therapie ist die Expositionskarenz. Zur Behandlung der Leukämie ist auf die einschlägigen hämatologisch-onkologischen Therapieregime hinzuweisen.

> **❗** Für Benzol gilt ein weitgehendes Verwendungsverbot.

Der EG-Arbeitsplatzgrenzwert beträgt seit dem Jahr 2005 1 ppm (3,25 mg/m³).

Zum Nachweis einer stattgehabten Benzolexposition ist die Bestimmung von Benzol im Vollblut oder der Metabolite S-Phenylmercaptursäure bzw. trans,trans-Muconsäure im Urin geeignet (s. Kap. Biologisches Monitoring). Die kurze biologische Halbwertszeit von Benzol ist bei der Probenahme zu berücksichtigen.

Zusammenfassung: Benzol war früher an zahlreichen Arbeitsplätzen weit verbreitet. Aufgrund des gesetzlichen Verwendungsverbotes sind berufliche Benzolbelastungen stark begrenzt. Benzol wirkt in hohen Konzentrationen hämatotoxisch, beginnend mit einer Leukozytopenie bis zur Entstehung einer aplastischen Anämie. Arbeitsmedizinisch bedeutsam sind die genotoxischen und epigenetischen Wirkungen von Benzol mit der Folge einer Verursachung verschiedener hämatolymphatischer Malignome. Wissenschaftlich kontrovers wird die Entstehung von peripheren Non-Hodgkin-Lymphomen diskutiert.

Weiterführende Literatur

Alexander DD, Mink PJ, Adami H-O et al.: The non-Hodgkin lymphomas: A review of the epidemiologic literature. Int J Cancer 2007; 120: 1–39.

Alexander DD, Mink PJ, Adami H-O et al.: Multiple myeloma: A review of the epidemiologic literature. Int J Cancer 2007; 120: 40–61.

Bundesministerium für Arbeit und Soziales (Hrsg.): Empfehlung neue Berufskrankheit „Erkrankungen des Blutes, des blutbildenden und des lymphatischen Systems durch Benzol". Gemeinsames Ministerialmerkblatt 2007; 49–51 974-1.015.

Cocco P, t´Mannetje A, Fadda D et al.: Occupational exposure to solvents and risk of lymphoma subtypes: Results from the Epilymph case-control study. Occup Environ Med 2010; 67: 341–347.

Frank K, Kentner M: Benzol und Non-Hodgkin-Lymphome. Arbeitsmed Sozialmed Umweltmed 2009; 44: 254–263.

Galbraith D, Gross SA, Paustenbach D: Benzene and human health: A historical review and appraisal of associations with various diseases. Crit Rev Toxicol 2010; 40 (S2): 1–46.

Nies E, Barrot R, Drexler H et al.: Perkutane Aufnahme von Benzol – Folgerungen für die retrospektive Expositionsabschätzung. Arbeitsmed Sozialmed Umweltmed 2005; 40: 585–594.

Triebig G: Implications of latency period between benzene exposure and development of leukemia – A synopsis of literature. Chemico-Biological Interactions 2010; 184: 26–29.

Wong O, Harris F, Armstrong TW, Hua F: A hospital-based case-control study of non-Hodgkin lymphoid neoplasms in Shanghai: Analysis of environmental and occupational risk factors by subtypes of the WHO classification. Chemico-Biological Interactions 2010; 184: 129–146.

7 Durch physikalische Einwirkungen verursachte Krankheiten

7.1 Mechanische Einwirkungen

7.1.1 BK 2101: Erkrankungen der Sehnenscheiden oder des Sehnengleitgewebes sowie der Sehnen- oder Muskelansätze, die zur Unterlassung aller Tätigkeiten gezwungen haben, die für die Entstehung, die Verschlimmerung oder das Wiederaufleben der Krankheit ursächlich waren oder sein können

R. Scheidt-Illig und R. Schiele

Charakterisierung, Vorkommen und Gefährdungen

Die funktionelle Einheit „Sehne und Sehnengleitgewebe" kann durch einseitige, andauernde repetitive Tätigkeiten, v. a. bei Berufsanfängern und Ungeübten, überlastet werden. Die muskulären Beanspruchungen mit Überdehnungen und Zugbelastungen (häufig bei körperlich leichten Tätigkeiten) in Kombination mit konstitutioneller Minderbelastbarkeit können sich als Tendovaginitis crepitans, als Tendovaginitis stenosans oder als Insertionstendopathie manifestieren. Eine chronische Beanspruchung der Sehnengleitgewebe und Sehnenansätze wird z. B. beobachtet bei:

► Fließband- und Montagearbeitern,
► Kassierern in Supermärkten,
► Maurern, Packern, Transportarbeitern,
► Musikern (Gitarristen, Pianisten),
► Leistungssportlern.

> **!** Ungewohnte betont einseitige mechanische Überbeanspruchung kann zu Reizungen der Sehnenscheiden, Sehnengleitgewebe und Sehnen- oder Muskelansätze führen.

Pathogenese

Ungewohnte muskuläre Überlastung kann bei entsprechender Disposition zum Missverhältnis zwischen Belastung und Beanspruchung führen. An den Sehnenscheiden und den Gleitgeweben oder auch Sehnen- und Muskelansätzen kommt es zu entzündlichen Reaktionen mit ödematöser Quellung des peritendinösen Bindegewebes. Es zeigen sich Leukozyten- und Plasmazellinfiltrationen, Kapillareinsprossungen und Fibrinauflagerungen. In der Folge ist eine schwielige Verdickung und Lumeneinengung der Sehnenscheiden und Behinderung der Gleitfähigkeit möglich. An den beanspruchten Sehnenansatzstellen treten oft degenerative Veränderungen des Sehnengewebes hinzu.

> **!** Chronische Beanspruchung kann bei entsprechender Disposition entzündlich reaktive Prozesse auslösen.

Krankheitsbild, Diagnostik, Begutachtung

Die Erkrankungen treten überwiegend im Hand-Arm-Bereich und nur selten an der unteren Extremität auf. Zu arbeitsmedizinisch relevanten Erkrankungen der Sehnenscheiden und des Sehnengleitgewebes zählt die Tendovaginitis crepitans. Beruflich beansprucht werden meist die Sehnenscheiden an der radialen Seite des Handgelenks. Bei ständiger ulnarer Dehnung ist vor allem das 1. Sehnenfach mit den Mm. abductor pollicus longus und extensor pollicis brevis gefährdet. Auch das 2. Sehnenfach mit den Strecksehnen der Finger (Mm. extensor carpi radialis longus und brevis) gilt als Prädilektionsstelle für Überlastungsschäden.

Im Bereich der betroffenen Sehnenscheiden-fächer bestehen Schwellung und Druckschmerz, teilweise mit Ausstrahlung bis in den Unterarm. Häufig tritt eine schmerzhafte Krepitation („Schneeballknirschen") bei Bewegung auf. Es liegt eine Bewegungseinschränkung und Kraftminderung vor.

Bei bindegewebiger Proliferation im Bereich der Sehnenscheidenringbänder tritt das eher seltene Bild einer Tendovaginitis stenosans (Quervain-Krankheit) ein. Hiervon betroffen sind vorwiegend die Sehnenscheiden des M. abductor pollicis longus und M. extensor pollicis brevis. Neben Druckschmerz im Bereich des Processus styloideus radii besteht eine schmerzhafte Hemmung der Gleitfähigkeit im Sehnenscheidenbereich. Maximale Beugung des Daumens (Faust) und Ulnarabduktion der Hand (Finkelstein'sches Zeichen) verstärken die Schmerzen.

Die Verdickung und Stenosierung der Sehnenscheide kann zu einer Passagebehinderung der Sehne führen. Das Phänomen „schnellender Finger" ist Ausdruck einer ruckartigen Überwindung der Sehnenscheidenblockierung.

Insertionstendopathien manifestieren sich überwiegend an besonders beanspruchten Sehnenansätzen im Bereich des Ellenbogens und der Hand. Es treten schmerzhafte entzündliche Reaktionen auf.

Die Epicondylitis humeri radialis („Tennisellenbogen") gilt als häufige Form eines Überlastungsschadens nach beruflicher und sportlicher Beanspruchung. Es bestehen belastungsabhängige lokale Beschwerden mit Druckschmerz am radialen Epikondylus, der Ursprungszone der Finger- und Handextensoren. Überwiegend betroffen (90 %) ist der Sehnenansatz des M. extensor carpi radialis brevis. Ausstrahlungen zum Unterarm und Handrücken sind möglich. Die Dorsalflexion der Hand gegen Widerstand und Supination des Unterarms (Wringen) verstärken den Schmerz und dienen der Diagnosesicherung.

Für die Epicondylitis humeri ulnaris („Werfer- oder Golferellenbogen") typisch sind Beschwerden mit Druckschmerz am Epicondylus ulnaris, der Ursprungsaponeurose der Finger- und Hand-

flexoren und des M. pronator teres. Funktionell besteht eine Schmerzzunahme bei Drehbewegungen des Unterarms gegen Widerstand sowie Flexion des Handgelenks bei gestrecktem Arm. Das Krankheitsbild ist seltener als die Epicondylitis humeri radialis.

Bei der Styloiditis radii besteht ein lokalisierter Druckschmerz mit mäßiger Schwellung im Bereich des Processus styloideus radii als Ausdruck einer Tendopathie der Ansatzsehne des M. brachioradialis. Radialabduktion verstärkt die Beschwerden.

Sehnenrupturen, die Dupuytren-Kontraktur und die Periarthritis humeroscapularis werden von dieser BK nicht erfasst.

> **!** Arbeitsmedizinisch relevante Erkrankungen sind überwiegend im Hand-Arm-Bereich anzutreffen z. B. als Tendovaginitis crepitans, Tendovaginitis stenosans, Epicondylitis humeri radialis oder ulnaris, Styloiditis radii.

Erkrankungen der Sehnenscheiden, des Sehnengleitgewebes und der Sehnen- und Muskelansatzstellen treten häufig in der Bevölkerung auf. Frauen sind bevorzugt betroffen. Bei der Begutachtung sind differenzialdiagnostisch auszuschließen: Erkrankungen rheumatischer, fokal-toxischer, infektiöser Genese, Neuritiden, Ganglien, Tumoren, Folgezustände degenerativer oder anlagebedingter Gelenkveränderungen wie Handgelenksarthrosen, Rhizarthrosen, Zervikalsyndrome, Distorsionen des Ellenbogengelenks, freie Gelenkkörper.

Eine berufliche Verursachung ist nur dann hinreichend wahrscheinlich, wenn eine Übereinstimmung zwischen belastender Tätigkeit, typischer Symptomatik und Lokalisation der Schädigung vorliegt. Freizeitaktivitäten handwerklicher und sportlicher Art sind zu prüfen. Auch eine individuelle Disposition ist in Betracht zu ziehen. Als Voraussetzung für die Anerkennung dieser Überlastungsschäden wird die Aufgabe der schädigenden Tätigkeit gefordert. Die BK-Begutachtung kann sich schwierig gestalten. Die Problematik wird auch durch die Diskrepanz zwischen 726 bei den gewerblichen BGen und den UV-Trägern der öffentlichen Hand angezeigten Erkrankungen und lediglich 18 BK-Anerkennungen (davon 5 Rentenfälle) im Jahr 2009 deutlich.

> **!** Voraussetzung der Anerkennung als BK ist die Aufgabe der schädigenden Tätigkeit.

Therapie und Prävention

Die Therapie erfolgt konservativ durch Ruhigstellung, lokale Salbenverbände, ggf. Infiltration entzündungshemmender und schmerzstillender Medikamente. Ergänzend erfolgen physikalische Maßnahmen mit Wärme, Kälte, Ultraschall sowie Bewegungstherapie. Ein operativer Eingriff (Exzision narbiger Veränderungen) kann bei Versagen der konservativen Therapie notwendig werden. Die Prävention besteht in einer leistungsadäquaten Einarbeitungszeit für ungewohnte belastende Tätigkeiten. Im Einzelfall ist die Arbeitsplatzgestaltung und Arbeitsorganisation zu verbessern.

Zusammenfassung Andauernde einseitige repetitive Tätigkeiten können bei Ungeübten zu einer mechanischen Überbeanspruchung mit entzündlichen Reaktionen am Sehnengleitgewebe oder den Sehnenmuskelansätzen führen. Betroffen sind überwiegend die Unterarme und Hände. Die Krankheitsbilder treten in der Bevölkerung häufig auf. Dispositionelle Faktoren sind für die Entwicklung von Bedeutung. Die Anerkennung als BK erfordert die Aufgabe der schädigenden Tätigkeit. Danach bilden sich die Veränderungen in der Regel zurück, nur selten resultiert eine bleibende MdE.

Weiterführende Literatur

Elsner G: Ist die Periarthritis humeroscapularis eine Berufskrankheit? Zbl Arbeitsmedizin 2001; 51: 306–312

Jansson V, Pietschmann M: Einführung in die Erkrankungen des Bewegungsapparats. In: Letzel S, Nowak D (Hrsg.): Handbuch der Arbeitsmedizin. Landsberg: ecomed, 2007, S. 1–26

Laarmann A: Berufskrankheiten nach mechanischen Einwirkungen, 2. Aufl. Stuttgart: Enke, 1977

7.1.2   BK 2102: Meniskusschäden nach mehrjährigen andauernden oder häufig wiederkehrenden, die Kniegelenke überdurchschnittlich belastenden Tätigkeiten

R. Scheidt-Illig und R. Schiele

Charakterisierung, Vorkommen und Gefährdungen

Die lang anhaltende Einwirkung von Druck-, Zug- und Scherkräften kann an den Menisken zu Überlastungsschäden führen. Derartige, die Kniegelenke überdurchschnittlich belastende Tätigkeiten sind gegeben bei:

- ▶ statischer Belastung wie Dauerzwangshaltungen durch Knien oder Hocken bei gleichzeitiger Kraftanwendung,
- ▶ dynamischer Belastung wie wiederkehrender erheblicher Bewegungsbeanspruchung beim Laufen oder Springen mit häufigen Knick-, Scher- oder Drehbewegungen auf grob unebenem, lockerem, glitschigem Untergrund.

Zu den gefährdeten Berufsgruppen zählen z. B. Bergleute, Parkett- und Fliesenleger, Dachdecker, Rangierleute, Berufssportler, Bergführer.

Die andauernde Belastung führt am bradytrophen Meniskusgewebe zu degenerativen Veränderungen. Die chronische Meniskopathie kann lange Zeit unbemerkt verlaufen. Sie bedingt eine Minderbelastbarkeit, so dass im weiteren Verlauf bereits alltägliche Gelegenheitsursachen (Aufrichten aus gebückter Haltung, Treppensteigen) zur Spontanlösung des vorgeschädigten Meniskus führen können. Organminderwertigkeit begünstigt die Erkrankung.

> **!** Andauernde unphysiologisch hohe Belastung der Kniegelenke durch Druck-, Zug- und Scherkräfte gefährdet die Kniegelenksmenisken.

Pathogenese

Durch jahrelange unphysiologische Gelenkbelastung werden die halbmondförmigen Menisken geschädigt. Bei extremer Beugung oder Drehbewegung wird insbesondere der wenig bewegliche

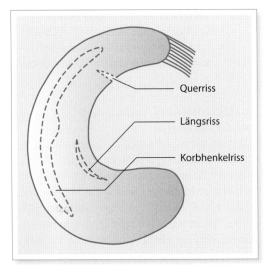

Abb. 7.1: Lokalisationen von Meniskusrissen

Querriss

Längsriss

Korbhenkelriss

Innenmeniskus durch Druck und Zug deformiert. Die andauernden Beanspruchungen können am bradytrophen Faserknorpel zu Fissuren führen. Es werden lysosomale Enzyme freigesetzt und Entzündungen ausgelöst. Die anhaltende Überforderung regenerativer Prozesse mündet in Gewebsdegeneration des Meniskus mit Elastizitätsverlust. Folgen sind Meniskusläsionen mit Rissbildung:
- ▶ sagittaler Längsriss ohne Verlagerung oder mit Luxation des Meniskus ins Gelenk („Korbhenkelriss"),
- ▶ Querriss,
- ▶ Ein-/Abriss des Vorder- oder Hinterhorns.

Histologisch handelt es sich um eine fettige Degeneration und mukoide Umwandlung des Faserknorpels mit nachfolgender Zystenbildung und Auffaserung der Fibrillen sowie reaktiver Zellvermehrung. Die reparativen Veränderungen lassen sich am Operationspräparat als Kapillareinsprossungen und bindegewebliche Vernarbungen nachweisen und sind bei der Begutachtung von akut traumatischen Formen abzugrenzen.

> **!** Meniskusdegeneration geht einher mit Elastizitätsverlust und Gefahr der Rissbildung.

Krankheitsbild, Diagnostik, Begutachtung
Die Entwicklung des chronischen Meniskusschadens bleibt oft klinisch lange stumm. Im Krankheitsverlauf können ziehende Schmerzen am betroffenen Gelenkspalt oder endgradige Streckbzw. Beugehemmung auftreten. Häufig liegt ein wulstartig geschwollener druckschmerzhafter Gelenkspalt vor. Auch ein Gelenkerguss kann bestehen und sich als „Reizknie" manifestieren.

Der vorgeschädigte minderbelastbare Meniskus kann bei einer „Gelegenheitsursache" mit plötzlich auftretendem Schmerz zur Spontanlösung und Gelenksperre durch Einklemmen führen.

Die Diagnose ist aus der Vorgeschichte und dem Nachweis von „Meniskuszeichen" wie Bewegungshemmungen, Druckschmerz am medialen bzw. lateralen Gelenkspalt sowie der arthroskopischen und MRT-Untersuchung zu sichern. Auch eine Abgrenzung zur chronischen Bursitis (extraartikulär) ist dadurch möglich.

Differenzialdiagnostisch auszuschließen sind:
- ▶ degenerative Prozesse nach alten Traumen,
- ▶ primäre Arthropathien spezifischer und unspezifischer Genese,
- ▶ Osteochondrosis dissecans,
- ▶ retropatellare Chondromalazien,
- ▶ Meniskusanomalien,
- ▶ Einklemmen von Synovialfalten und -zotten des Fettkörpers.

> **!** Nach einer klinisch stummen Phase besteht Gefahr der Spontanlösung und Einklemmen des degenerierten Meniskus.
> Eine Abgrenzung der chronischen Meniskopathie von traumatischen Spätschäden ist häufig schwierig.

Die Begutachtung erfordert auch die Prüfung außerberuflicher Belastungen durch Freizeitsportaktivitäten. Der Gesetzgeber fordert neben der häufig wiederkehrenden, die Kniegelenke überdurchschnittlich belastenden Tätigkeit als Anerkennungsvoraussetzung eine Mindestbelastungszeit von zwei Jahren. Eine Abgrenzung zu vorangegangenen Traumen kann schwierig sein. Im Jahr 2009 wurden von 1347 Verdachtsmeldungen 186

Fälle durch die gewerblichen BGen und die UV-Träger der öffentlichen Hand als Berufskrankheit anerkannt, davon waren 60 Rentenfälle.

Therapie und Prävention

Die Therapie besteht in der Resektion des geschädigten Meniskus. Das menisektomierte Gelenk kann zur Instabilität führen. Als Folgeschaden ist auch die Entwicklung einer Arthrosis deformans möglich. Die beruflich bedingte chronische Meniskopathie stellt eine vorzeitige Verschleißerscheinung dar. Sie tritt früher als in der nicht beruflich belasteten Bevölkerung auf, unterscheidet sich aber hinsichtlich der Prognose nicht von Meniskopathien anderer Genese. Durch Vorsorgeuntersuchungen sind bei gefährdeten Personen frühzeitige Schäden zu erfassen und gegebenenfalls Umschulungen zu veranlassen. Eine technische Prävention ist nur durch Optimierung der Arbeitsabläufe möglich.

Zusammenfassung Die unphysiologische Belastung der Kniegelenke durch Dauerzwangshaltung oder extreme Bewegungsbeanspruchung kann zu vorzeitigen Verschleißerscheinungen am bradytrophen Knorpelgewebe der Menisken führen. Die chronische Meniskopathie kann klinisch stumm sein oder auch als Reizknie in Erscheinung treten. Meniskusrisse oder Spontanlösungen können zur Gelenksperre führen. Bei Meniskektomie ist für die Begutachtung der Ausschluss einer akut traumatischen Schädigung durch die histologische Untersuchung notwendig. Für die Anerkennung der chronischen Meniskopathie als Berufskrankheit ist eine Expositionszeit von mindestens zwei Jahren gefordert.

Weiterführende Literatur

Jansson V, Pietschmann M: Einführung in die Erkrankungen des Bewegungsapparats. In: Letzel S, Nowak D (Hrsg.): Handbuch der Arbeitsmedizin. Landsberg: ecomed, 2007, S. 1–26

Ludolph E: Berufskrankheit „Meniskopathie" (Nr. 2102). Trauma Berufskrankh 1999; 1: 139–147

Pressel G: Meniskusschäden. In: Konietzko J, Dupuis H (Hrsg.): Handbuch der Arbeitsmedizin. Landsberg: ecomed, 1989; S. 1–6

Wenzl ME, Fuchs S: Berufsbedingte Erkrankungen des Meniskus. Trauma Berufskrankh 2001; 3: 138–142

7.1.3 BK 2103: Erkrankungen durch Erschütterung bei Arbeit mit Druckluftwerkzeugen oder gleichartig wirkenden Werkzeugen oder Maschinen

R. Scheidt-Illig und R. Schiele

Charakterisierung, Vorkommen und Gefährdungen

Arbeiten mit vibrierenden Handgeräten, die mechanische Schwingungen im Frequenzbereich von 8–50 Hz auf das Hand-Arm-Schulter-System in Unterarmrichtung übertragen, können degenerative Gelenkveränderungen auslösen. Diese niederfrequenten Schwingungen liegen im Resonanzbereich des Hand-Arm-Systems. Sie wirken besonders schädigend, wenn ein starker Kraftschluss zwischen Hand und Griff zur Führung und zum Andruck des Arbeitsgerätes angewendet werden muss. Das gesundheitliche Risiko zur Entwicklung einer Arthrose ist individuell sehr verschieden. Nur ca. 1 % der Exponierten erkrankt, so dass neben der Gelenkbeanspruchung durch die mechanischen Schwingungen zusätzlich auch eine entsprechende Disposition vorliegen muss.

Gefährdungen bestehen vor allem bei Umgang mit folgenden Werkzeugen, Geräten oder Maschinen:

- ▶ Aufbruch-, Abbau- und Bohrhämmer im Bergbau, in Steinbrüchen, im Baugewerbe.
- ▶ Niethämmer im Stahlbau.
- ▶ Stampfer und Stopfmaschinen, Rüttelplatten im Straßen- und Gleisbau.
- ▶ Meißelhämmer bei der Stein- und Metallbearbeitung.

Für die Gefährdung ist unabhängig, ob das Werkzeug pneumatisch, elektrisch oder hydraulisch angetrieben wird.

! Handgeführte Werkzeuge mit Schwingungen im Bereich 8–50 Hz können degenerative Gelenkveränderungen am Hand-Arm-Schulter-System verursachen.

Als Prädilektionsstellen für die Manifestation von Gelenkschädigungen gelten:

▶ das Ellenbogengelenk,
▶ das Handgelenk,
▶ das Schultereckgelenk (Acromio-Clavicular-Gelenk).

Arbeiten mit Handhämmern liegen im Frequenzbereich von etwa 2–4 Hz. Die Hauptbewegungsrichtung liegt quer zum Unterarm. Die Schwingungsbelastungen durch Handhämmer sind damit nicht als gleichartig wirkende Geräte gemäß Definition der BK 2103 anzusehen.

Bei Tätigkeiten mit Geräten, die hohe Schwingungsanteile sowohl < 50 Hz als auch > 50 Hz aufweisen, können Erkrankungen im Sinne der BK 2103 und auch BK 2104 gleichzeitig vorkommen.

> **!** Prädilektionsstellen einer vorzeitigen Arthrosis deformans sind die Hand-, Ellenbogen- und Schultereckgelenke.

Pathogenese
Die Energieübertragung der niedrigfrequenten Schwingungen in Unterarmrichtung (Z-Achse) regt das Hand-Arm-System zu besonders belastenden Resonanzschwingungen an. Bei Tätigkeiten mit abgewinkeltem Ellenbogengelenk wirken sich die Vibrationen durch die Änderung der Kraftrichtung zusätzlich schädigend aus.

Die vibrationsbedingten Mikrotraumatisierungen und mögliche individuelle Dispositionen führen am bradytrophen Gelenkknorpel zu nutritiven Störungen und Degenerationen wie Elastizitätsverlust, Knorpelabrieb, Zysten- und Spaltbildungen. Schließlich wird Knorpelgewebe durch minderwertiges Bindegewebe ersetzt. Im weiteren Verlauf führen die nun unmittelbar auf das Knochengewebe übertragenen mechanischen Schwingungen zu knöchernen Abbau- und Umbauvorgängen der belasteten Gelenke. Folgen sind Spongiosaeinbruch, reaktive Resorptionen, Wucherung des subchondralen Gefäßbindegewebes. Es bilden sich Randwülste und Knochen-Knorpel-Zacken.

Die vorzeitigen Verschleißerscheinungen der Gelenke werden bei Exponierten vor allem am Hand- und Ellenbogengelenk, seltener am Schul-

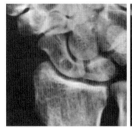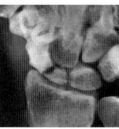

Abb. 7.2: *Links:* Ermüdungszyste des Os naviculare; *rechts:* Ermüdungsfraktur des Os naviculare (gleicher Patient) (Quelle: Laarmann 1977)

tereckgelenk beobachtet. Im Bereich des Handgelenks entstehen offensichtlich nach mechanischer „Gefäßabdrosselung" so genannte „Ermüdungszysten" und „Ermüdungsfrakturen". Os lunatum und Os naviculare (Synonym: Os scaphoideum) scheinen anatomisch bedingt besonders gefährdet (Abb. 7.2). Die Degeneration kann bis zur aseptischen Nekrose des Os lunatum (Synonyme: Lunatummalazie, Morbus Kienböck) und am Os naviculare nach Zysteneinbruch zur Navikularfraktur und anschließend zur Navikularpseudarthrose führen. Das Ellenbogengelenk wird in der Beugehaltung durch tieffrequente Schwingungen besonders belastet, was an exponierten Gelenkflächen zu einer subchondralen aseptischen Knochennekrose mit Bildung eines freien Gelenkkörpers, der Osteochondrosis dissecans, führen kann.

> **!** Nur wenige Exponierte erkranken, dispositionelle Faktoren begünstigen die Entwicklung. Als Sonderformen gelten die Lunatummalazie, die Navikularfraktur und die Navikularpseudarthrose und die Osteochondrosis dissecans des Ellenbogengelenks.

Krankheitsbild, Diagnostik, Begutachtung
Frühsymptome sind vorübergehende Bewegungsschmerzen. Im weiteren Verlauf treten in den belasteten Gelenken, zunächst bei Arbeitsbeginn, später in Ruhe und sogar nachts Schmerzen auf. Kraftlosigkeit und Bewegungsbehinderung kommen hinzu. Betroffen ist vor allem das Ellenbogen-

gelenk mit Beeinträchtigung der Beugung und Streckung und im fortgeschrittenen Stadium auch der Pro- und Supinationsbewegungen. Im Schultereckgelenk werden Schmerzen lediglich nach Überlastung beobachtet. Im Handgelenksbereich treten anfänglich Schmerzen und erst deutlich später Bewegungsbehinderungen auf.

Klinisch sind neben den Bewegungseinschränkungen druckschmerzhafte Kapselschwellungen und gelegentlich Muskelatrophien infolge Schonhaltung auffällig. Röntgenologisch sind unspezifische degenerative Gelenkveränderungen (Arthrosis deformans) unterschiedlichen Ausprägungsgrades nachweisbar. Es finden sich zackige, spornartige Ausziehungen (Hyperostosen, Exostosen), Randwulstbildungen, Zysten, Sklerosierungen und auch freie Gelenkkörper.

> **!** Im fortgeschrittenen Stadium ist der Ruhe- und Nachtschmerz typisch.

Während im Frühstadium der röntgenologische Nachweis einer Mondbeinnekrose meist nicht möglich ist, kann mittels Szintigramm und MRT-Aufnahme die Diagnose gesichert werden. Zum Nachweis von Ermüdungsfrakturen oder Pseudarthrosen des Os naviculare sind Spezialeinstellungen des Kahnbeins notwendig, auch hier lassen sich mit dem Szintigramm Frühstadien erfassen. Die genannten degenerativen Veränderungen sind auch bei Erkrankungen anderer Genese nachweisbar. Es ist zur Sicherung einer beruflichen Verursachung notwendig, durch Vergleichsaufnahmen auch die Gelenke der unbelasteten Extremität zu erfassen. Die degenerativen Veränderungen sind irreversibel. Das Krankheitsbild kann nach beendeter Tätigkeit noch fortschreiten.

Die Begutachtung erfordert den Nachweis vorzeitiger degenerativer Veränderungen an den belasteten Gelenken. Differenzialdiagnostisch sind konstitutionell bedingte Verschleißerscheinungen vieler Körpergelenke zu prüfen. Auch infektiös bedingte Degenerationen und HWS-induzierte Beschwerden sind auszuschließen.

Zur Beurteilung der arbeitstechnischen Belastung wurde von Dupuis et al. (1998) ein Dosis-modell vorgeschlagen, bei dem Schwingungsintensität und Expositionsdauer multiplikativ verknüpft waren. Ein solcher Dosisrichtwert zur Bewertung der arbeitstechnischen Voraussetzungen einer BK 2103 lässt sich nach derzeitigem wissenschaftlichen Erkenntnisstand nicht festlegen. Als potenziell schädliche Schwingungsbelastungen sind die täglich mehrstündige Exposition, die Höhe der Schwingungsintensität und die Ankopplungsstärke der Hände an den vibrierenden Griffen zu prüfen. Die bisherigen Erfahrungen weisen darauf hin, dass arthrotisch degenerative Veränderungen der belasteten Gelenke in der Regel erst nach mindestens zwei Expositionsjahren eintreten.

Therapie und Prävention

Die Therapie erfolgt durch physikalische und medikamentöse Maßnahmen. Bei Vorliegen ausgeprägter degenerativer Schäden ist in der Regel eine Aufgabe der gefährdenden Tätigkeit nicht zu umgehen. Personen mit vorliegender Disposition bzw. vorhandenen Frühschäden am Gelenkapparat sind für die belastenden Tätigkeiten nicht geeignet. Die Werkzeuge sind aus technisch präventiver Sicht schwingungsarm zu gestalten. Arbeitsorganisatorisch ist die Vibrationsbelastung zu minimieren.

Zusammenfassung Die Exposition gegenüber handgeführten Werkzeugen mit Vibrationsbelastung im Bereich von 8–50 Hz kann an Hand-, Ellenbogen- und Schultereckgelenken zu vorzeitigen degenerativen Veränderungen im Sinne einer Arthrosis deformans führen. Dispositionelle Faktoren begünstigen die Entwicklung. Für die Anerkennung als Berufskrankheit sind die arbeitstechnischen Voraussetzungen bezüglich der entsprechenden Schwingungsparameter zu prüfen. Die Anwendung eines Dosismodells wird derzeit nicht empfohlen.

Weiterführende Literatur

BGV B10: Arbeitsplätze mit Vibrationseinwirkungen. Berufsgenossenschaftliches Vorschriften- und Regelwerk. Köln: Carl Heymanns, 2001.
Bundesministerium für Arbeit und Sozialordnung: Merkblatt zur Berufskrankheit Nr. 2103 zur Anlage der Berufskrankheiten-Verordnung. BArbBl 2005; 3: 51.

Dupuis H, Hartung E, Konietzko J: Arbeitstechnische Voraussetzungen für die Berufskrankheit Nr. 2103. Arbeitsmed Sozialmed Umweltmed 1998; 33: 490–496.

Hartung E: Sind Schwingungsbelastungen des Hand-Arm-Systems durch Arbeiten mit Handhämmern und Druckluftwerkzeugen gleichartig wirkend im Sinne der BK 2103? Kongressvortrag A+A, Düsseldorf, 14.–17. Mai 2001.

Laarmann A: Berufskrankheiten nach mechanischen Einwirkungen, 2. Aufl. Stuttgart: Enke, 1977.

Verordnung zum Schutz der Beschäftigten vor Gefährdungen durch Lärm und Vibration vom 06. März 2007, BGBl. I, S. 261.

triebenen Geräte sind in der Forstwirtschaft, der metallverarbeitenden Industrie, im Hoch- und Tiefbau anzutreffen.

Mechanische Schwingungen im Niederfrequenzbereich bis etwa 50 Hz können unabhängig davon auch zu degenerativen Veränderungen im Sinne der BK 2103 führen.

> **!** Handgeführte Werkzeuge mit Schwingungen im Bereich von 20–1000 Hz können ein VVS auslösen.

7.1.4 BK 2104: Vibrationsbedingte Durchblutungsstörungen an den Händen, die zur Unterlassung aller Tätigkeiten gezwungen haben, die für die Entstehung, die Verschlimmerung oder das Wiederaufleben der Krankheit ursächlich waren oder sein können

R. Scheidt-Illig und R. Schiele

Charakterisierung, Vorkommen und Gefährdung

Der Umgang mit handgeführten Werkzeugen, die Vibrationen im Frequenzbereich von 20 Hz bis etwa 1000 Hz erzeugen, kann nach lang andauernder Belastung (Monate bis Jahre) zu Gefäßspasmen und Sensibilitätsstörungen im Bereich der Hände führen. Bevorzugt betroffen sind die Finger II bis V der Halte- oder Bedienungshand, die die mechanischen Schwingungen aufnimmt. Das Krankheitsbild wird auch als vibrationsbedingtes vasospastisches Syndrom (VVS) bezeichnet.

Das gesundheitliche Risiko wird von den exogenen physikalischen Faktoren (Schwingungsfrequenz, Handgreifkraft, Armandruckkraft), Witterungseinflüssen (Kälte) und der Expositionszeit bestimmt. Auch endogene Faktoren wie Konstitution, Disposition, Fehlanlagen im Hand-Arm-Bereich und Nikotinkonsum sind von Bedeutung.

Ein Erkrankungsrisiko ist bei der Bedienung hochtourig arbeitender Werkzeuge wie Bohrer, Meißel, Sägen, Fräsen, Polier und Schleifmaschinen gegeben. Die pneumatisch oder motorbe-

Pathogenese

Die Schwingungsenergie von Werkzeugen, die Vibrationen hoher Frequenz (20–1000 Hz) und geringer Amplitude erzeugen, wird vorwiegend im Weichteilgewebe der Hände absorbiert. Die Vibrationsbelastungen, verbunden mit statischer Haltearbeit und Kälteexposition, provozieren eine „traumatische Angioneurose". Es wird angenommen, dass die Vibrationen zur Hypertrophie und Hyperfunktion der Gefäßmuskulatur mit Lumeneinengung führen und funktionelle Störungen der Gefäße und peripherer Nerven resultieren.

Krankheitsbild, Diagnostik, Begutachtung

Für das Krankheitsbild symptomatisch sind anfallsartige arterielle Durchblutungs- und Sensibilitätsstörungen der Finger (meist II–V). Die Vasokonstriktion beginnt distal in den Fingerendphalangen und setzt sich proximal, selten über den gesamten Finger oder die Hand, fort. Es resultiert eine akrale Ischämie mit Blässe der Haut („Weißfingerkrankheit"), gefolgt von Zyanose und schmerzhafter reaktiver Hyperämie bei der Gefäßdilatation. Subjektiv werden Kribbeln, Gefühllosigkeit und Steifigkeit der Finger angegeben, die Feinmotorik ist eingeschränkt. Die Anfälle können einzeln oder mehrmals täglich auftreten, die Anfallsdauer kann einige Minuten oder mehrere Stunden betragen. Zwischen den vasomotorischen Störungen liegen beschwerdefreie Intervalle.

Oft werden die Anfälle im Winterhalbjahr bei Arbeitsbeginn beobachtet, können im fortgeschrittenen Stadium aber auch in der Freizeit auftreten.

> **!** Das VVS ist verbunden mit Durchblutungs- und Sensibilitätsstörungen der Hände. Prädisponierende Faktoren für ein VVS sind Kälteexposition, Nikotinabusus und individuelle Disposition.

Die chronisch rezidivierenden, örtlich begrenzten Vasokonstriktionen und neurologischen Symptome des VVS zeigen verschiedene Schweregrade. In Tabelle 7.1 ist die Stadieneinteilung nach der Stockholmer Klassifikation von 1994 aufgeführt.

Die Prognose der Erkrankung ist abhängig von der Dauer des Bestehens und dem Schweregrad. Nach Expositionskarenz sind im Anfangsstadium erfasste Erkrankungen durchaus reversibel.

Die Diagnostik erfolgt durch:
► Kälteprovokationstest (12–15 °C Wassertemperatur) und Fingerkuppen-Thermometrie (Wiedererwärmungszeit),
► Infrarot-Thermografie,
► pallästhesiometrischer Test (Testfrequenz 1 25 Hz).

Differenzialdiagnostisch ist eine Abgrenzung zum klassischen (primären) Morbus Raynaud mit typischem symmetrischem Befall der Finger notwendig. Weiterhin sind nicht beruflich bedingte „sekundäre Raynaud-Phänomene" bei bestimmten Krankheitsbildern wie Thrombangitis obliterans, Kollagenosen (z. B. Sklerodermie, Lupus erythematodes, Rheumatoidarthritis, Du-

puytren'sche Kontraktur), neurologischen Erkrankungen (multiple Sklerose, Karpaltunnelsyndrom), exogene Noxen (z. B. Medikamente, Vinylchlorid) oder Traumata zu prüfen.

Es ist in diesem Zusammenhang auf das Hypothenar-Hammer-Syndrom (HHS) als seltene Folge wiederholter Hohlhandtraumata hinzuweisen. Die regelmäßige Verwendung der ulnaren Handseite als „Hammer" z. B. bei beruflichen Tätigkeiten von Kfz-Mechanikern, Fliesenlegern, Maurern, Zimmerern oder auch bei Sportarten wie Karate oder Baseball kann zu einer arteriellen Durchblutungsstörung führen. Leitsymptom ist eine infolge Gefäßschädigung mit Thrombosierung, Mikroembolisierung oder Aneurysma auftretende Raynaud-artige Symptomatik. Betroffen sind vorzugsweise die Finger III bis V entsprechend dem Versorgungsbereich der A. ulnaris, meist unilateral. Das HHS ist bisher nicht in der Liste der Berufskrankheiten enthalten. Eine Anerkennung wäre derzeit nur über den § 9 Abs. 2 SGB VII möglich.

Im Rahmen der Begutachtung des VVS sind die Halte-, Greif- und Andruckkräfte, die tägliche Expositionszeit, die Expositionsjahre und das individuelle Verhalten (Nikotinabusus) zu ermitteln. Die Anerkennung des VVS als Berufskrankheit 2104 setzt neben den arbeitstechnischen Voraussetzungen die Aufgabe der schädigenden Tätigkeit voraus. Von den 81 angezeigten Fällen wurden 10 Erkrankungen im Jahr 2009 als BK durch die gewerblichen BGen und die UV-Träger der öffentlichen Hand anerkannt.

Tabelle 7.1: Symptome des VVS (Stockholm Workshop Classification, 1994) nach Konietzko u. Dupuis (1999)

Stadium	Vasospastische Symptome	Stadium	Sensorische Symptome
0 V	keine	0 SN	keine
1 V	Gelegentliche Anfälle: nur Kuppen mehrerer Finger betreffend	1 SN	Gelegentliches Taubheitsgefühl ohne oder mit Kribbeln
2 V	Gelegentliche Anfälle: distale und mittlere (selten: proximale) Phalangen eines oder mehrerer Finger	2 SN	Gelegentliches oder andauerndes Taubheitsgefühl, reduzierte Sensibilität der Haut
3 V	Häufige Anfälle: alle Glieder der meisten Finger betreffend	3 SN	Gelegentliches oder andauerndes Taubheitsgefühl, reduzierte taktile Diskrimination und feinmotorische Geschicklichkeit

! Differenzialdiagnostisch sind nicht beruflich bedingte Durchblutungsstörungen mit Raynaud-Syndrom abzugrenzen. Die Anerkennung des VVS als BK ist an die Unterlassung entsprechender Tätigkeiten gebunden.

Therapie und Prävention
Die Therapie erfolgt durch physikalische Maßnahmen und ggf. medikamentöse Durchblutungsförderung. Personen mit entsprechender Disposition oder bereits vorliegenden Gefäßschädigungen sind von der Vibrationstätigkeit auszuschließen.

Aus technisch präventiver Sicht sind die Geräte mit vibrationsdämpfenden Griffen auszustatten oder es sind persönliche Schutzausrüstungen wie vibrationshemmende Handschuhe zu benutzen.

Zusammenfassung Die Bedienung handgeführter hochtourig arbeitender Geräte im Frequenzbereich von 20–1000 Hz kann zum vibrationsbedingten vasospastischen Syndrom (VVS) der Finger führen. Als prädisponierende Faktoren gelten Kälteexposition, Nikotinabusus und individuelle Disposition. Eine BK-Anerkennung des Krankheitsbildes erfordert die Aufgabe der vibrationsbelastenden Tätigkeit.

Weiterführende Literatur

BGV B10: Arbeitsplätze mit Vibrationseinwirkungen. Berufsgenossenschaftliches Vorschriften- und Regelwerk. Köln: Carl Heymanns, 2001

Dupuis H, Riedel S: Vibrationsbedingtes Vasospastisches Syndrom VVS (BK 2104). In: Konietzko J, Dupuis H (Hrsg.): Handbuch der Arbeitsmedizin. Landsberg: ecomed, 1999, S. 1–13

Letzel S, Kraus T: Das Hypothenar-Hammer-Syndrom – eine Berufskrankheit? Arbeitsmed Sozialmed Umweltmed 1998; 33: 502–507

Seidler A, Stolte R, Heiskel H, Nienhaus A, Windolf J, Elsner G: Berufliche, konsum- und krankheitsbezogene Risikofaktoren der Dupuytrenschen Kontraktur: Ergebnisse einer Fall-Kontroll-Studie. Arbeitsmed Sozialmed Umweltmed 2001; 36: 218–228

Sutter T, Taute BM, Kettmann R, Capeller WA: Das Hypothenar-Hammer-Syndrom. Gefäßchirurgie 5. Berlin, Heidelberg, New York: Springer, 2000, S. 42–45

7.1.5 BK 2105: Chronische Erkrankungen der Schleimbeutel durch ständigen Druck

R. Scheidt-Illig und R. Schiele

Charakterisierung, Vorkommen und Gefährdung
Lang anhaltender oder ständig wiederholter, das physiologische Maß überschreitender Druck und Stoß, kann an den Schleimbeuteln zu Irritationen mit nachfolgenden proliferierenden Entzündungen führen. Sie werden vorwiegend im Bereich der Knie-, Ellenbogen- und Schultergelenke beobachtet. Es können auch Schleimbeutel betroffen sein, die nicht in Verbindung mit Gelenken stehen. Gefährdungen bestehen bei Arbeiten, die in körperlicher Zwangshaltung im Knien oder auf die Ellenbogen aufgestützt erfolgen oder auch beim Tragen schwerer Lasten auf der Schulter. Dies betrifft insbesondere Fliesen-, Parkett- und Fußbodenleger, Pflasterer, Installateure, Glas- und Steinschleifer sowie Lastenträger.

! Dauernde unphysiologisch hohe Druckbelastung z. B. bei kniender Tätigkeit gefährdet die Schleimbeutel.

Pathogenese
Die Schleimbeutel schützen den Organismus vor Druck und Stoß. Sie erfüllen, wie ein „Wasserkissen", eine Stoßdämpferfunktion. Der gesunde Schleimbeutel ist weder sicht- noch tastbar. Unphysiologische Belastung durch ständigen oder häufig wiederholten Druck oder Gleit- und Reibebewegungen irritieren die Schleimbeutel. Der belastete Schleimbeutel reagiert auf den dauernden mechanischen Reiz mit einer chronischen Bursitis. Es bildet sich ein seröses Exsudat, das sich nachfolgend fibrinös umwandelt. Kapillare Einsprossungen können bei banalen mechanischen Traumen einen hämorrhagischen Erguss provozieren. Endzustand der chronischen Entzündung ist ein flüssigkeitsgefüllter Sack, das Schleimbeutelhygrom mit schwielig-fibrösen ein- oder mehrkammerigen Hohlräumen. Die Innenwand des Hygroms ist verdickt und zeigt zotten- und

warzenähnliche Erhebungen. Hyalinumgewandelte Zotten und Wucherungen können als „Reiskörperchen" in den Innenraum abgestoßen werden. Spätere Kalkeinlagerungen und auch Sekundärinfektionen sind möglich.

> ! Die chronische Bursitis führt zur Bildung eines Schleimbeutelhygroms.

Krankheitsbild, Diagnostik, Begutachtung

Der betroffene Schleimbeutel zeigt neben häufiger Schwielenbildung der Haut eine charakteristische fluktuierende prallelastische Geschwulst. Teilweise besteht ein Spannungsgefühl und Bewegungsbehinderung. Schmerzen treten nur im akuten Entzündungszustand auf. Bei Punktion entleert sich eine meist seröse Flüssigkeit, die auch Blutbeimengungen enthalten kann. Differenzialdiagnostisch sind außerberufliche mechanische Belastungen, Verletzungsfolgen, Geschwülste, akute und spezifische Entzündungen auszuschließen. Voraussetzung für die Anerkennung als Berufskrankheit ist der chronisch-rezidivierende Verlauf und die Übereinstimmung von Lokalisation der Bursopathie mit der angeschuldigten beruflichen Belastung. Im Jahr 2009 kamen von den 397 angezeigten Erkrankungen laut DGUV-Statistik 85 zur Anerkennung, Dauerschäden sind selten.

> ! Die chronisch gereizte Bursa zeigt Schwellung und Bewegungsbehinderung.

Therapie und Prävention

Die Therapie besteht in Ruhigstellung des gelenknahen Schleimbeutels, im Bedarfsfall sind eine Ergusspunktion sowie Installation entzündungshemmender Pharmaka nötig. In Einzelfällen ist eine Resektion indiziert. Komplikationen stellen Sekundärinfektionen dar.

Ein Überlastungsschaden der Schleimbeutel ist durch technologische und organisatorische Maßnahmen zu vermeiden. Die Prävention erfolgt weiterhin durch Polsterung am Arbeitsplatz oder Anwendung von Körperschutzmitteln wie z. B. Knieschonern.

Zusammenfassung Anhaltende Druck- oder Stoßbelastungen der Schleimbeutel z. B. bei kniender Tätigkeit können eine Überforderung der physiologischen Schutzfunktion bedeuten. Die chronische mechanische Reizung führt zu proliferierenden Entzündungen. Gekennzeichnet ist die chronische Bursitis (Bursopathie) durch eine umschriebene prallelastische Geschwulst. Expositionskarenz und konservative Therapie sind angezeigt, in Ausnahmefällen ist die Exstirpation des Schleimbeutels nötig. Die Berufskrankheit ist selten mit erwerbsminderndem Dauerschaden verbunden.

Weiterführende Literatur

Pressel G: Chronische Schleimbeutelerkrankungen durch ständigen Druck. In: Konietzko J, Dupuis H (Hrsg.): Handbuch der Arbeitsmedizin. Landsberg: ecomed, 1989, S. 1–5

7.1.6 BK 2106: Druckschädigung der Nerven

R. Scheidt-Illig und R. Schiele

Charakterisierung, Vorkommen und Gefährdung

Die Schädigung peripherer Nerven kann durch wiederholte oder permanente Einwirkung von Druck oder übermäßige Dehnung eintreten. Der mechanische Druck wird durch Arbeitsgeräte oder Tätigkeiten in extremer Gelenkbeugung oder Überstreckung ausgelöst. Als gefährdend sind Arbeiten mit körperlichen Zwangshaltungen und auch monotonen repetitiven Handhabungen anzusehen. Betroffen sind vorwiegend oberflächliche Nerven mit unmittelbarem Verlauf über einer knöchernen Unterlage, innerhalb eines knöchernen oder fibrösen Kanals (z. B. Sulcus-ulnaris-Syndrom) oder an Sehnenkreuzungen (z. B. N. medianus). Die Nervenschädigungen reichen von leichten Sensibilitätsstörungen bis hin zu Lähmungen. An verschiedenen Prädilektionsstellen ist gehäuft mit einer Druckschädigung der Nerven zu rechnen:

▶ N. ulnaris: Arbeiten mit Aufstützen der Ellenbogen, Druck von Werkzeugen gegen die Hohlhand,

▶ N. medianus: Druck von Werkzeugen o. Ä. gegen das Handgelenk oder die Hohlhand z. B. beim Schneiden, Gravieren, Abstützen auf die Hohlhand,

▶ N. fibularis: Arbeiten bei extrem gebeugtem Kniegelenk,

▶ N. tibialis: Arbeiten im Knien mit zurückgelagertem Körper.

> **!** Druck oder Dehnung z. B. durch körperliche Zwangshaltungen kann periphere Nerven schädigen. Häufig betroffen sind die Nn. ulnaris, medianus, fibularis, tibialis.

Zu den vermehrt betroffenen Berufsgruppen zählen z. B. Berufsmusiker, Schleifer, Metzger, Lebensmittelhändler, Beschäftigte in der Tiefkühlkostherstellung, Supermarktkassierer, Bodenreiniger. Die früher typische Lähmung von Anteilen des Plexus brachialis, die „Steinträger- oder Tornisterlähmung", ist bei den heutigen Arbeitsbedingungen lediglich von untergeordneter Bedeutung.

Pathogenese
Andauernde äußere mechanische Druck- und Zugwirkung führt am peripheren Nerven zu Störungen der intraneuralen Mikrozirkulation, in deren Folge Struktur- und Funktionsstörungen eintreten können.

Es wechseln De- und Remyelinisierungsvorgänge ab.

Nervenschädigungen werden differenziert in:
▶ Neurapraxie (leichte Schädigung, reversible Funktionsstörung mit Veränderungen der Markscheiden bei erhaltener Erregungsleitung),
▶ Axonotmesis (schwere Schädigung, Unterbrechung von endoneuralen Strukturen und Axonen bei intakter Nervenhülle, elektroneuromyographische Veränderungen nachweisbar, Regeneration möglich),
▶ Neurotmesis (komplette Unterbrechung aller Nervenstrukturen, vollständige sensible und motorische Ausfälle, keine Spontanregeneration möglich).

Krankheitsbild, Diagnostik, Begutachtung
Frühsymptome sind muskuläre Ermüdungen im Versorgungsbereich des betroffenen Nerven. Die Sensibilitätsstörungen äußern sich anfangs als Reizsymptome mit „Kribbeln", „Ameisenlaufen" (Parästhesien, Dysästhesien). Später folgen Ausfallsymptome mit Anästhesie und Analgesie. Das ausgeprägte Krankheitsbild ist durch Lähmungen und Muskelatrophien gekennzeichnet. Der geschädigte Nerv ist druck- und klopfempfindlich. Die Diagnostik erfordert eine fachneurologische Untersuchung einschließlich neuro- und myografischer Erfassung der Nervenschädigung. Isolierte Schädigungen peripherer Nerven haben meist eine mechanische Ursache.

Differenzialdiagnostisch sind Nervenlähmungen durch Neuritiden verschiedenster Genese, systemische Erkrankungen wie Syringomyelie, Multiple Sklerose, primäre Muskelerkrankungen, aber auch Drucklähmungen durch Tumoren, Lähmungen nach Frakturen oder degenerative Erkrankungen des Halteapparates, z. B. der Wirbelsäule, auszuschließen. Auch konstitutionelle und dispositionelle Ursachen sind in Betracht zu ziehen.

Maßgebend für die Anerkennung als Berufskrankheit ist das Vorliegen der beruflichen Belastung, die mit der Lokalisation der Nervenschädigung übereinstimmen muss. Nervenschädigungen durch akute Traumen und bandscheibenbedingte Erkrankungen und das Karpaltunnelsyndrom sind nicht Gegenstand dieser Berufskrankheit.

Vom Ärztlichen Sachverständigenbeirat – Sektion „Berufskrankheiten" beim Bundesministerium für Arbeit und Soziales (BMAS) wurde inzwischen eine wissenschaftliche Begründung für eine neue BK „Druckschädigung des Nervus medianus im Karpaltunnel (Karpaltunnelsyndrom) durch repetitive manuelle Tätigkeit mit Streckung der Handgelenke, durch erhöhten Kraftaufwand der Hände oder durch Hand-Arm-Schwingungen" erarbeitet. Diese ist im Gemeinsamen Merkblatt des BMAS vom 30.06.2009 veröffentlicht worden. Obwohl es sich noch nicht um eine sog. Listenerkrankung handelt, kann eine solche Erkrankung bei Vorliegen der entsprechenden Voraussetzungen nach § 9 Abs. 2 SGB VII anerkannt werden.

Druckschädigungen der Nerven im Sinne der BK 2106 gehören zu den seltenen Berufskrankheiten, eine MdE ist nicht immer zu erwarten. Im Jahr 2009 wurden durch die gewerblichen BGen und UV-Träger der öffentlichen Hand von 66 angezeigten 8 Erkrankungen als BK „Druckschädigung" anerkannt. Druckschädigung der Nerven ist eine seltene Berufskrankheit, meist ohne MdE.

Therapie und Prävention

Die Therapie erfolgt durch physikalische Maßnahmen wie Massage, Elektrotherapie, Bewegungsübungen und Gabe von B-Vitaminen. Nur in Einzelfällen ist ein operatives Vorgehen indiziert.

Die Prävention besteht in der ergonomischen Gestaltung der Arbeitsgeräte, der Optimierung der Arbeitsabläufe und der Arbeitshaltung. Bei Vorliegen einer ungünstigen Disposition kann ein Wechsel des Arbeitsplatzes notwendig sein.

Zusammenfassung Die Belastung peripherer motorischer Nerven durch anhaltenden äußeren Druck oder Überdehnung bei unphysiologischer Körperhaltung kann zu degenerativen Schädigungen führen. Häufig betroffen sind die Nn. ulnaris, medianus, fibularis, tibialis. Bei frühzeitiger Diagnosestellung ist die Prognose gut.

Weiterführende Literatur

Blome O: Neue Berufskrankheit Nr. 4112 und Erweiterung der BK-Nr. 2106. Arbeitsmed Sozialmed Umweltmed 2002; 37: 148–149

NN: Wissenschaftliche Begründung für die Berufskrankheit „Druckschädigung der Nerven". Bundesarbeitsbl 2001; 9: 59–63

Rompe G, Erlenkämper A: Begutachtung der Haltungs- und Bewegungsorgane. Stuttgart, New York: Thieme, 1998

7.1.7   BK 2107: Abrissbrüche der Wirbelfortsätze

R. Scheidt-Illig und R. Schiele

Charakterisierung, Vorkommen und Gefährdung

Abrissbrüche der Wirbelfortsätze im Sinne der BK treten ohne adäquates Trauma als Folge eines „Ermüdungsschadens" des Knochens auf. Sie kommen vorwiegend bei ungeübten oder untrainierten Arbeitern nach einseitiger ungewohnter Belastung und ungeschickter Handhabung der Arbeitsgeräte vor. Abrissbrüche wurden früher hauptsächlich bei Erdarbeiten mit der Schaufel beobachtet und deshalb auch als „Schipperkrankheit" bezeichnet. Das wiederholte Bewegen des Schaufelgutes verbunden mit Überkopfarbeit und Torsionsbewegung hat sich als besonders schädigend erwiesen.

Von dem Ermüdungsbruch betroffen sind vorwiegend die Dornfortsätze der unteren Hals- und oberen Brustwirbelsäule. Hier inserieren die überwiegend beim Schaufeln bzw. manuellem Lastenheben beanspruchten Muskeln des Schultergürtels und Rumpfes.

! Abrissbrüche der Wirbelfortsätze sind Ermüdungsbrüche.

Pathogenese

Dauernde starke Biegebeanspruchung durch Muskelzugkräfte an den Wirbelfortsätzen kann zu einer Überforderung der regenerativen und reparativen Prozesse am Knochen führen. Es wird eine Materialermüdung mit Umbau der Spongiosabälkchen in der Belastungszone ausgelöst, die schließlich zur Spaltbildung führt. Bei bereits fortgeschrittenem Ermüdungsschaden kann die Abrissfraktur durch relativ belanglose Tätigkeiten ausgelöst werden.

! Gefährdung durch anhaltende Muskelzugbeanspruchung der Wirbelfortsätze.

Krankheitsbild, Diagnostik, Begutachtung

Ziehende Schmerzen im Nackenbereich können der Fraktur vorausgehen. Der unmittelbare Abriss des Wirbelfortsatzes wenige Wochen bis Monate nach Arbeitsaufnahme führt zu plötzlich auftretendem heftigem Schmerz zwischen den Schulterblättern und geht mit Bewegungssperre und Zwangshaltung des Kopfes einher. Außer dem Bewegungsschmerz bestehen Klopf- und Druckempfindlichkeit der betroffenen Region.

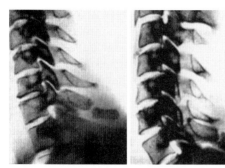

Abb. 7.3: Seitliche Röntgenaufnahme der Halswirbelsäule mit Fraktur des Dornfortsatzes C7. Links: frischer Ermüdungsbruch; rechts: alte Fraktur mit deutlich erkennbarer Kallusbildung (Quelle: Laarmann 1977)

Die Diagnose ist röntgenologisch zu sichern (Abb. 7.3). Es stellt sich ein breiter glattrandiger Bruchspalt dar, das Bruchstück ist i.d.R. nach unten gezogen. Am häufigsten betroffen sind C7 und Th1, seltener C6 und Th2. Das gleichzeitige Auftreten an mehreren Dornfortsätzen und auch Querfortsätzen von Wirbelkörpern ist möglich. Von den Ermüdungsfrakturen sind differenzialdiagnostisch Frakturen nach Traumen und sog. „pathologische Frakturen" z. B. bei Vorliegen von Knochentumoren oder Osteoporose auszuschließen.

Maßgebend für die Anerkennung als Berufskrankheit ist das Vorliegen der beruflichen Belastung. Abrissbrüche der Wirbelfortsätze gehören heute zu den seltenen Berufskrankheiten. Eine MdE auf Dauer ist nicht zu erwarten.

! Abrissbrüche der Wirbelfortsätze: seltene BK ohne MdE auf Dauer.

Therapie und Prävention

Schonung von ca. 3–4 Wochen führt im Allgemeinen zur Ausheilung. Jede Art von „Beunruhigung" der Bruchstelle durch physikalische Therapiemaßnahmen ist zu vermeiden, ein operativer Eingriff ist nicht indiziert. Aus präventiver Sicht sind eine ergonomische Gestaltung der Arbeitsgeräte, eine Optimierung der Arbeitsabläufe und eine langsame Steigerung der körperlichen Belastung zu fordern.

Zusammenfassung Einseitige unphysiologische körperliche Beanspruchung der Nacken- und Rückenmuskulatur bei Lastenbewegung kann zu degenerativen Veränderungen im Knochengewebe führen. Diese „Materialermüdung" ist Ursache der Abrissbrüche der Wirbelfortsätze. Am häufigsten betroffen sind C7 und Th1.

Weiterführende Literatur

Laarmann A: Berufskrankheiten nach mechanischen Einwirkungen, 2. Aufl. Stuttgart: Enke, 1977.

7.1.8 BK 2108: Bandscheibenbedingte Erkrankungen der Lendenwirbelsäule durch langjähriges Heben oder Tragen schwerer Lasten oder durch langjährige Tätigkeit in extremer Rumpfbeugehaltung, die zur Unterlassung aller Tätigkeiten gezwungen haben, die für die Entstehung, die Verschlimmerung oder das Wiederaufleben der Krankheit ursächlich waren oder sein können

B. Hartmann

Charakterisierung, Vorkommen und Gefährdungen

Muskel-Skelett-Erkrankungen sind mit ca. 26 % der Arbeitsunfähigkeitsfälle bei Männern sowie 22 % bei Frauen (2008) und ca. 19 Mrd. € Kosten/Jahr (0,8 % des Bruttonationaleinkommens) der größte Einzelfaktor im krankheitsbedingten Arbeitsausfall.

Bandscheibenbedingte Erkrankungen der Wirbelsäule als Teilmenge dieser Muskel-Skelett-Erkrankungen haben eine multifaktorielle Ätiologie. Deshalb ging ihrer Aufnahme in die Liste der Berufskrankheiten eine lange Diskussion um die Verursachung durch körperliche Belastungen der Arbeit voraus (Baader 1950; Valentin 1997). Alle Formen der bandscheibenbedingten Erkrankungen werden von anderen Rückenerkrankungen durch den Nachweis irreversibler Schädigungen von Bandscheiben abgegrenzt, die die mechanische Stabilität der Bewegungssegmente bzw. das Nervensystem im Bereich des Rückenmarks oder der Spinalnerven beeinträchtigen und dabei Schmerzen verursachen. Die Schädigung muss funktionelle Einschränkungen der Wirbelsäule und schmerzhafte Beeinträchtigungen der Leistungsfähigkeit und Belastbarkeit zur Folge haben, so dass die verursachende oder eine vergleichbare Tätigkeit nicht ausgeübt werden kann.

> **!** Krankheitsbild: irreversible Bandscheibenschädigung und funktionelle Einschränkung der Wirbelsäule (klinischer Segmentbefund) und schmerzhafte Beeinträchtigungen der Belastbarkeit, so dass die verursachende oder eine vergleichbare Tätigkeit nicht ausgeübt werden kann.

Daher sind dauerhafte Rückenschmerzen („low back pain") allein keine Berufskrankheit. Die vielen von Rückenschmerzen betroffenen Arbeitnehmer können nur schwer verstehen, dass sie aus unterschiedlichen Gründen unter Schmerzen bei der Arbeit leiden. Bandscheibenbedingte Erkrankungen durch langjährige hohe berufliche Belastungen sind aber nur jene Rückenschmerzen, deren Ursache Bandscheibenschädigungen sind, die wesentlich durch die Arbeit verursacht wurden.

Bandscheibenschäden ohne oder mit Krankheitswert sind in der Bevölkerung und somit auch in gering belasteten Berufen weit verbreitet. Die Degeneration einzelner Bandscheiben beginnt in der Regel an den Segmenten L5/S1 bzw. L4/L5 und steigt danach in höhere WS-Segmente auf. Degenerative Veränderungen am gallertigen Kern der Bandscheiben (Nucleus pulposus) sind stärker mit dem Alter verbundene Störungen. Veränderungen des Faserrings mit Vorwölbungen oder Rupturen der Bandscheiben stehen dagegen stärker mit anlagebedingten Risiken in Beziehung. Krankheitsbilder aufgrund von Bandscheibenschäden sind

▶ das lokale Lumbalsyndrom,
▶ das lokale Wurzelsyndrom,
▶ das Facettensyndrom.

Die ungenaue diagnostische Abgrenzung der Krankheiten untereinander sowie von unspezifischen Rückenschmerzen, die sich in der Bezeichnung „Syndrom" ausdrückt, hat stark unterschiedliche Angaben über die Häufigkeit bandscheibenbedingter Erkrankungen zur Folge. Häufigkeit und Schwere chronisch degenerativer Veränderungen an den Bandscheiben nehmen mit dem Alter stetig zu, werden aber durch körperliche Belastungen und Ganzkörpervibrationen weiter beschleunigt und verstärkt. Beschwerden mit Krankheitswert steigen aber nur bis um das 50. bis 55. Lebensjahr an, um danach je nach der Höhe beruflicher Belastungen und altersbedingter Versteifungen von Bewegungssegmenten zunächst wieder abzufallen. Das zeigen die Daten des telefonischen Gesundheitssurveys 2003 des Robert-Koch-Instituts über starke Rückenschmerzen für die deutsche Bevölkerung (Abb. 7.4).

Epidemiologische Daten zur Entwicklung von Bandscheibenschäden sind häufig für eine versicherungsrechtliche Kausalitätsbegründung unpräzise. Vorliegende Studien weisen nach:

Osteochondrosen als Leitsymptome treten bei Schwerarbeiten frühzeitiger, häufiger und stärker ausgeprägt auf als bei gering belasteten Personen. Bei hoch belasteten Personen besteht deshalb eine sog. „Linksverschiebung" der Häufigkeitsverteilung über die Altersgruppen (Abb. 7.5).

Ischialgien sind beim lokalen Wurzelsyndrom der Ausdruck akuter bandscheibenbedingter Irritation mit Schmerzen, Sensibilitäts- und motorischen Störungen im Verlauf des Ischiasnervs. Er geht aus den Wurzeln der Spinalnerven L4 bis S1 hervor und weist auf Bandscheibenschädigungen hin. Das lumbale Wurzelsyndrom ist selten und betrifft nur ca. 2–4 % aller Menschen.

Berufliches Vorkommen. Das berufliche Vorkommen wird von typischen und zur Verursachung dieser Erkrankungen geeigneten Belastungen bestimmt: Bergleute im Untertagebau, Möbel- und andere Lastträger, Forstarbeiter, Landwirte, Betonbauer, Gerüstbauer, Zimmerer, Maurer mit Zweihandsteinen, aber auch Kranken- und Altenpflegepersonal sind besonders häufig den generell geeigneten Einwirkungen ausgesetzt. Zwei Gefährdungsarten sind auslösend bzw. verstärkend für die vorzeitige Bandscheibendegeneration:

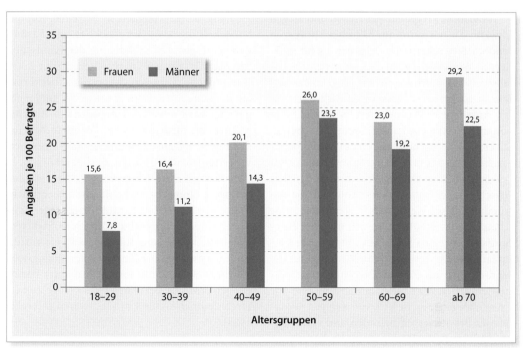

Abb. 7.4: Häufigkeit starker Rückenschmerzen in der deutschen Bevölkerung (Bundesgesundheitssurvey 2003)

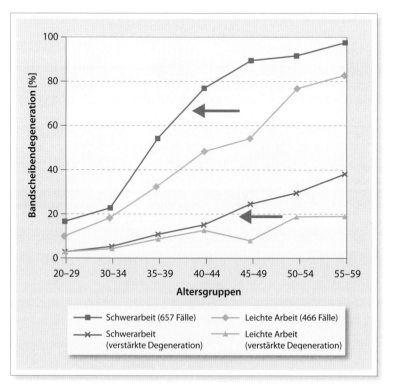

Abb. 7.5: Linksverschiebung der Bandscheibendegeneration an der LWS durch Schwerarbeit (nach Hult 1954)

Langjähriges regelmäßiges Heben und Tragen schwerer Lasten kann zur Überbelastung von Bandscheiben führen. Als Orientierung für schädigende Wirkungen gelten die Lastgewichte in der Tabelle, wenn Lasten eng am Körper getragen werden. Sie stellen keine eindeutigen Richtwerte für den Anscheinsbeweis der Berufskrankheit dar. Körperfern getragene Lasten können auch bei geringeren Lastgewichten mit einem Risiko bandscheibenbedingter Erkrankungen verbunden sein.

Für Frauen spielen darüber hinaus gynäkologische Gesichtspunkte eine Rolle für die Begründung dieser Werte. Das länger andauernde Schaufeln von Schüttgütern mit üblicher Beladung der einzelnen Schaufeln übt eine der Lastenhandhabung vergleichbare Wirkung auf die Bandscheiben aus. Zu beachten ist, dass sich die meisten Zeiten der Lastenhandhabung und alle Schaufelvorgänge im Bereich von wenigen Sekunden der Belastungszeit befinden und von entlastenden Phasen der Rückführung des Körpers gefolgt werden.

Der Lastenhandhabung wird in bestimmtem Umfang auch das Ziehen und Schieben schwerer Lasten zugeordnet, weil nicht nur senkrechter Druck auf die Bandscheibe als schädigend betrachtet wird, sondern auch Scherkräfte. Das Merkblatt zur BK 2108 (Stand 2006) enthält die in der Liste aufgeführten Lastgewichte und Aktionskräfte als Schwellen für ein erhöhtes Risiko (Tabelle 7.2).

Langjährige Tätigkeit in extremer Rumpfbeugehaltung trägt vergleichbar wie Lastenheben/-tragen zur Schädigung der Bandscheiben bei. Als „extrem" im rechtlichen Sinn gelten Rumpfbeugehaltungen, wenn der Oberkörper aus der aufrechten Haltung um ca. 90° und mehr gebeugt wird oder bei Tätigkeiten in Arbeitsräumen, die niedriger als der Körper in Arbeitshaltung (< 100 cm) sind und deshalb eine überwiegend gebeugte Haltung des Oberkörpers in diesem Winkelbereich erzwingen. Hier werden geringere biomechanische Bandscheibendruckkräfte als beim Heben und Tragen für lange Zeiten ohne Unterbrechung durch Aufrichtvorgänge (Rumpfneigung ständig > 60°) als schädigend angesehen. Der einzige epidemiologische Nachweis wurde dafür im Bergbau unter Bedingungen erbracht, bei denen Häuer lange Zeit im Streb deutlich unter 1 m tätig waren (Havelka 1984).

> **!** Schädigende Belastung: langjähriges und regelmäßiges Heben und Tragen schwerer Lasten > 10 Jahre bzw. Arbeiten in extremer Rumpfbeugehaltung ab 90°.

Das berufliche Vorkommen kann im Einzelfall eingeschätzt werden, wenn vor einer Verdachtsmeldung für die Berufskrankheit 2108 geprüft wird,

Tabelle 7.2: Lastgewichte und Aktionskräfte mit einem erhöhten Risiko für die Verursachung bandscheibenbedingter Erkrankungen der Lendenwirbelsäule

Tätigkeit	Frauen	Männer
Beidhändiges Heben	10 kg	30 kg
Einhändiges Heben	5 kg	10 kg
Beidhändiges Umsetzen	20 kg	30 kg
Einhändiges Umsetzen	5 kg	10 kg
Beidseitiges Tragen neben dem Körper, auf den Schultern oder dem Rücken	20 kg	30 kg
Tragen vor oder einseitig neben dem Körper	15 kg	25 kg
Ziehen	250 N	350 N
Schieben	300 N	450 N

▶ ob wenigstens 10 Jahre lang regelmäßig (Mehrzahl der Arbeitstage eines Jahres) höhere Gewichte als in der Tabelle gehoben bzw. getragen wurden,

▶ ob durch Rumpfvorbeugungen um 90° und mehr auch mit geringeren Lasten eine hohe Bandscheibenbelastung der LWS aufgetreten ist,

▶ ob zusätzliche Belastungen durch Ziehen, Schieben oder Schaufeln auftraten,

▶ wie hoch die schwersten täglich (vereinzelt) zu hebenden Gewichte waren,

▶ ob Tätigkeiten in Dauerzwangshaltungen mit Beugung des Oberkörpers ohne die Möglichkeit zur entlastenden Aufrichtung ausgeübt wurden.

Biomechanische Bestimmung der Belastung. Weil die Belastung der Wirbelsäule nicht unmittelbar am Menschen gemessen werden kann, ist die biomechanische Modellbildung der praktikable Weg zur realitätsnahen Abschätzung der Belastung von Bandscheiben. Die biologische Plausibilität der Modelle ist durch intradiskale Druckmessungen von Nachemson und Mitarbeitern sowie von Wilke et al. (1999) erwiesen. Einfache biomechanische Modelle betrachten die Druckkraft auf die unteren LWS-Bandscheiben zu einem einzelnen Zeitpunkt, komfortable beziehen Körperkräfte und -teilmassen, Bewegungsbeschleunigungen u. a. ein. Der „Dortmunder" (Jäger et al. 1994) macht Simulationen vielfältiger Belastungsvorgänge sowie Abschätzungen mit Daten aus Feldstudien möglich.

Für die biomechanische Abschätzung ist wesentlich, dass bei körperlichen Belastungen die Wahrscheinlichkeit einer vorzeitigen Schädigung steigt

▶ mit der Höhe der Druckkraft auf die Bandscheibe,

▶ mit der Geschwindigkeit der Bewegungsausführung und Beschleunigung,

▶ mit der Häufigkeit von Belastungen in einem Zeitabschnitt,

▶ mit der Länge der unmittelbaren Entlastungszeit und dem möglichen Erholungsdefizit des Bandscheibenstoffwechsels,

▶ mit der Gesamtzeit des Lebens mit der Einwirkung schädigender Belastungen, wobei eine mit dem Lebensalter zunehmende Empfindlichkeit aufgrund abnehmender Belastbarkeit vorhanden ist. Ein Beispiel dafür sind die altersspezifischen sog. Dortmunder Richtwerte der Belastbarkeit von Wirbelkörpern.

> **!** Die biomechanisch zu bestimmende Druckkraft auf die Bandscheibe sowie die Dauer der Einzelbelastungen und der Gesamtbelastung bestimmen die Schädigung.

Dosis und Mainz-Dortmunder Dosismodell „MDD". Um die verschiedenen Aspekte der Belastungswirkung zu verknüpfen, bietet sich die Berechnung einer Belastungsdosis als Produkt aus der Höhe der Belastung und der Zeitdauer ihrer Einwirkung an. Nach früheren linearen Berechnungen, in denen die Druckkraft und die Dauer der Einwirkung durch einfache Multiplikation gleichwertig berücksichtigt wurden, haben Hartung et al. 1999 das sog. „Mainz-Dortmunder Dosismodell" (MDD) vorgeschlagen. Mit einigen Konventionen wird beim MDD eine über verschiedene Branchen, Berufe und Tätigkeiten vergleichbare Berechnung für die Gesamtheit der beruflichen Arbeitsbelastungen möglich:

▶ Nur schädigende Bandscheibendruckkräfte werden berücksichtigt.

▶ Die Druckkraft wird stärker als die einwirkende Zeit bewertet (Summe der Quadrate der mittleren Kraft).

Die Ableitung der Druckkräfte erfolgt aus Kurven des Dortmunder Modells: Für das beidhändige Heben von Lasten werden die Kurven betrachtet

▶ für den Zeitverlauf der Druckkraft während des Hebens > 2 Sekunden (Abb. 7.6),

▶ für die Abhängigkeit der Druckkraft von der Rumpfneigung (Abb. 7.7).

Die Belastungsdauer für einzelne Hebe- und Tragevorgänge wurde wegen der praktisch schwierigen Einzelzeitbestimmungen normiert (Tabelle 7.3).

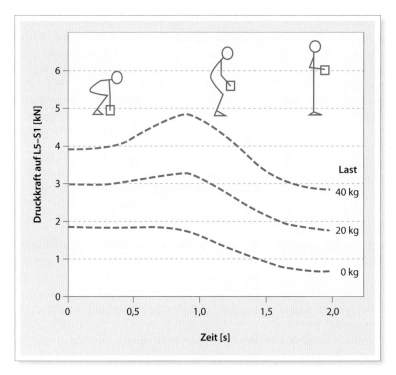

Abb. 7.6: Druckkraftkurven (statisch) beim beidhändigen Heben von Lasten im Zeitverlauf der Druckkraft (Jäger et al. 1994)

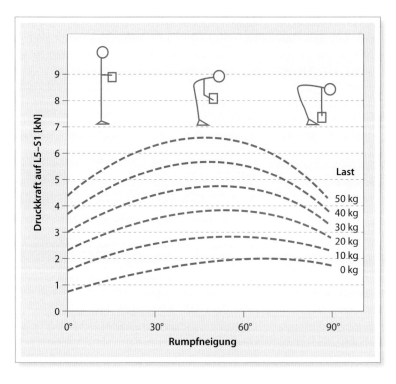

Abb. 7.7: Druckkraftkurven (statisch) zur Ableitung der Bestimmungsgleichung beim beidhändigen Umsetzen von Lasten im Verlauf der Rumpfneigung (Jäger et al. 1994)

Tabelle 7.3: Konventionen des MDD zur Bestimmung der Belastungszeiten t

Tätigkeit	Belastungszeit	Beispiel
Heben – kurze Dauer	2,5 sec	z. B. Kommissionieren
Heben – mittlere Dauer	5,0 sec	z. B. Vermauern von Zweihandsteinen
Heben – lange Dauer	7,5 sec	z. B. Handhaben zerbrechlicher Güter, Patiententransfer
Tragen = Transport weiter als 5 m	Gehgeschwindigkeit 1 m/sec für Entfernungen > 5 m	z. B. Entfernung 15 m = 10 sec, da 5 sec zusätzlich im Hebevorgang enthalten
Extreme Rumpfbeugehaltung	Zeit mit Beugung mindestens 90° aus aufrechter Haltung	Keine vorgebeugte Haltung im Sitzen oder Knien

Für die Berechnung werden in der MDD-Anwendung jene Hebe- und Tragetätigkeiten berücksichtigt, bei denen die Mindestdruckkraft erreicht oder überschritten wird von

$$2,7 \times 10^3 \text{ N für Männer oder}$$
$$2,5 \times 10^3 \text{ N für Frauen.}$$

Abweichend vom Original-MDD des Jahres 1999 wird seit dem Jahr 2008 aufgrund richterlicher Festlegungen (BSG-Urteil B 2 U 4/06 R aus dem Jahre 2007) keine Mindestdosis der LWS-Belastung in einer Arbeitsschicht für die Einbeziehung in eine Belastungsdosis des Arbeitslebens gefordert. Vielmehr wird wegen der nachhaltigen Wirkung der Belastung innerhalb einzelner Schichten auf diese Begrenzung verzichtet und alle Arbeitsschichten mit geringerer Tagesdosis, jedoch wenigstens 60/Jahr ebenso berücksichtigt.

In weiteren Forschungsaktivitäten wird derzeitig versucht, neue Richtwerte für Männer und Frauen für die schädigende Mindestdruckkraft und deren Abhängigkeit von der Rumpfvorneigung, Schwelle der Mindestdruckkraft für eine Schädigung, deren Gewichtung (linear, quadratisch, tetradisch) unter Einbeziehung von Ziehen und Schieben zu begründen.

Gesamtdosis. Wegen des chronisch-degenerativen Prozesses der Entstehung bandscheibenbedingter Erkrankungen werden die Belastungen eines langen Zeitraums, die unterschiedliche Ausprägungen gehabt haben, durch eine Summation der Beurteilungsdosiswerte einzelner Abschnitte des Arbeitslebens ohne Beachtung des Lebensalters zu einer Gesamtdosis zusammengeführt.

$$D_H = \Sigma \ D_{r,j} \times d_j \times a_i$$

(D_H = Gesamtdosis (Nh), $D_{r,j}$ = Beurteilungsdosis (Nh), d_j = Expositionsschichten pro Jahr, a_j = Expositionsjahre)

Werden die Richtwerte für die Gesamtdosis von

$$25 \times 10^6 \text{ Nh für Männer oder}$$
$$17 \times 10^6 \text{ Nh für Frauen}$$

erreicht oder überschritten, sind die arbeitstechnischen Voraussetzungen der BK 2108 erfüllt. Der untere Grenzwert, bei dessen Unterschreitung nach gegenwärtigem Wissensstand ein Kausalzusammenhang zwischen beruflichen Einwirkungen und bandscheibenbedingter Erkrankung der Lendenwirbelsäule ausgeschlossen und daher auf einzelfallbezogene Ermittlungen verzichtet werden kann, wird auf die Hälfte des Orientierungswertes des MDD von 25×10^6 Nh festgelegt. Als Begründung bezieht sich das Bundessozialgericht auf die Deutsche Wirbelsäulenstudie, deren Ergebnisse nach Auffassung des Gerichts darauf hindeuten, dass auch unterhalb der vom MDD angegebenen Orientierungswerte ein erhöhtes Risiko für bandscheibenbedingte Erkrankungen bestehen kann.

Pathogenese der Entstehung einer Diskose

Bewegungssegment. Das Bewegungssegment ist nach Junghanns das funktionelle Grundelement der Wirbelsäule (Abb. 7.8) – ein Halbgelenk aus
- zwei benachbarten Wirbelkörpern mit gut durchbluteter knochenmarkhaltiger Spongiosa, umhüllender Kompakta und der siebplattenförmigen Lamina cribrosa, auf der
- die Endplatten aus hyalinknorpeligem Gewebe aufliegen, die eine Filterfunktion auf den Bandscheibenstoffwechsel ausüben,
- den Bandscheiben mit ihrer bindegewebigen Struktur, die bei Erwachsenen durch Diffusion (ca. 70 % aus den Wirbelkörpern über die Abschlussplatten und die hyalinen Endplatten) ernährt werden,
- den kleinen Wirbelgelenken mit einer Führungs- und Begrenzungsfunktion der Wirbelbewegungen,
- den Längsbändern im vorderen und hinteren Bereich der Wirbelkörper sowie des Ligamentum flavum als Überbrückungen der benachbarten Wirbelbögen.

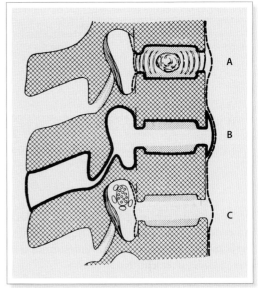

Abb. 7.8: Bewegungssegment nach Junghanns (1986): A = Halbgelenk mit Zwischenwirbelscheibe; B = Bereich des Bewegungssegments; C = Inhalt des Zwischenwirbelkanals

Bandscheiben. Die Bandscheiben sind die größten avaskulären Strukturen des menschlichen Körpers. Ihre Ernährung ist der biologische Engpass für die Schädigung und die Entstehung der bandscheibenbedingten Erkrankungen. Der Nucleus pulposus und der Anulus fibrosus verhalten sich unterschiedlich. Durch Diffusion gemäß dem Konzentrationsgefälle erfolgen der Einstrom von Sauerstoff in den Nucleus pulposus sowie der Ausstrom von CO_2 und Laktat. Die Diffusionsstrecke kann im Zentrum der Bandscheibe 6–8 mm betragen. Der Wassergehalt der Bandscheiben wird vom Gleichgewicht zwischen
- dem osmotischen Quelldruck des Bandscheibengewebes und
- dem hydrostatischen Druck durch äußere mechanische Belastung bestimmt.

Diskose. Durch degenerative Prozesse kommt es zum Rückgang des Proteoglykangehalts vorwiegend im Nucleus pulposus. Der Proteingehalt bleibt gleich und der Wassergehalt sinkt. Der Anteil des faserhaltigen Anulus fibrosus steigt gegenüber dem Nukleus an, er bildet zunächst in Endplattennähe zirkuläre Fissuren aus. Diese breiten sich aus und verschmelzen zu radiären Fissuren. Damit sind zwei pathogenetische Prozesse gebahnt:
- Die Höhe der Bandscheiben nimmt durch geringeren Quelldruck ab und das Bewegungssegment wird mechanisch instabil oder
- es entstehen Fissuren, die zu Protrusion oder Prolaps führen können.

Während die Diskose eher mit einer beschleunigten Alterung der Bandscheiben unter erhöhter Belastung in Beziehung steht, scheinen der Bandscheibenprolaps und die Bandscheibenprotrusion eher Ausdruck einer anlagebedingten Disposition zu sein. Für diese These sprechen das frühere Alter des Auftretens von Protrusion und Prolaps gegenüber der Diskose und der hohe Anteil derartiger Befunde bei Beschäftigten mit geringerer Belastung und Bewegungsmangel, wobei diese teilweise ohne Symptome bleiben, wenn keine zusätzliche körperliche Arbeit zu leisten ist.

! Die Pathogenese der Schädigung der Bandscheibe im Bewegungssegment (Diskose) führt zur lumbalen Instabilität oder zum Bandscheibenprolaps mit Reizung von Nervenwurzeln.

! Die Höhe der Lasten, ihre Entfernung von der Wirbelsäule (Hebelarm) und die Beschleunigung beim Anheben bestimmen die innere Belastung der Bandscheiben.

Druck und Biomechanik. Auf das biomechanische Modell war oben eingegangen worden. Die mechanische Belastung wird durch innere und äußere Bedingungen bestimmt:

Zu den körpereigenen inneren Bedingungen zählt die Fläche des Bandscheibenquerschnitts. Sie ist bei Frauen etwa ein Drittel geringer als bei Männern, variiert aber auch zwischen robustem und grazilem Skelett der Individuen. In den Segmenten L3/4 bis L5/S1 sind die Flächen annähernd gleich, in höheren Segmenten dagegen deutlich kleiner. Körperhöhe und Armlänge beeinflussen durch die damit verbundenen Hebelarmwirkungen die biomechanische Übertragung äußerer Kräfte auf die LWS. Auch die Rückenmuskulatur mit ihren Zugwirkungen sowie die Stabilität der Bauchdecken bzw. des Bauchraums (nimmt ca. 10 % der Druckkraft auf) sind entscheidend für die Beanspruchung.

Die äußeren Bedingungen lassen sich durch die biomechanische Modellbildung erklären. Einem sehr kurzen Hebelarm der Rückenstrecker für muskuläre Zugkräfte an der Wirbelsäule (ca. 5 cm) wirken je nach Körperferne der Last, Weite der ausgestreckten Arme und Rumpfvorneigung stark variierende Druckkräfte entgegen. Sie haben wenigstens zwei Effekte:

1. Bereits kleine Lasten führen bei dauernder Vorbeugung (Zwangshaltungen) zur Ermüdung und zu Schmerzen in der Rückenstreckermuskulatur.
2. Hohe Lasten führen allein oder zusammen mit der Körperhaltung zur Überforderung und zur Schädigung des Bandscheibengewebes.

Die Dynamik der Bewegungsausführung bestimmt den Druckkraftverlauf mit, indem bei schnellen Bewegungen kurzzeitig zusätzliche Beschleunigungskräfte auftreten. Auch Torsionen und Seitenneigungen wirken belastungsverstärkend.

Zwei Modelle der Bandscheibenschädigung. Aus den Druckkräften sowie aus experimentellen und epidemiologischen Daten zur Entstehung von Bandscheibenschäden wird gefolgert: Es gibt zwei sich ergänzende pathogenetische Mechanismen der Bandscheibenschädigung:

▶ Häufig oder andauernd erhöhter Bandscheibendruck ohne hinreichende Erholung führt zur einer Stoffwechselermüdung der Bandscheibe mit O_2-Mangel und Laktatanhäufung und auf lange Dauer zum Abbau der Matrixproteine sowie zu einer Zunahme der Faseranteile. Vom O_2-Mangel ist der Nucleus pulposus stärker als der Anulus fibrosus betroffen.

▶ Häufig wechselnde mechanische Belastungen mit gelegentlichen Spitzen führen zur minimalen Kompressionsfrakturen in den Wirbelkörperabschlussplatten. An deren Reparatur durch narbiges Kallusgewebe sind die siebförmige Wirbelkörperabschlussplatte und die hyalinknorplige Endplatte beteiligt. Das Ersatzgewebe behindert die Diffusion und fördert so die Bandscheibendegeneration. Aufgrund experimenteller Daten wird erkennbar, dass Lastdruckspitzen stärker als die Dauer der erhöhten Belastungen Schädigungen verursachen. Deshalb ist eine exponentielle Bewertung der Lasthöhe gegenüber der Zeit gerechtfertigt. Das hat im MDD zur Annahme einer quadratischen Wichtung für die Lasten veranlasst.

Betroffene Segmente. Der natürliche Aufbau der LWS führt dazu, dass im Altersverlauf die unteren Bandscheiben L4/L5 sowie L5/S1 auch in der nicht besonders belasteten Bevölkerung zuerst und am häufigsten von degenerativen Schäden betroffen sind.

Auch die bandscheibenbedingten Erkrankungen durch Überbelastungen an der LWS haben im Regelfall einen von unten nach oben ansteigenden Verlauf.

! Die altersbezogene Häufigkeit von Bandscheibenschäden der LWS nimmt von unten nach oben ab, das Risiko ihrer zusätzlichen beruflichen Schädigung nimmt von unten nach oben zu.

Die berufliche Belastungswirkung zeigt sich darin, dass das relative Risiko der Schädigung bei hoher beruflicher Belastung an den oberen Bandscheiben L2/L3 sowie L3/L4 größer als an den unteren Bandscheiben ist. Dies kann sowohl bei beginnenden Veränderungen im MRT (Luoma et al. 1998; Abb. 7.9) als auch bei ausgeprägten Veränderungen im Röntgenbild (Hult 1954; Abb. 7.10) nachgewiesen werden.

Schmerzverursachung. Die meisten Rückenschmerzen entstehen ohne Bandscheibenschaden als Folge multikausaler funktioneller Störungen (unspezifischer Rückenschmerz = „low back pain"). Dennoch lösen auch bandscheibenbedingte Erkrankungen Schmerzen aus.
▶ In akut erkrankte Bandscheiben sprossen Gefäße ein, die von schmerzsensiblen Nerven begleitet werden. Entzündungsabhängige Schmerzmediatoren lösen diesen Schmerz aus. Auch in chronisch geschädigten Bandscheiben scheinen Schmerzrezeptoren zu existieren.
▶ Die Stabilisierung eines gelockerten Bewegungssegments durch die Rückenstrecker verschiedener Muskelschichten kann durch die Entstehung von sog. Triggerpoints Schmerz verursachen.
▶ Die Facettengelenke werden durch verminderte Höhen der Bandscheiben gegeneinander gepresst und müssen Lasten aufnehmen. Ihre reichlich mit Schmerzrezeptoren ausgestatteten Gelenkkapseln reagieren darauf.
▶ Der Druck auf das schmerzsensible hintere Längsband sowie auf Nervenstrukturen löst teilweise bei Protrusionen und in der Regel beim Prolaps radikuläre Schmerzen aus.

! Bandscheibenbedingte segmentale Schmerzen müssen diagnostisch vom überwiegend auftretenden chronisch-unspezifischen Rückenschmerz unterschieden werden.

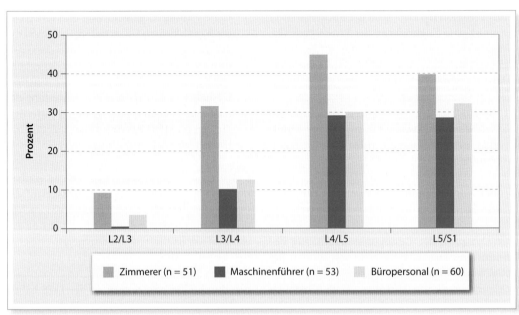

Abb. 7.9: Vorwölbungen des hinteren Längsbandes im MRT (Luoma et al. 1998)

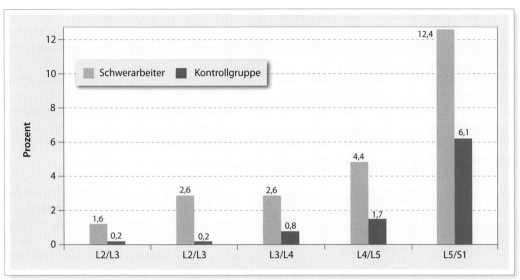

Abb. 7.10: Altersstandardisierte Häufigkeiten ausgeprägter Osteochondrosen mit Spondylosen bei Schwerarbeitern (Hult 1954)

Spondylose. Die Spondylose ist eine Kompensationsreaktion der Wirbelsäule gegenüber hohen Belastungen, von der die Längsbänder – v.a. das vordere – betroffen sind. Das vordere Längsband umhüllt als Periost alle Wirbelkörper vor den Querfortsätzen, setzt aber nicht an den Randleisten und den Bandscheiben an. Bei gelockerten Bandscheiben führen hohe körperliche Belastungen zur dauernden Zugbeanspruchung. Diese wird durch knorplig-wulstige, später verkalkte Zacken beantwortet. Die bis zur Brückenbildung reichenden Verkalkungen bleiben meistens schmerzfrei und stabilisieren später das belastete Bewegungssegment. Sie gelten als „Denkmal" lang dauernder Fehlfunktion. Ihre Ausprägung scheint neben der einwirkenden Belastung erheblich von einer individuellen Tendenz zur Kalkeinlagerung abhängig zu sein. Einen eigenen Krankheitswert besitzen Spondylosen im Gegensatz zu Osteochondrosen nicht.

!
Spondylosen sind in bildgebenden Verfahren sichtbare Verkalkungen der Ansätze der Längsbänder an den Wirbelkörpern. Sie zeigen erhöhte Belastungen an, haben aber keinen eigenständigen Krankheitswert.

Krankheitsbild
Drei einander ähnliche Krankheitsbilder mit ausstrahlenden tiefen Rückenschmerzen kennzeichnen das klinische Bild.

Lokales Lumbalsyndrom. Als Lumbalsyndrom werden zunächst alle akuten oder chronischen Beschwerden in der Kreuzbeingegend bezeichnet.

▶ Das chronische Lumbalsyndrom (arthroligamentärer Kreuzschmerz) kann die Folge einer chronisch-degenerativ geschädigten Bandscheibe mit gelockertem Bewegungssegment sein. Schmerzen können durch längeres Stehen oder Sitzen provoziert, durch Haltungsänderungen ausgelöst, aber auch wieder beseitigt werden.

▶ Das Facettensyndrom entsteht in Folge der Lockerung des Bewegungssegments durch die Verengung des Gelenkspalts im kleinen Wirbelgelenk und wird verstärkt durch eine lockerungsbedingte Zunahme der Lordose („Hyperlordose"). Bei Rückwärtsneigung werden die kleinen Wirbelgelenke belastet. Das führt zu Schmerzen in den Gelenkkapseln.

Das lokale Lumbalsyndrom umfasst generell chronisch-rezidivierende Beschwerden in der Kreuz-Lenden-Gegend mit Funktionseinschränkungen. Es ist nur dann spezifisch für die BK 2108, wenn es dem Segment der geschädigten Bandscheibe durch geeignete klinische Befunde zugeordnet werden kann, weil es durch Schmerzen in der Bandscheibe, der zugehörigen Muskulatur (Mm. interpinalia, Mm. multifidii) oder in dem belasteten Facettengelenk verursacht wird.

> **!** Lumbalsyndrome müssen durch geeignete klinische Diagnostik dem geschädigten Bandscheibensegment zuzuordnen sein.

Lumbales Wurzelsyndrom. Es ist die Folge der unmittelbaren Druckreizung von Spinalnerven bei einer Vorwölbung (Protrusion) oder einem Vorfall von Bandscheibengewebe durch den Faserring (Prolaps). Die Ischialgie ist im Unterschied zur Lumbalgie der Schmerz des Ischiasnervs aus den Wurzeln der Spinalnerven L4 bis S1.

Kaudasyndrom. Das Kaudasyndrom ist eine Sonderform der polyradikulären lumbalen Wurzelreizsyndrome. Es entsteht durch einen medianen Massenprolaps mit Kompression der Nervenwurzeln der Cauda equina, d. h. der Gesamtheit der Spinalnerven zwischen dem Ende des Rückenmarks zwischen L1 und L2 und dem jeweiligen segmentalen Austrittsort aus dem Spinalkanal. Zu den typischen Symptomen zählen eine beidseitige Reithosenparästhesie, das Fehlen des Achillessehnenreflexes sowie Blasen- und Mastdarmstörungen.

Diagnostik
Der Verdacht einer bandscheibenbedingten Erkrankung wird durch Rückenschmerzen ausgelöst. Um eine Berufskrankheit von anderen Ursachen tief sitzender Rückenschmerzen abzugrenzen, sind zunächst folgenden diagnostische Fragen zu prüfen:

Können die Beschwerden von unspezifischen Rückenschmerzen bzw. von somatoformen Rückenschmerzen abgegrenzt werden? Schmerzen durch bandscheibenbedingte Erkrankungen sind

▶ umschrieben im Segment der Schädigung der Bandscheibe sowie ihrem Ausstrahlungsgebiet und werden dann als übertragener Schmerz = „referred pain" bezeichnet
▶ oder als Ischialgie im Verlauf des Nervenstrangs stechend ausstrahlend,
▶ belastungsabhängig und daher in belastungsarmen Phasen (Wochenende, Urlaub) weitgehend rückbildungsfähig.

Mehr als 85 % aller Rückenschmerzen sind „unspezifisch". Ihnen liegt keine organische Störung zugrunde, die zur Erklärung von Häufigkeit, Intensität und Dauer der Schmerzen geeignet wäre. Funktionelle Störungen werden bei einer Diskrepanz zwischen somatischem Befund und psychischem Befinden gemäß einem sog. Schmerzfolgemodell erlebt: Durch Schmerz verursachte körperliche Beeinträchtigungen führen zur Ängstlichkeit gegenüber ihrem Wiederauftreten bei Belastung und zum Vermeidungsverhalten. Psychisch verstärkter somatischer Schmerz setzt die subjektive Schmerzschwelle herab. Das Schonungsverhalten fördert einen körperlichen Konditionsmangel, der wiederum die Belastbarkeit mindert und die Schmerzempfindlichkeit steigert. Die Folge ist ein Dekonditionierungssyndrom, bei dem die Voraussetzungen für muskuläre Überforderung und erhöhte Schmerzempfindlichkeit gefördert werden. Die Somatisierungsstörung zeichnet sich aus durch

▶ eine lange, erfolglose somatische Behandlungskarriere der Betroffenen,
▶ Angst, Depressivität und gelegentlich auch Suchtneigung,
▶ die Weigerung, nichtkörperliche Erklärungen zu akzeptieren.

> **!** Bandscheibenbedingte Schmerzen sind in der Regel segmental und belastungsabhängig.

Ist eine Bandscheibenschädigung durch ein bildgebendes Verfahren nachzuweisen? Röntgenologische Zeichen der Bandscheibenschädigung sind

▶ die Osteochondrose – bestehend aus der

a) Chondrose = Schädigung des Bandscheibengewebes und der
b) Sklerose = Schädigung von benachbarten Knochenstrukturen der Wirbelkörper (Wirbelkörperabschlussplatten).

Sie werden von einer Verminderung des Zwischenwirbelraums und damit
▶ einer Verschmälerung des Gelenkspalts und
▶ einer Spondylarthrose der kleinen Wirbelgelenke

begleitet. Die sichtbaren Spondylosen des vorderen Längsbandes haben keine unmittelbare Bedeutung für die Schädigung der Bandscheiben, wogegen Retrospondylosen wegen der möglichen Nervenirritation zu beachten sind.

!
• Die Osteochondrose + Sklerose = Diskose muss durch bildgebende Diagnostik nachgewiesen sein.

Protrusionen und Prolaps können dagegen überwiegend in computergestützten Schnittbildverfahren CT und MRT sicher festgestellt werden. Es gelten
▶ als Protrusion alle Vorwölbungen der Bandscheiben < 5 mm durch Verlagerung von Nucleus-pulposus-Gewebe in den Anulus fibrosus, dessen Kontinuität jedoch noch nicht vollständig durchbrochen ist,

▶ als Prolaps die komplette Massenverlagerung von Nukleusgewebe durch Spalten des Anulus fibrosus um mindestens 5 mm.

Der im MRT (T2-Wichtung) sichtbare „schwarze Nucleus pulposus" zeigt Stoffwechselstörungen im Bandscheibengewebe an, die auch belastungsabhängig sind, aber noch keine manifesten Schädigungen. Eine Protrusion oder ein Prolaps kann stumm bleiben und führt nicht zwingend zu einer klinisch manifesten Erkrankung. Beide werden als Zufallsbefunde im CT oder MRT festgestellt. Ihre klinische Bedeutung hängt davon ab, ob
▶ sich das mitbetroffene hintere Längsband als individuell sehr schmerzsensibel erweist und
▶ radikuläre Nervenstrukturen mechanisch irritiert werden.

Grundsätzlich stellt ein Befund im Röntgen-, CT- oder MRT-Bild allein keine Erkrankung dar. Das dislozierte Gewebe wird resorbiert und der entstandene Schaden repariert. Langfristig werden die Betroffenen wieder schmerzfrei.

Stimmt die segmentale Lokalisation der Bandscheibenschädigung mit den klinischen Folgen überein? Die Bandscheibenschädigungen an den Bewegungssegmenten müssen bei allen drei Krankheitsformen zu unmittelbaren Wirkungen auf die benachbarten Strukturen geführt haben, wenn sie

Tabelle 7.4: Topische Diagnose bei bandscheibenbedingten Erkrankungen der LWS

Segment	Peripheres Schmerz- und Hypästhesiefeld	Motorische Störungen (Kennmuskel)	Reflexabschwächung	Nervendehnungskennzeichen
L1/2	Leistengegend			(Femoralisdehnungsschmerz)
L3	Vorderaußenseite Oberschenkel	Quadriceps femoralis	Patellarsehnenreflex	Femoralisdehnungsschmerz
L4	Vorderaußenseite Oberschenkel, Innenseite Unterschenkel und Fuß	Quadriceps femoralis	Patellarsehnenreflex	(positives Lasequè-Zeichen)
L5	Außenseite Unterschenkel, medialer Fußrücken, Großzehe	Extensor hallucis longus		positives Lasequè-Zeichen
S1	Hinterseite Unterschenkel, Ferse, Fußaußenrand, 3.–5. Zehe	Triceps surae, Glutäen	Achillessehnenreflex	positives Lasequè-Zeichen

die Beschwerden und Leistungseinschränkungen der Berufskrankheit begründen sollen. Die segmentale Zuordnung liefert den Beweis für den Kausalzusammenhang zwischen dem Zustand der Bandscheibe und dem klinischen Bild. Beim lokalen Lumbalsyndrom werden unterschieden
▶ eine topische Diagnose über Art, Ort und Ausstrahlung der Beschwerden,
▶ eine Strukturdiagnose des Zustands der Muskeln, Gelenke, Bänder etc.,
▶ eine Aktualitätsdiagnose zum Grad der unterschiedlichen Auswirkungen.

Für das lumbale Wurzelsyndrom sind die Leitsymptome der lokalen Zuordnung in Tabelle 7.4 dargestellt.

Beim Kaudasyndrom sind beidseitig Wurzeln von L3/4 oder L4/5 betroffen.

> **!** Bandscheibenschädigung, klinisch-funktioneller Befund und Schmerz müssen dem gleichen Bewegungssegment zugehören.

Die Abgrenzung von chronisch-unspezifischen Rückenschmerzen erfolgt v. a. durch ihren wechselnden und lokalisierbaren Schmerz sowie die eindeutige segmentale Zuordnung. Schwierigkeiten beim Heben schwerer Lasten oder dauerhafte Zwangshaltungen genügen allein nicht zur Abgrenzung. Auch Sitzarbeit mit hoher psychischer Anspannung und verkrampfter Körperhaltung kann zu Rückenschmerzen ohne Bandscheibenschädigung führen. Die Differenzialdiagnose betrifft weitere strukturelle Veränderungen oder schwerwiegende Krankheitsfolgen (Tabelle 7.5):

Begutachtung
Die medizinische Zusammenhangsbegutachtung hat zum Ziel:
▶ die Feststellung der haftungsausfüllenden Kausalität im Vollbeweis für den Einzelfall, wenn die berufliche Belastung zuvor ebenso im Vollbeweis nachgewiesen worden war,
▶ die Klärung des überwiegend wahrscheinlichen Zusammenhangs zwischen Verursachung und Gesundheitsschaden durch den klinischen Gutachter.

Die Grundlagen und Kriterien der Begutachtung sind in den sog. Konsenskriterien der DGUV (Bolm-Audorff et al. 2005) dargestellt, darunter in sog. Konstellationen der Gruppen A bis E, die bestimmte klinisch-radiologische Krankheitsbilder widerspiegeln.

Ist aus Röntgenbildern und klinischem Befund der begründete Verdacht einer bandscheibenbedingten Erkrankung abzuleiten, erfolgt zuerst die arbeitstechnische Untersuchung. Zum Beweis der haftungsausfüllenden Kausalität ist erforderlich:

Tabelle 7.5: Differenzialdiagnose struktureller Veränderungen oder schwerwiegender Krankheitsfolgen

Vertebral	Extravertebral
Angeborene/erworbene LWS-Fehlbildungen	Gynäkologische Krankheiten
Spondylolisthesis	Urologische Krankheiten
Spondylitis	Hüftbedingte Schmerzen (Koxalgie)
Tumor (Metastase)	Erkrankungen des Ileosakralgelenks
Osteoporose	Tumoren (z. B. retroperitoneal)
Fraktur	Spritzenschädigung
Kokzygodynie	Diabetische Neuropathie
Wirbelfehlbildungen Idiopathische Wirbelkanalstenose	Arterielle Durchblutungsstörungen in den Beinen
Fluorose	Aortenaneurysma

Bildgebende Diagnostik. Die bildgebende Diagnostik schließt in jedem Fall die Nativ-Röntgendiagnostik aller Abschnitte der Wirbelsäule von der HWS bis zur LWS ein, um lokale Befunde in Beziehung zu entsprechenden Veränderungen nicht belasteter Abschnitten der LWS sowie zu anderen Regionen der Wirbelsäule zu setzen. Die Röntgendiagnostik sagt wenig über Frühformen bandscheibenbedingter Erkrankungen aus, da erst bei eindeutigen Höhenminderungen der Bandscheiben ab etwa einem Drittel gegenüber benachbarten gesunden BS sowie bei körpereigenen Reaktionen auf lumbale Instabilitäten Befunde sichtbar sind.

Eine Osteochondrose der Bandscheiben soll im Röntgenbild zu erkennen sein. Sie schließt den Nachweis der

▶ Chondrose = Höhenminderung der betroffenen Bandscheiben sowie der
▶ Sklerose der benachbarten Wirbelkörperabschlussplatten ein.

Der Vergleich mit Standardröntgenaufnahmen wäre wünschenswert. Das CT ist zum Nachweis der Osteochondrose verzichtbar. Das MRT zeigt beginnende Schädigungen benachbarter Bandscheiben am so genannten „schwarzen Nucleus pulposus" im T2-gewichteten Bild (Störung im Bandscheibenstoffwechsel).

! Konventionelle Röntgenaufnahmen der LWS sind zum Nachweis des Verdachts der Bandscheibenschädigung erforderlich, MRT-Aufnahmen ergänzen die Beurteilung der Befundschwere.

Protrusionen oder Prolaps beim lumbalen Wurzelsyndrom sind nur in Schnittbildverfahren – CT oder MRT – eindeutig nachzuweisen.

Spondylarthrosen der Wirbelgelenke sind im Unterschied zur Osteochondrose im MRT, aber auch in Röntgen-Schrägaufnahmen zu erkennen.

Spondylosen als kompensatorische Reaktionen auf eine erhöhte physische Belastung unterstützen die Diagnostik. Sie treten häufig in den höher gelegenen Segmenten der LWS auf und zeigen selbst keine Schädigung der Bandscheiben an. Ausgeprägte Spondylosen mit Brückenbildungen führen schließlich zur Verfestigung der Bewegungssegmente. Durch diesen reparativen Prozess wird ihre Beweglichkeit aufgehoben, zugleich werden sie weitgehend schmerzfrei.

Prädiskosen bestanden vor Aufnahme der belastenden Tätigkeit und begründen allein keine berufliche bandscheibenbedingte Erkrankung.

Dazu zählen

▶ der deutliche Beckenschiefstand,
▶ die ausgeprägte Skoliose, die in der Regel keine hohe Belastung erlaubt,
▶ lumbosakrale Übergangswirbel mit nur vier lumbalen WS-Segmenten, wenn der Bandscheibenschaden im ersten freien Segment L4/L5 besteht,
▶ M. Scheuermann mit mehrsegmental fixierter Kyphose (Cobb-Winkel > 40°)

Bei Prädiskosen können die biomechanischen Belastungen des Bewegungssegments bereits bei zumutbaren nichtschädigenden Arbeitsbelastungen zu individuell erhöhtem Erkrankungsrisiko führen, das der BK-Anerkennung entgegenstehen kann.

Erhebliche Adipositas kann die Schädigung der Bandscheiben mäßig verstärken, schließt jedoch eine BK 2108 nicht aus.

Bei mäßiger Ausprägung stehen Prädiskosen der Anerkennung einer bandscheibenbedingten Erkrankung als Berufskrankheit nicht entgegen, weil der Beschäftigte in dem Zustand geschützt ist, in dem er sich bei Aufnahme seiner Tätigkeit befindet, auch wenn dieser Zustand eine größere Erkrankungsgefährdung begründet.

Klinische Diagnostik. Die klinische Diagnostik soll einen Segmentbefund dort nachweisen, wo das bildgebende Verfahren eine strukturelle Schädigung hat. Erst dann wird bei hinreichender Befundschwere aus dem morphologischen Merkmal eine „bandscheibenbedingte Erkrankung".

Für die klinische Untersuchung gibt es bisher keinen diagnostischen Standard im Sinne einer Leitlinie. Grundsätzlich gilt jedoch, dass die Feststellung funktioneller Einschränkungen mit

Tests zur Beweglichkeit der gesamten Wirbelsäule (z. B. Finger-Boden-Abstand, Ott- und Schober-Zeichen, Neutral-Null-Methode) nicht genügt.

Die Ermittlung von
► segmentbezogenen schmerzhaften Befunden,
► die nicht dauerhaft, sondern intermittierend bestehen,
► durch Bewegung provoziert werden können und von einem
► Muskelhartspann („myofasziales Syndrom") begleitet werden, dabei
► zur schmerzhaften Ausstrahlung führen können als
► pseudoradikuläre Beteiligung („referred pain") durch Absenkung der Schmerzschwellen in gleichseitigen nichtbeteiligten Muskeln des Segments
► oder als radikuläre Reizung
sind notwendige positive diagnostische Zeichen der bandscheibenbedingten Erkrankung. Eine Abgrenzung gegenüber anderen lokalisierbaren Befunden wie Blockierungen im Ileosakralgelenk sind Aufgaben des klinischen Gutachters.

Eine „konkurrierende Kausalität" besteht, wenn Prädiskosen vorliegen. Dann ist wegen der Höhe und Dauer der Einwirkung im Einzelfall unter Bezug auf die Konsenskriterien zu entscheiden, ob es sich um eine Berufskrankheit handelt. Fehlen Spondylosen und liegen Prädiskosen vor, kann die Anerkennung der BK fraglich sein.

! Nur ausgeprägte Prädiskosen, die die berufliche Verursachung deutlich überwiegen, schließen die BK aus.

Minderung der Erwerbsfähigkeit. Die Beurteilung einer Minderung der Erwerbsfähigkeit erfolgt durch die Zusammenführung der Funktionseinschränkungen von schmerzhaften Bewegungseinschränkungen, Instabilitäten, Wurzelreizungen und funktionellen Ausfällen. Man kann nach den Konsensempfehlungen von den in Tabelle 7.6 genannten Kriterien ausgehen:

Zur Anerkennung der Berufskrankheit muss die Krankheit so erheblich sein, dass die verur-

Tabelle 7.6: Minderung der Erwerbstätigkeit bei Bandscheibenbedingten Erkrankungen der LWS

MdE	Diagnose	Einschränkung möglicher Belastungen
10%	Lokales LWS-Syndrom oder lumbales Wurzelkompressionssyndrom mit leichten (auch anamnestischen) belastungsabhängigen Beschwerden und leichten Funktionseinschränkungen, auch nach – ggf. operiertem – Prolaps	Häufiges Arbeiten in gebückter Haltung, Handhaben schwerer Lasten, hohe Schwingungsbelastung im Sitzen
20%	Lokales LWS-Syndrom oder lumbales Wurzelkompressionssyndrom mit mittelgradigen belastungsabhängigen Beschwerden; Lumboischialgie mit belastungsabhängigen Beschwerden, deutliche Funktionseinschränkungen; mittelgradige Funktionseinschränkungen und Beschwerden nach Operation	Dauerhafte Zwangshaltung im Sitzen oder im Stehen, mehr als gelegentliches Arbeiten in gebückter Haltung, Handhaben schwerer Lasten
30–40%	Lumbales Wurzelkompressionssyndrom mit starken belastungsabhängigen Beschwerden und motorischen Störungen funktionell wichtiger Muskeln; starke Funktionseinschränkungen und Beschwerden nach Operation	Gelegentliches Arbeiten in gebückter Haltung, gelegentliches Handhaben schwerer Lasten
≥ 50%	Lumbales Wurzelkompressionssyndrom mit schwersten motorischen Störungen; persistierendes, gravierendes Kaudasyndrom; schwerste Funktionseinschränkungen und Beschwerden nach Operation	Erhebliche Einschränkung für Tätigkeiten mit Handhaben schwerer Lasten, Gehen, Stehen, Beugen, Bücken, Knien, Hocken, Überkopfarbeiten, dauerndem Sitzen, Arbeiten mit Schwingungsbelastung

Tabelle 7.7: Richtwerte für Lastgewichte bei im Sinn der BK 2108 Erkrankten (Konsenskriterien Bolm-Audorff et al. 2005 – Teil 2)

Handhabung	Männer (kg)	Frauen (kg)
Unkritisch	< 5	< 5
Weitere Angaben erforderlich	5–15	5–8
Kritisch	> 15	> 8

sachende Tätigkeit aufgegeben wird. Deshalb ist die Rate der Anerkennungen von Verdachtsmeldungen als Berufskrankheit relativ gering, wenngleich hinter allen Verdachtsfällen ein hoher Leidensdruck Betroffener steht, der zur Prävention und ggf. auch zur Rehabilitation durch die Leistungsträger des Sozialversicherungssystems veranlassen muss.

Als Unterlassung bei prinzipieller Fortführung der beruflichen Tätigkeit gelten Richtwerte für Lastgewichte (Tabelle 7.7), denen für Männer und Frauen bestimmte Häufigkeiten zulässiger Hebe-, Umsetz- und Tragetätigkeiten zuzuordnen sind.

> **!** Die Anerkennung der BK 2108 und somit indirekt auch die Bemessung der MdE stehen im Zusammenhang mit der notwendigen Aufgabe der verursachenden Tätigkeit (Unterlassungszwang).

Therapie und Prävention

Es gibt keine kausale Therapie zur Wiederherstellung geschädigter Bandscheiben. Operationen von Bandscheiben sind das letzte Mittel der Therapie. Sie sind auf schwerste akute Beeinträchtigungen z. B. durch ein Wurzelreizsyndrom beim Prolaps beschränkt. Die Folgen des Bandscheibenverlustes mit Ersatz durch künstliche Implantate sowie die bleibende Instabilität sind oft erheblicher als die ursprünglich zur Operation führenden Symptome (Postdiskotomiesyndrom).

Bettruhe bei schweren akuten Beschwerden, aber auch ausschließlich passive Physiotherapie sollte sich auf wenige Tage beschränken. Je mehr

passive Zuwendung und je weniger angemessene aktive Belastung auch unter Schmerzen ein Patient mit Rückenschmerzen erfährt, umso größer ist die Gefahr der Chronifizierung seiner Schmerzen.

Chiropraktische Behandlung wirkt momentan entlastend, wobei sowohl Blockierungen in den kleinen Wirbelgelenken als auch muskuläre Verkrampfungen gelöst werden. Als dauerhaft wiederholte Maßnahmen sind sie wegen sinkender Erfolgsrate nicht geeignet.

Psychisches Entspannungstraining (funktionelle Entspannung, Autogenes Training, Progressive Muskelentspannung nach Jacobson) ist sowohl Bestandteil der Therapie als auch der Sekundärprävention bei drohender Chronifizierung.

Im Vordergrund der Therapie steht die Verminderung von Rückenschmerzen durch Auflockerung und Kräftigung (Training) der Muskulatur im Bereich der geschädigten Bewegungssegmente. Dafür scheinen komplexe Bewegungsübungen wenigstens ebenso erfolgreich zu sein wie das selektive Üben einzelner Muskelgruppen an isometrischen Maschinen. Die Verbesserung der Kraft der Rückenstrecker hat eine besondere Bedeutung. Die Entwicklung der körperlichen Grundlagenausdauer (Laufen, Radfahren etc.) ist ein wirksames und unverzichtbares Element der Therapie und Sekundärprävention, weil sie auf neurophysiologischen Wegen die Schmerzsensibilität vermindert.

Längere Krankschreibungen fördern die Schmerzchronifizierung. Spätestens nach etwa 4 Wochen (subakute Krankheitsphase) soll die Wahrscheinlichkeit, den Betroffenen an seinen Arbeitsplatz zurückzuführen, auf < 50 % sinken.

> **!** Konservative Therapieangebote sind auf die ständige Beibehaltung zumutbarer Belastungen und die Verbesserung der Bewältigung von Krankheitsfolgen gerichtet.

Die Prävention von bandscheibenbedingten Erkrankungen ist arbeitsmedizinisch-fachlich durch den BG-Grundsatz der Arbeitsmedizinischen Vorsorge Nr. 46 „Belastungen des Muskel-Skelett-

Systems einschließlich Vibrationsbelastungen" geregelt, die bisher als freiwilliges Angebot für die Arbeitnehmer durchgeführt werden kann. Sie schließt eine Gefährdungsbeurteilung schädigender Belastungen der Lendenwirbelsäule ein.

Verhältnisprävention. Die Prävention richtet sich zunächst auf die Vermeidung schädigender Belastungen durch die Lastenhandhabung und das Arbeiten in extremen Zwangshaltungen. Wesentliche Gesichtspunkte finden sich in der Lastenhandhabungsverordnung. Sie schließt Merkmale der Last (Gewicht, Form, Größe, Zugriffsstellen, Schwerpunktlage), der Arbeitsaufgabe (Körperhaltung, -bewegungen, Entfernung der Last vom Körper u. a.) sowie der ergonomischen Beschaffenheit des Arbeitsplatzes ein.

Ansatzpunkte zur Begrenzung von Lasten in Abhängigkeit von der Häufigkeit und der Dauer ihrer Einwirkung haben in Normen für die Konstruktion von Maschinen (DIN EN 1005-2) ihren Niederschlag gefunden. Hier gelten beispielsweise als Maximallast bei seltenem Heben (bis 1-mal/5 min) in optimaler Körperhaltung 25 kg, bei gleicher Haltung für 2 Manipulationen/min > 2 Stunden 13,8 kg. Dadurch sollen ca. 70 % der Frauen und 90 % der Männer geschützt werden.

Für die Prävention ebenso wichtig ist die Vermeidung dauerhafter Zwangshaltungen in einer Rumpfbeuge von mehr als etwa 20°, wobei nach biomechanischen Erkenntnissen die Beugung um 60° auch zur maximalen Zugbeanspruchung der Muskulatur führt.

> **!** Die Verhältnisprävention richtet sich auf die Reduzierung der Lastenhandhabung und der Arbeit in dauerhaften Zwangshaltungen ab ca. 20° Vorneigung.

Individualprävention. Die primäre Prävention stellt den Einstieg in bewusstes präventives Handeln dar, ist aber allein nicht wirksam zur Vermeidung von Bandscheibenschäden. Unter diesen Einschränkungen sind Programme für Auszubildende beispielsweise in Bauwirtschaft, Fahrzeug-

bau und Bergbau geeignete Maßnahmen. Isolierte Maßnahmen wie allgemeine berufsunspezifische Rückenschulen, Hebe- und Tragetraining für schwere Lasten, Anwendung von Rückenstützgurten sind dagegen nur wenig effektiv.

Erfolgreiche Präventionsprogramme sollen zugleich mehrere Dimensionen erreichen. Sie müssen u. a.

- ▶ an den vorhandenen Beschwerden ansetzen, weil Leidensdruck zu größerer Konsequenz bei der eigenen Aktivität zwingt,
- ▶ ergonomische Gestaltungsspielräume des Beschäftigten am Arbeitsplatz und sein tätigkeitsspezifisches ergonomisches Verhalten einbeziehen,
- ▶ in das betriebliche Umfeld einbezogen sein, indem auch Vorgesetzte die Maßnahmen wegen ihrer Effizienz und Personalpflegeziele mittragen.

Rückenschulen haben dann messbare Erfolge, wenn Beschäftigte unter belastungsabhängigen Schmerzen leiden und durch die Schulung Vermeidungsstrategien zur schmerzarmen Belastungsbewältigung erlernen.

Die Verhütung einer drohenden Berufskrankheit zu Lasten der Unfallversicherung nach § 3 der Berufskrankheiten-Verordnung ist von allgemeinen Maßnahmen mit Unterstützung einer Krankenkasse oder des Betriebes bzw. auf eigene Initiative des Beschäftigten zu trennen. Maßnahmen nach § 3 der BKVO sind sinnvoll, wenn sie den o. g. Kriterien folgen. Entsprechende Erfahrungen liegen z. B. aus dem Gesundheitswesen oder der Metallindustrie vor. Als schwierig erweist sich, bei noch nicht hinreichender Belastung die konkrete drohende Gefahr einer Berufskrankheit von der Volkskrankheit „Rückenschmerz" abzugrenzen, wenn die Befunde an den Bandscheiben noch diskret sind und ihre Prognose nicht genügend bekannt ist.

> **!** Individualprävention muss multidimensional sein und sich auf die Beschwerden, das ergonomische Verhalten und die psychosozialen Beziehungen am Arbeitsplatz richten.

7.1.9 BK 2109: Bandscheibenbedingte Erkrankungen der Halswirbelsäule durch langjähriges Tragen schwerer Lasten auf der Schulter, die zur Unterlassung aller Tätigkeiten gezwungen haben, die für die Entstehung, die Verschlimmerung oder das Wiederaufleben der Krankheit ursächlich waren oder sein können

B. Hartmann

Charakterisierung, Vorkommen und Gefährdungen

Das fortgesetzte Tragen schwerer Lasten auf der Schulter führt zu einer hohen statischen Belastung der Bewegungssegmente der HWS mit Hyperlordosierung und extremer statischer Anspannung der Nackenmuskulatur. Diese Belastung mit entsprechender Bandscheibenschädigung ist bei der Tätigkeit von sog. Fleischabträgern beobachtet worden, die Tierhälften im Nacken transportiert hatten und gilt auch für vergleichbare Lastentransporte (Kohlenträger).

Im Unterschied zur LWS-Belastung erfolgt die Lastenmanipulation bei der BK 2109 immer körpernah, so dass weitere biomechanische Kriterien keine Rolle zu spielen scheinen. Werden schwere Lasten mit einem Schultergurt getragen, so gelten die Belastungen bei aufrechter Kopfhaltung nicht als gefährdend im Sinne der BK 2109. Ein begründeter Verdacht der Berufskrankheit setzt voraus

- ▸ eine der unten genannten bandscheibenbedingten HWS-Erkrankungen mit chronisch-rezidivierenden Beschwerden und Funktionsausfällen,
- ▸ mindestens 10 Jahre regelmäßiges (Mehrzahl der Arbeitstage eines Jahres) Tragen von Lasten ab 50 kg auf der Schulter,
- ▸ Lastentransport ab 40-mal/Schicht in der überwiegenden Zahl der Schichten.

! Die Hyperlordosierung der HWS mit extremer statischer Anspannung der Nackenmuskulatur kennzeichnet die typische Belastungswirkung der BK 2109.

Pathogenese

Die Pathogenese unterscheidet sich nicht grundsätzlich von der LWS. Anatomische Besonderheiten der HWS mit Gefährdungen für Schädigungen sind zurückzuführen auf die engen topographischen Beziehungen der Bandscheiben zu den Processus uncinati der Wirbelkörper, der Art. vertebralis, den Spinalnerven und dem Halsstrang des Sympathikus.

Krankheitsbild, Diagnostik, Begutachtung

Direkt oder indirekt von degenerativen Bandscheibenschäden ausgehende Krankheitszustände können zu einem Zervikalsyndrom führen. Dazu zählen Beschwerdebilder wie schmerzhafte Bewegungseinschränkungen, segmentale Nervenwurzelsymptome im Arm, Kopfschmerzen, Schwindelanfälle und Rückenmarksymptome. Es werden unterschieden:

Lokales Zervikalsyndrom. Auf die Halsregion beschränkte chronisch-rezidivierende Beschwerden mit positionsabhängigen Nacken- und Schulterschmerzen, Verspannungen und Bewegungsschmerzen. Sie entstehen durch die mechanische Irritation des hinteren Längsbandes, der Wirbelgelenkskapseln und des Wirbelperiosts.

Zervikobrachiales Syndrom. Von den Segmenten C5–C6 ausgehende Schmerzen, Sensibilitätsstörungen oder motorische Ausfälle meistens in Verbindung mit Symptomen des lokalen Zervikalsyndroms. Sie entstehen durch Irritation des Ramus ventralis aufgrund eines dorsolateralen Diskusprolaps oder durch Segmentlockerung.

Zervikozephales Syndrom. Mit Kopfschmerzen und Schwindelattacken verbundene Beschwerden durch segmentale degenerative Veränderungen meistens in Verbindung mit Symptomen des lokalen Zervikalsyndroms. Sie entstehen durch Kompression der Arteria vertebralis und Irritation des Halssympathikus.

Die segmentale Zuordnung zervikaler Wurzelreizsyndrome zeigt Tabelle 7.8.

Die insgesamt selten auftretenden Berufskrankheiten sind abzugrenzen von

Tabelle 7.8: Topische Diagnose bei bandscheibenbedingten Erkrankungen der HWS

Nervenwurzel/ (Bandscheibe)	Peripheres Dermatom	Kennmuskel	Reflexabschwächung
C5 (C5/6)		Deltoideus	Bizeps
C6 (C6/7)	Daumen, Teil des Zeigefingers	Bizeps, Brachialis	Bizeps, Radiusperiost
C7 (C7/8)	Zeige- und Mittelfinger, Teil des Ringfingers	Daumenballen, Trizeps, Pronator teres	Trizeps
C8 (C8/Th1)	Kleinfinger, Teil des Ring- fingers	Kleinfingerballen, Finger- beuger, Interossei	(Trizeps)

► altersbedingten degenerativen Veränderungen der HWS durch die biomechanisch zu klärende Art der äußeren Einwirkung auf die HWS,

► Myalgien und Tendopathien an den Dorn- und Querfortsätzen,

► Schultererkrankungen (z. B. Insertionstendopathien, Schäden der Rotatorenmanschette u. a.),

► Druckschädigungen der Nerven des oberen Arms (BK 2106).

! Schultererkrankungen und Nervendruck-schädigungen sind wichtige differenzial-diagnostisch abzugrenzende Leiden.

Die Diagnostik schließt neben der Anamnese und Funktionsprüfung (Neutral-Null-Methode) den ausführlichen neurologischen Status und Röntgenuntersuchungen der HWS mit Funktionsaufnahmen ein. CT und MRT haben wie bei der BK 2108 ergänzende Informationen über die Bandscheiben selbst, weniger jedoch über die segmentalen Beziehungen. Chronizität ist erreicht, wenn in 5 Jahren mehr als 4 Krankschreibungen bis zu 4 Wochen erforderlich waren.

Therapie und Prävention
Therapeutisch ist in seltenen schweren Fällen eine Bandscheibenoperation zweckmäßig. Wichtig ist die rechtzeitige Beherrschung schmerzhafter Bewegungseinschränkungen durch Physiotherapie und Aktivierung. Entscheidend für die Prävention ist die Beseitigung dieser Tragetätigkeiten.

7.1.10 BK 2110: Bandscheibenbedingte Erkrankungen der Lendenwirbelsäule durch langjährige, vorwiegend vertikale Ganzkörperschwingungen im Sitzen, die zur Unterlassung aller Tätigkeiten gezwungen haben, die für die Entstehung, die Verschlimmerung oder das Wiederaufleben der Krankheit ursächlich waren oder sein können

B. Hartmann

Charakterisierung, Vorkommen und Gefährdungen
Vertikale Ganzkörperschwingungen sind geeignet, bandscheibenbedingte Erkrankungen der LWS zu verursachen, wenn sie eine bestimmte Stärke und Dauer überschreiten. Betroffen sind besonders Fahrer von LKW, Traktoren und Gabelstaplern auf unebenem Gelände, Fahrer von Rad- und Kettenladern, Muldenkippern, Raddozern, Scrapern und von Militärfahrzeugen im Gelände.

Die Gefährdung wird angenommen, wenn in der Regel eine mindestens 10-jährige (in Extremfällen mindestens 5-jährige) Einwirkung vorwiegend vertikaler Schwingungen in Sitzhaltung mit einer Tagesdosis der sog. Beurteilungsbeschleunigung $a_{w(8)}$ aller Achsen von im Regelfall 0,63 m/s^{2-} vorliegt. Diese Beurteilungsbeschleunigung integriert die frequenzbewerteten Beschleunigungswerte einzelner Expositionszeiten im Verlaufe des Arbeitstages und bezieht diese auf einen Arbeitstag von in der Regel 8 Stunden.

Das bedeutet: Die in der vertikalen Z-Achse gemessenen Beschleunigungswerte werden mit den entsprechenden Werten der sagittalen X-Achse und der transversalen Y-Achse zu einem einheitlichen frequenzbewerteten Beschleunigungswert einer bestimmten Belastungssituation (Tätigkeit auf einem Gerät mit erhöhter Schwingbeschleunigung über eine bestimmte Zeit) verknüpft. Unter Beachtung des Quadrats der Beschleunigung im Verhältnis zur Einwirkungsdauer werden ggf. verschiedene Zeiten der Einwirkung zusammengefasst und auf den Arbeitstag bezogen.

Sofern die in der Praxis schwer zu ermittelnden frequenzbewerteten Beschleunigungswerte aus Katalogen (bei älteren nicht mehr verfügbaren Geräten) oder Herstellerangaben entnommen werden, ist es besonders wichtig, diese Werte auf die tatsächlich am Tag auftretende Einwirkungszeit zu beziehen. Dafür gilt die Formel:

$$a_{w8} = a_{we} \times \sqrt{\frac{T_e}{T_8}}$$

a_{w8} = Beurteilungsbeschleunigung bezogen auf 8 Stunden, a_{we} = Beurteilungsbeschleunigung in der tatsächlichen Einwirkungszeit, T_e = Einwirkungsdauer, T_8 = Beurteilungsdauer

! Von einer Gefährdung ist in der Regel auszugehen, wenn die Beurteilungsbeschleunigung des Arbeitstages den Wert von 0,63 m/s² erreicht oder überschreitet.

Die praktischen Schwierigkeiten der Bewertung bandscheibenschädigender Ganzkörpervibrationsbelastungen zeigen sich u. a. darin, dass die als mögliche Untergrenze der Zone erhöhter Gesundheitsgefährdung im Merkblatt zur BK 2110 angegebene Beurteilungsschwingstärke mit 0,45 m/s² bei Expositionsbeginn > 40 Jahre, vorgeneigter oder verdrehter Haltung, Stoßhaltigkeit oder kurzzeitig hoher Intensität geringer ist als der in der Prävention aufgrund einer EU-Richtlinie für Deutschland festgelegte Auslösewert der Prävention von 0,50 m/s². Eine Schädigung der Bandscheiben unterhalb von 0,63 m/s² erscheint daher in der Praxis sehr unwahrscheinlich. Be-

rufliches Fahren von Taxi und anderen PKW, Gabelstaplern auf intaktem ebenem Grund sowie von Fern-LKW mit schwingungsgedämpftem Fahrersitz genügt nicht zur Verursachung einer Berufskrankheit 2110.

Pathogenese

Die Pathogenese der BK 2110 gleicht grundsätzlich der BK 2108. Bei gleichzeitiger Einwirkung von schädigenden Belastungen beider Berufskrankheiten sind die Kombinationswirkungen zu berücksichtigen. Die LWS-Bandscheiben sind durch die Einwirkung insbesondere im Resonanzbereich zwischen 3 und 5 Hz einer so hohen Druckbelastung ausgesetzt, dass es sowohl zu dauerhaften Stoffwechselstörungen als auch zu Mikrofrakturen der Grund- und Deckplatten sowie zur Risikosteigerung des Auftretens von Prolaps der Bandscheiben kommen kann.

! Die Pathogenese gleicht grundsätzlich der BK 2108. Schwingungen im Resonanzbereich zwischen 3 und 5 Hz wirken am stärksten schädigend.

Sitzarbeit führt darüber hinaus zu einer geringen dynamischen Belastung der Rückenstreckermuskulatur, wogegen ihre statischen Anspannungen zur Kompensation der Schwingungen im Bewegungssegment hoch sind. Dadurch werden Rückenschmerzen gefördert, ohne dass es sich in den meisten Fällen bereits um eine kausale Beziehung zu Bandscheibenschäden handelt.

Krankheitsbild, Diagnostik, Begutachtung

Für die Beurteilung der Erkrankung und ihre medizinische Begutachtung gelten die gleichen Kriterien wie für die BK 2108.

Therapie und Prävention

Schwingungsdämpfende Sitze haben Vorrang und bisher dazu geführt, dass Beschwerden und Verdachtsmeldungen der BK 2110 relativ gering sind.

Die Verknüpfung zwischen Sitzarbeit und Ganzkörperschwingungen macht aktivierende Präventionsmaßnahmen mindestens ebenso dringlich wie bei den Bandscheibenschäden durch das Heben und Tragen schwerer Lasten. Epidemiologisch ist bekannt, dass Beschäftigte in den meisten relevanten Tätigkeiten wegen des Bewegungsmangels und der vorhergehenden Berufskarriere in körperlich höher belastenden Tätigkeiten ungünstige Ernährungsgewohnheiten und deshalb häufiger Übergewicht haben. Darum sollte die Prävention neben der körperlichen Aktivierung der Muskulatur (Bewegungspausen) auch die Gewichtsreduzierung und die Entwicklung der allgemeinen Grundlagenausdauer zum Ziel haben.

Zusammenfassung Bandscheibenbedingte Erkrankungen können durch langjährige Überlastung der Wirbelsäule beim Heben und Tragen schwerer Lasten sowie in extremer Rumpfbeugehaltung entstehen. Sie sind von unspezifischen Rückenschmerzen als Folge muskulärer Über- und Fehlbeanspruchungen sowie von psychischen Fehlregulationen abzugrenzen. Der Nachweis der Bandscheibenschädigung (Diskose, Prolaps), eines zugehörigen Segmentbefundes an Muskulatur bzw. Spinalnerven sowie der Zwang zur Unterlassung verursachender Tätigkeiten sind die Voraussetzungen der BK-Anerkennung. Spondylosen sind belastungsbezogene Reaktionen der WS-Bewegungssegmente ohne eigenen Krankheitswert.

Es existieren interdisziplinäre Konsensempfehlungen zur Begutachtung der bandscheibenbedingten Berufskrankheiten der Lendenwirbelsäule.

Die Verhältnisprävention richtet sich auf die Verminderung des Hebens und Tragens schwerer Lasten, der Arbeiten in Zwangshaltungen sowie der Vermeidung schädigender Ganzkörperschwingungen. Die Individualprävention erfordert komplexe Programme, die sich gleichzeitig auf die Verbesserung der allgemeinen und muskulären Ausdauer, die Beteiligung an der ergonomischen Gestaltung der Arbeit sowie das gesamte betriebliche Umfeld richten.

Weiterführende Literatur

Bolm-Audorff U, Brandenburg S, Brüning T et al.: Medizinische Beurteilungskriterien zu bandscheibenbedingten Berufskrankheiten der Lendenwirbelsäule (Teil I/Teil II). Konsensempfehlungen zur Zusammenhangsbegutachtung der auf Anregung des HVBG eingerichteten interdisziplinären Arbeitsgruppe. Trauma und Berufskrankheiten 2005; 7: 211–252, 320–332.

Bolm-Audorff U, Bergmann A, Ditchen D et al.: Zusammenhang zwischen manueller Lastenhandhabung und Chondrose der Wirbelsäule - Ergebnisse der Deutschen Wirbelsäulenstudie. Zbl Arbeitsmed 2007; 57: 304–316.

Baader EW: Sehnenscheidenentzündungen, Meniskus- und Bandscheibenschäden als Berufskrankheiten. Neue Med Welt 1950; 40: 1297–1301.

Bundessozialgericht: Terminbericht Nr. 55/07 über die Sitzung vom 30. Oktober 2007.

Hartmann B, Gütschow S: Topographie der Rückenschmerzen und Gelenkbeschwerden bei Bauarbeitern – arbeitsmedizinische Studie. Schriftenreihe Arbeitssicherheit und Arbeitsmedizin in der Bauwirtschaft. Frankfurt am Main: Arbeitsgemeinschaft der Bau-Berufsgenossenschaften, 2000.

Hartung E, Schäfer K, Jäger M, Luttmann A, Bolm-Audorff U, Kuhn S, Paul R, Francks HP: Mainz-Dortmunder Dosismodell (MDD) zur Beurteilung der Belastung der Lendenwirbelsäule durch Heben oder Tragen schwerer Lasten oder durch Tätigkeiten in extremer Rumpfbeugehaltung bei Verdacht auf Berufskrankheit Nr. 2108. Teil 2: Vorschlag zur Beurteilung der arbeitstechnischen Voraussetzungen im Berufskrankheiten-Feststellungsverfahren. Arbeitsmed Sozialmed Umweltmed 1999; 34: 112–122.

Havelka J: Vergleich der Ergebnisse der Morbiditätsanalyse mit denen aus der arbeitsmedizinischen Tauglichkeits-Screening-Untersuchung bei ausgewählten Tätigkeiten. Z Ges Hyg 1980; 26: 181–187.

Hult L: Cervical, dorsal and lumbar spinal syndromes: a field investigation of a non-selected materia of 1200 workers in different occupations with special reference to disc degeneration and so-called muscular rheumatism. Acta Orthop Scand 1954; Suppl. 17: 102.

Jäger M, Luttmann A: Biomechanische Beurteilung der Belastung der Wirbelsäule beim Handhaben von Lasten. Med Sach 1994; 90 (5): 160–164.

Junghanns H: Die Wirbelsäule unter den Einflüssen des täglichen Lebens, der Freizeit, des Sports. Stuttgart: Hippokrates, 1986.

Luoma K, Riihimäki H, Raininko R, Luukkonen R, Lamminen A, Viikari-Juntura E: Lumbar disc degeneration in relation to occupation. Scand J Work Environ Health 1998; 24: 358–366.

Merkblatt zu der Berufskrankheit Nr. 2108 der Anlage zur Berufskrankheiten-Verordnung (BKV): Bandscheibenbedingte Erkrankungen der Lendenwirbelsäule durch langjähriges Heben oder Tragen schwerer Lasten oder durch langjährige Tätigkeiten in extremer Rumpfbeugehaltung, die zur Unterlassung aller Tätigkeiten gezwungen haben, die für die Entstehung, die Verschlimmerung oder das Wiederaufleben der Krankheit ursächlich waren oder sein können. Bek. des Bundesministeriums für Arbeit und Soziales vom 1. September 2006 – N a 4-45222-2108.

Merkblatt zu der Berufskrankheit 2110 der Anlage zur Berufskrankheiten-Verordnung (BKV): Bandscheibenbedingte Erkrankungen der Lendenwirbelsäule durch langjährige, vorwiegend vertikale Einwirkung von Ganzkörper-Schwingungen im Sitzen, die zur Unterlassung aller Tätigkeiten gezwungen haben, die für die Entstehung, die Verschlimmerung oder das Wiederaufleben der Krankheit ursächlich waren oder sein können. (BArbBl. Nr. 7/2005 S. 43)

Nachemson A: In vivo measurements of intradiscal pressure. J Bone Joint Surg Am 1964; 44A: 1077–1092.

Notbohm G, Schwarze S, Albers M: Ganzkörperschwingungen und das Risiko bandscheibenbedingter Erkrankungen. Arbeitsmed Sozialmed Umweltmed 2009; 44: 327–335.

Robert-Koch-Institut: Gesundheit in Deutschland – Gesundheitsberichterstattung des Bundes. Berlin: RKI, 2006, S. 34–36.

Schröter G: Die Berufsschäden des Stütz- und Bewegungsapparates. Leipzig: Barth, 1961.

Valentin H: Zur Einführung in die Berufskrankheiten Nrn. 2108, 2109 und 2110. In: Weber M, Valentin H (Hrsg.): Begutachtung der neuen Berufskrankheiten der Wirbelsäule. Stuttgart: Fischer, 1997, S. 1–7.

Wilke HJ, Neef P, Caimi M, Hoogland T, Claes LE: Neue intradiskale Druckmessungen bei Alltagsbelastungen. Der Unfallchirurg 1999; 271: 16–24.

7.1.11 BK 2111: Erhöhte Zahnabrasionen durch mehrjährige quarzstaubbelastende Tätigkeit

R. Scheidt-Illig und R. Schiele

Charakterisierung, Vorkommen und Gefährdung

Als „Zahnabrasion" wird der Verlust von Zahnhartsubstanzen (primär von Zahnschmelz, später auch von Dentin) durch mechanischen Abrieb an Kauflächen und Schneidekanten bezeichnet. Bei bestimmten Personengruppen, wie Beschäftigten in Granitsteinbrüchen, Steinmetzen, Steinhauern und Bergleuten wurde nach mehrjähriger Quarzstaubexposition eine erhöhte und schnell fortschreitende Abrasion an den Kauflächen der Zähne festgestellt.

Verursacht durch verstärkte Mundatmung, besonders bei körperlicher Schwerarbeit, kommt es bei Staubexposition zur Anreicherung von Partikeln unterschiedlicher Korngröße im Speichel. Die Härte der kristallinen und scharfkantigen Quarzpartikel liegt in vergleichbarer Größenordnung der Härte des Zahnschmelzes (Mohs-Skalierung 7 bis 8) und übertrifft deutlich die des Dentins.

> **!** Gefährdung durch Anreicherung von Quarzpartikeln im Speichel.

Pathogenese

Mit zunehmendem Alter wird eine physiologische Abrasion der Zahnhartsubstanz beobachtet.

Zu den wesentlichen Einflussfaktoren zählen:
- Demastikation (Abrieb durch Nahrung infolge Zerkleinerung von abrasiven Nahrungsbestandteilen),
- Attrition (Kontaktreibung beim Kauen durch direkte Berührung der Antagonisten),
- Parafunktionen (Abnutzung durch alleinigen Zahnkontakt beim Pressen und Knirschen).

Durch mehrjährige hohe Quarzstaubbelastung werden diese physiologischen Prozesse nicht nur beschleunigt, auch das Ausmaß der Abrasion ist im Vergleich zur Allgemeinbevölkerung deutlich erhöht. Neben der direkten Staubwirkung führen Schwerarbeit und Vibrationsbelastung zu einer Erhöhung der Parafunktionen und verstärken somit die Abrasion. Die scharfkantigen Quarzpartikel verursachen im Schmelz breite Spurrillen und parallel dazu Schmelzabsplitterungen. Wenn von dem Zahnabrieb nicht nur der Zahnschmelz, sondern auch das „weichere" Dentin betroffen ist, schreitet der pathologische Prozess schnell fort und eine wirksame Therapie ist nötig.

> **!** Zahnabrasion: Anfangs ist der Zahnschmelz, später auch das Dentin betroffen.

Krankheitsbild, Diagnostik, Begutachtung

Durch fortschreitende Zahnabrasion werden die Zahnhöcker abgeschliffen, die ursprüngliche Bisshöhe geht verloren, so wird der Unterkiefer nach vorn und oben verlagert. Diese Veränderungen können zu Störungen der Kaufunktion und schmerzhafter Fehlbelastung im Kiefergelenk führen.

Differenzialdiagnostisch sind anlagebedingte Veränderungen, nahrungsmittelinduzierte Abrasionen, Bruxismus („Zähneknirschen"), mangelhafte Mundhygiene hinsichtlich einer Verursachung zu prüfen.

Bei der zahnärztlichen Begutachtung ist die Dauer der staubbelastenden Tätigkeit zu erfassen und der über das physiologische Maß hinausgehende Grad der Abrasion zu ermitteln. Die berufsbedingte Abrasion ist ausschließlich an den Kauflächen, vorwiegend der Seitenzähne, aber auch der Frontzähne lokalisiert. Eine Minderung der Erwerbsfähigkeit lässt sich durch die Behandlungsbedürftigkeit der Zahnabrasion nicht begründen. Die Zahl der anerkannten Erkrankungen liegt derzeit zwischen fünf und zehn Fällen pro Jahr.

> **!** Bei der Zahnabrasion handelt es sich um eine seltene BK, die eine Therapie erfordert. Eine MdE liegt nicht vor.

Therapie und Prävention

Die Zahnabrasion erfordert zunächst eine konservierende Therapie mit dem Ziel, das Fortschreiten auf den Dentinbereich aufzuhalten sowie Bissanomalien und Parafunktionen zu verhindern. Im fortgeschrittenen Stadium kann auch eine prothetische Versorgung notwendig werden.

Zur Prävention von Zahnabrasionen durch Quarzstaubbelastung ist eine Staubminderung durch technische und persönliche Schutzmaßnahmen zu fordern. Diese kann durch Absaugung oder Nassbohren bzw. Nassschleifen sowie das Tragen von Schutzmasken erreicht werden. Die Reduzierung schwerer körperlicher Arbeit und Vibrationsbelastung trägt dazu bei, die Mundatmung zu minimieren und vermehrte Kaufunktionen (Parafunktionen) zu reduzieren.

> **!** Die Prävention besteht in der Staubminderung und dem Tragen eines Atemschutzes.

Zusammenfassung Die Belastung gegenüber quarzhaltigen Stäuben kann bei Arbeitern in Steinbrüchen, bei Steinmetzen und Bergleuten zu einem erhöhten Zahnabrieb mit Verlust der Zahnhartsubstanz an den Kauflächen führen. Körperliche Schwerarbeit und Vibrationsbelastung wirken als verstärkende Faktoren. Durch technische Prävention in Form von Staubbindungsmaßnahmen oder persönlichen Atemschutz ist das Risiko zu mindern.

Weiterführende Literatur

Hickel R: Zahnabrasion und beruflich bedingte Einflüsse bei Steinbrucharbeitern. Schriftenreihe des Hauptverbandes der gewerblichen Berufsgenossenschaften. Sankt Augustin: HVBG, 1989
Merkblatt zur BK Nr. 2111: Erhöhte Zahnabrasionen durch mehrjährige quarzstaubbelastende Tätigkeit. BArbBl 1993; 3: 58.

7.1.12 BK 2112 Gonarthrose:
Gonarthrose durch eine Tätigkeit im Knien oder vergleichbarer Kniebelastung mit einer kumulativen Einwirkungsdauer von mindestens 13 000 Stunden während des Arbeitslebens und einer Mindesteinwirkungsdauer von insgesamt einer Stunde pro Arbeitsschicht

B. Hartmann

Charakterisierung, Vorkommen und Gefährdungen

Das Bundesministerium für Wirtschaft und Arbeit hat im Jahr 2005 die wissenschaftliche Begründung Sachverständigenbeirates Berufskrankheiten für eine neue Berufskrankheit Gonarthrose veröffentlicht. Seit dem 1. Juli 2009 ist sie unter der Nummer 2112 in die Liste der Berufskrankheiten aufgenommen worden.

Gonarthrosen sind alle degenerativen Erkrankungen des zweiteiligen Kniegelenks (femorotibial und femoropatellar), die durch eine progressive Zerstörung des Gelenkknorpels unter Mitbeteiligung der Gelenkstrukturen wie Knochen, synovialer und fibröser Gelenkkapsel sowie periartikulärer Muskulatur gekennzeichnet sind. Unabhängig von beruflichen Belastungen erwirbt ein erheblicher Teil der Bevölkerung, darunter insbesondere der Frauen, im Laufe des Lebens eine Gonarthrose. Viele ältere Menschen haben radiologische oder andere bildgebende Befunde, sind aber klinisch beschwerdefrei und somit relativ gesund. Ausgeprägte Gonarthrosen werden bei mindestens 10 % der männlichen und 15 % der weiblichen Bevölkerung ab 60 Jahre radiologisch und davon zur Hälfte auch klinisch relevant festgestellt (van Saase 1989; Gesundheitsbericht-erstattung des Bundes 2007). Die Folgen dieser Erkrankung für die weitere Ausübung sind in den verschiedenen Tätigkeiten sehr unterschiedlich, weil kniebelastende Tätigkeiten zu Einschränkungen bei der Bewältigung der Arbeit führen. Das frühzeitigere Auftreten und die Verstärkung des Krankheitsgeschehens durch besondere Belastungen begründen als sog. epidemiologische Linksverschiebung die besondere Behandlung von Gonarthrosen als Berufskrankheit.

Wesentliche Kriterien der wissenschaftlichen Begründung für eine BK Gonarthrose sind eine Tätigkeit, bei der der Körper durch das Knie und die Vorderseite des Unterschenkels abgestützt wird und ein enger Beugewinkel ab 90° zwischen Ober- und Unterschenkel besteht. Wird eine solche Tätigkeit mindestens 13 000 Stunden im Arbeitsleben ausgeführt, wobei eine Stunde pro Arbeitsschicht bei beliebiger zeitlicher Verteilung über den Arbeitstag als hinreichende anrechenbare Größe zählt, so sind die arbeitstechnischen Voraussetzungen der Berufskrankheit erfüllt.

> **!** Eine berufsbedingte Gonarthrose wird durch kniebelastende Tätigkeiten ab 90° Beugewinkel und eine kumulative Einwirkungsdauer von mindestens 13 000 Stunden während des Arbeitslebens sowie einer Mindesteinwirkungsdauer von insgesamt einer Stunde pro Arbeitsschicht vermutet.

Das wichtigste morphologische Kriterium ist die in Röntgenaufnahmen sichtbare Schädigung bei einem Grad 2–4 nach Kellgren u. Lawrence (Kellgren et al. 1963). Dabei ist zu beachten, dass der tatsächliche Schaden am Gelenkknorpel im verschmälerten Gelenkspalt sowie die Lage und Ausbreitung der Schädigung im Gelenk im MRT eindeutiger zu identifizieren sind. Das MRT hat ebenso wie die invasive Diagnostik der Arthroskopie einen höheren Stellenwert als die Röntgenuntersuchung.

> **!** Klinische Kriterien der Gonarthrose sind mindestens Röntgenveränderungen (a.p.) im Stadium 2 bis 4 nach Kellgren, eingeschränkte Streckung und Beugung und chronische Kniegelenksbeschwerden.

Als Begründung der besonderen Belastung des Kniegelenks werden biomechanische Abschätzungen herangezogen, weil direkte Messungen am arbeitenden Menschen nicht existieren. Das Kniegelenk ist in seinen Funktionen und der Aufnahme der Belastungen nicht mit der einfachen Funktion eines Scharniergelenks zu beschreiben. Es existiert kein befriedigendes biomechanisches Modell für das Kniegelenk am lebenden Menschen, das die unterschiedlichen Belastungsformen im Knien, Hocken, Fersensitz und Kriechgang erklärt (Abb. 7.11). Unterschiedliche Wirkungen verschiedener Belastungsformen sind zu vermuten.

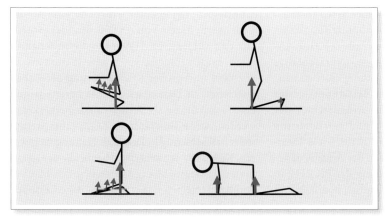

Abb. 7.11: Kräfteverteilungen beim Knien und Hocken (nach Glitsch in Hartmann et al. 2007)

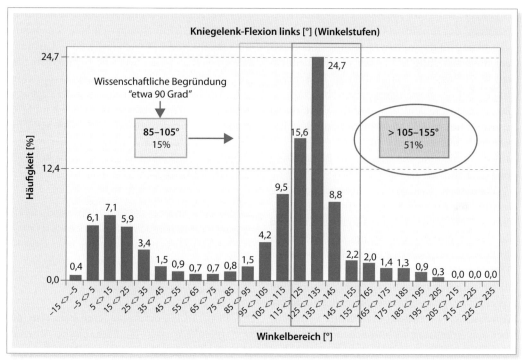

Abb. 7.12: Beispiel für die Winkelverteilung bei einer typischen Tätigkeit am Boden – Messung mit CUELA-Gerät

> ! Dauernder Druck auf den Kniegelenkknorpel gilt als wichtigste Ursache der beruflichen Schädigung. Traumafolgen und Meniskusschäden führen dagegen zu einer sekundären Gonarthrose.

Gefahrenquellen sind in besonderen Berufsgruppen zu suchen, denen eine größere Wahrscheinlichkeit der Verursachung zukommen soll. Innerhalb dieser Berufsgruppen sind bestimmte Tätigkeiten eingehender zu analysieren, ob sie eine andauernd hohe Belastung haben. Repräsentative Untersuchungen über den Umfang kniebelastender Tätigkeiten sind in dem Belastungskataster „Gonkatast" des Instituts für Arbeitsschutz der Deutschen Gesetzlichen Unfallversicherung (DGUV) verfügbar (Ditchen 2010). Viele Tätigkeiten werden abweichend von der Angabe in der wissenschaftlichen Begründung der BK 2112 in Kniegelenksbeugewinkeln deutlich oberhalb von 90° ausgeführt (Abb. 7.12).

Die Verstärkung und richtunggebende Beeinflussung der altersbedingt häufiger entstehenden Gonarthrose wird durch eine mechanische Überforderung des Gelenkknorpels in Folge lang dauernder hoher Belastungen bestimmt. Als Ursachen einer BK sind in der wissenschaftlichen Begründung Belastungen in kniender oder vergleichbarer Tätigkeit bei Arbeitsschichten zugrunde gelegt worden, in denen wenigstens eine Stunde pro Tag gekniet wird. Die Summe der Lebensarbeitszeit von 13 000 Stunden wurde aus den subjektiven Daten der Betroffenen in einer epidemiologischen Studie (Sandmark et al. 2000) und grober Klassifizierung der Zeiten abgeleitet. In Dänemark konnte bereits früher eine Gonarthrose als Berufskrankheit anerkannt werden, wenn Beschäftigte 20–25 Jahre wenigstens halbschichtig in kniender Haltung tätig waren. Kirkeskov-Jensen (2000) hat bei Bodenlegern diesen Zusammenhang wahrscheinlich machen können. Angaben einer Epidemiologen-Gruppe um Felson belegen den zeitlichen Zusammen-

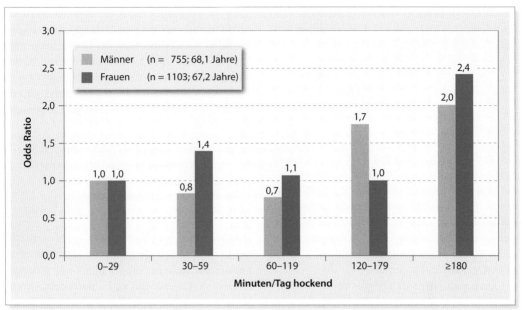

Abb. 7.13: Kniegelenksschäden (Kellgren 2–4) beim Hocken chinesischer Personen aus Peking bezogen auf ihre Gewohnheiten mit 25 Jahren (Zhang et al. 2004): signifikante Erhöhung ab 180 Minuten

hang zwischen der Haltung im Hocken und der Gonarthrose bei Bewohnern von Peking (China; Abb. 7.13). Männer und Frauen im Alter von durchschnittlich 68 bzw. 67 Jahren hatten häufiger Arthrose des medialen Tibiofemoralgelenks, wenn sie mit 25 Jahren (Zeitpunkt der Bestimmung einer langzeitigen Lebensgewohnheit) wenigstens 3 Stunden pro Tag gehockt haben (Zhang et al. 2004).

Schwierigkeiten bereitet noch immer die Ableitung der Mindestschwellen der schädigenden Belastungen. Es gilt, dass Schwellen für diese nicht etwa gleich dem noch zumutbaren Training sein können. Eine Stunde bedeutet, dass bei 220 Arbeitstagen pro Jahr nach 59 Jahren Tätigkeit mit einem Einstiegsalter in den Beruf (ca. 18 Jahre) mit 77 Jahren die Schwellendosis erreicht wäre.

Pathogenese der Entstehung einer Gonarthrose

Für die Pathogenese der Gonarthrose durch erhöhte mechanische Belastungen gilt andauernd erhöhter Druck auf den Kniegelenksknorpel ohne hinreichende Erholung als verursachend. Dabei kontaktieren der mediale und der laterale Femurkondylus mit der Gelenkfläche der Tibia. Zusätzlich kommt es zwischen Musculus quadriceps, Patella und Tibia zu einer hohen retropatellaren Druckbelastung. Traumatische Defekte des Knorpels haben als Ausgangspunkt des dauernden Knorpelschadens eine große Bedeutung.

Aufgrund der Biomechanik des Kniegelenks ist im Stehen die Hauptbelastungszone in den vorderen Anteilen vorwiegend des medialen Femurkondylus zu suchen. Dort entwickelt sich die Gonarthrose im Regelfall auch ohne besondere berufliche Belastungen und ist in der Regel stärker als lateral manifestiert. Bei fortgeschrittener Schädigung des Kniegelenks sind sowohl das mediale als auch das laterale Kompartiment betroffen.

Die mechanische Wirkung von Fehlbelastungen für die Verstärkung einer Gonarthrose ist bei Fehlstellungen der Beinachsen (Varisierung oder Valgisierung) wissenschaftlich belegt (Cicuttini et al. 2004). Als aktuelle deutschsprachige Referenzstudie kann die Argon-Studie (Klußmann 2010) gelten. Sie findet in einem Fall-Kontroll-Design (518 Fälle/570 Kontrollen) für die Adipositas z. B.

bei Männern eine OR von 4,0 (BMI 30,0–34,9) sowie von 12,6 (BMI ab 35,0). Für den durch Fußball dominierten Sport liegt die OR bei 2,6, für die Arbeit im Knien oberhalb von 12 244 Kniestunden liegt die OR bei 2,5 (alle Risiken sind signifikant). Die Studie findet in MRT-Vergleichen kein belastungstypisches Schadensbild des Gelenkknorpels.

Neben dem andauernd hohen Druck auf den Knorpel bei ungenügender Zeit zur Erholung kommen auch Zug- und Scherwirkungen mit Zerstörung der Faserstrukturen sowie Präarthrosen durch Mikrotraumen und Traumen (Sutton et al. 2001; Ding et al. 2005) in Betracht, die den Knorpel an umschriebenen Orten zerstören, wo er nicht wieder durch knorpelzellhaltigen Knorpel ersetzt werden kann.

Ein konkurrierendes Ereignis ist die Meniskopathie, weil ein Wechselverhältnis zwischen den beteiligten Knorpelstrukturen sowie den Entzündungsprozessen im Gelenkinnenraum besteht: Einerseits können Schädigungen des Meniskus bei erheblichen z. B. postoperativen Substanzverlusten langfristig zur sekundären Gonarthrose führen, andererseits werden begleitend zur Gonarthrose auch Meniskusschäden beobachtet.

Krankheitsbild, Diagnostik, Begutachtung

Die Diagnose der berufsbedingten Gonarthrose basiert wie bei jeder anderen Verursachung zunächst auf chronischen Kniegelenksbeschwerden als ein wesentlicher Ausdruck des Krankheitswerts, auf der Funktionseinschränkung und dem Nachweis der Strukturschädigung durch ein bildgebendes diagnostisches Verfahren, hier gefordert als Röntgenbild. Die Abgrenzung einer Schädigung ab Kellgren-Lawrence-Stadium 2 erweist sich praktisch als schwierig, da nur geringe Unterschiede zwischen einer „fraglichen" und einer „möglichen" Verschmälerung des Kniegelenksspalts in den Referenzbildern bestehen. Schließlich kann inzwischen als bekannt vorausgesetzt werden, dass Knorpelschäden eindeutiger mit der Magnetresonanztomografie erkannt werden und durch sie eine zuverlässigere Abgrenzung möglich wird. Aus radiologischer Sicht wird darum vorgeschlagen, bei einem Kniegelenkspalt im a.p.-Strahlengang von 4 mm (medial) bzw. 5 mm (lateral) und/ oder Osteophyten ≥ 3 mm (d. h. Knorpelschaden möglich) zur Verifizierung der Gonarthrose eine MRT-Untersuchung zu veranlassen. Erreicht der Kniegelenkspalt im a.p.-Strahlengang ≤ 3 mm (d. h. Knorpelschaden wahrscheinlich), ist zur Lokalisation eine MRT-Untersuchung angezeigt.

> **!** Die Röntgenbeurteilung nach Kellgren sollte zur Darstellung des Knorpelschadens durch das MRT ergänzt werden, wenn der Kniegelenksspalt 3 mm oder geringer ist.

Hierbei ist zu beachten, dass sowohl während der Berufstätigkeit als auch im fortgeschrittenen Lebensalter nur ein Teil der radiologisch festgestellten Veränderungen zu Funktionseinschränkungen und Schmerzen führt. Bedson (2008) fand in einem Review bei 15–76 % der Personen mit Knieschmerzen einen radiologischen Befund sowie umgekehrt bei 15–81 % mit radiologischem Befund tatsächlich Knieschmerzen.

Das Ergebnis einer Arthroskopie hat diagnostisch Vorrang vor bildgebenden Verfahren, soweit es den gesamten belasteten Bereich im Kniegelenk erfasst. Die Arthroskopie ist wegen der fehlenden Duldungspflicht einer invasiven Untersuchung keine Voraussetzung der BK-Begutachtung.

Das Krankheitsbild sollte weitgehend symmetrisch an beiden Kniegelenken auftreten, wenn die Kniebelastung überwiegend symmetrisch war. Davon ist im Regelfall bei den kniebelastenden Arbeiten am Boden auszugehen, wozu auch der ermüdungsbedingte Wechsel der Haltung zählt.

Konkurrierende Faktoren der berufsbedingten Gonarthrose sind

▶ Inkongruenzen und Instabilitäten nach Kniegelenkstraumen,
▶ Osteochondrosis dissecans,
▶ entzündliche Kniegelenkarthritiden (z. B. chronische Polyarthritis),
▶ Zustand nach Meniskektomie,
▶ Kreuzbandinsuffizienz,
▶ Kniegelenksverletzung
▶ Familienanamnese mit gehäufter Kniegelenkarthrose

Das Übergewicht als starker Einflussfaktor steht der Anerkennung einer Gonarthrose als BK nicht entgegen, da nach Coggon (2000) in allen betrachteten Gewichtsklassen Exponierte eine mindestens doppelt so hohe OR der Einwirkungsstärke von Kniebelastungen für die Gonarthrose haben sollen.

> **!** Das Übergewicht ist der wichtigste Ursachenfaktor für die Entstehung einer Gonarthrose. Sehr hohe berufliche Belastungen steigern aber auch bei Übergewichtigen das Risiko wesentlich.

Meniskusschäden und Traumafolgen führen mit hoher Wahrscheinlichkeit zur sekundären Gonarthrose und sind nicht Gegenstand dieser Berufskrankheit.

In der Begutachtung können als erste Anhaltspunkte einer Graduierung der Funktion folgende Stufen gelten (s. auch Schönberger et al. 2010):

▶ Grad 1: Beugehemmung < 120° bei ungehinderter Streckung,
▶ Grad 2: Beugehemmung < 90° bei ungehinderter Streckung,
▶ Grad 3: Beugehemmung < 30° bei Beugehemmung ab 90°.

Zur Einschätzung der MdE ist zu berücksichtigen, dass die in der Unfallbegutachtung vorwiegend auf dem mechanischen Bewegungsumfang als Grad der Funktion basierende Einschätzung nur bedingt geeignet ist, einen komplexen chronisch-degenerativen Schaden mit Schmerzen und begrenzter Dauerbelastbarkeit in den verursachenden Einwirkungen sog. kniebelastender Tätigkeiten hinsichtlich der verminderten Erwerbsfähigkeit einzuschätzen. Bei ausgeprägtem Knorpelschaden mit anhaltenden Reizerscheinungen kommt eine Erwerbsminderung auch ohne wesentliche Bewegungseinschränkung in Betracht.

Therapie und Prävention

Die konservative Therapie umfasst zunächst die Beratung über das Verhalten im Alltag, die körperliche Belastung in Beruf/Sport, Übergewicht, Be-

wegungsmangel, regelmäßige Übungen zur Beseitigung von Muskeldefiziten und in fortgeschrittenen Fällen eine Knieschule. Die medikamentöse Behandlung richtet sich auf Schmerzreduktion und Entzündungshemmung. Medikamente zum Knorpelaufbau (z. B. Glucosamine) sind wissenschaftlich umstritten und ihre Evidenz ist nicht belegt.

> **!** Die Therapie umfasst die Reduzierung von Übergewicht und Bewegungsmangel, Training zur Beseitigung von Muskeldefiziten und medikamentöse Schmerzreduktion. Endoprothesen werden erst im fortgeschrittenen Alter empfohlen.

Physikalische Therapie schließt neben der Physiotherapie und ggf. Knieschule die Mobilisierung, Muskelkräftigung, Muskeldehnung und Koordinationsschulung ein. In der operativen Therapie steht der zementierte oder zementfreie endoprothetische Gelenkersatz durch unikompartimentelle Schlittenprothesen und gekoppelten bzw. ungekoppelten bikompartimentelle Prothesen mit und ohne Retropatellarersatz, ggf. mit Patellamodellierung im Vordergrund. Die Kniegelenksendoprothese ist inzwischen die häufigste Behandlungsursache in deutschen Krankenhäusern (2008: 154 722 Fälle). Beim Gelenkersatz werden die zerstörten Gelenkanteile entfernt und ggf. unter Korrektur einer Fehlstellung durch künstliche Gelenkteile ersetzt. Dadurch werden in der Regel Schmerzbefreiung und eine Verbesserung der Funktion des Kniegelenks erreicht. Wegen des Lockerungsrisikos mit zunehmender Implantationsdauer ist die Endoprothese in erster Linie für ältere Patienten mit schwerer Gonarthrose geeignet. Nach der Implantation einer Endoprothese können in der Regel weniger kniebelastende berufliche Tätigkeiten wieder ausgeführt werden.

> **!** In der Prävention steht Beratung über das Verhalten im Alltag, die körperliche Belastung in Beruf und Sport, die Verringerung kniebelastender Tätigkeiten durch ergonomische Maßnahmen im Vordergrund.

In der Prävention steht die Vermeidung bzw. die zeitliche Verringerung kniebelastender Tätigkeiten durch ergonomische Maßnahmen am Arbeitsplatz im Vordergrund. Durch ein regelmäßiges körperliches Training kann die das Knie umgebende Muskulatur verstärkt werden, womit es auch bei bestehenden strukturellen Veränderungen zur Vermeidung oder Verminderung von Beschwerden kommt. Die dabei erreichte verbesserte Muskelkoordination ist ein wichtiger Effekt des Trainings.

Das Tragen von Knieschutz dient zwar der Verminderung von Komplikationen durch gleichzeitige Reizung der Schleimbeutel, ist aber ohne Wirkung auf die Kniegelenksbelastung zur Vermeidung einer Arthrose.

> **!** Regelmäßiges körperliches Training stärkt die das Knie umgebende Muskulatur, verbessert ihre Koordination und vermindert auch bei bestehenden strukturellen Veränderungen die Beschwerden. Das Tragen von Knieschutz ist ohne Wirkung auf die Vermeidung einer Arthrose.

Zusammenfassung Eine Berufskrankheit Gonarthrose durch kniegelenksbelastende Tätigkeiten über mindestens 13 000 Stunden im Arbeitsleben ist die Folge von Arbeiten im Knien oder Hocken bei überwiegend symmetrischer Belastung und einem Beugewinkel ab 90°.

Die berufliche Belastung wirkt additiv mit dem hohen Risiko durch Übergewicht, hohes Lebensalter, Fehlstellungen der Beinachse, Traumafolgen, anlagebedingte und andere außerberufliche Ursachen zusammen.

Das Bild der BK setzt eine im Röntgenbild nachweisbare Gelenksspaltverschmälerung (Kellgren Grad ≥ 2) oder besser im MRT bzw. durch Arthroskopie und eine klinische Funktionseinschränkung mit Schmerzen voraus.

Präventionsmaßnahmen richten sich in erster Linie auf die Reduzierung der Arbeitszeitanteile kniebelastender Tätigkeiten durch ergonomische Arbeitsgestaltung.

Training der Kraft und Koordination der Beinmuskulatur unterstützt die Prävention und die Bewältigung von Arbeiten im Knien bei einer entstehenden Gonarthrose.

Knieschutz als persönliche Schutzausrüstung vermindert das Gonarthroserisiko nicht wesentlich.

Weiterführende Literatur

Bedson J, Croft PR: The discordance between clinical and radiographic knee osteoarthritis: A systematic search and summary of the literature. BMC Musculoskeletal Disorders 2008; 9: 116

Cicuttini F, Wluka A, Hankin J, Wang Y: Longitudinal study of the relationship between knee angle and tibiofemoral cartilage volume in subjects with knee osteoarthritis. Rheumatology 2004; 43: 321–324.

Ding C, Cicuttini F, Scott F, Cooley H, Jones G: Association between age and knee structural change: a cross sectional MRI based study. Ann Rheum Dis 2005; 64: 549–555.

Ditchen D, Ellegast R, Rehme G: Gonkatast – ein Messwertkataster zu beruflichen Kniebelastungen. IFA-Report 1/2010. Sankt Augustin: Institut für Arbeitsschutz der deutschen gesetzlichen Unfallversicherung, 2010 (http://www.dguv.de/ifa/de/pub/rep/reports2009_2010/ifa0110/index.jsp).

Gesundheit in Deutschland: Gesundheitsberichterstattung des Bundes. Berlin: Robert-Koch-Institut, 2007.

Hartmann B, Seidel D, Rehme G: Fragen zur wissenschaftlichen Begründung einer Berufskrankheit Gonarthrose. Arbeitsmed Sozialmed Umweltmed 2006; 41: 218–226.

Hartmann B, Görgens HW, Grosser V et al.: Ein belastungskonformes Schadensbild der berufsbedingten Gonarthrose? Arbeitsmed Sozialmed Umweltmed 2007; 42: 64–67.

Kentner M: Berufskrankheiten Meniskopathie und Gonarthrose – Funktionelle Anatomie und Biomechanik des Kniegelenks. Gibt es ein belastungskonformes Schadensbild? Med Sach 2008; 104: 228–235.

Klussmann A Gebhardt HJ, Nübling M et al.: Fall-Kontroll-Studie zur Bewertung von beruflichen Faktoren im Zusammenhang mit Gonarthrosen – die ArGon-Studie. Projekt F 2096. Dortmund, Berlin, Dresden: Bundesanstalt für Arbeitsschuitz und Arbeitsmedizin, 2010.

Jensen LK: Knee osteoarthritis: influence of work involving heavy lifting, kneeling, climbing stairs or ladders, or kneeling/squatting combined with heavy lifting. Occup Environ Med 2008; 65: 72–89.

Leitlinien der Deutschen Gesellschaft für Orthopädie und Orthopädische Chirurgie und des Berufsverbandes der Ärzte für Orthopädie: Gonarthrose (033/004). Dt. Ges. f. Orthopädie und orthopäd. Chirurgie + BV d. Ärzte f. Orthopädie (Hrsg.) Leitlinien der Orthopädie, 2. Aufl. Köln: Dt. Ärzte-Verlag, 2002.

Merkblatt zur Berufskrankheit Nummer 2112: „Gonarthrose durch eine Tätigkeit im Knien oder vergleichbare Kniebelastung mit einer kumulativen Einwirkungsdauer während des Arbeitslebens von mindestens 13 000 Stunden und einer Mindesteinwirkungsdauer von insgesamt einer Stunde pro Schicht" Bek. des BMAS vom 30. 12. 2009 – IVa 4-45222-2112 – GMBl 5/6/2010, S. 98 ff.

Sandmark H, Hogstedt C, Vingard E: Primary Osteoarthrosis of the knee in men and women as a result of lifelong physical load from work. Scand J Work Environ Health 2000; 26: 20–25.

Schönberger A, Mehrtens G, Valentin H: Arbeitsunfall und Berufskrankheit - Rechtliche und medizinische Grundlagen für Gutachter, Sozialverwaltung, Berater und Gerichte, 8. Aufl. Berlin: Erich Schmitt, 2010.

Sun Y, Stürmer T, Günther K et al.: Inzidenz und Prävalenz der Cox- und Gonarthrose in der Allgemeinbevölkerung. Z Orthop 1997; 135: 184–192.

Sutton AJ, Muir KR, Mockett S, Fentem P: A case-control study to investigate the relation between low and moderate levels of physical activity and osteoarthritis of the knee using data collected as a part of the Allied Dunbar National Fitness Survey. Ann Rheum Dis 2001; 60: 756–764.

van Saase J, Romunde L, Cats A, Vandenbroucke J, Valkenburg H: Epidemiology of osteoarthritis: Zoetermeer survey. Comparison of radiological osteoarthritis in a Dutch population with that in 10 other Populations. Ann Rheum Dis 1989; 48: 271–280.

Vingard E, Alfredsson L, Goldie L, Hogstedt C: Occupation and Osteoarthrosis of the hip and knee, a register-based cohort study. Int J Epidemiol 1991; 20: 1025–1031.

Vingard E, Alfredsson L, Fellenius E, Hogstedt C: Disability pensions due to musculoskeletal disorders among men in heavy occupations. Scand J Med 1992; 20: 31–36.

Wissenschaftliche Begründung für die Berufskrankheit: „Gonarthrose durch eine Tätigkeit in Knien oder vergleichbarer Kniebelastung mit einer kumulativen Einwirkungsdauer während des Arbeitslebens von mindestens 13 000 Stunden und einer Mindesteinwirkungsdauer von insgesamt einer Stunde pro Schicht". Bundesarbeitsbl 2005; 10: 46–54.

Zhang Y, Hunter DJ, Nevitt MC et al.: Association of squatting with increased prevalence of radiographic tibiofemoral knee osteoarthritis: The Beijing Osteoarthritis Study. Arthr Rheum 2004; 50: 1187–1192.

7.1.13 Weitere Muskel-Skelett-Erkrankungen durch erhöhte körperliche Belastungen

B. Hartmann

Charakterisierung

Das Muskel-Skelett-System weist an allen Gelenken eine lebenslang hohe Belastungstoleranz auf und passt sich an Belastungen an. Die veränderte Lebensweise der letzten Jahrzehnte hat bei einem Teil der Bevölkerung zur vorwiegend subjektiv (Schmerzen) verminderten Toleranz gegenüber körperlichen Belastungen geführt. Erst ständige extreme Überbelastung, die die Anpassung des Muskel-Skelett Systems überfordert, kann sich dauerhaft schädigend auf seine Strukturen auswirken.

> ❗ Das Muskel-Skelett-System weist an allen Gelenken eine lebenslang hohe Belastungstoleranz auf und passt sich Belastungen an. Erst extreme Überbelastung, die diese Anpassung überfordert, kann sich dauerhaft schädigend auswirken.

Neben den in der Liste der Berufskrankheiten aufgeführten Erkrankungen weisen auch weitere vorwiegend funktionelle Störungen des Muskel-Skelett-Systems eine enge Beziehung zu Arbeits- und Erwerbsfähigkeit auf. Dafür sind 3 Gründe zu nennen:

1. Muskel-Skelett-Erkrankungen beschränken durch begleitende Schmerzen die Toleranz gegenüber körperlichen Belastungen nicht nur bei körperlich besonders belastender Arbeit, sondern auch bei Arbeiten mit Bewegungsmangel und arbeitsbedingt fixierter Körperhaltung einschließlich Büroarbeiten.
2. Mit steigendem Alter besteht ein Trend zur Minderung der körperlichen Leistungsfähigkeit, der bei gleich bleibenden Arbeitsanforderungen zu erhöhter Beanspruchung und ggf. lokalen Überforderung bestimmter Muskelgruppen führt.
3. Die überwiegend funktionellen Muskel-Skelett-Erkrankungen können durch berufliche Belastungen verstärkt werden, womit diese zur Erwerbsminderung beitragen können. Die Ursache der Erkrankungen stellen die beruflichen Belastungen überwiegend nicht dar.

Unter diesen Gesichtspunkten werden in der Öffentlichkeit Fragen nach möglichen Berufskrankheiten über die Gonarthrose hinaus an allen großen Gelenken des Menschen gestellt.

> ❗ Körperliche Belastungen, Bewegungsmangel sowie mit dem Alter steigende Beanspruchungen führen zu belastungsabhängigen Beschwerden. Im Einzelfall zeichnen sich Beziehungen zwischen Erkrankungen und beruflichen Belastungen ab.

Während sich bei der Aufklärung der Pathogenese von Sehnen- und Gelenkerkrankungen in den letzten Jahren erhebliche Fortschritte abzeichnen, besteht weiterhin ein erheblicher Mangel an epidemiologischen Studien, die den tatsächlichen Verlauf der Entwicklung kennzeichnen und die sich auf zuverlässige Angaben über die Arbeitsbelastungen gründen.

Karpaltunnelsyndrom

Das Karpaltunnelsyndrom (KTS – Leitlinie 2006) ist eine meist chronische Kompressionsneuropathie des Nervus medianus im Bereich der Handgelenke. Es ist eine multifaktoriell verursachte Erkrankung. Als häufigste Ursachen kommen anatomische Varianten im Karpaltunnel, Diabetes mellitus, rheumatische Erkrankungen, Schwangerschaft, Erkrankungen der Schilddrüse und Folgen des metabolischen Syndroms in Betracht. Frauen sind etwa doppelt so häufig wie Männer betroffen. Völlig ungeeignet für die Erklärung dieser Erkrankungen ist der Begriff des sog. RSI-Syndroms (Repetitive Strain Injury), der nur aussagt, dass monotone wiederholte Belastungen des Hand-Arm-Systems in einem jeweils für die Belastung spezifischen Bereich Beschwerden und Erkrankungen verursachen kann.

Der Ärztliche Sachverständigenbeirat – Sektion „Berufskrankheiten" hat im Jahr 2009 eine wissenschaftliche Begründung für eine Berufskrankheit veröffentlicht. Als schädigende Einwirkungen werden repetitive manuelle Tätigkeiten mit Beugung und Streckung der Hände im Handgelenk oder erhöhtem Kraftaufwand der Hände oder Hand-Arm-Schwingungen betrachtet.

> **!** Das Karpaltunnelsyndrom kann beruflich verstärkt werden, wenn monotone Lastenhandhabungen bzw. Kraftausübungen über mehrere Stunden des Tages in Kombination mit starker Handbeugung oder Überstreckung auftreten.

Die Pathogenese des KTS beruht auf einer Kompression des N. medianus im Karpaltunnel unter dem Retinaculum flexorum. Ein erhöhter Belastungsdruck im Karpaltunnel stört Durchblutung und Ernährung der Schwann'schen Nervenscheide und löst die Degeneration des Nervs aus. Folgende Ursachen werden diskutiert:

Die Folge sind ziehende Schmerzen im Handgelenk und in der Hohlhand, die besonders nachts und nach langer Finger- und Handarbeit in die Finger 1, 2 und 3 ausstrahlen.

Nächtliche Schmerzen und Gefühllosigkeit im Bereich des N. medianus (Daumen bis Mittelfinger der Streck- und Beugeseite der Hand), gleiche Beschwerden bei Haltearbeit, Schwierigkeiten beim Fein- und Spitzgriff der Finger und Atrophie der Daumenballenmuskulatur sind typische Symptome. Klinisch finden sich Schwellungen der Handgelenke.

Klinische Tests sind:

▶ Phalen-Test: Maximale Beugung des Handgelenks über 1 Minute führt zu Schmerz im Versorgungsbereich des N. medianus,

▶ Tinel-Test: Klopfen auf die Innenseite des gestreckten Handgelenks löst Schmerz im Versorgungsbereich des N. medianus aus;

▶ Einschränkung der sensiblen bzw. motorischen Nervenleitgeschwindigkeit (sensible NLG empfindlicher als motorische NLG) gilt als beweisend, dass bei angegebenen Beschwerden tatsächlich der Medianusnerv irritiert ist.

Nach Silverstein (1987) war die OR der beruflichen Einflussstärke gegenüber Arbeiten mit hoher Kraft und geringer Repetition dann signifikant, wenn sie miteinander kombiniert auftraten (erhöhte Kraft ab 6 kp länger als 4 Stunden und Wiederholungsrate von mindestens 2-mal pro Minute oder Wiederholungen mit Pausen unter 50 % der Zykluszeit, d. h. längere Belastungs- als Entlastungszeit). Viikari-Juntura und Silverstein (1997) fanden für die Handhaltung einen zusätzlichen Einfluss, wenn mindestens 45° in der Flexion bzw. Extension eingenommen wurden.

Der Geschlechtsunterschied ist erheblich: Für Frauen wird eine bis zu dreifache Häufigkeit als für Männer ermittelt. Eine einfache entlastende Operation durch Spaltung des Retinakulums heilt die Erkrankung fast völlig aus.

Epikondylopathie

Degenerative Beschwerden und Veränderungen am Sehnenansatz ohne Entzündungszellen, jedoch mit Entzündungsmediatoren im Interstitium von Sehnen der Unter- und Handarmstrecker (Epicondylus lateralis humeri) und der Unterarm- und Handbeuger (Epicondylus medialis humeri) werden bei monotonen Dauerbelastungen z. B. im Sport („Tennisellenbogen"/„Golferellenbogen") gefunden. Berufliche Einflüsse für die laterale Epikondylopathie werden bei repetitiven Hand-Arm-Bewegungen hoher Frequenz > 2 Stunden pro Tag bei gleichzeitigem Bewegen von Gewichten > 5 kg nachgewiesen, wogegen das alleinige Vorkommen eines Belastungsfaktors ohne Einfluss bleibt.

! Die aus dem Tennissport bekannte laterale Epikondylopathie kann in Einzelfällen durch hohe Kräfte in der Streckbelastung des Unterarms bei hoher Frequenz und Dauer beruflich verstärkt werden.

Für die mediale Epikondylopathie bestehen schwächere Zusammenhänge mit Belastungen. Generelle Risikofaktoren sind weibliches Geschlecht, Übergewicht und Rauchen.

Schultergelenkserkrankungen

Beschwerden am Schultergelenk sind die häufigsten arbeitsbezogenen Beschwerden an den oberen Extremitäten. Das subakromiale Schmerzsyndrom wurde bisher als „Periarthritis humeroscapularis" bezeichnet, bis sich durch Fortschritte der Diagnostik ein deutlich differenzierteres Bild ergab. Schmerzhafte Funktionsstörungen in Verbindung mit strukturellen Schäden am Schultergelenk werden vorwiegend in zwei Formen gefunden:

▶ Schäden an der Rotatorenmanschette des Schultergelenks, die durch Muskeln und Sehnen den Kopf des Humerus in der Gelenkpfanne fixiert. Besonders häufig ist ein Riss der langen Bizepssehne.
▶ Schaden durch Einklemmung und Riss von Sehnen vorwiegend der Schulterblattmus-

kulatur in Engpässen des Schultergelenks („Impingement"), wovon überwiegend der Musculus supraspinatus als Abduktor betroffen ist.

Die Schultersteife („frozen shoulder") als Bewegungseinschränkung durch Entzündung der Gelenkinnenhaut mit Verdickung und Schrumpfung der Schultergelenkkapsel entsteht überwiegend spontan und lässt sich auf keine bestimmte Ursache zurückführen. Verstärkend wirkt Ruhigstellung der Schulter.

Über den Einfluss besonderer beruflicher Belastungen auf die Entstehung von Schultergelenkserkrankungen bestehen keine gesicherten wissenschaftlichen Erkenntnisse. Hinweise auf die Wirkung besonderer Belastungen gibt es z. B. für die Rotatorenmanschette. Hinweise auf die Folgen von Arbeiten mit dem Anheben besonders schwerer Lasten über Schulterniveau, mit Zwangshaltungen bei erhobenen Armen und dem Ziehen und Schieben besonders schwerer Lasten finden sich in der epidemiologischen Literatur (Schröter 2006). Ein Bezug auf die Berufskrankheit Nr. 2101 ist wegen der fehlenden Aktualität des amtlichen Merkblatts zu dieser BK, das letztmalig 1963 überarbeitet wurde, zurzeit nicht gegeben.

! Schultergelenkserkrankungen der Rotatorenmanschette und des sog. Impingements führen bei lang dauerndem Umgang mit sehr schweren Lasten über Schulterniveau zu Beschwerden und verstärken evtl. diese Krankheitsbilder.

Hüftgelenkserkrankungen

Die Koxarthrose ist eine degenerative Erkrankung des Hüftgelenks, die zu einer progressiven Zerstörung des Gelenkknorpels unter Mitbeteiligung der Gelenkstrukturen wie Knochen, synovialer und fibröser Gelenkkapsel sowie periartikulärer Muskulatur führt. Wichtige Einflussfaktoren ihrer Entstehung sind die angeborene Hüftgelenksdysplasie und andere Erkrankungen sowie Übergewicht, Traumen und bestimmte Fehlbelastungen.

Berufliche Faktoren sind unter extremen Belastungen möglich, wobei sich das langjährige Heben sehr schwerer Lasten vorwiegend bei Männern z. B. in der Landwirtschaft als epidemiologisch evident erweist (Jensen 2008). Belastungen durch Steigen auf Leitern und Treppen oder Arbeiten im Hocken weisen dagegen nur eine schwach positive Beziehung auf. Die Schwierigkeit der Darstellung des Zusammenhanges zwischen Belastung und Erkrankung gründet sich auf die fast ausschließlich durch Befragung retrospektiv ermittelte körperliche Belastung mit einer unbekannten Recall-Bias und die Tatsache, dass viele Studien sich ausschließlich auf schwere Krankheitsfälle mit Indikation zur Endoprothesen-Operation gründen, wofür sie in einem Register gesammelt worden sind.

> **!** Hüftgelenkserkrankungen treten im fortgeschrittenen Alter auf und können wahrscheinlich durch langjähriges Heben und Tragen sehr schwerer Lasten besonders bei unebenem Grund verstärkt werden.

Weiterführende Literatur

Bernard BP (ed.): Musculoskeletal disorders and workplace factors. US-Department of Health and Human Services. Public Health Services. Centers for Disease Control and Prevention. Cincinnati: National Institute for Occupational Safety and Health, 1997.

BGIA-Report 02/2005e: Qualitätsbasierter kritischer Review der epidemiologischen Literatur: Karpaltunnelsyndrom. St. Augustin: BGIA, 2005.

Jensen LK: Hip osteoarthrosis: influence of work with heavy lifting, climbing stairs or ladders, or combining kneeling/squatting with heavy lifting. Occup Environ Med 2008; 65: 6–19.

Schröter F: Das subacromiale Schmerzsyndrom – Ist die so genannte „Periarthritis humeroscapularis" eine Berufskrankheit? Arbeitsmed Sozialmed Umweltmed 2006; 41: 26–32.

Shiri R, Heliövara M, Varonen H, Viikari-Juntura E: Hand dominance in upper extremity musculoskeletal disorders. J Rheumatol 2007; 34: 1076–1082.

Shiri R, Viikari-Juntura E, Varonen H, Heliövara M: Prevalence and determinants of lateral and medial epicondylitis: A population study. Am J Epidemiol 2006; 164: 1065–1074.

Silverstein B, Fine LJ, Armstrong TJ: Occupational factors and the carpal tunnel syndrome. Am J Ind Med 1987; 11: 343–358.

van Rijn RM, Huisstede BM, Koes BW, Burdorf A: Associations between work-related factors and specific disorders of the shoulder – a systematic review of the literature. Scand J Work Environ Health 2010; 36: 189–201.

Viikari-Juntura E, Silverstein B: Role of physical load factors in carpal tunnel syndrome. Scand J Work Environ Health 1999; 25: 163–185.

Wissenschaftliche Begründung für die Berufskrankheit: „Druckschädigung des Nervus medianus im Carpaltunnel (Carpaltunnel-Syndrom – CTS) durch repetitive manuelle Tätigkeiten mit Beugung und Streckung der Handgelenke, durch erhöhten Kraftaufwand der Hände oder durch Hand-Arm-Schwingungen". Bekanntmachung im Gemeinsamen Ministerialblatt (GMbl) 2009; 27: 573–581.

7.2 Druckluft

7.2.1 BK 2201: Erkrankungen durch Arbeit in Druckluft

R. Scheidt-Illig und R. Schiele

Charakterisierung, Vorkommen und Gefährdungen

Zu Arbeiten in Druckluft zählen:

▶ Tätigkeiten bei einem Überdruck von mehr als 10 kPa (0,1 bar) über dem normalen Luftdruck von ca. 100 kPa (1 bar) im Arbeitsbereich (Arbeitskammer) wobei der zulässige Überdruck nach der Druckluftverordnung auf 360 kPa (3,6 bar) begrenzt ist.

▶ Tätigkeiten unter Wasser, bei denen der Beschäftigte über ein Tauchgerät mit Atemluft versorgt wird. Die zulässige Tauchtiefe beträgt 50 Meter (500 kPa bzw. 5 bar Überdruck). Mit Atemgasgemischen sind Tauchtiefen von mehreren 100 Metern möglich.

Druckluftarbeiten werden z. B. beim Stollenvortrieb im Tunnelbau (Schildvortriebverfahren), bei Gründung von Brückenpfeilern unterhalb des Grundwasserspiegels oder im Wasser mithilfe von Senkkästen (Caissons) oder auch Taucherglocken bzw. Tauchanzügen ausgeführt. Bei den verschiedenen Druckphasen sind gesundheitliche Schädigungen möglich.

> **!** Gefährdende Tätigkeiten: Arbeit in Überdruck > 10 kPa über ist normal.

Pathogenese

Kompressionsphase. Zu schneller Druckanstieg beim Einschleusen führt bei mangelndem Ausgleich zwischen dem Druck in lufthaltigen Körperhöhlen und dem Umgebungsdruck zu mechanischen Schädigungen, den Barotraumen.

Mit dem Druckanstieg werden die Atemgase, insbesondere Stickstoff mit seinem hohen Fett-Wasser-Löslichkeitskoeffizienten, verstärkt in Körperflüssigkeiten und lipoidhaltigen Geweben aufgenommen. Die Aufsättigung während der Kompression und Isopression folgt einer e-Funktion, wobei sich der Lösungsvorgang mit zunehmender Sättigung verlangsamt. Der Sättigungsgrad hängt vom Druck im Arbeitsbereich bzw. der Tauchtiefe, von der Expositionszeit, dem Durchblutungsgrad und dem unterschiedlichen Bindungsvermögen der Gewebe für Stickstoff ab.

Isopressionsphase. Konstanter Überdruck (Arbeitsdruck) mit Überschreitung der physiologischen Partialdruckwerte der Atemgasanteile kann zur Atemgasintoxikation führen.

Dekompressionsphase. Bei sachgerechter Dekompression können die gelösten Gase ohne Gesundheitsgefährdung wieder eliminiert und über die Lunge abgeatmet werden. Fällt der Überdruck zu schnell ab, bilden sich Gasblasen („Selterswasserflascheneffekt") in Blut, Lymphe, Liquor, Gelenkflüssigkeit und im Gewebe. Diese können vorübergehende oder bleibende Schäden zur Folge haben und werden als Caissonkrankheit, Druckfallkrankheit bzw. Dekompressionssyndrom bezeichnet.

Krankheitsbild, Diagnostik, Begutachtung

Barotraumen manifestieren sich an Mittelohr, Innenohr, Nasennebenhöhlen, sanierten Zähnen und den Lungen. Ursache ist eine Druckausgleichsstörung z. B. bei Tubenverschluss oder Katarrhen. In Abhängigkeit von Höhe und Schnelligkeit der Druckzunahme können Trommelfellrupturen, Hämatotympanon, Riss der Gehörknöchelchenkette, Membranrupturen des ovalen und runden Fensters auftreten. Auch Einblutungen in die Nasennebenhöhlen sind möglich. Zu den Symptomen eines Barotraumas zählen Kopfschmerzen, Hörstörungen, Tinnitus, Drehschwindel, Erbrechen, Zahnschmerzen.

> **!** In der Kompressionsphase besteht die Gefahr eines Barotraumas.

Atemgasintoxikationen äußern sich als Stickstoffintoxikation mit Euphorie („Tiefenrausch"), Störungen der Gedächtnisfunktion und motorischen Koordinationsstörungen bis zu narkoseähnlichen Zuständen. Die Sauerstoffintoxikation kann zu Lungenödem, Atemnot sowie zentralen Störungen bis zu generalisiertem Krampfgeschehen führen. Die Hyperkapnie infolge Erhöhung des arteriellen CO_2-Partialdruckes kann Dyspnoe, Angst oder Apathie auslösen.

> **!** In der Isopressionsphase besteht die Gefahr einer Atemgasintoxikation.

Die Caissonkrankheit tritt meist noch während oder unmittelbar nach der Dekompression, seltener mit Latenzzeiten von Stunden oder sogar Tagen danach auf. Akut sind infolge eines pulmonalen Barotraumas eine Überdehnung der Lunge/Lungenriss, Emphysem, Pneumotorax möglich. In Abhängigkeit von Grad, Lokalisation und Größe freigesetzter Stickstoffbläschen sind unterschiedliche Symptome zu beobachten. Das Auftreten von Gasbläschen in besonders beanspruchten Gelenken führt zu Gelenk- und Muskelschmerzen, sog. „bends". Im subkutanen Fettgewebe auftretende Bläschen bewirken Hautjucken („Taucherflöhe"), örtliche Durchblutungsstörungen führen zu Hautmarmorierungen. Durch die freigesetzten Gasblasen besteht die Gefahr von Lungenembolien, Herzinfarkten, Mikroembolien im Innenohr, ZNS-Schädigungen mit Auslösung zentralnervöser Alterationen. Als

Symptome können Atembeschwerden („chokes"), Zyanose, Ohrensausen, Schwerhörigkeit, Menière-Syndrom, Tonusverlust der Muskulatur, Krämpfe oder Lähmungen (Mono- oder Paraplegie) auftreten.

> **!** In der Dekompressionsphase besteht die Gefahr einer Gasembolie („Caissonkrankheit").

Als Spätschäden infolge unsachgemäßer Dekompression wurden früher gehäuft Gelenkschäden mit deformierenden Arthrosen und Sequesterbildung bis zu aseptischen Knochennekrosen, bevorzugt an Femur und Humerus, beobachtet. Die Diagnose chronischer Gelenkveränderungen wird röntgenologisch in Zusammenhang mit der Arbeitsanamnese gestellt.

Zur Diagnosesicherung und Begutachtung von Erkrankungen unter Druckluft ist die genaue Kenntnis der zurückliegenden Expositionssituation erforderlich. Für die Beurteilung sind die Höhe des Überdrucks, die Ein- und Ausschleuszeiten sowie die Dauer und Art der Arbeit im Überdruck von Bedeutung.

Therapie und Prävention

Bei Beschwerden während der Kompressionsphase muss versucht werden, den Druckausgleich durch Schlucken oder Valsalva-Pressmanöver zu erreichen. Gelingt dies nicht, ist die Kompression abzubrechen und die Dekompression einzuleiten.

> **!** Symptome des Barotraumas erfordern Abbruch der Kompression.

Treten Beschwerden während oder nach der Dekompressionsphase auf, ist die sofortige Rekompressionsbehandlung in einer Krankendruckluftkammer erforderlich, die nach dem „Merkblatt für Behandlungen von Erkrankungen durch Arbeiten in Überdruck" (BGI 690) zu erfolgen hat.

> **!** Symptome der Caisson-Krankheit erfordern Rekompressionsbehandlung.

Der hohe Gefährdungsgrad bei Arbeiten in Druckluft verlangt strikte Einhaltung der Arbeitsschutzvorschriften, die in der Druckluftverordnung und der Unfallverhütungsvorschrift (BGV C23) „Taucherarbeiten" verankert sind. Kompression und Dekompression erfolgen nach vorgeschriebenen Werten und sind zu protokollieren. Ab einem Überdruck von 70 kPa (0,7 bar) muss auf der Baustelle eine Krankendruckluftkammer vorhanden sein und ein ermächtigter Arzt („Caissonarzt") zur Verfügung stehen.

An Druckluftarbeiter und Taucher werden hohe gesundheitliche Anforderungen gestellt. Arbeitsmedizinische Vorsorgeuntersuchungen nach dem berufsgenossenschaftlichen Grundsatz G 31 sind vorgeschrieben. Neben möglichen Tätigkeitseinschränkungen aus gesundheitlichen Gründen gibt es Beschäftigungsverbote für Personen unter 18 und über 50 Jahre sowie für werdende und stillende Mütter.

> **!** Prävention: Druckluft-VO, UVV „Taucherarbeiten", arbeitsmedizinische Vorsorge nach G 31.

Zusammenfassung Erkrankungen durch Arbeit in Druckluft können bei unsachgemäßer Kompression zu „Barotraumen" führen. Bei zu schneller Dekompression besteht durch freigesetzten Stickstoff die Gefahr von Gasembolien („Caissonkrankheit") mit unterschiedlichster Organbetroffenheit. Infolge Einhaltung der Arbeitsschutzvorschriften und Überwachung der Exponierten ist die Anzahl akuter oder chronischer beruflicher Erkrankungen aber sehr gering.

Weiterführende Literatur

BGI 690: Merkblatt für die Behandlung von Erkrankungen durch Arbeiten in Überdruck (Arbeiten in Druckluft, Taucherarbeiten). Berufsgenossenschaftliches Vorschriften- und Regelwerk. Köln: Carl Heymanns, 1996.

BGG 904: Berufsgenossenschaftliche Grundsätze für arbeitsmedizinische Vorsorgeuntersuchungen (G 31 – „Überdruck"), 3. Aufl. Stuttgart: Gentner, 2004.

BGV C 23: Unfallverhütungsvorschrift „Taucherarbeiten". Berufsgenossenschaftliches Vorschriften- und Regelwerk. Köln: Carl Heymanns, 1997.

Arbeitsmedizinische Leitlinie der Deutschen Gesellschaft für Arbeitsmedizin und Umweltmedizin e.V.: „Arbeit in Überdruck". Arbeitsmed Sozialmed Umweltmed 2006; 41: 478–479.

Plafki G, Peters P, Steffen R: Tauchtauglichkeit, Tauchunfälle und tauchbezogene Erkrankungen – eine Übersicht. Dtsch Med Wschr 2000; 125: 1301–1306.

Neubauer B, Pressel G: Erkrankung durch Arbeit unter erhöhtem Luftdruck. In: Letzel S, Nowak D (Hrsg.) Handbuch der Arbeitsmedizin. Landsberg: ecomed, 2007, S. 1–18.

Verordnung über Arbeiten in Druckluft (DruckLV) vom 04. Oktober 1972 (BGBl. I, S. 1909, letzte Änderung vom 18.12.2008, BGBl I, S. 2768.

7.3   Lärm

7.3.1   BK 2301: Lärmschwerhörigkeit

B. Griefahn

Vorkommen

Akute schalltraumatische Hörschäden sind relativ selten, während die durch chronische Einwirkungen hoher Schalldruckpegel verursachte Lärmschwerhörigkeit (BK 2301) seit Jahrzehnten diejenige Berufskrankheit ist, die am häufigsten zur Gewährung einer Entschädigungsrente führt. Nach der BK-Statistik stagniert in den letzten Jahren sowohl die Anzahl der Meldungen auf Verdacht einer Lärmschwerhörigkeit als auch die Anzahl neuer Rentenfälle auf hohem Niveau, obwohl das Gehör bei nahezu allen beruflichen Belastungen durch die Wahl geeigneter Schallschutzmittel ausreichend geschützt werden kann.

! Die BK 2301 ist die am häufigsten berentete Berufskrankheit.

Unter potenziell gehörschädigendem Schall arbeiten derzeit etwa 4 Millionen Beschäftigte. Die Gefährdung beginnt im Allgemeinen bei Tages-Lärmexpositionspegeln, $L_{EX,8h}$ (entspricht dem bisherigen Beurteilungspegel L_{Ar}) von 85 dB(A) bzw. bei Spitzenschalldruckpegeln $L_{pC,peak}$ von 137 dB(C) (obere Auslösewerte). Bei Pegeln von $L_{EX,8h}$ < 80 dB(A) bzw. $L_{pC,peak}$ < 135 dB(C) sind lärmbedingte Hörverluste auszuschließen (un-

tere Auslösewerte). Gehörschädigende Arbeitsplätze finden sich in zahlreichen Branchen, z. B. Bergbau, Metall, Bau, Steine, Erden, Holz, Textil, Leder, Druck, Papier. Akute Schäden sind insbesondere bei Geräuschen mit schnellem Anstieg auf hohe Schalldruckpegel zu befürchten, beispielsweise bei Sprengungen und beim Gebrauch von Schuss-waffen. Im Freizeitbereich sind akustisch bedingte Hörschäden bei Heimwerkern und Schützen sowie bei häufigen Diskobesuchen möglich.

! Das Risiko der Lärmschwerhörigkeit beginnt oberhalb 80 dB(A).

Grundlagen

Aus physiologischer Sicht wird das Gehör in zwei Funktionseinheiten unterteilt:

▶ den Schallleitungsapparat, bestehend aus dem äußeren Ohr und dem Mittelohr,
▶ den Schallempfindungsapparat, der das Innenohr sowie den Hörnerven und die Hörareale der Großhirnrinde umfasst.

Luftleitung. Die durch Schall verursachten Bewegungen des Trommelfells werden über die Gehörknöchelchenkette auf die im ovalen Fenster eingelassene Steigbügelfußplatte übertragen, wobei der Druck wegen der Flächenunterschiede zwischen Trommelfell und ovalem Fenster (55 : 3,5 mm^2) und der jeweils zum Trommelfell hin gerichteten längeren Hebelarme der Gehörknöchelchen um den Faktor 22 verstärkt wird. Die Eigenschwingungen der Luft im äußeren Gehörgang und im Mittelohr verstärken die Schallwellen zwischen 1 und 4 kHz im Schallleitungsapparat zudem durch Resonanz.

Die Bewegungen der Steigbügelfußplatte bewirken in der Flüssigkeit des Innenohrs Wanderwellen und damit Auslenkungen der Basilarmembran, deren Maximum bei hohen Frequenzen an der Basis, bei tiefen Frequenzen an der Spitze der Schnecke lokalisiert sind. Die Transformation der mechanischen Energie der Schallwellen in elektrische Energie erfolgt also ortsgebunden. Die Information über die Frequenz eines Geräuschs wird über verschiedene Fasern des Hörnerven, die Information über die Intensität durch die Impulsdichte weitergeleitet.

Knochenleitung. Bei der Knochenleitung wird primär der Schädel bewegt, während die Perilymphe aufgrund ihrer Trägheit nachschwingt. Verursacht durch die Relativbewegungen zwischen Knochen und Flüssigkeit, kommt es zu entsprechenden Verbiegungen der Basilarmembran. Die Auslöseschwelle zur Wahrnehmung akustischer Reize liegt bei etwa 60 dB. Der Leistungsbereich des Ohres reicht von 16 bis 20 000 Hz bzw. von 0 bis 130 dB. Die sprachliche Kommunikation beansprucht hiervon nur einen kleinen Ausschnitt von ca. 100 bis 5000 Hz bzw. von 40 bis etwa 75 dB.

Die schalltraumatischen Hörverluste werden in akute und chronische Schädigungen unterteilt (s. Abb. 7.14).

Akute Gehörschäden

Entwicklung. Akute schalltraumatische Hörverluste sind im Vergleich zu den chronischen Hörschäden relativ selten. Sie entwickeln sich innerhalb kurzer Zeiträume (einer Arbeitsschicht), teilweise sogar im Bruchteil von Sekunden infolge plötzlich einsetzender Geräusche mit schnellem Anstieg auf hohe Schalldruckpegel (Explosionstrauma, Knalltrauma, Abb. 7.14). Im Vorder-

grund steht dabei die Zerstörung der Sinneszellen. Beim Explosionstrauma ist darüber hinaus die Beteiligung des Mittelohrs möglich (Ruptur des Trommelfells, Luxation der Gehörknöchelchen).

Das akute Lärmtrauma entsteht, wenn Pegel von etwa 130–140 dB(A) einige Stunden lang einwirken. Der akustische Unfall resultiert aus einer nur wenige Stunden anhaltenden, relativ geringfügigen Belastung ab 90 dB(A), wenn gleichzeitig eine besondere Disposition in Form von Durchblutungsstörungen vorliegt (z. B. Zwangshaltung, etwa bei Arbeiten über Kopf).

Krankheitsbild. Der plötzlich einsetzende Hörverlust betrifft meist beide Ohren, kann aber auch – insbesondere beim Knalltrauma und beim akustischen Unfall – einseitig auftreten und ist teilweise reversibel. Im Audiogramm zeigen sich Hörverluste im gesamten Frequenzbereich oder im Hochtonbereich. Häufige Symptome sind Ohrgeräusche (Pfeifen, Rauschen etc.). Ursachen, Symptome und Befunde der akuten schalltraumatischen Hörverluste sind in Tabelle 7.9 zusammenfassend dargestellt.

Chronische Gehörschäden, Lärmschwerhörigkeit

Entwicklung der Lärmschwerhörigkeit. Die Lärmschwerhörigkeit ist eine irreversible, thera-

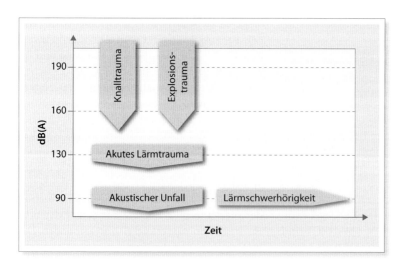

Abb. 7.14: Akustische Bedingungen für die Entwicklung schalltraumatischer Gehörschäden (Brusis 1978)

Tabelle 7.9: Schalltraumatische Erkrankungen des Ohres. Ursachen, Symptome, Befunde

Erkrankung	Lokalisation		Ursache	Symmetrie	Audiogramm	Ohrgeräusche	Prognose
	Mittel-ohr	Innen-ohr					
Akute Veränderungen							
Knalltrauma		X	> 150 dB(A)	oft einseitig	Hochtonsenke Steilabfall	meist hochfrequent	Rückbildung möglich
Explosions-trauma	X	X	Explosion		meist beidseitig	Hochtonsenke Schrägabfall pancochleärer HV*	teilweise Rückbildung/ Progredienz möglich
akustischer Unfall		X	> 90 dB(A) Durchblutungs-störung (z. B. Fehlhaltung)	oft einseitig	pancochleärer Hörverlust	Rauschen	irreversibel
akutes Lärm-trauma		X	kurzzeitig mehr als 130–160 dB(A)	ein- oder beidseitig	Hochtonsenke Schrägabfall pancochleärer HV*	Rauschen	Progredienz möglich
Chronische Veränderungen							
Lärmschwer-hörigkeit		X	Langzeitexposi-tion > 85 dB(A)	fast immer beidseitig	Hochtonsenke c_5-Senke	z. T. Rauschen	irreversibel

*HV = Hörverlust

pieresistente Innenohrschwerhörigkeit. Sie manifestiert sich nahezu ausschließlich beidseitig und steht am Ende einer meist langjährigen Entwicklung, die sich in kleinen diskreten Schritten vollzieht. Die Einwirkung von Lärm verursacht zunächst die vorübergehende Hörschwellenabwanderung (TTS = „temporary threshold shift"), die sich in einer nachfolgenden Lärmpause (< 75 dB(A)) vollständig zurückbildet. Das Ausmaß der Hörschwellenabwanderung ist – ebenso wie der zeitliche Erholungsbedarf – durch den Schalldruckpegel und durch die Impulshaltigkeit (Impulse schädigen stärker als Geräusche mit geringen Intensitätsschwankungen) sowie durch die Dauer der einwirkenden Geräusche und durch die individuelle Disposition bestimmt.

Sofern die Pausen zwischen den einzelnen Expositionen (Arbeitsschichten) zur vollständigen Erholung des Gehörs nicht mehr ausreichen, entwickelt sich allmählich eine bleibende Hörschwellenabwanderung, die Lärmschwerhörigkeit (NIPTS = „noise-induced permanent threshold

shift"). Das Ausmaß der Schädigung bzw. die Geschwindigkeit dieses Prozesses hängen ab von der Höhe des Schalldruckpegels, von der Impulshaltigkeit der einwirkenden Geräusche, von der Dauer der täglichen Exposition und der über das gesamte Erwerbsleben aufaddierten Expositionszeit sowie von einer bis heute quantitativ noch nicht fassbaren individuellen Disposition.

Hohe Schalldruckpegel bewirken durch Verengung der das Innenohr versorgenden Gefäße eine Drosselung der Sauerstoffzufuhr mit daraus resultierender Reduktion des Stoffwechsels im kortischen Organ. Es kommt zur zeitlich begrenzten anaeroben Glykolyse mit geringem Wirkungsgrad. Die Folge ist eine Ermüdung der Sinneszellen mit entsprechender Anhebung der Reizschwelle. Das bei der anaeroben Glykolyse anfallende Laktat wird in der nachfolgenden Lärmpause abgebaut. Ist die Pause für eine vollständige Regeneration des Gehörs zu kurz und wird die Schallbelastung am Arbeitsplatz regelmäßig über lange Zeiträume wiederholt, so steigt die Säurekonzentration allmählich an. Die Zellkerne quellen auf und die Sinneszellen, später auch die Stützzellen gehen zugrunde. Von diesem Prozess sind zunächst nur die äußeren Haarzellen betroffen. Die inneren Haarzellen bleiben meist erhalten oder gehen erst spät zugrunde.

Oberhalb von 130–140 dB(A) kommt es zur mechanischen Zerstörung der Zellmembranen und damit zum Untergang der gesamten Zelle.

> **!** Die Lärmschwerhörigkeit ist eine irreversible Innenohrschwerhörigkeit.

Krankheitsbild. Die sprachliche Kommunikation ist gesichert, solange das untere Viertel der Sprachfrequenzen wahrgenommen wird. Wird dieser Bereich durch Umweltgeräusche überlagert, so wird die Verständigung durch die höheren Sprachfrequenzen erleichtert. Dies ist beim Hochtonverlust nicht mehr möglich. Die Kommunikation ist dann – sobald akustische Störungen aus der Umwelt hinzukommen – stark beeinträchtigt.

Der Beginn der Lärmschwerhörigkeit, die durch eine isolierte Anhebung der Hörschwelle im Bereich von 3 bis 6 kHz charakterisiert ist (Abb. 7.15), wird subjektiv zunächst kaum bemerkt. Im weiteren Verlauf dehnt sich die Hochtonsenke insbesondere zu den höheren Frequenzen hin aus. Die hohen Frequenzen sind nun nur noch eingeschränkt zu verwerten, so dass eine stimmhafte konsonantenreiche Sprache verwaschen wahrgenommen wird, wobei vor allem die Konsonanten s und f betroffen sind. Um der sprachlichen Kommunikation folgen zu können, ist der Lärmschwerhörige jetzt auf die tiefen Frequenzen angewiesen. Gerade diese werden aber von Umweltgeräuschen überlagert.

Darüber hinaus reagiert das Gehör nach dem Ausfall der äußeren Haarzellen wesentlich stärker auf Schallpegeländerungen (Recruitment), wodurch die in jeder normalen Sprache vorkommenden Pegelschwankungen wesentlich stärker empfunden werden. Da die energiereichen Vokale jetzt dominieren, ist die für die Sprachverständlichkeit besonders wichtige Konsonantenerkennung zweifach, sowohl durch den Hochtonverlust als auch durch das Recruitment beeinträchtigt.

Charakteristische Merkmale der Lärmschwerhörigkeit sind daher das erschwerte Verstehen sprachlicher Mitteilungen bei der Arbeit, bei Ge-

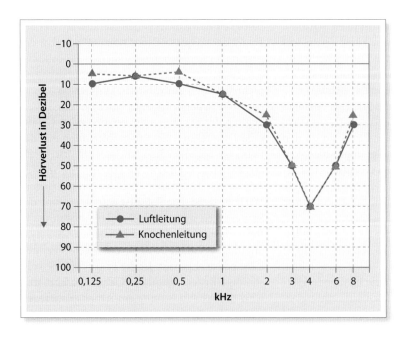

Abb. 7.15: Audiogramm einer Lärmschwerhörigkeit, c_5-Senke

sprächen, an denen mehrere Gesprächspartner beteiligt sind, wie etwa auf Partys sowie die große Differenz in der Verständlichkeit von Flüster- und Umgangssprache. Die relativ hochfrequente Flüstersprache (1–4 kHz) wird kaum, die eher tieffrequente Umgangssprache (0,5–2 kHz) anfangs noch gut wahrgenommen. Im Zwiegespräch erweckt der Lärmschwerhörige den Eindruck, normal zu hören. Ab wann die Beeinträchtigung zur echten Behinderung wird, hängt weitgehend von der Fähigkeit des Betroffenen zur Konzentration und zur Beobachtung des Gesprächspartners ab (Ablesen vom Mund).

Zu den mittelbaren (möglichen) Folgen der Lärmschwerhörigkeit zählt darüber hinaus die Gefährdung der Arbeitssicherheit, weil Warnrufe, Warngeräusche (Heißlaufen von Maschinen) und Warnsignale nicht mehr wahrgenommen werden.

! Charakteristisch ist ein positives Recruitment.

Audiometrische Befunde, Diagnose. Die Lärmschwerhörigkeit beginnt typischerweise mit einer Anhebung der Hörschwelle im Frequenzbereich von 3–6 kHz, die sich im Audiogramm als sog. c_5-Senke darstellt (s. Abb. 7.15). Dieser Hochtonverlust hat verschiedene Ursachen:

▶ Im Bereich der größten physiologischen Hörempfindlichkeit ist die Auslenkung der Basilarmembran am stärksten.

▶ Die Wirksamkeit der Mittelohrmuskeln nimmt oberhalb von 3 kHz ab.

▶ In einigen industriellen Bereichen, vor allem in der Stahlindustrie liegen die Intensitätsmaxima vieler Geräusche in diesem Bereich.

! Charakteristisch ist anfangs die c_5-Senke.

Im weiteren Verlauf weitet sich die c_5-Senke zu den höheren und tieferen Frequenzen hin aus. Je weiter sich der Hörverlust auf die tiefen Frequenzen ausdehnt, desto stärker ist das soziale Gehör beeinträchtigt (Sprachverständlichkeit). Eine völlige Ertaubung allein durch Schall ist nicht möglich. Da die Lärmschwerhörigkeit auf einem Innenohr-

schaden beruht, zeigen Luft- und Knochenleitung einen gleich starken Abfall des Tonaudiogramms (Abb. 7.15). Ein stärkerer Abfall der Luftleitung indiziert einen zusätzlichen Mittelohrschaden.

Zur Tonaudiometrie gehören Stimmgabelprüfungen (1000 Hz). Beim Weber-Test wird die Stimmgabel auf die Mitte der Stirn gesetzt. Die Lateralisation in das besser hörende Ohr entspricht einer Schallempfindungsstörung (SES) des anderen Ohres, die Lateralisation in das schlechter hörende Ohr einer Schallleitungsschwerhörigkeit (SLS) des betreffenden Ohres. Beim Rinne-Test wird die Stimmgabel vor das Ohr gehalten und sobald sie nicht mehr gehört wird auf den Warzenfortsatz gesetzt. Wird der Ton wieder gehört, so liegt eine SLS vor. Wird die Stimmgabel erst auf den Warzenfortsatz gesetzt und nach dem Abklingen vor das Ohr gehalten und wieder gehört, dann ist das Gehör normal oder es liegt eine SES vor.

Wie bei den meisten cochleären Schwerhörigkeiten fallen auch bei der Lärmschwerhörigkeit zunächst die äußeren Haarzellen aus. Die inneren Haarzellen reagieren erst auf Schalldruckpegel von etwa 60 dB. Während mit intakten äußeren Haarzellen Pegeländerungen erst ab 1–4 dB erkannt werden, liegt die Unterschiedsschwelle der inneren Haarzellen bei weniger als 1 dB. Der Nachweis dieses als Recruitment bezeichneten Phänomens ist für die Diagnose der Lärmschwerhörigkeit unerlässlich (SISI-Test). Wegen dieses Phänomens nehmen Lärmschwerhörige Geräusche geringer Intensität zwar nur eingeschränkt wahr, empfinden hohe Intensitäten aber ebenso laut wie Hörgesunde. Die Unbehaglichkeitsschwelle entspricht der hörgesunder Personen, so dass die Dynamikbreite, d. h. die Spanne zwischen Hörschwelle und Unbehaglichkeitsempfinden, deutlich kleiner als bei Normalhörenden ist.

Wenn – in sehr seltenen Fällen – eine einseitige Lärmschwerhörigkeit vorliegt, kann der Fowler-Test durchgeführt werden. Eine Früherkennung ist mit Hilfe otoakustischer Emissionen möglich.

Die Sprachverständlichkeit ist deutlich herabgesetzt, sobald der Hörverlust bei der Frequenz 3000 Hz mehr als 40 dB beträgt. Wenn er bei

2000 Hz 40 dB überschreitet, dann ist etwa die Hälfte des Sprachfrequenzbereichs von der Wahrnehmung ausgeschlossen und das soziale Gehör erheblich beeinträchtigt. Eine ärztliche Anzeige wegen des Verdachts auf berufliche Lärmschwerhörigkeit sollte erstattet werden, wenn der Hörverlust im Tonaudiogramm auf dem besser hörenden Ohr mehr als 40 dB bei 3 kHz erreicht. Starre Regeln sollten bei der Erstattung einer BK-Anzeige jedoch nicht angewandt werden. Die Entscheidung über eine Anzeige ist vielmehr individuell zu treffen, wobei verschiedene Gesichtspunkte wie z. B. das Alter des Versicherten zu berücksichtigen sind.

Die Begutachtung der Lärmschwerhörigkeit orientiert sich am Königsteiner Merkblatt. Grundlage für die Abschätzung der MdE ist die Beeinträchtigung des sozialen Gehörs, d. h. der aus der Sprachaudiometrie bestimmte prozentuale Hörverlust (Sprachverständlichkeit für zweistellige und mehrsilbige Zahlen, Diskriminanz einsilbiger Wörter). Hinzu kommen die Hörweitenprüfung und die Impedanzmessung zum Ausschluss einer Mittelohrbeteiligung.

> **!**
> Entscheidend ist die Beeinträchtigung des sozialen Gehörs.

Auf Befragen gibt jeder 4. Lärmschwerhörige einen Tinnitus an, der bei ca. 8 % der Betroffenen so stark belästigt, dass die MdE um 5–10 % erhöht wird.

Differenzialdiagnostisch ist die Lärmschwerhörigkeit gegenüber weiteren Innenohrschwerhörigkeiten abzugrenzen (Morbus Menière, Otosklerose nach Stapesplastik, Felsenbeinfraktur, Infektionskrankheiten, Erkrankungen, die Stoffwechselstörungen der Haarzellen verursachen (wie z. B. chronische Halswirbelsäulenerkrankung, Stoffwechselerkrankungen, Zerebralsklerose, Durchblutungsstörungen). Auch chemische Substanzen, verschiedene Medikamente, insbesondere Aminoglykosid-Antibiotika (z. B. Gentamycin, Neomycin, Streptomycin), Schleifendiuretika (z. B. Furosemid), Zytostatika (z. B. Cisplatin), Salizylate (z. B. Aspirin) und Chinin, sowie Gefahrstoffe mit ototoxischen Wirkungen,

sind ggf. als additive Wirkungen zu beachten. Insbesondere organische Lösemittel aus der Reihe der aromatischen Kohlenwasserstoffe, wie Toluol, Xylole und Styrol (BK-Nr. 1303), und der Halogenkohlenwasserstoffe, wie Trichlorethylen (BK-Nr. 1302), und Schwefelkohlenstoff (BK 1305), Erstickungsgase wie Kohlenmonoxid (BK-Nr. 1201) sowie Metalle und Metalloide, wie Blei (BK 1101), Quecksilber (BK-Nr. 1102), Cadmium (BK 1104) und Arsen (BK 1108) stehen im Verdacht, ototoxisch zu wirken. Bisher existieren jedoch nur wenige Studien, die Kombinationswirkungen von Lärm und Arbeitsstoffen unter Bedingungen der beruflichen Exposition Menschen auf das Innenohr nachgewiesen haben.

Häufigkeit und Risiko. Die Abschätzung des Risikos einer Lärmschwerhörigkeit ist nur auf kollektiver Basis, nicht aber für das einzelne Individuum möglich. Das kollektive Risiko lässt sich nach ISO 1999 schätzen. Die Kurven in Abb. 7.16 zeigen die Beziehungen zwischen dem Lebensalter, der Höhe der Schallbelastung (äquivalenter Dauerschallpegel) und der Gesamtdauer der Exposition. Die Kurven basieren auf einem mathematischen Modell, mit dem sich der Hörverlust unter Berücksichtigung der Expositionsdauer in Jahren, des Lebensalters in Jahren und des Geschlechts schätzen lässt, wenn die Beurteilungspegel zwischen 75 und 100 dB(A) und die Expositionszeiten bis zu 40 Jahre betragen. Neben der lärmbedingten bleibenden Schwerhörigkeit wird auch der altersbegleitende Hörverlust mit einbezogen.

Prävention. Wegen der großen Anzahl gefährdeter Arbeitnehmer hat der Gesetzgeber die Berufsgenossenschaften als Träger der gesetzlichen Unfallversicherungen verpflichtet, umfangreiche Vorschriften über die arbeitsmedizinische Vorsorge zu erlassen.

Die wichtigsten Rechtsgrundlagen des Arbeitsschutzes sind die allgemein auf gefährdende Einwirkungen und Tätigkeiten ausgerichtete Unfallverhütungsvorschrift (UVV), Arbeitsmedizinische Vorsorge (BGV A4) sowie die speziell für den Schutz lärmexponierter Beschäftigter entwickelte UVV Lärm (BGV B3).

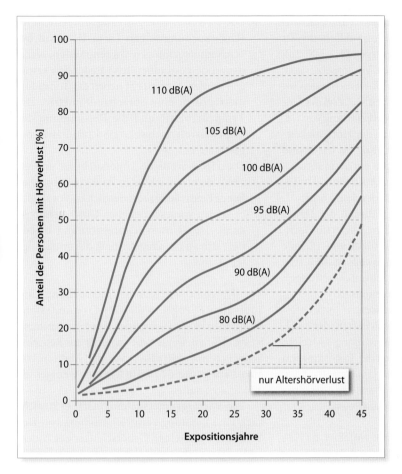

Abb. 7.16: Entwicklung der Lärmschwerhörigkeit in Abhängigkeit von Arbeitsjahren und äquivalentem Dauerschallpegel bei täglich 8-stündiger Arbeitsschicht.

Unfallverhütungsvorschrift Lärm (BGV B3). Die UVV Lärm verpflichtet den Unternehmer,

▶ die Beschäftigten zu informieren und über die Gefahren durch Lärm zu unterweisen, wenn die unteren Auslösewerte erreicht bzw. überschritten sind ($L_{EX,8h} \geq 80$ dB(A) bzw. $L_{pC,peak} \geq 135$ dB(C)),

▶ geeignete Gehörschutzmittel bereitzustellen und den Beschäftigten arbeitsmedizinische Vorsorgeuntersuchungen anzubieten, wenn die unteren Auslösewerte überschritten sind ($L_{EX,8h} > 80$ dB(A) bzw. $L_{pC,peak} > 135$ dB(C)),

▶ Lärmbereiche zu kennzeichnen, den Zugang zu beschränken und regelmäßig Vorsorgeuntersuchungen zu veranlassen, wenn die oberen Auslösewerte erreicht bzw. überschritten sind ($L_{EX,8h} \geq 85$ dB(A) bzw. $L_{pC,peak} \geq 137$ dB(C)),

▶ Lärmminderungsprogramme zu entwickeln und durchzuführen, wenn die oberen Auslösewerte überschritten sind ($L_{EX,8h} > 85$ dB(A) bzw. $L_{pC,peak} > 137$ dB(C)).

Der Arbeitnehmer ist verpflichtet, den persönlichen Schallschutz zu tragen, wenn die oberen Auslösewerte erreicht bzw. überschritten sind ($L_{EX,8h} \geq 85$ dB(A) bzw. $L_{pC,peak} \geq 137$ dB(C)).

Vorsorgeuntersuchung nach G 20. Die Vorsorgeuntersuchung nach G 20 ist die häufigste arbeitsmedizinische Vorsorgeuntersuchung. Beschäftigte, die in potenziell gehörgefährdendem Lärm arbeiten, sind regelmäßig nach dem Berufsgenossenschaftlichen Grundsatz G 20 zu untersuchen.

Hinweise für die Auswahl des zu untersuchenden Personenkreises geben die Auswahlkriterien für die arbeitsmedizinische Vorsorge (ZH1/600-20). Der G 20 gibt die apparativen Voraussetzungen, die Art und den Umfang der Untersuchungen sowie Kriterien der Beurteilungen vor. Ziel der Untersuchungen ist die frühzeitige Erfassung von Gehörschäden und die Erhaltung der Hörfähigkeit.

Im Verlauf der Beschäftigung im Lärm sind die folgenden Untersuchungen durchzuführen:

▶ die Erstuntersuchung vor Aufnahme der Tätigkeit in potenziell gefährdendem Lärm,

▶ die Nachuntersuchung während der Dauer der Beschäftigung im Lärm. Die erste Nachuntersuchung soll vor Ablauf von 12, alle weiteren vor Ablauf von jeweils 36 Monaten erfolgen. Vorzeitige Nachuntersuchungen werden im Einzelfall vorgenommen

  ▪ nach ärztlichem Ermessen,

  ▪ auf Wunsch eines Versicherten, der einen ursächlichen Zusammenhang zwischen seinem Hörverlust und der Exposition am Arbeitsplatz vermutet,

  ▪ wenn infolge einer Erkrankung oder eines Unfalls Hörstörungen auftreten.

Nachgehende Untersuchungen entfallen, da eine Progression der Lärmschäden nach Beendigung der Exposition nicht zu erwarten ist. In der zeitlichen Abfolge der Einzeluntersuchung sind zu unterscheiden:

▶ Der Siebtest (Untersuchungsbogen Lärm I) steht am Anfang der Untersuchungen. Dabei werden eine Kurzanamnese, eine Inspektion des äußeren Ohrs und ein Tonaudiogramm in Luftleitung vorgenommen. Der Siebtest kann von besonders ausgebildetem arbeitsmedizinischem Fachpersonal durchgeführt werden.

▶ Die Ergänzungsuntersuchung (Untersuchungsbogen Lärm II) wird bei auffälligen Befunden im Siebtest notwendig. Sie umfasst eine ärztliche Anamnese, eine Otoskopie, eine Tonaudiometrie in Luft- und Knochenleitung sowie einen SISI-Test. Sie ist vom ermächtigten Arzt vorzunehmen, der wesentliche Abschnitte an das arbeitsmedizinische Fachpersonal delegieren kann.

▶ Die Erweiterte Ergänzungsuntersuchung (Untersuchungsbogen Lärm III) wird bei Nachuntersuchungen vorgenommen, wenn dauernde gesundheitliche Bedenken erwogen werden. Sie umfasst neben der Tonaudiometrie auch eine Sprachaudiometrie. Die Tympanometrie und die Bestimmung der Stapediusreflexschwelle sind fakultativ vorgesehen.

▶ Die HNO-ärztliche Untersuchung erfolgt, wenn dem ermächtigten Arzt eine abschließende Beurteilung nicht möglich ist. Für sie gibt es keinen vorgeschriebenen Untersuchungsgang. Der Untersuchungsumfang orientiert sich an der Fragestellung des ermächtigten Arztes.

Vor der audiometrischen Untersuchung sind äquivalente Pegel > 80 dB(A) mindestens 14 Stunden lang zu vermeiden. Die Untersuchung ist abzulehnen, wenn Arbeitnehmer aus Betriebsbereichen mit > 90 dB(A) vor der Audiometrie eine Lärmpause (< 75 dB(A)) von weniger als 30 Minuten hatten.

Die Vorsorgeuntersuchung nach G 20 sieht auch eine Beratung zum Gehörschutz vor. Der Versicherte hat seinen Gehörschützer zur Untersuchung mitzubringen. Entsprechende Informationen enthält das Merkblatt Ärztliche Beratung zur Anwendung von Gehörschützern (BGI 823: Persönlicher Schallschutz).

Gehörschutzmittel haben die Aufgabe, den Schallfluss so weit zu behindern, dass selbst nach jahrelanger Exposition keine Dauerschäden auftreten. Ein Schallschutz ist geeignet, wenn er den auf das Trommelfell auftreffenden Pegel auf weniger als 80 dB(A) senkt. Um das Erkennen wesentlicher akustischer Signale zu gewährleisten (Sprache, Warnrufe, Warnsignale), ist eine Überprotektion zu vermeiden.

Abbildung 7.17 veranschaulicht die generelle Wirkung von Gehörschutzmitteln, die im Bereich der tiefen Frequenzen geringer ist als bei hohen (Tiefpasswirkung). Die quantitativen Unterschiede zwischen den einzelnen Gehörschutzmitteln resultieren aus der Art des Gehörschutzes und aus den verwendeten Materialien.

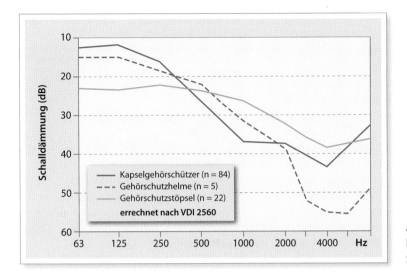

Abb. 7.17: Dämmwirkung verschiedener Schallschutzmittel

Im Bereich tiefer Frequenzen sind Gehörschutzstöpsel den Kapselgehörschützern überlegen. Letztere dämmen aber die mittleren und höheren Frequenzen besser. Hohe Frequenzen werden am stärksten durch Gehörschutzhelme gedämmt. Die Kombination von Kapselgehörschützern oder Gehörschutzhelmen mit Stöpseln verbessert die Dämmwirkung. Den positiven Eigenschaften stehen einige Nachteile gegenüber, die jedoch nur in Ausnahmefällen das Weglassen der Gehörschützer begründen. Hierzu gehört das beeinträchtigte Richtungshören, das z. B. im Straßenverkehr oder bei Arbeiten unter schwebenden Lasten zu erhöhter Gefährdung führen kann.

Die unterschiedliche Dämmung der verschiedenen Frequenzen verändert das Frequenzspektrum der auf das Trommelfell auftreffenden Geräusche und erschwert so das Erkennen wichtiger akustischer Signale. Wegen der Tiefpasswirkung bleibt die Sprachverständlichkeit aber meist erhalten. Sie wird bei Gehörschutzstöpseln durch Bohrungen verbessert. In Kapseln und Helme lassen sich Hör-/Spracheinrichtungen einbauen.

Bei der Auswahl persönlicher Schallschutzmittel sind die akustische Situation am Arbeitsplatz, die Dämmwirkung der einzelnen Gehörschützer und die individuellen Merkmale der Betroffenen zu berücksichtigen.

Gehörschutzstöpsel, bei denen fertig geformte und vor Gebrauch zu formende Stöpsel zu unterscheiden sind, sind zu empfehlen

▶ für Arbeitsplätze mit andauernder Lärmeinwirkung,
▶ bei zu starkem Schwitzen unter Kapselgehörschützern,
▶ bei gleichzeitigem Tragen von Brille oder Schutzbrille,
▶ bei gleichzeitigem Tragen anderer Schutzeinrichtungen am Kopf (Helm, Atemschutz).

Kapselgehörschützer sind immer dann zu empfehlen,

▶ wenn häufiges Auf- und Absetzen des Gehörschutzes erforderlich ist,
▶ wenn Gehörschutzstöpsel aufgrund zu enger Gehörgänge oder der Neigung zu Gehörgangsentzündungen nicht infrage kommen,
▶ wenn extrem hohe Schallpegel mit hochfrequenten Geräuschen einwirken.

Zusammenfassung Die Lärmschwerhörigkeit ist eine irreversible, therapieresistente Innenohrschwerhörigkeit. Ursächlich hierfür sind Einwirkungen von Tages-Lärmexpositionspegeln, $L_{EX,8h} \geq 85$ dB(A) bzw. Spitzenschalldruckpegeln $L_{pC,peak} \geq 137$ dB(C) über längere Zeit. Das Frühstadium des Krankheitsbildes ist durch eine isolierte Anhebung der Hörschwelle im Bereich von 3–6 kHz (c_5-Senke) charakterisiert.

Im weiteren Verlauf betrifft die Anhebung der Hörschwelle auch die tiefen Frequenzen, die zu einer Einschränkung der sprachlichen Kommunikation („soziales Gehör") führen. Für die Diagnosefindung sind Arbeitsanamnese, klinischer Befund und insbesondere die audiometrische Diagnostik (Weber-, Rinne-, SISI-, Fowler-Test) relevant. Die Begutachtung der Lärmschwerhörigkeit orientiert sich am „Königsteiner Merkblatt", Grundlage für die Abschätzung der Minderung der Erwerbsfähigkeit ist die Beeinträchtigung des sozialen Gehörs, die mittels Sprachaudiometrie bestimmt wird. Die Lärmschwerhörigkeit gehört mit zu den häufigsten Berufskrankheiten in Deutschland. Im Rahmen der Prävention sind, in Abhängigkeit von der Lärmexposition, arbeitsmedizinische Vorsorgeuntersuchungen nach dem Grundsatz G 20 regelmäßig durchzuführen. Differenzialdiagnostisch bzw. in Kombination mit Lärm sind als berufliche Ursachen u. a. auch ototoxisch wirkende Medikamente und Arbeitsstoffe zu berücksichtigen.

Weiterführende Literatur

Baldus S, Jürgens WW, Niemeyer W, Plath P: Empfehlungen für die Erstattung einer ärztlichen Anzeige bei Verdacht auf berufliche Lärmschwerhörigkeit. Arbeitsmed Sozialmed Umweltmed 1999; 34: 72–76.

Berufsgenossenschaft Metall Nord Süd: www.bg-laerm.de

BG Regel: „Einsatz von Gehörschützern" (BGR 194). www.hvbg.de/bgvr

BGZ-Fachveranstaltung: „Ototoxizität – eine neue Herausforderung bei der Prävention von Gehörschäden?" am 04./05. Juli 2006 in der BGA Hennef. www.hvbg.de/d/bgz/bgz_info/veranst/archiv_vera2006/ototox/index.html

DIN 45645-2: Ermittlung von Beurteilungspegeln aus Messungen – Teil 2: Geräuschimmissionen am Arbeitsplatz. Berlin: Beuth, 1997.

Fuente A, McPherson B: Organic solvents and hearing loss: The challenge for audiology. Int J Audiol 2006; 45: 367–381.

Henderson D, Prasher D, Kopke R, Salvi R, Hamernik R: Noise induced hearing loss: basic mechanisms, prevention and control. London: Noise Research Network Publications, 2001.

Jahn, A. F., Santos-Sacchi, J. (eds), 1988: Physiology of the Ear. New York: Raven Press

Lärm- und Vibrations-Arbeitsschutzverordnung: (Lärm-VibrationsArbSchV) vom 06. März 2007. BGBl. I, 2007.

Maue JH, Hoffmann H, von Lüpke A: 0 Dezibel + 0 Dezibel = 3 Dezibel. Berlin: Erich Schmidt, 1999.

Plath P: Lärmschäden des Gehörs und ihre Begutachtung Schriftenreihe für den HNO-Arzt. Hannover: Schlütersche Verlagsanstalt, 1991.

VDI 2058 Blatt 2: Beurteilung von Lärm hinsichtlich Gehörgefährdung. Berlin: Beuth, 1988.

Zenner HP, Struwe V, Schuschke G, Spreng M, Stange G et al.: Gehörschäden durch Freizeitlärm. HNO 1999; 47: 236–248.

7.4 Strahlen

7.4.1 BK 2401: Grauer Star durch Wärmestrahlung

R. Scheidt-Illig und R. Schiele

Charakterisierung, Vorkommen und Gefährdungen

Der berufsbedingte graue Star (Katarakt) wird vorzugsweise durch Infrarotstrahlung (IR – 780 nm bis 1 mm) verursacht. Wesentlich für die Schädigung der Augenlinse ist der kurzwellige IR-A-Bereich von 780–1400 nm. Die Wärmestrahlung transmittiert die Hornhaut und wird in der Linse absorbiert. Derartige elektromagnetische Strahlung wird durch hellrot-, gelb- und weißglühendes Material emittiert. Der graue Star ist gehäuft beim Umgang mit Glasschmelzen, seltener bei glühenden Schmelzen in der Metallurgie zu beobachten. Zu exponierten Berufsgruppen gehören Hochofenarbeiter, Gießer, Schmelzer, Heizer, Schweißer. Die Erkrankung wird auch als „Wärmestar", „Infrarotstar", „Feuerstar", „Glasmacherstar" bezeichnet.

Die industrielle Anwendung von Infrarotstrahlen z. B. bei Trocknungs- und Härteprozessen für Lacke und Kunststoffe beinhaltet aufgrund nur gering freigesetzter Strahlungsintensität in der Regel kein Schädigungsrisiko für die Augenlinse.

Über die Infrarotstrahlung hinaus sind weitere infolge Energieabsorption schädigende Einwirkungen auf die Linse zu nennen. Hierzu zählen Arbeitsplätze mit künstlich erzeugter UV-Strahlung wie Anlagen zur Keimminderung, Trocknung und Härtung, die Mikrochipfertigung oder auch das Elektroschweißen und Anwendung in der Medizin. Als maßgeblich sind die UV-Strahlen des energiereichen UV-B-Spektrums der Wellenlängenbereiche von 280–315 nm anzusehen, die in der Linse absorbiert werden.

Strahlenart	Eindringvermögen in das Auge bis
UV-C und UV-B (teilweise)	Hornhaut/Bindehaut
UV-B (teilweise) und UV-A	Augenlinse
Sichtbare Strahlung	Netzhaut
IR-A (teilweise)	Netzhaut, Glaskörper
IR-A (teilweise)	Augenlinse
IR-B und IR-C	Hornhaut/Bindehaut

Quelle: BIA, Sankt Augustin, 07/2002

Während die Kataraktgefährdung des Auges durch Infrarotstrahlung seit langem bekannt ist, zeigen aktuelle Untersuchungen bei der Glasbearbeitung mit Gasbrennern für die Beschäftigten eine zusätzliche, teilweise grenzwertüberschreitende Exposition gegenüber UV-B- und UV-C-Strahlung.

> ! Inkohärente optische Strahlung (1 mm bis 100 nm): Infrarotstrahlung (1 mm bis 780 nm), sichtbares Licht (780–380 nm), UV-Strahlung 380–100 nm).

Kohärente elektromagnetische Strahler im Wellenlängenbereich von 200 nm bis 1 mm finden als Laser eine breite Anwendung z. B. in der Materialbearbeitung (Bohren, Schneiden, Schweißen), Nachrichtentechnik, Entfernungsmessung, Medizin und Forschung. Bei unsachgemäßem Umgang können Laserstrahlen, wie die Strahlung aus dem Bereich der inkohärenten optischen Strahlung, thermische Schädigungen am Auge hervorrufen. Wegen hoher Leistungsdichten bei der Laseranwendung kann in Abhängigkeit von der Wellenlänge ein Schaden an Kornea, Linse oder Retina auftreten (meist als Unfall).

Auch die industrielle Anwendung von elektromagnetischen Feldern (30 kHz bis 300 GHz) mit den Wellenlängenbereichen 10 km bis 1 mm beinhaltet für das Auge das Risiko einer Hyperthermie. Nach langjähriger Einwirkung starker elektromagnetischer Felder kann in Abhängigkeit von der spezifischen Absorptionsrate (SAR) im

Auge eine Katarakt verursacht werden. Die kurzzeitige Einwirkung sehr hoher Leistungsdichten wird gleichermaßen als linsenschädigend eingeschätzt. Die technische Nutzung der Energieabsorption erfolgt z. B. in der Metallbearbeitung, beim Härten von Lacken, Farben, Kunststoffen, dem Auftauen oder Garen von Lebensmitteln oder auch zu Therapiezwecken.

> ! Hochfrequente elektromagnetische Felder (100 kHz - 300 GHz) sind Kurzwellen, Mikrowellen, Radar.

Pathogenese
Die einzelnen Medien des Auges (Kornea, Linse, Glaskörper) weisen eine unterschiedliche spektrale Empfindlichkeit auf. Entscheidend für die linsenschädigende Wirkung der „Wärmestrahlung" ist der Transmissionsgrad. Die einwirkende Strahlungsenergie wird somit wellenlängenabhängig in den verschiedenen Augenabschnitten absorbiert und kann zur Erwärmung der Linse führen. Inwieweit dies direkt oder über das Kammerwasser erfolgt, ist noch strittig. Die nichtvaskularisierte Linse kann die zugeführte Energie nicht ausreichend schnell abführen. Die biologische Wirkung beruht auf Beeinflussung des Zellstoffwechsels bis hin zur DNA-Schädigung der Zellen.

Die Gefährdung hängt von der Expositionsdauer, der Temperatur des Emittenten (z. B. Glasschmelzen), der Größe der strahlenden Fläche und dem Abstand des Auges von der Strahlungsquelle ab.

Krankheitsbild, Diagnostik, Begutachtung
Der graue Star durch Wärmestrahlung – thermische Katarakt – entwickelt sich nach mehrjähriger, in der Regel 20 Jahre dauernder Exposition. Als Frühsymptome zeigen sich am hinteren Linsenpol Vakuolen und schalen- oder sternförmige Trübungen, die zu einer Trübungsscheibe konfluieren. Auch eine Ablösung der oberflächlichen Lamelle der vorderen Linsenkapsel (Feuerlamelle) wird beschrieben und ist als Hinweis auf einen Wärmestar zu werten. Das späte Stadium

unterscheidet sich nicht von dem in der Allgemeinbevölkerung häufig beobachteten Altersstar. Das Auftreten vor dem 40. Lebensjahr gilt als Hinweis auf eine berufliche Verursachung. Die Beschwerden treten meist einseitig, an dem der Strahlungsquelle zugewandten Auge auf.

Differenzialdiagnostisch ist eine traumatische, arzneimittelbedingte toxische, metabolische oder auch hereditäre Genese zu prüfen.

Zur Diagnosesicherung ist eine augenärztliche Untersuchung mit Bestimmung der visuellen Funktion einschließlich Spaltlampenuntersuchung und Beurteilung der brechenden Medien Voraussetzung.

Der graue Star durch Wärmestrahlung ist eine seltene Berufskrankheit. Linsenerkrankungen durch Einwirkung ionisierender Strahlung werden mit der BK-Ziffer 2402 erfasst.

! Der „Wärmestar" stellt eine seltene BK dar.

Therapie und Prävention

Die therapeutischen Maßnahmen hängen vom Grad der Linsentrübung ab. Wie bei Katarakten anderer Genese sind im fortgeschrittenen Stadium die operative Entfernung und der Einsatz einer künstlichen Linse indiziert.

Dem Schutz vor elektromagnetischer Strahlung dienen technische Ausrüstungen (Einhausungen, Abschirmungen, Schutzschilde) oder persönliche Schutzmaßnahmen (Brillen mit definierten Schutzgläsern). Die zeitliche Begrenzung der Exposition und die Vergrößerung des Abstandes von der Strahlungsquelle minimiert die Gefährdung.

Es wird eingeschätzt, dass kurzzeitige Expositionen von hohen Leistungsdichten über $1000 \, \text{W/m}^2$ (für die Dauer einiger Minuten) eine Linsentrübung verursachen können. Für niedrigere Leistungsdichten wird nach Langzeitwirkung mit Latenzzeiten von 10–30 Jahren eine Kataraktbildung angenommen. Die zulässigen Schädigungsschwellen und Grenzwerte der Leistungsdichte variieren in Abhängigkeit von der Wellenlänge und ihrer relativen spektralen Wirksamkeit.

Der international empfohlene Grenzwert zum Schutz einer chronischen thermischen Schädigung der Linse für den IR-Bereich (780–3000 nm) beträgt $100 \, \text{W/m}^2$. Die BGI 5006 (Expositionsgrenzwerte für künstliche optische Strahlung) und die BGV B11 (Elektromagnetische Felder) geben u. a. Expositionsgrenzwerte für die Einwirkungen auf die Augen vor.

Zusammenfassung Langjährige Exposition gegenüber Infrarotstrahlung kann infolge Energieabsorption zum grauen Star führen. Neue Anwendungsgebiete elektromagnetischer Strahlung (UV-Strahlung, Hochfrequenzstrahlung) zeigen in Abhängigkeit von der Energieabsorption biologische Wirkungen an der Linse mit der Gefahr einer Kataraktbildung. Durch technische Prävention und persönliche Schutzmaßnahmen kann die Linsenschädigung vermieden werden.

Weiterführende Literatur

BGI: Expositionsgrenzwerte für künstliche optische Strahlung. Berufsgenossenschaftliches Vorschriften- und Regelwerk. Köln: Carl Heymanns, 2004.

BGR 192: Einsatz von Augen- und Gesichtsschutz, Berufsgenossenschaftliches Vorschriften- und Regelwerk. Köln: Carl Heymanns, 1995.

BGV B11: Elektromagnetische Felder. Berufsgenossenschaftliches Vorschriften- und Regelwerk. Köln: Carl Heymanns, 2001.

Brüggemeyer H: Gefährdung durch UV-Strahlung. Die BG 1994: 201–207.

Fröhlich S, Lackerbauer J, Kampik A: Einführung in die Erkrankungen des Auges. In: Letzel S, Nowak D (Hrsg.) Handbuch der Arbeitsmedizin. Landsberg: ecomed, 2007, S.1–28.

Hauke J: Schutz gegen Gefahren durch optische Strahlung. Die BG 1994: 439–241.

Kujath P et al.: Systemische Literaturstudie zum Zusammenhang zwischen UV-Strahlung und grauem Star beim Menschen. Arbeitsmed Sozialmed Umweltmed 2002; 37: 544-555.

LSG Niedersachsen: 14.12.1995, HV-Info 13/1996, Grauer Star nach Einwirkung von UV-B-Wirkung, best. d. BSG 1997

Verordnung zum Schutz der Beschäftigten vor Gefährdungen durch künstliche optische Strahlung (OStrV): BGBl. I, 2010, Nr. 38, S. 960.

Siekmann H, Hockwin O, Müller-Breitenkamp U: Grauer Star durch UV-Strahleneinwirkung. Arbeitsmed Sozialmed Umweltmed 1997; 32: 385–393.

7.4.2 BK 2402: Erkrankungen durch ionisierende Strahlen

R. Scheidt-Illig und R. Schiele

Charakterisierung, Vorkommen und Gefährdungen

Die ionisierende Strahlung bewirkt in der von ihr durchdrungenen Materie Ionisationsvorgänge an Atomen und Molekülen. In biologischen Strukturen werden nach Absorption der Strahlenenergie biochemische und biologische Reaktionen auf molekularer Ebene in Gang gesetzt. Folgen im Körpergewebe können funktionelle und morphologische Veränderungen bis hin zum Zelluntergang sein.

Es wird zwischen direkt und indirekt ionisierender Strahlung unterschieden. Zu direkt ionisierenden Strahlen gehören alle elektrisch geladenen Korpuskeln wie α- oder β^+/β^--Teilchen. Indirekt ionisierend wirken die energiereichen γ-Strahlen, Röntgen- und Neutronenstrahlen. Das Durchdringungsvermögen der Strahlenarten in festen Materialien und im Gewebe differiert erheblich (Tabelle 7.10).

! Direkt ionisierend: α-, β-Strahlung. Indirekt ionisierend: Gammastrahlung, Röntgenstrahlung, Neutronenstrahlung.

Die Bewertung der Strahlenexposition erfolgt mit der Strahlendosis. Die verschiedenen Strahlenarten zeigen bei gleicher Energiedosis im Gewebe unterschiedlich starke biologische Wirkungen. Mit Strahlungswichtungsfaktoren wird eine von der Strahlungsart abhängige Äquivalentdosis ermittelt (Tabelle 7.11). Für Strahlen mit geringer (lockerer) Ionisationsdichte im Gewebe wie Röntgen-, γ- und β-Strahlung wird dieser Faktor nach Empfehlungen der Internationalen Strahlenschutzkommission (ICRP) mit 1 angenommen. Die biologische Wirkung der dicht ionisierenden α-Strahlung wird 20-mal höher eingeschätzt.

Die biologische Wirksamkeit der Strahlung ist bei gleicher Äquivalentdosis in den einzelnen Organen und Geweben unterschiedlich. Die Haut des Menschen ist weit weniger strahlenempfind-

lich als z. B. die Keimdrüsen oder das rote Knochenmark, d. h. schnell proliferierendes Gewebe ist besonders strahlensensibel. Mit Gewebewichtungsfaktoren wird dieses unterschiedliche Risiko ermittelt und ermöglicht die Berechnung einer effektiven Dosis der verschiedenen exponierten Organe oder Gewebe (Tabelle 7.12).

! Effektive Dosis: Summe gewichteter Organdosen.

Tabelle 7.13 enthält Begriffsbestimmungen und Einheiten im Strahlenschutz.

Tabelle 7.10: Durchdringungsvermögen in Abhängigkeit von der Strahlenart

Strahlenart	Gewebedurchdringung
α-Strahlung (Heliumkerne)	< 1/10 mm
β-Strahlung (Elektronen)	mm bis cm
γ-, Röntgen-, Neutronenstrahlung	cm bis dm

Tabelle 7.11: Wichtungsfaktoren zur Berechnung der Äquivalentdosis

Strahlenart	Wichtungsfaktor w_R
Röntgen- und γ-Strahlung	1
β-Strahlung	1
Neutronenstrahlung je n. Energie	5–20
α-Strahlung	20

Tabelle 7.12: Wichtungsfaktoren zur Berechnung der effektiven Dosis

Organe und Gewebe	Wichtungsfaktor w_T
Keimdrüsen	0,20
Knochenmark (rot), Dickdarm, Lunge, Magen	je 0,12
Blase, Brust, Leber, Speiseröhre, Schilddrüse	je 0,05
Haut, Knochenoberfläche	je 0,01
übrige Organe und Gewebe	je 0,05

Tabelle 7.13: Messgrößen und Einheiten im Strahlenschutz

Messgröße	Definition	Einheit
Radioaktivität	Anzahl der Kernzerfälle	Becquerel (Bq)
Ionendosis	Menge der beim Vorgang der Ionisation erzeugten Ionen-ladungen pro kg Luft	Coulomb/kg (C/kg)
Energiedosis	absorbierte Energiemenge pro Maßeinheit Gewebe $1 Gy = $ Energieaufnahme von 1 Joule/kg	Gray (Gy)
Äquivalentdosis	Energiedosis × Strahlungswichtungsfaktor	Sievert (Sv)
Effektive Dosis	Äquivalentdosis × Gewebewichtungsfaktor als Organ- oder Körperdosis	Sievert (Sv)
Dosisleistung	Dosis in Bezug auf die Zeiteinheit	Gy/h, Sv/h, Sv/a
Working Level	Potenzielle α-Energie-Konzentration der Radon-Zerfallskette in Luft 1 WL $= 2,08 \times 10^{-5}$ J/m³	WL
Working Level Month	Einwirkung einer WL-Dosis über einen Arbeitsmonat (170 h) 1 WLM $= 3,5 \times 10^{-3}$ Jh/m³	WLM

Strahlenexposition der Bevölkerung. Die mittlere effektive Jahresdosis der Bevölkerung in Deutschland liegt bei etwa 4 mSv. Sie wird unterteilt in natürliche und zivilisatorische Strahlenexposition (Abb. 7.18)

Berufliche Strahlenexposition. In Deutschland zählten im Jahr 2008 ca. 361 000 Arbeitnehmer zu beruflich Strahlenexponierten. Für die etwa 57 000 Personen mit messbarer Strahlenbelastung lag die effektive Jahresdosis bei 0,8 mSv. Bei den ca.

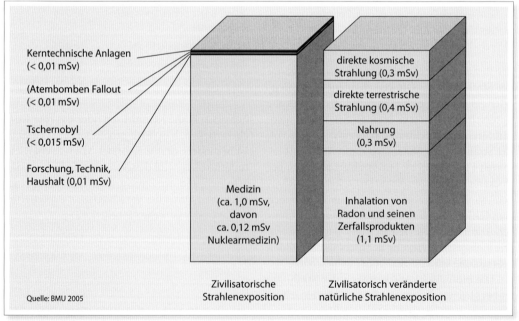

Abb. 7.18: Mittlere effektive Jahresdosis durch ionisierende Strahlung der Bevölkerung Deutschlands in 2008

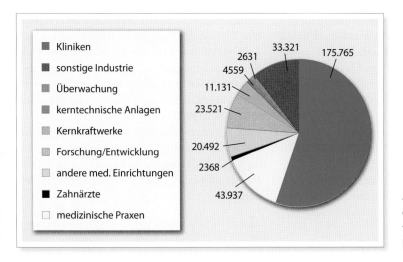

Abb. 7.19: Strahlen-exponierte Personen in verschiedenen Betriebs-kategorien (2006)

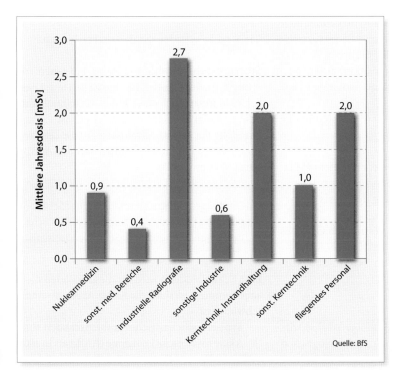

Quelle: BfS

Abb. 7.20: Mittlere Jahres-dosis verschiedener Tätig-keitsbereiche bei Personen mit messbarer Dosis 2006

37 000 Beschäftigten des fliegenden Personals wurde 2008 eine mittlere Jahresdosis von 2,3 mSv gemessen. Das fliegende Personal zählt in Bezug auf die Kollektivdosis und auch die mittlere Jahres-personendosis zu den höchst strahlenexponierten Berufsgruppen in Deutschland. Die Erhöhung gegenüber den Vorjahren ist durch den Anstieg der Höhenstrahlung des Sonnenzyklus bedingt (Abb. 7.19, 7.20). Als gefährdende Tätigkeiten sind zu beachten:

▶ Röntgenstrahlung in medizinischer Diagnos-tik und Therapie

- ► Einsatz radioaktiver Isotope in der Medizin
- ► Röntgenspektroskopie zur zerstörungsfreien Materialprüfung und Strukturanalyse sowie zur Qualitätskontrolle von Gussteilen und Schweißnähten
- ► Einsatz radioaktiver Isotope in Industrie und Forschung
- ► Energiegewinnung in kerntechnischen Anlagen einschließlich Aufbereitung und Entsorgung
- ► Radonbelastung im Bergbau und Tiefbau
- ► Radonbelastung in Heilbädern und -stollen
- ► Umgang mit thorierten Produkten (Schweißelektroden, Legierungen)
- ► Flugverkehr.

Die Aufnahme der ionisierenden Strahlung kann durch Kontamination von Haut, Schleimhäuten und Wunden über die Körperoberfläche (externe Exposition) oder durch Inkorporation z. B. Inhalation, Ingestion (interne Exposition) erfolgen.

Das Ausmaß einer Strahlenschädigung ist abhängig von:

- ► der Höhe der absorbierten Strahlenmenge (Dosis),
- ► der Strahlenart,
- ► der zeitlichen Einwirkung (ein-, mehrmalig, Dauer der Einwirkung),
- ► der räumlichen Verteilung der Dosis (Ganz- oder Teilkörperbestrahlung),
- ► der Empfindlichkeit des bestrahlten Gewebes (strahlensensibel),
- ► dem Alter, Geschlecht und Gesundheitszustand der Exponierten.

Pathogenese

Die Strahlenschädigung tritt infolge Wechselwirkung der ionisierenden Strahlung mit biologischen Strukturen auf. Der physikalischen Primärphase der Energieabsorption folgen biochemische und biologische Phasen. Die zugeführte Energie führt direkt an Proteinen und Nukleinsäuren oder indirekt durch Ionisation der Wassermoleküle innerhalb der Zelle zur Bildung freier Radikale. Es folgen Veränderungen der Molekülstrukturen der Zelle. Insbesondere am genetischen Material, der DNA, sind Defekte wie Basenschäden,

Einzelstrang-, Doppelstrangbrüche zu erwarten. Der Verlust der Proliferationsfähigkeit bis zum Zelltod, ebenso Mutationen oder Transformationen sind möglich. Kleinere Zellschädigungen können über Reparaturmechanismen korrigiert werden, wobei auch eine falsche Reparatur („misrepair") auf molekularer Ebene beobachtet wird. Tritt ein Strahlenschaden ein, kann sich dieser bei der exponierten Person selbst als somatischer, beim Feten als teratogener oder bei den Nachkommen als genetischer Schaden manifestieren.

> **!** Ionisierende Strahlung kann sich als somatischer, teratogener oder genetischer Schaden manifestieren.

Die Strahlenschäden werden unterschieden in:

Stochastische Strahlenschäden. Sie gehen von mutierten oder transformierten Zellen aus. Diese Schäden treten nach einer Zufallsverteilung Jahre oder Jahrzehnte nach der Strahlenexposition auf. Die Höhe der Dosis beeinflusst nicht die Schwere, sondern nur die Wahrscheinlichkeit des Auftretens („Trefferquote").

> **!** Die Wahrscheinlichkeit stochastischer Schäden nimmt mit der Dosis zu, deterministische Schäden treten oberhalb einer Schwellendosis auf.

Eine Schwellendosis wird für diese Schäden nicht angenommen, weshalb die Kausalitätsbeurteilung schwierig ist.

Typische stochastische Strahlenschäden sind:

- ► Akute myeloische Leukämie (AML) als Indikatormalignom (Latenzzeit mindestens 2 Jahre nach Exposition)
- ► Induktion von Malignomen in strahlenempfindlichen Geweben/Organen z. B. Bronchialsystem, Kolon, Magen, Mamma, Schilddrüse (Latenzzeit der soliden radiogenen Tumoren mindestens 10 Jahre).
- ► genetische Schäden infolge Mutation der Keimzellen.

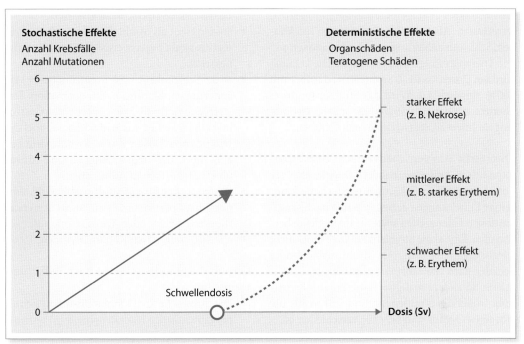

Abb. 7.21: Stochastische und deterministische Effekte in Beziehung zur Strahlendosis (nach Billmann)

! Latenzzeiten der Manifestation maligner Tumoren: bei AML mindestens 2 Jahre, andere Malignome mindestens 10 Jahre nach Exposition.

Deterministische Strahlenschäden. Diese Schäden treten oberhalb einer Schwellendosis auf, die bei Ganzkörperexposition oberhalb von 500 mSv liegt. Der Schweregrad der Erkrankung korreliert mit der Strahlendosis (Abb. 7.21).

Typische deterministische dosisabhängige Strahlenschäden sind:

▶ akutes Strahlensyndrom,
▶ akuter Lokalschaden wie Hauterythem,
▶ Linsentrübung (Katarakt),
▶ temporäre oder permanente Sterilität,
▶ teratogene Schäden.

Krankheitsbild und Diagnostik
Das Ausmaß der Strahlenschädigung wird durch physikalische und biologische Parameter bestimmt. Es erfolgt eine Differenzierung in akut

(rasch) und chronisch (langsam) ablaufende Schädigungsprozesse. Der Abstand zwischen Bestrahlungszeitpunkt und dem Auftreten pathologischer Erscheinungen wird auch als Früh- bzw. Spätschaden beschrieben.

Akute Strahlenschäden nach Ganzkörperexposition. Ganzkörperdosen über 1 Sv führen zum akuten Strahlensyndrom. Am Arbeitsplatz sind derartige Strahlendosen nur bei Unfällen zu erwarten.

Klinischer Verlauf und Prognose des Strahlensyndroms sind dosisabhängig. Die Prodromalphase ist gekennzeichnet durch unspezifische Symptome wie Schwächegefühl, Übelkeit und Erbrechen („Strahlenkater"). Insbesondere schnell proliferierende Zellpopulationen werden geschädigt. Nach einer Latenzphase von Tagen tritt eine Reduktion der strahlensensiblen Lymphozyten („Lymphozytensturz") ein. Die Schädigung der Knochenmarkstammzellen führt zum Abfall von Granulozyten, Thrombozyten und Erythrozyten. Proliferationsstörungen am Epithel des Gastrointestinaltraktes bedingen Durchfälle mit Elektrolytverlusten. Als Komplikationen treten Infektionen, Schleimhautblutungen und -ulzerationen auf. Die Therapie erfolgt symptomatisch. Die Letalität wird bei Dosen von 4–6 Sv mit 50 %, darüber mit 100 % eingeschätzt. Wird das Strahlensyndrom überlebt, können sich nach jahre- oder jahrzehntelangem Intervall Spätschäden manifestieren.

Chronische Strahlenschäden nach Ganzkörperexposition. Außer einmaliger Einwirkung einer hohen Strahlendosis können wiederholte langzeitige Einwirkungen geringer Dosen nach symptomfreien Latenzzeiten späte Straheneffekte hervorrufen. Eine akute Strahlenkrankheit muss nicht vorausgegangen sein. Als strahlungsbedingte Schäden nach Ganzkörperexposition sind Leukämien und andere maligne Tumoren von Bedeutung wobei die Strahlenempfindlichkeit für die einzelnen Organe und Gewebe verschieden ist.

Akute Strahlenschäden nach Teilkörperexposition. Bestrahlte Körpergewebe zeigen dosisabhängig verschiedene Schweregrade von Entzündungen, Ulzerationen und Degenerationen. Es können auch Allgemeinreaktionen im Sinne eines Strahlensyndroms auftreten.

Lokalschäden sind z. B. zu erwarten:

► an der Haut als Strahlenerythem, Radiodermatitis akuta bullosa erosiva bis zu Gewebsnekrosen,
► an der Schleimhaut in Form entzündlicher Veränderungen, Blutungen, Desquamation. Das strahlenempfindlichste Gewebe des Gastrointestinaltrakts ist das Schleimhautepithel des Dünndarms. Dosen von 30 Sv unterdrücken z. B. die Zellteilung. Spätfolgen sind Athrophien, Stenosen und Adhäsionen,
► an den Keimdrüsen tritt dosisabhängig temporär bzw. permanent Sterilität mit Amenorrhoe bzw. Oligo- oder Azoospermie auf,
► am Auge zeigen sich Konjunktividen.

Chronische Strahlenschäden nach Teilkörperexposition

► Die chronische Radiodermatitis äußert sich als pergamentartige Hautatrophie mit Pigmentverschiebungen, Hyperkeratosen, Dauerepilation, Rhagadenbildung, Teleangiektasien und Ulzerationen. Als Spätfolge kann nach Jahren ein „radiogenes" Hautkarzinom entstehen.
► Chronische Schäden an den Atemwegen und der Lungen treten z. B. nach Inhalation radonhaltiger Stäube im Uranerzbergbau auf. Nach

Tabelle 7.14: Schwellendosen für Organschäden nach Strahlenexposition

Organ	Art des Schadens	Schwellendosis
Lymphozytäres/ blutbildendes System	Lymphozytenveränderungen Knochenmarkdepression	0,25–0,5 Sv 1,0 Sv
Auge	Strahlenstar	> 2,0 Sv
Keimdrüsen	temporäre Sterilität permanente Sterilität	2,5–3,0 Sv 5,0 Sv
Haare	Haarausfall	3,5–4,0 Sv
Haut	Radiodermatitis erosiva	10,0 Sv
Respirationstrakt	Strahlenpneumonie und -fibrose	10,0 Sv
Niere	radiogene Nephropathie	10,0 Sv
Darmtrakt/Leber	Dünndarmschleimhaut zerstört/Strahlenhepatitis	30,0 Sv
Nervensystem	Hirnnekrose Myelonschäden (fraktioniert)	> 30,0 Sv 35,0 Sv
Skelettsystem	Knochennekrosen	40,0–50,0 Sv

mehrjähriger Tätigkeit werden Lungenfibrosen und auch Bronchialkarzinome beschrieben.

▶ Chronische Strahleneinwirkung am Auge kann zum Katarakt führen.

▶ In Abhängigkeit von der Strahlenempfindlichkeit können sich in verschiedenen Organen maligne Tumoren entwickeln.

Begutachtung

Die Beurteilung der arbeitstechnischen Voraussetzungen eines strahlenbedingten Schadens erfordert die lückenlose Arbeitsanamnese. Personen, die beruflichen Umgang mit ionisierender Strahlung haben, unterliegen der amtlichen Dosisüberwachung. Zur Expositionsbewertung sind die Ergebnisse der „physikalischen" Personen- und Ortsdosimetrie heranzuziehen. Diese sind in die Äquivalentdosis bzw. Effektivdosis umzuwandeln, um die tatsächliche Strahlenbelastung zu berechnen. Häufig ist hierfür die Einholung eines zusätzlichen Fachgutachtens durch einen Strahlenbiologen oder Strahlenmediziner angezeigt.

Die „biologische" Dosimetrie in Form der Chromosomenanalyse in peripheren Lymphozyten oder Knochenmarkzellen liefert weitere Informationen und dient dem Nachweis bzw. Ausschluss einer lange zurück liegenden Strahlenexposition. Weiterhin kann mit dem nuklearmedizinischen Nachweis verbliebener Radionuklide im Skelettsystem retrospektiv die aufgenommene Strahlendosis ermittelt werden.

Die BK-Statistik wies im Jahr 2009 bei 577 Verdachtsanzeigen insgesamt 125 anerkannte Erkrankungen durch ionisierende Strahlen aus. Ehemalige Bergleute waren die am häufigsten betroffene Berufsgruppe. Ursächlich für diesen hohen Anteil ist vorwiegend die Einwirkung des natürlichen radioaktiven Edelgases Radon(222), das in der Uran-Radium-Zerfallsreihe auftritt. Uran(238) und Radium(226) kommen in den meisten Böden und Gesteinen vor. Insbesondere in Bergwerken kann es in erhöhten Konzentrationen auftreten.

Beim weiteren Zerfall von Radon(222) entstehen kurzlebige Radonfolgeprodukte. Durch die „Radontöchter" Polonium(218) und Polonium(214) wird dabei energie- und massenreiche α-Strahlung emittiert.

Begutachtung der Strahlenexposition durch Radon. Eine berufliche Exposition gegenüber Radon und seinen Folgeprodukten liegt im Erzbergbau durch Inhalation der Grubenluft und des mit Radionukliden belasteten Gesteinsstaubes vor. Entscheidend für die biologische Wirkung ist die α-Strahlung, die bei geringer Eindringtiefe insbesondere die Basalzellschicht des Bronchialgewebes schädigt. Die Inhalation hoher Radonkonzentrationen ist mit einem erhöhten Lungenkrebsrisiko verbunden.

Bereits im 16. Jahrhundert wurde auf das gehäufte Auftreten von Lungenkrankheiten bei Bergleuten des Erzgebirges in der Region Schneeberg hingewiesen. Ende des 19. Jahrhunderts wurden diese als primär bösartige Lungentumoren identifiziert. Etwa 75 % der Bergleute im Schneeberger Revier starben damals an Lungenkrebs. Schon in der ersten BK-Verordnung (1925) fand dieses Krankheitsbild als „Schneeberger Lungenkrankheit" Berücksichtigung. Auch in der beruflich nicht exponierten Bevölkerung gelten häufige, meist geologisch bedingte Innenraumbelastungen mit Radon nach dem Tabakrauchen als zweitwichtigste Ursache für Lungenkrebserkrankungen.

> **!** Lungenkrebs infolge α-Strahlung bei Belastung durch Radon und Radonfolgeprodukte.

Eine Risikoabschätzung der Strahleninduktion von Bronchialkarzinomen bei Radonexponierten erfolgt nach Dosis-Wirkungs-Modellen von Jacobi (1992). Die Dosis wird in Working-Level Months (WLM) ausgedrückt und erfasst die Energie der α-Strahlenbelastung der Radonzerfallsprodukte. Bei einer Dosis von 200 WLM und mehr gilt die berufliche Verursachung einer Bronchialkrebserkrankung als hinreichend wahrscheinlich. Für die BK-Anerkennung ist eine ärztliche Stellungnahme ausreichend. Bei Expositionen unter 200 WLM werden zur Beurteilung weitere kumulative Risiken wie Alter zum Zeitpunkt der Exposition, Alter bei Diagnose herangezogen. Es wird als Grundlage der ärztlichen Begutachtung die prozentuale Verursachungswahrscheinlichkeit ermittelt. Diese ist auch für die Beurteilung möglicher extrapulmonaler Krebserkrankungen bei Uranerzbergleuten heranzuziehen.

Therapie und Prävention
Die Therapie erfolgt bei der Vielfalt möglicher Strahlenschäden symptomatisch. Der Prävention kommt beim Umgang mit ionisierender Strahlung vorrangige Bedeutung zu. Dies gilt zum Schutz der Bevölkerung gleichermaßen wie zum Schutz der Exponierten.

Rechtsgrundlagen des Strahlenschutzes. Auf der Basis des Atomgesetzes dienen die Strahlenschutzverordnung (StrlSchV) und die Röntgenverordnung (RöV) dem Schutz vor ionisierender Strahlung. Weitere Regelungen zum Arbeitsschutz sind im Jugendarbeitsschutzgesetz (JArbschG) und dem Mutterschutzgesetz (MuSchG) verankert. Zur Sicherung der Versorgung bei Strahlenschäden dient das Merkblatt „Erste Hilfe bei erhöhter Einwirkung ionisierender Strahlung" (BGI 668).

Es gilt das Prinzip der Strahlenminimierung. Dabei ist zu prüfen, ob die Anwendung radioaktiver Stoffe oder ionisierender Strahlung in Medizin, Forschung, Industrie oder Energieerzeugung zu rechtfertigen ist. Der Stand der Technik ist jederzeit anzupassen, um ein Schadensrisiko so gering wie möglich zu halten.

> **!** StrlSchV regelt alle Umgangsbereiche mit ionisierender Strahlung und legt Grenzwerte fest.

Technischer Arbeitsschutz
- ▶ Abschirmen der Strahlung durch geeignete Materialien
- ▶ Beschränkung der Aufenthaltsdauer im Strahlungsfeld
- ▶ Einhaltung eines sicheren Abstands zur Strahlenquelle
- ▶ Verwendung von Strahlenquellen mit geringer Aktivität

Grenzwerte im beruflichen Strahlenschutz. Für beruflich Exponierte sind in der StrlSchV Grenzwerte vorgegeben, die auf Empfehlungen wissenschaftlicher Gremien, wie der Internationalen Strahlenschutzkommission (ICRP) basieren. Im Strahlenschutzregister beim Bundesamt für Strahlenschutz werden personenbezogen die dosimetrischen Daten der Exponierten erfasst.

Grenzwerte der effektiven Dosis
- ▶ Beruflich Strahlenexponierte: 20 mSv/Jahr
- ▶ Auszubildende und Studierende (16–18 Jahre): bis 6 mSv/Jahr
- ▶ Personen unter 18 Jahren: 1 mSv/Jahr

Die Berufslebensdosis ist auf 400 mSv begrenzt.

> **!** Der Grenzwert der effektiven Dosis für beruflich Strahlenexponierte beträgt 20 mSv/a.

Grenzwerte der Organdosis
- ▶ Keimdrüsen, Gebärmutter, Knochenmark (rot): je 50 mSv/Jahr
- ▶ Augenlinse: 150 mSv/Jahr
- ▶ Dickdarm, Lunge, Brust, Magen, Leber, Blase, Speiseröhre u. a. Organe: je 150 mSv/Jahr
- ▶ Schilddrüse und Knochenoberfläche: je 300 mSv/Jahr
- ▶ Haut, Hände, Unterarme, Füße, Knöchel: je 500 mSv/Jahr

Für Frauen im gebärfähigen Alter und Schwangere gelten gesonderte Regelungen. Es ist für gebärfähige Frauen ein Wert von 2 mSv/Monat (kumulierte Dosis an der Gebärmutter) und für den Fötus ab Feststellung der Schwangerschaft bis zu deren Ende eine effektive Dosis von maximal 1 mSv zulässig. Weiterhin sind für Personen unter 18 Jahren niedrigere Organdosen festgelegt. Mit der Novellierung der Strahlenschutzverordnung im Jahr 2001 wurde der Strahlenschutz auf Expositionen durch kosmische Strahlung ausgedehnt. Damit wird beispielsweise auch das Flugpersonal in Schutz- und Überwachungsmaßnahmen einbezogen.

Medizinischer Arbeitsschutz. Die Strahlenexponierten unterliegen einer dosimetrischen Kontrolle. Gemäß der effektiven Dosis ihrer Strahlenbelastung werden sie den Kategorien A bzw. B zugeordnet:

- ▶ Kategorie A entspricht > 6 mSv/Jahr
- ▶ Kategorie B entspricht 1 bis 6 mSv/Jahr

Entsprechend der §§ 60–64 (StrlSchV) sind sie ärztlich zu überwachen. Die besondere arbeitsmedizinische Vorsorge wird von ermächtigten Ärzten wahrgenommen. Die Gesundheitsakte ist mindestens 30 Jahre nach Beendigung der Strahlenexposition oder bis zur Vollendung des 75. Lebensjahres der Person aufzubewahren.

Zusammenfassung Die Exposition gegenüber ionisierender Strahlung kann zu stochastischen oder deterministischen Schäden führen. Typische stochastische Schäden sind die akute myeloische Leukämie oder Malignome in anderen strahlensensiblen Organen und genetische Schäden infolge Mutation der Keimzellen. Typische deterministische Schäden sind oberhalb einer Schwellendosis auftretende Organschäden und teratogene Schäden. Mit den in der Strahlenschutzverordnung festgelegten Grenzwerten wird das berufliche Risiko minimiert und durch regelmäßige arbeitsmedizinische Vorsorgeuntersuchungen einschließlich persönlicher Dosimetrie kontrolliert.

Weiterführende Literatur

BGI 668: Merkblatt „Erste Hilfe bei erhöhter Einwirkung ionisierender Strahlung". Köln: Institut für Strahlenschutz, 1997.

Billmann P: Strahlenschutzseminar, Arbeitsmedizin im Gesundheitsdienst, Bd 13. Freiburg: edition FFAS, 2000.

BK-Report: Extrapulmonale Krebserkrankungen Wismut. Schriftenreihe des Hauptverbandes der gewerblichen Berufsgenossenschaften 4/19. Sankt Augustin: HVBG, 1999.

Blome O: Geschichte, Ursachen und Verlaufsschilderung der „Schneeberger Lungenkrankheit" bzw. der Berufskrankheit Nr. 92 der ehemaligen Deutschen Demokratischen Republik/Nr. 2402 der Bundesrepublik Deutschland. BG 1993; 104: 38–46.

Bundesamt für Strahlenschutz der BRD et al. (Hrsg.): Schutz vor Radon-222 zu Hause und am Arbeitsplatz. Veröffentlichungen der Internationalen Strahlenschutzkommission ICRP Nr. 65, 1996.

Bundesamt für Strahlenschutz der BRD: Deutsche Uranbergarbeiterstudie, Stand 04/2010, unter: www.bfs.de

Chmelevsky D, Nekolla E: Strahlenepidemiologische Tabellen. Die Berechnung von Verursachungswahrscheinlichkeiten bösartiger Neubildungen nach vorangegangener Strahlenexposition. Schriftenreihe Reaktorsicherheit und Strahlenschutz. BMU 1995; 420.

Grosche B, Kreuzer M, Kreisheimer M et al.: Lung cancer risk among German male uranium miners: a cohort study, 1946-1998. Br J Cancer 2006; 95: 1280–1287.

Heimers A: Zur Strahlenbelastung von Flugpersonal. Ergo Med 2001; 6: 177–184.

Jacobi W, Heinrichs K, Barclay D: Verursachungswahrscheinlichkeit von Lungenkrebs durch die berufliche Strahlenexposition von Uran-Bergarbeitern der WISMUT-AG. GSF-Forschungszentrum für Umwelt und Gesundheit (Hrsg.), GSF-Bericht 1992; 14.

Jacobi W, Roth P: Risiko und Verursachungswahrscheinlichkeit von extrapulmonalen Krebserkrankungen durch die berufliche Strahlenexposition von Beschäftigten der ehemaligen WISMUT AG. GSF-Forschungszentrum für Umwelt und Gesundheit (Hrsg.), GSF-Bericht 1995; 4.

Jacobi W, Roth P, Noßke D: Mögliches Risiko und Verursachungs-Wahrscheinlichkeit von Knochen und Leberkrebs durch die berufliche Alphastrahlen- Exposition von Beschäftigten der ehemaligen WISMUT-AG. GSF-Forschungszentrum für Umwelt und Gesundheit (Hrsg.), GSF-Bericht 1998; 1.

Mehrtens G, Perlebach E: Berufskrankheitenverordnung (BKV), ergänzbare Sammlung der Vorschriften, Merkblätter und Materialien; Handkommentar aus rechtlich und medizinischer Sicht für Ärzte, Versicherungsträger und Sozialgerichte. Losebl.-Ausg. Berlin, Erich Schmidt, 1977ff.

Pfob H: Grundsätze für die ärztliche Überwachung von beruflich strahlenexponierten Personen (Richtlinie Ermächtigte Ärzte). Strahlenschutz in Forschung und Praxis 1990, 31: 235.

Verordnung über den Schutz vor Schäden durch ionisierende Strahlen (StrSchV): Bundesgesetzblatt Teil I vom 26.07.2001, S. 1714–1846.

Verordnung über den Schutz vor Schäden durch Röntgenstrahlen, (Röntgenverordnung – RöV): Bundesgesetzblatt Teil I vom 30.04.2003, S. 604.

8 BK 3101 bis 3104: Durch Infektionserreger oder Parasiten verursachte Krankheiten sowie Tropenkrankheiten

F. Hofmann

Von den in Deutschland etwa 41 Millionen im Arbeitsleben stehenden Personen haben mehr als 5 Millionen beruflichen Kontakt mit Infektionserregern. Zu dieser Situation geführt haben

▶ die zunehmende Bedeutung bio- und gentechnischer Verfahren,
▶ der Aufbau einer Kreislauf-(Recycling-)wirtschaft und insbesondere
▶ der Wandel im Infektionsgeschehen.

Die Kreislaufwirtschaft – vor allem im Abfall- und Wertstoffbereich und bei der Biomüllentsorgung, d. h. der Sammlung, Abfuhr, Lagerung, Sortierung, Kompostierung und Weiterverarbeitung des Abfalls/Mülls (inkl. der Abwasserbehandlung) – führt zwangsläufig zur Freisetzung von Mikroorganismen, Sporen und Zerfallsprodukten, deren arbeitsmedizinische Bedeutung derzeit noch längst nicht in allen ihren Facetten abgeschätzt werden kann.

Zudem wächst die Zahl neu entdeckter Erreger ständig: Beispiele aus den letzten 30 Jahren sind das Hepatitis-C-, das Hepatitis-G- und das Hepatitis-E-Virus, das SARS-Coronavirus, Borrelia burgdorferi, Helicobacter pylori und nicht zuletzt das Humane Immundefizienzvirus (HIV). Darüber hinaus haben der berufsbedingte Auslandsaufenthalt (im Rahmen der Globalisierung) und der Ferntourismus sowie die weltweite Migration – vor allem seit dem Fall des „Eisernen Vorhangs" – zugenommen. Die Untersuchung auf Erreger, die vor ein oder zwei Jahrzehnten hierzulande noch unbekannt waren, gehört mittlerweile zum differenzialdiagnostischen Repertoire beim anamnestischen/klinischen Verdacht auf das Vorliegen einer Infektionskrankheit. Schließlich hat die veränderte Immunitätslage der Bevölkerung

mit der Bildung einer größeren Klientel nicht/eingeschränkt immunkompetenter Individuen zur Ausbreitung von Keimen beigetragen, die vor allem in Gesundheitsdienst und Wohlfahrtspflege von großer Bedeutung sind. In jüngster Zeit wurde auch erkannt, dass bisweilen nicht nur die arbeitsmedizinische Bedeutung eines Erregers von Relevanz ist, sondern auch die krankenhaushygienische bzw. verbraucherschutzrelevante. Beispiele sind Hepatitis-B- und -C-Viren, die für die Beschäftigten im Gesundheitsdienst eine große Gefährdung bedeuten, andererseits aber auch von infektiösen Mitarbeitern auf die Patienten übertragen werden können. Des Weiteren sind zahlreiche Fälle von Erkrankungen im Verbraucherkreis bekannt geworden, die auf die Kontamination von Lebensmitteln durch infektiöse Mitarbeiter zurückzuführen waren (z. B. Hepatitis-A-Virus in Wurst- oder Backwaren).

8.1 Definition

Infektionserreger teilt man aufgrund ihres biologischen Verhaltens ein in Bakterien, Pilze, Prionen, Protozoen, Viren und Würmer. Außer zellulären Mikroorganismen oder Mikroorganismen, die eine genau definierte Nukleinsäure- (z. B. Viren) oder Proteinstruktur (Prionen) haben, spielen in der Arbeitsmedizin auch Verbindungen aus gramnegativen Bakterien eine Rolle, die für sich allein Krankheitserscheinungen hervorrufen können (Endotoxine).

Im Folgenden werden ausschließlich komplette Mikroorganismen und die durch sie hervorgerufenen Infektionen/Krankheiten betrachtet. Des Weiteren sollen Therapie- und Präventionsmaßnahmen im Vordergrund der Überlegungen stehen. Einzelporträts von wichtigen Infektionserregern werden die Übersicht abrunden.

8.2 Arbeitsmedizinische Epidemiologie

In der Natur sind Mikroorganismen ubiquitär verbreitet. Einige von ihnen können auch als über Jahre bis Jahrzehnte widerstandsfähige Dauerformen vorkommen (Sporen). Beispiele dafür sind Pilzsporen, aber auch bakterielle Sporen, wie z. B. im Falle der Tetanusbazillen.

Die derzeit in der Biostoffverordnung gelisteten ca. 1500 Erreger kommen weltweit oder aber (aufgrund von Umweltbedingungen) nur in einigen Gebieten der Erde vor bzw. finden sich als Parasiten bei Pflanzen, Tieren und Menschen.

Der enorme Fortschritt in der mikrobiologischen bzw. virologischen oder parasitologischen Forschung in den vergangenen beiden Jahrzehnten hat es ermöglicht, den Kreis der in Bezug auf eine Infektion Gefährdeten – zumindest für einige Erreger – recht genau zu definieren. Grundsätzlich kann natürlich das Berufskrankheitengeschehen Auskunft über die diesbezügliche Gefährdung in bestimmten Arbeitsbereichen (und damit über Möglichkeiten der Prävention) geben. Auch liefern Screening-Programme, die während arbeitsmedizinischer Vorsorgeuntersuchungen durchgeführt werden, entsprechende Informationen. Und schließlich wurde in letzter Zeit eine ganze Reihe systematischer Seroprävalenzstudien durchgeführt, die es erlauben, Marker bereits durchlaufener sowie noch bestehender Infektionen zu objektivieren.

8.2.1 Berufskrankheitengeschehen

Aufgrund des nach Branchen gegliederten, also sehr zersplitterten Aufbaus der Gesetzlichen Unfallversicherung in Deutschland ist es schwierig, für alle Berufsfelder genaue Berufskrankheitendaten zu erhalten. Dies trifft insbesondere für den Gesundheitsdienst und die Wohlfahrtspflege zu. Hier sind etwa 40 % der Beschäftigten bei der

Berufsgenossenschaft für Gesundheitsdienst und Wohlfahrtspflege (BGW) versichert (private/gewerbliche/kirchliche Einrichtungen), die verbleibenden 60 % verteilen sich auf einige Dutzend Versicherungsträger der Länder und Kommunen. Daher können hier nur die Daten der BGW mit denen des Hauptverbandes der Gewerblichen Berufsgenossenschaften verglichen werden. Legt man diese Zahlen zugrunde, zeigt sich, dass im Jahre 2008 von den 60.736 angezeigten Berufskrankheiten (BK) 2495 auf Infektionskrankheiten entfielen (Tabelle 8.1). Dies scheint auf den ersten Blick ein sehr geringer Prozentsatz zu sein. Man sollte aber in diesem Zusammenhang berücksichtigen, dass knapp die Hälfte der BK-Anzeigen Hautkrankheiten und die Lärmschwerhörigkeit betrafen. Auffällig ist, dass Hepatitis C bei den parenteral erworbenen Berufskrankheiten die Spitzenposition einnimmt (dieser Befund basiert auf Daten zur Prävalenz und Inzidenz; um genaue Daten zu erhalten, wäre die Durchführung bisher nicht erfolgter flächendeckender Screening-Maßnahmen erforderlich.) Hinzu kommt, dass Hepatitis B trotz der seit 25 Jahren verfügbaren Impfstoffe immer noch den dritten Platz auf der Liste der häufigsten Infektionsberufskrankheiten einnimmt (was auf die noch längst nicht vollständige Durchimpfung in diesem Bereich des Arbeitslebens hindeutet). Schon seit Jahren nur noch marginal in der Berufskrankheitenstatistik vertreten ist die BK 3103 (Wurmkrankheiten der Bergleute verursacht durch Ankylostoma duodenale oder Strongyloides stercoralis 2007 und 2008 je 2 Fälle).

8.2.2 Seroprävalenzstudien

Eine Übersicht über einige wichtige Seroprävalenzstudien, die in Deutschland durchgeführt wurden, gibt Tabelle 8.2: Eine erhöhte Antikörperprävalenz in einem Berufsfeld zeigt hier ein erhöhtes Infektionsrisiko an. Die Tabelle enthält nur Untersuchungen, bei denen der Impfstatus berücksichtigt wurde, d. h., bereits durch Impfung immunisierte Personen wurden ausgeschlossen. Dennoch muss man auch bei diesen Studien davon ausgehen, dass Verzerrungen stattfinden,

Tabelle 8.1: Im Jahr 2008 angezeigte Berufskrankheiten beim Hauptverband der Gewerblichen Berufsgenossenschaften (obere 3 Reihen) und (als Teilmenge davon) bei der Berufsgenossenschaft für Gesundheitsdienst und Wohlfahrtspflege (BGW) (2010)

Berufskrankheit	Ziffer	Zahl der Anzeigen
Infektionskrankheiten, wenn der Versicherte im Gesundheitsdienst, in der Wohlfahrtspflege oder in einem Laboratorium tätig oder durch eine andere Tätigkeit der Infektionsgefahr in ähnlichem Maße besonders ausgesetzt war	3101	1507
Von Tieren auf Menschen übertragbare Krankheiten	3102	715
Tropenkrankheiten, Fleckfieber	3104	271
❑ davon Infektionskrankheitenanzeigen bei der BGW	3101/2/4	978
❑ davon Hepatitis A		8
❑ davon Hepatitis B		106
❑ davon Hepatitis C		138
❑ davon Tuberkulose		195

Tabelle 8.2: Seroprävalenzstudien zur Ermittlung des Berufsrisikos für den Erwerb verschiedener Infektionskrankheiten (RR: relatives Risiko)

Krankheit/ Erreger	Untersuchtes Kollektiv (deutsche Beschäftigte)	Ergebnis	Autoren
Borreliose	480 deutsche Forstwirte und Freizeitexponierte in Südbaden (SB) und im Bergischen Land (BL)	SB: Seroprävalenz bei Freizeitexponierten 3,7 %; bei Forstwirten 13,4 % BL: Seroprävalenz bei Freizeitexponierten 2,3 %; bei Forstwirten 10,6 %	Rieger et al. 2005
FSME	447 deutsche Forstwirte, Freizeitexponierte und Nichtexponierte im Risikogebiet (Südbaden)	RR je nach Lebensalter: bei Forstwirten 6,5; bei Freizeitexponierten 3,4	Rieger et al. 2005
Hantavirus	261 deutsche Landwirte, 138 deutsche Forstwirte und 288 deutsche nicht oder Freizeitexponierte	Landwirte 6,2 % positiv Nichtlandwirte 1,2 % positiv p < 0,001	Rieger et al. 2005
Hepatitis A	268 deutsche Kanalarbeiter	RR je nach Exposition gegenüber Nichtexponierten bis zu 5,0	Nübling et al. 2001
Hepatitis A	2040 deutsche Beschäftigte im Gesundheitsdienst	RR gegenüber Verwaltungsangestellten: bei bis zu 30-jährigen Putzkräften 4,25; bei Küchenangestellten 2,5; bei Kinderkrankenschwestern 1,8	Hofmann et al. 1999
Hepatitis B	1517 nicht geimpfte deutsche Beschäftigte im Gesundheitsdienst mit oder ohne Blutkontakt	RR je nach Lebensalter: bei Blutexposition 1,5–2,5	Kralj et al. 1998
Hepatitis C	245 deutsche Beschäftigte im Gesundheitsdienst mit erhöhten Serum-Transaminasen	Durchschnitts-RR je nach Art der Blutexposition 3,3	Hofmann et al. 1997
Hepatitis E	511 deutsche Beschäftigte im Gesundheitsdienst und in der Verwaltung	generelle Seroprävalenz 3,9 %; bei nicht in der Chirurgie Beschäftigten 2,5 %; bei chirurgisch Beschäftigten 11,2 %	Nübling et al. 1998

Tabelle 8.2: *Fortsetzung*

Krankheit/ Erreger	Untersuchtes Kollektiv (deutsche Beschäftigte)	Ergebnis	Autoren
Masern	400 nicht geimpfte deutsche Beschäftigte in Verwaltung, und (Kinder)Krankenpflege	Seroprävalenz > 90 %, bei Beschäftigten in der Verwaltung am niedrigsten	Hofmann et al. 1987
Mumps	378 nicht geimpfte deutsche Beschäftigte in Verwaltung und (Kinder)Krankenpflege	Seroprävalenz im Mittel: bei Verwaltungsangestellten je nach Lebensalter 55 % bei Beschäftigten in der Kinderkrankenpflege je nach Alter 78 %	Hofmann et al. 1987
Röteln	468 nicht geimpfte deutsche Beschäftigte in Verwaltung und (Kinder)Krankenpflege	Seroprävalenz im Mittel: bei Verwaltungsangestellten je nach Lebensalter 84 %; bei Beschäftigten in der Kinderkrankenpflege je nach Alter 98 %	Hofmann et al. 1989

denn je höher der Durchimpfungsgrad innerhalb einer Beschäftigtengruppe, desto geringer wird ihr augenscheinlich in den Seroprävalenzuntersuchungen ermitteltes (tatsächlich aber durchaus bestehendes) Infektionsrisiko. Andererseits steigt die Infektionswahrscheinlichkeit Ungeimpfter im höheren Lebensalter und damit die Komplikationsrate.

Das in Tabelle 8.2 gezeigte Risiko für eine Hantavirusinfektion bei Land- und Forstwirten findet seine Entsprechung in einer Studie, die unlängst in Niedersachsen durchgeführt wurde: Hier konnte man durch eine ausführliche Anamneseerhebung das Bestehen einer erhöhten Gefährdung bei Tätigkeiten im Wald sichern.

Wie man bei der Bestimmung beruflicher Infektionsrisiken vorzugehen hat, soll am Beispiel der Hepatitis A gezeigt werden: Im Rahmen einer Studie an Gesundheitsdienstbeschäftigten in fünf

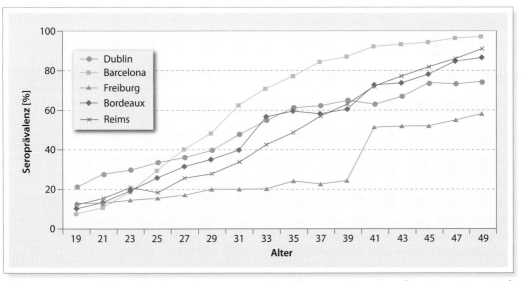

Abb. 8.1: Anti-HAV-Seroprävalenz Berufsgruppen: Krankenpflege, Kinderkrankenpflege, Verwaltung. Aufnahmekriterien: Je Jahrgang bei den bis zu 30-Jährigen 7 Personen je Gruppe, bei den bis zu 50-Jährigen 5 Personen pro Jahrgang (552 Personen pro Stadt). Erreichte Gesamtzahl: n = 2525

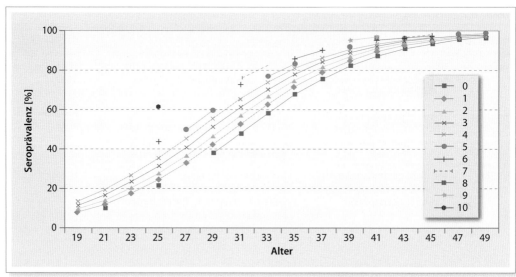

Abb. 8.2: Anti-HAV-Seroprävalenz bei Beschäftigten in Barcelona in Abhängigkeit von der Kinderzahl

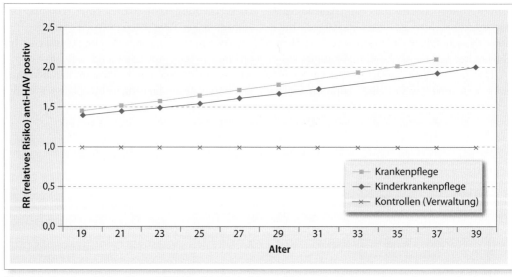

Abb. 8.3: Relatives Risiko für anti-HAV-Positivität bei Beschäftigten in Freiburg (Verwaltung = 1) mit einem Bruder oder einer Schwester ohne Kinder

europäischen Städten (drei gleich große Gruppen – Krankenpflege, Kinderkrankenpflege und als Kontrollgruppe Verwaltung –, konstante Zahl aufgenommener Probanden je Altersgruppe) konnte gezeigt werde, dass die Seroprävalenz in den vergangenen Jahrzehnten ständig gesunken ist (Abb. 8.1). Dass bei der HAV-Infektion konkurrierende Risi-

ken eine Rolle spielen können, zeigt die Seroprävalenz in Abhängigkeit von der Geschwisterzahl (Abb. 8.2) Bei der Bestimmung des Tätigkeitsrisikos wurde daher stratifiziert vorgegangen (Beschäftigte mit einem Bruder/einer Schwester und ohne Kinder). So konnte ein relatives Risiko ermittelt werden, das bis 2,2 reicht (Abb. 8.3).

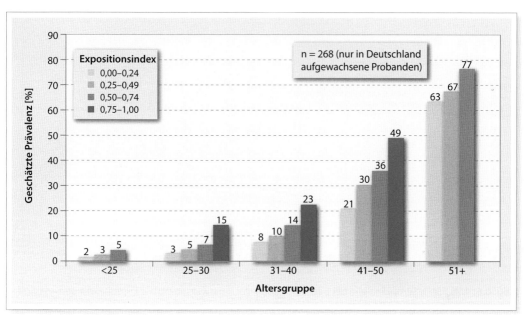

Abb. 8.4: Anti-HAV-Seroprävalenz bei Beschäftigten in der Abwasserentsorgung nach Exposition und Lebensalter (Abszisse). Niedrigste Abwasserbelastung: 0,00 bis 0,24, höchste Abwasserbelastung 0,75 bis 1,00 (keine Belastung 0,0 = 0 %, höchste Belastung 1,0 = 100 %; n = 268)

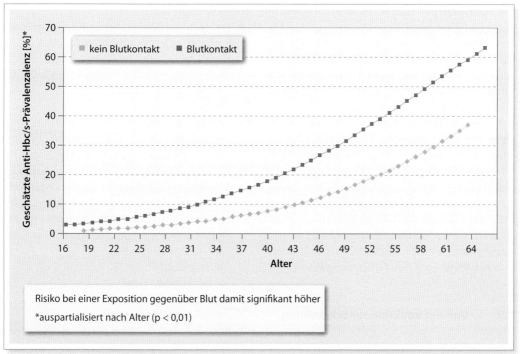

Abb. 8.5: Anti-HBc-Seroprävalenz bei blutexponierten und nicht blutexponierten Beschäftigten im Gesundheitsdienst nach Lebensalter (n = 1517)

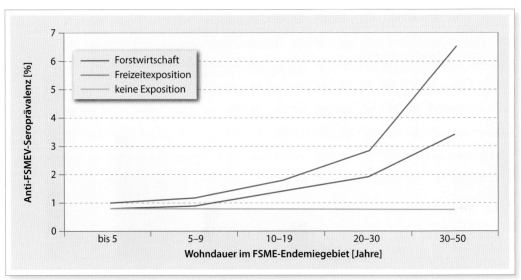

Abb. 8.6: Anti-FSME-Seroprävalenz bei Beschäftigen in der Forstwirtschaft, bei Freizeitexponierten und bei nicht Exponierten im Risikogebiet (Südbaden) (n = 447)

Beispielhaft seien in Abb. 8.4 und 8.5 an dieser Stelle auch die Risiken für eine Hepatitis-A-Virusinfektion bei Tätigkeiten in der Abwasserentsorgung (je nach Exposition) und das für eine Hepatitis-B-Virusinfektion für Beschäftigte im Gesundheitsdienst dargestellt. Abbildung 8.6 zeigt das Risiko für eine FSMEV-Infektion bei Beschäftigten in der Forstwirtschaft im Vergleich zu Nichtexponierten und Freizeitexponierten.

Weniger deutlich tritt das Risiko für eine (Tröpfchen-)Infektion durch die Erreger von Masern, Mumps und Röteln zu Tage. Da hier die Antikörperseroprävalenz allgemein recht hoch ist, fällt bei der Betrachtung von Beschäftigten in der Kranken- und Kinderkrankenpflege kaum ein erhöhtes relatives Risiko auf. Gleichwohl deuten auch die leicht erhöhten Seroprävalenzwerte – insbesondere bei Beschäftigten in der Kinderkrankenpflege – auf ihre Gefährdung hin

8.3   Von der Infektion zur Erkrankung

Infektion ist die Übertragung, das Haftenbleiben und Eindringen von Mikroorganismen in einem Makroorganismus und die Vermehrung in ihm.

Bei der Infektion werden fünf wichtige Wege unterschieden, von denen vier arbeitsmedizinisch von Bedeutung sind:
- ▶ aerogene Infektion: Durch die Luft geraten Speichel- oder Nasensekrettröpfchen in die Nase oder in den Mund des Menschen. Beispiele für Erreger, die so übertragen werden:
  - ■ Bordetella pertussis,
  - ■ Herpes-simplex-Virus,
  - ■ Masernvirus,
  - ■ Mumpsvirus,
  - ■ Mycobacterium tuberculosis;
- ▶ alimentäre Infektion/Schmierinfektion: Die Übertragung der Erreger erfolgt über den Verdauungstrakt durch verschmutzte Hände oder kontaminierte Lebensmittel. Beispiele für Erreger, die so übertragen werden:
  - ■ Enteritissalmonellen,
  - ■ Shigellen,
  - ■ Hepatitis-A-Virus,
  - ■ Hepatitis-E-Virus,
  - ■ Poliomyelitisvirus;
- ▶ Kontaktinfektion: Mikroorganismen gelangen über Wunden oder Stiche (z. B. „Nadelstiche" im Gesundheitsdienst) parenteral in den Organismus.

Beispiele für solche Erreger sind:
- Hepatitis-B-Virus,
- Hepatitis-C-Virus,
- HIV,
- Streptokokken;

▶ Sexualkontaktinfektion: Der Übertragungsweg von Erregern „klassischer" Geschlechtskrankheiten während des Sexualverkehrs betrifft Mikroorganismen wie beispielsweise
- Hepatitis-B-Virus,
- Hepatitis-C-Virus,
- HIV,
- Neisseria gonorrhoeae,
- Hämophilus ducreyi;

▶ transmissive Infektion: Die Übertragung von Erregern, die über einen Zwischenwirt (Vektor) weiterverbreitet werden, wie z. B. Mücken, Läuse, Flöhe oder Zecken, betreffen z. B.
- Borrelien (Zwischenwirt Zecken),
- FSME-Virus (Zwischenwirt Zecken),
- Plasmodien (Zwischenwirt Anophelesmücke),
- Yersinia pestis (Zwischenwirt Floh).

Auch hinsichtlich des Infektionsverlaufs ist eine ganze Reihe von Möglichkeiten zu nennen:
1. Der Erreger wird aufgrund effizienter unspezifischer Schutzmechanismen (z. B. intakte Hautbarrierefunktion) gar nicht erst aufgenommen – es erfolgt keine Infektion.
2. Es kommt zur Infektion, die nicht bemerkt wird, da die rasch einsetzende Antikörperbildung den Erreger neutralisiert (inapparente Infektion oder stille Feiung). Beim erneuten Kontakt mit dem Erreger ist die betreffende Person geschützt.
3. Es kommt zur Infektion und zur Erkrankung, wobei die erfolgende Antikörperbildung schließlich zur Elimination des Erregers und zur Restitutio ad integrum führt. Beim erneuten Kontakt mit dem Erreger ist die betreffende Person geschützt (Beispiel: Hepatitis-B-Virus-(HBV-)Infektion, Erkrankung, Bildung von Anti-HBs und Anti-HBc).
4. Es kommt zur Infektion, die nicht bemerkt wird. Es findet jedoch keine Bildung protektiver Antikörper statt und die Infektion geht in

ein chronisches Stadium über (Beispiel: HBV-Infektion, Persistenz von HBs-Antigen, keine Bildung von Anti-HBs).
5. Es kommt zur Infektion, zur Erkrankung, die adäquate Antikörperbildung setzt jedoch nicht ein und die Erkrankung geht in ein chronisches Stadium über (HBV-Infektion, chronische Hepatitis B). Wie im Fall 4 drohen die Spätkomplikationen (Leberzirrhose, hepatozelluläres Karzinom).
6. Es kommt zur Infektion, zur Bildung von Antikörpern während der klinischen Phase der Erkrankung und zur Restitutio ad integrum. Der Erreger bleibt jedoch im Organismus und anlässlich einer akuten Schwächung des Immunsystems kommt es zur (Zweit-)Erkrankung (z. B. Infektion mit Varizella-zoster-Virus, Ersterkrankung: Windpocken, Zweiterkrankung: Herpes zoster).
7. Beim Kontakt mit dem Erreger findet zunächst keine Infektion, sondern nur eine Besiedelung statt. Der Träger des Erregers bleibt klinisch gesund, kann den Erreger aber an andere Menschen weitergeben und ist damit infektiös. Bei ihm selbst kann bei akuter Schwächung des Immunsystems eine Infektion mit dann nachfolgender Erkrankung entstehen (z. B. Corynebakterien, Pneumokokken, Meningokokken).

Eine Besonderheit ist die Koinfektion mit mehreren Erregern, die nicht mit der Doppelinfektion verwechselt werden darf: So kann Hepatitis-D-Virus nur dann zum „infektiologischen Erfolg" führen, wenn gleichzeitig Hepatitis-B-Virus als Voraussetzung vorhanden ist: Die Infektion mit dem einen Erreger ist also nur dann möglich, wenn der andere als „Helfer" vorhanden ist (= Koinfektion). Als Doppelinfektionen bezeichnet man die rein zufällige Infektion mit zwei Mikroorganismen.

8.4 Krankheitsbilder

Bei einer Reihe von Mikroorganismen hängt die Art der Infektion vom immunologischen Zustand der infizierten Person bzw. von genetischen

Faktoren sowie dem Lebensalter ab (z. B. Hepatitis-B-Virus). Bei anderen Erregern werden (immunologisch) Gesunde überhaupt nicht betroffen, sondern nur vorgeschädigte Personen (z. B. Pneumocystis-carinii-Infektion von HIV-Infizierten). Schließlich gibt es auch Erreger, bei denen (scheinbar?) wahllos leichte oder schwere Krankheitsverläufe beobachtet werden, ohne dass immunologisch Gesunde verschont bleiben und überhaupt erkennbar ist, warum es im einen Fall nur zur abortiven Erkrankung kommt, im anderen Fall aber zum schwerwiegenden, lebensbedrohlichen Ausgang der Infektion (z. B. FSME-Virus).

8.5 Therapeutische Ansätze

Die Therapiemöglichkeiten bei Erkrankungen durch Infektionserreger sind abhängig von der Art des Erregers. Am leichtesten fällt häufig die (Chemo-)Therapie von bakteriellen Infektionen, während beispielsweise bei Prionerkrankungen bislang keine therapeutischen Möglichkeiten bekannt sind. Nach der Wirkungsweise und dem Angriffspunkt lassen sich die Chemotherapeutika in vier Gruppen einteilen:

1. Inhibitoren der Synthese der bakteriellen Zellwand:
   Durch Blockierung der Synthese von Peptidoglycan-Vorläufersubstanzen (Fosfomycin, Cycloserin, Bacitracin, Vancomycin) oder durch Blockierung der Polymerisierung des Peptidoglycans (Penecilline, Cephalsporine, Carbapeneme, Monobactame).
2. Inhibitoren der Proteinsynthese am bakteriellen Ribosom:
   Durch Angriff an der 30-S-Untereinheit (Aminoglykoside, Tetrazykline, Spectinomycin) oder der 50-S-Untereinheit (Makrolide, Chloramphenicol, Fusidinsäure)
3. Inhibitoren der Funktion der zytoplasmatischen Membran von Bakterien bzw. Pilzen (Polymyxine, Gramicidin, Polyene, Imidazole).
4. Inhibitoren der Nukleinsäuresynthese von Bakterien, Pilzen, Viren, Protozoen und Würmern:

Durch Blockierung der Folsäuresynthese (Sulfonamide, Trimethoprim), Störung des Nukleosidmetabolismus (Vidarabin, Aciclovir, Flucytosin), der DNA-Matrizen-Funktion (Chloroquin), der DNA-Replikation (Chinolone, Nitroimidazole) oder Blockierung der RNA-Polymerase (Rifampicin).

8.6 Versicherungsmedizin

Meldepflichten ergeben sich einerseits aus dem Infektionsschutzgesetz, andererseits aus der Berufskrankheitenverordnung. Zur Anwendung zu bringen sind die Ziffern 3101 bis 3104 – je nachdem, ob der Beschäftigte im Gesundheitsdienst oder in einem Labor bzw. einer Einrichtung mit ähnlichen Expositionsmöglichkeiten beschäftigt ist (BK 3101), ob es sich um Anthropozoonosen (BK 3102) oder sog. „Tropenkrankheiten" (BK 3104) handelt.

8.7 Prävention

Die Arbeitsschutzvorschriften ergeben sich aus der Biostoffverordnung bzw. den TRBA (Technische Regeln Biologische Arbeitsstoffe) in Zusammenhang mit dem berufsgenossenschaftlichen Grundsatz G 42.

Die Präventionsmöglichkeiten in Bezug auf berufsbedingte Infektionsrisiken sind sehr umfassend. Nach der in den Arbeitswissenschaften üblichen Einteilung gliedern sie sich in technische, organisatorische und persönliche Maßnahmen (TOP-Prinzip).

Der Wert der Prävention wurde über lange Zeit ausschließlich aus dem Blickwinkel des Arbeitsschutzes betrachtet. Erst nach einigen Zwischenfällen (parenterale Infektionen durch HBV, HCV und HIV in mehr als Tausend Fällen) wurde deutlich, dass eine einwandfreie Präventionsarbeit auch den Patienten (bzw. beispielsweise im Lebensmittelbereich den Kunden) zugute kommt. So verhindert die Hepatitis-B-Schutzimpfung einerseits die Infektion des Beschäftigten, andererseits aber auch die beim behandelten Patienten, der unter unglücklichen Umständen durch Blutkontakt mit einem infektiösen Mitarbeiter zu Schaden kommen könnte. Ebenso dient die Influenzaimpfung von im Gesundheitsdienst Tätigen sowie von Personen mit weit reichendem Publikumskontakt dem Patienten- bzw. Verbraucherschutz, da damit wirksame Infektionsquellen „ausgeschaltet" werden können.

8.7.1 Technische Präventionsmaßnahmen

Die überwiegende Zahl der berufsbedingten Infektionen tritt bei Beschäftigten im Gesundheitsdienst auf. Hier hat man in Bezug auf die technische Prävention eine ganze Reihe von Maßnahmen ergriffen, um insbesondere Schnitt- (z. B. durch Skalpelle) und Stichverletzungen (z. B. durch blutkontaminierte Hohlnadeln) zu vermeiden. Diese umfassen neben der effizienten Abfallentsorgung von spitzen und scharfen Materialien in durchstichsicheren Behältnissen auch

die Verwendung sog. sicherer Instrumente, die vor allem dort zum Einsatz kommen, wo perkutane Eingriffe vorgenommen werden. Diesbezüglich unterscheidet man z. B. bei sicheren Spritzen Schutzschildvorrichtungen am Spritzenkörper (Abb. 8.7), Schutzschildvorrichtungen an der Kanüle (Abb. 8.8), Entschärfungsmechanismen (Abb. 8.9) und retraktive Kanülen (Abb. 8.10).

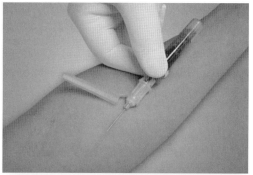

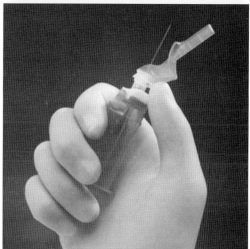

Abb. 8.8: Funktionsweise von sicheren Instrumenten. Klappbare Schilde an der Kanüle. *Oben:* Ein klappbares Schild an der Monovettennadel kann nach deren Gebrauch über die Kanüle geklappt werden und schützt den Anwender vor Nadelstichverletzungen. (Monovette, Sarstedt AG, Nümbrecht). *Unten:* Ein klappbares Schild an der Eclipsenadel kann nach deren Gebrauch über die Kanüle geklappt werden und schützt den Anwender vor Nadelstichverletzungen (Eclipse, Becton Dickinson, Heidelberg)

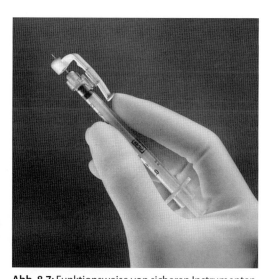

Abb. 8.7: Funktionsweise von sicheren Instrumenten. Schilde am Spritzenkörper. Ein verschiebbares Schild am Spritzenkörper der Safety-Glide Spritze kann nach dem Gebrauch vom Anwender über die Nadelspitze geschoben werden (Safety-Glide, Becton Dickinson, Heidelberg)

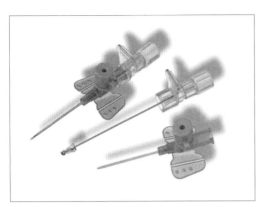

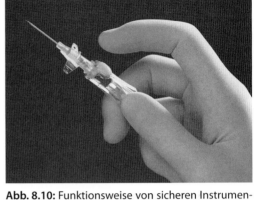

Abb. 8.9: Funktionsweise von sicheren Instrumenten. Entschärfungsmechanismus. Beim Herausziehen der Führungsnadel aus dem Katheter wird die Nadel automatisch von einem Metallclip geschützt (Vasofix Safety, B. Braun Melsungen AG)

Abb. 8.10: Funktionsweise von sicheren Instrumenten. Retraktive Systeme. Durch leichten Druck mit dem Zeigefinger wird die Nadel der Flügelkanüle automatisch in das Gehäuse zurückgezogen (Insyte Autoguard, Becton Dickinson, Heidelberg)

Über diese technischen Maßnahmen im operativen Bereich hinaus müssen auch die allgemein anerkannten Regeln der Hygiene (Desinfektion, Sterilisation) beachtet werden. Einerseits sind die beschriebenen Präventionsmaßnahmen dem aktuellen Stand der Technik anzupassen, andererseits liegt ihre Umsetzung in der Hand der im Gesundheitsdienst Verantwortlichen (Arbeitgeber). Nach den Erfahrungen der Arbeitsschutzbehörde bestehen noch deutliche Defizite bei der Umsetzung.

8.7.2 Organisatorische Präventionsmaßnahmen

Organisatorische Präventionsmaßnahmen beziehen sich z. B. auf den Ablauf der Tätigkeitsschritte im OP, auf eine adäquate Beleuchtung bei gefährlichen Tätigkeiten (um die Zahl der Arbeitsunfälle gering zu halten), auf die Abfalllogistik etc.

8.7.3 Persönliche Präventionsmaßnahmen

Bei den persönlichen Schutzmaßnahmen muss bedacht werden, dass der Mehrzahl der Erreger nicht mit immunologischen Maßnahmen begeg-

net werden kann. Bei Arbeiten/dem Umgang mit parenteral übertragbaren Erregern sind daher unbedingt Handschuhe – bei gefährlichen Tätigkeiten doppelte Handschuhe (mit Indikator) – sowie eine Schutzbrille zu tragen (z. B. sind HCV- und HIV-Infektionen durch ins Auge gelangte Blutspritzer bekannt geworden). Zum Schutz vor Tröpfcheninfektionen können unter Umständen Masken dienlich sein. Ein Regelwerk zu dieser Problematik existiert in Deutschland aber nicht. Gleichwohl sollten partikelfiltrierende Halbmasken angewendet werden, deren Prüfung auf der Basis der Norm EN 149-2001 durchgeführt wurde. Darüber hinaus gibt es die Möglichkeiten der Chemoprophylaxe, Immunglobulinprophylaxe und der Schutzimpfung (Tabelle 8.4).

8.8 Porträts wichtiger Infektionserreger

Nachfolgend sollen einige wichtige Infektionserreger und die von ihnen verursachten Erkrankungen porträtiert werden. Dabei wurden v. a. die Infektionskrankheiten berücksichtigt, die häufig angezeigt werden (z. B. Hepatitis A, B, C, Tuberkulose) und/oder diejenigen, bei denen von Seiten der STIKO (Ständige Impfkommission

Tabelle 8.4: Tätigkeitsspezifische Immunisierungsmaßnahmen gemäß den Empfehlungen der Ständigen Impfkommission am Robert Koch-Institut (STIKO) Stand: Sommer 2010. Hepatitis-A-Impfung im Lebensmittelbereich laut Empfehlung im „Epidemiologischen Bulletin", Typhusimpfung für Beschäftigte in Stuhllaboratorien gemäß Biostoffverordnung Anhang IV (verpflichtende arbeitsmedizinische Vorsorgeuntersuchungen gemäß ArbMedVV). Impfungen bei berufsbedingtem Auslandsaufenthalt sind nicht berücksichtigt, da sie den empfohlenen Reiseimpfungen entsprechen

Krankheit	Vakzine	Wer sollte geimpft werden?
Diphtherie	T, ggf. KV	In Ausbruchssituationen bzw. bei einer Epidemie alle Beschäftigten ohne nachweisbaren Impfschutz (ansonsten Auffrischimpfungen alle 10 Jahre, bei engen Kontaktmöglichkeiten alle 5 Jahre)
FSME	T	Garten- und Waldarbeiter, Landwirte, Straßenwärter in Risikogebieten, Laborpersonal (Aerosolbildung)
Hepatitis A	T	Beschäftigte im Gesundheitsdienst mit Stuhlkontaktmöglichkeit, Klärwerker, Kanalarbeiter, Beschäftigte im Vollzug, in Betrieben mit Kontakt zu unverpackten Lebensmitteln
Hepatitis B	T ggf. KV	Beschäftigte im Gesundheitsdienst mit Blut-/Körperflüssigkeitenkontakt, Beschäftigte im Recyclingbereich, Kanalarbeiter, Klärwerker, Beschäftigte im Vollzug
Influenza	T	Beschäftigte im Gesundheitsdienst, Beschäftigte mit umfangreichem Publikumsverkehr, Beschäftigte mit Geflügelumgang
Masern	L, ggf. KV	Beschäftigte ohne Nachweis von Impfung/Immunität im Gesundheitsdienst und bei der Betreuung von Immundefizienten, Beschäftigte in der Wohlfahrtspflege (Kinderbetreuung)
Meningokokkenerkrankung	T	Laborpersonal mit möglichem Aerosolkontakt
Mumps	L, ggf. KV	Beschäftigte ohne Nachweis von Impfung/Immunität im Gesundheitsdienst (Einrichtungen der Pädiatrie), in Gemeinschaftseinrichtungen für das Vorschulalter und in Kinderheimen (Kinderbetreuung)
Pertussis	T (KV)	Beschäftigte ohne Nachweis von Immunität/mikrobiologisch gesicherter Erkrankung (> 10 Jahre) im Gesundheitsdienst (Pädiatrie, sonstige Einrichtungen mit Kinderkontakt, Gynäkologie/Geburtshilfe), Beschäftigte in der Wohlfahrtspflege (Kinderbetreuung)
Poliomyelitis	T, ggf. KV	Beschäftigte im Gesundheitsdienst (möglicher Kontakt zu Erkrankten, Laborpersonal), Beschäftigte in der Wohlfahrtspflege (Kontakt mit Personen aus Endemiegebieten)
Röteln	L, ggf. KV	Beschäftigte ohne Nachweis von Impfung/Immunität im Gesundheitsdienst (Pädiatrie, sonstige Einrichtungen mit Kinderkontakt, Gynäkologie, Geburtshilfe), Beschäftigte in der Wohlfahrtspflege (Kinderbetreuung), Frauen im gebärfähigen Alter mit Antikörper-Erfolgskontrolle
Tetanus	T, ggf. KV	Beschäftigte im gärtnerischen und technischen Bereich,
Tollwut	T	Waldarbeiter, Beschäftigte in Forstbetrieben, Jäger und Beschäftigte in Tierlabors bei Expositionsgefahr
Typhus	T, L	Beschäftigte im Gesundheitsdienst mit Stuhlkontaktmöglichkeiten
Varizellen	L	Beschäftigte im Gesundheitsdienst (seronegatives Personal in der Pädiatrie, Onkologie, Gynäkologie/Geburtshilfe, Intensivmedizin, Betreuung von Immundefizienten), Beschäftigte in der Wohlfahrtspflege (Kinderbetreuung)

T = Tot-/Toxoidvakzine, L = Lebendvakzine, ggf. KV = gegebenenfalls mit Kombinationsvakzine, KV = ausschließlich mit Kombinationsvakzine

beim Robert Koch-Institut) Impfempfehlungen ausgesprochen wurden. Nicht berücksichtigt wurden bei der letztgenannten Gruppe die Poliomyelitis (hier sollte im Hinblick auf die Bedeutung als Regelimpfung bis zum 18. Lebensjahr jedermann geimpft sein – bei Risikopersonen allerdings in 10-jährigen Abständen auch Volljährige) und die Tollwut (Impfung bei Risikopersonen z. B. in Wald und Flur bei neu aufgetretener Wildtollwut) sowie die Meningokokkenerkrankungen (Indikationsimpfung bei entsprechendem Laborpersonal). Fernerhin wurden auch die Krankheiten nicht berücksichtigt, die – egal, ob durch Impfung zu verhüten oder nicht – hierzulande keine Rolle spielen, jedoch bei berufsbedingtem Auslandsaufenthalt oft vorkommen/angezeigt werden – wie z. B. die Malaria oder die Hepatitis E. Von diesen so genannten „Tropenkrankheiten" (BK 3104) gibt es dermaßen viele, dass ihre Darstellung dieses Kapitel sprengen würde.

Anders als hierzulande spielen in den warmen Ländern nicht nur Bakterien und Viren als Auslöser von Berufskrankheiten eine wichtige Rolle, sondern auch Pilze und insbesondere Würmer und Protozoen. Darüber hinaus lässt sich auch keine wissenschaftlich vernünftig definierte Grenze zu manchen Krankheiten ziehen, die unter der BK-Nummer 3101 angezeigt werden: So kann man die Hepatitiden A, B und C ebenso wie AIDS durchaus auch als Tropenkrankheiten bezeichnen (obwohl sie in bescheidenem Maße hierzulande vorkommen), während beispielsweise die Malaria, die wir als eine der ganz typischen „Tropenkrankheiten" betrachten, noch im 18. Und 19., ja sogar bis Mitte des 20. Jahrhunderts in Deutschland durchaus eine wichtige Rolle gespielt hat.

Im Hinblick auf die bessere Lesbarkeit der nachfolgenden Erregerporträts wurde bei den Abschnitten zur Pathogenese nur auf die Übertragungsmechanismen eingegangen und nicht die – häufig auf molekularer Ebene bekannten – pathogenetischen Überlegungen. Und schließlich finden sich auch noch keine Angaben über die in letzter Zeit exponentiell ansteigenden Fallzahlen bei Hantavirusinfektionen (s. weiterführende Literatur).

8.8.1 AIDS (SIDA)

Erreger

Erreger sind das Humane Immundefizienzvirus Typ 1 (HIV1) mit den Subtypen der M- („Major"-) Gruppe A, B usw. und O („Outlier"-)Gruppe sowie Typ 2 (HIV-2); dabei handelt es sich um humane Retroviren mit hoher Mutationsfrequenz.

Vorkommen und Gefährdung

HIV-1 ist weltweit verbreitet – mit bislang über 12 Millionen Toten und einer geschätzten Zahl von über 50 Millionen Infizierten. HIV-2 ist endemisch in Westafrika und im westlichen Zentralafrika. Bedeutung als Berufskrankheit: Bekannt geworden sind bislang < 500 Fälle weltweit – davon auch einige trotz antiretroviraler Prophylaxe.

Pathogenese und Übertragung

Übertragungswege: Die Übertragung erfolgt durch Blut und Blutprodukte, durch Verletzung an spitzen/scharfen Gegenständen, die mit Blut/Körperflüssigkeiten/Gewebe von HIV-Patienten kontaminiert sind, sexuell, diaplazentar und unter der Geburt, sowie durch gemeinsam benutzte Fixerbestecke. Die Inkubationszeit beträgt in der Regel bis zu 12 Wochen, selten länger; in der Regel besteht lebenslange Infektiosität. Pathogenetisch sind die Zielzellen der HIV-Infektion v. a. die Lymphozyten (Immundefizienz durch Zerstörung von T-Helfer/CD-4-Zellen) und die Nervenzellen.

Krankheitsbild, Diagnostik, Begutachtung

Nicht bei allen Patienten entsteht nach der Infektion ein mononukleoseähnliches Krankheitsbild mit Fieber und Lymphadenopathie. Verlauf und letaler Ausgang werden nicht von der HIV-Infektion bestimmt, sondern i. d. R. von der opportunistischen Erkrankung. Die seit 1993 gültige Stadieneinteilung basiert auf der Zahl der CD-4-Lymphozyten pro mm^3 ($1 \geq 500$, $2 = 200–500$, $3 \leq 200$, keine Symptome = A, Symptome = B, opportunistische Krankheiten – z. B. Infektionen durch CMV, HSV, EBV, Pneumocystis carinii, weiterhin Toxoplasmose, Tuberkulose, Kryptokokkose, Candidose, Kaposisarkom = C). In Europa schließt die AIDS-Definition die Stadien C1–3, in den USA die Stadien C1, C2 und A, B oder C3 ein.

Als Differenzialdiagnosen kommen Infektionen mit EBV und CMV in Frage sowie Toxoplasmose, Parasitosen, Lues, darüber hinaus Neoplasien. Labordiagnostik: In der Regel erfolgt die serologische Stufendiagnostik (Antikörper-Suchtest mit ELISA, bei positivem Ausfall Bestätigung mit Immunoblot und/oder Immunfluoreszenz). Die Verlaufskontrolle wird durch das Monitoring der so genannten Viruslast („viral load": Zahl der pro ml Serum nachweisbaren RNA-Kopien des HIV-1) mittels quantitativer PCR, NASBA oder bDNA-Technik sowie der Zahl der CD-4-Zellen vorgenommen. Der direkte Nachweis der Virus-RNA oder -DNA (zellständiges Provirus) mittels PCR ist indiziert zum Nachweis der Infektion bei Neugeborenen; wichtig ist des wieteren die Viruslastbestimmung. Die phänotypische und/oder genotypische Resistenzbestimmung ist bei Relapse unter Therapie indiziert.

Bei der Begutachtung ist im Hinblick auf die parenterale Übertragung Nachweis der Tätigkeit mit spitzen/scharfen Gegenständen/Nadelstichverletzungen bedeutsam, idealerweise der Nachweis von Verletzungen an HIV-Patienten (BK-Ziffer: 3101).

Therapie und Prävention

Die Indikation zur antiretroviralen Therapie besteht sicher
- ▶ bei symptomatischer HIV-Infektion,
- ▶ bei CD-4-Zellzahlen < 350/mm³,
- ▶ bei Patienten mit einer Viruslast von 10 000 bis 20 000 Kopien/ml unabhängig von der CD-4-Zellzahl.

Üblich ist zurzeit eine Dreiertherapie durch Kombination von zwei Hemmstoffen der reversen Transkriptase mit einem Proteinasehemmer; im Hinblick auf zahlreiche Neuentwicklungen aktuell unter www.rki.de (Infektionskrankheiten von A–Z). Als Therapieerfolg gilt der Abfall der Viruslast um mindestens eine, besser zwei log-

Stufen; ein Therapiewechsel ist angezeigt bei Versagen der Initialtherapie oder signifikantem Anstieg der Viruslast, ggf. nach vorheriger Resistenzbestimmung; Cave: transiente Anstiege der Viruslast durch Impfungen und interkurrente Infekte.

Prophylaxe: Da das Übertragungsrisiko bei Kanülenstichverletzungen (durchschnittlich 0,3 % bei Verletzung am nicht behandelten Patienten mit nachfolgendem Verzicht auf Postexpositionsprophylaxe, ansonsten wesentlich niedriger) gering ist, erfolgt die postexpositionelle Prophylaxe nur bei tiefen Schnitt- oder Stichverletzungen mit HIV-kontaminierten Instrumenten, Verletzungen mit einer Hohlnadel, die zuvor in einer Vene oder Arterie eines HIV-infizierten Patienten platziert war und Kontamination von Schleimhaut oder entzündlich veränderten Hautarealen, wenn die Kontamination großflächig ist und/oder die betroffenen Areale nicht unmittelbar gespült oder gesäubert werden konnten. Die Prophylaxe ist so schnell wie möglich durchzuführen, da die Prognose bei HIV-Infektionen von der initial vorhandenen Viruslast abhängig ist. Die Virusinaktivierung erfolgt durch 70 % Ethanol. In den letzten Monaten der Schwangerschaft wird eine antiretrovirale Prophylaxe zur Verhinderung der vertikalen Übertragung empfohlen. Die allgemeine Prophylaxe im Gesundheitsdienst besteht in der Verwendung (doppelter) Handschuhe und sicherer Instrumente.

> **!** Gesetzliche Regelungen: Nichtnamentliche Meldepflicht bei direktem oder indirektem Erregernachweis; Einstufung in Risikogruppe 3 (**) nach BioStoffV.

8.8.2   Borreliose (Lyme-Borreliose)

Erreger

Borrelia burgdorferi sind flexible, schraubenförmige Bakterien der Familie Treponemataceae, weitere damit verwandte Erreger sind B. recurrentis (Erreger des Rückfallfiebers), B. duttoni und B. hermsii (endemisches Zeckenrückfallfieber).

Vorkommen und Gefährdung

Die Verbreitung wird in der gesamten nördlichen Hemisphäre beobachtet, wobei sporadische Erkrankungen eher die Regel und Gruppenerkrankungen eher die Ausnahme sind. Die Antikörperprävalenz beträgt in Deutschland bis 30 %, bei exponierten Gruppen (Waldarbeiter) teilweise deutlich mehr. Zecken in „hot spots" sind in bis zu 10 % infektiös, in einigen Ländern bis 35 %.

Pathogenese und Übertragung

Bei der Borreliose handelt es sich um eine Zoonose mit dem Erregerreservoir bei Wildtieren und als Vektor in Europa Ixodes-Zecken („Gemeiner Holzbock"); die Übertragung auf den Menschen erfolgt durch Zeckenstich. Die Inkubationszeit ist variabel und schwankt zwischen wenigen Tagen und mehreren Wochen. Wie viele Patienten nach dem Stich einer infizierten Zecke erkranken, ist nach wie vor unklar.

Krankheitsbild, Diagnostik, Begutachtung

Zu beachten: Die Diagnose einer Borreliose erfolgt vor dem Hintergrund der klinischen Befunde und nur in zweiter Linie auf dem Boden von labordiagnostischen Untersuchungen (Serodiagnostik, bei V. a. Neuroborreliose auch unter Einbeziehung des Liquors), die häufig nur eine Aussage über eine (stattgehabte) Borrelieninfektion erlauben, jedoch nicht über deren Aktivität. Laboruntersuchungen dienen also nur der Bestätigung/dem Ausschluss eines klinischen Verdachts. Die klinischen Manifestationen sind dabei sehr variabel. Die Einteilung wird entweder in eine

▶ eine frühe und
▶ eine späte Verlaufsform oder
▶ in drei Stadien vorgenommen:
  ▪ Stadium 1 (lokalisierte Symptome): Erythema migrans (bei > 50% der Infizierten) Beginn 7–10 Tage nach Infektion, papulös oder makulös, zentrifugale erythematöse Ausbreitung, selten mit Bläschen,
  ▪ Stadium 2 (disseminierte Symptome): akute Borreliose mit Lymphadenosis cutis benigna, akute Neuroborreliose (Bann-

warth-Syndrom mit Meningitis, Radikuloneuritis, Hirnnervenparesen), Arthritis v. a. Befall der großen Gelenke wie Knie-, Sprung- und Handgelenke, weichteilrheumatische Beschwerden, wandernde Arthralgien, Karditis (AV-Block, Vorhofflimmern, ventrikuläre Extrasystolen). Dauer der unbehandelten Arthritis bei 90 % der Patienten bis zu 8 Jahren, bei 10 % länger. Gelegentlich ophthalmologische Erkrankungen mit follikulärer Konjunktivitis, interstitieller Keratitis, Iridozyklitis etc.

▪ Stadium 3 umfasst die chronische Neuroborreliose (ZNS-Symptome, v. a. Myelitis mit spastisch-ataktischer Gang- und Blasenentleerungsstörung, Enzephalitis mit Bewusstseinsstörungen, fokalen und generalisierten Anfällen, Hemiparese, Hemianopsie, Aphasie, Dysarthrie und Koordinationsstörungen), die Acrodermatitis chronica atrophicans (zu 90 % Frauen im höheren Lebensalter betroffen, asymmetrisch, oft einseitig, Streckseiten von Beinen oder Armen betroffen, lividrote, ödematös verdickte Haut, Neigung zur subkutanen Fibrosierung), im Endstadium sensible Polyneuropathie und Arthritis.

Als Differenzialdiagnosen kommen je nach Stadium und Manifestation andere Infektionen mit Arthritis oder Erkrankungen durch neurotrope Viren (wie FSME), Erkrankungen des rheumatischen Formenkreises, chronische Enzephalopathien, Multiple Sklerose oder Lupus erythematodes infrage. Cave: Die Zahl falsch-positiver Diagnosen ist insbesondere in späteren Stadien bei unspezifischen, degenerativen Affektionen des Nervensystems und des Bewegungsapparats (beispielsweise Fibromyositis; Arthrosen) hoch.

Beim Erythema migrans ist bei eindeutiger Klinik und Anamnese keine Labordiagnostik indiziert (siehe Box 8.1). Bei der Begutachtung muss den auf Verlauf mit zugehörigen Krankheitsbildern geachtet werden: Ein positiver An-

---

Box 8.1: Labordiagnostik bei der Borreliose

❏ Neuroborreliose: Liquorelektrophorese inkl. Nachweis oligoklonaler Banden; Nachweis von IgG-/IgM-Antikörpern im Liquor-Serum-Paar und Bestimmung des Antikörper-spezifischen Index.

❏ Lyme-Arthritis: ggf. direkter Erregernachweis in der Synovialflüssigkeit mittels NAT/PCR. Stufenweise Serodiagnostik (zu Beginn EIA), bestätigt durch Immunoblot, erfordert bei der Differenzialdiagnose der Lyme-Arthritis wie bei allen anderen Spätmanifestationen zurückhaltende Interpretation und engen Kontakt zwischen Labor und Klinik.

---

tikörperbefund kann, muss aber nicht auf noch aktuelles Krankheitsgeschehen hindeuten, sondern kann auch einfach als Zeichen einer stattgehabten Infektion (stille Feiung) gedeutet werden; Berufskrankheit bei Waldarbeitern, Förstern, Landwirten (siehe Fallbeispiel). Es wird die BK-Ziffer 3102 zur Anwendung gebracht.

Seit mehreren Jahren findet sich in der medizinischen Literatur der Begriff „Post-Lyme-Syndrom" als Sammelbegriff für unspezifische persistierende oder neu auftretende Symptome wie Myalgien, Arthralgien, Dys- und Parästhesien, Schlafstörungen, Kopfschmerzen oder Konzentrationsstörungen nach korrekter Chemotherapie einer Borreliose. Wie zwei prospektive, randomisierte, plazebokontrollierte, Doppelblindstudien mittlerweile gezeigt haben, handelt es sich bei dem „Post-Lyme-Syndrom" nicht um ein spezifisches Krankheitsbild, sondern tatsächlich um unspezifische Symptome. Dies ist das Ergebnis einer Verlautbarung der „Infectious Disease Society of America (IDSA; Wormser et al. 2000). Einzige Empfehlung des Gremiums ist, bei unspezifischen Beschwerden im Gefolge einer Borreliose-Chemotherapie, eine floride Borreliose durch geeignete diagnostische Maßnahmen auszuschließen.

Therapie und Prävention

Eine prophylaktische Gabe von Antiinfektiva nach einem Zeckenstich ist nicht erforderlich. Behandelt wird mit Penicillin G, Amoxicillin, Doxycyclin, Tetracyclin, Cefuroxim, Ceftriaxon, Cefotaxim oder Azithromycin für mindestens zwei Wochen (Akutform) bzw. 3–4 Wochen (chronischer Verlauf). Zur Prophylaxe dienen Zeckenschutz (Kleidung bei Wanderungen) sowie evtl. Repellenzien. Ein Impfstoff existiert nicht.

Fallbeispiel Berufskrankheitenverfahren bei einem 52-jährigen Schäfer. Der Patient, bei dem im Alter von 30 Jahren eine Bandscheibenoperation im Bereich LWK 4/5 durchgeführt und 6 Jahre später eine Brucellose diagnostiziert worden war, gab an, mit 43, 44 und 46 Jahren subjektiv Zeckenstiche bemerkt zu haben, jedoch niemals ein Erythema migrans. Desgleichen hätten sich im Lauf der Jahre Gelenkbeschwerden, v. a. am Kniegelenk, eingestellt. Ein Jahr später erfolgte auf Initiative des Hausarztes wegen unklarer rheumatischer Beschwerden eine Bestimmung von Borrelien-Antikörpern und wegen des positiven Ausfalls der EIA-Diagnostik die Berufskrankheitenanzeige sowie die Überweisung zur stationären Abklärung. Dabei im Western Blot allenfalls Hinweise auf die Spätphase einer Borrelieninfektion sowie Banden mit fraglichem diagnostischen Nutzen (wegen möglicher Kreuzreaktionen). Interpretation der Beschwerden nicht als Borreliose, sondern als Polyarthrose, Empfehlung der deutlichen Gewichtsreduktion von derzeit 130,3 kg bei 177,5 cm. Eine Empfehlung zur Anerkennung als Berufskrankheit wurde vom Gutachter nicht ausgesprochen.

! Einstufung in Risikogruppe 2 nach BioStoffV.

8.8.3 Diphtherie

Erreger

Die Diphtherie wird durch Corynebacterium diphtheriae (grampositives, nicht sporenbildendes Stäbchen) hervorgerufen, wobei als entscheidender pathogenetischer Faktor die Diphtherietoxinbildung (Polypeptid mit Molekularmasse 62 000, das bei infizierten Zellen in Gegenwart von NAD die Proteinsynthese blockiert und diese damit abtötet) gilt. Des Weiteren sind auch Infektionen mit C. ulcerans als Ursache möglich, das häufig auch Toxin bildet. Andere toxinbildende Corynebakterien können ebenfalls (allerdings selten) in Frage kommen.

Verbreitung und Gefährdung

Derzeit beschränkt sich die Verbreitung vorwiegend auf Entwicklungs- und Schwellenländer; in Deutschland bestehen bei ungenügender Durchimpfungsrate Immunitätslücken, die immer wieder Einzelfälle und gelegentlich lokale Kleinepidemien zur Folge haben. Eine Gefährdung besteht für alle Personen, bei denen die letzte regelrecht durchgeführte Diphtherieimpfung mehr als 10 Jahre zurückliegt bzw. bei denen eine ungenügende antitoxische Immunität nachgewiesen wird. Da die zelluläre Immunität bei der Infektion keine Rolle spielt, sind seronegative Personen in jedem Fall ungeschützt. Gefährdung insbesondere im Gesundheitsdienst sowie bei Polizisten, Grenzschutz und anderen Personen, die Kontakt mit Menschen aus Endemiegebieten haben (z. B. Migranten, Asylbewerber) oder in solchen Ländern beruflich tätig werden.

Pathogenese und Übertragung

Die Übertragung erfolgt via Tröpfcheninfektion oder kontaminierte Gegenstände. Die Inkubationszeit beträgt 2–5 Tage. Anschließend kann sich eine mehr oder weniger lange Ansteckungsfähigkeit da ein mitunter langer Trägerstatus nach Infektion bzw. Erkrankung von bis dato gesunden Trägern im Rahmen anderer Infektionen beobachtet wird.

Krankheitsbild, Diagnostik, Begutachtung

Der Verlauf erfolgt unter dem Bild eines Lokalinfekts (Rachenentzündung und Tonsillitis mit leicht erhöhten Temperaturen, Ausbildung weißer Pseudomembranen, die zunächst nur auf den Tonsillen auftauchen und schließlich den gesamten Nasen-Rachen-Raum einnehmen). Die Ablösung findet nach ca. 1 Woche unter Entfieberung statt. Alternativ entwickelt sich eine toxische Allgemeinerkrankung entweder gegen Ende des Lokalinfekts oder aber gleich zu Beginn. Die Allgemeinreaktion umfasst nicht selten Myokarditis, Endo-

karditis, Nephrose, Metastasierung mit Bildung von Diphtherietoxin in verschiedenen befallenen Organen. Die eitrig-blutige Nasendiphtherie ist bei Kleinkindern und Säuglingen die wichtigste Komplikation. Bei primär toxischem Verlauf entstehen in der Regel schwere Schäden wie die Polyneuritis diphtherica. Die Letalität in Deutschland liegt bei etwa 20%; die Hautdiphtherie ist aus Europa verschwunden, wird jedoch noch in zahlreichen Entwicklungsländern beobachtet.

An Differenzialdiagnosen kommen andere Anginen wie Angina Plaut-Vincent, Leukosen, EBV-Infektionen und Mumps in Frage. Im Rahmen der Labordiagnostik erfolgt der Erregernachweis mikroskopisch aus Nasen-, Rachen- und Kehlkopfabstrichen im Direktpräparat; die Kultivierung dient zur Beurteilung der biochemischen Syntheseleistungen (dadurch Differenzierung von apathogenen Corynebakterien). Des Weiteren üblich sind die Toxinbildungsprüfung (Elek-Ouchterlony-Test) sowie der Antikörpernachweis als Neutralisationstest (Goldstandard) oder ELISA-Test (hier sowohl falsch-positive wie auch falsch-negative Ergebnisse).

Bei der Begutachtung wird i. d. R. BK-Ziffer 3101 zur Anwendung gebracht.

Therapie und Prävention

Bei Diphtherieverdacht werden sofort 500 bis 1000 IE/kg KG Diphtherieantoxin (Pferd) und Penicillin (bei bekannter Allergie Erythromycin) hochdosiert verabreicht. Bei toxischem Verlauf können bis 2000 IE Antitoxin gegeben werden. Wichtig ist die Absonderung des Erkrankten, gegebenenfalls erfolgt die intensivmedizinische Behandlung.

Prophylaxe: Die Umgebungschemoprophylaxe erfolgt mit Erythromycin, die postexpositionelle Impfung mit Toxoidimpfstoff, wenn die letzte Impfung > 5 Jahre zurückliegt; ansonsten wird präexpositionell die Diphtherieimpfung (Kombinationsimpfstoffe) vom Säuglingsalter an durchgeführt, bei Erwachsenen alle 10 Jahre.

! Meldepflicht (Erkrankung und Tod) Einstufung in Risikogruppe 2 nach BioStoffV.

8.8.4 Frühsommer-Meningoenzephalitis (FSME)

Erreger
Erreger ist das FSME-Virus (RNA-Virus, Genus Flaviviren, Familie Togaviren, Gruppe-B-Arboviren).

Vorkommen und Gefährdung
FSME-Virus findet sich in Mittel- und Osteuropa, im westlichen Balkan bis zur Adria (Kroatien, Slowenien) im Baltikum, Teilen Skandinaviens, Finnlands, Russlands, Ostfrankreichs und Nordasiens. Bei Durchseuchungsstudien lassen sich Werte für die Seroprävalenz bis zu 30 % (Nordasien) nachweisen, in europäischen Hochendemiegebieten (z. B. Freiburger Raum, große Teile Österreichs) bis 10 %, bei Risikopersonen (z. B. Forstarbeiter, Landwirte) bis 6fach höher, In Deutschland hat sich ein kontinuierlicher Anstieg der Fallzahlen bis 2006 (547 Fälle) objektivieren lassen. Seitdem ist die FSME (dank großer Anstrengungen im Impfsektor?) rückläufig.

Pathogenese und Übertragung
Als Erregerreservoir dienen Mäuse, Igel, Füchse, Maulwürfe, Rehe. Die Übertragung erfolgt durch Zecken und Zeckenstich auf Weidetiere (z. B. Kühe, Schafe, Ziegen) und auf den Menschen. Schwere Infektionen sind bei Hunden bekannt.

Weitere Infektionsmöglichkeiten resultieren aus dem Einatmen infektiösen Materials, dem Verzehr von unbehandelter, nicht pasteurisierter Ziegen-, Schafs- oder Kuhmilch oder daraus hergestellten Produkten (z. B. Jogurt). Die Inkubationszeit beträgt eine Woche bis zur ersten Erkrankungsphase (Extreme: 3 bis 14 Tage)

Krankheitsbild, Diagnostik, Begutachtung
Die Manifestationsrate der Infektion beträgt nach neueren epidemiologisch untermauerten Schätzungen bis zu 50 % (Synonyma: Zentraleuropäische Enzephalitis (CEE), Kumlinge-Krankheit, Zecken-Enzephalitis („tick-borne encephalitis", TBE), Russian Spring-Summer Encephalitis, Far Eastern Encephalitis). Typisch ist der zweiphasige Krankheitsverlauf. Während der ersten (uncharakteristischen) Phase (Dauer bis zu 4 Tage) sind Fieber mit Temperaturen bis 38 °C, gastrointestinale Beschwerden, Katarrh und Kopfschmerzen üblich. Anschließend (nach erscheinungsfreiem Intervall von ungefähr einer Woche) tritt bei einem erheblichen Teil der Infizierten die neurologische Erkrankung auf (Meningitis bei der Hälfte der Betroffenen, Meningoenzephalitis bei einem Drittel oder (selten) Meningomyelitis oder Enzephalomeningomyelitis mit Paresen). Das Fieber steigt bis 40 °C. Die Letalität beträgt 1 %. Defektheilungen werden bei bis zu 10 % der Betroffenen beobachtet. Die Immunität nach Erkrankung oder stiller Feiung besteht lebenslang.

Als Differenzialdiagnosen kommen Poliomyelitis, andere viral bedingte Meningoenzephalitiden sowie die Lyme-Borreliose in Betracht; die Serodiagnostik erfolgt durch IgG-und IgM-spezifischen Antikörpernachweis mit ELISA; der direkte molekulare Virusnachweis erfolgt im Liquor durch RT-PCR; Berufsrisiken (z. B. bei Garten- und Waldarbeitern) werden seroepidemiologisch (s. oben) objektiviert. Darüber hinaus sind Laborinfektionen durch Virus-Aerosole (Ärzte, Medizinisch-Technische Assistenten etc.) bekannt beworden (deshalb BK-Ziffer 3101 oder 3102).

Therapie und Prävention
Eine Therapie ist nicht bekannt. Die Behandlung erfolgt deshalb symptomatisch und supportiv; die Gabe von FSME-Immunglobulin ist obsolet. Daher sollte spätestens aus Anlass eines Zeckenstichs, vorzugsweise jedoch präexpositionell die Impfindikation zur dreimaligen Impfstoffgabe (Auffrischung abhängig vom Lebensalter nach 3–5 Jahren) gestellt werden.

Die gleichzeitig gegebene Möglichkeit einer Borrelien-Infektion sollte immer mit bedacht werden; die Zeckenentfernung durch Herausheben mit einem spitzen Gegenstand verhindert eine Infektion aller Wahrscheinlichkeit nach nicht, sollte aber trotzdem vorgenommen werden.

! Der indirekte und/oder direkte Virusnachweis bei Bezug zu akuter Infektion ist meldepflichtig. Einstufung in Risikogruppe 3 (**) nach BioStoffV.

8.8.5 Hepatitis A

Erreger

Erreger ist das Hepatitis-A-Virus (HAV) (RNA-Virus, Picornaviren).

Vorkommen und Gefährdung

Bei weltweiter Verbreitung ist die Seroprävalenz von anti-HAV vor allem in den (südlichen) Mittelmeer-Anrainerstaaten und in Entwicklungsländern hoch, in Europa seit Jahren sinkend, derzeit in Deutschland, Frankreich und angrenzenden Ländern bei Personen < 30 Jahre < 5 %, bei vor 1950 geborenen Personen 20–100 % anti-HAV positiv. Die Gefährdung besteht besonders bei Stuhlkontakten (Gefahr der fäkal-oralen Übertragung eines evtl. vorhandenen Erregers) – im beruflichen Bereich v. a. im Gesundheitsdienst (Abb. 8.3) –, was dazu geführt hat, dass die Hepatitis A die viertwichtigste Infektionsberufskrankheit ist.

Bei seroepidemiologischen Studien hat sich eine erhöhte anti-HAV-Prävalenz bei Deutschen < 30 Jahre in den Bereichen Krankenpflege und Kinderkrankenpflege (je ca. 2fach), Lebensmittelverarbeitung (2,5fach), Kindergarten (3fach), Kanalarbeiter (s. Abb. 8.4), Putzfrauen im medizinischen Bereich (4fach) objektivieren lassen. Weiter bestehen Gefährdungen in psychiatrischen Einrichtungen/Einrichtungen für geistig Behinderte, Gefängnissen und in der Entwicklungshilfe.

Pathogenese und Übertragungsweg

Übertragen wird Hepatitis-A-Virus fäkal-oral bzw. indirekt durch kontaminierte Speisen und Getränke, da im Stuhl von Infizierten ca. 1 Milliarde infektiöse Partikel pro ml nicht selten sind. Lebensmittelinfektionen erfolgen durch Meeresfrüchte etc. sowie durch tiefgefrorene Beeren (z. B. Himbeeren, Erdbeeren etc.) Frühlingszwiebeln und Salate. Vereinzelte Ausbrüche durch infektiöse Mitarbeiter im Lebensmittelbereich (Backgewerbe, Fleischverkauf etc.) sind auch in Deutschland objektiviert worden; darüber hinaus ist die Übertragung von HAV vom Tier auf den Menschen bekannt (z. B. von infektiösen Affen bei der Tätigkeit in Zoos – hier wurde eine Reihe von Fällen beschrieben). Die Inkubationszeit beträgt 15–45 (50) Tage, der Beginn der Infektiosität 7–14 Tage vor Krankheitsbeginn, die Dauer bis zum Abflauen der Krankheitserscheinungen ist bei inapparentem Verlauf unbekannt.

Krankheitsbild, Diagnostik, Begutachtung

Nach uncharakteristischen Prodromi treten in den meisten Fällen (je älter der Patient, umso häufiger) Ikterus, mehrfacher Fieberanstieg, heller Stuhl, hepatische Beschwerden und Pruritus auf. Der Serumtransaminasenanstieg ist nach zwei Monaten wieder rückläufig, Bei einem Siebtel der Betroffenen beträgt die Dauer der Hepatitis A bis 6 Monate mit zweiphasigem Verlauf (keine Chronifizierung, lebenslange Immunität). Die Gesamtletalität liegt bei ca. 0,25 %, bei Personen > 60 Jahre über 2 %, bei Leberkranken (z. B. chronische Hepatitis B oder C) über 10 % (ca. 20–25 % der fulminanten Hepatitiden durch HAV verursacht). An Differenzialdiagnosen sind andere Virushepatitiden sowie Begleithepatitiden bei anderen Virusinfektionen zu nennen. Die Labordiagnostik stützt sich auf den Erregernachweis im Stuhl (2. bis 8. Krankheitswoche) mit RT-PCR bzw. den Nachweis von Serumantikörpern (anti-HAVIgM) als Zeichen der frischen Erkrankung 3 Tage vor Ikterusbeginn mit ELISA. Bei der Begutachtung relevant sind die BK-Ziffern 3101 oder 3102 (Übertragung des Erregers durch Tiere).

Therapie und Prävention

Eine spezifische Therapie ist nicht bekannt, daher erfolgt die Behandlung symptomatisch und supportiv. Ultima ratio bei fulminantem Verlauf ist die Lebertransplantation. Prophylaxe: Wesentlich sind peinlich genaue Hygiene (kein Genuss von ungekochten Speisen oder ungekochtem Wasser bzw. Eis in Endemiegebieten, Schälen von Früchten) und Schutzimpfung mit Totvakzine; zusätzlich passive Immunisierung mit Standard-Immunglobulin als Umgebungsprophylaxe nur noch bei Leberkranken (beispielsweise chronische HBV- oder HCV Infektion) ohne Immunitätsnachweis, ansonsten bei Ausbrüchen Schutzimpfung als Riegelungsmaßnahme, Kombinationsimpfstoffe (mit HBV-Vakzine bzw. mit Typhusimpfstoff) sind auf dem Markt.

❗ Krankheitsverdacht, Erkrankung und Tod sowie direkter und/oder indirekter Virusnachweis in Bezug zu akuter Infektion sind meldepflichtig; Tätigkeits-/Aufenthaltsbeschränkungen für Erkrankte/Krankheitsverdächtige und Personen in Wohngemeinschafen mit diesen für Gemeinschaftseinrichtungen; Tätigkeits- und Beschäftigungsverbot für Krankheitsverdächtige und Erkrankte im Lebensmittelverkehr. Einstufung in Risikogruppe 2 nach BioStoffV.

8.8.6 Hepatitis B

Erreger

Hervorgerufen wird die Hepatitis B durch die Infektion mit dem Hepatitis-B-Virus (HBV; DNA-Virus, Familie Hepadnaviridae). Serologische Marker der Infektion sind HBs-Antigen, Prae-S- und Prae-S2-Antigen als Hüllmarker sowie auf dem Viruskern HBe- und HBc-Antigen.

Vorkommen und Gefährdung

Weltweit leben ca. 350 Millionen chronisch Infizierte (und damit potenziell Infektiöse, Marker: HBs-Antigen positiv = HBsAg$^+$); bei der Antikörper-Seroprävalenz (anti-HBs/anti-HBc positiv als Zeichen einer abgelaufenen Infektion) liegen die Werte in fast allen Entwicklungsländern > 50 % je nach Altersgruppe, am höchsten in West- und Zentralafrika, in Südostasien und im Westpazifik (hier bis zu 25 % chronisch HBV-Infizierte). In Deutschland liegt die Seroprävalenz in der Allgemeinbevölkerung bei ca. 5–10 % (Antikörper) und ca. 0,7 % (HBsAg$^+$). Beim medizinischen Personal waren bis Mitte der 1980er Jahre je nach Altersgruppe bis 50% anti-HBs/anti-HBc positiv, bis 3% HBsAg$^+$, während der 1990er Jahre das relative Risiko im Gesundheitsdienst auf durchschnittlich ca. 2 (mit z. T. starken Abweichungen je nach Berufsgruppe) gesunken ist (s. Abb. 8.5).

In Deutschland ereignen sich vermutlich mehrere Neuinfektionen pro Jahr, mehrere Hunderte Todesfälle nach akutem oder chronischem Verlauf (inkl. hepatozelluläres Karzinom) Eine weitere Gefährdung von Personen ohne HBV-Marker bzw.

HBs-Ag-positiven Personen (= akute oder chronische Infektion) ist durch die Ko- bzw. Superinfektion mit Hepatitis-D-Virus (HDV) gegeben.

Pathogenese und Übertragung

Relevant als Übertragungsweg: ist die parenterale Infektion durch Blut- (v. a. durch Verletzung an spitzen/scharfen Gegenständen mit Blut/Körperflüssigkeiten/Gewebe von HBV-infektiösen Patienten) und Sexualkontakte, i.v.-Drogenkonsum (unsterile Nadeln). Weiterhin von Bedeutung ist die vertikale Infektion von Säuglingen unter der Geburt (bis > 90 %) bei HBsAg$^+$ der Mutter; bemerkenswert ist die relativ hohe Zahl von (bislang > 700) nosokomialen Übertragungsfällen (vom medizinischen Personal auf Patienten), v. a. durch infektiöse (Thorax-)Chirurgen und Zahnärzte, aber auch bei Eingriffen, bei denen Kontaktmöglichkeit zwischen Chirurgenhänden und spitzen/scharfen Gegenständen bei Operationen unter schlechten Sichtbedingungen gegeben ist. Die Inkubationszeit beträgt 2–6 Monate, die Ansteckungsfähigkeit korreliert mit dem HBsAg-Nachweis. Bei zusätzlichem Nachweis von HBeAg besteht sehr hohe Ansteckungsfähigkeit, bei Nachweis von anti-HBe ist diese im Allgemeinen deutlich niedriger. Cave: Precore-Mutanten-Infektion mit bisweilen sehr hoher Infektiosität (in diesem Fall HBeAg negativ).

Krankheitsbild, Diagnostik, Begutachtung

Bei Säuglingen/Kleinkindern verläuft die Infektion in häufig symptomarm/symptomlos, bei Erwachsenen liegt die Manifestationsrate der Infektion bei ca. 50 %, als akute bis fulminante Hepatitis auch mit Leberversagen. Letalität 1–2 % akut, bis 10 % (auch bei klinisch unauffälligem Verlauf!) Übergang in chronischen Verlauf (HBsAg$^+$) mit Leberzirrhose und/oder hepatozellulärem Karzinom. Die HBsAg-Eliminierungsrate bei chronisch Infizierten beträgt jährlich ca. 3 %. Weitere Komplikationen (z. B. Arthritis, Guillain-Barré-Syndrom) sind bekannt. An Differenzialdiagnosen kommen in Betracht: andere Virushepatiden, Begleithepatiden bei anderen Viruskrankheiten. Laordiagnostik/Begutachtung: Bei der Bestimmung von HBV-Markern wird nach einem Stufenschema verfahren (anti-HBc, wenn negativ, keine weitere Suche [dann ggf. Impfung], wenn positiv Suche nach anti-HBs und HBs-Ag, wenn anti-HBs positiv Immunität, wenn HBsAg⁺ Bestimmung von HBe-Ag bzw. anti-HBe – alle Tests mit ELISA) Die Bestimmung des Infektiositätsrisikos sowie das Therapiemonitoring bei HBs-Ag⁺ erfolgt mit der NAT/PCR; bei Geimpften in Risikobereichen (z. B. Gesundheitsdienst) wird anti-HBs bestimmt (Kontrolle 4–8 Wochen nach Impfung, bei Werten > 100 IE/l kann von lang anhaltender Immunität für mindestens 10 Jahre ausgegangen werden). Selten ist ein isoliertes anti-HBc bei Erkrankung. Ein relatives Infektionsrisiko wird im Gesundheitsdienst beobachtet (im Vergleich zur Allgemeinbevölkerung 2,5fach (s. Abb. 8.5), in einigen Bereichen (z. B. Entsorgung) wesentlich höher; eine der drei wichtigsten berufsbedingten Infektionskrankheiten im Gesundheitsdienst (Kanülenstichverletzungen!). Im Erkrankungsfall liegt die Beweislast nicht beim Beschäftigten, wenn regelmäßiger Kontakt mit Blut/anderen Körperflüssigkeiten und spitzen/scharfen Gegenständen nachgewiesen wird. Die Anerkennungsquoten betragen mit z.T. erheblichen Schwankungen in letzter Zeit ca. 40 %.

Bei der Begutachtung wird die BK-Ziffer 3101 zur Anwendung gebracht.

Therapie und Prävention

Die Therapie erfolgt symptomatisch; bei chronischer Infektion mit erhöhten Serum-Transaminasen ist die Behandlung mit Interferon/Lamivudin (cave: Auftreten resistenter Varianten) zu erwägen. Weitere Nukleosidanaloga sind derzeit ebenfalls im Einsatz. Ultima ratio bei fulminantem Verlauf ist die Lebertransplantation. Postexpositionell erfolgt die passive Immunisierung mit Simultanimpfung, ansonsten bei Gefährdung (berufliche und außerberufliche Kontakte mit Blut und Körperflüssigkeiten) die präexpositionelle Schutzimpfung. Weiterhin indiziert ist die Schutzimpfung bei Reisen in Endemiegebiete, wenn häufiger Kontakt zur einheimischen Bevölkerung gegeben ist (z. B. Entwicklungshelfer), bei Gefängnisbediensteten, länger einsitzenden Strafgefangenen, Personen mit riskantem Sexual-

verhalten, vor schwierigen OP; seit 1995 steht die Hepatitis-B-Schutzimpfung als Regelimpfung bei Säuglingen, Kindern und Jugendlichen im Impfkalender. Als allgemeine Prophylaxe im Gesundheitsdienst gelten: (doppelte) Handschuhe sowie die Anwendung sicherer Instrumente.

> **!** Krankheitsverdacht, Erkrankung und Tod sowie direkter und/oder indirekter Virusnachweis in Bezug zu akuter Infektion sind gemäß IfSG meldepflichtig. Einstufung in Risikogruppe 3 (**) nach BioStoffV.

Fallbeispiel Bei einer 47-jährigen Patientin wurde eine Hepatitis B diagnostiziert, nachdem bei ihr vier Monate zuvor eine Thymektomie durchgeführt worden war. Der Operateur, der sich nicht gegen Hepatitis B hatte impfen lassen, hatte seinerseits im Anschluss an eine Verletzung 6 Monate vor der Thymektomie bei der Patientin an einer akuten Hepatitis B gelitten. Nach Abflauen der Symptomatik und subjektiver Besserung hatte ihm eine Kommission in der betreffenden Klinik das Operieren wieder erlaubt. Daraufhin wurden 144 Patienten, die der Operateur seit dem vermutlichen Beginn der Infektiosität chirurgisch versorgt hatte, serologisch untersucht. Es zeigte sich, dass er 19 von 144 Patienten (13,1%) infiziert hatte, davon 12 im Prodromalstadium seiner Infektion. Sieben Übertragungsfälle hatten sich nach Wiederaufnahme der operativen Tätigkeit ereignet – trotz der von der Kommission geforderten Einhaltung präzise beschriebener Vorsichtsmaßnahmen (inkl. doppelter Behandschuhung). Da sich der Chirurg kooperationswillig zeigte, simulierte er behandschuht in einer Flüssigkeit OP-Techniken. Beim Knoten von Fäden trat offenbar HBV in die Flüssigkeit über.

In einem solchen Fall greifen die Empfehlungen der Deutschen Vereinigung zur Bekämpfung der Viruskrankheiten: Mitteilungen der Deutschen Vereinigung zur Bekämpfung der Viruskrankheiten – Empfehlungen zur Verhütung der Übertragung von Hepatitis-B-Virus durch infiziertes Personal im Gesundheitsdienst 1999). Zunächst ist ein Therapieversuch (Interferon/Lamivudin) indiziert. Scheitert dieser, wird in einem Fall wie dem hier beschriebenen von der Kommission nach DVV ein Tätigkeitsverbot empfohlen. Vorgenommen werden dürfen kritische Eingriffe mit erhöhter Übertragungsgefahr dann nur noch an HBV-immunen (oder erfolgreich geimpften) Patienten.

> **!** Die Hepatitis B und die Hepatitis C sind die beiden wichtigsten Infektionsberufskrankheiten, die in erster Linie durch sicherheitstechnische und organisatorische Maßnahmen (Handschuhe, sichere Instrumente, Arbeitsorganisation) bekämpft werden müssen, da die Hepatitis-B-Schutzimpfung für alle Beschäftigten im Gesundheitsdienst und bei anderen Tätigkeiten mit Körperflüssigkeitskontakt eine Selbstverständlichkeit sein sollte.

8.8.7 Hepatitis C

Erreger
Hervorgerufen wird die Hepatitis C durch die Infektion mit einem Hepatitis-C-Virus (HCV) (RNA-Virus, Flavivirus, Familie Togaviren), elf (Geno-)Typen, die z. T. verschiedene geografische Regionen der Erde repräsentieren).

Vorkommen und Gefährdung
In Mitteleuropa beträgt die Antikörperprävalenz in der Allgemeinbevölkerung 0,5–1 %, in Süd-/Südosteuropa bis 2 %, in Entwicklungsländern deutlich mehr, bei i.v.-Drogenabhängigen in Mitteleuropa je nach Anamnese > 50 %.

Pathogenese und Übertragung
Vor allem Blutkontakte, i.v.-Drogenkonsum (unsterile Nadeln) und Kanülenstichverletzungen im medizinischen Bereich (Übertragungsrate ca. 3 %) sowie die vertikale Übertragung unter der Geburt und Sexualkontakte (Übertragungswahrscheinlichkeit je ca. 7 % sind als Hauptübertragungswege zu nennen, darüber hinaus vereinzelt Fälle von nosokomialen HCV-Infektionen bei Patienten durch infektiöse (Thorax-)Chirurgen, Pfleger oder Medizintechniker. Die Inkubationszeit beträgt bis zu drei Monate bei Zugrundelegung von anti-HCV als Infektionsmarker, jedoch i.d.R. maximal 1 Monat bei HCV-RNA

(PCR) als Marker; daher wird nach möglichem infektiösen (Blut)Kontakt (z. B. im Gesundheitsdienst) die einmalige HCV-RNABestimmung einen Monat nach Exposition empfohlen; Ansteckungsfähigkeit besteht bei > 80 % der anti-HCV-Positiven, die damit als chronisch infiziert gelten müssen.

Krankheitsbild, Diagnostik, Begutachtung
Bei Säuglingen und Kleinkindern kommen kaum akute Verläufe vor, während es bei Jugendlichen und Erwachsenen ca. 5–15 % sind. Beobachtet wird ein ähnlicher Verlauf wie bei Hepatitis A, B und E, im Unterschied zu diesen aber eine hohe Chronifizierungsrate (> 80 %) Als Spätkomplikationen drohen Leberzirrhose und hepatozelluläres Karzinom.

An Differenzialdiagnosen zu nennen sind andere Virushepatitiden sowie Begleithepatitiden bei anderen Viruserkrankungen. Am Beginn der Labordiagnostik steht die Stufendiagnostik (anti-HCV-Bestimmung mit ELISA, Bestätigungstest Immunoblot; im positiven Fall direkter Virusnachweis durch HCVRNA-Bestimmung (RT-PCR); im positiven Fall Genotypisierung und Bestimmung der Viruslast).

Bei der Begutachtung ist zu berücksichtigen, dass die Hepatitis C bzw. die chronische HCV-Infektion eine der drei wichtigsten berufsbedingten Infektionskrankheiten im Gesundheitsdienst (Kanülenstichverletzungen!) ist; im Erkrankungsfall liegt die Beweislast nicht beim Beschäftigten, wenn regelmäßiger Kontakt mit Blut/anderen Körperflüssigkeiten und spitzen/scharfen Gegenständen nachgewiesen wird. Die Anerkennungsquoten betragen mit z.T. erheblichen Schwankungen in letzter Zeit ca. 40 %. Bei der Begutachtung wird die BK-Ziffer 3101 angewandt. Das relative Risiko bei Beschäftigung im Gesundheitsdienst ist ca. 3fach, in der Zahnheilkunde (v. a. Kieferchirurgie) teilweise wesentlich höher.

Therapie und Prävention
In Ermangelung einer spezifischen Therapie steht die symptomatische Behandlung, bei chronischem Verlauf bzw. bei frisch Erkrankten im Vordergrund. Ein Therapieversuch mit α-Inter-

feron + Ribavirin (Dauer unterschiedlich in Abhängigkeit vom Typ/Genotyp) sollte möglichst in jedem Fall zumindest geprüft werden.

Prophylaxe: Ein Impfstoff ist schon seit vielen Jahren in Entwicklung, eine postexpositionelle Prophylaxe ist nicht möglich. Auf die allgemeine Prophylaxe im Gesundheitsdienst durch Verwendung von (doppelten) Handschuhen und sichere Instrumente wurde schon weiter oben verwiesen.

! Krankheitsverdacht, Erkrankung (Erstbefund) und Tod sind meldepflichtig; direkter und/oder indirekter Virusnachweis (alle Nachweise) sind meldepflichtig, soweit nicht bekannt, dass eine chronische Infektion vorliegt. Einstufung in Risikogruppe 3 (**) nach BioStoffV.

8.8.8 Influenza

Erreger

Die Influenza (Virusgrippe) ist das Resultat einer Infektion mit Influenzaviren (RNA-Viren, Familie Orthomyxoviren), humanpathogen: Influenza A, Influenza B und Influenza C (in Mitteleuropa zuletzt nicht mehr beobachtet). Verschiedene Subtypen sind bekannt, die Variabilität durch Antigendrift (dabei Punktmutationen der Oberflächenantigene Hämagglutinin und Neuraminidase) ist bedeutsam. Darüber hinaus kann es zur Bildung neuer Virusisolate durch Antigenshift (Rekombination von RNA-Segmenten zwischen animalen und humanen Stämmen mit Auftreten neuer Subtypen) kommen.

Vorkommen und Gefährdung

Bei weltweiter Verbreitung ereignen sich immer wieder große Epidemien und Pandemien (zuletzt „Hongkong-Grippe" Ende der 1960er Jahre). 1997 kam es in Deutschland durch eine Epidemie zu einer Übersterblichkeit von > 20 000 Personen. Während des 20. Jahrhunderts wurden vier große Pandemien mit bis zu 50 Millionen Todesfällen allein durch die „Spanische Grippe" (1918/19) beobachtet; 2009 eine milder verlaufende durch A(H1N1)-Viren („Schweinegrippe"). Mechanis-

mus: Entstehung neuer, gefährlicher Virusvarianten des Influenza-A-Virus (in der Regel Zoonoseerreger mit Übertragungsmöglichkeit vom Tier aus den Menschen) durch Mutation oder Reassortment (s. oben).

Das Gefährdungspotenzial durch Influenzaviren ist hoch, da die Übertragung aerogen abläuft; berufliche und nichtberufliche Gefährdung sind deshalb schwer zu differenzieren, es ist jedoch ein eindeutig erhöhtes Vorkommen im Gesundheitsdienst und bei Tätigkeiten mit viel Publikumsverkehr (Banken, Beförderungsgewerbe, Lehrberufe etc.) sowie (Influenza als Zoonose) beim Umgang mit Geflügel (Influenza A) gesichert; durch Entstehung einer neuen Virusvariante (H5N1) werden – insbesondere seit 2003 – zunehmende Erkrankungszahlen bei Menschen mit Geflügelkontakt, v. a. in Asien und Afrika beobachtet (523 Fälle, darunter 306 tödliche, zwischen 1997 und 31.08.2010).

Übertragung und Pathogenese

Die Tröpfcheninfektion mit einer Inkubationszeit von ein bis fünf Tagen mit einer Ansteckungsfähigkeit durch Virusausscheidung bis eine Woche nach Einsetzen der klinischen Symptome ist das Charakteristikum der Influenza. Eine Doppelinfektion mit mehreren Virustypen ist möglich, daher können auch durch Mutation und Reassortment im menschlichen Organismus Fälle resultieren, bei denen Vogelinfluenzaviren und humane Viren neue, gefährliche Varianten bilden (daher unbedingt Impfung von Geflügelhaltern mit humanem Impfstoff, um hier den Beginn einer Pandemie zu unterbinden: siehe „Prävention").

Krankheitsbild, Diagnostik, Begutachtung

Alle Schweregrade eines grippalen Infekts von der subklinischen Befindlichkeitsstörung bis hin zur ernsten Erkrankung mit hohem Fieber, Übelkeit, Erbrechen, Durchfall, Laryngitis, Tracheitis, Bronchi(oli)tis, Pneumonie und (seltener) Myokarditis sowie Meningoenzephalitis sind möglich.

An Differenzialdiagnosen sind grippale Infekte durch andere Viren wie z. B. Adenoviren, RS-Viren, ECHO-Viren, Coxsackie-Viren, Parainfluenzaviren sowie Bakterien wie Mykoplasmen und Chlamydien möglich. Bei der Labordiagnostik spielen der direkte Virusnachweis mittels RT-PCR, der Antigennachweis mittels direkter IFT oder die Virusanzucht in der Zellkultur (Hühner-Fibroblasten) oder im Brutei eine Rolle. Die Serodiagnostik (IgA-spezifisch mit Hilfe des ELISA) kann nach der ersten Krankheitswoche als aussichtsreich betrachtet werden; ansonsten ist auch der Nachweis einer IgG-spezifischen Serokonversion durch Serumpaar (im Abstand von 14 Tagen entnommen) möglich. Die typenspezifische Immunität (Prüfung des Impferfolgs) kann nur mittels HHT oder Neuraminidase-Hemmtest realisiert werden. Bei der Begutachtung sind je nach Tätigkeit und Exposition die BK-Ziffern 3101 bzw. 3102 möglich.

Therapie und Prävention
Üblich ist die symptomatische und supportive Behandlung, bei schwererem Verlauf jedoch auch mit Amantadin (nur wirksam bei Influenza A) bzw. Zanamivir oder Oseltamivir (zwei Medikamente, die sich in klinischen Studien sowohl prophylaktisch als auch therapeutisch als effektiv erwiesen haben). Hierbei ist allerdings zu beachten, dass nur die Gabe bei den ersten klinischen Anzeichen für das Bestehen einer möglichen Influenza erfolgversprechend ist. Zur Prävention bei drohendem Epi- oder Pandemieausbruch und zum Schutz noch nicht erkrankter Personen sind die genannten Medikamente als Prophylaxe einsetzbar, die auch bei Patienten angewendet werden sollte, bei denen eine Impfkontraindikation (z. B. Hühnereiweißallergie) besteht. Ansonsten wird mit jährlich neu zusammengestellten Totvakzinen geimpft (seit 2010 auch Schwangere). Seit Ende 2007 sind auch Zellkulturimpfstoffe im Handel, die die Abhängigkeit vom Eierbestand (aus denen die bisherigen Impfstoffe hergestellt werden) aufheben. Die Akzeptanz der Influenzaimpfung ist ausgerechnet bei Angehörigen des Gesundheitsdienstes schlecht, obwohl hier zahlreiche Studien gezeigt haben, dass der Schutz des medizinischen Personals gleichzeitig auch als Patientenschutz zu betrachten ist. Der Pandemieimpfstoff H5N1 ist inzwischen zugelassen – ob es allerdings durch diese Virusvariante zur nächsten

Pandemie kommen wird, ist umstritten. Im Falle einer (drohenden) Pandemie ist die weitgehende Einschränkung bürgerlicher Freiheiten möglich (Sperrung von Eisenbahnlinien, Stadien, anderen Einrichtungen mit großem Publikumsverkehr, v.a. von Schulen und Universitäten).

> **!** Meldepflicht nur für direkten Virusnachweis. Einstufung in Risikogruppe 2 nach BioStoffV.

8.8.9 Keuchhusten (Pertussis)

Erreger
Bordetella pertussis (gramnegatives Stäbchen), der Erreger des Keuchhustens ist ein Toxinbildner (Endotoxin, hitzelabiles Toxin, Hämagglutinin (FHA). Dabei sorgt er für die Anlagerung der Keime an die Zielzellen. Das Pertussistoxin (LPF) und das Hämagglutinin sorgen für die Ausbildung einer relativ dauerhaften Immunität.

Die Rolle der 7 verschiedenen Agglutinogene des Erregers ist bislang nicht eindeutig geklärt.

Vorkommen und Gefährdung
Bei weltweiter Verbreitung sind keine genauen epidemiologischen Daten bekannt, da Meldepflicht nur in den neuen Bundesländern besteht. Seroprävalenzstudien sind unmöglich, da aus methodischen Gründen im Hinblick auf die Markervielfalt der Nachweis von Schutz nicht objektivierbar ist; die Immunität nach Erkrankung/Impfung dauert maximal 10–15 Jahre (eine mehrmalige Erkrankung im Leben ist also möglich) Gefährdung besteht daher für alle Empfänglichen/nicht Geimpften v. a. in Einrichtungen des Gesundheitsdienstes und der Wohlfahrtspflege und in Bereichen mit Publikumsverkehr. Der Altersdurchschnitt bei Erkrankungen liegt derzeit bei über 40 Jahren.

Übertragung und Pathogenese
Nach Tröpfcheninfektion und Staubinfektion beträgt die Inkubationszeit eine bis drei Wochen; vom Beginn des Stadium catarrhale besteht ca. 6 Wochen Ansteckungsfähigkeit.

Krankheitsbild, Diagnostik, Begutachtung

Der Beginn der Krankheit mit dem Stadium catarrhale (kararrhalische Erscheinungen, immer stärker werdender Husten, Dauer 1–2 Wochen) wird gefolgt vom Stadium convulsivum mit stakkatoartigen Hustenanfällen, ziehender Inspiration, häufig Zyanose und Erbrechen von Schleim und Nahrung und bis zu sechs Wochen dauernden. Anfällen (bis zu zweimal stündlich, dabei nachts häufiger als tagsüber, Auslösung durch Essen, Schreien, Lachen) Komplikationen drohen durch Otitis media, eitrige Bronchitiden, Pneumonien mit Atelektasebildung sowie akute Enzephalopathie. Der Tod im akuten Anfall ist möglich. Im Stadium decrementi beginnt die Rekonvaleszenz über sechs Wochen, wobei die Hustenanfälligkeit noch für mehrere Monate bestehen kann.

Differenzialdiagnosen: Am wichtigsten sind Pseudokrupp und Parapertussis (etwas milderer Verlauf als bei Pertussis, cave: keine Kreuzimmunität/Kreuzprotektion, daher häufig mit Pertussis verwechselt, Impfung nicht wirksam). Darüber hinaus müssen, Pharyngitis, Tracheitis, Fremdkörperaspiration sowie virale und andere bakterielle Nasen-Rachenraum-Erkrankungen in Betracht gezogen werden. Im Stadium convulsivum ist keine Verwechslungsmöglichkeit mehr gegeben. Labordiagnostik: Der Erregernachweis erfolgt aus Abstrichmaterial, die mikroskopische Beurteilung des Direktpräparats, und die Beurteilung der biochemischen Eigenschaften runden das Programm ab. Die Antikörperbestimmung mit KBR ist erst so spät positiv, das heute vorzugsweise der ELISA-Test verwendet werden sollte. Bei der Begutachtung ist die Möglichkeit der Parapertussis mit bedenken, da auch hier eine Anerkennung nach BK-Ziffer 3101 möglich ist. Datenmaterial ist bei den Gesetzlichen Unfallversicherern nur lückenhaft vorhanden.

Therapie und Prävention

Ampicillin im Stadium catarrhale, alternativ Erythromycin und Tetrazykline sind die Pharmaka der Wahl. Chemoprophylaxe mit einem Makrolid, und zwar bei Personen im familiären Bereich sowie in Gemeinschaftseinrichtungen für das Vorschulalter ohne Impfschutz. Ansonsten ist die präexpositionelle Vakzination mit Kombinationsimpfstoffen (mit Tetanus/Diphtherie) die Methode der Wahl. (indiziert, wenn letzte Impfung > 10 Jahre zurückliegt).

> **!** Meldepflicht in den neuen Bundesländern, massenhaft auftretende Erkrankungen, Wiederzulassung nach Abklingen der Symptome. Einstufung in Risikogruppe 2 nach BioStoffV.

Fallbeispiel In einer orthopädisch-pädiatrischen Station in einer Universitätsklinik mit 44 Mitarbeitern wird ein Kind zur Operation aufgenommen, das wenig später an zunehmendem Husten zu leiden beginnt. Im Hinblick darauf wird die für Ende September angesetzte Operation verschoben. Am 11. und am 24. Oktober erkranken zwei Mitarbeiterinnen der Station an einer Bronchitis, die nach drei Wochen serologisch als Keuchhusten bestätigt wird. Am 19.11. kommt es zu zwei weiteren Erkrankungen bei Pflegekräften. Zwei der vier Krankheiten verlaufen schwer. Daraufhin werden nur noch geimpfte Kinder aufgenommen, die Chemoprophylaxe bei ungeimpften Kindern und bei 33 Mitarbeitern durchgeführt. Sieben Mitarbeiter verweigern die Behandlung. Schließlich werden alle Mitarbeiter untersucht, wobei 11 frische Infektionen und zwei mittelbare Erkrankungen von Familienangehörigen objektiviert werden.

Gemäß den Empfehlungen der Ständigen Impfkommission beim Robert Koch-Institut (STIKO) gibt es schon seit mehreren Jahren die Indikationsimpfung für Personal in Einrichtungen der Pädiatrie. Dazu zählen natürlich alle Bereiche, in denen Kinder behandelt werden, also z. B. Kieferorthopädie, HNO etc. Da der Keuchhusten im Erwachsenenalter nicht selten einen schweren und vor allem langwierigen Verlauf nimmt, sind die Kosten – in diesem Fall für die Gesetzlichen Unfallversicherer – erheblich.

8.8.10 Masern

Erreger

Erreger ist das Masernvirus (RNA-Virus, Familie humane Paramyxoviren, Verwandtschaft mit Mumps-, Parainfluenza und RS-Virus, RNA-Sequenzähnlichkeiten mit Hundestaupen- und Rinderpestvirus).

Verbreitung und Gefährdung

Bei prinzipiell weltweiter Verbreitung hat die entscheidende Beeinflussung der Epidemiologie durch die seit 40 Jahren durchgeführte Masernimpfung stattgefunden. In Deutschland sind ca. 85 % der Sechzehn- bis Zwanzigjährigen und etwa 95 % der jungen Erwachsenen immun (durch Wildvirusinfektion oder durch Impfung – mit abnehmender Tendenz). Von Zeit zu Zeit kommt es wegen der bestehenden Immunitätslücken größere Ausbrüche, zuletzt 2006/2007 in Nordrhein-Westfalen (1700 Fälle) und 2008 in Baden-Württemberg/Bayern (mit etwa 600 Fällen bis Mitte Juni) sowie 2010 in Essen und in Mittelbaden.

Pathogenese und Übertragung

Bei Tröpfcheninfektion besteht hohe Kontagiosität (> Mumps, vergleichbar Varizellen) mit einer Inkubationszeit bis zu den Prodromi von 10–12 Tagen. Eine halbe Woche später folgen erste klinische Symptome.

Krankheitsbild, Diagnostik, Begutachtung

Die katarrhalischen Erscheinungen werden von einem zweigipfligen Fieberverlauf (> 39 °C) mit den typischen Koplik-Flecken (Wangenschleimhautflecken) und einem vom Kopf nach unten absteigenden konfluierenden Exanthem begleitet; bei dreigipfligem Fieberverlauf sind häufig Komplikationen wie Otitis media (7–9 % Häufigkeit), Pneumonie (1–6 %), Enzephalitis (1:1000 bis 1:2000) und Enzephalomyelitis (1:1000 bei 10 % Letalität) zu erwarten. Ein akut tödlicher Verlauf wird in jedem 10 000. Fall beobachtet. Die subakute sklerosierende Panenzephalitis (SSPE) (1:100 000, Letalität nach Jahren 100 %) wird auf ein defektes Masernvirus zurückgeführt. Bei ca. 1 % der Patienten mit zerebralen Masernkomplikationen werden Epilepsie und Persönlichkeitswandel beschrieben. Selten treten auch Appendizitis, Hepatitis, Perikarditis, Myokarditis, Laryngitis und Ileokolitis auf. Die Immunität nach Erkrankung besteht lebenslang.

Differenzialdiagnosen: In Betracht zu ziehen sind Dreitagefieber, Röteln, andere exanthematische Viruserkrankungen sowie allergische Reaktionen. Bei der Labordiagnostik steht zunächst der Virusnachweis im Rachenabstrich (bei ZNS-Befall im Liquor) im Vordergrund; im Nasensekret werden vielkernige Riesenzellen beobachtet – hier ist der Immunfluoreszenztest angebracht. Die Antikörperbestimmung erfolgte traditionell mit der KBR (mittlerweile besser mit ELISA); bei SSPE werden neben Serum- auch Liquorantikörper zur Diagnose herangezogen. Bei der Begutachtung wird die BK-Ziffer 3101 herangezogen.

Therapie und Prävention

Bislang ist keine spezifische Behandlung bekannt, bei ZNS-Befall werden Kortikoide verabfolgt und in ernsten Fällen Humanimmunglobuline (am besten i.v.) verabreicht.

Die Prophylaxe erfolgt mit Lebendimpfstoff, vorzugsweise mit Kombivakzine (Masern/Mumps/Röteln/Varizellen). Die Wiederimpfung dient dem Schließen von Impflücken, jedoch nicht als Auffrischimpfung, da i. d. R. eine (lebens)lange Immunität erwartet werden kann. Vor 1970 Geborene, nicht oder nur einmal Geimpfte oder Personen mit unklarem Impfstatus erhalten routinemäßig eine Impfung. Bei ungeimpften, einmal geimpften Personen oder Personen mit unklarem Immunstatus mit Kontakt zu Masernkranken sollte die Inkubationimpfung möglichst innerhalb von 3 Tagen nach der Exposition erfolgen. Die Gabe von Humanimmunglobulin ist postexpositionell für gefährdete Personen mit hohem Komplikationsrisiko und für Schwangere (bei denen die Lebendimpfung kontraindiziert ist) zu erwägen.

! Namentliche Meldepflicht der Erkrankung sowie des Erregernachweises, Wiederzulassung > 1 Woche nach Exanthembeginn. Einstufung in die Risikogruppe 2 nach BioStoffV.

8.8.11 Mumps

Erreger

Hervorgerufen wird die Erkrankung durch das Mumpsvirus (RNA-Virus, Familie Paramyxoviren, Verwandtschaft mit RSV, Masernvirus, Parainfluenzaviren).

Verbreitung und Gefährdung

Im Prinzip kommt der Erreger weltweit vor – mit einigen wenigen Verbreitungslücken wie z. B. einzelne Inseln in Westindien, nordpazifische Inseln. Der Antikörperstatus vor allem der europäischen Bevölkerung wird seit Jahren durch die Impfung beeinflusst. Derzeit sind in Deutschland nur noch < 90% der jungen Erwachsenen immun. Daher besteht eine zunehmende Gefährdung für Nichtgeimpfte/Empfängliche, nachgewiesen v.a. im pädiatrischen Bereich.

Pathogenese und Übertragung

Die Übertragung erfolgt vorwiegend durch Tröpfchen- oder Speichelinfektionen; insgesamt wird eine geringere Kontagiosität als bei Röteln-, Masern- oder Varizella-Zoster-Virus beobachtet. Die Virusausscheidung erfolgt ungefähr zwei Wochen nach Infektion, der Beginn der Erkrankung im Regelfall eine Woche später. Ansteckungsfähigkeit besteht jeweils eine halbe Woche vor und nach Beginn der typischen Parotitis.

Krankheitsbild, Diagnostik, Begutachtung

Ein Drittel der Infektionen verläuft inapparent. Bei der Erkrankung bildet sich in der Regel zunächst eine ein-, dann beidseitige Schwellung der Parotisdrüse, häufig auch der submandibulären und sublingualen Speicheldrüsen mit mäßiger Temperaturerhöhung und bei erwachsenen Männern in bis zu 50% der Fälle eine ein- oder beidseitige Orchitis, (Risiko: Hodenatrophie). Bei Frauen kann es zur Mastitis, Oophoritis und selten zum Abort kommen. Weitere, relativ seltene Komplikationen sind Hepatitis, Thyreoiditis, Prostatitis, Myokarditis und Arthritis. Bei Kindern werden sie in bis zu 0,4 % der Fälle beobachtet. ZNS-Komplikationen wie Enzephalitis, Meningoenzephalitis und Meningitis sind ebenfalls recht selten. Die Immunität nach Erkrankung ist nicht ganz zuverlässig, d. h. es sind sehr selten Zweiterkrankungen möglich.

Differenzialdiagnosen: Abzugrenzen ist das Krankheitsbild von der eitrigen Parotitis, Speichelsteinleiden, Parotistumoren, Leukosen bzw. entsprechende Organerkrankungen (z. B. andere Hepatitiden etc.). Labordiagnostik: Der Virusnachweis ist für die Diagnosefindung nicht bedeutsam. Wichtiger sind (z. B. auch für Seroprävalenzstudien) die Antikörperbestimmung mit KBR und vor allem mit ELISA (IgM-Nachweis). Bei der Begutachtung maßgeblich ist die BK-Ziffer 3101.

Therapie und Prävention

Eine spezifische Therapie ist nicht bekannt, jedoch sind bei länger dauernder Orchitis Kortikoide indiziert und bei schwerem Verlauf zur Prophylaxe weiterer Komplikationen Humanimmunglobulin. Präexpositionell wird die Impfung mit Lebendimpfstoff vorgenommen, vorzugsweise mit Kombivakzine (mit Masern, Röteln, (Varizellen). Die Wiederimpfung dient dem Schließen von Impflücken, jedoch nicht als Auffrischimpfung, da i.d.R. (lebens)lange Immunität, bei ungeimpften, einmal geimpften Personen oder Personen mit unklarem Immunstatus mit Kontakt zu Mumpskranken wird die Inkubationimpfung möglichst innerhalb von 3 Tagen nach Exposition (cave: Kontraindikation bei Schwangeren) vorgenommen.

! Einstufung in Risikogruppe 2 nach BioStoffV.

8.8.12 Röteln

Erreger

Hervorgerufen werden die Röteln durch das Rötelnvirus (RNA-Virus, Familie Togaviren).

Vorkommen und Gefährdung

Bei weltweiter Wildvirusverbreitung gibt es in Ländern mit hoher Impfakzeptanz (z. B. USA) nur noch wenige Fälle; in Deutschland sind < 95 % der jungen Erwachsenen immun, bei Angehörigen der (Kinder-)Krankenpflege wurde die berufliche Gefährdung im Rahmen von Seroprävalenzstudien nachgewiesen.

Pathogenese und Übertragung

Die Übertragung erfolgt durch Tröpfcheninfektion, direkten Kontakt oder durch Kontakt mit rötelnvirushaltigen Gegenständen. Die Kontagiosität des Erregers ist kleiner als bei VZV oder beim Masernvirus, aber größer als beim Mumpsvirus.

Die Inkubationszeit beträgt 14–23 Tage. Die Ansteckungsfähigkeit ist jeweils eine Woche vor und nach Auftreten des Exanthems am größten; mindestens ein Drittel der Fälle verläuft inapparent.

Krankheitsbild, Diagnostik, Begutachtung

Die Prodromi entsprechenden denen bei einem leichten grippalem Infekt. Die Hauptphase der Erkrankung wird durch eine Schwellung der nuchalen/retroaurikulären Lymphknoten und ein ein bis zwei Tage später vom Gesicht absteigendes Exanthem mit blassroten, nichtkonfluierenden Flecken eingeleitet.

An Komplikationen bei Erkrankten sind zu nennen: Rötelnenzephalitis 1:5000 (mit Letalität 20 %), Rötelnpurpura, Rötelnarthritis. Während der Schwangerschaft < 10. Woche 70–90 %, bis 12. Woche 25–33 %, bis 16. Woche 11–40 % Embryopathien, Schäden am ZNS bis 50 % (Enzephalitis, Autismus, geistige Retardierung), Auge bis 70 % (Retinopathien, Katarakt, Glaukom, Mikrophthalmie), Ohr (Innenohrschwerhörigkeit), Herz bis 50 % (offener Ductus arteriosus Botalli, Pulmonalstenose, Ventrikel- und Vorhofseptumdefekt), Schilddrüse (Hypothyroidismus), Pankreas (Diabetes mellitus), Leber/Milz (Hepatosplenomegalie). Je nach Erkrankung entwickelt sich bei nahezu 100 % der Betroffenen eine lebenslange Immunität.

Differenzialdiagnostisch kommen allergische Reaktionen, Dreitagefieber, Masern, Ringelröteln und Scharlach in Frage. Labordiagnostik: Der Erregernachweis erfolgt mithilfe von Kaninchennierenzellkulturen, infektiöses Material wird aus Rachenabstrichen, Blut etc. gewonnen. Bedeutsamer für die Diagnostik ist aber der Antikörpernachweis. Hier waren früher Hämagglutinationshemmtest (HHT) und KBR von Bedeutung, seit mehreren Jahren wird bevorzugt der ELISA verwendet. Bei der Begutachtung ist die maßgebliche BK-Ziffer 3101.

Therapie und Prävention

Eine spezifische Therapie ist nicht bekannt. Humanimmunglobuline werden zur Beherrschung der Komplikationen eingesetzt, während Kortikoide bei Rötelnenzephalitis zur Anwendung gelangen.

Die Prophylaxe erfolgt mit Lebendimpfstoff, vorzugsweise mit Kombivakzine (Masern/Mumps/(Varizellen), die Wiederimpfung dient dem Schließen von Impflücken, darf jedoch nicht als Auffrischimpfung verstanden werden, da i.d.R. (lebens) lange Immunität besteht. Bei Frauen im gebärfähigen Alter müssen 2 Impfungen im Impfausweis nachgewiesen sein.

> **!** Meldepflicht (nichtnamentlich) bei konnatalen Rötelninfektionen, Wiederzulassung eine Woche nach Erkrankungsende. Einstufung in Risikogruppe 2 nach BioStoffV.

8.8.13 Tuberkulose

Erreger

Von den Mykobakterien, die als Erreger der humanen Tuberkulose in Frage kommen, sind Mycobacterium tuberculosis und bovis, gelegentlich auch M. africanum die wichtigsten. Es handelt sich um nicht sporenbildende säure- und alkoholfeste stäbchenförmige Bakterien.

Vorkommen und Gefährdung

Mykobakterien sind weltweit verbreitet; derzeit leben auf der Erde mindestens 2 Mrd. Infizierte (Tuberkulintestpositive), von denen 5–10 % während ihres Lebens eine manifeste, klinisch fassbare Tuberkulose entwickeln. Die Erkrankungsziffern in Deutschland sind in den letzten Jahren rückläufig (2010 knapp 4300 Fälle) Damit liegt die Inzidenz bei ca. 6 Fällen/100 000 (in China 101/100 000, in Osteuropa 105/100 000, in Indien 168/100 000); die berufliche Gefährdung ist v.a. im Gesundheitsdienst mit Schwerpunkten in Pathologie/Rechtsmedizin, Innerer Medizin, Zahnmedizin, Anästhesiologie und Lungenchirurgie, außerdem in der Wohlfahrtspflege (z. B. Asylantenheime) und in Gefängnissen; seit Jahrzehnten ist die Tuberkulose eine der 3 wichtigsten Infektionsberufskrankheiten.

Pathogenese und Übertragung

Die Tröpfcheninfektion oder (seltener) Infektion über kontaminierte Staubpartikel führt nach einer Inkubationszeit von 4–6 (seltener 8) Wochen zur Tuberkulinkonversion (Mendel-Mantoux-Test) bzw. zum Positivwerden des Gamma-Interferontests. Die Ansteckungsfähigkeit ist abhängig von der Diagnose (offen/nicht offen).

Krankheitsbild, Diagnostik, Begutachtung

Zunächst treten vieldeutige Symptome wie Gewichtsabnahme, Appetitmangel, Müdigkeit, nächtliches Schwitzen, leicht erhöhte Temperaturen, Husten, ggf. mit (blutigem) Auswurf, Thoraxschmerzen und Atemnot auf, die häufig entweder übersehen oder nicht richtig gedeutet werden. Das Primärstadium mit lokaler Entzündung (gleichzeitige Erkrankung des entsprechenden Lymphknotens = Primärkomplex) endet in der Regel mit Verkalkung und damit Ausheilung. Bei herabgesetzter Immunität folgt der Übergang ins Sekundärstadium, wobei Generalisation (Miliartuberkulose) und tuberkulöse Meningitis möglich sind. Auch hier kann der Übergang in ein Latenzstadium erfolgen. Alternativ können bei der Reaktivierung im weiteren Verlauf entsprechende Organtuberkulosen (z. B. Niere) folgen, die als Tertiärstadium bezeichnet werden. Hier ist der Verlauf schubweise, begleitet von hohem Fieber und hoher Letalität; zudem kann bei entsprechender beruflicher oder außerberuflicher Belastung die Silikotuberkulose bei gleichzeitiger Exposition gegenüber entsprechenden Stäuben folgen.

Differenzialdiagnosen sind Morbus Boeck, granulomatöse Erkrankungen, Malignome, bei Meningenbeteiligung, bakterielle Meningitiden, Tumoren sowie virale Meningoenzephalitiden. Nach wie vor spielt die Röntgendiagnostik bei der Erkennung der Lungentuberkulose neben der Kontaktanamnese und der bakteriologischen Diagnostik die wichtigste Rolle. Die Labordiagnostik stützt sich auf den Erregernachweis aus Sputum, Magensaft, Pleuraexsudat, Liquor, Stuhl, Urin, Biopsien. Ergänzend erfolgt die weitere Charakterisierung durch mikroskopischen Nachweis (v.a. Präparate nach Ziehl-Neelsen), Fluoreszenzmikroskopie, Kultivierung. Der früher übliche Tierversuch (Meerschweinchen – sicherste Methode) ist neuerdings durch In-vitro-Amplifikationstechniken (NAT) für den spezifischen TB-Nachweis, abgelöst worden, wobei die Sensitivität mit nur bis zu 90% geringer ist als bei den kulturellen Methoden. Bei der Begutachtung ist v. a. auf die Frage der Erstmanifestation DD Reaktivierung DD Superinfektion zu achten (BK-Ziffer 3101).

Therapie und Prävention

Der Beginn der Behandlung erfolgt mit einer Vierertherapie (zweimonatige Initialphase mit Isoniazid, Rifampicin, Pyrazinamid, Ethambutol). Danach folgt die Fortsetzung (vier Monate Isoniazid, Rifampicin), evtl. die Verlängerung bei Sonderformen der Tuberkulose wie z. B. tuberkulöser Meningitis; wegen zunehmender Mehrfachresistenz gegen mehr als ein Erstrangmedikament muss die Anpassung der Therapie an das Resistenzprofil mit ggf. Verlängerung der Therapie durchgeführt werden; neuerdings treten auch in Deutschland XDR-Tuberkulosen („extensively drug-resistant") mit Resistenzen gegen Isoniazid, Rifampicin, ein Fluoroquinolon und injizierbare Medikamente wie z. B. Kanamycin, Amikazin oder Capreomycin auf. Weitere Medikamente, die möglicherweise eingesetzt werden können, sind p-Aminosalicylsäure, Ethionamid, Capreomycin, Viomycin, Cycloserin. Bei Kindern und exponierten erwachsenen Kontaktpersonen mit Immunschwäche kann ggf. Chemoprophylaxe mit Isoniazid vorgenommen werden; die Dauer der Behandlung ist von der Klinik abhängig. Chirurgische Maßnahmen sind zurzeit eher die Ausnahme.

Die Prävention ist schwierig, da die BCG-Impfung mittlerweile obsolet ist. Die technische Prävention stützt sich auf persönliche Schutzausrüstung (Masken) sowie auf Inaktivierungsmaßnahmen (Desinfektion von Auswurf mit phenol- und chlorhaltigen Präparaten [5–6 %] nicht < 4, Stuhl Phenollösungen 5 % nicht < 6, Desinfektion des Urins identisch nicht < 2 Stunden).

> **!** Erkrankung und Tod an behandlungsbedürftiger Tuberkulose sind gemäß Infektionsschutzgesetzt meldepflichtig; ebenso namentlich meldepflichtig ist der Nachweis von Mycobacterium tuberculosis, M. africanum und M. bovis. Einstufung in Risikogruppe 3 nach BioStoffV.

8.8.14 Windpocken (Varizellen)/ Herpes Zoster

Erreger

Das Varizella-Zoster-Virus, ein DNA-Virus, Familie Herpesviren, ist der Erreger von Windpocken und Herpes Zoster.

Vorkommen und Gefährdung

Bei weltweiter Verbreitung sind im Hinblick auf die hohe Kontagiosität in Deutschland ca. 95 % aller jungen Erwachsenen immun. Wegen der seit den 1990er Jahren als Indikationsimpfung empfohlenen Vakzinegabe, die 2004 durch eine Regelimpfung im Kindes- und Jugendlichenalter ergänzt wurde, findet derzeit eine erhebliche Beeinflussung der Epidemiologie durch die Impfung statt.

Die Gefährdung betrifft alle Nichtgeimpften/ Empfänglichen. Während der 1980er Jahre waren die Windpocken zeitweise die fünfhäufigste Infektionsberufskrankheit.

Pathogenese und Übertragung

Angesichts der hohen Kontagiosität (Infektionswege aerogen bis zu 20 m) ist die Weiterverbreitung durch Tröpfcheninfektion außerordentlich effektiv. Außerdem kann es zur Schmierinfektion durch Bläscheninhalt bei Windpocken kommen. Bei Herpes Zoster besteht eine geringere Infektiosität. Nach einer Inkubationszeit von 2 Wochen mit Extremen von bis zu 3 Wochen besteht Ansteckungsfähigkeit vom ersten Tag vor Ausbildung des Exanthems bis zum Abfall der Borken. Der Bläscheninhalt ist mindestens 2 Tage infektiös.

Krankheitsbild, Diagnostik, Begutachtung

Die Erstmanifestation als Windpocken (Varizellen) erfolgt nach uncharakteristischen Prodromi mit juckendem Exanthem und Fieber, wobei sich einzeln stehende, verschorfende Papeln und Bläschen bilden und der schubweise Verlauf für die Koexistenz mehrerer Stadien sorgt (Gegensatz zu Pocken). Die Gesamtkomplikationsrate beträgt 6,1 % (Auswertung von 1334 Fällen), Superinfektionen kommen in 0,22 % bei Kindern und

in 0,026 % bei Erwachsenen vor, wobei Streptokokken die bevorzugten Keime sind. Kompliziert wird der Verlauf durch Pneumonie in 0,27 % (Kinder) und 0,62 % (Erwachsene). Todesfälle kommen bei 2/100 000 (Kinder) und 25/100 000 (Erwachsene) Erkrankten vor; bei 20–30 % der Betroffenen entwickelt sich im Laufe des Lebens durch Persistieren von VZV im Nervensystem ein Herpes Zoster mit 2- bis 5-tägigen Prodromi, Abgeschlagenheit, Müdigkeit und leichtem Fieber, brennenden Schmerzen oder Störungen der Sensibilität im Bereich von einem bis drei benachbarten Dermatomen sowie mit einem Erythem mit gruppiert stehenden Papeln, die zu Bläschen werden. Schwere Verläufe werden bei nicht immunkompetenten Patienten beobachtet, Komplikationen entstehen bei persistierendem Zoster in der Form einer Enzephalitis oder Meningitis, als segmentale Paresen, Episkleritis, Konjunktivitis, Keratitis, Pneumonie, Ösophagitis, Enterokolitis oder Hepatitis. Die Letalität bei nicht Immunkompetenten liegt bei 5–15 %.

Differenzialdiagnostisch sind Infektionen mit HSV oder anderen neurotropen Viren, toxische oder allergische Reaktionen und bei Herpes Zoster Neuritiden anderer Ätiologie, andere neurotrope Viren, toxische oder allergische Reaktion in Betracht zu ziehen. Bei der Labordiagnostik spielt der VZ-ELISA die wichtigste Rolle (bei Varizellen IgM- und IgA-, bei Herpes Zoster meist nur IgG- und IgA-Nachweis).

Bei der Begutachtung ist die BK-Ziffer 3101 maßgebend.

Therapie und Prävention

Aciclovir wird bei schweren Varizellen und Herpes Zoster eingesetzt, während ggf. die lokale Behandlung der Bläschen erfolgt. Bei Komplikationen und immunsupprimierten Patienten kommt VZV-Immunglobulin zum Einsatz, ebenso bei Schwangeren ohne VZ-Antikörper bzw. Anamnese oder Neugeborenen von präpartal erkrankten Müttern.

Die Prävention bei ungeimpften Personen mit negativer Varizellenanamnese und Kontakt zu Risikopersonen erfolgt durch Lebendimpfung innerhalb von 5 Tagen nach Exposition oder innerhalb von 3 Tagen nach Beginn des Exanthems beim Indexfall, Präexpositionell ist die Schutzimpfung entweder als Regel- (zweimalig im Säuglingsalter, auch als MMRV) oder bei erwachsenen Risikopersonen (z. B. Tätigkeit im Gesundheitsdienst) die Indikationsimpfung nach negativem anti-VZV-Nachweis vorgesehen; die in Europa zugelassene Zoster-Vakzine (Windpockenimpfstoff mit erheblich höherer Wirkstoffmenge) schützt zu über 50 % vor Zoster, bei den übrigen Impflingen verspricht die Applikation eine deutliche Abschwächung der Symptome bei Ausbruch eines Herpes Zoster.

> **!** Einstufung in die Risikogruppe 2 nach BioStoffV.

8.9   Ausblick

Neben den ausführlich behandelten Infektionskrankheiten, die arbeitsmedizinisch eine Rolle spielen, gibt es eine ganze Reihe weiterer Erkrankungen durch Infektionserreger, bei denen tätigkeitsspezifische Faktoren im Spiel sind – wie z. B. die Hepatitis E (Risiko im chirurgischen Bereich?), Erkrankungen durch Humane Papillomaviren (durch „Lasern"), den Typhus abdominalis (deutlich erhöhtes Risiko bei Personal von Stuhllaboratorien) oder auch Erkrankungen durch Herpesviren (HSV 1 und 2, EBV). In diesem Zusammenhang sollen auch die Staphylokokken erwähnt werden, die als Besiedler der Haut sowie der Schleimhäute des Oropharynx beim Menschen und bei Tieren weit verbreitet sind und als Infektionserreger fakultativ pathogen sind. Methicillinresistente Staphylococci aurei (MRSA) machen derzeit mehr als 20 % der nosokomialen Keime in Deutschland aus. Zu unterscheiden ist hier grundsätzlich zwischen Besiedelung (Kolonisation) und Infektion. Tätigkeitsspezifische Aspekte spielen insofern eine Rolle, als bei der Übertragung im Krankenhaus die Hände des medizinischen Personals eine wichtige Rolle spielen. Ähnlich wie beim Influenza- oder beim Hepatitis-B-Virus kann das Personal also arbeitsmedizinisch als gefährdet betrachtet werden, andererseits aber auch aus krankenhaushygienischer Sicht für die Patienten zum Überträger werden. Mehreren Studien zur Besiedelung zufolge findet sich MRSA häufiger bei Angehörigen des Gesundheitsdienstes, bei Patienten mit großflächigen Wunden (z. B. Hautulkus, Gangrän, tiefe Weichteilinfektionen, chronische Wunden oder Brandverletzungen), Patienten mit Tracheotomie oder Personen mit liegenden Kathetern, Dialysepatienten, Diabetikern, Atopikern, bei chronisch pflegebedürftigen Patienten sowie bei i.v.-Drogenabhängigen. Bei nasaler Besiedlung kann sich MRSA auf andere Bereiche der Haut (wie z. B. Hände, Axilla, Perinealregion) und Schleimhäute, insbesondere der Rachenschleimhaut, ausbreiten. Die immer wieder um die Frage geführte Diskussion, ob die Besiedelung allein als ein Berufskrankheitäquivalent zu betrachten ist oder nicht, ist derzeit nicht entschieden. Wichtigste Maßnahme zur Kontrolle von MRSA ist neben dem

▶ Isolierungemanagement in Bezug auf kolonisierte/infizierte Patienten und dem
▶ Frühzeitigen Screeningmaßnahmen die
▶ Eingehende und immer wiederkehrende Information und Schulung des Personals,
▶ Strikte Einhaltung der angemessenen Hygienemaßnahmen sowie die
▶ Medikation von MRSA-kolonisierten Personen mit dem Ziel der Sanierung. Bei nasaler Besiedelung ist hierfür die Applikation von Mupirocin-Salbe die Methode der Wahl. Langfristiges Ziel einer jeden Einrichtung im Gesundheitsdienst muss natürlich der kontrollierte Umgang mit Antibiotika sein.

Das Beispiel MRSA zeigt, dass die Schnittstelle zwischen Arbeitsmedizin und Krankenhaushygiene in Zukunft sicher an Bedeutung gewinnen wird. Deshalb ist eine sinnvolle Kooperation zwischen Betriebsärzten und Hygienefachkräften eine der Grundvoraussetzungen zur Kontrolle von Erkrankungen durch biologische Arbeitsstoffe.

Zusammenfassung Die Infektionsberufskrankheiten BK 3101 bis BK 3104 zählen zwar nicht zu den häufigsten mit der beruflichen Tätigkeit in Zusammenhang stehenden Leiden, ihre Prävention gehört aber im Hinblick auf den (mitunter tödlichen) Verlauf zu den wichtigsten arbeitsmedizinischen Problemen. Da – abgesehen von der BK 3103 (Wurmkrankheiten der Bergleute) und der BK 3104 (Tropenkrankheiten, Fleckfieber) – keine spezifischen Krankheitsbilder genannt werden, kommen zumindest alle in der Biostoffverordnung genannten (ca. 1500) Erreger als Auslöser in Betracht. Die mögliche Überschneidung von Berufskrankheitenziffern und Erkrankungen (z. B. FSME, sowohl als BK 3101 – im Labor erworben – als auch BK 3102 – von Tieren auf Menschen übertragbar oder Hepatitis B, sowohl BK 3101 als auch – wenn in den Tropen erworben – BK 3104) lässt das Gebiet der Infektionsberufserkrankungen darüber hinaus unübersichtlich werden. Im vorliegenden Beitrag stehen deshalb allgemeine Überlegungen zum Infektionsschutz und zu Begriffen wie „Infektion", „Infektionskrankheit", „Stille Feiung" am Anfang, bevor anhand einer Reihe von Erregerporträts mit den wichtigsten Infektionsberufskrankheiten spezifische Krankheitsbilder und die entsprechenden Präventionsmaßnahmen erläutert werden.

Weiterführende Literatur

Doerr HW, Gerlich WH: Medizinische Virologie. Stuttgart, New York: Thieme, 2002.

Eikmann T, Christiansen B, Exner M: Hygiene in Krankenhaus und Praxis. Loseblattwerk mit CD-ROM, fortlaufende Ergänzung. Landsberg: ecomed, 2007.

Erdle H: Infektionsschutzgesetz. Landsberg: ecomed, 2000.

Hofmann F: Hepatitis A. In: Konietzko J, Dupuis H (Hrsg.): Handbuch der Arbeitsmedizin. Landsberg: ecomed, S. 1–6.

Hofmann F: Handbuch der Infektionskrankheiten, Loseblattwerk, laufende Aktualisierung. Landsberg: ecomed, 2003ff.

Hofmann F: Technischer Infektionsschutz im Gesundheitsdienst – Das Problem der blutübertragenden Infektionserreger. Landsberg: ecomed, 2003.

Hofmann F, Sydow B: Röteln, Masern, Mumps. Epidemiologie, arbeitsmedizinische Bedeutung, Indikation und Effizienz der Erwachsenenimpfung. Öff Gesunheitsw 1989; 51: 269–320.

Hofmann F, Jäckel R: Merkblätter Biologische Arbeitsstoffe, Loseblattwerk, laufende Aktualisierung. Landsberg: ecomed, 2000ff.

Hofmann F, Kilchling E, Heidenreich S: Epidemiologie im Krankenhaus: Zur Gfährdung der Beschäftigten durch Masern- und Mumpsviren. Verh Dtsch Ges Arb Med 1987; 27: 609–611.

Hofmann F, Michaelis M, Rieger MA, Hasselhorn HM, Berthold H: Zur arbeitsmedizinischen Bedeutung der Hepatitis C bei Beschäftigten im Gesundheitsdienst. Gesundheitswesen 1997; 59: 452–460.

Hofmann F, Kralj N, Schwarz TF: Technischer Infektionsschutz im Gesundheitsdienst II - Anwendung doppelter Handschuhe. Landsberg: ecomed, 2004.

Kralj N, Hofmann F: Technischer Infektionsschutz bei medizinischen Interventionen. Landsberg: ecomed, 2010.

Kralj N, Hofmann F, Michaelis M, Berthold H: Zur gegenwärtigen Hepatitis-B-Epidemiologie in Deutschland. Gesundheitswesen 1998; 60: 450–455.

Meyer CG: Tropenmedizin – Infektionskrankheiten, 2. Aufl. Landsberg: ecomed, 2007.

NN: Bundesweite Fall-Kontroll-Studie zur Verbreitung und Risikofaktoren von Hantavirusinfektionen. Epid Bull 2006; 4: 344–346.

NN: Staphylokokken-Erkrankungen, insbesondere Infektionen durch MRSA. RKI-Ratgeber Infektionskrankheiten – Merkblätter für Ärzte, Stand: September 2009.

Nübling M, Hofmann F, Tiller F-W: Zur beruflichen Hepatitis-E-Gefährdung bei Krankenpflege- und Kinderkrankenpflegepersonal. Verh Dtsch Ges Arb Umw Med 1998; 38: 739–741.

Nübling M, Hofmann F: Task profile and risk of occupational hepatitis A infection in sewerage workers. Int Arch Occup Environ Health 2001; 74: 589–592.

Plotkin S, Orenstein W, Offit P: Vaccines, 4th edn. Philadelphia: W.B. Saunders, 2004.

Popp W, Exner M, Kramer A, Zastrow KD: Vorsorge und Kontrolle können MRSA-Infektionen im Krankenhaus verhindern – der neue HTA-Bericht zu MRSA. Hyg Med 2010; 35: 122–126.

Rieger MA, Nübling M, Hofmann F: Berufliche Gefährdung der Landwirte durch Hantaviren. Schriftenreihe der Bundesanstalt für Arbeitsschutz und Arbeitsmedizin, Fb 1036, 2005.

Robert Koch-Institut :(hier auch die jeweils aktuellen STIKO-Impfempfehlungen) www.rki.de (Infektionskrankheiten von A–Z).

Spiess H, Heininger I: Impfkompendium, 6. Aufl. Stuttgart, New York: Thieme, 2005.

Wormser GP, Nadelman RB, Dattwyler RJ, Dennis DT et al.: Practice guidelines for the treatment of Lyme disease, Clin Infect Dis 2000; 31 (Suppl. 1): 1–14-

9 Erkrankungen der Atemwege und der Lungen, des Rippenfells und Bauchfells

9.1 Erkrankungen durch anorganische Stäube

T. Kraus

Definitionen und Pathophysiologie

Pneumokoniosen sind seit Zenker (1867) definiert als Lungenveränderungen durch Ablagerung von inhalierten Stäuben. Im weiteren Sinne wird der Begriff Pneumokoniose gelegentlich auch bei Lungenerkrankungen durch nicht staubförmige Noxen verwendet.

Die inhalative Aufnahme von Gefahrstoffen über die Atemwege ist abhängig von Ventilation, Perfusion sowie Diffusion in der Lunge, von der pathogenen Wirkung des inhalativen Stoffes, von Partikelgröße, Dosis, mukoziliären Reinigungsmechanismen, biologischer Halbwertszeit und Suszeptibilität des betroffenen Individuums.

Aerosole sind definiert als disperse Verteilungen fester Stoffe und/oder chemischer Substanzen in Gasen. Arbeitsplatzbezogen können Stäube, Rauche oder Nebel als Aerosole vorkommen. Stäube sind definiert als disperse Verteilungen fester Stoffe in Gasen, insbesondere in Luft. Faserförmige Stäube sind wiederum disperse Verteilungen von anorganischen oder organischen Fasern in Gasen. Rauche sind feinste disperse Verteilungen fester Stoffe in Gasen, die durch thermische oder chemische Prozesse entstehen. Nebel sind disperse Verteilungen flüssiger Stoffe in Gasen.

Abhängig vom aerodynamischen Durchmesser werden inhalierte Aerosolanteile in unterschiedlichen anatomischen Regionen bevorzugt deponiert. Dieser Sachverhalt ist für die Pathogenität arbeitsplatzbezogener Stäube von wesentlicher Bedeutung. Man unterscheidet eine einatembare Fraktion, eine thoraxgängige Fraktion sowie eine alveolargängige Fraktion (Abb. 9.1).

> **!** Pneumokoniosen sind definiert als Lungenveränderungen durch Ablagerung von inhalierten Stäuben.

Prävention

Die Senatskommission zur Prüfung gesundheitsschädlicher Arbeitsstoffe der Deutschen Forschungsgemeinschaft (DFG) hat als allgemeinen Staubgrenzwert eine Konzentration für den einatembaren Anteil (E-Fraktion) von 4 mg/m³ und für den alveolengängigen Anteil (A-Fraktion) von 1,5 mg/m³ festgelegt. Mit Wirkung vom September 2001 hat das Bundesministerium für Arbeit den allgemeinen Staubgrenzwert in Kraft gesetzt (Bundesarbeitsblatt 2001; GMBl 2007). Danach setzt sich der neue allgemeine Staubgrenzwert zusammen aus einem gesplitteten Grenzwert für die alveolengängige Fraktion (A) von 3 mg/m³ sowie 6 mg/m³ für bestimmte Ausnahmebereiche und einem Grenzwert für die einatembare Fraktion (E) von 10 mg/m³. Den Empfehlungen der Senatskommission zur Prüfung gesundheitsschädlicher Arbeitsstoffe der DFG wurde somit nicht gefolgt.

Der allgemeine Staubgrenzwert ist als Schichtmittelwert definiert und gilt nur in Verbindung mit den Festlegungen zum Anwendungs- und Geltungsbereich, die unter Nr. 2.4 der TRGS 900 aufgelistet sind (Boroxid, Tantal, Molybdän und lösliche Molybdänverbindungen, Nr. 2.4 Abs. 7 TRGS 900). Lösliche Stäube, ultrafeine oder grob disperse Partikel, Lackaero-

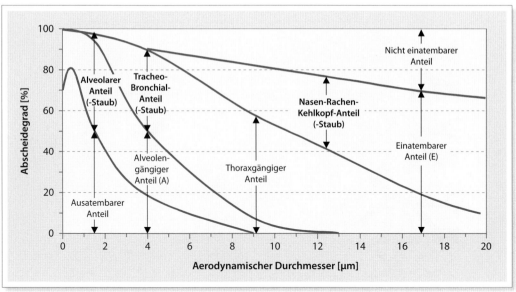

Abb. 9.1: Ablagerung inhalierter Stäube in Abhängigkeit von der Teilchengröße

sole sowie Schweißrauche fallen nicht unter den Geltungsbereich des allgemeinen Staubgrenzwerts.

Klassifikation von Inhalationsfolgen in der Lunge und Pleura (ILO-Klassifikation für Staublungenerkrankungen, 2000)

Das internationale Arbeitsamt (International Labour Office, ILO) hat eine Röntgenklassifikation für Staublungenerkrankungen entwickelt, die einer einheitlichen Beschreibung im internationalen Vergleich insbesondere für epidemiologische Auswertungen dienen soll. Diese Klassifikation ist rein deskriptiv und impliziert keine Schlussfolgerungen für funktionelle Konsequenzen, Fragen der Arbeitsfähigkeit oder Entschädigungspflicht.

Die aktuelle Version der internationalen Staublungenklassifikation (ILO 2000) beinhaltet die semiquantitative Beschreibung und Graduierung kleiner rundlicher und kleiner unregelmäßiger Schatten, diffuser und plaqueartiger Pleuraverdickungen, großer Schatten sowie die Klassifikation von Symbolen. Die Anwendung der ILO-Staublungenklassifikation setzt den Vergleich mit so genannten „Standardfilmen" voraus. Die Klassifikation erfolgt im Rahmen einer Ge-

genüberstellung mit diesen Standardfilmen, deren Befundung einen internationalen Konsens darstellen. Die Basisdiagnostik beinhaltet die konventionelle p.a.-Röntgenaufnahme der Lunge in Hartstrahltechnik.

Eine Übersicht der Definitionen für die Kodierung pulmonaler und pleuraler Staublungenbefunde sind in dem im Jahre 2000 überarbeiten Schemata dargestellt (Abb. 9.2a,b).

Eine qualitativ hochwertige und reproduzierbare Klassifikation von Staublungenerkrankungen setzt hohe Qualitätsanforderungen an Röntgen- und Einstelltechnik, Beurteilung der Bildgüte, Problematik der Standardfilme und große Erfahrungen in der Anwendung des Befundungsschemas voraus.

Die Beurteilung beinhaltet folgende Schritte:
1. Beurteilung der Bildgüte:
   + gut/keine diagnostische Einbuße
   ± technische Mängel ohne wesentliche Beeinträchtigung der diagnostischen Aussage
   ± technische Mängel, die die Beurteilung der Lunge oder der Pleura beeinträchtigen
   u unbrauchbar

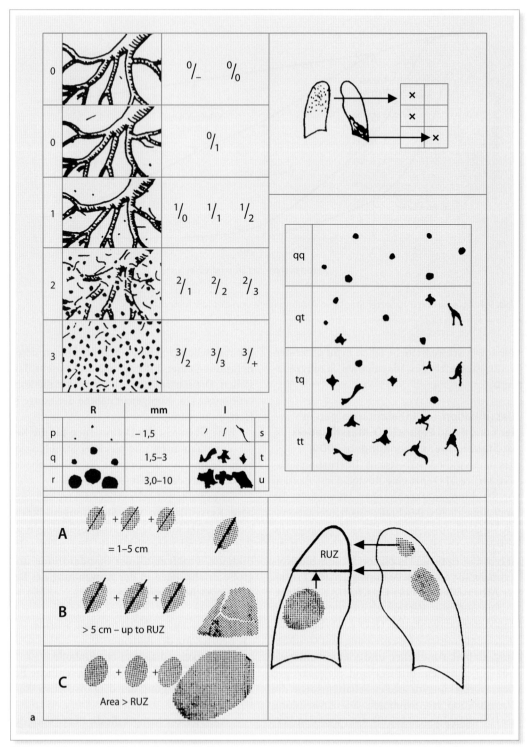

Abb. 9.2: Schematische Darstellung kodierbarer Lungenveränderungen (**a**) und von Symbolen (**b**)

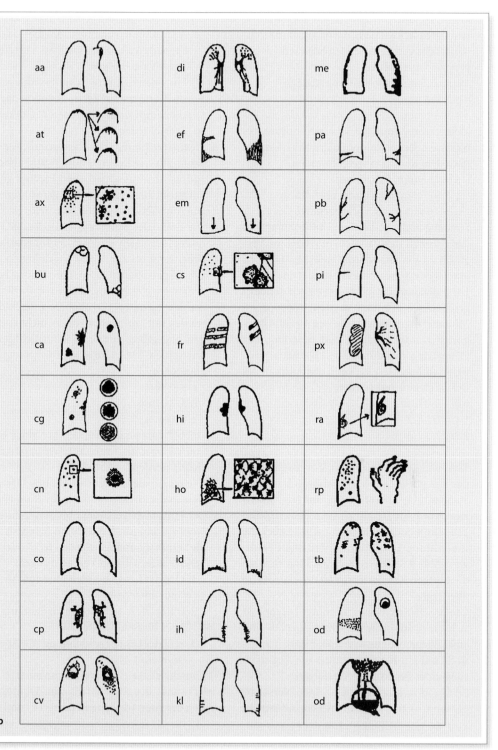

Abb. 9.2: *Fortsetzung*

2. kleine, rundliche Schatten: gut abgrenzbare, noduläre Fleckschatten, die nach dem Durchmesser des vorherrschenden Schattentyps gekennzeichnet werden
   p bis 1,5 mm (auch mikronodulär)
   q 1,5–3 mm
   r 3–10 mm
3. kleine, unregelmäßige Schatten: lineare, retikuläre oder retikulonoduläre Schatten, die nach dem Kaliber eingeteilt werden
   s bis 1,5 mm, fein, linear
   t 1,5–3 mm, mittelgrob, noch linear
   u 3–10 mm, grob, vorwiegend klecksig
4. Streuung und Lokalisation: Die Streuung gibt das Ausmaß des Parenchymbefalls im Vergleich zu den Standardfilmen an und wird jeweils der Seite und einem oder mehreren Lungenfeldern, die nicht anatomisch, sondern geometrisch ermittelt werden, zugeordnet. Mit einer Punkteskala, die aus 4 Hauptkategorien von 0–3 besteht und innerhalb der Hauptkategorien durch eine 12-Punkte-Skala weiter differenziert ist, kann das Ausmaß des Befalls klassifiziert werden:
   0 0/– 0/0 0/1
   1 1/0 1/1 1/2
   2 2/1 2/2 2/3
   3 3/2 3/3 3/+
   Beispielhaft wird ein Film, der zweifelsfrei der Kategorie 2 im Vergleich mit dem ILO-Standardfilm „2" entspricht, mit 2/2 klassifiziert, ein Film 2/1 ähnelt dem Standardfilm „2" sehr, bei der Einteilung wurde aber die Einordnung zum Film „1" ernsthaft erwogen (Abb. 9.3) Dieses Schema lässt sich auf die übrigen Kategorien in identischer Weise übertragen.
5. Große Schatten: Dieser Terminus beschränkt sich allein auf solche Verschattungen, die mit einer Pneumokoniose vereinbar sind. Bei Verdacht auf ein Karzinom muss die Registrierung unter den Symbolen erfolgen.
   A Durchmesser einer einzelnen Verschattung > 1 cm bis maximal 5 cm, oder mehrere Verschattungen, von denen jede einzelne > 1 cm, in der Summation aber 5 cm nicht überschritten werden.
   B Ein oder mehrere Schatten, die größer als A sind, in der Summation aber das Flächenäquivalent des rechten Oberfeldes nicht überschreiten.
   C Ein oder mehrere Schatten, die größer als B sind und in der Summation das Flächenäquivalent des rechten Oberfeldes überschreiten.
6. Pleuraverdickung: Die Pleuraverdickung als Saum zur seitlichen Thoraxwand wird als „diffus" den umschriebenen Plaques gegenübergestellt, sie kommen auch gemeinsam vor. Die Angaben erfolgen für jede Seite getrennt. Die Breite des Saumes oder Dicke der Pleuraveränderungen wird von der Innenseite der Brustwand bis zur scharf abgebildeten, tangential getroffenen Grenzlinie Pleura/Lunge gemessen, gleichzeitig oder ausschließlich in Aufsicht („en face") erkennbare Verdickungen werden mit „vorhanden" oder „nicht vorhanden" angegeben, ihre Breite kann nicht gemessen werden. Die Dicke wird in drei Kategorien angegeben:
   a 3–5 mm
   b 5–10 mm
   c >10 mm
   Auch Pleuraveränderungen mit einer Dicke von weniger als 3 mm können optional berichtet werden (s. Abb. 9.3).
   Die maximale Längenausdehnung orientiert sich an der Brustwandlänge für R und L von der Lungenspitze (Apex) bis zum Sinus, sowohl einzeln für den diffusen Saum als auch als Summationslänge von „en face" oder tangential abgrenzbaren Veränderungen:
   1 <1/4 der Längenausdehnung von Apex bis Sinus einer Seite
   2 1/4 bis 1/2 der Längenausdehnung von Apex bis Sinus einer Seite
   3 >1/2 der Längenausdehnung von Apex bis Sinus einer Seite.
   Umschriebene Pleuraverdickungen der Thoraxwand, des Zwerchfells und Obliterationen des Sinus werden mit rechts (R) und links (L) für die jeweilige Seite angegeben und als „vorhanden" oder „nicht vorhanden" registriert.

Darüber hinaus sind Seite und Ausdehnung der Pleuraverkalkung getrennt für beide Seiten je nach Lokalisation an Brustwand, Zwerchfell und „andere" (mediastinale und perikardiale Pleura) ohne Angabe von Ausdehnung und/oder Dicke zu berichten.

7. Symbole: Die Angabe zu den Symbolen ist obligatorisch, die jeweilige Bedeutung ist so zu verstehen, als ob ein Zusatz „Verdacht auf..." oder „Befund vereinbar mit ...." vorangestellt sei:

0 keine

aa Aortenatheromatose

at Pleurakuppenschwiele („apical thickening")

ax Koaleszenz der Fleckschatten

bu Bulla, zusätzliche Angabe zur Emphysemangabe im Bogen

ca Lungenkrebs

cg Granulom, verkalkt („calcified granuloma")

cn Verkalkung innerhalb eines Pneumokonioseknötchens

co Abnorme Herzform und -größe

cp Cor pulmonale oder pulmonale Hypertension

cv Kaverne, Einschmelzungen

di Distorsion intrathorakaler Strukturen, Verlagerung, Schrumpfung

ef Pleuraerguss, frei

em Emphysem

es Eierschalenverkalkung hilärer und/oder mediastinaler Lymphknoten

fr Rippenfrakturen

hi Vergrößerung hilärer und/oder mediastinaler Lymphknoten, > 1,5–2 cm

ho Honigwabenartige Veränderungen „honeycombing"

id Zwerchfellunschärfe („ill defined diaphragma")

ih unscharfe Herzkontur („ill defined heart border")

kl Kerley-Linien, anzugeben, wenn V. a. kardiale Ursache besteht

me malignes Mesotheliom der Pleura, des Perikards oder des Peritoneums

od andere Befunde von Bedeutung („other disease")

pa Plattenatelektase

pb Parenchymbänder

pi Pleuraverdickung in den Interlobärspalten, Seitenangabe R/L

px Pneumothorax (bei zusätzlichem Erguss „ef")

ra Rundatelektase

rp rheumatoide Knoten (Caplan-Syndrom)

tb Tuberkulose

8. Anmerkungen: In dieser Rubrik sind schriftliche Befundergänzungen oder -erläuterungen möglich. Da die ILO-Klassifikation definitionsgemäß auf der p.a.-Thoraxaufnahme als dem kleinsten international vereinbarten gemeinsamen Untersuchungsverfahren beruht, können und müssen aus ergänzenden bildgebenden Verfahren gewonnene Erkenntnisse in diesem Absatz registriert werden.

Die Ergebnisse dieser Klassifikation werden in einem standardisierten Erhebungsbogen kodiert (Abb. 9.3).

In den letzten Jahren hat die hochauflösende Computertomografie (HR-CT) eine zunehmende Bedeutung in der Diagnostik von Staublungenerkrankungen erhalten und kann mittlerweile als etabliertes Verfahren im Rahmen der Stufendiagnostik beruflich bedingter Staublungenerkrankungen angesehen werden. Aufgrund des zunehmenden Einsatzes bedurfte es auch hier standardisierter Befundungssysteme. Mittlerweile wurde eine internationale Klassifikation für arbeits- und umweltbedingte Lungenerkrankungen auch für HR-CT-Aufnahmen entwickelt (Abb. 9.4). Eine detaillierte Beschreibung der Anwendung findet sich bei Hering et al. (2004).

Zusammenfassung Für die Primärprävention wird ein allgemeiner Staubgrenzwert, gesplittet für die einatembare und alveolengängige Fraktion angegeben. Lösliche Stäube, ultrafeine oder grobdisperse Partikel, Lackaerosole sowie Schweißrauche fallen derzeit nicht unter den Geltungsbereich des allgemeinen Staubgrenzwerts.

Pneumokoniosen werden im konventionellen Röntgenbild nach der Internationalen Klassifikation für Staublungenerkrankungen (ILO-Klassifikation) und im HR-CT nach der Internationalen Klassifikation für berufliche und umweltbedingte Atemwegserkrankungen (ICOERD) standardisiert befundet.

Satz IV

RV-Nr. / Belegnummer

Name, Vorname

Datum der Untersuchung

Tag Monat Jahr

RÖNTGENBEFUND nach der ILO Klassifikation 2000 / Bundesrepublik (Berufsgenossenschaftliche Grundsätze G 1.1, G 1.2 bzw. G 1.3)

Bildgüte □ + □ ± □ ⁇ □ u □ T □ seitl. Aufnahme vorhanden

Lunge

Kleine Schatten Streuung
Rundliche Form
Größe p q r
□ □ □

□ 0/-	□ 1/0	□ 2/1	□ 3/2
□ 0/0	□ 1/1	□ 2/2	□ 3/3
□ 0/1	□ 1/2	□ 2/3	□ 3/+

Unregelmäßige Form
Größe s t u

□ 0/-	□ 1/0	□ 2/1	□ 3/2
□ 0/0	□ 1/1	□ 2/2	□ 3/3
□ 0/1	□ 1/2	□ 2/3	□ 3/+

Gemischte Formen
□ □

□ 0/-	□ 1/0	□ 2/1	□ 3/2
□ 0/0	□ 1/1	□ 2/2	□ 3/3
□ 0/1	□ 1/2	□ 2/3	□ 3/+

Große Schatten □ o. B.
Größe □ A
□ B
□ C

Felder

□ RO	□ LO	
□ RM	□ LM	
□ RU	□ LU	
□ RO	□ LO	
□ RM	□ LM	
□ RU	□ LU	
□ RO	□ LO	
□ RM	□ LM	
□ RU	□ LU	
□ RO	□ LO	
□ RM	□ LM	
□ RU	□ LU	

Symbole

□ keine		□ fr	
□ aa		□ hi	
□ at		□ ho	
□ ax		□ id	
□ bu		□ ih	
□ ca		□ kl	
□ cg		□ me	
□ cn		□ od	
□ co		□ pa	
□ cp		□ pb	
□ cv		□ pi	
□ di		□ px	
□ ef		□ ra	
□ em		□ rp	
□ es		□ tb	

Pleura

Adhärenz des kostophrenischen Winkels □ o. B. R □ L □

Pleuraverdickung
diffus seitliche Brustwand □ o. B.

Verbreitung / Dicke / <3 mm / Aufsicht Verbreitung / Dicke / <3 mm / Aufsicht

R □ 1	□ a □	L □ 1	□ a □	□ RO □ LO
□ 2	□ b	□ 2	□ b	□ RM □ LM
□ 3	□ c	□ 3	□ c	□ RU □ LU

Pleuraverdickung
umschrieben (Plaques) □ o. B.

Verbreitung / Dicke / <3 mm / Aufsicht Verbreitung / Dicke / <3 mm / Aufsicht

R □ 1	□ a □	L □ 1	□ a □
□ 2	□ b	□ 2	□ b
□ 3	□ c	□ 3	□ c

Lokalisation

Zwerchfell R □ L □

Brustwand □ □

Pleuraverkalkung □ o. B.

Zwerchfell R □ L □ Brustwand R □ L □ Sonstige R □ L □

BK-BEURTEILUNG *)

□ Keine Hinweise auf anzeigepflichtige Veränderungen

Anzeigepflicht **) : Begründeter Verdacht

□ Silikose (BK-Nr. 4101)
□ Siliko-Tuberkulose (BK-Nr. 4102)
□ Lungenkrebs bei nachgewiesener Quarzstaublungenerkrankung (BK-Nr. 4112)
□ Sonstiges: _____

□ Asbestose (BK-Nr. 4103)
□ Asbestverursachte Pleuraerkrankung (BK-Nr. 4103)
□ Asbestverursachter Lungenkrebs (BK-Nr. 4104)

□ Asbestverursachter Kehlkopfkrebs (BK-Nr. 4104)
□ Asbestverursachtes Mesotheliom des Rippenfells, Bauchfells oder Pericards (BK-Nr. 4105)
□ Erkrankungen durch ionisierende Strahlen (BK-Nr. 2402)

Begründung BK / Ergänzende Befunde ***) / Vorschläge und/oder veranlasste Massnahmen (Bitte in Druckbuchstaben)

_____

_____

_____

_____

_____

Stempel und Unterschrift des Arztes

3683198456

*) Bitte zutreffendes ankreuzen
**) Bitte BK-Anzeige erstellen und an den zuständigen UV-Träger senden sowie den Versicherten unterrichten
***) In begründeten Fällen gem. Nr. 3.2.1/ 4.3 der Grundsätze G 1.1, G 1.2 bzw. G 1.3 sowie Nr. 5 G 1.2 bzw. G 1.3

Abb. 9.3: Standardisierter Erhebungsbogen zur Dokumentation der Befundungsergebnisse

CT Klassifikation

Name/Nr.		CT-Nr. / Datum				Qualität	Position	
		Schichtzahl		Sequenztechnik	kV	1	BL	
		Schichtdicke		Single slice Spir.	mA	2	RL	
		Fenster-einstellungen		Multi slice Spir.	sec	3		
						4		

CT-BEFUND 2001

Ist der gesamte Film ohne Befund? | Nein | Ja

Symbole

Nein

Lunge

Rundliche Schatten (scharf begrenzt) | Nein | Ja

	Nein	Ja	Häufigste Größe
P = < 1.5 mm			
Q = 1.5 - 3 mm			
R = > 3 -			

Felder / Streuung

	R				L			
O	0	1	2	3	0	1	2	3
M	0	1	2	3	0	1	2	3
U	0	1	2	3	0	1	2	3

Gesamtstreuung

Irreguläre und/oder lineare Schatten | Nein | Ja

	Nein	Ja	Häufigster Typ
Intralobulär			
Interlobulär			

Felder / Streuung

	R				L			
O	0	1	2	3	0	1	2	3
M	0	1	2	3	0	1	2	3
U	0	1	2	3	0	1	2	3

Gesamtstreuung

Inhomogene Verschattung | Nein | Ja

Ground glass | Nein | Ja

	R				L			
O	0	1	2	3	0	1	2	3
M	0	1	2	3	0	1	2	3
U	0	1	2	3	0	1	2	3

Gesamtstreuung

Honeycombing | Nein | Ja

	R				L			
O	0	1	2	3	0	1	2	3
M	0	1	2	3	0	1	2	3
U	0	1	2	3	0	1	2	3

Gesamtstreuung

Emphysem | Nein | Ja

	R				L			
O	0	1	2	3	0	1	2	3
M	0	1	2	3	0	1	2	3
U	0	1	2	3	0	1	2	3

Gesamtstreuung

Große Schatten | Nein | Ja

	R	L
A	O	
B	M	
C	U	

Häufigster parenchymaler Befund

RS	IR	GG	HC	EM	GS

Pleura

Pleurale Befunde | Nein | Ja

		Nein	Ja	Häuf. Typ
W	parietaler Typ			
	visceraler Typ			
M				
D				

	R	L
O		
M		
U		

Ausdehnung / Dicke

	R				L			
0	1	2	3	0	1	2	3	
0	a	b	c	0	a	b	c	

Pleurale Verkalkungen | Nein | Ja

Lokalisation

W	M	D

Symbole

Nein
AX
BE
BR
BU
CA
CG
CV
DI
DO
EF
ES
FP
FR
HI
ME
MP
OD
PB
RA
SC
TB
TD

Bemerkungen / Zusammenfassung

Datum / Unterschrift

Datum	Unterschrift

© Pro M Development 2001

Abb. 9.4: Standardisierter Erhebungsbogen zur Dokumentation computertomographischer Befunde

Die hochauflösende Computertomografie (HRCT) ist sensitiver und spezifischer in der Diagnostik von Pneumokoniosen im Vergleich zur konventionellen Röntgentechnik.

Weiterführende Literatur

Hering KG, Tuengerthal S, Kraus T: Standardisierte CT/HRCT-Klassifikation der Bundesrepublik Deutschland für arbeits- und umweltbedingte Thoraxerkrankungen. Radiologe 2004; 44: 500–511.

Hering KG: Inhalationsschäden. In: Galanski M, Freyschmidt J (Hrsg.): Thorax – Handbuch diagnostische Radiologie. Berlin, Heidelberg, New York: Springer, 2002.

International Labour Organisation: Guidelines for the use of ILO international classification of radiographs of pneumoconioses. 2000 edition. International Labour Office, 2002 Occupational safety and health series No. 22, Geneva.

Låstbom L, Camner P: Deposition and clearance of particles in the human lung. Scand J Work Environ Health 2000; 26: 23–27.

N.N.: Arbeitsmedizinische Vorsorgeuntersuchungen bei Belastung durch atembaren alveolengängigen Staub (A-Staub). Leitlinien der Deutschen Gesellschaft für Arbeitsmedizin und Umweltmedizin.

TRGS 900: Technische Regeln für Gefahrstoffe. Bundesarbeitsblatt 9/2001.

TRGS 900: Technische Regeln für Gefahrstoffe. GMBl Nr. 55 S. 1094 (12.2007).

9.1.1 BK 4101: Quarzstaublungen-erkrankung (Silikose)

T. Kraus

Ätiologie und Pathogenese

Eine Silikose entsteht nach Inhalation von freier kristalliner Kieselsäure in Form von Quarz, Cristobalit oder Tridymit. Eine Exposition gegenüber diesen inhalativen Noxen ist in zahlreichen Industriebereichen, wie z. B. Untertage-Bergbau, Gießereien, Metallerzeugung und -bearbeitung, Maschinen und Fahrzeugbau, Elektrotechnik, Feinmechanik, Feuerfestindustrie, chemische Industrie, Gewinnung von Steinen und Erden, Steinbearbeitung, keramische Industrie, Glasindustrie, Stollen-, Tunnel-, Schachtbau, Bauindustrie, Recyclinganlagen, Landwirtschaft, Reinigungsdiensten und Herstellung von Quarz- und Cristobalitprodukten gegeben. Tabelle 9.1 zeigt eine Übersicht der Verwendung von quarzhaltigen Substanzen.

Die Pathogenität der inhalierten quarzhaltigen Stäube wird u. a. auch durch den Quarzgehalt determiniert. Während im Bergbau der Quarzgehalt z. B. in Abhängigkeit von der Abbauregion unter 10 % liegt, können in der keramischen Industrie Quarzgehalte von 30–80 % auftreten.

Als Reaktion auf inhalierte freie kristalline Kieselsäure entstehen auf der Basis von persistierenden Entzündungsprozessen bevorzugt perivasal lokalisierte Granulome, die in fortgeschrittenen Stadien zur Koaleszenz neigen. Schließlich kann es zu ausgeprägten Schwielenbildungen kommen.

> **!** Eine Silikose entsteht nach Inhalation von freier kristalliner Kieselsäure.

Krankheitsbild und Diagnostik

Bei hochkonzentrierter Quarzstaubexposition, wie sie z. B. im Tunnelbau vorkommen kann, ist vereinzelt über eine so genannte akute Silikose mit der Entstehung einer Quarzstaublungenerkrankung innerhalb von wenigen Monaten berichtet worden. Hierbei handelt es sich allerdings um sehr seltene Erscheinungsformen.

In der Regel zeigt die Silikose einen über Jahre und Jahrzehnte langsam progredienten Verlauf auch nach Expositionsende. Bekanntermaßen besteht nicht selten eine Diskrepanz zwischen röntgenmorphologischem Erscheinungsbild und funktionellen Auswirkungen. Das Krankheitsbild wird in der Regel durch Art und Ausmaß der morphologischen und funktionellen Veränderungen bestimmt. Die Diagnose wird röntgenologisch und/oder histopathologisch gestellt.

Die Symptomatik bei Quarzstaublungenerkrankungen ist uncharakteristisch und kann mit langsam progredienter Dyspnoe, Husten, Auswurf, Thoraxschmerzen, gehäufter Bronchitis oder anderen uncharakteristischen Atemwegssymptomen einhergehen.

Bei der klinischen Untersuchung finden sich in der Regel erst in fortgeschrittenen Stadien pa-

Tabelle 9.1: Verwendung quarzhaltiger Substanzen

Verwendung	Beschreibung
Glasindustrie (Glasschmelzsande)	Quarzsand als Hauptanteil der Ausgangssubstanzen für technische Gläser. Sehr reiner Quarz für die Herstellung von Quarzglas oder optischen Gläsern; Quarzsande mit zunehmendem Anteil an Verunreinigungen für die Produktion von Quarzgut, Kristallglas, Flachglas, Glasfaser und Hohlglas
Gießereiindustrie (Gießereisande)	Quarzsande als Formgrundstoff
Chemische Industrie	Vielfältige Verwendung von Quarz als Rohstoff; Einsatz zur Herstellung von Silikonen (Schmiermittel, hydraulische Flüssigkeiten, Lackgrundlagen etc.), Silikagel, Wasserglas, zur Gewinnung des Elements Silizium und zur Züchtung von Siliziumkristallen für die Halbleiterindustrie
Email- und keramische Industrie	Quarzmehle zur Herstellung keramischer Massen, Glasuren und Fritten. Im Bereich der Feinkeramik Einsatz von Quarzmehl u. a. bei der Fertigung von Elektroporzellan, säurefester Keramik, Wand- und Bodenfliesen, keramischen Farbkörpern und Dentalmassen
Füllstoff	Quarzmehl und -sand als Füllstoff für Gießharze, Press- und Gießmassen, Gummi, Porzellan, Dispersionsfarben, Papier/Pappen, Kalksandstein, Porenbeton, Betonfertigteile und Zementschlämme für Tiefbohrungen; gefärbte Quarzkörnungen als Zuschlagstoff für Dekorputze, als Füllstoff für die Oberflächengestaltung von Gießharz-Formteilen und zur Dekoration
Filtersand, -kies	Filter aus Quarzsand zur Filterung von Gebrauchswässern, getrübten und chemischen Lösungen (z. B. Filterstufen in Anlagen zur Enteisenung, -manganung und -karbonatisierung).
Elektrotechnik (Schwingquarz)	Einsatz von Schwingquarzen (natürliche und synthetisch hergestellte Quarzeinkristalle) u. a. in Sendeanlagen (Frequenzabstimmung von Rundfunkquellen), in Mikrofonen und Lautsprechern, zur Erzeugung von Ultraschall und in Uhren
Natursteinindustrie	Gewinnung möglichst reiner Quarzfraktionen aus Locker- und Festgesteinen zur weiteren Verwertung; Einsatz von Kiesen u. a. im Straßen- und Wegebau, von Tonen z. B. in der keramischen Industrie und von Festgesteinen in der Baustoffindustrie (Schotter, Splitte, Edelsplitte, Brechsande, Gesteinsmehle, Naturwerksteine zur Herstellung von Fassadenkleidungen, Pflaster- und Grabsteinen)
Schmucksteinindustrie	Verwendung verschiedener Varietäten des Quarzes und des kryptokristallinen Quarzes (z. B. Amethyst, Rauchquarz, Citrion, Rosenquarz, Chrysopas, Achat, Onyx) in der Schmucksteinindustrie als Schmuck- und Halbedelsteine.
Schleif-, Polier- und Abrasivmittel	Nur noch eingeschränkter Einsatz von Quarzmehlen als Schleifmittel, z. B. in Trommeln oder zum Nassbimsen; Rohstoff zur Herstellung von Siliciumcarbid; Verwendung von Quarzmehlen in Scheuer- und Reinigungsmitteln (flüssig und pastös)
Strahlmittel	Heute weitgehende Verwendungsverbote für silikogene Strahlmittel, aber Ausnahmen nach BGV D 26 („Strahlarbeiten", bisher VBG 48). Weiterhin kann beim Bearbeiten von quarzhaltigen Materialien (z. B. Beton) Quarz freigesetzt werden
Weitere Anwendungen	Quarzsande als Inertmaterial für zirkulierende Wirbelschichtanlagen, Vogelsand, Dachpappenabstreuung, Füllsand für elektrische Sicherungen, in Handwaschpasten, beim Golfplatzbau, als Bremssand (z. B. in Lokomotiven) und als Spielsand für Sandkästen

thologische Befunde, wie Giemen, Brummen oder klinische Korrelate eines sekundär entstandenen Emphysems bzw. einer Schwielenbildung.

Die röntgenologischen Veränderungen gehen i.d.R den klinischen und funktionellen Manifestationen voraus. Es finden sich charakteristi-

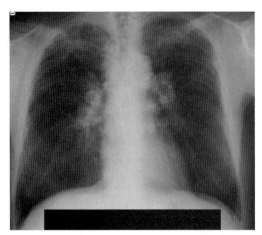

Abb. 9.5: Konventionelle p.a.-Thoraxaufnahme eines Bergarbeiters mit Mischstaubpneumokoniose (kleine rundliche Schatten q/r, Streuungsgrad 2/2, Eierschalensilikose und Koaleszenzen und Schwielen in den Oberfeldern beidseits)

scherweise disseminierte kleine rundliche Fleckschatten, v. a. in den Ober- und Mittelfeldern. In fortgeschrittenen Stadien neigen die rundlichen Fleckschatten zur Koaleszenz und es finden sich häufig länglich konfigurierte großflächige Verschattungen in den Ober- und Mittelfeldern. Zusätzlich können in fortgeschrittenen Stadien auch irreguläre Fleckschatten hinzukommen (Abb. 9.5; Kodierung der Veränderungen siehe Abb. 9.2).

Mit zunehmendem Ausprägungsgrad der Quarzstaublungenerkrankung werden Lungenfunktionsstörungen häufiger, eine enge Korrelation zwischen Graduierung rundlicher Fleckschatten im konventionellen Röntgenbefund und Lungenfunktionseinschränkungen besteht jedoch nicht.. Charakteristisch sind eine Verminderung der Lungendehnbarkeit mit restriktiver Ventilationsstörung und obstruktive Ventilationsstörungen sowie Gasaustauschstörungen insbesondere unter Belastung (s. Begutachtung).

Bei Steinkohlenbergleuten ist das gehäufte Vorkommen eines Emphysems bzw. einer chronischen obstruktiven Bronchitis, auch unabhängig von einer Quarzstaublungenerkrankung bzw. auch bei Frühstadien einer Quarzstaublungenerkrankung beschrieben worden (s. BK-Nr. 4111).

Die Quarzstaublungenerkrankung kann chronisch progredient verlaufen. Vereinzelt werden auch schubartige Verläufe in der Literatur beschrieben. Bei Koaleszenz von kleinen rundlichen Fleckschatten kann es zu ausgedehnten Schwielenbildungen kommen, die differenzialdiagnostisch z.T. schwer von bösartigen Lungenerkrankungen bzw. Metastasen abgegrenzt werden können. Hier ist die Beurteilung von Röntgenverlaufsserien essentiell.

Die Verkalkung der Lymphknotenrandsinus (so genannte Eierschalensilikose) ist relativ pathognomonisch für die Quarzstaublungenerkrankung und kann auch ohne Parenchymveränderungen vorkommen. Bei manifester Quarzstaublungenerkrankung besteht ein erhöhtes Risiko für eine Tuberkulose (s. BK 4102). Die karzinogene Potenz der quarzhaltigen Stäube für den Menschen ist inzwischen u. a. von der Arbeitsstoffkommission der Deutschen Forschungsgemeinschaft für das Zielorgan Lunge als hinreichend gesichert eingestuft worden. Kristallines SiO_2 mit den Modifikationen Quarz, Cristobalit und Tridymit sind als Kategorie-1-Stoff klassifiziert worden. Kohlegrubenstaub ist davon zunächst ausgenommen (BK 4112).

In seltenen Fällen kann es als Komplikation einer Silikose zu einem so genannten Caplan-Syndrom kommen. Hierbei handelt es sich um eine Kombination von primär chronischer oder subakuter Polyarthritis mit Mischstaubpneumokoniosen. In der Regel entwickeln sich solitäre und/oder multiple pulmonale Rundherde im Durchmesser von meist mehr als 1 cm in Verbindung mit einer Polyarthritis. Es ist von einer besonderen Verlaufsform der Silikose bei Patienten mit Polyarthritis auszugehen. Von einer kausalen Rolle der Quarzstaubexposition bzw. der Silikose bei der Entstehung einer Polyarthritis ist derzeit eher nicht auszugehen (Schreiber et al. 2010).

> **!** Häufig zeigt die Silikose einen über Jahre und Jahrzehnte langsam progredienten Verlauf auch nach Expositionsende. Röntgenologisch finden sich charakteristischerweise disseminierte kleine rundliche Fleckschatten, bevorzugt in den Ober- und Mittelfeldern, die zur Koaleszenz neigen.

Begutachtung

In der Begutachtung von Quarzstaublungenerkrankungen ist eine qualifizierte Arbeitsanamnese von zentraler Bedeutung. Eine geeignete Exposition muss im Sinne eines Vollbeweises zweifelsfrei gesichert sein. Die zweifelsfreie Sicherung der Diagnose im Sinne eines Vollbeweises gelingt in der Regel mit radiologischen (konventionelle Röntgentechnik bzw. HR-CT) oder histopathologischen Methoden. Die Entschädigung bei Quarzstaublungenerkrankungen richtet sich nach den funktionellen Auswirkungen und erfolgt auf der Basis von MdE-Tabellen. Früher wurde auf der Basis der sog. Moerser Konvention in der Regel (insbesondere im Bergbau) davon ausgegangen, dass Lungenfunktionseinschränkungen kausal erst dann auf Berufskrankheitenfolgen zurückgeführt und damit entschädigt werden können, wenn ein Streuungsgrad kleiner rundlicher Schatten von mindestens 2/3 nach ILO-Staublungenklassifikation vorliegt (Ausnahmen: p/p 2/2, Schwielen, Eierschalensilikose). Da die wissenschaftliche Basis für eine solche Grenzziehung fehlt, ist nach der AWMF-S2-Leitlinie „Diagnostik und Begutachtung quarzstaubbedingter Erkrankungen" und der sog. Bochumer Empfehlung ab einem Streuungsgrad von 1/1 im Einzelfall zu prüfen, ob Lungenfunktionseinschränkungen kausal auf Berufskrankheitenfolgen zurückzuführen sind.

Therapie und Prävention

Eine kausale Therapie der Silikose, wie sie z. T. in früheren Jahren vereinzelt empfohlen wurde, hat sich nicht durchgesetzt. Im Mittelpunkt steht die symptomatische Behandlung der Beschwerdebilder bzw. eine frühzeitige therapeutische Intervention bei Komplikationen.

Primärpräventiv steht die Verminderung der Staubkonzentrationen am Arbeitsplatz im Mittelpunkt. Auf der Basis der neuen wissenschaftlichen Erkenntnisse zur krebserzeugenden Wirkung von Quarzstäuben sind 1999 die Luftgrenzwerte ausgesetzt worden. Bis zur Festlegung eines neuen Luftgrenzwertes ist der in der TRGS 900 genannte Grenzwert für die Arbeitsbereichsanalyse heranzuziehen. Aufgrund der Reduzierung der Luftkonzentrationen von quarzhaltigen Stäuben an Arbeitsplätzen, v. a. durch technische Maßnahmen, hat die Zahl der Neuerkrankungen an Quarzstaublungenerkrankungen stetig abgenommen.

> **!** Therapeutisch steht die symptomatische Behandlung der Beschwerdebilder bzw. eine frühzeitige Intervention bei Komplikationen im Vordergrund. Aufgrund der Reduzierung der Luftkonzentrationen von quarzhaltigen Stäuben an Arbeitsplätzen, insbesondere durch technische Maßnahmen, hat die Zahl der Neuerkrankungen an Quarzstaublungenerkrankungen stetig abgenommen.

Im Sinne von Sekundärpräventivmaßnahmen werden arbeitsmedizinische Vorsorgeuntersuchungen nach dem berufsgenossenschaftlichen Grundsatz G 1.1 angeboten. Hinweise für die Auswahl des zu untersuchenden Personenkreises geben die Auswahlkriterien für die spezielle arbeitsmedizinische Vorsorge (BGI 504-1-1, ehemals ZH1/600.1.1). Es erfolgen bislang Erstuntersuchungen vor Aufnahme einer Tätigkeit an einem Arbeitsplatz, an dem der Luftgrenzwert für alveolengängigen Quarzstaub nicht eingehalten wird, und andere Auswahlkriterien erfüllt sind, sowie Nachuntersuchungen während dieser Tätigkeit. Nachgehende Untersuchungen werden bislang nur im Geltungsbereich der verschiedenen Bergverordnungen angeboten. Die Untersuchungen im Rahmen des berufsgenossenschaftlichen Grundsatzes G1.1 beinhalten eine allgemeine Anamnese, eine qualifizierte Arbeitsanamnese, die Erfassung des Beschwerdebildes und der Rauchgewohnheiten, eine klinische Untersuchung der Atmungs- und Kreislauforgane, eine spirometrische Untersuchung sowie eine Röntgenaufnahme des Thorax in Hartstrahltechnik im p.a.-Strahlengang mit Klassifikation nach ILO. In Abhängigkeit vom Ergebnis werden dauernde, oder befristete gesundheitliche Bedenken oder keine gesundheitlichen Bedenken bzw. gesundheitliche Bedenken unter bestimmten Voraussetzungen geäußert. Die Nachuntersuchungsfristen betragen 36 Monate und können bei ärztlicher Indikation verkürzt werden.

Zusammenfassung Die Inzidenz quarzstaubbedingter Lungenerkrankungen hat in den letzten Jahren kontinuierlich abgenommen. Sie sind charakterisiert durch kleine rundliche Fleckschatten im Röntgenbild mit Koaleszenzneigung. Funktionsanalytisch werden restriktive und obstruktive Ventilationsstörungen sowie Gasaustauschstörungen beobachtet. Es besteht oftmals eine Diskrepanz zwischen röntgenmorphologisch objektivierbarem Schweregrad und Ausmaß der funktionellen Einschränkungen. Als Komplikation muss ein erhöhtes Risiko für eine Tuberkulose sowie die mittlerweile gesicherte humankanzerogene Wirkung (Lungenkrebs) beachtet werden.

Weiterführende Literatur

Baur X, Heger M, Köhler D et al.: Diagnostics and expert opinion in the occupational disease No. 4101 silicosis (including coal worker's pneumoconiosis). Guideline (S2; AWMF) of the Deutsche Gesellschaft für Pneumologie und Beatmungsmedizin and the Deutsche Gesellschaft für Arbeitsmedizin und Umweltmedizin]. Pneumologie. 2008; 62: 659–684. Erratum in: Pneumologie 2009; 63: 176–177·

Caplan A: Certain unusual radiological appearances in the chest of coal miners suffering from rheumatoid arthritis. Thorax 1953; 8: 29.

Checkoway H, Hughes JM, Weill H, Seixas NS, Demers PA: Crystalline silica exposure, radiologi-cal silicosis, and lung cancer mortality in diatomaceous earth industry workers. Thorax 1999; 54: 56–59.

Chen W, Zjuang Z, Attffield MD, Chen BT, Gao PI, Harrison JC, Fu C, Chen J-Q, Wallace WE: Exposure to silica and silicosis among tin miners in China: exposure-response analyses and risk assessment. Occup Environ Med 2001; 58 : 31–37.

Hauptverband der gewerblichen Berufsgenossenschaften (Hrsg.): Auswahlkriterien für die spezielle arbeitsmedizinische Vorsorge BGI-504-1-1 „Mineralischer Staub, Teil 1: Quarzhaltiger Staub". Köln: Carl Heymanns, 2002.

Hauptverband der gewerblichen Berufsgenossenschaften (Hrsg.): Berufsgenossenschaftliche Grundsätze für arbeitsmedizinische Vorsorgeuntersuchungen, arbeitsmedizinische Vorsorge, 2. Aufl. Stuttgart: Genter, 2007, S. 85–92.

Hering KG: Inhalationsschäden. In: Galanski M, Freyschmidt J (Hrsg.): Thorax – Handbuch diagnostische Radiologie. Berlin, Heidelberg, New York: Springer, 2002.

Hnizdo E, Vallyathan V: Chronic obstructive pulmonary disease due to occupational exposure to silica dust: a review of epidemiological and pathological evidence. Occup Environ Med 2003; 60: 237–243.

NN: Ankündigung eines Luftgrenzwertes für Quarz (einschließlich Tridymit und Cristobalit) am Arbeitsplatz. Bundesarbeitsblatt 2001; 11: 112–113.

Schreiber J, Koschel D, Kekow J, Waldburg N, Goette A, Merget R: Rheumatoid pneumoconiosis (Caplan's syndrome), Eur J Intern Med 2010; 21: 168–172.

9.1.2   BK 4102: Quarzstaublungenerkrankung in Verbindung mit aktiver Lungentuberkulose (Silikotuberkulose)

T. Kraus

Ätiologie und Pathogenese

Eine Quarzstaublungenerkrankung und eine Tuberkulose können unabhängig vom Schweregrad gemeinsam auftreten. Es ist bekannt, dass bei Patienten mit Quarzstaublungenerkrankung ein ca. 30fach erhöhtes Risiko für die Entstehung einer Tuberkulose besteht. Im Hinblick auf die Ätiologie ergeben sich bezüglich der Gefahrenquellen keine Besonderheiten im Vergleich zur Silikose. Die Tuberkulose kann als klassische Komplikation der Silikose betrachtet werden. Die Infektion wirkt sich negativ auf Folgen der Quarzstaublungenerkrankung und umgekehrt aus. Das genaue pathogenetische Prinzip ist bislang nicht bekannt. Es wird davon ausgegangen, dass bei Silikosepatienten eine geschwächte Immunabwehr zu einer erhöhten Suszeptibilität, insbesondere gegenüber Tuberkelbakterien führt. Darüber hinaus kann ebenfalls eine Rolle spielen, dass zelluläre Reinigungsfunktionen im Alveolarbereich bei Silikosepatienten beeinträchtigt sind und Alveolarmakrophagen funktionell beeinträchtigt werden.

> **!** Bei Patienten mit Quarzstaublungenerkrankung besteht ein ca. 30fach erhöhtes Risiko für die Entstehung einer Tuberkulose.

Krankheitsbild, Diagnostik, Begutachtung

Zusätzlich zu den oben geschilderten Symptomen der Quarzstaublungenerkrankung kann die bekannte Symptomatik bei unspezifischen Entzündungen wie Appetitlosigkeit, Fieber, Nachtschweiß, Gewichtsabnahme, allgemeine Abgeschlagenheit sowie atemtraktbezogene Symptome mit Husten, eitrigem oder blutigem Auswurf und Dyspnoe bei Belastung, später auch in Ruhe kommen.

Röntgenmorphologisch finden sich silikotische und tuberkulöse Verschattungen nebeneinander, wobei bei der Interpretation häufig die Befundänderung in der Röntgenverlaufsserie mit neuem Auftreten oder Zunahme besonders weicherer oder größerer Verschattungen hilfreich und hinweisend auf einen aktiven tuberkulösen Prozess sein kann. Differenzialdiagnostisch ist das Abgrenzen von Veränderungen bei Miliartuberkulose bei gleichzeitig bestehender Silikose besonders problematisch.

Neben dem röntgenmorphologischen Bild können auch allgemeine klinisch-diagnostische Hinweise, wie beschleunigte BSG, CRP, Lymphozytose und molekularbiologischer Nachweis von Mykobakterien im Sputum oder Magen-Nüchternsekret hilfreich sein.

Die Anerkennung einer Berufskrankheit gemäß BK-Nr. 4102 BKV setzt den Nachweis einer röntgenologisch eindeutigen Silikose und einer aktiven Tuberkulose voraus. Aktivitätszeichen einer Tuberkulose ergeben sich aus dem röntgenologischen Befund und aus dem Nachweis von Tuberkelbakterien in Verbindung mit weiteren klinischen Befunden. Die MdE bei einer aktiven Silikotuberkulose wird auf 100 % eingeschätzt. Wenn eine aktive Silikotuberkulose inaktiv wird, liegen die sozialrechtlichen Voraussetzungen einer fortdauernden Anerkennung einer Berufskrankheit gemäß BK-Nr. 4102 nicht mehr vor. In diesen Fällen sind in der Regel die Voraussetzungen einer BK-Nr. 4101 BKV erfüllt. Für die MdE-Einschätzung gelten dann die in Abschnitt „Begutachtung" gemachten Ausführungen.

! Die Anerkennung einer Berufskrankheit gemäß BK-Nr. 4102 BKV setzt den Nachweis einer röntgenologisch eindeutigen Silikose und einer aktiven Tuberkulose voraus.

Therapie und Prävention

Bezüglich der Therapie gelten im Hinblick auf die Silikose die auf Seite 295 gemachten Ausführungen. Die aktive Tuberkulose wird analog den therapeutischen Empfehlungen bei einer Tuberkulose ohne begleitende Silikose durchgeführt. Es ergeben sich hier keine therapeutischen Besonderheiten im Vergleich zu einer reinen Lungentuberkulose.

Aufgrund der weitgehend erfolgreichen primärpräventiven Maßnahmen im Hinblick auf die Silikose und aufgrund der sinkenden Erkrankungszahlen der Tuberkulose treten Silikotuberkulosen nur noch selten auf. Neben einer entsprechenden Aufklärung von Patienten mit röntgenologisch eindeutiger Silikose und arbeitsmedizinischen Vorsorgeuntersuchungen sollte bei Serokonversion von Silikosepatienten eine tuberkulostatische Therapie eingeleitet werden. Eine präventive Chemotherapie ist heute nicht mehr zu begründen.

! Eine präventive Chemotherapie der Silikose ist heute nicht mehr zu begründen.

Zusammenfassung Die Silikotuberkulose zählt zu den mittlerweile seltenen Komplikationen einer Silikose. Nach zweifelsfreier Diagnose beträgt die BK-bedingte Minderung der Erwerbsfähigkeit für die Dauer eines aktiven Stadiums auf 100 % einzuschätzen. Präventiv ist eine Aufklärung von Patienten mit Silikose über das Erkrankungsrisiko z. B. im Rahmen von arbeitsmedizinischen Vorsorgeuntersuchungen und im Falle einer Serokonversion, eine tuberkulostatische Therapie durchzuführen. Eine präventive Chemotherapie ist grundsätzlich nicht mehr zu empfehlen.

Weiterführende Literatur

Blome O: Neue Berufskrankheit Nr. 4112 und Erweiterung der BK-Nr. 2106. Arbeitsmed Sozialmed Umweltmed 2002; 37: 148–149.

Bundesministerium für Arbeit: Wissenschaftliche Begründung: Lungenkrebs durch die Einwirkung von kristallinem Siliziumdioxid (SiO_2) bei nachgewiesener Quarzstaublungenerkrankung (Silikose oder Siliko-Tuberkulose). BArbBl 2001; 9: 37–59.

Hauptverband der gewerblichen Berufsgenossenschaften: Auswahlkriterien für die spezielle arbeitsmedizinische Vorsorge BGI-504-1-1 „Mineralischer Staub, Teil 1: quarzhaltiger Staub". Köln: Carl Heymanns, 2002.

Hauptverband der gewerblichen Berufsgenossenschaften: Berufsgenossenschaftliche Grundsätze für arbeitsmedizinische Vorsorgeuntersuchungen, arbeitsmedizinische Vorsorge, 2. Aufl. Stuttgart: Gentner, S. 85–92.

Hering KG: Inhalationsschäden. In: Galanski M, Freyschmidt J (Hrsg.): Thorax – Handbuch diagnostische Radiologie. Berlin, Heidelberg, New York: Springer, 2002.

Hnizdo E, Murray J: Risk of pulmonary tuberculosis relative to silicosis and exposure to silica dust in South Africa gold miners. Occup Environ Med 1998 ; 55 : 496–502.

NN: Ankündigung eines Luftgrenzwertes für Quarz (einschließlich Tridymit und Cristobalit) am Arbeitsplatz. BArbBl 2001; 11: 112–113.

NN: Erste Verordnung zur Änderung der Berufskrankheitenverordnung, 2002.

9.1.3 BK 4103 bis 4105:
Asbestbedingte Erkrankungen

T. Kraus

Ätiologie und Pathogenese

Asbest ist ein Sammelbegriff für zwei Gruppen faserförmiger silikatischer Mineralien (Serpentinasbeste und Amphibolasbeste). Die Stoffgruppe kann beim Menschen sowohl fibrogene als auch kanzerogene Effekte im Bereich der Atemwege verursachen. In Deutschland kam zu ca. 90–95 % Weißasbest (Chrysotil) und zu etwa 5–10 % Blauasbest (Krokydolith) zum Einsatz. Die übrigen Asbestmodifikationen (beispielsweise Amosit, Antophyllit, Actinolit und Tremolit) spielen bzw. spielten in Deutschland keine bedeutsame Rolle.

Wegen der hervorragenden Werkstoffeigenschaften, wie Temperaturbeständigkeit, Nichtbrennbarkeit, Scher- und Bruchfestigkeit und nicht zuletzt aufgrund des günstigen Preises wurde Asbest in zahlreichen industriellen Bereichen verwendet.

Das Maximum des Rohasbestverbrauchs war in den alten Bundesländern mit einer jährlichen Importrate von ca. 200 000 Tonnen Ende der siebziger Jahre erreicht. In der ehemaligen DDR lag der Gipfel des Asbestverbrauchs mit ca. 75 000 Tonnen erst Anfang der achtziger Jahre. In den darauf folgenden Jahren nahm dort der jährliche Rohasbestimport nur leicht ab. So wurden noch im Jahre 1988 über 55 000 Tonnen eingeführt. In der Bundesrepublik Deutschland war dagegen im Laufe der achtziger Jahre eine deutliche Abnahme des Asbestimports, v. a. aufgrund arbeitsschutzrechtlicher Maßnahmen sowie der konsekutiven Anwendung von Ersatzstoffen zu verzeichnen.

Seit 1993 besteht gemäß Gefahrstoffverordnung ein generelles Asbestverbot in Deutschland hinsichtlich der Verarbeitung und des Inverkehrbringens. In anderen Ländern, z. B. China, Indien, Indonesien und Thailand, wird Asbest noch in großem Umfang verwendet.

Tabelle 9.2: Produktbezeichnung, durchschnittlicher Asbestgehalt und Asbestverbrauch in den einzelnen Sparten für die Bundesrepublik Deutschland im Jahr 1975

Produktbezeichnung	Asbestverbrauch in 1000 t	Durchschnittlicher Asbestgehalt (Extremwerte, in Gew.-%)
Asbestzementprodukte insgesamt davon	etwa 140	11 (6–30)
❏ Platten		13 (6–30)
❏ Rohre		14 (2–15)
Brems- und Kupplungsbeläge	9	30 (10 –70)
Textilien	6,5	90 (50–90)
Fußbodenbeläge, davon:		
❏ Flexplatten	4,3	15–20
Hochdruckdicht-(it-)Platten	etwa 5,7	85
Spritzmassen	etwa 0,5	60–65
Bauchemische und sonstige Produkte	10	5

Ungefähr 70 % des Asbests wurde zur Herstellung von Asbestzementprodukten verbraucht. In geringeren Mengen gelangte Asbest auch in anderen Industriezweigen zum Einsatz (Tabelle 9.2). In der Vergangenheit gab es kaum einen industriellen und handwerklichen Bereich, in dem nicht zumindest intermittierend asbesthaltige Materialien be- oder verarbeitet wurden (Tabelle 9.3).

Asbestfeinstäube können sowohl fibrogene Wirkungen im Bereich des Lungenparenchyms im Sinne einer Asbestose, aber auch an der Pleura in Form von Pleuraplaques, Verkalkungen und diffusen bzw. gleichförmigen Pleuraverdickungen hervorrufen. Darüber hinaus gewinnen aufgrund langer Latenzzeiten die kanzerogenen Effekte zunehmende Bedeutung. Diese werden insbesondere determiniert durch die Fasergeometrie und die Biobeständigkeit. Krokydolith ist aufgrund seiner hohen Biobeständigkeit und der besonderen Fasergeometrie und damit bedingten längeren Halbwertszeiten stärker krebserzeugend als Chrysotil. Wegen der z. T. kurzen biologischen Halbwertszeit von Chrysotil kann im Einzelfall bei längeren Latenzzeiten Jahre nach Expositionsende kein vermehrter Fasergehalt der Lunge mehr nachgewiesen werden (sog. Fahrerfluchtphänomen).

Als gesicherte Zielorgane beim Menschen gelten derzeit Lunge, Rippenfell, Zwerchfell, Perikard, Peritoneum und Kehlkopf. Weitere Zielorgane werden diskutiert, ohne den Status einer Berufskrankheit erlangt zu haben. Beispiele: Oropharynx, Magen-Darm-Trakt, hämatopoetisches und lymphatisches System. Bei asbestbedingten Erkrankungen handelt es sich um keine obligat auftretenden Gesundheitsstörungen. Das Erkrankungsrisiko hängt ab von Intensität und Dauer der Exposition sowie von der individuellen Disposition. Für die fibrogenen Effekte wurden durchschnittliche Latenzzeiten von 15–20 Jahren beschrieben. Asbestbedingte Krebserkrankungen treten auch nach Latenzzeiten von mehreren Jahrzehnten auf.

! Asbest ist ein Sammelbegriff für zwei Gruppen faserförmiger silikatischer Mineralien (Serpentinasbeste und Amphibolasbeste). Seit 1993 besteht gemäß Gefahrstoffverordnung ein generelles Asbestverbot in Deutschland hinsichtlich der Verarbeitung und des Inverkehrbringens. Als Zielorgane beim Menschen gelten zurzeit Lunge, Rippenfell, Zwerchfell, Perikard, Peritoneum und Kehlkopf.

Tabelle 9.3: Zuordnung von Asbestmaterialien zu Tätigkeitsgruppen mit Überhäufigkeiten an asbestbedingten Berufskrankheiten im Zeitraum von 1973 bis 1981 in der ehemaligen DDR

Asbestmaterial	Tätigkeitsgruppen
Asbestgewebe	Chemiearbeiter, Gerüstbauer im Chemieanlagenbau, Asbesttextilarbeiter, Isolierer, Schweißer, Glashüttenarbeiter, Glasbläser, Chemiker, Schornsteinfeger
Asbestgewebe als Schutzkleidung	Ofenbauer, Walzwerker, Hüttenwerker, Gießereiarbeiter, Schmiede, Glüher, Keramikbrenner, Brantsteinhersteller, Emaillierer, Glashüttenarbeiter
Asbestzement	Dachdecker
Feuer- und Brandschutzplatten	Tischler im Schiffbau
Asbestpapier, -pappen, und -pressplatten	Chemiearbeiter, Tischler im Schiffbau, Löter, Bauschlosser, Elektrowickler, Ofenmaurer
Asbestdichtungen und -packungen	Chemiearbeiter, Klempner, Schlosser, Motorenschlosser, Heizer, Maschinenwärter, Apparatereiniger
Talkum mit Asbestanteilen	Facharbeiter für Lacke und Farben, Gummiarbeiter, Kabelfacharbeiter, Bürsten-, Besen- und Pinselmacher, Zellstoff- und Papiermacher, Kunstleder- und Linoleumhersteller, Rauchwarenfacharbeiter, Pflanzenschutzfacharbeiter, Facharbeiter in der Pharmazie

9.1.4   BK 4103: Asbeststaublungen-erkrankung (Asbestose) oder durch Asbeststaub verursachte Erkrankung der Pleura

T. Kraus

Krankheitsbilder, Diagnostik, Begutachtung

Asbestose. Pathologisch-anatomisch ist die Asbestose durch eine diffuse interstitielle irreversible, zunächst peribronchial betonte Fibrose charakterisiert. Histologisch sind Asbestkörperchen und insbesondere auch elektronenmikroskopisch Asbestfasern sichtbar. Die bloße Anwesenheit von Asbestfasern und Asbestkörperchen ohne fibrogene Gewebereaktion im Lungengewebe oder der Nachweis von Asbestkörperchen in der bronchoalveolären Lavage ist nicht als Asbestose zu bezeichnen. Asbestfasern im Lungengewebe sind Korrelat einer entsprechenden Belastung und spiegeln keine Beanspruchung wider. Die Asbestose ist bevorzugt in den basalen Lungenabschnitten lokalisiert. In fortgeschrittenen Stadien kommt es zu einer so genannten „Honigwabenlunge". Eine Verkalkung der Lymphknoten wie bei der Silikose wird in der Regel nicht beobachtet.

Das Beschwerdebild im Bereich der Atemwege ist bei der Asbestose relativ unspezifisch. Es können ein Reizhusten, z. T. auch ein produktiver Husten sowie Belastungs- und später Ruhedyspnoe auftreten. Darüber hinaus wird auch über andere unspezifische Beschwerden, wie z. B. Müdigkeit, Abgeschlagenheit, Nachtschweiß und thorakale Schmerzen berichtet.

Der klinische Befund ist bei der Asbestose durch ein endinspiratorisches Knisterrasseln, das bevorzugt basal auftritt, charakterisiert. Weiterhin können Befunde, wie Giemen und Brummen als Korrelat einer obstruktiven Atemwegserkrankung dazukommen. In fortgeschrittenen Stadien kann es zu den typischen Komplikationen bei interstitiellen Lungenerkrankungen mit chronischer Rechtsherzbelastung und gelegentlich Ergussbildungen kommen.

Radiologische Methoden nehmen in der Diagnostik der Asbestose und der asbestassoziierten Pleuraveränderungen eine bedeutsame Rolle ein.

Eine konventionelle Thoraxübersichtsaufnahme in p.a.-Orientierung und Hartstrahltechnik stellt bei Asbestosen ein bewährtes diagnostisches Instrumentarium dar. Das Thoraxübersichtsbild ist geprägt durch irreguläre kleine Schatten mit vorwiegender Anordnung in den Lungenunterfeldern. In der ILO-Klassifikation (s. oben) werden die unregelmäßigen Schatten in Abhängigkeit von ihrem Kaliber mit $s < 1{,}5$ mm, $t = 1{,}5–3$ mm und $u = 3–10$ mm bezeichnet und je nach Streuung anhand von vergleichenden Standardfilmen eingestuft.

Die sog. Minimalasbestose ist lichtmikroskopisch histologisch als geringgradige asbeststaubbedingte Fibrose in Verbindung mit Asbestkörperchen definiert. Sie kann mit bildgebenden Verfahren, auch mit der sensitiven hochauflösenden Computertomografie, nicht zuverlässig detektiert werden und führt beim derzeitigen Kenntnisstand nicht zu funktionellen Einschränkungen. Der Nachweis von Asbestfasern (z. B. lichtmikroskopisch oder elektronenmikroskopisch) im Lungengewebe oder in der bronchoalveolären Lavage ohne Fibrose erfüllt nicht das diagnostische Kriterium einer Minimalasbestose.

Bei einer Asbestose können grundsätzlich restriktive Ventilationsstörungen, Gasaustauschstörungen sowie kombinierte Ventilationsstörungen auftreten. Eine isolierte Obstruktion bei einer Asbestose ist äußerst ungewöhnlich und daher problematisch in der Kausalzuordnung.

Asbestbedingte Pleuraveränderungen. Asbestfasern weisen eine ausgeprägte Pleurotropie auf (sog. Pleuradrift). Im Einzelnen sind folgende pleurale asbestbedingte Veränderungen in Betracht zu ziehen:

▶ *Parietale Pleuraverdickungen (Plaques ohne und mit Verkalkung):* Verdickung der parietalen Pleura durch kollagenreiches Bindegewebe, vorwiegend anterolateral in den Ober- und Mittelfeldern, und posterior paravertebral in den Unterfeldern sowie im Zentrum der Diaphragmakuppel; tafelbergartig oder hügelartig das Niveau der Pleura überragend und/oder im Niveau der Pleura verlaufend, teilweise auch konfluierend (Abb. 9.6). Ty-

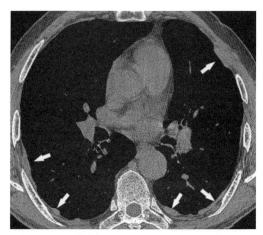

Abb. 9.6: Multiple, z. T. tafelbergartig konfigurierte Pleuraplaques beidseits (s. Pfeile)

pischerweise finden sich diese Pleuraverdickungen beidseitig und multilokulär, im Einzelfall allerdings auch einseitig und interlobär.

► *Viszerale Pleuraverdickungen:* Generalisierte oder regionale Pleuraverdickungen mit subpleuraler Lungenfibrose, narbige Verdickung primär der viszeralen Pleura mit Verklebung der Pleurablätter. Es findet sich zusätzlich eine subpleurale Parenchymfibrose, die im konventionellen Röntgenbild jedoch oft nicht objektiviert werden kann. Eine Obliteration des kostophrenischen Winkels ist nicht obligat begleitend.

► *Pleuraerguss:* Als Folge rezidivierender asbestbedingter Pleuraergüsse bei sog. „Asbestpleuritis" können sich Verschwartungen (Hyalinosis complicata) und Rund- oder Kugelatelektasen mit parenchymalen Bändern bilden. Aufgrund der relativ niedrigen Spezifität müssen hier andere Ursachen für Pleuraergüsse ausgeschlossen werden. Häufig wird auch von einer „Asbestose der Pleura" oder „Pleuraasbestose" gesprochen. Da sich eine Asbestose definitionsgemäß nur an der Lunge manifestieren kann, ist diese Bezeichnung nicht korrekt.

Pleurale Verdickungen vom parietalen Typ können, sofern sie die Dehnbarkeit des Thorax beeinträchtigen, eine restriktive Ventilationsstörung verursachen. Pleurale Verdickungen vom viszeralen Typ, eine Hyalinosis complicata und eine Rundatelektase können wegen ihrer parenchymalen Mitbeteiligung neben einer restriktiven Ventilationsstörung auch eine Gasaustauschstörung und kombinierte Ventilationsstörungen verursachen. Eine Beurteilung der ursächlichen Zuordnung funktionsanalytischer Einschränkungen zu den o. g. asbestbedingten morphologischen Veränderungen ist stets im Einzelfall vorzunehmen. Da a priori in der Regel nicht bekannt ist, welcher Typ pleuraler Veränderungen vorliegt, ist grundsätzlich in der Diagnostik auf eine vollständige Funktionsprüfung zu achten.

Der Verdacht auf eine asbeststaubbedingte Berufskrankheit gemäß BK Nr. 4103 wird insbesondere auf dem Boden radiologischer Untersuchungsergebnisse, z. T. in Verbindung mit klinischen und lungenfunktionsanalytischen Befunden, gestellt. Die Kriterien für das Vorliegen einer Asbestose sind in Tabelle 9.4 zusammengestellt. In den letzten Jahren ist die Computertomografie, insbesondere in Hochauflösungstechnik (HR-CT), vermehrt in der Diagnostik asbeststaubassoziierter Befunde an Lungenparenchym und Pleura eingesetzt worden. Die HR-CT weist im Vergleich zur konventionellen Röntgentechnik eine wesentliche höhere Sensitivität und Spezifität im Nachweis asbestassoziierter Veränderungen auf. Auch für die HR-CT liegt mittlerweile ein Vorschlag für Anzeigekriterien vor (Kraus et al. 2009). Radiologische Muster asbeststaubassoziierter Veränderungen im HR-CT sind in der Box 9.1 dargestellt (Kraus et al. 2010).

! Die Asbestose ist durch eine diffuse interstitielle, irreversible, zunächst peribronchial betonte Fibrose charakterisiert. Der klinische Befund ist bei der Asbestose durch ein endinspiratorisches Knisterrasseln, das bevorzugt basal auftritt, charakterisiert.
Asbestfasern weisen eine ausgeprägte Pleurotropie auf (sog. Pleuradrift).

Begutachtung. Einer detaillierten Berufsanamnese, insbesondere unter Berücksichtigung frü-

Tabelle 9.4: Kriterien für die Annahme bzw. den Ausschluss einer Asbestose auf dem Boden konventioneller Röntgenbefunde sowie klinischer Untersuchungsergebnisse (mod. nach dem Ärztlichen Merkblatt zur BK 4103)

Röntgenbefund der Lungen nach ILO-Klassifikation 1980		Auskultations- oder Lungenfunktionsbefund
Der Verdacht des Vorliegens auf Asbestose der Lungen ist begründet bei		
Dichte der Schatten	Form	
a) 1/0	s, t oder u	mit Knisterrasseln und/oder VKI 90 % von VKS nach EGKS Mindestsollwert unter BTPS-Bedingungen auch wenn klinisch keine Auffälligkeiten und keine Einschränkung der VKI messbar ist
b) 1/1	s, t oder u	ohne Befund
Der Verdacht ist nicht begründet bei		
Dichte der Schatten	Form	
0/1	s, t oder u	mit Knisterrasseln
0/1	s, t oder u	mit VKI unter 90 %
1/0	s, t oder u	ohne Befund

herer, oft Jahrzehnte zurückliegender Expositionsbedingungen, kommt in der Begutachtung eine wesentliche Bedeutung zu.

Die Begutachtung asbeststaubassoziierter gutartiger Erkrankungen erfordert neben einer qualifizierten Arbeitsanamnese eine zweifelsfreie Sicherung der Exposition und der Diagnose. Hier spielen die bildgebenden Befunde und auch insbesondere die HR-CT eine wesentliche Rolle. Der Einsatz der HR-CT bereits vor Erstattung einer BK-Anzeige kann sinnvoll sein. Die Einstufung der BK-bedingten MdE orientiert sich bei der Asbestose insbesondere am Ausmaß der kardiopulmonalen Funktionseinbuße. Eine valide, vollständige und aussagekräftige Lungenfunktionsanalyse ist daher unverzichtbarer Bestandteil jeder gutachterlichen Beurteilung nach BK-Nr. 4103 BKV.

Asbeststaubassoziierte parietale pleurale Verdickungen führen in der Regel nicht zu einer Beeinträchtigung der pulmonalen Leistungsbreite. Nur sehr stark ausgeprägte parietale Pleuraverdickungen können im Einzelfall mit einer verminderten Dehnbarkeit der Lunge einhergehen. Eine restriktive und/oder obstruktive Ventilationsstörung sowie Gasaustauschstörungen sind in der Regel erst nach fibrotischem Parenchymumbau zu erwarten. Im Einzelfall können viszerale pleurale Verdickungen im Sinne einer Hyalinosis complicata sowie eine Rundatelektase zu einer verminderten pulmonalen Leistungsbreite i.S. einer Restriktion, Obstruktion und/oder Gasaustauschstörungen führen, und damit eine BK-bedingte MdE in rentenberechtigtem Grade bedingen. Der-

Box 9.1: Radiologische Muster der asbestbedingten Pneumokoniosen im HR-CT

- ❑ Intralobuläre Schatten
- ❑ Interlobuläre Schatten
- ❑ Honeycombing-Fibrose (Honigwabenlunge, „end-stage-lung")
- ❑ Parietale Pleuraverdickungen, ohne/mit Verkalkung; typisch sind tafelbergähnliche Verdickungen
- ❑ Viszerale Pleuraverdickungen, mit parenchymaler Begleitreaktion, Hyalinosis complicata
- ❑ Pleuritis
- ❑ Parenchymbänder/Verschwartung (Hyalinosis complicata)
- ❑ Rund-(Kugel-)atelektase
- ❑ Mesotheliom
- ❑ Lungenkarzinom mit Brückenbefunden

zeit ist eine exakte Abgrenzung, ab wann funktionelle Einschränkungen in Korrelation zur ILO-Klassifikation oder ICOERD zu erwarten sind, nicht möglich. Nach § 16 Abs. 2 und 5 in Verbindung mit Anhang V GefStoffV besteht bei den Erkrankungen der Atemwege und der Lungen ein Beschäftigungsverbot für alle atemwegsrelevanten Tätigkeiten (vgl. Kriterien für „dauernde gesundheitliche Bedenken" in den BG-Grundsätzen, z. B. G1.1–1.4).

Fall beispiel

Anamnese: 54-jähriger männlicher Patient mit progredienter Belastungsdyspnoe, seit 7 Jahren bestehendem trockenen, zuletzt auch produktivem Husten, verzögerter Ausheilung respiratorischer Infekte und Leistungsknick.

Berufsanamnese: 22-jährige Tätigkeit in einer Asbestzement-produzierenden Fabrik, zunächst 11 Jahre im Bereich Anlieferung von Rohasbest, dabei Umfüllen von Asbest aus Säcken in große Behältnisse, kein Mundschutz, keine Absaugung, danach 11 Jahre im Bereich Asbestplattenherstellung mit hochgradiger Asbestfaserstaubbelastung. Untersuchungsbefunde: u. a. mittelschwere restriktive Ventilationsstörung, manifeste respiratorische Partialinsuffizienz. Röntgenbefund: Schwergradige beidseitige basal betonte Lungenfibrose, diffuse und umschriebene Pleuraverdickungen beidseits (Abb. 9.7). Kodierung gemäß ILO-Klassifikation: kleine irreguläre Schatten t,u, 2/2 MF und UF bds., diffuse Pleuraverdickung 1a RL, umschriebene Pleuraverdickung 1a Brustwand RL, Zwerchfell RL, Pleuraverkalkung, Zwerchfell RL, idh, pi.

Arbeitsmedizinische Beurteilung: Exposition gesichert, Diagnose: schwergradige Asbeststaublungenfibrose und geringe asbeststaubbedingte Pleuraveränderungen, mittelschwere bis schwere Einschränkung der pulmokardialen Leistungsbreite.

Empfehlung der Anerkennung einer BK 4103, BK-bedingte Minderung der Erwerbsfähigkeit 80 %.

Therapie und Prävention

Eine kausale Therapie der Asbestose bzw. asbeststaubassoziierter Pleuraveränderungen ist bislang nicht möglich. Neuere Untersuchungen weisen auf unspezifische positive Effekte von frühzeitigen Rehabilitationsmaßnahmen hin. Unabhängig davon ist eine symptomatische Behandlung von ggf. obstruktiven Atemwegserkrankungen oder anderer Komplikationen selbstverständlich indiziert.

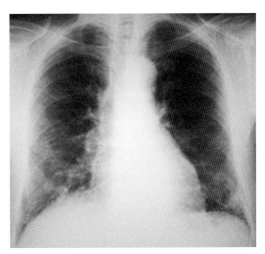

Abb. 9.7: Schwergradige Asbestose bei einem Arbeiter einer Asbestzementfabrik (s. auch Fallbeispiel)

Durch das Asbestverbot aus dem Jahre 1993 wurden die primär präventiven Maßnahmen mittlerweile zumindest in Deutschland weitgehend ausgeschöpft. Nach wie vor bestehen allerdings noch – häufig dem Exponierten unbewusste – Belastungen durch Asbestfeinstäube bei der Wartung und Instandsetzung älterer Maschinen oder bei der Altlastensanierung. Detaillierte Regelungen bei Abbruch-, Sanierungs- und Instandhaltungsarbeiten finden sich in der TRGS 519.

Als sekundärpräventive Maßnahmen werden ehemals bzw. aktuell asbeststaubexponierten Arbeitnehmern regelmäßige Untersuchungen zur Früherkennung angeboten. Bei der Gesundheitsvorsorge (GVS) in Augsburg (vormals: zentrale Erfassungsstelle asbeststaubgefährdeter Arbeitnehmer [ZAs]) sind derzeit etwa 500 000 Arbeitnehmer registriert. Etwa 250 000 Arbeitnehmer stehen für nachgehende Untersuchungen nach dem berufsgenossenschaftlichen Grundsatz G1.2 zur Verfügung. Im Rahmen dieses berufsgenossenschaftlichen Grundsatzes werden in mindestens dreijährigen Abständen eine Arbeitsanamnese, eine allgemeine Anamnese, eine körperliche Untersuchung des kardiopulmonalen Systems, eine Spirometrie, und eine konventionelle Röntgenaufnahme des Thorax p.a. in Hartstrahltechnik, die gemäß ILO-Klassifikation befundet wird, angeboten. Diese sekundär präventiven Maßnahmen haben sich zum Nachweis klinisch relevanter Asbestosen bewährt. Da wegen der langen Latenzzeiten in den nächsten Jahren asbeststaubassoziierte Malignome zunehmende Bedeutung erlangen werden, werden derzeit Überlegungen angestellt, die Untersuchungsmethodik und -intensität diesen veränderten Anforderungen anzupassen.

Zusammenfassung In der Vergangenheit gab es kaum einen industriellen Bereich, in dem nicht zumindest intermittierend asbesthaltige Materialien be- oder verarbeitet wurden. Beispielhaft seien hier die Asbestzement herstellende Industrie oder das Kfz-Gewerbe genannt. Heute bestehen Gefährdungen bei Abbruch-, Sanierungs- und Instandhaltungsarbeiten. Asbeststaubbedingte Veränderungen an Lunge bzw. Pleura sind v. a. charakterisiert durch eine basal betonte symmetrische Lungenfibrose bzw. umschriebene und diffuse Verdickungen der Pleura costalis und diaphragmatica.

Weiterführende Literatur

Fischer M, Günther S, Müller K-M: Faserjahre, Asbestbelastung der Lungen, Asbestosen. Pneumologie 2000; 54: 155–159.

Hering KG: Inhalationsschäden. In: Galanski M, Freyschmidt J (Hrsg.): Thorax – Handbuch diagnostische Radiologie. Berlin, Heidelberg, New York: Springer, 2002.

Hoffmeyer F, van Kampen V, Brüning T, Merget R: Pneumokoniosen. Pneumologie 2007; 61: 774–797.

Kiesel J, Woitowitz HJ: Verlaufsbeurteilung bei asbestvorsorgeuntersuchten Versicherten mit beginnender Asbestose zur Verbesserung der Rehabilitation. St. Augustin: Schriftenreihe des Hauptverbandes der gewerblichen Berufsgenossenschaften, 1999.

Kraus T, Borsch-Galetke E, Elliehausen HJ et al.: Anzeigekriterien asbestfaserstaubbedingter Erkrankungen gemäß BK-Nr. 4103 BKV. Arbeitsmed Sozialmed Umweltmed 2009; 44: 625–631.

Kraus T, Borsch-Galetke E, Elliehausen HJ et al.: Beispiele asbestfaserstaubbedingter Veränderungen im HRCT. Arbeitsmed Sozialmed Umweltmed 2010; 45: 26–32.

Kraus T, Raithel HJ: Frühdiagnostik asbeststaubverursachter Erkrankungen – Differenzierte Vorsorgestrategie bei Asbeststaubexposition – Arbeitsmedizinische Längsschnittuntersuchungen bei einem Hochrisikokollektiv ehemals asbeststaubexponierter Arbeitnehmer. St. Augustin: Schriftenreihe des Hauptverbandes der gewerblichen Berufsgenossenschaften, 1998.

Müller KM, Krismann M: Asbestassoziierte Erkrankungen. Dt Ärztebl 1996; 93A: 538–543.

NN: Consensus report: Asbestos, asbestosis, and cancer: the Helsinki criteria for diagnosis and attribution. Scand J Work Environ Health 1997; 23: 311–316.

Pethran A: Asbest in der Arbeitswelt-Übersicht über die Möglichkeiten einer Asbeststaubexposition. Arbeitsmed Sozialmed Präventivmed 1990; 25: 446–450.

Woitowitz HJ, Kraus T: Screening of asbestos-exposed workers in Germany. New advances in radiology and screening of asbestos-related diseases. People and Work Research Reports 15. Helsinki: Finnish Institute of Occupational Health, 2000, pp. 42–52.

9.1.5 BK 4104: Lungenkrebs oder Kehlkopfkrebs in Verbindung mit Asbeststaublungenerkrankung (Asbestose), durch Asbeststaub verursachter Erkrankung der Pleura oder bei Nachweis der Einwirkung einer kumulativen Asbest-Faserstaub-Dosis am Arbeitsplatz von mindestens 25 Faserjahren (25×10^6 [(Fasern/m^3) x Jahre])

T. Kraus

Ätiologie und Pathogenese

Aufgrund langer Latenzzeiten wird das Maximum der Erkrankungszahlen von asbeststaubbedingten Lungenkrebserkrankungen erst in den Jahren 2015 bis 2020 erwartet (s. Abb. 9.8). Asbeststaubassoziierte Lungenkrebserkrankungen sind von Lungenkrebserkrankungen, die nicht durch Asbestfeinstäube verursacht oder mitverursacht wurden, nicht zu unterscheiden. Sie weisen weder histopathologische noch topografische Charakteristika auf. Es ist bekannt, dass inhalative Rauchgewohnheiten und berufliche Asbeststaubexposition das Lungenkrebsrisiko überadditiv im Sinne eines multiplikativen Effekts erhöhen. Rauchende ehemalige Asbestarbeiter müssen daher als besonderes Risikokollektiv für asbeststaubassoziierte Lungenkrebserkrankungen angesehen werden.

! Aufgrund langer Latenzzeiten wird das Maximum der Erkrankungszahlen von asbeststaubbedingten Lungenkrebserkrankungen erst in den Jahren 2015 bis 2020 erwartet.

Inhalative Rauchgewohnheiten und berufliche Asbeststaubexposition erhöhen das Lungenkrebsrisiko überadditiv im Sinne eines multiplikativen Effekts.

Krankheitsbild, Diagnostik, Begutachtung

Das Krankheitsbild einer asbeststaubbedingten Lungenkrebserkrankung unterscheidet sich nicht von Lungenkrebserkrankungen anderer Genese. Auch Karzinoide zählen formal zu den Lungenkrebserkrankungen und können damit unter die BK-Nr. 4104 fallen.

Laut Definition der Berufskrankheit Nr. 4104 müssen zur Anerkennung dieser Berufskrankheit entweder so genannte Brückenbefunde (Asbestose oder asbeststaubverursachte pleurale Läsionen) oder alternativ eine kumulative Dosis von mindestens 25 Faserjahren nachgewiesen werden. Beim Nachweis der medizinischen Brückenbefunde spielen nichtinvasive bildgebende Verfahren und insbesondere die HR-CT eine bedeutsame Rolle. Die Anerkennungsvoraussetzungen sind auch als erfüllt anzusehen, wenn eine histologisch objektivierbare Minimalasbestose oder asbestverursachte diskrete pleurale Läsionen, auch im Sinne von einseitigen Plaques und Verkalkungen nachgewiesen werden können. Da der in Deutschland am häufigsten verwendete Chrysotilasbest eine kürzere Halbwertszeit und eine geringere Tendenz zur Asbestkörperchenbildung als Blauasbest aufweist, kann ein histologischer Negativbefund für Asbestkörper oder Asbestfasern eine Asbestexposition nicht ausschließen. Sollte daher eine berufliche Genese einer Lungenkrebserkrankung zur Diskussion stehen, histologisch eine Lungenfibrose nachgewiesen sein, Asbestkörperchen oder Asbestfasern jedoch nicht objektivierbar sein, ist zu prüfen, ob geeignete Gewebeproben für einen elektronenmikroskopische Fasernachweis verfügbar sind. Im Falle eines vermehrten elektronenmikroskopischen Asbestfasernachweises in Verbindung mit einer lichtmikroskopisch objektivierten Lungenfibrose sind die medizinischen Anerkennungsvoraussetzungen als erfüllt anzusehen.

Da invasiv-diagnostische Maßnahmen im Rahmen von Berufskrankheitenverfahren nicht duldungspflichtig sind und vielfach auch beim Ableben der Patienten eine Obduktion durch die Angehörigen verwehrt wird, muss einer rechtzeitigen hochauflösenden computertomografischen Untersuchung bei fraglicher asbestverursachter Lungenkrebserkrankung eine hohe Bedeutung beigemessen werden. Die Ablehnung einer Berufskrankheit nach Nr. 4104 ohne vorherige HR-CT-Untersuchung sollte heute nicht mehr erfolgen. Inhalative Rauchgewohnheiten stellen keinen Ausschlussgrund für Anerkennungen nach BK-Nr. 4104 dar, wenn eine der drei genannten Voraussetzungen erfüllt ist.

Asbeststaubassoziierte Kehlkopfkrebserkrankungen sind nach der aktuellen Berufskrankheitenstatistik relativ selten. Sie weisen keine pathognomonischen Befunde im Vergleich zu asbestunabhängigen Kehlkopfkarzinomen auf. Unabhängig von den bekannten Risikofaktoren „inhalative Rauchgewohnheiten" und „Alkoholkonsum" werden Kehlkopfkrebserkrankungen dann als asbeststaubassoziierte Berufskrankheit anerkannt, wenn eine der drei genannten Voraussetzungen erfüllt ist.

! Zum Nachweis (Ausschluss) einer Berufskrankheit BK 4104 ist eine Thorax-HR-CT-obligat.

Der Ärztliche Sachverständigenbeirat „Berufskrankheiten" beim Bundesministerium für Arbeit und Soziales hat empfohlen, in die Anlage zur Berufskrankheiten-Verordnung folgende neue Berufskrankheit aufzunehmen (GMBl 2007): „Lungenkrebs durch das Zusammenwirken von Asbestfaserstaub und polyzyklischen aromatischen Kohlenwasserstoffen" (BK 4114). Damit ist nun insbesondere bei Lungenkrebserkrankungen, die die o. g. Kriterien zur Anerkennung der BK-Nr. 4104 BKV nicht erfüllen, zu prüfen, ob zusätzlich auch eine Exposition gegenüber polyzyklischen aromatischen Kohlenwasserstoffen bestand (s. auch Kap. 9.1.11). Umgekehrt ist selbstverständlich auch bei Lungenkrebserkrankungen, die primär auf eine Exposition gegenüber polyzyklischen aromatischen Kohlenwasserstoffen zurückgeführt werden, die „Grenzdosis" von 100 Benzo(a)pyren-Jahren jedoch nicht erreichen, zu ermitteln, ob eine zusätzliche berufliche Asbestexposition bestand. Bei der Gewichtung der Verursachungswahrscheinlichkeiten durch die beiden Gefahrstoffe wird von einem additiven Effekt ausgegangen.

Therapie und Prävention

Die Therapie asbeststaubbedingter Lungenkrebserkrankungen unterscheidet sich nicht von der asbeststaubunabhängiger Bronchialkarzinome. Eine Asbestose oder ausgedehnte asbestbedingte Pleuraveränderungen können im Einzelfall die Operabilität negativ beeinflussen.

Präventiv steht der Nachweis von frühen Erkrankungsstadien mit konsekutiv deutlich verbesserter Prognose im Vordergrund. Die Computertomografie ist im Vergleich zur konventionellen Röntgentechnik sensitiver zum Nachweis kleiner Rundherde, die Frühstadien von Bronchialkarzinomen darstellen können.

In mehreren Studien konnten durch Einsatz der Low-dose-Spiral-Computertomografie bis zu 80 % der diagnostizierten Bronchialkarzinome im Stadium I nachgewiesen werden. Derzeit werden differenzierte Vorsorgekonzepte entwickelt und wissenschaftlich geprüft, die risikoadaptiert in definierten Gruppen mit hohem Erkrankungsrisiko u. a. computertomografische Untersuchungen mit in das Untersuchungsspektrum des berufsgenossenschaftlichen Grundsatzes G1.2 systematisch integrieren. Vor einer unkritischen Anwendung der Computertomographie ist zu warnen. Zum einen bedingt eine Untersuchung auch im Low-dose-Modus im Vergleich zur konventionellen Röntgentechnik nach wie vor eine höhere Strahlenexposition. Zum anderen erfordert die Durchführung und Auswertung der Untersuchungsergebnisse spezielle Fachkenntnisse (weiterführende Empfehlungen www.drg.de\ AG DRAUE).

Speziell für die Lungenkrebsfrüherkennung ist eine Reduktion der Mortalität bislang nicht nachgewiesen. Daher bleibt der Einsatz der Computertomografie bis auf Weiteres wissenschaftlichen Studien oder im Einzelfall einer rechtfertigenden Indikation vorbehalten.

Zusammenfassung Das Maximum der Erkrankungszahlen von asbeststaubbedingten Lungenkrebserkrankungen wird erst in den Jahren 2015 bis 2020 erwartet. Daher kommt der Entwicklung neuer sekundär-präventiver Konzepte, die eine effiziente Krebsfrüherkennung ermöglichen, besondere Bedeutung zu. Asbestbedingte Lungenkrebserkrankungen unterscheiden sich nicht von Bronchialkarzinomen anderer Ätiologie. Synergistische, multiplikative Effekte mit inhalativem Tabakrauchkonsum sind bekannt. Eine Anerkennung als Berufskrankheit ist möglich, wenn mindestens eine der folgenden drei Voraussetzungen erfüllt ist: Nachweis einer Asbestose, Nachweis asbestbedingter Veränderungen an Rippenfell und/oder Zwerchfell, Nachweis einer kumulativen Asbestfaserstaubdosis von mindestens 25 Faserjahren. Neu in die Berufskrankheitenverordnung aufgenommen wurde eine Position „Lungenkrebs durch das Zusammenwirken von Asbestfaserstaub und polyzyklischen aromatischen Kohlenwasserstoffen".

Weiterführende Literatur

Ärztlicher Sachverständigenbeirat „Berufskrankheiten": Neue Berufskrankheit „Lungenkrebs durch das Zusammenwirken von Asbestfaserstaub und polyzyklischen aromatischen Kohlenwasserstoffen (PAK)". Gemeinsames Ministerialblatt 2007; 58: 473–495.

Baur X, Clasen M, Fisseler-Eckhoff A et al.: Diagnostik und Begutachtung asbestbedingter Berufskrankheiten. Interdisziplinäre S2-Leitlinie der Deutschen Gesellschaft für Pneumologie und Beatmungsmedizin und der Deutschen Gesellschaft für Arbeitsmedizin und Umweltmedizin. Arbeitsmed Sozialmed Umweltmed 2011; 46 (im Druck).

Coenen W, Schenk H: Ermittlung differenzierter Vorsorgegruppen bei Asbestexponierten. In: BIA-Report 1/91. St. Augustin: Schriftenreihe des Hauptverbandes der gewerblichen Berufsgenossenschaften, 1991.

Diederich S, Wormanns D, Heindel W: Bronchialkarzinom-Screening mit Niedrigdosis-CT. Radiologe 2001; 3: 256–260.

Erren TC, Jacobsen M, Piekarski C: Synergy between asbestos and smoking on lung cancer risks. Epidemiology 1999; 10: 405–411.

Henschke C, McCauley D, Yankelevitz D et al.: Early lung cancer action project: overall design and findings from baseline screening. Lancet 1999; 354: 99–105.

Lee PN: Relation between exposure to asbestos and smoking jointly and the risk of lung cancer. Occup Environ Med 2001; 58: 145–153.

Manser RL, Irving LB, Byrnes G et al.: Screening for lung cancer: a systematic review and meta-analysis of controlled trials. Thorax 2003; 58: 784–789.

Müller KM, Krismann M: Asbestassoziierte Erkrankungen. Dt Ärztebl 1996; 93A: 538–543.

NN: Consensus Report: Asbestos, asbestosis, and cancer: the Helsinki criteria for diagnosis and attribution. Scand J Work Environ Health 1997; 12: 311–316.

NN: Consensus report: new advances in radiology and screening of asbestos-related diseases. Scand J Work Environ Health 2000; 26: 449–454.

NN: Workshop report: Towards the coordination of European research on the carcinogenic effects of asbestos. Scand J Work Environ Health 1998; 24: 312–317.

Woitowitz HJ, Kraus T: Screening of asbestos-exposed workers in Germany. New advances in radiology and screening of asbestos-related diseases. People and Work Research Reports 15. Helsinki: Finnish Institute of Occupational Health, 2000, 42–52.

9.1.6 **BK 4105:** Asbeststaubbedingtes Mesotheliom des Rippenfells, des Bauchfells oder des Perikards

T. Kraus

Ätiologie und Pathogenese

Bei malignen Mesotheliomen handelt es sich um seltene bösartige Tumoren des Rippen-, Zwerch- bzw. Bauchfells und des Perikards. In über 90 % der Fälle ist das Rippen- und Zwerchfell betroffen. Maligne Mesotheliome im Bereich des Peritoneums oder des Perikards sind sehr selten.

In der Allgemeinbevölkerung wird die „natürliche" Inzidenz des malignen Mesothelioms (ohne Asbesteinfluss) auf 1–2 Fälle pro 1 Million Einwohner geschätzt. Etwa 80 % aller Mesotheliome werden heute weltweit auf eine stattgehabte berufliche Asbeststaubexposition zurückgeführt. Insofern kann das maligne Mesotheliom quasi als Signaltumor einer beruflichen Asbeststaubexposition angesehen werden. Als weitere Ursachen werden bestimmte Viren, insbesondere das SV40 Virus diskutiert. Es ist bekannt, dass vergleichsweise kurze Expositionszeiten von im Einzelfall nur wenigen Tagen und Wochen, insbesondere gegenüber Krokydolith, ausreichend sein können, um mit einer Latenzzeit von durchschnittlich etwa 30 Jahren zur Manifestation dieses bösartigen Tumors zu führen. Das Maximum der Erkrankungszahlen wird erst in den Jahren 2015 bis 2020 erwartet (Abb. 9.8). Es handelt sich um eine prognostisch sehr ungünstige Krebserkrankung mit einer durchschnittlichen Überlebenszeit nach Diagnosestellung von nur 8 Monaten.

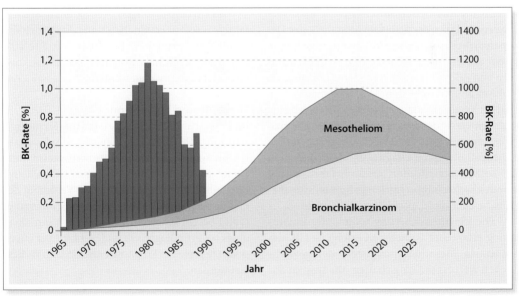

Abb. 9.8: Expositionsschwerpunkte und Häufigkeit asbestbedingter maligner Berufskrankheiten (nach Coenen u. Schenk 1991)

Inhalative Rauchgewohnheiten spielen beim malignen Mesotheliom nach derzeitigem wissenschaftlichen Erkenntnisstand keine ursächliche Rolle. Im Pleuraraum und Peritoneum treten als besondere Mesotheliomsubtypen das gut differenzierte papilläre Mesotheliom (WDPM) und das „benigne" multizystische peritoneale Mesotheliom (BMPM) auf, die klinisch meist einen günstigen Verlauf zeigen.

Krankheitsbild, Diagnostik, Begutachtung

Über 90 % aller Fälle von malignen Mesotheliomen werden erst in einem fortgeschrittenen Stadium entdeckt. Symptomatisch stehen einseitige Thoraxschmerzen, Belastungsdyspnoe, Reizhusten sowie seltener auch Nachtschweiß und rezidivierende Fieberschübe im Vordergrund. Radiologisch imponieren meist ausgedehnte einseitige Pleuraergüsse, die eine Beurteilung der Tumormorphologie zunächst erschweren. Nach Punktion des Ergusses zeigen sich z. T. ausgedehnte knollige Verdickungen der Pleura.

Eine transthorakale Biopsie kann diagnostisch oft nicht weiterhelfen, da vielfach nicht repräsentatives Gewebe gewonnen wird. Daher ist zur Diagnosesicherung eine Thorakoskopie mit ausreichender Asservierung von Gewebe notwendig.

Histopathologisch unterscheidet man verschiedene Typen des malignen Mesothelioms. Der epitheliale Typ ist differenzialdiagnostisch vom Adenokarzinom der Lunge bzw. von Metastasen von Adenokarzinomen anderer Lokalisation schwer zu unterscheiden. Der sarkomatöse Typ hat im Vergleich zum epithelialen Tumortyp eine schlechtere Prognose. Häufig finden sich auch Mischformen mit fließenden Übergängen. Die histopathologische Diagnostik eines malignen Mesothelioms erfordert große Erfahrung und methodisch häufig ergänzende immunhistochemische oder molekularbiologische Verfahren.

Die Diagnosesicherung sollte unter Einbindung erfahrener Pathologen erfolgen, z. B. des zentralen Mesotheliomregisters der gewerblichen Berufsgenossenschaften am Institut für Pathologie, Berufgenossenschaftliche Kliniken Bergmannsheil, Universitätsklinik in Bochum, erfolgen.

! Etwa 80 % aller Mesotheliome werden heute weltweit auf eine stattgehabte berufliche Asbeststaubexposition zurückgeführt. Differenzialdiagnostisch sind pleurale Manifestationen anderer thorakaler und extrathorakaler Malignome abzugrenzen.

Die berufskrankheitenbedingte Minderung der Erwerbsfähigkeit bei asbestverursachten malignen Mesotheliomen beträgt ab Diagnosenstellung in der Regel 100 %. Bei den o. g. Sonderformen der Mesotheliome kann im Einzelfall auch eine geringere MdE resultieren. Aufgrund der hohen Wahrscheinlichkeit einer Assoziation zwischen einer Mesotheliomerkrankung und einer ehemals stattgehabten beruflichen Asbeststaubexposition ist bei Vorliegen eines Mesothelioms unverzüglich auch dann eine Berufskrankheitenanzeige zu erstatten, wenn zunächst anamnestisch eine berufliche Asbeststaubexposition nicht eruiert werden kann. In fast allen diesen Fällen stellt sich dann bei gezielter Recherche und Einbeziehung von Experten heraus, dass doch in der Vergangenheit eine berufliche Asbeststaubexposition vorlag. Brückenbefunde, wie bei der BK-Nr. 4104 werden als Anerkennungsvoraussetzung nicht verlangt.

Auf ein beschleunigtes Berufskrankheitenverfahren – selbstverständlich unter Einbeziehung qualitätssichernder Maßnahmen – sollte aufgrund der schlechten Prognose der Erkrankung besonders hingewiesen werden.

Therapie und Prävention

Im fortgeschrittenen Stadium sind thoraxchirurgische Eingriffe, aber auch chemo- und/oder strahlentherapeutische Interventionen meist ohne Erfolg. In der Regel muss man sich auf palliative Maßnahmen (Ergusspunktionen, Verödung des Pleuraspalts zur Rezidivprophylaxe, Schmerztherapie) beschränken. In Einzelfällen kann allerdings bei Frühdiagnostik und rechtzeitiger intensiver Therapie die Prognose entscheidend verbessert werden.

Sekundärpräventive Ansätze zur Frühdiagnostik des Mesothelioms haben bislang keine entscheidenden Fortschritte gezeigt. Aktuell werden in mehreren Studien Methoden der Früherkennung u. a. unter Anwendung von Biomarkeranalysen geprüft. Nach wie vor werden über 90 % aller Fälle in einem fortgeschrittenen und damit nicht mehr kurablen Stadium diagnostiziert. In Anbetracht des erwarteten Anstiegs maligner Mesotheliome bis zum Jahre 2025 sind interdisziplinäre Konzepte mit neuen Strategien und eine Überwindung der z. T. nihilistischen Einstellung hinsichtlich therapeutischer Optionen anzustreben.

Zusammenfassung Bei malignen Mesotheliomen handelt es sich um seltene bösartige Tumoren des Rippen-, Zwerch- bzw. Bauchfells und des Perikards. Aufgrund der hohen Wahrscheinlichkeit einer Assoziation zwischen einer Mesotheliomerkrankung und einer ehemals stattgehabten beruflichen Asbeststaubexposition ist bei Vorliegen eines Mesothelioms unverzüglich eine Berufskrankheitenanzeige zu erstatten. Die Prognose ist in der Regel schlecht, da ca. 90 % der Erkrankungen derzeit noch in einem fortgeschrittenen Stadium diagnostiziert werden. In Anbetracht des erwarteten Anstiegs maligner Mesotheliome bis zum Jahre 2025 sind interdisziplinäre Konzepte mit neuen diagnostischen und therapeutischen Strategien anzustreben.

Weiterführende Literatur

Bakhshandeh A, Bruns I, Eberhardt K, Wiedemann GJ: Chemotherapie in Kombination mit Ganzkörperhyperthermie beim fortgeschrittenen Pleuramesotheliom. Dtsch Med Wochenschr. 2000; 125: 317–319.

Baur X, Clasen M, Fisseler-Eckhoff A et al.: Diagnostik und Begutachtung asbestbedingter Berufskrankheiten. Interdisziplinäre S2-Leitlinie der Deutschen Gesellschaft für Pneumologie und Beatmungsmedizin und der Deutschen Gesellschaft für Arbeitsmedizin und Umweltmedizin. Arbeitsmed Sozialmed Umweltmed 2011; 46: (im Druck)

Carbone M, Bedrossian C: The pathogenesis of mesothelioma. Seminars in Diagnostic Pathology 2006; 23: 56-60

Coenen W, Schenk H: Ermittlung differenzierter Vorsorgegruppen bei Asbestexponierten. In: BIA-Report 1/91. St. Augustin: Schriftenreihe des Hauptverbandes der gewerblichen Berufsgenossenschaften, 1991.

Müller KM: Mesotheliome Pathologie/Pathogenese/Mesotheliomregister. Pneumologie 1997; 51: 335–344.

Neumeister W, Gillissen A, Rasche K, Müller KM, Schultze-Werninghaus G: Pleuramesotheliom – Teil I: Geschichte, Epidemiologie, Klinik. Med Klin 2001; 96: 722–729.

Pass HI, Robinson BW, Testa JR, Carbone M: Emerging translational therapies for mesothelioma. Multimodality Therapy of Chest Malignancies-Update 1998. Chest 1999; 116: 455–460.

Raithel HJ, Kraus T, Hering KG, Lehnert G: Asbestbedingte Berufskrankheiten. Dt Ärztebl 1996; 11: 546–553.

Sterman DH, Kaiser LR, Albelda SM: Advances in the treatment of pleural mesothelioma. Chest 1999; 116: 504–520.

Sugarbaker DJ, Norberto JJ: Multimodality management of malignant pleural mesothelioma. Chest 1998; 113: 61–67.

Woitowitz H-J, Hillerdal G, Calavresoz A et al.: Risiko- und Einflussfaktoren des diffusen malignen Mesothelioms (DMM). Schriftenreihe der Bundesanstalt für Arbeitsschutz, Forschung Fb 698, 1993.

9.1.7 BK 4106: Erkrankungen der tieferen Atemwege und der Lungen durch Aluminium oder seine Verbindungen

S. Letzel

Charakterisierung, Vorkommen und Gefährdungen

Aluminium (Al) ist mit ca. 8,1 % das häufigste Metall und nach Sauerstoff und Silizium das dritthäufigste Element der Erdkruste. Wegen seiner starken Affinität zu Sauerstoff kommt Al in der Natur nie gediegen, sondern stets in Verbindungen vor. Eine Exposition des Menschen gegenüber Al und seinen Verbindungen kann sowohl im außerberuflichen Bereich als auch an speziellen Arbeitsplätzen beobachtet werden. Im außerberuflichen Bereich ist darauf hinzuweisen, dass beim ubiquitären Vorkommen von Al diese Substanz in unterschiedlichen Konzentrationen u. a. in einer Vielzahl von Lebensmitteln, im Trinkwasser und auch in der Atemluft nachgewiesen werden kann. Zudem enthält auch eine Vielzahl von Medikamenten Al bzw. Al-Verbindungen als Wirk- oder Hilfsstoff. Wegen seiner günstigen Materialeigenschaften (z. B. hohe Korrosionsbeständigkeit, geringes spezifisches Gewicht, hohe Festigkeit, gute Verarbeitbarkeit, günstiges Recyclingverhalten) hat Al in vielen Bereichen der Industrie in den letzten Jahren zunehmend an Bedeutung gewonnen.

Eine berufliche Exposition gegenüber Stäuben, die Al, Al-Oxide bzw. Al-Hydroxide enthalten, wird u. a. bei der Al-Pulver-Herstellung und -Weiterverarbeitung, im Bereich der Metallindustrie (z. B. Schweißen, Schleifen, Polieren) in Al-Gießereien sowie in Betrieben, in denen entsprechende Materialien be- oder verarbeitet werden, beobachtet. Bei der Al-Pulver-Herstellung ist neben der Größe der einzelnen Partikeln unter pathophysiologischen Gesichtspunkten (siehe die folgenden beiden Abschnitte) zwischen gestampften, ungefetteten bzw. schwach gefetteten Al-Pulver (so genannter Pyroschliff) und gemahlenen, gefetteten Al-Pulver zu unterscheiden.

Die Aufnahme von Al am Arbeitsplatz erfolgt in Abhängigkeit der arbeitshygienischen Verhältnisse primär inhalativ. Auch oral zugeführtes Al kann in Abhängigkeit der speziellen Al-Spezies und lokaler Einflussfaktoren (z. B. pH-Wert) intestinal resorbiert werden. Nach derzeitigen Erkenntnissen scheint jedoch der gastrointestinale Aufnahmeweg gegenüber der inhalativen Al-Aufnahme in der Regel eine untergeordnete Rolle zu spielen. Bei der Verwendung Al-haltiger Injektions- und Infusionslösungen kann auch eine parenterale Al-Aufnahme erfolgen. Es liegen keine Hinweise dafür vor, dass Al über die intakte Haut aufgenommen werden kann. Aufgenommenes Al verteilt sich nahezu im gesamten Organismus. Ob Al bei nierengesunden Personen die Blut-Hirn-Schranke überwinden kann, ist derzeit nicht eindeutig geklärt. Das resorbierte Al wird nahezu ausschließlich renal ausgeschieden. Die renale Al-Ausscheidung bei beruflich nicht belasteten Personen der Allgemeinbevölkerung dürfte derzeit < 10 µg Al/l Urin betragen. Zur biologischen Halbwertszeit der renalen Al-Ausscheidung werden z. T. stark voneinander abweichende Angaben gemacht. In Abhängigkeit der Expositionssituation und -dauer sowie möglicherweise im Einzelnen derzeit noch nicht bekannter individueller Faktoren streuen die Angaben zur biologischen Halbwertszeit über einen Zeitraum von wenigen Stunden bis Wochen/Monaten/Jahre, wobei in der Regel bei zunehmender Dauer und/oder Höhe der Vorbelastung längere biologische Halbwertszeiten beobachtet werden.

Toxikologie und Pathogenese

Die akute Toxizität von metallischem Al wird als relativ gering angesehen. Mit Ausnahme von Unfällen (z. B. durch Staubexplosionen bzw. Brand bei der Al-Pulver-Herstellung und -Weiterverarbeitung) gibt es keine Hinweise darauf, dass es nach einmaliger beruflicher Exposition gegenüber diesem Arbeitsstoff zu einer Gesundheitsgefährdung kommen kann. Dagegen werden in einem ursächlichen Zusammenhang mit einer chronischen inhalativen Al-Exposition am Arbeitsplatz insbesondere pathologische Veränderungen im Bereich der Atemwege (s. unten) beobachtet. Zudem wurden in den letzten Jahren einzelne Berichte über eine toxische Potenz einer beruflichen Al-Belastung im Bereich des zentralen Nervensystems veröffentlicht. Wegen fehlender Dosis-Wirkungs-Beziehungen und Mischexpositionen gegenüber weiteren neurotoxischen Arbeitsstoffen können diese Berichte nicht abschließend bewertet werden.

Es liegen keine eindeutigen Hinweise dafür vor, dass eine arbeitsbedingte Aluminiumexposition einen Morbus Alzheimer hervorruft. Gegebenenfalls bei beruflich Al-exponierten Personen beobachtete zentralnervöse Veränderungen sind nicht unter der BK-Nr. 4106 BKV zu diskutieren (s. unten).

Der Pathomechanismus Al-induzierter Atemwegserkrankungen (s. unten) ist derzeit noch nicht vollständig geklärt. Beobachtungen aus dem Bereich der praktischen Arbeitsmedizin haben jedoch gezeigt, dass neben der Höhe und Dauer der stattgehabten Exposition sowie individuellen Faktoren bei der Entstehung Al-bedingter Lungenerkrankungen, insbesondere das gestampfte ungefettete bzw. schwach gefettete Al-Pulver, der so genannte Pyroschliff, eine besonders pathogene Potenz besitzt.

Gesicherte Kenntnisse auf eine Kanzerogenität oder sensibilisierende Wirkung von Al, insbesondere im Bereich der Atemwege, liegen nicht vor.

> **!** Besonders hohe pathogene Potenz des gestampften, ungefetteten Pyroschliffs.

Krankheitsbild, Diagnostik, Begutachtung
Durch Al kann in Abhängigkeit der speziellen Randbedingungen (Art, Höhe und Dauer der speziellen Exposition sowie individuellen Faktoren) eine Aluminiumstaublunge, auch als Aluminose bezeichnet, ursächlich entstehen. Diese Erkrankung wurde bis heute am häufigsten bei einer Exposition gegenüber gestampften ungefetteten bzw. schwach gefetteten Al-Pulver, in Einzelfällen auch nach einer Exposition gegenüber gefetteten und gemahlenen Al-Pulver, beobachtet. Das Krankheitsbild ist durch eine diffuse interstitielle Lungenfibrose, bevorzugt in den Ober- und Mittelfeldern, gekennzeichnet. In fortgeschrittenen Stadien können zudem subpleural gelegene Emphysemblasen mit erhöhtem Risiko für die Entstehung von Spontanpneumothoraces (auch rezidivierend und beidseitig!) beobachtet werden. Im weiteren Krankheitsverlauf kann es bei der Aluminiumstaublunge zur kardiorespiratorischen Insuffizienz bei chronischem Cor pulmonale kommen. Die Latenzzeit zwischen Erstexposition und dem Auftreten des Krankheitsbildes kann zwischen wenigen Monaten und mehreren Jahren bis Jahrzehnten schwanken. Ein Fortschreiten der Aluminiumstaublunge kann, auch nach Expositionsende, unter z. T. sehr ungünstigem klinischen Verlauf, beobachtet werden.

> **!** Zum Teil sehr ungünstiger Krankheitsverlauf der Aluminiumstaublunge mit möglicher Progredienz nach Expositionsende.

Auch bei Al-Schweißern wurden Lungenparenchymveränderungen beobachtet, die radiologisch den Veränderungen eines Frühstadiums einer Aluminiumstaublunge entsprechen. Bei einer Mischexposition an diesen Arbeitsplätzen gegenüber Al-haltigen Schweißrauchen und Ozon sowie individuellen außerberuflichen Faktoren (z. B. Zigarettenrauchen) ist die quantitative Bewertung der einzelnen Noxen für die ursächliche Entstehung der beobachteten Veränderungen derzeit schwer möglich.

Die Diagnosefindung einer Aluminiumstaublunge stützt sich insbesondere auf die spezielle Anamnese, den Schadstoffnachweis in der Luft am Arbeitsplatz (Ambient Monitoring) sowie im biologischen Material (Biomonitoring), eine Lungenfunktionsprüfung und eine radiologische Diagnostik der Thoraxorgane.

Bei der Anamneseerhebung sollten neben Art und Umfang der Tätigkeit insbesondere auch spezielle arbeitsbedingte Risikofaktoren sowie die Verwendung persönlicher Schutzausrüstung abgefragt werden. Im Bereich der Al-Pulverherstellung besteht das höchste Erkrankungsrisiko beim Umgang mit gestampften, ungefetteten bzw. schwach gefetteten Aluminiumpulver. Beim Al-Schweißen ist bei Fehlen geeigneter primärpräventiver Maßnahmen (z. B. Absaugung) mit einer hohen Schadstoffbelastung, insbesondere an Arbeitsplätzen in engen oder geschlossenen Räumen (z. B. Behälterbau) zu rechnen. Atembeschwerden (u. a. Husten, Auswurf, bronchitische Schübe, zunehmende Atemnot) treten bei der Aluminiumstaublunge erst in fortgeschrittenem Stadium auf und sind uncharakteristisch.

Zur Objektivierung der individuellen Schadstoffbelastung hat sich bei Personen mit beruflicher Aluminiumexposition neben dem Ambient Monitoring mittels personenbezogener Luftmessung besonders das Biomonitoring bewährt. Als Untersuchungsmatrix können hierfür Urin und Plasma herangezogen werden. Nach derzeitigem Kenntnisstand ist Urin als Matrix für die Bestimmung der internen Aluminiumbelastung für die arbeitsmedizinische Praxis geeigneter als Blut und/oder Plasma. Die Aluminiumkonzentration im Plasma unterscheidet sich bei beruflich belasteten Kollektiven nicht sehr stark von dem in der Allgemeinbevölkerung zu beobachtenden Wert, so dass eine zusätzliche, beruflich bedingte Aluminiumaufnahme durch die Aluminiumkonzentration im Urin deutlich sensitiver wiedergegeben wird. Unter Berücksichtigung diuresebedingter Einflussfaktoren sollte beim Al-Nachweis in Urinproben die Aluminiumkonzentration auf den jeweiligen Kreatininwert der Urinprobe bezogen werden. Der Zeitpunkt der Probenahme (vor oder nach der Arbeitsschicht) erscheint nach derzeitigem Kenntnisstand für das Biomonitoring bei chronischer Al-Exposition keinen wesentlichen

Einfluss auf das Analyseergebnis zu haben. Unter Berücksichtigung der z. T. relativ ungünstigen arbeitshygienischen Verhältnisse, insbesondere im Bereich der Al-Pulverherstellung, u. a. mit einer Verunreinigung der Arbeitskleidung sowie dem ubiquitären Vorkommen von Al in der Umwelt, ist beim Nachweis von Aluminium im biologischen Material v. a. auf die Vermeidung einer Kontamination in der präanalytischen und analytischen Phase zu achten. Das heißt, dass die Probengewinnung für das Biomonitoring von Al ausschließlich außerhalb der speziellen Arbeitsbereiche, in Privatkleidung bzw. nicht in kontaminierter Arbeitskleidung, ggf. nach vorheriger Körperreinigung, erfolgen sollte. Für Al wurde im Jahr 2007 von der Senatskommission zur Prüfung gesundheitsschädlicher Arbeitsstoffe der Deutschen Forschungsgemeinschaft ein MAK-Wert für Al von 1,5 mg/m³ (alveolengängige Fraktion) bzw. 4 mg/m³ (einatembare Fraktion) festgelegt. Der BAT-Wert wurde 2008 neu evaluiert und auf 60 µg/g Krea festgelegt. Bezüglich weiterer Einzelheiten siehe die jeweils aktuelle MAK- und BAT-Werteliste.

> **!** Aluminium kommt ubiquitär vor. Dies ist beim Luftmonitoring und Biomonitoring zu beachten.

Pathophysiologisch handelt es sich bei der Aluminiumstaublunge in Abhängigkeit der Ausprägung des Krankheitsbildes um die Kombination einer primär restriktiven mit einer obstruktiven Ventilationsstörung sowie ventilatorischen Verteilungsstörungen, einer Lungenüberblähung und Gasaustauschstörungen. Lungenfunktionsanalytisch lassen sich diese Veränderungen erst in einem fortgeschrittenen Stadium der Erkrankung objektivieren. Im Rahmen einer arbeitsmedizinischen Vorsorgeuntersuchung bei Aluminiumexposition sollten zumindest die Vitalkapazität, das forcierte Exspirationsvolumen in einer Sekunde und die Fluss-Volumen-Kurve bestimmt werden. Wünschenswert wäre zudem die Bestimmung der Diffusionskapazität bzw. ggf. der Blutgase. Zeigen sich bei der orientierenden Lungenfunktionsanalyse Auffälligkeiten, ist eine weitere Abklärung unter Einbeziehung differenzialdiagnostischer Gesichtspunkte einzuleiten. Selbstverständlich ist auf die Einhaltung der allgemeinen Qualitätsstandards bei der Durchführung der Lungenfunktionsprüfung zu achten.

Wissenschaftliche Untersuchungen sowie die Erfahrungen aus der betriebsärztlichen Praxis haben gezeigt, dass mittels konventioneller Röntgentechnik erst relativ fortgeschrittene Stadien einer Aluminiumstaublunge mit meist bereits bestehender, häufig irreversibler Lungenfunktionseinschränkung, diagnostiziert werden können. Zur Frühdiagnose der Aluminiumstaublunge hat sich insbesondere die hochauflösende Computertomografie (HR-CT) bewährt. Im Frühstadium finden sich hier milchglasartige Trübungen, unscharf begrenzte Fleckschatten mit einem Durchmesser von bis zu ca. 3 mm. Diese Veränderungen stellen sich bevorzugt in den Lungenoberfeldern dar. In fortgeschrittenen Stadien der Aluminiumstaublunge zeigen sich in der HR-CT zusätzlich retikuläre lineare Verschattungen, subpleural gelegene Bullae und ausgeprägte Fibrosierungen, die im Bereich aller Lungenfelder auftreten können.

Im konventionellen Röntgenbild zeigen sich in der Regel im fortgeschrittenen Stadium der Aluminiumstaublunge kleine, unregelmäßige, lineare Schatten unterschiedlicher Streuungskategorien, bevorzugt in den Ober- und Mittelfeldern lokalisiert.

Unter Berücksichtigung der relativ hohen Kosten einer HR-CT sowie gegenüber der konventionellen Röntgentechnik derzeit höheren Strahlenbelastung kann dieses Untersuchungsverfahren nicht zur generellen arbeitsmedizinischen Vorsorgeuntersuchung bei Al-exponierten Personen empfohlen werden. Die Entscheidung hierzu muss im Einzelfall getroffen werden. Bei Hochrisikokollektiven (z. B. Beschäftigte an Stampfmaschinen in der Aluminiumpulverindustrie) sollte unter Berücksichtigung des z. T. sehr ungünstigen Krankheitsverlaufes die Indikation zur Durchführung einer HRCT-Untersuchung etwas großzügiger gestellt werden. Die konventionelle Röntgenaufnahme der Lunge zur Frühdiagnostik der Aluminiumstaublunge muss als kontraindiziert angesehen werden.

! Die Frühdiagnostik der Aluminiumstaublunge erfolgt mittels HRCT.

Im Rahmen der arbeitsmedizinischen Zusammenhangsbegutachtung ist bei der Aluminiumstaublunge neben der Anamnese insbesondere die radiologische Diagnostik von ausschlaggebender Bedeutung. Das Biomonitoring kann zusätzlich zur Objektivierung und Quantifizierung der aktuellen internen Al-Belastung hilfreich sein. Die Statistiken der gewerblichen Berufsgenossenschaften weisen in den letzten Jahren nur einzelne nach der BK-Nr. 4106 BKV als Berufskrankheit anerkannte Al-induzierte Atemwegserkrankungen aus.

Atemwegserkrankungen, wie sie z. T. in der Al-Primärindustrie beobachtet werden, wie z. B. das so genannte Potroomasthma oder Malignome der Atemwege, sind primär nicht durch Al bzw. Al-Verbindungen selbst bedingt, sondern durch die, bei den speziellen Produktionsverfahren auftretenden Kombinationsbelastungen, bei denen pathogentisch u. a. neben der allgemeinen Staubbelastung, auch Fluoride (Potroomasthma) und polyzklische aromatische Kohlenwasserstoffe (Malignome der Atemwege) eine entscheidende Rolle spielen. Diese Erkrankungen fallen nicht unter die BK-Nr. 4106 BKV. Ebenfalls sind zentralnervöse Veränderungen, wie sie vereinzelt bei beruflich Al-exponierten Personen als Berufskrankheit angezeigt werden, nicht nach der BK-Nr. 4106 BKV sondern ggf. nach § 9 Abs. 2 SGB VII zu diskutieren. Die für die Anerkennung als Berufskrankheit nach § 9 Abs. 2 SGB VII erforderlichen gesetzlichen Vorgaben sind hierfür jedoch derzeit nicht erfüllt.

Therapie und Prävention

Die therapeutischen Maßnahmen bei der Aluminiumlunge sind unspezifisch und richten sich im Einzelfall nach dem Stadium der Atemwegserkrankung. Eine Expositionskarenz gegenüber Stäuben, Gasen bzw. Dämpfen, die die Atemwege spezifisch oder unspezifisch reizen können, ist in der Regel beim Vorliegen einer Aluminiumstaublunge zu empfehlen.

Unter den Gesichtspunkten der Primärprävention einer Aluminiumstaublunge ist eine Expositionsminimierung, insbesondere gegenüber gestampftem ungefettetem bzw. schwach gefettetem Al-Pulver, zu fordern. Ist dies produktionstechnisch nicht möglich, ist auf die konsequente Verwendung von geeignetem Atemschutz zu achten. Spezielle arbeitsmedizinische Vorsorgeuntersuchungen bei beruflicher Al-Pulverexposition nach berufsgenossenschaftlichen Grundsätzen existieren derzeit nicht, Al-haltige Schweißrauche werden im berufsgenossenschaftlichen Grundsatz „G 39 Schweißrauche" mit abgehandelt. Bei Personen mit einer Al-Belastung im Bereich der arbeitsmedizinischen Grenzwerte oder darüber sind betriebsärztliche Untersuchungen mit Einbeziehung u. a. von Anamnese, Biomonitoring und Lungenfunktionsprüfung zu empfehlen. Die Erforderlichkeit einer HRCT-Untersuchung ist im Einzelfall zu klären.

Zusammenfassung Bei beruflicher inhalativer Exposition gegenüber hohen Konzentrationen von Aluminium (Al) bzw. Aluminiumverbindungen, insbesondere gegenüber ungefettetem bzw. schwach gefettetem, gestampftem Aluminiumpulver, kann es zum Auftreten einer Aluminiumstaublunge kommen. Es handelt sich hierbei um eine diffuse interstitielle Lungenfibrose mit gehäuft auftretenden subpleural gelegenen Emphysemblasen. Bei der Diagnose der Aluminiumstaublunge ist neben der Anamnese, der Lungenfunktionsprüfung und dem Biomonitoring die radiologische Diagnostik von ausschlaggebender Bedeutung.

Weiterführende Literatur

Deutsche Gesetzliche Unfallversicherung (DGUV): G 39 Schweißrauche. In: DGUV (Hrsg.): DGUV-Grundsätze für arbeitsmedizinische Vorsorge, 5. vollst. neubearb. Aufl. Stuttgart: Gentner, 2010.

DFG (Deutsche Forschungsgemeinschaft): Aluminium-, Aluminiumoxid- und Aluminiumhydroxid-haltige Stäube. In: Greim H (Hrsg.): Gesundheitsschädliche Arbeitsstoffe, Toxikologisch-arbeitsmedizinische Begründungen von MAK-Werten, 43. Lfg. Weinheim: Wiley-VCH, 2007.

Kiesswetter E, Schäper M, Buchta M Schaller K-H, Rossbach B, Scherhag H, Zschiesche W, Letzel S: Longitudinal study on potential neurotoxic effects of aluminium: I. Assessment of exposure and neurobehavioural performance of Al welders in the train and truck construction industry over 4 years. Int Arch Occup Environ Health 2007; 81: 41–67.

Kiesswetter E, Schäper M, Buchta M, Schaller KH, Rossbach B, Kraus T, Letzel S: Longitudinal study on potential neurotoxic effects of aluminium: II. Assessment of exposure and neurobehavioral performance of Al welders in the automobile industry over 4 years. Int Arch Occup Environ Health 2009; 82: 1191–1210.

Kraus T, Schaller KH, Raithel HJ, Letzel S: Frühdiagnostik der Aluminiumstaublunge. Arbeitsmed Sozialmed Umweltmed 1997; 32: 203–207.

Letzel S: Arbeitsmedizinische Untersuchungen zur Belastung und Beanspruchung in der aluminiumpulverherstellenden Industrie. Schriftenreihe der Bundesanstalt für Arbeitsmedizin, Nr. 8. Bremerhaven: Wirtschaftsverlag NW, 1994.

Letzel S: Aktuelle Aspekte der arbeitsmedizinischen Betreuung Aluminium-exponierter Personen. In: Harwerth A (Hrsg.): Tagungsbericht 1999 der Herbsttagung des Verbandes Deutscher Betriebs- und Werksärzte e.V. Stuttgart: Gentner, 2000, S. 255–259.

Letzel S, Buchta M, Kraus T: Aluminium. In: Konietzko J, Dupuis H, Letzel S (Hrsg.) Handbuch der Arbeitsmedizin. Landsberg: ecomed, 2003.

Morgan WKC, Dinman BD: Pulmonary effects of aluminum. In: Gitelman HJ (ed.): Aluminium and Health. New York, Basel: Marcel Dekker, 1989, pp. 203–234.

9.1.8 BK 4107: Erkrankungen an Lungenfibrose durch Metallstäube bei der Herstellung oder Verarbeitung von Hartmetallen

S. Letzel

Charakterisierung, Vorkommen und Gefährdungen

Hartmetalle sind pulvermetallurgisch erzeugte Werkstoffe, die sich durch ihre hohe Verschleißfestigkeit sowie Temperatur- und Korrosionsbeständigkeit auszeichnen. Sie bestehen vorwiegend aus Carbiden geeigneter Metalle (u. a. Chrom, Molybdän, Niob, Tantal, Titan, Vanadium, Wolfram) und Bindemitteln (u. a. Eisen, Kobalt, Nickel). Bei den Hartmetallen werden Sinterhartmetalle, Aufschweißlegierungen und Aufspritzpulver auf Carbidbasis unterschieden. Als Gefahrenquellen für die Entstehung einer Lungenfibrose bei der Herstellung und Verarbeitung von Hartmetallen gelten v. a. folgende, auch im amtlichen Merkblatt für die ärztliche Untersuchung der BK 4107 aufgeführten Arbeitsplatzexpositionen:

▸ Stäube beim Mahlen und Mischen der Ausgangsstoffe,
▸ Dämpfe und Rauche beim metallischen Verhüttungsprozess in Sinteröfen, d. h. beim Reduzieren, Karburieren, Vorsintern und Fertigsintern der Ausgangsstoffe oder Zwischenprodukte,
▸ Stäube bei der Rohbearbeitung, z. B. beim Drehen, Bohren, Sägen und Schleifen der vorgesinterten Werkstücke,
▸ Stäube bei der Feinbearbeitung, z. B. beim Schleifen mittels Diamant- oder Korundscheiben des fertiggesinterten Materials sowie bei der Nachbearbeitung von Schneidwerkzeugen.

Nach derzeitigem Kenntnisstand ist mit einer Gefährdung durch Hartmetallstäube nur bei der Herstellung und Bearbeitung bzw. Nachbearbeitung von gesinterten Hartmetallen, nicht jedoch bei der Verwendung von hartmetallhaltigen Werkzeugen bzw. Werkstücken zu rechnen.

> **!** Gesundheitsgefährdung bei der Herstellung und Bearbeitung gesinterter Hartmetalle.

Toxikologie und Pathogenese

Der ursächlich für die Lungenfibrose verantwortliche pathogene Faktor der Hartmetallstäube ist derzeit noch nicht eindeutig identifiziert. Sowohl klinische als auch tierexperimentelle Beobachtungen weisen darauf hin, dass möglicherweise den beiden Bestandteilen Wolframcarbid und Kobalt, insbesondere in Kombination, bei der Entstehung hartmetallbedingter Lungenfibrosen pathogenetisch eine besondere Bedeutung zukommt. Da man diese Erkrankung insbesondere bei Hartmetallschleifern beobachtet hat, wird zudem diskutiert, ob nicht die hierbei entstehenden lungengängigen Schleifwasseraerosole und die darin enthaltenen Ionen synergistisch wirken.

Von der Senatskommission zur Prüfung gesundheitsschädlicher Arbeitsstoffe der Deutschen Forschungsgemeinschaft (DFG) wurden Wolframcarbid- und Cobalt-haltige Hartmetalle einer speziellen Bewertung unterzogen. Diese Einschränkung wurde vorgenommen, da nach Ansicht der Kommission bezüglich von Hartmetallen anderer chemischer Zusammensetzung keine ausreichenden arbeitsmedizinischen und toxikologischen Daten vorliegen. Wolframcarbid- und Cobalt-haltige Hartmetalle verursachen nach Einschätzung der DFG eine komplexe Lungenerkrankung mit Alveolitis, Lungenfibrose und Atemwegsobstruktion. Zudem wirken die speziellen Hartmetallstäube in einigen Fällen haut- und auch atemwegssensibilisierend. Zudem wurde in mehreren Studien bei Hartmetallarbeitern eine erhöhte Lungenkrebsmortalität beobachtet.

Krankheitsbild, Diagnostik, Begutachtung

Die Legaldefinition der BK 4107 „Erkrankungen an Lungenfibrose durch Metallstäube bei der Herstellung oder Verarbeitung von Hartmetallen" nennt als Krankheitsbild ausschließlich die „Lungenfibrose". Hierbei handelt es sich um eine interstitielle Lungenfibrose, die häufig mit einem chronisch unspezifischen respiratorischen Syndrom (CURS) vergesellschaftet ist und in der Regel nach mehrjähriger Exposition beobachtet wird. Die Symptome der Hartmetallfibrose sind unspezifisch und beginnen mit trockenem Husten und Belastungsdyspnoe. Bei einem weiteren Fortschreiten der Erkrankung können Ruhedyspnoe, Tachypnoe, Zyanose, Trommelschlägelfinger bis hin zum Cor pulmonale beobachtet werden.

Die beobachteten Expositionszeiten bis zum Auftreten der Erkrankung betragen in der Regel Jahre bis Jahrzehnte. Bei der Auswertung als Berufskrankheit nach der BK 4107 anerkannter Lungenfibrosen (Hartung 1990) fiel auf, dass sich in der speziellen Studie sämtliche Erkrankungsfälle während der Exposition manifestierten.

Die Diagnose der durch Hartmetalle verursachten Lungenfibrose unterscheidet sich nicht von Pneumokoniosen anderer Genese. Wichtige diagnostische Faktoren sind die Krankenvorgeschichte, Berufsanamnese, allgemeine körperliche Untersuchung, Lungenfunktionsprüfung und Röntgenuntersuchung der Thoraxorgane in Hartstrahltechnik, wobei der Thoraxübersichtsaufnahme eine besondere Bedeutung zukommt. Von Hartung (1990) werden die Röntgenbefunde

bei der Hartmetallfibrose wie folgt beschrieben: „Röntgenologisch ist die Hartmetallfibrose gekennzeichnet durch eine vermehrte retikulärstreifige, gelegentlich wabige Lungenzeichnung. Zusätzlich können unterschiedlich große und disseminierte Fleckschatten nachzuweisen sein. Wenn diese unscharf begrenzt sind, zur Konfluenz neigen und außerdem wolkige Verschattungen bestehen, ist eine entzündliche alveoläre Komponente anzunehmen. In fortgeschrittenen Stadien sind auch bronchiektatische und emphysematös-bullöse Veränderungen nachzuweisen. Zusätzlich können Zeichen einer pulmonalen Hypertonie bestehen." Die Einschränkungen der Lungenfunktion entsprechen den Funktionsausfällen einer interstitiellen Lungenfibrose mit belastungsabhängiger Diffusions- und restriktiver Ventilationsstörung. Im fortgeschrittenen Stadium der Erkrankung kann eine obstruktive Ventilationsstörung hinzutreten. Die Schwermetallbestimmung (u. a. Wolfram, Kobalt) im biologischen Material kann im Vergleich zur Hintergrundbelastung ergänzende diagnostische Hinweise zur Expositionssituation geben.

> **!** Wichtigster diagnostischer Faktor ist die Röntgenuntersuchung der Lungen.

Im Rahmen der arbeitsmedizinischen Begutachtung sind die bereits oben aufgeführten diagnostischen Gesichtspunkte zu berücksichtigen. Die Wertigkeit der hochauflösenden Computertomografie (HRCT) bei der Begutachtung der Hartmetallfibrose kann derzeit aufgrund fehlender allgemeiner Erkenntnisse nicht ausreichend beurteilt und damit auch nicht generell empfohlen werden. Im Einzelfall kann sie ggf. unter differenzialdiagnostischen Gesichtspunkten wertvolle diagnostische Hinweise geben.

Den berufsgenossenschaftlichen Statistiken zufolge sind in den letzten Jahren nur Einzelfälle hartmetallinduzierter Atemwegserkrankungen in Deutschland nach der BK 4107 anerkannt worden. Die Lungensiderose, wie sie z. T. bei Elektroschweißern durch die Einlagerung von Eisenstaub beobachtet wird, fällt nicht unter die BK 4107.

Therapie und Prävention

Wichtigste präventive Maßnahme bei der hartmetallinduzierten Lungenfibrose ist die Expositionsreduktion, wobei insbesondere den beim Schleifen von Hartmetallwerkzeugen entstehenden Schleifwasseraerosolen eine wichtige Bedeutung zuzukommen scheint. Da Atembeschwerden und Lungenfunktionsstörungen röntgenologisch nachweisbaren Lungenparenchymveränderungen vorausgehen können, sind vor allem bei hartmetallexponierten Arbeitnehmern mit beginnenden Lungenfunktionseinschränkungen kurzfristige arbeitsmedizinische Kontrolluntersuchungen durchzuführen. Das Biomonitoring kann zusätzlich zur Identifikation individuell hoher Belastungen beitragen.

Unter präventiven Gesichtspunkten wurden Wolframcarbid- und Cobalt-haltige Hartmetalle von der DFG wie folgt eingestuft: Hautresorption: H; sensibilisierende Wirkung: Sah; krebserzeugenden Wirkung: Kategorie 1; keimzellmutagene Wirkung: Kategorie 3 A.

Zusammenfassung Die bei der Herstellung und Bearbeitung von Hartmetallen entstehenden Rauche, Dämpfe und Aerosole können nach hinreichender Exposition eine interstitielle Lungenfibrose verursachen. Zudem liegen Hinweise vor, dass bei Hartmetallarbeitern gehäuft Lungenkarzinome auftreten. Die Pathogenese der Hartmetalllunge ist derzeit nicht eindeutig geklärt, Wolframcarbid und Kobalt in Kombination scheinen nach derzeitigem Erkenntnisstand einen wichtigen pathogenetischen Faktor darzustellen. Die Erkrankung tritt in der Regel während der Exposition auf. Bei der Diagnose kommt neben der Anamnese insbesondere der Lungenfunktionsprüfung und den Röntgenbefunden der Lunge eine entscheidende Bedeutung zu. Ergänzend kann das Biomonitoring (z. B. Kobalt, Wolfram) diagnostische Hinweise zur Exposition liefern.

Weiterführende Literatur

DFG (Deutsche Forschungsgemeinschaft): Hartmetall, Wolframcarbid- und Cobalt-haltig (einatembare Fraktion). In: Greim H (Hrsg.): Gesundheitsschädliche Arbeitsstoffe, Toxikologisch-arbeitsmedizinische Begründungen von MAK-Werten, 39. Lfg. Weinheim: Wiley-VCH, 2004.

Hartung M: Ätiologie, Pathogenese und Klinik der Hartmetallfibrose der Lunge. Pneumologie 1190; 44: 49–54.

Kraus T, Schramel P, Schaller KH, Zöbelein P, Weber A, Angerer J: Exposure assessment in the hard metal manufacturing industry with special regard to tungsten and its compounds. Occup Environ Med 2001; 58: 631–634.

Kusaka Y, Goto S: Is there an occupational exposure limit (TLV) present for cobalt? A lesson from hard metal disease in Japan. In: Chiotani K, Hosoda Y, Aizawa Y (eds.): Advances in the prevention of occupational respiratory diseases. Amsterdam, München: Elsevier, 1998, pp. 388–392.

NN: Erkrankungen an Lungenfibrose durch Metallstäube bei der Herstellung oder Verarbeitung von Hartmetallen. Merkblatt für die ärztliche Untersuchung. BArbBl 1983; 7/8: 54.

9.1.9   BK 4108: Erkrankungen der tieferen Atemwege und der Lungen durch Thomasmehl (Thomasphosphat)

S. Letzel

Thomasmehl wird beim Feinmahlen von Thomasschlacke, die beim Thomasverfahren zur Stahlerzeugung entsteht, erzeugt. Es besteht u. a. aus Phosphaten, Silikaten und Oxyden von Eisen, Kalzium und Mangan mit geringen Beimengungen von Vanadiumverbindungen. Das Thomasverfahren hat zu erheblichen Umweltproblemen geführt, so dass es heute keine praktische Bedeutung mehr hat. Durch Thomasmehl verursachte Erkrankungen der tieferen Atemwege und der Lungen wurden in Deutschland in den letzten Jahrzehnten nur noch sehr selten beobachtet. Es ist davon auszugehen, dass diese Erkrankung nur noch historische Bedeutung hat. Im Folgenden wird daher nur kurz auf die BK 4108 eingegangen.

Bei den durch Thomasmehl verursachten Erkrankungen handelt es sich um zum Zeitpunkt der Exposition akut auftretende bronchitische Beschwerden, z. T. auch mit Reizerscheinungen im Bereich des Nasen-Rachen-Raumes. Diese Beschwerden können nach Expositionsende abklingen, jedoch auch in eine chronische Verlaufsform bis hin zur Pneumonie und Bronchopneumonie fortschreiten.

Die früher beobachteten Pneumonien zeigten einen sehr schweren und meist tödlichen Krankheitsverlauf. Der Wirkungsmechanismus und das letztendlich pathogene Agens des Thomasmehls konnten bis heute nicht identifiziert werden.

Weiterführende Literatur

NN: Erkrankungen der tieferen Atemwege und der Lungen durch Thomasmahl (Thomasphosphat). Merkblatt zu BK Nr. 36 der Anl. 1 zur 7. BKVO. BArbBl. Fachteil Arbeitsschutz 1962: 205.

Woitowitz H-J: Erkrankungen der Atemwege und der Lungen, des Rippenfells und Bauchfells. In: Valentin H, Lehnert G, Petry H, Weber G, Wittgens H, Woitowitz H-J (Hrsg.): Arbeitsmedizin. Band 2: Berufskrankheiten, 3. Aufl. Stuttgart, New York: Thieme, 1985.

9.1.10 BK 4109: Bösartige Erkrankungen der Atemwege und der Lungen durch Nickel oder seine Verbindungen

S. Letzel

Charakterisierung, Vorkommen und Gefährdungen

Nickel stellt derzeit eines der arbeitsmedizinisch relevantesten Metalle dar. Nach Angaben der Nickelindustrie wird der größte Anteil (ca. 90 %) der Nickelproduktion zur Herstellung von Nickellegierungen verwendet. Darüber hinaus wird Nickel u. a. für Nickelbeschichtungen, zur Herstellung von Katalysatoren, Batterien, Münzen und Pigmenten eingesetzt.

Am häufigsten werden nickelinduzierte Krebserkrankungen bei Arbeitern festgestellt, die in der Nickelproduktion u. a. an den Hochöfen beim Schmelzen und Rösten der Erze eingesetzt sind bzw. waren. Als Gefahrenquellen für eine generelle berufliche Nickelexposition werden u. a. im Berufsgenossenschaftlichen Grundsatz für arbeitsmedizinische Vorsorgeuntersuchungen G 38 „Nickel und seine Verbindungen" folgende aufgeführt:

- Aufbereitung und Verarbeitung von Nickelerzen zu Nickel oder Nickelverbindungen (auch Arbeiten an nachgeschalteten Staubfiltern),
- elektrolytische Abscheidung von Nickel unter Verwendung unlöslicher Anoden,
- Herstellung und Verarbeitung von Nickel oder seinen Verbindungen in Pulverform,
- Verwendung von feinverteiltem Nickel als großtechnischem Katalysator in der organischen Chemie (beispielsweise bei der Fetthärtung),
- Herstellen nickelhaltiger Akkumulatoren und Magnete und Schleifen,
- MAG-Schweißen mit Massivdraht von Nickel- und Nickellegierungen,
- MIG-Schweißen von Nickel- und Nickellegierungen,
- thermisches Spritzen (Flamm-, Lichtbogen-, Plasmaspritzen) von Chrom-Nickel-Stählen, Nickel und Nickellegierungen,
- Lichtbogenhandschweißen von Nickel und Nickellegierungen,
- Schutzgasschweißen (MIG/MAG) von Chrom-Nickel-Stahl, Nickel und Nickellegierungen in engen Räumen, z. B. kleinen Kellerräume, Stollen, Rohrleitungen, Schächten, Tanks, Kesseln und Behältern, Kofferdämmen und Doppelbodenzellen in Schiffen ohne örtliche Absaugung im ungenügend belüfteten Bereichen,
- Plasmaschmelz- und Laserstrahlschneiden von Werkstoffen mit einem Massengehalt von 5 % oder mehr Nickel,
- Schleifen und Polieren von Nickel und von Legierungen mit einem Massengehalt von mehr als 5 % Nickel (z. B. Magnete),
- Abbrucharbeiten an Produktionsanlagen für Nickel oder seine Verbindungen,
- Galvanik, manuell bediente offene, luftbewegte Nickelbäder über 65 °C,
- Gießerei und Stahlfertigung beim Zulegieren von Nickel in Eisenschmelzen,
- Tätigkeiten bei der Zubereitung von nickelhaltigen Spezialstählen,
- Hautkontakt mit Nickeltetracarbonyl.

Zudem kann auch eine Exposition gegenüber dem organischen Nickeltetracarbonyl bei der Nickelherstellung nach dem sog. MOND-Verfahren vorliegen.

Unter präventiven Gesichtspunkten wurden Nickelmetall und einzelne Nickelverbindungen (Nickelacetat und vergleichbare lösliche Salze, Nickelcarbonat, Nickelchlorid, Nickelmonoxid, Nickeldioxid, Dinickeltrioxid, Nickelhydroxid, Nickelsulfid, Nickelsubsulfid und Nickelsulfat) von der Senatskommission zur Prüfung gesundheitsschädlicher Arbeitsstoffe der Deutschen Forschungsgemeinschaft (DFG) in Abschnitt III Kategorie 1 („Stoffe, die erfahrungsgemäß beim Menschen Krebs erzeugen") eingestuft. Unabhängig von der derzeitigen Einstufung von Nickel und seinen Verbindungen durch die DFG ist die Diskussion noch offen, ob Nickelstäube oder Stäube von Nickellegierungen selbst humankanzerogen sind oder nur einzelne Nickelverbindungen.

> **!** Nickel und einzelne Nickelverbindungen sind humankanzerogen.

Toxikologie und Pathogenese

Die Hauptaufnahme von nickelhaltigen Stäuben und Rauchen am Arbeitsplatz erfolgt über die Atemwege. Metallisches Nickel wird im Gegensatz zu löslichen Nickelverbindungen über die Haut praktisch nicht, gastrointestinal nur in relativ geringen Mengen, resorbiert. In der Lunge kann es nach beruflicher inhalativer Exposition z. T. zu einer erheblichen Kumulation von Nickelstäuben kommen. Im Plasma ist Nickel hauptsächlich an Albumin gebunden. Die Ausscheidung von resorbiertem Nickel erfolgt beim Menschen über sämtliche Körpersekrete, wobei die Nickelausscheidung über den Harn den Hauptausscheidungsweg darstellt. Bei leicht löslichen Nickelverbindungen wird von einer Halbwertszeit der Elimination von 1–1,5 Tagen ausgegangen. Grundsätzlich ist jedoch darauf hinzuweisen, dass die Resorption, der Stoffwechsel sowie die Wirkung von Nickel von der Art und Aufnahme der applizierten Nickelverbindung abhängen.

Der Pathomechanismus für die kanzerogene Wirkung von Nickel ist noch nicht vollständig aufgeklärt. Nach derzeitigem Kenntnisstand wird u. a. davon ausgegangen, dass Nickel die DNA-Replikation und die DNA-Reparaturmechanismen hemmt. Epidemiologische Studien, aus dem Bereich der Nickelraffination, weisen auf eine erhöhte Prävalenz von Malignomen des Bronchialsystems sowie der Nasenhaupt- und -nebenhöhlen nach beruflicher Nickelexposition hin. Unter Berücksichtigung der Legaldefinition der BK 4109 wurden in den letzten Jahren auch einzelne Kehlkopfkarzinome nach Nickelexposition als Berufskrankheit anerkannt. Die Epidemiologie belegt beim Kehlkopfkarzinom jedoch derzeit nicht eindeutig einen ursächlichen Zusammenhang mit einer beruflichen Nickelexposition.

Nach Nickelkontakt werden u. a. auch gehäuft Kontaktallergien sowie vereinzelt nicht maligne Rhinopathien z. T. mit Perforation des Nasenseptums, Sinusitiden und obstruktive Atemwegserkrankungen beobachtet. Diese gutartigen Erkrankungen fallen jedoch unter Berücksichtigung der Legaldefinition der BK 4109 nicht unter diese Berufskrankheitennummer.

Krankheitsbild, Diagnostik, Begutachtung

Histologisch handelt es sich bei den durch Nickel induzierten Atemwegsmalignomen sowohl im Bereich der Lunge als auch im Bereich des Nasenhaupt- und -nebenhöhlen primär um Plattenepithelkarzinome. Andere Tumorhistologien (z. B. Adenokarzinome) werden dagegen bei der BK 4109 selten beobachtet. Die bösartigen Erkrankungen durch Nickel oder seine Verbindungen unterscheiden sich weder in ihrer Symptomatik noch im Verlauf von gleichartigen bösartigen Erkrankungen dieser Organe anderer Genese.

> **!** Epidemiologisch eindeutig gesichert ist ein Kausalzusammenhang zwischen einer beruflichen Nickelexposition und der Entstehung von Malignomen im Bereich der Lungen und Nasenhaupt- und -nebenhöhlen.

Epidemiologische Beobachtungen haben gezeigt, dass bei bösartigen Neubildungen der Atemwege und der Lungen durch Nickel und seine Verbindungen die Expositions- und Latenzzeiten über einen großen Zeitraum streuen können. Bei nickelinduzierten Malignomen werden für das Bronchialkarzinom eine Expositionszeit von 1–33 Jahren bei einer Latenzzeit von 3–30 Jahren und für Karzinome der oberen Atemwege eine Expositionszeit von 3–26 Jahre bei einer Latenzzeit von 20–30 Jahren angegeben.

Im Rahmen der Anerkennung von nickelinduzierten Bronchialkarzinomen in Berufskrankheitenverfahren wird kontrovers über ein kumulatives Dosismaß (so genannte Nickeljahre) im Sinne eines Abschneidekriteriums diskutiert. Aufgrund der derzeitigen unzureichenden Datenlage kann ein mit einer Risikoverdopplung für ein Bronchialkarzinom assoziiertes Dosismaß wissenschaftlich nicht abgeleitet werden.

Klinische Symptome treten bei den Tumoren der Nasenhaupt- und -nebenhöhlen erst relativ spät bei einem Überschreiten der anatomischen Strukturen auf. An Beschwerden können dann in Abhängigkeit der Lokalisation und räumlichen Ausdehnung des Tumors u. a. eine Behinderung der Nasenatmung, blutig-eitriger Schnupfen, Fötor und Doppelbilder beobachtet werden. Auch beim Lungenkarzinom ist eine Frühdiagnose selten. Uncharakteristischer Reizhusten und gehäufte Bronchitiden können erste Symptome eines Lungenkarzinoms darstellen. Die Prognose der aufgeführten Tumoren hängt u. a. von der Dignität sowie vom Tumorstadium zum Diagnosezeitpunkt ab und ist als eher ungünstig einzustufen.

Zur Diagnosefindung ist eine fachinternistisch-pneumologische bzw. Hals-Nasen-Ohren-ärztliche Untersuchung einschließlich histopathologischer Abklärung von entnommenem Gewebe erforderlich. Bei der Begutachtung von bösartigen Erkrankungen der Atemwege und der Lungen nach der BK 4109 kann bei unzureichenden Expositionsdaten die Nickelanalyse am Zielorgan im Sinne eines so genannten Target-Biomonitorings retrospektiv Anhaltspunkte für die stattgehabte individuelle berufliche Exposition liefern.

Den berufsgenossenschaftlichen Statistiken zufolge wurden in den letzten Jahren gemäß BK 4109 nur einzelne Erkrankungsfälle angezeigt und als Berufskrankheit anerkannt.

Bei der arbeitsmedizinischen Zusammenhangsbeurteilung von bösartigen Erkrankungen der Atemwege und der Lungen durch Nickel und seine Verbindungen sind konkurrierende berufliche und außerberufliche (u. a. chronisches inhalatives Zigarettenrauchen) zu berücksichtigen.

Die Frage, ob Nickel und seine Verbindungen auch Karzinome anderer Lokalisation (z. B. Magen, Prostata, Nieren) verursachen können, ist derzeit nicht eindeutig geklärt. Die bis heute beobachteten Fälle stellen Einzelbeobachtungen dar, für die derzeit nicht die vom Gesetzgeber in Deutschland geforderten gesicherten Erkenntnisse der medizinischen Wissenschaft für einen Kausalzusammenhang mit einer beruflichen Nickelexposition gegeben sind. Gutachterlich wären diese Erkrankungen nach § 9 Abs. 2 SGB VII zu diskutieren.

Andere durch Nickel oder seine Verbindungen induzierte Erkrankungen, wie Kontaktallergien und obstruktive Atemwegserkrankungen, fallen nicht unter die BK 4109, sondern sind nach den Berufskrankheitennummern BK 5101 (Kontaktallergien) bzw. BK 4301 und BK 4302 (obstruktive Atemwegserkrankungen) zu diskutieren.

> **!** Gutartige nickelinduzierte Erkrankungen fallen nicht unter die BK 4109.

Therapie und Prävention

Prognose und Therapie der Erkrankungen richten sich in erster Linie nach der Dignität, dem Tumorstadium und insbesondere bei den Tumoren im Bereich der Nasenhaupt- und -nebenhöhlen nach der anatomischen Lokalisation des Tumors.

Die primäre Prävention stellt die Expositionskarenz dar. Vor Inkrafttreten der neuen Gefahrstoffverordnung im Jahr 2005 galt in Deutschland unter präventiven Gesichtspunkten für Nickel ein TRK-Wert von 0,5 mg/m³ für Nickel als Nickelmetall, Nickelsulfid und sulfidische Erze, Nickeloxid und Nickelcarbonat (berechnet als Nickel im Gesamtstaub) bzw. 0,05 mg/m³ für Nickelverbindungen in Form atembarer Tröpfchen (berechnet als Nickel im Gesamtstaub). Dieser TRK-Wert hat durch die neue Gefahrstoffverordnung seine

Rechtsverbindlichkeit verloren. Zudem existiert für Nickel auch ein Expositionsäquivalent für krebserzeugende Arbeitstoffe im Urin. Eine Nickelkonzentration in der Luft am Arbeitsplatz von 0,5 mg/m³ (ehemaliger TRK-Wert) würde hierbei einer Nickelkonzentration im Urin von 45 µg/l entsprechen.

Beschäftigte, die derzeit inhalativen Kontakt gegenüber Nickel und seinen Verbindungen haben, sind in Abhängigkeit der Expositionssituation gezielt arbeitsmedizinisch zu betreuen (Sekundärprävention). Empfehlungen zur Diagnostik und Anhaltspunkte für die Bewertung finden sich in dem Berufsgenossenschaftlichen Grundsatz für arbeitsmedizinische Vorsorgeuntersuchungen G 38 „Nickel und seine Verbindungen".

Zusammenfassung Nickel und einzelne seiner Verbindungen haben nach inhalativer Aufnahme eine humankanzerogene Wirkung. Zielorgane sind die oberen Atemwege (Nasenhaupt- und -nebenhöhlen) und die Lungen. Zudem wurden unter Berücksichtigung der Legaldefinition der BK 4109 auch einzelne Kehlkopfkarzinome als Berufskrankheit anerkannt. Die vorliegenden epidemiologischen Daten zum Kehlkopfkarzinom sind jedoch nicht eindeutig. Eine besondere Gesundheitsgefährdung für die nickelinduzierten Malignome ist in der Nickelraffination zu beobachten. Bei der Schwere dieser Erkrankungen ist die Expositionskarenz anzustreben. Da die Prognose der Erkrankung wesentlich vom Tumorstadium abhängt, ist eine frühzeitige Diagnose anzustreben. Bei entsprechend exponierten Personen dienen regelmäßige arbeitsmedizinische Vorsorgeuntersuchungen (z. B. nach G 38) der Früherkennung nickelinduzierter Atemwegsmalignome. Weitere nickelinduzierte Erkrankungen (z. B. Kontaktallergien, obstruktive Atemwegserkrankungen) fallen nicht unter die BK 4109, sondern ggf. unter die BK 5101 bzw. die BK 4301 oder 4302.

Weiterführende Literatur

Deutsche Gesetzliche Unfallversicherung (Hrsg.): DGUV-Grundsätze für arbeitsmedizinische Vorsorgeuntersuchungen, 5. Aufl. Stuttgart: Gentner, 2010.

DFG (Deutsche Forschungsgemeinschaft): MAK- und BAT-Werte-Liste 2010. Maximale Arbeitsplatzkonzentrationen und Biologische Arbeitsstofftoleranzwerte.

Senatskommission zur Prüfung gesundheitsschädlicher Arbeitsstoffe. Mitteilung 46. Weinheim: Verlag Chemie, 2010.

Pesch B, Balindt P, Groß I, Weiß T, Brüning T: Nickel und seine Verbindungen. In: Letzel S, Nowak D (Hrsg.) Handbuch der Arbeitsmedizin, 3. Aufl., 4. Erg.-Lfg. Landsberg: ecomed, 2007.

Raithel HJ, Schaller KH, Angerer J: Target-Biomonitoring – Individuelle Aussagemöglichkeiten im Sinne der haftungsbegründenden Kausalität bei speziellen gutachterlichen Fragestellungen. Arbeitsmed Sozialmed Umweltmed 1999; 34: 462–464.

Schaller KH, Raithel HJ, Angerer J: Nickel. In: Seiler HG, Sigel A, Sigel H (eds.): Handbook on metals in clinical and analytical chemistry. New York, Basel, Honkong: Marcel Dekker, 1994, S. 505–518.

9.1.11 BK 4110: Bösartige Neubildungen der Atemwege und Lungen durch Kokereirohgase
und
BK 4113: Lungenkrebs durch polyzyklische aromatische Kohlenwasserstoffe bei Nachweis der Einwirkung einer kumulativen Dosis von mindestens 100 Benzo[a]pyren-Jahren [(µg/m³) x Jahre]

S. Letzel

Vorbemerkung

Bei der Einführung der BK 4110 im Jahre 1988 konnte das kanzerogene Agens der Kokereirohgase noch nicht eindeutig benannt werden. Es wurde jedoch bereits damals u. a. im Merkblatt zur BK 4110 auf die besondere Bedeutung der Gemische von polyzyklischen aromatischen Kohlenwasserstoffen (PAK), wie sie in Kokereirohgasen in hohen Konzentrationen enthalten sind, hingewiesen.

Zwischenzeitlich hat sich der Ärztliche Sachverständigenbeirat „Berufskrankheiten" beim Bundesministerium für Arbeit und Soziales intensiv mit der Problematik der PAK auseinandergesetzt. Unter Zugrundelegung der Auswertung der hierzu vorliegenden Literatur hat der Ärztliche Sachverständigenbeirat beschlossen, dem Verordnungsgeber zu empfehlen, in der Anlage zur Berufskrankheiten-Verordnung folgende Berufskrankheit aufzunehmen: „Lungenkrebs durch polyzyklische aromatische Kohlenwasserstoffe bei Nachweis der Einwirkung einer kumulativen Dosis von mindestens 100 Benzo[a]pyren-Jahren [(µg/m^3) × Jahre]".

Der Verordnungsgeber hat diese Empfehlung aufgenommen und bei der letzten Änderung der Berufskrankheiten-Verordnung im Juni 2009 unter der Ziffer 4113 diese Erkrankung in die Berufskrankheitenliste aufgenommen. Bei dem aktuellen Sachstand können bei Einhaltung der sozialrechtlichen Randbedingungen Atemwegsmalignome nach beruflicher Exposition gegenüber Kokereirohgasen, die PAK enthalten, unter der BK 4110 und Lungenkrebserkrankungen bei sonstiger Exposition gegenüber PAK unter der BK 4113 anerkannt und entschädigt werden.

Charakterisierung, Vorkommen und Gefährdungen

Bei den polyzyklischen aromatischen Kohlenwasserstoffen (PAK bzw. englisch PAH = „polynuclear aromatic hydrocarbons, polycyclic aromatic hydrocarbons") handelt es sich um eine sehr komplexe Stoffgruppe. PAK entstehen, wenn organisches Material, das Wasserstoff und Kohlenstoff enthält, höheren Temperaturen (> 700 °C) ausgesetzt ist oder einer unvollständigen Verbrennung bzw. Pyrolyse unterliegt. Es tragen somit zahlreiche anthropogene Prozesse wie z. B. die Verarbeitung von Kohle und Erdöl, die Energie- und Wärmeerzeugung oder der motorisierte Straßenverkehr, aber auch natürliche Vorgänge wie Waldbrände oder Vulkanausbrüche zu einem Eintrag von PAK in die Umwelt bei. Als Folge dieser vielfältigen Entstehungsmöglichkeiten sind PAK inzwischen ubiquitär in der Umwelt nachweisbar.

Die Substanzklasse der PAK umfasst mehrere hundert Einzelverbindungen. PAK treten in der Regel sowohl in der Umwelt als auch am Arbeitsplatz nicht als Einzelsubstanzen, sondern in sehr komplexen Gemischen mit einer Vielzahl z. T. sehr unterschiedlicher Verbindungen auf. Zusammensetzung und Verteilung der einzelnen PAK sind von den Ausgangsmaterialien und den Randbedingungen bei der Pyrolyse abhängig.

Einen besonders hohen Anteil an PAK weisen u. a. die sehr komplexen Stoffgemische Braunkohlenteer, Steinkohlenteer, Steinkohlenteerpech, Steinkohlenteeröl sowie Kokereirohgase auf. Diese Pyrolyseprodukte werden von der Senatskommission zur Prüfung gesundheitsschädlicher Arbeitsstoffe der Deutschen Forschungsgemeinschaft in die Kategorie 1 der krebserzeugenden Arbeitsstoffe eingestuft. Benzo[a]pyren (B[a]P) ist die bekannteste Verbindung aus der Gruppe der PAK und wird nach derzeitigem Kenntnisstand als eine wichtige Leitkomponente dieser Stoffklasse angesehen.

Bitumen, ein Rückstand der Erdöldestillation, enthält ebenfalls eine Vielzahl von PAK, die Konzentration ist jedoch erheblich geringer als bei den Destillationsrückständen von Kohle. Unter präventiven Gesichtspunkten ist Bitumen von der Senatskommission zur Prüfung gesundheitsschädlicher Arbeitsstoffe der Deutschen Forschungsgemeinschaft in die Kategorie 2 der krebserzeugenden Arbeitsstoffe eingestuft worden.

In Abhängigkeit der speziellen verfahrenstechnischen Randbedingungen und der eingesetzten Arbeitsstoffe ist mit relativ hohen PAK-Belastungen überall dort zu rechnen, wo organisches Material einer Hochtemperaturbehandlung unterzogen wird bzw. die hierbei entstehenden Produkte weiterverarbeitet werden. In Tabelle 9.5 sind exemplarisch Arbeitsplätze aufgeführt, an denen teilweise hohe PAK-Belastungen gemessen wurden.

Eine Exposition gegenüber PAK kann auch im außerberuflichen Bereich auftreten. So entstehen PAK u. a. beim Grillen und Räuchern von Fleisch- und Wurstwaren und stellen zudem einen wichtigen Bestandteil des Zigarettenrauches dar.

Toxikologie und Pathogenese

Eine Aufnahme von PAK ist auf oralem, inhalativen und dermalem Weg möglich. Unter beruflicher Belastung sind dabei insbesondere die beiden letztgenannten Aufnahmepfade von erheblicher Bedeutung, wobei zu beachten ist, dass PAK in der Luft in Abhängigkeit von ihrem Molekulargewicht teils gasförmig und teils partikel-

Tabelle 9.5: Exemplarische Auflistung von Arbeitsplätzen mit Exposition gegenüber PAK (mod. nach Bolm-Audorff 1998)

Industriezweig	Exposition gegenüber PAK
Abbruchbetriebe	Abbruch und Schneidbrennen von SKTP*-beschichteten Bauteilen
Aluminiumindustrie	Verarbeitung von SKTP* zur Elektrographit-Herstellung
Bauindustrie	Abdichten von Fundamenten mit SKTP*
Chemieindustrie	Herstellung von SKTP*-haltigen Beschichtungsstoffen
Dachdeckerbetriebe	Verlegung und Abriss von SKTP*-haltigen Dachbahnen
Elektrographitindustrie	Verwendung von SKTP* zur Elektrodenherstellung
Feuerfestindustrie	Verwendung von SKTP* zur Herstellung von Feuerfeststeinen
Gießereiindustrie	Verarbeitung von Feuerfeststeinen; Pyrolyse von kohlenstoffhaltigen Glanzbildnern
Kfz-Werkstätten, Schlosser-Betriebe	Umgang mit Altöl
Kokereien	Kokereirohgase, Teer, Teeröle (in der Regel auf Steinkohlenteerbasis)
Mineralölraffinerien	Gewinnung von Kokerölen und von aromatischen Gemischen in Crackanlagen
Räuchereien	Einwirkung von PAK-haltigem Räucherrauch
Schornsteinfeger	Einwirkung von PAK-haltigem Kaminruß
Siliciumcarbidherstellung	Verarbeitung von SKTP*
Stahlindustrie	Verarbeitung von Feuerfeststeinen und STKP*-haltigen Massen
Straßenbau	Verarbeitung von PAK-haltigen Bindemitteln
Teerraffinerien	Umgang mit Teer, Teerölen, Pech

*Steinkohlenteerpech

gebunden auftreten. Das Ausmaß einer inhalativen PAK-Aufnahme wird damit auch durch die Größe der PAK-tragenden Partikel mitbestimmt. Erfolgt eine Resorption von PAK über die genannten Wege, so werden diese mit dem Blut systemisch verteilt. Aufgrund der hohen Lipophilie der PAK kommt es zu einer Anreicherung dieser Verbindungen im Fettgewebe.

> **!** Die PAK-Aufnahme am Arbeitsplatz erfolgt primär inhalativ und dermal.

Im Organismus werden PAK unter Beteiligung von Cytochrom-P-450-Isoenzymen (CYP-450) und Epoxidhydrolasen in zahlreichen Geweben, überwiegend jedoch in der Leber, verstoffwechselt. Nach der Bildung eines reaktiven Epoxids entstehen hierbei durch Hydrolyse u. a. einfach bzw. mehrfach hydroxylierte Verbindungen, die anschließend z. B. als Glucuronsäure- oder Sulfatkonjugate ausgeschieden werden können. Die Ausscheidung der Metabolite erfolgt renal und über die Fäzes, wobei der über die Fäzes eliminierte Anteil mit steigendem Molekulargewicht der Verbindungen zunimmt.

Die Bildung von Epoxiden stellt eine metabolische Aktivierung der PAK dar. Erfolgt im Anschluss an die CYP-450-vermittelte Oxidation kein weiterer Entgiftungsschritt (z. B. Hydrolyse, Konjugation), so besteht die Möglichkeit einer Reaktion des Metaboliten mit der DNA unter Entstehung von PAK-DNA-Addukten. Die Bildung von DNA-Addukten stellt ein mutagenes

Ereignis dar und wird als initialer Schritt der chemischen Kanzerogenese durch PAK angesehen. In diesem Zusammenhang wurde insbesondere für einige metabolisch entstehende PAK-Diolepoxide ein sehr hohes genotoxisches Potenzial nachgewiesen. Zusätzlich zur tumorinitiierenden Wirkung wurden bei einigen PAK auch tumorpromovierende Eigenschaften beobachtet, so dass PAK zur Gruppe der Solitärkanzerogene gezählt werden.

Die akute Toxizität von PAK wird im Bereich der Atemwege als relativ gering eingestuft. Eine chronische inhalative PAK-Exposition kann insbesondere zu Bronchialkarzinomen führen. Zudem wird auch ein ursächlicher Zusammenhang zwischen Kehlkopfkarzinomen und PAK diskutiert. Die derzeit hierzu vorliegenden epidemiologischen Untersuchungen sind jedoch nicht ganz eindeutig. Das Erkrankungsrisiko der durch PAK induzierten Atemwegsmalignome nimmt mit zunehmender Höhe und Dauer der Exposition zu. Es ist jedoch derzeit noch nicht eindeutig wissenschaftlich geklärt, ob bei der Entstehung der Karzinome mehr die Expositionshöhe oder die Dauer der Exposition den entscheidenden Faktor darstellt.

> ! Eindeutig epidemiologisch gesichert ist der Zusammenhang zwischen Kokereirohgasen und Malignomen der Atemwege (Kehlkopf und Lunge).

Neben den Bronchial- und Kehlkopfkarzinomen werden auch Malignome anderer Lokalisation (u. a. Mundhöhle, ableitende Harnwege) in einem ursächlichen Zusammenhang mit einer beruflichen PAK-Exposition kontrovers diskutiert. Bezüglich der durch einzelne PAK-Produkte (Ruß, Rohparaffin, Teer, Anthrazen, Pech oder ähnliche Stoffe) verursachten akuten und chronischen Hautveränderungen sei auf die BK 5102 verwiesen.

Krankheitsbild, Diagnostik, Begutachtung
Durch PAK verursachte Bronchial- und Kehlkopfkarzinome unterscheiden sich weder in ihrem Krankheitsbild (u. a. Symptome, Verlauf, Hi-

stologie) noch in der erforderlichen Diagnostik von Atemwegskarzinomen anderer Genese. Bösartige Neubildungen der Atemwege durch PAK werden in der Regel nach einer mehrjährigen intensiven Exposition, z. T. auch noch Jahre bis Jahrzehnte nach Expositionsende, beobachtet. Man geht derzeit, zumindest für Bronchialkarzinome, davon aus, dass gegenüber der beruflich nicht belasteten Allgemeinbevölkerung nach einer Exposition von 100 Benzo[a]pyren-Jahren [(µg/m^3) × Jahre] in etwa eine Risikoverdopplung zu erwarten ist.

Bei der arbeitsmedizinischen Zusammenhangsbeurteilung von Bronchial- und Kehlkopfkarzinomen nach beruflicher Exposition gegenüber PAK sind Risiken anderer beruflicher (z. B. Asbest) und außerberuflicher (z. B. langjähriges inhalatives Zigarettenrauchen) konkurrierender Faktoren ausreichend zu berücksichtigen und gegeneinander abzuwägen. Der Ärztliche Sachverständigenbeirat „Berufskrankheiten" beim Bundesministerium für Arbeit und Soziales hat die synkanzerogene Wirkung von Asbeststaub und polyzyklischen aromatischen Kohlenwasserstoffen eingehend diskutiert und im Jahr 2007 dem Verordnungsgeber empfohlen, eine neue Berufskrankheit „Lungenkrebs durch Zusammenwirken von Asbeststaub und polyzyklischen aromatischen Kohlenwasserstoffen" in die Anlage der Berufskrankheitenverordnung aufzunehmen. Der Verordnungsgeber hat diese Empfehlung aufgenommen und bei der letzten Änderung der Berufskrankheiten-Verordnung im Juni 2009 unter der Ziffer 4114 „Lungenkrebs durch das Zusammenwirken von Asbestfaserstaub und polyzyklischen aromatischen Kohlenwasserstoffen bei Nachweis der Einwirkung einer kumulativen Dosis, die einer Verursachungswahrscheinlichkeit von mindestens 50 % nach der Anlage 2 entspricht" in die Berufskrankheitenliste aufgenommen.

> ! Bei der gutachterlichen Bewertung sind berufliche (u. a. PAK, Asbest) und außerberufliche Einflussfaktoren (Rauchen) gegeneinander abzuwägen.

Therapie und Prävention

Die Therapie von Bronchial- und Kehlkopfkarzinomen, die durch PAK ausgelöst wurden, ist abhängig vom Stadium der Erkrankung und unterscheidet sich nicht von malignen Tumoren dieser Organe anderer Genese.

Die primäre Prävention ist die Expositionskarenz. Ist zur Schadensverhütung die Verwendung von Ersatzstoffen oder der Einsatz von technischem Arbeitsschutz nicht möglich, ist beim Umgang mit krebserzeugenden PAK geeigneter persönlicher Arbeitsschutz zu verwenden. Zur Objektivierung und Quantifizierung der Schadstoffbelastung sind bei beruflicher PAK-Belastung das Ambient-Monitoring und das Biomonitoring geeignet. Unter Berücksichtigung der guten Hautresorption der PAK hat das Biomonitoring gegenüber dem Ambient-Monitoring erhebliche Vorteile. Als geeigneter Parameter hat sich das 1-Hydroxypyren (Tabelle 9.6), ein im Urin ausgeschiedenes Stoffwechselprodukt des Pyrens, bewährt. Im Rahmen der Sekundärprävention kann beim Umgang mit PAK der berufsgenossenschaftliche Grundsatz „G 40" für arbeitsmedizinische Vorsorgeuntersuchungen (Krebserzeugende Gefahrstoffe – allgemein) sinnvoll sein.

Zusammenfassung Kokereirohgase stellen ein komplexes Schadstoffgemisch mit einem hohen Anteil an polyzyklischen aromatischen Kohlenwasserstoffen (PAK) dar. Generell können PAK entstehen, wenn organisches Material, das Kohlenstoff und Wasserstoff enthält, höheren Temperaturen ausgesetzt ist oder einer Pyrolyse unterliegt. Eine chronische inhalative PAK-Exposition kann insbesondere zu Bronchialkarzinomen führen. Zudem wird auch ein ursächlicher Zusammenhang zwischen Kehlkopfkarzinomen und PAK diskutiert. Die Resultate der derzeit hierzu vorliegenden epidemiologischen Untersuchungen sind jedoch nicht ganz konsistent. Durch PAK bedingte Atemwegskarzinome entstehen nach chronischer Exposition, z. T. auch noch Jahre bis Jahrzehnte nach Expositionsende. Bei einer kumulativen Exposition von 100 Benzo[a]pyren-Jahren wird insbesondere für Lungenkarzinome gegenüber der Allgemeinbevölkerung von einer Risikoverdoppelung ausgegangen. Da die Prognose der Erkrankungen wesentlich von der Dignität und vom Tumorstadium abhängt, ist eine frühzeitige Diagnose anzustreben. Bei der gutachterlichen Bewertung

Tabelle 9.6: Referenzwerte für 1-Hydroxypyren im Urin (nach Umweltbundesamt 2005)

	Nichtraucher	Raucher
1-Hydroxypyren (µg/g Kreatinin)	0,3	0,5

sind berufliche (z. B. Asbest) und außerberufliche Faktoren (z. B. Zigarettenrauchen) voneinander abzugrenzen und ggf. synkanzerogene Wirkungen zu berücksichtigen.

Weiterführende Literatur

Bolm-Audorf U: Polyzyklische aromatische Kohlenwasserstoffe. In: Konietzko J, Dupuis H (Hrsg.): Handbuch der Arbeitsmedizin, 21. Erg.-Lfg., IV- 2.33.1, Heidelberg: Hüthig Jehle Rehm, 1998, S. 1–31.

Bundesministerium für Arbeit und Soziales: Wissenschaftliche Begründung für die Berufskrankheit „Lungenkrebs durch das Zusammenwirken von Asbeststaub und polyzyklischen aromatischen Kohlenwasserstoffen". Gemeinsames Ministerialblatt 58 Nr. 23:475-495, 2007.

DFG (Deutsche Forschungsgemeinschaft): MAK- und BAT-Werte-Liste 2008. Maximale Arbeitsplatzkonzentrationen und Biologische Arbeitsstofftoleranzwerte; Senatskommission zur Prüfung gesundheitsschädlicher Arbeitsstoffe. Mitteilung 44. Weinheim: Wiley-VCH Verlag, 2008.

Hauptverband der gewerblichen Berufsgenossenschaften (Hrsg.): BaP-Jahre. BK-Report 2/1999.

Hauptverband der gewerblichen Berufsgenossenschaften (Hrsg.): Synkanzerogeneses – insbesondere Asbeststaub und PAK. BK-Report 2/2006.

NN: Lungenkrebs durch polyzyklische aromatische Kohlenwasserstoffe bei Nachweis der Einwirkung einer kumulativen Dosis von mindestens 100 Benzo[a]pyren-Jahren [(µg/m3) × Jahre] Bek. des BMA vom 5. Februar 1998 – IVa 4-45206-4110. BArbBl 1998; 4: 54–61.

Rossbach B, Preuss R, Letzel S, Drexler H, Angerer J: Biological monitoring of occupational exposure to polycyclic aromatic hydrocarbons (PAH) by determination of monohydroxylated metabolites of phenanthrene and pyrene in urine. Int Arch Occup Environ Health 2007; 81: 221–229.

Umweltbundesamt: 1-Hydroxypyren im Urin als Indikator einer inneren Belastung mit polyzyklischen aromatischen Kohlenwasserstoffen (PAK) – Referenzwert für 1-Hydroxypyren. Bundesgesundheitsbl Gesundheitsforsch Gesundheitsschutz 2005; 48: 1194–1206.

WHO (World Health Organisation): International Programme on Chemical Safety (IPCS). Environmental Health Criteria 202 Selected non-heterocyclic polycyclic aromatic hydrocarbons. Genf, 1998.

9.1.12 BK 4111: Chronisch-obstruktive Bronchitis oder Emphysem von Bergleuten unter Tage im Steinkohlenbergbau bei Nachweis der Einwirkung einer kumulativen Dosis von in der Regel 100 Feinstaubjahren [(mg/m³) × Jahre]

D. Nowak und P. Angerer

Charakterisierung, Vorkommen und Gefährdungen

Die chronische Bronchitis ist eine Volkskrankheit von großer epidemiologischer und sozialmedizinischer Bedeutung. Die synoptische Auswertung einer Reihe epidemiologischer Studien aus dem Zeitraum zwischen 1970 und 1990 hatte ergeben, dass Erkrankungen an chronischer obstruktiver Bronchitis und Lungenemphysem bei Beschäftigten mit langjähriger Untertagetätigkeit im Steinkohlenbergbau signifikant gehäuft vorkommen. Die wesentliche neue Erkenntnis war, dass dies auch ohne Vorhandensein radiologischer Veränderungen der Fall ist. Dabei können deutliche und konsistente Dosis-Wirkungs-Beziehungen zwischen eingeatmeter Staubmenge und der Häufigkeit des Auftretens der chronisch-obstruktiven Bronchitis und des Lungenemphysems nachgewiesen werden.

Die wesentlichen epidemiologischen Befunde lassen sich wie folgt zusammenfassen:

- ▶ Bereits in der DFG-Studie von 1975 und 1981 über die chronische Bronchitis hatte sich ergeben, dass unter den Verursachungsfaktoren dem Tabakrauch der Faktor 5, dem Lebensalter der Faktor 3 und der Staubbelastung an den untersuchten Arbeitsplätzen der Faktor 2 zugeordnet werden konnte.
- ▶ Bei der Auswertung von Rentenzugängen wegen Berufs- und Erwerbsunfähigkeit unter der ICD-Diagnose „Chronische Bronchitis/Lungenemphysem" ließen sich Dosis-Häufigkeits-Beziehungen erkennen, wenn die Relationen der Rentenzugangshäufigkeiten in der Knappschaftlichen Rentenversicherung nach den Jahren unter Tage gegliedert wurden.
- ▶ In verschiedenen umfangreichen internationalen Studien aus dem Steinkohlenbergbau

zeigte sich, dass das Vorliegen eines gesicherten röntgenologischen Befundes (Streuungskategorie ≥ 1/1 nach ILO 1980) keine notwendige Voraussetzung für die Entwicklung einer chronischen Bronchitis und eines Emphysems bei Steinkohlenbergarbeitern darstellt.
- ▶ Insbesondere drei Untersuchungen erlauben die Schätzungen relativer Risiken für die Entstehung einer chronischen Bronchitis.

Kumulative Dosisabschätzung. In Tabelle 9.7 sind die kritischen Feinstaubkonzentrationen zusammengestellt, die nach Auswertung der logistischen Modelle der genannten drei Studien als Mindestdurchschnittsbelastung innerhalb eines 35-jährigen Arbeitslebens dazu führen, dass sich die Prävalenz gegenüber staubunbelasteten Nichtraucher- und Raucherkollektiven durch die Exposition verdoppelt. Bei einer unterstellten oberen Durchschnittskonzentration von ca. 7 mg/m³ Feinstaub während einer 35-jährigen Untertagetätigkeit liegen die in Tabelle 9.7 aufgeführten kritischen Konzentrationen ganz überwiegend im realistischen Bereich, so dass eine Verdoppelung der Prävalenz der chronischen Bronchitis sowie der in dieser Tabelle skizzierten Lungenfunktionseinschränkungen unter bestimmten, quantitativ definierten Staubexpositionsbedingungen des Steinkohlenbergbaus zu unterstellen ist. Bei nachgewiesener intensiverer Staubbelastung können die entsprechenden Veränderungen auch nach kürzeren Expositionszeiträumen als im genannten Beispiel auftreten.

Die kumulative Feinstaubdosis errechnet sich aus der Feinstaubkonzentration in der Luft am Arbeitsplatz in mg/m³ multipliziert mit der Anzahl der Expositionsjahre, bezogen auf 220 gefahrene Schichten zu je 8 Stunden. Die Dokumentation der Staubexposition im deutschen Steinkohlenbergbau ist seit den 60er Jahren praktisch lückenlos, so dass im Einzelfall nachvollziehbare Abschätzungen der kumulativen Feinstaubdosis möglich sind.

Der Ärztliche Sachverständigenbeirat „Berufskrankheiten" beim Bundesministerium für Arbeit und Soziales stellt hierzu im Jahre 2006 ergänzend fest: „Unter Berücksichtigung des

Tabelle 9.7: Kritische Feinstaubkonzentration für die Verdoppelung des Risikos einer chronischen Bronchitis und der Wahrscheinlichkeit von Lungenfunktionseinschränkungen bei Nichtrauchern und Rauchern im Alter von 55 Jahren bei einer unterstellten untertägigen Exposition im Steinkohlenbergbau von 35 Jahren mit 200 Schichten pro Jahr und 8 Stunden pro Schicht

Krankheitsbild	Kritische Feinstaubkonzentration (mg/m^3)	
	Nichtraucher	Raucher
Collins et al. 1988 (n = 3600) – (Streuung = 0/0, ILO 1980)		
Chronische Bronchitis	5,4	7,7
Kurzluftigkeit	3,3	4,1
Marine et al. 1988 (n = 3380)		
$FEV_1 < 80\%$	4,7	5,7
Chronische Bronchitis	3,4	25,9
Chronische Bronchitis und $FEV_1 < 80\%$	2,2	4,9
$FEV_1 < 65\%$	4,9	7,7

Raucherstatus und einer Unsicherheit der Messwerte von 5% ergibt sich für Nichtraucher ein unterer Grenzwert der Verdoppelungsdosis für das Erkrankungsrisiko von 86 Feinstaubjahren. Für Raucher gilt ein Grenzwert von 100 Feinstaubjahren".

> ! Die individuell zuzuordnende kumulative Feinstaubdosis ist im untertägigen deutschen Steinkohlenbergbau recht präzise dokumentiert.

Die Feinstaubkonzentrationen, die – in Abhängigkeit vom Alter – zu einer Verdopplung des Risikos einer chronischen obstruktiven Bronchitis führt, ist in Abb. 9.9 dargestellt.

Pathogenese
Eine Staubbronchitis entsteht im Prinzip durch Überforderung der mukoziliären Klärfunktion. Pathophysiologische Charakteristika bestehen in entzündlichen Schleimhautveränderungen, muköser Hypersekretion, Becherzellhyperplasie und Einschränkung eben dieser mukoziliären Klärfunktion. Dahinter stehen wahrscheinlich verschiedene Pathomechanismen wie die Verschiebung im zellulären Arachidonsäuremetabolismus, die vermehrte Expression proinflammatorischer Zytokine sowie eine Aktivierung oxidativer Vorgänge. Für den Gewebsuntergang, der zum Bild des Emphysems führt, sind wahrscheinlich proteolytische Enzyme aus neutrophilen Granulozyten verantwortlich.

Krankheitsbild, Diagnostik, Begutachtung
Klinisch stehen Husten, Auswurf und progrediente Belastungsluftnot im Vordergrund des Krankheitsbildes, das stets eine sorgfältige differenzialdiagnostische Abklärung und funktionsanalytische Einordnung erfordert. Diese ist allein schon deshalb erforderlich, um über eine gezielte Therapie die Prognose der Erkrankung günstig zu beeinflussen.

Die Diagnose einer chronisch-obstruktiven Bronchitis basiert zunächst auf einer Symptomatik mit Husten und/oder (in aller Regel behandlungsbedürftiger) Atemnot bzw. charakteristischen Auskultationsbefunden wie Giemen und Brummen. Bei der Diagnosestellung einer obstruktiven Bronchitis kommt der Spirometrie mit Registrierung der Kurven und Zahlenwerte des forcierten Exspirationsmanövers (FEV_1 und Fluss-Volumen-Diagramm) sowie der Ganzkörperplethysmografie (Atemwegswiderstand, intrathorakales Gasvolumen) eine besondere Bedeutung zu. Es gibt klinisch relevante obstruktive

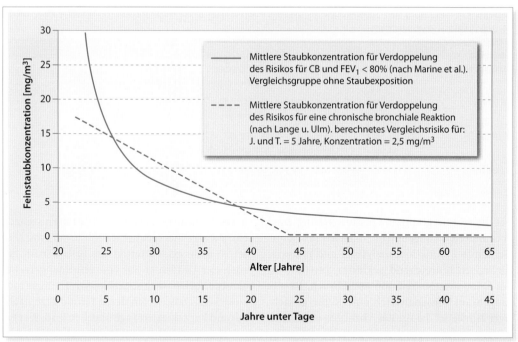

Abb. 9.9: Konzentrationen des alveolengängigen Kohlengrubenstaubs, die in Abhängigkeit vom Alter und der Tätigkeit unter Tage unter Nie-Rauchern zu einer Häufigkeitsverdoppelung einer chronischen obstruktiven Bronchitis führt (aus Baur 2002)

Ventilationsstörungen, die sich nicht in einer Erhöhung des Atemwegswiderstandes, sondern ausschließlich spirometrisch manifestieren. Daher ist eine alleinige ganzkörperplethysmografische Untersuchung, ohne Erfassung der Parameter der Fluss-Volumen-Kurve, für die Diagnostik der chronisch-obstruktiven Bronchitis nicht ausreichend. Beide Untersuchungsverfahren, Spirometrie und Ganzkörperplethysmografie, müssen zum Einsatz kommen. Im Falle einer obstruktiven Ventilationsstörung soll stets eine Testung auf Reversibilität der Obstruktion durchgeführt werden, um diese Informationen ggf. differenzialdiagnostisch zu verwenden und das Ausmaß der Reversibilität der Obstruktion in die MdE-Einschätzung einfließen lassen zu können. Diese erfolgt mit einem Beta$_2$-Sympathomimetikum, bei fehlendem Ansprechen möglichst auch mit einem Vagolytikum. Eine unspezifische Provokationstestung, meist mit Methacholin, kann unter differenzialdiagnostischen Überlegungen hilf-

reich sein, insbesondere dann, wenn Symptome vorliegen, Spirometrie und Ganzkörperplethysmografie jedoch normale Ergebnisse zeigen.

Spirometrische und ganzkörperplethysmografische Untersuchungen sind zur besseren Objektivierung der Funktionseinschränkung nach Möglichkeit stets zu ergänzen durch eine Bestimmung der Blutgase sowohl in Ruhe als auch unter körperlicher Belastung, meist bei einer Spiroergometrie.

Die Diagnose eines Lungenemphysems ist oftmals schwieriger zu stellen als die der chronisch-obstruktiven Bronchitis. Die beim Lungenemphysem anamnestisch angegebene Belastungsluftnot entwickelt sich meist schleichend, klinisch manifeste Befunde sind oft erst beim fortgeschrittenen Emphysem sicher zu ermitteln. Stets wird eine Röntgenaufnahme in zwei Ebenen zu fordern sein. Intra vitam kann ein Lungenemphysem mit hoher Validität durch eine hochauflösende Computertomografie diagnostiziert werden, wo-

Tabelle 9.8: Einteilung des Schweregrades (Bezug: nach akuter Bronchodilatation gemessene FEV$_1$-Werte (% vom Soll) bei stabiler COPD)

Schweregrad	Kriterien
IV (sehr schwer)	❑ FEV$_1$ ≤ 30 % Soll, FEV$_1$/VC < 70 % oder ❑ FEV$_1$ < 50 % Soll plus chronische respiratorische Insuffizienz
III (schwer)	❑ 30 % Soll < FEV$_1$ < 50 % Soll, FEV$_1$/VC < 70 % ❑ mit/ohne chronische Symptome (Husten, Auswurf, Dyspnoe)
II (mittel)	❑ 50 % Soll ≤ FEV$_1$ < 80 % Soll, FEV$_1$/VC < 70 % ❑ mit/ohne chronische Symptome (Husten, Auswurf, Dyspnoe)
I (leicht)	❑ FEV$_1$ ≥ 80 % Soll, FEV$_1$/VC < 70 % ❑ mit/ohne Symptomatik (Husten, Auswurf)

bei die rechnergestützte Quantifizierung einer verminderten Lungendichte hilfreich sein kann. Bei klinisch, funktionsanalytisch und nativ-radiologisch hinreichend geklärter Situation ist ein Computertomogramm entbehrlich. Es gibt lungenfunktionsanalytisch eine Reihe gewichtiger Hinweise, die für das Vorliegen eines Lungenemphysems sprechen: Ein funktionsanalytischer Parameter, der zur Diagnostik des Lungenemphysems herangezogen werden kann, ist das Residualvolumen in Kombination mit den dynamischen Lungenvolumina, insbesondere den Flusswerten der forcierten Exspiration sowie mit Daten des ganzkörperplethysmografisch ermittelten Atemwegswiderstandes. Dabei ist zu berücksichtigen, dass ein Lungenemphysem in seltenen Fällen auch ohne Einschränkung der Einsekundenkapazität und ohne Erhöhung des spezifischen Atemwegswiderstandes auftreten kann. Zur Feststellung einer Funktionsstörung durch das Lungenemphysem sollte eine Blutgasanalyse sowohl in Ruhe als auch unter definierter körperlicher Belastung durchgeführt werden. Die Bestimmung der Diffusionskapazität für Kohlenmonoxid stellt einen wichtigen Baustein in der Emphysemdiagnostik dar, auf den nicht verzichtet werden sollte, insbesondere dann nicht, wenn eine aussagekräftige Belastungsuntersuchung nicht durchgeführt werden kann. Es besteht eine gute Korrelation zwischen der Einschränkung der Diffusionskapazität für Kohlenmonoxid und dem Schweregrad eines Lungenemphysems.

Bei der COPD (mit und ohne BK-konformer Kausalitätszuordnung im Sinne einer BK 4111)

herrscht in nichtfachärztlichen Kreisen vielfach ein gewisser therapeutischer Nihilismus vor. Dieser ist nicht gerechtfertigt. Im Falle der BK hat auch der Gutachter auf eine leitliniengerechte aktuelle, fachärztlich supervidierte Therapie hinzuwirken. Daher seien deren Grundsätze nachfolgend kurz skizziert (vgl. Tabellen 9.10, 9.11):

Therapeutische Leitsätze bei chronisch-obstruktiver Bronchitis und Lungenemphysem (chronic obstructive pulmonary disease, COPD) sind:

▶ Die Diagnose der COPD basiert auf der Angabe charakteristischer Symptome, von Risikofaktoren und dem lungenfunktionsanalytischen Nachweis einer nicht vollständig reversiblen Atemwegsobstruktion. Wichtigster Risikofaktor in Deutschland ist das Zigarettenrauchen.

▶ Bei Patienten mit chronischem Husten und Auswurf sollte eine Lungenfunktionsprüfung durchgeführt werden, auch dann, wenn sie keine Atemnot verspüren.

▶ Für die Diagnosestellung und für die Abschätzung des Schweregrades ist die Spirometrie die am besten validierte lungenfunktionsanalytische Methode.

▶ Zur weiteren Differenzierung der Atemnot sowie zur Differenzierung von chronisch obstruktiver Bronchitis und Lungenemphysem haben sich die Ganzkörperplethysmografie sowie die Bestimmung der CO-Diffusionskapazität bewährt.

▶ Bei allen Patienten mit ausgeprägter Belastungsdyspnoe, stark eingeschränkter FEV$_1$, oder klinischen Zeichen einer Rechtsherzbe-

Tabelle 9.9: BODE-Index für Patienten mit COPD

Parameter	Punkte auf der BODE-Skala			
	0	1	2	3
FEV_1 (% Soll)	≥ 65	50–64	36–49	≥ 35
6-min-Gehtest (m)	> 350≥	250–349	150–249	≤ 149
MRC-Dyspnoe (Stufe)	0–1≥	2	3	4
Body-Mass-Index (kg/m²)	> 21	≤ 21		

Modifizierter MRC-Score: 0 = keine Atemnot, 1 = Atemnot bei schwerer Belastung, 2 = Atemnot bei leichter Belastung, 3 = zu kurzatmig, das Haus zu verlassen, 4 = kurzatmig beim An- und Ausziehen

Tabelle 9.10: Therapieoptionen

Prävention	Medikamentöse Behandlung	Nichtmedikamentöse Behandlung	Apparative/operative Behandlung
❏ Raucher-entwöhnung ❏ Schutzimpfungen ❏ Arbeitsplatz-hygiene	❏ Beta-2-Sympatho-mimetika ❏ Anticholinergika ❏ Theophyllin ❏ Glukokortikoide ❏ Antibiotika ❏ Mukopharmaka	❏ körperliches Training ❏ Patientenschulung ❏ Physiotherapie ❏ Ernährungsberatung	❏ Langzeit-O_2-Therapie ❏ Nichtinvasive Beatmung ❏ Emphysemchirurgie ❏ Lungentransplantation

lastung sollten eine Bestimmung der 6-min-Gehstrecke sowie eine arterielle Blutgasanalyse in Ruhe und ggf. unter körperlicher Belastung durchgeführt werden.

Chronischer Husten und Auswurf (die chronische, nichtobstruktive Bronchitis, häufig Folge des Rauchens) werden nicht mehr als Stadium 0 der COPD geführt, da das Risiko des Übergangs zur COPD unklar ist. Eine neuere, multidimensionale Schweregradeinteilung (BODE-Index) berücksichtigt den Body Mass Index, die Obstruktion (FEV_1), die Dyspnoe und die körperliche Belastbarkeit (Exercise) jeweils mit Punkten (Tabelle 9.9). Schlechtester Score sind 10 Punkte. BODE korreliert besser mit der Mortalität als FEV_1.

Die Begutachtung folgt den Prinzipien des Konsenspapiers aus dem Jahre 1998. Die wesentlichen Probleme ergeben sich aus der Stichtagsregelung, der zufolge eine BK-Anerkennung ausscheidet, sofern der Versicherungsfall vor dem 01.01.1993 eingetreten ist. Die Datierung eines

Versicherungsfalls setzt dabei nicht zwingend eine Lungenfunktionsprüfung voraus, wenn die anamnestischen Angaben des Erkrankten in Verbindung mit stützenden Hinweisen (klinische Befunde, bildgebende Verfahren, dokumentierte antiobstruktive Therapie) eine Datierung des Versicherungsfalles möglich machen. Bei der chronisch-obstruktiven Bronchitis umfasst der Versicherungsfall regelhaft auch den Leistungsfall. Für die Feststellung eines Leistungsfalls aufgrund der isolierten Diagnose „Lungenemphysem" müssen zwingend Ausfallserscheinungen nachgewiesen werden, die mit der Krankheit in einen Ursachenzusammenhang gebracht werden können. Schwierig ist oft die gutachterliche Bewertung längerer Latenzzeiten zwischen der Abkehr aus der beruflichen Staubexposition und dem Erkrankungsbeginn. Ein solch längeres zeitliches Intervall schließt die berufliche Verursachung, insbesondere des Emphysems, keinesfalls aus. Gleichwohl können durch längere Intervalle ohne objektivierte pulmonale Funktionseinschränkung nach der Aufgabe der belastenden arbeitsbedingten Ein-

Tabelle 9.11: Stufenplan für die Langzeittherapie

Schweregrad	I: leicht	II: mittel	III: schwer	IV: sehr schwer
Charak-teristika	❏ $FEV_1/VC < 70\%$ ❏ $FEV_1 \geq 80\%$ ❏ mit/ohne Symptomatik	❏ $FEV_1/VC < 70\%$ ❏ $50\% \leq FEV_1 < 80\%$ ❏ mit/ohne Symptomatik	❏ $FEV_1/VC < 70\%$ ❏ $30\% < FEV_1 < 50\%$ ❏ mit/ohne Symptomatik	❏ $FEV_1/VC < 70\%$ ❏ $FEV_1 \leq 30\%$ oder ❏ $FEV_1 < 50\%$ und chron. respiratorische Insuffizienz, Zeichen d. Rechtsherzinsuffizienz
	Vermeidung von Risikofaktoren, Influenza- und Pneumokokken-Schutzimpfung Zusätzlich bei Bedarf kurz wirksamer Bronchodilatator			
		Zusätzlich Dauertherapie mit einem oder mehreren lang wirksamen Bronchodilatoren, Rehabilitation		
			Zusätzlich inhalative Glukokortikoide bei wiederkehrenden Exazerbationen	
				Zusätzlich Langzeitsauerstofftherapie bei respiratorischer Insuffizienz. Prüfen, ob chirurgische Behandlung angezeigt ist

wirkung andere, nicht arbeitsbedingte, konkurrierende Ursachen eine stärkere Bedeutung insbesondere für die chronische obstruktive Bronchitis erlangen.

! Bei der chronisch-obstruktiven Bronchitis als Berufskrankheit ist praktisch regelhaft der Leistungsfall zu unterstellen, beim isolierten Lungenemphysem ist der alleinige Versicherungsfall denkbar.

Eine chronisch-obstruktive Bronchitis oder ein Lungenemphysem, die auf eine Silikose zurückgeführt werden können, werden unter der BK-Nummer 4101 zu entschädigen sein.

Die aktuelle Diskussion über die pathophysiologisch fließenden Übergänge zwischen Staubbronchitis und „coal workers pneumoconiosis" sowie über Silikosebegutachtung (Außerkraftsetzung der Moerser Konvention) basiert im Wesentlichen auf einer Reevaluation und Neubewertung älterer Studiendaten. Für die Begutachtung der BK 4111 im engeren Sinne ergeben sich keine neuen Ansätze.

Zusammenfassung Chronisch-obstruktive Bronchitis und Lungenemphysem sind Volkskrankheiten. Die Auswertung einer Reihe von Studien hat gezeigt, dass bei untertägigen Steinkohlenbergleuten gehäuft eine chronische Bronchitis und ein Lungenemphysem auftreten, wenn ein bestimmtes kumulatives Dosismaß (100 „Feinstaubjahre") überschritten wird, auch wenn keine radiologisch gesicherten Lungenparenchymveränderungen im Sinne einer Silikose vorliegen.

Die chronisch-obstruktive Bronchitis ist, wenn sie als Berufskrankheit anerkannt wird, regelhaft mit einer messbaren MdE assoziiert, das Lungenemphysem hingegen kann auch als isolierter Versicherungsfall (ohne Leistungsfall zu sein) in Erscheinung treten. Die wesentlichen gutachterlichen Probleme ergeben sich aus der Datierung des Versicherungfalls.

Weiterführende Literatur

Balmes J, Nowak D: COPD caused by occupational exposure. In: Donner CF, Carone M (eds.): Clinical challenges in COPD. Oxford: Clinical Publishing, 2007, pp. 85–95.

Baur X: Silikose oder chronische obstruktive Bronchitis/Emphysem als entschädigungspflichtige Berufskrankheit? Pneumologie 2006; 60: 235–240.

Bundesministerium für Arbeit und Sozialordnung: Bekanntmachung der Berufskrankheit „Chronische obstruktive Bronchitis oder Emphysem von Bergleuten im Steinkohlenbergbau". BArbBl 1995; 10: 39–45.

Collins HPR, Dick JA, Bennett JG et al.: Irregularly shaped small shadows on chest radiographs, dust exposure, and lung function in coalworkers pneumoconiosis. Br J Ind Med 1988; 45: 43–45.

Deutsche Atemwegsliga (Hrsg.), bearbeitet von: Kardos P, Buhl R, Criée CP et al.: Kurzfassung der Leitlinie der Deutschen Atemwegsliga zur Diagnostik und Therapie von Patienten mit chronisch obstruktiver Lungenerkrankung (COPD), 2. Aufl. Stuttgart: Thieme, 2007.

Deutsche Forschungsgemeinschaft: Forschungsbericht chronische Bronchitis und Staubbelastung am Arbeitsplatz. Arbeitsmedizinische Querschnittsuntersuchungen zur Bedeutung chronisch-inhalativer Belastungen für das bronchopulmonale System. Boppard: Harald Boldt, 1975

Deutsche Forschungsgemeinschaft: Forschungsbericht chronische Bronchitis und Staubbelastung am Arbeitsplatz, Teil 2. Arbeitsmedizinische Längsschnittsuntersuchungen zu den Auswirkungen inhalativer Noxen am Arbeitsplatz. Boppard: Harald Boldt, 1981.

Kuhn DC, Stauffer JL, Gaydos LJ, Demers LM: Inflammatory and fibrotic mediator release by alveolar macrophages from coal miners. J Toxicol Environ Health 1995; 46: 9–21.

Lange HJ, Ulm K, Coenen W, Drasche H, Reisner M, Rödelsperger K, Woitowitz H-J: Mathematische Modelle zur Frage eines allgemeinen Staubgrenzwertes. Weinheim: Verlag Chemie, 1983.

Lange HJ, Pache L: Bericht über die Auswertungen von Daten der knappschaftlichen Rentenversicherung (KnRV), der Arbeiterrenten- (ArV) und der Angestelltenversicherung (AnV) zur Frage von chronischer Bronchitis (CB) und/oder Emphysem (E) als arbeitsbedingte Erkrankungen der Bergleute. Arbeitsmed Sozialmed Präventivmed 1991; Sonderheft 17

Li K, Keeling B, Churg A: Mineral dusts cause elastin and collagen breakdown in the rat lung: a potential mechanism of dust-induced emphysema. Am J Respir Crit Care Med 1996; 153: 644–649.

Marine WM, Gurr D, Jacobsen M: Clinically important respiratory effects of dust exposure and smoking in British coal miners. Am Rev Respir Dis 1988; 137: 106–112.

Merget R, Brüning T: Entschädigungspraxis gering gestreuter Bergarbeiterpneumokoniosen – Neue Berufskrankheit, neue Konvention oder alles beim Alten lassen? Pneumologie 2004; 58: 71.

Morfeld P, Piekarski C: Chronische Bronchitis und Emphysem als Berufskrankheit der Steinkohlenbergleute. Schriftenreihe Zentralblatt für Arbeitsmedizin, Band 15. Heidelberg: Dr. Curt Haefner, 1996.

Nowak D: Konsenspapier zur Begutachtung der BK 4111. Arbeitsmed Sozialmed Umweltmed 1998; 34: 79–83.

Nowak D, Dietrich ES, Oberender P et al.: Krankheitskosten von COPD in Deutschland. Pneumologie 2004; 58: 837–844.

Nowak D, Berger K, Lippert B, Kilgert K, Caeser M, Sandtmann R: Epidemiology and health economics of COPD across Europe: A critical analysis. Treat Respir Med 2006; 4: 381–395.

Piekarski C, Morfeld P: Zur Frage der Anerkennung von chronischer Bronchitis und/oder Emphysem als Listen-Berufskrankheit der deutschen Steinkohlenbergarbeiter (1993), zit. nach: Bundesministerium für Arbeit und Sozialordnung, 1995.

Rabe KF, Hurd S, Anzueto A et al.: Global initiative for chronic obstructive lung disease. Global strategy for the diagnosis, management, and prevention of chronic obstructive pulmonary disease: GOLD executive summary. Am J Respir Crit Care Med 2007; 176: 532–555.

Vanhee D, Gosset P, Marquette C et al-: Secretion and mRNA expression of TNF alpha and IL-6 in the lungs of pneumoconiosis patients. Am J Respir Crit Care Med 1995; 152: 298–300.

Vogelmeier C, Buhl R, Criée CP: Leitlinie der Deutschen Atemwegsliga und der Deutschen Gesellschaft für Pneumologie und Beatmungsmedizin zur Diagnostik und Therapie von Patienten mit chronisch obstruktiver Bronchitis und Lungenemphysem. Pneumologie 2007; 61: e1–e40.

9.1.13 BK 4112: Lungenkrebs durch die Einwirkung von kristallinem Siliziumdioxid (SiO$_2$) bei nachgewiesener Quarzstaublungenerkrankung (Silikose oder Silikotuberkulose)

T. Kraus

Ätiologie und Pathogenese

Die kanzerogene Wirkung von einatembarem kristallinem Siliciumdioxid wird in der medizinischen Wissenschaft seit langem kontrovers diskutiert. Die IARC (International Agency for Research on Cancer) hat im Jahre 1997 Quarz als „krebserregend für den Menschen" eingestuft. 1999 wurde die Frage durch die Senatskommission zur Prüfung gesundheitsschädlicher Arbeitsstoffe der Deutschen Forschungsgemeinschaft neu bewertet. Als Ergebnis ist kristallines Siliciumdioxid als so genannter Kategorie-I-Stoff (gesichert krebserzeugend für den Menschen) ausgewiesen. Die krebserzeugenden Effekte wurden auf der Basis einer Vielzahl epidemiologischer Studien festgestellt.

Besonders betroffene Industrie- und Wirtschaftszweige sind Erzbergbau, Gewinnung und

Bearbeitung von Naturstein, keramische Industrie, Silikat- und Tonsteinindustrie, Aufbereitung und Umschlag von Diatomeenprodukten und die Gießereiindustrie.

Arbeitsbedingte Gefahrenquellen bestehen durch Staubentwicklung bei der Gewinnung, Bearbeitung oder Verarbeitung vor allem von Sandstein, Quarzid, Grauwacke, Kieselerde (Kieselkreide), Kieselschiefer, Quarzidschiefer, Granit, Gneis, Porphyr, Bimsstein, Kieselgur und keramischen Massen.

Cristobalit und Tridymit kommen ebenfalls in einigen Gesteinen vor. Sie sind nachzuweisen, wenn Diatomenerden, Sande oder Tone einer hohen Temperatur ausgesetzt werden, so z. B. in feuerfesten Steinen und gebrannter Kieselgur. Synthetische Cristobalit-Sande und -Mehle werden als Füllstoffe in Farben und Lacken, keramischen Fließmassen, Scheuermitteln sowie als Bestandteil von Einbettmassen für den Präzisionsguss verwendet.

Als potenziell besonders durch lungengängige Quarzstäube exponierte Berufsgruppen sind Erz- (inkl. Uran-Erz-)Bergleute, Tunnelbauer, Gussputzer, Sandstrahler, Ofenmaurer, Former in der Metallindustrie zu nennen, weiterhin Personen die bei der Steingewinnung, -bearbeitung und -verarbeitung oder in grob- und feinkeramischen Betrieben sowie in Dentallabors beschäftigt sind.

! Die IARC (International Agency for Research on Cancer) hat im Jahre 1997 Quarz als „krebserzeugend für den Menschen" eingestuft.

Krankheitsbild, Diagnostik, Begutachtung

Das Krankheitsbild einer Lungenkrebserkrankung gemäß BK-Nr. 4112 unterscheidet sich nicht von einer Lungenkrebserkrankung anderer Genese. Auch die diagnostischen Maßnahmen entsprechen dem üblichen diagnostischen Vorgehen bei Verdacht auf Lungenkrebs. Besondere Schwierigkeiten können im Einzelfall die Abgrenzung von rundlichen Verschattungen aufgrund einer Quarzstaublungenerkrankung von Frühstadien von Lungenkrebserkrankungen im diagnostischen Prozess machen.

Nach dem derzeitigen Kenntnisstand wird eine durch kristallines Siliciumdioxid induzierte Verdopplung des Lungenkrebsrisikos nur in Verbindung mit dem Nachweis einer Silikose (Streuungsgrad $\geq 1/1$ nach der ILO-Röntgenklassifikation) als wissenschaftlich gesicherte Assoziation betrachtet. Die kumulative Dosis wird derzeit nicht als allein ausreichender Indikator, der unter den Expositionsverhältnissen zuverlässig mit dem Auftreten von Silikose und Lungenkrebs korreliert angesehen. Beim Zusammentreffen von Rauchen und Silikose erhöht sich das Lungenkrebsrisiko multiplikativ. Der Bereich des Steinkohlenbergbaus wurde zunächst ausgenommen, weil die nach § 9 Abs. 1 SGB VII erforderlichen Erkenntnisse nach Auffassung des ärztlichen Sachverständigenbeirats diesbezüglich noch nicht ausreichen.

Lungenkrebs in Verbindung mit Silikose bei Steinkohlenbergleuten kann daher beim gegenwärtigen Wissensstand noch nicht unter die neu bezeichnete Berufskrankheit subsummiert werden.

Therapie und Prävention

Die Therapie einer Quarzstaub-assoziierten Lungenkrebserkrankung unterscheidet sich nicht von der einer Lungenkrebserkrankung ohne Silikose. Quarzstaub-assoziierte Begleiterkrankungen wie z. B. Lungenfunktionseinschränkungen oder andere Komplikationen können die therapeutischen Optionen der Lungenkrebserkrankung einschränken.

Zusammenfassung Eine Quarzstaub-assoziierte Lungenkrebserkrankung kann in Verbindung mit dem Nachweis einer Silikose (Streuungsgrad $\geq$ gleich 1/1 nach der ILO-Röntgenklassifikation) als Berufskrankheit anerkannt werden. Der Nachweis einer Silikose kann im konventionellen Röntgenbild, computertomographisch oder histopathologisch erfolgen. Besonders betroffene Industrie- und Wirtschaftszweige sind Erzbergbau, Gewinnung und Bearbeitung von Naturstein, keramische Industrie, Silikat- und Tonsteinindustrie, Aufbereitung und Umschlag von Diatomenprodukten und die Gießereiindustrie.

Der Bereich des Steinkohlenbergbaus wurde zunächst ausgenommen, weil die nach § 9 Abs. 1 SGB VII erforderlichen Erkenntnisse diesbezüglich nach Auffassung des ärztlichen Sachverständigenbeirats noch nicht ausreichen. Lungenkrebs in Verbindung mit Silikose bei Steinkohlenbergleuten kann daher beim gegenwärtigen Wissensstand noch nicht unter die neu bezeichnete Berufskrankheit subsummiert werden.

Weiterführende Literatur

Blome O: Neue Berufskrankheit Nr. 4112 und Erweiterung der BK-Nr. 2106, Arbeitsmed Sozialmed Umweltmed 2002; 37: 148–149.

Bundesministerium für Arbeit: Wissenschaftliche Begründung: Lungenkrebs durch die Einwirkung von kristallinem Siliziumdioxid (SiO_2) bei nachgewiesener Quarzstaublungenerkrankung (Silikose oder Siliko-Tuberkulose). BArbBl 2001; 9: 37–59.

Checkoway H, Hughes JM, Weill H, Seixas NS, Demers PA: Crystalline silica exposure, radiological silicosis, and lung cancer mortality in diatomaceous earth industry workers. Thorax 1999; 54: 56–59.

Chen W, Zjuang Z, Attffield MD et al.: Exposure to silica and silicosis among tin miners in China: exposure-response analyses and risk assessment. Occup Environ Med 2001; 58: 31–37.

Hnizdo E, Murray J: Risk of pulmonary tuberculosis relative to silicosis and exposure to silica dust in South Africa gold miners. Occup Environ Med 1998; 55: 496–502.

IARC Monographs on the evaluation of carcinogenic risks to humans: Silica, some silicates, coal dust and para-aramid fibrils. IARC 1997; 68: 41–242.

N.N.: Erste Verordnung zur Änderung der Berufskrankheiten-Verordnung (erste BKV-ÄndV) (2002).

Rice FL, Park R, Stayner L, Smith R, Gilbert S, Checkoway H: Crystalline silica exposure and lung cancer mortality in diatomaceous earth industry workers: a quantitative risk assessment. Occup Environ Med 2001; 58: 38–45.

Woitowitz H-J: Kanzerogenität des alveolengängigen Anteils von Quarzstaub. Arbeitsmed Sozialmed Umweltmed 1999; 34: 524–532.

9.1.14 BK 4115: Lungenfibrose durch extreme und langjährige Einwirkung von Schweißrauchen und Schweißgasen – (Siderofibrose)

W. Zschiesche

Historie

Röntgenologische Veränderungen der Lungenstruktur wurden bei Schweißern, insbesondere bei Lichtbogenschweißern, wiederholt beschrieben. Seit der Erstbeschreibung von Doig und McLaughlin 1936, die eine Häufung kleiner nodulärer und unregelmäßiger Verschattungen in den Lungen von Schweißern nachwiesen, werden verschiedenartige Pneumokoniosen unter dem Aspekt einer so genannten „Schweißerlunge" diskutiert. Häufig handelt es sich hierbei um reine Siderosen, die primär als kleine, noduläre Verschattungen in sämtlichen Lungenetagen ohne weitergehende röntgenologische Zeichen einer Lungenfibrose (irreguläre Zeichnungsvermehrung) imponieren. Nach Ende der Exposition als Schweißer können derartige Befunde im röntgenologischen Bild Rückbildungen aufweisen. Einen Krankheitswert mit Lungenfunktionseinschränkungen besitzen reine Siderosen nicht.

Darüber hinaus werden in Kasuistiken, teils in Cluster-artiger Form, immer wieder auch weitergehende röntgenologische und histologische Veränderungen bei Schweißern beschrieben, die auch mit Lungenfunktionseinschränkungen einher gehen können. In-vitro-Tests wiesen für verschiedenartige Schweißrauche einen zytotoxischen Effekt auf, insbesondere für Schweißrauche von hoch legierten Stabelektroden. Auch in Tierversuchen ließ sich vereinzelt eine histologisch nachweisbare Reaktion mit zum Teil herdförmig begrenzter Fibroblastenaktivierung nachweisen.

Für mögliche reaktive Veränderungen der Lunge werden neben der partikulären Schweißrauchkomponente auch Reizgase wie Ozon und Stickstoffoxide angeschuldigt, die bei bestimmten Schweißverfahren in höheren Konzentrationen emittiert werden können. Eine in der Vergangenheit postulierte Reaktion in Folge der Bildung von Eisen-Phosphat-Komplexen im Sinne einer so genannten „Siderophosphatofibrose" ließ sich in späteren Untersuchungen nicht mehr bestätigen.

In einigen Feldstudien wurden bei Schweißern in Röntgenübersichtsaufnahmen der Thoraxorgane überhäufig irreguläre kleine Verschattungen der Lunge nachgewiesen; hieraus kann jedoch nicht auf eine gesicherte Lungenfibrose geschlossen werden, da die Befunde auch durch andere Ursachen (chronische Bronchitiden, andere

Krankheitsbilder, Aufnahmequalität) bedingt sein können und korrespondierende Lungenfunktionseinschränkungen meist nicht nachzuweisen waren. Eine zur Sicherung von Lungenfibrosen ggf. erforderliche Lungenbiopsie kann in epidemiologischen Studien nicht vorgenommen werden.

Auch ansonsten kann aus epidemiologischen Kohortenstudien alleine schon wegen der geringen Inzidenz und Prävalenz von Lungenfibrosen in der Allgemeinbevölkerung selbst für den Fall einer tatsächlich bestehenden Überhäufigkeit bei Lichtbogenschweißern eine signifikante Risikoerhöhung nicht gesichert werden. Aussagkräftige Fall-Kontroll-Studien liegen nicht vor und hätten mit den gleichen Problemen der statistischen Risikoabschätzung zu kämpfen.

In der Vergangenheit wurden deshalb Lungenfibrosen bei Schweißern durch Entscheidungen von Obergerichten bis hin zum Bundessozialgericht wegen des Fehlens einer „Gruppentypik" überwiegend nicht wie eine BK entsprechend § 551 Abs. 2 RVO bzw. § 9 Abs. 2 SGB VII anerkannt. Allerdings gab es in den letzten Jahren einige hiervon abweichende Gerichtsentscheide.

Im Laufe der Zeit, verstärkt seit den 1960er Jahren, wurden wiederholt Kasuistiken über Einzelfälle von Pneumokoniosen bei Lichtbogenschweißern, z. T. auch in Cluster-artiger Form, publiziert, die sich im internationalen Schrifttum im unteren dreistelligen Bereich an Fallzahlen bewegt. Hierbei werden zum Teil sehr unterschiedliche Formen von klinischem und röntgenologischem Verlauf sowie histologischen und zytologischen Befunden beschrieben. Ein pathognomonisches Bild einer „Schweißerlunge" gibt es somit nicht.

Gleichwohl werden in den Kasuistiken gehäuft bestimmte Konstellationen an anamnestischen und medizinischen Befunden beobachtet.

Aus diesem Grund hat der Sachverständigenbeirat, Sektion „Berufskrankheiten" beim BMAS im Jahre 2006 empfohlen, Lungenfibrosen durch extreme und langjährige Einwirkung von Schweißrauchen und Schweißgasen in die Anlage zur Berufskrankheitenverordnung neu aufzunehmen. Am 11. Juni 2009 wurde dieser BK-Tatbestand als Nr. 4115 in die BK-Liste (Anlage 1 zur BKV) aufgenommen. Die Aufgabe der ursächlichen Tätigkeit ist zur Anerkennung nicht erforderlich.

> **!** Eine Risikoerhöhung von Schweißern für Lungenfibrosen ist epidemiologisch nicht nachgewiesen. Angesichts der hohen Zahl an Schweißern weltweit sind Siderofibrosen bei Schweißern insgesamt relativ selten. Die BK-Begründung beruht auf einer größeren Anzahl von Kasuistiken mit vergleichsweise ähnlichen Befundkonstellationen.

Charakterisierung, Vorkommen und Gefährdungen

Eine wesentliche Voraussetzung für die Anerkennung als BK ist u. a. eine in der Regel hochgradige Exposition gegenüber Schweißrauchen. Von den über 100 technisch genormten Schweißverfahren und verwandten Verfahren (z. B. thermisches Beschichten, Spritzen, thermisches Schneiden) sind hiervon überwiegend bestimmte Lichtbogenverfahren betroffen. Das Krankheitsbild wird im angloamerikanischen Sprachgebrauch daher als „Arc Welder's Lung" bezeichnet. Darüber hinaus gehen auch die meisten Spritz- und Schneidverfahren, sofern nicht ausreichende Schutzmaßnahmen bestehen, mit hohen Rauchkonzentrationen einher. Als weitere Risikofaktoren werden Reizgase wie Ozon und Stickstoffoxide angesehen. Ozon entsteht v. a. beim Lichtbogenschweißen an gut reflektierenden Oberflächen, in erster Linie an Aluminiumwerkstoffen und an Edelstählen. Stickstoffoxide werden v. a. durch die Gasflamme gebildet.

Bei folgenden Schweiß- und verwandten Verfahren ist mit besonders hohen Rauchemissionen zu rechnen, die ohne ausreichende Schutzmaßnahmen (Lüftung, Absaugung, ggf. Kapselung/ Arbeiten mit Wasserschutzeinrichtungen, persönliche Schutzausrüstung) zu hohen Konzentrationen im Atembereich führen können:

► Lichtbogenhandschweißen mit umhüllten Stabelektroden,
► Metallschutzgasschweißen (MIG-, MAG-Schweißen), außer Wolframinertgasschweißen (WIG),

- Lichtbogenschweißen mit Fülldrähten,
- Plasmaschneiden,
- Brennschneiden,
- Flamm-, Lichtbogen- und Plasmaspritzen,
- Laserstrahlschneiden,
- Brennfugen,
- Lichtbogen-Druckluftfugen,
- Abbrennstumpf-Schweißen.

Mit besonders hohen Rauchkonzentrationen ist vor allem beim Schweißen in engen Räumen, Behältern, Schiffsdoppelböden etc. zu rechnen.

! Zahlreiche Lichtbogenverfahren sowie die Schneid- und Spritzverfahren erzeugen hohe Rauchemissionen; Ozon wird insbesondere beim Schweißen von Aluminiumwerkstoffen und Edelstählen erzeugt, Stickstoffoxide bei allen Verfahren mit der Gasflamme. Hohe Rauchkonzentrationen treten v. a. beim Schweißen in engen Räumen und Behältern auf. Dies sind besonders gefährdende Faktoren für die Entwicklung einer Siderofibrose bei Schweißern.

Diagnose und Begutachtung
Die klinischen Symptome einer Siderofibrose unterscheiden sich nicht grundsätzlich von denen anderer Fibrosen. Meist sind die Auswirkungen jedoch gering, ebenso wird häufig keine oder nur eine geringe Progredienz beobachtet.

Lungenfunktionsanalytisch findet sich ebenfalls oft keine oder nur eine geringe Funktionseinbuße in Form einer restriktiven Ventilationsstörung oder seltener einer Diffusionsstörung.

Röntgenologisch wie histologisch findet sich eine Beteiligung aller Lungenabschnitte; im Röntgenbild dominieren unregelmäßige kleine Verschattungen; noduläre Schatten als Ausdruck der primären Siderose können zusätzlich nachweisbar sein. Die Siderofibrose ist radiologisch somit nicht sicher von einer Vielzahl anderer Pneumokoniosen wie auch außerberuflich entstandener Lungenfibrosen abzugrenzen. Eine zusätzliche hochauflösende CT-Darstellung ist heute Stand der Technik; sie dient zum einen zur Kausalabklärung

von ggf. vorliegenden anderen Ursachen, zum anderen zur Erhärtung des Siderofibroseverdachts. Histologische Befunde sollten nach Möglichkeit gewonnen werden, sind im BK-Verfahren allerdings nicht duldungspflichtig. Eine histologische Graduierung von Sideropneumokoniosen haben Müller u. Verhoff vorgenommen (Box 9.2).

Aus den publizierten Kasuistiken lassen sich zwar keine Kriterien ableiten, die für alle Einzelfälle zutreffen; es werden jedoch sehr oft die nachfolgenden Befundkonstellationen beschrieben, deren Vorliegen bei der Abklärung einer Siderofibrose eines Schweißers beachtet werden sollten:

- sehr hohe, langjährige Schweißrauchexposition,
- massive Speicherung eisenpositiv gefärbter Staubdepots im histopathologischen Befund (Siderinablagerungen),

---

Box 9.2: Histologische Graduierung der Sideropneumokoniosen

- **Grad I:** Vorwiegend alveoläre, aber auch interstitielle, herdförmig betonte Ansammlungen von Makrophagen, die neben Siderin feinkörniges Eisen-III-oxid und in geringem Umfang Mischstaubpartikel speichern (sog. Siderophagen). Nur wenige Makrophagen und Mischstäube im peribronchialen, perivasalen und pleuralen Bindegewebe. Ausschließlich mikroskopisch fassbare diskrete Fibrosierungsreaktionen.
- **Grad II:** Verstärkte Anreicherungen von aktivierten Makrophagen und Mischstaubpartikeln in perivasalem, bronchopulmonalem, paralymphatischem Bindegewebe und der Pleurahauptschicht. Deutliche Fibrosierungen im Bereich der Staubdepots. Diskrete unspezifische entzündl. Begleitreaktion.
- **Grad III:** Ausgeprägte Mischstaubdepots. Deutliche Zeichen einer chronisch-schwelenden, entzündlich-fibrosierenden Reaktion. Entwicklung herdförmig akzentuierter, den Fremdstoffdepots topografisch zugeordneter Lungenfibrosen.

▶ Lokalisation der Staubdepots sowohl intra-alveolär, intrabronchiolär als auch interstitiell möglich,

▶ Staubdepots interstitiell sowohl in den Alveolarsepten als auch den perivaskulären und peribronchialen Bereichen vorkommend,

▶ Staubdepots sowohl extrazellulär als auch intrazellulär (dann in den Makrophagen als Siderin-beladenen Siderophagen) nachweisbar,

▶ oft Makrophagen-Cluster,

▶ außer Makrophagen keine wesentliche Häufung anderer zellulärer Bestandteile,

▶ meist nur geringe entzündliche Begleitreaktion

▶ Fibroblasten gehäuft in unmittelbarer Nähe der Siderophagen und der Staubdepots,

▶ Lungenfibrose meist nur gering- bis mittelgradig,

▶ Fibrosierungen konzentriert in topografischem Bezug zu den Staubdepots („patchy pattern"),

▶ Elementzusammensetzung der Staubdepots gleichartig wie in Schweißrauchen,

▶ Lungenfunktion meistens nicht oder geringgradig eingeschränkt (Restriktion, Gasaustauschstörung),

▶ keine oder geringe Progredienz der Fibrose,

▶ Fehlen anderer fibrogener Ursachen.

! Siderofibrosen bei Schweißern sind überwiegend blande verlaufende Erkrankungen mit meist nur geringer entzündlicher Aktivität. Die Fibrosierungen imponieren überwiegend inhomogen mit Betonungen im Bereich der Staubdepots. Siderofibrosen Grad II und v.a. Grad III sind selten. Die klinischen und lungenfunktionsanalytischen Befunde sind meist diskret bis leicht, selten höhergradig oder schwer.

In der wissenschaftlichen Begründung zur BK „Siderofibrose durch Schweißrauche" werden zur Erhärtung eines BK-Tatbestands in der Einzelfallprüfung folgende arbeitstechnische Anhaltspunkte gegeben, die der Sachverständigenbeirat ausdrücklich nicht als strikte Abschneidekriterien der Kausalitätsbeurteilung bei der Begutachtung verstanden wissen will:

▶ hohe/sehr hohe Schweißrauchexposition von 6–10 mg/m^3 und mehr,

▶ Arbeit in engen Räumen oder in Bereichen mit schlechter Lüftung,

▶ Exposition im Durchschnitt 10 Jahre und mehr,

▶ kumulative Schweißrauchbelastung von 100 bis 200 mg/m^3 × Jahre und mehr.

Es ist darauf hinzuweisen, dass Aluminiumschweißer bei langjähriger, hochgradiger Exposition gegenüber alumiumhaltigen Schweißrauchen eine Aluminose entsprechend BK 4106 entwickeln können (s. BK 4106). Reine Aluminiumschweißer sind nicht gegenüber eisenhaltigen Rauchkomponenten exponiert und entwickeln somit auch keine Siderofibrose mit eisenpositiven pulmonalen Staubdepots. Das Krankheitsbild unterscheidet sich röntgenologisch und histologisch von einer Siderofibrose.

! Belastungen, die zu Siderofibrosen bei Schweißern führen, werden unter heutigen Arbeitsbedingungen nur in Ausnahmefällen bzw. in Sonderbereichen gefunden. Insgesamt ist nicht mit einer hohen Zahl an Siderofibrosen bei Schweißern zu rechnen. Differenzialdiagnostisch ist bei Aluminiumschweißern auch eine BK 4106 in Erwägung zu ziehen.

Berufskrankheitengeschehen. Nach den Informationen der DGUV (Stand: November 2010) wurden Siderofibrosen bzw. Lungenfibrosen durch Schweißrauche in den Jahren 1992 bis 2006 in 5 Fällen wie eine Berufskrankheit anerkannt.

Nach der Veröffentlichung der wissenschaftlichen Begründung für die BK wurden entsprechend dem „Öffnungsparagrafen" § 9 Abs. 2 SGB VII zwischen 2006 und 2010 insgesamt 13 Fälle anerkannt. Seit der Aufnahme von Siderofibrosen bei Schweißern in die BK-Liste (Anlage 1 zur BKV) mit Datum vom 11. Juni 2009 wurden bis zum 31.12.2009 wegen einer BK 4115 Verdachtsanzeigen in 107 Fällen gestellt; bis Ende 2009 waren davon 21 Fälle entschieden, hiervon wurde in 4 Fällen eine BK bestätigt, davon 2 mit Entschädigung.

Therapie und Prävention

Die wichtigste präventive Maßnahme zur Vermeidung von Siderofibrosen ist die Minimierung der Schweißrauchkonzentration im Atembereich der Schweißer. Hierbei sollen Konzentrationen von 3 mg/m³ nach Möglichkeit nicht überschritten werden. Dies ist durch geeignete Absaugmaßnahmen in der Regel erreichbar. Bei Arbeiten an großen Teilen, in Behältern, Waggons etc. sowie bei Schweißarbeiten an häufig wechselnden Arbeitsstellen ist der Einsatz von Absaugungen häufig schwierig realisierbar. Oft werden nachführbare Erfassungsvorrichtungen auch nicht nachgeführt. In derartigen Fällen kann zum Beispiel der Einsatz brennerintegrierter Schweißrauchabsaugungen (bei Schutzgasverfahren) in Erwägung gezogen werden. Erforderlichenfalls kann zusätzlich zu der Schweißerschutzhaube/Schutzschirm das Tragen von PSA in Frage kommen. Bewährt haben sich hierbei vor allem fremdbelüftete Schweißerhelme; hierbei sollte auf die geprüfte Wirksamkeit und die Schulung in der richtigen Handhabung sowie regelmäßige Wartung, Filterwechsel etc. geachtet werden.

Zu achten ist auch auf die Einhaltung von Grenzwerten für Reizgase, wie beispielsweise Ozon, das vor allem bei Lichtbogenschweißarbeiten an Aluminiumwerkstoffen sowie auch an Edelstählen auftritt, und für Stickstoffoxide, die bei allen Verfahren mit der Gasflamme gebildet werden. Hierbei ist neben einer Absaugung auch eine ausreichende Raumlüftung erforderlich, da diese Gase zum Teil entfernt von der Schweißstelle gebildet werden.

! Die Primärprävention beinhaltet die Minimierung von Schweißrauchkonzentrationen und die Einhaltung von Grenzwerten für Reizgase durch Lüftung, Absaugung und ggf. auch durch persönliche Schutzausrüstung.

Die Sekundärprävention besteht in der regelmäßigen Durchführung arbeitsmedizinischer Vorsorgeuntersuchungen. Entsprechend der Arbeitsmedizinischen Vorsorgeverordnung in Verbindung mit der Gefahrstoffverordnung sind bei Schweißern bei Überschreiten einer Rauchkonzentration (ohne Berücksichtigung von persönlicher Schutzausrüstung) von 3 mg/m³ arbeitsmedizinische Vorsorgeuntersuchungen zu veranlassen (Pflichtuntersuchung), bei niedrigeren Konzentrationen sind diese anzubieten (Angebotsuntersuchung).

Wertvolle Hinweise zu deren Durchführung, auch unter besonderer Berücksichtigung des Aluminiumschweißens, gibt der G 39.

Neben den Schweißrauchen in ihrer Gesamtheit sind auch besondere Gefahrstoffe in den Schweißrauchen präventiv zu berücksichtigen, wie insbesondere Chromate und Nickelverbindungen, die bei der Bearbeitung hoch legierter Werkstoffe auftreten können und nach den Vorgaben der Gefahrstoffverordnung ebenfalls Untersuchungsanlässe unter Berücksichtigung des G 15 und G 38 darstellen.

Bei Nachweis einer Siderofibrose soll sichergestellt werden, dass künftige Schweißrauchbelastungen minimiert werden und eine Progredienz, insbesondere auch mit Lungenfunktionseinschränkungen, nicht eintritt. Andernfalls sollte eine Tätigkeit ohne Schweißrauchbelastung in Erwägung gezogen werden.

Therapeutische Ansätze ergeben sich bei Bedarf entsprechend den allgemeinen Vorgehensweisen bei Lungenfibrosen. Spezielle, Schweißrauch-spezifische Behandlungsmaßnahmen von Lungenfibrosen gibt es nicht.

Auch die immer wieder anzutreffende Meinung, durch die Gabe von Milch einen protektiven oder therapeutischen Effekt zu erzielen, ist nicht belegt.

! Die Sekundärprävention umfasst regelmäßige arbeitsmedizinische Vorsorguntersuchungen entsprechend den Regelungen der Gefahrstoffverordnung, die bei Überschreitung einer Schweißrauchkonzentration von 3 mg/m³ verpflichtend sind. Die Therapie richtet sich bei Bedarf nach den Behandlungskriterien für Lungenfibrosen allgemein; spezifische Behandlungskonzepte für Siderofibrosen existieren nicht.

Zusammenfassung Siderofibrosen sind reaktive Erkrankungen der Lunge infolge einer hochgradigen, meist langjährigen inhalativen Belastung mit eisenhaltigen Schweißrauchpartikeln. Sie gehen über eine reine Eisenspeicherung (Siderose) der Lunge hinaus und führen zu fibrotischen Reaktionen des Lungenparenchyms, die sich meist in direktem topografischen Bezug zu den Staubdepots besonders ausgeprägt darstellen. Erhöhte Konzentrationen von Reizgasen wie Ozon und Stickstoffoxiden können die Entstehung begünstigen. Siderofibrosen bei Schweißern sind meist nicht von starken entzündlichen interstitiellen Prozessen begleitet. Die Fibrosierung ist meist gering bis mittelgradig ausgeprägt, hochgradige Fibrosen werden selten beobachtet. Auch die klinischen Auswirkungen und Lungenfunktionseinbußen sind meist gering bis mäßiggradig, nur selten schwer.

Das Krankheitsbild verläuft meist nicht oder nur langsam progredient. Präventiv ist in erster Linie auf eine Minimierung der Schweißrauchbelastung zu achten. Regelmäßige Vorsorgeuntersuchungen sind nach der Gefahrstoffverordnung indiziert, in Abhängigkeit von der Höhe der Schweißrauchbelastung entweder als Pflicht- oder als Angebotsuntersuchung. Ein epidemiologischer Nachweis der Überhäufigkeit von Lungenfibrosen bei Schweißern ist nicht gegeben, angesichts der Seltenheit des Krankheitsbildes in der Allgemeinbevölkerung jedoch auch nicht zu erwarten. In zahlreichen Kasuistiken werden z. T. unterschiedliche histologische, klinische und radiologische Befunde und Verläufe von Lungenfibrosen bei Schweißern beschrieben. Der BK-Tatbestand beruht im Wesentlichen auf einer Häufung von Einzelfallmitteilungen, oft auch in Cluster-artiger Form, die eine häufig wiederkehrende Konstellation in dem zuvor beschriebenen Sinn aufweisen. Angesichts der hohen Zahl an Beschäftigten, die Schweißarbeiten ausführen, ist die Siderofibrose der Lunge durch die Inhalation von Schweißrauchen und Schweißgasen ein relativ seltenes Krankheitsbild. Differenzialdiagnostisch sind andere Pneumokoniosen und außerberuflich entstandene Fibrosen zu berücksichtigen, bei langjährigen Aluminium-Schweißern v. a. auch eine Aluminose.

Weiterführende Literatur

Buerke U et al.: Interstitial pulmonary fibrosis after severe exposure to welding fumes. Am J Ind Med 2002; 41: 259–268.

Bundesministerium für Arbeit und Soziales: Wissenschaftliche Begründung für die Berufskrankheit "Lungenfibrose durch extreme und langjährige Einwirkung von Schweißrauchen und Schweißgasen – (Siderofibrose)". Bundesarbeitsbl 2006; 10: 35–49.

Deutsche Gesetzliche Unfallversicherung (Hrsg.): Berufsgenossenschaftliche Regel BGR 220 „Schweißrauche". Köln: C. Heymanns, 2005 (http://www.arbeitssicherheit.de/servlet/PB/show/1224525/bgr220.pdf).

Deutsche Gesetzliche Unfallversicherung (Hrsg.): Berufsgenossenschaftliche Grundsätze für arbeitsmedizinische Vorsorgeuntersuchungen; G 39 „Schweißrauche", 4. Aufl. Stuttgart: Gentner, 2007, S. 509–524.

Deutsche Gesetzliche Unfallversicherung: Berufsgenossenschaftliche Information BGI 616 „Beurteilung der Gefährdung durch Schweißrauche". Köln: C. Heymanns, 2006 (http://www.arbeitssicherheit.de/servlet/PB/show/1224780/bgi616.pdf).

Müller K-M, Verhoff MA: Graduierung von Sideropneumokoniosen. Pneumologie 2000; 54: 315–317.

Stanulla H, Liebetrau G: Die Elektroschweißerlunge. Prax Klin Pneumol 1984; 38: 14–18.

Zober A, Zschiesche W: Der Schweißerarbeitsplatz. In: Konietzko J et al. (Hrsg.): Handbuch der Arbeitsmedizin, IV-9.20.1. Landsberg: ecomed, 2003, S. 1–16.

Zschiesche W: Schweißerlunge – ein einheitliches Krankheitsbild? In: Konietzko N et al. (Hrsg.): Lunge und Arbeitswelt. Berlin, Heidelberg, New York: Springer, 1990, S. 123–147.

Zschiesche W: Schweißen. In: Landau K, Pressel G (Hrsg.): Medizinisches Lexikon der beruflichen Belastungen und Gefährdungen, 2. Aufl. Stuttgart: Gentner, 2008

9.2 Erkrankungen durch organische Stäube

9.2.1 BK 4201: Exogen-allergische Alveolitis

D. Nowak und P. Angerer

Charakterisierung, Vorkommen und Gefährdungen

Die exogen-allergische Alveolitis ist eine interstitielle Lungenerkrankung, die durch wiederholte Inhalation organischer Stäube hervorgerufen wird. Die organischen Stäube wirken als spezifische Antigene und müssen alveolengängig, d. h. unter 5 µm groß sein. Die resultierende Entzündung des Lungenparenchyms und der terminalen Bronchien lässt sich sowohl auf eine humorale (Typ III) als auch auf eine zelluläre (Typ IV) Überempfindlichkeitsreaktion zurückführen. Eine große Zahl an Auslösern der exogen-allergischen Alveolitis

Tabelle 9.12: Formen der exogen allergischen Alveolitis (gekürzt nach Sennekamp 2007)

Krankheitsbezeichnung	Antigene	Exposition
Farmerlunge	Thermophile Aktinomyzeten, Aspergillusarten u. a. Pilze	Landwirtschaft, Gärtner
Taubenzüchterlunge, Wellensittich-halterlunge, Kanarienvogelhalter-lunge (u. a. Vogelhalterlungen)	Proteine aus Vogelkot, -serum, -federn	Vogelzucht, -haltung (Vogelhänd-ler, Tierarzt, Zoowärter, Federleser)
Befeuchterlunge	Thermophile Aktinomyzeten, Aspergillusarten, andere Pilze u. Bakterien	Klimaanlagen, Kühlsysteme, Luft-befeuchter (Druckereiarbeiter)
Malzarbeiterlunge	Aspergillus fumigatus und clavatus	Brauwesen (schimmelige Gerste u. Malz)
Käsewäscherlunge	Penicillium casei und Frequentans	Milchverarbeitung (schimmeliger Käse)
Waschmittellunge	Bacillus subtilis	Waschmittelherstellung
Kürschnerlunge	Tierische Pelzhaare, verschiedene Pilze	Pelzverarbeitung
Holzarbeiterlunge	Holzstaub, Alternariaarten	Holzverarbeitung
Papierarbeiterlunge	Holzstaub, Alternariaarten	Papierverarbeitung
Hypophysenextraktschnupfer-lunge	Proteine von Rind und Schwein	Diabetes insipidus
Rattenalveolitis	Ratten- und Mäuseurin	Tierpfleger, Laborant
Pankreatinpulveralveolitis	Organextrakt	Laborant
Müller-, Bäckerlunge	Schimmeliges Mehl, Korn	Müller, Bäcker
Kornkäferlunge	Kornkäfer	Müller, Bäcker
Fischmehllunge	Fischmehl	Fischverarbeiter, Tierfütterer
Schalentier-Alveolitis	Hummer, Krabbe und andere Schalentiere	Schalentierverarbeiter
Seidenwurm-Alveolitis	Seidenwurm, -spinner	Seidenzüchter und -verarbeiter
Pilzzüchterlunge	Pilzsporen, Bakterien und Schimmelpilze im Pilzkompost	Pilzzüchter
Isocyanat-Alveolitis	Isocyanat-Verbindungen	Chemiearbeiter, Spritzlackierer
Penicillinalveolitis	Penicillin	Pharmaindustrie
Bagassose	schimmelige Bagasse	Zuckerrohrarbeiter
Korkarbeiterlunge	schimmeliger Kork	Korkarbeiter
Tabakarbeiterlunge	schimmelige Tabakblätter	Tabakarbeiter
Obstbauernlunge	verschimmelte Obst-Kühlhäuser	Obstbauer
Winzerlunge	Trauben mit Edelfäule	Winzer
Saxophonlunge	Mundstück mit Candidabefall	Saxophonspieler
Perlmuttalveolitis	Glykoproteine	Perlmuschelbearbeitung
Salamibürsterlunge	Schimmel auf Wursthaut	Salamiherstellung

ist bekannt, eine (unvollständige) Übersicht vermittelt Tabelle 9.12.

Hierzulande treten als berufsbedingte Formen die Farmer- und Befeuchterlunge am häufigsten auf. Die Farmerlunge kommt insbesondere dann vor, wenn Heu und Stroh feucht eingefahren werden, so dass es zur Schimmelbildung kommt. Skandinavischen Angaben zufolge erkranken bis zu 8 % der exponierten Landwirte, hierzulande ist die Erkrankungshäufigkeit sicherlich deutlich niedriger. In landwirtschaftlichen Betrieben, in denen Silage hergerichtet und verfüttert wird, ist die Erkrankung sehr selten.

Die Befeuchterlunge tritt v. a. in Druckereibetrieben auf, in denen eine Raumluftklimatisierung erforderlich ist, um die Feuchte des zu bedruckenden Papiers auf konstanter Höhe zu halten. Angaben zur Häufigkeit existieren nicht.

Pathogenese

Die manifeste Erkrankung setzt eine Sensibilisierung voraus. Es ist nach wie vor unklar, bei welchen Personen die Sensibilisierung leichter zustandekommt, genetische Mechanismen scheinen eine Rolle zu spielen. Weiterhin ist unklar, welche Risikofaktoren dafür verantwortlich sind, dass es bei einigen sensibilisierten Personen zum Ausbruch der manifesten Erkrankung kommt, bei anderen über viele Jahre nicht.

> **!** Allergische Mechanismen vom Typ III und vom Typ IV spielen bei der exogen-allergischen Alveolitis eine Rolle.

In der Pathogenese der exogen-allergischen Alveolitis spielen nebeneinander die Typ-III-Reaktion (humoral, Immunkomplex-vermittelt) und die Typ-IV-Reaktion (Zell-vermittelt, Spätreaktion vom Tuberkulintyp) eine Rolle:

▶ Typ-III-Reaktion:
Inhalierte Antigene reagieren mit zirkulierenden Antikörpern vom IgG-Typ (Präzipitine),so dass Immunkomplexe im Interstitium der Lunge entstehen. Chemotaktische Faktoren locken Neutrophile an, diese wiederum phagozytieren die Immunkomplexe. Aus den neutrophilen Granulozyten werden Entzündungsmediatoren freigesetzt, die zur Schwellung der Alveolarsepten führen. Diese Reaktion spielt sich ca. 4–12 Stunden nach Allergenkontakt ab.

▶ Typ-IV-Reaktion:
Nach Tagen bis Wochen, teilweise auch erst nach Monaten nimmt die neutrophile Infiltration der Alveolarsepten ab, und es steht die Infiltration durch sensibilisierte T-Lymphozyten im Vordergrund. Diese setzen Lymphokine frei, die wiederum die Alveolarmakrophagen aktivieren und die Bildung von Epitheloidzellgranulomen anregen. Die T8-dominante Lymphozytose steht im Vordergrund (T8-Zellen: Suppressorzellen, im Gegensatz zur T4-dominanten Lymphozytose bei der Sarkoidose, bei der die Granulombildung ausgeprägter ist).

Krankheitsbild, Diagnostik, Begutachtung

Eine von den Patienten berichtete zeitliche und örtliche Zuordnung der Beschwerdesymptomatik zu bestimmten Tätigkeiten oder Aufenthaltsorten kann hilfreich sein. Es gelingt vielfach bereits bei sorgfältiger Anamneseerhebung, zwischen der akuten Verlaufsform (massive Allergenzufuhr) und der chronischen Verlaufsform (chronische, eher niedrig dosierte Allergenzufuhr) zu differenzieren.

Bei der akuten Verlaufsform steht die grippeähnliche Symptomatik mit Schüttelfrost, Gliederschmerzen, Husten und Fieber 4–12 Stunden nach Allergenkontakt im Vordergrund. Die chronische Form nimmt einen eher schleichenden uncharakteristischen Verlauf mit trockenem Husten, Abgeschlagenheit und Belastungsluftnot.

> **!** Klinisch ist bei der exogen-allergischen Alveolitis nach Knisterrasseln zu fahnden!

Klinisch sind feinblasige trockene Rasselgeräusche (Knisterrasseln, insbesondere dorsobasal!) festzustellen. In fortgeschrittenen Fällen lassen sich bei etwa einem Drittel der Patienten Trommelschlägelfinger und Uhrglasnägel dokumentieren.

Funktionsanalytisch kommt es zur Verminderung der Lungendehnbarkeit, zur restriktiven Ventilationsstörung und Verminderung der Diffusionskapazität. Ein besonders sensitiver Parameter ist der Abfall des Sauerstoffpartialdrucks im kapillarisierten Blut unter standardisierter fahrradergometrischer oder – besser – spiroergometrischer Belastung. Die pulmonal-arteriellen Drücke sind unter Belastung, in fortgeschrittenen Fällen auch in Ruhe, erhöht. Bei fortgeschrittenen Fällen kommt vielfach auch eine obstruktive Ventilationsstörung, teilweise auch eine irreversible Lungenüberblähung, hinzu. In Frühstadien ist zu beachten, dass in beschwerdefreien Intervallen die Lungenfunktion normale Werte aufweisen kann. Die Sensitivität der Basis-Lungenfunktionsdiagnostik darf somit in Frühstadien der Erkrankung nicht überschätzt werden.

Einen wichtigen, jedoch nicht isoliert zu betrachtenden Baustein in der Diagnostik der exogen-allergischen Alveolitis stellen die Präzipitine (IgG-Antikörper) dar. Wenn Präzipitine positiv sind, bedeutet dies zunächst lediglich den Nachweis einer Sensibilisierung, nicht den einer manifesten Erkrankung, denn auch gesunde Exponierte bilden Präzipitine. Insbesondere bei Personen in der Landwirtschaft ist dieses Phänomen anzutreffen. Auf der anderen Seite gibt es Patienten mit einer manifesten, eindeutig gesicherten exogen-allergischen Alveolitis, bei denen sich keine Präzipitine nachweisen lassen (etwa 10–15 % aller Fälle).

> **!** Präzipitine und positive Klinik reichen für die gesicherte Diagnose einer exogen-allergischen Alveolitis keineswegs aus.

Die Arbeitsgruppe „Exogen-allergische Alveolitis" der Deutschen Gesellschaft für Allergie- und Immunitätsforschung hat Diagnosekriterien festgelegt (Sennekamp 2007): Wenn alle sechs genannten Kriterien erfüllt sind, liegt eine exogenallergische Alveolitis vor (s. Box 9.3).

Box 9.3: Kriterien der exogen-allergischen Alveolitis

1. Antigenexposition
2. Expositions- und/oder zeitabhängige Symptome
3. spezifische IgG-Antikörper im Serum
4. Sklerophonie (Knisterrasseln)
5. Röntgenzeichen der EAA, gegebenenfalls im HR-CT
6. pO_2 in Ruhe und/oder bei Belastung erniedrigt oder DCO eingeschränkt

Fehlt eines der genannten Kriterien, kann es durch eines der folgenden ersetzt werden:
- ❏ Lymphozytose in der BAL
- ❏ mit EAA zu vereinbarender histopathologischer Befund der Lunge
- ❏ positiver Karenztest
- ❏ positiver inhalativer Expositions- oder Provokationstest

Sind insgesamt 6 Kriterien erfüllt, liegt eine EAA vor.

Sofern die Diagnose in unklaren Fällen nicht anderweitig zu sichern ist, kann eine inhalative Provokationstestung angezeigt sein. Die Indikation ist insofern ganz besonders sorgfältig zu stellen, als eine mehrere Tage (im Einzelfall bis Wochen) anhaltende Alveolitisreaktion ausgelöst werden kann, außerdem kann sich eine schwere, stationär behandlungsbedürftige Hypoxämie entwickeln.

Die inhalative Provokationstestung sollte sich an den Empfehlungen der Deutschen Gesellschaft für Pneumologie orientieren.

Als Indikationen zur Durchführung einer inhalativen Provokationstestung gelten:

▶ Mit den erhobenen diagnostischen Parametern ist eine exogen-allergische Alveolitis nicht sicher zu diagnostizieren, und es besteht weiterhin der begründete Verdacht.

▶ Die Allergenkarenz ist erwartungsgemäß aufwandig, wie bei Wohnungs- oder Berufswechsel, insbesondere bei der Begutachtung.

▶ Spezielle – auch wissenschaftliche – Fragestellungen (z. B. Evaluierung des protektiven Effektes von Atemschutzgeräten, Sicherung unbekannter Allergene oder Identifizierung relevanter Allergene aus einer Substanzmischung)

Das Ergebnis eines inhalativen Provokationstests ist in standardisierter Weise zu dokumentieren, wobei Angaben zur Symptomatik, zur Klinik, zur Körpertemperatur, zu Blutbildveränderungen, radiologischen und funktionsanalytischen Veränderungen sowie zu Änderungen im Zellbild der bronchoalveolären Lavage gemacht werden.

Sofern eine bronchoalveoläre Lavage durchgeführt wird, kommt der Relation der CD4- zu den CD8-positiven Lymphozyten eine besondere Bedeutung zu. Die CD4-positiven Zellen (Helferzellen) beeinflussen positiv die Immunantwort gegenüber Antigenen, die das Immunsystem abwehrt. Die CD8-Zellen fungieren als Suppressor- und zytotoxische Zellen. Während der CD4/CD8-Quotient bei gesunden Nichtrauchern zwischen 1,8 und 2,7 liegt, bewegt er sich bei der exogen-allergischen Alveolitis in der Regel unter 1,3, meist bei 0,5 bis 1,0. Ein Teil der Patienten weist gleichwohl normale CD4/CD8-Quotienten auf.

Die Sensitivität der histologischen Diagnostik liegt bei 50–80 %, insbesondere bei sehr fortgeschrittenen Erkrankungsformen nimmt sie ab. In begründeten Zweifelsfällen, vor allem wenn andere interstitielle Lungenerkrankungen ausgeschlossen werden müssen, ist eine offene Lungenbiopsie indiziert.

Das Ergebnis der inhalativen Provokationstestung wird wie folgt beurteilt (Bergmann et al. 1998):

▶ Systemische Reaktion
  ■ Auftreten provokationsbezogener Allgemeinsymptome wie Frösteln, Schüttelfrost oder Gliederschmerzen („flu-like illness").
  ■ Anstieg der Körpertemperatur um ≥ 1 °C in den pathologischen Bereich (entsprechend > 36,4 °C rektal).
  ■ Anstieg der Leukozytenzahl um ≥ 2500 pro mm³.

▶ Pulmonale Reaktion
  ■ Auftreten provokationsbezogener pulmonaler Symptome wie Husten, Atemnot oder Befunde wie Knisterrasseln. Abfall des arteriellen Sauerstoffpartialdruckes um ≥ 7 mmHg in den pathologischen Bereich an mindestens zwei Messpunkten im Abstand von 2 Stunden und/oder Abfall der DCO um ≥ 15 % des Ausgangswertes. Einige Autoren halten das Auftreten oder die Zunahme eines Abfalls des Sauerstoffpartialdrucks bei Belastung für aussagekräftiger als die Ruhemessung. Auch die Messung der AaDO$_2$ bei Belastung wurde empfohlen.
  ■ Abfall der inspiratorischen Vitalkapazität und/oder der totalen Lungenkapazität um ≥ 20 % vom Ausgangswert (nur beurteilbar, wenn nicht gleichzeitig eine obstruktive Ventilationsstörung auftritt).

Eine positive pulmonale Reaktion liegt vor, wenn mindestens zwei der drei Kriterien erfüllt sind. Der inhalative Provokationstest wird als positiv beurteilt, wenn eine systemische und pulmonale Reaktion aufgetreten ist.

Der Verlauf hängt im Wesentlichen vom Ausmaß der Allergenexposition und vom Schweregrad der bereits eingetretenen irreversiblen fibrotischen Lungenveränderungen ab.

Bei Vogelzüchtern/-haltern ist die Erfordernis einer konsequenten Expositionskarenz besonders wichtig. Dies bedeutet vielfach auch eine „Sanierung" von Kleidungsstücken, auch der von Angehörigen, mit denen die Erkrankten in Kontakt stehen. Je kürzer die Erkrankungsdauer ist, umso günstiger ist die Prognose einer Vogelhalterlunge.

Bei Landwirten ist die Expositionskarenz naturgemäß oft nur schwer durchführbar. Spezifische protektive Maßnahmen wie Umstellung auf Silagebetrieb, Verwendung eines Airstream-Helms oder Vornahme der Fütterungsarbeiten durch einen nicht erkrankten Angehörigen können bei Landwirten allerdings vielfach ausreichen, das Krankheitsbild am Fortschreiten zu hindern. Es ist in jedem Falle wichtig, dass die

Tabelle 9.13: Differenzialdiagnose ODTS-EAA

	Exogen-allergische Alveolitis	Organic Dust Toxic Syndrome
Mehrere exponierte Personen befallen (Cluster)	ungewöhnlich	ja
Raucheranamnese	Nichtraucher überwiegen	Nichtraucher überwiegen
Expositionsanamnese	Organische Aerosole, schimmeliges Getreide, Silage, Heu, Holzhack-Schnitzel, Dämpfe von kontaminiertem Wasser, Exkremente von Tieren	
	Wiederholte (!) Exposition gegenüber Antigen	Symptomatik kann nach erstmaliger Exposition auftreten
Auslöser	Antigene der EA	Endotoxine, Glucane, Mykotoxine, andere?
Latenzzeit	4–12 Std.	4–12 Std.
Dauer eines Schubs	mehrere Tage bis Wochen	1 Tag, höchstens 2–3 Tage
Symptomatik	Fieber, Frösteln, Abgeschlagenheit, Husten, Kurzluftigkeit	Husten, Frösteln, Fieber, Abgeschlagenheit, Myalgien, Kopfschmerzen
Körperlicher Untersuchungsbefund	endinspiratorisches Knisterrasseln	normal oder vereinzelte Rasselgeräusche
Röntgen Lunge	häufig pathologische Lungenveränderungen	normal, allenfalls diskrete Infiltrate am 1. Tag
Blutgasanalyse	normal, selten geringe Hypoxämie	Hypoxämie
Lungenfunktion	Restriktion, Diffusionsstörung	normal, selten akut leicht restriktiv
Typ-III-Antikörper	meist positiv	meist negativ
Bronchoalveoläre Lavage	obligat Lymphozytose, häufig zusätzlich CD4/CD8-Quotient erniedrigt, in der akuten Phase zusätzlich Neutrophilie	Neutrophilie
Prognose	variabel, Tendenz zur Lungenfibrose	gut, Tendenz zur COPD
Schleimhäute	normal	gerötet
Inzidenz/10 000 und Jahr	2–30 (Farmerlunge)	20–190 (Drescherfieber)

genannten Maßnahmen von engmaschigen differenzierten Lungenfunktionsuntersuchungen begleitet werden, um ggf. rechtzeitig den Zeitpunkt einer vollständigen Expositionskarenz (bis hin zur Aufgabe der Landwirtschaft, ggf. Umzug) nicht zu verfehlen.

Sofern wiederholte Erkrankungsschübe auftreten, kann die Erkrankung, wie andere interstitielle Lungenerkrankungen auch, in das Endstadium einer Wabenlunge mit konsekutivem Cor pulmonale eintreten.

Begutachtung. Die Mehrzahl der Begutachtungsfälle kommt ohne Provokationstestung aus, weil der Vollbeweis der Krankheit oftmals auch mit den anderen genannten diagnostischen Hilfsmitteln erbracht werden kann. Die Provokationstestung wird als nicht duldungspflichtig angesehen – gleichwohl muss bedacht werden, dass der fehlende Vollbeweis des Krankheitsbilds im Berufskrankheitenverfahren zu Lasten des Erkrankten geht.

! Gutachterlich kommt es bei der exogenallergischen Alveolitis unter anderem darauf an, das sehr viel häufigere „Organic Dust Toxic Syndrome" abzugrenzen (Tabelle 9.13).

Aus unserer Sicht stehen folgende gutachterliche Probleme oft im Vordergrund:

1. Der Zeitpunkt der Krankheitsmanifestation und der Zeitpunkt der gutachterlichen Untersuchung liegen mitunter weit auseinander. Wenn – wie bei Farmerlungen häufig – das Erkrankungsmaximum oft im Spätwinter liegt, wird die Beweisführung bei einer Begutachtung im Sommer oft erschwert sein, wenn zum Zeitpunkt des Krankheitsschubs keine optimale Befunddokumentation erfolgte. Es kann dann hilfreich sein, die Begutachtung auf den Zeitpunkt eines (durch Arbeitseinflüsse induzierten) alveolitischen Schubs zu verschieben.

2. Einige Fälle einer EAA sind zum Zeitpunkt der Begutachtung seronegativ (d. h. ohne spezifische IgG-Antikörper) und weisen ein unauffälliges Röntgenbild der Thoraxorgane sowie eine regelrechte Lungenfunktion auf.

3. Insbesondere bei subakuten oder chronischen Verläufen ist die Beurteilung der Anamnese oft schwierig. Besonders bei solchen Fällen ist der Gutachter in besonderer Weise auf Vorbefunde (Aufzeichnungen des Hausarztes, alte Röntgenbilder und Lungenfunktionsbefunde, frühere serologische Befunde) angewiesen.

4. Spezifische IgG-Antikörper treten auch bei nicht erkrankten Exponierten auf. Die Beurteilung ist dann besonders schwierig, wenn diese Personen auch eine Alveolitis-ähnliche Symptomatik im Sinne eines Organic Dust Toxic Syndrome aufweisen, ohne an einer exogen-allergischen Alveolitis erkrankt zu sein und ohne ein gesteigertes Risiko für die Entstehung dieser Erkrankung aufzuweisen.

5. In den letzten Jahren wurde zunehmend häufiger über überwiegend emphysematöse Manifestationen der exogen-allergischen Alveolitis berichtet. Die Autoren haben den Eindruck, dass insbesondere bei chronischen Verlaufsformen mit emphysematösem Erscheinungsbild die Diagnose tendenziell zu selten gestellt wird. Die diagnostischen Kriterien (an denen wir mitgewirkt haben) haben auch für diese Formen möglicherweise keine besondere Treffsicherheit.

Therapie

Kortikosteroide unterdrücken die zelluläre Entzündung des Lungengewebes und tragen zu einer Abschwächung der klinischen Symptomatik bei. Die akute exogen-allergische Alveolitis kann durch Steroide unterdrückt werden. Der Langzeitverlauf ist unter Steroidtherapie jedoch nicht eindeutig besser als ohne medikamentöse Therapie. Steroide sind offensichtlich nicht geeignet, die Folgeschäden der Alveolitis zu verhindern. Sie können sogar über eine Verschleierung der Warnsymptome der Erkrankung die Motivation der Patienten zur Allergenkarenz mindern.

> **!** Kortikosteroide sind zur Langzeitbehandlung der exogen-allergischen Alveolitis keine Alternative zur (nötigen, aber BK-rechtlich formal nicht zwingend geforderten) Allergenkarenz.

Zusammenfassung Die exogen-allergische Alveolitis ist eine interstitielle Lungenerkrankung nach Exposition gegenüber organischen Stäuben. Pathogenetisch liegen eine Typ-III- und Typ-IV-Reaktion zugrunde. Die Diagnosekriterien sind im Wandel begriffen, die Abgrenzung zum Organic Dust Toxic Syndrome ist oftmals nicht einfach. Restriktion und Diffusionsstörung stehen funktionsanalytisch im Vordergrund. Allergenkarenz ist anzustreben, Steroide haben langfristig wahrscheinlich keinen wesentlichen positiven Effekt.

Weiterführende Literatur

Bergmann K-C, Kroidl R, Liebetrau G, Müller-Wening D, Sennekamp J, Vogelmeier C: Deutsche Gesellschaft für Pneumologie: Empfehlungen zur inhalativen Provokationstestung bei exogen-allergischer Alveolitis. Pneumologie 1998; 52: 444–446.

Hirschmann JV, Pipavath SN, Godwin JD: Hypersensitivity pneumonitis: a historical, clinical, and radiologic review. Radiographics 2009; 29: 1921–1938.

Malinen AP, Erkinjuntti-Pekkanen RA, Partanen PK, Rytkönen HT, Vanninen RL: Long-term sequelae of Farmer's lung disease in HRCT: a 14-year follow-up study of 88 patients and 83 matched control farmers. Eur Radiol 2003; 13: 2212–2221.

Sennekamp J: Exogen-allergische Alveolitis. In: Letzel S, Nowak D (Hrsg.): Handbuch der Arbeitsmedizin. 3. Erg.-Lfg. 7/2007 Landsberg: ecomed, 2007, S. 1–60.

Sennekamp J, Müller-Wening D, Amthor M et al.: Arbeitsgemeinschaft Exogen-Allergische Alveolitis der Deutschen Gesellschaft für Pneumologie und Beatmungsmedizin (DGP) und der Deutschen Gesellschaft für Allergologie und Klinische Immunologie (DGAKI): Empfehlungen zur Diagnostik der exogen-allergischen Alveolitis. Allergologie 2006; 29: 431–438.

9.2.2 BK 4202: Erkrankungen der tieferen Atemwege und der Lungen durch Rohbaumwoll-, Rohflachs- oder Rohhanfstaub (Byssinose)

D. Nowak und P. Angerer

Charakterisierung, Vorkommen und Gefährdungen

Es handelt sich bei der Byssinose (Baumwollstaublunge) um eine organische Pneumokoniose durch das Einatmen von pflanzlichen Verunreinigungen des Rohbaumwoll-(Flachs- oder Hanf-) Staubs. Die Erkrankung tritt nur nach Einwirkung von Staub auf, der bei der Aufbereitung und Reinigung von Rohbaumwolle, verrotteten Flachs- und Hanffasern entsteht. Verantwortlich ist fast ausschließlich die Feinstaubfraktion. In den Vorreinigungswerken von Spinnereien werden die Pflanzenfasern von Verunreinigungen und nicht verwertbaren Teilen befreit und parallelisiert. Während der folgenden Produktionsprozesse kommt die Byssinose nur selten vor, dann vor allem in der Spinnerei und Weberei, wenn die Atemluft noch wegen mangelhafter Vorreinigung oder durch Kontamination mit dem Staub aus den Vorwerken unerwünschte Pflanzenteile enthält. Das Vorkommen von Erkrankungen an Byssinose nach Einwirkung von Sisal-Staub wurde beschrieben.

Pathogenese

Die Pathogenese ist bislang nicht befriedigend geklärt. Komplement-Aktivierung und Aktivierung der Arachidonsäurekaskade spielen eine Rolle. Zahlreiche Arbeitsgruppen beschreiben eine enge Assoziation zwischen der Konzentration von Endotoxinen aus gramnegativen Bakerien im Baumwollstaub und der Byssinoseprävalenz, allerdings ist die Endotoxinbelastung allein nicht ausreichend für die Erklärung des Krankheitsbildes, insbesondere der chronischen Effekte. Ein weiteres toxisches und bronchokonstriktorisches Potenzial wird polyphenolischen Gerbsäuren zugeschrieben, die insbesondere aus den Deckblättern um die Samenkapseln der Baumwollpflanze freigesetzt werden. Ein allergischer Mechanismus im engeren Sinne liegt der Erkrankung nach heutigem Kenntnisstand wahrscheinlich nicht zugrunde.

Krankheitsbild, Diagnostik, Begutachtung

Eine von der WHO vorgenommene Einteilung der Byssinose hat sich im zentraleuropäischen Raum kaum durchgesetzt, da sie die akut-irritativen Effekte des Baumwollstaubs nicht berücksichtigt und da Lungenfunktionsverschlechterungen über die Arbeitsschicht in Abwesenheit von Symptomen keinen Eingang in die Einteilung finden.

> **!** Die Byssinose tritt in einer akuten und in einer chronischen Form auf.

Es wird heute ansonsten allgemein zwischen zwei Formen unterschieden:

1. Bei der akuten Byssinose kommt es zu einer sofortigen Atemwegsreaktion, die sich bei etwa einem Drittel erstmals exponierter Versuchspersonen mit einer obstruktiven Ventilationsstörung manifestiert. Dem Endotoxingehalt des Rohbaumwollstaubs wird dabei eine Schlüsselrolle zugeschrieben. Diese oftmals heftige klinische Reaktion, die bei einem relevanten Prozentsatz der am Arbeitsplatz Exponierten zu einer raschen Abkehr von der Arbeit führt, ist die wesentliche Ursache für den ausgeprägten Healthy-Worker-Effekt in den chronisch exponierten Kollektiven. Der Begriff der akuten Byssinose ist insbesondere im angloamerikanischen Sprachraum verbreitet, hierzulande ist er weniger gebräuchlich.

2. Die chronische Byssinose (Byssinose im eigentlichen, üblichen Sinne) manifestiert sich regelhaft erst nach langjähriger, mindestens etwa 10-jähriger, oftmals 20- bis 25-jähriger Expo-

sition gegenüber Rohbaumwollstäuben. Ein Engegefühl über der Brust und das Gefühl erschwerter Atmung tritt nach einigen Tagen Abwesenheit vom Arbeitsplatz bei neuerlicher Exposition auf (Montagskrankheit) und verstärkt sich mitunter im Tagesverlauf bis in den Abend hinein. Wiederholte Exposition an den darauffolgenden Arbeitstagen geht dann oft mit einem Rückgang der Symptomatik einher (Tachyphylaxie). Eine klinische Schweregrad-Einteilung nimmt auf Symptome (Engegefühl, Irritation) und Lungenfunktionseffekte (akut und chronisch) Bezug. Die Symptomatik ist initial meist mit einer reversiblen arbeitsschichtbezogenen Lungenfunktionsverschlechterung verbunden, im chronischen Verlauf tritt eine oft irreversible Obstruktion auf. Die Byssinose geht i.d.R. mit einer gesteigerten unspezifischen Atemwegsempfindlichkeit einher.

Bei der Begutachtung ist es wichtig, die Diagnose kritisch zu hinterfragen. Unspezifische Symptome treten aufgrund der irritativenWirkung des endotoxinhaltigen Baumwollstaubs bei Exponierten mit und ohne Byssinose auf. Pathognomonische radiologische oder immunologische Befunde existieren nicht. Ein bronchialer Provokationstest mit Baumwollstaubextrakten liefert keine differenzialdiagnostisch verwertbaren Ergebnisse. Der sorgfältigen Anamneseerhebung (Montagssymptomatik) kommt letztlich wegweisende Bedeutung zu.

Zusammenfassung Die Byssinose ist eine organische Pneumokoniose durch das Einatmen pflanzlicher Verunreinigungen des Rohbaumwollstaubs und kommt fast ausschließlich in den Vorreinigungswerken und Spinnereien vor. Es existieren akute und chronische Formen.

Weiterführende Literatur

Castellan RM, Olenchock SA, Hankinson JL et al.: Acute bronchoconstriction induced by cotton dust: dose-related responses to endotoxin and other dust factors. Ann Intern Med 1984; 101: 157–163.

Khan AJ, Nanchal R: Cotton dust lung diseases. Curr Opin Pulm Med 2007; 13: 137–141.

McL Niven R, Pickering CAC: Byssinosis: a review. Thorax 1996; 51: 632–637.

Rushton L: Occupational causes of chronic obstructive pulmonary disease. Rev Environ Health 2007; 22: 195–212.

Rylander R: The role of endotoxin for reactions after exposure to cotton dust. Am J Ind Med 1987; 12: 687–697.

9.2.3 BK 4203: Adenokarzinome der Nasenhaupt- und Nasennebenhöhlen durch Stäube von Eichen- oder Buchenholz

D. Nowak und P. Angerer

Charakterisierung, Vorkommen und Gefährdungen

Adenokarzinome der Nasenhaupt- und Nasennebenhöhlen sind relativ seltene Tumoren, von denen jedoch etwa zwei Drittel auf Eichen- oder Buchenholzstäube bezogen werden können. Gefährdend sind Tätigkeiten mit einer hohen Staubbelastung durch die genannten Holzarten. Insbesondere Bau- und Möbelschreiner, Parkettleger, Küfer und Stellmacher sind davon betroffen.

Die Erkrankung tritt bevorzugt in Kleinbetrieben mit multiplen Expositionen auf.

Pathogenese

Das kanzerogene Prinzip, das für die Entstehung von Adenokarzinomen der Nasenhaupt- und Nasennebenhöhlen verantwortlich ist, ist bislang nicht bekannt. Eichen- und Buchenholzstäube sind genotoxisch. Die chronische Inhalation nativer Eichen- und Buchenholzstäube führt zu verstärkten Zylinderzellhyperplasien. Chromat, wie es früher in Beizen und Holzschutzmitteln als Fixierung üblich war, sowie Formaldehyd als Bestandteil von Spanplatten führen dagegen vermehrt zu Plattenepithelmetaplasien. Für weitere Hölzer, insbesondere Weichhölzer, liegt bislang keine gesicherte Evidenz für eine Karzinogenität vor. Die Tumoren entstehen vorrangig im Bereich der mittleren Nasenmuschel, wo die Staubablagerung am stärksten ist.

! Bei Personen mit langjähriger beruflicher Exposition gegenüber Hartholzstäuben (Buche, Eiche) muss nach langer Latenzzeit auftrender blutiger Schnupfen stets an ein Adenokarzinom der Nasenhaupt- oder -nebenhöhlen denken lassen.

Krankheitsbild, Diagnostik, Begutachtung

Die Tumoren treten nach meist langjähriger, im Mittel etwa 30-jähriger Exposition und langjähriger, im Mittel etwa 40-jähriger Latenzzeit auf. Im Einzelfall können Expositions- und Latenzzeiten jedoch durchaus bei nur 10–15 Jahren liegen. Behinderte Nasenatmung und blutig tingierter Schnupfen werden von den Patienten oft lange als ernstes Symptom unterschätzt. Der Tumor wächst langsam lokal infiltrierend und bildet selten Fernmetastasen. Nach chirurgischer und Strahlentherapie der oft in fortgeschrittenen Stadien diagnostizierten Tumoren kommt es häufig zu Rezidiven.

Ein nachgehendes Untersuchungsprogramm mit obligatorischer nasaler Endoskopie trägt dazu bei, Fälle früher aufzudecken.

Zusammenfassung Langjährige berufliche Exposition gegenüber Hartholzstäuben von Buche und Eiche führt nach im Mittel 40-jähriger Latenzzeit gehäuft zu Adenokarzinomen der Nasenhaupt- und -nebenhöhlen. Hauptlokalisationsort ist die mittlere Nasenmuschel.

Weiterführende Literatur

Demers PA, Boffetta P, Kogevinas M, Blair A, Miller BA et al.: Pooled reanalysis of cancer mortality among five cohorts of workers in wood-related industries. Scand J Work Environ Health 1995; 21: 179–190.

Hartung M, Walter W, Schroeder HG: Hinweise für die MdE-Einschätzung bei berufsbedingtem Nasenkrebs. Med Sach 1990; 86: 173–176.

Kleinsasser O, Schroeder HG: The pathology and clinical picture of adenocarcinoma of the nose after wood dust exposure. Strahlenther Onkol 1989; 165: 437–440.

Pesch B, Pierl CB, Gebel M et al.: Occupational risks for adenocarcinoma of the nasal cavity and paranasal sinuses in the German wood industry. Occup Environ Med 2008; 65: 191–196.

Wolf J, Schmezer P, Fengel D, Schroeder HG, Scheithauer H, Woeste P: The role of combi-nation effects on the etiology of malignant nasal tumours in the woodworking industry. Acta Otolaryngol (Suppl) 1998; 535: 1–16.

9.3 Obstruktive Atemwegserkrankungen

9.3.1 BK 4301: Durch allergisierende Stoffe verursachte obstruktive Atemwegserkrankungen (einschließlich Rhinopathie), die zur Unterlassung aller Tätigkeiten gezwungen haben, die für die Entstehung, die Verschlimmerung oder das Wiederaufleben der Krankheit ursächlich waren oder sein können

D. Nowak und P. Angerer

Charakterisierung, Vorkommen und Gefährdungen

Die BK-Nummer 4301 subsummiert als Berufskrankheiten das allergische Asthma bronchiale und die allergische Rhinopathie. (Begriffe wie allergische Bronchopneumopathie und ähnliche sollten nicht mehr verwendet werden.) Etwa 10 % der asthmatischen Erkrankungen sind beruflichen Einflüssen zuzuschreiben; für die allergische Rhinitis fehlen entsprechende Zahlenangaben. Berufliche Expositionen können bei primärer Beschwerdefreiheit ein Asthma bronchiale auslösen oder ein vorbestehendes (berufsunabhängiges) Asthma verschlimmern.

Das allergische Asthma bronchiale im Sinne der BK-Definition 4301 ist eine Unterform des immunologischen Asthmas. Immunologisches Asthma zeichnet sich in der Regel dadurch aus, dass eine Latenzzeit zwischen erster Exposition und Beschwerdebeginn besteht und dass Exposition gegenüber geringen Konzentrationen der Substanz (die beim Nichtsensibilisierten keine Effekte erzeugt) bei sensibilisierten Personen zu Beschwerden führt. Die immunologisch vermittelten Ursachen werden wiederum in IgE-mediierte (hochmolekulare wie z. B. Tierepithelien, Mehle oder niedermolekulare wie Säureanhy-

Tabelle 9.14: Sensibilisierende hochmolekulare Substanzen als Auslöser eines berufsbedingten allergischen Asthma bronchiale (Beispiele)

Stoff	Expositionsbeispiele
Tierische und menschliche Materialien	
Haarstaub und Schuppen v. a. von Tieren	Friseurbetrieb, Landwirtschaft, Laboratorium, Veterinärwesen, Tierfarm, Zoologie
Vogelfedern	Zoohandlung, Geflügelfarm, Verarbeitung von Federn
Rattenharn	Tierpflege
Insekten	Biologielabor
Hausstaub- und Vorratsmilben	Landwirtschaft, Futtermittel
Bienenmilben	Imkerei
Fliegen, Küchenschaben, Heuschrecken, Mehlwurm, Mehlmotte, Reismehlkäfer, Trogoderma	Forschungslabor, Zuchtbetrieb, Mehlverarbeitung, Futter- und Nahrungsmittelindustrie
Zuckmücken	Zierfischfutter
Bienen	Imkerei
Rote Spinnmilben	Obstanbau
Pflanzliche Materialien	
Mehle, Kleien	Bäckerei, Konditorei, Mühle
Getreidestaub	Landwirtschaft, Mühle
Sträucher- und Blumenpollen	Gärtnerei, Blumenladen
Tabakblätter, Tee	Anbau, Verarbeitung
Grüne Kaffeebohne, Kakao-, Rhizinusbohne	Plantagen, Dock- und Lagerarbeit
Henna	Friseurbetrieb
Holzstäube (tropische Hölzer)	Schreinerei, Tischlerei
Biologische Enzyme	
Amylase, Xylanase, Cellulase	„Mehlberufe"
Proteasen u. a. Enzyme	Küchenbetriebe (Fleischmürber)
Papain, Subtilisin, Pankreatin, Trypsin	Labore, pharmazeutische Betriebe
Pektinase	Obstverwertung

dride, Metalle) und nicht IgE-abhängige (z. B. durch Kolophonium) eingeteilt. Bei Letzteren ist der Mechanismus nicht bekannt.

Pathogenese

! Pathogenetisch fallen unter die BK 4301 das allergische Asthma bronchiale und die allergische Rhinopathie.

Die unter der BK-Nummer 4301 subsummierten Krankheitsbilder „allergisches Asthma" und „allergische Rhinopathie" werden definitionsgemäß über immunologische Ursachen vermittelt. Hochmolekulare Auslöser wie z. B. Tierepithelien und Mehle wirken als vollständige Antigene und induzieren die Produktion spezifischer IgE-Antikörper. Einige niedermolekulare Auslöser wie Platinsalze, Trimellitsäureanhydrid und andere Säureanhydride, die sich vermutlich als

Haptene an Proteine binden, sind ebenfalls in der Lage, die Bildung spezifischer IgE-Antikörper zu induzieren. Nach der Sensibilisierungsphase führt die Reaktion zwischen dem Antigen und den spezifischen IgE-Antikörpern zu einer komplexen immunologischen Kaskade, die mit einer Freisetzung von Entzündungsmediatoren und einem Einstrom von Entzündungszellen in die Atemwege einhergeht.

Quantitativ bedeutsame berufliche Auslöser von allergischem Asthma und Rhinitis sind in der Tabelle 9.14 aufgeführt:

Entscheidende prädisponierende Faktoren beim berufsbedingten Asthma bronchiale durch allergisierende Arbeitsstoffe sind:

► anlagebedingte, vorbestehende Atopie,
► Intensität der Allergenexposition am Arbeitsplatz.

Neuere Studien widmen sich der Frage von Schwellenkonzentrationen, unterhalb derer eine Sensibilisierung und eine manifeste Allergie üblicherweise nicht auftritt. Während hinsichtlich Mehlallergenen vielfach davon ausgegangen wird, dass das No-Effect-Level (NOEL) für Mehlstäube zwischen ca. 0,5 und 1 mg/m³ Gesamtstaub liegt (und damit deutlich niedriger als der 2002 gültige, nichtwissenschaftlich definierte Wert von 4 mg pro m³), zeigen aktuelle Analysen, dass möglicherweise überhaupt kein Schwellenwert für die Sensibilisierungsrate in Abhängigkeit von der Mehlkonzentration in der Atemluft am Arbeitsplatz existiert.

Krankheitsbild, Diagnostik, Begutachtung

Das allergische Asthma bronchiale ist definiert als IgE-vermittelte chronisch-entzündliche Atemwegserkrankung, die zahlreiche Zellen und zelluläre Elemente umfasst. Die chronische asthmatische Atemwegsentzündung führt zu einer gesteigerten Atemwegsempfindlichkeit, die mit rezidivierenden Episoden von pfeifenden Atemgeräuschen, Husten und Kurzluftigkeit einhergeht. Die asthmatische Atemwegsobstruktion ist variabel und meist reversibel.

Die Anamnese ist der Schlüssel zur Diagnose (s. Box 9.4). Nach der sorgfältigen Anamnese

---

Box 9.4: Anamnese

Arbeitsanamnese
a. Jetzige Tätigkeitsbeschreibung
b. Frühere Tätigkeitsbeschreibungen lückenlos ab Schulabgang einschließlich Wehrdienst, nicht-versicherten Zeiten/Schwarzarbeit, Auslandseinsätzen etc.
c. Für alle Zeiträume: Auflistung der Arbeitsvorgänge und -stoffe, Schemazeichnung/Fotos oft hilfreich. Nachbarschaftsexposition?
d. Unfallartige Expositionen in der Vorgeschichte? z. B. bei Betriebsstörungen/Revisionen? (Dämpfe, Verschütten größerer Chemikalienmengen)

Symptome
a. Art:
  ❏ Husten, Kurzluftigkeit, Pfeifen, Giemen
  ❏ Rhinorrhoe, Konjunktivitis
  ❏ Systemische Symptome (Fieber, Arthralgien, Myalgien – aus differenzialdiagnostischen Überlegungen)
b. Zeitlicher Verlauf:
  ❏ wie lange nach Beginn einer bestimmten Tätigkeit? Nach Verfahrenswechsel? Nach Wechsel eines Arbeitsstoffs?
  ❏ Beschwerdebeginn unmittelbar bei Exposition nach Arbeitsbeginn?
  ❏ Verzögerter Beschwerdebeginn 4–12 Std. nach Tätigkeitsaufnahme, teilweise erst nach Arbeitsende?
  ❏ Duale Reaktion?
  ❏ Beschwerdefreiheit an arbeitsfreien Tagen, im Urlaub?

Weitere Risikofaktoren
a. Raucheranamnese
b. Allergische Rhinitis/Asthma in der Vorgeschichte
c. Allergische Erkrankungen in der Familienanamnese

---

einschließlich dem Ausschluss relevanter Differenzialdiagnosen schließt sich ein diagnostischer Algorithmus an, wie er in Abb. 9.10 dargestellt ist.

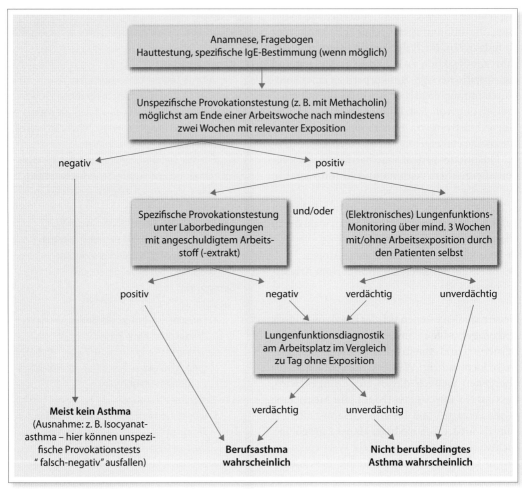

Abb. 9.10: Diagnostischer Ablauf bei Verdacht auf Berufsasthma

Der Nachweis einer Sensibilisierung gegenüber dem angeschuldigten Arbeitsstoff erfolgt mittels Hauttestung bzw. spezifischer IgE-Bestimmung. Begleitend zur Hauttestung von Berufsstoffen werden ubiquitäre Allergene zur Dokumentation des Atopiestatus getestet. Der Hauttest wird dabei zunächst als Pricktest mit adäquater Positiv- und Negativkontrolle vorgenommen. Insbesondere bei Hölzern und Schimmelpilzen kann ergänzend die sensitivere Intrakutantestung angezeigt sein. Soweit verfügbar, sind zunächst kommerzielle Extrakte zu verwenden. Bei Verdacht auf falschnegative Ergebnisse sind Stoffe vom Arbeitsplatz

in irritationsfreier Konzentration anzuwenden. Orientierend kann der Reibtest (z. B. mit Tierepithelien) von Nutzen sein, indem er Anhaltspunkte für eine Sensibilisierung gegenüber Stoffen gibt, die in der gewünschten Zusammensetzung nicht standardmäßig verfügbar sind. Die Epikutantestung hat bei der Abklärung von fraglich beruflich verursachten Atemwegserkrankungen nur dann eine Indikation, wenn es um die Auslösung durch niedermolekulare Substanzen wie Persulfate, Nickelsulfat und Chromate geht. Die Ablesung erfolgt bei diesem modifizierten Epikutantest nach 20 Minuten. Die spezifische IgE-Bestimmung (RAST/EAST/CAP etc.) mit immunologischen In-vitro-Verfahren dient ebenfalls dem Sensibilisierungsnachweis. Insbesondere bei Kontraindikationen für eine Hauttestung (schwere Hautveränderungen im Testareal, Einnahme von Antihistaminika mit falsch-negativen Hauttestbefunden, Urticaria factitia mit falsch-positiven Hauttestbefunden, Allergene, die in allergenwirksamer Konzentration zu irritativ-toxischen Hautreaktionen führen) kommt der spezifischen IgE-Bestimmung mitunter die Schlüsselfunktion beim Sensibilisierungsnachweis zu. Dies gilt auch dann, wenn standardisierte IgE-Verfahren für selten eingesetzte Berufssubstanzen nicht zur Verfügung stehen.

Die Lungenfunktionsanalytik erfolgt nach den in Kap. 39 dargestellten Kriterien. Wichtig ist es, bei der Abklärung des Verdachts auf ein Berufsasthma eine frühzeitige Objektivierung der Obstruktion (Spirometrie, meist ergänzend mit Ganzkörperplethysmografie) und eine Bestimmung der unspezifischen Atemwegsempfindlichkeit in der Regel mittels Methacholinprovokation vorzunehmen. Die Diagnose eines Asthma bronchiale setzt praktisch regelhaft das Vorliegen einer gesteigerten unspezifischen Atemwegsempfindlichkeit voraus. Ausnahmen kommen vor, insbesondere beim Isocyanatasthma (s. Kap. 6.3.15). Entscheidende Informationen liefert oft die longitudinale Dokumentation der Lungenfunktion. Diese erfolgt entweder konventionell als serielle spirometrische Untersuchung vor und nach den angeschuldigten Arbeitsstoffexpositionen über einen längeren Zeitraum oder als vom Patienten selbst mehrfach täglich durchzuführende Lungenfunktionsuntersuchung mit Hilfe portabler elektronischer Kleinspirometer, ggf. orientierend zunächst auch nur als Peak-flow-Messung. Auch die longitudinale Bestimmung der Methacholinempfindlichkeit kann entscheidende diagnostische Hinweise geben, etwa wenn die unspezifische Atemwegsempfindlichkeit nach einer Arbeitswoche mit einem sensibilisierenden Arbeitsstoff nach Möglichkeit höher ist, als nach einer längeren expositionsfreien Zeit. Die Dokumentation des longitudinalen Lungenfunktionsverlaufs zur Abklärung des Berufsasthmas erfolgt nach der im Kapite 39 dargestellten Tabelle. Als Goldstandard

der Sicherung der Diagnose eines allergischen Asthma bronchiale bzw. einer allergischen Rhinopathie gilt die bronchiale bzw. nasale Provokationstestung (s. Kap. 40). Es kann sich nach bronchialer Provokationstestung eine asthmatische Sofortreaktion, eine isolierte Spätreaktion oder eine duale asthmatische Reaktion entwickeln. Zwischenformen kommen vor.

Die allergische Rhinopathie ist eine entzündliche Erkrankung der Nase, die sich mit mindestens einem der folgenden Symptome manifestiert: Niesen, nasaler Juckreiz, nasale Verstopfung oder Naselaufen. Sie wird durch einen spezifischen IgE-Immunmechanismus vermittelt, der die Freisetzung von Entzündungsmediatoren sowie die Aktivierung und Rekrutierung von Entzündungszellen in die Nasenschleimhaut beinhaltet.

Die sorgfältige Anamneseerhebung ist auch bei der allergischen Rhinopathie der Schlüssel zur Diagnose. Eine Vielzahl von Differenzialdiagnosen ist zu bedenken, in diesem Zusammenhang insbesondere die hyperreflektorische Rhinopathie. Die allergologische Abklärung erfolgt wie vorstehend für das allergische Asthma beschrieben. Eine unspezifische nasale Provokationstestung kann für wissenschaftliche Fragestellungen vorgenommen werden, sie ist jedoch in der üblichen Diagnostik nicht etabliert. Die spezifische nasale Provokationstestung mit vermuteten Allergenen erfolgt entsprechend der publizierten Leitlinien.

Die Begutachtung der BK 4301 ist außerordentlich komplex. Sie orientiert sich an einschlägigen Empfehlungen bzw. Leitlinien der Fachgesellschaften.

Zunächst bereitet die Sicherung der Diagnose im Vollbeweis oftmals Schwierigkeiten, wenn keine oder keine validen aktenkundigen Lungenfunktionsaufzeichnungen vorliegen, oder wenn ein so schweres und multifaktoriell verursachtes Krankheitsbild vorliegt, dass eine Abgrenzung beruflicher (z. B. Mehl, Backhilfsstoffe) von außerberuflichen Ursachen (z. B. Pollen- und Milbenallergene) nur schwerlich gelingt.

Diagnose und gutachterliche Bewertung basieren dabei ganz wesentlich auf der Beurteilung des Längsschnitts der Erkrankung (s. Tabelle 39.1 in Kap. 39). Eine alleinige Beurteilung von Be-

Tabelle 9.15: Die Einteilung des Asthmas in Schweregrade (nach Wettengel et al. 1998)

Bezeichnung		Symptome		FEV$_1$ bzw. PEF % Sollwert
		Tag	Nacht	
4 persistierend	schwer	ständig	häufig	$\leq 60\%$
3	mittelgradig	täglich	> 1-mal/ Woche	$> 60 < 80\%$
2	leicht	< 1-mal täglich	> 2-mal/Monat	$\geq 80\%$
1 intermittierend		$\leq$ 2-mal/Woche	$\leq$ 2-mal/Monat	$\geq 80\%$

Tabelle 9.16: Stufenplan für die Langzeittherapie (nach Wettengel et al. 1998)

Stufe	Bedarfsmedikation	Dauermedikation
4	⇑	wie Stufe 3, jedoch inhalative Glukokortikoide: hohe Dosis plus orale Glukokortikoide
3	kurzwirkende Beta-Sympathikomimetika (Anticholinergika)	inhalative Glukokortikoide: mittlere Dosis langwirkende Beta$_2$-Sympathomimetika Theophyllin
2	⇓	inhalative Glukokortikoide: niedrige Dosis Alternativ: DNCG, Nedocromil
1		keine

funden eines Untersuchungstermins – zumal im beschwerdefreien Intervall oder längere Zeit nach Expositionsende – ist oftmals nicht ausreichend. Die Dokumentation der aktuellen Therapie sowie des Medikamentenverbrauchs hat besondere Wichtigkeit und gibt Hinweise auf auslösende Noxen und auf den Schweregrad der Erkrankung.

Die Therapie des Asthmas und der allergischen Rhinopathie erfolgt bei Berufskrankheiten nicht grundsätzlich anders als beim Vorliegen derselben Krankheiten ohne berufliche Verursachung (Tabellen 9.15 und 9.16).

Das Konzept verfolgt folgende Grundsätze:
▶ Suppression der Entzündung, Verminderung der bronchialen Überempfindlichkeit und der Atemwegsobstruktion durch Meiden von Asthmaauslösern und rationale Pharmakotherapie,
▶ Einbeziehung des Patienten und seiner Angehörigen in den Behandlungsplan,

▶ Vermittlung von Krankheitsverständnis und Kompetenz für Selbsthilfemaßnahmen.

Die Ziele sind dabei die folgenden:
▶ Vermeidung von Asthmaauslösern,
▶ Wiederherstellung und Erhaltung einer normalen oder bestmöglichen Lungenfunktion,
▶ Verhinderung einer krankheitsbedingten Beeinträchtigung der körperlichen Aktivitäten sowie der physischen und geistigen Entwicklung.

Bei konkurrierenden Faktoren kommt es darauf an, bei einer asthmatischen Erkrankung mit Arbeitsplatzbezug zu eruieren, ob die beruflichen Einflüsse einer Gelegenheitsursache oder einer rechtlich wesentlichen Teilursache entsprechen oder ob durch berufliche Allergene eine richtunggebende Verschlimmerung einer primär nicht berufsbedingten Krankheit vorliegt:
▶ Bei einer Gelegenheitsursache ist die berufliche Einwirkung eine von mehreren, im Prin-

zip auswechselbaren rechtlich unwesentlichen Ursachen. So wird ein Patient mit einem schweren (nicht berufsbedingten) allergischem Asthma bronchiale mit polyvalenter Sensibilisierung auf eine Vielzahl von unspezifischen Stimuli wie kalte Luft, Benzindämpfen, Bratendunst und Zigarettenrauch und evtl. auch auf die irritative Wirkung hoher Mehlstaubkonzentrationen reagieren, ohne dass hieraus direkt eine BK 4301 abzuleiten wäre.

▶ Die wesentliche Teilursache erfordert nicht, dass das schädigende Ereignis die alleinige oder die überwiegende Bedingung darstellt. Haben zwei (in Ausnahmefällen auch mehrere) Ursachen gemeinsam zum Gesundheitsschaden beigetragen, so sind sie nebeneinander stehende Teilursachen im Rechtssinne, wenn beide in ihrer Bedeutung für den Eintritt des Körperschadens wesentlich mitgewirkt haben.

Kein Faktor hebt dabei die Mitursächlichkeit des anderen auf. Bei einem Patienten mit einem außerberuflich vorbestehenden mittelschweren Pollenasthma und einer hinzugetretenen berufsbedingten Sensibilisierung des unteren Atemtrakts gegenüber Labortierepithelien wird es wesentlich darauf ankommen, aus der longitudinalen Beurteilung des Krankheitsverlaufs abzuleiten, ob der berufsbedingte Anteil am gesamten Krankheitsbild rechtlich wesentlich ist.

▶ Eine richtunggebende Verschlimmerung liegt dann vor, wenn der ganze Ablauf des Leidens nachhaltig beschleunigt oder gefördert wird und einen anderen, schwereren Verlauf nimmt. Eine richtunggebende Verschlimmerung liegt auch vor, wenn sich ein Verschlimmerungsanteil nicht gesondert feststellen lässt, sondern die gesamte Entwicklung des Leidens durch die berufsbedingte Einwirkung ungünstig beeinflusst wird. Der Gesamtzustand ist zu entschädigen, wenn er wesentlich mit auf der tätigkeitsbezogenen Einwirkung beruht.

Die Anerkennung der BK nach Nummer 4301 (wie auch nach Nummer 4302 und 1315) ist an den „Zwang zur Unterlassung aller Tätigkeiten" gebunden, „die für die Entstehung, die Verschlimmerung oder das Wiederaufleben der Krankheit ursächlich waren oder sein können". Bei den obstruktiven Atemwegserkrankungen stehen hier die technischen und organisatorischen Maßnahmen ganz im Vordergrund, d. h. der Ersatz eines sensibilisierenden Arbeitsstoffes durch einen nichtsensibilisierenden. Das Unterbinden einer Einwirkung allein durch den Einsatz persönlicher Schutzausrüstung (z. B. Atemschutz) erfüllt in der Regel nicht die vom Verordnungsgeber geforderte Unterlassung der Tätigkeit.

Es konnte gezeigt werden, dass bei Patienten mit allergischem Asthma das Tragen eines Atemschutzhelms im Gruppenmittel zwar die durch spezifische Provokationstestung ausgelöste obstruktive Ventilationsstörung vermindert, jedoch auch schwere asthmatische Sofortreaktionen nicht verhindert.

Die Einschätzung der Minderung der Erwerbsfähigkeit (MdE) sollte sich auf bewährte Empfehlungen stützen, um Fehleinschätzungen zu vermeiden. Einschlägig sind die Empfehlungen nach dem Reichenhaller Merkblatt http://www.hvbg.de/d/pages/service/download/bk_rep/pdf/reichenhall.pdf

Bei obstruktiven Atemwegserkrankungen ist zu beachten, dass nach §§ 16 Abs. 2 und 5 i. V. mit Anhang V der Gefahrstoffverordnung ein Beschäftigungsverbot für alle atemwegsrelevanten Tätigkeiten bestehen kann. Insoweit können auch bei noch nicht eindeutig nachweisbarer Einschränkung der Lungenfunktion die arbeitsmedizinischen Voraussetzungen zur Einschätzung einer MdE von mindestens 10 % wegen der dadurch bedingten Einschränkung bei allen staubgefährdeten Tätigkeiten des so genannten allgemeinen Arbeitsmarkts vor.

Besonders wichtig ist es im Zusammenhang mit der Begutachtung der BK 4301 und im Vorfeld einer BK, dazu Stellung zu nehmen, ob die Voraussetzungen zur Anwendung des § 3 der BKV gegeben sind. Der § 3 BKV regelt bei Gefahr des Entstehens, des Wiederauflebens oder der Verschlimmerung einer Berufskrankheit Maßnahmen der Prävention, der Rehabilitation und ggf. Übergangsleistungen. Die Anwendung des § 3 im Vorfeld des Versicherungsfalls beruht auf der Prognose, dass die objektiv bestehende konkrete Gefahr eines Verlaufs besteht, der bei Fortbestehen der Einwirkung unter den gegebenen Verhältnissen zu einer Erkrankung führen wird, deren rechtlich wesentliche Ursache oder Mitursache mit Wahrscheinlichkeit in der beruflichen Tätigkeit liegt.

Die Annahme einer solchen konkreten Gefahr ist vergleichsweise leicht bei so genannten „expositionsverursachten" Befunden zu treffen (z. B. relevanter Sensibilisierungsnachweis gegenüber einem beruflichen Allergen und positiver Methacholinprovokation). Die Annahme einer konkreten Gefahr im Sinne einer Voraussetzung zur Anwendung des § 3 BKV ist in der Regel nicht ausreichend begründet, wenn sie sich nur auf so genannte „expositionsempfindliche" Befunde (wie z. B. auf eine positive Methacholinprovokation) stützt.

Falls die Voraussetzungen für die Anwendung des § 3 BKV gegeben sind, wird der Gutachter folgende Fragen beantworten müssen:

▶ Mit welchen Vorsorgemaßnahmen kann die Fortführung der gefährdenden Tätigkeit dauerhaft verantwortet werden?
▶ Mit welcher Begründung ist anderenfalls eine berufliche Umorientierung zwingend bzw. wird dazu geraten?
▶ Welche Vorschläge zur beruflichen Rehabilitation kann der Gutachter machen?

Zusammenfassung Beim allergischen Asthma und der allergischen Rhinokonjunktivitis, wie sie unter der BK-Nummer 4301 anerkannt werden können, handelt es sich um IgE-vermittelte Krankheitsbilder. Neben der sorgfältigen Anamnese und den allergologischen Befunden liefert die sorgfältige longitudinale Dokumentation der Lungenfunktion oft entscheidende Informationen. Die größten diagnostischen Schwierigkeiten resultieren oftmals aus der nicht zeitnahen Dokumentation einer Obstruktion bzw. einer gesteigerten Atemwegsempfindlichkeit. Eine wichtige Bedeutung kommt bei den berufsbedingten obstruktiven Atemwegserkrankungen dem § 3 BKV zu, der die Gefahr des Entstehens, Wiederauflebens und der Verschlimmerung regelt.

Weiterführende Literatur

Arbeitskreis „bronchiale und nasale Provokationstests" der Deutschen Gesellschaft für Allergie- und Immunitätsforschung: Richtlinien für die Durchführung von nasalen Provokationstests mit Allergenen bei Erkrankungen der oberen Luftwege. Allergologie 1990; 13: 53–55.

Baur X, Bergmann K-C, Kroidl R, Merget R, Müller-Wening D, Nowak D: Deutsche Gesellschaft für Pneumologie: Empfehlungen zur Prävention des Berufsasthmas. Pneumologie 1998; 52: 504–514.

Bernstein DI, Campo P, Baur X: Clinical assessment and management of occupational asthma. In: Bernstein IL, Chan-Yeung M, Malo J-L, Bernstein DI (eds.): Asthma in the workplace. New York: Marcel Dekker, 2006, pp. 161–178.

Bousquet J, Khaltaev N, Cruz AA et al.: Allergic rhinitis and its impact on Asthma (ARIA) 2008 update. Allergy 2008; 63 (Suppl 86): 8–160.

Dykewicz MS: Occupational asthma: current concepts in pathogenesis, diagnosis, and management. J Allergy Clin Immunol 2009; 123: 519–528.

Hauptverband der gewerblichen Berufsgenossenschaften: Reichenhaller Empfehlung. Begutachtungsempfehlungen zur Begutachtungen der BK 4301, 4302 und 1315 (ohne Alveolitis). (Aktualisierung 2011, im Druck).

Heederik D, Houba R. An exploratory quantitative risk assessment for high molecular weight sensitizers: wheat flour. Ann Occup Hyg 2001; 45: 175–185.

Kentner M: Funktionsprüfungen des kardiopulmonalen Systems und ihre Bedeutung für die sozialmedizinische Begutachtung. Med Sach 1982; 78: 46–53.

Nowak D, Kroidl RF: Bewertung und Begutachtung in der Pneumologie, 3. Aufl. Stuttgart: Thieme, 2009.

Merget R, Schultze-Werninghaus G: Berufsasthma: Definition – Epidemiologie – ätiologische Substanzen – Prognose – Prävention – Diagnostik – gutachterliche Aspekte. Pneumologie 1996; 50: 356–363.

Moscato G, Vandenplas O, an Wijk RG et al.: EAACI position paper on occupational rhinitis. Respir Res 2009; 10: 16.

Müller-Wening D, Neuhauss M: Protective effect of respiratory devices in farmers with occupational asthma. Eur Respir J 1998 ; 12: 569–572.

Perrin B, Cartier A, Ghezzo H, Grammer L, Harris K, Chan H, Chan-Yeung M, Malo J-L: Reassessment of the temporal patterns of bronchial obstruction after exposure to occupational sensitizing agents. J Allergy Clin Immunol 1991; 87: 630–639.

Ruëff F, Bergmann K-C, Brockow K et al.: Hauttests zur Diagnostik von allergischen Soforttypreaktionen. Leitlinie der Deutschen Gesellschaft für Allergologie und klinische Immunologie. Allergo J 2010; 19: 402–415.

Tarlo SM, Liss GM: Prevention of occupational asthma. Curr Allergy Asthma Rep 2010; 10: 278–286.

9.3.2 BK 4302: Durch chemisch-irritativ oder toxisch wirkende Stoffe verursachte obstruktive Atemwegserkrankungen, die zur Unterlassung aller Tätigkeiten gezwungen haben, die für die Entstehung, die Verschlimmerung oder das Wiederaufleben der Krankheit ursächlich waren oder sein können

D. Nowak und P. Angerer

Charakterisierung, Vorkommen und Gefährdungen

Unter der BK-Nummer 4302 werden durch chemisch-irritativ oder toxisch wirkende Stoffe verursachte obstruktive Atemwegserkrankungen anerkannt, also nicht nur das Asthma bronchiale, sondern auch ggf. die chronische Bronchitis und das Lungenemphysem, sofern diese Krankheitsbilder mit einer obstruktiven Ventilationsstörung einhergehen. Die Rhinopathie ist in dieser BK-Nummer nicht enthalten. Die Liste der potenziell gefährdenden Substanzen ist umfangreich (Tabellen 9.17 und 9.18).

Bei Atembeschwerden, die nach beruflicher Exposition gegenüber Holzstäuben auftreten, ist oftmals kein Sensibilisierungsnachweis möglich. Die Plicatsäure der Rotzeder ist der klassische Auslöser eines Berufsasthmas durch chemisch-irritative Substanzen. Ansonsten gelingt es aber oftmals nicht, einen Kausalzusammenhang zwischen der Exposition gegenüber einheimischen Hölzern und der Entstehung (oder Verschlimmerung) einer obstruktiven Atemwegserkrankung wahrscheinlich zu machen. Bei der Wirkung des Formaldehyd steht die ausgeprägt reizende Potenz auf die Schleimhäute der oberen Atemwege oftmals im Vordergrund. Berufliche Expositionen gegenüber organischen Lösemitteln werden in größeren Querschnittsuntersuchungen mitunter mit dem gehäuften Auftreten irritativer Atemwegsbeschwerden assoziiert. Die Kausalitätsbeurtei-

Tabelle 9.17: Teilweise allergisierende, teilweise irritativ-toxisch wirksame niedermolekulare Substanzen als Auslöser eines berufsbedingten Asthma bronchiale (ohne Isozyanate)

Stoff	Expositionsbeispiele
Holzstäube	Sägerei, Möbelindustrie
Anhydride	Kunststoffherstellung und -verarbeitung
PVC-Pyrolyseprodukte	Herstellung und Schweißen von PVC-Folien, -Platten und -Röhren
Kolophoniumdämpfe und -rauche	Lötarbeiten, Elektronikindustrie
Formaldehyd	Chemische Industrie, Gerberei, Desinfektionsmittel
Metallsalze	
Platinsalze	Katalysatorenherstellung, Schmuck- und Elektroindustrie
Nickelsulfat	Galvanisierbetriebe, Metallveredelung
Chromate	Gerberei, Zementherstellung und -verarbeitung, Schweißen, Edelmetallverarbeitung
Kobalt	Schweißen, Schwermetallindustrie
Vanadium	Verarbeiten von Metalllegierungen
Farbstoffe	Färberei, Textil- und chemische Industrie
Organische Phosphatverbindungen	Herstellung und Anwendung als Insektizide
Persulfate	Friseurbetriebe, chemische Industrie
Pharmazeutika	Pharmazeutische Industrie
Ethylendiamin	Chemiewerker

Tabelle 9.18: Chemisch-irritativ oder toxisch wirksame Substanzen als Auslöser einer chronisch-obstruktiven Bronchitis (ggf. eines Lungenemphysems als Komplikation einer chronisch-obstruktiven Bronchitis)

Stoff	Expositionsbeispiele
Organische Stäube im Bereich der Landwirtschaft	Insbesondere Intensivtierhaltung (z. B. Schweinemast), Futtermittel-industrie (z. B. Radon et al. 2001)
Schweißrauche	Schweißarbeiten in engen, lüftungstechnisch ungünstigen Räumen (z. B. Schiffbau, Behälterbau, Tankschweißen) (z. B. Bradshaw et al. 1998)

lung bei der Einzelfallbeurteilung ist – auch unter Verwendung arbeitsplatzbezogener Expositions-tests – vielfach negativ (s. auch Kap. 40).

Hinzu kommen Auslöser berufsbedingter ob-struktiver Atemwegserkrankungen, die oft nicht so sehr als Asthma imponieren, sondern bereits primär oft als chronisch-obstruktive Bronchitis in Erscheinung treten und die gleichermaßen bei Vorliegen der entsprechenden versicherungs-rechtlichen Voraussetzungen unter der BK-Nr. 4302 anerkannt werden können. Zur „Schweißer-lunge" wird auf Kap. 9.1.14 verwiesen.

Pathogenese
Pathogenetisch sind die der BK 4302 zugrunde liegenden Krankheitsbilder sehr heterogen, da so unterschiedliche Krankheitsbilder wie das Asthma, die chronische obstruktive Bronchitis und das Lungenemphysem dazugerechnet wer-den. Das Gemeinsame der unter dieser BK-Num-mer anzuerkennenden Krankheitsbilder ist somit die Verursachung durch chemisch-irritativ oder toxisch wirkende Stoffe.

Pathophysiologisch handelt es sich bei den Stoffen in Tabelle 9.17 in der Regel um niedermo-lekulare Auslöser. Der Mechanismus kann zum Teil immunologisch (jedoch nicht IgE-vermittelt), zum Teil nichtimmunologisch sein. Niedermole-kulare immunologisch wirksame Auslöser wie Übergangsmetalle (u. a. Cobalt, Nickel, Platin) bilden Komplexe und können zur Chelatbildung mit Proteinen beitragen, während organische Substanzen, wie beispielsweise Ethylendiamin, bifunktionale Basen haben, die mit Makromole-külen reagieren können. Ein unter der BK 4302 zu subsummierendes nichtimmunologisch ver-mitteltes Krankheitsbild ist das Reactive Airways

Dysfunction Syndrome (RADS), das sich nach intensiver, kurzzeitiger Exposition gegenüber hohen Dosen irritativer Stoffe entwickelt.

! Pathogenetisch fallen unter die BK 4302 das Asthma bronchiale und unter bestimmten Vo-raussetzungen auch die chronische obstruktive Atemwegserkrankung (COPD).

Krankheitsbild, Diagnostik, Begutachtung
Wie ausgeführt, werden unter dieser BK-Num-mer pathophysiologisch heterogene Krankheits-bilder anerkannt.

Das Asthma bronchiale ist definiert als chro-nisch-entzündliche Atemwegserkrankung, die zahlreiche Zellen und zelluläre Elemente umfasst. Die chronische asthmatische Atemwegsentzün-dung führt zu einer gesteigerten Atemwegsemp-findlichkeit, die mit rezidivierenden Episoden von pfeifenden Atemgeräuschen, Husten und Kurzluftigkeit einhergeht. Die asthmatische Atem-wegsobstruktion ist variabel und meist rever-sibel.

Als eine durch eine irritative Noxe verursachte Unterform des nichtallergischen Asthma bron-chiale ist das Reactive Airways Dysfunction Syn-drome (RADS) anzusehen. Dessen diagnostische Kriterien sind die folgenden:
▸ vorbestehende respiratorische Beschwerde-freiheit,
▸ Beginn der Symptome nach einer einmaligen definierten Exposition,
▸ Exposition erfolgte gegenüber einem Gas, Rauch oder Dampf oder Aerosol mit irrita-tiven Eigenschaften, wobei die Substanz in sehr hohen Konzentrationen vorhanden war,

▶ Symptombeginn binnen 24 h und Persistenz für mindestens 3 Monate,

▶ Symptome ähnlich Asthma (Husten, Pfeifen/Brummen, Luftnot),

▶ Atemwegsobstruktion kann vorhanden sein oder fehlen,

▶ Methacholinprovokation sollte positiv sein,

▶ andere Atemwegserkrankungen sollten ausgeschlossen werden.

Die chronisch-obstruktive Bronchitis ist eine Erkrankung, bei der eine bronchiale Obstruktion durch eine chronische Bronchitis (vermehrte Schleimsekretion, nach WHO Husten und Auswurf über mindestens 3 Monate im Jahr in zwei aufeinanderfolgenden Jahren) oder ein Lungenemphysem besteht. Das Lungenemphysem ist durch eine irreversible Erweiterung des Lungenparenchyms distal der terminalen Bronchiolen mit einer Destruktion alveolärer Strukturen charakterisiert. Es entwickelt sich häufig auf der Basis einer chronisch-obstruktiven Bronchitis.

Die Diagnostik der Krankheitsbilder folgt den in den Abschnitten 9.3.1 (Asthma bronchiale) und 9.1.16 (chronisch-obstruktive Bronchitis bzw. Lungenemphysem) dargestellten Prinzipien.

Da – im Gegensatz zur BK 4301 – die Atemwegssensibilisierung keine Rolle spielt, kommt dieser, in der klinischen Routinediagnostik ansonsten wichtige Baustein – außer unter differenzialdiagnostischen Überlegungen – nicht zur Anwendung. Dies macht die Diagnose einer durch chemisch-irritative Stoffe ausgelösten obstruktiven Atemwegserkrankung oftmals weitaus schwieriger als die Diagnose eines berufsbedingten allergischen Asthmas oder einer allergischen Rhinopathie. Umso stärker rücken anamnestische Angaben und die longitudinale Beurteilung des Lungenfunktionsverlaufs in den Vordergrund der Beurteilung.

Hinzu kommt, dass bronchiale Provokationstestungen mit angeschuldigten Arbeitsstoffen in der Diagnose der BK 4302 eine andere Rolle spielen als in der Diagnose der BK 4301. Beim Asthma können sie zur diagnostischen Einordnung indiziert sein. Bronchiale Provokationstestungen mit niedermolekularen beruflichen

Auslösern einer BK 4302 führen oft zu isolierten Spätreaktionen oder biphasischen Reaktionen. Gelegentlich treten kontinuierliche asthmatische Reaktionen auf, bei denen die Normalisierung der Lungenfunktion zwischen Sofort- und verzögerter Reaktion fehlt. Bei einer Provokationstestung mit einem stark irritativen Stoff ist die Möglichkeit einer unspezifischen Reaktion zu bedenken – oftmals ist ein positives Ergebnis beim arbeitsplatzbezogenen Expositionstest als Argumentation zugunsten § 3-Maßnahmen hilfreich. Bei Provokationstestungen mit chemisch-irritativen Arbeitsstoffen ist stets darauf zu achten, dass die Konzentrationsverhältnisse bekannt sind. Beim Reactive Airways Dysfunction Syndrome spielt aufgrund des unfallartigen Entstehungscharakters naheliegenderweise die arbeitsplatzsimulierende Provokationstestung keine Rolle. Bei einer obstruktiven Bronchitis und erst recht beim Lungenemphysem sind bronchiale Provokationstestungen mit Arbeitsstoffen ohnehin seltenen Einzelfällen bzw. Mischkrankheitsbildern vorbehalten.

Darüber hinaus ist zu bedenken, dass selbst positive bronchiale Provokationstestungen mit irritativen Agenzien (wie beispielsweise Ammoniak) nicht automatisch eine berufliche Verursachung des untersuchten Krankheitsbildes implizieren, da positive Provokationsergebnisse mit irritativen Agenzien möglicherweise nur die dem Krankheitsbild zugrunde liegende unspezifische Atemwegsüberempfindlichkeit dokumentieren und nichts oder wenig über die Kausalbedeutung der angeschuldigten Noxe aussagen. Sie können allerdings bei der Argumentation zugunsten von § 3-Maßnahmen hilfreich sein.

Die Therapie richtet sich nach der diagnostischen Entität, d. h., asthmatische Krankheitsbilder werden entsprechend den im Abschnitt 9.3.1 skizzierten Empfehlungen behandelt, die COPD nach den Ausführungen im Abschnitt 9.1.16.

Zusammenfassung Unter der BK-Nummer 4302 können pathogenetisch heterogene Krankheitsbilder als Berufskrankheit anerkannt werden – Asthma, chronische obstruktive Bronchitis und Lungenemphysem. Eine wichtige Sonderform ist das Reactive Airways Dysfunction Syndrome

(RADS), das durch eine einmalige gesicherte hohe, meist unfallartige Exposition gegenüber einer chemisch-irritativen Noxe ausgelöste Syndrom einer Atemwegserkrankung mit gesteigerter Atemwegsempfindlichkeit und nur gering reversibler Obstruktion. Gerade für die Bejahung des ursächlichen Zusammenhangs bei einer BK 4302 kann die longitudinale Dokumentation der Lungenfunktion sehr hilfreich sein.

Weiterführende Literatur

Angerer P, Marstaller H, Bahemann-Hoffmeister A, Römmelt H et al.: Alterations in lung function due to mixtures of organic solvents used in floor laying. Int Arch Occup Environ Health 1991; 63: 43–50.

Baur X: Atemwegskrankheiten durch chemisch irritativ oder toxisch wirkende Schadstoffe am Arbeitsplatz. Pneumologie 1995; 49: 306–311.

Boulet L-P, Lemière C, Gautrin D, Cartier A: New insights into occupational asthma. Curr Opin Allergy Clin Immunol 2007; 7: 96–101.

Bradshaw LM, Fishwick D, Slater T, Pearce N: Chronic bronchitis, work related respiratory symptoms, and pulmonary function in welders in New Zealand. Occup Environ Med 1998 ; 55: 150–154.

Brooks SM, Weiss MA, Bernstein IL: Reactive airways dysfunction syndrome (RADS). Persistent asthma syndrome after high level irritant exposures. Chest 1985; 88: 376–384.

Fishwick D, Barber CM, Darby AC: Chronic obstructive pulmonary disease and the workplace. Chron Respir Dis 2010; 7: 113–122.

Kogevinas M, Zock JP, Jarvis D et al.: Exposure to substances in the workplace and new-onset asthma: an international prospective population-based study (ECRHS-II). Lancet 2007; 370: 336–341.

Lemiere C, Malo J-L, Gautrin D: Nonsensitizing causes of occupational asthma. Med Clin North Am 1996; 80: 749–774.

Melville AM, Pless-Mulloli T, Afolabi OA, Stenton SC: COPD prevalence and its association with occupational exposures in a general population. Eur Respir J 2010; 36: 488–493.

Nowak D: Chemosensory irritation and the lung. Int Arch Occup Environ Health 2002; 75: 326–331.

Radon K, Danuser B, Iversen M, Jörres R, Monso E, Opravil U, Weber C, Donham KJ, Nowak D: Respiratory symptoms in European animal farmers. Eur Respir J 2001; 17: 747–754.

Schenker MB, Jacobs JA: Respiratory effects of organic solvent exposure. Tuberc Lung Dis 1996; 77: 4–18.

Wieslander G, Norbäck D, Edling C: Airway symptoms among house painters in relation to exposure to volatile organic compounds (VOCS) – A longitudinal study. Ann Occup Hyg 1997; 41: 155–166.

10   BK 5101 und BK 5102: Hautkrankheiten

T. L. Diepgen

10.1   BK 5101: Schwere oder wiederholt rückfällige Hautkrankheiten, die zur Unterlassung aller Tätigkeiten gezwungen haben, die für die Entstehung, die Verschlimmerung oder das Wiederaufleben der Krankheit ursächlich waren oder sein können

10.1.1   Vorkommen, betroffene Berufsgruppen, Gefährdungen

Vorkommen und betroffene Berufsgruppen
Seit vielen Jahren stehen berufsbedingte Hautkrankheiten nach BK 5101 an der Spitze der jährlichen Anzeigen auf Verdacht einer Berufskrankheit. Im Jahr 2009 entfielen von insgesamt 61 341 Berufskrankheitsanzeigen 17 238 auf die BK Nr. 5101 nach der offiziellen Statistik der Deutschen gesetzlichen Unfallversicherung (DGUV). Hautkrankheiten machten somit 28,1 % aller angezeigten Berufskrankheiten aus und lagen im Jahre 2009 zahlenmäßig weit vor den anderen Berufskrankheitsanzeigen: BK 2301 „Lärmschwerhörigkeit" 10 041 Anzeigen, BK 4103 bis 4105 „Durch Asbest verursachte Berufskrankheiten" 8921 Anzeigen, BK 2108 bis 2110 „Bandscheibenbedingte Erkrankung der Wirbelsäule" 5897 Anzeigen, BK 4301 und 4302 „obstruktive Atemwegserkrankungen" 3219 Anzeigen. Bei den im Jahr 2009 anerkannten Berufskrankheiten liegen Hautkrankheiten nach BK 5101 nach „Lärmschwerhörigkeit", „Asbest" Und „Silikose" an vierter Stelle.

In Europa wird die Inzidenz berufsbedingter Hauterkrankungen auf etwa 0,5 bis 1 Neuerkrankung pro 1000 Beschäftigte geschätzt. Für die Bundesrepublik Deutschland konnten wir aufgrund größerer epidemiologischer Untersuchungen im Saarland und in Nordbayern eine Neuerkrankungsrate von 0,68 bzw. 0,67 Fällen pro 1000 Beschäftigte und Jahr ermitteln. Meistens handelt es sich dabei um Kontaktekzeme (90–95 %), wobei je nach Ätiologie subtoxisch-kumulative (= irritative) und allergische Kontaktekzeme unterschieden werden können. Die Inzidenz der am häufigsten betroffenen Berufsgruppen ist in Abb. 10.1 dargestellt. Danach sind Beschäftigte in folgenden Berufsgruppen besonders gefährdet eine berufsbedingte Hauterkrankung zu bekommen: Friseure, Bäcker, Floristen, Fliesenleger, Galvanikarbeiter, Zahntechniker, Maschinisten, Metalloberflächenbearbeiter, Beschäftigte in Gesundheitsberufen usw.

Bemerkenswert waren in dieser Studie folgende Ergebnisse:

▶ Fast 80 % der berufsbedingten Hautkrankheiten kommen aus 7 Berufsgruppen (Friseur-, Metall-, Heil- und Pflege-, Nahrungsmittel-, Bau-, Reinigungs-, Malerberuf).
▶ Von berufsbedingten Hautkrankheiten sind v. a. junge Altersgruppen betroffen. (Altersmedian Frauen: 22 Jahre, Männer: 31 Jahre).
▶ Berufsbedingte Hautkrankheiten treten häufig bereits nach relativ kurzer Expositionszeit auf.
▶ Eine atopische Hautdiathese ist ein wesentlicher Kofaktor (in etwa 40 %).
▶ Allergische und irritative Kontaktekzeme sind insgesamt etwa gleich häufig.
▶ Präventivmaßnahmen sind bisher nicht ausreichend.

Berufsekzeme haben sowohl sozialmedizinisch als auch gesundheitsökonomisch einen sehr hohen Stellenwert:

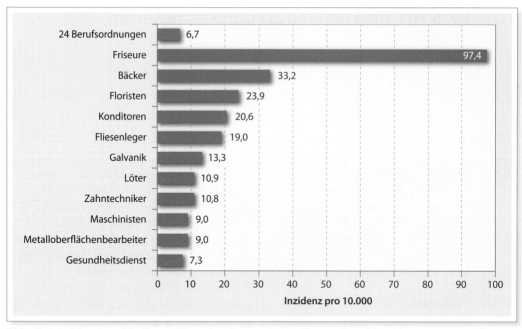

Abb. 10.1: Inzidenz berufsbedingter Hauterkrankungen in Nordbayern (Berufskrankheitsregister Nordbayern 1990–1999, n = 3097, modifiziert nach Dickel et al. 2001)

► Häufig sind sehr lange Behandlungszeiten notwendig.

► Meistens sind sehr junge Menschen betroffen, die am Anfang ihrer beruflichen Laufbahn stehen.

► Eine Tätigkeitsaufgabe mit daraus resultierenden hohen Umschulungskosten ist oft unvermeidbar.

► Die Prognose auch nach Unterlassung der Tätigkeit ist häufig sehr schlecht.

Für die gesundheitsökonomische Bedeutung der Berufsdermatosen sind folgende Kosten zu berücksichtigen: Die direkten Kosten (aus medizinischer Behandlung), die indirekten Kosten (aus Produktivitätsverlust durch Arbeitsunfähigkeitstage) sowie die Kosten für Umschulungen, Rehabilitationsleistungen und Renten. Hinzu kommen finanziell sehr schwer zu bewertende Konsequenzen, die sich aus dem Verlust an Lebensqualität ergeben.

Vermutlich ist die Dunkelziffer berufsbedingter Hauterkrankungen noch sehr viel höher.

Nach skandinavischen Untersuchungen wird die 1-Jahres-Prävalenz des Handekzems in der Bevölkerung auf 5–10 % geschätzt (also 50- bis 100-mal höher). Während es sich bei den angezeigten, berufsbedingten Kontaktekzemen jedoch meist um klinisch relativ schwere Manifestationen handelt, die eine hautfachärztliche Behandlung, den Einsatz topischer Kortikosteroide und häufig auch Arbeitsunfähigkeitsschreibungen erforderlich machen, sind die in epidemiologischen Untersuchungen festgestellten Handekzeme in der Bevölkerung überwiegend weniger schwer ausgeprägt.

Bei den angezeigten berufsbedingten Kontaktekzemen nach BK 5101 entfallen etwa die Hälfte auf allergische und die andere Hälfte auf irritative Kontaktekzeme. Im Gegensatz dazu überwiegen irritative Kontaktekzeme mit weitem Abstand bei der hohen Zahl der eher weniger schwer ausgeprägten Handekzeme in der Bevölkerung. Neben der Primärprävention ist daher die Sekundärprävention berufsbedingter Hauterkrankungen besonders bedeutsam, d. h. dass durch frühzeitige Diagnose und Therapie der Übergang in schwere

Handekzeme verhindert wird. Dies erfordert die gute Zusammenarbeit von Dermatologe, Betriebsarzt und dem Träger der gesetzlichen Unfallversicherung.

> **!** Berufsbedingte Hauterkrankungen nach BK 5101 müssen schwer oder wiederholt rückfällig sein und zur Unterlassung der Tätigkeit gezwungen haben. Ursache sind meistens allergische oder irritative Kontaktekzeme.

Gefährdungen: Irritanzien und Allergene

Berufsfelder mit erhöhtem Hauterkrankungsrisiko sind in der folgenden Tabelle 10.1 dargestellt. Dabei gehen Hautgefährdungen zumeist von irritativen und allergenen Arbeitsstoffen aus. Häufig vorkommende und dadurch berufsdermatologisch besonders relevante Noxen sind nicht unbedingt besonders starke Irritanzien oder Allergene. Unter den Irritanzien kommt beispielsweise dem Wasser im Rahmen der Feuchtarbeit eine besonders wichtige Rolle zu.

In manchen Berufen, wie z. B. dem Friseurberuf, sind die verantwortlichen Allergene relativ gut bekannt, während in anderen Berufen (z. B. Metallarbeiter) Allergene häufig unbekannt sind, bzw. auf Einzelfallbeschreibungen beruhen. Dies kann dann dazu führen, dass für die Epikutantestung umfangreiche Testungen mit wenig standardisierten Substanzen durchgeführt werden müssen. Berufsfelder mit erhöhtem Hauterkrankungsrisiko sind:

I Gefährdung der Haut durch Arbeiten im feuchten Milieu (Feuchtarbeit):
  Feuchtarbeit liegt vor, falls Tätigkeiten verrichtet werden, bei denen die Beschäftigten
  – einen erheblichen Teil ihrer Arbeitszeit, d. h. regelmäßig täglich mehr als ca. 1/4 der Schichtdauer (ca. 2 Stunden), mit ihren Händen Arbeiten im feuchten Milieu ausführen oder
  – einen entsprechenden Zeitraum feuchtigkeitsdichte Handschuhe tragen oder
  – häufig bzw. intensiv ihre Hände reinigen müssen (d. h. zwanzig Mal als Richtwert, bei entsprechend aggressiven Hautreini-

gungsmaßnahmen können auch weniger häufige Händereinigungen den gleichen Effekt haben).

II Besonders hautbelastende Berufsgruppen (sehr problematisch bei atopischem Ekzem): Friseure, Bäcker, Floristen, Konditoren, Masseure, Fliesenleger, Metallschleifer, Fräser, Zahntechniker, Photolaboranten, Köche, Maler, Lackierer, Gerber, Kranken-/Altenpfleger

III Hautbelastende Berufsgruppen (problematisch bei atopischem Ekzem): Keram- und Glasmaler, Bohrer, Stuckateure, Ernährungsberufe mit Feuchtbelastung (Fleischer, Gemüsezubereiter u. Ä.), Maurer und Betonbauer, Laboranten, Drucker, Beschäftigte in der Hauswirtschaft, in Reinigungsdiensten und im Gaststättengewerbe

Umweltfaktoren (niedrige Luftfeuchtigkeit, hohe Temperaturen, Okklusion, Schwitzen) können sich sehr ungünstig auf die epidermale Barriere auswirken und bei gleicher Exposition die Wirkung von Irritanzien und/oder Allergenen verstärken. Die Entstehung eines Kontaktekzems wird oft erst durch eine Kombination von beruflichen Expositionsfaktoren und individueller Erkrankungsbereitschaft aufgrund konstitutioneller Faktoren (z. B. atopische Hautdiathese) hervorgerufen.

> **!** Das berufliche Kontaktekzem entsteht häufig multifaktoriell, wobei berufliche Expositionsfaktoren (Irritanzien, Allergene) und konstitutionelle Faktoren (atopische Hautdiathese) ursächlich sind.

In Tabelle 10.1 wird eine Übersicht über häufig vorkommende Gefahrenquellen für berufliche Ekzemerkrankungen in den besonders betroffenen Berufsgruppen gegeben. Dabei werden jeweils wichtige Allergene und chemisch irritative Substanzen aufgelistet.

Irritanzien. Bekannte irritative Expositionsfaktoren sind Wasser und Feuchtarbeit, Detergenzien, Reinigungsmittel, Kühlschmierstoffe, Konservierungsmittel, Handreiniger u. a. Einige die-

Tabelle 10.1: Allergene und/oder Irritanzien (Auswahl) in Berufen mit deutlich erhöhtem Erkrankungsrisiko für Kontaktekzeme. Die meisten dieser Berufsgruppen sind häufig mit Feuchtarbeit verbunden (nach Diepgen et al. 1996)

Tätigkeiten	Einwirkungen	Auswahl wichtiger Allergene und chemisch irritativer Substanzen
Friseure	Dauerwellmittel, Haar-farben, Blondiermittel, Haarwaschmittel Gummihandschuhe	Ester u. Salze der Thioglykolsäure, p-Phenylendiamin, p-Toluylendiamin u. a. Färbemittel, Resorcin, Parabene, Persulfate, Konservierungsstoffe, Duftstoffe, Pflanzen-extrakte, Cocamidopropylbetain u. a. Emulgatoren, Acceleratoren[1], Naturlatex
Bäcker, Konditoren	Teige, Aromen und Ge-würze, Konservierungs-mittel, Antioxidanzien	Weizen-, Roggen-, Sojamehl, Amylase, Vanille, Bitter-mandel, Anis, Orangenschalenextrakt, Zimt u. a., Ben-zoesäure, Sorbinsäure, Oktyl-, Propyl-, Dodecylgallat
Galvanik	galvanische Bäder, Gummi-schutzhandschuhe	Nickel- und Chromationen, Kobaltverbindungen, Säuren, Alkalien, Acceleratoren[1], Naturlatex
Gärtner, Floristen	Zierpflanzen, Pflanzen-schutzmittel	Primeln, Chrysanthemen u. a., Asteraceae, Alstroe-merien, Tulpenzwiebeln u. a., Carbamate, Thiurame, Pyrethrum u. a.
Bauarbeiter, Maurer, Fliesenleger	Zement, Frischbeton, Kunststoffe	Chromationen, Kobaltverbindungen, unausgehärtete Epoxidharze und Härter, Isocyanate
Metallarbeiter	Kühlschmierstoffe (insbe-sondere wassergemischte), Metalle, Metallkleber	Konservierungsstoffe (Formaldehydabspalter, Triazine, Isothiazolinone u. a.), Emulgatoren, Korrosionsschutz-mittel, Ethanolamine, Tallöl, Mineralöl, Nickel-, Kobalt-, Chromationen, Epoxidharze, Acrylate, Härter
Kunststoffarbeiter	unausgehärtete Kunst-harze	Epoxidharze und Härter, Acrylate, Kobaltbeschleuniger, Peroxide, Melamin-, Harnstoff-, Phenol-Formaldehyd-harze, Isocyanate, Phthalate, Lösemittel
Köche, Küchenhilfen	Lebensmittel	Mehl, Enzyme, Fleisch, Fische, Krustentiere, Gemüse, Gewürze, Konservierungsstoffe, Farbstoffe
	Reinigungsmittel, Gummi-handschuhe	Konservierungsstoffe (Isothiazolinone, Formaldehyd, Parabene u. a.), Duftstoffe, Acceleratoren[1], Naturlatex
Heil- und Pflegeberufe	Desinfektionsmittel, Medikamente, Gummi-handschuhe	Formaldehyd, Glutaraldehyd, Quecksilberverbindungen, Chlorkresol, Phenole u. a., Antibiotika, Lokalanästhetika, Phenothiazine (Photoallergene), ätherische Öle, Accele-ratoren[1], Naturlatex
Zahntechniker	Dentalchemikalien	unausgehärtete Acrylate, Eugenol, Nickel, Kobalt, Palla-dium, Amalgam, Säuren
Textilhersteller und -verarbeiter	Textilfarben, Appreturen, Spezialausrüstungen, Gummifäden, Kleidungs-zubehör	Azofarben, Anthrachinonfarben, Chromatverbin-dungen, Formaldehydharze, Acrylate, Polyurethane, Acceleratoren[1], Naturlatex, Nickel-, Kobaltionen
Leder-, Fell-verarbeitung	Gerbstoffe, Kleber, Imprä-gnierungsmittel	Chromationen, Tannin, Säuren, Laugen, Kolophonium, p-tert-Butylphenolformaldehydharz
Holzbearbeiter, Tischler, Zimmerer	Hölzer, Klebstoffe, Beizen, Holzschutzmittel	Palisanderarten, Teak, Makoré, Mahagoni, Nadelhölzer u. a., Formaldehydharze, Kolophonium, Epoxidharze, Acrylate, Chromationen, Azofarbstoffe u. a., Insektizide, Fungizide

Tabelle 10.1: *Fortsetzung*

Tätigkeiten	Einwirkungen	Auswahl wichtiger Allergene und chemisch irritativer Substanzen
Maler, Lackierer, Anstreicher, Fußbodenleger	Farben, Kunstharze, Klebstoffe, Verdünner	Chromationen, Terpentin u. -ersatzstoffe, Farbpigmente, Formaldehydharze, Kolophonium, Epoxide, Acrylate, Isozyanate, Lösemittel
Löter, Elektroniker	Lötmittel, Metallkleber, Metalle	Kolophonium, Metallchloride, Säuren, Epoxidharze, Acrylate, Härter, Nickel-, Kobalt-, Chromationen
Reinigungsdienste	Detergenzien, Desinfektionsmittel, Fußbodenpflegemittel, Gummihandschuhe	Tenside u. Reinigungsmittel, Formaldehyd, Glutaraldehyd, Phenole u. a., Duftstoffe, Acceleratoren[1], Naturlatex
Fotolaboranten	Farbentwickler, Fotochemikalien, Gummihandschuhe	p-Phenylendiamin, Hydrochinon, Metol, Chromationen, Formaldehyd, Acceleratoren1, Naturlatex
Gummihersteller u. -verarbeiter	Gummi, Gummizusatzstoffe	Naturlatex, Thiurame, Thiocarbamate, Mercaptobenzothiazole, p-substituierte Amine
Landwirtschaftliche Berufe	Futtermittelstäube, Tierhaare, Gummiinhaltsstoffe, Desinfektionsmittel, Pflanzenschutzmittel	Getreide, Medikamente u. a., Futtermittelzusätze

[1]Thiurame, Thiocarbamate, Mercaptobenzothiazole; Alterungsschutzmittel u. a.

ser Stoffe sind aber nicht nur für die Auslösung irritativer, sondern auch für die allergischer Kontaktekzeme verantwortlich. Der „Gefährdung der Haut durch Arbeiten im feuchten Milieu (Feuchtarbeit)" kommt eine besonders hohe Bedeutung zu, da vermutlich die zahlenmäßig bedeutsamste Hautgefährdung von der Feuchtarbeit ausgeht (s. oben).

! Die wichtigste irritative Noxe ist Feuchtarbeit.

Besonders gefährdet sind Angestellte des Friseurhandwerks, die häufig über viele Stunden am Tag Arbeiten im feuchten Milieu (z. B. Kopfwäschen) verrichten und noch zusätzlich Umgang mit Friseurchemikalien haben, die außerdem eine hohe irritative und allergene Potenz besitzen. Es ist leicht vorstellbar, dass sich hier auf dem Boden einer irritativen Schädigung (subtoxisch-kumulatives Handekzem) eine Typ-IV-Sensibilisierung gegen Berufssubstanzen entwickeln und ein allergisches Kontaktekzem im Sinne eines Zweiphasenekzems entstehen kann.

Weitere gefährdete Berufsgruppen sind Reinigungsdienste sowie Kranken- und Altenpflegepersonal. Bei Reinigungspersonal besteht die Gefahr auch durch das lange Tragen flüssigkeitsdichter Handschuhe und durch den Umgang mit Reinigungs- und Desinfektionsmitteln (insbesondere bei Diensten in Krankenhäusern). Im Kranken- und Altenpflegeberuf kommen das häufige Händewaschen und Händedesinfizieren hinzu.

Ständige Feuchtbelastung ist auch in vielen nahrungsmittelverarbeitenden Berufen, wie z. B. Bäcker, Konditoren, Köche, Fleisch- und Wurstverkäufer gegeben. Durch den Nahrungsmittelkontakt sind die Hände ständig feucht, außerdem müssen häufig die Hände gewaschen werden. Zusätzlich besteht hier die Gefahr für Typ-I-Allergien (so genannte Proteindermatitis). Möglichkeiten des Hautschutzes werden im Allgemeinen nicht ausgeschöpft. Hinzu kommt, dass diese Berufe häufig mit Reinigungstätigkeiten verbunden sind.

In der metallverarbeitenden Industrie sind Metallschleifer durch den Kontakt mit wassermischbaren Kühlschmierstoffen einer erhöhten

Feuchtbelastung ausgesetzt. Kühlschmierstoffe enthalten zudem viele Additive, die zur Schaumverhinderung, zum Korrosionsschutz, zur Abwehr von Keimbefall u. a. eingesetzt werden. Daher ist die irritative Potenz meist hoch und zusätzlich auch die Gefahr einer Typ-IV-Sensibilisierung gegeben. Das Eintrocknen der Kühlschmierstoffe auf der Haut ist häufig gefährlicher als die ständig fließende Benetzung. Im Gegensatz zu den wassergemischten Kühlschmierstoffen ist die Hautbelastung durch ölige Kühlschmiermittel wesentlich geringer. Auch andere Schleiftätigkeiten, bei denen Kühl- oder Schmierstoffe eingesetzt werden, gehen mit einem erhöhten Hauterkrankungsrisiko einher (z. B. Glas- und Steinschleifer).

Durch häufiges und insbesondere aggressives Händewaschen ist ebenfalls ein erhöhtes Hauterkrankungsrisiko gegeben. Daher müssen alle Berufstätigkeiten, die mit starker Verschmutzung der Hände einhergehen, als hautgefährdend angesehen werden.

Neben der Feuchtarbeit müssen alkalische Lösungen als hautirritativ angesehen werden. Wassergemischte Kühlschmierstoffe müssen aus technischen Gründen meistens mit einem pH von 9,0 bis 9,2 eingesetzt werden. Zement und Mörtel kann aufgrund seiner alkalischen Eigenschaften zu schweren Verätzungen führen (Zementnekrose). Hier sind alle im Bauhandwerk Beschäftigten gefährdet.

Der berufliche Hautkontakt mit organischen Lösemitteln ist immer als hautgefährdend anzusehen. Betroffen sind hier Beschäftigte in der Farb- und Lackherstellung oder in deren Verarbeitung (Drucker, Maler, Lackierer). Auch in der Metallindustrie werden Lösemittel eingesetzt, zum Beispiel bei der Entfettung von Werkstücken und Maschinen. Liegt zusätzlich Kühlschmiermittelexposition vor, so ist das Hauterkrankungsrisiko besonders hoch.

Durch physikalische Reize, wie übermäßige Hitze oder Kälte, wird die Entstehung irritativer Kontaktekzeme begünstigt. Bei Arbeitsplätzen im Freien ist daher ein besonderer Kälteschutz erforderlich. Trockene, aber staubende Arbeitsstoffe, wie Textilfasern, Holz-, Kunststoff-/Baustäube oder Mehle sind durch ihre hydroskopische Wirkung hautirritativ. Ein besonderes Problem stellen in diesem Zusammenhang Glas- und Mineralfasern dar, die sich in die Haut bohren und zu entsprechenden Mikroverletzungen führen können. Dies tritt meist an den bedeckten Körperstellen auf (durch Reibung der Kleidung besonders an Körperfalten). Betroffen sind berufliche Bereiche, in denen die Fasern hergestellt und verarbeitet werden.Durch Metallspäne können ebenfalls Mikroverletzungen hervorgerufen werden, wenn beispielsweise der gleiche Putzlappen in der spanabhebenden Fertigung zum Abwischen der Maschine und der Hände benutzt wird. Selbst nach Reinigung der Putzlappen verbleiben Metallspäne in den Textilfasern.

Alle Bereiche, in denen über einen längeren Zeitraum flüssigkeitsdichte Handschuhe getragen werden müssen, sind als hautgefährdend anzusehen. Die Handschuhe wirken als feuchte Kammer und bringen eingebrachte Schadstoffe aufgrund des Okklusionseffekts noch intensiver zu ihrer irritativen und/oder allergenen Wirkung.

Allergene. In einer schwedischen Untersuchung zur Häufigkeit von Handekzemen in der Bevölkerung waren die häufigsten Typ-IV-Allergene Nickel, Kobalt, Duftstoffmix, Perubalsam und Kolophonium (Tabelle 10.2). Als die 5 häufigsten Kontaktallergene der Standardserie bei insgesamt 4096 angezeigten berufsbedingten Hauterkrankungen wurden in Nordbayern Paraphenylendiamin, Kaliumdichromat, Thiuram-Mix, Kobalt-

Tabelle 10.2: Die 5 häufigsten Typ-IV-Allergene bei Frauen (n = 726) und Männern (n = 355) mit einem Handekzem in der Anamnese (nach einer bevölkerungsbezogenen Studie in Schweden)

Allergen	Männer	Frauen	Gesamt
Nickelionen	0,3	21,9	14,8
Kobaltionen	1,1	9,4	6,7
Duftstoffmix	6,2	5,7	5,8
Perubalsam	5,6	4,6	4,9
Kolophonium	2,5	3,4	3,2

chlorid und Epoxidharze identifiziert. Obwohl Nickel ubiquitär vorkommt und Sensibilisierungen insbesondere bei Frauen (Modeschmuckunverträglichkeit) relativ häufig sind, handelt es sich im Allgemeinen nicht um ein beruflich relevantes Allergen. Jedoch bedeutet vermutlich eine vorbestehende Nickelsensibilisierung für hautbelastende Berufe dann ein erhöhtes Risiko, wenn gleichzeitig eine atopische Hautdiathese vorliegt. In einigen wenigen Berufen (z. B. Galvanik) sind Nickelionen unvermeidliche Allergene.

> **!** Ursache des allergischen Kontaktekzems ist eine Typ-IV-Sensibilisierung, die bei starken Allergenen (z. B. Epoxidharzsysteme) primär, bei schwachen Allergenen häufig sekundär als sog. Zwei-Phasen-Ekzem auf dem Boden eines irritativen Kontaktekzems entstehen kann.

Aus der Vielzahl von Allergenen, die für berufsbedingte Kontaktekzeme verantwortlich sein können, seien kurz erwähnt:

▶ Nickelionen: Die berufsdermatologische Bedeutung des Nickels wird häufig überschätzt. Ein großes Problem stellen Nickelsensibilisierungen in der Galvanik dar.

▶ Dichromationen: Sie sind immer noch ein häufiges Berufsallergen bei Männern, allerdings hat die Inzidenz insbesondere in Bauberufen in den letzten Jahren stark abgenommen. Die wichtigste Allergenquelle war Zement, da inzwischen aber in den meisten westeuropäischen Ländern durch Zugabe von Eisensulfat das Dichromat gebunden wird, sind Allergien durch Zement stark zurückgegangen. Unter 2 pm besteht eine erhöhte Sensibilisierungsgefahr nicht mehr. Dadurch ist die Inzidenz der Chromatallergie in vielen Ländern sehr stark zurückgegangen. Gefährdet sind aber immer noch Beschäftigte in Bauberufen und Fliesenleger. Eine weitere, immer wichtiger werdende Gefahr besteht durch chromgegerbtes Leder. Auch Fußekzeme können durch chromgegerbtes Leder ausgelöst werden. Gefährdet sind daher ferner Gerber, aber auch Beschäftigte in der Galvanik.

▶ Kobaltionen spielen in Druck- und Porzellanfarben eine Rolle. Des Weiteren können sie als Verunreinigung von Nickel bedeutsam sein. In Hartmetallen ist Kobalt berufsdermatologisch wenig bedeutsam.

▶ Quecksilber: Beruflich bedingte Kontaktallergien sind sehr selten, wurden jedoch bei zahnärztlichem Personal beobachtet. Epikutantestergebnisse müssen vorsichtig interpretiert werden, da Quecksilberkomponenten irritative Reaktionen auslösen können.

▶ Silber und Gold: Beruflich relevante Kontaktallergien wurden sehr selten berichtet.

▶ Epoxidharz-Systeme (ES) werden aufgrund ihrer besonderen Eigenschaften wie hohe mechanische und thermische Beständigkeit, Widerstandsfähigkeit gegen Wasser und viele Chemikalien, Korrosionsfestigkeit und elektrisch isolierende Eigenschaften in zahlreichen industriellen und handwerklichen Bereichen eingesetzt. Sie finden Verwendung als Kleber, Formmassen, Fugenfüller, Bindemittel für Fasermassen, zur elektrischen Isolierung und als Beschichtungen; sie werden auch in Zweikomponentenfarben und als Zuschlagstoffe zu verschiedenen Baustoffen eingesetzt. Ebenso können sie Bestandteile von Gemischen aus verschiedenen Kunstharzen sein, wie beispielsweise in Epoxiacrylaten.

In den meisten Epoxidharz-Systemen werden Gemische aus Bisphenol-A-Diglycidylether und Bisphenol-F-Diglycidylether in Form von Oligomeren als Grundstoffe verwendet. Es ist jedoch ebenfalls an die seltener eingesetzten anderen Polyhydroxide zu denken. Als Härter werden in der Hauptsache aliphatische, cycloaliphatische und aromatische Amine, seltener auch Säureanhydride, verwendet. Als Reaktivverdünner kommen aliphatische und aromatische Ether zum Einsatz. Epoxidharz-Systeme stellen bei Zweikomponentenklebern und Fugenfüllern ein wichtiges allergologisches Problem dar. Im ausgehärteten Zustand sind ES nicht mehr gefährlich. Gefährdet sind Bauarbeiter und Fliesenleger, da Epoxide hier als Fugenfüller eingesetzt werden. Montierer sind exponiert durch das Vorkommen in Klebern und zur Schraubensicherung.

Außerdem werden Epoxide im Formenbau eingesetzt sowie zur Isolation von Motoren und Transformatoren. Aufgrund der bei Epoxiden entstehenden Dämpfe kann es auch zu aerogenen Kontaktekzemen kommen.

▶ Thiurame: Thiurame werden als Vulkanisationsbeschleuniger bei der Herstellung von Gummiprodukten aus Natur- und Synthesekautschuk eingesetzt. Sie können mit anderen Vulkanisationsbeschleunigern z. B. Dithiocarbamaten oder Mercaptobenzothiazol-Derivaten kombiniert werden. Thiurame zeigen die höchsten Sensibilisierungeraten von den Gummihilfsstoffen. In der Regel wird mit einem Thiuram-Mix getestet, der 4 Thiurame enthält. Sensibilisierungen gegenüber Thiuramen werden häufig in Berufen beobachtet, in denen regelmäßig Schutzhandschuhe getragen werden. Ein signifikant erhöhtes Risiko für eine Thiuramallergie wurde in folgenden Berufsgruppen beobachtet: Gummihersteller/Vulkaniseur, Arzt/Zahnarzt, Krankenpfleger/Arzthelfer, Maurer/Bauarbeiter, Metallverformer, Textilhersteller/-verarbeiter, Reiniger, Altenpfleger.

10.1.2 Krankheitsbilder und Diagnostik berufsbedingter Hauterkrankungen

Die meisten Berufsdermatosen sind Kontaktekzeme (90–95 %), d. h. entzündliche, nichtinfektiöse Hautveränderungen, die nach Kontakt mit externen Faktoren entstehen, wobei je nach Ätiologie subtoxisch-kumulative (= irritative) und allergische Kontaktekzeme unterschieden werden können.

Meistens treten beruflich bedingte Kontaktekzeme im Bereich der Hände auf, da hier die stärkste berufliche Exposition gegeben ist. Bei jedem Handekzem sollte nach auslösenden und unterhaltenden Ursachen gesucht werden. Grundsätzlich können zwei verschiedene Pathomechanismen zu einem Kontaktekzem führen:

▶ die direkte Irritation der Haut durch eine Substanz (toxisches oder subtoxisch-kumulatives Kontaktekzem) und

▶ die auf einer Sensibilisierung beruhende Typ-IV-Reaktion gegen die exogene Substanz (allergisches Kontaktekzem).

Die ätiologische Klassifikation kann jedoch insbesondere dann erschwert sein, wenn ein multifaktorielles Geschehen vorliegt. Dabei können mehrere Ursachen gleichzeitig oder zeitlich versetzt von pathogenetischer Relevanz sein.

Subtoxisch-kumulatives (= irritatives) Handekzem

Subtoxisch-kumulative Handekzeme sind häufig bereits durch ihr besonderes Erscheinungsbild an typischer Lokalisation zu diagnostizieren (s. Box 10.1). Durch längere oder wiederholte Exposition gegenüber primär irritierenden Schadstoffen wird die Haut zunächst rau, trocken, leicht schuppend, zunehmend gerötet und infiltriert. Dann treten Rhagaden auf, schließlich entwickeln sich bei fortbestehender Irritation hyperkeratotische, von Rhagaden durchsetzte Plaques. Juckreiz ist im Allgemeinen nicht so stark wie beim allergischen Kontaktekzem ausgeprägt. Betroffen sind vor allem Hand- und Fingerrücken sowie exponierte Unterarmpartien (z. B. Auflageflächen). Im weiteren Krankheitsverlauf können die Handinnenflächen einbezogen werden. Die Ekzemherde bleiben auf die Expositionsstellen begrenzt, Streuphänomene fehlen. Subtoxisch-kumulative Kontaktekzeme entstehen oft in Feuchtberufen. Die Entstehung ist stark von der Dauer und Stärke der Exposition abhängig. Im Sinne eines sog. 2-Phasen-Ekzems kann auf dem Boden eines subtoxisch-kumulativen Kontaktekzems ein allergisches Kontaktekzem entstehen.

Der Zustand der epidermalen Barriere kann durch Bestimmung des transepidermalen Wasserverlusts beurteilt werden. Bereits vor Eintritt einer Rötung und anderer klinisch sichtbarer Zeichen einer Entzündung ist bei nicht mehr intakter epidermaler Barriere der transepidermale Wasserverlust erhöht als Zeichen einer Barriereschädigung.

> **Box 10.1: Merkmale subtoxisch-kumulativer (irritativer) Handekzeme**
>
> Ätiopathogenese
> - Folge einer wiederholten Einwirkung primär irritierender Schadstoffe über einen längeren Zeitraum in unterschwelliger Konzentration auf die Haut.
> - Konstitutionelle Faktoren begünstigen die Entstehung: atopische Diathese und Sebostase, Hyperhidrosis.
>
> Lokalisation
> - Betroffen sind vor allem Hand- und Fingerrücken sowie exponierte Unterarmpartien, erst im weiteren Verlauf auch die Handinnenflächen.
> - Die Hauterscheinungen sind auf die Hände begrenzt, Streuphänomene fehlen.
>
> Morphe
> - zunächst raue, trockene, schuppende Haut
> - später Rötung, Infiltration und Rhagaden
> - schließlich hyperkeratotisch-rhagadiforme Erscheinungen
> - Juckreiz im Allgemeinen nicht so ausgeprägt wie beim allergischen Kontaktekzem
> - jedoch schmerzhafte Rhagadenbildung (häufig).

Allergisches Handekzem

Bei allergischen Ekzemen liegt eine Allergie vom verzögerten Typ als immunologische Antwort auf den Kontakt mit einem Allergen bei einem sensibilisierten Individuum (Typ-IV-Sensibilisierung) vor. Das klinische Erscheinungsbild kann sehr variabel sein, so dass ein allergisches von einem subtoxischkumulativen Handekzem weder klinisch noch histologisch zu unterscheiden sein kann. Allergische Kontaktekzeme laufen in der Regel jedoch akuter ab. Morphologische Zeichen können Rötung, Schuppung, Bläschen, Papeln, Pusteln, Exsudation und Exkoreationen sein. In chronischen Fällen kann es zu Rhagadenbildung, Lichenifikation und Hyperkeratosen kommen Meist bestehen Juckreiz und Brennen. Die ersten Erscheinungen treten im Bereich der Kontakt-

stellen auf, wobei die Begrenzung im Gegensatz zu toxischen Kontaktekzemen unscharf ist. Bei allergischen Kontaktekzemen können dann weitere Hauterscheinungen an anderen Körperstellen auftreten, die nicht mit dem Allergen in Kontakt gekommen waren (Streuung).

Ein allergisches (Typ-IV-)Kontaktekzem muss insbesondere bei entsprechender Berufsanamnese (Entstehung und Verschlechterung bei Berufsausübung, Besserung am Wochenende, Abheilung im Urlaub, Rezidiv bei Wiederaufnahme der Arbeit) sowie bei örtlicher Übereinstimmung von Einwirkungsort der Berufsnoxe und Sitz der Hauterscheinungen vermutet werden. Im Gegensatz zum subtoxisch-kumulativen Handekzem findet man unscharfe Begrenzungen im Bereich der Expositionsstellen sowie nahezu pathognomonisch Streureaktionen außerhalb der Kontaktareale. Typische klinische Charakteristika des allergischen Handekzems sind in Box 10.2 angegeben.

Beim allergischen Kontaktekzem liegt eine Typ-IV-Sensibilisierung gegen ein Kontaktallergen vor. Es handelt sich um eine Allergie vom verzögerten Typ. Die Diagnostik erfolgt mittels Epikutantestung. Bezüglich Indikation und Durchführung der Epikutantestung wird auf die

> **Box 10.2: Merkmale allergischer Handekzeme**
>
> - Zeitlicher Zusammenhang zwischen Erkrankung und Arbeitstätigkeit. Entstehung und Verschlechterung bei Berufsausübung, Besserung am Wochenende, Abheilung im Urlaub, Rezidiv bei Rückkehr an den Arbeitsplatz.
> - Örtliche Übereinstimmung von Einwirkung der Berufsnoxe und Sitz der Hauterscheinungen. Die Ekzemlokalisation findet im Arbeitsvorgang ihre Erklärung.
> - Verifizierung durch Epikutantestung
> - Streureaktionen (Abgrenzung zum subtoxisch-kumulativen Handekzem!)
> - Unscharfe Begrenzung im Bereich der Expositionsstellen

Leitlinien der Deutschen Dermatologischen Gesellschaft verwiesen. Sehr schwierig und problematisch kann die bei Berufsdermatosen häufig erforderliche Epikutantestung von Berufssubstanzen sein. Das Ergebnis einer Epikutantestung ist unter Berücksichtigung der Anamnese, des klinischen Bildes und der Exposition am Arbeitsplatz sorgfältig zu interpretieren.

Atopisches Handekzem und atopische Hautdiathese

Unter Atopie versteht man die genetisch determinierte Bereitschaft, gegen Substanzen der Umwelt Überempfindlichkeitsreaktionen zu entwickeln, die sich im Bereich der Schleimhäute und der Lungen als allergische Rhinitis und/oder als allergisches Asthma, am Zielorgan Haut als atopisches Ekzem manifestieren können. Berufsdermatologisch muss zwischen atopischer Hautdiathese und respiratorischer Atopie unterschieden werden. Personen mit atopischer Hautdiathese haben ein erhöhtes Risiko für berufsbedingte Hauterkrankungen. Die Hand ist eine sehr häufige Manifestationsform des atopischen Ekzems im Erwachsenenalter. Berufsdermatologisch zu unterscheiden ist ein atopisches Handekzem als meist berufsunabhängige Manifestation des atopischen Ekzems, bei dem es jedoch unter beruflicher Hautbelastung zu einer Verschlechterung kommen kann, von einer atopischen Hautdiathese, die als konstitutioneller Risikofaktor für die Entstehung eines beruflich bedingten Ekzems, meistens eines subtoxisch-kumulativen Handekzems angesehen werden muss.

Personen mit atopischer Diathese haben ein erhöhtes Risiko für die Entwicklung von Handekzemen in hautbelastenden Berufen, während eine atopische Schleimhautdiathese (Asthma, allergische Rhinitis) im Allgemeinen nicht mit einem erhöhten Risiko verbunden ist (Ausnahme: Berufe mit erhöhtem Risiko für Soforttypallergien, wie z. B. Bäcker).

Das atopische Handekzem zeigt häufig eine dyshidrotische Morphe, wobei sich stark juckende wasserklare Bläschen an den Fingerkanten und Handteller manifestieren. Oft sind auch die Nägel und distalen Endphalangen mitbefallen. Das atopische Handekzem kann sich auch ausschließlich an den Fingerkuppen („pulpite sèche") manifestieren. Am Handrücken können nummuläre, juckende, jedoch unscharf begrenzte Herde auffallen. Meist zeigen die Patienten gleichzeitig teilweise diskrete Ekzemherde („patchy eczema") an anderen Körperstellen (Hals, Fußrücken, Gelenkbeugen) oder diese treten im Krankheitsverlauf auf. Aus diesem Grund ist eine sorgfältige Inspektion des gesamten Hautorgans immer notwendig.

Neben der Lokalisation und der Morphe sind zur Diagnose atopischer Handekzeme eine genaue Anamnese (v. a. atopische Eigen- und Familienanamnese, Frage nach Persistenz der Hauterscheinungen bei Arbeitskarenz) und die genaue Erhebung der sog. Kriterien einer atopischen Hautdiathese notwendig (Tabelle 10.3). Zum Ausschluss einer sekundär erworbenen Typ-IV-Allergie („Pfropfallergie") sollten bei Verdacht zusätzlich Epikutantestungen durchgeführt werden.

Ein atopisches Ekzem in der Eigenanamnese muss als ein wichtiger Risikofaktor für die Entwicklung von Handekzemen und/oder Typ-I-Allergien in Berufen mit hoher Hautbelastung angesehen werden. Daher kommt der Berufsberatung bei solchen Personen eine besondere Bedeutung zu. Jedoch wird die Diagnose „Atopie" häufig zu pauschal gestellt und unterschiedliche, berufsdermatologisch relevante Subgruppen des Atopiesyndroms nicht genügend unterschieden. Dies führt dazu, dass für „Atopiker" einerseits die Gefahr besteht, auf Berufe verwiesen zu werden, die mit hohen spezifischen Hautbelastungen verknüpft sind und allergische/atopische Erkrankungen verschlimmern oder auslösen können, andererseits aber auch, dass ein irrtümlicher Ausschluss von Berufen oder Tätigkeiten stattfindet, bei denen die Gefahr der Erkrankungsauslösung oder Verschlimmerung minimal ist.

Nach wie vor muss die Diagnose atopisches Ekzem (AE) aufgrund einer Fülle unterschiedlich ausgeprägter und stark variierender anamnestischer und klinischer Charakteristika gestellt werden. Auch wenn dem kundigen Arzt die Diagnose eines ausgeprägten, typischen atopischen Ekzems selten Schwierigkeiten bereitet, so kann in manchen Fällen mangels einer patho-

Tabelle 10.3: Erlanger Atopiekriterien zur Erkennung eines erhöhten Ekzemrisikos (nach Diepgen et al. 1991): Die Bewertung erfolgt mit der jeweils angegebenen Punktzahl, bei unklaren/schwachen Befunden kann auch nur die halbe Punktzahl vergeben werden

	Nein	Ja	k.A.	Bemerkungen:	Bewertung	Punkte
Atopische Familienanamnese (Verwandte 1. Grades)						
Ekzeme				wer:	max. 2 Pkt.	
Rhinitis/Asthma				wer:	max. 0,5 Pkt.	
Atopische Eigenanamnese						
Rhinitis/Konjunktivitis					1 Pkt.	
Asthma allergicum					1 Pkt.	
Milchschorf					1 Pkt.	
Juckreiz verstärkt bei Schwitzen auf unbefallener Haut					3 Pkt.	
Textilunverträglichkeit					3 Pkt.	
Metallunverträglichkeit					1 Pkt.	
Photophobia					1 Pkt.	
Atopische Minimalformen (anamnestisch/klinisch)						
Xerosis					3 Pkt.	
Ohrrhagaden					2 Pkt.	
sog. Dyshidrose					2 Pkt.	
Pityriasis alba					2 Pkt.	
sog. Winterfuß/Pulp. sicca					2 Pkt.	
Brustwarzenekzem					2 Pkt.	
Perlèche					1 Pkt.	
Atopische Stigmata						
Palmare Hyperlinearität					max. 2 Pkt.	
Hertoghe-Zeichen					max. 2 Pkt.	
sog. „Dirty neck"					max. 2 Pkt.	
Keratosis pilaris					max. 1 Pkt.	
Dermales Neurovegetativum						
Weißer Dermographismus (unbefallene Haut)					3 Pkt.	
Akrozyanose					1 Pkt.	
Laborwerte						
IgE über 150 U/ml					1 Pkt.	
über 400 U/ml					2 Pkt.	
positiver Phadiatop-Test (Inhalativer Atopietest)					1 Pkt.	
				Summe		

Tabelle 10.4: Beurteilung der aufsummierten Atopiepunkte (ohne Laboruntersuchungen). Die Beurteilung basiert auf einer Fall-Kontroll-Studie an insgesamt 1056 Probanden (Diepgen et al. 1991). Angegeben sind die dabei in den Atopiepunktebereichen beobachteten Anteile an Patienten mit atopischem Ekzem (AE)

Atopiepunkte	Anteil (AE)	Beurteilung
0–3	0%	keine atopische Hautdiathese
4–7	5%	atopische Hautdiathese unwahrscheinlich
8–9	34%	atopische Hautdiathese unklar
10–14	78%	atopische Hautdiathese
15–19	97%	atopische Hautdiathese
über 20	100%	atopische Hautdiathese

gnomonischen Morphe die Sicherung der Diagnose selbst dem erfahrenen Dermatologen schwer fallen. Dies trifft vor allem für die sehr viel häufiger vorkommende atopische Hautdiathese zu.

Inzwischen hat sich für die Praxis die standardisierte Erhebung der Kriterien einer atopischen Hautdiathese bewährt (Tabelle 10.3). Dieses Instrument ist nicht nur bei der Diagnostik des atopischen Ekzems hilfreich, sondern kann auch die Diagnose einer atopischen Hautdiathese unterstützen, wenn zum Zeitpunkt der Untersuchung keine klassischen „Beugenekzeme" bestehen. Die einzelnen Parameter werden bei positivem Befund mit 1 bis 3 Punkten bewertet, wobei bei unklaren oder nur schwach ausgeprägten Befunden die halbe Punktzahl vergeben werden kann. Für solche Kriterien wurde daher in der Bewertungsspalte eine maximal mögliche Punktzahl vorgegeben.

Eine Bewertung der aufsummierten Punktzahl wird in Tabelle 10.4 vorgeschlagen.

Die verschiedenen, anamnestisch und/oder klinisch zu erhebenden Atopiekriterien können eingeteilt werden in atopische Familienanamnese, atopische Eigenanamnese, atopische Minimalformen, atopische Stigmata, dermales Neurovegetativum und Laborwerte. Ergänzt werden kann die Atopiediagnostik durch eine Bestimmung des Gesamt-IgE, des spezifischen IgE und durch eine Pricktestung mit inhalativen Antigenen. Im Gegensatz zur respiratorischen Atopie sind jedoch diese Untersuchungen bei der Beurteilung einer atopischen Hautdiathese von geringerer diagnostischer Bedeutung.

! Die Erhebung der atopischen Hautdiathese ist die wichtigste Untersuchung zur Erfassung einer konstitutionellen Ekzembereitschaft.

Personen mit atopischer Hautdisposition erkrankten im Vergleich zu Nicht-Atopikern bei gleicher hautbelastender beruflicher Exposition nicht nur häufiger, sondern meist auch bereits nach kürzerer Expositionszeit und unter schwererem klinischen Bild und Verlauf. Atopische Hautkrankheiten lösten nicht nur einen erheblichen Anteil der Berufskrankheitsanzeigen aus, sondern verursachten darüber hinaus in großem Umfang innerbetriebliche Umsetzungen, Rehabilitations- bzw. Umschulungsmaßnahmen.

Dysregulativ-mikrobielle Handekzeme

Dysregulativ-mikrobielle Ekzeme (DME) können an den Händen sowohl unter dyshidrotischen als auch hyperkeratotisch-raghadiformen oder nummulären Morphen auftreten. Dem dyshidrotischen, hyperkeratotisch-rhaghadiformen und nummulären Ekzemtyp kann auch ein Kontaktekzem oder ein atopisches Handekzem zugrunde liegen. Ekzeme der DME-Gruppe sind im Allgemeinen nicht beruflich bedingt.

Differenzialdiagnosen bei Ekzemmanifestation an den Händen

Nicht ekzematöse Erkrankungen, die sich ebenfalls an den Händen manifestieren können, werden als sog. Handdermatosen von den Hand-

> **Box 10.3: Wichtige Differenzialdiagnosen zu „Handekzemen" bei Auftreten von Dermatosen im Bereich der Hände – Psoriasis vulgaris**
>
> ❑ Psoriasis pustulosa
> ❑ Lichen planus
> ❑ Dermatitis pratensis
> ❑ Porphyria cutanea tarda
> ❑ Keratoma palmare et plantare
> ❑ Prämaligne Konditionen/Morbus Bowen, Radiodermitis
> ❑ Tinea manuum
> ❑ Skabies
> ❑ Erythema exsudativum multiforme
> ❑ Fixes Arzneimittelexanthem
> ❑ Granuloma anulare
> ❑ Artefakte
> ❑ Herpes simplex digitalis

> **Box 10.4: Grundsätze der Prävention: Rangfolge der Schutzmaßnahmen**
>
> 1. Ersatz hautgefährdender Arbeitsstoffe: Irritanzien, z. B. weniger irritierende Kühlschmierstoffe; Allergene, z. B. saure Dauerwelle
> 2. Technische Maßnahmen: z. B. gekapselte Maschinen, Verwendung von Putzautomaten
> 3. Organisatorische Maßnahmen: z. B. Aufteilung von Feuchtarbeit, längere Pufferzeiten zum Abtrocknen von Werkstücken
> 4. Persönliche Schutzausrüstung (Handschuhe) und spezieller Hautschutz
> 5. Geeigneter Personenkreis (Jugendarbeitsschutzgesetzuntersuchungen, Berufsgenossenschaftlicher Grundsatz G 24, Vorsorgeuntersuchung nach GefStoffV)

ekzemen abgegrenzt. Nach unseren Erfahrungen treten diese relativ selten auf. Die wichtigsten Differenzialdiagnosen sind in Box 10.3 dargestellt. Insbesondere eine Psoriasis oder ein Lichen ruber, aber auch eine Tinea manuum können schwer zu diagnostizieren sein, so dass diese manchmal fälschlicherweise als Ekzem behandelt werden. Eine pustulöse palmoplantare Psoriasis kann schwer von einem impetigenisierten, dyshidrotischen Ekzem zu unterscheiden sein. Wir empfehlen daher bei allen unklaren Handdermatosen eine zusätzliche histologische Diagnostik.

10.1.3 Prävention, Therapie und Rehabilitation berufsbedingter Hauterkrankungen

Rangfolge von Schutzmaßnahmen

Maßnahmen zur Vermeidung von Hautschäden müssen immer der jeweiligen Einzelsituation angepasst werden, wobei die Rangfolge von Schutzmaßnahmen zu beachten ist (s. Box 10.4). In der Gefahrstoffverordnung wird darauf hingewiesen, dass Arbeitgeber, die mit Gefahrstoffen umgehen,

„die zum Schutz des menschlichen Lebens, der menschlichen Gesundheit und der Umwelt erforderlichen Maßnahmen" zu treffen haben. Dabei sieht die Rangfolge der Schutzmaßnahmen an erster Stelle vor, dass gefährliche Stoffe gegen weniger gefährliche auszutauschen sind. Hierzu muss der Unternehmer seiner Ermittlungspflicht nachkommen und sich Kenntnisse über die Stoffe verschaffen, mit denen seine Mitarbeiter umgehen. Stehen keine weniger gefährlichen Stoffe zur Verfügung, so sind alle technischen und organisatorischen Maßnahmen auszuschöpfen, um die Beschäftigten vor gesundheitlichen Gefahren zu schützen. In der Rangfolge kommen erst danach persönliche Schutzmaßnahmen, wozu auch Hautschutz, Hautpflege, Handschuhe usw. gehören.

Folgende Technische Regeln für Gefahrstoffe (TRGS) sind für die Prävention von berufsbedingten Hauterkrankungen wichtig.

Die TRGS 530 „Friseurhandwerk" (Stand März 2007) gibt Standards für die Prävention von berufsbedingten Haut- und Atemwegserkrankungen von Beschäftigten im Friseurhandwerk vor. Diese TRGS regelt Tätigkeiten mit den im Friseurhandwerk verwendeten Stoffen, Zubereitungen und Erzeugnissen, auch wenn sie nicht nach dem Chemikaliengesetz kennzeichnungspflichtig sind (z. B. kosmetische Mittel), insbesondere wenn davon auszugehen ist, dass einer oder mehrerer ihrer Inhaltsstoffe irritierend oder sensibilisierend wirken, so dass bei wiederholten und meist längeren Tätigkeiten Erkrankungen der Haut oder Atemwege der Beschäftigten auftreten können. Insbesondere müssen bei der Gefährdungsbeurteilung die folgenden friseurtypischen Tätigkeiten berücksichtigt werden: Haarwäsche und Pflege, Farbveränderungen, Dauerwelle, Styling, Nassreinigung und Desinfektionsarbeiten. In einer Anlage werden die Ergebnisse einer branchenweiten typischen Gefährdungsanalyse zusammengefasst.

Entsprechend der Rangfolge der Schutzmaßnahmen nach der GefStoffV hat der Unternehmer zunächst eine Ersatzstoffprüfung vorzunehmen: Dauerwellmittel, die Ester der Thioglykolsäure enthalten (sog. saure Dauerwelle), dürfen nicht angewandt werden, sie sind durch Mittel mit nicht bzw. weniger sensibilisierenden Inhaltsstoffen zu ersetzen. Staubende Haarkosmetika (z. B. Blondiermittel, Farben etc.) dürfen nicht angewandt werden. Gepuderte Latexhandschuhe sind wegen der Gefahr einer Latexallergie durch andere geeignete Handschuhe zu ersetzen. Arbeitsgeräte (z. B. Clips, Scheren), die bei längerem Hautkontakt Nickel an die Haut abgeben können, sind ungeeignet.

Zur Vermeidung von Haut- und Atemwegskontakten sind alle technischen und organisatorischen Möglichkeiten zu nutzen. Die Arbeit soll so organisiert werden, dass ein Wechsel zwischen Feucht- und Trockenarbeit stattfindet und es soll angestrebt werden, die Dauer der regelmäßigen täglichen Feuchtarbeit auf unter zwei Stunden zu begrenzen. Während der Feuchtarbeit darf kein Arm- oder Handschmuck getragen werden.

Ausführlich wird auf die persönliche Schutzausrüstung eingegangen. So wird verbindlich vorgeschrieben, dass bei folgenden Tätigkeiten geeignete Schutzhandschuhe den Arbeitnehmern zur Verfügung zu stellen und von diesen zu tragen sind: Haare waschen, Kopfmassage bei aufgetragenen Haar- und Pflegemitteln, Färben, Tönen und Blondieren – einschließlich der Überprüfung des Ergebnisses, Aufemulgieren und Ausspülen, Dauerwellen, Probewickeln, Fixieren, Zubereiten, Mischen und Umfüllen von Gefahrstoffen, Nassreinigung oder Desinfektion von Arbeitsmitteln, Geräten, Werkzeugen und Räumen. Es wird auf die richtige Benutzung von Schutzhandschuhen eingegangen (unterschiedliche Handschuhmaterialien für unterschiedliche Tätigkeiten, Tragedauer, Passform etc.).

In jedem Friseursalon ist ein Hautschutzplan an gut sichtbarer Stelle auszuhängen. Darin sind in übersichtlicher und leicht verständlicher Form die erforderlichen Schutz-, Reinigungs- und Pflegemaßnahmen den unterschiedlichen Tätigkeiten zuzuordnen. Es müssen alle betriebsspezifischen hautgefährdenden Tätigkeiten samt Schutzmaßnahmen enthalten sein.

Die TRGS 401 „Gefährdung durch Hautkontakt – Ermittlung, Beurteilung, Maßnahmen" gilt für Tätigkeiten mit Hautkontakt gegenüber Stoffen, Zubereitungen oder Erzeugnissen. Sie konkretisiert die in § 7 Gefahrstoffverordnung (GefStoffV) geforderte Informationsermittlung und Gefährdungsbeurteilung für diese Tätigkeiten. Bei Tätigkeiten mit dermaler Gefährdung unterstützt sie darüber hinaus den Arbeitgeber bei der Festlegung von Maßnahmen, insbesondere bei der Auswahl und Bewertung von persönlichen Schutzausrüstungen und Hautmitteln. Eine dermale Gefährdung liegt vor, wenn bei

▶ Feuchtarbeit oder
▶ Tätigkeiten mit hautgefährdenden, hautresorptiven oder hautsensibilisierenden Gefahrstoffen

eine Gesundheitsgefährdung der Beschäftigten nicht auszuschließen ist.

Im Rahmen dieser TRGS wird die Gefährdung in drei Kategorien eingeteilt:
▶ geringe Gefährdung durch Hautkontakt,
▶ mittlere Gefährdung durch Hautkontakt,
▶ hohe Gefährdung durch Hautkontakt.

Aus berufsdermatologischer Sicht stellt die Gefährdung der Haut durch Arbeiten im feuchten Milieu (Feuchtarbeit) vermutlich die zahlenmäßig bedeutsamste Hautgefährdung dar. Feuchtarbeit liegt entsprechend der Definition in der TRGS 401 vor, falls Tätigkeiten verrichtet werden, bei denen die Beschäftigten

▶ einen erheblichen Teil ihrer Arbeitszeit, d. h. regelmäßig täglich mehr als etwa 1/4 der Schichtdauer (ca. 2 Std.) mit ihren Händen Arbeiten im feuchten Milieu ausführen oder

▶ einen entsprechenden Zeitraum feuchtigkeitsdichte Handschuhe tragen oder

▶ häufig bzw. intensiv ihre Hände reinigen müssen.

Zeiten der Arbeiten im feuchten Milieu und Zeiten des Tragens von flüssigkeitsdichten Handschuhen sind zu addieren. Unter feuchtigkeitsundurchlässigen Schutzhandschuhen (z. B. Latex, Nitril) kann es in Abhängigkeit von der Tragedauer und der individuellen Disposition durch den Okklusionseffekt zu einem Wärme- und Feuchtigkeitsstau kommen. Die Hornschicht quillt auf. Dies wird als Mazeration der Haut sichtbar („Waschfrauenhände"). Bei Feuchtarbeit liegt eine mittlere Gefährdung durch Hautkontakt vor.

Besondere Bedeutung haben technische und organisatorische Schutzmaßnahmen:

▶ Reduktion der Feuchtarbeit durch Automation, Kapselung von Maschinen, Anwendung von Putzautomaten usw.,

▶ Verteilung unvermeidbarer Feuchtarbeit auf verschiedene Mitarbeiter zur Verminderung der Expositionszeit einzelner,

▶ ausreichende Zeit zur Reinigung und Pflege der Hände,

▶ Begrenzung der Tragedauer flüssigkeitsdichter Handschuhe.

Außerdem werden empfohlen: geeignete Handwaschplätze und Hautschutzmittel, kein Handschmuck, getrennte Reinigungstücher für Maschinen und Hände, umgehender Wechsel von schadstoffgetränkter Kleidung.

Besonders wichtig ist auch die arbeitsmedizinische Vorsorge (s. unten).

Hautsensibilisierende Gefahrstoffe sind wie folgt definiert: Gefahrstoffe haben hautsensibilisierende Eigenschaften, wenn sie mit R 43

(Sensibilisierung durch Hautkontakt möglich) eingestuft sind; weitere Informationen geben die TRGS 540 und TRGS 907. Die TRGS 540 „Sensibilisierende Stoffe" beschreibt einen Katalog von Maßnahmen, die bei Auftreten sensibilisierender Stoffe mit Wirkung an den Atemwegen und/oder der Haut zu beachten sind. Die notwendigen Maßnahmen sind stoff- und arbeitsplatzbezogen anzuwenden.

In den erwähnten TRGS wird auf Hautschutzmaßnahmen großer Wert gelegt, da dem Hautschutz eine große Bedeutung bei der Prävention von Berufsekzemen zukommt.

> **!** Da die Prognose berufsbedingter Kontaktekzeme sehr schlecht ist, kommt der primären und sekundären Prävention eine besonders hohe Bedeutung zu.

Hautschutz, -pflege und -reinigung

Hautschutzmaßnahmen kommen in der Rangfolge der Präventionsmaßnahmen erst dann zur Anwendung, wenn eine Ersatzstoffprüfung durchgeführt und alle technischen und organisatorischen Maßnahmen ausgeschöpft worden sind. Unter Hautschutz versteht man die persönliche Schutzausrüstung (z. B. das Tragen von Schutzhandschuhen), die Anwendung von Hautschutzsalben vor der Arbeit, die adäquate Hautreinigung und Hautpflegemaßnahmen zur Unterstützung der Regeneration nach der Arbeit. Eine sorgfältige Analyse der Hautbelastung am Arbeitsplatz ist die Voraussetzung für die richtige Auswahl von Hautschutzmaßnahmen. Hier sollten Betriebsarzt und Sicherheitsfachkraft miteinbezogen werden.

Schutzhandschuhe können Schutz gegenüber schädigenden mechanischen, thermischen oder chemischen Einflüssen bieten. Dies erfordert natürlich sehr unterschiedliche Ausführungen von Schutzhandschuhen. In Box 10.5 wird auf allgemeine Probleme, die beim Einsatz von Schutzhandschuhen stets zu beachten sind, verwiesen.

Handschuhe zum Arbeitsschutz können sowohl aus Naturgummi (Latex) als auch aus Kunstgummi (Styren-Butadien, Chloropren u. a.)

Box 10.5: Allgemeine Richtlinien für den Einsatz von Schutzhandschuhen

- Verschiedene Plastik- und Gummihandschuhe können von unterschiedlichen Chemikalien durchdrungen werden
- Es gibt kein universelles Material zum Schutz vor allen möglichen Chemikalien
- Oft besteht der Schutz gegenüber bestimmten Chemikalien nur für kurze Zeit (wenige Minuten oder weniger als eine Stunde)
- Das Arbeiten mit Handschuhen, in die Chemikalien eingedrungen sind, ist gefährlicher als ohne Handschuhe zu arbeiten
- Handschuhe dienen zum Schutz gesunder Haut

bestehen. Nach Verwendungszweck kommen sie als Einmal-Handschuhe (OP- und Untersuchungshandschuhe), Haushalts-, Industrie- oder Spezialhandschuhe (z. B. zur Wärme-, Kälteisolation) zum Einsatz. Selbst fabrikneue Handschuhe sind sehr häufig undicht. So wurden in verschiedenen Untersuchungen Defektraten in fabrikneuen OP-Handschuhen bis zu ca. 18 %, in Untersuchungshandschuhen aus Latex in 6 % und aus PVC in 11 % festgestellt. Aber auch wenn der Handschuh dicht ist, so ist nicht immer ein totaler Schutz gegeben: So konnten z. B. Toluol und Trichlorethen durch Schutzhandschuhe in großem Umfang penetrieren, während andere Lösungsmittel wie etwa Butanol nur in geringem Maß die Schutzhandschuhe durchdringen konnte. Beim Vergleich verschiedener Schutzhandschuhe zeigte sich, dass synthetischer Gummi effektiver als Naturgummi und PVC war, jedoch hielt vielfach die Schutzwirkung nur für relativ kurze Zeit an. Ähnliche Untersuchungen mit Glycerylmonothioglykolat, dem Inhaltsstoff der sauren Dauerwelle, der früher bei Friseuren häufig Allergien verursachte, zeigten, dass Vinyl-, Latex- und Butadien-Polymer-Schutzhandschuhe ineffektiv waren. In zwei anderen Untersuchungen boten nur Nitrilhandschuhe einen ausreichenden Schutz

gegen Acrylate bzw. Epoxidharze. In Schweden existiert eine Datenbank, von der Informationen über die Schutzwirkung von einzelnen Schutzhandschuhen gegen Gefahr- bzw. Arbeitsstoffe abgefragt werden können (National Board of Occupational Safety and Health, S-17184 Solna). Angaben der Hersteller geben nützliche Hinweise für die Einsatzmöglichkeiten von Handschuhen.

Es können aber auch durch das Tragen von Schutzhandschuhen Hautgefährdungen auftreten, z. B. durch eingeschleppte Schmutzreste, oder durch die mit dem Handschuh verbundene Okklusion können Hauterkrankungen ausgelöst oder verschlimmert werden. Relativ häufig treten Typ-I- und/oder Typ-IV-Allergien gegen Handschuhmaterialien auf. Besonders alarmierend ist die Zunahme der Latexallergie, die allerdings seit dem Gebrauch latexarmer ungepuderter Handschuhe deutlich rückläufig ist.

Äußerer Hautschutz ist vor Aufnahme der Arbeit, während der Arbeit und nach Arbeitsende durchzuführen. Dabei müssen jeweils reinigende (dekontaminierende), schützende (protektive) und pflegende (konservierend-restitutive) Maßnahmen auf den Arbeitsprozess abgestimmt werden.

Hautschutzpräparate dienen der Prophylaxe von Handekzemen, aber auch der Verhütung sekundärer Hautprobleme durch das Tragen von Schutzkleidungen sowie der Erleichterung der Handreinigung. Hautschutzpräparate sollen vor und während der Arbeit zum Schutz gegen spezifische Hautgefährdungen sorgfältig (beachte auch Fingerzwischenräume, Nagelbetten) aufgetragen werden. Sie stehen in verschiedenen Darreichungsformen, z. B. als Salbe, Creme, Lotio, Lösung, Schaum oder Spray zur Verfügung. Die Schutzwirkung spezieller Hautschutzpräparate ist nicht gegen alle, sondern nur gegen einzelne Hautgefährdungen gerichtet. Es gibt kein Universalhautschutzmittel, sondern die Eigenschaften der Produkte müssen auf das physikochemische Profil der jeweiligen Noxe abgestimmt sein. Die meisten Hautschutzpräparate sind entweder W/O- oder O/W-Emulsionen. W/O-Emulsionen werden gegen wässrige Schadstoffe (Wasser, Salze, Laugen, Kühl- und Schneidmittel usw.), O/W-

Emulsionen gegen lipophile Schadstoffe (organische Lösungsmittel, Treibstoffe, Öle, Lacke, Harze, Einfärbestoffe usw.) empfohlen.

Folgende Grundsätze sind bei der Auswahl und Anwendung von Hautreinigungsmitteln zu beachten: bestmögliche Hautverträglichkeit des benutzten Reinigungsmittels bei ausreichender Reinigungswirkung und Abstimmung des Hautreinigers auf Art und Grad der Verschmutzung. Daher müssen im Betrieb verschiedene Hautreiniger angeboten werden. Bei Produkten mit vergleichbarer Reinigungswirkung können dennoch gravierende Unterschiede in der Hautverträglichkeit bestehen. Auswahl und Zusammensetzung der Hautreinigungsmittel hängen grundsätzlich von der Art der Verschmutzung (einfach, grob, spezial) ab. Strikt sind sandhaltige Scheuermittel zu vermeiden. Eine schonendere Hautreinigung kann mit einem dadurch erhöhten Zeitaufwand verbunden sein. Hautschutzpräparate und Hautreinigung müssen aufeinander abgestimmt und um die anschließend durchzuführende Hautpflege ergänzt werden. Ist die Haut durch Wasser, waschaktive Substanzen oder Fettlösungsmittel ausgetrocknet und entfettet, so sollten unbedingt Pflegecremes angewandt werden. Dadurch kann zumindest über einen bestimmten Zeitraum aktiv Wasser in der Haut gebunden und passiv durch einen Okklusionseffekt eine Hydratation bewirkt werden. Wenn es jedoch bereits zu einer Schädigung der epidermalen Barriere und der Lipide der Hornschicht durch Irritanzien und zu einem entzündlichen Infiltrat mit Hyperämie im subpapillären Plexus gekommen ist, sind auch von pflegenden Maßnahmen nur geringe Effekte zu erwarten. Wichtig ist, dass dann die Wiederherstellung der Barrierefunktion mit Hilfe dermatologischer Maßnahmen möglichst vollständig erfolgt, da sonst sofort Rückfälle und weiter Verschlimmerungen der Hauterkrankung zu erwarten sind.

Es sollten daher immer in Form von Hautschutzplänen aufeinander abgestimmte Hautschutz-, Hautreinigungs- und Hautpflegepräparate entsprechend der individuellen Arbeitsplatzbelastung angeboten werden, deren Anwendung in Form von Hautschutzplänen erklärt wird.

Vorsorgeuntersuchungen

Bei berufsberatenden Maßnahmen und Vorsorgeuntersuchungen kommt es darauf an, Personen zu erkennen, für die in bestimmten Berufen eine besondere Gefahr besteht, dass sie sich eine Hautkrankheit zuziehen bzw. sich bei ihnen eine vorbestehende Hautkrankheit verschlimmert. Es handelt sich dabei jedoch stets um Risikoabschätzungen, d. h., es kann nicht mit Bestimmtheit vorausgesagt werden, welche individuelle Person mit einer bestimmten Befundkonstellation erkranken wird.

Das Jugendarbeitsschutzgesetz wird seiner präventivmedizinischen Rolle aus dermatologischer und allergologischer Sicht nicht gerecht. Für Berufe mit Hautbelastung sollte eine Berufseingangsuntersuchung vorgeschrieben werden, die sich an dem Berufsgenossenschaftlichen Grundsatz G 24 orientiert. Der G 24 gibt für Arbeitsmediziner und Dermatologen Anhaltspunkte für Vorsorgeuntersuchungen von Versicherten, die beruflich einem erhöhten Hauterkrankungsrisiko ausgesetzt sind und stellt den Gedanken der Prävention und nicht der Selektion in den Vordergrund. Der G 24 ist aber nicht rechtsverbindlich.

In der Gefahrstoffverordnung sind unter bestimmten Voraussetzungen Vorsorgeuntersuchungen vorgeschrieben. Es werden Pflicht- und Angebotsuntersuchungen unterschieden. Kann nach dem Ergebnis der Gefährdungsbeurteilung eine Gefährdung durch Hautkontakt nicht ausgeschlossen werden, hat der Arbeitgeber die arbeitsmedizinische Vorsorge zu veranlassen.

Bei Feuchtarbeit ab 4 Stunden pro Tag, Tätigkeiten mit Belastung mit unausgehärteten Epoxidharzen, mit Isocyanaten oder wenn Naturgummilatexhandschuhe mit einem Allergengehalt von mehr als 30 Mikrogramm Protein getragen werden, hat der Arbeitgeber nach § 16 in Verbindung mit Anhang V Nr. 2.1 GefStoffV spezielle arbeitsmedizinische Vorsorgeuntersuchungen zu veranlassen. Die Durchführung dieser Untersuchungen ist Voraussetzung für die Beschäftigung bzw. Weiterbeschäftigung mit diesen Tätigkeiten.

Ein Angebot für arbeitsmedizinische Vorsorgeuntersuchungen ist dem Arbeitnehmer nach § 16 in Verbindung mit Anhang V Nr. 2.2 GefStoffV zu unterbreiten, wenn regelmäßig mehr als 2 Stunden Feuchtarbeit ausgeführt werden oder Tätigkeiten mit ausgewählten Lösungsmitteln oder krebserzeugenden oder erbgutverändernden Stoffen der Kategorien 1 oder 2 ausgeübt werden. Der Arbeitnehmer ist nicht verpflichtet, dieses Angebot anzunehmen. Die Untersuchung ist keine Voraussetzung für die Ausübung der Tätigkeit.

Es hat sich bewährt, irritative Verursachungsmechanismen, die gerade in der Frühphase von entscheidender Bedeutung sind, zu berücksichtigen und konstitutionelle Parameter, wie die atopische Hautdiathese, differenzierter zu untersuchen und adäquat der jeweiligen Belastungssituation zu werten. Es können dann unterschiedliche Nachuntersuchungsfristen gewählt werden, um rechtzeitig geeignete Präventionskonzepte ergreifen bzw. deren Wirksamkeit überprüfen zu können. Die Beratung zum Hautschutz sollte entsprechend der Arbeitsplatzsituation und der individuellen Hautkonstitution durchgeführt werden. Eine vorbestehende Typ-IV-Sensibilisierung ist nicht generell mit einem erhöhten Risiko für ein Berufsekzem verbunden. Gerade bei vorbestehender Nickelallergie hat man früher angenommen, dass damit auch ein erhöhtes Handekzemrisiko in vielen Berufen (z. B. Friseurhandwerk, Krankenpflege) verbunden sei. Dies trifft jedoch im Allgemeinen nicht zu. Es ist daher grundsätzlich von einer Allergietestung vor Berufsantritt abzuraten. Eine sog. prophetische Testung gibt es nicht, d. h., es kann nicht vorhergesagt werden, ob eine Person einer Berufssubstanz gegenüber, der er oder sie erst im späteren Berufsleben exponiert sein wird, eine erhöhte Sensibilisierungsbereitschaft hat.

! Von prophetischen Allergietestungen vor Berufsantritt ist dringend abzuraten.

Personen mit atopischer Hautkonstitution sind gefährdet, bei entsprechender Feuchtbelastung sowie bei Umgang mit irritativen Substanzen sog. subtoxisch-kumulative Handekzeme und in der Folge davon unter Umständen auch allergische Typ-IV-Kontaktekzeme und/oder Typ-I-Kontaktallergien zu entwickeln. Diese Personen-

gruppe, die häufig zu pauschal beurteilt wird, wird differenziert bewertet. Als Hilfe zur Beurteilung für Tätigkeiten in einem hautbelastenden Beruf werden Befunde in Merkmale 1., 2. und 3. Ordnung eingeteilt (siehe Box 10.6).

Box 10.6: Merkmalskriterien bei Vorsorgeuntersuchungen

Merkmale 1. Ordnung:
- ☐ Schweres atopisches Ekzem mit längerer oder wiederholter Beteiligung der Hände
- ☐ Ausgeprägtes, chronisches oder chronisch-rezidivierendes subtoxisch-kumulatives oder allergisches Handekzem
- ☐ Klinisch relevante Sensibilisierung gegenüber Allergenen, deren Kontakt bei der geplanten Tätigkeit nicht zu meiden ist
- ☐ Berufsbedingte Hauterkrankung, die aufgrund einer anlagebedingten Minderbelastbarkeit der Haut zur Tätigkeitsaufgabe gezwungen hat
- ☐ Schwere therapieresistente Psoriasis der Hände bei mechanisch oder chemisch stark belastender Tätigkeit (Köbner-Phänomen)

Merkmale 2. Ordnung:
- ☐ Atopisches Ekzem ohne Beteiligung der Hände (besonders Beugenekzem)
- ☐ Leichtere Ekzemmanifestationen der Hände (z. B. Dyshidrose)
- ☐ Metallsalzreaktionen in Kombination mit atopischer Hautdiathese
- ☐ Allergische Rhinitis oder allergisches Asthma bei Berufen, bei denen erhöhte Gefahr besteht, Typ-I-Allergien zu entwickeln (z. B. Bäcker)
- ☐ Psoriasis palmaris bei manuell stark belastenden Tätigkeiten

Merkmale 3. Ordnung:
- ☐ Hinweise für eine verstärkte Irritationsbereitschaft der Haut: Wollunverträglichkeit, Juckreiz beim Schwitzen, Sebostase (besonders in Verbindung mit anderen Minorkriterien des atopischen Ekzems)

Personen mit Merkmalen 1. Ordnung sollten keine hautgefährdenden Tätigkeiten ausüben Deutlich weniger als 2 % der zu untersuchenden Personen fallen in diese Kategorie. Zahlenmäßig sehr viel wichtiger sind diejenigen Personen, bei denen Merkmale 2. und/oder 3. Ordnung vorliegen. Hier erfolgt kein Ausschluss von bestimmten Tätigkeiten, sondern es sollte eine gezielte und intensive berufsdermatologische Betreuung durchgeführt werden. Diese besteht aus der Ausschöpfung von Schutzmaßnahmen und der nach der tatsächlichen Hautbelastung zu gestaltenden Nachuntersuchungsfristen. Personen mit atopischer Hautdiathese in einem Beruf mit Hautbelastung sind also engmaschiger und intensiver nachzuuntersuchen als Personen ohne atopische Hautdiathese im gleichen Beruf. Auf diese Weise ist es möglich, die Umsetzung von Hautschutzmaßnahmen zu kontrollieren und frühzeitig bei der Entwicklung von Handekzemen intervenieren zu können. Dem adäquaten Hautschutz und insbesondere der Hautpflege kommt vermutlich eine große Bedeutung bei der Prävention von Berufsekzemen bei Atopikern zu.

Wie bei allen derartigen Empfehlungen dürfen die Kriterien nicht starr schematisch angewandt werden, sondern stellen Anhaltspunkte dar. Maßgeblich sind stets die individuellen Verhältnisse des Einzelfalles.

Therapie und Rehabilitation

Die Therapie von Handekzemen besteht in erster Linie aus einer stadiengerechten, differenzierten Lokaltherapie. Es ist ein akutes Ekzemstadium mit Nässen, Bläschenbildung, Erosionen von einem chronischen Ekzemstadium, das durch trockene Schuppung, Rhagadenbildung, Hyperkeratosen und Lichenifikation gekennzeichnet ist, zu unterscheiden. In jedem Ekzemstadium können Kortikosteroide unterschiedlicher Wirkstärke topisch zur Anwendung kommen. Eine systemische Therapie mit Kortikosteroiden ist nur selten indiziert. Die Therapie ist durch eine kortikosteroidfreie Basistherapie zu ergänzen. Dabei können unterschiedliche Wirksubstanzen (Liquor carbonis detergens, Salizylate, Harnstoff usw.) die Basistherapie ergänzen. Meistens ist die Therapie langwierig und bei chronischen Fällen häufig auch eine stationäre Heilbehandlung indiziert. Oft ist es empfehlenswert, die topische Therapie mit einer UV-Therapie zu ergänzen. Wichtig ist die Wiederherstellung der epidermalen Barriere, da nur so ein erneuter Arbeitseinsatz ohne das rasche Auftreten eines Rezidives möglich ist. Bei Vorliegen eines allergischen Kontaktekzems ist die Allergenvermeidung die Therapie der Wahl. Als wirksame Systemtherapie bei schweren chronischen Handekzemen steht seit kurzem Alitretinoin, ein systemisches Vitamin-A-Derivat zur Verfügung.

In vielen Fällen sollte eine mykologische und bakterielle Untersuchung die Diagnostik ergänzen. In unklaren Fällen ist eine Probebiopsie mit histologischer Untersuchung notwendig.

Besonders bewährt hat sich die Durchführung von Seminaren zur sekundären Individualprävention, bei denen auch ein hautbelastungsvermeidendes Verhalten und die adäquate Anwendung von Hautschutzmaßnahmen erlernt und eingeübt wird. Diese Maßnahme sollte möglichst frühzeitig erfolgen, um einem schweren chronischen Handekzem entgegenzuwirken. Beschäftigte mit beginnenden oder drohenden berufsbedingten Hauterkrankungen sollten daher möglichst schnell nach Meldung im Rahmen des Hautarztverfahrens an einer solchen Maßnahme der sekundären Individualprävention teilnehmen.

In schweren Fällen und bei langwierigen chronischen Kontaktekzemen ist eine medizinische Rehabilitation erforderlich, die in speziellen Zentren durchgeführt werden sollte. Im Jahre 2009 wurde von der Deutschen Dermatologischen Gesellschaft die Leitlinie Management des Handekzems entwickelt (siehe: http://www.awmf.org/leitlinien/detail/ll/013-053.html). Dies Leitlinie gibt Anhaltspunkte für ein evidenz-basiertes Vorgehen bei Handekzemen und umfasst die Klassifikation, Diagnostik, Prävention, Therapie und Rehabilitation von Handekzemen.

10.1.4 Begutachtung

Von der Arbeitsgemeinschaft für Berufs- und Umweltdermatologie (ABD) wurden gemeinsam mit der Deutschen gesetzlichen Unfallversicherung (DGUV) Empfehlungen zur Schätzung der Minderung der Erwerbsfähigkeit (MdE) bei Hauterkrankungen (BK 5101) herausgegeben.

Die Diagnose der Hautkrankheit muss im Vollbeweis gesichert sein. Eine umfassende und detaillierte Bezeichnung des diagnostizierten Krankheitsbildes ist Voraussetzung für eine nachvollziehbare Zusammenhangsbeurteilung und für die bei der Bescheiderteilung vorzunehmenden Differenzierungen. Es sind die rechtlichen Grundlagen (Einwirkung, Verursachung, Entstehung/Verschlimmerung, Schwere sowie wiederholte Rückfälligkeit, Unterlassung der gefährdenden Tätigkeit) zu überprüfen.

In der gesetzlichen Unfallversicherung ist nach § 56 SGB VII der Gradmesser des zu entschädigenden Schadens die Minderung der Erwerbsfähigkeit (MdE), die sich nach dem Umfang der aus der Beeinträchtigung des Leistungsvermögens durch die Berufskrankheit sich ergebenden verminderten Arbeitsmöglichkeiten auf dem gesamten Gebiet des Erwerbslebens richtet. Diese Betrachtungsweise folgt aus dem in der gesetzlichen Unfallversicherung geltenden Grundsatz der abstrakten Schadensbemessung, d. h., eine im Einzelfall vorliegende tatsächliche Einkommenseinbuße aufgrund der Unterlassung der gefährdenden Tätigkeit bleibt bei der Einschätzung der MdE unberücksichtigt. Für die Einschätzung der Höhe der MdE bei Hauterkrankungen ist demnach entscheidend, in welchem Umfang dem Versicherten der allgemeine Arbeitsmarkt mit seinen vielfältigen Erwerbsmöglichkeiten verschlossen ist. Der Funktionsverlust ist in Form der Minderbelastbarkeit der Haut und der Auswirkung der Allergie anzugeben. Die in den MdE-Empfehlungen enthaltene Tabelle (Tabelle 10.5) gibt allgemeine Anhaltspunkte und eröffnet dem Gutachter einen Beurteilungsspielraum für die Einschätzung des Einzelfalls.

> ! Die Minderung der Erwerbsfähigkeit bei berufsbedingten Hauterkrankungen nach BK 5101 richtet sich nach dem Umfang der durch die Erkrankung verschlossenen Arbeitsplätze.

Tabelle 10.5: Tabelle zur Schätzung der MdE (Bamberger Merkblatt, s. auch Diepgen u. Blome 2004)

Auswirkung einer Allergie	Ausmaß der Hauterscheinungen, auch nach irritativer Schädigung			
	Keine	Leicht	Mittel	Schwer
Keine	0	10	20	25
Geringgradig	0	10	20	25
Mittelgradig	10	15	25	30
Schwerwiegend	20	20	30	30

Eine Begutachtung zur Schätzung der MdE soll erst nach Rückbildung akuter Hauterscheinungen erfolgen (ggf. nach hautärztlicher Behandlung). Die MdE wird unter Berücksichtigung der erhobenen Befunde nach dermatologischen Gesichtspunkten geschätzt. Die Empfehlungen dienen zur Einschätzung der MdE bei allergischen und nichtallergischen Hautkrankheiten. In langjähriger gutachterlicher Praxis haben sich Erfahrungssätze herausgebildet, die auch von der Rechtsprechung bestätigt worden sind; die MdE-Bewertung umfasst hiernach in der Regel Sätze bis 30. v. H. Eine MdE von mehr als 30 v. H. ist nur in ungewöhnlich schweren Fällen angezeigt und bedarf einer besonderen Begründung.

Für den ärztlichen Gutachter sind das klinische Bild (Befund) und der Verlauf maßgeblich. Neben dem aktuellen Befund sind aktenkundig dokumentierte Befunde der behandelnden Ärzte bzw. auch Daten der Krankenkassen kritisch zu berücksichtigen; Rezidive sind daraufhin zu werten, ob sie tatsächlich aufgrund einer beruflich erworbenen Allergie oder beruflich bedingter Minderbelastbarkeit der Haut Folge der Berufskrankheit sind.

Ausmaß der Hauterscheinungen, auch nach irritativer Schädigung. In der waagerechten Zeile der Tabelle 10.5 finden sich Hinweise für die Beurteilung von Hauterscheinungen. Diese können durch erneute Einwirkung von Allergenen verursacht sein und/oder auch bei adäquater Therapie persistieren. Das Persistieren nichtallergischer Ekzeme ist eher die Ausnahme und betrifft Versicherte mit schweren Hautveränderungen aufgrund jahrelanger Einwirkung von irritativen Noxen. Meist heilt das nichtallergische Kontaktekzem in einer angemessenen Zeit nach Meiden der Noxe ab.

In der waagerechten Spalte finden sich außerdem Hinweise zur Beurteilung einer irritativen Schädigung, wenn seit der Tätigkeitsaufgabe keine floriden Hauterscheinungen mehr aufgetreten sind, aber aufgrund von diskreten Befunden bei Hautbelastung eine irritative Schädigung zu diagnostizieren ist. Wirkt sich eine irritative Schädigung bzw. der Zwang zur Meidung irritativer Belastung auf die MdE aus, so ist die zur Auslösung von Hauterscheinungen notwendige Intensität der irritativen Wirkung zu beurteilen.

▶ Leichte Hauterscheinungen:
  ■ Krankhafte Hautveränderungen, die bis zu dreimal pro Jahr auftreten und bei adäquater dermatologischer Therapie und Mitwirkung des Patienten schnell wieder abheilen und/oder
  ■ gering lichenifizierte oder gering atrophische Haut als Folgezustand eines langwierigen beruflichen Ekzems oder nach Kortikosteroid-Behandlung und/oder
  ■ dokumentierte krankhafte Hautveränderungen nach intensiver (irritativer, toxischer etc.) Hautbelastung.
▶ Mittlere Hauterscheinungen:
  ■ Krankhafte Hautveränderungen, die mehr als dreimal pro Jahr auftreten und trotz adäquater dermatologischer Therapie und Mitwirkung des Patienten mehrere Wochen bestehen und/oder
  ■ lichenifizierte oder dünne, leicht vulnerable Haut als Folgezustand eines langwierigen beruflichen Ekzems oder nach Kortikosteroid-Behandlung und/oder
  ■ dokumentierte krankhafte Hautveränderungen nach mäßiger (irritativer, toxischer etc.) Hautbelastung.
▶ Schwere Hauterscheinungen:
  ■ Ausgedehnte dauerhafte oder chronisch rezidivierende Hautveränderungen von erheblichem Krankheitswert mit z.B. tiefen Rhagaden, ausgeprägter Lichenifikation und Infiltration und

  ■ dokumentierte krankhafte Hautveränderungen bereits nach geringer Hautbelastung.

Auswirkung der Allergie. In der senkrechten Spalte der Tabelle 10.5 finden sich Hinweise zur Beurteilung der Allergie. Positive Ergebnisse von Allergietestungen sind sorgfältig auf ihre klinische und berufliche Relevanz anhand der Anamnese und des klinischen Befundes zu überprüfen. Die Auswirkung der Allergie ist zu beurteilen nach ihrem Umfang und nach ihrer Intensität, beides im Hinblick auf die verschlossenen Arbeitsmöglichkeiten.

Die Stärke der Testreaktion kann ein Hinweis auf eine intensive Sensibilisierung sein, wesentlicher ist allerdings der klinische Befund bei Exposition.

Auf keinen Fall kann allein aus einer „+++-Reaktion" auf eine besonders intensive Sensibilisierung geschlossen werden.

Beim Umfang der Sensibilisierung dürfen positive Testreaktionen nicht einfach addiert werden, sondern der Umfang der verschlossenen Arbeitsmöglichkeiten ist zu beurteilen.

Bei der Bewertung der Verbreitung von Allergenen auf dem allgemeinen Arbeitsmarkt in krankheitsauslösender Form ist auf den Stand der berufsdermatologisch-wissenschaftlichen Erkenntnisse zurückzugreifen:
▶ geringgradige Auswirkung:
  einzelner Berufsstoff wenig verbreitet auf dem allgemeinen Arbeitsmarkt.
▶ mittelgradige Auswirkung:
  einzelner Berufsstoff weit verbreitet oder mehrere Berufsstoffe gering verbreitet auf dem allgemeinen Arbeitsmarkt, bzw. einzelner Berufsstoff wenig verbreitet bei klinisch besonders intensiver Sensibilisierung.
▶ schwerwiegende Auswirkung:
  Mehrere Berufsstoffe weit verbreitet, einzelner Berufsstoff sehr verbreitet, einzelner Berufsstoff sehr weit verbreitet auf dem allgemeinen Arbeitsmarkt auch mit Berücksichtigung möglicher Kreuzallergien und/oder bei klinisch besonders intensiver Sensibilisierung.

10.2   BK 5102: Hautkrebs oder zur Krebsbildung neigende Hautverände-
rungen durch Ruß, Rohparaffin, Teer,
Anthrazen, Pech oder ähnliche Stoffe

Diese Berufserkrankungen spielen zahlenmäßig
gegenüber der BK 5101 nur eine untergeordnete
Rolle, da sie relativ selten angezeigt werden. Im
18. Jahrhundert beobachtete Pott erstmals das gehäufte Auftreten von Hautkarzinomen im Skro-
talbereich bei Schornsteinfegern in England. Als
Ursache hierfür wurde der Hautkontakt zu Ruß
und anderen Verbrennungsprodukten angesehen.
Die Erkenntnis, dass eine berufliche Exposition
gegenüber Ruß, Rohparaffin, Teer, Anthrazen,
Pech oder ähnlichen bzw. verwandten Stoffen zu
Hautkrebs oder Krebsbildung neigenden Hautveränderungen führen kann, wurde bereits bei
der Erstellung der ersten Berufskrankheiten-
Verordnung in Deutschland aus dem Jahr 1925
berücksichtigt.

10.2.1   Vorkommen und Gefährdungen

Schon sehr früh wurden Karzinome der Haut
nach lang andauernder äußerlicher Einwirkungen
von Teer, Pech und Mineralölen als berufsbedingt
erkannt. Heute werden als kanzerogene Substanzen Teere, Pech, Bitumen, Ruß, Rohparaffine
und Mineralöle angesehen. Als gefährdete Berufsgruppen gelten Chemiearbeiter, Dachdecker,
Zimmerer, Isolierer, Bauberufe, Metallberufe bei
Umgang mit Mineralölen, Arbeiter in der Mineral-
aufbereitung und Metallerzeugung.

Bei Teer handelt es sich um ein flüssiges bis
halbfestes, tiefschwarzes bis braunes Produkt, das
bei der trockenen Destillation von Steinkohle,
Braunkohle und anderen fossilen Brennstoffen
entsteht und in erster Linie aus einem komplexen
Kohlenwasserstoffgemisch besteht. Die Zusammensetzung und jeweiligen Eigenschaften des
Teers hängen im Wesentlichen von den verwendeten Ausgangsstoffen und den verfahrenstechnischen Randbedingungen bei der Verkokung ab.
Bis vor ca. 30 Jahren wurde v. a. Steinkohlenteer
auch für den Straßenbau und Bautenschutz ein-

gesetzt. Heute werden in diesen Bereichen u. a.
Bitumenprodukte (Destillationsrückstände von
Erdöl) verwendet, die sich in ihrer Zusammensetzung vom Steinkohlenteer erheblich unterscheiden. Anthrazen wird primär aus dem bei der
Steinkohlendestillation entstehenden Anthrazen-
öl gewonnen und u. a. als Rohstoff zur Farbenher-
stellung sowie als Ausgangsmaterial für die verschiedensten chemischen Produkte eingesetzt.

Pech ist der zähflüssige bis feste Rückstand
der Teerdestillation und setzt sich nahezu ausschließlich aus aromatischen Kohlenwasserstoffen und Heterocyclen zusammen. Pech wird
primär als Bindemittel für die Herstellung von
Elektroden (z. B. für die Aluminiumprimärindu-
strie) verwendet.

Ruß entsteht bei der unvollständigen Verbrennung von kohlenwasserstoffhaltigen Substanzen
u. a. bei der Verbrennung von Dieselkraftstoff oder
als Schornsteinruß an Feuerstellen. Rohparaffin stellt als Gemisch aliphatischer Kohlenwasserstoffe u. a. einen Destillationsrückstand aus
Erdöl sowie bituminösen Schiefern und Braunkohle dar.

> **!** Berufsbedingter Hautkrebs entsteht durch
> die berufliche Exposition mit kanzerogenen
> Substanzen (Teere, Pech, Bitumen, Ruß, Roh-
> paraffine und Mineralöle), wobei ein durch
> UV-Licht induzierter Hautkrebs nicht unter
> der BK 5102 anerkannt wird.

Die in der BK-Nr. 5102 genannten „ähnlichen
Stoffe" sind im offiziellen Merkblatt für diese Berufskrankheit wie folgt definiert: „Ähnliche Stoffe
sind solche mit ähnlich biologischer Wirkung.
Hierzu gehören z. B. verschiedene Erdwachse, As-
phalte, Masut und Mineral-, Schmier-, Zylinder-
und Bohröle, die bei 300 °C und mehr sieden."

Durch den direkten Hautkontakt mit den o. g.
Stoffen oder durch die mit diesen Stoffen verschmutzte Arbeitskleidung kommt es zu einer
Gefährdung. Das Erkrankungsrisiko hängt dabei
von der Dauer und Höhe der Exposition, vom jeweiligen Gehalt an kanzerogenen Inhaltsstoffen
sowie von der individuellen Disposition ab.

10.2.2 Klinik, Prävention und Therapie

Seit langem ist die so genannte „Teerhauterkrankung" oder „Pechhauterkrankung" bekannt. Bereits nach wenigen Stunden der Exposition kann sich ein phototoxisches Kontaktekzem entwickeln. Nach jahrelanger Exposition entsteht dann eine chronische Lichtschädigung, die klinisch als Morbus Favre-Racouchot imponieren kann. In der Regel treten Präkanzerosen und Karzinome der Haut, aber auch der Lippen und der Mundschleimhaut erst nach langjähriger Exposition auf.

Bei beruflicher Mineralölexposition kann sich sehr frühzeitig eine Ölakne entwickeln (cave: ölgetränkte Kleidung). Bei langjähriger chronischer Exposition gegen Öl oder Teer/Pech kommt es zur Öl- oder Pechhaut, die durch poikilodermische Veränderungen mit Pigmentverschiebungen charakterisiert ist (insbesondere an Oberschenkeln, inguinal und perigenital). Später können Öl- und Teerkeratosen auftreten und sich dann Plattenepithelkarzinome entwickeln. Insbesondere ist die Skrotalregion gefährdet, da Öl- und Teerkeratosen fälschlicherweise für Verrucae oder Condylamata acuminata gehalten werden können.

Hautmalignome und deren Vorstufen können aber auch durch Arsen und seine Verbindungen (BK-Nr. 1108) entstehen. Arsen und seine Verbindungen können Basaliome (Basalzellkarzinome) und Plattenepithelkarzinome inkl. bowenoide Veränderungen und deren Vorstufen verursachen. Zu den pathognomonischen Erscheinungsformen gehören Palmoplantarkeratosen, die aber nicht immer vorhanden sein müssen. Die Exposition erfolgt hauptsächlich über die Atemwege, kann aber auch über den Magen-Darm-Trakt und unter besonderen Bedingungen auch über die Haut erfolgen.

Die Latenzzeit zwischen Exposition und Entwicklung von bösartigen Tumoren kann Jahre bis Jahrzehnte betragen. Bei akuter kutaner Exposition können ekzemartige Hautveränderungen auftreten. Chronische Intoxikationsfolgen können sich in Follikulitiden, Pigmentverschiebungen, Abszessen, Hyperkeratosen und Ulzera ausdrücken (so genannte „Arsenhaut"). Typisch für arsen-

induzierte Basaliome sind multiple Rumpfhautbasaliome (superfizielle Basaliome), die auch an nicht lichtexponierten Lokalisationen vorkommen. Plattenepithelkarzinome entstehen aus Vorstufe oder auf unveränderter Haut.

Auch durch ionisierende Strahlen (BK-Nr. 2402) können Präkanzerosen (Röntgenkeratosen) und Basaliome, Plattenepithelkarzinome sowie Angio- und Fibrosarkome auftreten, die bei entsprechender Exposition als Berufskrankheit zu entschädigen sind. Ebenso kann es zum akuten Strahlenulkus kommen.

Bösartige Hauttumore können sich auf Narben bilden. Damit kommen sie als Folge eines Arbeitsunfalls in Frage. Gerade Verbrennungsnarben und andere straffe Narben sind dafür prädisponiert. Es handelt sich hierbei zum größten Teil um Plattenepithelkarzinome (auch in situ) und Basaliome, wobei Plattenepithelkarzinome häufiger vorkommen.

Durch UV-Strahlung-induzierter Hautkrebs ist in der gültigen Berufskrankheitenliste noch nicht berücksichtigt. Nach § 9.1 SGB VII werden in die Berufskrankheitenliste nur solche Erkrankungen aufgenommen, „die nach Erkenntnissen der medizinischen Wissenschaft durch besondere Einwirkungen verursacht sind und denen bestimmte Personengruppen durch ihre Arbeit in erheblich höherem Grade als die übrige Bevölkerung ausgesetzt sind". Darunter fällt bisher ein durch UV-Strahlung induzierter Hautkrebs noch nicht, obwohl es inzwischen als gut belegt angesehen werden muss, dass insbesondere Plattenepithelkarzinome der Haut durch chronische, langjährige berufliche Exposition gegenüber natürlicher UV-Strahlung ausgelöst werden können.

Natürliche und künstliche ultraviolette Strahlung kann Hautkrebs verursachen und an vielen Arbeitsplätzen sind Beschäftigte einer erhöhten beruflichen Exposition gegenüber natürlichen und künstlichen UV-Strahlen ausgesetzt, so dass sich die Frage stellt, ob nicht die Voraussetzungen für eine neue Listenerkrankung „UV-Licht-induzierter Hautkrebs als Berufskrankheit" gegeben sind. Der Sachverständigenbeirat prüft zur Zeit diese Frage.

Da jedoch zwischen neuen Erkenntnissen der medizinischen Wissenschaft über bestimmte Krankheiten und der Aufnahme dieser Krankheiten in die Liste eine zeitliche Lücke entstehen kann, enthält der Abs. 2 des § 9 SGB VII eine Öffnungsklausel, die es erlaubt, auch Krankheiten als Berufskrankheit anzuerkennen, die noch nicht in der Liste stehen, aber für die Bedingungen des Abs. 1 erfüllt sind. Bereits in dem neu überarbeiteten Bamberger Merkblatt wird darauf hingewiesen, dass UV-Licht ein obligates Kanzerogen und generell geeignet ist, präkanzeröse Veränderungen der Haut und Hautmalignome zu verursachen. Die berufsbedingte Einwirkung von UV-Strahlung ist daher als Krankheitsursache in entsprechenden Fallgestaltungen in Betracht zu ziehen. Es können aber zur Zeit die in Frage kommenden Krankheitsbilder nur unter den Voraussetzungen des § 9 Abs. 2 SGB VII „wie eine Berufskrankheit" anerkannt werden. Neben der wissenschaftlichen Erkenntnis, dass UV-Licht generell geeignet ist, präkanzeröse Veränderungen bzw. Hautmalignome zu verursachen, wird für Anerkennungen nach § 9 Abs. 2 SGB VII u. a. gefordert, dass eine bestimmte Personengruppe aufgrund der besonderen Einwirkungen bei der beruflichen Tätigkeit in erheblich höherem Grade als die übrige Bevölkerung an entsprechenden Erkrankungen leidet (sog. „Gruppentypik"). Bisher vorliegende epidemiologische Erkenntnisse geben klare Hinweise für besonders betroffene Personengruppen und belegen eindeutig, dass Personen, die jahrelang beruflich einer erhöhten Exposition gegenüber natürlicher UV-Strahlung ausgesetzt sind, ein signifikant erhöhtes Risiko für Plattenepithelkarzinome haben. Für bestimmte Basalzellkarzinome zeigt sich ebenfalls ein erhöhtes Risiko, allerdings ist hier die epidemiologische Datenlage nicht so eindeutig wie für Plattenepithelkarzinome. In den letzten Jahren wurden daher auch bereits mehrere Einzelfälle nach § 9 Abs. 2 SGB VII als quasi Berufserkrankung anerkannt, mit klar zunehmender Tendenz. Die Erkrankten waren in diesen Fällen durch ihre berufliche Tätigkeit in besonders hohem Maße einer UV-Licht-Einwirkung ausgesetzt, z. B. im Rahmen beruflicher Tätigkeit in tropischen Ländern, aber auch durch besonders intensive oder langjährige berufliche Exposition in Deutschland ohne Auslandsaufendhalte.

Die kritische Bewertung der verfügbaren Studien führt zu dem Ergebnis dass für Plattenepithelkarzinome, aktinische Keratosen und Morbus Bowen, aber auch Basalzellkarzinome die berufliche Verursachung durch natürliche UV-Strahlung mit hinreichender Sicherheit für Outdoorworker wie Bauarbeiter, Dachdecker, Landwirte bzw. Landarbeiter, Müllwerker und andere nachgewiesen ist. Besonders überzeugend sind epidemiologische Untersuchungen zu Plattenepithelkarzinomen, für die ein Zusammenhang mit der beruflichen Exposition gegenüber UV-Strahlung inzwischen wissenschaftlich als gesichert angesehen werden muss. Das Tumorrisiko für Plattenepithelkarzinome ist mit der kumulativen Lebenszeitsonnenexposition assoziiert und es konnte eine Risikoverdoppelung in bestimmten Berufsgruppen mit starker UV-Lichtexposition (Outdoor-Arbeiter) epidemiologisch nachgewiesen werden. Eine um 40 % erhöhte UV-Belastung führt zu einer Verdoppelung der Inzidenz an Plattenepithelkarzinomen. Neuere epidemiologische Studien belegen, dass Arbeiten im Freien mit einem signifikant erhöhten Risiko für die Entwicklung eines Plattenepithelkarzinoms der Haut verbunden ist. In einer relativ kleinen Fall-Kontroll-Studie in Italien wurde ein OR für „Outdoor worker" von 4,3 (95% CI 1,6–11,9) festgestellt. Aus Deutschland liegen zwei Arbeiten vor, in denen das Krebsregister in Rheinland-Pfalz und das in Bayern bezüglich UV-exponierter Berufe und Hauttumoren ausgewertet wurde. Obwohl bei beiden Studien kritisch bemerkt werden muss, dass keine Angaben zur Freizeitbelastung vorgelegen haben und die Daten teilweise unvollständig waren, so zeigen sie doch erneut eine signifikante Risikoerhöhung für Berufe, die überwiegend im Freien ausgeübt werden. So wurde ein signifikant erhöhtes Risiko für Plattenepithelkarzinome der Haut für Landwirte, Winzer sowie Bauarbeiter in Rheinland-Pfalz. Auch in Bayern wurde ein signifikant erhöhtes Risiko für Plattenepithelkarzinome sowohl bei männlichen (RR, 2.5; 95%-CI, 1,4–4,7) als auch weiblichen (RR, 3.6;

95%-CI, 1.6–8.1) „Außenarbeitern" im Vergleich zu männlichen und weiblichen „Innenarbeitern" gefunden. In einem von uns durchgeführten systematischen Review publizierter epidemiologischer Untersuchungen, die sich mit dem Zusammenhang beruflichen Exposition gegenüber UV-Strahlung und Entstehung von Plattenepithelkarzinomen der Haut beschäftigen, konnten insgesamt 12 Publikationen identifiziert werden. In allen 12 Studien zum Plattenepithelkarzinome der Haut fand sich ein Zusammenhang von Outdoor-Beschäftigung und erhöhtem Risiko für Plattenepithelkarzinome der Haut.

Neben UV-Strahlung können aber auch andere Einwirkungen, wie ionisierende Strahlen, Exposition gegenüber Teer und anderen Karzinogenen sowie Immunsupression (bei transplantierten Patienten) Plattenepithelkarzinome der Haut induzieren. Die gleichzeitige Exposition gegenüber UV-Strahlung und Benzpyrenen kann die Krebsentstehung wesentlich verstärken.

Personen mit einer Exposition gegenüber Stoffen gemäß BK-Nr. 5102 BKV müssen vor Beginn der gefährdenden Tätigkeit auf die Gefahr der Tumorentstehung explizit hingewiesen werden. Unter arbeitshygienischen Gesichtspunkten sollte ein Hautkontakt zu den speziellen Arbeitsstoffen soweit wie möglich vermieden werden. Zudem sind ausreichende Möglichkeiten zur Hautreinigung an den speziellen Arbeitsplätzen vorzusehen.

Entsprechend dem Berufsgenossenschaftlichen Grundsatz für arbeitsmedizinische Vorsorgeuntersuchungen „G 4 Gefahrstoffe, die Hautkrebs oder zur Krebsbildung neigende Hautveränderungen hervorrufen" sollten gefährdete Personen regelmäßig untersucht werden. Dadurch ist die frühzeitige Diagnose von Hautkrebs und deren Vorstufen möglich. Da die durch die o. g. Stoffe hervorgerufenen Hauttumoren z. T. mit einer erheblichen Latenzzeit von Jahren bis Jahrzehnten auftreten können, sind exponierte Personen auch noch nach Expositionsende lebenslang regelmäßig von einem Dermatologen zu untersuchen. Die dabei erforderlichen Untersuchungsabstände sind dem Verlauf des Krankheitsbildes anzupassen. Teer- bzw. Pechkeratosen gelten als obligate Präkanzerose und müssen immer, soweit dies die anatomischen Verhältnisse zulassen, entfernt werden.

Die Exzision von Hauttumoren mit entsprechendem Sicherheitsabstand ist die Therapie der Wahl. Eine Chemotherapie oder Radiotherapie ist meistens nicht indiziert, die Entfernung der regionalen Lymphknoten ist bei fortgeschrittenen Malignomen indiziert.

10.2.3 Begutachtung

Die Arbeitsgemeinschaft für Berufs- und Umweltdermatologie (ABD) hat Empfehlungen zur Einschätzung der MdE bei Hautkrebs oder zur Krebsbildung neigenden Hautveränderungen entwickelt (Bamberger Merkblatt Teil 2). Für den ärztlichen Gutachter sind das klinische Bild, der Verlauf und aktenkundig dokumentierte Befunde der behandelnden Ärzte (insbesondere histologische Befunde) maßgeblich. Die Anwendung der unten stehenden Tabelle 10.6 setzt die Kenntnis der nachstehenden Erläuterungen voraus. Ungeachtet dessen handelt es sich um eine Einzelfallbeurteilung durch den Gutachter und nicht um eine schematische Anwendung der Tabelle.

Aktinische Keratosen oder vergleichbare Veränderungen können zur Anerkennung als BK

Tabelle 10.6: Tabelle zur Schätzung der MdE bei berufsbedingten Hauttumoren (Bamberger Merkblatt, Definitionen s. unten)

Tumore	Krankheitsaktivität		
	keine/ gering	mittel-gradig	hoch-gradig
Basalzellkarzinom einzeln	0	10	10
Plattenepithel-karzinom einzeln	0	10	20
Mehrfachtumore (Basalzellkarzinome und/oder Plattenepithelkarzinome	10	20	30

führen. Bestehen zusätzlich keine Basalzellkarzinome und/oder Plattenepithelkarzinome, liegt im Allgemeinen keine messbare MdE vor. Aktinische Keratosen oder vergleichbare Veränderungen sind aber ein Indikator der Krankheitsaktivität. Dabei ist ausdrücklich berücksichtigt, dass aktinische Keratosen nach der Leitlinie der Deutschen Dermatologischen Gesellschaft als Carcinomata in situ eingestuft werden.

Bei UV-Licht-induzierten Hauttumoren sind Intensität und Ausdehnung einer chronisch lichtgeschädigten Haut bei der Beurteilung der Krankheitsaktivität zu berücksichtigen.

Erläuterungen zur Krankheitsaktivität (siehe Tabelle 10.6):

▶ keine/gering:
  Keine Neubildung eines Basalzellkarzinoms innerhalb der letzten 2 Jahre und keine Neubildung eines Plattenepithelkarzinoms innerhalb der letzten 4 Jahre; evtl. Vorhandensein von leichten, nicht bösartigen Hautveränderungen, wie z. B. einzelnen aktinischen Keratosen oder geringe Ausprägung einer chronisch lichtgeschädigten Haut.

▶ mittelgradig:
  Neubildung von mehreren aktinischen Keratosen oder ausgeprägte chronisch lichtgeschädigte Haut.

▶ hochgradig:
  ■ bei Erstdiagnose eines Basalzellkarzinoms oder Plattenepithelkarzinoms für die ersten 2 Jahre nach Diagnosestellung
  ■ Entwicklung von bösartigen Hauttumoren in kurzen Zeitabständen (< 2 Jahre) oder Entwicklung zahlreicher aktinischer Keratosen oder vergleichbarer Veränderungen (z. B. Morbus Bowen)

Zusammenfassung Berufsbedingte Hauterkrankungen nach Nr. 5101 der Berufskrankheiten-Verordnung (BKV) sind „Schwere oder wiederholt rückfällige Hautkrankheiten, die zur Unterlassung aller Tätigkeiten gezwungen haben, die für die Entstehung, die Verschlimmerung oder das Wiederaufleben der Krankheit ursächlich waren oder sein können". Sie stehen seit vielen Jahren an der Spitze der jährlichen Anzeigen auf Verdacht einer Berufskrankheit, wobei die Dunkelziffer noch viel höher ist. Meistens handelt es sich um irritative oder allergische Kontaktekzeme, wobei eine atopische Hautdiathese der wichtigste konstitutionelle Kofaktor ist. Die primäre und sekundäre Prävention ist besonders wichtig, da die Prognose berufsbedingter Kontaktekzeme sehr schlecht ist und es selbst nach Berufsaufgabe häufig nicht zu einer Abheilung kommt. In der Rangfolge von Schutzmaßnahmen stehen der Ersatz hautgefährdender Stoffe sowie technische und organisatorische Schutzmaßnahmen an erster Stelle. Durch persönliche Schutzausrüstung und Hautschutzmaßnahmen lässt sich die Entstehung allergischer und irritativer Kontaktekzeme häufig verhindern. Arbeitsmedizinische Vorsorgeuntersuchungen sind zu empfehlen, wobei der Erfassung der atopischen Hautdiathese eine besonders hohe Bedeutung zukommt.

Berufsbedingter Hautkrebs kann durch die berufliche Exposition mit kanzerogenen Substanzen (Teere, Pech, Bitumen, Russ, Rohparaffine und Mineralöle) entstehen. Ein durch berufliches UV-Licht induzierter Hautkrebs findet sich zurzeit zwar noch nicht als BK-Tatbestand in der Berufskrankheitenliste, obwohl die durch künstliche und natürliche, berufliche UV-Lichtexposition verursachte Entstehung von bestimmten Hautmalignomen epidemiologisch für bestimmte Berufsgruppen gut belegt ist und in den letzten Jahren vermehrt Hautkrebserkrankungen, insbesondere Plattenepithelkarzinome durch berufliche UV-Strahlung als quasi Berufserkrankung anerkannt wurden. Gefährdete Personen sollten regelmäßig untersucht werden, um Vorstufen und Frühstadien von Hautkrebs rechtzeitig zu erkennen.

Weiterführende Literatur

Dickel H, Kuss O, Blesius CR, Schmidt A, Diepgen TL: Occupational skin diseases in Nothern Bavaria between 1990 and 1999: a population based study. Br J Dermatol 2001; 145: 453–462.

Dickel H, Bruckner TM, Schmidt A, Diepgen TL: Impact of atopic skin diathesis on occupational skin disease incidence in a working population. J Invest Dermatol 2003; 121: 37–40.

Diepgen TL, Fartasch M, Hornstein OP: Kriterien zur Beurteilung der atopischen Hautdiathese. Dermatosen 1991; 39: 79–83.

Diepgen TL: Occupational skin-disease data in Europe. Int Arch Occup Environ Health 2003; 76: 331–338.

Diepgen TL, Schmidt A, Kresken J: Prävention berufsbedingter Handekzeme durch Hautschutzmaßnahmen – Ergebnisse einer betrieblichen Interventionsstudie. Arbeitsmed Sozialmed Umweltmed 2004; 39: 307–314.

Diepgen TL, Dickel H, Becker D et al.: Evidenzbasierte Beurteilung der Auswirkung von Typ-IV-Allergien bei der Minderung der Erwerbsfähigkeit. Hautarzt 2005; 56: 207–223.

Diepgen TL, Drexler H: UV-Licht und Hautkrebs in der Berufsdermatologie. Dermatologie in Beruf und Umwelt 2005; 53: 59–65.

Diepgen TL, Agner T, Aberer W, Berth-Jones J, Cambazard F, Elsner P, McFadden J, Coenraads PJ: Management of chronic hand eczema. Contact Dermatitis 2007; 57: 203–210.

Diepgen TL, Bernhard-Klimt C, Blome O et al.: Bamberger Merkblatt: Begutachtungsempfehlungen für die Begutachtung von Haut- und Hautkrebserkrankungen. Teil I: Hauterkrankungen DBU 2008; 56: 132–150.

Diepgen TL, Bernhard-Klimt C, Blome O et al.: Bamberger Merkblatt: Begutachtungsempfehlungen für die Begutachtung von Haut- und Hautkrebserkrankungen. Teil II: Hautkrebserkrankungen. DBU 2009; 57: 3–17.

Kanerva L, Elsner P, Wahlberg JE, Maibach HI: Handbook of Occupational Dermatology. Berlin, Heidelberg, New York: Springer, 2000

Menné T, Maibach HI: Hand eczema. 2nd edn. Boca Raton, Ann Harbor, London, Tokyo: CRC Press, 2000, pp. 142-156

Rycroft RJG, Menné T, Frosch PJ, Lepoittevin JP (eds.): Textbook of contact dermatitis. 3rd edn. Berlin, Heidelberg, New York: Springer, 2001

Schmitt J, Diepgen T, Bauer A: Occupational exposure to non-artificial UV-light and non-melanocytic skin cancer – a systematic review concerning a new occupational disease. J Dtsch Dermatol Ges 2010; 8: 250–263.

Weisshaar E, Radulescu M, Soder S, Apfelbacher C, Bock M, Grundmann J, Albrecht U, Diepgen TL: Secondary individual prevention of occupational skin diseases in health care workers, cleaners and kitchen employees: aims, experiences and descriptive results. Int Arch Occup Environ Health 2007; 80: 477–484.

11 BK 6101: Augenzittern der Bergleute

G. Triebig

Charakterisierung, Vorkommen und Gefährdungen

Gefährdet sind bzw. waren Bergleute unter Tage, z. B. im Steinkohlenbergbau.

Pathogenese

Die Pathogenese des Augenzitterns der Bergleute ist nicht genau bekannt. Man geht vom Zusammenwirken folgender Faktoren aus: schlechte Lichtverhältnisse an den Arbeitsplätzen, dauernde Zwangsblickrichtung nach oben oder seitlich, Sauerstoffmangel, Grubengase (Methan). Wahrscheinlich spielen auch konstitutionelle Faktoren (psychovegetative Labilität) eine Rolle.

Krankheitsbild, Diagnostik, Begutachtung

Es handelt sich um einen Nystagmus beider Augäpfel (100–400 Pendelschwingungen pro Minute). Die Zitter- oder Rollbewegungen der Augäpfel sind meist mit bloßem Auge festzustellen. An weiteren Symptomen sind zu nennen: Kopfschmerz, Schwindel und Schlaflosigkeit.

Die Diagnose ergibt sich aus Arbeitsanamnese und fachärztlichem Befund (Ophthalmologie, HNO-Heilkunde). Differenzialdiagnostisch ist ein Nystagmus anderer Genese auszuschließen.

Das Augenzittern war früher im Kohlenbergbau weit verbreitet und hat zu erheblichen Arbeitsunfähigkeitstagen der Bergleute geführt. Nachdem die Arbeitsplatzhygiene in den 60er und 70er Jahren stark verbessert wurde, ist die Zahl der Erkrankungsfälle stark zurückgegangen. Im Zeitraum von 2006 bis 2008 sind fünf Verdachtsfälle gemeldet und ein Fall als Berufskrankheit anerkannt worden.

Therapie und Prävention

Die einzige Therapie ist der Arbeitsplatzwechsel. Die Erkrankung hat eine günstige Prognose.

Unter den aktuellen Arbeitsplatzbedingungen sind spezielle Vorsorgeuntersuchungen nicht erforderlich.

Zusammenfassung Die Pathogenese des Nystagmus von Bergleuten ist nicht näher bekannt. Als Ursache wird das Zusammenwirken mehrerer Belastungen vermutet, die früher im Steinkohlenbergbau unter Tage vorhanden waren.

Weiterführende Literatur

Wittgens H: Krankheiten sonstiger Ursache. In: Valentin H, Lehnert G, Petry H, Weber G, Wittgens H, Woitowitz H-J (Hrsg.): Berufskrankheiten, Band 2, Arbeitsmedizin. Stuttgart: Thieme, 1985, S. 329–330.

Zeiss E: Das Augenzittern der Bergleute. In: Baader EW (Hrsg.): Handbuch der gesamten Arbeitsmedizin. II. Band: Berufskrankheiten, 2. Teilband. Urban & Schwarzenberg Verlag, Berlin – München – Wien 1961, S. 545–551.

12 Erkrankungen gemäß § 9 Abs. 2 SGB VII

N. Sizmann und O. Blome

12.1 Rechtliche Grundlagen

Das Berufskrankheitenrecht wird durch den Wandel der wissenschaftlichen Erkenntnisse und das sozialpolitische Handeln beeinflusst. Es sind immer dann sozialpolitische Aktivitäten gefragt, wenn neue medizinische Erkenntnisse in die Berufskrankheitenverordnung (BKV) zu integrieren sind.

Der Gesetzgeber (GE-Geber) hat in § 9 Absatz 1 Satz 2 SGB VII den Verordnungsgeber (VO-Geber) bei der Aufnahme einer Krankheit u. a. an Erkenntnisse der medizinischen Wissenschaft gebunden. Damit wird klargestellt, dass es ohne naturwissenschaftliche Kausalität keine rechtliche geben kann und der GE-Geber hat das verfassungsrechtliche Bestimmtheitsgebot nach Artikel 80 Absatz 1 Satz 2 des Grundgesetzes umgesetzt. Danach muss in der untergeordneten Rechtsverordnung deren Inhalt, Zweck und Ausmaß genau abgegrenzt sein; dies wird durch die Vorgabe des § 9 Absatz 1 Satz 2 SGB VII gewahrt. Die Legitimation des VO-Gebers Berufskrankheiten (BKen) zu bezeichnen, ist wie folgt definiert:

„ … in der Rechtsverordnung solche Krankheiten als BKen zu bezeichnen, die nach den Erkenntnissen der medizinischen Wissenschaft durch besondere Einwirkungen verursacht sind, denen bestimmte Personengruppen durch ihre versicherte Tätigkeit in erheblich höherem Grade als die übrige Bevölkerung ausgesetzt sind".

Diese Definition enthält die Aufnahmeschwelle für die Bezeichnung einer arbeitsbedingten Erkrankung und zeigt bereits erkennbar einen gewissen Beurteilungsspielraum für den VO-Geber auf, über das „Ob", das „Wann" und das „Wie".

Übereinstimmend wird dies in der Fachliteratur als „normatives Ermessen" oder „normativer Beurteilungsspielraum" bezeichnet. Keinesfalls wird jedoch damit dem VO-Geber eine „beliebige politische Willensentscheidung nach Nützlichkeit oder sozialer Wünschbarkeit" eröffnet. Die Ermächtigungsnorm enthält einen fachlichen und sozialpolitischen Verteilungsspielraum, dessen gerichtliche Nachprüfbarkeit für begrenzt gehalten wird. Dem VO-Geber steht aber kein Entschließungsermessen zu, ob er überhaupt eine BKV erlassen will, denn ohne sie wäre § 9 SGB VII nicht anwendbar. Nach Auffassung des Bundessozialgerichtes (BSG) kann der VO-Geber verpflichtet sein, trotz des Gestaltungsspielraums, eine Krankheit normativ als BK zu bezeichnen und so für eine Vielzahl von Fällen bestimmte abstrakte Regeln aufstellen, die dann von den UV-Trägern nur im Einzelfall zu konkretisieren sind, natürlich nur, wenn alle anderen in § 9 Absatz 1 SGB VII genannten Voraussetzungen vorliegen. Nach einer anderen Auffassung hat das BSG bisher noch nicht geklärt, ob der VO-Geber bei Vorliegen der Voraussetzung des § 9 Absatz 1 SGB VII verpflichtet ist, eine berufsbedingte Erkrankung in die BK-Liste aufzunehmen oder ob es sich insoweit nur um eine reine Ermächtigung handelt, von der er in einem weiten Entscheidungsrahmen Gebrauch machen kann.

Das Bundesministerium für Arbeit und Sozialordnung sah sich gezwungen, 1990 eine ausführliche Interpretation der rechtlichen Vorgaben der Ermächtigungsnorm, an die der VO-Geber gebunden ist, zu veröffentlichen. Ausdrücklich wurde dies auch dem ihn in medizinisch-wissenschaftlichen Fragen beratenden Ärztlichen

Sachverständigenbeirat (ÄSVB), Sektion „Berufskrankheiten" mitgeteilt. Seitdem ist zumindest das Arbeitsprogramm des VO-Gebers und des ÄSVB transparent und damit auch für die UV-Träger in den Fällen des § 9 Absatz 2 SGB VII verbindlich zu beachten. Es müssen medizinisch wissenschaftliche Erkenntnisse über die Verursachung einer Krankheit durch besondere Einwirkungen, denen bestimmte Personengruppen durch ihre Arbeit in erheblich höherem Grade als die übrige Bevölkerung ausgesetzt sind, mit hinreichender Sicherheit vorliegen.

Bis 1963 war das BK-Recht geprägt durch die eingleisige Listensystematik. Bis dahin konnten nur die in der Liste stehenden BKen entschädigt werden. Erst durch die Schaffung des § 551 Absatz 2 der Reichsversicherungsordnung durch das Unfallversicherungsneuregelungsgesetz (UVNG) vom 30. April 1963 wurde das BK-System zweigleisig. Die UV-Träger sollten im Einzelfall eine Krankheit „wie" eine BK entschädigen, auch wenn sie nicht in der BKV bezeichnet war, wenn neue Erkenntnisse vorlagen. Der Grund für diese bedeutsame Rechtsänderung war die Tatsache, dass eine enumerative Aufzählung der BKen in der Rechtsverordnung nur in bestimmten Zeitabständen geändert oder ergänzt werden kann und zwangsläufig den ständig wachsenden neuen Erkenntnissen der Technologie und der medizinischen Wissenschaft hinterherhinkt. Es wurde die Möglichkeit geschaffen, eindeutig beruflich verursachte Erkrankungen zu entschädigen, auch wenn sie nicht in der BK-Liste standen, weil der VO-Geber eine Entscheidung noch nicht treffen konnte. Eine Erstarrung der Rechtslage wurde erfolgreich verhindert. Damit wurde ein hohes Maß an individueller Gerechtigkeit im Einzelfall gewährleistet.

Durch das Gesetz zur Einordnung des Rechts der gesetzlichen Unfallversicherung in das Sozialgesetzbuch vom 07. August 1996 (UVEG) als Sozialgesetzbuch VII hat § 9 Absatz 2 folgende aktuelle Fassung erhalten:

„Die UV-Träger haben eine Krankheit, die nicht in der Rechtsverordnung bezeichnet ist oder bei der die dort bestimmten Voraussetzungen nicht vorliegen, wie eine BK als Versicherungsfall anzu-

erkennen, sofern im Zeitpunkt der Entscheidung nach neuen Erkenntnissen der medizinischen Wissenschaft die Voraussetzungen für eine Bezeichnung nach Abs. 1 erfüllt sind."

Die sehr vorsichtige, aber doch weitreichende Erweiterung der Anwendung des § 9 Absatz 2 SGB VII durch das UVEG ist augenscheinlich. Der Gesetzgeber stellt nicht mehr auf die Entschädigung ab, sondern auf die Anerkennung als Versicherungsfall. Ein Leistungsfall (Rentenanspruch, Verletztengeld oder Heilbehandlung) ist nicht erforderlich und die neuen Erkenntnisse müssen im Zeitpunkt der Entscheidung vorliegen. Das ist im Verwaltungsverfahren der Widerspruchsbescheid und im sozialgerichtlichen Verfahren die letzte Tatsachenentscheidung beim Landessozialgericht.

Für die Begutachtungspraxis sind folgende Hinweise aus der amtlichen Begründung zum UVEG von Bedeutung:

▶ Für die Anerkennung einer Erkrankung nach § 9 Absatz 2 SGB VII ist zusätzlich zu den übrigen Voraussetzungen des Absatz 1 Satz 2 SGB VII das Vorliegen neuer Erkenntnisse der medizinischen Wissenschaft über den Ursachenzusammenhang zwischen schädigender Einwirkung und Erkrankung infolge versicherter Tätigkeit erforderlich.

▶ Wie bei der Entscheidung des VO-Gebers nach Absatz 1 muss bei der Anwendung von Absatz 2 hinreichend gesichert sein, dass die schädigende Einwirkung generell geeignet ist, die Entstehung oder die Verschlimmerung einer bestimmten Erkrankung zu verursachen.

▶ Nach herrschender Auffassung gilt eine solche medizinisch-wissenschaftliche Auffassung nicht erst dann als gesichert, wenn alle Fachmediziner eine bestimmte Lehrmeinung einhellig vertreten; es genügt vielmehr, wenn es sich um die überwiegende Mehrheit der entsprechenden Fachleute handelt, die auf dem jeweiligen Gebiet über entsprechende Erfahrungen und Kenntnisse verfügen. Vereinzelte Meinungen – auch von Sachverständigen – reichen nicht aus.

Unterschiede zwischen der Anerkennung nach § 9 Absatz 2 SGB VII und der generellen Geeignetheit nach Absatz 1 SGB VII

Die Unterschiede zwischen der Einzelfallentscheidung der UV-Träger nach § 9 Absatz 2 SGB VII und der Anerkennung einer Listenkrankheit sind die folgenden:

▶ Dem VO-Geber steht bei der Aufnahme einer neuen BK in die Liste im Gegensatz zum UV-Träger bei § 9 Abs. 2 SGB VII ein sozialpolitischer Beurteilungsspielraum zu.

▶ Demgegenüber haben die UV-Träger im Einzelfall zu entscheiden, ob die Voraussetzungen des § 9 Abs. 2 SGB VII im Entscheidungszeitpunkt vorliegen.

▶ Bei der Prüfung steht dem UV-Träger allerdings nicht wie dem VO-Geber ein kompetentes wissenschaftliches Beratungsgremium zur Verfügung. Er muss den aktuellen Stand der wissenschaftlichen Erkenntnisse ermitteln. Als solcher gilt der durch Forschung und praktische Erfahrung gewonnene Erkenntnisstand, der von der Mehrheit der auf dem betreffenden Fachgebiet tätigen Wissenschaftler anerkannt wird; im Wesentlichen muss Konsens bestehen. Hierzu erteilt der UV-Träger einen Gutachtenauftrag und der medizinische Sachverständige muss dies nachvollziehbar für den UV-Träger darstellen.

▶ Erkenntnisse der medizinischen Wissenschaft sind nur ein Schwerpunkt. Daneben werden weitere Wissenschaftszweige wie Arbeitstechnologie, Epidemiologie, Pharmakologie, Toxikologie etc. häufig für die Feststellung der generellen Geeignetheit gebraucht.

▶ Als neue Erkenntnisse gelten neuerdings auch Entscheidungen der UV-Träger nach § 9 Absatz 2 SGB VII; nicht zuletzt deswegen, weil diese gewissermaßen die Meinung der auf dem jeweiligen Fachgebiet tätigen Wissenschaftler wiedergeben.

▶ VO-Geber und UV-Träger haben, solange wissenschaftlicher Streit über die Nachweismethode besteht, allerdings naturgemäß einen Beurteilungsspielraum bei der Frage, ob die schädigende Wirkung einer Substanz/Einwirkung auf den Menschen als nachgewiesen gilt.

▶ Der UV-Träger ist nicht berechtigt, Rückwirkungszeitpunkte wie der VO-Geber festzulegen, da das Gesetz keine Stichtagsregelung vorsieht. Der UV-Träger hat daher eine Entschädigung auch für die Vergangenheit, jedoch unter Beachtung der Verjährungsvorschriften nach § 45 SGB I höchstens für 4 Jahre rückwirkend zu gewähren.

▶ Mit der Anerkennung eines Einzelfalles wird die Erkrankung keine Listen-BK. Die Rechtssetzungsbefugnis ist allein dem VO-Geber konzediert.

Der ÄSVB erarbeitet seit 1994 wegen der erheblichen Diskussionen bei der Einführung der Wirbelsäulen-BKen wissenschaftliche Begründungen für die Aufnahme von neuen BKen. Die Erstellung und Aktualisierung von Merkblättern für die einzelnen BKen durch den ÄSVB wurde 2010 eingestellt. Maßgebliche Begründung dafür war, dass sich ihre Bedeutung in der Existenz erschöpft, eine von mehreren Erkenntnisquellen zur Feststellung des aktuellen wissenschaftlichen Erkenntnisstandes zu sein, jedoch nur dann, wenn die Merkblätter zeitnah erstellt worden sind.

Wegen der früheren Bedeutung der Merkblätter für die Ärzteschaft (Hilfsmittel zum Erkennen möglicher Bken) enthalten zukünftig die wissenschaftlichen Begründungen einen neuen Abschnitt „Hinweise für den anzeigenden Arzt über potenzielle Gefahrenquellen sowie Diagnoseerstellung und Verfahren der jeweiligen BK". Bei Änderung des wissenschaftlichen Erkenntnisstandes – ohne die Notwendigkeit die Legaldefinition zu ändern – mit Auswirkungen auf die wissenschaftliche Begründung (ergänzungs- oder korrekturbedürftig) erarbeitet der ÄSVB ein Addendum. Existiert zu älteren BKen keine Empfehlung, beschließt der ÄSVB eine wissenschaftliche Stellungnahme, die sich auf die neuen Erkenntnisse beschränken kann. Die wissenschaftlichen Begründungen enthalten alle maßgeblichen Aspekte über die generelle Geeignetheit und die zur Zeit der Veröffentlichung gesicherten medizinischen Erkenntnisse; sie sind für Begutachtungen von entscheidender Bedeutung und müssen Gegenstand der Akte sein oder dem Gutachter vom UV-Träger zur Verfügung gestellt werden. Das erleichtert wesentlich die schwierige Begutachtung solcher Fälle. Seit Einstellung des Bundesarbeitsblattes werden die wissenschaftlichen Begründungen im Gemeinsamen Ministerialblatt veröffentlicht. Hierdurch werden die für die gesamte medizinische Fachwelt bedeutsamen neuen Erkenntnisse über Berufskrankheiten in einem Printmedium dargestellt, das dort keinen nennenswerten Verbreitungsgrad hat. Es besteht die konkrete nachvollziehbare Gefahr zur Erhöhung der Dunkelziffer nicht gemeldeter BKen durch die Ärzteschaft, die seit Jahrzehnten immer über 60 % der BK-Feststellungsverfahren durch die gesetzliche Meldeverpflichtung nach § 202 SGB VII initiiert. Vor dem Hintergrund des „Black-Box"-Verfahrens des ÄSVB und verschiedener Veröffentlichungen auch an diese Stelle besteht sowohl aus sozialrechtlicher als auch aus sozialpolitischer Sicht Handlungsbedarf.

Bei der Begutachtung der Fälle nach § 9 Absatz 2 SGB VII muss eine Auskunft der DGUV (BK-Referat, Dokumentations-, Auskunfts- und Beratungsstelle für Fälle des § 9 Absatz 2 SGB VII) über gemeldete vergleichbare Fälle und zum Stand über die aktuellen wissenschaftlichen Erkenntnisse vorliegen. Dies erleichtert und beschleunigt nicht nur die Bearbeitung, sondern auch die Begutachtung.

12.2 Anerkennungen im Jahr 2009

Im Jahr 2009 wurden die in Tabelle 12.1 genannten Einzelfälle gemäß § 9 Abs. 2 SGB VII anerkannt.

Seit der vorausgegangenen 2. Auflage des Lehrbuchs von 2008 wurden durch die zweite Verordnung zur Änderung der Berufskrankheiten-Verordnung (2. BKVÄndV vom 11.06.2009 mit Geltung zum 01.07.2009) aufgrund des aktuellen Standes der wissenschaftlichen Erkenntnisse folgende Berufskrankheiten, die bisher nach § 9 Abs. 2 SBG VII wie eine Berufskrankheit anerkannt werden konnten, in die Liste der Berufskrankheiten, Anlage I der BKV, aufgenommen:

▶ **1318:** Erkrankungen des Blutes, des blutbildenden und des lymphatischen Systems durch Benzol.

▶ **2112:** Gonarthrose durch die Tätigkeit im Knien oder vergleichbare Kniebelastungen mit einer kumulativen Einwirkungsdauer während des Arbeitslebens von mindestens 13 000 Stunden und einer Mindesteinwirkungsdauer von insgesamt einer Stunde pro Schicht.

▶ **4113:** Lungenkrebs durch polyzyklische aromatische Kohlenwasserstoffe bei Nachweis der Einwirkung einer kumulativen Dosis von mindestens 100 Benzo(a)pyren-Jahren [(100 µg/m³) × Jahre].

▶ **4114:** Lungenkrebs durch das Zusammenwirken von Asbestfaserstaub und polyzyklischen aromatischen Kohlenwasserstoffen bei Nachweis der Einwirkung einer kumulativen Dosis, die einer Verursachungswahrscheinlichkeit von mind. 50 % nach der Anlage 2 entspricht.

▶ **4115:** Lungenfibrose durch extreme und langjährige Einwirkung von Schweißrauchen und Schweißgasen (Siderofibrose).

In der 2. BKVÄndV hat der Verordnungsgeber unterschiedliche Rückwirkungszeitpunkte (Stichtagsregelungen) für die neuen BKen festgelegt. Ferner hat sich durch die jüngere, aber gefestigte Rechtsprechung des Bundessozialgerichtes ergeben, dass bei einem vorliegenden Antrag bzw. laufenden Verwaltungsverfahren nach § 9 Abs. 2 SGB VII nicht von einem Vorrang der später erlassenen BK-Verordnung auszugehen ist, sondern der Stichtag nach § 6 der BKV zu ignorieren ist. Das bedeutet für die Praxis der UV-Träger, wenn ein Verfahren nach § 9 Abs. 2 begonnen hat, ist auch die Entscheidung nach § 9 Abs. 2 SGB VII zu treffen, auch wenn zwischenzeitlich die BKV um die betreffende BK ergänzt wurde. Verfahren, die ab dem Inkrafttreten der Änderungsverordnung beginnen, laufen als Listen-BKen mit der vorgesehenen Rückwirkung nach § 6 der Änderungsverordnung. Die UV-Träger müssen in laufenden Fällen nach § 9 Abs. 2 SGB VII ohne Anwendung einer Stichtagsregelung durchentscheiden, wobei Leistungen nach § 45 SGB I jedoch höchstens für 4 Jahre rückwirkend zu gewähren sind.

Tabelle 12.1: Anerkennungen nach § 9 Abs. 2 SGB VII

Diagnosen	Einwirkungen
Aktinische Keratosen	UV-Strahlung
Aktinische Keratosen	Schweißen, UV-Licht
Bowen-Karzinom	UV-Strahlung
Stress-/Ermüdungsbruch des 3. Mittelfußknochens	Tanzen, Training
Anosmie	Klebstoffe, Lösemittel
Siderose	Schweißrauch
6 Fälle von Bronchialkarzinom	PAK, Asbest
Hypothenar-Hammer-Syndrom	Schlagen mit flacher Hand
Hypothenar-Hammer-Syndrom	Hand als Schlagwerkzeug, Erschütterungen der Hand
2 Fälle von Hypothenar-Hammer-Syndrom	Hand als Schlagwerkzeug
Aktinische Keratosen, solare Elastosen, Morbus Bowen, Spinaliome	Sonnenlichtexposition
Bösartiges Melanom der Haut	UV-Strahlung
7 Fälle von Gonarthrose	Kniebelastende Tätigkeiten
Bösartige Neubildung Haut des Ohrs und des äußeren Gehörgangs	UV-Strahlung
Aktinische Elastose	Sonnenlichtexposition
Hypothenar-Hammer-Syndrom	Erschütterungen der Hand
2 Fälle von Siderofibrose	Schweißrauche
Plattenepithelkarzinom (Morbus Bowen)	UV-Strahlung
Gonarthrose	Druckbelastungen, kniebelastende Tätigkeiten
Lungenkrebs	PAK
Aktinisch geschädigte Haut	Sonnen-/UV-Licht
Hypothenar-Hammer-Syndrom	Schlagen mit dem Handballen/der Handkante
Lungenkrebs	Asbest, PAK
Plattenepithelkarzinom Haut, aktinische Keratosen	UV-Licht
4 Fälle von aktinischen Keratosen	Sonnenlichtexposition
Sonstige bösartige Neubildung der Haut	UV-Licht
Plattenepithelkarzinom der Lunge	Asbest, PAK
Lungenfibrose	Schweißrauche
4 Fälle von Lungenkarzinom	Asbest, PAK
Gonarthrose, Meniskusschaden	Kniebelastende Tätigkeiten
Plattenepithelkarzinom der Lunge	Asbest, PAK
Gonarthrose	Kniende Tätigkeit
Aktinisch geschädigte Haut	Sonnenlichtexposition

Tabelle 12.1: *Fortsetzung*

Diagnosen	Einwirkungen
Periphere Gefäßkrankheit, chronische Tendosynovitis crepitans	Vibrierende hochtourige Schleifmaschinen
Lungenfibrose	Schweißrauche
Kniegelenksarthrose	Häufiges Bücken und Knien
Aktinische Keratosen	UV-Strahlung
Bronchialkarzinom	PAK
Hypothenar-Hammer-Syndrom	Druckbelastungen
Rezidivierende Basalzellkarzinome an Kopf, Hals, Brust	UV-Lichteinwirkung

Als Neuerung zu werten ist, dass durch die Aufnahme der BK 4114 in die Liste der Berufskrankheiten erstmalig eine Erkrankung – hier Lungenkrebs – mit multikausaler Verursachung Eingang in das BK-Recht gefunden hat. Die BK-Liste war bis 2009 durch die monokausale Verursachung von BKen beherrscht. Erstmals wird mit der BK-Nr. 4114 das Zusammenwirken verschiedener schädigender Noxen ausdrücklich anerkannt. Die Einführung der neuen kombinatorisch verursachten BK-Nr. 4114 hat besondere sozialpolitische Bedeutung und ist sowohl wissenschaftlich als auch juristisch hoch interessant. In der amtlichen Begründung zur 2. BKVÄndV hat sich der Verordnungsgeber dahingehend geäußert, dass das Zusammenwirken arbeitsbedingter Noxen bei den Krebserkrankungen eine wichtige Rolle spielt. Die krebserzeugende Wirkung von Arbeitsstoffen und ionisierender Strahlung kann sich sowohl in der Erhöhung des Tumorrisikos als auch in einer Vorverlegung des Krankheitsbeginns bzw. Todeszeitpunktes (so genannte Linksverschiebung) äußern. Damit ist für das BK-Recht allgemein anerkannt, dass eine derartige Synkanzerogenese im gleichen Zielorgan in der Regel mindestens zu einer Summation (Addition) gentoxischer Effekte führt.

Hinsichtlich der Aufnahme von Lungenkrebs durch polyzyklische aromatische Kohlenwasserstoffe bei Nachweis der Einwirkung einer kumulativen Dosis von mindestens 100 Benz(a)pyren-Jahren als BK 4113 in die Liste der BKen ist anzumerken, dass bei den 1988 als BK 4110 in die BKV aufgenommenen „Bösartigen Neubildungen der Atemwege und der Lungen durch Kokereirohgase" neben den Lungen explizit auch die Atemwege, und damit auch der Kehlkopf als Manifestationsort der Erkrankung durch PAK-Exposition genannt werden.

Die epidemiologische Evidenz des erhöhten Tumorrisikos bei Kokerei- und Generatorgasarbeitern war neben dem Bronchialkarzinom auch für das Larynxkarzinom gesehen worden.

In der wissenschaftlichen Begründung zur BK 4113 von 1998 wird hingegen festgestellt, dass epidemiologisch zwar wichtige Hinweise für ein erhöhtes Kehlkopfkrebsrisiko von PAK-exponierten Beschäftigten vorliegen, diese jedoch aufgrund widersprechender Studienergebnisse nicht als gesichert angesehen werden können. Eine Anerkennung von Atemwegstumoren außer Lungenkrebs ist daher unter der BK 4113 im Gegensatz zur BK 4110 nicht möglich.

Hinsichtlich der aktuell in die BK-Liste aufgenommenen BK 2112 „Gonarthrose durch die Tätigkeit im Knien oder vergleichbare Kniebelastungen" ist anzumerken, dass in der Vergangenheit auch weitere Arthrosen wie Hüftgelenksarthrosen, Ellenbogengelenksarthrosen und Arthrosen der Hände und Finger nach manueller Tätigkeit zur Dokumentation gemeldet wurden.

Es sind vereinzelt entsprechende Anerkennungen nach § 9 Abs. 2 SGB VII erfolgt (in den Jahren 1997 bis 2004 z. B. zweimal eine Ellenbogengelenksarthrose). Zu diesen Themen finden derzeit aber wohl keine aktuellen Beratungen des ÄSVB statt.

12.3 Aktuelle Fallgestaltungen

12.3.1 Hautkrebs durch UV-Licht

Natürliche und künstliche ultraviolette Strahlung kann erwiesenermaßen Hautkrebs verursachen. Ein Berufskrankheiten-Tatbestand findet sich jedoch in der Berufskrankheiten-Liste bislang nicht.

Hautkrebserkrankungen nach arbeitsbedingter Einwirkung von UV-Strahlen wurden bisher in Einzelfällen nach § 9 Abs. 2 SGB VII anerkannt, zuletzt vermehrt: Im Zeitraum 1993 bis November 2010 wurden von insgesamt 458 Meldungen 59 Fälle anerkannt (bei 73 noch nicht entschiedenen Fällen).Im Zeitraum 2007 bis 2009 wurden 208 Erkrankungsfälle von Hautkrebs gemeldet, wovon 31 anerkannt wurden. Hieraus wird eine steigende Tendenz von Meldungen und auch Anerkennungen in den letzten Jahren deutlich. Die Erkrankten waren in diesen Fällen durch ihre berufliche Tätigkeit in besonders hohem Maß einer UV-Strahlung ausgesetzt.

In der Empfehlung für die Begutachtung von Haut- und Hautkrebserkrankungen in der Neufassung vom März 2009 (Bamberger Merkblatt) wurden keine grundsätzlichen Empfehlungen für die Anerkennung von Hautkrebserkrankungen nach UV-Strahlenexposition mit Bestimmung einzelner Personengruppen, bei denen im Vergleich zur übrigen Bevölkerung eine wesentlich erhöhte Gefahr der Erkrankungsentstehung existiert, ausgesprochen. Es wird aber darauf hingewiesen, dass die bisher vorliegenden epidemiologischen Erkenntnisse Hinweise für besonders betroffene Personengruppen geben.

Neue gesicherte wissenschaftliche Erkenntnisse bestehen seit 2007 durch die Veröffentlichung des Forschungsprojekts der Bundesanstalt für Arbeitsschutz und Arbeitsmedizin sowie der Universität Dresden. Die Ergebnisse über die personenbezogene Messung der UV-Exposition von ständig im Freien Beschäftigten (als repräsentativ wurden hier die Beschäftigungsfelder Hochbau, Landwirtschaft/Feldwirtschaft und Müllabfuhr untersucht) ergaben eine Erhöhung der UV-Jahresexposition gegenüber der Referenzbasis (ständig im Gebäude Beschäftigte) auf 300–500 %.

Der derzeitige Kenntnisstand ermöglicht es aber nicht, eine Höhe der kumulierten UV-Strahlenexposition zu benennen, oberhalb der von einer arbeitsbedingten Verursachung auszugehen ist. Die nichtarbeitsbedingte Strahlenexposition, die als allgemein wirkende Noxe u. a. maßgeblich vom Freizeit- und Sportverhalten bestimmt ist, muss der arbeitsbedingten gegenübergestellt werden.

Die kritische Bewertung weiterer Studien führt ferner zu dem Ergebnis, dass für Plattenepithelkarzinome, aktinische Keratosen und M. Bowen die berufliche Verursachung durch UV-Strahlung als nachgewiesen gilt. Zwingende Voraussetzung hierfür ist, dass die Lokalisation der Erkrankung in einem Bereich beruflicher UV-Exposition liegt. Für das maligne Melanom wird die berufliche Verursachung durch UV-Strahlung nicht gesehen, für Basaliome ist die Diskussion noch nicht abgeschlossen. Für das Lentigo-maligna-Melanom, das vorwiegend an Kopf und Nacken auftritt, wird allerdings ein Zusammenhang mit der beruflichen Sonnenexposition diskutiert.

Da bislang grundsätzliche, allgemeingültige Anerkennungsvoraussetzungen noch nicht formuliert werden konnten, gleichermaßen aber einschlägige Erkrankungsfälle in zunehmender Häufigkeit gemeldet wurden, ist aktuell unter Zusammenarbeit verschiedener Autoren von der Deutschen Gesetzlichen Unfallversicherung (DGUV) eine Hilfestellung für die BK-Sachbearbeitung formuliert worden (Hautkrebs nach UV-Strahlungsexposition – Eine Hilfestellung für die BK-Sachbearbeitung). Empfehlungen zur Schätzung der MdE für die Gutachter sind im aktuellen „Bamberger Merkblatt" formuliert.

Da nach anerkanntem wissenschaftlichen Erkenntnisstand in der Dermatologie bei rechtzeitiger Erkennung von entsprechenden Vorstufen des weißen Hautkrebses dieser durch dermatologische Frühintervention als heilbar gilt, drängt sich ein Früherkennungsverfahren für Outdoorworker nach § 3 der BKV auf. Es besteht die historische Chance für die gesetzliche Unfallversicherung in Eigeninitiative durch ein solches flächendeckendes Verfahren beruflich versursachten Hautkrebs durch individuelle Präventionsmaßnahmen nach § 3 der BKV erfolgreich zu verhindern. Spätestens nach Verabschiedung einer wissenschaftlichen Begründung für eine neue BK-Hautkrebs durch UV-Licht durch den ÄSVB und deren Veröffentlichung durch den Verordnungsgeber im Gemeinsamen Ministerialblatt entsteht der gesetzliche Auftrag für die gesetzliche Unfallversicherung.

12.3.2 Hypothenar-Hammer-Syndrom

Der regelmäßige Einsatz des Kleinfingerballens als Hammer kann zu einer Intimaschädigung mit Thrombosierung der A. ulnaris führen. Im Gebiet des Kleinfingerballens ist die A. ulnaris besonders vulnerabel, weil sie dort relativ oberflächlich liegt und nur schwach gepolstert ist. Der Grad der aus der Gefäßschädigung resultierenden Durchblutungsstörung der Finger hängt von der kontralateralen Durchblutung seitens der A. radialis ab. Betroffen sind meist die Finger III bis IV mit Raynaud-artiger Symptomatik.

Das Hypothenar-Hammer-Syndrom ist auch nach der 2. BKVÄndV nicht in der Liste der BKen enthalten. Einschlägige Fälle wurden sowohl in früheren Jahren als auch immerhin siebenmal erneut im Jahr 2009 nach § 9 Abs. 2 anerkannt.

12.3.3 Karpaltunnelsyndrom (KTS)

Am 30. 06. 2009 wurde im Gemeinsamen Ministerialblatt, Ausgabe Nr. 27, die wissenschaftliche Begründung für eine BK „Druckschädigung des Nervus medianus im Carpaltunnel (Carpaltunnel-Syndrom) durch repetitive manuelle Tätigkeit mit Beugung und Streckung der Handgelenke, durch erhöhten Kraftaufwand der Hände oder durch Hand-Arm-Schwingungen" veröffentlicht. Seitdem sind die UV-Träger gehalten, die Anwendung von § 9 Abs. 2 SGB VII in Einzelfällen zu prüfen.

Bei einem Karpaltunnelsyndrom handelt es sich um eine meist chronische Kompressionsneuropathie des Nervus medianus im Bereich des Handgelenks. Es handelt sich um das häufigste Engpasssyndrom und weist eine hohe Prävalenz in der Allgemeinbevölkerung auf. Frauen haben generell ein höheres Erkrankungsrisiko als Männer. In der überwiegenden Zahl der Fälle lassen sich keine besonderen Ursachen eruieren, so dass von einem idiopathischen KTS gesprochen wird.

Ein kausaler Zusammenhang zwischen arbeitsbedingten manuellen Belastungen in unterschiedlichsten Berufen und dem Auftreten eines KTS aus pathophysiologischer und epidemiologischer Sicht wird als gesichert festgestellt.

Als schädigende Einwirkungen werden in der wissenschaftlichen Begründung aufgeführt:

▶ repetitive manuelle Tätigkeiten mit Beugung und Streckung der Hände im Handgelenk oder
▶ erhöhten Kraftaufwand der Hände (kraftvolles Greifen) oder
▶ Einwirkung von Hand-Arm-Schwingungen, z. B. durch handgehaltene vibrierende Maschinen (handgeführte Motorsägen und Steinbohrer),

die zu einer Volumenzunahme mit Druckerhöhung im Karpaltunnel führen.

Das Risiko erhöht sich bei einer Kombination dieser Faktoren.

Als Berufe und Tätigkeiten mit den höchsten KTS-Erkrankungsrisiken werden solche mit intensiven manuellen Belastungen gesehen, z. B. Fleischverpacker, Fließbandarbeiter in der Automobilindustrie, Forstarbeiter beim Umgang mit handgehaltenen, vibrierenden Werkzeugen (z. B. Motorsägen, Steinbohrer o. Ä.), Geflügelarbeiter, Kassierer im Supermarkt mit Umsetzen von Lasten, Masseure, Polsterer etc. Versicherte, die in diesen Tätigkeitsfeldern beschäftigt sind, können als bestimmte Personengruppen gelten, die durch ihre Arbeit einer besonderen Einwirkung zur Entstehung eines KTS in erheblich höherem Maß als die übrige Bevölkerung ausgesetzt sind. Dabei wird in der wissenschaftlichen Begründung ausdrücklich darauf hingewiesen, dass die arbeitsbedingten schädigenden Einwirkungen für ein KTS weniger von einer Berufsbezeichnung an sich als vielmehr von den tatsächlichen Risikofaktoren einer bestimmten beruflichen Tätigkeit abhängen.

Arbeiten von Andersen et al. (2003) und Palmer et al. (2007) weisen explizit daraufhin, dass die vorliegenden Daten für Arbeiten am Computer und mit Tastaturen keine bedeutsame Assoziation mit einem KTS zeigen. In der wissenschaftlichen Begründung wird darauf hingewiesen, dass bei Befragungen in der Gesamtbevölkerung die Büroberufe die größte Gruppe mit einschlägigen Erkrankten darstellt, dass dieser Befund aber durch die hohe Zahl der dort Beschäftigten zustande kommt und nicht durch die arbeitsassoziierten Risiken.

Im Anhang 1 der Europäischen Liste der Berufskrankheiten (Amtsblatt der Europäischen Union vom 19. September 2003) ist das Karpaltunnelsyndrom unter Ziffer 506.45 als „durch physikalische Einwirkungen verursachte Krankheiten" gelistet und den „Drucklähmungen der Nerven" zugeordnet. Die vorliegende Liste der EU hat empfehlenden Charakter. Hieraus ergibt sich aber ein Klärungsbedarf hinsichtlich der bundesdeutschen Berufskrankheiten-Liste. In mehreren europäischen Ländern kann das KTS als Berufskrankheit anerkannt werden.

Andere Kompressionssymptomatiken (z. B. Supinationssyndrom etc.) an anatomisch-räumlichen Engen können unter der BK-Listen-Nr. 2106 „Druckschädigung der Nerven" als Berufskrankheit anerkannt werden, sofern diese motorische oder sensorische Nervenschäden verursachen und eine berufliche Ursache nachgewiesen werden kann. Auf Empfehlung des ÄSVB wird dabei das KTS aber nicht erfasst. Pathophysiologisch gehört es eindeutig zu den Druckschädigungen der Nerven.

12.3.4 Erkrankungen durch Passivrauchen

Unter Passivrauchen wird die inhalative Aufnahme von Tabakrauch durch Nichtraucher verstanden. Dabei wird sowohl der Nebenstromrauch durch das Glimmen der Zigarette als auch der vom Raucher ausgeatmete Hauptstromrauch eingeatmet. Im Nebenstromrauch einer Zigarette ist eine große Vielzahl irritativer und kanzerogener Inhaltsstoffe enthalten, u. a. PAK. Passivrauch ist als erwiesenermaßen humankanzerogener Arbeitsstoff (K1) eingestuft. Expositionsmarker für akute gesundheitliche Effekte ist der Cotiningehalt in Blut, Harn oder Speichel. Aufgrund seiner Halbwertszeit von 16–22 Stunden ist er als Expositionsmarker für chronische Effekte nicht geeignet. Hier muss auf Fragebogenangaben zurückgegriffen werden.

Mögliche gesundheitliche Effekte einer Passivrauchexposition sind das Lungenkarzinom, koronare Herzerkrankung und Schlaganfall, chronisch obstruktive Lungenerkrankungen und Asthma bronchiale.

Entsprechend dem 5. Erfahrungsbericht über die „Erfahrungen mit der Anwendung von § 9 Abs. 2 SGB VII" vom Dezember 2006 sind in den Jahren 1963–2004 23 Verdachtsfälle von Erkrankungen durch Passivrauchen gemeldet worden (unter den Diagnosen Lungenkarzinom, Karzinom im HNO-Bereich, Erkrankung der Lunge und Bronchien, Herz-Kreislauf- und Gefäßerkrankung), vorrangig aus dem Bereich der BG Nahrungsmittel und Gaststätten. Anerkennungen fanden nicht statt.

Auf der Basis der gegebenen epidemiologischen Daten ist entsprechend der Einschätzung der Autoren für das Lungenkarzinom bei der Gruppe der extrem hoch gegenüber Passivrauch Exponierten das „Verdopplungsrisiko" überschritten und damit im Falle lebenslanger Nie-Raucher mit unwesentlicher außerberuflicher Passivrauchexposition eine Anerkennung nach § 9 Abs. 2 SGB VII im Einzelfall zu prüfen. Für kardiovaskuläre Erkrankungen wird die individuelle Risikosteigerung als deutlich geringer beurteilt, wodurch sich die versicherungsrechtliche Handhabung als schwieriger darstellt. Als unstreitig wird die Verursachung/Verschlimmerung obstruktiver Atemwegserkrankungen durch intensive langjährige Passivrauchexposition gesehen. Im Einzelfall kann hier die rechtliche Wesentlichkeit einer beruflichen Passivrauchexposition für eine BK 4302 gegeben sein. Eine Aufnahme von Passivrauch in die Gruppierung der für die Verursachung/Verschlimmerung einer BK 4302 relevanten Inhalationsnoxen, wie sie im Merkblatt zur BK 4302 aufgeführt ist, ist bisher jedoch nicht erfolgt.

Die Arbeitsstättenverordnung von 2004, zuletzt geändert im Juli 2010 sieht unter § 5 Nichtraucherschutz vor, dass der Arbeitgeber für die nichtrauchenden Beschäftigten wirksame Maßnahmen zum Schutz vor den Gesundheitsgefahren durch Tabakrauch zu treffen hat. Für Betriebe mit Publikumsverkehr gilt dies jedoch nur eingeschränkt. Vor dem Hintergrund, dass z. B. für Mitarbeiter im Gastronomiegewerbe die berufliche Passivrauchexposition eine relevante Rolle spielt, ist festzustellen, dass durch die Arbeitsstättenverordnung für diese Gruppe hoch Exponierter kein wirksamer Schutz gegeben ist. Die Bestimmung von Nikotin und Acrylnitril in Luftproben von 11 Gastronomiebetrieben ergab für Nikotin 1,2 bis 152 $\mu g/m^3$ und für Acrylnitril 0,1 bis 8,2 $\mu g/m^3$. Hohe Belastungen ergaben sich dabei z. B. für den Thekenbereich.

12.3.5 Krebserkrankungen im oberen Atmungs- und Verdauungstrakt

Die Frage einer möglichen Verursachung einer Krebserkrankung im oberen Atmungs- und Verdauungstrakt ist ein wichtiges Thema. Es ist vor dem Hintergrund der allgemeinen Entwicklung der entsprechenden Krebserkrankungen in der Bevölkerung zu sehen. Diese hängt von einer Reihe von Faktoren ab, worunter neben der genetischen Belastung und Alterungsprozessen Lebensstilformen (Alkoholabusus, Tabakrauch, Ernährungsgewohnheiten) fallen.

Neben den arbeitsbedingten Erkrankungen, die bereits Gegenstand der Berufskrankheiten-Liste sind und daher hier nicht mehr zu diskutieren sind, wird die kanzerogene Wirkung einer Reihe weiterer Noxen derzeit in der medizinischen Wissenschaft diskutiert. Insbesondere sind hier die polyzyklischen aromatischen Kohlenwasserstoffe (PAK), Nitrosamine, Zementstaub, Benzin-/Dieseldämpfe und -abgase sowie Kühl-

schmierstoffe zu nennen. Im Zeitraum 1997 bis 2004 ist es vereinzelt zu Anerkennungen nach § 9 Abs. 2 SGB VII gekommen (Kehlkopfkrebs durch PAK und Nitrosamine). Gemeldet, jedoch nicht anerkannt, wurden u. a. Krebserkrankungen im HNO-Bereich nach Einwirkung von Holzstaub, Lösungsmitteln, Schweißrauchen, Lacken und Farben, Nickel, Benzol, Chlor und seine Verbindungen, Chrom und seine Verbindungen sowie Mineralöle.

Die krebserregende Wirkung der PAK ist lange bekannt. Hinsichtlich der Verursachung von Lungenkrebs durch PAK sei auf die neue BK 4113 verwiesen. Epidemiologisch ergaben sich darüber hinaus wichtige Hinweise für ein erhöhtes Kehlkopfkrebsrisiko von PAK-exponierten Beschäftigten. Aussagekräftige epidemiologische Erkenntnisse zur Verursachung von Kehlkopfkrebs durch Nitrosamine liegen bisher noch nicht vor.

Zementstaub wirkt durch seine Basizität an den Schleimhäuten irritierend. Es wird angenommen, dass dadurch karzinogene Schadstoffe wie z. B. Nitrosamine, PAK oder Asbest leichter ihre Wirkung entfalten können. Zementstaub wird in mehreren Studien als Kokarzinogen für die Entstehung von Krebs im Bereich von Kehlkopf, Mundhöhle, Rachen und Speiseröhre angesehen.

Abgase von Benzin- und Dieselmotoren enthalten verschiedene Kohlenwasserstoffe, Rußpartikel und PAK. In verschiedenen Studien lässt sich durch Diesel- und Benzinabgase bzw. -dämpfe ein Zusammenhang mit einem erhöhten Kehlkopfkrebsrisiko wahrscheinlich machen.

Wissenschaftliche Erkenntnisse bezüglich der Entstehung von Krebserkrankungen im oberen Atemwegs- und Verdauungstrakt im Zusammenhang mit Kühlschmierstoffen sind gering. Als Risikofaktoren gelten Inhaltsstoffe wie PAK, Nitrosamine und Formaldehyd, daneben auch Nickel-, Chrom- und Cadmiumverbindungen.

Insgesamt ist festzustellen, dass die hier diskutierten Substanzen ausgesprochen heterogen sind, so dass es aus epidemiologischer Sicht sehr schwierig ist eine eindeutige Beziehung zwischen beruflicher Exposition und Krebserkrankungen im oberen Atemwegs- und Verdauungstrakt herzustellen. Des Weiteren konkurrieren sie mit krebserregenden Lebensstilfaktoren wie Alkoholabusus, Tabakrauch und Fehlernährung aus dem außerberuflichen Bereich.

Bei der derzeitigen BK-Nr. 4107 der Anlage 1 zur BKV „Erkrankungen an Lungenfibrose durch Metallstäube bei der Herstellung oder Verarbeitung von Hartmetallen" hat sich, belegt durch nationale und internationale Studien, der Verdacht der lungenkrebserzeugenden Wirkung der Hartmetallstäube erhärtet. Ob und wann sich der ÄSVB mit diesem Komplex befassen wird, bleibt wegen des „Black-Box-Verfahrens" abzuwarten, entsprechend sind eventuell gemeldete Fälle nach § 9 Absatz 2 SGB VII durch Einzelfallgutachten zu klären.

12.4   Ausblick

Die Ergebnisse der Dokumentation der Fälle des § 9 Abs. 2 SGB VII haben eine wichtige Funktion bei der Fortschreibung der BK-Liste, ebenso aber auch für alle UV-Träger und für die medizinischen Sachverständigen. Durch die Dokumentation werden Krankheits- sowie Gefährdungsschwerpunkte frühzeitig erkennbar, so dass Forschungsaktivitäten zur Prävention und systematischen Erkennung von BKen eingeleitet werden können. Außerdem kann Anlass bestehen, dem VO-Geber eine Erweiterung der BK-Liste konkret vorzuschlagen. Hierdurch kann eine systematische Fortentwicklung der BK-Liste gewährleistet werden.

Mit der in Abständen mehrerer Jahre erfolgenden Veröffentlichung der Erfahrungsberichte über die Erfahrungen mit der Anwendung von § 9 Abs. 2 SGB VII durch die Träger der gesetzlichen Unfallversicherung wird der interessierten Fachöffentlichkeit ein Überblick über das Erkrankungsgeschehen außerhalb der derzeit geltenden Berufskrankheiten-Liste nach der Berufskrankheiten-Verordnung gegeben (5. Erfahrungsbericht mit der Auswertung der Erkrankungsfälle von 1997 bis 2004; Dezember 2006).

Weiterführende Literatur

Andersen JH et al.: Computer use and carpal tunnel syndrome: a 1-year follow-up study. JAMA 2003; 289: 2963–2969.

Bamberger Merkblatt: Begutachtungsempfehlungen für die Begutachtung von Haut- und Hautkrebserkrankungen. Deutsche Gesetzliche Unfallversicherung (DGUV), März 2009; www.dguv.de.

Bernard BP: Musculoskeletal disorders and workplace factors. US Department of Health and Human Services, National Institute for Occupational Safety and Health, 1997.

Blome O, Diepgen TL: Hautkrebs durch UV-Licht – Die neue BK Nr. 5103? Teil 1. DBU 2007; 55: 167–176.

Diepgen TL, Blome O: Hautkrebs durch UV-Licht – Die neue BK Nr. 5103? Teil 2: Medizinischer und epidemiologischer Erkenntnisstand für die Aufnahme in die BK-Liste. DBU 2008; 56: 47–56.

Empfehlungen der Kommission vom 19. September 2003 über die Europäische Liste der Berufskrankheiten: Amtsblatt der Europäischen Union vom 19.09.2003. Aktenzeichen K(2003) 3297.

Knuschke P, Unverricht I, Ott G, Janßen M: Personenbezogene Messung der UV-Exposition von Arbeitnehmern im Freien. Forschungsbericht F 1777 der BAuA, 2007.

Palmer KT et al.: Carpal tunnel syndrome and its relation to occupation: a systemic literature review. Occup Med 2007; 57: 57–66.

Rogosky E, Kranig A: Erfahrungen mit der Anwendung von § 9 Abs. 2 SGB VII (5. Erfahrungsbericht). Sankt Augustin: Hauptverband der gewerblichen Berufsgenossenschaften, 2006.

13 Synkanzerogenese

R. Schiele

Synkanzerogenese bezeichnet das Zusammenwirken von zwei oder mehreren krebserzeugenden Stoffen.

Folgende Wirkungen sind grundsätzlich dabei zu berücksichtigen:

- ▶ unabhängige Wirkung: Die Tumoren entsprechen hinsichtlich Lokalisation und Häufigkeit denen der Einzelkomponenten.
- ▶ Interaktionen:
  - ■ Wirkungsverstärkung, die additiv oder überadditiv (potenzierend) sein kann.
  - ■ Gleich starke Wirkung.
  - ■ Wirkungsabschwächung: Die Kombinationswirkung ist geringer als die der Einzelstoffe.

! Aus arbeitsmedizinischer Sicht ist insbesondere die additive und überadditive (potenzierende) Wirkungsverstärkung von zwei oder mehreren krebserzeugenden Einwirkungen bedeutsam.

Viele berufliche Kanzerogene wirken auf dieselben Zielorgane und haben damit ein synkanzerogenes Potenzial, das im Einzelfall auf seine Relevanz geprüft werden muss. Dabei lassen sich synkanzerogene Wirkungen im Allgemeinen nur durch Analyse der jeweiligen Expositionskonstellation unter Berücksichtigung der Expositionshöhe und -dauer sowie der Wirkungsmechanismen der beteiligten Chemikalien beurteilen. Sofern epidemiologische Untersuchungen nicht gezielt zur Überprüfung synkanzerogener Wirkungen geplant wurden, lassen sich diese nicht in jedem Fall als Beleg oder zur Widerlegung einer Synkanzerogenese heranziehen. Für viele Fälle spezieller Konstellationen von Einzeldosen sind entsprechende Studien überhaupt nicht verfügbar.

Ein typisches Beispiel für die überadditive Synkanzerogenese ist das Zusammenwirken von Tabakrauch und hochprozentigen alkoholischen Getränken für die Entstehung von Tumoren im oberen Aerodigestivtrakt sowie die potenzierende Wirkung von Inhalationsrauchen und Asbeststaubexposition hinsichtlich Lungenkrebsmortalität.

Eine weitere häufig anzutreffende Kombination war bis Ende der 1980er Jahre die berufliche Einwirkung von polyzyklischen aromatischen Kohlenwasserstoffen und Asbeststaub, für die eine additive synkanzerogene Wirkung im Hinblick auf die Entstehung von Lungen- und Kehlkopfkrebs angenommen wird. In der aktuellen Berufskrankheiten-Verordnung vom 11. 06. 2009 wurde daher die BK 4114 für die Kombination beider Einwirkungen eingeführt. Unter der Annahme einer mindestens additiven Wirkung von Benzo-a-pyren (BAP) und Asbeststaub sind die haftungsbegründenden Voraussetzungen bereits bei jeweils der Hälfte der für die Einzelstoffe angesetzten Dosisgrenzwerte (also z. B. 50 BAP-Jahre und 12,5 Asbestfaserjahre) erfüllt, bzw. wenn die Prozentsätze dieser jeweiligen kumulativen Mindestdosen bei asymmetrischen Relationen der Einzeldosen zusammen mindestens 100 ergeben würden (s. Kap. 9.1.5).

Die Schaffung eigener neuer Berufskrankheiten für derartige Kombinationsschäden ist aus juristischen Gründen immer dann erforderlich, wenn für Berufskrankheiten festgelegte Dosiszusammenmaße für die jeweiligen Einzelstoffe vorliegen, von denen nicht abgewichen werden kann. Als Interimslösung kann bei derartigen Kombinationswirkungen nur eine Anerkennung als „Quasi-Berufskrankheit" nach § 9 Abs. 2 SGB VII erfolgen, wenn dafür die erforderlichen neuen wissenschaftlichen Erkenntnisse vorliegen. Bei Berufskrankheiten, für die keine Mindestdosen festgelegt sind, könnte hingegen auch eine gemeinsame Anerkennung verschiedener Berufskrankheiten für eine Karzinomerkrankung erfolgen, wie z. B. für die kombinierte Belastung von Nickel und Chrom-VI-Verbindungen im Hinblick auf Lungenkrebs oder von Benzol und ionisierender Strahlung bei Leukämien.

Weiterführende Literatur

Becker P: Synkanzerogene aus sozialjuristischer Sicht. Med Sach 2005; 101: 115–119.

Brüning T, Wiethege T, Piekarski C, Kranig A: Synkanzerogenese, Fachgespräch in Hennef, BGA-Info 01-06 www.hvbg.de/d/pages/service/download/bk_rep/pdf/bk_rep02_2006.pdf

Bundesministerium für Arbeit und Soziales: Wissenschaftliche Begründung für die Berufskrankheit „Lungenkrebs durch das Zusammenwirken von Asbestfaserstaub und polyzyklischen aromatischen Kohlenwasserstoffen". Gemeinsames Ministerialblatt 2007; 58: 474-495.

DGAUM-Positionspapier Synkanzerogenese – Wechselwirkungen zwischen krebserzeugenden Noxen am Arbeitsplatz. Arbeitsmed Sozialmed Umweltmed 2004; 39: 492–495.

HVBG (Hrsg.): BK-Report 2/2006. Synkanzerogenese – insb. Asbeststaub und PAK (Fachgespräch des HVBG und der DGAUM am 25. und 26. November 2005 in Hennef). Synkanzerogenese (Workshop der DGAUM am 25. und 26. Februar 2004 in Berlin). Sankt Augustin: HVBG, 2006.

Streffer C: Kombinierte Einwirkungen von Strahlen und Stoffen. In: Streffer C (Hrsg.): Umweltstandards. Kombinierte Expositionen und ihre Auswirkungen auf den Menschen und seine Umwelt. Berlin: Springer, 2000, S. 107–170.

IV

Begutachtung

14 Juristische Aspekte bei der Begutachtung von Berufskrankheiten

O.E. Krasney

14.1 Einholung und Erstellung des Gutachtens

Die Einholung und die formale Erstellung eines arbeitsmedizinischen Gutachtens zur Feststellung einer Berufskrankheit unterscheiden sich nicht grundsätzlich von der zur Beurteilung der Folgen eines Arbeitsunfalls, weisen aber im Rahmen der inhaltlichen Erstattung des Gutachtens doch Besonderheiten auf (s. Kap. 15).

Ebenso wie bei Arbeitsunfällen obliegt die Auswahl des arbeitsmedizinischen Sachverständigen zunächst dem Unfallversicherungsträger und später den Sozial- und Landessozialgerichten. Eine Mitwirkung des Versicherten ist im Rahmen des § 200 Abs. 2 SGB VII (Unfallversicherungsträger soll mehrere Gutachter – in praxi sind es drei – zur Auswahl benennen) und des § 109 SGG (gerichtliches Verfahren: Gutachten vom Arzt des Vertrauens des Versicherten) verstärkt gesichert. Der Arbeitsmediziner ist in Person zum Sachverständigen zu bestellen und hat demzufolge die Pflicht, das Gutachten zu erstellen und persönlich die volle Verantwortung zu übernehmen. Er kann sich Hilfspersonen bedienen, deren Fachwissen und Zuverlässigkeit er kennt (BSG SozR 4-1750 § 407a Nr. 3). Die wesentlichen Befunderhebungen der Hilfspersonen hat er jedoch zu überprüfen. Bis auf nur ganz untergeordnete Hilfestellungen, ist die Mitwirkung von Hilfspersonen nach Art und Umfang im Gutachten kenntlich zu machen.

Der Sachverständige hat durch seine Sachkunde den Unfallversicherungsträger und das Gericht bei deren Entscheidungsfindung zu unterstützen. Er ist weder Interessenvertreter des zu Begutachtenden noch des Trägers der Unfallversicherung. Er kann sowohl vom Versicherten als auch vom Unfallversicherungsträger wegen Besorgnis der Befangenheit abgelehnt werden (§ 406 ZPO i.V.m. § 118 SGB); es kommt auf die Besorgnis aus der Sicht des Versicherten und nicht auf die tatsächliche Befangenheit an (BGH).

Der Sachverständige hat bei der Erstellung des Gutachtens die Fragestellung des Unfallversicherungsträgers oder des Gerichts zu beachten. Sind die Fragen aus Sicht des Sachverständigen zu eng oder zu weit gefasst, so hat er sich mit dem Träger der Unfallversicherung oder dem Gericht in Verbindung zu setzen und eine Entscheidung darüber herbeizuführen, wobei er aufgrund seiner Sachkunde entsprechende Anregungen unterbreiten darf und es regelmäßig sogar tun sollte.

Der Sachverständige hat nicht nur das Ergebnis seiner Begutachtung mitzuteilen, sondern auch seine Schlussfolgerungen näher zu begründen. Insbesondere die ihm gestellten Fragen sind mit allen ihm zur Verfügung stehenden Erkenntnismitteln auf der Basis des aktuellen wissenschaftlichen Erkenntnisstandes (BSG SozR 4-2700 § 9 Nr. 9 und Nr. 14 so genau wie möglich zu beantworten. Zweifel an den gefundenen Ergebnissen oder einer dahingehenden Begründung hat er nicht zu unterdrücken, sondern darzulegen. Es ist auch nicht nur zulässig, sondern geboten, ggf als Ergebnis darzulegen, dass nach dem derzeitigen Wissensstand oder den erhebbaren Befunden eine Beantwortung der Fragen nicht möglich ist.

14.2 Befund- und Anknüpfungstatsachen

Aber bereits bei Beginn der Begutachtung selbst zeigen sich Besonderheiten des Berufskrankheitenverfahrens gegenüber dem Verfahren bei

Arbeitsunfällen. So wird der Arbeitsmediziner als Sachverständiger viel öfter, und dann auch wesentlich stärker, als bei einem Arbeitsunfall zur Entscheidung schon über Voraussetzungen für das Vorliegen des Versicherungsfalls Berufskrankheit gehört.

14.2.1 Befundtatsachen

Dabei obliegt es ihm als Sachverständigen, die Tatsachen festzustellen, die er selbst aufgrund seiner Sachkunde für die Gutachtenerstattung zu erheben hat und erheben kann, z. B. die Befunde aufgrund der Untersuchung der betreffenden Person zur Feststellung der als Berufskrankheit in Betracht kommenden Krankheit. Es handelt sich hierbei um so genannte Befundtatsachen. Diese beziehen sich im Berufskrankheitenverfahren jedoch nicht nur auf die bei dem betroffenen Versicherten erhobenen Befunde, sondern werden sich häufig auch darauf erstrecken, welche Feststellungen der arbeitsmedizinische Sachverständige im Bereich der in Betracht kommenden schädigenden Einwirkungen bei der versicherten Tätigkeit des Probanden – z. B. auch hinsichtlich einer Mindestdosis dieser Einwirkungen (SGB SozR 4-2700 § 9 Nr. 7 –getroffen hat. Die Ergebnisse der von ihm durchgeführten Messungen von Schadstoffeinwirkungen sind Tatsachen, die von ihm selbst aufgrund seiner Sachkunde erhoben worden sind, und gehören somit zu den Befundtatsachen.

14.2.2 Anknüpfungstatsachen

Davon zu trennen sind die so genannten Anknüpfungstatsachen. Sie hat der arbeitsmedizinische Gutachter selbst nicht erhoben. Es sind vielmehr Tatsachen, die schon früher – beispielsweise bei der Prüfung der Arbeitsplatzverhältnisse – vom Arbeitgeber oder vom Unfallversicherungsträger oder von einem anderen arbeitsmedizinischen Gutachter erhoben worden sind. Gleiches gilt von medizinischen Befunden, die von den behandelnden Ärzten oder von medizinischen Sachver-

ständigen im Berufskrankheitenverfahren oder in anderen Verwaltungs- und Gerichtsverfahren erhoben worden sind. Zu den so genannten Anknüpfungstatsachen gehören aber auch die, die vom Probanden selbst entweder im Verfahren zur Feststellung der Berufskrankheit vorgetragen oder unmittelbar dem arbeitsmedizinischen Sachverständigen mitgeteilt werden.

14.2.3 Auswertung der Befund- und Anknüpfungstatsachen

Der Sachverständige hat deshalb in seinem Gutachten anzuführen, von welchen Anknüpfungstatsachen er ausgeht und welche eigenen Befundtatsachen er zugrunde legt. Sowohl Befundtatsachen als auch Anknüpfungstatsachen können umstritten sein. Erhebt z. B. der arbeitsmedizinische Sachverständige bei der Untersuchung des Probanden oder bei der Prüfung der schädigenden Einwirkungen am Arbeitsplatz Befunde, die von anderen, vor seiner Tätigkeit erhobenen Befunden abweichen, so hat er dies nicht nur aufzuzeigen, sondern auch darzulegen, weshalb er zu einer abweichenden Befunderhebung gekommen ist und wie er sich die Abweichungen erklärt. Gleiches gilt für die Anknüpfungstatsachen. Sind diese umstritten, so muss der arbeitsmedizinische Sachverständige wiederum aufzeigen, von welchen Anknüpfungstatsachen er ausgeht und – soweit es ihm möglich ist – weshalb er aus seiner Sicht des arbeitsmedizinischen Sachverständigen gerade diese Anknüpfungstatsachen zugrunde legt.

Wenn es für die gesamte Gutachtenerstattung entscheidend auf strittige Anknüpfungstatsachen ankommt, so empfiehlt es sich, bei dem Unfallversicherungsträger oder dem Gericht anzufragen, von welchen Anknüpfungstatsachen auszugehen ist. Ebenso ist es jedoch insbesondere dann zulässig, eine Alternativentscheidung zu treffen, je nachdem von welchen Anknüpfungstatsachen auszugehen ist, wenn diese Alternativentscheidung ohne erheblichen Kostenaufwand getroffen werden kann. Ansonsten ist insbesondere zur Vermeidung kostenträchtiger Untersuchungen die Entscheidung des Auftraggebers einzuholen.

Zu den Aufgaben des arbeitsmedizinischen Sachverständigen gehört es auch, die Verwaltung oder das Gericht gegebenenfalls auf das Vorhandensein und die Einwirkungen schädigender Stoffe hinzuweisen, die bisher nicht erkannt und deshalb auch nicht abgefragt wurden.

14.2.4 Beweismaßstab

Das Vorliegen der als Berufskrankheit in Betracht kommenden Krankheit muss aufgrund der erhobenen eigenen Befunde oder nach den zur Verfügung stehenden Anknüpfungstatsachen ebenso nachgewiesen sein wie die für die Annahme einer Krankheit im Sinne der Anlage 1 zur BKV vorausgesetzten Tätigkeiten und die durch sie bedingten schädigenden Einwirkungen (einschließlich deren Art und Ausmaß). Die hinreichende Wahrscheinlichkeit reicht nicht aus und erst recht nicht nur die Möglichkeit des Vorliegens der Krankheit sowie der maßgebenden Tätigkeiten und Einwirkungen.

Der arbeitsmedizinische Sachverständige hat deshalb darzulegen, welche eigenen Befunde er bei der zu begutachtenden Person und welche Tätigkeiten und durch sie bedingten schädigenden Einwirkungen er selbst festgestellt hat oder aufgrund der Anknüpfungstatsachen als nachgewiesen ansieht. Dabei hat er insbesondere in Streitfällen sowohl darzulegen, weshalb er die von ihm erhobenen Befundtatsachen oder die von zugrunde gelegten Anknüpfungstatsachen als nachgewiesen annimmt, als auch näher zu begründen, welche Schlussfolgerungen er z. B. aus Art und Ausmaß der Einwirkungen auf den Probanden zieht. Die im Gutachten zugrunde zu legenden eigenen Feststellungen des arbeitsmedizinischen Sachverständigen über die bisherigen versicherten Tätigkeiten des zu Begutachtenden sowie Art und Ausmaß der mit diesen Tätigkeiten verbundenen schädigenden Einwirkungen, die für die Feststellung der abgefragten Berufskrankheit in Betracht kommen, bilden den ersten und in der Regel sehr schwierigen Aufgabenbereich des arbeitsmedizinischen Sachverständigen bei seiner Hilfe zur Feststellung einer Berufskrankheit.

14.2.5 Beweismittel

Dem arbeitsmedizinischen Sachverständigen stehen alle im Verwaltungs- und Gerichtsverfahren verwertbaren Beweismittel zu. Dazu gehören auch allgemeine oder besonders auf die Fallproblematik gerichtete gesicherte Erkenntnisse und Erfahrungen. Der Beweis des ersten Anscheins (Prima-facie-Beweis) ist auch im Rahmen der Feststellung von Berufskrankheiten nicht ausgeschlossen. Für den arbeitsmedizinischen Sachverständigen bedeutet dies, dass auch er z. B. aufgrund von ihm festgestellter Tatsachen oder anhand von Anknüpfungstatsachen als ersten Anschein bestimmte Schlussfolgerungen treffen kann. Dies hat er jedoch sehr deutlich im Gutachten darzulegen. Dabei ist zu beachten, dass derartige Schlussfolgerungen aufgrund entsprechend gesicherter Erfahrungssätze und nur bei einem typischen Geschehensablauf den Beweis des ersten Anscheins rechtfertigen.

Für die Beurteilung des Sachverständigen geben die zu den einzelnen Berufskrankheiten herausgegebenen Merkblätter des Ärztlichen Sachverständigenbeirats beim BMA praktische Erfahrungen und Hinweise wieder. Es ist jedoch zu berücksichtigen, dass sie nach der Rechtsprechung des BSG weder den im Einzelfall gehörten medizinischen Sachverständigen, noch die Verwaltung und die Gerichte binden. Sie können nach der Auffassung des BSG (SozR) auch nicht stets als antizipiertes Sachverständigengutachten und – da sie häufig nicht auf dem aktuellen Stand sind – auch nicht als Dokumentation der einschlägigen Erkenntnisse der medizinischen Wissenschaft gewertet werden. Sie stellen lediglich eine wichtige, aber nicht unbedingt ausreichende Informationsquelle für die Praxis dar.

14.3 Kausalzusammenhang

Nach der eingehenden Erhebung der eigenen Befundtatsachen und der ebenso umfassenden Ermittlung der in Betracht kommenden wesentlichen Anknüpfungstatsachen folgt die oft nicht minder schwierige vom Gutachter zu beantwortende Frage nach dem Kausalzusammenhang zwischen den festgestellten nach Art und Schwere oft so verschiedenartigen schädigenden Einflüssen der versicherten Tätigkeit und der beim Versicherten festgestellten Erkrankung. Für diesen Kausalzusammenhang reicht die hinreichende Wahrscheinlichkeit aus (s. Kap. 4, BSG 4-2700 § 9 Nr. 9). Sie erleichtert zwar grundsätzlich die Beurteilung des Kausalzusammenhangs, beseitigt aber im Einzelfall die noch verbliebenen erheblichen Schwierigkeiten oft nicht. Aufgrund welcher tatsächlichen Feststellungen (Befund- oder Anknüpfungstatsachen) der arbeitsmedizinische Sachverständige zur Bejahung oder Verneinung des Ursachenzusammenhangs kommt, hat er ebenfalls – nicht nur aufgrund gesicherter allgemeiner Grundsätze, sondern auch unter Berücksichtigung der besonderen Verhältnisse des konkreten Falles – näher darzulegen. Die Entscheidung allein, der Kausalzusammenhang sei gegeben oder nicht anzunehmen, reicht für die Begutachtung auch im Berufskrankheitenverfahren nicht aus.

Der Gesetzgeber hat in § 9 Abs. 3 SGB VII für die Beurteilung des Kausalzusammenhangs eine Beweiserleichterung festgelegt. Erkranken Versicherte, die infolge der besonderen Bedingungen ihrer versicherten Tätigkeit in erhöhtem Maße der Gefahr der Erkrankung an einer in der Rechtsverordnung nach § 9 Abs. 1 SGB VII genannten Berufskrankheit ausgesetzt waren, an einer solchen Krankheit und können Anhaltspunkte für eine Verursachung außerhalb der versicherten Tätigkeit nicht festgestellt werden, so wird vermutet, dass diese infolge der versicherten Tätigkeit verursacht worden ist. Diese Beweiserleichterung richtet sich in erster Linie an die Entscheidungsfindung durch die Verwaltung oder die Gerichte, kann jedoch im Rahmen der dem Sachverständigen gestellten Fragen auch für ihn bedeutsam sein. In Betracht kommt insbesondere die Hilfe des Sachverständigen dabei, ob besondere Bedingungen der versicherten Tätigkeit beim Versicherten vorgelegen haben und ob der Versicherte dadurch in einem erhöhten Maße der Gefahr der Erkrankung ausgesetzt war. Auch insoweit ist zu beachten, dass sowohl

die besonderen Bedingungen der versicherten Tätigkeit als auch das erhöhte Maß der Gefahr der Erkrankung festgestellt sein müssen. Die nur hinreichende Wahrscheinlichkeit genügt hier nicht. Fragen an den Sachverständigen können jedoch auch dahin gehen, ob Anhaltspunkte für eine Verursachung außerhalb der versicherten Tätigkeit festzustellen sind. Der Sachverständige hat dann zu prüfen, woraus sich derartige Anhaltspunkte außerhalb der versicherten Tätigkeit ergeben. Dabei ist wiederum zu berücksichtigen, dass diese Anhaltspunkte festzustellen sind. Es reicht auch insoweit nicht aus, dass wahrscheinlich oder sogar nur möglicherweise Umstände gegeben sein können, die für eine Verursachung außerhalb der versicherten Tätigkeit in Betracht kommen könnten.

Die Auslegung des § 9 Abs. 3 SGB VII ist vor allem im Schrifttum lebhaft umstritten (Koch u. Becker 1997ff; Mehrtens 1997; Mehrtens u. Perlebach 1977; Nehls 1997). Entscheidungen des BSG liegen noch nicht vor. Der Sachverständige wird sich gerade in diesem Bereich besonders eng an die Fragestellung des Trägers der Unfallversicherung oder des Gerichts halten müssen und dabei wohl auch erfahren, dass aufgrund des Meinungsstreites die Fragestellungen sowohl der Verwaltung als auch der Gerichte unterschiedlich sein können und werden.

14.4 Beweislast, Beweisnotstand

Können für die medizinische Beurteilung maßgebende tatsächliche Feststellungen nicht mit an Sicherheit grenzender Wahrscheinlichkeit getroffen oder der Kausalzusammenhang zwischen der Krankheit und den schädigenden Einwirkungen nicht als wahrscheinlich angesehen werden, so trifft die objektive Beweislast den Versicherten.

Gerade im Berufskrankheitenrecht wird es nicht selten zu für den Versicherten schwierigen Beweislagen und gegebenenfalls sogar zu einem Beweisnotstand kommen. Die Frage der Beweislast ist nicht vom arbeitsmedizinischen Sachverständigen zu beantworten, sondern diese rechtlichen Schlussfolgerungen obliegen der Verwaltung und den Gerichten. Der medizinische Sachverständige hat sich darauf zu beschränken, weshalb er tatsächliche Feststellungen mit an Sicherheit grenzender Wahrscheinlichkeit treffen kann oder weshalb nicht, weshalb er den Kausalzusammenhang als gegeben ansieht oder nicht. Es ist jedoch auch für die Beurteilung des Sachverständigen und dessen Begründung im Gutachten als Grundlage für die rechtliche Beurteilung durch die Verwaltung und die Gerichte auf einen Punkt vorsorglich hinzuweisen. Das BSG geht zu Recht davon aus, dass auch einem Beweisnotstand im Rahmen der Beweiswürdigung und nicht durch eine Beweislastumkehr Rechnung zu tragen ist. Dabei kann allerdings auch ein einziges Indiz im Einzelfall ausreichen, ohne die gesetzlichen Grenzen der Beweiswürdigung zu überschreiten. Dieser Hinweis auf „ein einziges Indiz" kann insoweit für den arbeitsmedizinischen Sachverständigen Bedeutung gewinnen, als er gerade in den strittigen Fällen, die Tatsachenfeststellungen aus weit zurückliegenden Zeiten zu ermitteln, alle als wesentlich in Betracht kommenden Umstände im Gutachten sorgfältig darzulegen und aufgrund seiner Sachkunde zu bewerten hat. Ob sie dann rechtlich als „einziges Indiz" in dem oben angeführten Sinne in Betracht kommen, ist eine nicht von ihm abschließend zu beantwortende Frage.

14.5 Aufgabe der gefährdenden Tätigkeiten

Seit langem wird bei bestimmten Berufskrankheiten vorausgesetzt, dass sie zur Unterlassung aller Tätigkeiten geführt haben, die für die Entstehung, die Verschlimmerung oder das Wiederaufleben der Krankheit ursächlich waren oder sein können (s. Becker 2003 und 2004; Kap. 4). Das BSG hat in jüngster Zeit erneut den Präventionszweck der Aufgabe der gefährdenden Tätigkeit hervorgehoben. Die Fragestellung der Verwaltung oder des Gerichts an den arbeitsmedizinischen Sachverständigen wird deshalb in solchen Fällen auch dahin gehen, welche Tätigkeiten der Versicherte aufzugeben hat, die allgemein und unter Beachtung der besonderen Verhältnisse seines Arbeitsplatzes für die Entstehung der Erkrankung ursächlich waren oder die, würden sie weiter ausgeführt, zu einer Verschlimmerung oder dem Wiederaufleben der Krankheit führen können. Dabei muss der Zwang der Unterlassung der schädigenden Tätigkeiten objektiv vorgelegen haben. Dies ist u. a. nicht der Fall, wenn der Verschlimmerung oder dem Wiederaufleben seiner Erkrankung durch Schutzmaßnahmen bei seiner Tätigkeit ausreichend begegnet werden kann. Deshalb wird dem Sachverständigen insoweit auch die Aufgabe zukommen, im Rahmen der Fragestellung darzulegen, welche Schutzmaßnahmen aufgrund der allgemeinen arbeitsmedizinischen Erkenntnisse und der besonderen Umstände des zu beurteilenden Einzelfalls möglich und ausreichend sind. Dagegen obliegt es nicht dem Sachverständigen, die Frage nach der Zumutbarkeit der Aufgabe der gefährdenden Tätigkeiten zu beantworten.

14.6 Minderung der Erwerbsfähigkeit

Ist der arbeitsmedizinische Sachverständige aufgrund der von ihm erhobenen Befunde und durch die Verwertung geeigneter Anknüpfungstatsachen zu dem Ergebnis gelangt, dass bei dem Versicherten eine Berufskrankheit vorliegt, so schließt sich in der Regel auch die Frage nach dem durch die Folgen der Berufskrankheit bedingten Grad der Minderung der Erwerbsfähigkeit (MdE) an. Insoweit unterscheidet sich wiederum die Erstattung des Gutachtens nicht von der im Rahmen eines Arbeitsunfalls, jedoch werden hier wie dort die besonderen Schwierigkeiten bei der Festlegung des Grades der MdE auftreten, die Gesundheitsstörungen betreffen, die nicht die überwiegend den chirurgischen oder orthopädischen Bereich abdeckenden Tabellenwerte betreffen. Dem arbeitsmedizinischen Sachverständigen werden bei seinem Vorschlag über die nach seiner Auffassung bestehenden Grad der MdE seine besonderen Kenntnisse auf dem gesamten Bereich des Arbeitslebens von zusätzlichem Nutzen sein.

14.7   Entschädigung „wie eine Berufskrankheit"

Die Unfallversicherungsträger haben nach § 9 Abs. 2 SGB VII eine Krankheit, die nicht in der Anlage 1 zur BKV bezeichnet ist oder bei der die dort bestimmten Voraussetzungen nicht vorliegen, wie eine Berufskrankheit als Versicherungsfall anzuerkennen, soweit im Zeitpunkt der Entscheidung nach neuen Erkenntnissen der medizinischen Wissenschaft die Voraussetzungen für eine Bezeichnung nach § 9 Abs. 1 Satz 2 SGB VII erfüllt sind (s. Kap. 12).

14.7.1   Besonders gefährdete Personengruppe

Die Krankheit, die nicht schon als Berufskrankheit in die Anlage 1 der BKV aufgenommen sein darf, muss durch besondere Einwirkungen verursacht sein, denen bestimmte Personengruppen ausgesetzt waren. Da somit ein Einzelfall allein nicht ausreicht, wird die Frage an den arbeitsmedizinischen Sachverständigen dahin gehen, welche Personengruppe den in Betracht kommenden schädigenden Einwirkungen ausgesetzt gewesen ist und ob der zu begutachtende Versicherte zu einer entsprechenden Personengruppe gehört oder gehört hat. Die Einwirkungen und die auch nach den Verhältnissen der Arbeitsplätze abzugrenzende Zugehörigkeit zur Personengruppe müssen mit an Sicherheit grenzender Wahrscheinlichkeit festgestellt sein.

Der arbeitsmedizinische Sachverständige hat außerdem bei der Entscheidung zu helfen, ob besondere Einwirkungen vorgelegen haben und die Gruppe dadurch in einem erheblich höheren Grade der damit verbundenen Gefahr ausgesetzt gewesen ist. Auch insoweit werden die erforderlichen Ermittlungen, die der arbeitsmedizinische Sachverständige zu prüfen hat, oft bis weit in die Vergangenheit reichen. In der Regel wird eine gruppenspezifische Risikoerhöhung durch eine langfristige zeitliche Überwachung der maßgebenden Krankheitsbilder zum Nachweis einer Fülle gleichartiger Gesundheitsbeeinträchtigungen zu belegen sein. In Ausnahmefällen kann jedoch auch der arbeitsmedizinische Sachverständige die „generelle Geeignetheit" der Einwirkungen aus Einzelfallstudien als gesichert ansehen; er hat dies aber näher zu begründen.

14.7.2   Neue Erkenntnisse der Wissenschaft

Seine gutachtliche Beurteilung muss der arbeitsmedizinische Sachverständige insoweit auf Erkenntnisse der „medizinischen Wissenschaft" stützen. Zwar ist der Vorschlag des Bundesrates, § 9 Abs. 2 SGB VII nach den Wörtern „medizinische Wissenschaft" durch die Wörter „unter Einbeziehung arbeitswissenschaftlicher Erkenntnisse" zu erweitern, nicht übernommen worden. Dies schließt allerdings weiterhin nicht aus, dass arbeitswissenschaftliche Erkenntnisse bei der Entscheidung im Einzelfall eine wesentliche Rolle spielen können und in der Regel auch bedeutsam sein werden (BSG SozR 4-2700 § 9 Nr. 10). Es muss also mit wissenschaftlichen Methoden und Überlegungen zu begründen sein, dass bestimmte Einwirkungen die generelle Eignung besitzen, eine bestimmte Krankheit zu verursachen. Es hat sich um gesicherte Erkenntnisse zu handeln und somit in der Regel um Erkenntnisse, die durch Forschung und praktische Erfahrung gewonnen sind.

Solche Erkenntnisse liegen nach der Rechtsprechung des BSG (Becker 1997) in der Regel vor, wenn die Mehrheit der medizinischen Sachverständigen die auf den jeweils in Betracht kommenden Gebieten über besondere Erfahrungen und Kenntnisse verfügen, zu derselben wissenschaftlich fundierten Meinung gelangt ist. Nicht erforderlich ist, dass diese Erkenntnisse die einhellige Meinung aller Mediziner sind; lediglich vereinzelte Meinungen einiger Sachverständiger reichen nicht aus.

Der arbeitsmedizinische Sachverständige muss darüber hinaus darlegen, ob die wissenschaftlichen Erkenntnisse auch neu sind. Wann wissenschaftliche Erkenntnisse neu sind, ist auch eine rechtliche Frage, da der Zeitpunkt für den

Vergleich, gegenüber welchem Wissensstand die Neuheit der derzeitigen Kenntnisse zu beurteilen ist, sich nach rechtlichen Kriterien richtet (s. Kap. 12).

Der arbeitsmedizinische Sachverständige hat sich deshalb auch insoweit nach der Fragestellung zu richten und gegebenenfalls eine Konkretisierung abzufragen, welcher Zeitpunkt für die Beurteilung der Neuheit des derzeitigen Wissensstandes maßgebend ist.

14.7.3 Kausalzusammenhang

Aber auch im Rahmen des § 9 Abs. 2 SGB VII ist nach Abschluss der vorstehend aufgezeigten Ermittlungen zu prüfen, ob im Einzelfall der ursächliche Zusammenhang zwischen der Krankheit und der versicherten Tätigkeit besteht; eine Prüfung, die wiederum zunächst vom arbeitsmedizinischen Sachverständigen durchzuführen ist.

Zusammenfassung In der Einholung und formalen Erstellung unterscheidet sich das arbeitsmedizinische Gutachten zur Entscheidung über das Vorliegen einer BK oder einer wie eine BK zu entschädigenden Krankheit nicht grundsätzlich von dem Gutachten zur Beurteilung der Folgen von Arbeitsunfällen. Der wesentliche Unterschied besteht darin, dass der arbeitsmedizinische Sachverständige viel stärker zu den Voraussetzungen für den Eintritt des Versicherungsfalls der BK (u. a. Arbeitsplatzgestaltung, Art und Ausmaß schädigender Einwirkungen, Wirkungen der Schadstoffe) und damit zu Vorgängen gehört wird, die schon viele Jahre zurückliegen.

Weiterführende Literatur

Becker P: Der Unterlassungszwang bei Berufskrankheiten. Dissertation Universität Gießen, 2003.

Becker P: Die Voraussetzungen des Unterlassungszwanges im Berufskrankheitenrecht. N Z S 2004; 13: 617–623.

Becker P: Erläuterungen zu § 9 SGB VII. In: Becker P, Burchardt K, Krasney OE, Kruschinsky M (Hrsg.): Bd. 3: Gesetzliche Unfallversicherung (SGB VII). Loseblattwerk. Sankt Augustin: Asgard, 1997 ff.

Becker P: Die wesentliche Bedingung – aus juristischer Sicht. Med Sach 2007; 103: 92–97.

Becker P: Das professionelle Gutachten – aus rechtlicher Sicht. Med Sach 2008; 105: 85–92.

Becker P: Neues Prüfungsschema für Arbeitsunfälle und Berufskrankheiten. Med Sach 2010; 106: 145–152.

Bundesgerichtshof (BGH): Monatsschrift für Deutsches Recht 2008: 528–529-SozR 4-2700 § 9 Nrn. 1, 7, 9, 14, BSG SozR 4-1750 § 407a Nr. 3.

Bundessozialgericht (Hrsg.): BSG Sozialrecht (SozR), (Loseblattwerk) 3-5670 Anlage 1 Nr. 2108 Nr. 2, 1990 ff.

Keller W: Bedeutung und Anwendungsbereich des Beweises des ersten Anscheins in der gesetzlichen Unfallversicherung. Die Sozialgerichtsbarkeit 1999; 46: 120–123.

Koch B: Erläuterungen zu § 9 SGB VII. In: Lauterbach H (Hrsg.): Unfallversicherung, SGB VII (Loseblattwerk). Stuttgart: Kohlhammer, 1997ff.

Krasney OE: Juristische Grundlagen, Verfahrensrechtliche Erwägungen 4-30. In: Suchenwirth RMA, Kunze K, Krasney OE (Hrsg.): Neurologische Begutachtung, 3. Aufl. München: Urban und Fischer, 2000.

Mehrtens G: Erläuterungen zu § 9 SGB VII In: Mehrtens G (Hrsg.): Gesetzliche Unfallversicherung, 5. Aufl. (Loseblattwerk). Berlin: Erich Schmidt, 1997ff.

Mehrtens G, Perlebach E: E § 9 SGB VII. In: Mehrtens G, Perlebach E (Hrsg.): Die Berufskrankheitenverordnung (BKV) (Loseblattwerk). Berlin: Erich Schmidt, 1977ff.

Nehls J: Erläuterungen zu § 9 SGB VII. In: Hauck K, Noftz W (Hrsg.): Sozialgesetzbuch, SGB VII, Gesetzliche Unfallversicherung (Loseblattwerk). Berlin: Erich Schmidt, 1997ff.

Pöhl C-D: Unterlassung der gefährdenden Tätigkeiten im Berufskrankheitenrecht. Die Berufsgenossenschaft 2000; 475–478.

15 Medizinische Aspekte bei der Begutachtung von Berufskrankheiten

G. Triebig

15.1 Aufgaben und Voraussetzungen des Gutachters

Jeder approbierte Arzt ist verpflichtet, Gutachten zu erstatten. Dies ergibt sich beispielsweise aus § 407 Zivilprozessordnung und § 21 Sozialgesetzbuch X sowie dem Leistungskatalog zur Facharztweiterbildung für die meisten Gebietsbezeichnungen und einige Zusatzbezeichnungen. Dieser grundsätzlichen Verpflichtung steht jedoch die Tatsache entgegen, dass für die weitergehenden und spezifischen Fragestellungen in der Regel besondere Kenntnisse und Erfahrungen erforderlich sind. Dies trifft v. a. für den Bereich der Zusammenhangsbeurteilung bei Verdacht auf Vorliegen einer Berufskrankheit zu, die nach allgemeiner Auffassung mit zu den schwierigsten Fragestellungen in der Medizin gehört.

Der Gutachter – bzw. im sozialjuristischen Sprachgebrauch der Sachverständige – ist „Berater" und „Gehilfe des Richters". Er unterliegt selbstverständlich keiner fachlichen Weisung sowohl durch den Auftraggeber als auch den Arbeitgeber oder Vorgesetzen. Aus grundsätzlichen Erwägungen sollte der Sachverständige weder behandelnder Arzt noch Rechtsberater des Versicherten bzw. Klägers sein.

Der vom Gericht durch Beweisanordnung oder Beweisbeschluss ernannte Sachverständige muss das Gutachten selbst erstellen, die Übertragung auf eine andere Person ist unzulässig. Allerdings besteht die Möglichkeit, ärztliche Mitarbeiter heranzuziehen, die zu benennen sind und deren Umfang anzugeben ist. Dies gilt nicht für Hilfsdienste von untergeordneter Bedeutung. Diese Voraussetzung trifft dem Grunde nach auch für die Träger der gesetzlichen Versicherungen, z. B. Berufsgenossenschaften, Rentenversicherung und für private Auftraggeber, z. B. Lebensversicherungen, zu.

In diesem Zusammenhang ist auf § 278 StGB hinzuweisen, der wie folgt lautet: „Ärzte und andere approbierte Medizinalpersonen, welche ein unrichtiges Zeugnis über den Gesundheitszustand eines Menschen zum Gebrauch bei einer Behörde oder Versicherungsgesellschaft wider besseres Wissens ausstellen, werden mit Freiheitsstrafe bis zu zwei Jahren oder mit Geldstrafe bestraft".

Der Jurist Stoll hat hierzu kommentiert, dass die Rechtsordnung nur gegen den wissenden Arzt, nicht gegen den Unwissenden schützt. Wenn der ausstellende Arzt das glaubt, was er bescheinigt, ist der Straftatbestand des § 278 StGB nicht erfüllt.

Für den Sachverständigen sind folgende Voraussetzungen unerlässlich:

▶ fachliche Kompetenz,
▶ strikte Objektivität und Neutralität,
▶ absolute Weisungsfreiheit,
▶ Zuverlässigkeit.

Die fachliche Kompetenz betrifft sowohl die medizinischen als auch die sozialrechtlichen Aspekte. Dies erfordert eine permanente Fortbildung auf diesem Gebiet, da die Rechtsprechung, insbesondere der Landessozialgerichte und des Bundessozialgerichts, immer wieder neue Entscheidungen trifft und Grundsätze aktualisiert. Dass sich der Gutachter an die rechtlichen Grundsätze halten muss, ist einleuchtend, jedoch nicht selbstverständlich, wie sich an zahlreichen Beispielen belegen lässt. Sogar erfahrene Gutachter müssen in Urteilen zur Kenntnis nehmen, dass sie den juristischen Sachverhalt unzutreffend eingeschätzt haben.

! Eine sachdienliche arbeitsmedizinische Zusammenhangsbegutachtung erfordert eine Reihe von Voraussetzungen, wie fachliche Kompetenz, strikte Objektivität und Neutralität, absolute Weisungsfreiheit und Zuverlässigkeit.

15.2 Verhältnis zwischen „Sachverständigem" und „Versichertem/Kläger"

Das Verhältnis zwischen „Sachverständigem und Versichertem/Kläger" ist nicht gleichzusetzen mit einer „Arzt-Patient-Beziehung". Einerseits kommt der Versicherte/Kläger nicht freiwillig zum Sachverständigen, andererseits verfolgt er mit seinem Antrag bzw. seiner Klage bestimmte Ziele. Er erwartet somit Hilfe und Unterstützung vom Gutachter für sein Anliegen.

! Die „Arzt-Versicherten/Kläger-Beziehung" ist ein Spannungsfeld, das besondere Verhaltensmaßnahmen erfordert.

Daher ist der Gutachter verpflichtet, durch ein angemessenes persönliches Verhalten auf ein Vertrauensverhältnis hinzuwirken. Eine sachliche und objektive Haltung führt in der Sache weiter als voreilige und unkritische Äußerungen v. a. zu sozialrechtlichen Konsequenzen, die nicht in die Kompetenz des ärztlichen Sachverständigen fallen.

Zum Spannungsfeld des Verhältnisses „Arzt-Versicherter" hat die Konferenz der Hauptgeschäftsführer der gewerblichen Berufsgenossenschaften im Jahr 2000 folgende Grundsätze festgestellt:

1. Es besteht ein Gebot der objektiven Sachverhaltsermittlung.
2. Zur Wahrnehmung der Aufgabe ist ein Vertrauensverhältnis zwischen Gutachter und Versichertem anzustreben.
3. Vor Beginn der Untersuchungen informiert der Gutachter den Versicherten über Inhalt und Ziel der Begutachtung, über seine Vorgehensweise und über den Verlauf der erforderlichen Untersuchungen (einschließlich evtl. Risiken infolge invasiver Diagnostik).
4. Ergibt sich zwischen der Anamnese und dem Ermittlungsergebnis der Berufsgenossenschaft eine Diskrepanz, ist bei dieser zurückzufragen oder es sind Alternativbeurteilungen abzugeben.
5. Dem Versicherten ist das Untersuchungsergebnis insbesondere dann mitzuteilen, wenn Befunde erhoben werden, die eine weitergehende Diagnostik und Therapie durch den behandelnden Arzt notwendig machen.
6. Eine Beratung des Versicherten im berufsgenossenschaftlichen Verfahren gehört nicht zu den Aufgaben des Gutachters. Er kann sich auf ausdrückliches Verlangen zu Fragen wie dem Vorliegen einer Berufskrankheit oder der Höhe der Minderung der Erwerbsfähigkeit äußern, sofern dies bereits zum Zeitpunkt der Untersuchung möglich ist.
   Dabei ist wichtig, darauf hinzuweisen, dass die abschließende Beurteilung vom Unfallversicherungsträger/Sozialgericht vorgenommen wird.
7. Äußert der Versicherte den Wunsch auf Übermittlung des vollständigen Gutachtens, so weist der Sachverständige ihn auf sein Recht hin, Einsicht in die Akten der Berufsgenossenschaft zu nehmen. Eine Übermittlung durch den Gutachter an den Versicherten ist vom Gutachtenauftrag nicht gedeckt.

Aufgrund langjähriger Erfahrungen hat es sich bewährt, den Unfallversicherungsträger zu bitten, eine Kopie des Gutachtens an den behandelnden und ggf. den anzeigenden Arzt zu übersenden. Die Einverständniserklärung des Versicherten ist vorab einzuholen.

15.3 Aufbau des Gutachtens

In der folgenden Übersicht (Box 15.1) ist der Aufbau eines freien, wissenschaftlich begründeten Zusammenhangsgutachtens schematisch dargestellt.

Unter formalen Gesichtspunkten kann man einerseits zwischen Aktengutachten bzw. Gutachten nach persönlicher Untersuchung und ande-

> **Box 15.1: Formaler Aufbau eines Berufskrank-heiten-Zusammenhangsgutachtens**
>
> 1. Persönliche Daten des Versicherten/ Klägers
> 2. Auftraggeber, Fragestellung (Beweis-beschluss), zugrundegelegte Informations-quellen, Tag der Untersuchung
> 3. Vorgeschichte anhand der Aktenlage (fakultativ)
>   ❏ Aktenauszug oder sinngemäße Wieder-gabe
> 4. Anamnese zu
>   ❏ Familie
>   ❏ Krankheitsbeginn und -verlauf, Behandlungen
>   ❏ aktuellen Beschwerden
>   ❏ Genussmittel- und Drogenkonsum sowie Medikamenteneinnahme
>   ❏ Arbeitsplatzbelastungen
>   ❏ sozialen Verhältnissen
>   ❏ Freizeitverhalten
> 5. Körperliche Untersuchung und apparative Diagnostik
> 6. Diagnose(n) und Nebenbefund(e)
> 7. Beurteilung
>   ❏ haftungsbegründende/haftungs-ausfüllende Kausalität
>   ❏ Vorschläge zur MdE
>   ❏ weitere Maßnahmen
> 8. Zusammenfassung und Beantwortung der Fragen
> 9. Literaturverzeichnis (fakultativ)

rerseits zwischen Erst- sowie Nachuntersuchung unterscheiden. Inhaltlich gelten für alle Gutachten die gleichen Maßstäbe.

Neben der Angabe der persönlichen Daten und der Fragestellung (Beweisbeschluss) bleibt es der individuellen Neigung des Gutachters überlassen, ob die Vorgeschichte anhand der Aktenlage wiedergegeben wird. Nicht zuletzt aus Kostengründen wird von einigen Gerichten explizit darauf hingewiesen, auf einen Aktenauszug zu verzichten.

Im Rahmen der „Beurteilung" ist es in der Regel unverzichtbar, auf die relevanten Fakten, die sich aus den Aktenunterlagen ergeben, einzugehen (Anknüpfungstatsache). Dies trifft insbesondere dann zu, wenn Diskrepanzen zur Anamnese, zu den Ermittlungen, Zeugenaussagen, Angaben des Arbeitgebers und zu aktuellen Untersuchungsbefunden entstehen.

Die qualifizierte Arbeitsanamnese ist das Kernstück des arbeitsmedizinischen Kausalgutachtens. Dabei spielt die Kompetenz des Arbeitsmediziners eine besonders große Rolle. Vor allem bei fehlenden Expositionsdaten ist es wichtig, durch gezielte Fragen herauszuarbeiten, ob die Belastungen in der Vergangenheit als Ursache für die Erkrankung in Betracht kommen können.

Risikofaktoren, die sich durch Genussmittel-/ Drogenkonsum sowie durch Medikamenteneinnahme ergeben können, sind bezüglich konkurrierender Ursachen angemessen zu berücksichtigen.

Für die Zusammenhangsbeurteilung ist der Krankheitsverlauf nach Beendigung der Exposition, die als Ursache vermutet wird, besonders bedeutsam. Bei Erstuntersuchungen ist eine gründliche und umfassende körperliche Untersuchung unerlässlich. Die apparative Diagnostik richtet sich nach der Fragestellung. Grundsätzlich gilt es, die Indikation für die Maßnahmen kritisch zu stellen. Das Gebot der Verhältnismäßigkeit verlangt es, sorgfältig zu prüfen, ob die Untersuchung zur Beurteilung und Entscheidung notwendig ist und das Mittel darstellt, das für den Untersuchten den geringst möglichen Eingriff, d. h. mit der geringsten gesundheitlichen Gefährdung, den geringsten Schmerzen und dem geringsten Grad des Eingriffs in die körperliche Unversehrtheit ist. Untersuchungen können abgelehnt werden, wenn ein Schaden für Leben oder Gesundheit nicht mit hoher Wahrscheinlichkeit ausgeschlossen werden kann, die Untersuchungen mit erheblichen Schmerzen verbunden sind oder einen erheblichen Eingriff in die körperliche Unversehrtheit bedeuten.

Unter diesen Prämissen gelten folgende Methoden als unbedenklich: Blutentnahme, Ultraschalluntersuchung, Lungenfunktionsdiagnostik, EKG, EEG, EMG, ENG, Röntgenuntersuchungen (ohne Kontrastmittel) und Kernspintomografie.

Zustimmungsbedürftige Untersuchungen sind: Endoskopie, Laparoskopie, Biopsie, Ergometrie, Spiroergometrie, Hauttestungen und inhalative Provokationen mit Diagnostika, Allergenlösungen oder nativen Arbeitsstoffen.

Anamnese und Untersuchungsbefund führen zur Diagnose, die in manchen Gutachten aus unbekannten Gründen fehlt. Ob man dabei zwischen arbeitsbedingten und nicht arbeitsbedingten Diagnosen differenziert, ist eine persönliche Entscheidung.

> **!** Im arbeitsmedizinischen Zusammenhangsgutachten ist die Angabe der Diagnosen, die sich aus Anamnese und Untersuchungsbefund ergeben, unerlässlich.

Angaben wie „Verdacht auf" oder „Zustand nach" sollten nach Möglichkeit vermieden werden, außer es ergeben sich Konsequenzen für weitere diagnostische und therapeutische Maßnahmen.

Die Beurteilung erfolgt unter Berücksichtigung der haftungsbegründenden und haftungsausfüllenden Kausalität. Überlegungen, die den Sachverständigen zu seiner Schlussfolgerung führen, sind ausführlich zu begründen. Dies sollte vor allem bei schwierigen Zusammenhangsfragen unter Hinzuziehung der als relevant angesehenen wissenschaftlichen Fakten geschehen. Das erfordert nicht selten eine Recherche des aktuellen wissenschaftlichen Schrifttums.

Sofern sich Diskrepanzen zu früheren ärztlichen Äußerungen, zu Vorgutachten oder zu den Ermittlungen der Berufsgenossenschaften ergeben, sind diese zu benennen und zu diskutieren.

Im Rahmen der Beurteilung gilt es, sich die unterschiedlichen Beweisanforderungen vor Augen zu halten. Die beruflichen Einwirkungen und der Gesundheitsschaden müssen mit Vollbeweis (d. h. mit an Sicherheit grenzender Wahrscheinlichkeit bzw. zweifelsfrei) nachgewiesen sein. Für den ursächlichen Zusammenhang zwischen der schädigenden Einwirkung und der Erkrankung (haftungsausfüllende Kausalität) genügt die „einfache" Wahrscheinlichkeit, d. h. mehr Argumente müssen dafür als dagegen sprechen und begrün-

dete Zweifel fehlen. Formulierungen wie „möglich", „nicht ausgeschlossen" oder „es ist davon auszugehen, dass" haben keine positive kausale Bedeutung.

Die Schlussfolgerungen und die Beantwortung der gestellten Fragen müssen sich schlüssig und widerspruchsfrei aus den Ausführungen ableiten lassen. Die gutachtlichen Aussagen sollten objektiv-sachlich und in distanzierter Form getroffen werden. Allgemein als negativ angesehene oder nachteilige Feststellungen sind in geeigneter Weise darzustellen.

Sofern der Sachverständige einen Ursachenzusammenhang mit Wahrscheinlichkeit bejaht und somit vom Vorliegen einer Berufskrankheit ausgeht, ist – soweit danach gefragt – der Grad der Minderung der Erwerbsfähigkeit (MdE) vorzuschlagen. Die MdE ergibt sich in erster Linie aus den physischen und psychischen Einschränkungen durch die Folgen der Berufskrankheit.

Der Bezug zum „allgemeinen Arbeitsmarkt" ist zwar rechtlich gefordert, jedoch in praxi wegen fehlender konkreter Angaben nicht möglich. Deshalb ist es für die Einschätzung der Höhe der MdE zweckmäßig, sich an Erfahrungswerten zu orientieren. Diese sind beispielsweise für Hauterkrankungen, Atemwegs- und Lungenerkrankungen, neurologische Erkrankungen sowie Krebserkrankungen im einschlägigen Schrifttum publiziert.

> **!** Bei der Abschätzung der Minderung der Erwerbsfähigkeit sollte sich der Sachverständige an den allgemeinen Empfehlungen orientieren.

Weitere Empfehlungen, die sich aus der gutachterlichen Untersuchung ergeben können, betreffen die Befundkontrolle und Therapieempfehlung an den behandelnden Arzt, die Einleitung von Ermittlungen zu einer anderen Berufskrankheit, die Kontrolle des Arbeitsplatzes des Versicherten im Hinblick auf die weitere Tätigkeit durch den zuständigen Unfallversicherungsträger sowie arbeitsmedizinische Vorsorgeuntersuchungen durch den Betriebsarzt.

15.4 Fehler in der Begutachtung

Folgende Fehler im Rahmen der Begutachtung werden häufiger genannt:

- ▶ Nichteingehen auf die Fragestellung,
- ▶ mangelnde Kenntnis gesetzlicher Bestimmungen,
- ▶ unzureichende Anamnese, Befunde, Daten,
- ▶ nicht beweiskräftige Untersuchungen,
- ▶ Ableitung von ursächlichen aus zeitlichen Zusammenhängen,
- ▶ unbegründete Begünstigungen,
- ▶ unsachliche Bemerkungen,
- ▶ Fristversäumnisse oder Zeitverlust bei Nichtannahme,
- ▶ Verlust von Unterlagen aus Gutachten oder von Dritten.

Für die arbeitsmedizinische Zusammenhangsbegutachtung gilt, dass vor allem die mangelnde Kenntnis der sozialrechtlichen Bestimmungen gemäß Sozialgesetzbuch VII bzw. Berufskrankheiten-Verordnung und das unzureichende Fachwissen über die oft spezifischen Sachverhalte, die eine profunde Kenntnis des aktuellen wissenschaftlichen Schrifttums voraussetzen, nicht selten Anlass für Missverständnisse und kontroverse Auffassungen sind.

15.5 Qualitätssicherung

Seit einigen Jahren bemüht man sich verstärkt um die Qualitätssicherung (arbeits-)medizinischer Gutachten. Qualitätssicherung erfolgt auf den Ebenen der Struktur-, Prozess- und Ergebnisqualität.

Die Deutsche Gesellschaft für Arbeits- und Umweltmedizin e.V. (DGAUM) hat im Jahr 1994 ein Grundsatzpapier zur Vergabe der Zusatzbezeichnung „arbeitsmedizinische Fachgutachter" vorgelegt und damit die Forderung nach einer Zertifizierung zum „arbeitsmedizinischen Fachgutachter" erhoben. Um das Zertifikat zu erreichen, bietet die DGAUM einen 60-Stunden-Kursus an, der an drei Wochenenden absolviert werden kann.

Zur eigenen Qualitätskontrolle sollte der Gutachter den Auftraggeber bitten, ihn über den Ausgang des Verfahrens zu unterrichten. Dies ist sowohl im Verwaltungsverfahren (Mitteilung des UV-Trägers) als auch im sozialgerichtlichen Verfahren (Urteilsbegründung) mit Zustimmung des Betroffenen möglich.

> **!** Zur Qualitätssicherung sollte sich der Sachverständige in besonders schwierigen Fallgestaltungen über die Entscheidung des Auftraggebers informieren.

Neben den Qualifizierungsmaßnahmen für die Gutachter hat der Hauptverband der gewerblichen Berufsgenossenschaften (HVBG) einen weiteren Weg zur Verbesserung der Gutachtenqualität eingeschlagen. Es handelt sich um Begutachtungsempfehlungen, die versicherungsrechtliche Hinweise für die Beurteilung von Zusammenhängen, die Festlegung von Untersuchungsstandards und Anhaltspunkte für die Bewertung der MdE umfassen. Die Empfehlungen beruhen auf einem Konsens innerhalb der medizinischen Fachgesellschaften und werden von diesen entscheidend mitgestaltet. Aktuelle Beispiele sind das „Königsteiner Merkblatt" zur Lärmschwerhörigkeit, Empfehlungen für Hautkrankheiten („Bamberger Merkblatt") sowie für Atemwegs- und Lungenkrankheiten („Reichenhaller Merkblatt" und „Falkensteiner Merkblatt").

15.6 Vergütung und Entschädigung des Sachverständigen

Bei der Honorierung der Leistungen des Sachverständigen ist zwischen den Unfallversicherungsträgern einerseits und den Sozialgerichten andererseits zu differenzieren.

Im Verwaltungsverfahren ist für die Gutachtengebühr und die Einzelleistungen die Gebührenordnung für Ärzte (sog. UV-GOÄ) maßgeblich. Für freie Gutachten ohne Fragestellung zum ursächlichen Zusammenhang beträgt die Spannbreite € 67,13 bis € 156,20 (Nr. 160). Für Zusammenhangsgutachten werden in Abhängigkeit vom Schwierigkeitsgrad und Umfang € 84,05 bis € 236,16 (Nr. 161) und für eingehend begründete wissenschaftliche Gutachten € 100,96 bis € 317,58 (Nr. 165) bezahlt (Stand 2002). Bei besonders schwierig gelagerten Fällen kann gemäß § 59 des Abkommens Ärzte/UV-Träger vorab eine höhere Vergütung beantragt werden. Die weiteren Leistungen werden nach § 11 UV-GOÄ (besondere Heilbehandlung) vergütet.

Für die Sozialgerichte gilt seit dem 01.07.2004 das Justizvergütungs- und -entschädigungsgesetz (JVEG).

Im Vergleich zur früheren Vergütung wurden die Stundensätze entsprechend in Honorargruppen M1, M2, M3 angehoben. Für Gutachten mit hohem Schwierigkeitsgrad (M3), d. h. Begutachtungen spezieller Kausalzusammenhänge und/ oder differenzialdiagnostischer Probleme und/ oder Beurteilung der Prognose und/oder Beurteilung strittiger Kausalitätsfragen, beträgt der Stundensatz € 85,00. Nicht unproblematisch ist die Zusammenstellung des zeitlichen Aufwands, der „nach einem objektiven Maßstab zu bestimmen" ist und nicht die vom Sachverständigen tatsächlich aufgewandten Stunden berücksichtigt. Maßstab hierfür ist ein Sachverständiger mit durchschnittlicher Befähigung und Erfahrung bei sachgemäßer Auftragserledigung mit durchschnittlicher Arbeitsintensität. Verschiedentlich wurde aus ärztlicher Sicht Kritik sowohl am JVEG als auch an den Entscheidungen der Kostenbeamten der Sozial- und Landessozialgerichte geübt.

Nach Mitteilung des Bundesministeriums für Finanzen vom 08.11.2001 sind u. a. Gutachten über den Kausalzusammenhang zwischen einem rechtserheblichen Tatbestand und einer Gesundheitsstörung – dies betrifft das arbeitsmedizinische Kausalgutachten – grundsätzlich nicht von der Umsatzsteuer befreit. Umsatzsteuerfrei sind nur solche ärztlichen Leistungen, die der medizinischen Betreuung von Personen durch Diagnostizieren und Behandeln von Krankheiten oder anderen Gesundheitsstörungen dienen.

Zusammenfassung Das qualifizierte arbeitsmedizinische Zusammenhangsgutachten setzt beim Sachverständigen besondere Erfahrungen und Kenntnisse sowohl auf medizinischem Gebiet als auch im sozialrechtlichen Bereich (Berufskrankheitenverordnung) voraus. Da der Gutachter in einem Spannungsfeld zwischen den Ansprüchen des Versicherten (Klägers) einerseits und der gesetzlichen Unfallversicherung (Unternehmerhaftpflichtversicherung) andererseits steht, sind folgende Voraussetzungen unerlässlich: strikte Objektivität und Neutralität, absolute Weisungsfreiheit sowie Zuverlässigkeit. Aufbau und Inhalt des arbeitsmedizinischen Kausalgutachtens müssen Mindeststandards erfüllen. Zur Qualitätssicherung ist es sinnvoll, dass sich der Sachverständige über den Ausgang des Verwaltungs- oder Sozialgerichtsverfahrens informiert.

Weiterführende Literatur

Blome O: Zur Kompetenz von Gutachtern in der Arbeitsmedizin. Arbeitsmed Sozialmed Umweltmed 1997; 32: 490–492.

Drechsel-Schlund C: Das professionelle Gutachten – Besonderheiten in der gesetzlichen Unfallversicherung. Med Sach 2008; 105: 104–107.

Fritze J, Mehrhoff F (Hrsg.): Die ärztliche Begutachtung. 7. Auflage. Darmstadt: Steinkopf, 2008.

Hartung M, Sizmann N: Fallgruben in der arbeitsmedizinischen Begutachtung. Med Sach 1998; 94: 146–148.

HVBG (Hrsg.): Kolloquium zu Fragen der Minderung der Erwerbsfähigkeit – insbesondere bei Berufskrankheiten. Sankt Augustin: HVBG, 2002.

Kater H: Das ärztliche Gutachten im sozialgerichtlichen Verfahren. Berlin: Erich Schmidt, 2008.

Keller F: Anforderungen an ärztliche Gutachten aus sozialrichterlicher Sicht. Med Sach 2002; 98: 4–9.

Ludolph E, Lehmann R, Schürmann J: Kursbuch der ärztlichen Begutachtung. Loseblattsammlung Landsberg: ecomed, 2006.

Müsch FH: Berufskrankheiten. Ein medizinisch-juristisches Nachschlagewerk. Stuttgart: Wissenschaftliche Verlagsgesellschaft, 2006.

NN: Arzt-Versicherten-Verhältnis bei Begutachtungen. Die Berufsgenossenschaft 2000; 8: 481.

Schönberger A, Mehrtens G, Valentin H: Arbeitsunfall und Berufskrankheit, 8. überarb. Aufl. Berlin: Erich Schmidt, 2010.

Widder B, Gaidzik PW: Leistungsgerechte Vergütung nach dem Justizvergütungs- und -entschädigungsgesetz? Med Sach 2005; 101: 127–133.

V

Arbeitsbedingte Erkrankungen und Befindlichkeitsstörungen

16 Arbeitsbedingte Erkrankungen

M. Kentner

16.1 Einleitung

In diversen epidemiologischen und sozialwissenschaftlichen Studien konnten Beziehungen zwischen Wirtschaftszweig, Beruf, beruflicher Tätigkeit, speziellen Belastungen am Arbeitsplatz einerseits und diversen gesundheitlichen Störungen andererseits nachgewiesen werden, ohne dass diese Erkrankungen in der offiziellen Berufskrankheitenliste gemäß Berufskrankheiten-Verordnung (BKV) aufgeführt wären.

Will man eine umfassende Prävention am Arbeitsplatz erreichen, muss man auch für die Gesundheitsschäden präventive Strategien entwickeln, in deren Verursachung Arbeit und Beruf keine wesentliche – wie bei Arbeitsunfällen und Berufskrankheiten –, sondern allenfalls eine gewisse Mitursache spielen. In unserem gegliederten System der sozialen Sicherung entstehen dadurch aber bezüglich der Handlungsfelder Abgrenzungsprobleme insbesondere zwischen der gesetzlichen Unfall-, Kranken- und der Rentenversicherung. Um dieser Problematik zu begegnen, wurden legislative Definitionen und Demarkationen geschaffen, auf die im Folgenden näher eingegangen werden soll. Es handelt sich dabei um die Berufskrankheiten, die drohende Berufskrankheit und die arbeitsbedingten Erkrankungen.

16.2 Definitionen

Seit dem 21.08.1996 ist der Präventionsauftrag der Berufsgenossenschaften durch §§ 1, 14 SBG VII auch auf die Verhütung arbeitsbedingter Gesundheitsgefahren ausgedehnt worden (so genannter erweiterter Präventionsauftrag). Außerdem sollen die Berufsgenossenschaften den Ursachen dieser arbeitsbedingten Gesundheitsgefahren nachgehen. Vorbeugende Maßnahmen hinsichtlich der arbeitsbedingten Erkrankungen werden nach wie vor durch § 3 Abs. 1 Arbeitssicherheitsgesetz (ASiG) beschrieben.

Eine Definition der arbeitsbedingten Gesundheitsgefahren und der arbeitsbedingten Erkrankungen setzt damit zwingend die Beachtung der gesetzlichen bzw. Rechtsprechungsvorgaben voraus, die für höherrangige Arbeitserkrankungen gültig sind. Dies sind die Berufskrankheit und die „drohende Berufskrankheit".

Berufskrankheit

Die Definition einer Berufskrankheit (BK) gemäß § 9 Abs. 1 SGB VII lautet: Als Berufskrankheiten sind solche Krankheiten zu bezeichnen, die nach

- den Erkenntnissen der medizinischen Wissenschaft
- durch besondere Einwirkungen
- verursacht sind,
- denen bestimmte Personengruppen
- durch ihre versicherte Tätigkeit
- in erheblich höherem Grade
- als die übrige Bevölkerung ausgesetzt sind.

Infolge der Alleinfinanzierung der gesetzlichen Unfallversicherung durch die Unternehmer erfordert die Anerkennung der Leistungszuständigkeit der gesetzlichen Unfallversicherung jetzt und in Zukunft die Bewertung der Arbeitsfaktoren als naturwissenschaftliche und rechtlich wesentliche Ursache des vorliegenden Krankheitszustandes. Das bedeutet formaljuristisch:

▶ Arbeit muss Ursache der Krankheit im naturwissenschaftlichen Sinne sein (d. h. Bedingung, die nicht hinweggedacht werden kann) und

▶ Arbeit muss rechtlich wesentliche Ursache sein (d. h. rechtliche Bewertung hinsichtlich des wesentlichen Charakters mehrerer Ursachen).

Drohende Berufskrankheit

Entsprechend dieser unstreitigen rechtlichen Definition einer BK ist ebenso die Definition einer drohenden BK im Sinne von § 3 BKV wegweisend. Eine drohende BK liegt vor,

▶ wenn Versicherte, besonders schädigenden Einwirkungen durch ihre Arbeit ausgesetzt sind, und deshalb unter einer in zeitlich zunehmenden Maße anwachsenden, konkreten, individuellen Gefahr stehen, an einer Berufskrankheit zu erkranken.

Auch hier ist die Notwendigkeit der rechtlich wesentlichen Verursachung der entstandenen Gesundheitsschäden durch die Arbeit unstreitig.

Arbeitsbedingte Erkrankungen

Die zu dem Begriff der arbeitsbedingten Erkrankungen (§ 3 Abs. 1 ASiG) erarbeiteten Definitionen müssen die vorgenannten Abstufungen notwendig beachten.

1. Nach Mehrtens und Perlebach sind arbeitsbedingte Erkrankungen Krankheiten, die durch Bedingungen der Arbeitstätigkeit mit beeinflusst, teilverursacht oder verschlimmert werden. Im Gegensatz zur Berufskrankheit muss der Zusammenhang mit der Arbeitstätigkeit keine bestimmte Qualität erreichen. Im Einzelfall ist der Anteil der Arbeit als Ursachenkomplex einer Erkrankung meist nicht ausreichend sicher anzugeben.

2. Das Bundesministerium für Arbeit und Sozialordnung versteht unter arbeitsbedingten Erkrankungen solche, die durch Arbeitseinflüsse verursacht oder mitverursacht bzw. als außerberuflich erworbene Erkrankungen durch Arbeitseinflüsse in ihrem Verlauf ungünstig beeinflusst werden.

16.3 Abgrenzung zwischen Berufskrankheiten und arbeitsbedingten Erkrankungen

Erweiterungen und Ergänzungen der BK-Liste erfolgen auf der Grundlage gesicherter wissenschaftlicher Erkenntnisse. Diese kontinuierliche Ausweitung stützt das Prinzip der Einzelfallgerechtigkeit. Nach herrschender Auffassung gilt eine solche medizinisch-wissenschaftliche Erkenntnis bereits dann als gesichert, wenn sie der überwiegenden Meinung der medizinischen Fachleute entspricht, die auf dem jeweiligen Gebiet über entsprechende Erfahrungen und Kenntnisse verfügen. Der ärztliche Sachverständigenrat beim Bundesministerium für Arbeit und Sozialordnung Sektion „Arbeitsmedizin" berät das Ministerium, welche BK in die Liste aufgenommen werden sollen. Die bei manchen BK-Neueinführungen recht knappen Abstimmungsergebnisse innerhalb dieses Gremiums und die vor und nach listenförmiger Einführung der neuen BK zum Teil anhaltend diskordanten Diskussionen in der Scientific Community deuten aber darauf hin, dass sich die Basis des allgemeinen Grundkonsenses verkleinert hat.

Beste Beispiele hierzu liefern die neuen BKn 1318 „Erkrankungen des Blutes, des blutbildenden und des lymphatischen Systems durch Benzol" sowie 2112 „Gonarthrose …".

! Einzelfallgerechtigkeit contra Rechtssicherheit.

Die früheren BK-Listen-Ergänzungen erfolgten überwiegend auf der Grundlage empirisch-kasuistischer Betrachtungen oder clusterartig aufgetretener Krankheitshäufungen. Demgegenüber handelt es sich bei den neueren BK meist um Einwirkungen und/oder Erkrankungen, die nicht nur arbeitsplatzassoziiert, sondern auch im privaten Leben auftreten. Deswegen kann hier bei vorbestehender biologischer Plausibilität nur der epidemiologisch-methodische Ansatz greifen.

! Bei den arbeitsbedingten Erkrankungen, die über Arbeitsunfälle und Berufskrankheiten hinausgehen, liegt die Stärke der Assoziation zwischen beruflicher Einwirkung und Gesundheitsschaden deutlich unter der Kategorie der wesentlichen Mitverursachung.

In entsprechenden Studien sind nur kollektive und keine individuellen Risiken nachweisbar. Auf der Grundlage dieser Studienergebnisse kann also im Einzelfall nicht von der einfachen beruflichen Exposition auf eine bestimmte Erkrankung geschlossen werden. Die berufliche Einwirkung kann erst dann als wesentliche Mitursache der bestimmten Erkrankung eingestuft werden, wenn eine maßgebliche berufliche Exposition vorhanden gewesen ist.

Bei der Definition derartiger Einwirkungen treten häufig zwei Probleme auf. Erstens ist es meist schwierig, genauere personenbezogene Expositionsangaben über Jahre und Jahrzehnte retrospektiv zu erhalten. Zweitens muss geklärt werden, ab wann eine Expositionsdosis maßgeblich im Sinne einer wesentlichen Mitursache eingestuft werden kann. Inzwischen hat sich sozialrechtlich eine Verdoppelung des relativen Risikos in epidemiologischen Studien als stichhaltiges Indiz für eine berufliche Verursachung etabliert. Die Dosis der Noxe bei Verdoppelung des relativen Risikos kann dann als Kriterium der wesentlichen Mitursache definiert werden. Besteht nun eine starke Assoziation zwischen der Noxe und der Erkrankung, so bedeutet die Verwendung der Dosis bei Risikoverdoppelung in der gutachterlichen Beurteilung eine Reihe von Falschablehnungen. Bei schwacher Assoziation zwischen beruflicher Einwirkung und Erkrankung hingegen kann ein relatives Risiko von zwei u. U. noch dem statistischen „Grundrauschen" zugeordnet werden und mithin Falschanerkennungen induzieren.

Das Paradigma der Risikoverdoppelung bei bestimmten kumulativen Gefahrstoffdosen versagt jedoch bei Krankheiten mit langer Latenz zwischen Einwirkung und Auftreten der Erkrankung, wie z. B. Benzol und Non-Hodgkin-Lymphomen oder kanzerogenen Aminen und Harnblasenkarzinom. Derartige Noxen haben niedrige Halbwertszeiten. Das kanzerogene Risiko sinkt mit zunehmender Interimszeit (Zeit zwischen Ende der Exposition und Diagnose der Erkrankung), nicht zuletzt auch wegen der intrazellulären Reparaturmechanismen.

! Die Verdoppelung des relativen Risikos als Kriterium der wesentlichen Mitursache.

Dieser kurze Exkurs in die epidemiologische Propädeutik zeigt klar das Dilemma der Aufnahme multikausaler Erkrankungen in die BK-Liste. Um Rechtsklarheit hinsichtlich der BK-Anerkennung zu erhalten, müssen bis zu einem gewissen Prozentsatz einzelne im Rechtsinn zu Unrecht abgelehnte oder anerkannte Erkrankungsfälle in Kauf genommen werden.

Ein vermeintlicher Ansatz zur Stärkung der Einzelfallgerechtigkeit ist die von verschiedenen Seiten geforderte Beweislastumkehr mit einer verbesserten Würdigung der (Tatsachen-)Behauptung des Versicherten. Die Einführung der Beweislastumkehr würde aber mit der Regel brechen, dass derjenige, der Ansprüche geltend macht, deren Voraussetzungen auch beweisen muss. Da der Versicherte auf sich allein gestellt häufig in Beweisnotstand geraten würde, erhält er im BK-Recht durch die Amtsermittlungspflicht der Versicherungsträger Unterstützung. Außerdem wäre es nur recht und billig, wenn die Beweislastumkehr nicht nur für den Versicherten, sondern auch die Versicherung Gültigkeit bekäme.

Im Fall eines Bronchialkarzinoms bei geringfügiger beruflicher Exposition gegenüber kanzerogenen Arbeitsstoffen müsste dann der Versicherte beispielsweise nachweisen, dass er nicht geraucht hat. Deswegen wird zu Recht gefordert, dass bei der Fortentwicklung der BK-Anerkennungspraxis weniger Fragen des Beweisrechts im Vordergrund stehen sollten. Vielmehr ist die Beweisermittlung durch eine verbesserte Dokumentation von Arbeitsbedingungen und durch sachlich begründete Analogieschlüsse im

Sinne des Prima-facie-Beweises zu stärken. In § 9 Abs. 3 SGB VII wurde eine Beweiserleichterung formuliert. Erkranken Versicherte an einer Listen-BK und bestehen auch die hierfür erforderlichen beruflichen Gefährdungspotenziale, so wird vermutet, dass diese Erkrankung durch die versicherte Tätigkeit verursacht worden ist, wenn Anhaltspunkte für eine Verursachung außerhalb der versicherten Tätigkeit nicht festgestellt werden.

Diese Regelung beabsichtigt eine Erleichterung der Feststellung des Ursachenzusammenhangs zwischen beruflicher Einwirkung und Erkrankung.

> **!** Die Beweislastumkehr unterstützt die Einzelfallgerechtigkeit und nicht die Rechtssicherheit.

Insgesamt ist festzustellen, dass die Einzelfallgerechtigkeit gegenüber der Rechtssicherheit immer mehr an Boden gewinnt. Für den begünstigten Personenkreis mag dies von Vorteil sein. Doch wenn dabei das Kausalitätsprinzip zu weit ausgehöhlt wird, entfällt quasi die Geschäftsgrundlage für die gesetzliche Unfallversicherung. Dann droht bei der Kompensation der Gesundheitsschäden die Ablösung des Kausalitäts- durch das Finalitätsprinzip. Das würde bedeuten, dass unabhängig von der Verursachung durch eine Einheitsversicherung Kompensationen geleistet werden. Überzogene Einzelfallgerechtigkeit kann aber auch Ungerechtigkeit für den Versichertenkreis insgesamt bedeuten. Die Finanzmittel, die in eine grenzwertig zu rechtfertigende Kompensation fließen, fehlen dann bei der Prävention und der Rehabilitation.

Zusammenfassend können als arbeitsbedingte Erkrankungen alle Krankheiten eingestuft werden, die in einem irgendwie gearteten ursächlichen Bezug zu Arbeit und Beruf stehen. Dazu gehören:
► Berufskrankheiten: Diese sind arbeitsbedingte Erkrankungen,
  ▪ bei denen grundsätzlich der Bezug zu einer bestimmten Einwirkung am Arbeitsplatz wissenschaftlich gesichert ist,
  ▪ die der Gesetzgeber kodifiziert hat (Anhang 1 zur BKV),
  ▪ bei denen aber in jedem Einzelfall der Kausalzusammenhang zwischen Tätigkeit und Erkrankung wahrscheinlich gemacht werden muss.
► Eine zweite Gruppe arbeitsbedingter Erkrankungen sind diejenigen Berufskrankheiten, bei denen zwar die medizinische Kausalität erfüllt ist, die aber wegen mangelnder juristischer Voraussetzungen nicht anerkannt werden können.
► Eine dritte Gruppe umfasst Krankheiten, die nicht oder noch nicht als Berufskrankheit kodifiziert sind, bei denen sich aber der Verdacht auf kausalen Arbeitsbezug erhärtet. Aus dieser Quelle speist sich der Fundus der Quasiberufskrankheiten gem. § 3 Abs. 2 SGB VII, die ihrerseits Kandidaten für zukünftige Berufskrankheiten sind.
► Viertens ist bei einer Reihe von Krankheiten zu vermuten, dass die berufliche Tätigkeit zu ihrem Entstehen beiträgt. Es sind dies Krankheiten mit Häufung innerhalb bestimmter Berufe, die jedoch multifaktoriell zustande kommen und/oder zu deren Entstehen eine Disposition erforderlich ist.

> **!** Arbeitsbedingte Erkrankungen sind der Oberbegriff für alle mit der Arbeit assoziierten Krankheiten.

In die letzte Gruppe fallen z. B. Herz-Kreislauf-Erkrankungen, viele nicht in der BK-Liste erscheinende Erkrankungen des Stütz- und Bewegungsapparates und bösartige Neubildungen, psychiatrische und psychovegetative Erkrankungen sowie diverse bronchopulmonale Krankheiten.

> **!** Die wichtigsten arbeitsbedingten Erkrankungen sind Herz-Kreislauf-Erkrankungen, Erkrankungen des Stütz- und Bewegungsapparates, bösartige Neubildungen, psychiatrische und psychovegetative Erkrankungen sowie bronchopulmonale Krankheiten.

16.4 Prävention

In § 14 Abs. 1 SGB VII wird ein erweiterter Präventionsauftrag für die Unfallversicherungsträger formuliert. Sie „haben mit allen geeigneten Mitteln" für die Verhütung von Arbeitsunfällen, Berufskrankheiten und arbeitsbedingten Gesundheitsgefahren und für eine wirksame erste Hilfe zu sorgen. Sie „sollen dabei auch den Ursachen von arbeitsbedingten Gefahren für Leben und Gesundheit nachgehen". Das geltende Recht wird hier um die Aufgabe der Gefahrenverhütung auch in Bereichen erweitert, in denen eine BK nicht vorliegt oder droht.

Außerdem werden die Unfallversicherungsträger verpflichtet, Ursache-Wirkungs-Beziehungen zu ermitteln. Im Hinblick auf die zunehmende Bedeutung von Dokumentation und Forschung auf dem Gebiet der BK und der arbeitsbedingten Gesundheitsgefahren wird dieses Tätigkeitsfeld der Unfallversicherungsträger besonders erwähnt.

! Die arbeitsbedingten Gesundheitsgefahren sind nicht mit den arbeitsbedingten Erkrankungen gleichzusetzen.

Bei den arbeitsbedingten Gesundheitsgefahren handelt es sich um einen weitgehend unbestimmten Rechtsbegriff:

▶ Die WHO definiert „Gesundheit" als vollständiges physisches, psychisches und soziales Wohlbefinden. Hierbei handelt es sich sicherlich um eine Fiktion, die individuell nur partiell und episodisch erreicht werden kann. Toxikologen nehmen Gesundheitseinschränkungen schon dann an, wenn sog. „lowest observed adverse effect levels" überschritten werden. Dies sind Veränderungen insbesondere biochemischer Parameter, die zwar messbar sind, aber nicht unbedingt krankheitsrelevant sein müssen. Der Kliniker wiederum assoziiert im Allgemeinen Gesundheit mit der Abwesenheit von Krankheit.

▶ Unter „Gefahr" ist in der Regel das Risiko zu verstehen, das unter Berücksichtigung seiner Eintrittswahrscheinlichkeit und des möglichen Schadensumfanges nicht mehr hinnehmbar ist. Wie hoch muss das nicht mehr hinnehmbare Risiko sein? Der gesellschaftliche Konsens zur Beantwortung dieser Frage steht noch aus.

Ganz bewusst nun wurde im UVEG auf den Terminus „arbeitsbedingte Gesundheitsgefahren" zurückgegriffen. Durch ihn soll offensichtlich herausgestellt werden, dass die gesetzliche Unfallversicherung in diesem Bereich lediglich die Prävention bezüglich gesundheitsgefährdender Einwirkungen wahrzunehmen hat. Hätte man den Terminus „arbeitsbedingte Erkrankungen" eingesetzt, wäre der Präventionsauftrag wesentlich umfangreicher ausgefallen.

Die Prävention als Leitgedanke ist nicht nur Ausdruck einer sozialen Verpflichtung, sondern auch ein Gebot der wirtschaftlichen Vernunft: Leistungsfähige, gesunde, motivierte und qualifizierte Mitarbeiter sind als Teil des Sozialkapitals das wichtigste Gut eines Unternehmens und Grundlage wirtschaftlichen Erfolgs unseres Gemeinwesens. Die hohen Anforderungen, die in einer globalisierten Wirtschaft bei sich rasant wandelnden Arbeitsbedingungen an die Beschäftigten gestellt werden, verlangen nach einer aktiven Unterstützung bei der Bewältigung dieses Wandels. Diese Unterstützung besteht zum einen in der menschengerechten Gestaltung der Arbeitswelt mit neuen und bekannten Technologien, Tätigkeitsinhalten, Organisationsformen und Qualifikationsanforderungen. Zum anderen müssen aber auch die Beschäftigten selbst bei der Entwicklung ihrer Fähigkeiten zur Bewältigung dieser Anforderungen unterstützt werden. Denn Arbeitsaufgaben, die sich beispielsweise für den einen positiv als Anreicherung von Tätigkeitsinhalten mit einem hohen Maß an Eigenverantwortung darstellen, können für einen anderen eine psychische Fehlbelastung und ein Gesundheitsrisiko bedeuten.

! Prävention am Arbeitsplatz verbessert die Produktivität.

Das Arbeitsschutzgesetz verpflichtet den Arbeitgeber, Maßnahmen zur Verhütung von Unfällen bei der Arbeit und von arbeitsbedingten Erkrankungen zu treffen sowie für die menschengerechte Gestaltung der Arbeit zu sorgen. Dabei sind alle Umstände zu berücksichtigen, die die Sicherheit und Gesundheit der Beschäftigten bei der Arbeit beeinflussen. Hierbei sind durch § 14 Abs. 2 UVNG die Krankenkassen und die gesetzliche Unfallversicherung zur Zusammenarbeit verpflichtet.

Es gilt, die Partnerschaft zwischen Gesundheits- und Arbeitsschutzinstitutionen und Krankenkassen auszufüllen und die Aktivitäten aufeinander abzustimmen, denn:

▶ Der Gesundheits- und Arbeitsschutz und die den Krankenkassen eröffnete Möglichkeit der betrieblichen Gesundheitsförderung ergänzen sich in vielen Fällen.

▶ Die betriebliche Gesundheitsförderung entfaltet ihre höchste Wirksamkeit erst unter Berücksichtigung und mit Kenntnis der betrieblichen Situation.

▶ Die Präventionsinstrumente müssen zudem nebeneinander bestehen bleiben, d. h. die notwendige Gestaltung der Arbeitsbedingungen kann nicht durch Maßnahmen der betrieblichen Gesundheitsförderung ersetzt werden.

Hieraus ergibt sich in Zusammenhang mit den derzeit existierenden gesetzlichen Regelungen die nachfolgend aufgeführte Rangfolge der Zuständigkeiten bezüglich Prävention, Kompensation und Rehabilitation (KV = Krankenversicherung, UV = Unfallversicherung, RV = Rentenversicherung).

▶ Krankheitsverhütung, generell (z. B. Erbkrankheiten): KV

▶ Verhütung arbeitsbedingter Gesundheitsgefahren (§ 14 SGB VII): UV

▶ Reha-Maßnahmen bei besonders gesundheitsgefährdenden Tätigkeiten (§ 31 SGB VI): RV

▶ Leistungen bei arbeitsbedingten Erkrankungen: KV

▶ Leistungen bei drohender BK: UV

▶ Leistungen bei „WIE"-BK (§ 9 Abs. 2 SGB VII): UV

▶ Versicherungsfall BK ohne Leistung (§9 SGB VII): UV

▶ Versicherungs- und Leistungsfall BK (§ 9 SGB VII): UV

Zusammenfassung Arbeitsbedingte Erkrankungen sind diejenigen Krankheiten, die mit der Arbeit teilweise oder vollständig in Zusammenhang zu bringen sind. Dies bezieht sich sowohl auf die Verursachung als auch die vorübergehende oder richtungsweisende Verschlimmerung. Die Stärke der Ursachen-Wirkungs-Beziehung kann sehr unterschiedlich sein. Dem wird in unserem gegliederten System der Sozialversicherung hinsichtlich der Zuständigkeit von gesetzlicher Unfallversicherung, Krankenversicherung und Rentenversicherung für Prävention, Kompensation und Rehabilitation durch verschiedene Legaldefinitionen Rechnung getragen: Berufskrankheiten, Quasi-Berufskrankheiten, arbeitsbedingte Erkrankungen und arbeitsbedingte Gesundheitsgefahren.

Weiterführende Literatur

Kentner M, Valentin H: Arbeitsbedingte Gesundheitsschäden und Frühinvalidisierung. Arbeitsmed Sozialmed Präventivmed 1986; 21: 25–32.

Kentner M: Welche Entwicklung nimmt das Berufskrankheitengeschehen? Arbeitsmed Sozialmed Präventivmed 1996; 31: 185–186.

Kentner M (Hrsg.): Prävention arbeitsbedingter Erkrankungen –, Hintergründe, Zusammenhänge, Probleme. Karlsruhe: IAS Schriftenreihe Mitteilung 21, 1997.

Mehrtens G, Brandenburg St: Die Berufskrankheitenverordnung (Loseblattsammlung). Berlin: Erich Schmidt Verlag.

Schürmann J: Prävention arbeitsbedingter Erkrankungen – Statement der Berufsgenossenschaften. In: Kentner M (Hrsg.): Prävention arbeitsbedingter Erkrankungen –, Hintergründe, Zusammenhänge, Probleme. Karlsruhe: IAS Schriftenreihe Mitteilung 21, 1997.

17 Burnout und Mobbing

A. Weber

17.1 Burnout-Syndrom

17.1.1 Ausgangslage – Historie

Nach dem jährlich erhobenem repräsentativen Gallup-Engagement-Index arbeiteten in Deutschland im Jahre 2009 lediglich 11 % der Befragten noch engagiert, 66 % leisteten Dienst nach Vorschrift und 23 % hatten bereits innerlich gekündigt. Auch in anderen führenden Wirtschaftsnationen ist die emotionale Bindung der Beschäftigten an ihre Arbeit seit längerem ähnlich schlecht. Würde man in einer großstädtischen Fußgängerzone berufstätige Menschen zu ihrer Arbeit befragen, wären folgende, spontane „O-Töne" häufig vertreten: „Ich bin permanent im Stress", „... total ausgebrannt", „Mein Akku ist leer ...", „Ich fühle mich ständig überfordert ...", „Am liebsten möchte ich alles hinschmeißen!" Wie sind derartige Umfragewerte bzw. arbeitsbezogene Statements zu bewerten? Handelt es sich lediglich um Alltagsfloskeln, die zu einer modernen „24/7-Stand-by-Gesellschaft" (d. h. 24 Stunden pro Tag 7 Tage in der Woche in Bereitschaft sein – eine Börse hat weltweit immer geöffnet) gehören wie Handy und Computer, um Ausreden für nicht erbrachte Leistungen oder um Symptome einer Gesundheitsstörung, die sich unter der Bezeichnung Burnout-Syndrom zusammenfassen lassen? Der Begriff „Burnout" (aus dem Englischen wörtlich übersetzt mit „ausgebrannt"), mittlerweile integraler Bestandteil auch der deutschen Umgangssprache, wurde vor mehr als 30 Jahren in den USA geprägt. So publizierte der Psychoanalytiker Freudenberger (1974) eine der ersten wissenschaftlichen Umschreibungen des Burnout-Syndroms als Energieverlust mit multip-

len psychischen und physischen Beschwerden, erhöhtem Krankenstand und vorzeitigem Berufsausstieg. Die Sozialpsychologin Christina Maslach stellte Anfang der 80er Jahre eine weitergehende Definition und das noch heute am häufigsten verwendete Instrument zur Messung des Burnout vor, den Maslach-Burnout-Inventory (MBI). Im deutschsprachigen Raum hatte Bräutigam bereits 1968 ein Müdigkeitssyndrom mit gespannter, reizbarer Erschöpfung, diffusen psychischen und physischen Beschwerden und depressiver Verstimmung beschrieben. Dennoch setzte sich auch in Deutschland die anglisierte Version unter dem Terminus Burnout durch. 1982 fand Burnout als psychosomatisches Phänomen erstmals Eingang in ein Lexikon. Seit den 90er Jahren des letzten Jahrhunderts ist in den Industrienationen ein zunehmendes öffentliches Interesse an der Burnout-Problematik festzustellen. In der Laienpresse konnte das Thema teilweise einen regelrechten Boom verzeichnen, wobei in populärwissenschaftlichen Publikationen eine Diskrepanz zwischen veröffentlichten Meinungen und gesichertem Wissen auffällig ist. Wissenschaftlich haben sich in Deutschland bisher vor allem Psychologen und Psychosomatiker mit dem Forschungsgegenstand Burnout beschäftigt, während er in der akademischen Arbeitsmedizin allenfalls ein Randgebiet darstellte. Demgegenüber wurde Burnout aufgrund der erheblichen sozialmedizinischen, betriebs-/volkswirtschaftlichen und gesundheitsökonomischen Bedeutung für die betriebsärztliche Praxis in den letzten Jahren ein wichtiges, aber zugleich schwieriges Handlungsfeld. Zentrale Probleme für Wissenschaft und Praxis rühren unter anderem daher, dass eine in allen Fachdisziplinen akzeptierte und verbindliche Definition von Burnout bis heute fehlt, die Diagnose und Abgrenzung zu anderen Gesundheitsstörungen schwierig ist und potenziell ursächliche Faktoren nach wie vor kontrovers diskutiert werden. So ist es z. B. unter Psychiatern und ärztlichen Psychotherapeuten nach wie vor umstritten, ob Burnout überhaupt als eigenständige Gesundheitsstörung aufzufassen ist.

17.1.2 Definition

Die heute am häufigsten verwendete Definition von Maslach und Shirom, die sich am Erhebungsinstrument MBI orientiert und sich auch in der Arbeits- und Sozialmedizin durchgesetzt hat, stellt auf drei wesentliche Elemente (Trias) ab, die ein Burnout-Syndrom charakterisieren.

Es sind dies:

▶ emotionale Erschöpfung (Gefühl von Überforderung, Frustration, Erschöpfung, und Angst vor dem nächsten Arbeitstag),
▶ Depersonalisation (gefühllose, zynische oder gleichgültige Einstellung gegenüber Klienten, Kunden, Patienten oder Kollegen),
▶ verminderte Leistungszufriedenheit (negative Einschätzung der persönlichen Kompetenz und beruflichen Leistungsfähigkeit).

Darüber hinaus unterscheiden einige Forscher noch Burnout-Subgruppen. In der 10. Revision der internationalen statistischen Klassifikation der Krankheiten (ICD-10) der WHO von 1994 wird Burnout nicht in der Gruppe F, in der psychische und Verhaltensstörungen aufgeführt sind, sondern in der Gruppe Z genannt, wobei die Kategorien Z00–Z99 Fälle umfassen, in denen Sachverhalte als Diagnosen oder Probleme angegeben sind, die nicht als Krankheit, Verletzung oder äußere Ursache in den Kategorien A–Y der ICD klassifizierbar sind. Burnout wird dabei unter Z73 (Probleme mit Bezug auf Schwierigkeiten bei der Lebensbewältigung, die zu einer Inanspruchnahme des Gesundheitswesens führen) eingeordnet und unter der Schlüsselposition Z73.0 unbestimmt als „… Ausgebranntsein – Zustand der totalen Erschöpfung …" definiert. Im amerika-

nischen DSMIV (Diagnostic and Statistical Manual of Mental Disorders) findet Burnout gar keine Berücksichtigung, was von Kritikern des Burnout-Konzepts gerne als Argument gegen die Existenz dieser Gesundheitsstörung angeführt wird. Für sie stellt die „Pseudodiagnose" Burnout ein sozial akzeptiertes, weniger stigmatisierend erlebtes „Label" einer depressiven Störung dar, das einer adäquaten seriösen Diagnostik und Therapie nicht selten im Wege steht.

Von deutschen Ärzten und Psychologen wird Burnout heute dennoch mehrheitlich im Sinne einer medizinischen Diagnose verstanden und behandelt. Gewissermaßen als positivistisches Gegenstück zum defizitorientierten Burnout-Syndrom wurde in den letzten Jahren das „Work-Engagement-Konzept" entwickelt, das durch die Elemente „vigor" (Energie, Tatkraft), „dedication" (Hingabe) und „absorption" (totale Konzentration) charakterisiert ist. Dabei ist die Abgrenzung zum Modell des „Flow" im Beruf bzw. zur Arbeitssucht noch Gegenstand der wissenschaftlichen Diskussion. Durch ein populärwissenschaftliches Buch zweier Schweizer Unternehmensberater erhielt auch ein weiteres Gegenkonzept zum Burnout, das sog. Bore-out-Syndrom, gleichzusetzen mit einer quälenden Unterforderung im Beruf, Auftrieb. Gesicherte empirische Befunde hierzu gibt es meines Wissens jedoch bislang nicht.

17.1.3 Epidemiologie

Entgegen älteren Annahmen, die davon ausgingen, dass ein Burnout-Syndrom nur bei Menschen auftritt, die in Sozialberufen (z. B. Kranken-/Altenpflegepersonal, Ärzte, Psychotherapeuten, Sozialarbeiter oder Lehrkräfte) überdurchschnittlich engagiert mit großem Idealismus („nur wer brennt, kann ausbrennen") tätig sind, ist heute festzustellen, dass das Vorkommen von Burnout nicht an bestimmte Arbeitsplätze, Lebenssituationen, Geschlecht oder Lebensalter gebunden ist.

Burnout-Fälle werden in diversen Berufen und Branchen beschrieben. So ist in den letzten 10 Jahren eine epidemieähnliche Zunahme in vielen qualifizierten beruflichen Tätigkeiten zu verzeichnen. Betroffen sind u. a. Kranken-/ Altenpflegepersonal, Sozialarbeiter, Beratertätigkeiten, Lehrkräfte/Erzieher, Call-Center-Agenten, Ärzte/Zahnärzte, Logopäden, Ergotherapeuten, Polizisten/Justizvollzugsbeamte, Beschäftigte/ Beamte im öffentlichen Dienst/bei Behörden, Beschäftigte bei Versicherungen/Verbänden/ Banken, Manager, Juristen, Stewardessen, aber auch Hausfrauen, Arbeitslose oder Studierende. Wegen der weiten Verbreitung und der Betroffenheit zahlreicher Berufsgruppen verstehen insbesondere Arbeitsmediziner Burnout heute zunehmend als Folge des tiefgreifenden Wandels von Arbeitswelt und gesellschaftlichen Rahmenbedingungen und weniger als Ausdruck eines individuellen Scheiterns. Psychologische Erklärungsansätze beschreiben für viele der vorgenannten Berufe ein Risikomuster, bestehend aus den Anforderungen Beraten/Schützen/Versorgen/Heilen und der Notwendigkeit emotionaler Zuwendung, teilweise erschwert durch unkooperative Klienten.

> **!** Eine Burnout-Symptomatik kann sich in jedem Lebensalter manifestieren, nach neueren Erkenntnissen soll der Häufigkeitsgipfel allerdings zwischen dem 30. und 50. Lebensjahr liegen, wobei Frauen häufiger betroffen sind.

Die in der Literatur für einzelne Berufsgruppen mitgeteilten Prävalenzraten sind aufgrund uneinheitlicher Definitionen bzw. diagnostischer Kriterien mit Vorsicht zu bewerten. Nach einer Emnid-Umfrage Mitte der 90er Jahre sollen bis zu 25 % der Erwerbstätigen in Deutschland an Beschwerden leiden, die unter einer Burnout-Symptomatik subsumiert werden können. Neuere finnische Untersuchungen zeigten bei bis zu 25 % der Beschäftigten Symptome eines (leichten) Burnout-Syndroms. Im Rahmen einer deutschen Querschnittuntersuchung aus 2004, die 453 erwerbstätigen Personen in Mittelhessen einschloss, wurde mittels standardisierter Befragungsinstrumente und Maslach-Burnout-Inventar eine Prävalenzrate von 18,5 % objektiviert. In Abhängigkeit von Erhebungsinstrumenten bzw. Klassifi-

kationssystemen, wurden u. a. für Lehrkräfte Erkrankungshäufigkeiten von 30–50 %, für Angehörige pflegender Berufe (hohe Fluktuationen) von 40–60 %, für Ärzte/Zahnärzte (u. a. auch abhängig von der Hierarchiestufe) von 15–30 % mitgeteilt.

17.1.4 Ätiopathogenese

Neben der Frage einer einheitlichen, allgemein verbindlichen Definition werden auch ätiologische und pathogenetische Aspekte unverändert kontrovers diskutiert. Ist Burnout lediglich Folge eines chronischen arbeitsbedingten Stresses oder das Ergebnis komplexerer Wechselwirkungen zwischen gesellschaftlichen (Verhältnissen) und individuellen (Verhalten) Faktoren? Weitgehende Einigkeit besteht heute dahingehend, dass chronischer negativer Stress (Disstress) ein Schlüsselphänomen darstellt. Als weitere Risiken gelten neben einer prädisponierenden Primärpersönlichkeit bei derzeitigem Wissensstand vor allem folgende berufsbezogene Faktoren: (psychische) Arbeitsüberlastung (Menge, Verfügbarkeit), lange Arbeitszeiten, Überstunden, Zeitdruck (wahrscheinlich für Frauen relevanter als für Männer), Führungsverhalten, Führungsschwäche (defizitäre Kommunikation, fehlendes Feedback), geringe Handlungsspielräume (Fremdbestimmung) schlechtes Betriebsklima, geringe soziale Unterstützung (wahrscheinlich für Männer relevanter als für Frauen), schlechte Kommunikation, Informationsdefizite, Ungerechtigkeit (Gefühl mangelnder Fairness, Intransparenz), interpersonelle Konflikte, konkurrierende berufliche/private Anforderungen, Multitasking, Mikromanaging (Delegationsunfähigkeit), Erwartungsenttäuschung (fehlende Belohnung trotz Verausgabung), aber auch ein Aufgehen in der Alltagsroutine (Perspektivlosigkeit). Für die international renommierten Burnout-Forscher Leiter und Maslach (2007) sind insbesondere sechs Schlüsselbereiche des Berufslebens für die Entstehung und Verhinderung eines Burnout-Syndroms wesentlich.

Im Einzelnen sind dies:

▶ Arbeitsbelastung (u. a. eine zu große Menge, Zeitmangel, permanente Verfügbarkeit),

▶ Kontrolle (u. a. enge Handlungsspielräume, Fremdbestimmung, Kontrollverlust),

▶ Belohnung (u. a. zu geringe Entlohnung oder Anerkennung, unbefriedigende Arbeit),

▶ Gemeinschaft (u. a. schlechte Kommunikation, Konflikte, Mobbing, Entfremdung),

▶ Fairness (u. a. empfundene Ungerechtigkeit, Intransparenz von Entscheidungen),

▶ Werte (u. a. Sinnhaftigkeit der Arbeit, Integrität des Unternehmens, ethische Aspekte).

Die zahlreichen, in der psychologischen und psychosomatischen Fachliteratur publizierten Hypothesen und Konzepte zur Entstehung eines Burnout-Syndroms lassen sich aus arbeits- und sozialmedizinischer Sicht auf drei wesentliche Ansätze fokussieren: So wird Burnout bei Betonung der Belastungen aus dem Arbeitsumfeld (Makroebene) im Wesentlichen als Folge unbewältigten chronischen Stresses (mit dadurch induzierten emotionalen, mental-kognitiven, neuroendokrinen, immunologischen, metabolischen Reaktionen und Verhaltensänderungen) aufgefasst. Nach dem Demand-Control-Modell (hohe berufliche Anforderungen bei gleichzeitig engem Handlungsspielraum) kann aus psychosozialen und -mentalen Belastungen bei Kumulation und defizitärer Belastbarkeit eine hohe Beanspruchung resultieren, die in diesem Kontext als negativer Stress zu werten ist. Negativer Stress zieht bei Chronifizierung und mangelhafter Bewältigung („coping") bzw. defizitärer sozialer Unterstützung („social support") wiederum gesundheitsschädigende Wirkungen nach sich, wobei vor allem psychosomatische und Herz-Kreislauf-Erkrankungen (insbesondere arterielle Hypertonie und ischämische Herzerkrankungen) als „Endstrecke" gelten.

Im pathogenetischen Geschehen spielen nicht nur psychologische und soziale Faktoren eine Rolle, sondern auch biologisch-biochemische. Diskutiert werden diesbezüglich vor allem neuroendokrinologische Veränderungen im Sinne eines gestörten Regelkreises Hypothalamus-Hypophyse-Nebennierenrinde. Neuere Forschungsergebnisse legen nahe, dass derartige Einflüsse nicht nur für die Verursachung eines Burnout-Syndroms, sondern auch in der Pathogenese bzw. für die Manifestation weiterer psychischer Erkrankungen (insbesondere depressiver Störungen) relevant sind. Daneben scheint nach neueren skandinavischen Untersuchungen einer reduzierten Schlafdauer (frühes Aufwachen) und gestörten Schlafqualität (Einschlafprobleme, nicht erholsamer Schlaf) – unabhängig von einer depressiven Stimmung oder Komorbidität – für die Pathogenese eines Burnout-Syndroms Bedeutung zuzukommen. Schlafstörungen waren zudem mit einer längeren Arbeitsunfähigkeitsdauer und erhöhten Zytokinspiegeln assoziiert.

Ein weiteres Konzept, das Gratifikationskrisenmodell (Effort-Reward Imbalance, ERI), das von deutschen Medizinsoziologen (Johannes Siegrist) entwickelt wurde und heute in vielen Disziplinen bevorzugt wird, fokussiert Burnout stärker auf das Individuum (Mikroebene). Hierbei wird der Diskrepanz zwischen Erwartung und Realität (fehlende Belohnung trotz erheblicher Anstrengung) in der Pathogenese eines Burnout entscheidende Bedeutung zugemessen. Mittlerweile ist das Modell in der Pathogenese stressassoziierter Herz-Kreislauf-Erkrankungen und depressiver Störungen mehrfach empirisch belegt worden.

Ein drittes, aus arbeitsmedizinischer Sicht interessantes Konzept ist das in den 70er Jahren des letzten Jahrhunderts von amerikanischen Arbeitspsychologen entwickelte Modell des Person-Environment-Fit (Mesoebene). Hierbei kommt dem Missverhältnis bzw. Ungleichgewicht zwischen Organisation (berufliche Anforderungen/Bedürfnisse) und Person (individuelle Fähigkeiten/Erwartungen) bzw. Gruppe und Individuum in der Entstehung eines Burnout-Syndroms entscheidende Bedeutung zu (Burnout als Passungsproblem – Person-Environment-Misfit). Das Burnout-Risiko wird dabei nicht nur von der Stärke der Stressoren bzw. den Defiziten in den persönlichen Ressourcen, sondern vor allem auch von den Unterstützungssystemen („social support") und Bewältigungsstrategien („coping") beeinflusst.

Zweifelsohne hat der in Abb. 17.1 dargestellte Wandel von Gesellschaft und Arbeitswelt nicht

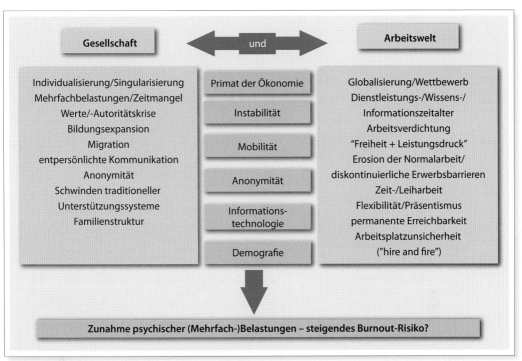

Abb. 17.1: Burnout – eine Krankheit moderner Gesellschaften?

nur zu veränderten Anforderungsprofilen mit gestiegener Bedeutung persönlicher Kompetenzen („soft skills") wie Serviceorientierung, Flexibilität, Mobilität, Kommunikations-/Teamfähigkeit, Umstellfähigkeit, Schnelligkeit und Frustrationstoleranz geführt, sondern auch zu einer – weitgehend unbestrittenen – Zunahme heterogener psychosozialer und -mentaler Belastungen. Als negative Faktoren für die individuelle Belastbarkeit gelten neben der primären Persönlichkeitsstruktur (z. B. Perfektionismus, Ängstlichkeit, Unsicherheit, emotionale Instabilität) auch inadäquate oder fehlende Verarbeitungsstrategien, enttäuschte Erwartungen/negative Vorerfahrungen sowie der Lebensstil (z. B. mangelhafte Unterstützung infolge fehlender sozialer Beziehungen/Partnerschaft).

In neueren Studien wird als unabhängiger individueller Risikofaktor zur Entstehung eines Burnout vermehrt die Alexithymie, d. h. die Unfähigkeit, Gefühle wahrnehmen und verbalisieren zu können, diskutiert.

17.1.5 Symptomatik und Beschwerdebild

Das Beschwerdebild von Burnout-Betroffenen weist in der Regel eine Multidimensionalität mit Vorhandensein mehrerer psychischer, psychosomatischer, somatischer sowie sozialer Beeinträchtigungen auf. Dabei ist in den meisten Fällen ein primärer Bezug zum Beruf (psychosoziale Arbeitsbelastungen) zu eruieren. Darüber hinaus gilt es heute als Konsens, dass Burnout ein dynamischer, häufig auch langwieriger Prozess (mit keineswegs immer terminierbarer Initialreaktion) ist. Dieser Tatsache trägt auch der von Psychologen geprägte Begriff der Burnout-Kaskade Rechnung (Abb. 17.2). Wissenschaftlich ist es allerdings nach wie vor umstritten, ob Burnout immer in Stadien verläuft, voll reversibel ist oder unbehandelt regelmäßig in einen Endzustand mündet. Als wesentliche psychische Symptome werden neben einer chronischen Müdigkeit und ständigen Erschöpfung vor allem „mentale Dysfunktionen" beschrieben. Diese umfassen u. a. Konzen-

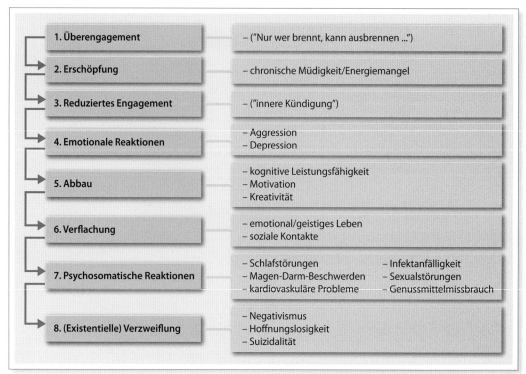

Abb. 17.2: Burnout als Prozess (die „Burnout-Kaskade")

trations- und Gedächtnisstörungen (mangelnde Präzision, Desorganisation), Antriebsdefizite und Persönlichkeitsveränderungen (Interesselosigkeit, Zynismus, Aggressivität). Schwerwiegendere Beeinträchtigungen stellen Angst- sowie depressive Störungen dar, die bis zum Suizid kulminieren können. Auch die Entwicklung von Suchterkrankungen (z. B. Alkohol, Medikamentenabhängigkeit) wird nicht selten mit Burnout in Verbindung gebracht.

Häufig beobachtete Symptome sind u. a.: Schlafstörungen, Kopfschmerzen, Magen-/Darmbeschwerden (Reizmagen, Durchfälle), Infektanfälligkeit (gestörtes Immunsystem), Herz-Kreislauf-Störungen (Tachykardie, Arrhythmie, Hypertonie) oder Rückenschmerzen. Darüber hinaus finden sich in Abhängigkeit von Dauer und Schwere des Burnout oft zusätzliche negative soziale Folgen. Diese beinhalten aus Sicht des Individuums z. B. einen Rückzug am Arbeitsplatz oder private Rückwirkungen (Partner-/Sexualprobleme, so-

ziale Isolation). Aus gesellschaftlicher Perspektive ist in diesem Zusammenhang ein erhöhtes Risiko für wiederholte oder länger dauernde Krankenstände bzw. eine krankheitsbedingte Frühinvalidisierung anzuführen.

17.1.6   Diagnose – Differenzialdiagnose

Aus arbeits- und sozialmedizinischer Sicht ist wegen der aufgezeigten, überwiegend unspezifischen Symptome und fehlender eindeutiger klinischer oder biochemischer Marker hinsichtlich der Diagnosestellung eines Burnout-Syndroms ein gleichermaßen differenzierter wie ganzheitlich orientierter Ansatz zu favorisieren. In der Regel vertrauen sich Betroffene mit ihren Beschwerden zunächst ihrem Hausarzt an. Nicht selten ist eine Burnout-Problematik als erstes Angehörigen und/oder Arbeitskollegen aufgefallen. Vertrauenspersonen wie Lebens-/Ehepartnern und

Freunden kommt eine besondere Bedeutung zu. Bei entsprechenden Verdachtsmomenten sollte darauf hingewirkt werden, dass frühzeitig die professionelle Hilfe eines Arztes oder Psychologen in Anspruch genommen wird. Die Praxis zeigt, dass dies trotz zunehmender Enttabuisierung psychischer und psychosomatischer Beschwerden nach wie vor häufig nicht geschieht. Auch Betriebsärzte sollten sich nicht scheuen, eine zeitnahe diagnostische Abklärung zu veranlassen, wenn sich Mitarbeiter mit Burnout-Verdacht primär an sie wenden. Aufgrund der für Betriebsärzte geltenden ärztlichen Schweigepflicht können Hilfesuchende auch bei einem konkreten betrieblichen Hintergrund ihrer Gesundheitsprobleme (z. B. infolge von Konflikten am Arbeitsplatz) mit absoluter Verschwiegenheit rechnen.

Im Rahmen der diagnostischen Abklärung ist eine gute interdisziplinäre Kooperation und Kommunikation zwischen den in den Prozess involvierten Personen (Betroffene, Hausärzte, Fachärzte, Betriebsärzte, Psychologen, sonstige Disziplinen) unbedingt empfehlenswert, aber in der heutigen Realität enger Budgets oft nur ein Wunschtraum. Wesentlich bleibt, dass Helfer über ausreichendes Fachwissen zur Burnout-Problematik verfügen und entsprechende Beschwerden weder tabuisiert oder bagatellisiert noch dramatisiert werden. Zur Sicherung der Diagnose Burnout bietet sich ein mehrstufiges Vorgehen an. Zunächst hat eine valide Objektivierung und Quantifizierung gesundheitlicher Beeinträchtigungen und/oder Funktionsstörungen zu erfolgen. Diese Aufgabe verlangt ärztliche und psychologische Kompetenz und kann nicht an Laien delegiert werden.

! Vor schnellen Selbstdiagnosen oder fragwürdigen Psychotests aus Internet oder Unterhaltungspresse ist ausdrücklich zu warnen. Derartige Angebote können bestenfalls einen Burnout-Verdacht erhärten, ersetzen jedoch keine Abklärung durch Experten.

Neben der allgemeinen gesundheitlichen Vorgeschichte zur Erfassung von Vor- und Begleiterkran-kungen ist insbesondere auch eine problemzentrierte Sozial- und Berufsanamnese zu erheben. Diese dient sowohl der Identifizierung potenzieller Stressoren als auch der Erfassung möglicher negativer sozialer Folgen in Privat- und Berufsleben. Darüber hinaus ist ein etwaiger Nikotin-, Alkohol-, Medikamenten- oder Drogenkonsum zu quantifizieren. Das subjektive Beschwerdebild sollte möglichst ausführlich unter Skizzierung etwaiger zeitlicher Veränderungen aufgenommen werden. Unabdingbar ist ferner eine körperliche Untersuchung (internistischer Status), ergänzt durch wichtige Routinelaborparameter (z. B. Blutbild, Blutzucker, Blutfette, Leberwerte, Elektrolyte, Nierenfunktion, ggf. Schilddrüsenhormone), sofern derartige Informationen nicht anderweitig verfügbar sind. Zusätzlich können spezielle endokrinologische (z. B. Cortisolspiegel/-tagesprofile, Cortisol Awakening Response (CAR), weitere Untersuchungen des Regelkreises Hypothalamus-Hypophyse-NNR) und/oder immunologische Analysen (zelluläres/humorales Immunsystem) in Betracht gezogen werden, wenngleich konsistente pathognomonische biochemische Befunde oder Muster für ein Burnout wissenschaftlich nach wie vor kontrovers diskutiert werden. Die psychobiologische Forschung fokussiert derzeit vor allem auf Veränderungen des Cortisol unmittelbar nach dem morgendlichen Erwachen (Cortisol Awakening Response – CAR). Dabei gilt ein Cortisolanstieg innerhalb der ersten 30 Minuten als Bioindikator für chronischen Stress. Empirisch wurden zudem Unterschiede zwischen Arbeits- und Urlaubstagen beschrieben. In mehreren Querschnittuntersuchungen war ein morgendlicher Cortisolanstieg mit arbeitsbedingtem Stress, Stress im Rahmen der privaten Lebensführung oder familiären Problemen assoziiert. Eine verminderte CAR zeigte sich dagegen bei Burnout, chronischer Erschöpfung oder posttraumatischer Belastungsstörung. Bei depressiven Störungen fand sich sowohl eine verminderte als auch eine erhöhte CAR. Die Befunde sind wissenschaftlich hoch interessant und Gegenstand intensiver Forschung (insbesondere in der Psychobiologie). Aufgrund der Tatsache, dass es sich überwiegend um Querschnittstudien handelt, lassen sich kausale Rückschlüsse („post oder propter") derzeit (noch) nicht ableiten. Nichtsdestotrotz werden auch für die betriebsärztliche Praxis mittlerweile Diagnosekits, bestehend aus Fragebogen, Erfassung der Herzratenvariabilität und einem „Cortisol-Biomonitoring" (Speichelproben an 3 Tagen inkl. Dexamethasonhemmtest, z. B. Neuropattern®) angeboten. Eine im weiteren diskutierte Störung der DHEAS-(Dihydroepiandrosteronsulfat-)Cortisol-Ratio als Burnout-Marker ist empirisch noch nicht belegt worden, so dass die Wertigkeit strittig bleibt. Wesentlicher als noch nicht hinreichend validierte Laboruntersuchungen ist in jedem Fall eine möglichst frühzeitige psychosomatische/klinisch psychologische Untersuchung unter Einschluss psychometrischer Testverfahren. Breite Verwendung findet in der Burnout-Diagnostik der 1981 erstmals vorgestellte Maslach-Burnout-Inventory (MBI), ein Selbstbeurteilungsfragebogen mit über 20 Items zur Erfassung von emotionaler Erschöpfung, Depersonalisation und Leistungsunzufriedenheit. Im Einzelfall können weitere psychometrische Untersuchungen (u. a. Hospital Anxiety Depression Scale, HADS, deutsche Version, Arbeitsbezogenes Verhaltens- und Erlebensmuster, AVEM) auch zur Erfassung einer Komorbidität (gleichzeitiges Vorliegen mehrerer Gesundheitsstörungen) oder im Rahmen der Differenzialdiagnostik indiziert sein. Ergebnisse psychometrischer Testverfahren stellen jedoch nur „Steinchen im diagnostischen Mosaik" eines Burnout-Syndroms dar und können eine qualifizierte klinische und psychosomatische/psychologische Befunderhebung nicht ersetzen.

Differenzialdiagnostisch sind chronische körperliche und/oder seelische Erkrankungen mit ähnlicher Symptomatik abzugrenzen. Zu denken ist in diesem Kontext zunächst an primäre psychische Gesundheitsstörungen (u. a. Angststörungen, Depressionen, Suchterkrankungen). Insbesondere die Abgrenzung einer Depression von einem Burnout ist aufgrund vieler nahezu identischer Symptome (z. B. Interessen-/Motivationsverlust, Rückzug, vermindertes Selbstwertgefühl, Gefühl mangelnder Kompetenz) wissenschaftlich umstritten. Empirische Studien belegen einen mittelhohen Zusammenhang von Depression und Burnout für das charakteristische Symptom emotionale Erschöpfung, einen niedrigen für Depersonalisation und verminderte Leistungszufriedenheit. Ein Unterschied besteht in den meisten Fällen auch im Krankheitsbezug. Während die Beschwerden von Burnout-Betroffenen meistens primär mit dem Beruf bzw. arbeitsbedingten Stress in Zusammenhang gebracht werden, ist dies bei genuinen depressiven Störungen eher seltener der Fall. Vielleicht wäre es in der kontroversen akademischen Diskussion ein Kompromiss, Burnout als arbeitsbezogene depressive Störung oder arbeitsbezogene Anpassungsstörung zu klassifizieren.

Auch die Abgrenzung des populären Konzepts der „Inneren Kündigung" kann problematisch sein. Innere Kündigung, verstanden als bewusster Verzicht auf Einsatzbereitschaft im Beruf, kommt ebenso wie Burnout in allen Bereichen der Arbeitswelt vor. Hinsichtlich möglicher Ursachen spielen enttäuschte Erwartungen an die Arbeitstätigkeit (die als nicht veränderbar erlebt wird) eine besondere Rolle. Empirische Befunde zu dieser Thematik sind nach wie vor spärlich. Innere und äußere Kündigung basieren auf derselben empfundenen Arbeitsunzufriedenheit. „Innerliche Kündiger" bleiben jedoch wegen materieller Vorteile oder aus Angst vor Veränderung in einer Organisation. Ein wesentliches Merkmal ist der lautlose Verlauf: Betroffene wollen nicht auffallen und schätzen im Gegensatz zu Burnout-Patienten ihre persönliche Kompetenz und Leistungsfähigkeit nicht negativ ein.

Im Weiteren bleiben chronisch-somatische Erkrankungen, wie chronische Infektionen (z. B. Virushepatitis, insbesondere vom Typ C), Endokrinopathien (z. B. M. Addison, Hypothyreose), Autoimmunopathien, eine Zöliakie, ein Schlafapnoe-Syndrom, Tumorerkrankungen oder ein sog. chronisches Müdigkeitssyndrom („chronic fatigue syndrome" – CFS) in Betracht zu ziehen. Die Unterscheidung eines Burnout von einem CFS kann dabei aufgrund ähnlicher Symptomatologie und vergleichbarem Verlauf unmöglich werden. Bei einem CFS wird von Betroffenen jedoch häufig ein primärer Bezug zu einer abgelaufenen (Virus)Infektion und nicht zum Beruf angegeben. In der Praxis bleibt die diagnostische Zuordnung der oben beschriebenen, weitgehend unspezifischen Symptome zu einem Burnout-Syndrom auch bei differenziertem Vorgehen problematisch. Die Aufdeckung zeitlicher und ursächlicher Zusammenhänge zu vorangegangenen psychosozialen Belastungen ist bei häufig längerer Krankengeschichte, multiplen Beschwerden und vielschichtigen Einflussfaktoren schwierig. Eine Objektivierung oder Quantifizierung berufsbedingter Stressoren ist für betreuende Haus- oder Fachärzte nahezu unmöglich, da sie im Regelfall nicht über ausreichende Informationen bzw. detaillierte Kenntnisse der konkreten Arbeitsplatzsituation verfügen. Hier ist es eine vorrangige Aufgabe, die oftmals noch defizitäre Kommunikation zwischen Haus- und Betriebsärzten zu verbessern. Aber auch bei optimaler Kooperation zwischen behandelnden Ärzten und Betriebsärzten verbleiben die generellen methodischen Probleme in der Erfassung von negativem Stress am Arbeitsplatz.

Zusätzlich ist anzumerken, dass berufliche und außerberufliche Stressoren häufig ineinander übergreifen bzw. sich im Hinblick auf ihre biologischen Folgen nicht voneinander trennen lassen. Somit steht nicht nur die Validität der Diagnose Burnout-Syndrom, sondern auch die ausschlaggebende Bedeutung eines schädigenden Arbeitslebens unverändert zur Diskussion.

Vor diesem Hintergrund sollte der Begriff Burnout nicht inflationär und unreflektiert für jede Form von (chronischer) Müdigkeit oder Erschöpfung verwendet werden, wie es leider nicht nur in der Laienpresse nach wie vor geschieht. Die Diagnose Burnout verlangt Sorgfalt und Seriosität und wird bei derzeitigem Wissenstand hinreichend wahrscheinlich, wenn

▶ die essentiellen Merkmale (emotionale Erschöpfung, Depersonalisation, verminderte Leistungszufriedenheit) vorliegen,

▶ sich ein prädispondierender beruflicher/individueller Hintergrund (chronischer Stress/psychosoziale Arbeitsbelastung) aufdecken lässt (hierbei kommt der beruflichen und sozialen Anamnese eine besondere Bedeutung zu),

▶ die (fach)ärztlich/psychologisch erhobenen Befunde einschließlich der psychometrischen Testergebnisse (MBI) mit einem Burnout vereinbar sind bzw. andere differenzialdiagnostisch zu bedenkende Erkrankungen ausgeschlossen werden können.

17.1.7 Verlauf und Prognose

Der derzeitige wissenschaftliche Erkenntnistand zum Verlauf eines Burnout-Syndroms ist begrenzt. Die künftige Erwerbsprognose Betroffener wird mehrheitlich eher ungünstig beurteilt. Nach niederländischen Untersuchungen dauert es durchschnittlich 11 Monate bis zu einer Rückkehr ins Erwerbsleben. Die mitgeteilten Krankheitsverläufe sind äußerst variabel.

Nach durchschnittlich 4 Monaten Arbeitsunfähigkeit sollen sich Erschöpfungssymptome bessern, nach 6 Monaten (mit Anwendung kognitiver Verhaltenstherapie) Schlafstörungen und depressive Verstimmungen. Auch chronische Burnout-Fälle ohne Erholungstendenz über Jahre wurden beschrieben. In neueren psychobiologischen Untersuchungen aus Skandinavien (allerdings an kleinen Kollektiven) wurde die Reduktion des nächtlichen Aufwachens als Indikator einer Erholung und bester Prädiktor für eine Rückkehr ins Arbeitsleben verifiziert.

Es besteht jedoch nach wie vor dringender Bedarf an Verlaufs- und Return-to-work-Studien.

17.1.8 Therapie und Intervention

Eine wissenschaftliche Evaluation der in der Literatur publizierten Vorschläge zur Therapie des Burnout im Hinblick auf Wirksamkeit (Effektivität) oder Kosten-Nutzen-Relation (Effizienz) ist bislang nur ansatzweise erfolgt. Der Schwerpunkt liegt dabei auf Maßnahmen, die eine Verhaltensänderung des Individuums zum Ziel haben („It is easier to change individuals than to change an organisation"). Hinsichtlich Effektivität positiv evaluiert wurde in einigen methodisch jedoch nicht so hochwertigen Untersuchungen die kognitive Verhaltenstherapie. Eine randomisierte kontrollierte Studie, die keine spezifische Behandlung mit kognitiver Verhaltenstherapie und aktivierenden Maßnahmen (u. a. Bewegung) verglich, erbrachte jeoch keine signifikanten Unterschiede der Interventionen bezogen auf den Zeitraum bis zur Erholung und Wiedereintritt von Arbeitsfähigkeit. Ein neueres Review, das 25 Interventionen einschloss, objektivierte für personenbezogene Maßnahmen überwiegend kurzzeitige Verbesserungen (max. für 6 Monate). Interventionen, die individuelle Maßnahmen und Organisationsänderungen beinhalteten, ergaben dagegen länger andauernde positive Effekte (12 Monate und länger). Zu Interventionen, die primär auf Veränderungen der Arbeitssituation/-organisation abstellen, liegen nur wenige Studien vor. Bei komplexen Einflussfaktoren sind diesbezügliche Effekte schwer messbar und verlangen ein anspruchsvolles Untersuchungsdesign. Die hierzu vorliegenden Ergebnisse sind denn auch widersprüchlich. Der eigentlich logische und sozialpolitisch sinnvolle Standpunkt, dass die Verbesserung belastender Verhältnisse effizienter ist, als der Versuch, Menschen zu befähigen, besser mit ungünstigen Verhältnissen umzugehen, lässt sich derzeit (leider) noch kaum mit wissenschaftlichen Daten untermauern.

Im Regelfall wird sich der zur diagnostischen Klärung aufgesuchte (Fach)Arzt zu Notwendigkeit und Möglichkeiten einer individuell angepassten Therapie äußern und sie ggf. auch gleich einleiten. Insbesondere bei klinisch relevanten Befunden, bei denen bereits Arbeitsunfähigkeit besteht und Frühinvalidität droht, ist eine ambulante bzw. in Abhängigkeit von der Schwere auch eine stationäre psychotherapeutische Behandlung notwendig. Dabei kommen verschiedene Ansätze (u. a. kognitive Verhaltenstherapie) zur Anwendung. Häufig erfolgen derartige Interventionen als medizinische Rehabilitationsmaßnahmen in psychosomatischen Fachkliniken, die bei gesetzlich rentenversicherten Erwerbstätigen dann zu Lasten des jeweiligen Rentenversicherungsträgers erfolgen können. Viele psychosomatische Rehakliniken haben mittlerweile spezielle Therapieprogramme für Burnout-Patienten entwickelt.

Gerade die Herausnahme aus dem bisherigen Alltagsmilieu wird von Fachleuten unverändert als vorteilhaft bewertet, wenngleich ambulante Maßnahmen bei knappen Kassen der Versicherungsträger an Bedeutung gewinnen. In Abhängigkeit von den vorherrschenden Symptomen kann z. B. bei stärker ausgeprägter depressiver Komponente frühzeitig auch eine zusätzliche Therapie mit Antidepressiva indiziert sein. In besonders schweren Fällen ist neben einer fortlaufenden psychotherapeutischen Betreuung (Nachsorge) auch das Ausscheiden aus einem belastenden Arbeitsumfeld bzw. eine berufliche und/oder private Neuorientierung in Betracht zu ziehen.

Zur Behandlung weniger stark ausgeprägter oder drohender Burnout-Symptome finden sich in der Literatur diverse weitere Empfehlungen, so u. a. Supervision, Coaching, Selbstsicherheitstraining, Übungen zur Selbstwahrnehmung, Ich-Stärkung, Muskelentspannung, Biofeedback, Stressmanagement-Seminare, Kommunikationstraining, Konfliktmanagement, Sport-/Bewegungstherapie etc. Dabei lässt sich häufig nicht mehr zwischen Vorbeugung oder Therapie unterscheiden. Bei größtenteils noch fehlenden allgemein akzeptierten und evaluierten Qualitätskriterien ist es für Laien nahezu unmöglich, unter den heterogenen Angeboten und Anbietern die „Spreu vom Weizen" zu trennen. Erschwerend kommt noch hinzu, dass in Zeiten eines marktwirtschaftlich orientierten Gesundheitswesens nicht wenige Kliniken und ambulante Einrichtungen Burnout-Patienten (häufig privat versicherte Akademiker) als lohnendes (zahlungskräftiges) Klientel entdeckt haben und ihre Behandlungsstrategien werbewirksam nach Marketingaspekten oder „Kundenwünschen" ausrichten. Umso wichtiger wird eine an wissenschaftlich gesicherten Erkenntnissen ausgerichtete Information und Beratung durch unvoreingenommene Experten.

17.1.9 Prävention

Maßnahmen zur Prävention von Burnout lassen sich nach Präventionsansatz und -ebenen differenzieren. Hinsichtlich des Präventionsansatzes kommen sowohl Modifikationen des Arbeitsumfelds (Verhältnisprävention) als auch Verbesserungen der individuellen Belastbarkeit (Verhaltensprävention) in Betracht. Bezogen auf die Präventionsebenen können Primär- (Vermeiden/Abstellen krankmachender Faktoren) von Sekundär- (Früherkennung/Screening, Intervention vor manifester Erkrankung) und Tertiärprävention (Rehabilitation/Reintegration/Rückfallprophylaxe, Bewältigung von Krankheitsfolgen) unterschieden werden. In der Praxis weit verbreitete Konzepte zur Verhaltensprävention sind schwerpunktmäßig primärpräventiv ausgerichtet und eine Domäne der Psychologie.

An einzelnen Maßnahmen sind hier u. a. anzuführen:

▶ Verbesserung der Stressbewältigung,
▶ Erlernen von Entspannungstechniken,
▶ Delegieren von Verantwortung (Nein-Sagen lernen),
▶ Pflege von Hobbys (Sport, Kultur, Natur),
▶ Bemühen um stabile Partnerschaften (mit erfüllender Sexualität) und soziale Beziehungen (Freundschaften),
▶ Frustrationsprophylaxe (überzogene oder falsche Erwartungen reduzieren).

Darüber hinaus wird auch der Religion bzw. Spiritualität ein präventives Potenzial beigemessen. Derzeit praktizierte Strategien der Verhältnisprävention stellen zumeist eine Kombination aus Primär- und Sekundärprävention dar. Unterscheiden lassen sich dabei Aktivitäten, die schwerpunktmäßig auf Arbeitsplatz und Organisation abstellen, von Vorschlägen, die primär auf Personen/Individuen ausgerichtet sind. Organisationsbezogene Maßnahmen sind in diesem Zusammenhang u. a. Schaffung und Erhaltung eines gesunden Betriebsklimas (u. a. Beachtung, Zuwendung, Höflichkeit („grüßen/bitten/danken"), Fairness, offene, direkte Kommunikation, Information, Feedback, Handlungsspielräume, Mitentscheidung, Einflussnahme, soziale Unterstützung, Anerkennung von Leistung (Lob, Wertschätzung, Geld), Auswahl und Schulung von Führungskräften (Führungsverhalten, Vorbildfunktion).

Obwohl es mittlerweile Allgemeinwissen sein dürfte, dass Vorgesetzten eine entscheidende Rolle für den Erhalt der seelischen Gesundheit ihrer Belegschaften zukommt, erfolgt die Auswahl von Führungskräften diesbezüglich fast kontraproduktiv („erstklassige Leute stellen erstklassige Leute ein, zweitklassige nur drittklassige"). In einer auf Äußerlichkeiten und schnellen Erfolg getrimmten Gesellschaft (mehr scheinen als sein) kommen nicht selten hochpathologische Narzissten mit schauspielerischem Talent und diktatorischen Tendenzen in Führungspositionen, die der seelischen Gesundheit und Arbeitszufriedenheit ihrer Mitarbeiter alles andere als förderlich sind. Nicht nur Betriebsräte sehen in einer Optimierung des Führungsverhaltens von Vorgesetzten den größten Handlungsbedarf, auch viele Experten im Arbeits- und Gesundheitsschutz werten die zunehmenden Burnout-Raten als Folge von Managementfehlern bzw. sozialer Inkompetenz von Führungskräften. Personenorientierte Strategien beinhalten im Sinne des „Person-Environment-Fit"-Konzepts u. a. eine differenzierte Personalauswahl mit systematischem und standardisiertem Vergleich (Matching) von Anforderungen (des Arbeitsplatzes) und Fähigkeiten (des Individuums), z. B. auf der Grundlage von Profilvergleichsystemen und Assessment Center.

An weiteren Maßnahmen wären zu nennen:

▶ Durchführung von speziellen Eignungstests vor Berufsausbildung/Tätigkeitsaufnahme (Tauglichkeitsuntersuchungen),
▶ Supervision/Coaching für gefährdete Berufsgruppen (z. B. Lehrkräfte) oder
▶ eine regelmäßige arbeitsmedizinische und -psychologische Betreuung (z. B. Etablierung einer speziellen Vorsorgeuntersuchung „arbeitsbedinger Stress" mit dem Ziel der Früherkennung von Burnout).

Auf diese Weise bekäme das betriebsärztliche Management von Stressgefährdeten bzw. Burnout-Fällen nicht nur einen standardisierten Rahmen, sondern darüber hinaus wäre auch ein genereller Erkenntnisgewinn zu erwarten, der auf fundierte Beobachtungen basiert. Bei allen Bemühungen in der Entwicklung und Umsetzung von Präventionsstrategien kommt in Zeiten begrenzter ökonomischer Ressourcen Aspekten der Kosten, Effektivität, Effizienz, Akzeptanz und Machbarkeit entscheidende Bedeutung zu.

> **!** Es sollte nicht vergessen werden, dass effektive und effiziente Prävention ausreichende Erkenntnisse zur Ätiopathogenese voraussetzt. Insofern wäre der Abbau diesbezüglicher Wissensdefizite auch für die Burnout-Prävention ein großer Fortschritt.

17.1.10 Sozialrechtliche Einordnung

Bei zunehmender arbeits- und sozialmedizinischer sowie volkswirtschaftlicher und gesundheitsökonomischer Relevanz kommt der Frage der sozialrechtlichen Bewertung eines Burnout-Syndroms wachsendes Interesse zu. Weitgehend unbestritten dürfte es heute sein, dass die mit einem Burnout assoziierten Gesundheitsbeeinträchtigungen nicht nur bei Zugrundelegung der allgemeinen medizinischen Krankheitsdefinition („... regelwidriger Körper- und/oder Geisteszustand ..."), sondern auch nach den strengeren Maßstäben der gesetzlichen Krankenversicherung (GKV) („... regelwidriger Körper- und/oder Geisteszustand der Arbeitsunfähigkeit und/oder Behandlungsbedürftigkeit bedingt ...") in Deutschland als Krankheit klassifiziert werden können. Ätiologische Aspekte sind für eine Begründung der Leistungspflicht der GKV ohne Relevanz (Finalitätsprinzip). Stellt das Burnout-Syndrom darüber hinausgehend jedoch auch eine typische Berufskrankheit der modernen Arbeitswelt dar?

Zunächst muss klargestellt werden, dass es sich bei dem Terminus „Berufskrankheit" um einen fest umschriebenen sozialrechtlichen Begriff (Sozialgesetzbuch SGB VII) aus dem Bereich der gesetzlichen Unfallversicherung (GUV) handelt. Ein maßgebliches Ordnungsprinzip der GUV ist im Unterschied zu den anderen Zweigen der sozialen Sicherung das Kausalitätsprinzip,

d. h., ein Leistungseintritt kann nur bei rechtlich wesentlicher Ursache der Arbeitstätigkeit erfolgen. Diese Besonderheit erklärt sich aus der historischen Konzeption der GUV im Sinne einer Haftpflichtversicherung der Unternehmer zur Ablösung von Schadensersatzansprüchen der Arbeitnehmer. Entgegen einem nicht nur unter medizinischen Laien anzutreffenden Irrtum sind nun Berufskrankheiten keineswegs alle Leiden, die durch berufliche Umstände hervorgerufen werden können, sondern nur solche, die in der Anlage zur Berufskrankheitenverordnung (BKV) aufgeführt sind (Berufskrankheiten-/BK-Liste). In die BK-Liste werden durch Rechtsverordnung der Bundesregierung (zuständig: Bundesminister für Arbeit und Soziale Sicherung) mit Zustimmung des Bundesrats Krankheiten aufgenommen, „... die nach gesicherten Erkenntnissen der medizinischen Wissenschaft durch besondere Einwirkungen verursacht sind, denen bestimmte Personengruppen durch ihre Arbeit in erheblich höherem Grade als die übrige Bevölkerung ausgesetzt sind (§ 9 Abs. 1 SGB VII)". Entsprechend neuen Erkenntnissen der medizinischen Wissenschaft erfolgt von Zeit zu Zeit eine Aktualisierung der BK-Liste. Die derzeit gültige Fassung umfasst insgesamt 69 Listenpositionen (nicht Erkrankungen) und ist nach schädigenden Einwirkungen (z. B. chemisch-physikalische Einwirkungen) bzw. organkrankheitsbezogen gegliedert (z. B. Atemwegs-, Hauterkrankungen, Infektionen). Einwirkungs- oder krankheitsbezogene Listenpositionen, die berufliche, psychosoziale oder -mentale Belastungen erfassen, z. B. „Erkrankungen infolge chronischer beruflicher Stresseinwirkung" oder „berufsbedingte psychische/psychosomatische Erkrankungen" liegen bislang nicht vor. Neben der Anerkennung einer Listenerkrankung kann in Ausnahmefällen auch ein Leiden, das unter keiner aktuellen Listennummer einzuordnen ist, wie eine BK entschädigt werden, wenn sich seit der letzten BKV neue wissenschaftliche Erkenntnisse ergeben haben und die oben genannten allgemeinen Merkmale zur Aufnahme einer Krankheit in die BK-Liste erfüllt sind (Öffnungsklausel gemäß § 9 Abs. 2 SGB VII). Im Rahmen der arbeits- und sozialmedizinischen Beurteilung potenzieller Wechselwirkungen zwischen Krankheit und Arbeitswelt sind von den Berufskrankheiten im Sinne des § 9 SGB VII vor allem arbeitsbedingte Erkrankungen und Gesundheitsgefahren abzugrenzen. Der Terminus „arbeitsbedingte Erkrankungen" fand erstmalig im Arbeitssicherheitsgesetz (ASIG) von 1973 Erwähnung, heute nehmen u. a. § 14 SGB VII (GUV) bzw. § 20 SGB V (GKV) darauf Bezug. Es handelt sich um weit gefasste Begriffe ohne einheitliche Umschreibung, die primär im Kontext mit einem präventiven Engagement verwendet werden. Nach der unverändert verwendeten Definition des damaligen Bundesministeriums für Arbeit aus 1993 sind arbeitsbedingte Erkrankungen „… Erkrankungen, die durch Arbeitseinflüsse (mit)verursacht bzw. in ihrem Verlauf ungünstig beeinflusst werden …". Gemeint sind dabei nur Krankheiten im Sinne der GKV, d. h., Arbeitsunfähigkeit und/oder Behandlungsbedürftigkeit muss vorliegen. Beispiele für arbeitsbedingte Erkrankungen wären: Kopfschmerzen nach Bildschirmarbeit, Erkältungen durch Arbeit in Zugluft, Nässe, Kälte oder mit Arbeitsstress assoziierte Gesundheitsstörungen. Der Begriff „arbeitsbedingte Gesundheitsgefahren" ist noch weiter gefasst. Nach mehrheitlicher Auffassung

sind hierunter u. a. chemische, physikalische, biologische Einwirkungen oder physische oder psychische Belastungen am Arbeitsplatz zu verstehen, die unter Berücksichtigung der besonderen individuellen Umstände die Gefahr einer nicht unerheblichen gesundheitlichen Beeinträchtigung nach sich ziehen. Arbeitsbedingte Erkrankungen und Gesundheitsgefahren umfassen somit potenziell gesundheitsschädigende Einflüsse des Arbeitsplatzes, ohne dass die strengen Kausalitätsnormen einer Berufskrankheit erfüllt sein müssen.

Unter welche Kategorie ist nun ein Burnout-Syndrom einzuordnen? Die differenzierte Prüfung im Hinblick auf die Erfüllung essentieller Kriterien einer Berufskrankheit zeigt Tabelle 17.1.

Während die Definitionsmerkmale „Krankheit" (unbestritten) und „bestimmte Personengruppen" (zumindest für Beschäftigte in pädagogischen Berufen und im Gesundheits- und Sozialwesen) als erfüllt betrachtet werden können, zeigen sich bei den anderen generellen Voraussetzungen mehr oder weniger große Defizite. Diese betreffen neben den eingangs genannten definitorischen bzw. ätiopathogenetischen Unklarheiten vor allem die Objektivierung, Quantifizierung und Abgrenzung beruflicher Stressoren

Tabelle 17.2: Burnout-Syndrom – Berufskrankheit im Sinne des SGB VII?

Definitionsmerkmale einer BK		Prüfung „Burnout"
1.	Krankheiten …,	+	regelwidriger Körper-/Geisteszustand
2.	die nach gesicherten Erkenntnissen der medizinischen Wissenschaft	+/–	Erkenntnisdefizite (Definition/Ätiologie/Pathogenese)
3.	durch besondere Einwirkungen	+/–	Objektivierung/Quantifizierung/Abgrenzung beruflicher Stressoren
4.	verursacht sind,	+/–	Kausalität – chronischer Stress? („generelle Geeignetheit")
5.	denen bestimmte Personengruppen	+	Beschäftigte in Gesundheits-, pädagogischen, sozialen Berufen
6.	durch ihre Arbeit	+/–	Kausalbezug/Objektivierung?
7.	in erheblich höherem Ausmaß als die übrige Bevölkerung ausgesetzt sind	–	Epidemiologische Datenlage defizitär! Probleme: Studienqualität (Design/Confounding) „Risikoverdopplung" (RR > 2)

+ Kriterium erfüllt; – Kriterium nicht erfüllt; +/– keine abschließende Bewertung möglich

sowie die wissenschaftliche Validierung eines Kausalzusammenhangs zwischen Krankheit und Arbeitsleben. Lückenhaft ist darüber hinaus auch die epidemiologische Datenlage, die für die Beurteilung des erheblich höheren Risikos exponierter Personen (Kriterium der Risikoverdoppelung im Vergleich zur Allgemeinbevölkerung) von maßgeblicher Bedeutung ist.

> **!** Unter Berücksichtigung der geltenden rechtlichen Rahmenbedingungen und des aktuellen wissenschaftlichen Kenntnisstand kann eine Aufnahme des Burnout-Syndroms in die Liste der Berufskrankheiten derzeit nicht erfolgen. Auch die Voraussetzungen zur Anwendung von §9 Abs. 2 SGB VII sind als nicht erfüllt zu werten.

Ein Burnout-Syndrom ist also – entgegen häufiger anzutreffender Laienauffassung – bei gegenwärtiger Rechtslage keine Berufskrankheit im Sinne der gesetzlichen Unfallversicherung. Im Gegensatz dazu stellt ein Burnout – bei Bezugnahme auf die oben skizzierten Definitionen – zweifelsohne eine arbeitsbedingte Gesundheitsgefahr, im Individualfall durchaus auch eine arbeitsbedingte Erkrankung dar, wenn es zur Arbeitsunfähigkeit und/oder Behandlungsbedürftigkeit führt. Diese Tatsache begründet gerade vor dem Hintergrund des erweiterten Präventionsauftrages durch den § 14 SGB VII durchaus auch einen Handlungsbedarf der Träger der gesetzlichen Unfallversicherung.

Dies gilt insbesondere für den Bereich des öffentlichen Dienstes, den Dienstleistungssektor im Allgemeinen, das Gesundheits- und Sozialwesen sowie die Schulen. Psychische und psychosomatische Erkrankungen sind in der gesetzlichen Rentenversicherung und Beamtenversorgung mittlerweile die häufigste Ursache einer krankheitsbedingten Frühinvalidität, so dass sich auch gesetzliche Rentenversicherung, Bund, Länder und Kommunen mit der Burnout-Problematik konfrontiert sehen. Zwar darf nicht jede derartige Erkrankung a priori mit einem Burnout gleichgesetzt bzw. als dessen Folge aufgefasst werden,

einige neuere Forschungsergebnisse sprechen jedoch dafür, dass ungünstigen beruflichen Einflüssen eine nicht zu vernachlässigende Rolle in der Ätiopathogenese psychischer und psychosomatischer Erkrankungen zukommen kann.

Die im Gesundheitsreformgesetz (GRG) 2000 vorgenommene Wiederbelebung des präventiven Auftrags der gesetzlichen Krankenversicherung (§ 20 SGB V) verlangt darüber hinaus trägerübergreifende Initiativen bzw. Konzepte. Aufgrund der mittlerweile gesamtgesellschaftlichen Relevanz von Burnout („Burnout-Epidemie") sind jedoch nicht nur die Sozialversicherungsträger, sondern in gleicher Weise auch Arbeitgeber, Gewerkschaften, Ärzte, letztlich alle Akteure im Gesundheits- und Sozialwesen gefordert.

17.1.11 Fazit – Forschungsbedarf

Bei den aufgezeigten Wissenslücken ist die Versuchung groß, Burnout lediglich als Folge einer mediengesteuerten Psychologisierung von Arbeitswelt und Gesellschaft oder als Modekrankheit übersensibler Charaktere in Wohlstandsländern abzutun. Darüber hinaus mag es für die wissenschaftliche Arbeitsmedizin in der Ära molekularer Grundlagenforschung lohnender erscheinen, psychosoziale Gesundheitsgefährdungen ausschließlich Psychologen, Soziologen oder Gesundheitswissenschaftlern zu überlassen. Vor einer derartigen Auffassung bleibt zu warnen, da sie der Medizin ihre wichtige soziale Dimension entzieht. Zweifelsohne erfordert die Vielschichtigkeit des Phänomens Burnout eine intensive multiprofessionelle Kooperation. Hierbei ist medizinischer Sachverstand unersetzbar. Darüber hinaus verlangt Burnout als Ergebnis komplexer Wechselwirkungen zwischen Arbeitswelt/Gesellschaft und Individuum geradezu nach arbeits- und sozialmedizinischer Kompetenz und kann somit nicht nur als Musterbeispiel für die enge Verwandtschaft von Arbeits- und Sozialmedizin, sondern auch als Argument für die Notwendigkeit der Einbeziehung der gesellschaftswissenschaftlichen Wurzeln der Arbeitsmedizin herangezogen werden. Auch die vielfältigen sozialen Folgen eines Burnout (z. B. wiederholter und länger dauernder Krankenstand, Frühinvalidisierung) sind klassische sozial- und arbeitsmedizinische Themen.

Sozial- und arbeitsmedizinisches „Know-how" darf sich allerdings nicht nur auf Defizitanalysen beschränken, sondern sollte die Erarbeitung konstruktiver, wissenschaftlich fundierter Lösungsansätze nach sich ziehen. Hier muss es ein prioritäres Ziel sein, einen tragfähigen Konsens hinsichtlich der Verwendung einheitlicher Definitionen sowie diagnostischer Kriterien zu erzielen. Nur so lassen sich valide Aussagen zu etwaigen Prävalenzraten in bestimmten Berufsgruppen und damit zum Ausmaß der Gefährdung treffen. Im Weiteren ist eine sinnvolle, epidemiologische Studienplanung zur Aufdeckung potenzieller Kausalzusammenhänge mit psychosozialen Belastungen der Arbeitswelt von Wichtigkeit. In diesem Zusammenhang besteht unveränderter Bedarf an interdisziplinären, methodisch validen prospektiven Längsschnittuntersuchungen (ggf. auch mit Interventionsarmen), die sowohl subjektive als auch objektive Daten erfassen.

Darüber hinaus sollte im Hinblick auf die Aufdeckung maßgeblicher pathogenetischer Prinzipien die Grundlagenforschung natürlich nicht vernachlässigt werden. Zu nennen wäre insbesondere die weitere Erforschung biologischer, biochemischer oder molekularer Wirkungen einer chronischen Stressexposition. Aber auch die Weiterverfolgung eines salutogenetischen Ansatzes (Warum erkranken bei einer systemischen Belastung und schwierigen Bedingungen nicht alle?) erscheint eine durchaus lohnenswerte Option. Für die (betriebs)ärztliche Praxis dürfen die aufgezeigten Wissensdefizite keine Entpflichtung von einem Engagement in Prävention und Intervention bedeuten. Betroffene benötigen kompetente Hilfe und sollten sich in ihren Beschwerden an- und ernst genommen fühlen. Auch bei begrenzten Budgets ist daher eine möglichst frühzeitige, umfassende Abklärung unter gleichzeitiger Vermeidung einer vorschnellen iatrogenen Fixierung auf bestimmte Kausalzusammenhänge anzustreben.

Zusammenfassung Der Begriff Burnout ist kritisch zu verwenden: Burnout ist nicht mit (chronischer) Müdigkeit oder starker Erschöpfung nach einem harten Arbeitstag gleichzusetzen. Arbeitsmedizinisch sollte von einem Burnout-Syndrom nur dann gesprochen werden, wenn die maßgebliche Trias emotionale Erschöpfung, Depersonalisation, vermindertes Leistungsvermögen vorliegt, klinisch/psychologisch einschlägige Befunde objektivierbar sind und anderweitige relevante Erkrankungen differenzialdiagnostisch ausgeschlossen werden können. In Abhängigkeit von der gewählten Definition und Diagnostik finden sich in Erwerbstätigenkollektiven Prävalenzraten von bis zu 30 % (insbesondere bei Beschäftigten in Gesundheits-, (Alten)Pflege-, pädagogischen und sozialen Berufen). Ätiopathogenetisch sind chronischer Stress (hohe Belastung bei gleichzeitig niedrigem Handlungsspielraum) und sog. Gratifikationskrisen (großer Einsatz bei ausbleibender Belohnung) von besonderer Bedeutung. Des Weiteren bleibt ein Missverhältnis zwischen Merkmalen des Arbeitsplatzes (Anforderungen) und der Person (Fähigkeiten) zu berücksichtigen (PersonEnvironment-Misfit). Betroffene benötigen frühzeitig professionelle Hilfe. In der Burnout-Prävention kommt dem Führungsverhalten eine Schlüsselrolle zu. Burnout ist eine reale arbeitsbedingte Gesundheitsgefahr der heutigen Wettbewerbsgesellschaft und kann zu einer arbeitsbedingten Erkrankung werden, ist bei derzeitiger Rechtslage aber keine Berufskrankheit im Sinne des SGB VII.

Weiterführende Literatur

Ahola K, Hakanen J: Job strain, burnout and depressive symptoms: a prospective study among dentists. J Affect Disord 2007; 104: 103–110.

Awa, W, Plaumann, M, Walter, U: Burnout prevention: a review of intervention programs. Patient Educ Couns 2010; 78: 184–190.

Bauer J, Häfner S, Kächele H, Wirsching M, Dahlbender RW: Burn-Out und Wiedergewinnung seelischer Gesundheit am Arbeitsplatz. Psychother Psych Med 2003; 53: 213–222.

Burisch M: Das Burnout-Syndrom – Theorie der inneren Erschöpfung, 3. Aufl. Berlin, Heidelberg: Springer, 2005.

Chida Y, Steptoe A: Cortisol awakening response and psychosocial factors: a systematic review and meta-analysis. Biol Psychol 2009; 80: 265–278.

Ekstedt M, Söderström M, Akerstedt T, Nilsson J, Sondergard HP, Aleksander P: Disturbed sleep and fatigue in occupational burnout. Scand J Work Environ Health 2006; 32: 121–131.

Ekstedt M, Söderström M, Akerstedt T: Sleep physiology in recovery from burnout. Biol Psychol 2009; 82: 267–273.

Gonzalez-Roma V, Schaufeli WB, Bakker AB, Lloret S: Burnout and work engagement: independent factors or opposite poles? J Vocatl Behav 2006; 68: 165–174.

Hamilton W, Watson J, Round A: Investigating fatigue in primary care. BMJ 2010; 341:c 4259.

Halbesleben JRB, Buckley MR: Burnout in organizational life. J Management 2004; 30: 859–879.

Hillert A, Marwitz M (Hrsg.): Die Burnout-Epidemie oder: Brennt die Leistungsgesellschaft aus? München: C.H. Beck, 2006.

Leiter MP, Maslach C: Burnout erfolgreich vermeiden – sechs Strategien, wie Sie Ihr Verhältnis zur Arbeit verbessern. Wien, New York: Springer, 2007.

Leone, S, Huibers M, Knottnerus J, Kant I: A comparison of the course of burnout and prolonged fatigue: a 4-year prospektive cohort study. J Psychosom Res 2008; 65: 31–38.

Pruessner JC, Hellhammer DH, Kirschbaum C: Burnout, perceived stress and cortisol responses to awakening. Psychosom Med 1999; 61: 197–204.

Siegrist J, Dragano N: Psychosoziale Belastungen und Erkrankungsrisiken im Erwerbsleben. Bundesgesundheitsbl Gesundheitsforsch Gesundheitsschutz 2008; 51: 305–312.

Sonnenschein M, Mommersteg PMC, Houtveen JH, Sorbi MJ, Schaufeli WB, van Doornen LJP: Exhaustion and endocrine functioning in clinical burnout: an in – depth study using the experience sampling. Biol Psychol 2007, 75: 176–184.

Tennant C: Work-related stress and depressive disorders. J Psychosom Res 2001; 51: 697–709.

Weber A: Burnout-Syndrom – eine Krankheit moderner Gesellschaften? In: Weber A, Hörmann G (Hrsg.): Psychosoziale Gesundheit im Beruf, 1. Aufl. Stuttgart: Gentner, 2007.

17.2 Mobbing

17.2.1 Ausgangslage – Hintergrund

Solange Menschen zusammenarbeiten, gibt es berufliche Konflikte und Machtkämpfe. Doch seit einigen Jahren scheint der Umgangston rauer zu werden. Arbeitsverdichtung, Wertewandel, Konkurrenzdruck und Angst vor Arbeitslosigkeit bestimmen vielerorts das Klima. Steigende Anforderungen an die soziale Kompetenz sowie Team- und Konfliktfähigkeit überfordern nicht selten Beschäftigte und Führungskräfte gleichermaßen. Parallel dazu werden Anschuldigungen, im Beruf „gemobbt" worden zu sein, geradezu inflationär geäußert.

Die Bezeichnung Mobbing stellt ein Kunstwort dar und ist etymologisch aus dem englischen Verb „to mob" (über jemanden herfallen, anpöbeln) bzw. dem Substantiv „the mob" (Pöbel, Horde, Gesindel) ableitbar. Der wissenschaftliche Ursprung des Begriffs Mobbing liegt in der biologischen Verhaltensforschung. Konrad Lorenz verstand darunter Gruppenangriffe unterlegener Tiere mit dem Ziel, einen überlegenen Gegner zu verscheuchen. Der aus Wolfenbüttel stammende Psychologe und Betriebswirtschaftler Heinz Leymann (1932–1999), der seit 1955 in Schweden lebte und arbeitete, importierte den Mobbing-Begriff in das Setting Arbeitswelt und gilt gemeinhin als „Vater" der Mobbing-Forschung. Ihm war seit den siebziger Jahren aufgefallen, dass die Ursachen für psychische Belastungen bei schwedischen Arbeitnehmern oftmals mit einem antisozialen Verhalten von Kollegen oder Vorgesetzten in Verbindung gebracht werden konnten. Sein in 1993 erschienenes Buch „Mobbing, Psychoterror am Arbeitsplatz und wie man sich dagegen wehren kann" wurde ein Bestseller und führte dazu, dass sich in Deutschland zunächst vor allem Gewerkschaften, Krankenkassen und Kirchen verstärkt dem Phänomen Mobbing widmeten (u. a. Einrichtung von Mobbing-Telefonen, Gründung von Selbsthilfegruppen) auseinandersetzten. Seit Mitte der neunziger Jahre ist gleichsam eine Flut an populärwissenschaftlichen Darstellungen und Ratgebern zu verzeichnen und in den Massenmedien ist das Thema zum Dauerbrenner avanciert. Auffällig ist dabei eine Diskrepanz zwischen veröffentlichten Meinungen und gesichertem Wissen.

Wissenschaftlich haben sich in Deutschland bisher vor allem Psychologen mit dem Forschungsgegenstand Mobbing beschäftigt. Die erhebliche volks- und betriebswirtschaftliche sowie arbeitsmedizinische Relevanz von Mobbing steht heute nicht mehr in Frage. Vor diesem Hintergrund wird nachfolgend der für Arbeitsmediziner wesentliche wissenschaftlich gesicherte Kenntnisstand zu Mobbing systematisch dargestellt. Dieser Intention entsprechend, finden daher nach einer ausführlichen Erörterung definitorischer Sachverhalte vor allem sozial- und arbeitsmedizinische Aspekte besondere Berücksichtigung, wohingegen individualtherapeutische Maßnahmen nur kurz skizziert werden.

17.2.2 Definition

Bis heute existiert keine einheitliche, international anerkannte Definition für Mobbing. Im alltäglichen Sprachgebrauch setzt man Mobbing oft mit Schikanieren, Sabotieren, Intrigieren, Fertigmachen oder Rausekeln gleich, populärwissenschaftlich wird es häufig mit „Psychoterror am Arbeitsplatz" umschrieben. Auf Leymann geht eine erste umfassendere Definition aus dem Jahr 1992 zurück, die nach wie vor sehr häufig verwendet wird:

„Mobbing umfasst negative kommunikative Handlungen, die gegen eine Person gerichtet sind (von einer oder mehreren anderen) und die sehr oft und über einen längeren Zeitraum hinaus vorkommen und damit die Beziehung zwischen Täter und Opfer kennzeichnen".

Weiter präzisierte Leymann, dass „Mobbing dann vorliegt, wenn eine oder mehrere von 45 genau beschriebenen negativen Handlungen über ein halbes Jahr oder länger mindestens einmal pro Woche vorkommen".

Die Gesellschaft gegen psychosozialen Stress und Mobbing e.V. versteht unter Mobbing „eine konfliktbelastete Kommunikation am Arbeitsplatz unter Kollegen oder zwischen Vorgesetzten und Untergebenen, bei der die angegriffene Person

- ▶ unterlegen ist und
- ▶ von einer oder mehreren anderen Personen
- ▶ systematisch
- ▶ oft und während längerer Zeit
- ▶ mit dem Ziel und/oder dem Effekt des Ausstoßes aus dem Arbeitsverhältnis
- ▶ direkt oder indirekt angegriffen wird und dies als Diskriminierung empfindet ...".

Eine ähnliche Mobbing-Definition vertritt die Deutsche Gesetzliche Unfallversicherung (DGUV) (vormals Hauptverband der gewerblichen Berufsgenossenschaften – HVBG). Demnach ist Mobbing „eine konflikthafte Kommunikation am Arbeitsplatz unter Kollegen oder zwischen Vorgesetzten und Mitarbeitern, bei der

- ▶ eine Person von einer oder einigen Personen
- ▶ systematisch
- ▶ häufig (mindestens einmal pro Woche)
- ▶ während längerer Zeit (mindestens 6 Monate)
- ▶ mit dem Ziel des Ausstoßes aus dem Arbeitsverhältnis
- ▶ direkt oder indirekt angegriffen wird ...".

Die Bundesanstalt für Arbeitsschutz und Arbeitsmedizin (BAuA) wählte für die erste deutsche repräsentative Mobbing-Studie die folgende Umschreibung: „Unter Mobbing ist zu verstehen, dass jemand am Arbeitsplatz häufig über einen längeren Zeitraum schikaniert, drangsaliert oder benachteiligt und ausgegrenzt wird.

Die Europäische Agentur für Sicherheit und Gesundheitsschutz am Arbeitsplatz schlug 2002 folgende Mobbing-Definition vor: „Unter Mobbing ist wiederholtes, unangemessenes Verhalten gegenüber einem Beschäftigten oder einer Gruppe von Beschäftigten zu verstehen, das Gesundheits- und Sicherheitsrisiken hervorruft."

Als „unangemessenes Verhalten" gilt jedes Verhalten, das von vernünftig reagierenden Menschen als Unterdrückung, Demütigung oder Bedrohung erlebt wird. Unter „Gesundheits- und Sicherheitsrisiken" ist eine Gefährdung der geistigen oder körperlichen Gesundheit der Beschäftigten zu verstehen. Mobbing kann verbale wie auch körperliche Angriffe sowie subtilere Formen (z. B. Abwertung der Arbeit eines Kollegen, soziale Ausgrenzung) einschließen.

Auch juristischerseits wurden in den letzten Jahren mehrfach Mobbing-Definitionen vorgenommen. So hat der Rechtsanwalt Martin Wolmerath (2004) zusammen mit Axel Esser den Begriff weiterentwickelt. Sie verstehen unter Mobbing „einen Geschehensprozess in der Arbeitswelt, in dem destruktive Handlungen unterschiedlicher Art wiederholt und über einen längeren Zeitraum gegen Einzelne vorgenommen werden, welche von den Betroffenen als eine Beeinträchtigung und Verletzung ihrer Person empfunden werden und dessen ungebremster Verlauf für die

Betroffenen grundsätzlich dazu führt, dass ihre psychische Befindlichkeit und Gesundheit zunehmend beeinträchtigt werden, ihre Isolation und Ausgrenzung am Arbeitsplatz zunehmen, dagegen die Chancen auf eine zufriedenstellende Lösung schwinden und der regelmäßig im Verlust ihres bisherigen beruflichen Wirkbereichs endet".

Des Weiteren liegen auch höchstrichterliche Mobbing-Definitionen in Deutschland vor. Das Bundesarbeitsgericht ging in seinem Beschluss vom 15. 01. 1997 – 7 ABR 14/96 auch auf mögliche Ursachen ein: „Mobbing ist das systematische Anfeinden, Schikanieren oder Diskriminieren von Arbeitnehmern untereinander oder durch Vorgesetzte. Es wird durch Stress am Arbeitsplatz begünstigt, deren Ursachen unter anderem in einer Über-/Unterforderung einzelner Arbeitnehmer, in der Arbeitsorganisation oder im Verhalten von Vorgesetzten liegen können".

Große Beachtung fand ein grundlegendes Urteil des Landesarbeitsgerichts Thüringen vom 10. 04. 2001– 5SA 403/00, in dem eine präzise Definition von Mobbing dokumentiert ist:

„Im arbeitsrechtlichen Verständnis erfasst der Begriff Mobbing fortgesetzte, aufeinander aufbauende oder ineinander übergreifende, der Anfeindung, Schikane oder Diskriminierung dienende Verhaltensweisen, die nach Art und Ablauf im Regelfall einer übergeordneten, von der Rechtsordnung nicht gedeckten Zielsetzung förderlich sind und jedenfalls in ihrer Gesamtheit das allgemeine Persönlichkeitsrecht oder andere ebenso geschützte Rechte, wie die Ehre oder die Gesundheit des Betroffenen verletzen. Ein vorgefasster Plan ist nicht erforderlich. Eine Fortsetzung des Verhaltens unter schlichter Ausnutzung der Gelegenheiten ist ausreichend."

Zusammenfassend werden in der betrieblichen und gerichtlichen Praxis derzeit keine der vorgestellten Definitionen vorrangig verwendet. Gemeinsame Charakteristika sind:
- eine Systematik der Anfeindung,
- eine gewisse Häufigkeit und Dauer (Intensität),
- die Gerichtetheit (individuumzentriert),
- die Zielorientierung (Ausschluss aus dem Arbeitsverhältnis) sowie

- eine Machtasymmetrie bzw. ein Stärkeungleichgewicht (Täter-Opfer-Verhältnis).

Gleichzeitig wird somit deutlich, dass nicht jede Stichelei oder Beleidigung oder vereinzelte, alltägliche Streitigkeiten unter Arbeitskollegen mit Mobbing gleichgesetzt werden dürfen. Nicht jedes soziale Problem am Arbeitsplatz erfüllt den Tatbestand von Mobbing. Darüber hinaus lassen sich verschiedene Formen von Mobbing unterscheiden. So werden als „Bossing" Mobbing-Handlungen von Vorgesetzten gegen Untergebene bezeichnet, während „Staffing" den umgekehrten Sachverhalt beschreibt (Mobbing von Untergebenen gegen den Vorgesetzten). Unter „strategischem Mobbing" werden in der Populärliteratur Mobbing-Handlungen als Mittel des Personalabbaus (z. B. bei ansonsten unkündbaren Beschäftigten im öffentlichen Dienst) verstanden. „High-Tech-Mobbing" beinhaltet Manipulationen am PC des Opfers (z. B. das Löschen von Dateien, Eingriffe in den E-Mail-Verkehr). In der internationalen Literatur werden für gleiche oder ähnliche Phänomene wie Mobbing häufiger auch die Begriffe „harassment/non-sexual harassment", „emotional abuse" oder „bullying" verwendet (abgeleitet vom englischen Verb „to bully" – tyrannisieren/schikanieren). „Bullying" ist aber weiter gefasst als Mobbing und schließt z. B. Handgreiflichkeiten oder eine sexuelle Belästigung am Arbeitsplatz mit ein. Letztere wird wiederum von einigen Experten als eine Sonderform von Mobbing angesehen.

In der 10. Revision der internationalen statistischen Klassifikation der Krankheiten (ICD-10) der WHO wird „Mobbing" in der Gruppe Z abgebildet, wobei die Kategorien Z00–Z99 Fälle umfassen, in denen Sachverhalte oder Probleme angegeben sind, die nicht als Krankheit, Verletzung oder äußere Ursache in den Kategorien A–Y der ICD klassifizierbar sind. Mobbing-assoziierte Beeinträchtigungen werden dabei unter Z56 (Probleme mit Bezug auf die Berufstätigkeit) eingeordnet. In Betracht kommt insbesondere Schlüsselposition Z56.4 (Unstimmigkeiten mit Vorgesetzten oder Arbeitskollegen) oder auch Z56.6 (andere physische oder psische Belastung im Zusammenhang mit der Arbeit). Mobbing selbst stellt somit keine medizinische Diagnose im Sinne der ICD-10 dar. Anders verhält es sich mit potenziellen gesundheitlichen Folgen von Mobbing, die durchaus auch eine krankheitswertige Ausprägung erreichen können.

17.2.3 Epidemiologie – Vorkommen

Mobbing ist kein spezifisches Problem des deutschen Sozialstaates, sondern ein internationales, transkulturelles Phänomen. Die in der Fachliteratur verfügbaren Angaben zu Vorkommen und Häufigkeit von Mobbing in Industrienationen zeigen aufgrund unterschiedlicher Definitionen, diagnostischer Kriterien, kultureller Unterschiede in der Wahrnehmung und Bewertung sowie divergierender rechtlicher und wirtschaftlicher Rahmenbedingungen erhebliche Schwankungsbreiten. In der allgemeinen Arbeitnehmerschaft wurden relative Häufigkeiten zwischen 1 und 15 % (bezogen auf die Gesamtzahl der Berufstätigen) beschrieben. Die Europäische Agentur für Sicherheit und Gesundheitsschutz am Arbeitsplatz ging im Jahr 2000 für die damalige EU von einer Mobbing-Prävalenz von ca. 9 % aus, dem entspricht eine Anzahl von etwa 12 Mio. Erwerbstätigen. Die 12-Monats-Prävalenz wird in der EU derzeit mit 5–10 % geschätzt. In Finnland wurden Prävalenzraten von bis zu 15 %, in den Niederlanden und Großbritannien von bis zu 14 % beobachtet. Aus Frankreich wurde im Rahmen einer Querschnittstudie in der allgemeinen Arbeitnehmerschaft eine relative Häufigkeit von 11 % bei Männern und 13 % bei Frauen berichtet. In Österreich wurden bereits Mitte der 90er Jahre Prävalenzraten von bis zu 8 % dokumentiert. In der Schweiz betrug die relative Häufigkeit nach einer repräsentativen Untersuchung des Staatssekretariats für Wirtschaft („seco") aus 2002 knapp 8 %. Auch in Südeuropa gibt es Mobbing: So haben derartige Fälle in der spanischen Erwerbsbevölkerung im letzten Jahrzehnt erheblich zugenommen, derzeit wird von einer Prävalenz von 14 % ausgegangen. Leymann ermittelte für Schweden bereits in den 90er Jahren eine „Mobbing-Arbeitslebenprävalenz" von 3,5 %. In älteren, nichtrepräsentativen deutschen arbeitspsychologischen und -medizinischen Untersuchungen aus den 90er Jahren fanden sich relative Häufigkeiten von 1,2–7 %. Für Deutschland lieferte der im Jahr 2002 publizierte Mobbing-Report der Bundesanstalt für Arbeitsschutz und Arbeitsmedizin (BAuA) erstmalig empirische repräsentative Daten. Zum Zeitpunkt der Untersuchung (in 2000) wurde – bezogen auf die Gesamtzahl der Erwerbstätigen (etwa 38 Mio.) – eine Mobbing-Quote von 2,7 % objektiviert. Somit waren ca. 1 Mio. Beschäftigte betroffen. Die 12-Monats-Prävalenz betrug 5,5 %, die relative Häufigkeit für die Gesamtdauer der Berufstätigkeit lag bei 11,3 %. Der deutsche Gewerkschaftsbund (DGB) schätzt die Zahl der jährlichen Mobbing-Opfer auf ca. 1,5 Mio. und sieht darüber hinaus in bis zu 10 % aller Suizide einen Zusammenhang mit einer Mobbing-Problematik.

Mobbing tritt unabhängig von Geschlecht, Lebensalter, Art der beruflichen Tätigkeit oder Beschäftigungsdauer auf und kann grundsätzlich jeden treffen. Neue Mitarbeiter sollen jedoch Mobbing-gefährdeter sein als langjährig Beschäftigte. Des Weiteren findet sich in der überwiegenden Zahl der einschlägigen Studien ein höheres Mobbing-Risiko für Frauen im Vergleich zu Männern. Nach den Daten des deutschen Mobbing-Reports haben Frauen ein um 75 % höheres Mobbing-Risiko als Männer. Die am stärksten betroffenen Altersgruppen sind demnach unter 25-Jährige und Auszubildende (3,7 %) sowie über 55-Jährige (2,9 %). Häufigste Mobbing-Täter sind männliche Vorgesetzte im Alter zwischen 35 und 55 Jahren. In den von Leymann untersuchten Kollektiven waren unter den Mobbing-Opfern die 21- bis 40-Jährigen am häufigsten vertreten. In einer neueren italienschen Fallserie waren die meisten der in einer arbeitsmedizinischen Poliklinik untersuchten Mobbing-Opfer (n = 226) zwischen 35 und 54 Jahre alt. Bei derzeitigem Wissensstand scheint das Mobbing-Risiko in sozialen (u. a. Lehrkräfte, Erzieher, Sozialarbeiter, Altenpfleger) und Gesundheitsberufen (u. a. Ärzte, Pflegekräfte), bei Beschäftigten von Banken/Versicherungen, im öffentlichen Dienst (u. a. Polizei, Verwaltungen, Behörden), und bei

Verkaufspersonal am höchsten zu sein. So wurden u. a. im Gesundheits-/Sozialwesen Mobbing-Raten von bis zu 30 %, in Schulen von bis zu 20 % und in öffentlichen Verwaltungen von bis zu 15 % beschrieben. Bei Bezugnahme auf die Daten des Mobbing-Reports der BAuA haben Beschäftigte in sozialen Berufen (u. a. Erzieher, Sozialarbeiter, Altenpfleger) das höchste Mobbing-Risiko.

17.2.4 Ätiopathogenese

Weitgehende Einigkeit besteht heute dahingehend, dass Mobbing ein multifaktoriell verursachter Prozess ist, dessen Entstehungsbedingungen sich sowohl aus Verhalten (Opfer und Täter) als auch aus Verhältnissen (Organisation/Gruppe) rekrutieren. Aus stresstheoretischer Perspektive kann Mobbing als eine extreme Form sozialer Stressoren, bei konflikttheoretischer Betrachtung als ein eskalierter, nicht richtig gelöster Konflikt bezeichnet werden. Einige Experten sprechen in diesem Zusammenhang auch von der „darwinistischen Art" der Konfliktlösung (der Stärkere siegt). Im Vordergrund stehen Beziehungs- (Antipathie – „die Chemie stimmt nicht") und Rollenkonflikte (nicht klar definierte Zuständigkeiten oder Aufgaben). Die Europäische Agentur für Sicherheit und Gesundheitsschutz am Arbeitsplatz unterscheidet zwischen Mobbing als „… Folge eines eskalierenden Konfliktes" und Mobbing-Fällen, „in denen Täter ihre Aggressionen ausleben (Suche nach einem Sündenbock) und die Opfer primär nicht in einen Konflikt verwickelt waren". Wissenschaftlich liegen derzeit keine empirischen Belege für eine ausschlaggebende Bedeutung bestimmter Faktoren vor. Die zahlreichen Hypothesen und Konzepte zur Entstehung von Mobbing lassen sich aus sozial- und arbeitsmedizinischer Sicht auf drei wesentliche Ansätze fokussieren. So wird Mobbing bei Betonung der Arbeitsumwelt (Makroebene) primär als Folge risikobehafteter Verhältnisse gesehen. Dabei wird insbesondere auf konjunkturelle Rahmenbedingungen, Arbeitsorganisation, Betriebsklima und Führungsverhalten abgehoben. Weitere wichtige Faktoren des Arbeitsumfelds, die im Zusammen-

> **Box 17.1: Mobbing begünstigende Faktoren der Arbeitswelt**
>
> ❑ Arbeitsverdichtung, Überforderung, chronischer Stress
> ❑ Verschärfter Wettbewerb (Zeit-/Erfolgsdruck)
> ❑ Unterforderung (Langeweile)
> ❑ Perspektivlosigkeit, Inhaltsarmut
> ❑ Unklare Arbeitsorganisation
> ❑ Arbeitsplatzunsicherheit, Angst vor Arbeitsplatzverlust
> ❑ Pathologisches Konkurrenzdenken
> ❑ Schlechtes Betriebsklima
> ❑ Formatierte Arbeitswelt (standardisierter Arbeitnehmer)
> ❑ Innerbetriebliche Veränderungen (neue Vorgesetzte, neue Abläufe)
> ❑ Unternehmenskultur, die Mobbing verharmlost
> ❑ Defizitäre Führungskompetenz, mangelhafte Personalpolitik
> ❑ Defizitäre Kommunikation, Intransparenz von Entscheidungen
> ❑ Fehlende Anerkennung (Feedback)
> ❑ Fehlende gemeinsame Werte, soziales Desinteresse
> ❑ Rollenkonflikte

hang mit einem häufigeren Auftreten von Mobbing diskutiert werden, zeigt Box 17.1.

Nicht nur Betriebs- und Personalräte bewerten mittlerweile das Auftreten von Mobbing-Fällen in einem Unternehmen in erster Linie als Führungsschwäche bzw. Managementversagen. Für tiefenpsychologisch ausgerichtete Mobbing-Forscher steht insbesondere ein hochpathologischer („perverser") Narzissmus von Führungskräften im Vordergrund, deren Berufsleben von der Trias „Kräftemessen – Misstrauen – Manipulation" bestimmt wird. Hierbei sind Mitarbeiter zuallererst Rivalen und eine Bedrohung der eigenen Macht. Somit wird jeder dominiert oder zerstört. Ein stärker individuumzentriertes (Mikroebene) und bevorzugt von Psychologen vertretenes Konzept versteht Mobbing primär als Folge eines vom gesellschaftlichen und beruflichen Umfeld weitgehend unabhängigen persönlichen Verhaltens bzw. individueller Einstellungen. Im Fokus stehen hier vor allem pathologische Persönlichkeitsmerkmale, eingeschränkte Frustrationstoleranz und soziale Kompetenz von Opfern und Täter.

Wissenschaftlich ist eine spezifische Opfertypologie bis heute nicht gesichert. In der populärwissenschaftlichen Literatur werden die unten genannten Charaktereigenschaften und Verhaltensweisen immer wieder als risikoerhöhend angeführt (s. unten). Für Mobbing-Täter stehen die fehlende Bereitschaft zur Konfliktlösung und die Aggression, der Wunsch, andere zu verletzen, im Vordergrund. Daneben können auch Intoleranz, Neid, Eifersucht, Angst, Rivalität und persönliche Probleme wie gescheiterte Karriereträume, private Beziehungen, Krankheiten oder Alkohol-/Drogenmissbrauch eine Rolle spielen. Ein weiterer Erklärungsansatz sieht die Entstehung von Mobbing im Gefolge eines Person-Environment/Group-Misfit (Mesoebene). Im Fokus steht hier die „Passung" von Individuum, Gruppe (Team), Arbeitsaufgabe und Organisation, wobei der Störung des Gleichgewichts der Gruppe entscheidende Bedeutung zukommt. Das Mobbing-Risiko wird demnach nicht nur von individuellen Persönlichkeits-/Verhaltensdefiziten oder ungünstigen Arbeitsverhältnissen, sondern auch von gruppendynamischen Prozessen (u. a. soziale Unterstützung) beeinflusst.

Verhalten und Persönlichkeitsmerkmale von Mobbing-Opfern

- ▶ Nicht gruppenkonform (Außenseiter, Sonderling)
- ▶ Fehlende/falsche Beziehungen (keine Lobby, Chef zum Feind)
- ▶ Sündenbock-Image
- ▶ Mangelndes Selbstwertgefühl
- ▶ Zu kompetent (der Bessere ist der Feind des Guten)
- ▶ Zu hohe Erwartungen an Tätigkeit
- ▶ Übersteigertes Bedürfnis nach Anerkennung
- ▶ Übereifrig/zu offensiv („das Gedinge kaputt machen")

17.2.5 Phänomenologie: Mobbing-Handlungen und Verlauf

Das Spektrum potenzieller Mobbing-Strategien ist nahezu unbegrenzt und unterliegt einer ständigen „Weiterentwicklung". Leymann hat zwischen 45 konkreten feindseligen Handlungen unterschieden, die er fünf Kategorien zugeordnet hat (s. Box 17.2) und als LIPT-Fragebogen („Leymann Inventory of Psychological Terrorization") auch im Sinne eines diagnostischen Instruments verwendet hat. Dieses Vorgehen ist jedoch wegen Unvollständigkeit, logischen Unstimmigkeiten und Redundanz bestimmter Handlungen bis heute wissenschaftlich umstritten. So haben deutsche Experten u. a. über 100 verschiedene Mobbing-Strategien beschrieben. Die in der betrieblichen Praxis am häufigsten beobachteten Mobbing-Handlungen sind unten dargestellt. In neueren italienschen Untersuchungen war die soziale Isolation der Opfer die am häufigsten eingesetzte Mobbing-Strategie. Darüber hinaus lassen sich Mobbing-Handlungen anhand der beteiligten Hierarchieebenen einer Organisation unterscheiden. Nach bislang vorliegenden empirischen Befunden kommt Kollegen-Mobbing (gleiche Hierarchieebene) mit ca. 50 % am häufigsten vor. Es folgt „Bossing" mit Prävalenzraten von etwa 40 %, vor kombiniertem Mobbing (Vorgesetzte und Kollegen beteiligt – bis 15 % der Fälle) und dem eher seltenen „Staffing" (ca. 2 % der Fälle).

Häufig beschriebene Mobbing-Strategien

- ▶ Soziale Isolierung (Ausgrenzung, Vorenthalten von Informationen)
- ▶ Gerüchte („Brunnenvergiftung", Verbreitung von Unwahrheiten)
- ▶ Verbale Aggressionen (Drohungen, Demütigungen)
- ▶ Aufgaben-/Kompetenzentzug („Kaltstellen")
- ▶ Angriff auf Person/Privatsphäre
- ▶ Androhung/Ausübung körperlicher Gewalt
- ▶ Überforderung (Zuteilung unlösbarer Aufgaben)
- ▶ Abwertung der Person (vor Kollegen lächerlich machen)
- ▶ Ständige Kritik

Box 17.2: Die „45 Mobbing-Handlungen" nach Leymann

1. Angriffe auf die Möglichkeiten, sich mitzuteilen
- ☐ Einschränkungen der Meinungsäußerung durch Vorgesetzte
- ☐ Man wird ständig unterbrochen
- ☐ Einschränkungen der Meinungsäußerung durch Kollegen
- ☐ Anschreien oder lautes Schimpfen
- ☐ Ständige Kritik an der Arbeit, am Privatleben
- ☐ Telefonterror
- ☐ Schriftliche/mündliche Drohungen
- ☐ Kontaktverweigerung durch abwertende Blicke/Gesten
- ☐ Kontaktverweigerung durch Andeutungen

2. Angriffe auf die sozialen Beziehungen
- ☐ Man spricht nicht mehr mit dem/der Betroffenen
- ☐ Man lässt sich nicht ansprechen
- ☐ Versetzung in Raum weitab von Kollegen
- ☐ Es wird verboten, die/den Betroffene(n) anzusprechen
- ☐ Man wird „wie Luft" behandelt

3. Auswirkungen auf das soziale Ansehen
- ☐ Hinter dem Rücken wird schlecht geredet
- ☐ Man verbreitet Gerüchte
- ☐ Man macht jemanden lächerlich
- ☐ Man verdächtigt jemanden, psychisch krank zu sein
- ☐ Man will jemanden zu einer psychiatrischen Untersuchung zwingen
- ☐ Man macht sich über eine Behinderung lustig
- ☐ Man imitiert Gang, Stimme, Gesten
- ☐ Man greift politische/ religiöse Einstellung an
- ☐ Man macht sich über Nationalität/Privatleben lustig

- ☐ Man zwingt jemanden zu Arbeiten, die Selbstbewusstsein verletzen
- ☐ Man beurteilt den Arbeitseinsatz in falscher/kränkender Weise
- ☐ Man stellt Entscheidungen des/der Betroffenen in Frage
- ☐ Man ruft obszöne Schimpfworte nach
- ☐ Sexuelle Annäherungen oder verbale sexuelle Angebote

4. Angriffe auf die Qualität von Berufs-/Lebenssituation
- ☐ Man weist keine neuen Arbeitsaufgaben zu
- ☐ Man verteilt sinnlose Arbeitsaufgaben
- ☐ Man erteilt Aufgaben weit unterhalb des Könnens
- ☐ Man vergibt ständig neue Aufgaben
- ☐ Man nimmt jede Beschäftigung am Arbeitsplatz
- ☐ Man erteilt Aufgaben, die Qualifikation übersteigen
- ☐ Man erteilt kränkende Arbeitsaufgaben

5. Angriffe auf die Gesundheit
- ☐ Zwang zu gesundheitsschädlichen Arbeiten
- ☐ Androhung körperlicher Gewalt
- ☐ Anwendung leichter Gewalt
- ☐ Körperliche Misshandlung
- ☐ Sexuelle Handgreiflichkeiten
- ☐ Man verursacht Kosten für die/den Betroffene(n)
- ☐ Man richtet physischen Schaden im Heim oder am Arbeitsplatz der/des Betroffenen an

▶ Falsche Bewertung der Arbeitsleistung
▶ Ständiges Sticheln und Hänseln
▶ Sabotage (Dateien löschen, „Ideenklau")

Hinsichtlich der Häufigkeit von Mobbing-Attacken zeigte sich auf der Datengrundlage des Mob-bing-Reports der BAuA, dass nahezu jeder vierte Betroffene täglich und etwa jeder dritte mehrmals pro Woche gemobbt wurde. Bezüglich der Dauer objektivierte der Mobbing-Report durchschnittlich 16,4 Monate. Demgegenüber ermittelte Zapf auf der Grundlage von Opferstichproben eine durchschnittliche Mobbing-Dauer von 3–4 Jahren. Nach den bisher vorliegenden wissenschaftlichen Erkenntnissen lassen sich Mobbing-Prozesse chronologisch in typische Phasen untergliedern. Auf Leymann geht ein 4-stufiges Verlaufsmodell zurück, das in Abb. 17.3 zusammengefasst ist. Grundsätzlich kann ein Mobbing-Prozess auf jeder Stufe beendet werden, mit zunehmender Dauer wird dies jedoch immer unwahrscheinlicher. Fortgeschrittene Mobbing-Fälle enden fast immer mit dem Verlust des Arbeitsplatzes. Nach den Daten des deutschen Mobbing-Reports endeten mehr als 50 % der Fälle durch Kündigung des Arbeitsvertrages. Häufiger zieht der Verlust des konkreten Arbeitsplatzes auch das generelle Ausscheiden aus dem Erwerbsleben nach sich. Nach längerer Arbeitsunfähigkeit wegen psychosomatischer Erkrankungen schaffen die Betroffenen den Wiedereinstieg in die Arbeitswelt nicht mehr.

17.2.6 Symptomatik – Beschwerdebilder – Diagnose – Differenzialdiagnose

Mobbing ist primär zwar keine medizinische Diagnose und somit auch keine ärztliche Domäne, wird aber aufgrund der daraus abgeleiteten Gesundheitsstörungen und -folgen (sozial) medizinisch immer bedeutsamer. Hinsichtlich der Symptomatik lassen sich betriebliche und individuelle Ebene abgrenzen.

Betriebliche Indikatoren für eine Mobbing-Problematik können u. a. sein:
- Motivationsverlust/Passivität von Mitarbeitern,
- lautstarke Auseinandersetzungen,
- Häufung von Mitarbeiterbeschwerden,
- Häufung von Kundenbeschwerden,
- hohe Personalfluktuation,
- Zunahme von Fehlzeiten,
- Zunahme von Qualitätsmängeln,
- abnehmende Beteiligung an betrieblichen sozialen Aktivitäten.

Individuell weist das Beschwerdebild von Mobbing-Betroffenen in der Regel eine Multidimensionalität mit Vorhandensein psychischer, psychosomatischer, somatischer sowie sozialer Beeinträchtigungen auf. Dabei wird zumeist ein primärer Bezug zur beruflichen Tätigkeit hergestellt. Beklagt werden diverse unspezifische Symptome, die in ihrer Ausprägung und Ausgestaltung vielge-

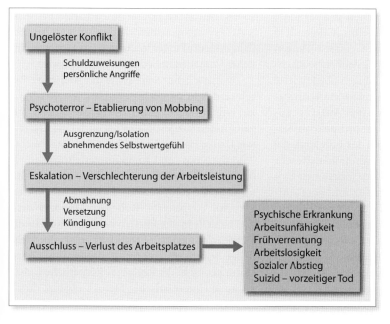

Abb. 17.3: Mobbing-Verlaufsmodell nach Leymann

staltig sind, so u. a. Selbstzweifel/ Selbstwertkrise, Schuld-/Ohnmachtsgefühle, Unsicherheit, Gereiztheit, Konzentrationsdefizite, Leistungs- und Denkblockaden, Niedergeschlagenheit, Kopfschmerzen, Schlaf-/Sexualstörungen, Magen-/Darm (Reizmagen, Durchfälle), Herz-/Kreislaufbeschwerden (Schwindel, Schweißausbrüche, Herzrhythmusstörungen, Bluthochdruck), Rückenschmerzen bis hin zu schweren Beeinträchtigungen der seelischen Gesundheit, wie beispielsweise depressive Störungen, Vitalitätsverlust, Existenzangst, Alpträume, Selbstmordgedanken/suizidale Handlungen, Entwicklung von Suchterkrankungen oder posttraumatische Belastungsstörungen. Leymann unterscheidet hierbei vier Schweregrade: Stadium 1 und 2 beinhalten leichtere Stressreaktionen und beginnende psychische und/oder funktionelle Symptombildungen. Stadium 3 und 4 umfassen anhaltenden Belastungsstörungen mit schwerwiegenderen gesundheitlichen Schädigungen. Vergleichbar mit Befunden bei chronischem Stress werden auch bei Mobbing-Opfern Störungen des Regelkreises Hypothalamus-Hypophyse-Nebennierenrinde (HPA) diskutiert.

Die epidemiologische Forschung zu Gesundheitsbeschwerden bzw. Krankheiten im Gefolge von Mobbing ist noch relativ jung. In Querschnittstudien wurden bei Betroffenen u. a. erhöhte Prävalenzraten von gesundheitsschädigendem Stress, depressiven Symptomen, Angststörungen und eine geringere Arbeitszufriedenheit beobachtet. In Längsschnittuntersuchungen objektivierte man bei „gemobbten" Schulkindern ein vermehrtes Auftreten von depressiven und Angststörungen. Eine methodisch valide, prospektive Kohortenstudie (Kivimäki 2003) aus Finnland, die über 5000 Beschäftigte des Gesundheitswesens einschloss, erbrachte positive Assoziationen zwischen Mobbing am Arbeitsplatz und dem Auftreten depressiver und kardiovaskulärer Erkrankungen. Dabei ließen sich sogar Dosis-Wirkungs-Beziehungen aufzeigen. Auch im Rahmen einer französischen Querschnittstudie wurde „bullying" („mobbing") als Risikofaktor für depressive Störungen objektiviert. Hierbei ließen sich ebenso Dosis-Wirkungs-Beziehungen belegen:

Je häufiger „bullying" erfolgte, desto schwerer waren die depressiven Symptome (Niedhammer 2006).

Hinsichtlich der Sicherung der individuellen Diagnose „krank durch Mobbing" ist wegen der überwiegend unspezifischen Symptome und fehlender eindeutiger klinischer oder biochemischer Marker ein gleichermaßen differenzierter wie ganzheitlich orientierter Ansatz zu favorisieren. Als hilfreich für die Diagnosefindung wird das Führen eines Mobbing-Tagebuchs angesehen, in dem feindselige und diskrimierende Handlungen dokumentiert werden. Bei hinreichend begründeten Verdachtsmomenten – dabei kommt auch Vertrauenspersonen wie Lebens-/Ehepartnern, sonstigen Angehörigen und Freunden eine wichtige Rolle zu – sollten Mobbing-Betroffene frühzeitig innerbetriebliche (z. B. Betriebsrat, Betriebsarzt, Mediatoren, Gleichstellungsbeauftragte, Mobbing-Beauftragte) und/oder außerbetriebliche Informations- und Hilfsangebote (z. B. von Gewerkschaften/Selbsthilfegruppen/Verbänden/Kirchen, Hotlines, Arzt, Psychologe, spezialisierter Jurist) in Anspruch nehmen.

Im Rahmen der individualdiagnostischen Abklärung eines Mobbing-Falles ist eine gute interdisziplinäre Kooperation und Kommunikation zwischen den in den Prozess involvierten Personen (Betroffene, Hausärzte, Fachärzte, Betriebsärzte, Psychologen, Betriebsräte, sonstige betriebliche Akteure) unter Wahrung datenschutzrechtlicher Vorgaben unbedingt empfehlenswert.

Von ärztlicher Seite sollte das subjektive Beschwerdebild möglichst ausführlich unter Skizierung etwaiger zeitlicher Veränderungen aufgenommen werden. Dabei hat auch eine Klärung von Dauer, Häufigkeit und Intensität betrieblicher Ausgrenzungs- und Kränkungserlebnisse zu erfolgen, wobei neben (fremdanamnestischen) Informationen zum Mobbing-Prozess (betriebliches Umfeld, Vorgesetzte, Kollegen, Mobber) auch Eigenanteile in den Blick zu nehmen sind. Für die Objektivierung und Quantifizierung gesundheitlicher Beeinträchtigungen und/oder Funktionsstörungen ist in der Regel eine körperliche Untersuchung (internistischer Status), ergänzt durch wichtige Routinelaborparameter durchzuführen, sofern derartige Befunde nicht anderweitig verfügbar sind. Aus den in kleineren psychobiologischen Feldstudien bei Mobbing-Opfern objektivierten Veränderungen des Cortisol-Tagesprofils lassen sich derzeit noch keine Empfehlungen für die Routinediagnostik ableiten. Unverzichtbar für eine sachgerechte Diagnosestellung, Differenzialdiagnostik und die Beurteilung möglicher gesundheitlicher Folgen ist in jedem Fall eine möglichst frühzeitige psychosomatische/psychologische und/oder psychiatrische Untersuchung unter Einschluss psychometrischer Testverfahren.

In diesem Zusammenhang ist insbesondere der bereits oben genannte, von Leymann entwickelte LIPT („Leymann Inventory of Psychological Terrorization") anzuführen. Hierbei handelt es sich um einen Fragebogen mit 99 Items (sozioökonomische Fragen: 10, Mobbinghandlungen: 45, Intensität/Dauer: 5, Stresssymptome: 39) zur Feststellung von Mobbing-Verhalten und -verläufen, der allerdings wissenschaftlich nach wie vor umstritten ist. Im Einzelfall können weitere psychometrische Untersuchungen, wie z. B. AVEM (Arbeitsbezogenes Verhaltens- und Erlebensmuster), ISTA (Instrument zur stressbezogenen Tätigkeitsanalyse) oder HADS-D (Hospital Anxiety Depression Scale, deutsche Version) indiziert sein.

Differenzialdiagnostisch sind vor allem primäre, d. h. von den Arbeitsbedingungen unabhängige, seelische Erkrankungen oder Persönlichkeitsstörungen abzugrenzen, die sich unter einer Mobbing-ähnlichen Symptomatik manifestieren. In Betracht zu ziehen sind u. a. schizophrene Psychosen, schwerere depressive Störungen, generalisierte Angsterkrankungen oder primäre (z. B. querulatorische) Persönlichkeitsstörungen. So wird in der jüngeren Literatur über angebliche Mobbing-Opfer berichtet, die in Wirklichkeit an einer Psychose aus dem schizophrenen Formenkreis litten. In der Praxis bleibt die diagnostische Zuordnung der oben beschriebenen, weitgehend unspezifischen Symptome zu einer Mobbing-Problematik auch bei differenziertem Vorgehen problematisch. Die Aufdeckung zeitlicher und ursächlicher Zusammenhänge zu vorangegangenen ungelösten Konflikte und psychosozialen Belastungen des beruflichen Umfeldes ist bei häufig längerer Vorgeschichte, multiplen Beschwerden und vielschichtigen Einflussfaktoren aufwändig.

17.2.7 Folgen von Mobbing

Hinsichtlich der Auswirkungen von Mobbing lassen sich individuelle, betriebliche und gesellschaftliche Folgen abgrenzen. In Abhängigkeit von Dauer und Intensität sowie persönlichen Bewältigungsstrategien und sozialer Unterstützung finden sich bei Mobbing-Opfern negative Rückwirkungen auf Gesundheit, Beruf und/oder Privatleben. Schwerere Fälle zeigen Beeinträchtigungen in allen Bereichen, vergleichbar mit Opfern von Katastrophen. Nach den Angaben im Mobbing-Report berichteten 44 % der Personen über stärkere gesundheitliche Einschränkungen bzw. manifeste Erkrankungen. Ein Drittel musste therapeutische Hilfe in Anspruch nehmen, bei jedem sechsten war eine stationäre Behandlung notwendig. Die Fähigkeit zur Berufsausübung kann auch schwer beeinträchtigt sein: Regelmäßige feindselige Attacken führen zu Verunsicherung und ständigen negativen Gefühlen mit Folgen auf Arbeitsverhalten und Leistungsfähigkeit (z. B. Isolation, innere Kündigung). Rückwirkungen auf das Privatleben sind u. a. familiäre Krisen, Partnerschafts-/Sexualprobleme und/oder Trennungen. In Betrieben werden durch Mobbing nicht nur Unternehmenskultur und Wettbewerbsfähigkeit (u. a. Arbeitsausfall und Minderleistung) negativ beeinflusst, sondern manchmal sogar die Lebensfähigkeit einer Organisation gefährdet. Betriebswirtschaftlich wurden die Kosten aufgrund erhöhter Fehlzeiten, Fluktuation, Qualitätseinbußen oder verminderte Produktivität pro Mobbing-Fall auf bis zu € 30 000,– geschätzt. Auch die gesellschaftlichen Auswirkungen von Mobbing sind erheblich. Nach volkswirtschaftlichen Berechnungen macht der gesamtwirtschaftliche Schaden allein in Deutschland jährlich ca. 15 Mrd. Euro aus (dies entspricht ungefähr dem gesamten jährlichen Ausgabenvolumen der gesetzlichen Unfallversicherung). Dabei schlagen insbesondere Krankschreibungen, Arztbehandlungen, Psychotherapie, Klinikaufenthalte, Rehamaßnahmen, vorzeitige Berentungen und Arbeitslosigkeit zu Buche. Wie hoch die durch Mobbing bedingten Leistungen der einzelnen Sozialversicherungsträger sind, ist wissenschaftlich noch nicht hinreichend validiert worden. Hochrechnungen, die bis zu 20 % der jährlich etwa 11 000 Selbstmorde in Deutschland und ca. 25 000 (von etwa 160 000) Frühberentungen pro Jahr auf Mobbing zurückführen, bleiben derzeit spekulativ. Auch die Zunahme psychischer Erkrankungen als Grund für Arbeitsunfähigkeit und vorzeitige Erwerbsminderung kann unter Wahrung der wissenschaftlichen Seriosität nicht „eins zu eins" mit der Zunahme von Mobbing gleichgesetzt werden.

17.2.8 Intervention

Interventionsmaßnahmen gegen Mobbing lassen sich im Hinblick auf Zielgruppe/Setting (z. B. Individuum, Arbeitsgruppe, Organisation, Rahmenbedingungen) und Ansatz (z. B. Änderung von Verhalten und/oder Verhältnissen) unterscheiden. Dabei ist in der Praxis die eher „akademische Trennung" zwischen Intervention (Therapie) und Prävention (Vorbeugung) nicht immer möglich bzw. sinnvoll. Eine wissenschaftliche Evaluation der in der Literatur publizierten Vorschläge zu Mobbing-Interventionen bezüglich Qualitätssicherung, Wirksamkeit (Effektivität) oder Kosten-Nutzen-Relation (Effizienz) steht derzeit noch weitgehend aus. Individuumzentrierte Maßnahmen beinhalten vor allem Änderungen des Verhaltens, zumeist als Strategien zur persönlichen Bewältigung oder als Ermutigung zu einer aktiven Gegenwehr. „Mobbing-Ratgeber" empfehlen Betroffenen, sich frühzeitig an eine Vertrauensperson zu wenden und professionelle Hilfe in Anspruch zu nehmen. Zudem sollte vor der Phase der Eskalation versucht werden, den sachlichen Kern und etwaige eigene Anteile eines zugrunde liegenden Konflikts herauszufinden und Lösungsvorschläge anzubieten.

Nach den Daten des deutschen Mobbing-Reports haben 74 % der Betroffenen versucht, eine Aussprache herbeizuführen, 44 % den Mobber aufgefordert, seine Handlungen zu unterlassen und 36 % Vorschläge zur Lösung unterbreitet. Dennoch war die direkte Gegenwehr gegenüber Mobbern offenbar nur selten erfolgreich. So wurden in 83 % der Fälle alle Klärungsversuche blockiert. Maßnahmen zur persönlichen Bewältigung umfassen insbesondere das Ignorieren der Situation (19 % der Befragten im Mobbing-Report) oder den Versuch, den Mobber zu meiden (17 %). Derartige verdrängende Ansätze werden allerdings von Betroffenen später häufiger als Fehler empfunden.

Bezüglich professioneller Unterstützung lassen sich inner- und außerbetriebliche Angebote abgrenzen. Von vielen Experten werden innerbetriebliche Helfer (z. B. Betriebs-/Personalräte, Betriebs-/Werksärzte, betrieblicher Sozialdienst, Gleichstellungsbeauftragte, Mobbing-Beauftragte, Mediatoren, Personalleiter) aufgrund ihrer speziellen Kenntnisse der Organisation, der Sensibilisierung für die Thematik und des oftmals größeren Engagements präferiert. Hauptansprechpartner im Betrieb sind laut Mobbing-Report Betriebs-/Personalräte (69 %) vor befreundeten Kollegen (62 %). Dagegen wurden Betriebsärzte in lediglich 3 % der Fälle konsultiert. 23 % der Betroffenen wünschten keinerlei innerbetriebliche Unterstützung, weil sie Angst um ihren Arbeitsplatz hatten oder aus dem Betrieb keine wirksame Hilfe erwarteten. Außerbetriebliche Helfer werden u. a. in der Familie, beim Partner, bei Freunden, in Beratungsstellen von Gewerkschaften, Verbänden oder Kirchen, in Selbsthilfegruppen, bei Rechtsanwälten, Psychologen, Psychotherapeuten und Haus-/Fachärzten gesucht. Eine derartige Unterstützung wurde von 94 % der Befragten im Mobbing-Report angegeben. Juristischer Rat ist insbesondere dann gefragt, wenn bereits arbeitsrechtliche Sanktionen oder eine Kündigung drohen. Ärztliche Kompetenz ist dagegen bei stärkeren Beeinträchtigungen der seelischen und/oder körperlichen Gesundheit vonnöten. Im Regelfall wird sich der aufgesuchte (Fach)Arzt zu Notwendigkeit und Möglichkeiten einer individuell angepassten Therapie äußern und sie, wenn erforderlich, auch gleich einleiten. (Haus)ärztlicherseits kann vor allem in einer akuten Eskalationssituation eine Entlastung durch Krankschreibung (Auszeit für Ruhe und Selbstfindung) notwendig werden, ansonsten ist in frühen Stadien bzw. bei geringerer Ausprägung von Gesundheitsstörungen allenfalls eine kurzfristige Attestierung von Arbeitsunfähigkeit sinnvoll. Eine Dauerkrankschreibung ohne gleichzeitige Lösungsversuche ist kontraproduktiv, da sie zu einer Entfremdung vom Arbeitsplatz führt und einer endgültigen Ausgliederung aus dem Arbeitsleben Vorschub leistet. Bei schwereren Beeinträchtigungen kann in Abhängigkeit vom vorliegenden Störungsbild und fachärztlicher Beurteilung eine medikamentöse und/oder ambulante/stationäre psychotherapeutische Behandlung indiziert sein.

Betriebliche Interventionen (Mobbing als Symptom eines kranken Unternehmens) beinhalten verschiedene Maßnahmen. Hierbei sind Vorgesetzte (sofern sie nicht in den Prozess involviert sind) in besonderer Weise gefordert. Zum einen ist ein Mobbing-Vorwurf zeitnah zu klären, zum anderen ist ein zugrunde liegender Konflikt möglichst einvernehmlich zu lösen. Die Reaktionen auf Mobbing-Fälle können durchaus abgestuft erfolgen: über ein offenes, gemeinsames Gespräch, eine eindringliche Ermahnung, ein betriebliches Schlichtungsverfahren bis hin zu arbeitsrechtlichen Sanktionen (z. B. Abmahnung, Kündigung) gegen Täter. Bewährt hat sich für eine betriebliche Schlichtung das Einschalten einer „dritten Instanz" (Konfliktbeauftragter, Mobbing-Berater, unabhängiger Ansprechpartner) zur Wahrung der Neutralität bzw. Aufhebung von Hierarchieebenen. Des Weiteren sollte zwischen den Beteiligten die Bereitschaft zur Konfliktarbeit bestehen bzw. geweckt werden, die für die Zukunft auch einen neuen Kurs (z. B. organisatorische Veränderungen) oder eine Wiedergutmachung nach sich ziehen kann.

17.2.9 Prävention

Hinsichtlich des Präventionsansatzes kommen sowohl Modifikationen des betrieblichen Umfelds oder der gesellschaftlichen und politischen Rahmenbedingungen (Verhältnisprävention) als auch Verbesserungen der individuellen Belastbarkeit (Verhaltensprävention) in Betracht. Im Vordergrund der Verhältnisprävention steht die Risikominderung, während Verhaltensprävention vor allem auf Ressourcenstärkung (Coping-Verbesserung) abhebt. In Deutschland spielt insbesondere die betriebliche Mobbing-Prävention eine führende Rolle. Gewerkschaften, Betriebsräte und Selbsthilfegruppen haben sich im letzten Jahrzehnt maßgeblich für eine verbesserte Sensibilisierung und die Implementierung von Programmen zur Verhinderung von Mobbing engagiert.

Betriebliche Mobbing-Prävention umfasst im Wesentlichen drei Maßnahmenpakete:
▶ Sensibilisierung für das Problem Mobbing,
▶ Reduzierung Mobbing fördernder betrieblicher Faktoren,
▶ institutionalisierter (professioneller) Umgang mit Mobbing.

Sensibilisierung für das Problem Mobbing. Unternehmenseigene Normen und Wertvorstellungen (betriebliche Sozialcharta) sind festzulegen, in geeigneter Weise bekannt zumachen und im Sinne eines fortlaufenden Prozesses weiterzuentwickeln. Sie müssen von allen Betriebsangehörigen eingehalten werden. Beschäftigte aller Hierarchieebenen sollten in adäquater Form über das Problem Mobbing, seine Erscheinungsbilder, Folgen und Maßnahmen der Vorbeugung informiert werden. Anti-Mobbing-Kampagnen, die Bildung von Mobbing-Präventionsteams (z. B. aus Betriebsarzt, Personalvertretung und Unternehmensleitung) oder betriebliche Vertrauenspersonen (Mobbing-Beauftragte) können die Entstigmatisierung wesentlich fördern.

Reduzierung Mobbing fördernder betrieblicher Faktoren. Hierunter fallen in erster Linie Maßnahmen der Arbeitsorganisation und des Personalmanagements. Als Mobbing-Prophylaxe gelten u. a. klare Arbeitsstrukturen, das Festlegen von Aufgaben und Verantwortung bei gleichzeitigem Raum für Selbst- und Mitbestimmung, ausreichende Information und Partizipation der Mitarbeiter bei Planungs- und Entscheidungsprozessen, ein transparentes, faires System von

Aufstiegsmöglichkeiten, die Förderung kommunikativer und sozialer Kompetenzen sowie ein konstruktiver Umgang mit Konflikten. Hinsichtlich des Personalmanagements ist bei der Personalauswahl eine möglichst gute Passung der Ziele des Mitarbeiters mit denen der Organisation anzustreben. Ob Mobbing sich in einer Abteilung, in einem Unternehmen etablieren kann, hängt darüber hinaus auch wesentlich vom Führungsverhalten ab. Mobbing vorbeugendes Führen beinhaltet u. a. soziale Kompetenz, Vorbildfunktion im Handeln, insbesondere im Umgang mit Andersdenkenden und „Außenseitern", erreichbare Ziele setzen, klare Entscheidungen treffen, Aufgaben delegieren können, Kritik konstruktiv üben und Erfolge neidlos anerkennen („integrieren statt intrigieren"). Vorgesetzte müssen wissen, was Mobbing ist, wie man es (frühzeitig) erkennt, wie man es verhindern kann bzw. wie man derartige Fälle im Unternehmen managt.

Institutionalisierter (professioneller) Umgang mit Mobbing. Kernstück eines professionellen betrieblichen Mobbing-Managements ist neben den oben genannten Aktivitäten vor allem die Implementierung einer Betriebs-/Dienstvereinbarung gegen Mobbing. Diese sollte die im Folgenden aufgeführten wesentlichen Aspekte beinhalten (s. Box 17.3), kann aber selbstverständlich erweitert oder der speziellen betriebliche Situation angepasst werden. Nach Erfahrungen aus der Praxis wirkt dabei bereits die bloße Existenz einer formalen Regelung zum Vorgehen gegen Mobbing präventiv.

Individuelle Mobbing-Prävention ist eine Domäne der Psychologie und schwerpunktmäßig primärpräventiv und verhaltensorientiert. Im Wesentlichen steht sie auf den zwei Pfeilern Erhalt bzw. Aufbau eines gesunden Selbstvertrauens und soziale Unterstützung (Netzwerkbildung und -pflege) durch Lebenspartner, Familie, Freunde, Bekannte, Kollegen, Engagement in Vereinen, Pflege von Hobbies etc. An einzelnen Aktivitäten sind hier u. a. zu nennen: Verbesserung der Selbstverantwortung/Selbstreflexion (sich selbst nicht so wichtig nehmen), Erlernen von Gelassenheit/innerer Distanz, Grenzen setzen (Neinsagen ler-

> **Box 17.3: Inhalte einer Betriebs-/Dienstvereinbarung gegen Mobbing**
>
> ❑ Definition (Häufigkeit, Dauer, Handlungen)
> ❑ Geltungsbereich (alle Hierarchieebenen!)
> ❑ Unternehmenskultur, Leitbild
> ❑ Ächtung von Mobbing und Ausgrenzung
> ❑ Wahrung der Vertraulichkeit
> ❑ Interventionspflicht des Arbeitgebers
> ❑ Hinweise auf Hilfe/Unterstützungsleistungen für Betroffene
> ❑ Einrichtung einer neutralen Clearing-Stelle (Falldokumentation)
> ❑ Beschwerderecht von Betroffenen
> ❑ Erläuterung des Beschwerde-/Schlichtungsverfahrens
> ❑ Sanktionen von Mobbing-Verhalten
> ❑ Rolle der Geschäftsleitung, Vorgesetzten, Kollegen
> ❑ Qualifizierung von Führungskräften/Personalverantwortlichen

nen), konstruktive Konfliktbearbeitung. Darüber hinaus werden auch Supervision, Coaching und Gesundheitszirkel als Maßnahmen der Primärprävention empfohlen.

17.2.10 Juristische Aspekte

Rechtlichen Aspekten kommt im Zusammenhang mit tatsächlichem oder vermeintlichem Mobbing und seinen Folgen wachsendes Interesse zu. Dabei geht es zumeist um die Klärung der Frage, ob es sich bei dem angeschuldigten Verhalten um Mobbing handelt bzw. ob hierdurch eine gesundheitliche Schädigung des Opfers hervorgerufen wurde. In Deutschland gibt es im Gegensatz zu anderen Ländern, wie z. B. in Frankreich, kein Anti-Mobbing-Gesetz, das Mobbing als eigenen Straftatbestand definiert und sanktioniert. Daher ist zu prüfen, ob geltendes Recht für die Beurteilung der unter Mobbing subsumierbaren Verhaltensweisen zugänglich ist. In Betracht kommen hierbei u. a. straf-, zivil-, arbeits-, sozial-, dienst- und betriebsverfassungsrechtliche Aspekte und seit August 2006 vor allem auch das Allgemeine Gleichbehandlungsgesetz (AGG). Die Notwendigkeit eines juristischen Mobbing-Schutzes wurde auch in der höchstrichterlichen Rechtsprechung anerkannt und hat Verankerung in dem von jedermann zu achtenden Persönlichkeitsrecht gefunden. So haben das Bundesverfassungsgericht (BverG – 11. 06. 2002) und der Bundesgerichtshof (BGH – 01. 08. 2002) Entscheidungen getroffen, nach denen Mobbing als Verletzung des allgemeinen, verfassungsrechtlich geschützten Persönlichkeitsrechts (Art. 1 und 2 GG) einzuordnen ist. Probleme im rechtlichen Umgang mit Mobbing ergeben sich derzeit nicht so sehr aus mangelnden Rechten der Opfer, sondern vielmehr aus Schwierigkeiten in der Beweisführung und damit in der Durchsetzbarkeit etwaiger Ansprüche. Im Einzelfall bleibt Betroffenen eine frühzeitige juristische Beratung zu empfehlen.

Strafrechtlich besteht im Rahmen einer Strafanzeige die Möglichkeit, zu prüfen, ob durch Mobbing strafrechtlich relevante Tatbestände erfüllt werden. Zu berücksichtigen sind hier u. a. die nachfolgenden Paragrafen des Strafgesetzbuches (StGB): § 223 (Körperverletzung), § 185 (Beleidigung), § 186 (üble Nachrede), § 187 (Verleumdung). Staatsanwaltlich wird allerdings bei derartigen Delikten im Kontext mit Mobbing häufig auf den Privatklageweg verwiesen. Außerdem ist die Beweislage wegen fließender Grenzen zwischen noch tolerierbarem und schon strafbarem Verhalten oft unklar. In Zweifelsfällen gilt zusätzlich der strafrechtliche Grundsatz „in dubio pro reo" (im Zweifel für den Angeklagten), so dass Strafverfahren zumeist mit einem Freispruch enden.

Zivilrechtlich können Schadensersatz und Schmerzensgeldansprüche (§ 823 BGB) geltend gemacht werden. Hierbei müssen jedoch die Ansprüche vom Mobbing-Opfer bewiesen werden (u. a. der Vorsatz des Täters), zudem sind die zu erwartenden finanziellen Entschädigungen gering. Zivilklagen werden dementsprechend häufig abgewiesen.

Arbeitsrechtlich haben das Bundesarbeitsgericht (1997) sowie das Landesarbeitsgericht Thüringen (2001) nicht nur präzise Definitionen des arbeitsrechtlichen Tatbestandes Mobbing vorgelegt, sondern auch Wege für die Beweisführung aufgezeigt und Leitsätze formuliert, die es Arbeitsgerichten erleichtern, Mobbing zu erkennen und zu bewerten. Auch in der arbeitsrechtlichen Standardliteratur hat das Thema Mobbing mittlerweile eine gute Präsenz. Arbeitsrechtliche Maßnahmen gegen Mobbing reichen von formloser Ermahnung bis hin zur fristlosen Kündigung. Allerdings müssen auch im Arbeitsrecht Mobbing-Opfer etwaige Ansprüche beweisen. In einem unter Medizinern viel beachteten Urteil vom 25. 10. 07 (Az: 8 AZR 593/06) hat das Bundesarbeitsgericht einem Oberarzt (Neurochirurg), der durch den Chefarzt in seiner fachlichen Qualifikation herabgewürdigt („gemobbt") wurde und deshalb psychisch erkrankte, Anspruch auf Schmerzensgeld zugestanden.

Betriebsverfassungsrechtlich haben Arbeitgeber und Betriebsräte nach § 75 Betriebsverfassungsgesetz (BetrVG) die Pflicht, die freie Entfaltung der Persönlichkeit von Beschäftigten zu schützen. Dazu gehört beispielsweise auch ein Belästigungsverbot am Arbeitsplatz. Nach § 76 (BetrVG) kann der Betriebsrat anregen, dass zur Beilegung von Meinungsverschiedenheiten eine ständige Einigungsstelle eingerichtet wird.

Mit dem am 18. 08. 2006 in Kraft getretenen Allgemeinen Gleichbehandlungsgesetz (AGG) hat der Gesetzgeber verschiedene europäische Antidiskriminierungsrichtlinien ins deutsche Recht umgesetzt und dabei auch den Schutz bei Mobbing gestärkt (§ 3 Abs. 3 AGG). Demnach ist nunmehr auch eine einmalige Mobbing-Handlung („Belästigung"), die geeignet ist, die Würde des Betroffenen zu verletzen, untersagt. Es ist nicht mehr erforderlich, eine Vielzahl von immer wiederkehrenden bzw. systematisch betriebenen Schikanen nachzuweisen. Die Belästigungen müssen allerdings in Zusammenhang mit ethnischer Herkunft, Geschlecht, Religion/Weltanschauung, Behinderung, Alter oder sexueller Identität (§ 1 AGG) stehen, ansonsten stehen sie nicht unter dem Schutz des AGG. Der Begriff „Belästigung" ist weit gefasst. Die Gesetzesbegründung nennt beispielhaft u. a. „Verleumdungen, abwertende Äußerungen, Drohungen oder körperliche Übergriffe". Dabei muss eine Verletzung der Würde des Betroffenen eingetreten oder zumindest bezweckt worden sein. Frotzeleien, banale Streitigkeiten oder alltägliche Sticheleien fallen nicht unter § 3 Abs. 3 AGG. Wer aus Gründen des § 1 AGG gemobbt wird, kann gegen den Arbeitgeber und gegen den „Mobber" vorgehen. Der Arbeitgeber hat nach § 12 AGG die Pflicht zum Eingreifen im Einzelfall sowohl bei betriebsinternen Mobbing-Fällen als auch bei Mobbing durch Betriebsfremde. Ferner hat er Maßnahmen zur präventiven Verhinderung von Mobbing und Schulung der Belegschaft zu ergreifen.

Ein Anspruch von Mobbing-Opfern auf die Durchführung bestimmter Maßnahmen (z. B. Entlassung eines Vorgesetzten) besteht allerdings nicht. Ist der Arbeitgeber für Mobbing (mit)verantwortlich, kommen gemäß § 15 AGG Schadensersatz und angemessene Entschädigung in Betracht. In Klageverfahren im Sinne des § 1 AGG trägt der Mobbing-Täter die Beweislast, dass kein Verstoß gegen die Bestimmung zum Schutz vor Benachteiligung stattgefunden hat (§ 22 AGG).

Auch bei zunächst nicht mit § 1 AGG in Verbindung gebrachten, „normalen" Mobbing-Fällen empfehlen Ratgeber mittlerweile, immer zu prüfen, inwieweit nicht doch das Diskriminierungsverbot verletzt wurde, da dann die günstigeren Regelungen des AGG greifen. Hier bleibt eine frühzeitige, fundierte juristische Beratung anzuraten.

Sozialrechtlich resultieren selbst aus einem zweifelsfrei nachgewiesenen Mobbing-Fall mit Mobbing-assoziierten Gesundheitsstörungen keine Ansprüche gegen die Gesetzliche Unfallversicherung (GUV).

> **!** Mobbing bzw. mit Mobbing einhergehende oder durch Mobbing wesentlich (mit)verursachte Erkrankungen stellen derzeit keine Berufskrankheiten im Sinne des § 9 Abs. 1 SGB VII (Listenerkrankungen) dar.

Auch die vom Gesetzgeber vorgegebenen essentiellen Kriterien für eine Entschädigung über die Öffnungsklausel des § 9 Abs. 2 SGB VII sind derzeit nicht als erfüllt zu bewerten. Darüber hinaus ist Mobbing auch nicht als Arbeitsunfall einzuordnen, da es sich hierbei typischerweise um schädigende psychosoziale Einwirkungen handelt, die nicht auf eine Arbeitsschicht begrenzt sind (was dagegen ein wesentliches Kriterium eines Arbeitsunfalls ist). Auch wenn somit aus kompensatorischer Sicht eine Leistungspflicht der GUV nicht resultiert, stellt Mobbing aus präventiver Sicht (§ 14 SGB VII/§ 20 SGB V) heute zweifelsohne eine reale arbeitsbedingte Gesundheitsgefahr dar, aus der im Einzelfall dann auch eine arbeitsbedingte Erkrankung entstehen kann, wenn Arbeitsunfähigkeit und/oder Behandlungsbedürftigkeit vorliegt. Diese Tatsache begründet gerade vor dem Hintergrund des erweiterten Präventionsauftrages durch den § 14 SGB VII bzw. § 20 SGB V durchaus einen Handlungsbedarf der Träger der gesetzlichen Unfall- und Krankenversicherung. Auch die Europäische Union wertet Mobbing in einer entsprechenden Entschließung (2001/2339/INI) als ernste Gesundheitsgefahr, so dass bei hoher gesamtgesellschaftlicher Relevanz nicht nur Gesetzgeber, Gerichte oder Sozialversicherungsträger, sondern in gleicher Weise auch Arbeitgeber, Gewerkschaften, Ärzte, Rechtsanwälte, Psychologen, letztlich alle Akteure im Gesundheits- und Sozialwesen gefordert sind.

Zusammenfassung Der Begriff Mobbing wird nicht selten als Synonym für jede berufliche Meinungsverschiedenheit inflationär und unseriös verwendet, was u. a. dadurch begünstigt wird, dass bis heute keine einheitliche, international anerkannte Mobbing-Definition existiert. Nach den in der betrieblichen und gerichtlichen Praxis vorrangig benutzten Umschreibungen beinhaltet Mobbing geplante Schikanen/Anfeindungen (Systematik) gegen eine Person (Zielrichtung/Machtasymmetrie) in gewisser Häufigkeit/Kontinuität (mindestens einmal pro Woche über 6 Monate) mit dem Ziel des Ausstoßes aus dem Arbeitsverhältnis. Dabei ist das Spektrum möglicher Mobbing-Strategien nahezu unbegrenzt. Die Prävalenz variiert in den Staaten der EU zwischen 2 und 15 %, in Deutschland liegt sie auf der Grundlage repräsentativer Daten eines nationalen Mobbing-Reports bei etwa 3 %, wobei Frauen häufiger betroffen sind als Männer. Ätiopathogenetisch wird Mobbing als ein multifaktorieller Prozess mit komplexen Wechselwirkungen zwischen individuellen und beruflich-gesellschaftlichen Faktoren aufgefasst, wobei nicht gelöste Konflikte und/oder betriebliche Veränderungen (neue Arbeitsformen, Mitarbeiter oder Hierarchien) im Vordergrund stehen. Mobbing ist primär zwar keine medizinische Diagnose, wird aber aufgrund der daraus abgeleiteten Gesundheitsfolgen auch arbeitsmedizinisch immer bedeutsamer. Mobbing-Interventionen umfassen individuelle (u. a. soziale Unterstützung, Strategie zur Bewältigung, psychotherapeutische Verfahren) und betriebliche Maßnahmen (u. a. Rolle der Führungskräfte, Einschaltung einer Schlichtungsstelle). Vorbeugend kommt der betrieblichen Prävention (u. a. Sensibilisierung für das Problem, Reduzierung fördernder Faktoren, institutionalisierter Umgang mit Mobbing) besondere Bedeutung zu, wobei die Implementierung einer Betriebs-/Dienstvereinbarung gegen Mobbing ein Kernstück darstellt. Im Rahmen einer rechtlichen Beurteilung von Mobbing-Folgen sind im Einzelfall u. a. straf-, zivil-, arbeits-, sozial- und betriebsverfassungs-/dienstrechtliche Aspekte sowie Tatbestände des AGG (Allgemeines Gleichbehandlungsgesetz) zu prüfen.

Weiterführende Literatur

Bundesanstalt für Arbeitsschutz und Arbeitsmedizin (BAuA) (Hrsg.): Der Mobbing-Report. Repräsentativstudie für die Bundesrepublik Deutschland. Bremerhaven: Wirtschaftsverlag NW, 2002.

Kivimäki M, Virtanen M, Vartia M, Elovainio M, Vahtera J, Keltikangas-Järvinen L: Workplace bullying and the risk of cardiovascular disease and depression. Occup Environ Med 2003; 60: 779–783.

Köllner V, Kochlik A, Weber A: Mobbing. Ärztliche Psychotherapie 2008; 3: 251–257.

Leymann H: Mobbing – Psychoterror am Arbeitsplatz und wie man sich dagegen wehrt, 11. Aufl. Reinbek: Rowohlt, 2000.

Niedhammer I, David S, Degioanni S and 143 occupational physicians: Association between workplace bullying and depressive symptoms in the French working population. J Psychosom Res 2006; 61: 251–259.

Schwickerath J, Carls W, Zielke M, Hackhausen W (Hrsg.): Mobbing am Arbeitsplatz – Grundlagen, Beratungs- und Behandlungskonzepte. Lengerich: Pabst Science Publishers, 2004.

Weber A: Mobbing – Außenseiterleiden oder Managementversagen? In: Weber A, Hörmann G (Hrsg.): Psychosoziale Gesundheit im Beruf, 1. Aufl. Stuttgart: Gentner, 2007.

Wolmerath M: Mobbing im Betrieb – Rechtsansprüche und deren Durchsetzbarkeit, 2. Aufl. Baden-Baden: Nomos Verlagsgesellschaft, 2004.

Zapf D: Mobbing in Organisationen – Ein Überblick zum Stand der Forschung. Z Arbeits- und Organisationspsychologie 1999; 43: 1–25.

VI

Arbeitsphysiologie und Ergonomie

18 Arbeitsphysiologie

K. Scheuch

18.1 Gegenstand und Aufgaben der Arbeitsphysiologie

> ❗ Arbeitsphysiologie ist die Untersuchung der Wirkung von Arbeit auf den Menschen.

Physiologie ist die Lehre des normalen Funktionierens von Lebensfunktionen. Arbeitsphysiologie beinhaltet demnach das normale Funktionieren des Menschen im Zusammenhang mit Arbeit.

Arbeitsphysiologie basiert auf den Kenntnissen der Funktion des menschlichen Körpers und seiner Organsysteme bei der Arbeit. Die Wurzeln der Arbeitsphysiologie liegen in der Medizin, die Anwendungsfelder sind interdisziplinär. Die Arbeitsphysiologie liefert Grundlagenwissen zu den physiologischen Gesetzmäßigkeiten des tätigen Menschen für die Analyse, Bewertung und Gestaltung menschengerechter Arbeit. Sie leistet Beiträge für den präventiven Arbeits- und Gesundheitsschutz unter ganzheitlicher Berücksichtigung physiologischer, psychischer und sozialer Reaktionen und Prozesse während und nach der Arbeit. Ziel arbeitsphysiologischer Forschung ist es, Erkenntnisse über Reaktionen und Aktionen des Arbeitenden für eine Anpassung der Arbeit an den Menschen sowie eine langfristige Gesundheitsförderung umzusetzen. Arbeitsphysiologie entwickelt und validiert unter anderem speziell für die Praxis geeignete physiologische, aber auch in Kooperation mit anderen Disziplinen, subjektiv orientierte und handlungsorientierte Methoden zur Erfassung der Beanspruchung durch Arbeit und zur Prüfung der Arbeitsfähigkeit und Anpassungsfähigkeit des Menschen. Arbeitsphysiologie untersucht vordergründig unmittelbare, schichtbezogene Auswirkungen von Arbeit, woraus Schlussfolgerungen für langfristige Effekte gezogen werden.

Aus den Ergebnissen arbeitsphysiologischer Untersuchungen sind

- ► Empfehlungen zur optimalen Gestaltung von Arbeitsanforderungen und Arbeitsorganisation,
- ► Richtwerte für die Beurteilung zulässiger und adäquater Arbeitsanforderungen,
- ► wissenschaftliche Grundlagen gesundheitsfördernder und leistungssteigernder Maßnahmen für den Arbeitenden,
- ► Empfehlungen zur Arbeit leistungsveränderter und leistungsgeminderter Personen

abzuleiten.

Arbeitsphysiologie wird in einer modernen Wirtschaft immer stärker zur Psychophysiologie im Arbeitsprozess, ohne die klassischen Aufgaben der Arbeitsphysiologie zu vernachlässigen. Damit spielen psychische und soziale Prozesse zunehmend auch in der Arbeitsphysiologie eine Rolle.

18.2 Konzepte, theoretische Rahmenvorstellungen der Arbeitsmedizin und Arbeitswissenschaft

18.2.1 Zweck solcher Konzepte

Zu jeder Wissenschaft gehört eine Theorie, so auch zur Arbeitswissenschaft und Medizin, den beiden Mutterwissenschaften der Arbeitsmedizin. Beide Wissenschaften sind durch Komplexität und Kompliziertheit ihres Gegenstandes – Mensch und Arbeit – charakterisiert. Dies fordert und erschwert eine gemeinsame theoretische Grundposition. Sie ist notwendig, weil ein solches Konzept/solche Konzepte dazu beitragen sollen,

- ▶ eine gemeinsame Verständigungsgrundlage für die unterschiedlichen Akteure im Praxis- und Wissenschaftsfeld „Arbeit und Gesundheit" zu schaffen;
- ▶ für Gesetze, Verordnungen und Vorschriften zum Schutz und zur Entwicklung von Gesundheit und Arbeitsfähigkeit einen theoretischen Verständnis- und Gliederungsrahmen zu liefern;
- ▶ Mechanismen der Krankheitsentstehung, Gesundheitserhaltung sowie Gesundheitsförderung durch Arbeit erklären zu können;
- ▶ Strategien für den Arbeits- und Gesundheitsschutz sowohl hinsichtlich der Prävention und Gesundheitsförderung als auch der Erfassungs- und Messmöglichkeiten von Arbeitswirkungen und ihre Interpretationen abzuleiten;
- ▶ Prognosen für die Wirkungen auf Gesundheit und Arbeitsfähigkeit in einer konkreten Arbeitsschicht und in einem Arbeitsleben abgeben zu können;
- ▶ nicht nur allgemeine Beschreibungen von Arbeit und ihren Wirkungen auf den Menschen zu liefern, sondern auch dazu beizutragen, individuelle Unterschiede zu erklären.

> **!** Theoretische Konzepte sind die Grundlage für interdisziplinäres praktisches Handeln.

Dazu gab und gibt es in den arbeitsbezogenen Wissenschaften eine Vielzahl von Vorschlägen. Die Arbeitsphysiologie als eine wesentliche theoretische Fundierung der Arbeitsmedizin und Arbeitswissenschaft hatte dabei eine Vorreiterrolle. Einige Konzepte, die die Diskussion in den letzten Jahren bestimmten, sind in der folgenden Übersicht ohne Anspruch auf Vollständigkeit aufgeführt. In verschiedenen Kapiteln dieses Buches wird auf sie eingegangen. Häufig werden bestimmte Teilkomponenten der Mensch-Umwelt-Auseinandersetzung betont, womit diese Konzepte überschaubarer, einfacher, verständlicher sind, aber auch eine geringere Gültigkeit und

Box 18.1: Konzepte zu Arbeit, Krankheit, Gesundheit und Leistungsfähigkeit

- ❑ Belastungs-Beanspruchungs-Konzept (Rohmert u. Rutenfranz 1983)
- ❑ Konzept Anforderung Belastung (Oesterreich u. Volpert 1999)
- ❑ Demand-Control-Modell (Karasek u. Theorell 1990)
- ❑ Konzept der vollständigen Tätigkeiten (Hacker 1991)
- ❑ Psychischer Stress am Arbeitsplatz (McGrath 1981, Greif 1991)
- ❑ Konzept der Gratifikationskrisen (Siegrist 1996)
- ❑ Soziotechnische Systemgestaltung (Ulich 1998)
- ❑ Individuumsorientierte Konzepte. Negativ: Typ-A-Verhalten (Friedman u. Rosenman 1975), Neurotizismus (Eysenck 1967); positiv: „sense of coherence", „hardiness", „self-efficacy" (Antonovsky 1979, Bandura 1977)
- ❑ Integriertes Belastungs-Beanspruchungs-Konzept (Scheuch u. Schröder 1990)

mangelnde Prognosemöglichkeit haben. Deshalb verlieren sie häufig nach wenigen Jahren ihre Blendkraft (Box 18.1).

In der Arbeitsmedizin und Arbeitswissenschaft wurde in den sechziger Jahren des vergangenen Jahrhunderts das Belastungs- und Beanspruchungskonzept entwickelt, das weite, aber nicht uneingeschränkte Akzeptanz gefunden hat. Insbesondere von psychologischer, aber auch soziologischer Seite wurde kritisiert, dass es zu statisch, eindimensional, kausal dimensioniert sei und für die Erklärung von Wirkungsmechanismen in einer modernen Arbeit nicht geeignet wäre. Neben inhaltlichen berechtigten Kritiken werden teilweise Begriffe unterschiedlich definiert, einzelne Komponenten der komplexen Wirkungsmechanismen über- und teilweise bewusst fehlinterpretiert.

Unter Berücksichtigung stresstheoretischer Vorstellungen und Interpretationen auch anderer disziplinärer Erkenntnisse, die für Wirkungen in den Mensch-Arbeits-Beziehungen relevant sind, wird im Folgenden ein integratives Belastungs-Beanspruchungs-Bewältigungskonzept vorgeschlagen, das auf den „klassischen" Herangehensweisen aufbaut (Rohmert u. Rutenfranz 1983; Scheuch u. Schreinicke 1983) und modernen Entwicklungen und Erkenntnissen Rechnung trägt.

!
Belastungs-Beanspruchungs-Konzept – ein Rahmenkonzept zur Erklärung und Gestaltung der Mensch-Arbeits-Gesundheits-Beziehung.

18.2.2 Integratives Belastungs-Beanspruchungs-Bewältigungskonzept

Definitionen

In jedem Konzept müssen Begriffe als Grundlage für ein einheitliches Prozessverständnis definiert werden. Diese Begriffsdefinitionen erfolgen teilweise willkürlich. Grundlage dieses Konzepts ist die Trennung zwischen dem, was auf den Organismus aus der Umwelt am Arbeitsplatz wirkt – die Belastung – und der Reaktion des Organismus auf diese Belastung – die Beanspruchung.

!
Belastung ist die wertfreie Bezeichnung für die aus der Art der Arbeitsaufgabe und deren Arbeits- und Ausführungsbedingungen resultierenden Einflüsse auf den Arbeitenden, die eine Wirkung auf ihn ausüben.

Bedingungen, unter denen eine Arbeitsaufgabe zu erfüllen ist, sind die materielle Arbeitsumwelt (arbeitshygienische Faktoren), die soziale Umwelt (z. B. zwischenmenschliche Beziehungen), aber auch die Möglichkeiten zur Erfüllung der Arbeitsaufgabe als aufgabenbezogene Ausführungsbedingungen (z. B. Tätigkeits- oder Handlungsspielraum). Belastung ist weitgehend mit dem Begriff Anforderung identisch, wenn man Anforderungen nicht nur als das versteht, was konkret in der Arbeit zu tun ist. Belastung ist wert-

frei, beschreibt weder eine zu hohe oder zu niedrige Quantität, ist weder negativ noch positiv. Sie ist „objektiv" vorhanden und entwickelt ihre Qualität erst in der Wechselbeziehung zum Menschen. Hierin besteht ein Unterschied zum allgemeinsprachlichen Gebrauch.

Aus didaktischen Gründen unterscheidet man verschiedene Belastungsarten:

► physische (körperliche) Belastung, vorrangig Energiestoffwechsel,
► psychische (geistige) Belastung, vorrangig Informationsverarbeitungsprozesse,
► psychosoziale Belastung, besonders zwischenmenschliche Beziehungen
► Belastungen durch Umweltfaktoren (= Exposition), vorrangig materielle (physikalische, chemische, biologische) Faktoren der Arbeit.

Reine Formen dieser Belastungsarten gibt es nicht. Es sind immer Mischformen mit Überwiegen der einen oder anderen Form. Physische Belastungen und materielle Belastungen werden psychisch interpretiert und erfahren dadurch eine zusätzliche Modifizierung ihrer Wirkungsmechanismen. Auf den Arbeitenden wirkt stets eine so genannte Gesamtbelastung, die jedoch nicht direkt messbar ist. Belastung ist grundsätzlich äußere Einwirkung, die z. B. durch mg/m^3 bei Gefahrstoffen, durch $dB(A)$ bei Schall, durch kp und Häufigkeit von Bewegungen bei physischer Belastung, durch die Informationseinheit „bit" bei psychischen Belastungen charakterisiert wird. In der Toxikologie wird bei der Bestimmung des unveränderten Stoffes oder seiner Metaboliten im Organismus, der aus der Umwelt aufgenommen worden ist, von interner Belastung gesprochen zum Unterschied von externer Belastung aus der Luft des Arbeitsplatzes.

Aus der Auseinandersetzung des Menschen mit der Belastung resultiert die Beanspruchung.

!
Beanspruchung ist die Wirkung der Belastung auf das Lebewesen, die sich in Veränderungen von Organen und Organsystemen, im Belastungs- und Beanspruchungserleben sowie der Handlungsfähigkeit zeigt.

Tabelle 18.1: Individuelle Voraussetzungen im Belastungs-Beanspruchungs-Bewältigungs-Bereich

Habituelle Merkmale	Situative Merkmale
❏ Anatomisch-physiologische Voraussetzungen (Konstitution, Geschlecht, Alter) ❏ Trainings- und Anpassungszustand des Organismus ❏ Besondere individuelle Reaktionsweise einzelner Organe oder Organsysteme ❏ Bedürfnis- und Motivationsstruktur, selbstgestellte Anforderungen, Erwartungen ❏ Persönlichkeitseigenschaften, allgemeine Bewältigungsfähigkeiten ❏ Fähigkeiten, Fertigkeiten in Beziehung zur Aufgabenstellung ❏ Erfahrungen	❏ Funktionszustand und Aktivitätsniveau des Organismus, die bestimmt werden können durch Biorhythmus, Medikamente, Genussmittel, Krankheiten, Ernährung ❏ Situativ wirksame Einstellungen, Erwartungen, Motivationen, Wille ❏ Außerberufliche soziale und Verhaltenseinflüsse ❏ Emotionen, wie Angst, Freude, Euphorie

Die Wirkung von Belastung auf den Menschen als Beanspruchung geschieht nach Rezeption, der „Aufnahme" von Belastungen, über die jeweils spezifischen Sensoren auf 3 verschiedenen Wegen:

▶ über spezifische Wirkungen auf Organe und Organsysteme durch die speziellen Eigenschaften der Belastungsarten und der damit verbundenen speziellen Anpassungsreaktionen des Organismus,

▶ über unspezifische Wirkungen, die jeder Reiz auf den Organismus durch die über die Formatio reticularis ablaufenden Veränderungen des allgemeinen unspezifischen Aktivitätsniveaus ausübt und unspezifische Wirkungen, die allgemeine Anpassungsreaktionen charakterisieren,

▶ durch die subjektive Bewertung der Belastungen.

Im klassischen Belastungs-Beanspruchungs-Konzept ist vereinfacht die Belastung die Ursache und die Beanspruchung die Wirkung.

Die Beanspruchung von Funktionssystemen des Organismus ist Teil der Bewältigung oder Nichtbewältigung einer Belastung.

Das Ausmaß und auch die Art der Beanspruchung werden in diesem Prozess neben den konkreten Eigenschaften und der konkreten Situation der Belastung durch die individuellen Voraussetzungen des Arbeitenden bestimmt (Tabelle 18.1).

Durch Beanspruchung einschließlich Bewältigung wird ein Arbeitsergebnis erreicht, durch sie erfolgt die Gesundheitsrelevanz einer Belastung.

❗ Zu den individuellen Voraussetzungen gehören habituelle, überdauernde, prinzipiell vorhandene Merkmale und Möglichkeiten zur Reaktion auf eine Belastung sowie situative Merkmale, die in einer konkreten Belastungssituation wirken können.
Bewältigung ist der Prozess der externalen und internalen Handlungsaktivitäten bei Anforderungen und damit zusammenhängender Prozesse zur Erreichung von Zielen.

In dem Prozess der Belastungs-Beanspruchungs-Bewältigungs-Beziehung zeigt sich die (berufliche) Leistungsfähigkeit eines Menschen. Obwohl sie in der Praxis meist abstrakt als Leistungs- oder Funktionsfähigkeit von Organen/ Organkomplexen oder psychischen Einzelfähigkeiten oder habituellen Verhaltensweisen erfasst/gemessen/bewertet wird, realisiert sie sich in der Arbeit immer in der Komplexität der geschilderten Wechselwirkungsprozesse und nach den unter folgendem Abschnitt genannten Prinzipien.

Diese berufliche Leistungsfähigkeit sollte von der „maximalen Leistungsfähigkeit" unterschieden werden, d. h. den Leistungsgrenzen des Men-

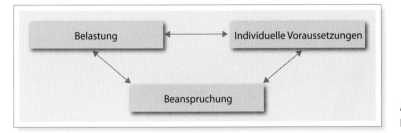

Abb. 18.1: Belastungs-Beanspruchungs-Konzept

schen in extremen Situationen. Die Mobilisierung der maximalen Leistungsfähigkeit läuft nach anderen Gesetzmäßigkeiten ab als die Erzielung einer hohen beruflichen Leistungsfähigkeit.

> **!** Berufliche Leistungsfähigkeit ist die Gesamtheit der individuellen Voraussetzungen, die potenziell für die kontinuierliche Erfüllung beruflicher Anforderungen eingesetzt werden kann.

Leistungsfähigkeit wird in bestimmten Teilkomponenten als physische, psychische Leistungsfähigkeit oder Leistungsfähigkeit der Sinnesorgane erfasst. Es kann auch vorteilhaft sein, den Begriff der beruflichen Leistungsfähigkeit als potenzielle Möglichkeit von dem der Arbeitsfähigkeit zu trennen, da Letztere besser die konkrete Inanspruchnahme von Voraussetzungen im normalen Arbeitsprozess widerspiegelt und ebenfalls nach anderen Prinzipien verläuft als die Inanspruchnahme und Bestimmung der beruflichen Leistungsfähigkeit.

> **!** Inanspruchnahme der maximalen Leistungsfähigkeit, der beruflichen Leistungsfähigkeit und der Arbeitsfähigkeit verlaufen nach unterschiedlichen Gesetzmäßigkeiten und Prinzipien.

Beschäftigungsfähigkeit berücksichtigt auch die objektiven oder auch subjektiven Bedingungen der Erlangung einer Erwerbstätigkeit, die auch von gesellschaftlichen Prozessen abhängig sind (aktuelle Arbeitsmarktlage, kulturelle Normen und Werte u. a.).

Die Leistungsbereitschaft ist Ausdruck habitueller Eigenschaften (individuelle Überzeugungen, übernommene gesellschaftliche Normen, Einstellungen, Persönlichkeitseigenschaften, Verausgabungsfähigkeiten u. a.) sowie aktuellen Eigenschaften (aktuelle situationsbezogene Bedürfnisstruktur, aktuelle Motivation, Wille, aktueller Aktivitäts- und Gesundheitszustand u. a.).

> **!** Leistungsbereitschaft spiegelt die Fähigkeit wider, in einer konkreten Situation zu einem konkreten Zeitpunkt seine individuellen Voraussetzungen zur Erfüllung einer Aufgabe zu mobilisieren.

Grundprinzipien des Belastungs-Beanspruchungs-Bewältigungs-Prozesses
Vereinfacht folgt das klassische Belastungs-Beanspruchungs-Konzept einer linearen Kausalitätskette, in der die Belastung auf den Menschen mit seinen individuellen Voraussetzungen trifft und bei ihm eine Beanspruchung auslöst. In einem integrativen Belastungs-Beanspruchungs-Konzept geht man vom Prinzip der Wechselwirkung aus (Abb. 18.1).

Der arbeitende Mensch ist nicht nur reaktives, sondern aktiv agierendes und veränderndes Lebewesen in diesem Prozess. Die Beanspruchung einschließlich der Bewältigung ist nicht nur Folge, sondern auch Beeinflussende von Belastungen und individuellen Voraussetzungen. Es laufen reaktive und adaptive Prozesse mit sowohl somatischen als auch psychischen Rückkopplungen ab.

Vereinfacht ist dieser Wechselwirkungsprozess in Abb. 18.2 dargestellt. Bei weitgehenden

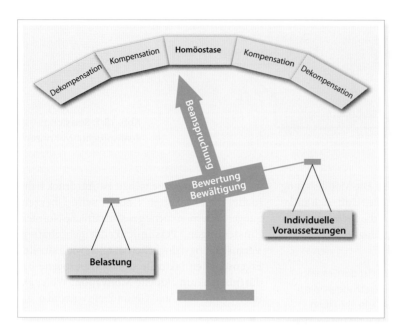

Abb. 18.2: Schematische Darstellung des Wechselwirkungsprozesses zwischen Belastung und individuellen Voraussetzungen

Übereinstimmungen zwischen Belastungen und individuellen Voraussetzungen wird die funktionelle Optimalität des Menschen in seiner Umwelt nicht gestört, das heißt:

▶ somatische Prozesse befinden sich in Homöostase, d. h., sie funktionieren nach dem Prinzip des geringsten Energieaufwands, wobei dies kein „statischer", feststehender, sondern ein aktiver Zustand ist;

▶ psychische Prozesse der Aufnahme, Verarbeitung und Wiedergabe von Informationen sowie des Erlebens der Umwelt und der eigenen Stellung in dieser Umwelt sind entsprechend den Voraussetzungen des Individuums optimal und adäquat;

▶ Handlungsprozesse und Verhaltensweisen sind zielgerichtet adäquat, optimal, den sozialen Umständen und den Voraussetzungen des Menschen entsprechend.

! Unabhängig von der Art der Belastung laufen die Belastungs-Beanspruchungs-Bewältigungsprozesse nach bestimmten Grundprinzipien ab, d. h., sie besitzen u. a. unspezifische Merkmale.

Das integrative Belastungs-Beanspruchungs-Bewältigungskonzept geht vom Prinzip der Ganzheitlichkeit aus, das die komplementäre Betrachtung von somatischen, psychischen und sozialen Prozessen beinhaltet. Sowohl die funktionelle Optimalität wie auch die individuellen Voraussetzungen unterliegen dieser ganzheitlichen Betrachtungsweise.

Um Fehlinterpretationen zu vermeiden, sollte auch für die somatischen (körperlichen) Prozesse der Begriff der funktionellen Optimalität für den klassischen physiologischen Prozess der Homöostase verwandt werden. In dem Belastungs-Beanspruchungs-Bewältigungskonzept ist das Prinzip der Störung der funktionellen Optimalität eine Grundauffassung für die Definition von Risiko und Ressource, die Prognose von Schädigung und Entwicklung. Ohne dieses Prinzip werden Risiken produziert, die keine sind. Funktionelle Optimalität umfasst einen bestimmten Bereich, indem ohne Risiko, aber auch ohne Entwicklung des Einzelnen eine Belastungsbewältigung möglich ist, auch wenn man signifikante Veränderungen somatischer oder psychischer Parameter findet.

Eine Störung der funktionellen Optimalität in den Mensch-Umwelt-Beziehungen kann so-

Tabelle 18.2: Kriterien für Über- und Unterforderung von individuellen Voraussetzungen

Überforderung		Unterforderung	
quantitativ	qualitativ	quantitativ	qualitativ
❑ Grenzwertüberschreitung von chemischen, physikalischen Belastungen ❑ Zeitdruck, Hetze ❑ zu viel zu tun ❑ zu lange zu arbeiten ohne Erholung	❑ Fermentdefekte ❑ Sensibilisierung ❑ Schwierigkeit der Arbeit ❑ Komplexität der Arbeit ❑ Unklarheit der Aufgabenstellung und Verantwortung	❑ Nichtnutzung physischer und psychischer Funktionen ❑ zeitlich monotone Anforderungen ❑ zu wenig oder nichts zu tun	❑ Nichtnutzung von Fertigkeiten und Fähigkeiten ❑ inhaltlich monotone Anforderungen ❑ keine individuelle Zielsetzung möglich

wohl durch Über- als auch Unterforderung der individuellen Voraussetzungen durch Arbeitsbelastungen erfolgen. Entsprechend der ganzheitlichen Betrachtungsweise geht es sowohl um quantitative als auch qualitative Über- oder Unterforderung (Tabelle 18.2).

Der bisherige Grundgedanke der Arbeitsmedizin und des ursprünglichen Belastungs-Beanspruchungs-Konzeptes ist das Kapazitätsprinzip. Übersteigt eine materielle oder psychische Belastung die Kompensations- und Erholungsmöglichkeiten des Organismus, entsteht eine Beeinträchtigung oder Schädigung. In einer modernen Arbeitswelt kommt einem zweiten Prinzip wesentliche Bedeutung zu: dem Bedürfnis- oder Motivationsprinzip. Belastungs-Beanspruchungs-Beziehungen am Arbeitsplatz und ihre Bewältigungen werden nicht nur durch biologische oder psychische Kapazitäten, sondern auch durch Bedürfnisse, Motive, Ziele und Motivationen des Arbeitenden bestimmt.

! Über- und Unterforderung resultieren aus den somatischen und psychischen Voraussetzungen des Arbeitenden.

Wird die funktionelle Optimalität der Mensch-Umwelt-Beziehung, einem System mit Rückkopplungen, Regulationen und Gegenregulationen gestört, so muss versucht werden, diesen Zustand, den wir als Kompensation bezeichnen, zu beseitigen, um wieder eine funktionelle Optimalität zu erreichen. Diese Kompensationsaktivitäten sind entsprechend des Prinzips der Ganzheitlichkeit somatische, psychische und soziale Prozesse.

! Ausdrucksformen dieser Kompensationsaktivität sind Ermüdung, Stress, bei überwiegend psychischen Belastungen Monotonie, psychische Sättigung, herabgesetzte Vigilanz, aber auch vorübergehende Aktivitäten und Störungen von Organfunktionen, Stoffwechsel und Abwehr im Rahmen der Biotransformation zur Beseitigung eines Gefahrstoffes.

Diese Prozesse sind psychophysiologisch, d. h. normal, die aber auch die Potenz zum Misslingen ihrer Aktivitäten beinhalten, d. h. dekompensieren, zur Krankheit führen können (s. Abb. 18.2). Gelingt jedoch die Kompensation/Bewältigung, so entsteht eine neue funktionelle Optimalität. Die erfolgreiche Kompensation stellt einen Trainingsreiz für den Organismus dar, erfolgreiche Bewältigungsaktivitäten führen zum Erlernen von Bewältigungsstilen und -strategien. Daraus resultiert die Entwicklung des Lebewesens. Dies ist ein wesentlicher Mechanismus für Gesundheitsförderung. Damit haben diese Kompensationsaktivitäten Schutz-, Anpassungs- und Entwicklungsfunktion.

Im bisherigen Belastungs-Beanspruchungs-Konzept war Subjektivität und Individualität ein Störfaktor. Aufbauend auf Stresskonzepten wird das Prinzip der Individualität zu einer zentralen

Kategorie in einem integrativen Belastungs-Beanspruchungs-Bewältigungskonzept. Nicht die objektive Belastung bestimmt in den meisten Fällen die Wirkung, d. h. die Beanspruchung und die Art der Bewältigung, sondern die Subjektivität der Widerspiegelung. Auf der Grundlage erlernter Suchstrategien nimmt der Mensch bereits eine individualisierte objektive Welt mit seinem Sensorium auf, die auf der Grundlage interner individueller Analysestrategien bestimmte, für ihn spezifische Merkmale aufweist, die wiederum auf der Grundlage erlernter Synthesestrategien seine subjektive Welt darstellen. Jede Wahrnehmung einer Belastungsanforderung wird auf der Grundlage mentaler Konzepte bewertet. Diese Bewertungen bestimmen wesentlich die psychologischen Stresskonzepte. Es werden Anforderungen und ihre Bewältigbarkeit aufgrund der Einschätzung der eigenen Leistungsfähigkeit vorgenommen. Es werden jedoch auch die Effekte des Bewältigens oder Nichtbewältigens auf Bedürfnisse, Motive, Ziele eines Menschen berücksichtigt. Auch jedes Ergebnis einer Bewältigung oder Nichtbewältigung unterliegt einer Re-Definition. Daraus resultieren gerade in einer modernen Arbeitswelt entscheidende Mechanismen für Krankheitsentstehung oder Gesundheitsförderung.

Individualität realisiert sich nicht nur durch psychische Prozesse, sondern auch durch die Besonderheiten körperlicher Voraussetzungen, von biografischen Entwicklungen. Moderne Arbeit fordert zunehmend diese Individualität und erlaubt auch den Arbeitseinsatz entsprechend Individualität.

Belastungs-Beanspruchungs-Bewältigungs-Beziehungen besitzen Prozesscharakter. Die Mechanismen sind wesentlich davon abhängig, ob es sich um kurzfristige, unmittelbare oder längerfristige Prozesse handelt. Deshalb ist das Prinzip der Zeit eine Grundvoraussetzung für Erklärung und Prognose. Relativ kurzfristige Veränderungen im Rahmen von konkreten Handlungen am Arbeitsplatz, etwa über eine Schicht, werden als Beanspruchungsreaktionen und Veränderungen über längere Zeiträume im Rahmen der beruflichen Tätigkeit als Beanspruchungsfolgen bezeichnet. Beide können sowohl positiven als auch negativen Charakter tragen. Eine Grundvorstellung der Arbeitsphysiologie, dass aus den kurzfristigen Beanspruchungsveränderungen unter Belastungen auf die längerfristigen Folgen zu schließen ist, lässt sich heute so mechanistisch nicht mehr aufrechterhalten. Somatische, psychische und soziale Prozesse bei kurzfristigen und langfristigen Anforderungen unterscheiden sich erheblich.

Abbildung 18.3 verdeutlicht schematisch, dass die Beanspruchung ein komplexes Geschehen und von vielfältigen Faktoren abhängig ist sowie einen Prozess darstellt. Bewertung, Erklärung und Prognosen im Belastungs-Beanspruchungs-Bewältigungsgeschehen haben dies zu berücksichtigen, auch wenn nur ein Beanspruchungsparameter aus der Sicht der Arbeitsphysiologie gemessen wird.

Unterschiedliche Kompensationsaktivitäten

Aus dem vorher Dargelegten ist zu schließen, dass das Verhältnis zwischen Belastung und individuellen Voraussetzungen Ausmaß und Qualität der Beanspruchung bestimmt. Hierbei ist zu unterscheiden zwischen kurzfristigen Beanspruchungswirkungen und langfristigen Beanspruchungsfolgen (Tabelle 18.3). Bei automatischen Routinetätigkeiten werden in den unterschiedlichen Ebenen der Beanspruchungsobjektivierung keine wesentlichen Ergebnisse festgestellt. Kommt es zu einer Herausforderung, die Einsatz notwendig macht, jedoch von der Person erfüllbar ist, so zeigen sich Beanspruchungswirkungen auch in einer konkreten schichtbezogenen Anforderungssituation.

Bei Nichtübereinstimmung können als Kompensationsaktivitäten – wie das bereits erwähnt wurde – die Ermüdung und der ermüdungsähnliche Zustand Monotonie einschließlich herabgesetzter Vigilanz sowie Stress und der stressähnliche Zustand psychische Sättigung auftreten. Diese Kompensationsaktivitäten sind in ihrem Erscheinungsbild negativ. Auf die Wirkungen von chemischen, physikalischen Belastungen wird in den entsprechenden Kapiteln eingegangen.

Langfristige Beanspruchungsfolgen, die sich daraus ergeben können, sind in Tabelle 18.4 dargestellt. Immer wiederkehrende Routinetätig-

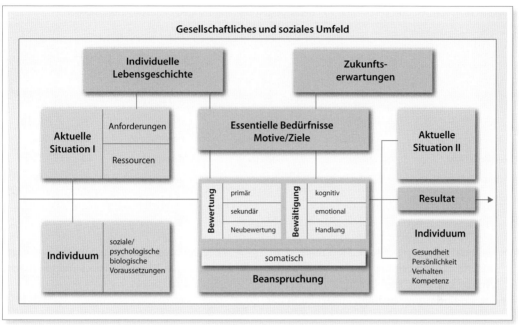

Abb. 18.3: Einordnung der Beanspruchungsobjektivierung in die Gesamtheit von Belastungs-Beanspruchungs-Bewältigungs-Beziehungen

Tabelle 18.3: Formen und Wirkungen von Belastungen bei kurzfristigen Beanspruchungswirkungen

	Charakteristik			
	Übereinstimmung von Anforderungen und individuellen Voraussetzungen		Nichtübereinstimmung (quantitative/ qualitative Über- oder Unterforderung)	
	automatische Routinetätigkeit	Herausforderung	Stress Sättigung (Aversion)	Ermüdung Monotonie (Vigilanz)
Somatisch	(indifferent)	(positiv)	negativ	negativ
Erleben der Belastung	indifferent	positiv	negativ	(negativ)
Erleben der Beanspruchung	indifferent	(negativ)	negativ	negativ
Handlung/Verhalten	indifferent	positiv	negativ	negativ

keiten können keinen positiven Effekt auf Persönlichkeit, Gesundheit, Fähigkeitsentwicklung oder gegen das vorzeitige Altern ausüben. Eine Herausforderung, die bewältigt wird, hat dagegen positive Potenzen für all diese Bereiche. Die genannten Kategorien der Nichtübereinstimmung zwischen individuellen Voraussetzungen und Anforderungen hängen in ihrer langfristigen Wirkung ab von dem Kompensationserfolg. Sie können negativ oder auch positiv sein. Im Folgenden wenden wir uns den geschilderten Kompensationsaktivitäten als Beanspruchungsreaktionen mit vorübergehender Verschlechterung der Aufgabenbewältigung zu.

Sie beschreiben physiologische Zustände des Organismus, die im Allgemeinen im Verlauf einer Schicht auftreten können und folgende gemeinsame Kennzeichen haben:

Tabelle 18.4: Formen und Wirkungen von Belastungen bei langfristigen Beanspruchungsfolgen

	Charakteristik			
	Übereinstimmung von Anforderungen und individuellen Voraussetzungen		Nichtübereinstimmung (quantitative/ qualitative Über- oder Unterforderung)	
	automatische Routinetätigkeit	Herausforderung	Stress Sättigung (Aversion)	Ermüdung Monotonie (Vigilanz)
Gesundheit	indifferent	positiv	negativ/positiv*	negativ/positiv*
Fähigkeit	indifferent	positiv	negativ/positiv*	negativ/indiff.*
Persönlichkeit	negativ	positiv	negativ/positiv*	negativ/indiff.*
Altern	(negativ)	positiv	negativ/positiv*	negativ/indiff.*

*abhängig von Bewältigung/Restitution

▶ Sie besitzen unspezifische Merkmale, d. h., wesentliche Erscheinungsformen sind von der Art der Belastung unabhängig.

▶ Sie sind belastungsbedingt, entstehen in der und durch die Tätigkeit des Menschen. Physiologische Schwankungen des Tag-Nacht-Rhythmus oder Einflüsse durch Krankheiten zählen nicht dazu.

▶ Sie sind reversibel. Bei ausreichender Erholung (Ermüdung), bei Übernahme einer anderen Tätigkeit oder Aufgabe (Monotonie und Sättigung), bei Bewältigung einer Anforderung (Stress) bilden sich diese Zustände zurück.

▶ Sie sind durch Leistungsminderung in Qualität und/oder Quantität und Einschränkungen einer effektiven Handlungsfähigkeit gekennzeichnet. Das Aktivitätsniveau (der psychophysische Aufwand) des Organismus weicht von dem für die Tätigkeitsausführung optimalen Niveau ab.

▶ Sie sind nicht passive Folge einer Belastung, sondern spiegeln aktive Regulationsvorgänge im Organismus durch das ZNS wider.

▶ Leistungsminderungen bei inadäquatem psychophysischem Aufwand sind Ausdruck einer Effizienzminderung der Tätigkeit des Menschen, die in den meisten Fällen als Frühzeichen auftritt. Vielfach wird durch Erhöhung der Anstrengung versucht, das Leistungsniveau zu halten, wodurch die Effektivität weiter sinkt.

▶ Sie werden vom Menschen bewusst wahrgenommen und beinhalten charakteristische Erlebensqualitäten.

Kennzeichen dieser Zustände sind Destabilisierungen des Beanspruchungsverlaufes, des Arbeitsergebnisses und der Leistungsbereitschaft. Es werden sowohl antriebs- als auch ausführungsregulatorische Prozesse einer Tätigkeit beeinträchtigt.

Arbeitsbedingte Ermüdung. Ermüdung tritt erst nach einer bestimmten Tätigkeitsdauer auf und ist abhängig von Art, Dauer, Intensität und Umgebungsbedingungen einer Arbeit sowie individuellen Voraussetzungen des Menschen. Sie kann verschiedene Phasen durchlaufen. Das äußere Kennzeichen ist, dass die Arbeit nur mit erhöhter Anstrengung und bei geringer werdendem Erfolg geleistet werden kann. Entsprechend der Art der Belastung und der unterschiedlichen physiologischen Mechanismen werden unterschieden

▶ periphere oder Muskelermüdung, überwiegend bei physischen Belastungen,

▶ die zentralnervöse oder psychische Ermüdung, überwiegend bei psychischer Belastung.

! Arbeitsbedingte Ermüdung wird definiert als Zustand einer belastungsbedingten, zeitabhängigen, reversiblen Verminderung der Leistungsfähigkeit, die mit psychophysiologischen Funktionsänderungen einhergeht.

Diese Ermüdungsformen stehen in enger wechselseitiger Beziehung. Eine Muskelermüdung ist stets mit zentralnervösen Veränderungen verbunden, wie eine psychische Ermüdung sich ebenso auf die körperliche Leistungsfähigkeit auswirkt. Die Ursache der Ermüdung ist in komplexen Prozessen zu sehen, an denen sowohl die Hemmung der motorischen Neurone (zentralnervöse Theorie) als auch Stoffwechselveränderungen in der Muskulatur (periphere Theorie) beteiligt sind. Nach sympathischen Gegenregulationen durch reaktive Anspannungssteigerung ist die Ermüdung durch eine trophotrope Regulationslage des Organismus gekennzeichnet (s. Abschnitt 18.5).

Stress. Stress gehört inzwischen auch in unserer Arbeitswelt zu einem der gebräuchlichsten Worte. Stress wird meist einseitig mit übermäßiger Arbeit und Gesundheitsgefährdung in Verbindung gebracht. Während bei Ermüdung die Zeitabhängigkeit und Intensität die Hauptmerkmale einer belastungsbedingten reversiblen Verminderung der Leistungsfähigkeit und psychophysiologischer Funktionsänderung darstellen, ist es beim Stress die Bewertung einer Belastung in Beziehung zu den individuellen Voraussetzungen, die Ziel- und Resultatsorientiertheit menschlicher Tätigkeit, die als auslösendes Moment eine Rolle spielt.

> ❗ Stress als eine unspezifische Anpassungsreaktion eines Lebewesens entsteht, wenn die Befriedigung von biologischen und/oder psychologischen Bedürfnissen, Motiven oder die Erreichung von Zielen bei Handlungsnotwendigkeit und Handlungsschwierigkeit gefährdet ist.

Es besteht eine Diskrepanz zwischen dem, was der Arbeitnehmer soll und darf, und dem, was er will und kann oder zu können glaubt (siehe Abschnitt 18.6). Ein wichtiges Charakteristikum der Stressentstehung ist neben der Bedeutung von Bedürfnissen oder Zielen die Schwierigkeit bei deren Befriedigung. Es geht also nicht nur um das Ziel, sondern auch um den Weg, zu diesem Ziel zu gelangen.

Stress kann entstehen bei Überforderung und Unterforderung individueller Voraussetzungen sowie bei unzureichenden Bedingungen für die Erfüllung gestellter Aufgaben (z. B. mangelnde Durchschaubarkeit, mangelnde Vorhersehbarkeit, mangelnde Beeinflussbarkeit). Der Verlust der Kontrolle über das Erreichen von Zielen, die man will oder soll, ist eine wesentliche Bedingung der Stressentstehung. Die physiologischen Veränderungen im Stress sind vorrangig durch eine ergotrope Reaktionslage gekennzeichnet.

Monotonie. Im Gegensatz zur psychischen Ermüdung, die bei allen Tätigkeiten entsteht, sind für die Monotonie spezifische Tätigkeitsanforderungen Voraussetzung, wie Einförmigkeit der Tätigkeit, Reizarmut, ständige Wiederholung von Arbeitsaufgaben bei geringem Schwierigkeitsgrad, geringem Beobachtungsbereich, einförmigen Umgebungseinflüssen. Die physiologischen Prozesse werden durch eine trophotrope Reaktionslage gekennzeichnet. Werden die Umstände der Arbeitstätigkeit verändert oder wird eine andere Arbeit übernommen, bildet sich der Monotoniezustand sofort zurück. Das ist der wesentliche Unterschied zur psychischen Ermüdung.

> ❗ Unter dem ermüdungsähnlichen Zustand „Monotonie" wird eine reversible herabgesetzte psychische Aktivität verstanden, die sich in erhöhtem Müdigkeits- und Schläfrigkeitsgefühl mit Leistungsschwankungen und -minderungen zeigt und durch spezifische Umstände einer Arbeitssituation hervorgerufen wird.

Herabgesetzte Vigilanz wird verstanden als ein bei abwechslungsarmen Beobachtungstätigkeiten langsam entstehender Zustand mit herabgesetzter Signalentdeckungsleistung (z. B. bei Radarschirm- und Instrumentenbeobachtungen). Es handelt sich um einen Monotoniezustand, der bei den definierten Entstehungsbedingungen auftritt.

Psychische Sättigung. Psychische Sättigung kann bei allen Tätigkeiten entstehen. Wird die Tätigkeit

Tabelle 18.5: Unterschiedliche Charakteristik von Kompensationsaktivitäten bei Arbeit (in Anlehnung an Scheuch u. Schreinicke 1983)

Merkmal	Stress	Psychische Sättigung	Ermüdung	Monotonie/Vigilanz
Spezifität der Belastung	Abhängig von individueller Interpretation, gehäuft bei spezifischen Anforderungen	Alle Anforderungen möglich	Alle Anforderungen möglich	Spezifische Anforderungen
Zeitliche Beziehung zur Belastung	Vor Beginn und in Handlung möglich	Vor Beginn und in Handlung möglich	Nach bestimmter Dauer	Nach bestimmter Dauer (vor Ermüdung)
Zusätzliche/andere Belastung	Keine Auswirkungen oder Leistungsminderung	Leistungsverbesserung möglich	Keine Auswirkungen	Leistungsverbesserung, unmittelbare Rückbildung
Handlungswechsel/ Rückbildung nach Tätigkeitsende	Verminderte Leistung („after effects")	Leistungsverbesserung, unmittelbare Rückbildung	Verminderte Leistung bleibt	Leistungsverbesserung
Individuelle Disposition	„Stresssensibilität"	Keine besondere Disposition	Keine bes. Disposition, abhängig von Leistungsfähigkeit	„Monotonieresistenz"
Abhängigkeit von subjektiver Bewertung	Hoch	Sehr hoch	Sehr gering	Gering
Erlebenssymptome	Gefährdung, Angst, Sorge, Unsicherheit, erregte Gespanntheit	Widerwillen, Gereiztheit, affektive Unruhe	Müdigkeit, Abgespanntheit, Erschöpftsein	Schläfrigkeit, Langeweile, Müdigkeit, Interesselosigkeit
Aktivitätsniveau	Erhöht	Erhöht	Vermindert	Vermindert
Mögliche pathologische Entwicklung	Ja, wenn keine ausreichenden Bewältigungsmöglichkeiten	Wahrscheinlich nein	Ja, wenn keine ausreichenden Erholungsmöglichkeiten	Wahrscheinlich nein

gewechselt, die zur psychischen Sättigung geführt hat, ist sofort die volle Leistungsfähigkeit wieder vorhanden. Die physiologischen Prozesse sind überwiegend durch eine ergotrope Reaktionslage charakterisiert.

> **!** Psychische Sättigung als stressähnlicher Zustand ist charakterisiert durch Widerwillen, Abneigung gegen eine Tätigkeit oder Person, die man allmählich satt bekommt, was mit Leistungsverschlechterung, affektiven Ausbrüchen und Unruhe einhergeht.

Die Unterschiede zwischen diesen Kompensationsaktivitäten, die ihre inhaltliche Charakterisierung nochmals deutlich werden lassen, sind in Tabelle 18.5 dargestellt. Hieraus gehen die wesentlichen Merkmale des Erlebens in diesen unterschiedlichen Zuständen hervor. Das Erleben ist jedoch nicht identisch mit diesen Zuständen und kein ausreichendes Kriterium zur Erfassung und Beschreibung, was erhebliche methodische Konsequenzen hat.

Alle genannten Beanspruchungsreaktionen sind zielgerichtete Adaptionsvorgänge und Schutzmechanismen vor Über- oder Fehlbelastungen.

Die „Hauptzustände" Ermüdung und Stress benötigen andere Strategien zur Vermeidung negativer Folgen als die „ähnlichen Zustände" Monotonie und Sättigung.

18.3 Grundlagen der Beanspruchungs-Objektivierung

18.3.1 Unspezifische und spezifische Beanspruchungsreaktionen

Das Ziel der Arbeitsphysiologie ist es, die Wirkung von Arbeitsbelastungen auf den Menschen zu bewerten und daraus die eingangs genannten Schlussfolgerungen für die Arbeitsgestaltung und den Arbeitseinsatz des Einzelnen zu ziehen. Diese Beanspruchungsobjektivierung erfolgte in der traditionellen Arbeitsphysiologie vorwiegend auf der Grundlage physiologischer, „objektiver", somatischer Parameter. Zur Erfassung der Belastungs-Beanspruchungs-Bewältigungsregulation ist auf der Grundlage des Prinzips der Ganzheitlichkeit eine Beanspruchungsobjektivierung auf drei Ebenen erforderlich:

▶ somatische Ebene, die Aussagen zur Regulation physiologischer, biochemischer und motorischer Prozesse ermöglicht,
▶ psychologische Ebene, die Aussagen zur Widerspiegelung der Belastung und der eigenen Stellung in dem Belastungs-Beanspruchungs-Bewältigungsprozess ermöglicht,
▶ Handlungs- und Verhaltensebene, die gekennzeichnet ist durch die Art und Weise der Anforderungsbewältigung einschließlich von Merkmalen der Leistungserbringung.

! Beanspruchung ist auf drei Ebenen mess- und damit bewertbar.

Diese drei Ebenen stehen wechselseitig in Beziehungen, besitzen jedoch Eigenständigkeit in der Aussage und eigenständige Mechanismen der Beanspruchungsregulation. Ein banales Beziehen der einen auf die andere Ebene wurde jahrzehntelang in der Forschung ohne Erfolg versucht. Die

gemeinsame Beziehungsvarianz zwischen den einzelnen Ebenen liegt meist unter 20 % bis auf physische Belastungen, deren zentrale Größe der Energieverbrauch ist.

Grundlage für jede Belastungsbewältigung sind unspezifische Regulationsmechanismen, die unabhängig von der Art der Belastung sind und bei menschlichen Wesen sowohl angeboren als auch im Laufe der Entwicklung erworben wurden. Dies ermöglicht den Einsatz einer gemeinsamen Parameterpalette zur Beanspruchungsobjektivierung bei unterschiedlichen Belastungen, allgemeinorientierte Maßnahmen der Entwicklung von Belastungsbewältigung und Widerstandsfähigkeit, allgemeinorientierte Maßnahmen der Beanspruchungsregulation und -steuerung.

Ein Ausdruck dieser unspezifischen Beanspruchung ist der Begriff der Aktivierung, die man mit psychologischen oder auch physiologischen Parametern beschreiben kann. Beziehungen zwischen Aktivierung und Leistung sind seit langem bekannt. Die so genannte Yerkes-Dodzon-Regel besagt, dass hohe und niedrige psychische und/oder physische Aktivierung zu einer geringeren Leistung führt. Für viele Aufgabenstellungen sei ein mittleres Aktivierungsniveau günstig.

Zu diesen unspezifischen Beanspruchungsregulationen gehört auch die Orientierungsreaktion, die bei neuartigen Belastungen auftritt, bei plötzlichen Umgebungsänderungen als Schreck- oder Startle-Reaktionen, die mit verschiedenen charakteristischen physiologischen Merkmalen beschrieben werden kann.

! Unspezifische Prozesse erlauben allgemeine Maßnahmen der Beanspruchungserfassung und -regulation.

Habituation ist die Gewöhnung an eine neuartige Anforderungssituation. Je nach Art der Anforderung und individuellen Voraussetzung kann eine solche Habituation an eine neue Arbeit Wochen dauern, an eine Untersuchungssituation unter Laborbedingungen bis zu fünf Wiederholungen. Erst dann kann man von „unbeeinflussten" Untersuchungsbedingungen ausgehen.

! Umstellung auf die Arbeit umfasst die Gesamtheit der Veränderungen, die beim Übergang von Nichtarbeit zur Arbeit bei jedem Arbeitsbeginn auftreten.

Sie dient dem schnellen Erreichen eines optimalen Arbeitsergebnisses und der Optimierung der Beanspruchung.

Jede Belastung führt auch zur Auslösung spezifischer Mechanismen der Bewältigung bzw. Kompensation oder Schädigung. Bei physischer Belastung sind es Prozesse der Energiegewinnung und des -verbrauchs, bei Lärm ist es die Wirkung auf das Ohr, bei chemischen Substanzen sind es spezifische Mechanismen der Biotransformation. Doch nicht nur in dem klassischen arbeitsmedizinischen Belastungsfeld gibt es solche spezifischen Reaktionsmuster. In der Psychophysiologie spricht man von situationsspezifischen (der Mensch reagiert bei für ihn phylogenetisch bedeutsamen Situationen in einer für ihn typischen Art und Weise), individualspezifische (das Individuum erwirbt bestimmte Reaktionsstereotypien, die für ihn typisch sein können) und motivationsspezifische (entsprechend Art, Ausmaß und Richtung der Motivation ergeben sich spezifische Beanspruchungsmerkmale) Reaktionsmuster.

18.3.2 Kriterien der Beanspruchungserfassung und Bewertung

Belastungsbewältigung gehört zu Anpassung und Entwicklung. Daher ist es ein komplexes Geschehen, und es gibt nicht einen Parameter, der den gesamten Prozess bei unterschiedlichen Belastungen widerspiegeln kann. Kriterien zur Auswahl sind:

- ▶ möglichst linearer Bezug zur Höhe der Beanspruchung,
- ▶ hinreichende Widerspiegelung der jeweiligen Art der Belastung, es misst das, was es messen soll ("valide"),
- ▶ ansprechbar auch bei durchschnittlichen Belastungen und nicht nur in Extremsituationen, z. B. Sport ("sensitiv"),

- ▶ möglichst keine Beeinflussbarkeit der Messung durch die untersuchte Person selbst ("objektiv"),
- ▶ nur von erfassbaren inneren und äußeren Einflüssen abhängig, möglichst rückwirkungsfrei, artefaktfrei, mit vertretbarem Aufwand zu erfassen bei geringen Messfehlern,
- ▶ möglichst kontinuierlich zu erfassen, Zugänglichkeit zu einer automatisierten Analyse,
- ▶ risikoarm bis risikolos,
- ▶ ökonomisch vertretbar, d. h. Anschaffung und Aufwand bei Erfassung, Verarbeitung und Bewertung müssen vertretbar sein,
- ▶ entsprechend des Beanspruchungsverlaufs stabil, inter- und intraindividuell reproduzierbar, Beurteilerübereinstimmung ("zuverlässig", "reliabel"),
- ▶ möglichst eine evtl. pathogene Bedeutung haben und einer präventiven Strategie zugänglich sein (möglichst "generalisierbar" sein).

Eine Vielzahl von Parametern lassen sich in der Arbeit messen. Nicht die Menge, sondern die wissenschaftliche Begründung bestimmt die Qualität einer arbeitsphysiologischen Untersuchung.

! Qualität der Beanspruchungsobjektivierung wird nicht durch die Zahl von Beanspruchungsparametern, sondern durch ein physiologisch begründetes Konzept bestimmt.

Die Arbeitsphysiologie konzentriert sich auf aktuelle Belastungs-Beanspruchungs-Bewältigungsbeziehungen, d. h. die im Laufe einer Schicht bzw. im Rahmen von 24 Stunden auftreten. Doch auch in einer solch überschaubaren Zeit laufen Regulations-, Gegenregulations-, Kompensationsmechanismen auf diesen drei Ebenen der Beanspruchungsregulation ab. Allgemeine Merkmale können psychische und physische Aufwandssteigerungen, Motivationsänderungen, Handlungs-(Leistungs-)Instabilitäten und -minderungen sowie Änderungen der Arbeitsweise bis "aus dem Feld gehen" sein. Diese "Begleitprozesse" sind in die Beanspruchungsobjektivierung einzubeziehen.

Sowohl für physiologische als auch teilweise psychologische Parameter zur Beanspruchungsobjektivierung werden einige allgemeine Herangehensweisen zur Aufarbeitung von Beanspruchungsparametern angewandt:

▶ Belastungsbedingte Niveau-/Reaktionswerte: Aufgrund epidemiologischer (z. B. Höhe des Blutdrucks) oder experimenteller („Normalpopulation") Untersuchungen werden eine Bewertung sowohl des erreichten Ausmaßes einer Beanspruchung als auch der Veränderung gegenüber einer Bezugssituation vorgenommen. Schwierigkeiten bereitet in der Arbeitsphysiologie diese Bezugssituation, die entweder vor einer Arbeit (Erwartungsspannung!), nach einer Arbeit (Ermüdung!), in der Nacht bei 24-h-Untersuchung liegen kann. Dabei ist die sog. Ausgangswertabhängigkeit der physiologischen, aber auch psychologischen Veränderungen zu berücksichtigen. Je höher bereits ein Aktivierungsniveau ist, desto geringer sind die Veränderungen der Beanspruchungsparameter. Sogar paradoxe Reaktionen können auftreten.

▶ Variabilität und Stabilität über die Zeit: Neben Niveau- und Reaktionswerten wird auch die Variabilität von Parametern als Beanspruchungskriterium benutzt (Herzfrequenz-, Blutdruckvariabilität). Auch die belastungsbedingte Veränderung des Biorhythmus kann ein Beanspruchungskriterium sein (z. B. Cortisol).

▶ Beziehungen zwischen Beanspruchungsparametern: Die Veränderung der Beziehung zwischen unterschiedlichen Beanspruchungsgrößen kann ein Ausdruck des Beanspruchungsverlaufes sein (z. B. Kreuzkorrelationen zwischen zentralen und peripheren Herz-Kreislauf-Parametern, im EEG zwischen unterschiedlichen Hirnregionen).

▶ Erholungsverläufe In den letzten Jahren hat die Untersuchung des Postbelastungsverlaufes, d. h. der Erholung eine größere Bedeutung erlangt (siehe 24-h-Untersuchung).

▶ Aufwands-Leistungs-Relation

In der Relation zwischen Aufwand und Leistung ergibt sich ein weiteres Kriterium der Beanspruchungsobjektivierung. Dies wird z. B. bei Beurteilung der Leistungsfähigkeit praktiziert (Ergometrie).

Bei der Planung von Untersuchungen und der Bewertung der Resultate sind die Einflussfaktoren auf die somatischen Parameter zu berücksichtigen, die sehr unterschiedlich sein können:

▶ personenbezogene Einflussfaktoren: Alter, Geschlecht, Trainings- und Gesundheitszustand, individuelle Reaktionsbesonderheiten, z. B. Herzfrequenzreagierer,

▶ Verhaltensparameter: Rauchen, Passivrauchen, Alkohol, Kaffee, Drogen, Schlaf, Abstand von Ernährung, Art der Ernährung, Medikamente,

▶ Umgebungseinflüsse: weitere physikalische, chemische oder sonstige Belastungsfaktoren.

▶ biologischer Rhythmus: Tages-, Wochen-, bei bestimmten Fragen auch Jahresrhythmus.

! Ohne Berücksichtigung von Einflussfaktoren ist jede arbeitsphysiologische Untersuchung nicht aussagefähig.

18.4 Parameter der Beanspruchungsobjektivierung

18.4.1 Somatische Parameter

Somatische Beanspruchungsregulation ist ein vermaschtes, komplexes, vom zentralen Nervensystem (ZNS) gesteuertes System mit einer Vielzahl von Rückkopplungen und Gegenregulationen. Die zentrale Rolle spielen sehr vereinfacht der Neokortex für die kognitive Belastungsbewältigung, das limbische System für die emotionale und die Formatio reticularis für die Aktivierungsregulation. Auf Einzelheiten kann in diesem Zusammenhang nicht eingegangen werden. Für die Auswahl von Parametern ist von Bedeutung, dass

▶ das vegetative Nervensystem den Schwerpunkt in der kurzfristigen Regulation auf Belastungen (in Sekundenschnelle),

▶ das hormonelle System längerfristig (Minuten bis Stunden) anspricht,
▶ Stoffwechsel- und immunologische Veränderungen in Minuten bis Tagen reagieren.

Die Einbeziehung und Regulation des motorischen Systems hat aufgrund der zentralen Rolle des Energiestoffwechsels eine besondere Bedeutung.

Einige Regelkreise spielen in der Belastungsbewältigung eine wesentliche, wenn auch nicht die alleinige Rolle:
▶ Neokortex – Hypothalamus – Hypophyse – Nebennierenrinde mit Ausscheidung von Kortikosteroiden,
▶ Neokortex – Hypothalamus/Locus coeruleus – Nebennierenmark mit Ausscheidung von Katecholaminen und der Einbeziehung aller sympathischen Regulationen
▶ Zu Letzteren gehören Neurone im Hypothalamus und Hirnstamm, die präganglionäre sympathische Neurone des spinalen Rückenmarks im Bereich C8–L3 steuern. Über die Umschaltung im sympathischen Grenzstrang und autonomen Plexus treten die postganglionären, vor allem noradrenergen Neuronen in Kontakt zu den verschiedenen Organen.
▶ Impulse für parasympathische Neurone im Hirnstamm über cholinerge Synapsen zu Auge, Tränen-, Speicheldrüsen, Herz, Lunge, Gastrointestinaltrakt. Die sakralen Neurone steuern den Urogenitaltrakt sowie das untere gastrointestinale System.

Folgeerscheinungen dieser vegetativen, hormonellen und motorischen Regulationen sind Veränderungen von Organfunktionen inkl. der Funktion von Sinnesorganen, des Fett-, Eiweiß- und Zuckerstoffwechsels, der zellulären und humoralen Abwehr sowie auch Veränderungen innerhalb der Zelle auf molekularbiologischer Ebene. Für die aktuelle Beanspruchungsobjektivierung in der Praxis spielen immunologische und Zellveränderungen in der Arbeitsphysiologie kaum eine Rolle.

> **!** Bis auf den Sauerstoffverbrauch bei körperlicher Belastung großer Muskelgruppen gibt es keinen somatischen Parameter, der für sich allein reliabel und valide ist, die Beanspruchungen bei unterschiedlichen Belastungen widerzuspiegeln. Jeder verwandte Parameter ist bereits ein Kompromiss. Parasympathikus/Sympathikus und Hormone beeinflussen in der Beanspruchungsregulation alle Funktionssysteme des Organismus.

Vegetative und elektrophysiologische Parameter können über entsprechende Elektroden aufgenommen und der Weiterverarbeitung zugeführt werden durch
▶ Magnetband- oder Festkörperspeicher:
Vorteile: keine Reichweitenbegrenzung, mehrere Geräte parallel zu betreiben, relativ billig, z. B. Tonoport (Langzeigblutdruck, Herzfrequenz, EKG; Motorik, Ereignismarkierung), Herzrhythmusspeicher BHL 6000.
Nachteile: keine externe Kontrolle bei Registrierung, kein direkter Zugriff, Begrenzung der Speicherkapazität, Aufnahmen über 24 h im Allgemeinen jedoch kein Problem.
▶ Telemetriesysteme:
Vorteile: Übertragung von Signalen über bestimmte Entfernung. Signalkontrolle mit sofortiger Befundung und Intervention, mehrere Parameter über Mehrkanalsysteme sind möglich.
Nachteile: Reichweitenbegrenzungen, mögliche wechselseitige Beeinflussung von mehreren Geräten, teurer.

Die Entwicklung auf dem Gebiet von Erfassungsmöglichkeiten verlief in den letzten Jahren sehr stürmisch, die Gewichte sind gering, ebenso der Energiebedarf, die Softwareprogramme sind meist auf Routinebetrieb ausgelegt und ermöglichen eine schnelle Verarbeitung der Daten einschließlich statistischer Berechnungen.
Entnahme von Körperflüssigkeiten zur Bestimmung von Beanspruchungsparametern:
▶ Urin: Sammlung notwendig, damit Einflussfaktoren meist nicht kontrollierbar, unmittel-

bare Behandlung des Urins zur Stabilisierung. Häufig Bezug auf die Kreatininausscheidung und nicht auf die Urinmenge.

- Blut: Entnahme als arterielles Blut, z. B. aus dem Ohrläppchen für Laktat oder venöses Blut. Häufig Legen einer Flexüle bei Mehrfachentnahmen, kontinuierliche Sammelzeiten sind mit in der BRD zugelassenen Geräten nicht möglich. Nachteil ist der Eingriff, der bereits zu einer Beanspruchungsreaktion führen kann sowie die meist vorhandene „Punktmessung".
- Speichel: Speichelmessungen (z. B. Cortisol, Natrium-Kalium-Quotient für psychische Belastungen, Immunglobuline) haben sich in der Arbeitstätigkeit nur teilweise durchgesetzt, vielfältige Einflussfaktoren, die eine Bewertung nicht vereinfachen.

Im Folgenden sollen einzelne, in der Beanspruchungsobjektivierung verwendete Parameter kurz erläutert werden.

Vegetative Parameter

Herzaktion. Kennzeichen: wichtigste Methode zur Beanspruchungsobjektivierung seit mehr als zweitausend Jahren. Einfache Messbarkeit, gute Widerspiegelung des Aktivitätszustandes des Herzkreislaufs als zentrales Organsystem für Energiebereitstellung mit engen Verbindungen zu zentralnervösen Prozessen, schnelles Reagieren (unterhalb einer Sekunde). Wesentlich beeinflusst durch Sympathikus und Parasympathikus, aber auch durch Hormone und Motorik. Belastungsart: physische, psychische wie auch Belastung durch Umweltfaktoren (Lärm, Klima u. a.) sowohl Labor- als auch Felduntersuchung.

Messung

- Einfach über EKG-Elektroden, (Nehb-A-Ableitung, wichtig für Herzaktion ist nur R-Zacken-Erkennung), als Herzschlagfrequenz oder verkürzt als Herzfrequenz (HF) bezeichnet, Hautvorbereitung zur Senkung des Übergangswiderstandes.

- Pulsmessung an einer Arterie, meist Handgelenk oder Ohrläppchen, dabei Pulsfrequenz erfasst. Unterschied zwischen Herz- und Pulsfrequenz durch Pulswellendefizit bei bestimmten Erkrankungen.
- Elektrokardiogramm (EKG): bei EKG-Bewertung Brustwandableitungen nach klinischer Vorschrift notwendig.

Messgrößen

- Herzperiodendauer (HPD): Abstand zwischen R-Zacken, Momentanherzverläufe (Kardiotachogramm) über die Zeit können die tätigkeitsspezifischen Veränderungen sehr gut widerspiegeln.
- zeitbezogene Mittlungen der HPD: HF über 1 Minute als zentraler Beanspruchungsparameter, daraus sind ableitbar: zeit-, schicht- oder tätigkeitsbezogene, durchschnittliche oder maximale HF.
    - Nettoherzfrequenz: Arbeits-HF minus Ruhe-HF.
    - Arbeitspulssumme: Summe aller Herzschläge, die zusätzlich durch Arbeit bedingt sind.
    - Erholungspulssumme: Summe der Pulse/ Herzfrequenz nach Ende der Arbeit bis zum Erreichen der durchschnittlichen Ruhe-/ Ausgangsherzfrequenz.
    - Zeitparameter: Erholungszeit, Zeit vom Belastungsende bis zum Wiedererreichen der Ruhe-, Ausgangswerte.
- Variabilität der Herzaktion: Während die Steigerung der Herzfrequenz vor allem dem Sympathikus zugeschrieben wird, ist die Veränderung der Variabilität der HPD Ausdruck vor allem der parasympathischen Regulation. Deswegen werden aus der Beziehung zwischen beiden Parametern Hinweise für den vegetativen Tonus erhalten. Die Variabilität ist zu erfassen durch:
- zeitbezogene Variabilität: statistische Variabilität über eine bestimmte Zeiteinheit mit verschiedensten Messmöglichkeiten (Standardabweichung, mittelwertskorrigierte Varianz, Spannweite, Median/Zentralwert, HPD-Histogramm u. a.)

► frequenzbezogene Variabilität: spektralanalytische Verfahren wie Fourier-Transformation oder trigonometrische Regression, Bestimmung des Leistungsdichtespektrums, Zuordnung zu bestimmten Frequenzbändern: very low-VLF: 0,003–0,04 Hz, low-LF: > 0,04–0,15 Hz/Mayerwellen, high-HF: > 0,15–0,40 Hz. Bei Langzeitaufzeichnungen auch noch ein Ultra-low-ULF < 0,003 Hz bzw. Ultra-high-UHF > 0,4-Hz-Band genutzt.
Verschiedene Parameter ableitbar: Amplitude, mittlere Frequenz in den Frequenzbändern, Gesamtvarianz, Restvarianz u. a.

► Quotientenbildung: zusammen mit anderen Funktionsparametern werden Quotienten gebildet, so aus mittlerer Herzfrequenz und einem Arrhythmiemaß, oder Puls-Atem-Quotient oder Baroreflex (s. dort).

► Elektrokardiogramm (EKG): Routinemöglichkeit zur Erkennung von Ischämien bei physischer Belastung (Ergometrie), auch bei psychischer Belastung einsetzbar, Merkmale: ST-Senkung, T-Wellen- und R-Zackenveränderungen. Systolische Zeitintervalle (PEP, LVET) für Routineuntersuchungen in der Praxis gegenwärtig wenig geeignet.

Zusätzliche Einflussfaktoren: Wegen der schnellen und umfassenden Reaktionsmöglichkeit der Herzaktion vielfältige Einflussfaktoren (s. oben), zusätzlich auch chemische Faktoren wie CO, CO_2, Schwefelwasserstoff, Schwefelkohlenstoff, Lösungsmittel, Nitroglycerol, Nitroglykol, Methanol, Organophosphate, Arsen, Nickel, Cadmium, Antimon.

> **!** Herzschlagfrequenz ist nach wie vor der wichtigste Beanspruchungsparameter in der Arbeitsphysiologie. Die Variabilität der Herzperiodendauer hat aufgrund der technischen Entwicklung zunehmende Bedeutung erlangt.

Arterieller Blutdruck

► Kennzeichen: Zentrale Größe als Risikofaktor für Herz-Kreislauf-Erkrankungen, in letzten Jahren auch in Arbeitsphysiologie Zunahme an Bedeutung. Widerspiegelt Veränderungen sowohl der zentralen Herztätigkeit (Herzminutenvolumen) als auch des Widerstandes in der Peripherie. Beeinflusst durch vegetative Steuerung, Selbstregulation (Baroreflex), durch Hormone und zentrale Einflüsse.

► Belastungsart: Physische und psychische wie auch Belastung durch Umweltfaktoren. Labor- und Felduntersuchungen.

► Messung:
  ■ diskontinuierlich nach Riva-Rocci am Oberarm oder Handgelenk (Letzteres weniger zu empfehlen) = brachialer Blutdruck.
  ■ Messvarianten: oszillometrisch: Messung von Volumenänderungen des arteriellen Blutflusses.
  ■ auskultatorisch: Hörbarwerden der Korotkowgeräusche, systolischer Blutdruck erstes (Phase 1), diastolischer Blutdruck letztes (Phase 4 oder 5) Korotkow-Geräusch.
  ■ Kontinuierliche Messung in Peripherie nach dem Prinzip der entspannten Gefäßwand (Penaz) und physiologischer Kalibrierung nach Wesseling am Finger (Finapres, Portapres), Schläfe oder auch Handgelenke, Letztere mit dem Verfahren der arteriellen Tonometrie (Colin-Blutdruck-Messsysteme) = peripherer Blutdruck.

► Messgrößen: Brachialer Blutdruck: neben dem systolischen (SBD) und dem diastolischen (DBD) Blutdruck wird der arterielle Mitteldruck verwendet ((SBD-DBD/3)+DBD). Gibt Größe des Blutdrucks als treibende Kraft im Körperkreislauf an. Auch hier wie bei Herzfrequenz verschiedene Zeit- und Tätigkeitsbezüge möglich.
  ■ Peripherer Blutdruck: Momentanverläufe von SBD, DBD und arteriellem Mitteldruck über Zeit/Tätigkeiten.
  ■ Variabilitätsmaße zeit- und frequenzbezogen wie bei Herzaktion.

► Zusätzliche Einflussfaktoren: vielfältig, besonderer Einfluss des Alters, Körpergewichts und von Erkrankungen, z. B. essentielle Hypertonie, metabolisches Syndrom. Auch chemische Faktoren wie z. B. organische Lösungsmittel,

Schwefelwasserstoff, Schwefelkohlenstoff, Methanol, Salpetersäureester, Nitroglycerol, Nitroglykol, Cadmium, Arsen, Blei, CO_2, CO.

> **!** Aufgrund der Bedeutung für Herz-Kreislauf-Erkrankungen und der technischen Entwicklung stieg die Anwendung des Blutdruckes in der Arbeitsphysiologie.

Weitere vegetative Parameter im Herz-Kreislauf-System

▶ Herzschlagvolumen: unblutig messbar, Herzminutenvolumen = Schlagvolumen × Herzfrequenz. Zusätzliche Information zur zentralen Herzregulation, nur bei Sonderfragestellungen relevant.

▶ Periphere Durchblutung: sehr sensibler Parameter bei emotionalen und psychischen Belastungen, auch bei Umweltfaktoren. Messgrößen: Pulsvolumen, Amplitude, Compliance.

▶ Pulswellenlaufzeit: am Arm oder Bein erfassbar, reagiert bei körperlichen und psychischen Belastungen, beeinflusst durch Vorschäden, auch bei chemischen/physikalischen Belastungen, nur bei Sonderfragestellungen relevant.

▶ Baroreflex: autonomer Reflex, der die Blutdruckregulation mitsteuert. Wachsende Bedeutung in der kardialen Risikoforschung. Normalerweise Bestimmung mit vasopressorischen oder vasodilatatorischen Substanzen und Messung der Veränderung des Blutdrucks und der HF-Variabilität. Durch kontinuierliche Erfassung von HPD und systolischen und diastolischen Blutdruck in der Peripherie auch ohne Pharmaka zu berechnen.

Atmung

▶ Kennzeichen: Relativ einfach erfassbar, sehr reaktionsfähig, beschränkter Einsatz wegen zusätzlicher Einflussfaktoren, z. B. Sprechen, willkürliche Beeinflussung, zentrale Regulation.

▶ Belastungsart: Physisch/psychische Belastung, besonders emotional. Umweltfaktoren: alle Einflusse, die zu einer CO_2-Erhöhung im Blut (oder O_2-Minderung) führen, bewirken eine Veränderung der Atmung.

▶ Messung: Spirometer/Pneumotachograph, Impedanz-Pneumographie, Induktionsplethysmographie, Magnetometer, Dehnungsmessstreifen (Veränderungen im Durchmesser des Brustkorbes und des Abdomens).

▶ Messgrößen: Atemfrequenz, Inspirations-/Exspirationszeit, Atemfrequenzvariabilität, Atemzugvolumen, Atemmuster, Verhältnis zwischen Atemfrequenz und Atemzugvolumen.

Weitere vegetative Parameter

▶ Elektrodermale Aktivität: Kennzeichen: Hautwiderstandsänderungen aufgrund sympathischer Innervation der Schweißdrüsen, unterschiedliche Bezeichnungen: sympathische Hautreaktion, periphere autonome Potenziale, hautgalvanische Reaktion.

▶ Belastungsart: insbesondere emotional, aber auch bei psychischen und physischen Belastungen, insbesondere Labor- aber auch Felduntersuchungen.

▶ Messung: in Arbeitsphysiologie meist ohne elektrische Reizung, Erfassung der Widerstandsänderungen.

▶ Messgrößen: tonischer Hautleitwert, Auftreten spontaner Hautleitwertreaktionen, elektrodermale Reaktionen, Amplitude, Zeit.

▶ Pupillometrie: Pupillenweite sympathisch innerviert, häufiger eingesetzt bei Lärm und psychischen Belastungen, besonders Laboruntersuchungen.

Elektrophysiologische Parameter

Elektromyogramm

▶ Kennzeichen: grafische Darstellung elektrischer Vorgänge in der Muskulatur durch räumliche und zeitliche Summation von Aktionspotenzialen des Muskels in Frequenzbereichen zwischen wenigen Hz bis ca. 1,5 kHz. Belastungsart: Besonders physisch, aber auch psychisch/emotional, Labor und Feld.

▶ Messung: In der Arbeitsphysiologie nahezu ausschließlich Oberflächenmyografie, bipolare Ableitung günstig.

▶ Messgrößen: Amplituden, weniger, aber auch Frequenzcharakteristik. Amplitudenmaße müssen normiert werden (meist Maximalleistung), mehrkanalige Erfassung aufgrund des Zusammenwirkens von Agonist, Antagonist und Synergist. Neben der elektrischen Aktivität wird der Effektivwert (Rout mean square, Quadrierung und Integration des EMG über bestimmte Zeit) und die muskuläre Aktivität als Differenz des Zeitsignals bei digitalisierten EMGs verwandt.

▶ Leistungsdichte: Frequenzspektrum mit Amplituden- und Schwerpunktfrequenz.

▶ Bewertung: kein direkter Vergleich möglich (abhängig von Elektrodenlokalisation und -abstand, Durchblutung, Hautbeschaffenheit u. a. Bei Ermüdung Zunahme der elektrischen Aktivität und evtl. Verschiebung in niedrigere Frequenzbereiche. Durch gleichzeitige Auswertung von Amplitude und Spektrum Unterscheidung von ermüdungsbedingten und kraftbezogenen EMG-Veränderungen.

> **!** Vor allem bei Beanspruchungsobjektivierung kleiner Muskelgruppen ist das EMG nicht mehr wegzudenken.

Weitere elektrophysiologische Parameter

▶ Elektroenzephalogramm: Ableitung der Hirnströme, Spezialeinrichtungen weitgehend vorbehalten. Parameter: Frequenzcharakteristik in den unterschiedlichen Bändern, evozierte Potenziale (Amplitude und Latenz), Hirnstammpotenziale (langsames Gleichstrompotenzial), einsetzbar bei psychischen, physischen Belastungen und Umweltfaktoren.

▶ Elektrookulogramm: Widerspiegelung der Augenbewegung, einsetzbar bei psychischen Belastungen, aber auch zur Registrierung von Blickbewegungen und damit ein Parameter der dritten Ebene der Beanspruchungsobjektivierung (Handlungs- und Verhaltensänderung).

▶ Motorische Parameter: Tremor: muskuläre Bewegungen, die über das Elektromyogramm oder Aktimeter erfasst werden können, aussagefähig bei psychischen und physischen Belastungen.

Sensorische Parameter

▶ Flimmerverschmelzungsfrequenz: Die Frequenz eines Flickerlichtes, die zu einem konstanten Lichteindruck führt. Einsetzbar bei psychischen Belastungen, auch nach physischen (Ermüdung). Auch andere Sinnesorgane können getestet werden, so z. B. die akustische Verschmelzungsfrequenz.

▶ Hörschwellenverschiebung (siehe Kap. 22): Durch Lärmeinwirkung zeitweilige reversible Verschiebung der Hörwahrnehmungsschwelle (TTS: „temporary threshold shift").

▶ Die Veränderung sensorischer Schwellen wird neben Ermüdungs- und Stressdiagnostik bei der Erfassung von Gefahrstoffwirkungen, Vibrationen, Strahlen u. a. eingesetzt.

▶ Lidschlussfrequenz und Lidschlusszeit: In der Ermüdungsdiagnostik, Aufgaben- und Individuumsabhängigkeit.

▶ Sprachanalyse: bei psychischen und physischen Belastungen, auch Umweltfaktoren, z. B. Lösungsmittel. Parameter: Lautstärke, Veränderung der Sprachfrequenz, Formantenverschiebung, Verschiebung der Grundfrequenz.

Biochemische Parameter

Hormone

▶ Kennzeichen: Hormonelle Beanspruchungsparameter haben im letzten Jahrzehnt insbesondere in der Neuroendokrinologie und der Sportphysiologie erheblich an Bedeutung gewonnen, jedoch nicht in der Arbeitsphysiologie der Praxis. Das liegt unter anderem an der Erkenntnis, dass die Regulation dieser Hormone sehr komplex ist, eine banale Interpretation von akuten Veränderungen kaum oder nicht möglich ist, alle Hormone eine geringe Spezifität haben, durch die Rückkopplungsregulation Schwierigkeiten in der Interpretation bestehen, erhebliche adaptative und habituative Mechanismen auf die Sekretion der Hormone wirken, einige von ihnen einen ausgeprägten zirkadianen Rhythmus haben, Blutabnahmen in der Arbeitstätigkeit nicht immer akzeptiert werden und die Bestimmung nach wie vor teuer ist. Außerdem bestehen erhebliche inter- und intraindividuelle Unterschiede. Daher sollte der Einsatz endokriner Parameter zur Beanspruchungsobjektivierung Spezialstellen überlassen bleiben.

▶ Belastungsart: Hormone realisieren Anpassungsmechanismen. Aus diesem Grund werden in die Belastungsbewältigung und Beanspruchungsregulation alle Hormone bei allen Anforderungen einbezogen. Sie zeigen unterschiedliche Reaktionsweisen und unterschiedliche zeitliche Charakteristika (siehe auch Tabelle 18.6). Häufig werden einzelne Hormone der Art und Weise der Belastungsbewältigung zugeschrieben, so z. B. bestimmte Muster bei Angst, Ärger, Furcht, Kontrollverlust. Noradrenalin soll besonders bei Ärger, Adrenalin bei Furcht, Cortisol und ACTH bei Kontrollverlust und Angst erhöht sein. Dies findet man häufig in der Praxis nicht, es ist eine zu banale Interpretation von Wirkungen der Belastungsbewältigung. Hier besteht noch Forschungsbedarf.

!
Hormone werden in der arbeitsphysiologischen Praxis weniger eingesetzt, mehr in der Forschung, jedoch auch in der Sportphysiologie und natürlich auch belastungsbezogen in der klinischen Diagnostik.

▶ Messgrößen: Für die Arbeitstätigkeit sind es insbesondere die Katecholamine (Adrenalin, Noradrenalin, Dopamin) und Hormone der Hypothalamus-Hypophyse-Nebennierenrindenachse (Corticotropinreleasinghormon, ACTH, Cortisol und Corticosteron). Auch andere Hormone werden unter Belastung verändert, so das Wachstumshormon (STH), Prolactin, Aldosteron, Schilddrüsenhormone, Glucagon, der Überträgerstoff c-AMP (siehe Tabelle 18.6). Für die Arbeitstätigkeit sind in der Praxis die Hormone wenig relevant.

▶ Messung: Messung erfolgt im Blut (oft nur kurze Verweildauer, z. B. Katecholamine), im Urin (meist verschiedene Einflussfaktoren, außer den genannten Katecholaminen kann z. B. auch die Vanillinmandelsäure als Abbau-

produkt der Katecholamine bestimmt werden), Speichel (v. a. Cortisol, aber auch Immunglobuline, Kalium-, Natrium-Ionen u. a.). Die Messung aus dem Speichel ist attraktiv, erfordert aber auch entsprechende methodische Sauberkeit, Bestimmungszeitpunkt wesentlich, bisher in der Arbeitstätigkeit für Beanspruchungsobjektivierung noch nicht aussagefähig genug.

Stoffwechsel. Das für Hormone Gesagte trifft unter dem Aspekt der Arbeitsphysiologie auch für den Stoffwechsel zu. In die Beanspruchungsregulation werden Fett-, Eiweiß- und Zuckerstoffwechsel unmittelbar einbezogen, die Aussagefähigkeit für die unmittelbare Arbeitstätigkeit ist jedoch gering.

In der Sportphysiologie spielen die Stoffwechselparameter eine weitaus größere Rolle. Auf das Laktat als Endprodukt der Glykolyse wird in Abschnitt 18.5 eingegangen. Auch bei psychischen Belastungen reagiert der Stoffwechsel (siehe Abschnitt 18.6).

In Tabelle 18.6 werden Einsatzmöglichkeiten der verschiedenen somatischen Parameter verallgemeinert aufgeführt.

Biomonitoring durch diurnale ambulante Messung physiologischer und biochemischer Parameter

Zunehmend wird akzeptiert, dass sich Belastungswirkungen nicht nur in der unmittelbaren Tätigkeit, sondern auch im Erholungsverlauf zeigen. Dies wird durch die Veränderung der Organisations- und Anforderungsstruktur der Arbeit unterstützt. Außerdem resultieren aus dem Einsatz von 24-Stunden-Untersuchungen des Blutdrucks und des EKGs in der klinischen Praxis neue Erkenntnisse für die Bewertung von Risiken sowie die Diagnostik von Erkrankungen. Aufgrund der technischen Entwicklungen der letzten Jahre, der Einfachheit der Handhabung von Methoden zur 24-Stunden-Messung physiologischer Parameter, der schnellen Aus- bzw. Bewertbarkeit ergeben sich auch für die Arbeitsphysiologie und Arbeitsmedizin neue Indikationen zur Beanspruchungsobjektivierung (s. Box 18.2).

Tabelle 18.6: Somatische Parameter in Beanspruchungsobjektivierung. Anwendbarkeit und Aussagefähigkeit

Beanspruchungs-parameter	Belastungsart				Beanspruchungs-wirkung		Untersuchungs-ort		Bemerkungen
	m	psy	umw	che	kurz-fristig	lang-fristig	Feld	Labor	
Vegetativ									
Herzschlag-frequenz	+++	+++	++	+	+++		+++	+++	zentrale Bedeutung
Herzfrequenz-variabilität	+	+++	+	+	++	+	++	+++	wachsende Bedeutung
Herzminuten-volumen	+++	+			++	+	+	++	
Brachialer Blutdruck	++	+++	+	+	++	+++	++	+++	wachsende Bedeutung
periph. kontinuier-licher Blutdruck	++	+++	++	+	+++	+	+	+++	
Baroreflex		++	+	+	+++	(+)	(+)	++	wachsende Bedeutung
Elektrodermale Aktivität	++	+	+++	+	+++				
Pupillometrie		++		+	+++			+	
Atmung	+	+++			+++		+	+++	
periphere Durchblutung		+++	++	+	+++	+	+	+++	
Pulswellenlaufzeit	+	+	+	++	++	++		++	
Lidschlag	+	+		+	++		+	++	
Elektrookulogramm		+		+	++		+	++	
Körperkern-temperatur	+++	+	+++		+++		+++	+++	
Fingertemperatur	+	+	+++		+++	+	+	+	
Elektrophysiologisch									
Elektro-enzephalogramm	+	+++	++	++	++	+	+	+++	
Elektromyogramm	+++	++	+	+	+++	+	+++	+++	wachsende Bedeutung
Tremor	++	++	++	+	+	++	++	++	
Sprachanalyse	+	+		+	++	+	++	++	Erwartungen nicht erfüllt
Hormone									
Adrenalin	+	++	+		+++		++	+++	zentrale Bedeutung

Tabelle 18.6: *Fortsetzung*

Beanspruchungs-parameter	Belastungsart				Beanspruchungs-wirkung		Untersuchungs-ort		Bemerkungen
	m	psy	umw	che	kurz-fristig	lang-fristig	Feld	Labor	
Hormone									
Noradrenalin	++	+	+		+++		++	+++	zentrale Bedeutung
Cortisol		++	+	+	++	(+)	++	++	Erwartungen nicht erfüllt
ACTH		+	+	+	+		+	+	
Neuropeptide		+		+	+	(+)	+	+	
Schilddrüsen-hormone	+	++		+	+	+	+		
Insulin	+	+			++	+	+	+	
HGH	+	+	+		+	(+)	+	+	
Prolactin	+	+			+	(+)	+	+	
c-AMP	+	+	+	+		+	+		
Stoffwechsel									
Fett: freie Fettsäuren	++	++		+	+++	+	++		
Gesamt-cholesterol	+	+		+	+	++	+	++	
LDL-/HDL-Cholesterin	+	++		+	++	++	+	++	
Triglyzeride	+			++	+	+			
Blutzucker	+	+		++	++	+	+		
Spurenelemente Mg, Zn, Cu	+	+	+	+	+	++	+	+	
K^+/Na^+-Quotient		+			+	+	+		Erwartungen nicht erfüllt
Blut: Leukozyten	+	+	+	+	+	+	+		
Lymphozyten	+	++	+	+	++	++	+	+	
Gerinnung	+	+		+	+	++	+	+	
Laktat	+++				+++	+	+++	+++	zentrale Bedeutung
Transkutane O_2-Sättigung	++	+		+	++	+	+	++	Erwartungen nicht erfüllt

+++ = sehr gut, ++ = gut, + = machbar, (+) = unklar, m = muskulär, psy = psychisch, bes. emotional, umw – Umwelt (Lärm, Klima, Strahlung u. a.), che = chemisch, toxisch

---

Box 18.2: Indikationen für 24-Stunden-Untersuchung physiologischer Parameter

Arbeitsorientierte Indikationen
- ❏ Lange Arbeitszeit
- ❏ Flexible Arbeitszeit
- ❏ Schichtarbeit
- ❏ Kombinationen von bezahlter und nichtbezahlter Arbeit
- ❏ Heimarbeit
- ❏ Jet-lag (Zeitverschiebung bei Arbeit)

Individuumorientierte Indikationen
- ❏ Arbeitsfähigkeit bei chronischen Krankheiten/Kombination von Risikofaktoren
- ❏ Kardio- und zerebrovaskuläre Erkrankungen bei Eingliederung in die Arbeit
- ❏ Burnout, chronisches Erschöpfungssyndrom, psychosomatische Störungen
- ❏ Unklare, arbeitsbezogene Symptomatik
- ❏ Schwangerschaftshypertonie, tachykarde Funktionsstörungen
- ❏ Mobbing
- ❏ Suche nach emotional relevanten Anforderungen/Situationen

---

In einer modernen Wirtschaft kommt es zu einer immer stärkeren Verflechtung von Arbeits- und Freizeit. Freizeitanforderungen sind hinsichtlich ihres Charakters und Umfanges häufig Arbeitsanforderungen ähnlich, oftmals stärker beanspruchend, das akzeptierte Risiko in der Freizeit ist viel höher als in der Arbeit. Die 24-Stunden-Untersuchung kann bei der Identifizierung von individuell besonders belastenden und emotional wirksamen Situationen dienen helfen und Aussagen zum Bewältigungsverlauf dieser Anforderungen ermöglichen.

> **!** Diurnales Ambulantes Monitoring somatischer Parameter ist heute im Allgemeinen einfach möglich und erweitert Einsatz- und Aussagemöglichkeiten der Arbeitsphysiologie.

Die Vorteile liegen auf der Hand:
- ▸ ökologische Validität,
- ▸ repräsentative Widerspiegelung der Reaktionsweise auf Anforderungen, einschließlich individueller Bewertung und Bewältigung,
- ▸ Einschätzung der Nachwirkungen von Belastungen,
- ▸ Erfassung zeitlich variabler Anforderungen,
- ▸ Erfassung von Beanspruchungsprofilen in Arbeit und Freizeit,
- ▸ Vergleich individueller Beanspruchung in Arbeit und Freizeit,
- ▸ bessere Erfassung des Ruhezustands/Ausgangszustands,
- ▸ Bewertung der komplexen Beanspruchung.

Außerdem ist möglicherweise eine bessere, auf alle Fälle eine zusätzliche Risikoaussage möglich. In der klinischen Forschung zeigte sich, dass Hypertoniker ohne nächtliches Absinken des Blutdruckes („Non-Dipper") ein höheres Risiko für Herz-Kreislauf-Folgekrankheiten haben.

Nachteile der 24-Stunden-Untersuchung physiologischer Parameter sind:
- ▸ Schwierigkeiten bei der Bewertung abhängiger und unabhängiger Faktoren,
- ▸ Schwierigkeiten bei kausaler Erklärung psychophysiologischer Veränderungen,
- ▸ Hohe Compliance notwendig, individuelle Schwierigkeiten bei Durchführung,
- ▸ Schwierigkeiten für Differenzierung plötzlicher Veränderungen (Artefakte?),
- ▸ Artefakte durch die Methode selbst (Reaktivität),
- ▸ irritierende Effekte der Methode auf andere (z. B. „Schlafpartner"),
- ▸ mögliche Eingriffe in die private Sphäre.

Am häufigsten werden die 24-Stunden-Untersuchungen des Blutdrucks und der Herzfrequenz bzw. des EKG eingesetzt. Dieses Diurnale Ambulante Monitoring Cardiovasculärer Parameter (DAMCP) ermöglicht, neben der Erfassung von Niveau- und Veränderungswerten dieser Parameter auch die Variabilität, Rhythmusmerkmale, Differenzwerte insbesondere zwischen Tag und Nacht einzuschätzen. Es lässt sich auf die tatsächliche „Ruhesituation" bei Veränderungswerten zurückgreifen. Bewertungskriterien wurden insbesondere für den Blutdruck empfohlen.

Neben kardiovaskulären Parametern ist für die Praxis die 24-Stunden-Untersuchung von hormonellen Parametern eine häufig eingesetzte Methodik, wobei im Vordergrund Urinausscheidungen der Katecholamine, Urin- und Speichelwerte des Kortisols stehen.

Zur Beanspruchungsobjektivierung über 24 Stunden ist jedoch nicht nur die Erfassung der genannten physiologischen Parameter, sondern auch ein exaktes Anforderungsprofil für den Tag mit besonderer Differenzierung in der Arbeit, die Erfassung der subjektiven Beanspruchung im Sinne des Belastungs- und Beanspruchungserlebens, einer subjektiven Bewertung des Schlafes sowie einer kontinuierlichen Erfassung von Verhaltensweisen, die kardiovaskuläre und

hormonelle Parameter beeinflussen, notwendig. Im Allgemeinen ist die Akzeptanz einer solchen Methodik gut.

18.4.2 Subjektive Beanspruchung

Der Schwerpunkt dieses Kapitels liegt auf den physiologischen Parametern. Deshalb soll zur subjektiven Beanspruchung nur ein kurzer Überblick gegeben und auf entsprechende Literatur verwiesen werden (Scheuch u. Naumann 1996; Richter u. Hacker 1998).

Abbildung 18.4 verdeutlicht, dass zwischen dem Belastungserleben, der Bewertung der Anforderungen in Relation zu den eigenen Voraussetzungen, diese zu bewältigen sowie den Konsequenzen für die eigenen Bedürfnisse und Motive und dem Beanspruchungserleben, der Widerspiegelung des eigenen Aktivitäts- und Motivations-

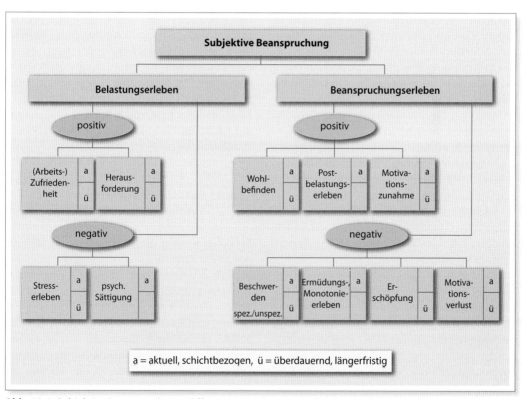

Abb. 18.4: Subjektive Beanspruchungsdifferenzierung bei unterschiedlichen Belastungen

zustandes unterschieden wird. Dabei sind in der Beanspruchungsobjektivierung nicht nur negative Erscheinungsbilder, sondern auch positive Wirkungen zu erfassen. Die Abb. 18.5 (s. unten) zeigt, welche Bereiche aktuell im Zusammenhang mit einer konkreten Anforderungsbewältigung und überdauernd als Wirkung einer längerfristigen Belastungssituation einzusetzen sind.

> **!** Belastungserleben und Beanspruchungs-
> erleben sind Grundkategorien subjektiver
> Beanspruchung.

Für die subjektive Interpretation von Arbeitsanforderungen gibt es eine Vielzahl von Verfahren.

Belastungsbedingtes Beanspruchungserleben als Ausdruck einer gestörten funktionellen Optimalität kann sich in der Wahrnehmung von unspezifischen, d. h. belastungsunabhängigen Beschwerden widerspiegeln, z. B. in Kopf-, Rücken-, Schulterschmerzen, allgemeine Verspanntheit der Muskulatur (Nacken-, Kau-, Stirn-), trockener Mund, Kloß im Hals, Appetitlosigkeit, Völlegefühl, Übelkeit, Brechreiz, Verdauungsbeschwerden (Verstopfung, Durchfall), Müdigkeit, rasche Ermüdbarkeit, Abgespanntheit, Erschöpfung, Schlafstörungen, Stimmschwierigkeiten (belegte Stimme, Räuspern), Geräusch- und Geruchsempfindlichkeit, Schwitzen ohne körperliche Tätigkeit, Schwindelgefühl, Herzbeschwerden (-schmerzen, -stolpern), Zittern einzelner Muskeln oder des gesamten Körpers, Tremor, „Tics", sexuelle Störungen.

Diese Beschwerden sind Bestandteil unterschiedlicher standardisierter Beschwerdenfragebögen, z. B. nach Höck u. Hess (1975), Fahrenberg (1978), Scheuch (1988).

Zum anderen kann sich ein solches Beanspruchungserleben in Form kognitiver Veränderungen widerspiegeln. Man nimmt bewusst wahr, dass Anforderungen nicht im gewünschten Maße bewältigt werden können. Dies zeigt sich u. a. in Reizbarkeit, leichter Erregbarkeit, Nervosität, kurzzeitigen „Blocks", Geistesabwesenheit, Konzentrationsmängel, Aufmerksamkeitsstörungen, Realitätsflucht, Tagträume, „Scheuklappen-

effekte", Rigidität, Umstellungsprobleme auf veränderte Anforderungen, Unfähigkeit zum Abschalten, Gedächtnisstörungen, Konfusion im Denken, Apathie, beunruhigende Träume. Es handelt sich um anforderungsinadäquate, instabile, meist „aufgedrehte" kognitive Wahrnehmungen. Auch hierzu gibt es eine Reihe von Fragebögen, die vor allem die Kompetenz in der Anforderungsbewältigung widerspiegeln und die oben genannten Erscheinungen als nicht adäquate Kompetenz interpretieren.

Das eigene Beanspruchungserleben ist verbunden mit emotionalen Veränderungen, wie beispielsweise Unsicherheit, Traurigkeit ohne adäquaten Anlass, Angst, Getriebensein, Aggressivität, abrupte Stimmungswechsel, Unausgeglichenheit, Hilflosigkeit, Hoffnungslosigkeit, Frustration, Ausgeliefertsein, Depressivität, aber ebenso Müdigkeit, Erschöpftsein, Gelangweiltsein.

Es gibt eine Vielzahl von standardisierten Verfahren, um auch in der Arbeit das Beanspruchungserleben zu erfassen, so die Basler Befindlichkeitsskala, die aus 16 Adjektivpolen besteht, die Eigenzustandsskala nach Nitsch, die neben der Beanspruchung (Stimmungs- und Spannungslage, Erholtheit und Schläfrigkeit) auch Motivationsveränderungen (Anstrengungs- und Kontaktbereitschaft, soziale Anerkennung, Selbstsicherheit) im Verlaufe einer aktuellen Belastung einschätzen lässt.

18.4.3 Beanspruchungsmerkmale aus Handlung und Verhalten

Erfassbar werden diese Handlungsveränderungen durch Bewertung von Leistungskriterien innerhalb der Arbeit, von Aufwandskriterien zur Erreichung dieser Leistungen. Sie stellen in der Arbeitstätigkeit die beste Möglichkeit zur Erfassung von Beanspruchungsverläufen dar. Sie äußern sich in der Veränderung von Antrieben zum Handeln, z. B. verringerte Initiative, eingeschränkte Motive und Ziele, Zweifel am Sinn der Tätigkeit, Selbstzweifel, Pessimismus, innere Kündigung, in der Informations- und Reizaufnahme,

z. B. verringerter Sensibilität der Reizaufnahme (Auge, Ohr, taktile Reize), Erhöhung der Zeit für Identifizieren, Verschlechterung der Diskrimination, in der Vorbereitung und Ausführung von Handlungen, beispielsweise im Präzisionsverlust sensomotorischer Handlungen, Anstieg von Fehlhandlungen bzw. „beinahe" Fehlhandlungen, Instabilität des Handlungsverlaufes, Oberflächlichkeit, Inflexibilität/Starre, Einschränkung der Umstellungsfähigkeit, Vergröberung von Klassifikationsleistungen, Abnahme von Kontrolltätigkeiten, Entscheidungsunfähigkeit, Primitivierung von Strategien, Zerfall geordneter Handlungsfolgen, Handlungsunfähigkeit.

Aus der konkreten Arbeit müssen zur Beanspruchungsobjektivierung Kenngrößen abgeleitet werden. Leitsymptom einer nicht mehr vorhandenen funktionellen Optimalität ist die gestörte Handlungsstruktur mit geringer Anpassungsfähigkeit bei Änderungen des Handlungsablaufes.

Auch bestimmte Verhaltensweisen können Ausdruck einer gestörten funktionellen Optimalität aufgrund eines Missverhältnisses zwischen Anforderungen und individuellen Voraussetzungen sein.

Dazu gehören Veränderungen sozialer Verhaltensweisen, z. B. abrupte Veränderung des Verhaltens, Misstrauen, Argwohn, Intoleranz, Aggressivität, Zynismus, Zurückziehen, soziale Isolation, individuumsbezogene Verhaltensweisen, z. B. Zunahme des Verbrauchs von Alkohol, Tabak, Medikamenten, Drogen, Essfehlverhalten (Fresssucht, Verweigerung, Essen als Ablenkung), Suizidneigung, arbeitsbezogene Verhaltensweisen, z. B. überzogener, uneffektiver Arbeitseinsatz, Konzentrationsmängel und vorzeitige Arbeitsermüdung, Unpünktlichkeit und Fernbleiben von der Arbeit, Unfallgefahr, Unfähigkeit zur Entspannung in der Freizeit, Gefühl „nie fertig zu sein", Wahl von Pseudoaktivitäten, Zunahme des Krankenstandes, Flucht in Erwerbsunfähigkeit. Im Mittelpunkt stehen selbst- und fremdschädigende Verhaltensweisen. Sie zeigen sich u. a. auch in verschiedenen Krankheitssyndromen, wie z. B. dem Burnout, dem chronischen Erschöpfungssyndrom.

18.5 Arbeitsphysiologie physischer Belastung

18.5.1 Einordnung der physischen Belastung

> **!** Physische Belastung, körperliche Arbeit, ist der Einsatz von Muskeln und aller damit zusammenhängenden Funktionssysteme des Organismus zur Erfüllung einer Arbeitsaufgabe. Physische Belastung ist lebensnotwendig, physische Fehlbelastung ist zu vermeiden.

Körperliche Belastung ist lebensnotwendig. So kann auch in der Arbeit nicht die Strategie darin bestehen, körperliche Belastung zu reduzieren, um dann ärztliche Empfehlungen zur körperlichen Belastung in der Freizeit zu geben. Es geht unter arbeitsmedizinischen Gesichtspunkten um die Reduzierung körperlicher Fehlbelastung und die Nutzung körperlicher Belastung in der Arbeit als Ressource.

Schädigungen resultieren aus unterschiedlichen Mechanismen (s. Box 18.3). Sie werden in den entsprechenden Kapiteln behandelt.

Bei körperlicher Arbeit werden motorische Grundfähigkeiten gefordert: Kraft (Maximal-Schnellkraft, Kraftausdauer), Ausdauer (lokale, etwa 1/7 der gesamten Muskelmasse, und allgemeine Ausdauer, Kurz-, Mittel- und Langzeitausdauer), Schnelligkeit (Reaktions- und allgemeine Schnelligkeit), Koordination (Fein- und Grobkoordination), Flexibilität (einzelner Gelenke und des gesamten Organismus). Physische Belastung und Beanspruchung ist ein komplexes Geschehen und nicht nur auf die Energiegewinnung zu reduzieren. Für die Arbeitstätigkeit sind außerdem relevant: räumliche Orientierung, Gleichgewichtsfähigkeit, kinästhetische Differenzierung, motorische Lernfähigkeit. Es gibt auch keine physische ohne eine gleichzeitige psychische Belastung.

> **!** Motorische Grundeigenschaften: Kraft, Ausdauer, Schnelligkeit, Koordination, Flexibilität.

> **Box** 18.3: Negative Auswirkungen physischer Fehlbelastung und Zuordnung von Berufskrankheiten (BK) der Anlage zur Berufskrankheiten-Verordnung

1. Körperliche Unterforderung durch geringe muskuläre und Herz-Kreislauf-Anforderungen (Hypodynamie, Bewegungsmangelsyndrom)
2. Überwiegend einförmige feinmotorische Tätigkeiten kleiner Muskelgruppen (BK 2101 Erkrankungen der Sehnen ... und Muskelansätze ...)
3. Statische Halte- und Haltungsarbeit im Sitzen und Stehen sowie beim Knien und Überkopfarbeit
4. Körperliche Schwerarbeit durch Heben, Tragen und Bewegen von Lasten (BK 2108, 2109 Bandscheibenbedingte Erkrankungen der Lenden- und Halswirbelsäule ...)
5. Zug- und Druckbelastung von Nerven, Schleimbeuteln, Sehnen und Knochen (BK 2105 Erkrankungen der Schleimbeutel, BK 2106 Druckschädigung der Nerven, BK 2107 Abrissbrüche der Wirbelfortsätze)

Im Vordergrund dieses Kapitels steht die körperliche Schwer- und Schwerstarbeit, die in den letzten Jahrzehnten in der Arbeit deutlich verringert wurde, aber nach wie vor in der Bau-, Land-, Forstwirtschaft, im Transport, Bergbau, Gesundheitswesen trotz vielfältiger Hilfsmittel vorhanden ist.

18.5.2 Formen physischer Belastung

Unter arbeitsphysiologischen und klinischen Gesichtspunkten sind zwei Grundformen körperlicher Arbeit zu unterscheiden (Tabelle 18.7):
▶ Dynamische Arbeit: Wechsel von Kontraktion und Erschlaffung der Muskulatur, damit kontinuierliche Substratzufuhr und -abfuhr, wenn Bewegungsfrequenz nicht zu hoch (Blutversorgung braucht mindestens 0,3 Sekunden Erschlaffung), dadurch überwiegend aerobe Energiegewinnung. Physikalisch: Arbeit = Kraft × Weg, physiologisch: isotonische oder auxotonische Kontraktion.
▶ Statische Arbeit: Kontraktion über einen längeren Zeitraum, Behinderung der Substratzufuhr und -abfuhr bereits bei 10 % der Haltekraft (HK), Anstieg der Durchblutung noch bis 30 % der HK, Bedarf kann aber nicht mehr gedeckt werden. Muskuläre Höchsthaltekraft nur 4 Sekunden, 50 % der maximalen Haltekraft etwa 1 Minute, 25 % der maximalen Haltekraft etwa 4 Minuten durchführbar, überwiegend anaerobe Energiegewinnung. Physikalisch: Arbeit = Kraft × Zeit, physiologisch: isometrische Kontraktion.

! Dynamische und statische Arbeit unterscheiden sich grundlegend in Mechanismen und Folgen.

Das Verhältnis von dynamischer zu statischer Arbeit bestimmt auch den Wirkungsgrad der geleisteten Arbeit: Verhältnis zwischen der für körperliche Arbeit verfügbaren Energie zur insgesamt umgesetzten Energie. In der Arbeitstätigkeit liegt dieser höchstens bei 20–25 % dynamische Ganzkörperarbeit, z. B. Laufen, Ziehen, 5 % beim Schaufeln. Der Rest der Energie geht als Wärme verloren.

! Wirkungsgrad = für Arbeit nutzbare Energie im Verhältnis zur produzierten Energie. Maß der „Wirtschaftlichkeit".

18.5.3 Beanspruchungsobjektivierung unter energetischen Gesichtspunkten

Eine Grundlage der Beanspruchungsobjektivierung körperlicher Belastung liegt in der Erfassung von Parametern des Energiestoffwechsels. Belastungsobjektivierung der Wirbelsäule und

Tabelle 18.7: Formen der Muskelarbeit (in Anlehnung an Rohmert 1960 und Laurig 1990)

Form der Muskelarbeit	Benennung der Untergruppe	Kennzeichen der Form und Beschreibung der Untergruppe	Beispiele
Statisch	Haltungs-	Anspannung von Muskeln, Fixierung einer Körperhaltung (Kopf, Rumpf, Gliedmaßen) ohne Abgabe von Muskelkräften, die hier nur der Fixierung dienen	Haltung des Oberkörpers beim – oder vorgebeugten – Stehen, Tätigkeiten außerhalb des Körperschwerpunktes
	Halte-	Anspannung von Muskeln zur Fixierung einer Körperhaltung mit Abgabe von Muskelkräften nach außen, die dabei konstant bleiben	Überkopfarbeit Tragen Anpressen
	Kontraktion	Wiederholte Anspannung/Entspannung von Muskeln gegen äußere Widerstände ohne Veränderung der Körperhaltung mit Abgabe von Muskelkräften, die dabei nicht konstant bleiben	Schlagbohren
Dynamisch	Kleine Muskelgruppe	Regelmäßige An- und Entspannung kleiner Muskelgruppen zur Bewegung von Hand und/oder Arm – Abgabe von Muskelkräften bei sonst kaum bewegtem Körper	Betätigung von Zangen, Kurbeln, andere Instrumente
	Ganzkörper	Regelmäßige An- und Entspannung größerer Muskelgruppen (> 1/7 der Skelettmuskulatur) zur Bewegung der Gliedmaßen, Abgabe von Muskelkräften bei gleichzeitig bewegtem Körper	Schaufeln Aufladen von Lasten

der Gelenke wird in anderen Kapiteln dargestellt. Prinzipien der Beanspruchungsobjektivierung wurden bereits im Kap. 18.3.2 aufgeführt, hier sollen nur Ergänzungen unter dem Aspekt körperlicher Beanspruchung erfolgen.

Die Art der Energiebereitstellung ist zeitabhängig. Bei Kurzzeitleistungen (im Sekundenbereich) werden Adenosintriphosphat (ATP), einziger direkter Energielieferant für den Muskel, und Kreatinphosphat durch hydrolytische Spaltung genutzt. Aus 1 Mol ATP entstehen 30,5 kJ. Bei Mittelzeitleistungen (im Minutenbereich) erfolgt die Energiebereitstellung überwiegend durch anaerobe Energiegewinnung durch Glykolyse, indem Glykogen über Pyruvat zu Laktat umgewandelt wird. Aus 1 Mol Glykogen entstehen 190 kJ, wobei daraus 2 Mol ATP gewonnen werden können. Bei Langzeitleistungen (> 10 Minuten) erfolgt die Energiebereitstellung überwiegend aerob durch Verbrennung von Fetten und Abbau von Glykogen unter der Voraussetzung, dass Sauerstoff vorhanden ist. Die Grundformel der Energiegewinnung ist $C_6H_{12}O_6 + 6 O_2 \rightarrow 6 CO_2 + 6 H_2O +$ Energie. Aus 1 Mol Glukose entstehen 2,86 MJ Energie, daraus können 38 Mol ATP gewonnen werden. Schon nach 20 s kann der Sauerstoffverbrauch des Muskels auf das Zehnfache ansteigen. Vom Fettstoffwechsel sind es insbesondere die Triglyzeride, die über die freien Fettsäuren und Acethyl-Coenzym A unter Energiegewinnung abgebaut werden, wobei die Energie zu ca. 40 % für den ATP-Aufbau verwandt wird.

Der Eiweißstoffwechsel hat für die Energiegewinnung eine geringere Bedeutung.

Für die Arbeits- und Sportphysiologie, die die Frage der Optimierung der körperlichen Belastung und von Konsequenzen der körperlichen Beanspruchung zu beantworten haben, sind aus dem Energiestoffwechsel zwei Kenngrößen der Beanspruchung relativ einfach zugänglich: der Sauerstoffverbrauch aus der Einatemluft und der Laktatspiegel aus dem Blut.

Die Bestimmung des Sauerstoffverbrauches erfolgt in der Arbeitstätigkeit als indirekte Kalorimetrie. Voraussetzung ist die Kenntnis des energetischen (kalorischen) Äquivalents von Sauerstoff bei der Verbrennung unterschiedlicher Nahrungsbestandteile (Energiegewinn bei Verbrennung von einem Liter Sauerstoff bei Kohlehydratnahrung ist 21,3 kJ/l) und damit die Kenntnis der Zusammensetzung der Nahrung. Dies ist abzuleiten aus dem respiratorischen Quotienten (RQ): abgeatmetes CO_2 durch eingeatmetes O_2 (bei durchschnittlicher Ernährung RQ = 0,85). Bekannt sein müssen die Umgebungsstandardbedingungen (Druck, Temperatur, O_2- und CO_2-Gehalt der Luft). Es muss gemessen werden der Sauerstoff- und CO_2-Gehalt der Ausatemluft, das Atemminutenvolumen. Daraus lässt sich der verbrauchte Sauerstoff und damit der Energieverbrauch bei einer Tätigkeit bestimmen.

> **!** Indirekte Kalorimetrie: Bestimmung des Sauerstoffverbrauchs in Arbeit oder Labor.

Methoden: Müller-Gasuhr, Douglas-Sack in der Arbeitstätigkeit, Spiroergometrie zur Bestimmung der körperlichen Leistungsfähigkeit im Labor.

Nachteil: aussagefähig nur für dynamische Belastung großer Muskelgruppen, aufwändig, nicht bei allen Tätigkeiten einsetzbar, teuer.

Die Bestimmung der kardiopulmonalen Leistungsfähigkeit auf dem Spiroergometer erfolgt durch die direkte Errechnung der maximalen Sauerstoffaufnahme oder Interpolation bei submaximaler Belastung oder indirekt durch die Verwendung anderer Parameter (z. B. Herzfrequenz und Wattleistung) mit Interpolation aufgrund von Nomogrammen (z. B. Astrand-Rhyming-Nomogramm). Die maximale Sauerstoffaufnahme beträgt bei 20- bis 30-jährigen Männern (dem Alterszeitpunkt mit der höchsten körperlichen Leistungsfähigkeit) etwa 45 ml O_2/min/kg Körpergewicht. Das sind etwa 3 bis 3,5 l/min und bei Frauen 35 ml O_2/min/kg Körpergewicht, das sind etwa 2 bis 2,5 l/min., Leistungssportler erreichen 6 l/min.

Laktat: Als Endprodukt des anaeroben Stoffwechsels trägt das Laktat zur Übersäuerung des Blutes, dem Abfall des pH-Wertes und damit auch zu Muskelschmerzen und zur Aufgabe der Tätigkeit bei. In Ruhe liegt der Laktatspiegel bei 1 mmol/l, er steigt auf das Zwei- bis Dreifache bei Arbeit an, bei etwa 4 mmol/l liegt die anaerobe Schwelle, die für die Sportmedizin von Bedeutung ist. Bei schwersten sportlichen Belastungen können bis zu 15 mmol/l auftreten. Für die Arbeitsphysiologie spielt die Laktatbestimmung nahezu keine Rolle.

Limitierend für den Energiestoffwechsel und damit für dynamische Arbeit sind Herz-, Kreislauf- und Atemtätigkeit sowie die Blutzusammensetzung. Als zentrale Größe außer dem Sauerstoffverbrauch ist die Herzfrequenz am einfachsten auch während der Arbeit zugänglich. Es besteht ein lineares Verhältnis zwischen Sauerstoffverbrauch und Herzfrequenz (außer bei sehr niedrigen und sehr hohen Belastungen), so dass die Herzfrequenz als ein indirektes Maß des Energieverbrauches zur Beanspruchungsobjektivierung in der Arbeit als auch zur Beurteilung der körperlichen Leistungsfähigkeit im Labor Anwendung findet. Eine lineare Beziehung zwischen Herzfrequenz und Sauerstoffverbrauch fehlt außerdem bei: statischer Arbeit (s. unten), emotionalen Belastungen, bestimmten Medikamenten (Betarezeptorenblocker, Tranquilizer u. a.), Erkrankungen (z. B. Schilddrüsenerkrankung), bestimmten Gefahrstoffen, klimatischen Einwirkungen und Luftdruckveränderungen.

Aus der gemeinsamen Bestimmung von Sauerstoffverbrauch und Herzfrequenz lässt sich der Anteil von statischer Arbeit schätzen. Bei dynamischer Arbeit ist das Verhältnis von Arbeitsenergieumsatz zur Arbeitsnettoherzfrequenz bei Männern etwa 1 kJ zu 1,7–2,4 Herzschlägen/min, bei Frauen zu 2,6–3,3 Herzschlägen/min. Bei statischer Arbeit steigt dieses Verhältnis erheblich an und kann über 1 zu 10 gehen.

Als Maß für die körperliche Leistungsfähigkeit wird aus der Herzfrequenz bei Ergometerbelastung die „working capacity" W170 oder W150, die Wattleistung bei Erreichen einer Herzfrequenz von 170 bzw. 150 min^{-1} auf dem Ergometer verwandt. Normal wäre eine Watt-Leistung von 2-mal Körpergewicht (in kg) für Männer, 1,6-mal für Frauen bei 150 Herzschlägen/min.

Sauerstoffverbrauch und Herzfrequenz sind die wesentlichsten Parameter in der Arbeitsphysiologie zur Bewertung der Beanspruchung bei Ganzkörperarbeit und Arbeit größerer Muskelgruppen. Relevant ist noch der Blutdruck, der insbesondere auch bei statischer Arbeit kleiner Muskelgruppen einen erheblichen Anstieg zeigen kann. Hormone, Enzyme, Stoffwechselparameter spielen in der Sportphysiologie eine größere Rolle.

! Unter bestimmten Voraussetzungen besteht ein lineares Verhältnis zwischen Sauerstoffverbrauch und Herzfrequenz, so dass Letztere auch als Maß für die körperliche Beanspruchung genutzt werden kann.

18.5.4 Ermüdung bei physischer Belastung

Auf Ermüdung als einer Kompensationsaktivität bei Belastungen wurde bereits unter 18.2.2 eingegangen.

! Bei körperlicher Belastung lassen sich die periphere von der zentralen Ermüdung unterscheiden, wobei die physiologischen Mechanismen andere sind. Die Erscheinungsformen der Ermüdung sind jedoch stets die Resultate von beiden Formen.

Auch heute sind die ablaufenden Prozesse noch nicht klar. Verschiedene Hypothesen, die möglicherweise alle eine Rolle spielen können, werden diskutiert: Substratmangel, Laktatbildung, pH-Verschiebung, K^+-Akkumulation (K^+ ist für alle Erregungsprozesse in Muskel und Nervenzelle wichtig), Anreicherung von anorganischem Phosphat, Bildung freier Radikale.

Ermüdungszeichen zeigen sich zuerst in Funktionen des Gehirns, dann der motorischen Nerven und zuletzt in der beanspruchten Muskulatur. Der Zeitpunkt des Auftretens und des Ausmaßes der Ermüdung ist abhängig von

▶ individuellen Voraussetzungen: motorische Grundeigenschaften, kardiovaskulärer und pulmonaler Leistungsfähigkeit, psychischen Prozessen sowie konstitutionellen Faktoren wie Alter, Geschlecht und dispositionellen Faktoren wie Krankheiten und Befindlichkeit;

▶ Intensität, Art, Dauer und Rhythmus der Belastungen sowie den Bedingungen, unter denen sie abzuleisten sind;

▶ der eingesetzten Muskelmasse (beide Beine etwa 56 %, beide Arme und Rumpf etwa 44 %,

---

Box 18.4: Kennzeichen der Ermüdung bei körperlicher Belastung in der Arbeit

Somatische Funktionen:

❏ Anstieg physiologischer Parameter und Veränderung der Beziehung zwischen den Parametern bei Fortdauer der Arbeit (kein Steady State, siehe Dauerleistungsgrenze) v. a bei Einsatz großer Muskelgruppen

❏ EMG: Verschiebungen in niederfrequente Bereiche, Verlangsamung der Ausbreitungsgeschwindigkeit des Nervenimpulses und Abnahme der Amplitude über die Zeit, Rekrutierung zusätzlicher motorischer Einheiten und Reduzierung der Synchronisation von motorischen Einheiten besonders bei Belastungen kleiner Muskelgruppen

Psychische Funktionen:

❏ Wahrnehmung, Koordination, Konzentration, Aufmerksamkeit, Denken werden gestört und mit teilweisem vermehrtem Willenseinsatz das Absinken der Arbeitsleistung hinausgezögert. Die subjektiven Veränderungen und Leistungsveränderungen wurden bereits unter 18.2.2 erläutert. Nicht selten kommt es nach erschöpfender körperlicher Belastung zu positiven Emotionen.

Zweiarmarbeit etwa 25 %, Einarmarbeit etwa 12 %, Zweihandarbeit etwa 4 %, Einhandarbeit etwa 2 % der Muskelmasse):
- Tageszeit, Nahrungsaufnahme, bestimmten Verhaltensweisen (z. B. Genussmittel).

18.5.5 Anpassung an und durch körperliche Belastung

Es wurde bereits erwähnt, dass körperliche Belastung lebensnotwendig und einer der wesentlichsten präventiven Faktoren in der heutigen Gesellschaft ist. In den meisten Arbeitstätigkeiten reicht die körperliche Belastung nicht aus, um die positiv möglichen Effekte auszulösen.

> **!** Anpassung an die körperliche Arbeit ist die Gesamtheit der morphologischen, funktionellen Veränderungen und Verhaltensänderungen durch physische Belastung.

Sie erfolgt durch Training und Übung, wobei Übung die Entwicklung von dynamischen Stereotypen optimaler Bewegungsabläufe mit geringem psychophysischem Aufwand ist. Anpassungsvorgänge sind:
- Fähigkeit zur schnellen Umstellung auf Arbeit als der Gesamtheit von Veränderungen vom Übergang relativer Ruhe zur Arbeit/Belastung. Die Umstellung braucht seitens des kardiopulmonalen Systems ca. 2–6 Minuten, für motorische Bewegungsmuster deutlich länger;
- Zunahme von Muskelmasse, Kraft, Herzvolumen, Blutvolumen, Hämoglobin, Verminderung des Fettgewebes;
- Zunahme von Glykogen in Muskeln, Leber;
- Ökonomisierung der Regulation durch geringeren Anstieg unter Belastung sowie durch geringere Ruhewerte von Herzfrequenz, Blutdruck, Atemfrequenz, Katecholaminen;
- bessere Energiegewinnung im Muskel durch Erhöhung der aeroben Kapazität, beispielsweise durch Erhöhung der Mitochondrienzahl und -größe, der Aktivität oxidativer und anaerober Enzyme, des Myoglobins;

- Schutzmechanismen gegenüber kardiovaskulären Erkrankungen durch Effektivierung der Herzleistung und Herzversorgung, der Verminderung der Gerinnungsneigung, der Vermehrung von Fettverbrennung und des Abbaus von LDL-Cholesterol und Triglyzeriden sowie des Anstiegs des HDL-Cholesterols, der Steigerung der Insulinsensitivität, der Zunahme von Kapillaren im tätigen Gebiet, der Stärkung des Immunsystems sowie der Auslösung einer positiven Stimmung.

18.5.6 Bewertung körperlicher Belastung

Orientierung für die Arbeitsgestaltung auf der Grundlage physiologischer energetischer Veränderungen ist in erster Linie die kontinuierliche Erfüllung einer geforderten Leistung, erst an zweiter Stelle steht die Verhinderung einer Schädigung.

> **!** Die Dauerleistungsgrenze (DLG) bei körperlicher Belastung ist die maximale körperliche Arbeit, die über eine Schichtdauer ohne fortschreitende Ermüdungserscheinung geleistet werden kann und bei der die messbaren physiologischen Parameter bei Beendigung der Arbeit etwa nach 15 Minuten den Ausgangswert wieder erreicht oder unterschritten haben.

Die Resynthese des Glykogens erfolgt mindestens innerhalb von 12 Stunden. Diese DLG ist abhängig von den unter 18.5.4 genannten Faktoren sowie der Ausprägung der Anpassungsmechanismen.

Bei dynamischer Ganzkörperarbeit entspricht sie etwa 30–40 % der individuellen maximalen Sauerstoffaufnahme, bei optimaler Pausengestaltung kann die Einzelleistung 50 % der maximalen Leistungsfähigkeit betragen, bei Tätigkeiten mit 60–70 % der maximalen Sauerstoffaufnahme ist eine Pause nach 30 Minuten, bei 80 % der maximalen Leistungsfähigkeit nach 10 Minuten erforderlich. Die DLG ist umso niedriger, je kleiner die eingesetzte Muskelmasse ist.

Tabelle 18.8: Klassifizierung der Arbeitsschwere nach der Höhe des Arbeitsenergieumsatzes und der Herzschlagfrequenz bei Ganzkörperarbeit

Belastung		Arbeitsenergieumsatz		Herzschlagfrequenz	
		(kJ/Schicht)	(kJ/min)	(HF/min)	(Zusatz-HF/min)
Leicht					
	Männer	< 4200	< 9	< 90	< 20
	Frauen	< 3000	< 6	< 90	< 20
Mittelschwer					
	Männer	4200–6300	9–13	90–100	20–30
	Frauen	3000–4200	6–9	90–100	20–30
Schwer					
	Männer	6300–8400	13–17	100–110	30–40
	Frauen	4200–5700	9–12	100–110	30–40
Sehr schwer					
	Männer	> 8400	> 17	> 110	> 40
	Frauen	> 5700	> 12	> 110	> 40

Tabelle 18.9: Grenzwerte für den Dauerleistungsbereich (Frauendorf u. Kobryn 1983)

Art der Arbeit	Tätige Muskelmasse (%)	O_2-Aufnahme (ml/min–1)		Netto-HF (min^{-1})		Altersbereich
		m	w	m	w	
Zweiarmarbeit	ca. 25	580	340	25	29	3. Dezennium
			340		25	5. Dezennium
Einarmarbeit	ca. 12		320		20	3. Dezennium
			280		23	5. Dezennium
Einhandarbeit	< 2	50	30	4	7	3. Dezennium

Bei statischer Arbeit beträgt die DLG 10 % der Maximalkraft der eingesetzten Muskulatur. Eine maximale statische Arbeit mit höchster Willensanstrengung kann ca. 4 sec erfüllt werden.

Bei dynamischer Arbeit liegt für die Herzfrequenz die DLG bei etwa 105–110 min⁻¹, das entspricht einer Netto-HF von 30–35 min⁻¹ über Ruhe, wobei Männer und Frauen gleiche Werte haben. Die Erholungspulssumme entspricht etwa 100–150 min⁻¹.

Es gibt keine Grenzwerte für körperliche Belastung. Auf der Grundlage der Beanspruchung existieren verschiedene Empfehlungen, so für die Ganzkörperarbeit mit mehr als 60 % der Muskelmasse (Tabelle 18.8). Seltener sind Empfehlungen für die Arbeit kleinerer Muskelgruppen (Tabelle 18.9). Daraus lässt sich bei arbeitsphysiologischen Untersuchungen eine Einstufung der gefundenen Werte und eine Ableitung von Konsequenzen vornehmen. Empfehlungen für das Heben und Tragen von Lasten werden an anderer Stelle gegeben.

In der Arbeitstätigkeitsbeurteilung wird man häufig auf Schätzungen oder grobe Zuordnun-

Tabelle 18.10: Schätzung der Arbeitsschwere (in Anlehnung an REFA)

Arbeitsschwere	Arbeitshaltung	Art der Arbeit
leicht	sitzen, stehen, umhergehen	Handarbeit, leichte Armarbeit, keine Lastenbewegung
mittelschwer	sitzen, stehen, gehen, Treppen steigen ohne Last	Armarbeit 1–3 kp Bedienungselemente/Werkzeuge, Bewegen von Lasten 10–15 kp in der Ebene, zusätzlich mäßige Haltearbeit
schwer	stehen, gehen, steigen mit Last gebückt, knien	Armarbeit 3–5 kp Bedienungselemente (häufig/Schicht), Bewegung von Lasten 15 –20 kp (häufig/Schicht), 20–40 kp (selten/Schicht), zusätzlich ausgeprägte Haltearbeit
sehr schwer	stehen, gehen, steigen mit Last gebückt, knien	Armarbeit > 5 kp (häufig/Schicht), Lasten 20 kp (häufig), > 40 kp (selten), überwiegend Haltearbeit

gen zurückgreifen, um Arbeitszeit, Pausen, Einsatz von Beschäftigten beurteilen zu können (Tabelle 18.10). Auf der Grundlage einer Tätigkeits- und Arbeitsablaufanalyse lassen sich mit Hilfe von Tafeln (z. B. Spitzer et al. 1982) Energieverbrauch und HF schätzen.

Neben somatischen Parametern geben Leistungsverlauf, Handlungsstile zur Erbringung einer gleichbleibenden Leistung, somatische Parameter in Relation zum Leistungsergebnis und psychische Parameter Aussagen zur körperlichen Belastung und Beanspruchung. Eine Methode zur Erfassung der Belastungsbewertung ist die Borg-Skala (1973), die auf einer Skala von 6–20 eine Abstufung von „sehr, sehr leicht", „sehr leicht", „etwas anstrengend", „anstrengend", „sehr anstrengend", „sehr, sehr anstrengend" ermöglicht.

18.5.7 Prävention körperlicher Fehlbelastung

Es muss nochmals hervorgehoben werden, dass es grundsätzlich nicht um Reduktion körperlicher Belastung in der Arbeit geht. In Anlehnung an ein Konsenspapier zur körperlichen Schwerarbeit wird unterschieden:

▶ Schwerarbeit aus energetischer Sicht:
Ganzkörperarbeit oder Arbeit kleinerer oder mittlerer Muskelmassen im Bereich der physischen DLG über eine Schicht. Ermüdung ist ohne gesundheitliche Konsequenzen reversibel;

▶ Schwerstarbeit aus energetischer Sicht:
Arbeit oberhalb der physischen DLG über eine Schicht. Unklar, ob überhaupt und gegebenenfalls wann bei einem Überschreiten von Belastungswerten metabolisch bedingte Schäden für den gesunden Organismus resultieren;

▶ Schwerarbeit aus motorisch-biomechanischer Sicht:
Unphysiologische Körperhaltung und Haltungen einzelner Muskel-Skelett-Anteile sowie unphysiologischer Motorik, die hinsichtlich des Muskel-Skelett-Systems gesundheitlich relevant ist;

▶ Schwerstarbeit aus motorisch-biomechanischer Sicht:
Zusätzlich ist die aktuelle individuelle Belastbarkeit des Muskel-Skelett-Systems überschritten, es treten Beschwerden auf, langfristig können Schäden manifest werden.

> **!** Prävention körperlicher Fehlbelastungen besteht demnach in Gestaltung einer Arbeit im Bereich der Dauerleistungsgrenze und unter Vermeidung negativer biomechanischer Anforderungen und statischer Belastungen. Prävention körperlicher Fehlbelastung ist häufig nicht weniger, sondern intensivere Belastung.

Das kann geschehen durch:

▶ Gestaltung von Arbeitsanforderungen und Arbeitsbedingungen:
- ■ ergonomische Gestaltung von Arbeitsgegenständen, -mitteln, Maschinen nach physiologischen, anthropometrischen, biomechanischen, biostatischen Gesichtspunkten
- ■ Optimierung der Arbeitsumgebungsbedingungen
- ■ Veränderungen des Arbeitsablaufes, Arbeitsplatzwechsel, Arbeitsanreicherung
- ■ Verteilung der Anforderungen entsprechend der physiologischen Leistungsfähigkeit über die Arbeitsschicht, optimale Gestaltung der Umstellung auf die Arbeit.

▶ Arbeitsorganisationsgestaltung:
- ■ Pausen: willkürliche, maskierte, arbeitsbedingte, vorgeschriebene Pausen. Länge und Zeitpunkt der Pausen abhängig von Anforderungen. Schwerarbeit: gleichmäßig, leichte Arbeit, mindestens nach 4 Stunden Arbeit 10 min Pause. Außerdem abhängig von Alter, Geschlecht, Tageszeit, Umgebungsbedingungen. Erholungswert der Pausen sinkt degressiv mit Länge, deshalb häufiger Kurzpausen. „Fuffzehn" als effektive Pause gilt nur für Schwerarbeit. Je länger Pause, desto länger nachfolgende Einarbeitungszeit. Selbst zu wählende Pausen bei Leistungsvorgabe sind häufig am günstigsten.
- ■ Pausengestaltung: ist abhängig von Art der Arbeit, Pause ist nicht „Nichtarbeit", „Pause" kann auch andere Arbeitsanforderungen bedeuten.
- ■ Länge und Lage der täglichen Arbeitszeit: Schwerstarbeit unter 7 Stunden täglich, nicht nachts.

▶ Individuelles Verhalten:
- ■ Ausbildung dynamischer Stereotype motorischer Handlungsfähigkeiten zur optimalen Aufgabenerfüllung unter koordinativen, biomechanischen und energetischen Gesichtspunkten
- ■ Erkennen von negativen Beanspruchungen und Erlernen präventiver Handlungsmuster

- ■ Ernährung und Verhalten in der Freizeit

▶ (Arbeits-)medizinisches Handeln: Arbeitsmedizinische Vorsorgeuntersuchung bei körperlicher Schwerarbeit, G46; bei bestimmten Tätigkeitsanforderungen spielt die körperliche Leistungsfähigkeit eine Rolle, so bei Feuerwehrleuten, Atemschutzträgern. Im Rahmen von arbeitsmedizinischen Vorsorgeuntersuchungen ist die Bestimmung der körperlichen Leistungsfähigkeit vorgeschrieben bei den G-Gruppen 6 (Schwefelkohlenstoff), 7 (Kohlenmonoxid), 11 (Schwefelwasserstoff), 31 (Überdruck), 41 (Absturzgefahr), bei bestimmten Voraussetzungen 26 (Atemschutzgeräte), 30 (Hitzearbeit). Empfohlen werden sie bei 14 (Trichlorethen), 17 (Tetrachlorethen), 35 (Arbeitsaufenthalt im Ausland).

▶ Medizinische Ausschlusskriterien für den Einsatz Gesundheitsbeeinträchtigter bei körperlicher Schwerarbeit können sein:
- ■ akute und chronische Erkrankungen, die die körperliche Leistungsfähigkeit entsprechend der Arbeitsanforderungen mindern. Eine mittelschwere Arbeit entspricht etwa 75–80 Watt auf dem Fahrradergometer, schwere Arbeit 100–110 Watt, sehr schwere Arbeit 130 Watt.
- ■ chronische Erkrankungen, die die Energiegewinnung beeinträchtigen:
- ■ Herz-Kreislauf: Ruhe-Angina pectoris, nicht optimal behandelbare Ruhehypertonie, i.v.-Blocks, ausgeprägte Ischämiezeichen, bedrohliche Rhythmusstörungen, ausgeprägte entzündliche oder degenerative Gefäßerkrankungen
- ■ Atmung: Störungen des Gasaustausches und der Beweglichkeit der Lungen
- ■ Blut: nicht kompensierbare Anämie oder chronische Erkrankungen des Blutes.

▶ Dekompensierte Stoffwechselerkrankungen:
- ■ chronische Erkrankungen des Muskel-Skelett-Systems, wie z. B. rheumatische, degenerative oder traumatische Störungen
- ■ chronische Erkrankungen anderer Organsysteme, z. B. Leber, Nieren, auch nicht kompensierbare Anfallsleiden.

18.6 Physiologie psychischer Belastungen in der Arbeitstätigkeit

18.6.1 Einordnung der psychischen Belastung und Beanspruchung

Psychische Belastung und Beanspruchung gewinnt auch für die Arbeitsmedizin immer mehr an Bedeutung sowohl durch Reduzierung anderer gesundheitsrelevanter Belastungen als auch durch den Wandel der Arbeit, der Beschäftigtenstruktur, des Ablaufs individueller Lebensbiografien sowie der Notwendigkeit des lebenslangen Lernens. 18 Millionen Menschen arbeiten in Deutschland im Büro, das wesentlichste Medium in der Arbeit ist die Information, das Hauptarbeitsmittel der Wirtschaft ist der Computer, zentrale Bedeutung für die Gesundheit in der Arbeit erlangten inzwischen soziale Beziehungen. Das Anspruchsniveau des Arbeitenden steigt, damit auch die Rolle von Arbeitsinhalt und Beziehungen zu anderen Menschen im Arbeitsprozess. Die Geschwindigkeit von Prozessen, der Leistungs- und Qualitätsdruck, Abhängigkeit, Unsicherheit, Variabilität von Arbeitsanforderungen in Art und Zeit steigen. Trennung von Arbeit und Freizeit wird sowohl hinsichtlich der Art von Anforderungen aber auch durch zeitliche und örtliche Verflechtungen immer mehr aufgehoben. Aufgrund dieses Wandels wird immer stärker psychische Fehlbeanspruchung postuliert und unter dem Begriff Stress zusammengefasst. Doch ist auch menschengerechte Arbeit v. a. Nutzung und Entwicklung psychischer Fähigkeiten des Menschen.

In diesem Kapitel steht die physiologische Beanspruchungsobjektivierung während der Arbeit im Vordergrund der Betrachtung. Ziele und Methoden bei psychophysiologischen Laboruntersuchungen werden hier nicht behandelt.

18.6.2 Formen psychischer Belastung und Beanspruchung

In der Europäischen Union und der BRD ist die Norm „Ergonomische Grundlagen bezüglich psychischer Arbeitsbelastungen" beschlossen (DIN EN ISO 10075-1 „Allgemeines und Begriffe"), 10075-2 „Gestaltungsgrundsätze", 10075-3 „Messung und Erfassung der psychischen Arbeitsbelastung").

> **!** Nach dieser Norm ist psychische Belastung die Gesamtheit aller erfassbaren Einflüsse, die von außen auf den Menschen zukommen und psychisch auf ihn einwirken.

Bei der Belastung, die im Abschnitt 18.2.2 definiert wurde, handelt es sich um einen neutralen Begriff für Anforderungen, die sich aus dem Arbeitsauftrag und den -bedingungen ergeben. Betrachtet man nicht nur die Ergonomie, so bedeutet „psychisch einwirken", dass diese Belastung psychische Vorgänge in Anspruch nimmt, wie Wahrnehmen, Denken, Lernen, Erinnern, aber auch Erleben, Empfinden und Verhalten. Damit gibt es in der Arbeitstätigkeit keine Belastung ohne psychische Anteile, es gibt keinen Zeitpunkt in der Arbeit ohne psychische Belastung.

> **!** Psychische Beanspruchung ist die zeitlich unmittelbare (nicht langfristige) Auswirkung der psychischen Belastung im Individuum in Abhängigkeit von seinen jeweiligen überdauernden und augenblicklichen Voraussetzungen einschließlich der individuellen Bewältigungsstrategien.

Damit grenzt diese Norm ihre Gültigkeit auf die unmittelbaren, aktuellen, akuten, schichtbezogenen Wirkungen ein, was unserem gegenwärtigen Kenntnisstand auch entspricht.

Im Abschnitt 18.2.2 wurde zwischen psychischer und psychosozialer Belastung unterschieden, um die Besonderheiten zwischen den leistungs- und ergebnisbezogenen Forderungen psychischer Funktionen und den Wirkungen aus sozialen, zwischenmenschlichen Beziehungen zu unterstreichen. Ohne eine Begriffsdiskussion zu führen, werden die Begriffe psychomental (Tautologie), mental, geistig, psychoemotional von mir nicht verwendet.

Entscheidend für die Wirkung psychischer Belastung ist die Wechselwirkung zu den individuellen Voraussetzungen. Daraus resultiert die Art und Weise der Kognition, des Wahrnehmens und Bewusstwerdens sowie der Emotionen, der Gefühle, die die Qualität der individuellen Widerspiegelung von Anforderungen in Relation zu den individuellen Voraussetzungen verkörpern.

Im Wesentlichen sind es die Emotionen, die mit physiologischen Methoden in der Arbeitstätigkeit zu erfassen und für die Arbeitsmedizin relevant sind. Sie sind unmittelbar, ganzheitlich und schnell, sie fordern Anpassungsaktivitäten und führen damit zu somatischen Veränderungen.

Fassbare physiologische Veränderungen bei psychischen Belastungen in der Arbeit und mögliche gesundheitliche Störungen durch psychische Fehlbelastungen können resultieren aus

- der Quantität und Qualität einer Arbeitsaufgabe; beispielsweise das Anforderungs- und Kontrollmodell nach Karasek: Die Wirkung des Ausmaßes psychischer Belastung wird entscheidend durch die Relation zwischen Umfang der psychischen Belastung und dem Entscheidungsspielraum, die Kontrolle zur Erfüllung geprägt;
- den Ausführungsbedingungen einer Tätigkeit, z. B. den ergonomischen und organisatorischen Rahmenbedingungen bei Bildschirmarbeit, dem organisatorischen und zeitlichen Ablauf einer Arbeit;
- den Umgang mit dem erzielten Arbeitsergebnis, z. B. das Modell der Gratifikationskrisen nach Siegrist, nach dem negative Wirkungen erst dann auftreten, wenn für ein erreichtes Ergebnis keine Gratifikation erfolgt;
- den Mensch-Mensch-Beziehungen, z. B. Führungsverhalten, Mobbing, Betriebsklima;
- den Relationen zwischen Arbeitsanforderungen und individuellen Voraussetzungen, den Fähigkeiten, Erwartungen, Bedürfnissen und Motiven eines arbeitenden Menschen, z. B. kann aus diesem Grund eine gesundheits und/oder persönlichkeitsfördernde Arbeit für den Einzelnen erheblich negative Folgen haben.

> ❗ Vor allem Emotionen in und durch Arbeit führen zu arbeitsphysiologisch messbaren Veränderungen.

Die Berufsspezifik bei psychischen Belastungen spielt hinsichtlich negativer oder positiver Wirkungen eine immer geringere Rolle. Fragen des Arbeitsinhaltes, der beruflichen Entwicklung, der Arbeitsplatzunsicherheit, der sozialen Beziehungen sind berufsübergreifende Merkmale von Arbeit, die die Gesundheitsrelevanz bestimmen.

18.6.3 Beanspruchungsobjektivierung bei psychischer Belastung

In der DIN EN ISO 10075-1 „Allgemeines und Begriffe" gibt es unter ergonomischem Gesichtspunkt als Ausdruck der Verschlechterung des „mental strain" bei psychischer Belastung die psychische Ermüdung und die ermüdungsähnlichen Zustände Monotonie, Sättigung und reduzierte Vigilanz (s. Abschnitt 18.2.2). Da man sich nicht einigen konnte, wird Stress nicht in dieser Norm erwähnt. In Abschnitt 18.2 wurde von uns Stress als Kompensationsaktivität eingeordnet, was wahrscheinlich auch bei der Neufassung dieser Norm in einer ähnlichen Art und Weise geschehen wird.

Im Teil 3 der obengenannten Norm sollten ursprünglich Methoden zur Beanspruchungsobjektivierung aufgeführt werden. Da man sich auch da nicht einigen konnte, wurden nur Prinzipien für die Anwendung von Methoden aufgeführt. Man einigte sich auf Techniken:
- physiologische Messungen,
- subjektive Skalierung,
- Erfassung der Leistung,
- Analyse von Tätigkeiten und Aufgaben,
die für Orientierungszwecke, Übersichtszwecke (Screening) und für Zwecke der genauen Messung eingestuft wurden. Nach dieser Norm können neben Psychologen auch Arbeitsmediziner solche Methoden einsetzen.

Obwohl gerade Beanspruchungsmessungen unter psychischer Belastung eine komplexe Methodik erfordert, wird sich in diesem Kapitel ausschließlich auf die physiologischen, somatischen Prozesse konzentriert. Umfassender ist die Beanspruchungsmethodik zum Beispiel dargestellt bei Scheuch u. Schröder (1990), Richter u. Hacker (1998), Luczak (1998).

> **!** Negative Erscheinungsaktivitäten der psychischen Beanspruchung sind psychische Ermüdung und die ermüdungsähnlichen Zustände Monotonie und herabgesetzte Vigilanz sowie Stress bei psychischer Belastung und psychische Sättigung.

Psychische Belastungen sind zwar an das Gehirn unmittelbar gebunden, doch sowohl somatische Wirkungen als auch mögliche Schädigungen haben kein spezifisches Erfolgsorgan. Es kann hier nicht auf die physiologischen Reaktionen bei psychischen Prozessen eingegangen werden (siehe z. B. Schmidt et al. 2000). Messbare physiologische Reaktionen und damit Möglichkeiten zur Beanspruchungsobjektivierung ergeben sich aus

▶ den spezifischen Veränderungen der geforderten Funktionssysteme, z. B. durch Erfassung des Verlaufs der Funktionsfähigkeit von Sinnesorganen oder komplexerer Funktionen wie Sensomotorik, Aufmerksamkeit, Konzentration, Diskrimination, Kombination, Gedächtnis, Sprache oder schöpferisches Denken;

▶ den speziellen Begleiterscheinungen dieser Tätigkeiten, z. B. den ergonomischen Bedingungen zur Realisierung von Aufgabenstellungen und den damit verbundenen physiologischen Veränderungen;

▶ den unspezifischen Wirkungen aufgrund allgemeiner Aktivierung und subjektiver Widerspiegelungen der Anforderungen in Relation zur Leistungsfähigkeit und den Bedürfnissen des Individuums. Emotionen und Motivationen stellen dabei die wesentlichsten Prozesse dar, die Ausmaß und Art physiologischer Veränderungen bestimmen.

In der Regulation dieser Vorgänge spielen die Großhirnrinde, das limbische System mit dem Hippocampus, die Formatio reticularis, der Hypo-

thalamus und die Hypophyse eine entscheidende Rolle (Abb. 18.5). Durch die Einbeziehung aller Steuer- und adaptiven Funktionssysteme können Wirkungen auf alle Organsysteme entstehen. Bisher haben wir vor allem Erkenntnisse zu den aktuellen, unmittelbaren, schichtbezogenen Veränderungen bei psychischer Belastung in der Arbeit. Während bei physischer Belastung die Energienutzung eine zentrale Rolle spielt, fehlt für die psychische Beanspruchungsobjektivierung in der Arbeitstätigkeit ein solcher Leitparameter, so dass eine Vielzahl von Funktionsbereichen unter psychischer Belastung Veränderungen aufweist (s. auch Tabelle 18.11). Entsprechend der Qualität der Kompensationsaktivitäten unterscheiden sich die Veränderungsrichtung von Parametern und zum Teil auch die Art der einsetzbaren Parameter. Bei Ermüdung einschließlich Monotonie und herabgesetzter Vigilanz mit der stärker trophotropen Reaktionslage des Organismus steht die Funktion von Sinnesorganen und parasympathikotone vegetative Merkmale im Vordergrund, bei Stress und psychischer Sättigung sind es sympathikotone vegetative Kennzeichen sowie hormonelle Veränderungen. Eine Mess- und Interpretierbarkeit physiologischer Parameter in der Arbeit ist erst möglich, wenn die funktionelle Optimalität der belastungsindividuellen Voraussetzungs-Beziehung in der Wechselwirkung zwischen Belastung und individuellen Voraussetzungen gestört ist und Kompensationsaktivitäten notwendig werden. Bei vielen „normalen" Arbeitstätigkeiten bewegen sich die physiologischen Veränderungen im „biologischen Rauschen".

Tabelle 18.11 zeigt prozentuale Veränderungen und ihre Richtungen bei unterschiedlichen Funktionsparametern des Organismus in einer psychischen Belastungssituation, einer Prüfung, die als Modell verwandt wurde. Ausgeprägte Veränderungen sagen dabei noch nichts zur Verwendbarkeit als Beanspruchungsparameter ohne Berücksichtigung der individuellen Variabilität, die in Tabelle 18.11 als Variationskoeffizient ausgedrückt ist. Überschreitet dieser 25 %, ist mit diesem Parameter nur eine eingeschränkte Aussage in der Beanspruchungsobjektivierung möglich.

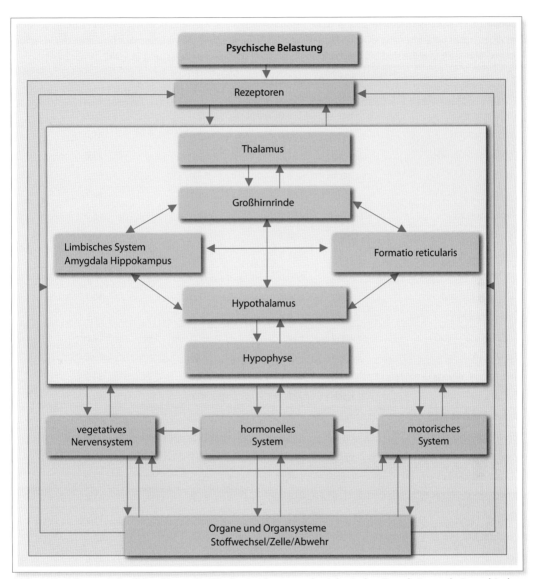

Abb. 18.5: Schematische Darstellung der Wechselwirkungen physiologischer Regulationen bei psychischer Belastung (in Anlehnung an Scheuch u. Münzberger 1988)

Eine zentrale Rolle in der Belastungsbewältigung spielen die Katecholamine Adrenalin und Noradrenalin und die Hormone der Nebennierenrinde, v. a. das Cortisol, die als Stresshormone bezeichnet werden aufgrund ihrer Anpassungsfunktion, nicht aufgrund ihrer Gefährlichkeit.

Katecholamine können sich bei psychischen Belastungen um mehr als 300 % bis 500 %, unter intensiver physischer Belastung um mehr als 1000 %, Cortisol um 80 % bis 100 % bei psychischer bzw. um 100 % bis 200 % bei physischer Belastung steigern. Beide Hormongruppen ergänzen sich in den Wirkungen wechselseitig. HF und Blutdruck können unter psychischen Belastungen die gleichen Werte wie bei intensiver physischer Belastung erreichen. Dabei steht

Tabelle 18.11: Durchschnittliche prozentuale Veränderungen vor, während bzw. nach einer Prüfung gegenüber einem nicht belasteten Ruhewert 3 Monate vor der Prüfung sowie die Variationskoeffizienten der verschiedenen Parameter in Ruhe und bei der Prüfung als Beispiel psychischer Belastung (n = 117, B: n = 37)

Parameter		Veränderung (%) Prüfung/Ruhe	Variationskoeffizient	
			Ruhe	Prüfung
Somatotropin[B]	nach	+186,0	147,0	86,0
VMS/Kreatinin[B]	vor	+150,0	26,0	45,0
Fotopulsamplitude	während	−91,0	−	23,0
Insulin	nach	+83,3	83,0	63,6
c-AMP[B]	vor	+68,3	61,5	48,4
Herzfrequenz	während	+65,0	12,6	16,7
Eosinophile Granulozyten	nach	−64,7	108,2	176,6
Trijodthyronin[B]	vo	+41,5	28,0	34,4
Herzfrequenz	vor	+40,6	12,6	17,3
LDL/HDL-Cholesterol	vor	+36,8	31,6	40,1
Serumkupfer	vor	+36,4	31,6	52,2
Blutdruck systolisch	während	+33,0	7,3	12,6
Serumzink	nach	−26,3	13,6	15,8
Segmentkernige Leukozyten	nach	+23,6	29,4	33,2
Lymphozyten	nach	−21,2	36,7	42,1
Blutdruck diastolisch	während	+18,0	8,8	12,8
Gesamtleukozyten	nach	+15,6	24,5	22,1
Vasopressin[B]	nach	+15,6	38,1	34,8
LDL-Cholesterol	vor	+14,8	22,2	27,8
Triglyceride	vor	+14,3	35,7	43,8
Blutzucker	vor	+12,5	12,5	19,3
Cortisol	vor	+10,7	37,4	43,4
Serumeisen	vor	+10,1	37,7	35,6
HDL-Cholesterol	vor	−9,3	41,5	27,4
Blutdruck systolisch	vor	+8,9	7,3	12,3
Gesamt-Cholesterol	vor	−5,8	15,4	24,5
Serummagnesium	vor	+5,6	17,8	15,8
Blutdruck diastolisch	vor	+5,0	8,8	13,7

das Erleben einer Situation, beispielsweise das Stress- oder Ermüdungserleben, nur in einem geringen Zusammenhang mit den somatischen Parametern. Die Abbildung 18.6 zeigt das für die Beziehung zwischen Stresserleben vor einem Examen und der durchschnittlichen HF im Examen in Abhängigkeit von der habituellen Persönlichkeitseigenschaft Prüfungsängstlichkeit.

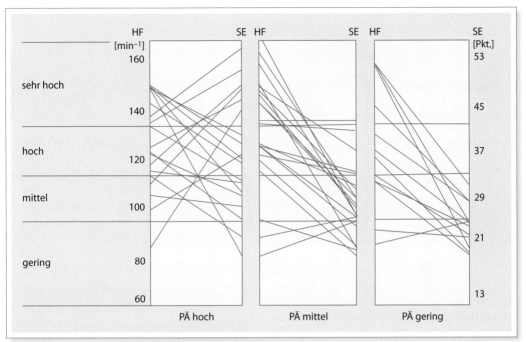

Abb. 18.6: Individuelle Beziehungen zwischen Herzschlagfrequenz (HF) mit Stresserleben (SE) im Rahmen einer Prüfung in Abhängigkeit von der habituellen Prüfungsängstlichkeit (PÄ)

Dies macht deutlich, dass physiologische Veränderungen weder allein Reaktion auf eine objektive Anforderung, noch auf die kognitive oder/ und emotionale Repräsentation der Anforderung zurückzuführen ist.

> **!** Somatische Veränderungen stehen nur in geringer Beziehung zu dem Erleben in einer Belastungssituation.

Es wurde bereits darauf hingewiesen, dass in Abhängigkeit von der Qualität der Wechselbeziehung Mensch und Anforderungssituation unterschiedliche physiologische Reaktionsmuster beschrieben, bestimmten Persönlichkeitseigenschaften ein physiologisches Profil zugeordnet, bestimmte Emotionen mit spezifischen somatischen Veränderungen in Verbindung gebracht wurden. Am meisten zitiert werden Muster bei Kampfverhalten mit besonderen Erhöhungen von Noradrenalin, Testosteron, Renin, Blutdruck und Herzfrequenz, geringer von Adrenalin. Kampf-Flucht-Verhalten soll besonders mit Adrenalinsteigerung, geringerer Steigerung von Noradrenalin, Cortisol, vegetativen Parametern, und dagegen Situationen bei Kontrollverlust/Unterordnung mit deutlichen Erhöhungen von ACTH/ Cortisol, Endorphinen und Gleichbleiben oder Absinken der anderen Parameter verbunden sein. Dabei ist das nicht schematisch zu verstehen, für das Individuum braucht das nicht zuzutreffen. Der Versuch, weitere psychophysische Muster unter Einbeziehung von bestimmtem Bewältigungsverhalten zu finden, wurde auch von uns (Scheuch u. Schröder 1990) versucht, die Stabilität ist jedoch relativ gering.

Erhebliche Schwierigkeit haben wir in der Zuordnung von somatischen Langzeiteffekten bei psychischen Fehlbelastungen. Das resultiert aus der Unspezifität der Wirkungen, der multifaktoriellen Beeinflussung, des Ablaufens von Anpassungs- und Gegenregulationsprozessen, der langen Latenzzeit eventueller psychischer Fehlbe-

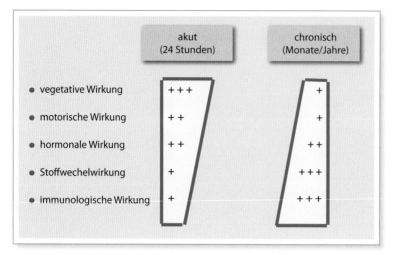

Abb. 18.7: Schematische Darstellung der Aussagefähigkeit von somatischen Funktionssystemen bei kurz- und langfristigen Wirkungen psychischer Belastung

lastungswirkungen. Abbildung 18.7 zeigt vereinfachend das Ansprechen der unterschiedlichen Funktionssysteme des Organismus bei aktuellen und langfristigen psychischen Belastungen/Fehlbelastungen.

Ein Rückschluss von Veränderungen vegetativer oder/und hormoneller Parameter in einer konkreten Anforderungssituation auf mögliche Langzeitrisiken ist physiologischer Banalismus und Reduktionismus. Das trifft vor allem auf die Betrachtung nur eines isolierten Parameters zu, z. B. des Cortisols. Man kann nicht eine einzelne Veränderung aus einem in seiner ganzen Komplexität erst wenig erfassten homöostatischen oder kompensatorischen (allostatischen) Netzwerk herausreißen und interpretieren. Wir stehen erst am Anfang einer integrativen Sichtweise miteinander verbundener funktioneller Systeme zur Erklärung und Erfassung von Risiken.

Die aktuellen Veränderungen somatischer Parameter gehen alle in eine Richtung, die auch pathophysiologische Bedeutung haben kann, z. B. Anstieg des Blutdrucks oder Erhöhung von Hormonen oder des LDL-HDL-Quotienten (s. auch Tabelle 18.11). Untersucht man jedoch die Wirkungen eines mehrmonatigen psychischen Belastungsmodells, so können auch entgegengesetzte Effekte, z. B. Absinken des Cholesterols, des Blutdrucks und Anstieg des HDL-Cholesterols auftreten.

! Eine Beziehung zwischen Kurzzeitveränderungen und Langzeitfolgen aus den physiologischen Messparametern ist gegenwärtig nicht möglich.

Die Erfassung von Langzeitwirkungen bei psychischer Fehlbelastung im Zusammenhang mit Arbeitswirkungen konzentriert sich auf allgemeine somatische Risikoparameter, die eine pathophysiologische Bedeutung haben, aus dem Stoffwechsel (Fettstoffwechselparameter, Serumglukose u. a.), den Mineralstoffwechsel einschließlich der Spurenelemente (z. B. Magnesium, Zink, Selen), den vegetativen Parametern, z. B. den Blutdruck, der Variabilität vegetativer Parameter, insbesondere der Herzschlagfrequenz, wobei deren Langzeitbedeutung noch unklar ist sowie Hormonen, vor allem dem Insulin, Schilddrüsenhormonen und auch Cortisol (siehe auch Tabelle 18.4). Weitere Methoden sind spezialisierten Einrichtungen überlassen.

18.6.4 Bewertung der psychischen Beanspruchung

Die Bewertung psychischer Belastung und Beanspruchung beruht stets auf einem komplexen methodischen Inventar. Sie hat sowohl die Objektivität von Anforderungen und Bedingungen als auch deren subjektive Widerspiegelung zu berücksichtigen. Letztere ist ein wesentliches, aber bei weitem nicht einziges Bindeglied zu physiologischen und pathophysiologischen Effekten.

Zur Bewertung der psychischen Belastung unter aktuellen Belastungen wird auf Teil VII dieses Buchs hingewiesen. Die Beanspruchungsbewertung erfolgt auf der Grundlage der subjektiven Beanspruchung (s. Abschnitt 18.4.2) und dem Handlungsverlauf und dem Verhalten (s. Abschnitt 18.4.3 sowie die entsprechende Literatur: Ulich 1998; Richter u. Hacker 1998; Luczak 1998, Toolbox der BAuA).

Für die physiologischen Veränderungen, dem Gegenstand dieses Kapitels, gibt es keinerlei Orientierungs- und Grenzwerte. Es werden bei aktuellen Anforderungen vergleichende Beschreibungen von somatischen Veränderungen oder eine Bewertung anhand klinischer Normalwerte vorgenommen, wobei Letztere nahezu ausschließlich nach statistischen Kriterien an unbelasteten Populationen gefunden wurden. Dabei wird von der falschen Interpretation ausgegangen, dass Überschreitung dieser „Normwerte" Risiko beinhaltet. Dies ist jedoch ohne Berücksichtigung der Zeit (Erholungs-/Anpassungsverhalten) nicht haltbar. Auch in der Toxikologie haben wir einen erheblichen Unterschied zwischen klinisch-chemischen Normwerten und dem biologischen Arbeitsplatzgrenzwert, der Risikoschwelle für Gefahrstoffe bei Exponierten. „Biologische Toleranz-Grenzwerte" bei psychischen Belastungen existieren dagegen nicht. Für den Blutdruck wurden sie als Analogschluss versucht.

> **!** Es gibt keine Bewertungsgrenzen für physiologische Parameter bei psychischen Belastungen.

Eine Dauerleistungsgrenze bei einer Schicht mit psychischer Belastung ist vor allem aufgrund des Leistungs- und Befindensverlaufes bestimmbar, weniger durch physiologische Parameter. Letztere sinken nach einem initialen Anstieg im Allgemeinen als Ausdruck eines normalen Anpas-

sungsverlaufs ab. Fehlt dieser Abfall oder kommt es zum Anstieg von Parametern, ist das ein Hinweis, dass die Dauerleistungsgrenze überschritten ist. Dies trifft auch zu, wenn die Abstimmung zwischen den unterschiedlichen Funktionssystemen, d. h. ihre Korrelation, oder die Regularität einzelner Funktionsparameter gestört ist. Außerdem ist davon auszugehen, dass die Dauerleistungsgrenze überschritten ist, wenn 15 Minuten nach der Arbeit der Ausgangswert in Ruhe nicht erreicht oder unterschritten ist (wie bei körperlicher Belastung).

Zur Bewertung von Langzeitwirkungen psychischer Fehlbelastungen können die entsprechenden klinisch-chemischen oder vegetativen Normwerte unbelasteter Populationen herangezogen werden, wobei nochmals zu unterstreichen ist, dass diese Parameter durch die verschiedensten unspezifischen und auch spezifischen Einflüsse beeinflusst werden.

Psychische Belastungen haben ebenfalls physiologische und insbesondere psychologische Anpassungen auf der Basis von Lernvorgängen zur Folge, die zu einer Optimierung von Regulationsprozessen im Organismus und der Wechselwirkung zur Umwelt führen.

> **!** Anpassungsvorgänge bei psychischen Belastungen sind vor allem Lernprozesse und Erwerb von Bewältigungsfähigkeiten.

18.6.5 Prävention psychischer Fehlbelastung

Grundsätze der Prävention psychischer Fehlbelastung beinhalten

- ▶ die Verhinderung nicht kompensierbarer Ermüdungs-, Monotonie-, Stress- und Sättigungszustände,
- ▶ die Förderung von Ressourcen in der Arbeit und des Individuums,
- ▶ die Herausbildung von effektiven Bewältigungsstrategien durch Fähigkeitsentwicklung und Bewertungsänderung,
- ▶ die Kompensation negativer (Stress-)Folgen.

Im Vordergrund präventiver Aktivitäten steht die quantitative und qualitative Gestaltung von Arbeit. Die DIN EN ISO 10075-2 schlägt unter ergonomischen Gesichtspunkten Leitsätze zur Gestaltung von Arbeitssystemen vor, „um optimale Arbeitsbedingungen im Hinblick auf Gesundheit und Sicherheit, Wohlbefinden, Leistung und Effektivität zu schaffen sowie Über- und Unterforderungen vorzubeugen". Dafür werden Gestaltungsgrundsätze für die Minderung psychischer Ermüdung, Monotonie, Sättigung, herabgesetzter Vigilanz formuliert. Diese „beeinträchtigenden Folgen" (ISO 10075) Ermüdung, Monotonie, Sättigung einschließlich Stress haben neben ihrer Spezifik der Auslösung und der Erscheinungsbilder unspezifische Merkmale. Deshalb gibt es für die oben genannten Grundsätze der Prävention auch allgemeine Kriterien, die für Kurz- und Langzeiteffekte gelten. Dazu gehört

- ▶ die Gestaltung von Arbeit
  - ▪ entsprechend der psychophysischen Voraussetzung des Menschen, wie das in den ergonomischen Grundsätzen enthalten ist (Arbeitsmittel, -gegenstände, -anforderungen, -organisation, -umgebung);
  - ▪ entsprechend der Bedürfnisse, Motive, Erwartungen der Beschäftigten unter besonderer Berücksichtigung der Ganzheitlichkeit einer Arbeit, damit auch Vielfalt von Anforderungen, Autonomie und Partizipation, Lern- und Entwicklungsmöglichkeiten, Zeitelastizität, Sinnhaftigkeit der Arbeit;
  - ▪ zur Vermeidung kognitiver Unter- oder Überforderungen durch externe Störungen/Unterbrechungen, gleichzeitiger Anfall von Anforderungen, nicht erfüllbarer Zeitdruck, Informationsdefizit, undurchschaubare Probleme, unzureichende Vorhersehbarkeit von Anforderungen und Informationen.
- ▶ die Gestaltung sozialer Beziehungen im Arbeitsprozess
  - ▪ durch die Pflege des Betriebsklimas, die Qualifizierung von Führungskräften, adäquate Personalausstattung, Optimierung von Arbeitsabläufen

- ▶ die Entwicklung und Stärkung der Bewältigungskapazität des Arbeitenden durch
  - ▪ Fähigkeits- und Fertigkeitsentwicklung,
  - ▪ Aufklärung über tatsächliche Risiken bei psychischer (Fehl-)belastung,
  - ▪ Einstellungsänderung durch reale Anforderungsbewertung sowie Entwicklung eines adäquaten Selbstwertgefühls und kontinuierlicher Selbstüberprüfung,
  - ▪ Entwicklung von Fähigkeiten zum Zeitmanagement und Selbstorganisation zur Schaffung persönlicher Freiräume einschließlich eines adäquaten Erholungsverhaltens,
  - ▪ Schaffung von Zufriedenheitserlebnissen und Entwicklung der Genussfähigkeit,
  - ▪ Entwicklung sozialer Kompetenz zu Aufbau und Nutzung sozialer Unterstützung.
  - ▪ die Kompensation eingetretener negativer Folgen psychischer Fehlbelastung, die auch der Unterstützung der Belastungsbewältigung dienen können. Dazu gehören die verschiedensten Verfahren zur Regulierung von Spannung und Entspannung. Das Erholungsverhalten unter psychischen Belastungen ist anders als bei anderen Anforderungen, psychische Verarbeitungs- und Interpretationsprozesse werden nicht so einfach „ausgeschaltet". Biologische Alarmzeichen fehlen bei psychischen Fehlbelastungen weitgehend, v. a. wenn die Arbeit mit positiven Emotionen verbunden ist. „Workaholic", „Selbstausbeutung" sind solche Schlagwörter, die verdeutlichen, dass Fremdhilfe notwendig sein kann.

Es gibt eine Reihe von Verordnungen und Normen, die direkt oder indirekt psychische Fehlbelastungen verhindern sollen, so die Bildschirmarbeits-Verordnung, die DIN EN ISO 9241 zur ergonomischen Gestaltung von Bürotätigkeiten mit Bildschirmgeräten, die auch die ergonomische Gestaltung von Software beinhaltet, die Maschinenrichtlinie der Europäischen Union. Als Grundlage für alle Bewertungen dient das Arbeitschutzgesetz mit seiner Zuordnung der Aufgabenstellung einer menschengerechten Arbeitsgestaltung und der Vermeidung arbeitsbedingter Gesundheitsgefährdung, wozu auch psychische Fehlbelastungen gehören, zum Arbeits- und Gesundheitsschutz (§ 3) Dazu gehören die Nutzung psychischer Belastung und die Vermeidung psychischer Fehlbelastung.

Es gibt bisher keine vorgeschriebenen arbeitsmedizinischen Vorsorgeuntersuchungen unter dem Aspekt psychischer Fehlbelastung und psychischer Belastbarkeit. Doch hat jeder Beschäftigte das Recht, auch unter dem Gesichtspunkt einer Gefährdung durch psychische Fehlbelastung den Betriebsarzt aufzusuchen. Bei speziellen Anforderungen und Voraussetzungen sind psychologische Untersuchungen notwendig (siehe Kap. 9).

Zusammenfassung Die Arbeitsphysiologie als Lehre vom normalen Funktionieren der Lebensfunktionen im Zusammenhang mit Arbeit vermittelt Erkenntnisse zur menschengerechten Gestaltung der Beziehungen Mensch-Arbeit. Das dargestellte Belastungs-Beanspruchungs-Bewältigungs-Konzept mit den aufgeführten psychophysiologischen Grundprinzipien der gesundheitsrelevanten Arbeitsbewältigung steckt die Rahmenbedingungen für diese Beziehungen ab, ist Grundlage für Erklärungen individueller (patho)physiologischer Prozesse bei Arbeit und Verständigungsbasis interdisziplinären Handelns.

Aus den Über- oder Unterforderungen individueller Voraussetzungen durch Arbeit resultieren psychophysische Kompensationsaktivitäten wie arbeitsbedingte Ermüdung und die ermüdungsähnlichen Zustände Monotonie und herabgesetzte Vigilanz sowie Stress und der stressähnliche Zustand psychische Sättigung. Sie haben als unspezifische Reaktionsweisen des Menschen allgemeine Merkmale, jedoch auch wesentliche Unterschiede hinsichtlich Auslösung und Erscheinungsbildern, was Konsequenzen für die Beanspruchungsobjektivierung und Prävention/Gesundheitsförderung hat.

Aus dem theoretischen Rahmen, den konkreten Fragestellungen und der praktischen Machbarkeit resultieren Kriterien der Beanspruchungserfassung und -bewertung sowie der verwendbaren Parameter zur Beanspruchungsobjektivierung in der Arbeit. Schwerpunkt der Erörterungen zur Beanspruchungsobjektivierung sind die somatischen (körperlichen) Funktionsparameter, obwohl gleichberechtigt auch Parameter der subjektiven (psychischen) Beanspruchung, der Handlung (Leistung) und des Verhaltens Bestandteil arbeitsphysiologischer Untersuchungen sein müssen.

Es werden vegetative, elektrophysiologische, sensorische, biochemische Parameter in ihrer Aussagefähigkeit bei schichtbezogenen und chronischen Beanspruchungswirkungen sowie unter überwiegend physischer und psychischer Belastung diskutiert.

Das Kapitel Arbeitsphysiologie physischer Belastungen stellt Schädigungsmöglichkeiten unter physischer Fehlbelastung dar, beschäftigt sich aber vordergründig mit körperlicher Schwer- und Schwerstarbeit. Unter energetischen Gesichtspunkten werden Möglichkeiten zur Beanspruchungsobjektivierung aufgezeigt sowie Ermüdung und Anpassungsmechanismen unter körperlicher Belastung diskutiert. Möglichkeiten zur Bewertung sowie zur Prävention körperlicher Fehlbelastung werden dargestellt.

Das Kapitel Physiologie der psychischen Belastung und Beanspruchung konzentriert sich auf arbeitsphysiologische Fragestellungen. Es wird von der DIN EN ISO 10075 zu psychischen Arbeitsbelastungen für schichtbezogene Veränderungen ausgegangen. Es werden Veränderungen physiologischer Parameter unter psychischer Belastung dargestellt und unser Kenntnisstand zu deren langfristigen Bedeutung diskutiert. Grundsätze der Prävention psychischer Fehlbelastungen werden aufgeführt.

Arbeitsphysiologische Aspekte anderer Belastungsarten werden in den entsprechenden Kapiteln abgehandelt.

Weiterführende Literatur

Antonovsky A: Health, stress and coping. San Francisco, Washington, London: Jossey-Bass Publishers 1979.

Bandura A: Self-efficacy: Toward a unifying theory of behavioral change. Psychol Rev 1977; 84: 191–215.

Friedman M, Rosenman RH: Der A-Typ und der B-Typ. Reinbek bei Hamburg: Rowohlt, 1975.

Gabriel H, Kindermann W: Grundlagen der Immunologie im Sport. Wie reagiert das Immunsystem auf Belastungen? Sport + Medizin 1997; 9: 69–73.

Greif S, Bamberg E, Semmer N (Hrsg.): Psychischer Stress am Arbeitsplatz. Göttingen: Hogrefe, 1991.

Hacker W: Aspekte einer gesundheitsstabilisierenden und -fördernden Arbeitsgestaltung. Zeitschrift für Arbeits- und Organisationspsychologie 1991; 35: 48–58.

Hollmann W, Hettinger T: Sportmedizin: Grundlagen für Arbeit, Training und Präventivmedizin. Stuttgart, New York: Schattauer, 2000.

Karasek RA, Theorell T: Healthy work. Stress, productivity, and the reconstruction of working life. New York: Basic Books, 1990.

Lazarus RS: Psychological stress and the coping process. New York: McGraw-Hill, 1966.

Leitlinie: „Nutzung der Herzschlagfrequenz bei arbeitswissenschaftlichen Untersuchungen. AWMF-Leitlinien-Register Nr. 002/014 (http:// www.leitlinien.net)

Leitlinie: „Elektromyographie in der Arbeitsphysiologie" (http:// www.leitlinien.net.)

Leitlinie DGAUM: Bewertung körperlicher Belastungen des Rückens durch Lastenhandhabung und Zwangshaltungen im Arbeitsprozess (Entwurf). www.dgaum.de, 2008.

Luczak H: Arbeitswissenschaft, 2. Aufl. Berlin Heidelberg New York: Springer, 1998.

McGrath JE: Stress und Verhalten in Organisationen. In: Nitsch JR (Hrsg.): Stress. Bern: Huber, 1981.

Oesterreich R, Volpert W (Hrsg.): Psychologie gesundheitsgerechter Arbeitsbedingungen. Konzepte, Ergebnisse und Werkzeuge zur Arbeitsgestaltung. Bern: Huber, 1999.

Richter G, Kuhn K, Gärtner K: Instrumente zur Erfassung psychischer Belastungen und Beanspruchungen – Toolbox. Schriftenreihe der Bundesanstalt für Arbeitsschutz und Arbeitsmedizin, Bremerhaven: Wirtschaftsverlag NW, 2006.

Richter P, Hacker W: Belastung und Beanspruchung. Streß, Ermüdung und Burnout im Arbeitsleben. Heidelberg: Roland Asanger, 1998.

Rohmert W, Rutenfranz J (Hrsg.): Praktische Arbeitsphysiologie, 3. Aufl. Stuttgart, New York: Thieme, 1983.

Scheuch K, Schreinicke G: Streß – Gedanken, Theorien, Probleme, 1. Aufl. Berlin: Volk u. Gesundheit, 1983.

Scheuch K, Schröder H: Mensch unter Belastung: Streß als ein humanwissenschaftliches Integrationskonzept. Berlin: Dt. Verl. d. Wiss, 1990.

Schmidt RF, Thews G, Lang F: Physiologie des Menschen. 28. korrigierte und aktualisierte Auflage. Berlin, Heidelberg, New York: Springer, 2000.

Seibt R, Scheuch K: Blutdruckmessung und -bewertung in der Arbeitsmedizin. Arbeitsmed Sozialmed Umweltmed 1999; 34: 363–367.

Siegrist J: Adverse health effects of high effort low reward conditions. J Occup Health Psychol 1996; 1: 27.

Ulich E: Arbeitspsychologie. 4. Aufl., Zürich: vdf Hochschulverlag, Stuttgart: Schäffer Poeschel, 1998.

19 Ergonomie

B. Hartmann

Bereits 1857 machte Jastrzebowski den Vorschlag: „...uns mit einem wissenschaftlichen Ansatz zum Problem der Arbeit zu beschäftigen und sogar zu ihrer Erklärung eine gesonderte Lehre zu betreiben..., damit wir aus diesem Leben die besten Früchte bei der geringsten Anstrengung mit der höchsten Befriedigung für das eigene und das allgemeine Wohl ernten ...". Das Gebiet der Ergonomie (ergon = Arbeit, nomos = Gesetz) wird deutschsprachig unter dem Begriff „Arbeitswissenschaft" zusammengefasst (engl. „human factors", „human engineering", in Europa „ergonomics".)

> **!** Ergonomie ist die Lehre von der menschengerechten Gestaltung der Arbeit. Sie wird durch medizinisch-biologische und psychologische Kriterien des Ausgleichs zwischen menschengerechten sowie technisch bzw. organisatorisch realisierbaren Anforderungen und Belastungen der Arbeit geprägt.

19.1 Einteilung der Ergonomie

Die Ergonomie bezieht ihr Grundwissen aus Medizin, Psychologie, Ingenieurwissenschaften sowie aus den Wirtschafts- und Sozialwissenschaften.

Die Mikroergonomie dient der technischen Gestaltung von Arbeitsplätzen und Arbeitsmitteln. Ihr Gegenstand ist, durch Analyse der Arbeitsaufgabe, der Arbeitsumwelt und der Mensch-Maschine-Interaktion beizutragen

- ▶ zur Verbesserung der Leistungsfähigkeit des gesamten Arbeitssystems,
- ▶ zur Belastungsminderung des arbeitenden Menschen.

Die Mensch-Maschine-Interaktion kann unterteilt werden in

- ▶ die anthropometrische Arbeitsplatzgestaltung für Arbeitsplatz und Arbeitsmittel, Seh-, Greif- und Fußraum, Anzeigen sowie Stellteile u. a.,
- ▶ die Systemergonomie beim Informationsfluss zur Einbindung des Menschen in komplexe Mensch-Maschine-Systeme (MMS).

Makroergonomie befasst sich mit Regeln für die Gestaltung von Organisation, Betriebs- und Arbeitsgruppen. Das Zusammenwirken der Menschen zwischen den Arbeitsplätzen ist ihr Gegenstand. Weiter sind der Arbeitsablauf (Zeit für auszuführende Aufgaben und deren gegenseitige Abhängigkeiten), die Umgebungsbedingungen (Einflüsse, die mittelbar den Arbeits- und Kommunikationsprozess modifizieren) und die Betriebsorganisation bzw. das gesellschaftliche Umfeld (beeinflussen Wirkung der Arbeitsorganisation) zu beachten.

> **!** Ergonomie dient der Belastungsminderung des arbeitenden Menschen und der Verbesserung der Leistungsfähigkeit des gesamten Arbeitssystems durch Gestaltung der Arbeitsplätze und Arbeitsmittel (Mikroergonomie) sowie des Zusammenwirkens der Beschäftigten zwischen den Arbeitsplätzen (Makroergonomie).

19.2 Arbeitsmedizin in der Ergonomie

Ergonomie ist grundsätzlich interdisziplinäre Arbeit. Ihre biologisch-humanwissenschaftlichen Kriterien entstammen überwiegend der Arbeitsphysiologie als Zweig der Arbeitsmedizin. Die

Arbeitsmedizin vervollständigt ingenieurtechnische und arbeitspsychologische ergonomische Lösungen besonders beim Zusammenwirken konkurrierender Belastungen. Sie berücksichtigt individuelle Beanspruchungen. Die Kompetenzen des Arbeitsmediziners in der Ergonomie richten sich

▶ prospektiv auf die Analyse und Bewertung verschiedener Belastungen und Bedingungen der Arbeit und deren Zusammenhang in der Beanspruchung,

▶ retrospektiv auf die Untersuchung und Kontrolle von Wirkungen der Arbeit auf Beschäftigte unter bestimmten ergonomischen Rahmenbedingungen.

Der Arbeitsmediziner kann durch die Erfassung von Beschwerden, die ggf. auch physiologische Beanspruchungsmessung und durch die Verknüpfung mit arbeitspsychologischen Methoden zur Erfassung psychischer Fehlbelastungen ein Abbild der tatsächlichen Beanspruchungen schaffen. Die Komplexität der Gestaltung wird deutlich, wenn z. B. bei der Gestaltung eines Fertigungsprozesses zu klären ist,

▶ wie viele Beschäftigte für welche Zeit des Tages auf welcher Fläche tätig sind,

▶ welche Lasten am Arbeitsplatz regelhaft/im Ausnahmefall zu bewegen sind,

▶ welche Hilfsmittel zum Transport/Bewegen des Arbeitsgegenstandes bereitstehen müssen,

▶ welche Körperhaltungen bei Nutzung bestimmter Maschinen und Geräte einzunehmen sind,

▶ welche regelmäßig wiederkehrenden Bedienungen per Hand mit welchem Kraftaufwand an Maschinen, Geräten oder durch die Materialien zu erwarten sind,

▶ welche Lärmpegel oder Vibrationsbelastungen am Arbeitsplatz vorherrschen,

▶ welche klimatischen Bedingungen auftreten können,

▶ von welchen natürlichen und künstlichen Beleuchtungsbedingungen auszugehen ist.

Die Beanspruchung durch Arbeit hängt erheblich davon ab, ob diese unter physiologisch und psychologisch günstigen Bedingungen ausgeführt wird. Sie bezieht sich auf

▶ generelle Eigenschaften (Aufbau und Struktur des motorischen Systems, Abstimmung körperlicher Strukturen bzw. Funktionen, Sinnesfunktionen, Biorhythmus) und

▶ individuelle Besonderheiten (Alter, Geschlecht, Konstitutionstyp, Training, kompensierte Krankheitszustände, Erfahrungen, Motive).

Die Übereinstimmung zwischen diesen Eigenschaften und der Arbeit wird Kompatibilität genannt. Sie wird z. B. erreicht durch Anpassungen

▶ der Arbeitsplatzmaße an Arbeitende (Gruppen/einzelne Beschäftigte),

▶ von Werkzeugen und Bedienelementen an das Hand-Arm-System,

▶ von Anzeigen und Stellteilen entsprechend der physiologischen „Logik" der Sensomotorik (Bewegungsrichtung entspricht realem Vorgang, Erkennbarkeit von Sehobjekten).

> **!** Die Arbeitsmedizin wirkt in der Ergonomie durch die Optimierung der Beanspruchung entsprechend den generellen und individuellen Besonderheiten des Menschen mit.

19.3 Anthropometrie

Die Übertragung der Muskelkräfte des Menschen folgt physikalischen Gesetzen der Mechanik und der Kinematik, die sich

▶ auf die Maße des menschlichen Körpers (Anthropometrie) und

▶ auf die Beziehungen der Körperteile zueinander (Biomechanik) beziehen.

Gegenstand der Anthropometrie sind die Maße des menschlichen Körpers und ihre Variabilität. Für die Ergonomie sind von Interesse die

▶ Körperstellung und die Körperhaltung,

▶ Bewegungsbereiche („-umfänge") der Gelenke,

▶ Länge der Gliedmaßen und die daraus abzuleitenden Greifräume,

▶ Aktionskräfte im Bewegungsraum,

▶ Reaktionskräfte im Körper,

▶ Blickachse und das Gesichtsfeld.

19.3.1 Körpermaße

Körpermaße sind abhängig von Geschlecht, individuellen genetischen Voraussetzungen und ethnischen Besonderheiten. Innerhalb von Menschengruppen besteht eine weite biologische Variabilität. Deshalb gelten Perzentilbereiche statt Mittelwerte. An Arbeitsplätzen und -mitteln wird eine Variabilität im Perzentilbereich zwischen 5 % und 95 % zugrunde gelegt. Als generelle Regel für die Anwendung von Körpermaßen gilt:

► Innenmaße sind an der größten Gestalt orientiert, damit auch größere Personen bis 95 % genügend Platz finden.
► Außenmaße sind an der kleinsten Gestalt orientiert, damit auch kleine Personen bis 5 % Gegenstände erreichen oder umfassen können.

Mindestforderungen der anthropometrischen Arbeitsplatzgestaltung sind eingearbeitet in Vorschriften und Richtlinien (Arbeitsstättenverordnung, Bildschirmarbeitsplatzrichtlinie). Sie gelten z. B. für praktische Anwendungen:

► Körperhöhe – Höhe eines Türdurchgangs, Sitzhöhe im PKW,
► Augenhöhe im Stehen/Sitzen – Höhe von Instrumenten und Sichtgeräten,
► Schulterhöhe im Stehen/Sitzen – vertikale Freiräume bei beengten Verhältnissen,
► Ellenbogenhöhe im Stehen/Sitzen – Arbeitsplattenhöhe bei Kraftaufwand zum Halten von Lasten bzw. Vermeidung, mit einer Last zusätzlich Schultern und Arme zu heben,
► Reichweite des Arms – Greifraum (in der Regel 5%-Perzentil),
► Oberschenkeldicke – Freiraum unter einer Arbeitsplatte im Sitzen,
► Gesäß-Knie-Länge – Sitztiefe/Freiraum unter einer Sitzarbeitsplatte.

Daten zu den anthropometrischen Maßen enthält die DIN 33402-2 (2005-12). Am Beispiel der Körperhöhe (Tabelle 19.1) werden die Spannweiten zwischen der kleinen Frau (p5) und dem großen Mann (p95) ersichtlich, die sich in der Gesamtdarstellung der Altersgruppe 18 bis 65 Jahre um 320 mm unterscheiden, wobei durch den säku-

Tabelle 19.1: Körperhöhe in Abhängigkeit von Geschlecht und Alter (DIN 33402-2)

Altersgruppe	Männer			Frauen		
	Perzentil					
Jahre	5	50	95	5	50	95
18–65	1650	1750	1855	1535	1625	1720
18–25	1685	1790	1910	1565	1660	1760
26–40	1665	1765	1870	1540	1635	1725
41–60	1630	1735	1835	1525	1615	1705
61–65	1605	1710	1805	1510	1595	1685

laren Trend der Akzeleration die Unterschiede zwischen der ältesten Gruppe der Frauen bis 65 Jahre und der jüngsten Gruppe der Männer ab 18 Jahre sogar 400 mm betragen.

19.3.2 Bewegungsbereiche und Greifräume

Die Bewegungsbereiche des Menschen bei Hand-Arm-Arbeit werden bestimmt von der Länge der Gliedmaßen, den Bewegungsumfängen der Gelenke und der Körperhöhe (Abb. 19.1). Aus ihnen lassen sich

► horizontale und vertikale Greifräume sowie
► aufgabenunabhängige und aufgabenabhängige Arbeitsplatzmaße ableiten.

Folgende Greifräume werden unterschieden:

► Max. Greifraum: bei max. gestreckter Hand/gestrecktem Arm und Mitbewegung der Schultern anatomisch maximal erreichbarer Raum.
► Großer Greifraum: bei gestreckter Hand/gestrecktem Arm ohne Mitbewegung der Schultern physiologisch maximal nutzbarer Raum unter angemessener Ausnutzung der Kraft und Beweglichkeit.
► Kleiner Greifraum: für zielgerichtete feinmotorische Tätigkeiten maximal nutzbarer Raum bei gebeugt hängendem Oberarm.
► Funktionale Greifräume: beziehen Verkürzungen z. B. gegenüber der Handspitze ein, wenn ein Objekt erfasst oder umfasst werden soll.

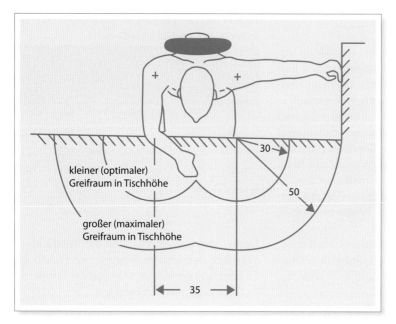

Abb. 19.1: Horizontale Greifräume am Sitzarbeitsplatz

19.3.3 Arbeitsplatzmaße

An ortsfesten Arbeitsplätzen soll jedem Arbeitnehmer eine freie Bewegungsfläche von 1,50 m² zur Verfügung stehen. Sie soll an keiner Stelle weniger als 1,00 m breit sein. Bei ortsbeweglichen Arbeiten wird von überwiegender Tätigkeit mit ausreichendem Bewegungsraum ausgegangen.

Aufgabenunabhängige Arbeitsplatzmaße betreffen alle Steh- und Sitzarbeitsplätze (DIN 33406) und sind in der Tabelle 19.2 dargestellt.

Aufgabenabhängige Arbeitsplatzmaße sind Maße für Arbeitsmittel, Arbeitsverfahren und Arbeitsgegenstände gemäß den Perzentilbereichen der Menschen sowie Maße gemäß den Anforderungen der Arbeitsaufgabe. Sie sind somit von der Benutzergruppe unabhängig.

> ! Arbeitsplatzmaße können arbeitsplatzunabhängig oder arbeitsplatzabhängig sein.

Tabelle 19.2: Aufgabenunabhängige Arbeitsplatzmaße

Maß in mm		Sitz-arbeitsplatz	Steh-arbeitsplatz
Lateraler Freiraum	D	≥ 1000	≥ 1000
Sagittaler Freiraum	W	≥ 1000	≥ 1000
Beinraumtiefe	T1	≥ 350	≥ 80
Fußraumtiefe	T2	≥ 550	≥ 150
Höhe des Bein-freiraums	G	≥ 350	
Höhe des Fuß-freiraums	I		≥ 120
Beinraumbreite	B	≥ 550	

19.4 Normen in der Ergonomie

Normen (DIN, EN, ISO) sind nationale oder internationale Vereinbarungen für Produkte und von ihnen ausgehende Einwirkungen auf Güter und Menschen. Soweit nicht durch Rechtsvorschriften verbindlich, stellen sie Empfehlungen dar, die dem aktuellen Erkenntnisstand entsprechen (Tabelle 19.3). Ergonomienormen
▶ beinhalten menschliche Eigenschaften,
▶ benennen Leitsätze für menschengerechte Gestaltung,

▶ enthalten aus menschlichen Eigenschaften abgeleitete Anforderungen.

19.4.1 Normen für Körperkräfte

▶ Statische Aktionskräfte kommen als Haltungskraft bei Fixierung einer Körperhaltung sowie Haltekraft für Lasten oder gegen Widerstände vor.
▶ Dynamische Aktionskräfte dienen der Beschleunigung und Bewegung von Gegenständen, als Bremskraft, Manipulationskraft und Betätigungskraft.

Kraftaufbringung unter ungünstigen Arbeitshaltungen führt zur Muskelermüdung durch verstärkte anaerobe Muskelbelastung und zu biomechanisch hohen Belastungen bestimmter Gelenkstrukturen.

Die maximalen Hebekräfte der Frauen oder Männer sind bei verschiedenen Angriffshöhen und Fassungsmöglichkeiten unterschiedlich (Tabelle 19.4).

19.4.2 Kraftanforderungen

Empfohlene Kraftgrenzen für die Maschinenbedienung liegen in der DIN EN 1005-3 vor (Tabelle 19.5). Sie sollen „Ermüdung, Unbehagen und krankhafte Beeinträchtigungen des Bewegungsapparates" mindern und orientieren sich an der arbeitenden Bevölkerung ohne gesundheitliche Beeinträchtigungen. Obwohl die Messung realer Aktionskräfte in der ergonomischen Praxis überwiegend schwierig ist, geben die Empfehlungen der Norm wichtige Anhaltspunkte der Hand-Arm-Belastung über die empfohlenen Kräfte z. B. beim Umgang mit Lasten per Hand.

Die isometrischen Aktionskräfte unter optimalen Arbeitsbedingungen werden als Basisgrenzen FB bestimmt.

Die reduzierte isometrische Kraftkapazität FBr wird unter Berücksichtigung

▶ der Bewegungsgeschwindigkeit mv,
▶ der Bewegungsfrequenz m_f wiederholter Aktionen und
▶ der Dauer der Arbeitstätigkeit md

bestimmt (s. Formel):

Tabelle 19.3: Richtwerte für Arbeitshöhen (DIN 33406)

Arbeitsanforderungen	Beispiel	Arbeitshöhe in mm							
		Höhe im Sitzen				Höhe im Stehen			
		Fr p 5	Ma p 5	Fr p 95	Ma p 95	Fr p 5	Ma p 5	Fr p 95	Ma p 95
Hohe Anforderungen an die ❑ visuelle Kontrolle ❑ feinmotorische Koordination	Justagearbeit Kontrolltätigkeit Montage kleinster Teile	400	450	500	550	1100	1200	1250	1350
Mittlere Anforderungen an die ❑ visuelle Kontrolle ❑ feinmotorische Koordination	Verdrahtungen Montage kleiner Teile mit geringem Kraftaufwand	300	350	400	450	1000	1100	1150	1250
Geringe Anforderungen an die ❑ visuelle Kontrolle Hohe Anforderungen an ❑ Bewegungsfreiheit der Arme	Sortieren Verpacken Montage mit erhöhtem Kraftaufwand	250		350		900	1000	1050	1150

Tabelle 19.4: Hebekräfte in Abhängigkeit von Kraftangriffshöhe, Fassungsmöglichkeit und Geschlecht (50. Perzentil)

Kraftangriffshöhe in mm und Fassungsart	Kraftwerte in N	
	weiblich	männlich
1350 – Einfassung	186	417
1100 – Unterfassung	248	541
750 – Einfassung	528	1274
500 – Unterfassung	507	990
400 – Einfassung	490	1108
150 – Unterfassung	470	971

Tabelle 19.5: Empfohlene Kraftgrenzen FB (DIN EN 1005-3)

Tätigkeit	Gewerbl. Nutzung (N)	Häusl. Gebrauch (N)
Handarbeit einhändig – Kraftgriff	250	184
Armarbeit (sitzende Haltung, einarmig)		
❑ aufwärts	50	31
❑ abwärts	75	44
❑ nach außen	55	31
❑ nach innen	75	49
Ganzkörperarbeit		
❑ Schieben	200	119
❑ Ziehen	145	96
Pedalarbeit (sitzende Haltung/Rückenstütze)		
❑ Betätigung mit Fußgelenk	250	154
❑ Betätigung mit Bein	475	308

$$FB_r = FB \times m_v \times m_f \times m_d$$

Die Tabelle 19.6 enthält zur Reduzierung erforderliche Faktoren: Die Bewertung eines vorgefundenen Kraftaufwandes im Verhältnis zum angestrebten erfolgt in Risikozonen. Die Risikokraft F_r ist der Prozentwert der isometrischen Kraftkapazität:

$$FB_r \times m_r.$$

Zur Bewertung werden „Risikozonen" beschrieben, indem die gemessene Kraft in % der reduzierten isometrischen Kraftkapazität FB_r betrachtet wird.

▶ Empfohlen wird eine Kraft bis 50 % der Kraftkapazität.

▶ Zu vermeiden sind Kräfte > 70 % der Kraftkapazität.

! Normen für Körperkräfte am Arbeitsplatz orientieren sich an gesunden Personen, den anatomisch-physiologischen Voraussetzungen für die Aufbringung der Kraft sowie am zeitlichen Umfang der Belastung.

Für die Praxis der Montagetätigkeiten liegen statistisch gesicherte Maximalkraftwerte für realtypische Kraftausübungen des Hand-Arm-, des Ganzkörper- sowie des Hand-Finger-Systems für die Ermittlung von maximal empfohlenen Kraftwerten (Montagespezifischer Kraftatlas 2009) vor. Dieser enthält Angaben über die p15- sowie p50-

Tabelle 19.6: Reduzierungsfaktoren der Kraftkapazität nach DIN EN 1005-3

Kriterium	Wert		Anmerkung
Geschwindigkeit der Bewegung (mv)	1,0		Keine oder geringe Bewegung
	0,8		Starke Bewegung
Aktionszeit und Frequenz (mf)	Aktionszeit ≤ 3 sec.	Aktionszeit > 3 sec.	
	1,0 wenn f ≤ 0,2/min	0,6	
	0,8 wenn 0,2 <f <2/min	0,4	
	0,5, wenn 2 < f< 20/min	0,2	
	0,3 – wenn f ≥ 20/min	nicht möglich	
Dauer der Arbeitszeit (md)	1,0		≤ 1 Std./Tag
	0,8		1–2 Std./Tag
	0,5		2–8 Std./Tag

Werte, womit die mindestens sowie durchschnittlich zu berücksichtigenden Kraftanforderungen im Koordinatensystem der Bewegung zum Körper hin bzw. vom Körper weg angegeben werden.

19.4.3 Statische Arbeitshaltungen

Die DIN EN 1005-4 gibt Empfehlungen, nicht akzeptable statische Arbeitshaltungen zu bewerten.

Rumpfhaltung

Als Optimum werden Arbeitshaltungen in Rumpfneigung bis maximal 20° nach vorn sowie keine Rückwärtsneigung ohne Rückenabstützung angestrebt. Neigungen des Rumpfes von 20–60° werden zeitabhängig bewertet, Asymmetrie, Seitenneigung und Drehung des Rumpfes sollen auf 10° begrenzt werden (Tabelle 19.7).

Kopfhaltung

Die Kopfhaltung wird in aufrechter Körperhaltung ohne Vorneigung des Rumpfes bei Bezug zur Ohr-Augen-Linie bewertet. Als optimal werden Vorneigungen von maximal 40° sowie keine Rückwärtsneigung empfohlen (Tabelle 19.8).

Haltung der oberen Extremitäten

Die Haltung der oberen Extremitäten wird unter Berücksichtigung der Abduktion und Elevation des Arms sowie schwieriger Haltungen in Retroflexion, Adduktion und extremer Außenrotation bewertet. Für den Oberarm gelten die Empfehlungen der Tabelle 19.9.

Für den Unterarm sollen statische Haltungen und Bewegungen mit hohen Frequenzen ≥ 2-mal/min nahe den Bewegungsgrenzen der einzelnen Gelenke unzulässig sein. Bewegungen geringerer Frequenz sind akzeptabel. In der ISO 11226 werden darüber hinaus nicht akzeptable Winkelbereiche angegeben:

- extreme Ellenbogenbeugung (> 150°) oder -streckung (< 10°)
- extreme Unterarmpronation (> 90°) oder -supination (> 60°)
- extreme Handhaltung (Radialabduktion > 20°, Ulnarabduktion > 30°, Beugung bzw. Streckung > 90°)

Haltung der unteren Extremitäten

Die Bewertung der Haltung der unteren Extremitäten erfolgt nicht in der DIN EN 1005-4, sondern wird nur in der ISO 11226 differenziert. Sie wird

Tabelle 19.7: Empfehlungen zur Rumpfhaltung

Rumpfneigung	Statische Haltung (ohne bzw. mit minimaler Kraftausübung)	Bewegung (ohne bzw. mit minimaler Kraftausübung)	
		Niedrige Frequenz (< 2/min)	Hohe Frequenz (≥ 2/min)
Rumpfneigung zwischen 20° und 60°	Akzeptabel mit Rumpfunterstützung, sonst je nach Dauer von Halte- und Erholungszeit	Akzeptabel	Nicht akzeptabel
Rumpfneigung >60°	Nicht akzeptabel	Akzeptabel, aber nicht über längere Zeit	
Rumpfrückneigung <0°	Nur mit hoher Rückenlehne akzeptabel		

Tabelle 19.8: Empfehlungen zur Blickrichtung

Blickrichtung	Statische Haltung (ohne bzw. mit minimaler Kraftausübung)	Bewegung (ohne bzw. mit minimaler Kraftausübung)	
		Niedrige Frequenz (< 2/min)	Hohe Frequenz (≥ 2/min)
Blickrichtung > 40°	Nicht akzeptabel	Nicht über längere Zeit	Nicht akzeptabel

Tabelle 19.9: Empfehlungen zur Oberarmhaltung

Rumpfneigung	Statische Haltung (ohne bzw. mit minimaler Kraftausübung)	Bewegung (ohne bzw. mit minimaler Kraftausübung)	
		Niedrige Frequenz (< 2/Minute)	Hohe Frequenz (≥ 2/Minute)
Abduktion oder Elevation zwischen 20° und 60°	Akzeptabel mit Armunterstützung oder je nach Dauer von Halte- und Erholungszeit	Akzeptabel	Nicht akzeptabel bei Frequenzen = 10/min
Abduktion oder Elevation > 60°	Nicht akzeptabel	Nicht über längere Zeit	Nicht akzeptabel
Retroversion und Adduktion < 0°	Nur mit hoher Rückenlehne akzeptabel		

unter Berücksichtigung gleichmäßiger Verteilung des Körpergewichts über den Füßen im Stehen, einer sicheren Körperunterstützung bei mittlerer stabiler Sitzhaltung, Fußhaltung oder Gesäßhaltung und angenehmer Sitzposition der Knie- und Sprunggelenke bei Pedalbedienung bewertet. Nicht akzeptabel sind nach dieser Norm:

▶ extreme Kniebeugung (> 140°)
▶ Kniebeugewinkel im Sitzen < 90° oder > 135°
▶ Kniebeugung im Stehen
▶ extreme Plantar- (> 50°) oder Dorsalflexion (> 20°) der Sprunggelenke

Haltezeiten
Die Haltezeiten sollen ungefähr 20 % der maximal möglichen Haltezeiten und ca. 80 % der muskulären Ausdauerkapazität entsprechen (ISO 11226).

! Arbeitshaltungen sind nicht akzeptabel, wenn sie dauerhaft erheblich von der Neutralposition des muskulären Gleichgewichts abweichen.

19.4.4 Manuelles Heben und Tragen von Lasten

Eine differenzierte präventive Bewertung für manuelles Handhaben von Lasten wird in der DIN EN 1005-2 empfohlen. Die Empfehlungen gelten für Lasten ab 3 kg und nicht für sitzende Positionen. Eine Massenkonstante wird für die vorgesehenen Anwender gewählt – in der Regel 25 kg für die männliche Arbeitspopulation.

Die weitere Bewertung erfolgt durch Berechnung nach einer Formel, wenn einhändiges Heben vorkommt oder zwei Personen beteiligt sind.

$$R_{ML} = M_C \times V_M \times D_M \times H_M \times A_M \times C_M \\ \times F_M \times O_M \times P_M \times A_T$$

In der Formel finden Berücksichtigung: R_{ML} = zu berechnende „kritische Masse", M_C = Massenkonstante, V_M = vertikale Position, D_M = vertikaler Bewegungsfaktor, A_M = Asymmetriewinkel, H_M = horizontale Position, C_M = Kopplungsfaktor für die „Griffigkeit" der Last, F_M = Frequenzmultiplikator, O_M = Multiplikator bei einhändigem Heben = 0,6, P_M = Multiplikator bei Arbeiten von 2 Personen = 0,85, A_T = Multiplikator bei Nebenarbeiten.

Der Formel liegt eine Bewertung der biomechanischen und energetischen Belastung und der subjektiven Akzeptanz zugrunde, die von Niosh für die Lastenhandhabung eingeführt wurde.

Ein Beispiel zur Berechnung einer maximal empfohlenen „kritischen Masse" beim beidhändigen körpernahen Heben einer Last von 25 cm auf 75 cm Höhe 1-mal/min über mehr als 2 Stunden bis vollschichtig zeigt die Tabelle 19.10.

Tabelle 19.10: Beispiel zur Berechnung einer maximal empfohlenen Masse nach DIN EN 1005-2

Faktor	Index	Berechnung
Erwachsene Arbeitspopulation	M_C	25 kg
Heben von 25 cm Ausgangshöhe	V_M	× 0,85
Heben um 50 cm Höhe (= nach 75 cm)	D_M	× 0,97
Körperentfernung des Lastangriffs	H_M	× 0,83
Asymmetriewinkel des Rumpfes	A_M	× 1,00
Greifqualität der Last	C_M	× 1,00
Frequenz des Lastenhebens 1-mal/min länger als 2 Stunden	F_M	× 0,75
Empfohlene kritische Last	R_{ML}	12,83 kg

! Ergonomische Empfehlungen für das manuelle Handhaben von Lasten reduzieren die empfohlene Maximallast von 25 kg nach biomechanischen Kriterien sowie nach der Häufigkeit und Dauer der Handhabung.

Zwischen den Beanspruchungswirkungen der Handhabung schwerer Lasten und der Arbeit in Zwangshaltungen des Rumpfes (Beugen, Bücken) bestehen enge physiologische Verknüpfungen besonders in der Muskulatur (Leitlinie AWMF 002/029).

19.5 Gestaltungsrichtlinien für Handwerkszeuge und Stellteile

Durch Handwerkszeuge soll mit der Muskelkraft des Hand-Arm-Schulter-Systems ggf. mit Unterstützung des gesamten Körpers über ein aufgabengerecht gestaltetes Arbeitsmittel bei möglichst geringem Aufwand eine bestimmte Tätigkeit verrichtet werden. Für die Gestaltung von Werkzeuggriffen werden u. a. folgende ergonomische Unterscheidungen getroffen:

▶ Die Greifart gibt an, wie Hand oder Finger das Greifobjekt erfassen:
  ■ Kontaktgriff: mit Daumen, Zeigefinger, Handfläche gegen ein Stellteil.
  ■ Zufassungsgriff: Stellteil zwischen Daumen und Fingern.
  ■ Umfassungsgriff: Umschließen eines Griffs mit mehreren Fingern oder ganzer Hand.

▶ Die Kopplungsart gibt an, ob die Kraftübertragung zwischen Hand oder Finger sowie Arbeitsmittel mittelbar oder unmittelbar erfolgt.
  ■ Reibschlüssig – die Kraft wirkt in der Berührungsfläche.
  ■ Formschlüssig – die Kraft wirkt senkrecht zur Berührungsfläche (zumeist die bessere Kraftübertragung).

▶ Als Regeln für die Gestaltung von Handwerkzeugen können gelten:
  1. Der Umfassungsgriff ist in der Regel besser als der Zufassungsgriff.
  2. Formschlüssige Griffe sind besser als reibungsschlüssige Griffe.
  3. Form und Größe der Stellteile bzw. Werkzeuggriffe sind den anatomischen Gegebenheiten der Hand anzupassen.
  4. Das Material der Griffe soll nicht glatt in der Handinnenfläche sein.
  5. Die kinematische Kette des Hand-Arm-Schulter-Systems soll sich in Neutralpositionen befinden.
  6. Arbeiten weder im maximalen Greifraum noch in minimaler Körpernähe.
  7. Optimale Übertragung größerer Kräfte erfolgt in der Längsachse des Hand-(Unter-)Armsystems.

! Handwerkszeuge sollen eine optimale Kraftübertragung entsprechend den menschlichen Körpermaßen und Kraftrichtungen bei Vermeidung statischer Beanspruchungen ermöglichen.

Weitere spezifische Schwerpunkte der ergonomischen Gestaltung von Arbeitsplätzen, auf die auch die oben dargestellten Empfehlungen anzuwenden sind, betreffen u. a.:

- ▶ manuelle Montagearbeitsplätze,
- ▶ Arbeitsplätze der Fließbandfertigung,
- ▶ Arbeiten im Hoch- und Tiefbau,
- ▶ Transport- und Lagerarbeiten,
- ▶ handwerkliche Reparatur- und Instandhaltungsarbeiten,
- ▶ Fahr-, Steuer- und Überwachungsarbeiten,
- ▶ Büro- und Bildschirmarbeitsplätze.

Kriterien zur Gestaltung von Arbeitsplätzen finden sich u. a. bei Hettinger et al. (1993), Hartmann (2000), Landau et al. (2001) und Kiepsch et al. (2007).

Zusammenfassung Die Ergonomie ist die Lehre von der menschengerechten Gestaltung der Arbeit. Sie wird durch medizinische Kriterien des Ausgleichs zwischen menschengerechten sowie technisch bzw. organisatorisch realisierbaren Anforderungen und Belastungen geprägt. Anthropometrie, Biomechanik und Arbeitsphysiologie geben wichtige humane Grundlagen der Bewertung der zumutbaren bzw. gesundheitsförderlichen Belastung. Die besondere Aufgabe der Arbeitsmedizin betrifft die Ermittlung der resultierenden Beanspruchungen.

Ergonomienormen für körperliche Belastungen betreffen die anthropometrische Arbeitsplatzgestaltung, die Kraftanforderungen, die statischen Arbeitshaltungen und die manuelle Handhabung von Lasten.

Weiterführende Literatur

DIN EN 614: Sicherheit von Maschinen - Ergonomische Gestaltungsgrundsätze – Teil 1: Begriffe und allgemeine Leitsätze. Deutsche Fassung. Berlin: Beuth, 2006.

DIN EN 1005-2: Sicherheit von Maschinen – Menschliche körperliche Leistung – Teil 2: Manuelle Handhabung von Gegenständen in Verbindung mit Maschinen und Maschinenteilen.

DIN EN 1005-3: Sicherheit von Maschinen; Menschliche körperliche Leistung – Teil 3: Empfohlene Kraftgrenzen für Maschinenbetätigung.

DIN EN 1005-4: Sicherheit von Maschinen – Menschliche körperliche Leistung – Teil 4: Bewertung von Körperhaltungen bei der Arbeit an Maschinen.

DIN 33406: Arbeitsplatzmaße im Produktionsbereich – Begriffe, Arbeitsplatztypen, Arbeitsplatzmaße. Juli 1988.

DIN 33402-2: Ergonomie – Körpermaße des Menschen. Teil 2: Werte. Berlin: Beuth, 2005.

DIN EN 547-2: Körpermaße des Menschen. Grundlagen für die Bemessung von Zugangsöffnungen. Deutsche Fassung. Berlin: Beuth, 1996.

Hartmann B: Prävention arbeitsbedingter Rücken- und Gelenkerkrankungen – Ergonomie und arbeitsmedizinische Praxis. Landsberg: ecomed, 2000.

Hartmann B, Bradl I, Ellegast R, Gebhardt H, Jäger M, Kusserow H, Liebers F, Luttmann A, Pfister EA, Schaub K, Scholle HC, Steinberg U (2007): Bewertung körperlicher Belastungen des Rückens durch Lastenhandhabung und Zwangshaltungen im Arbeitsprozess. Leitlinie der Deutschen Gesell-schaft für Arbeitsmedizin und Umweltmedizin e.V. (DGAUM). AWMF-Leitlinie 002/029. http://www.dgaum.de/index.php/publikationen/leitlinien/leitlinienarbeitsmedizin/112-ruecken.

Hettinger T, Wobbe G: Kompendium der Arbeitswissenschaft. Optimierungsmöglichkeiten zur Arbeitsgestaltung und Arbeitsorganisation. Ludwigshafen: Kiel, 1993.

ISO 11226 Ergonomics – Evaluation of static work postures.

Kiepsch HJ, Decker C, Harifinger-Woitzik G: BGI 523: Mensch und Arbeitsplatz. Vereinigung der Metall-Berufsgenossenschaften. Köln: Heymanns, 2007.

Landau K, Luczak H: Ergonomie und Organisation in der Montage. München: Hanser, 2001.

Laurig W: Grundzüge der Ergonomie – Erkenntnisse und Prinzipien. Berlin: Beuth, 1990.

Rohmert W, Rutenfranz J: Praktische Arbeitsphysiologie. Stuttgart: Thieme, 1983.

Strasser H: Ergonomische Qualität handgeführter Arbeitsmittel – Elektromyographische und subjektive Beanspruchungsermittlung. Stuttgart: Ergon, 2000.

VII

Arbeitspsychologie

20 Arbeits-, Betriebs- und Organisationspsychologie

E. Frieling

20.1 Einführung

Die Arbeits-, Betriebs- und Organisationspsychologie (ABO-Psychologie) befasst sich mit dem tätigkeitsbezogenen Erleben und Verhalten von Menschen in Arbeitsorganisationen. Sie analysiert und bewertet Arbeitstätigkeiten nach definierten Kriterien und entwickelt Gestaltungsvorschläge.

In die Analyse und Gestaltung werden mit unterschiedlicher Gewichtung technische, organisatorische und personelle Teilsysteme einbezogen (TOP-Modell, Abb. 20.1). Die Beachtung der wechselseitigen Interaktionen dieser drei Teilsysteme ist eine Voraussetzung, um dem Phänomen Arbeitstätigkeit gerecht zu werden. Nur so sind nachhaltige positive Veränderungen der psychischen und physischen Befindlichkeit einer Person, die Steigerung der Effizienz der Prozesse und Wirtschaftlichkeit des Gesamtsystems zu erreichen.

Untersuchungsgegenstände der ABO-Psychologie (vgl. hierzu die ausführliche Darstellung bei v. Rosenstiel 2007) sind die Arbeitsaufgabe, ihre technisch-organisatorischen Rahmenbedingungen, das Individuum mit seinen Einstellungen, seinem Verhalten, seinen Kompetenzen und Befindlichkeiten, die Gruppe in Verbindung mit den Interaktionen zwischen den Personen und die

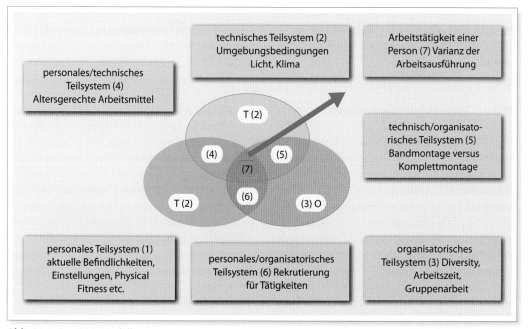

Abb. 20.1: Das TOP-Modell

Organisation mit ihren verschiedenen Struktur-merkmalen (z. B. Anzahl der Beschäftigten, Füh-rungsspanne, Arbeitszeit- und Entgeltmodelle).

Innerhalb der ABO-Psychologie gibt es unter-schiedliche Schwerpunktsetzungen. Die primär arbeitspsychologisch orientierten Fachvertreter befassen sich mit der Arbeitstätigkeit, der Arbeits-platzgestaltung, der Mensch-Maschine-Kommu-nikation, der ergonomischen Gestaltung von Arbeitsmitteln und Arbeitsprozessen, dem Ar-beitsschutz oder Fahr- und Steuertätigkeiten (Ar-beitspsychologen mit verkehrspsychologischem Schwerpunkt). Die Organisationspsychologen setzen sich vorrangig mit Fragen der Teamarbeit, Mitarbeiterbeziehungen, Personalauswahl und -platzierung, Eignungsdiagnostik, Führung oder Arbeitsmotivation auseinander. Themen wie Trai-ning, Kompetenzentwicklung, ältere Beschäftigte, Gruppenarbeit, Mitarbeiterzufriedenheit, Stress, Gesundheitsschutz oder betriebliches Gesund-heitsmanagement finden sowohl bei Arbeits- als auch Organisationspsychologen mit unterschied-licher Akzentuierung Berücksichtigung (zur ge-schichtlichen Entwicklung der ABO-Psychologie s. Frieling u. Sonntag 1999; v. Rosenstiel 2007 oder Schuler u. Sonntag 2007; Nerdinger et al. 2008).

In den folgenden Ausführungen werden im Wesentlichen Aspekte der ABO-Psychologie be-rücksichtigt, die für arbeitsmedizinisches Han-deln relevant sein können.

20.2 Theoretische Grundlagen

Für die ABO-Psychologie spielen Theorien der Arbeitstätigkeit, Motivationstheorien und theore-tische Modelle aus der Allgemeinen Psychologie (Psychomotorik, Wahrnehmung, Denken, Emo-tionen etc.) eine wichtige Rolle. Im Folgenden sollen die Theorien zur Arbeitstätigkeit näher ausgeführt werden, da diese die Arbeitsweise der ABO-Psychologen im Wesentlichen bestimmen bzw. verständlich machen.

Nach weitgehender Übereinstimmung der Fachvertreter ist Arbeit eine zielgerichtete Tätig-keit in Verbindung mit zweckrationalem Han-deln. Arbeit dient in der Regel der Daseinsvor-

sorge und der Schaffung optimaler Lebensbe-dingungen, hat meist einen gesellschaftlichen Sinn und ist ein vermittelnder Prozess zwischen Mensch und Umwelt. Die Arbeitstätigkeit verän-dert die Umwelt und diese wiederum hat Einfluss auf die arbeitende Person.

Dieser differenzierten Sicht von Arbeitstä-tigkeiten haben die in den Anfängen der Ar-beitspsychologie gebräuchlichen behavioristisch orientierten Theorien nur begrenzt entsprochen. Die einfachen Reiz-Reaktions-Modelle waren nützlich für die Konzipierung von Laborexperi-menten (z. B. Montagefehler in Abhängigkeit von der Beleuchtungsstärke), ließen jedoch die intra-psychischen Prozesse weitgehend außer Acht.

! Die klassischen Belastungs-Beanspruchungs-Modelle der Ergonomie beruhen auf einem vergleichbar reduzierten theoretischen Kon-zept. Arbeitsgegenstand, Arbeitsmittel und Arbeitsumwelt, die Einfluss auf das mensch-liche Verhalten haben, werden als Belastungen bezeichnet, die damit verbundenen mensch-lichen Reaktionen als Beanspruchungen.

Diese einfachen Modelle wurden im Laufe der wis-senschaftlichen Entwicklung erweitert, indem per-sonale, soziale und organisationale Ressourcen zur Erklärung interindividueller Unterschiede in solche Reiz-Reaktions-Modelle eingefügt wurden.

Eine wesentliche theoretische Umorientie-rung erfolgte durch die Berücksichtigung kogni-tiver Prozesse in der Arbeitstätigkeit. Die Regula-tion menschlichen Arbeitshandelns wurde in der Handlungsregulationstheorie ins Zentrum der Be-trachtung gerückt (ausführliche Darstellungen bei Hacker 1998, 2009). Diese Theorie hat besonders die Arbeitspsychologie in den letzten 40 Jahren befruchtet. Wesentliche Bestandteile dieser Theo-rie sind die zyklischen Einheiten und ihre Ziel-orientierung, d. h., die Person führt beobachtbare Bewegungsmuster oder gedankliche Informa-tionsprozesse durch, die schrittweise (zyklisch) zu einem antizipierten Ziel führen.

Diese zyklischen Teilhandlungen (Operatio-nen) sind in der Regel hierarchisch-sequenziell strukturiert, d. h., die einzelnen, sequenziell ablaufenden Teiltätigkeiten werden durch die Zielorientierung hierarchisch strukturiert. Im sequenziellen Tätigkeitsverlauf erfolgen Vergleichs-, Veränderungs- und Rückkopplungsprozesse, die in Abhängigkeit vom antizipierten Ziel fortlaufend durchgeführt werden. Operative Abbildsysteme im Sinne von Repräsentationen der Transformationsmaßnahmen steuern diesen Zielabgleich und damit das Arbeitshandeln oder die Tätigkeit. Ein klar strukturiertes operatives Abbildsystem erleichtert die Ausführung der Tätigkeit.

Die Einführung des Konzepts des operativen Abbildsystems hat die arbeitspsychologisch orientierte Trainingsforschung wesentlich vorangetrieben (vgl. Bergmann 2004 oder Hacker 1998).

Ergänzt wird die Handlungstheorie durch die Einführung verschiedener Regulationsebenen. Die Basis bilden die nicht bewusstseinspflichtigen sensumotorischen Handlungssequenzen, die mit Fertigkeiten gleichgesetzt werden können. Auf diesen bauen die perzeptiv-begrifflichen Teilhandlungen auf. Es handelt sich hier um regelbasiertes Verhalten. Die antizipierten und abgespeicherten bewusstseinspflichtigen Regeln oder Handlungsschemata steuern das eigene Verhalten. Die oberste Regulationsebene bildet die intellektuelle, wissensbasierte Verhaltensregulation, die durch Strategien und Pläne gesteuert wird.

Die Einführung dieser drei Regulationsebenen hat die Beschäftigung mit der Mensch-Maschine-Interaktion wesentlich beeinflusst. Die unterste Ebene wird durch Signale gesteuert, d. h., Signale (z. B. rote Ampel) lösen eine eingeübte, weitgehend automatisierte Teilhandlung/Reaktion aus (z. B. Bremsen). Die Gestaltung der Signale und ihre Erkennbarkeit stehen hier im Fokus. Auf der zweiten (regelbasierten) Ebene geht es um die Gestaltung von Zeichen oder Displays, die ein bestimmtes Verhalten an der Maschine steuern sollen. Auf der dritten Ebene beschäftigt man sich mit der Problemerkennung, der Interpretation von Sollwertabweichungen bei der Steuerung verschiedener Maschinenparameter.

Die Regulationshemmnisse werden vor allem bei handlungspsychologisch fundierten Arbeitsanalyseverfahren herausgearbeitet, um Ansatzpunkte für die Arbeitsgestaltung aufzuzeigen (siehe hierzu Dunkel 1999).

Organisationspsychologische Einflüsse auf die Handlungstheorie haben zu deren Erweiterung geführt. Neben der kognitiven Regulation des Verhaltens spielen die Motivation und die emotionale Befindlichkeit eine entscheidende Rolle bei der Steuerung des Verhaltens (s. hierzu Brandstätter u. Schnelle 2007). Die erlebte Sinnhaftigkeit, die wahrgenommene Verantwortung und die Kenntnis des eigenen Arbeitserfolges (im Sinne des Arbeitsergebnisses) steuern nach Hackman u. Oldham (1980) die intrinsische Motivation (d. h. aus eigenem Antrieb etwas tun), die Intensität der Arbeitsleistung, den Grad der Arbeitszufriedenheit und die Neigung zum Absentismus oder zum Ausscheiden und Verweilen im Unternehmen.

Eine Vielzahl von Untersuchungen konnte den Nachweis erbringen, dass ein hohes Maß an Selbstbestimmung und Selbststeuerung in Verbindung mit erlebter Sinnhaftigkeit das psychische Wohlbefinden fördert, die Kreativität unterstützt und die Bereitschaft erhöht, sich für Verbesserungen aktiv einzusetzen.

Die Regulation von Emotionen gewinnt in der ABO-Psychologie vor allem bei Untersuchungen im Dienstleistungsbereich (Patientenpflege und Betreuung, Lehrer-Schüler-Beziehungen, Flugbegleitung, öffentlicher Dienst etc.) eine zunehmende Bedeutung, da sie als Schlüssel für psychische und psychosomatische Beeinträchtigungen betrachtet wird (vgl. hierzu Hacker 2009).

20.3   Methoden der ABO-Psychologie

In der ABO-Psychologie werden experimentelle Laboruntersuchungen sowie quasiexperimentelle und hypothesengenerierende Felduntersuchungen durchgeführt. Als Untersuchungsfelder können Erhebungen in land-, see- oder luftgestützten Fahrzeugen, an Arbeitsgruppen in verschiedenen Organisationen oder Arbeitstätigkeiten an spezifischen technischen Anlagen genannt werden. Im Unterschied zu den Laboruntersuchungen, in denen in der Regel Arbeitstätigkeiten oder Arbeitssituationen simuliert und standardisiert werden, muss man bei Felduntersuchungen den betrieblichen, organisatorischen und sozialen Rahmenbedingungen größere Aufmerksamkeit schenken.

In der Feldforschung kommen qualitative und/oder quantitative Methoden zum Einsatz. Bei qualitativ orientierten Datenerhebungen handelt es sich meist um die Untersuchung kleiner Personengruppen, die keiner echten Zufallsauswahl unterliegen. Üblich sind Einzelfallstudien, in denen untersucht wird, wie sich bestimmte Personen in ausgewählten Arbeitssituationen verhalten und welche individuellen Gründe dafür verantwortlich gemacht werden können. Diese Daten dienen primär der Hypothesengenerierung. Quantitative Studien haben in der Regel das Ziel, theoriebasierte Hypothesen zu überprüfen bzw. deskriptive Aussagen über repräsentative Beschäftigungsgruppen zu formulieren.

In der ABO-psychologischen Forschung werden Befragungs- und Beobachtungsmethoden einzeln oder in Kombination durchgeführt. Die im Folgenden aufgeführten Methoden kommen sowohl in der Labor- als auch der Feldforschung zur Anwendung und sind unterschiedlich stan-

dardisiert. Bei standardisierten Verfahren muss sich der Proband auf vorgegebene Fragen und Antwortmöglichkeiten einlassen, er kann die Fragen und Antwortmöglichkeiten nicht in seinem Sinne abändern. Bei halbstandardisierten Verfahren sind die Fragen üblicherweise vorgegeben und die Antwortmöglichkeiten offen. Unstandardisierte Verfahren wie z. B. Betriebsbesichtigungen oder unstrukturierte Gruppengespräche dienen der Schaffung eines allgemeinen Überblicks und tragen dazu bei, auf spezifische Problemsituationen zu fokussieren.

Wie aus den Abb. 20.2 und 20.3 ersichtlich, können die verschiedenen Befragungs- und Beobachtungsmethoden quantitativ und qualitativ ausdifferenziert werden.

Standardisierte Befragungen werden üblicherweise in schriftlicher Form durchgeführt, z. B. Mitarbeiterbefragungen, Befragungen zum Betriebsklima, zum Führungsverhalten oder zur Teamdiagnose. Zunehmend kommen das Inter- und Intranet zum Einsatz, da mit diesem Medium schriftliche Befragungen schnell durchgeführt und ausgewertet werden können. Es entfallen aufwändige Ansprachen potenzieller Probanden und der Versandaufwand ist gering (s. hierzu Ba-

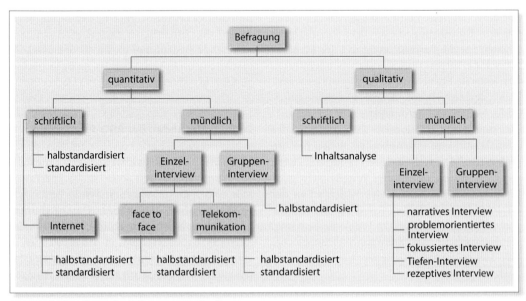

Abb. 20.2: Einteilung der Befragungsmethoden

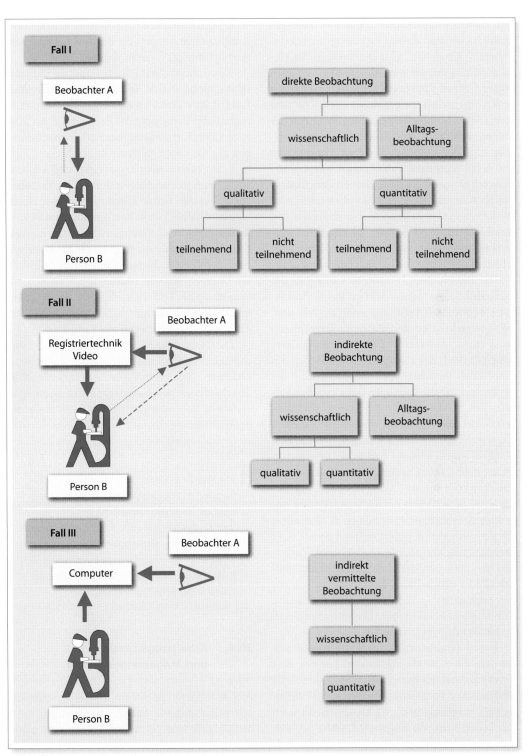

Abb. 20.3: Formen der Beobachtung

tinic 2000, der sich intensiv mit dem Befragungsmedium Inter-/Intranet für Psychologen auseinandersetzt). Ein Problem stellt allerdings die Gewährleistung der Anonymität dar. Die Befragten müssen davon überzeugt sein, dass mit ihren Daten vertraulich umgegangen wird. Die weit verbreiteten Mitarbeiterbefragungen dienen der Meinungsumfrage, der Erfassung von Einstellungen zur Arbeit, zu den Kollegen, Vorgesetzten und dem Unternehmen als Ganzem. Mit standardisierten Datenerhebungen können Benchmarks zwischen einzelnen Organisationsbereichen oder Werken eines Unternehmens, aber auch zwischen verschiedenen Unternehmen durchgeführt werden (ausführliche Darstellungen zum Thema Mitarbeiterbefragungen finden sich bei Borg 2003).

Die Beobachtungsverfahren spielen in der ABO-Psychologie eine wichtige Rolle, sind jedoch wegen ihres Aufwands weniger verbreitet. Im Unterschied zu den Befragungsmethoden muss man entweder im Labor standardisierte Arbeitsbedingungen schaffen, unter denen ein spezifisches Verhalten beobachtbar ist, oder der Beobachter hat die jeweiligen Arbeitsstellen aufzusuchen, an denen das interessierte Verhalten beobachtet werden soll. Im Wesentlichen können die verschiedenen Beobachtungsformen in drei Gruppen einteilt werden (s. Abb. 20.3). Bei der direkten Beobachtung unterscheidet man die wissenschaftliche von der Alltagsbeobachtung. Bei der wissenschaftlichen Beobachtung werden eindeutige Beobachtungskriterien (z. B. bestimmte Körperhaltungen) definiert, anhand derer das zu beobachtende Verhalten eingestuft wird. Zusätzlich wird zwischen teilnehmender und nichtteilnehmender Beobachtung unterschieden. Je mehr der Beobachter in die Beobachtungssituation eingebunden ist, umso mehr beeinflusst er das zu beobachtende Arbeitsverhalten.

Neben der direkten Beobachtung unterscheidet man die indirekte, die in zwei Formen zum Einsatz kommt. Im ersten Fall (Abb. 20.3, Fall II) wird das zu beobachtende Verhalten mittels Videotechnik aufgenommen und anschließend nach definierten Kriterien ausgewertet. Diese Technik hat sich bei der Beobachtung von Körperhaltungen sehr gut bewährt, da einzelne Bewegungs

sequenzen differenziert auswertbar sind und der Analysevorgang gegenüber der direkten Beobachtung beliebig oft wiederholbar ist.

Zunehmende Verbreitung findet die indirekte Beobachtung mittels Rechnereinsatz (Abb. 20.3, Fall III). Das Verhalten der Probanden wird indirekt aus der Bedienung des Rechners (z. B. CAD- oder Bildschirmarbeitsplatz) oder über Sensoren, die an einen Rechner angeschlossen sind (z. B. am Brems-Kupplungs-Pedal und Lenkrad am Fahrzeug) und Auskunft über das Verhalten des Probanden liefern können, abgeleitet. Durch Logfile-Analysen kann das Verhalten am PC, am Bedien-Tableau differenziert beschrieben werden. Logfile-Analysen eignen sich zur Überprüfung der Gebrauchstauglichkeit von Software, zur Überprüfung von Trainingsmaßnahmen, zur Ermittlung der Fehlerverteilung etc. Dem Datenschutz ist bei derartigen Erhebungen besondere Aufmerksamkeit zu schenken.

Die Beobachtungsverfahren werden in der psychologischen Forschung häufig mit Befragungsverfahren kombiniert. Typische Beispiele sind die verschiedenen psychologischen Arbeitsanalyseverfahren. Bei ihnen werden die Arbeitstätigkeiten beobachtet, gleichzeitig wird der Beschäftigte zu verschiedenen Aspekten seiner Arbeit befragt.

> **!** Die Kombination von Beobachtung und Befragung ist unerlässlich, wenn die Analysen zur Gestaltung von Arbeitsbedingungen herangezogen werden sollen. Der große Aufwand für Beobachtungsmethoden führt in der Praxis dazu, dass lieber auf Befragungen zurückgegriffen wird. Darunter leidet zweifelsfrei die Qualität der Arbeitsgestaltung.

20.4 Arbeitsorganisation und Aufgabengestaltung

Aus dem breiten Spektrum psychologischer Arbeitsgestaltung soll auf die Gestaltung der Arbeitsaufgabe und der Arbeitsorganisation näher eingegangen werden, da diese im Wesentlichen das Verhalten und Erleben des Beschäftigten be stimmen. Da die Einflüsse der Arbeitsumgebung (Licht, Farbe, Klima, Lärm, Schadstoffe, Vibration) und die Mensch-Maschine-Interaktion (Bedienbarkeit, Erlernbarkeit, Software, Gefährdung etc.) primär von Arbeitswissenschaftlern, Arbeitsmedizinern und Arbeitspsychologen untersucht werden, soll hier nur auf die einschlägige Literatur verwiesen werden (z. B. Landau 2007).

In Übereinstimmung mit Ulich (2005), Hacker (1998), von Rosenstiel (2007) u. a. gibt es einen Satz von Merkmalen für die motivations-, persönlichkeits- und gesundheitsförderliche Gestaltung von Arbeitsaufgaben, die im Folgenden kurz beschrieben werden sollen.

20.4.1 Ganzheitlichkeit

Der Beschäftigte erkennt die Zusammenhänge einzelner Arbeitschritte und kann diese in einen sinnvollen Arbeitsprozess (Produkt- oder Dienstleistungsentstehungsprozess) einordnen. Die Abläufe bauen aufeinander auf und sind in sich logisch. Es besteht ein Planungshorizont von mehreren Stunden, Tagen, Wochen oder mehr. Das eigene Arbeitsergebnis kann bewertet und im Falle von Fehlern selbständig korrigiert werden.

Die betriebliche Realität bei kurz getakteten Montage- oder Dienstleistungstätigkeiten wird dieser Anforderung nur selten gerecht. Besonders im Bereich der Montagen (Automobilindustrie) werden immer kürzere Arbeitstakte unter dem Primat der Auslastung geplant. Die Montageprozesse sind nicht inhaltlich, sondern unter dem Diktat der zeitlichen Auslastung der Beschäftigten gestaltet. Besonders unter dem Aspekt der wertorientierten Montageplanung muss darauf geachtet werden, dass die Arbeitsabläufe einen Sinn ergeben und in sich konsistent sind, um Auslassungs- oder Flüchtigkeitsfehler zu vermeiden.

20.4.2 Autonomie

Eng verbunden mit der Ganzheitlichkeit ist die Autonomie, d. h., der Beschäftigte übt Tätigkeiten aus, in denen er über einen Dispositions- und Entscheidungsspielraum verfügt. Damit einher geht die Verantwortlichkeit für ein Produkt, ein Produktteil oder einen Prozessabschnitt. Mit zunehmender Autonomie werden das Selbstwertgefühl und damit auch die Selbstwirksamkeit des Beschäftigten gesteigert. Dies sind Voraussetzungen zur Förderung der Lernbereitschaft und Offenheit für Probleme. Durch die Standardisierung der Arbeitsabläufe besteht die Gefahr der Einengung auf vorgegebene Arbeitschritte und der Reduktion der Selbstständigkeit bei der Fehlererfassung und Fehlerbearbeitung. Die Selbstwirksamkeit der Beschäftigten wird beeinträchtigt und das Engagement für Verbesserungen und Veränderungen reduziert.

Der zeitliche Planungs- und Dispositionsspielraum ist ein wesentlicher Indikator für Autonomie. Der Planungshorizont sollte sich auf mehrere Tage, möglichst aber auf einen Monat oder länger erstrecken. Durch die Kundenorientierung und die geringen Lagerkapazitäten wird es immer schwieriger, im Interesse einer Zeitautonomie längere Planungshorizonte zu ermöglichen.

> **!** Bei den zunehmend älter werdenden Belegschaften ergibt sich die Notwendigkeit, die individuellen Leistungsschwankungen durch individuelle Pausenregelungen abzufangen. Die zunehmend kurzen Taktzeiten und die standardisierten Arbeitsabläufe sind hier kontraproduktiv.

20.4.3 Anforderungsvielfalt

Unterschiedliche Arbeitsanforderungen fördern die verschiedenen Fähigkeiten, Fertigkeiten und Kenntnisse. Variable und komplexe Arbeitstätigkeiten unterstützen die Lernbereitschaft und die Offenheit für neue Probleme. Sie vermeiden einseitige physische und psychische Belastungen und fördern die Kompetenzentwicklung, da sich der Beschäftigte immer wieder auf neue Situationen einstellen muss. Aktuelle Untersuchungen an hoch standardisierten Montagesystemen in der Automobilindustrie zeigen, dass im Durchschnitt die

Mitarbeiter über 10 Jahre in sehr eingegrenzten Montagebereichen mit einer geringen Variation der Anforderungen tätig sind. In Verbindung mit einseitigen körperlichen Belastungen reduziert dies die Lernbereitschaft und fördert Leistungseinschränkungen. Die mit der Tätigkeit erworbenen Erfahrungen schränken die Offenheit für Probleme ein und erhöhen die Resignationstendenz.

Um diese Entwicklung gerade bei älteren Mitarbeitern zu verhindern, sind verschiedene organisatorische Gestaltungsmaßnahmen erforderlich. Zu nennen sind u. a. Job Rotation unter dem Aspekt des Belastungs- und Anforderungswechsels entlang des Produktentstehungsprozesses, Mitarbeit in Projektgruppen oder Teams zur kontinuierlichen Verbesserung, Erfassung von Fehlern und deren Beseitigung. Mit diesen Maßnahmen muss möglichst im frühen Alter begonnen werden, da die Bereitschaft, an Veränderungen aktiv mitzuwirken, sonst sinkt und jede Veränderung als Bedrohung empfunden wird.

20.4.4 Kommunikation und Interaktion

Kommunikation und soziale Interaktionen fördern die Problemlösung im fachlichen und sozialen Bereich und tragen so dazu bei, durch soziale Unterstützung Konflikte zu vermeiden. Durch die Standardisierung der Prozesse werden informelle und formelle Gespräche in der Produktion oft als nicht wertschöpfend interpretiert und eingeschränkt. Der verbale Informationsaustausch ist aber die Basis für lernförderliche Arbeitsbedingungen und sollte daher produktiv gefördert werden. Mitarbeit in Projekten und regelmäßige Gruppengespräche zu fachlichen, organisatorischen und sozialen Problemen fördern die Offenheit und Bereitschaft, sich auf Veränderungen einzulassen. Kommunikation und Interaktion fördern die Kooperation und wechselseitige Unterstützung. Dies gilt nicht nur im Management, sondern auch im gewerblichen Bereich und sollte daher durch entsprechende Arbeitsstrukturen gefördert werden.

Die Gruppen- und Teamarbeit wird von der ABO-Psychologie seit den siebziger Jahren des letzten Jahrhunderts in sehr breitem Umfang untersucht. Die Forschungsergebnisse weisen darauf hin, dass für die unterschiedlichen Technologien jeweils spezifische Formen der Gruppenarbeit erforderlich sind.

Auffallend ist die geringe Nachhaltigkeit, mit der Gruppenarbeitskonzepte in den Unternehmen betrieben werden. Der Grund ist darin zu sehen, dass Gruppenarbeit – einmal eingeführt – nicht als Selbstläufer funktioniert, sondern durch permanente Maßnahmen unterstützt und begleitet werden muss.

Die zeitaufwändigen Gruppengespräche (bei funktionierender Gruppenarbeit sind pro Monat ein bis zwei Gruppengespräche von jeweils einer halben bis zu einer Stunde erforderlich) werden häufig dem Produktionsdruck geopfert. Ohne diese Gespräche kann keine hinreichende Kompetenz im Umgang mit fachlichen, methodischen und sozialen Problemen entwickelt werden und ohne diese Kompetenzen funktioniert Gruppenarbeit nicht.

20.4.5 Individualisierung

Kontrastierend zu den Bemühungen um standardisierte Prozesse erfordern älter werdende Belegschaften eine differenzielle Arbeitsgestaltung. Da die Frühverrentung leistungsgewandelter Mitarbeiter ab 2009 durch gesetzliche Änderungen erschwert wurde, ist es erforderlich, den großen Streuungen bei den Leistungsvoraussetzungen älterer Beschäftigter Rechnung zu tragen. Diese Streuungen beziehen sich auf die psychophysischen Leistungsvoraussetzungen (Sinneswahrnehmung, Reaktionszeiten, Körperkräfte, Körperhaltungen etc.) und die vorhandenen tätigkeitsrelevanten Fach-, Methoden- und Sozialkompetenzen.

Die Beurteilung der individuellen Leistungsfähigkeit älterer Beschäftigter wird in Zukunft einen vergleichbaren Stellenwert in der Eignungsdiagnostik haben wie die Rekrutierung, Auswahl und Platzierung neuer Mitarbeiter.

20.5 Auswahl und Platzierung, Leistungsbeurteilung

Am Anfang einer Personalauswahl steht in der Regel das Personalmarketing. Darunter versteht man die Bewerberansprache oder die Personalwerbung. Möglichst qualifizierte Bewerberinnen und Bewerber sollen für offene Stellen gewonnen werden. Dies gelingt umso besser, je attraktiver der Arbeitgeber ist. Die Attraktivität speist sich aus den Arbeitsbedingungen, den Arbeitszeitregelungen, dem Entgelt, den beruflichen Entwicklungs- und Aufstiegsmöglichkeiten, dem Auftreten des Unternehmens in den Medien und dem Umgang mit den Bewerbern.

Neben der externen gibt es die interne Ausschreibung. Diese hat eine wichtige Funktion, um die Stammbelegschaft zu halten und deren Kompetenzen weiter zu entwickeln. Externe Bewerberinnen und Bewerber werden in der Regel über Stellenausschreibungen in den verschiedenen Medien gewonnen. Neben der Bewerberrekrutierung an Schulen, Hochschulen/Universitäten oder Forschungsinstituten, den Inseraten in Zeitungen und Fachzeitschriften gewinnt die Ausschreibung im Internet an Bedeutung. Hierbei ist zu beachten, dass für Personen mit abweichenden Lebensläufen die Bewerbung durch die Vorgaben im Internet/Intranet häufig erschwert wird. Zusätzlich besteht die Gefahr, über Standardprozeduren eine Vorselektion durchzuführen, ohne die Bewerbungsunterlagen selbst zur Kenntnis zu nehmen. Solche Standardprozeduren können z. B. Ausschluss von Beschäftigten mit einem bestimmten Alter oder Geschlecht (obwohl dies gegen gesetzliche Vorgaben verstößt), Studiendauer über 6 Jahre, bestimmte Studienorte etc. sein.

Die Vorteile des Internets bestehen zum einen in der Möglichkeit einer umfassenden Selbstdarstellung des Unternehmens und einer ausführlichen Beschreibung der Stelle, in der Schnelligkeit, der Kosteneffizienz und einer nationalen und internationalen Verbreitung. Die Nachteile liegen in einem mangelnden Vertrauen der Bewerber in den Datenschutz und fallweise in der Organisation großer Bewerberzahlen. Damit steigt das Risiko, durch entsprechende Vorselektionen geeignete Bewerber auszuschließen (ausführlichere Darstellungen s. Schuler u. Sonntag 2007.

Neben dem Marketingproblem befasst sich die ABO-Psychologie traditionsgemäß mit Fragen der Berufseignung. Darunter versteht man die Leistungs- und Entwicklungspotenziale einer Person, aber auch deren Eignung, Motivation und Einstellungen, um bestimmte Tätigkeiten auszuführen. Die Psychologie geht davon aus, dass Personen für die Ausübung von bestimmten Tätigkeiten unterschiedlich geeignet sind, unterschiedliche Leistungen erbringen und die dafür verantwortlichen Persönlichkeitsmerkmale über die Zeit relativ konstant sind.

Bei der Bestimmung der Berufseignung werden Wissen und Kenntnisse (z. B. PC-Kenntnisse), Fertigkeiten (z. B. Schreiben am PC) und Fähigkeiten (z. B. verbale Intelligenz), aber auch Persönlichkeitsmerkmale (z. B. Neurotizismus) berücksichtigt. Typische Verfahren zur Erfassung der Berufseignung sind Fähigkeits-, Persönlichkeits- und Interessentests, Arbeitsproben, situative oder berufsbiografische Interviews bzw. berufsbiografische Fragebögen (Näheres hierzu bei Schuler u. Sonntag 2007). Neben Einzeltests oder deren Kombination werden in der betrieblichen Praxis Assessment Center eingesetzt. In diesen werden mehrere Bewerber simultan von mehreren Beobachtern in mehreren Einzelverfahren hinsichtlich mehrerer definierter Anforderungen beurteilt. Die als relevant erachteten Auswahlverfahren, z. B. Arbeitsproben, Gruppendiskussionen, Persönlichkeits- und allgemeine Leistungstests dauern in der Regel ein bis zwei Tage und sollen dem Betrieb ein möglichst umfassendes Bild von den Bewerbern vermitteln. Assessment Center werden auch für die Auswahl interner Führungsnachwuchskräfte eingesetzt.

Die prognostische Validität (Vorhersage des Berufserfolgs) der Einzelverfahren und der Assessment Center variiert erheblich (zwischen 0,11 für Interessentests und 0,54 für Arbeitsproben), und es ist daher erforderlich, die Anwendung der eingesetzten Verfahren bezüglich des „Erfolgs" einer ständigen Evaluation zu unterziehen.

Im Rahmen der älter werdenden Belegschaften sind individuelle Kompetenzentwicklungsmaßnahmen in Zukunft in größerem Umfang erforderlich. Diese müssen die erheblichen individuellen Streuungen der Leistungsvoraussetzungen der betroffenen Personen berücksichtigen, d. h., die individuellen Leistungsvoraussetzungen müssen in größerem Umfang diagnostiziert werden, um darauf aufbauend Kompetenzentwicklungsmaßnahmen durchzuführen. Ein wesentlicher Bestandteil dieser „Diagnostik" besteht in der Erfassung der individuellen Tätigkeits- und Belastungsbiografie, um abzuschätzen, welche physischen und psychischen Leistungseinschränkungen durch die spezifische Berufsbiografie bedingt sind und wie diese durch Kompetenzentwicklungsmaßnahmen kompensiert werden können. Diese Belastungsbiografie ist eine Sonderform der betrieblichen Leistungsbeurteilung.

Die standardisierte, systematische Leistungsbeurteilung anhand eines Beurteilungsverfahrens (Fragebogen, Interviewleitfaden, Rangreihenverfahren) dient im Wesentlichen der Leistungsverbesserung und hat daher die Funktion eines verhaltenssteuernden Feedbacks. Sie trägt zur Entgeltfindung (Prämien für spezifische Leistungen oder ein bestimmtes Verhalten, z. B. Teamfähigkeit oder Verbesserungsvorschläge) bei und ist die Basis für Personalentwicklungsmaßnahmen. Kriterien der Beurteilung können u. a. sein: Fachkompetenz, soziales Verhalten, Lernbereitschaft, Qualitätsorientierung, Kundenorientierung. Um die Zuverlässigkeit der Beurteilung zu verbessern, werden vereinzelt die Vorgesetztenurteile mit denen der Kollegen, Kunden, Mitarbeiter und der Selbsteinschätzung kombiniert. Dieses aufwändige Beurteilungsverfahren wird als 360°-Beurteilung bezeichnet, da die Urteile aus sehr unterschiedlichen Perspektiven und Datenquellen zusammengetragen werden. Üblicherweise wird das Vorgehen nur bei Führungskräften eingesetzt.

> **!** Um die Güte der Personalbeurteilung zu verbessern, hat sich das Beurteilertraining bewährt, bei dem v.a. auf Beurteilerfehler und Verhaltensbeobachtung Bezug genommen wird.

20.6 Personal- und Kompetenzentwicklung, lernförderliche Arbeitstätigkeiten

Kompetenzen und ihre Entwicklung stehen als zentrales Bildungsziel seit Beginn der 1990er Jahre im Mittelpunkt der öffentlichen Diskussion. Die Substitution des Begriffs „Qualifikation" soll den dynamischen Veränderungen der Rahmenbedingungen erwerbswirtschaftlicher Industrie- und Dienstleistungsunternehmen und daraus resultierenden Veränderungen in Bezug auf die Anforderungen an die Beschäftigten Rechnung tragen. Der eher statisch interpretierte Qualifikationsbegriff (ausgelernte Auszubildende, abgeschlossenes Studium) suggeriert den Abschluss von Lernprozessen. Im Gegensatz dazu bezieht sich der Kompetenzbegriff auf die Befähigung, neue unbekannte Aufgaben und Probleme selbstorganisiert zu bewältigen. Hierzu ist es notwendig, sich fortlaufend das erforderliche Wissen und die damit verbundenen Fertigkeiten anzueignen. Im betrieblichen Alltag besteht die Gefahr, durch einen hohen Grad an Standardisierung der Arbeitstätigkeiten (z. B. hohe Wiederholungshäufigkeit, geringe Problemhaltigkeit, geringe Komplexität, wenige Kommunikations- und Informationsaustausche), den Prozess des Kompetenzerwerbs einzuschränken. Die gewerblich tätigen Beschäftigten werden gegenüber den Administrativen im Rahmen formalisierter Weiterbildungsaktivitäten eher benachteiligt.

In sehr vielen Untersuchungen konnte nachgewiesen werden, dass ein durch lernförderliche Arbeitsbedingungen geförderter kontinuierlicher Kompetenzerwerb einen wesentlichen Beitrag zum psychischen und physischen Wohlbefinden leistet. Lernförderliche Arbeitstätigkeiten beinhalten eine dem Qualifikationsniveau angemessene Selbstständigkeit bei der Ausführung der Tätigkeit inklusive der Beseitigung von Fehlern. Darüber hinaus haben die Beschäftigten die Möglichkeit, an der Verteilung der Aufgaben mitzuwirken. Sie werden bei der Beschaffung von Arbeitsmitteln und Geräten beteiligt. Ihre Tätigkeiten weisen einen inhaltlichen Spielraum und einen Planungshorizont auf, der sich mindestens auf eine

Woche, besser einen Monat erstreckt. Lernförderliche Arbeitstätigkeiten bieten Möglichkeiten zur Kommunikation und Information zwischen Kollegen und gewährleisten ein Feedback über die eigene Leistung. Die Beschäftigten sind über die relevanten betrieblichen Belange informiert. Um effiziente und lernförderliche Arbeitstrukturen zu schaffen, sind mindestens 4 Schritte erforderlich:

▶ Analyse und Beschreibung der sich ändernden betrieblichen Anforderungen und Tätigkeiten und darauf aufbauend die Erarbeitung eines betrieblichen Kompetenzmodells. Dies beinhaltet die aktuellen und in der näheren Zukunft erforderlichen Arbeitsanforderungen und die daraus abgeleiteten erforderlichen Kompetenzen.

▶ Dokumentation der Personalstruktur (Alter, vorhandene Qualifikationen und Kompetenzen) und Ableitung zukünftig notwendiger Kompetenzentwicklungsmaßnahmen unter Einbeziehung der betroffenen Beschäftigten und deren Vorgesetzten. Unter dem Aspekt des demografischen Wandels sind auf Abteilungs- und Bereichsebene Altersverteilungen vorzulegen, um daraus Folgerungen für den zukünftigen Arbeitseinsatz in Abhängigkeit von den Arbeitsanforderungen und den altersbedingten Leistungsvoraussetzungen zu ziehen. Im Rahmentarifvertrag Stahl (Nordrhein-Westfahlen) vom September 2006 wird alle drei bis fünf Jahre eine Altersstrukturanalyse gefordert (§ 3), aus der entsprechende Maßnahmen (§ 4) abzuleiten sind.

▶ Analyse der person- und teamspezifischen Kompetenzentwicklungsmaßnahmen in Abhängigkeit von verschiedenen arbeitsorganisatorisch und technisch ausgerichteten Projekten und geplanten betrieblichen Entwicklungsmaßnahmen. Aus diesen sind die erforderlichen Kompetenzen und die damit verbundenen Lernmöglichkeiten in der Arbeit (Kompetenzmodelle) zu bestimmen.

▶ Evaluation der Maßnahmen, d. h. Dokumentation des Lernerfolges durch Erfassung der Effizienz aktuell ausgeubter Teiltätigkeiten innerhalb des neuen oder bestehenden Produktentstehungsprozesses. Hinzu kommen Modifikationen der Maßnahmen und Ableitung von verbindlichen Vorgehensweisen, um den Prozess der Kompetenzentwicklung und Förderung zu verstetigen.

Diese vier Teilschritte können durch den Einsatz von arbeits- und organisationspsychologisch fundierten Verfahren und Instrumenten, wie Arbeits- und Tätigkeitsanalysen, Teiltätigkeitslisten, Lernförderlichkeitsinventaren, Mitarbeiterbefragungen unterstützt werden (zu den Methoden und Instrumenten s. Erpenbeck u. von Rosenstiel 2003; Frieling et al. 2006).

Da derartige strukturierte Vorgehensweisen im Unternehmen meist neu sind und zu transparenten Bewertungen der Kompetenzen führen, sind beteiligungsorientierte Vorgehensweisen erforderlich, um vorhandene Ängste und Befürchtungen bei den betroffenen Mitarbeitern nicht zu verstärken, sondern abzubauen.

Formale Weiterbildungsprogramme, Schulungs- und Trainingsmaßnahmen müssen durch eine systematische lernförderliche Arbeitsgestaltung ergänzt werden, da nur so gesundheitsförderliche Arbeitsbedingungen zu gewährleisten sind.

Zusammenfassung Die Arbeits-, Betriebs- und Organisationspsychologie (ABO-Psychologie) wird im Überblick dargestellt, soweit es sich um Themenfelder handelt, die für die Arbeitsmedizin von Interesse sein können. Nach einer Einführung in die theoretischen Grundlagen werden die in der ABO-Psychologie gebräuchlichen Methoden behandelt. Daran anschließend werden Ansätze zur Arbeits- und Organisationsgestaltung, zur Personalauswahl und Beurteilung und zur Kompetenzentwicklung vorgestellt. Ausführliche Hinweise auf die einschlägige ABO-psychologische Fachliteratur sollen die weitergehende Beschäftigung mit dem jeweiligen Thema erleichtern.

Weiterführende Literatur

Antoni CH (Hrsg.): Gruppenarbeit in Unternehmen. Konzepte, Erfahrungen, Perspektiven. Weinheim: Psychologie Verlags Union, 1994.

Batinic B: Internet für Psychologen. 2. überb. Aufl. Göttingen: Hogrefe, 2000.

Bergmann B et al.: Arbeit und Lernen. Münster: Waxmann, 2004.

Borg I: Führungsinstrument Mitarbeiterbefragung. 3. überarb. u. erw. Aufl. Göttingen: Hogrefe, 2003.

Brandstätter V, Schnelle J: Motivationstheorien. In: Schuler H, Sonntag K (Hrsg.): Handbuch der Arbeits- und Organisationspsychologie. Göttingen: Hogrefe, 2007, S. 51–58.

Dunckel H (Hrsg.): Handbuch psychologischer Arbeitsanalyseverfahren. Zürich: vdf Hochschulverlag ETH, 1999.

Erpenbeck J, von Rosenstiel L (Hrsg.): Handbuch Kompetenzmessung – Erkennen, verstehen und bewerten von Kompetenzen in der betrieblichen, pädagogischen und psychologischen Praxis. Stuttgart: Schäffer/Poeschel, 2003.

Frieling E, Sonntag K: Lehrbuch Arbeitspsychologie. Bern, Göttingen, Toronto, Seattle: Hans Huber, 1999.

Frieling E, Bernard H, Bigalk D, Müller R: Lernen durch Arbeit – Entwicklung eines Verfahrens zur Bestimmung der Lernmöglichkeiten am Arbeitsplatz. Münster: Waxmann, 2006.

Frieling E, Buch M, Weichel J, Urban D: Altersgerechte Montage in der Automobilindustrie. In: Frieling E (Hrsg.): Die Kunst des Alterns. Tagungsband zur Herbstkonferenz 2007 der GfA. Dortmund: GfA-Press, 2007, S. 101–113.

Grote S, Kauffeld S, Frieling E (Hrsg.): Kompetenzmanagement – Grundlagen und Praxisbeispiele. Stuttgart: Schäffer/Poeschel, 2006.

Hacker W: Allgemeine Arbeitspsychologie – Psychische Regulation von Arbeitstätigkeiten. Bern, Göttingen, Toronto, Seattle: Hans Huber, 1998.

Hacker W: Arbeitsgegenstand Mensch: Psychologie dialogisch-interaktiver Erwerbstätigkeit. Lengerich: Pabst, 2009.

Höft S: Assessment Center. In: Schuler H, Sonntag K (Hrsg.): Handbuch der Arbeits- und Organisationspsychologie. Göttingen: Hogrefe, 2007, S. 475–482.

Höft S: Validität und Validierung. In: Schuler H, Sonntag K (Hrsg.): Handbuch der Arbeits- und Organisationspsychologie. Göttingen: Hogrefe, 2007, S. 511–519.

Landau K (Hrsg.): Lexikon Arbeitsgestaltung. Best Practice im Arbeitsprozess. Stuttgart: Genter, 2007.

Martin M, Kliegel M: Psychologische Grundlagen der Gerontologie. Stuttgart: Kohlhammer/Urban, 2005.

Nerdinger FW, Blickle G, Schaper N: Arbeits- und Organisationspsychologie. Berlin, Heidelberg, New York: Springer, 2008.

Oswald WD, Lehr U, Sieber C, Kornhuber J (Hrsg.): Gerontologie – Medizinische, psychologische und sozialwissenschaftliche Grundbegriffe, 3. Aufl. Stuttgart: Kohlhammer, 2006.

Rosenstiel L von: Grundlagen der Organisationspsychologie, 6 Aufl. Stuttgart: Schäffer/Poeschel Verlag, 2007.

Schuler H (Hrsg.): Lehrbuch der Personalpsychologie. Göttingen: Hogrefe, 2001.

Schuler H, Sonntag K (Hrsg.): Handbuch der Arbeits- und Organisationspsychologie. Göttingen: Hogrefe, 2007.

Spelten C, Schaub K, Landau K: IAD-Toolbox – Körperliche Arbeit. In: Landau K (Hrsg.): Montageprozesse gestalten. Fallbeispiele aus Ergonomie und Organisation. Stuttgart: Ergonomia, 2004, S. 113–150.

Ulich E: Arbeitspsychologie, 6. Aufl. Zürich: vdf Hochschulverlag ETH, 2005.

Zapf D, Dormann C: Gesundheit und Arbeitsschutz. In: Schuler H (Hrsg.): Lehrbuch der Personalpsychologie. Göttingen: Hogrefe, 2001, S. 559–588.

21 Psychologische Untersuchungen

S. Lehrl

21.1 Psychologische Untersuchungen mit Testunterstützung

In vielen Anwendungsgebieten der Arbeits- und Betriebsmedizin lässt sich kaum auf psychologische Untersuchungen verzichten. Beispiele sind

▶ arbeits- und sozialmedizinische Begutachtungen bei Fragen der Erwerbsfähigkeit und -minderung;

▶ Objektivierung akuter und chronischer neuropsychologischer und -psychiatrischer Symptome im Rahmen von Berufskrankheiten;

▶ Dokumentation psychischer Änderungen infolge chemischer Einwirkungen/Intoxikationen, z. B. mit Quecksilber, Blei, Kohlenmonoxid und organischen Lösungsmitteln.

Die psychologischen Untersuchungen stützen sich auf Daten von Anamnesen, unsystematischen Beobachtungen und Erhebungen von Messverfahren ohne und mit Normen bzw. Vergleichwerten. Derartig normierte Messverfahren, die üblicherweise als „Tests" bezeichnet werden, liefern Daten in einer weitgehend nachvollziehbaren und somit kommunizierbaren Weise. Außerdem ist ihre Validität (Gültigkeit) genauer einschätzbar, als die der meisten anderen Daten. Deshalb haben Testuntersuchungen einen hohen wissenschaftlichen Wert.

Im Folgenden soll besonders auf Untersuchungen mit testpsychologischen Verfahren im Zusammenhang mit häufigen praktischen Fragestellungen eingegangen werden. Dazu wird ein Kern von Tests vorgestellt, die sich für viele arbeitsmedizinische Fragestellungen eignen. Schließlich werden drei für Arbeits-, Betriebs- und Sozialmediziner häufige psychologische Unter-

suchungen herausgegriffen und dargestellt. Zuvor wird in wichtige Grundkenntnisse über psychologische Tests eingeführt.

> **!** Die Arbeitsmedizin kann kaum auf testpsychologische Untersuchungen verzichten.

21.2 Grundkenntnisse über Tests

Den umfangreichsten Überblick über deutschsprachige psychologische Tests geben die jährlich erscheinenden Testkataloge der Testzentrale Göttingen, in denen Tests aus unterschiedlichsten Gebieten wie „Berufsbezogene Verfahren", „Leistungstests", „klinische Verfahren – Erwachsene" oder „Neuropsychologische Verfahren" und „Medizinpsychologische Verfahren" kurz dargestellt sind. Diese Tests können über die Testzentrale bezogen werden. Die Beschreibungen wissenschaftlicher Tests gehen auf deren Anwendung, Aufbau, Gütewerte und grundlegende Literatur ein.

21.2.1 Anwendung

Angaben zur Anwendung enthalten praktische Gesichtspunkte, die ein Testleiter für die Testauswahl braucht: Für welchen Messgegenstand (z. B. Persönlichkeit, Stress, Enzephalopathie, Demenz) wurde der Test entwickelt? An welche Zielgruppe, traditionsgemäß als „Geltungsbereich" bezeichnet, wendet er sich? Sind es Kinder oder Erwachsene, bestimmte Altersgruppen oder besondere Gruppen wie ambulante Patienten psychosomatischer Einrichtungen?

Aus praktischen Gründen interessiert weiterhin, ob man das Verfahren individuell bei der Testperson – allgemein als „Proband", in der Medizin speziell als „Patient" bezeichnet – abnimmt (Individualtest, Einzeltest) oder ob es sich um einen „Gruppentest" handelt, den man bei mehreren Personen gleichzeitig einsetzen kann. Aus Gründen der Testökonomie will der Testleiter auch wissen, ob er den Test selbst abnehmen muss oder an Hilfspersonen delegieren kann.

Die Beschreibung der Anwendung enthält zudem meist Angaben über die Dauer der Abnahme und den Testtyp.

21.2.2 Die drei wichtigen Testtypen für die Medizin

Die Testpsychologie entwickelte Testtypen wie Projektive Tests, Gestaltungstests und Leistungstests.

Für die routinemäßige Anwendung in der Medizin sind drei Typen an Tests für eng umschriebene Fragestellungen hervorzuheben, die zudem für Ärzte ohne spezielle testpsychologische Ausbildung kassenärztlich abrechenbar sind:
▶ Leistungstests (Aufgabenbeispiele in 21.3.1): Sie messen periphere (sensorische, motorische, sensomotorische) und zentrale (Aufmerksamkeit, Wahrnehmung, Denken, Erinnern, Planen, Kreieren, Konzentration) Informationsverarbeitungsleistungen.
▶ Fragebögen zur Selbstbeurteilung (= Selbstbeurteilungsskala, Beispiel in 21.3.3): Sie erfassen primär sprachliche Äußerungen des Probanden wie Auskünfte über seine Befindlichkeitszustände, Erlebnisse und Erfahrungen sowie Persönlichkeitseigenschaften.
▶ Fragebögen zur Fremdbeurteilung (= Fremdbeurteilungsskala; z. B. Abb. 21.1) von Verhaltensweisen, Leistungen, Äußerungen, Zuständen anderer Personen.

❗ Die wichtigsten Testtypen für die Medizin sind Leistungstests und Fragebögen zur Selbst- und Fremdbeurteilung.

21.2.3 Aufbau eines Tests

Die kleinste Einheit (= Item) der meisten Tests bilden einzelne Fragen (Abb. 21.1), Feststellungen oder Aufgaben. Der Q18 in Abb. 21.1 umfasst dementsprechend 18 Items. Ein Test besteht aus inhaltlich verwandten Items. Erfasst er die Ausprägungsunterschiede, heißt er auch „Skala".

Breit angelegte Tests enthalten Untertests (Subtests), bei Skalen als „Subskalen" (Unterskalen) bezeichnet. So umfasst der NEO-FF in 21.3.2 fünf Subskalen (Neurotizismus, Extraversion, Offenheit usw.).

Mehrere zusammen angewandte Tests sind eine „Testbatterie". Bilden sie ein festes aufeinander bezogenes System, bezeichnet man sie als „Testsystem".

❗ Aufbau der meisten Tests von den kleinsten zu den größten Einheiten: Item, Subtest, Test, Testsystem, Testbatterie.

21.2.4 Gütekriterien

Was taugt ein Test? Hinweise liefern Angaben über seine Güteeigenschaften, die Objektivität, Reliabilität und Validität.
▶ Objektivität: Tests sollen weitgehend objektiv sein. Diese Eigenschaft wird als intersubjektive Übereinstimmung der Abnahme eines Messverfahrens verstanden. Wegen der Standardisierung ihrer Abnahme ist beispielsweise der Tests Q18 sehr objektiv.
▶ Reliabilität (= Zuverlässigkeit): Bei der Abnahme sollen möglichst geringe Messfehler auftreten. Deshalb erwartet man von mehrfachen Testungen weitgehend gleiche Ergebnisse unter der Voraussetzung, dass sich das Messmerkmal (z. B. Ausprägung der Extraversion) nicht „tatsächlich" ändert.
▶ Validität (= Gültigkeit), die letztlich wichtigste Güteeigenschaft, betrifft die Frage, inwieweit ein Verfahren misst, was es messen soll.

Die Ansprüche an die Ausprägung der Validität von Tests sind unterschiedlich. An Screening-

Bitte beantworten Sie die folgenden Gesundheitsfragen.
Ihre Antworten fallen unter die ärztliche Schweigepflicht und werden nicht an Dritte weitergegeben.

Bitte Zutreffendes ankreuzen:	Ja	Nein
Sind Sie vergesslich?		
Haben Sie Ihre Angehörigen öfter darauf aufmerksam gemacht, dass Sie vergesslich sind?		
Müssen Sie sich oft über Dinge, die Sie nicht vergessen dürfen, Notizen machen?		
Finden Sie es im Allgemeinen schwierig, den Inhalt von Zeitungen und Büchern zu erfassen?		
Haben Sie Konzentrationsschwierigkeiten?		
Fühlen Sie sich ohne besonderen Grund aus der Fassung gebracht?		
Sind Sie öfters ohne besonderen Anlass traurig?		
Leiden Sie unter außergewöhnlicher Müdigkeit?		
Haben Sie Herzklopfen ohne sich anzustrengen?		
Spüren Sie manchmal einen Druck auf der Brust?		
Schwitzen Sie auch ohne besonderen Grund?		
Hatten Sie in der letzten Zeit gehäuft Kopfschmerzen (mindestens einmal pro Woche)?		
Sind Sie weniger an Sexualität interessiert als Sie für normal erachten?		
Ist Ihnen häufig übel?		
Sind Ihre Hände oder Füße taub oder pelzig?		
Bemerken Sie eine Kraftlosigkeit in Armen oder Beinen?		
Zittern Ihre Hände?		
Vertragen Sie Alkohol schlecht?		

Abb. 21.1: Screening-Fragebogen Q18 für arbeitsmedizinisch-neurotoxische Fragestellungen (mod. nach Triebig)

Tests (sie sind Vortests, Siebtests) stellt man nicht so hohe Ansprüche wie an normale Tests, mit denen man Diagnosen weiterhin abzusichern versucht.

Ein unerlässliches Gütekriterium, das ein bloßes Messverfahren zum Test macht, ist die Normierung (21.2.5). Für die Praxis ist außerdem die Nützlichkeit wichtig. Sie hängt vom Untersuchungszweck (s. Anwendung) ab und gilt als Nebengüteeigenschaft.

21.2.5 Abnahme eines Tests

Die Abnahme eines Tests gliedert sich in vier Stadien:

1. Anweisung (= Instruktion): Bei Fragebögen (Abb. 21.1), aber auch Leistungstests steht sie für den Probanden meist auf dem Testformular und ist somit standardisiert. Oft enthält das Manual die Instruktion, die der Testleiter wörtlich vorlesen soll.
2. Durchführung: Bearbeitung der Testitems.
3. Auswertung: Zuordnung von Punktwerten zu den bearbeiteten Items. Wie dies geschieht, steht im Testmanual. Beispiel: Jedes „Ja" im Q18 (Abb. 21.1) wird mit einem Punkt bewertet. Die Anzahl aller gelösten Items ergibt den Gesamt-Score.
4. Interpretation (= Deutung): Der Gesamt-Score kann nach einer Normentabelle IQ-Punkten, Standardwerten oder Prozenträngen zugeordnet werden.

21.2.6   Normen

Verlaufsuntersuchungen, z. B. zur Prüfung therapeutischer Maßnahmen oder der Objektivierung von Stimmungsänderungen während eines Arbeitstages, erfordern nur intraindividuelle Vergleiche. Hierfür benötigt man in der Regel keine Normen. Diese beziehen sich auf andere Personen und dienen deshalb interindividuellen Vergleichen. Sie informieren über die Position eines Probanden im Vergleich zu anderen Personen.

Von Normen wissenschaftlicher Tests erwartet man, dass ihre Gewinnung nachvollziehbar ist. Üblicherweise werden Normen empirisch-statistisch ermittelt, indem ein Messverfahren von einer Bezugsgruppe wie einer Repräsentativ-Stichprobe der deutschen Erwachsenen oder der Toluol-exponierten deutschen Arbeiter abgenommen wurde. Die Gesamtpunktzahlen des Q18 beispielsweise streuen in der Allgemeinbevölkerung um 2 bis 3 und bei Personen mit organischem Psychosyndrom um 12.

Normmaßstäbe: Anders als bei Gesamtscores lassen sich mit einem Normmaßstab verschiedene Merkmale vergleichen und statistisch interpretieren. Ein grundlegender Normmaßstab ist der „Prozentrang" (= PR). Er gibt an, wie viel Prozent der Bezugspersonen den gleichen oder einen niedrigeren Wert erreichen.

Besondere Normmaßstäbe sind Standardnormmaßstäbe, die sich auf Normalverteilungen beziehen. Zu ihnen gehören der moderne Intelligenz-Quotient (IQ), die Z-Skala und C-Skala.

Die IQ-Skala hat den Mittelwert 100 (= PR 50) und die Standardabweichung 15 IQ-Punkte. Bei der Z-Skala betragen der Mittelwert 100 und die Standardabweichung 10, bei der C-Skala 5 und 2.

Da Prozentrang, IQ-, Z- und C-Skalen-Wert einander fest zugeordnet sind, entspricht der IQ 85 (= PR 14), der eine Standardabweichung (15 IQ-Punkte) unter dem Mittelwert (IQ 100) liegt, dem Wert 3 in der C-Skala.

> **!** Durch Normmaßstäbe wie Prozentrang oder Z-Wert lassen sich verschiedene Merkmale miteinander vergleichen.

21.2.7   Sicherheit der Interpretation

Bei Testungen sind Messfehler und Fehlinterpretationen zu erwarten (s. Reliabilität und Validität). Erhält ein Styrol-exponierter Arbeiter in der Mini-Mental-Status-Examination (MMSE) unter „normalen" Testbedingungen 28 Wertpunkte, kann es sein, dass der „wahre" Score um 1, 2 oder mehr Punkte abweicht. Große Abweichungen sind unwahrscheinlicher als geringe. Bei Testungen zur Diagnosehilfe kommen Fehlzuordnungen vor, die man nach den Validitätsaspekten der Sensitivität und Spezifität präzisiert. Sensitivität betrifft die Fähigkeit des Verfahrens, Personen mit einer fraglichen Krankheit vollständig herauszufiltern. Sie entspricht dem Verhältnis der Personen mit einem positiven Testergebnis zu den tatsächlichen Kranken. Spezifität bezieht sich auf die Ausschließlichkeit, mit der Personen erfasst werden, die die fragliche Krankheit haben. Sie entspricht dem Verhältnis der Personen mit negativem Testresultat zu den Nichtkranken.

Meist stehen die Sensitivität und Spezifität in einem umgekehrten Verhältnis zueinander: Je spezifischer ein Test ist, desto unvollständiger ist die Erfassung und umgekehrt. Diese diagnostische Sensitivität ist nicht zu verwechseln mit der Änderungssensitivität eines Tests. Diese entspricht der Differenzierbarkeit, mit der Tests unterschiedliche Schweregrade eines Tests zu objektivieren erlauben. Obwohl Testergebnisse keine sicheren Interpretationen zulassen, führen sie, wie mehrere methodische Studien belegen, im Vergleich zu den subjektiven Urteilen des Diagnostikers zu mehr diagnostischer Sicherheit.

Moderatorvariablen: Ein Teil der Messfehler und Fehlinterpretationen von Testergebnissen beruht auf Zufällen oder nicht näher bekannten Einflüssen. Andere gelten als systematische Einflussgrößen und sind grundsätzlich bekannt: Moderatorvariablen (= Confounder). Confounder für Selbstbeurteilungsverfahren sind die Geschlechtszugehörigkeit, da Frauen häufig höhere Werte als Männer erhalten, und sprachliche Differenzierungsfähigkeit. Auf die Ergebnisse von zeitabhängigen Tests wirken sich Seh-/Hörbeeinträchtigungen und motorische Behinderungen aus.

Die angeführten Täuschungen sind eher unabsichtlich; die folgenden geschehen mehr oder weniger bewusst, wie die Neigung, sich im Sinne der sozialen Erwünschtheit darzustellen. Das Gegenteil ist die ungünstige Darstellung nach außen (sozialer Exhibitionismus). Manche Tests (z. B. das Eysenck Personality Questionnaire Form R [EPQ-R]) enthalten entsprechende Skalen zur Kontrolle derartiger Tendenzen.

Im Rahmen von Begutachtungen ist oft mit Simulationen (Symptome angeben, die man nicht hat, Malingering, Vortäuschung), Aggravationen (Symptome ausgeprägter darstellen als sie sind) und Dissimulationen (so tun, als hätte man nichts, obwohl Symptome vorliegen) zu rechnen. Leistungstests verführen, z. B. bei Rentenbegehren, zur Simulation von Leistungsverlusten durch Leistungszurückhaltung. Suboptimales Leistungsverhalten ist nach Merten eine der größten Gefahrenquellen für die Validität neuropsychologischer Testdaten im Rahmen gutachterlicher sowie klinischer Fragestellungen und in der Rehabilitation. Um abzuschätzen, ob Testergebnisse von derartigen Fälschungstendenzen beeinflusst sind, benötigt der Untersucher einen Überblick über die gesamte Testsituation. So wird er den Zustand (z. B. Aufregung) und die Motive des Probanden (z. B. Rentenwunsch) einschätzen und gegensteuern oder bei der Interpretation der Testergebnisse berücksichtigen. Als zusätzliche Hilfen wurden mit Beschwerdenvalidierungstests (BVT) Verfahren zur Erfassung der Beschwerdevalidität im neuropsychologischen Bereich entwickelt.

> **!** Einem Testergebnis darf man nicht blind vertrauen. Man muss wissen, unter welchen Umständen es zustande kam.

21.3 Testauswahl nach inhaltlichen Gesichtspunkten

Der Testkatalog der „Testzentrale" bietet ohne Anspruch auf Vollständigkeit über 750 Tests an. Viele von ihnen eignen sich für arbeits- und sozialmedizinische Anwendungen.

Viele Fragestellungen in den verschiedenen Einsatzbereichen lassen sich mit einem geringen Kern an Tests, praktisch als Grundausstattung, angehen.

21.3.1 Kognitive Leistungsfähigkeit

Eine zentrale Bedeutung für die Einschätzung des beruflichen Erfolgs, der Erhaltung der mentalen Gesundheit, des Niveaus an Lebensqualität oder gegebenenfalls der Fähigkeit zur psychischen Rehabilitation haben Indikatoren der geistigen Leistungsfähigkeit. Sie dienen obendrein als Hilfsmittel zur Sicherung der Diagnose einer kognitiven Leistungseinbuße und zur Objektivierung ihres Schweregrades.

Intelligenz und basale Größen der Informationsverarbeitung
Die ältesten Intelligenztests enthielten Aufgaben mit Stichproben über mentale Leistungen, die in unterschiedlichsten Berufs- und Alltagssituationen gefordert werden: Rechenaufgaben ($3 \times 4 - 10 = ?$), logische Aufgaben (eine Person ist das Kind des Vaters und ist dennoch nicht der Sohn. Wer ist es dann?), Anagramme (MAKEL: Welches Tier, wenn man die Buchstaben umordnet?), Konzentrationsaufgaben (rasch die Buchstaben E und H in langen Texten durchstreichen) usw.

g-Faktor der Intelligenz. Wer in einem Aufgabentyp im Vergleich zu anderen Personen hohe Leistungen erbringt, leistet oft auch in anderen Testtypen relativ viel. Demnach wird die Vielfalt geistiger Leistungen von einer allgemeinen geistigen Leistungsfähigkeit gesteuert, dem Generalfaktor der Intelligenz (g-Faktor). Tests dafür sind der Hamburg-Wechsler-Intelligenztest für Erwachsene HAWIE-R oder das Leistungs-Prüf-System LPS.

Vielfach bestätigte Erkenntnisse sind, dass Personen mit einer hohen Ausprägung im g-Faktor, also mit einem hohen IQ stärker an der Wissensgesellschaft teilhaben, in der Schule, Ausbildung, im Beruf und Alltag erfolgreicher sowie mental gesünder sind und länger leben.

Flüssige und kristallisierte Intelligenz. Nach klinisch-psychologischen Testungen spiegeln sich hirnorganische Funktionsstörungen in einigen mentalen Leistungstests sensitiv und in anderen praktisch gar nicht wider. Auch bei Gesunden fand sich bei der Altersentwicklung der Intelligenz diese Zweiteilung. Sie wird auf zwei Generalfaktoren der Intelligenz zurückgeführt, den g-Faktor der flüssigen (= fluide) und g-Faktor der kristallisierten (= kristallinen) Intelligenz.

Die flüssige Intelligenz gilt als Fähigkeit, neue Probleme ohne Rückgriff auf Erfahrungen geistig zu lösen (Tests: kulturfairer Intelligenz-Test CFT 3, Standard-Progressive Matrices, SPM). Aufgabenbeispiel: IIIIII IIIII IIII III II ... Welches Zeichen folgt?

Die fluide Intelligenz ist sehr anfällig gegen gesundheitliche Störungen und sinkt beispielsweise mit zunehmendem Schweregrad einer Enzephalopathie.

Stabil, selbst durch Störungen wenig beeinflussbar, ist die kristallisierte Intelligenz (Tests: Mehrfachwahl-Wortschatztest-B MWT-B (s. unten) oder Wortschatztest WT im HAWIE-R). Sie entspricht den Erfahrungen, die unter der Auseinandersetzung der fluiden Intelligenz mit inhaltlichen Problemen bzw. Fragen gewonnen wurden. Sie spiegelt sich in Wortschatz, Wissen und Fertigkeiten wider. Aufgabenbeispiele: Wer war Archimedes? Wie viele Staaten grenzen an Deutschland? Vier der 37 Aufgaben des MWT-B siehe Box 21.1.

Mit zunehmenden allgemeinen bzw. diffusen Hirnfunktionsstörungen klaffen die normierten Messergebnisse (z. B. IQ oder PR) in beiden g-Faktoren immer weiter auseinander: Die fluide Intelligenz sinkt sensitiv ab, während die kristallisierte Intelligenz oft lange erhalten bleibt. Deshalb geben Tests für kristallisierte Intelligenz im Zustand einer allgemeinen Hirnfunktionsstörung (z. B. toxische Enzephalopathie) das prämorbide Niveau wieder. Demgegenüber messen Tests für flüssige Intelligenz das aktuelle, d. h. geminderte mentale Leistungsniveau.

Basiskomponenten der Intelligenz. Biologisch orientierte informationspsychologische Modelle

> **Box 21.1: Vorlage zur Messung der kristallisierten Intelligenz (Ausschnitt aus MWT-B)**
>
> In jeder Zeile das „richtige" Wort finden
> 1. Nale – Sahe – Nase – Nesa – Sehna
> 2. Funktion – Kuntion – Finzahm – Tuntion – Tunkion
> 23. Rosto – Torso – Soro – Torgos – Tosor
> 24. Kleiber – Beikel – Keibel – Reikler – Biekerl

versuchen, mentale Leistungen aus einzelnen, psychologisch nicht weiter zerlegbaren Größen abzuleiten, aus den so genannten Basiskomponenten der Intelligenz. Als wichtigste haben sich

▶ die Informationsverarbeitungsgeschwindigkeit und
▶ die Merkspanne (= Gedächtnisspanne, unmittelbares Behalten, Gegenwartsdauer)

erwiesen.

Je höher die Informationsverarbeitungsgeschwindigkeit ist, desto schneller und präziser löst man Intelligenztests.

Gleiches trifft für die Merkspanne zu, den Zeitpuffer für den unmittelbaren Umgang mit Informationen. Sie ermöglicht, bewusst mehrere Items wie Buchstaben, Wörter oder Zahlen miteinander zu vergleichen bzw. Zwischenergebnisse bei Aufgabenbewältigungen zur unmittelbaren Verfügung abzustellen.

Der menschliche Arbeitsspeicher (= Kurzspeicher), in dem Information unter Bewusstseinsbeteiligung verarbeitet und unmittelbar verfügbar gehalten wird, gilt als Produkt aus der Informationsverarbeitungsgeschwindigkeit und Merkspanne (Test: Kurztest für allgemeine Basisgrößen der Informationsverarbeitung, KAI). Er ist die wichtigste Grundlage des g-Faktors für flüssige Intelligenz.

Mehrere Arbeitsgruppen sind aufgrund ihrer empirischen Befunde zu der Erkenntnis gelangt, dass durch das Konzept des Arbeitsspeichers das der fluiden Intelligenz überflüssig wird.

Basiskomponente des Lernens. Das Gedächtnis für sinnarmes Material wie Nummern in Telefonbüchern oder sinnarme Silben wie KIR, LOV oder REB ist eine eigene Größe. Das Wissen im Beruf und Alltag hängt jedoch hauptsächlich von der Organisation des Gespeicherten ab, wozu vor allem die flüssige Intelligenz bzw. Kapazität des Arbeitsspeichers beiträgt. Deshalb gibt das Niveau des im Gedächtnis verfügbaren Wissens, die kristallisierte Intelligenz, einen Hinweis auf die (prämorbide) flüssige mentale Leistungsfähigkeit. Die Erhebung der Basiskomponente des Lernens liefert demnach Informationen, die praktisch kaum gebraucht werden. Aus Effizienzgründen kann eine derartige Erhebung meist eingespart werden.

> **!** In der Medizin sind Tests für fluide und für kristallisierte Intelligenz wichtig.

Neuropsychologische Leistungsmessungen

Die Neuropsychologie als Schnittstelle und Verbindungsglied zwischen der Neurologie und Psychologie untersucht die Zusammenhänge zwischen Gehirn, Denken, Erleben und Verhalten. Sie bezieht auch neurophysiologische Messungen mit EEGs und weiteren bildgebenden Verfahren wie der Magnetresonanztomografie (MRT) ein und stützt zunehmend die Auffassung, wonach die erörterten basalen Funktionen eine zentrale Bedeutung für die geistige Leistungsfähigkeit des Menschen haben.

Außerdem identifizierte die Neuropsychologie noch detailliertere Hirnfunktionen, -strukturen und -orte bei der menschlichen Informationsverarbeitung, die teils nicht durch psychologische Tests präzise messbar sind wie die Latenzzeit N 100 oder die Amplitude der P300 im Präfrontalhirn.

Aus medizinischer Sicht sind die neuropsychologischen Erkenntnisse und Methoden über Funktionsminderungen und Strukturänderungen im Gehirn interessant, die zu Veränderungen der Leistungsfähigkeit führen. Diese neuropsychologischen Beeinträchtigungen umfassen

- so genannte höhere kognitive Funktionen, d. h. Orientierung, Sehen und visuelle Wahrnehmung, Raumwahrnehmung und konstruk-

tive Fähigkeiten, Aufmerksamkeit, Gedächtnis, sprachliche Kommunikation, Arithmetik, Praxie (Fähigkeit, erlernte zweckmäßige Bewegungen auszuführen);
- so genannte exekutive Funktionen (Antrieb, Impulskontrolle, Umstellungsfähigkeit, Handlungsplanung und Denken).

Zusätzlich zu den Leistungsänderungen bezieht die Neuropsychologie generelle Beeinträchtigungen der Persönlichkeit, der Stimmung bzw. Affekte sowie allgemein der subjektiven Gesundheit ein. Für diese psychischen Bereiche hatte die „klassische" Psychologie bereits praktikable Messverfahren ausgearbeitet. Für jeden der Bereiche wird eine verbreitete Skala vorgestellt, die für viele Zwecke der Arbeits- und Betriebsmedizin einsetzbar ist.

21.3.2 Persönlichkeit

Unter den Persönlichkeitsmodellen dürfte das faktorenanalytisch gewonnene NEO-FF-Modell die größte internationale Verbreitung haben. Es umfasst fünf Faktoren (Dimensionen).

Die ersten drei beginnen mit NEO (Neurotizismus, Extraversion, Offenheit für Erfahrung). Zusätzlich werden soziale Verträglichkeit und Gewissenhaftigkeit gemessen. Als Kurztest liegt die Selbstbeurteilungsskala NEO-FFI mit 60 Items vor.

Medizinisch ist die Dimension „Neurotizismus" (= psychische Labilität oder emotionale Labilität) besonders interessant. Hohe Ausprägungen zeigen eine hohe Empfindlichkeit an, eine Neigung zu psychischen Problemen mit sich und anderen. Es bestehen enge Zusammenhänge zu Schwierigkeiten, mit Stress umzugehen. Das andere Extrem dieser Dimension weist auf eine hohe psychische Stabilität und emotionale Belastbarkeit sowie geringe Sensibilität hin.

Neben einer hohen Intelligenz tragen folgende zwei Persönlichkeitseigenschaften zur geistigen Gesundheit bei, indem sie gegen geistige Störungen und Erkrankungen (wie Psychose, Psychopathie, Neurose, Psychosomatische Störung, Alkoholismus, Depression) schützen: hohes Aktivitäts- und Energieniveau (ausgeprägte Extravertiertheit) und hohe Ausgeglichenheit, d. h. niedrige Neurotizismuswerte.

Die Autoren dieser Erkenntnisse nehmen an, dass es diese Merkmale erleichtern, sich mit Problemen und dem zugehörigen Stress angemessen auseinanderzusetzen.

21.3.3 Affekt

Zur Messung von Emotionen gewinnt die PANAS (Positive and Negative Affect Schedule) in der Arbeits- und Sozialmedizin zunehmend an Bedeutung. Sie baut auf der Erkenntnis auf, dass menschliche Emotionen auf einem positiven und einem negativen Gefühlssystem beruhen und dass der augenblickliche Zustand oft nicht stark von der häufigen Gefühlslage, einem Persönlichkeitsmerkmal, abweicht. Bei den meisten Menschen überwiegen positive Affekte.

Die Skala besteht aus 20 Wörtern, von denen zehn positive Gefühle beschreiben wie interessiert, stark, stolz, wach und der Rest negative Befindlichkeiten wie schuldig, aufgeschreckt, feindselig, reizbar, besorgt.

Davor ist jeweils einzutragen, wie man sich (augenblicklich, heute, seit einem Jahr: je nach Zweck) fühlt durch Zuordnung der zutreffenden Zahl: 1 = sehr leicht bis 5 = sehr stark. Diese Scores werden zu zwei Gesamtpunktzahlen addiert und können mit amerikanischen Normen verglichen werden.

21.3.4 Tests für Lebensqualität

Lebensqualität umfasst den somatischen, psychischen und sozialen Bereich und äußert sich im Wohlbefinden, einer hohen Vitalität und somit auch Leistungsfähigkeit und Gesundheit. Hingegen mindern Missempfindungen, subjektive Beschwerden, Leistungsminderung und Schwächegefühle, Erkrankungen sowie soziale, ökonomische und ökologische Probleme die Lebensqualität.

Für Testungen der Lebensqualität, auch ihrer Minderungen, liegen Fremd- und Selbstbeurteilungsskalen vor. Einige Tests erfassen schwerpunktmäßig die krankheitsübergreifende gesundheitsbezogene Lebensqualität, wie der aus 36 Items bestehende subjektive Fragebogen zum Gesundheitszustand SF-36 (Short-Form-36 Health Survey). Er misst 8 Dimensionen der Gesundheit, wie z. B. körperliche Funktionsfähigkeit, körperliche Schmerzen, Vitalität, soziale Funktionsfähigkeit und psychisches Wohlbefinden.

21.3.5 Tests für psychische Störungen mit und ohne Krankheitswert

Neben den angeführten allgemeinen Skalen für Lebensqualität gibt es noch Tests für spezifische psychiatrische und neuropsychologische Störungen und Erkrankungen, denen mehr oder weniger Krankheitswert zugeschrieben wird. Dazu gehören beispielsweise Skalen für die Angstausprägung (z. B. STAI) oder Depressions- und Manieskalen (BDI, D-S) sowie Schizophrenietests wie PD-S oder auch Tests für spezifische und allgemeine Hirnfunktionseinbußen (Apraxie, Enzephalopathie, Demenz usw.). Auf Letztere wird unter Abschnitt 21.4.2 eingegangen.

Einige standardisierte Interviews decken viele psychiatrische Symptome und Syndrome ab, erfordern aber eine spezielle Ausbildung.

21.3.6 Testgrundausstattung

Die Grundausstattung einer Testbatterie sollte je einen Test für entweder fluide geistige Leistungen oder den Arbeitsspeicher umfassen, ebenso einen für das prämorbide Intelligenzniveau sowie für Basisdimensionen der Persönlichkeit und für (gesundheitsbezogene) Lebensqualität. Entsprechende Anregungen enthält die Tabelle 21.1.

Je nach Besonderheiten der Fragestellungen wird man die Grundausstattung ergänzen, indem man spezifischere Tests hinzunimmt, z. B. Verfahren wie PNF I, PNF II oder Q18 bei neurotoxischen Substanzen, Tests für Simulationen und

Tabelle 21.1: Häufig zu untersuchende psychische Aspekte und Beispiele von Tests (Fettdruck: im Text behandelt)

Messanspruch[a]	Tests: Beispiele[b]
Allgemeine Intelligenz (Generalfaktor = g-Faktor)	**HAWIE-R**, LPS
❏ kristallisierte Intelligenz ⇒ prämorbides Niveau	**MWT-B**, WT
❏ flüssige Intelligenz ⇒ aktuelles Niveau	CFT 3, **KAI**, SPM
Allgemeine geistige Leistungsminderungen: Tests und Test-Systeme	BfD, BT, c.I.-Test, **MMST, MWT-B-IQ minus KAI-IQ, SKT**
Basale Persönlichkeitseigenschaften und Verhaltensstile: z. B. Neurotizismus, Extraversion, Gewissenhaftigkeit, Psychotizismus	EPQ-R, FPI, FKKS, **NEO-FF, PANAS**
(Gesundheitsbezogene) Lebensqualität, Befindlichkeitsstörungen, subjektive Beschwerden	Bf-S, **B-L**, GBB, SEL, **SF36**
Spezifische psychische Auffälligkeiten, Verhaltensstörungen usw.	**ANES**, BDI, D-S, MALT, MBI, PD-S, PNF I, **PNF II, Q18**, STAI, TAI, WF
Täuschungen: Aggravation, Simulation (Malingering), Dissimulation	**BVT**, Subskala im **EPQ-R**

[a] Spezifische geistige Leistungsfähigkeiten, messbar mit HAWIE-R, I-S-T 2000 R, LPS usw., ermöglichen Intelligenzprofile, gehören aber mehr zur Berufsberatung und klinischen Neuropsychologie. Entsprechendes gilt für berufliche Besonderheiten, objektivierbar mit BIP, FABA, FEMA, FSV, KAB, SVF usw.; [b] Langformen der Testabkürzungen im Testkatalog

Aggravationen bei Rentenbegehren, Aphasie-Tests bei lokalisierten Hirnverletzungen usw. Ein derartiges Testsystem ist die ANES (s. Tabelle 21.2).

21.4 Häufige psychologische Untersuchungen

In Bezug auf psychologische Untersuchungen werden je an einem anwendungsbezogenen Beispiel
▶ Vorsorgeuntersuchungen für Gefahrstoffe am Arbeitsplatz,
▶ die Diagnostik für Berufskrankheiten und
▶ die Erfassung von psychischen Störungen
dargestellt. Die Übertragbarkeit auf andere konkrete Anwendungen wie auf Toluol statt Styrol liegt nahe.

21.4.1 Vorsorgeuntersuchungen für Gefahrstoffe am Arbeitsplatz am Beispiel von Styrol

Zur arbeitsmedizinischen Vorsorge und Überwachung von Personen, die beruflich organischen Lösemitteln ausgesetzt sind, ist es erforderlich, ih-

ren gesundheitlichen Zustand frühzeitig zu objektivieren und zu bewerten, um gegebenenfalls zu intervenieren. Die Objektivierung sollte nicht nur somatische, sondern auch neuropsychologische Untersuchungen umfassen. Denn diese geben manchmal, besonders im Niedrigdosisbereich, um den es bei heutigen beruflichen Lösemittelexpositionen meist geht, noch vor somatischen Indikatoren Hinweise auf unerwünschte spezifische Beanspruchungsreaktionen. Statt in Leistungsdefiziten äußern sie sich eher in gesundheitlichen Beschwerden und Befindensstörungen, wie man sie mit dem Q18 (s. Abb. 21.1) oder PNF I und II erfasst. Letztere werden meistens erst bei Expositionen über dem Grenzwert objektivierbar.

Über die Früherkennung von neurotoxischen Wirkungen des Lösemittels Styrol bei Langzeitexponierten der Kunststoffverarbeitung liegen bereits Erfahrungen aus wissenschaftlichen Untersuchungen vor. Es wird vorgeschlagen, Fragebögen wie den Q18 im Rahmen von Vorsorgeuntersuchungen in ein effektives Screening-Programm aufzunehmen, wie es bei dem Arbeitsmedizinisch-Neurotoxischen Evaluierungs-System (ANES) geschah. Dieses Testsystem

Tabelle 21.2: Arbeitsmedizinisch-Neurotoxisches Evaluierungs-System (ANES) zur Früherkennung Lösungs-mittel-assoziierter Effekte (in enger Anlehnung an Dietz et al. 1999)

Untersuchungsinstrument	Messanspruch	Dauer [min]
Mehrfachwahl-Wortschatztest (MWT-B)	Kristallisierte Intelligenzleistung ⇒ prämorbide Intelligenzleistung	5–10
Kurztest für allgemeine Basis-größen der Informationsverarbei-tung (KAI)	Flüssige Intelligenzleistung ⇒ aktuelle Intelligenzleis-tung mit Informationsverarbeitungsgeschwindigkeit und Merkspanne (~ Gegenwartsdauer)	4–8
v. Zerssen Beschwerdenliste (B-L)	Allgemeine körperliche Beschwerdehäufigkeit	1–7
Neurotoxischer Fragebogen (Q18) und Psychologisch-Neuro-logischer Fragebogen (PNF II)	Spezifische, neurotoxisch relevante Beschwerdehäu-figkeit im Bereich des zentralen, peripheren und auto-nomen Nervensystems einschließlich der Sinnesorgane	1–2 und 3–10
Wiener Reaktionsgerät (S10/12)	Psychomotorische Reaktionszeit (Einfach- und Wahl-reaktion)	9–11
Zerebraler Insuffizienztest (c.I.-Test) und Trailmaking-Test (TMT)	Hinweis auf hirnorganische Auffälligkeiten	5–6 und 3–5

(Tabelle 21.2) zur Früherkennung von Lösungs-mittel-assoziierten Wirkungen wurde in Quer- und Längsschnittstudien validiert und setzt sich aus neuropsychologischen Verfahren zusammen, die sich im Rahmen arbeitsmedizinischer Vorsor-geuntersuchungen besonders für die betriebsärzt-liche Praxis eignen. Je nach Anwendungszweck werden aus der ANES Tests ausgewählt.

21.4.2 Diagnostik für Berufskrankheiten am Beispiel von Enzephalopathien

Der Ausdruck „Enzephalopathie" steht für krank-hafte Veränderungen des Gehirns unterschied-licher Ursache und Ausprägung, die das Gehirn als Ganzes und nicht nur einzelne Gehirnab-schnitte betreffen. Ursachen können beispiels-weise Amalgam und andere Stoffwechselgifte wie PCP, Lindan, Formaldehyd, Metalle, Lösemittel, Kohlenwasserstoffe und Organika, aber auch Durchblutungsstörungen sein.

Ebenso wie andere Ursachen führen zerebrale Intoxikationen zu diffusen Störungen der Hirn-funktionen, die sich in den oben beschriebenen neuropsychologischen Leistungs- und Stim-mungseinbußen sowie in Persönlichkeitsverän-derungen äußern können.

Die Grundlage für die Diagnose bilden anam-nestische Angaben und der psychopathologische Befund. Hierbei dienen Alkoholintoleranz und häufige pränarkotische Symptome im engen Zusammenhang mit der Lösungsmittelexposi-tion (Benommenheit, Trunkenheit, Müdigkeit, Übelkeit, Brechreiz, aber ebenso Zustände von Euphorie) als anamnestische Hinweise. Der psychopathologische Befund ist durch psy-chologische Testverfahren zu objektivieren, wobei fluide mit kristallisierten Leistungen zu vergleichen und Persönlichkeitsveränderungen sowie Befindlichkeitsstörungen zu erheben sind.

Bei der Anwendung von kognitiven Leis-tungstests ist zu beachten, dass sie bei den un-terschiedlichen Ausprägungsgraden nicht die gleiche Sensitivität haben. So zeigt, wie klinische Studien bestätigen (z. B. Pausch u. Wolfram 1997), das MMSE schwerere, aber nicht leichte Hirnleistungsminderungen an. Der Syndrom-Kurztest SKT differenziert im mittleren Schwere-bereich und das Testsystem „MWT-B-IQ minus KAI-IQ" im leichteren Bereich. Bei ganz gering-fügigen Störungen versagen alle Leistungstests. Hier sind noch am ehesten Differenzierungen durch den Q18 oder PNF I sowie PNF 2 zu er-warten.

21.4.3 Erfassung von psychischen Störungen bei somatischen Erkrankungen am Beispiel von Krebs

Jährlich erkranken in Deutschland ca. 350 000 Menschen neu an Krebs. Etwa 40 % der Betroffenen weisen als Folge der Erkrankung erhebliche psychische Belastungen auf. Meist stehen psychische Größen im engen Zusammenhang mit dem Krankheitsverlauf und der Lebensqualität. Für welchen Zweck welche psychologischen Untersuchungen benötigt werden, hängt aber von der Krebsart, ihrem Verlaufszustand und den äußeren Lebensbedingungen eines Patienten ab. Deshalb erfordert die Indikation psychologischer Untersuchungen jeweils genaue Kenntnisse der gesamten Lebensumstände.

Beispielsweise sind bei einigen Erkrankungen wie chronisch-entzündlichen Darmkrankheiten zur differenzialdiagnostischen Abgrenzung sowie bei Komplikationen oft psychodiagnostische Maßnahmen und Konsiliaruntersuchungen hilfreich. Nicht nur für die Diagnostik, sondern auch Therapiekontrolle nehmen Selbstbeurteilungsbögen zur Erfassung gesundheitsbezogener Lebensqualität wie der SF-36 eine immer wichtigere Stellung ein und ergänzen objektive Ergebnisse der klinischen und apparativen Untersuchungen.

Begutachtungen zur Einschätzung der Minderung der Erwerbsfähigkeit (MdE) sollen sich aufgrund der Vorgaben des Sozialgesetzbuches VII (§ 56 Abs. 2) „nach dem Umfang der sich aus der Beeinträchtigung des körperlichen und geistigen Leistungsvermögens ergebenden verminderten Arbeitsmöglichkeiten auf dem gesamten Gebiet des Erwerbslebens" richten. Die arbeits- und sozialmedizinische Einschätzung der MdE hat demnach die Leistungsbeeinträchtigung zu berücksichtigen, indem sie neben der Minderung der körperlichen auch die des geistigen Leistungsvermögens feststellt.

Es gibt bereits Ansätze, die erwerbsbezogene Leistungsfähigkeit zu bestimmen. Dabei soll mit leicht operationalisierbaren Parametern unter Zuhilfenahme von Expertenwissen die individuelle Leistungsfähigkeit nachvollziehbar erfasst werden. So wurde u. a. für chronische gastro-enterologische Krankheiten ein Modell für eine einheitliche und standardisierte Leistungsdiagnostik entwickelt, das so genannte „Leistungsfähigkeitsmodell".

Primäre Determinanten der Leistungsfähigkeit sind „Leistungsmotivation" und „allgemeine Leistungsfähigkeit". Während zur Einschätzung der Leistungsmotivation allgemein akzeptierte Kriterien fehlen, werden zur Messung der „Allgemeinen Leistungsfähigkeit" neben körperlichen und sensorischen mentale Fähigkeiten wie fluide und kristallisierte Intelligenz, Konzentration, Aufmerksamkeit und Stressbelastbarkeit berücksichtigt.

Die körperliche Fähigkeit wird hingegen durch Parameter wie zum Beispiel Lastenbewegung, Fortbewegung, Körper- und Zwangshaltungen sowie Schulter-Arm-Hand-Gebrauch objektiviert. Letztlich führt in diesem Leistungsfähigkeitsmodell die Betrachtung und Bewertung der verschiedenen basalen Parameter zu einer expertengestützten Bestimmung der erwerbsbezogenen Leistungsfähigkeit. Solange die wissenschaftliche Fundierung noch im Fluss ist, können die psychologischen Tests nur in begrenzten Teilgebieten der medizinischen Leistungsbeurteilung bei Krebserkrankungen eingesetzt werden.

Neben der Leistungsbeeinträchtigung sind bei Personen mit Krebsleiden wegen der Auswirkungen auf alle Lebensbereiche einschließlich des Berufslebens die psychischen und psychosomatischen Folgezustände zu würdigen, insbesondere reduziertes Allgemeinbefinden, Angst vor einem Rezidiv, Depressionen, Antriebsarmut, Schlaflosigkeit, Soziale Adaptationsprobleme und u. U. Schmerzsyndrome mit Schmerzmittelabhängigkeit. Für die Dokumentation des Vorkommens und der Ausprägungen derartiger psychischer und psychosomatischer Symptome stehen viele standardisierte Beurteilungsverfahren zur Verfügung wie Angst-, Depressions- oder Schmerzskalen sowie allgemeine Beschwerdeskalen.

Bei der Bewertung von Funktionsbefunden und Fähigkeitsstörungen sowie dem Abgleich von individueller Leistungsfähigkeit und Anforderungen im Erwerbsleben von Personen mit Krebserkrankungen sollte dem Grundsatz, Rehabilitation geht vor Rente, ausreichend Beachtung gewidmet werden. Denn berufsfördernde Maßnahmen oder Hilfestellungen am Arbeitsplatz können für die weitere Befindlichkeit der Patienten mit Krebs günstiger sein als ein wohlwollend und gut gemeint geäußertes Verständnis für eine vorzeitige Berentung.

21.5 Schlussbemerkungen und Abrechnung

Das Ziel, die gesamte psychische Seite eines Probanden durch objektive Messdaten abzubilden, die durch ein festes, allgemein gültiges Testsystem erhoben werden, bleibt unerfüllbar. Ein Grund liegt darin, dass keine befriedigende Konzeption über alle psychischen menschlichen Aspekte vorliegt und schon deshalb kein Testsystem dafür entwickelt werden konnte. Stattdessen gibt es viele Einzeltests und wenig umfangreiche Testsysteme, die nicht aufeinander abgestimmt sind. Außerdem wäre der praktische Testaufwand für eine weitgehend vollständige Messung nicht zu leisten. Deshalb wird man pragmatisch vorgehen, indem man Messverfahren wählt, die sich für den vorliegenden Zweck als valide erwiesen haben. Wenn mehrere Tests in Betracht kommen, sollten sie aus Gründen der Zeitersparnis einander ergänzen und nicht die gleichen, sondern verschiedene Messansprüche haben.

Allgemein, d. h. ohne spezifische Ausrichtung auf eine spezifische psychologische Anwendung, kommen bei Testungen die Bereiche in Betracht, die in Tabelle 21.2 dargestellt sind. Die dazu gehörigen Testbeispiele stehen für mehrere Möglichkeiten, von denen jeweils nur eine genutzt zu werden braucht.

Für den Einstieg in psychologische Testuntersuchungen ist es wichtig, mit einigen wenigen, aber häufig einsetzbaren Tests Erfahrungen zu gewinnen und diesen Kern an Tests je nach Bedarf auszuweiten.

Nicht nur psychologische Anamnesen, sondern auch Testabnahmen können kassenärztlich abgerechnet werden. Für die Fragebogentests gilt nach dem Einheitlichen Bewertungsmaßstab EBM die Ziffer 890 (z. B. EPQ-R, FPI-R, GBB oder Q18). Die Leistungsverfahren unterteilen sich in orientierende Verfahren (wie SPM, BT, MWT-B: je Ziffer 891) und Funktionstests (wie SKT, KAI, MMSE: je Ziffer 892). Nach GOÄ/UV-GOÄ wird für diese Tests nur einheitlich die Ziffer 857 angesetzt.

Die Abnahme von Tests der höheren EBM-Ziffern 893 bis 897 (nach GOÄ/UV-GOÄ den Ziffern 855 und 856 entsprechend) für projektive Tests, komplexe Leistungstests (HAWIE-R und LPS usw.) erfordert eine gesonderte Ausbildung.

Weiterführende Literatur

Becker E, Horn S, Hussla B, Irle H, Knorr I, Korsukéwitz C, Pottins I, Rohwetter M, Schuhknecht P, Timner K: Leitlinien zur sozialmedizinischen Leistungsbeurteilung bei chronisch entzündlichen Darmkrankheiten. Gesundheitswesen 2005; 67: 396–415.

Deutsche Gesetzliche Unfallversicherung (DGUV) (Hrsg.): BK-Report 2/2007 – Polyneuropathie oder Enzephalopathie durch organische Lösemittel oder deren Gemische, 2. Aufl. Sankt Augustin: DGUV, 2007.

Dietz MC, Ihrig A, Bader M, Triebig G: Einsatz des Arbeitsmedizinisch-Neurotoxischen Evaluierungs-Systems (ANES) zur Früherkennung Lösungsmittel-assoziierter Effekte im Rahmen einer Längsschnittstudie. Arbeitsmed Sozialmed Umweltmed 1999; 5: 185–193.

Deutsche Gesetzliche Unfallversicherung (DGUV) (Hrsg.): Berufsgenossenschaftliche Grundsätze für arbeitsmedizinische Vorsorgeuntersuchungen, 4. Aufl. Stuttgart: Gentner, 2007.

Merten T: Neuropsychologische Begutachtung und die Untersuchung einer angemessenen Leistungsmotivation. Med Sach 2004; 100: 154–157.

Pausch J, Wolfram H: Vergleich psychodiagnostischer Verfahren zur Demenz- und Abbaudiagnostik. Der Nervenarzt 1997; 68: 638–646.

Testkatalog 2010/11: Mehr als 750 psychodiagnostische Verfahren für alle Anwendungsbereiche. Göttingen, Bern: Testzentrale, 2009.

Hauptverband der gewerblichen Berufsgenossenschaften (HVBG) (Hrsg.): Kolloquium zu Fragen der Minderung der Erwerbsfähigkeit – insbesondere bei Berufskrankheiten, am 10 Januar 2001 in Hennef. Sankt Augustin: HVBG, 2002, S. 75–86.

VIII

Belastungen bei der Arbeit

22 Lärm, Klima, Licht

B. Griefahn

22.1 Lärm

Informationen aus der Umwelt werden v. a. optisch vermittelt. Im zwischenmenschlichen Bereich ist die akustische Verständigung aber von überragender Bedeutung. Das gilt auch im Arbeitsleben für die Kommunikation zwischen Mensch und Maschine. Im Gegensatz zur optischen Information erfordert die akustische Information keine gerichtete Aufmerksamkeit. Das Überhören akustischer Signale ist daher weit seltener als das Übersehen optischer Signale, weshalb Gefahrensituationen vorzugsweise akustisch vermittelt werden sollten.

Die Wirkung des Schalls beschränkt sich nicht auf die Wahrnehmung der akustischen Information. Abhängig von der Höhe des Schalldruckpegels kommen psychosoziale, vegetative und aurale Nebenwirkungen hinzu. Lärm wird ganz allgemein als unerwünschter und/oder die Gesundheit schädigender Schall definiert. Der Begriff „Lärm" bezeichnet also bereits die subjektiv empfundene und/oder objektiv messbare negative Wirkung des Schalls, deren Schwelle und Ausmaß nicht nur durch die physikalischen Parameter des Schalls, sondern weitgehend auch durch individuelle Determinanten (Persönlichkeitsmerkmale) und situative Umwelteinwirkungen bestimmt ist.

> **!** Lärm ist unerwünschter und/oder die Gesundheit schädigender Schall.

22.1.1 Physikalische Messgrößen von Schall

Als Schall werden mechanische Wellen bezeichnet, die sich an Materie gebunden im Raum fort-setzen und zum Höreindruck führen. Der hörbare Bereich dieser schnell wechselnden minimalen Luftdruckschwankungen umfasst die Frequenzen von 16 bis 20 000 Hz und den Pegelbereich von 0 bis 130 Dezibel (dB). Der Schall wird durch folgende Kenngrößen beschrieben:

▶ Frequenz (Hertz, Hz): Anzahl der Schwingungen pro Sekunde (Tonhöhe)
▶ Schalldruck (Pascal, Pa; Bar, bar): Kraft pro Flächeneinheit (N/m²)
▶ Schalldruckpegel (Dezibel, dB): mit dem Faktor 20 multipliziertes logarithmisches Verhältnis des Schalldrucks p zum Bezugsschalldruck p0 bei 1000 Hz mit $2 \cdot 10^{-5}$ Pa ($2 \cdot 10^{-4}$ µbar)

$$L = 20 \cdot \lg \frac{p}{p_0} \, dB$$

▶ Äquivalenter Pegel (L_{eq}, dB(A)): ein aus Häufigkeit, Dauer und Intensität der Einzelschallereignisse für einen definierten Zeitraum errechneter Wert. Der äquivalente Pegel ist ein Anhaltswert für die gehörschädigende Wirkung des Schalls, die der eines in seiner Intensität gleich bleibenden Dauergeräusches entspricht.
Der Tages-Lärmexpositionspegel ($L_{EX,8h}$, entspricht dem bisherigen Beurteilungspegel L_{Ar}) ist der auf die Arbeitszeit (8 Stunden) bezogene äquivalente Pegel. Zur Beurteilung von Umweltgeräuschen werden Zeiträume von 16 Stunden (tagsüber) und 8 Stunden (nachts) gewählt.

Frequenzbewertung: Die in Abb. 22.1 gestrichelt dargestellten Kurven gleicher Lautstärkeempfindung geben die Schalldruckpegel an, die erfor-

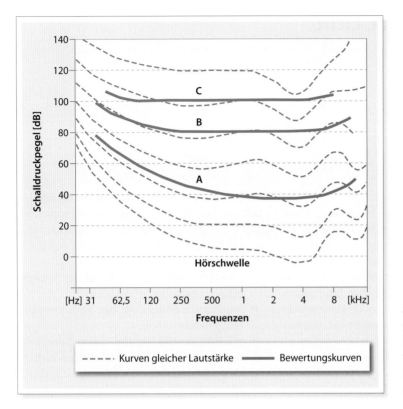

Abb. 22.1: Kurven gleicher Lautstärke und Bewertungskurven für technische Schallpegelmessungen mit A-, B- und C-Filter

derlich sind, um die verschiedenen Frequenzen jeweils gleich laut zu empfinden. Die unterschiedliche Bewertung der einzelnen Frequenzen durch das Ohr ist im Bereich der Hörschwelle, wie deren starke Krümmung zeigt, am ausgeprägtesten und wird im Bereich höherer Lautstärken geringer. Technische Messgeräte simulieren die Frequenzbewertung des Gehörs, indem sie den Schalldruck der tiefen und der hohen Frequenzen mit geeigneten Filtern dämpfen (Bewertungskurven A, B, C). Das Ergebnis der so durchgeführten annähernd gehörrichtigen Messung wird durch die Angabe des verwendeten Filters in einer nachgestellten Klammer gekennzeichnet, z. B. dB(A). Ganz überwiegend wird die A-Bewertung, seltener – bei hohen Schalldruckpegeln – die B- oder C-Bewertung durchgeführt.

Die Kurven gleicher Lautstärkeempfindung lassen sich auch als Kurven gleicher Phonzahlen bezeichnen. Das Phon gibt an, wie laut ein beliebiger Ton im Vergleich zu einem 1000-Hz-Ton

klingt. Das Phon hat keine praktische Bedeutung, da es nur für reine Töne gilt, die normalerweise kaum auftreten. Eine Änderung des Schalldruckpegels um 3 dB entspricht einer Verdoppelung/Halbierung der akustischen Energie: Der Schallpegel wird durch eine zweite, gleich laute Schallquelle nicht verdoppelt, sondern um 3 dB angehoben (90 dB + 90 dB = 93 dB, 0 dB + 0 dB = 3 dB). Der subjektive Eindruck einer Verdoppelung/Halbierung der Lautstärke entsteht erst durch Änderungen des Schalldruckpegels um 10 dB(A).

22.1.2 Wirkungen des Schalls

Die Lärmschwerhörigkeit steht bezüglich der Gewährung einer Entschädigungsrente nach wie vor an der Spitze der Berufskrankheiten.

Abhängig von der Höhe und der Dauer der Schallbelastung sind weitere extraaurale Wirkungen zu erwarten, deren Ausmaß mit der Inten-

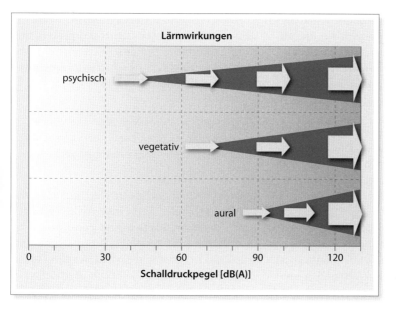

Lärmwirkungen

psychisch

vegetativ

aural

Schalldruckpegel [dB(A)]

0   30   60   90   120

Abb. 22.2: Auslöseschwellen auraler und extraauraler Lärmwirkungen

sität und der Dauer der Einwirkung zunimmt (Abb. 22.2). Zur weitergehenden Vermeidung lärmbedingter Störungen schreibt die Arbeitsstättenverordnung vor, den Schalldruckpegel so niedrig zu halten, wie es nach der Art des Betriebs möglich ist. Der Schalldruckpegel am Arbeitsplatz in Arbeitsräumen ist in Abhängigkeit von der Nutzung und den zu verrichteten Tätigkeiten soweit zu reduzieren, dass keine Beeinträchtigungen der Gesundheit der Beschäftigten entstehen. Oberhalb eines Pegels von 35 dB(A) sind psychische Nebenwirkungen (Belästigung, Verärgerung etc.) möglich. Diese Schwelle ist jedoch außerordentlich variabel und viele Menschen fühlen sich selbst durch Geräusche von mehr als 100 dB(A) nicht gestört. Das Gefühl der Belästigung hängt ab von den Schallparametern (Frequenz, Schalldruckpegel, Informationsgehalt, Zeitstruktur) sowie von personalen Faktoren (z. B. Alter), von Persönlichkeitsmerkmalen (Lärmempfindlichkeit, Neurotizismus), vom Gesundheitszustand und von der aktuellen Situation (geistige oder körperliche Tätigkeit). Im gewerblichen Bereich treten die psychosozialen Nebenwirkungen im Allgemeinen in den Hintergrund, die Beschäftigten gewöhnen sich meist schnell an den Schallpegel im Betrieb.

Die mentale Leistung ist bei sehr geringen Schalldrücken (schalltote Räume) beeinträchtigt, sie nimmt dann zunächst mit dem Schallpegel zu, um nach Überschreiten eines bestimmten (individuell unterschiedlichen) Wertes wieder abzufallen. Maximalleistungen werden also in der Regel weder in extremer Ruhe noch unter hohen Schalldrücken erzielt.

! Lärm verursacht Lärmschwerhörigkeit und stört Kommunikation, Leistung und Befinden.

Kommunikationsstörungen sind ebenfalls leistungsrelevant; deshalb darf bei vorwiegend geistigen Tätigkeiten und Arbeiten, die eine ungestörte verbale Verständigung voraussetzen, ein Tages-Lärmexpositionspegel ($L_{EX,8h}$) von 55 dB(A) nicht überschritten werden (Arbeitsstättenverordnung). Die Grenze für einfache und überwiegend mechanisierte Bürotätigkeiten liegt bei 70 dB(A). Für alle anderen Tätigkeiten gilt ein Grenzwert von 85 dB(A). Von da an ist eine Sprachverständigung kaum noch möglich, Warnrufe und Warnsignale werden z. T. maskiert und Unfälle dadurch begünstigt. Die Frequenz, die zeitliche Struktur und die Intensität der Umweltgeräusche sind deshalb bei der Wahl der akustischen Signale zu berücksichtigen. Periodisch an- und abschwellende bzw. unterbrochene Signale werden am leichtesten wahrgenommen, wobei der Schalldruckpegel jedoch mindestens 10 dB(A) über dem allgemeinen Geräuschpegel liegen muss.

Die Auslöseschwelle für vegetative Reizantworten liegt bei 65–75 dB(A). Die unspezifischen ergotropen Reaktionen (Verminderung der peripheren Durchblutung, Erweiterung der Pupille etc.) werden subjektiv nicht bemerkt. Gewöhnungen sind nur sehr begrenzt möglich, so dass bei permanent einwirkenden Pegeln von 100 dB(A) und mehr Gesundheitsschädigungen nicht mehr auszuschließen sind. Monokausal durch Lärm verursachte Erkrankungen sind zwar nicht zu erwarten, doch weisen epidemiologische Studien darauf hin, dass chronische Schallbelastungen zur Entwicklung multifaktoriell bedingter Erkrankungen, insbesondere der essentiellen Hypertonie, beitragen können.

22.2 Klima

Zur Aufrechterhaltung eines gleich bleibenden physiologischen Funktionsniveaus ist eine konstante Körpertemperatur von 37 °C unerlässlich. Abweichungen von mehr als 1 °C beeinträchtigen das Wohlbefinden, die Leistung und evtl. die Gesundheit.

22.2.1 Physiologische Mechanismen der Wärmeregulation

Um den Sollwert von 37 °C bei verschiedenen körperlichen Aktivitäten und unterschiedlichen Klimaten zu gewährleisten, muss die Wärmeabgabe der Wärmeproduktion entsprechen, wozu komplexe Regulationsmechanismen beitragen.

Wärmeproduktion: Die Wärmeproduktion wird in Ruhe durch den Grundumsatz bestimmt. Bei körperlicher Arbeit kommt der Arbeitsumsatz hinzu, der ein Mehrfaches des Grundumsatzes erreichen kann.

Die Wärmeabgabe erfolgt in zwei Schritten, dem Wärmetransport zwischen Körperkern und Körperoberfläche (innerer Wärmestrom) und dem Wärmeaustausch zwischen Organismus und Umgebung (äußerer Wärmestrom).

> **!** Elemente der Wärmeregulation sind Wärmeproduktion, Kreislauf, Konduktion, Konvektion, Wärmestrahlung, Schweißverdunstung.

Innerer Wärmestrom: Die im Organismus produzierte metabolische Wärme wird zu einem geringen Anteil konduktiv, überwiegend jedoch konvektiv über das Blut zur Peripherie transportiert. Entscheidend ist dabei v. a. der Temperaturgradient zwischen Körperkern und Körperoberfläche.

Äußerer Wärmestrom: Am Wärmeaustausch des Organismus mit seiner Umgebung sind die folgenden Mechanismen beteiligt:

- ▶ Konduktion: Bei der quantitativ in der Regel unbedeutenden Konduktion wird die Wärme durch direkten Kontakt der Körperoberfläche mit Gegenständen anderer Temperatur übertragen. Der Wärmeaustausch ist abgeschlossen, wenn die sich berührenden Körper die gleiche Temperatur haben.
- ▶ Konvektion: Unter thermisch neutralen Bedingungen ist die Konvektion mit 25–30 % an der Wärmeabgabe beteiligt. Sie wird durch die Temperaturdifferenz zwischen der Körperoberfläche und der Luft sowie von der Luftgeschwindigkeit beeinflusst.
- ▶ Wärmestrahlung: So lange die mittlere Hauttemperatur höher ist als die Umgebungstemperatur, hat die Wärmestrahlung (langwellige Infrarotstrahlung) mit ca. 50 % den größten Anteil an der Wärmeabgabe. Ihr liegt die Temperaturdifferenz benachbarter, sich nicht berührender Körper zugrunde.
- ▶ Wasserverdunstung (Evaporation): Unter thermisch neutralen Verhältnissen gibt der Organismus bereits ca. 20 % der Wärme durch Wasserverdunstung ab. Die Verdunstung bewirkt eine Kühlung der Haut, was den Temperaturgradienten zwischen Körperkern und Haut vergrößert. Effektiv ist daher nur der ver-

dunstete, nicht aber der abtropfende Schweiß. Je Liter Schweiß werden dem Körper ca. 2400 kJ entzogen. Die „feuchte Wärmeabgabe" wird durch das Dampfdruckgefälle zwischen Haut und Luft sowie durch das Verhältnis von Körperoberfläche und Körpervolumen bestimmt. In Klimaten, in denen die Umgebungstemperaturen die mittlere Hauttemperatur überschreiten, wird diese Form der Wärmeabgabe zum wichtigsten Faktor der Wärmeregulation.

Sobald die Körperkerntemperatur vom Sollwert abweicht, setzen autonome Regulationsmechanismen ein, die zunächst den Wärmeaustausch mit der Umgebung, schließlich aber auch die Wärmeproduktion beeinflussen. Mäßige klimatische Belastungen werden allein durch die Gefäßweite reguliert. Die Wärmeabgabe wird durch Vasokonstriktion gedrosselt und durch Vasodilatation gesteigert.

Bei hohen Umgebungstemperaturen wird der innere Wärmestrom durch die zunehmende Herzschlagfrequenz beschleunigt. Auf abfallende Temperaturen reagiert der Organismus zunächst mit einer Kontraktion der glatten Muskulatur der Haut (Gänsehaut), mit Kältezittern, wodurch die Stoffwechselrate auf das Vier- bis Fünffache des Grundumsatzes gesteigert werden kann und schließlich mit einer chemisch (hormonell) induzierten Zunahme der metabolischen Rate.

Die autonomen Mechanismen der Thermoregulation sind nur in relativ engen Grenzen (Lufttemperaturen von 20–40 °C) ausreichend. Der Aufenthalt in niedrigeren und höheren Temperaturen erfordert zusätzliche verhaltensregulatorische Maßnahmen mit dem Ziel, ein behagliches Mikroklima zu erreichen. In Hitze werden Schatten und Zugluft aufgesucht. In Kälte wird die Wärme abgebende Oberfläche des Körpers z. B. durch Zusammenkauern verkleinert, und die Wärmeproduktion wird durch vermehrte körperliche Aktivität gesteigert. Letzteres ist problematisch, da hierdurch wiederum die Durchblutung und damit die Wärmeabgabe zunehmen. Wichtigste verhaltensregulatorische Maßnahme ist die Wahl einer geeigneten Bekleidung, die die Wärmeabgabe in niedrigen Umgebungstemperaturen behindert, und bei Einwirken von Hitze, insbesondere hoher Wärmestrahlungen die Ventilation innerhalb der Kleidung ermöglicht und so die Wärmeabgabe erleichtert. Zur Verhaltensregulation im weiteren Sinne gehören auch technische Maßnahmen inkl. baulicher Maßnahmen und Klimatisierung (Heizung und Kühlung). Verhaltensregulatorische und technische Maßnahmen des Arbeitsschutzes erlauben zumindest kurz dauernde Aufenthalte in extremen Bereichen von weniger als −50 °C bis über 100 °C.

22.2.2 Physikalische Messgrößen

Das Klima ist eine aus mehreren Faktoren zusammengesetzte, nicht direkt messbare Größe. Die vier wichtigsten Elemente sind Lufttemperatur, Luftfeuchtigkeit, Luftgeschwindigkeit und Strahlungstemperatur. Eine geringere Bedeutung haben der Luftdruck, der Gehalt an chemischen Stoffen etc. Die Beurteilung der Klimawirkung erfordert darüber hinaus die Kenntnis der aktuellen körperlichen Aktivität (Arbeitsschwere) und der Bekleidungsisolation. Die Klimawirkung wird weiterhin durch schwer quantifizierbare, inter- und intraindividuell mehr oder weniger stark variierende Faktoren beeinflusst, wie beispielsweise Konstitution, Geschlecht, Lebensalter, körperliche und psychische Verfassung sowie Akklimatisation. Der Mensch reagiert auf die klimatische Gesamtsituation. Ein bestimmtes Klimaempfinden lässt sich bei unterschiedlichen Zusammensetzungen der einzelnen Klimagrößen erzielen und durch die Variation nur eines Faktors erheblich ändern.

> **!** Klimaempfinden resultiert aus Lufttemperatur, Luftfeuchte, Luftgeschwindigkeit, Wärmestrahlung, Arbeitsschwere und Bekleidungsisolation.

In den letzten Jahrzehnten gab es zahlreiche Versuche, die den Wärmeaustausch beeinflussenden Größen mathematisch und/oder messtechnisch zu einem Klimasummenmaß zu verdichten, mit

Tabelle 22.1: Gebräuchliche Klimasummenmaße, Anwendungsbereiche, Angabe der Normen sowie der jeweils berücksichtigten Klimagrößen und der personenbezogenen Größen

Klimaindizes	Kurzbe-zeichnung	Dimen-sion	Anwen-dung	Norm	Berücksichtigte Klimagrößen, personenbezogene Größen					
Normal-Effektiv-temperatur	NET	°C	Bergbau	DIN 33403	t_a	t_w	v_a			
Wet Bulb Globe Temperature	WBGT	°C	Hitze	DIN EN 27243	t_a	t_r	t_{nw}	v_a		
Erforderliche Schweißabgabe	Ereq	g/h	Hitze	DIN EN 12515	t_a	t_r	e_a	v_a	M	I_{cl}
Predicted Mean Vote	PMV		Komfort	DIN EN ISO 7730	t_a	t_r	e_a	v_{ar}	M	I_{cl}
Erforderliche Bekleidungsisolation	Ireq	clo	Kälte	ISO/TR 11079	t_a	t_r	e_a	v_a	M	
Wind Chill Temperature	tWC	°C	Kälte	ISO/TR 11079	t_a			v_{ar}		

t_a = Lufttemperatur, t_r = Strahlungstemperatur, t_w = Feuchttemperatur, t_{nw} = natürliche Feuchttemperatur, e_a = Wasserdampfdruck, v_a = Luftgeschwindigkeit, v_{ar} = relative Luftgeschwindigkeit, M = Energieumsatz, I_{cl} = Bekleidungsisolation

dessen Hilfe die Klimawirkung auf Befinden, Leistung und physiologische Funktionen valide vorhergesagt werden kann. Die bisher entwickelten Klimasummenmaße berücksichtigen die physikalischen Klimafaktoren Lufttemperatur, Luftfeuchtigkeit, Luftgeschwindigkeit, seltener die Strahlungstemperatur. Das Einbeziehen der personenbezogenen Größen wie Arbeitsschwere (metabolische Wärmeproduktion) und die Bekleidungsisolation führt zu teilweise komplizierten, aus der Wärmebilanzgleichung abgeleiteten Berechnungsverfahren.

Die Validität aller bisher entwickelten Klimasummenmaße ist auf einen jeweils nur engen Temperaturbereich begrenzt. Die wichtigsten Klimasummenmaße sind in Tabelle 22.1 aufgelistet.

Das älteste, im Bergbau noch gebräuchliche Klimasummenmaß ist die Effektivtemperatur. Eine Effektivtemperatur von x °C wird im Allgemeinen genauso empfunden wie eine Lufttemperatur von x °C bei unbewegter Luft und 100%iger relativer Luftfeuchtigkeit. Sie wird mit Hilfe von Nomogrammen ermittelt. Hierzu müssen die Lufttemperatur und die Luftfeuchtigkeit (gemessen mit dem Psychrometer) sowie die Windgeschwindigkeit (Anemometer) bekannt sein. Die Arbeitsschwere und der Isolationswert der Bekleidung werden durch Verwendung

entsprechender Nomogramme berücksichtigt. Die Normaleffektivtemperatur (NET) gilt für bekleidete Personen (übliche Straßenkleidung, Abb. 22.3), die Basiseffektivtemperatur (BET) für Personen mit unbekleidetem Oberkörper. Die korrigierte Effektivtemperatur (CNET) erhält man, wenn an Stelle der Lufttemperatur die Globetemperatur (Globethermometer) gemessen wird. Die Globetemperatur ist ein die Lufttemperatur, die Luftgeschwindigkeit und die Wärmestrahlung integrierendes Maß.

Der Isolationswert der Bekleidung wird mit der Einheit clo (clothing) angegeben. Deren Ausmaß ist u. a. bestimmt durch die in der Kleidung befindliche Luftmenge; die Isolation wird also bei Durchnässung geringer. 1 clo entspricht dem Isolationswert der normalen Kleidung.

Das individuelle Klimaempfinden variiert in weiten Grenzen, so dass ein für alle Personen behagliches Klima nicht erzielt werden kann (Abb. 22.4). Dies ist insbesondere bei der künstlichen Klimatisierung zu berücksichtigen. Ein optimales Klima lässt sich nur für einen Teil der Beschäftigten einstellen, die übrigen Mitarbeiter müssen durch eine entsprechende Kleidung „nachregulieren". Obwohl ein allgemein befriedigendes Klima nicht erzielt werden kann, gelten gewisse Richtwerte, deren Einhaltung für den

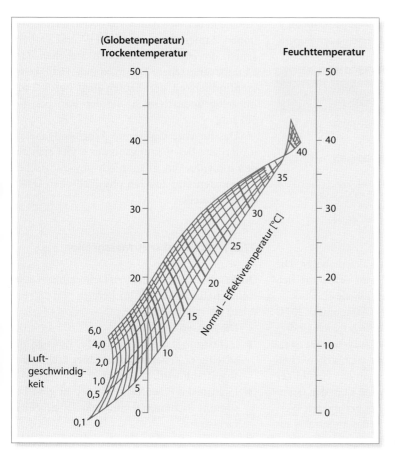

Abb. 22.3: Nomogramm zur Bestimmung der Normaleffektivtemperatur (nach Yaglou 1927)

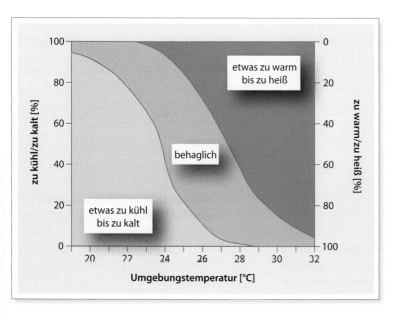

Abb. 22.4: Subjektive Beurteilungen der Umgebungstemperatur

Tabelle 22.2: Arbeitsschwere, Mindestvolumen je Arbeitnehmer, Luftwechselrate und Raumtemperatur (ASR 5, ASR 6)

Tätigkeits-merkmale	Luft-volumen	Außenluft-strom	Raum-tempe-ratur
Überwiegend sitzend	≥ 12 m³	20–40 m³/h	≥ 19 °C
Überwiegend nicht sitzend	≥ 15 m³	40–60 m³/h	≥ 17 °C
Schwere körperliche Arbeit	≥ 18 m³	> 65 m³/h	≥ 12 °C

größten Teil der Beschäftigten akzeptabel ist. Die empfohlene Mindesttemperatur orientiert sich dabei an der Arbeitsschwere (Tabelle 22.2).

In Büroräumen sollte die Temperatur 20 °C nicht unterschreiten und die Windgeschwindigkeit nicht über 0,1–0,2 m/s hinausgehen. Bei stärkeren Luftbewegungen (aber auch erheblichen Temperaturdifferenzen) entsteht das Gefühl der Zugluft. Die rel. Luftfeuchtigkeit ist in den Grenzen von 35–65 % optimal. Bei geringeren Werten trocknen die Schleimhäute des Atemtrakts aus und es kommt dadurch vermehrt zu Katarrhen.

Die ausschließlich künstliche Klimatisierung ist nicht unproblematisch, zumal die Monotonie eines stets gleich bleibenden Klimas als belastend empfunden wird und u. U. zur Ermüdung beiträgt. Ein weiteres Problem stellt die Hygiene der Klimaanlagen dar, die teilweise mit chemischen und biologischen Schadstoffen belastet sind.

22.3 Licht

Informationen aus der Umwelt werden hauptsächlich (zu 80–90 %) visuell aufgenommen. Eine Einschränkung des Sehvermögens auf anatomisch-physiologischer Grundlage oder aufgrund unzureichender Beleuchtungsverhältnisse beeinträchtigt das Wohlbefinden und kann zu vorzeitiger Ermüdung und damit zur Abnahme des Reaktions- und Konzentrationsvermögens, der Leistung und der Arbeitssicherheit führen.

Die in der Netzhaut lokalisierten 6 bis 7 Millionen Zapfen dienen dem Hell- und Farbensehen, die etwa 130 Millionen Stäbchen dem Dämmerungssehen. Die maximale Helligkeitsempfindlichkeit der Zapfen liegt bei 555 nm im gelbgrünen Bereich, die der Stäbchen bei 507 nm.

Das für eine bestimmte Arbeitsaufgabe erforderliche Beleuchtungsniveau ergibt sich aus den individuellen, anatomisch-physiologischen Merkmalen und aus den physikalischen Daten der Lichtquellen.

22.3.1 Physikalische Messgrößen

Die Bandbreite des sichtbaren Lichts umfasst elektromagnetische Wellen im Bereich von 380 nm (blau) bis 780 nm (rot).

Die Messgrößen sind:

▶ Lichtstrom (Lumen, lm): die Lichtmenge, die allseitig je Zeiteinheit von einer Lichtquelle abgestrahlt wird.
▶ Lichtstärke (Candela, cd): der in eine bestimmte Richtung (Raumwinkel) abgegebene Lichtstrom.
▶ Beleuchtungsstärke (Lux, lx): der auf eine Fläche auftreffende Lichtstrom (lm/m²).
▶ Leuchtdichte (cd/m²): die Strahlungsmenge, die von einer Fläche ausgeht (Helligkeitseindruck). Sie ist als die eigentlich physiologische Größe in wissenschaftlichen Untersuchungen zu berücksichtigen; in der Praxis reicht die Messung der Beleuchtungsstärke aus.
▶ Reflexionsgrad (%): der Reflexionsgrad der beleuchteten Gegenstände bezeichnet das Verhältnis zwischen dem auffallenden und dem reflektierten Licht.

22.3.2 Physiologische Determinanten der Sehleistung

Die meisten physiologischen Werte ändern sich mit dem Lebensalter und erfordern eine entsprechende Anpassung bzw. Verbesserung der Lichtverhältnisse am Arbeitsplatz.

Tabelle 22.3: Beleuchtungsstärken für verschiedene Arbeitsbereiche und Tätigkeiten (ASR 7)

(Arbeits-)Bereich/Tätigkeit	Nennbeleuchtung [lx]
Straßen, Plätze	10–15
Lagerräume	50–100
Pausenräume	200
Sanitätsräume	500
Verkehrswege in Gebäuden	50–100
Büroräume	300–500
technisches Zeichnen	750
Goldschmied, Uhrmacher	1000–1500
Operationsfeld	> 3000
zum Vergleich:	
sternklare Neumondnacht	0,01
Vollmondnacht	0,25
bewölkter Himmel (Winter)	2000–4000
bewölkter Himmel	10 000–20 000
volles Sonnenlicht	80 000–> 100 000

Das Gesichtsfeld erfasst den Raum, der bei der Fixation eines Punktes wahrgenommen werden kann. Normalerweise ist er horizontal durch etwa 160° und vertikal durch etwa 140° begrenzt.

Die Sehschärfe (Visus) ist definiert als das maximale optische Auflösungsvermögen der Makula bei stärkstem Kontrast (normal: 1 Winkelminute).

Die Adaptation bezeichnet die Anpassungsfähigkeit an unterschiedliche Beleuchtungsstärken. Das Auge kann sich auf Intensitäten zwischen 0,01 lx und mehr als 100 000 lx einstellen (Tabelle 22.3). Die Anpassung an höhere Beleuchtungsstärken (Helladaptation) beansprucht etwa 1–1,5 Sekunden. Die Dunkeladaptation verläuft anfangs schnell, wird allmählich langsamer und ist erst nach 20–40 Minuten abgeschlossen. Durch die Dilatation der Pupille in der Dämmerung nimmt die Tiefenschärfe ab. Es kommt zu einer relativen Kurzsichtigkeit von ca. 0,5–1,5 Dioptrien.

Mit zunehmendem Alter verengt sich die Pupille und schränkt das Adaptationsvermögen ein. Um die Sehleistung auf dem ursprünglichen Niveau zu halten, muss die Beleuchtungsstärke angehoben werden.

Die Akkommodation ist die Fähigkeit der Linse, sich auf verschiedene Entfernungen einzustellen. Refraktionsanomalien lassen sich damit bis zu einem gewissen Grad ausgleichen. Jenseits des 45. Lebensjahres wird die Akkommodationsbreite aufgrund des Elastizitätsverlusts der Linse allmählich geringer.

> ! Physiologische Determinanten der Sehleistung sind Gesichtsfeld, Sehschärfe, Adaptation und Akkommodation.

22.3.3 Physikalische Determinanten der Sehleistung

Die Lichtverhältnisse sollten eine ungestörte Konzentration auf die Arbeit ermöglichen. Das Beleuchtungsniveau muss daher an die Arbeitsaufgabe, an die Beschaffenheit und an die Einrichtungen des Arbeitsplatzes bzw. Arbeitsraums angepasst werden. Die Einrichtungen sind aber auch mit Rücksicht auf die Sehanforderungen auszuwählen (z. B. matte, wenig reflektierende Oberflächen).

Allgemeines Helligkeitsniveau. Der Tageslichtquotient ist ein grobes Maß für das Beleuchtungsniveau. Er gibt das prozentuale Verhältnis zwischen der Beleuchtungsstärke am Arbeitsplatz und der Beleuchtungsstärke im Freien an. Für geringe und mäßige Sehanforderungen sind mindestens 1–2 % (Abstellräume, Lager), für hohe 5 % (Büro) und für sehr hohe 10–20 % (Feinmechanik) anzusetzen. Die Beleuchtungsstärke hängt ab von der gesamten Fensterfläche, vom Lichteinfallswinkel, von der Höhe der umgebenden Bauten, der Raumtiefe und vom Verschmutzungsgrad der Fenster. Im Allgemeinen reicht die Beleuchtungsstärke für hohe Sehanforderungen aus, wenn vom Arbeitsplatz aus noch ein Stück Himmel zu sehen ist.

Wegen der Dauer der Dunkeladaptation sollte die Beleuchtung am Arbeitsplatz über der allgemeinen Raumbeleuchtung liegen.

Wenn die natürliche Beleuchtung am Arbeitsplatz den Anforderungen nicht (mehr) genügt, ist für zusätzliche künstliche Lichtquellen (Temperaturstrahler, Entladungslampen) zu sorgen.

▶ Temperaturstrahler (Glühlampen) entwickeln eine große Hitze bei relativ geringer Lichtausbeute.

▶ Entladungslampen (Leuchtstoffröhren und -lampen, Quecksilberdampflampen) verbrauchen wenig Energie, die Lichtausbeute ist relativ hoch. Sie sind in mehreren Farbtönen erhältlich (u. a. Universalweiß, Tageslichtweiß, Warmton).

Objektgröße. Bei gleicher Beleuchtung beansprucht das Erkennen kleinerer Objekte mehr Zeit und Konzentration als das Erkennen großer Gegenstände. Für diffizile Sehaufgaben muss daher eine höhere Leuchtdichte gewählt werden.

Lichtfarben. Ein beleuchteter Gegenstand reflektiert nur die Strahlung, die seiner Farbe entspricht. Die spektrale Zusammensetzung künstlicher Lichtquellen spielt deshalb bei der Farberkennung eine entscheidende Rolle. So kann Licht mit hohen Blauanteilen eine zyanotische Verfärbung der Haut und der Schleimhäute vortäuschen. Hohe Rotanteile rufen hingegen den (u. U. falschen) Eindruck einer gesunden Hautfarbe hervor. Für ärztliche Untersuchungsräume sollte daher eine dem Tageslicht entsprechende oder zumindest sehr ähnliche Lichtquelle verwendet werden (z. B. Universalweiß). Die spektrale Zusammensetzung beeinflusst außerdem die Refraktion. Kurzwelliges blaues Licht bewirkt eine relative Kurzsichtigkeit, langwelliges rotes Licht eine relative Weitsichtigkeit bis zu 2 Dioptrien. Diese Effekte fallen insbesondere bei der Alterssichtigkeit ins Gewicht.

Blendung. Blendungen entstehen durch räumlich aneinandergrenzende oder zeitlich unmittelbar aufeinander folgende starke Helligkeitsunterschiede (Kontraste). Sie stören die Adaptation und beeinträchtigen dadurch die Sehleistung.

▶ Direkte Blendung entsteht durch Leuchtkörper oder Sonnenlicht im Blickfeld. Tageslicht sollte daher möglichst von der Seite her einfallen. Kommt es von vorne, so sind Vorhänge oder Blendjalousien notwendig. Künstliche Lichtquellen müssen so installiert werden, dass der Winkel zur horizontalen Blickrichtung größer als 30° ist. Leuchtstoffröhren sollten parallel zur Blickrichtung verlaufen.

▶ Indirekte Blendung kommt durch Reflexion des Lichtes zustande. Im Blickfeld sind deshalb stark reflektierende Flächen (Spiegel, Glas, Metall) zu vermeiden.

▶ Relativblendung entsteht durch zu große Leuchtdichtenunterschiede im Gesichtsfeld. Der Kontrast zwischen Arbeitsobjekt und Umfeld darf höchstens 3:1, zwischen Arbeitsobjekt und Umgebung 10:1 betragen. Der größte Kontrast im Gesichtsfeld sollte das Verhältnis 40:1 nicht überschreiten. Für Bildschirme mit hellen Zeichen auf dunklem Untergrund wird ein Kontrast zwischen 5:1 und 10:1 empfohlen.

Schattigkeit. Das Erkennen von Oberflächenstrukturen setzt eine gewisse Schattigkeit voraus. Bei Personen mit monokularem Sehvermögen trägt sie entscheidend zur räumlichen Wahrnehmung bei. Eine schattenlose Umgebung ist daher generell nicht erwünscht, Schlagschatten (Kernschatten) sind jedoch zu vermeiden.

22.3.4 Einfluss der Beleuchtung auf Befindlichkeit und Leistung

Viele Arbeitnehmer äußern Beschwerden, die auf nicht korrigierte Fehlsichtigkeiten oder auf Beleuchtungsfehler am Arbeitsplatz (Blendung, Lichtfarbe) hinweisen. Typisch sind Spannungs- und Druckgefühl in den Augen, Brennen der Augenlider, Verschwimmen der Buchstaben, schnelle Ermüdung, Schwindel und Kopfschmerzen. An Bildschirmarbeitsplätzen treten diese Symptome auf, wenn ein häufiger Adaptationswechsel zwischen einer Textvorlage (dunkle Zeichen auf hellem Grund) und dem Bildschirm (helle Zeichen auf dunklem Grund) stattfindet. Das Gefühl der Übelkeit entsteht u. a. durch flimmernde Lichtquellen.

Bei schlechter Beleuchtung fällt die Arbeitsleistung ab und die Unfallhäufigkeit steigt an. Die unmittelbaren Ursachen einer verminderten Arbeitsleistung sind die Ermüdung sowie das Nachlassen der Konzentration infolge geringer Beleuchtungsstärken, starker Kontraste etc.

(Eine Schädigung der Augen durch schlechte Beleuchtung muss dagegen nicht befürchtet werden).

! Physikalische Determinanten der Sehleistung sind Helligkeit, Objektgröße, Lichtfarbe, Blendung, Schattigkeit.

Zusammenfassung Lärm, Klima und Licht sind wesentliche Merkmale der Arbeitsplatzumgebung, die Befinden, Leistung und Gesundheit der Beschäftigten determinieren. Es werden die physikalischen Messgrößen und integrale Bewertungsmaße und die Grundlagen für die optimale Gestaltung der Arbeitsplatzumgebung erläutert. Die Bewertung des Lärms hinsichtlich seiner Wirkung auf den Menschen wird mit dem äquivalenten Pegel (am Arbeitsplatz mit dem Tages-Lärmexpositionspegel) geschätzt. Oberhalb bestimmter Grenzen bewirkt Lärm Störungen der Kommunikation, des Befindens, vegetativer Funktionen und führt oberhalb 85 dB(A) zur Lärmschwerhörigkeit. Die Wirkungen des Klimas sind durch vier physikalische Parameter (Lufttemperatur, Wärmestrahlung, Luftfeuchte, Luftgeschwindigkeit) und durch zwei personenbezogene Parameter (Arbeitsschwere, Bekleidungsisolation) bestimmt. Die Beurteilung erfolgt durch Klimasummenmaße, die für den Komfortbereich, Hitze und Kälte entwickelt wurden. Die visuelle Leistung ist determiniert durch die physikalischen Größen Lichtstrom, Lichtstärke, Beleuchtungsdichte, Leuchtdichte und Reflexionsgrad sowie die physiologisch-anatomischen Größen Gesichtsfeld, Sehschärfe, Adaptation und Akkommodation. Bei der Gestaltung des Arbeitsplatzes sind Helligkeitsniveau, Objektgröße, Lichtfarbe, Blendung und Schattigkeit zu berücksichtigen.

Weiterführende Literatur

Arbeitsstättenverordnung: Artikel 3.7 Lärm. Ausfertigungsdatum 12. 08. 2004 (Stand 19. 07. 2010)

Havenith G: Individual heat stress response. Ponsen en Looijen BV, 1997

Heckl M, Müller HA (Hrsg.): Taschenbuch der Technischen Akustik. Berlin: Springer, 1995.

Lange H (Hrsg.): Handbuch für Beleuchtung. Landsberg: ecomed, 1992.

Luczak H, Volpert W (Hrsg.): Handbuch Arbeitswissenschaft. Stuttgart: Schäffer-Poeschel, 1997

Parsons KC: Human thermal environments. The effects of hot, moderate and cold. Environments on human health, comfort and performance. London: Taylor & Francis, 1993.

23 Schichtarbeit, Nachtarbeit

P. Knauth

23.1 Definition und Vorkommen

Schichtarbeit wird als „Arbeit zu wechselnder Tageszeit (z. B. Früh-/Spät-/Nachtschicht) oder zu permanent ungewöhnlicher Zeit (z. B. Dauernachtschicht, Dauerspätschicht)" definiert. Nachtarbeit ist im Sinne des Arbeitszeitgesetzes jede Arbeit, die mehr als zwei Stunden der Nachtzeit (23 bis 6 Uhr) umfasst (ArbZG § 2, Abs. 3 und 4).

Etwa 18 % der deutschen Arbeitnehmer arbeiten regelmäßig in Nacht- und Schichtarbeit (Bundesmann-Jansen et al. 2000).

23.2 Belastungen von Schichtarbeitern

Schichtarbeit – vor allem Nachtarbeit – führt zu einer Zeitverschiebung von Arbeit und Schlaf gegenüber der „normalen" Zeitstruktur der biologischen Rhythmik des Körpers.

Im Gegensatz zur subjektiven Einschätzung der Schichtarbeiter gelingt im Allgemeinen die Anpassung der Zirkadianrhythmen seiner physiologischen Funktionen im Laufe einer Nachtschichtwoche nicht vollständig.

Beim Tagarbeiter ist die Zirkadianrhythmik so programmiert, dass der Körper nachts „auf Erholung" und tags „auf Leistung" geschaltet ist. Eine unvollständige Anpassung der Zirkadianrhythmik des Nachtarbeiters bedeutet auch, dass der Schlaf nach der Nachtschicht zu einer Tageszeit stattfinden muss, zu der der Körper nicht auf Erholung geschaltet ist.

Neben der unvollständigen Anpassung der Zirkadianrhythmik sind noch andere Belastungen der Schichtarbeiter von Bedeutung. So

wurden für Schichtarbeiter häufiger als für Tagarbeiter ungünstige Arbeitsumgebungseinflüsse (z. B. Lärm, ungünstiges Klima, ungünstige Beleuchtung) gefunden.

> **!** Die Zirkadianrhythmen der Schichtarbeiter passen sich in einer Woche nicht vollständig an Nachtarbeit an.

Eine weitere Belastung der Schichtarbeiter ergibt sich aus der Tatsache, dass jeder, der zu unnormalen Tageszeiten arbeiten muss, zumindest teilweise vom sozialen Leben seiner Mitmenschen abgekoppelt wird.

Die erwähnten Belastungen führen bei verschiedenen Schichtarbeitern zu unterschiedlichen Beanspruchungen. Diese können wiederum zu einer Reihe von Beschwerden, Erkrankungen und Fehlleistungen führen.

23.3 Beschwerden, Erkrankungen und Fehlleistungen von Schichtarbeitern

23.3.1 Schlafstörungen

Der Tagschlaf nach einer Nachtschicht ist nicht nur verkürzt (Abb. 23.1), sondern auch in seiner Qualität verändert. So ist beispielsweise die Gesamtdauer des REM-Stadiums im Tagschlaf verkürzt (Literaturzusammenstellung siehe Knauth 1983). Wenn nun viele Nachtschichten hintereinander liegen, kann es zu einer Anhäufung von Schlafdefiziten kommen. Langfristig können Schlafstörungen bei Schichtarbeitern zu

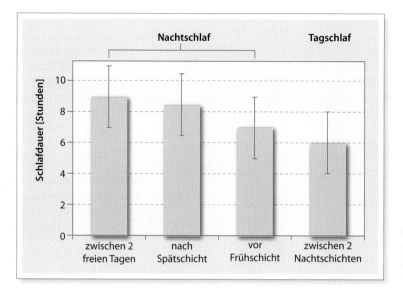

Abb. 23.1: Abhängigkeit der Schlafdauer von der Schichtform (Knauth et al. 1980)

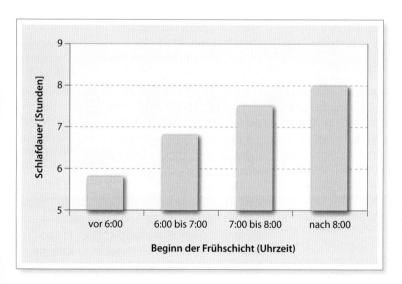

Abb. 23.2: Abhängigkeit der Schlafdauer von der Uhrzeit des Frühschichtbeginns (Folkard u. Barton 1993)

chronischer Müdigkeit führen. In einer Studie von Dumont et al. (1997) hatten Schichtarbeiter, die jahrelang in Dauernachtschicht gearbeitet hatten, selbst nach dem Wechsel in die Tagschicht immer noch fortdauernde Schlafstörungen.

Aber auch der Schlaf vor Frühschichten kann verkürzt sein. Aus Abb. 23.2 ist zu ersehen, dass der Schlaf im Durchschnitt umso kürzer war, je früher die Schicht begann.

23.3.2 Appetitstörungen und Beschwerden im Magen-Darm-Bereich

Darüber hinaus führen die Verschiebungen der Mahlzeiten in die Nacht, d. h. in eine Zeit, in der u. a. die Magensaftsekretion reduziert ist, sowie z. T. veränderte Essgewohnheiten und Essdauer in mehreren Studien zu Klagen von 20–75 % der Schichtarbeiter über Appetitstörungen. Bei Be-

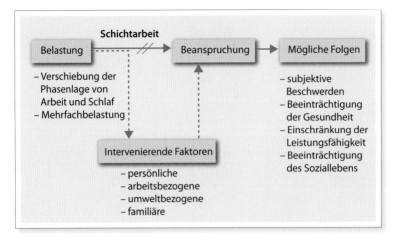

Abb. 23.3: Belastungs-Beanspruchungskonzept für Schichtarbeiter (nach Rutenfranz et al. 1993)

schwerden im Magen-Darm-Bereich ist natürlich die Ursache dieses Komplexes von Symptomen sehr vielschichtig. Dennoch gibt es eine Reihe von Studien, in denen Schichtarbeiter häufiger als Tagarbeiter über Magen-Darm-Beschwerden klagten (Übersicht und zu methodischen Problemen siehe Knauth u. Hornberger 1997).

Das in Abbildung 23.3 dargestellte Belastungs-Beanspruchungs-Konzept soll verdeutlichen, dass Schichtarbeit – vor allem Nachtarbeit – ein Risikofaktor für die Gesundheit ist, d. h., wenn zu der Belastung durch Nachtarbeit noch weitere erschwerende Faktoren hinzukommen, sei es am Arbeitsplatz, im Privatleben oder aufgrund der Persönlichkeit und dem „coping behaviour" des Schichtarbeiters, steigt die Wahrscheinlichkeit für Erkrankungen.

23.3.3 Erkrankungen

Die Mehrheit der epidemiologischen Studien ergab eine höhere Prävalenz von gastrointestinalen Erkrankungen (z. B. Gastritis, Gastroduodenitis, peptisches Ulkus, Kolitis) bei Schicht- und Nachtarbeitern bzw. bei Arbeitern, die aus Gesundheitsgründen von Schicht- zur Tagarbeit wechselten.

In Abb. 23.4 sind beispielhaft Ergebnisse aus der Längsschnittstudie von Angersbach et al. (1980) dargestellt. Dabei handelt es sich um die letzte umfangreiche Längsschnittstudie mit

Kontrollgruppen-Design in Deutschland. Der zeitliche Verlauf des relativen Risikos, erstmals an Störungen des Magen-Darm-Trakts zu erkranken, wurde mit Hilfe der kumulativen Morbidität untersucht (Abb. 23.4). Das Ersterkrankungsrisiko stieg in der Schichtarbeiterkohorte gegenüber der Tagarbeiterkohorte nach 5 Jahren deutlich an. Die Anzahl der Fehltage pro Mann und Jahr, verursacht durch Magen- und Darmerkrankungen, in der Schichtarbeiterkohorte war in jedem Jahr größer als in der Tagarbeiterkohorte. Darüber hinaus nahm die Differenz in der zweiten Hälfte der Untersuchungsperiode tendenziell zu.

Die Zahlen in Tabelle 23.1 verdeutlichen, dass die Gruppe der Wechsler, d. h. derjenigen Schichtarbeiter, die in den Tagdienst wechseln, besondere Aufmerksamkeit verdient. Dieses Problem der Fremd- und Selbstselektion kann nur in Längsschnittstudien analysiert werden.

Eine Reihe epidemiologischer Studien lässt einen Zusammenhang zwischen Nachtarbeit und kardiovaskulären Erkrankungen vermuten. Zwar ergab eine Metaanalyse bei vier Studien kein erhöhtes Risiko für Schichtarbeiter, aber in einer entsprechenden Analyse von vier anderen Studien war das Risiko um ca. 30 % erhöht.

In anderen Studien wurde ein um ca. 40–50 % erhöhtes Risiko für kardiovaskuläre Erkrankungen bei Schichtarbeitern gefunden. Als mögliche Ursachen werden zahlreiche Faktoren diskutiert, z. B. die Störung der hormonalen, neuro-

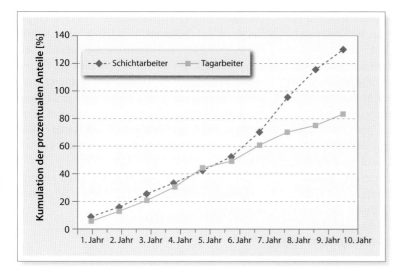

Abb. 23.4: Kumulative Morbidität für Ersterkrankungen am Magen-Darm-Trakt in der Schichtarbeiter- und Tagarbeiter-kohorte (Angersbach et al. 1980)

vegetativen und biochemischen Homöostase ebenso wie indirekte Effekte durch anstrengende Arbeits- und Lebensbedingungen oder Rauchen.

Die International Agency for Research on Cancer (IARC) hat im Oktober 2007 Schichtarbeit mit zirkadianer bzw. Chronodisruption als wahrscheinliches Humankarzinogen eingestuft. Zwar sind die postulierten Kausalzusammen-

hänge zwischen bestimmten Formen der Schichtarbeit und Krebsentwicklungen beim Menschen biologisch plausibel, es fehlen aber zurzeit aussagekräftige epidemiologische Untersuchungen, die mögliche Risiken beim Menschen beschreiben oder ausschließen können.

Auf die besondere Problematik von Dauernachtschichtarbeit weist eine retrospektive Studie

Tabelle 23.1: Inzidenzdichte von Magen-Darm-Erkrankungen (Gesamtzahl der Erkrankungsfälle/100 Mann/Jahre) Untersuchungszeitraum 1966–1977 (Angersbach et al. 1980)

Magen-Darm-Erkrankung	Alle Tagarbeiter (n = 270)	Alle Schichtarbeiter (n = 370)	Schichtarbeiter, die Schichtarbeit verließen (vor dem Wechsel; n = 155)
Nachgewiesene Ulcera ventriculi oder Ulcera duodeni	0,9	1,5	3,4
Übrige Magen-Darm-Erkrankungen	10,8	12,8	21,3

Tabelle 23.2: Zeiträume (in Jahren) zwischen Arbeitsbeginn in der jeweiligen Arbeitsform und der Krankheitsdiagnose (Costa et al. 1981)

Arbeitsform	Schleimhautentzündung Magen/Zwölffingerdarm	Geschwüre Magen/Zwölffingerdarm	Psychische Beeinträchtigungen
Tagarbeiter	12,8	12,2	9,7
Zwei-Schicht-Arbeiter	7,8	14,4	9,0
Drei-Schicht-Arbeiter	7,4	5,0	6,8
Dauernachtschichtarbeiter	4,7	5,6	3,5

von Costa et al. (1981) hin. Diese Autoren verglichen die Erkrankungen von 97 Dauernachtarbeitern, 49 Tagarbeitern, 164 Schichtarbeitern ohne und 263 Schichtarbeitern mit Nachtarbeit. In Tabelle 23.2 sind die Zeiträume in Jahren zwischen dem Beginn der Arbeit in dem jeweiligen Arbeitszeitsystem und dem Beginn der Erkrankungen dargestellt.

Aus den Ergebnissen wird deutlich, dass es einige Jahre dauert, bis es zum Ausbruch der jeweiligen Erkrankungen kommt. Dabei erkrankten die Dauernachtarbeiter zum Teil früher als die Wechselschichtarbeiter. So dauerte es lediglich 4,7 Jahre, bis eine Schleimhautentzündung des Magens oder des Zwölffingerdarms bei Dauernachtschichtarbeitern auftrat, während dieser Zeitraum bei den übrigen Schichtarbeitern 7,4 bzw. 7,8 Jahre betrug.

Grundsätzlich ist festzustellen, dass es an methodisch gut kontrollierten Längsschnittstudien mangelt (Querschnittstudien sind wegen der Fremd- und Selbstselektion nur bedingt aussagekräftig).

23.3.4 Störungen des sozialen Lebens

Da der Nutzwert von freien Stunden am Abend und am Wochenende von den meisten Menschen besonders hoch geschätzt wird, kollidieren Spätschichten, Nachtschichten und Wochenendarbeit mit diesen Wertvorstellungen. Für Schichtarbeiter ist es schwer bis unmöglich, an regelmäßigen abendlichen Freizeitveranstaltungen (beispielsweise Kegelabend, Weiterbildung, Sportveranstaltungen) teilzunehmen. Schwierig ist auch die Haushalts- und Freizeitorganisation, wenn beide Partner in Schichten arbeiten. Den größten Stress und den geringsten Schlaf haben unter anderem Schichtarbeiterinnen mit kleinen Kindern.

Die Möglichkeit, soziale Kontakte zu pflegen, ist generell sehr stark von der Art des Schichtsystems abhängig.

23.3.5 Fehlleistungen und Unfälle

Eine Reihe von Studien, in denen Daten über alle Schichten gesammelt wurden, zeigt ein Leistungstief zwischen 0.00 und 6.00 Uhr und ein Nebentief um ca. 14.00 Uhr. Aus einer Zusammenfassung mehrerer Studien ergab sich, dass das Unfallrisiko in den Nachtschichten am größten war. Bedenklich ist auch, dass eine Reihe großer Katastrophen und Unfälle in der Nachtschicht stattfand (z. B. Three Mile Island, Tschernobyl, Bophal, Exxon Valdez).

Analysiert man das Unfallrisiko in hintereinander liegenden Nachtschichten, so ist eine deutliche Zunahme von der ersten bis zur vierten Nachtschicht festzustellen (Abb. 23.5).

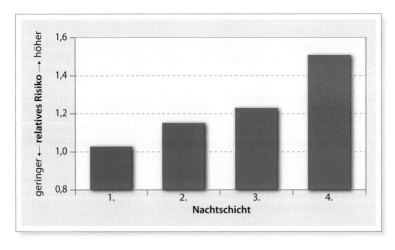

Abb. 23.5: Relatives Unfallrisiko während aufeinander folgender Nachtschichten aus vier Studien (in Anlehnung an Knauth 1995 und Folkard u. Hill 2000)

Tabelle 23.3: Präventive und kompensatorische Maßnahmen zur Reduzierung der Probleme von Schichtarbeitern

Präventive und kompensatorische Maßnahmen	Mögliche positive Auswirkungen auf:		
	Wohlbefinden	Gesundheit	Sozialleben
1. Schichtplangestaltung	x	x	x
2. Reduktion der individuellen „Dosis" „unnormaler" Arbeitszeiten	x	x	x
3. Betriebsärztliche Maßnahmen	x	x	
4. Maßnahmen gegen Schlafprobleme	x	x	
5. Adäquate Ernährung und körperliche Fitness	x	x	
6. Maßnahmen gegen Probleme im sozialen Bereich			x
7. Weitere betriebliche Maßnahmen	x	x	x

23.4 Präventive und kompensatorische Maßnahmen

Aus Tabelle 23.3 wird deutlich, dass es möglich ist, die Probleme der Schichtarbeiter durch eine Reihe von Maßnahmen zu reduzieren (allerdings nie vollständig zu beseitigen). Zu diesen Maßnahmen gibt es mehrere Veröffentlichungen (z. B. Knauth u. Hornberger 1997; Knauth 1999).

Im vorliegenden Text soll v. a. auf die effektivste Maßnahme – die Gestaltung der Schichtpläne nach arbeitswissenschaftlichen Erkenntnissen – hingewiesen werden.

23.5 Schichtplangestaltung

Obwohl im Arbeitszeitgesetz (§ 6 Abs. 1) gefordert wird, dass die Arbeitszeit der Nacht- und Schichtarbeiter nach den gesicherten arbeitswissenschaftlichen Erkenntnissen zu gestalten ist, haben viele Unternehmen in Deutschland diese Vorgabe noch nicht umgesetzt. Die wichtigsten arbeitswissenschaftlichen Empfehlungen zur Schichtplangestaltung sind in Box 23.1 zusammengestellt. Das Beispiel in Abb. 23.6 zeigt, dass es möglich ist, diese Empfehlungen umzusetzen. Aus der wissenschaftlichen Begleitung vieler solcher Umsetzungsprojekte ist bekannt, dass der Einführungsprozess mindestens so bedeutend wie das Schichtmodell für die Akzeptanz der Schichtarbeiter ist.

Als wichtigste Aspekte sind dabei die umfassende und frühzeitige Information aller Betroffenen, die Beteiligung der Schichtarbeiter an der Lösungsfindung, die Einbeziehung des Betriebsrates von Beginn an und ein Zeitraum von ca. sechs Monaten für die Vorbereitung der Schichtplanumstellung zu nennen.

Woche	Mo	Di	Mi	Do	Fr	Sa	So	Mo	Di	Mi	Do	Fr	Sa	So
1 + 2	F	F	S	S	N	N					F	F	S	S
3 + 4	N	N				F	F	S	S	N	N			
5 + 6			F	F	S	S	N	N					F	F
7 + 8	S	S	N	N				F	F	S	S	N	N	
9 + 10				F	F	S	S	N	N					

	Durchschnittliche Wochenarbeitszeiten:
▓ = frei	33,6 Std./Woche ohne Zusatzschicht
F = Frühschicht	35,2 Std./Woche mit 1 Zusatzschicht/5 Wochen
S = Spätschicht	36,8 Std./Woche mit 2 Zusatzschichten/5 Wochen
N = Nachtschicht	38,4 Std./Woche mit 3 Zusatzschichten/5 Wochen

Abb. 23.6: Vollkontinuierliches, schnell rotierendes Schichtsystem in der chemischen Industrie

> **Box** 23.1: Arbeitswissenschaftliche Empfehlungen zur Schichtplangestaltung*
>
> 1. Nicht mehr als drei Nachtschichten hintereinander
> 2. Nicht mehr als drei Früh- und drei Spätschichten hintereinander
> 3. Frühschicht nicht zu früh beginnen
> 4. Vorwärtswechsel der Frühschichten
> 5. Ungünstige Schichtfolgen vermeiden
> 6. Geblockte Wochenendfreizeit
> 7. Mindestens ein freier Abend pro Woche von Montag bis Freitag
>
> * Nach Knauth u. Hornberger 1997

! Die Gestaltung der Schichtpläne nach arbeitswissenschaftlichen Empfehlungen ist die effektivste Maßnahme zur Problemreduzierung.

23.6 Arbeitsmedizinische Vorsorgeuntersuchungen

Der Ausschuss Arbeitsmedizin beim Hauptverband der gewerblichen Berufsgenossenschaften, Arbeitsgruppe 1.10 „Nachtschichtarbeit" hat in Zusammenarbeit mit dem Länderausschuss für Arbeitsschutz und Sicherheitstechnik (LASI) Anhaltspunkte zur Durchführung arbeitsmedizinischer Untersuchungen bei Nachtarbeitnehmern gemäß § 6 Abs. 3 Arbeitszeitgesetz (ArbZG) erarbeitet (Bek. des BMA vom 22. August 1995 – III b 8-36607-4/7 (37135)).

! Arbeitsmedizinische Untersuchungen werden für alle Nachtarbeitnehmer empfohlen.

Danach bestehen dauernde gesundheitliche Bedenken bei Personen mit z. B.
- chronischer Gastritis (histologisch bereits gesichert) mit erheblicher Funktionsstörung,
- chronischen Erkrankungen des Magen-Darm-Trakts (z. B. rezidivierende Ulzera, Colitis ulcerosa, Morbus Crohn),
- chronischen aktiven (progredienten) Krankheiten der Leber,
- Diabetes mellitus (mit erheblichen Schwankungen der Blutzuckerwerte),
- nicht kompensierbaren endokrinen Störungen,
- Herz-Kreislauf-Leiden von Krankheitswert,
- Zustand n. Organtransplantationen (instabil),
- chronisch ausgeprägter Niereninsuffizienz,
- Nachtblindheit stärkeren Ausmaßes (falls für die spezielle Tätigkeit relevant),
- Lungenfunktionsstörungen von Krankheitswert,
- Anfallsleiden jeglicher Genese,
- vom Biorhythmus abhängiger Medikamentenaufnahme (z. B. bei Zustand nach Organtransplantation),
- psychovegetativen Störungen von Krankheitswert,
- ausgeprägten psychotischen, neurotischen oder organisch bedingten psychischen Störungen,
- chronischen Schlafstörungen,
- Alkohol-, Drogen-, Medikamentenabhängigkeit.

Weiterhin soll im Rahmen der Beratung der Arbeitnehmer besonders auf die Bedeutung der folgenden Aspekte hingewiesen werden:
- Gesundheitsrisiken durch Nachtschichtarbeit,
- Schichtpläne und Ruhepausen,
- Gestaltung von Arbeitsplätzen,
- Übergewicht, vermehrter Nikotin- und Alkoholgenuss, Medikamentenmissbrauch, Bewegungsmangel und chronisches Schlafdefizit,
- richtige Ernährung und Pausenverpflegung,
- Vermeidung zusätzlicher außerberuflicher (familiärer) Belastung.

Zusammenfassung Schichtarbeiter leben weder in Einklang mit ihrer „inneren Uhr" (Tagesrhythmik physiologischer Funktionen) noch mit den Lebensrhythmen ihrer sozialen Umwelt. Daraus können eine Reihe von Beschwerden (z. B. Schlafstörungen, Appetitstörungen), Beeinträchtigungen des sozialen Lebens sowie der Leistung und sogar langfristig gastrointestinale oder kardiovaskuläre Erkrankungen resultieren.

Die effektivste präventive Maßnahme ist die Gestaltung der Schichtpläne nach neueren arbeitswissenschaftlichen Erkenntnissen. Außerdem werden arbeitsmedizinische Untersuchungen von Nachtarbeitnehmern in regelmäßigen Abständen empfohlen. Eine große Zahl weiterer Maßnahmen aller verantwortlichen betrieblichen Akteure kann darüber hinaus helfen, die Probleme der Schichtarbeiter zu reduzieren.

Weiterführende Literatur

Angersbach D, Knauth P, Loskant H, Karvonen MJ, Undeutsch K, Rutenfranz J: A retrospective cohort study comparing complaints and diseases in day and shift workers. In: Int Arch Occup Environ Health 1980; 45: 127–140.

Bøggild H, Knutsson A.: Meta-Analyse epidemiologischer Literatur über Schichtarbeit und Herzerkrankungen Z Arb Wiss 2000; 54: 330–334.

Costa G: Effects on health and well-being. In: Colquhoun WP, Costa G, Folkard S, Knauth P (eds.): Shiftwork. Problems and solutions. Frankfurt am Main, Berlin, Bern, New York, Paris, Wien: Peter Lang, 1996, pp. 113–139.

Erren TC, Falaturi P, Morfeld P, Knauth P, Reiter RJ, Piekarski C: Schichtarbeit und Krebs. Hintergründe und Herausforderungen. Dtsch Ärztebl Int 2010; 107: 657–662.

Folkard S: Effects on performance efficiency. In: Colquhoun WP, Costa G, Folkard S, Knauth P (eds.): Shiftwork. Problems and solutions. Frankfurt am Main, Berlin, Bern, New York, Paris, Wien: Peter Lang, 1996, pp. 65–87

Folkard S, Hill J: Shiftwork and accidents. In: Marek T, Oginska H, Pogorski J, Costa G, Folkard S (eds.): Shiftwork 2000. Implementations for scienc, practice and business. Chair of Managerial Psychology and Ergonomics, Institute of Management. Krakow: Jagiellonian Universit, 2000, pp. 11–28.

Knauth P: Arbeitswissenschaftliche Kriterien der Schichtplangestaltung. In: Kutscher J, Eyer E, Antoni H (Hrsg.); Das flexible Unternehmen: Arbeitszeit, Gruppenarbeit, Entgeltsysteme. Loseblattwerk. Wiesbaden: Gabler, 1996.

Knauth P: Ergonomische Beiträge zu Sicherheitsaspekten der Arbeitszeitorganisation. Fortschr.-Ber. VDI-Z., Reihe 17, Nr. 18. Düsseldorf: VDI-Verlag, 1983.

Knauth P: Arbeitsorganisation und Schichtarbeit. In: Florian HJ, Franz J, Zerlett G (Hrsg.): Handbuch Betriebsärztlicher Dienst, 58. Ergänzungslieferung 10/1999. Landsberg: ecomed, 1999, S. 1–30.

Knauth P, Costa G: Psychosocial effects. In: Colquhoun WP, Costa G, Folkard S, Knauth P (eds.): Shiftwork. Problems and solutions. Frankfurt am Main, Berlin, Bern, New York, Paris, Wien: Peter Lang, 1996, pp. 89–112.

Knauth P, Hornberger S: Schichtarbeit und Nachtarbeit. Probleme – Formen – Empfehlungen, 4. Aufl. München: Bayerisches Staatsministerium für Arbeit und Sozialordnung, Familie, Frauen und Gesundheit (Hrsg.), 1997.

Pallapies D, Pesch B, Johnen G et al.: Schichtarbeit und Krebs? Aktueller Kenntnisstand und offene Fragen. Arbeitsmed Sozialmed Umweltmed 2010; 45: 411–415.

Seibt A, Knauth P, Griefahn B: Arbeitsmedizinische Leitlinie der Deutschen Gesellschaft für Arbeitsmedizin und Umweltmedizin e.V. Nacht- und Schichtarbeit. Arbeitsmed Sozialmed Umweltmed 2006; 41: 390–397. http://www.dgaum.med.uni-rostock.de/leitlinien/Nach_uSchichtarbeit%20280205.pdf

24 Biologische Arbeitsstoffe

T. H. Brock

24.1 Auftreten, Bedeutung und Wirkung

Mikroorganismen sind in schier unglaublicher Vielfalt im menschlichen Lebensraum frei lebend oder an Wirte gebunden vertreten. Damit sind auch am Arbeitsplatz Einwirkungen von Mikroorganismen, mit Blick auf die Rechtslage hier auch als biologische Arbeitsstoffe bezeichnet, zu erwarten. Nach Schätzungen der Bundesanstalt für Arbeitsschutz und Arbeitsmedizin – BAuA – kommen in der Bundesrepublik etwa fünf Millionen Beschäftigte bei ihren Tätigkeiten, beispielsweise in der Forschung, der pharmazeutischen und chemischen Industrie, der Nahrungs- und Futtermittelproduktion, in der Land- und Forstwirtschaft, der Abfall- und Abwasserwirtschaft und im Bereich Gesundheit und Medizin, mit biologischen Arbeitsstoffen in Kontakt. Dabei ist die Tendenz sicherlich als steigend anzunehmen.

> **!** An Millionen Arbeitsplätzen kommen Menschen mit biologischen Arbeitsstoffen in Kontakt.

Es kommen bei weitem nicht nur gentechnisch veränderte Organismen zum Einsatz, sondern viele auch in der Natur vorkommende Mikroorganismen. In großem Ausmaß wird zudem die Verwendbarkeit bislang nicht eingesetzter natürlicher Mikroorganismen für neue Verfahren und Produkte getestet. Alle diese Arbeiten fallen in den Geltungsbereich des deutschen und europäischen Rechts zu biologischen Arbeitsstoffen und gentechnisch veränderten Organismen.

Zu den biologischen Arbeitsstoffen, die sich im Geltungsbereich der hier besonders wichtigen Biostoffverordnung befinden, zählen Bakterien, Viren, Pilze, Parasiten (mit Ausnahmen bei Ektoparasiten), Agenzien, die spongiforme Enzephalopathien hervorrufen können, und Zellkulturen.

Neben den Regelungen der Biostoffverordnung sind auch die des Gentechnikrechts – insbesondere das Gentechnik-Gesetz und die Gentechnik-Sicherheitsverordnung – und des Infektionsschutzgesetzes von Bedeutung. Regelungen sind jedoch nicht nur im staatlichen Recht vorhanden, sondern auch das autonome Recht der Träger der gesetzlichen Unfallversicherung enthält solche, ferner sind hier – auf diesen und staatlichen Regelungen fußend – auch vielfältige Hilfestellungen in Form von Publikationen erhältlich.

Keine biologischen Arbeitsstoffe im Sinne der EG-Richtlinie und der Biostoffverordnung sind Tiere (ausgenommen die humanpathogenen Endoparasiten), Pflanzen, Fortpflanzungseinheiten höher entwickelter Organismen, wie z. B. Pollen, organische Stäube (Holz, Futtermittel, Getreide usw.), freie Nukleinsäuren, Plasmide, Stoffwechselprodukte und andere Produkte tierischen Ursprungs (Haare, Pelze, Lebensmittel etc.).

Unfälle mit Tieren (z. B. Insekten-/Schlangenbiss), zahlreiche Allergien (Heuschnupfen, Kontaktallergien, Tierhaarallergien, Proteinallergien) und viele toxische Wirkungen (Hormone, Tier- und Pflanzengifte) sind demnach nicht dem Geltungsbereich der Biostoffverordnung zuzuordnen, sondern beispielsweise dem Gefahrstoffrecht.

> **!** Die Biostoffverordnung regelt Tätigkeiten mit biologischen Arbeitsstoffen.

Für den Arbeitsplatz von Bedeutung sind drei Arten von Wirkungen biologischer Arbeitsstoffe:

die Infektion, toxische und sensibilisierende Wirkungen. Der Mensch macht im Laufe seines Lebens eine Reihe von Infekten durch, die in den entwickelten Ländern meist ohne bleibende Schäden ausheilen. Infektionen am Arbeitsplatz unterscheiden sich von solchen des übrigen Lebens dadurch, dass es sich dabei um Infektionen durch biologische Arbeitsstoffe handeln kann, die im natürlichen Lebensraum der betreffenden Person normalerweise nicht vorkommen, oder dass es sich um ungewöhnliche Aufnahmewege oder Konzentrationen handelt. Im Gegensatz zur Beurteilung von Gefährdungen durch chemische Stoffe spielt hier die Fähigkeit eines biologischen Systems zur Vermehrung der Einheiten eine zusätzliche Rolle.

! Biologische Arbeitsstoffe können Infektionen verursachen, toxische und sensibilisierende Wirkungen haben.

Pathogene Wirkungen von Mikroorganismen können aber nicht nur in der Infektion bestehen, sondern auch in sensibilisierenden oder toxischen Effekten, beispielsweise durch die Bildung hochwirksamer Proteine. So gehören von Bakterien gebildete Toxine wie Diphtherie-, Botulinus-, Cholera-, Shiga- oder Tetanustoxin und Pilzgifte wie Aflatoxine oder Trichothecene zu den potentesten Giften der Natur; in ihrer Wirksamkeit übertreffen sie alle künstlich hergestellten Giftstoffe bei weitem. So ist die letale Toxizität der Botulinustoxine millionenfach höher als die des – allerdings auch in der Natur vorkommenden – Strychnins (LD_{50} Ratte, intravenös: 0,96 mg/kg für Strychnin, gegenüber 10–30 pg/Maus für die Botulinustoxine), das „künstliche Gift" Natriumcyanid weist eine LD_{50} von 10 mg/kg auf.

! Bakterientoxine gehören zu den potentesten Giftstoffen.

Der Mensch besitzt einige natürliche Barrieren, die die Erreger erst überwinden müssen, um eine pathogene Wirkung zu entfalten. Diese Barrieren sind bei älteren, kranken oder immunsupprimierten Menschen häufig in ihrer Wirksamkeit mehr oder weniger eingeschränkt, so dass es hier eher als beim gesunden Menschen zur Erkrankung kommen kann. Als Aufnahmewege für biologische Arbeitsstoffe sind neben der inhalativen Aufnahme auch die orale Aufnahme sowie die über die Haut und die Schleimhäute zu berücksichtigen. Entsprechende Barrieren für eine Infektionsabwehr sind beispielsweise die äußeren und inneren Körperoberflächen (Haut und Schleimhäute von Augen, Atemwegen, Magen-Darm- und Harntrakt), der Speichel, die Tränenflüssigkeit oder der Schweiß. Die Barriere Haut wird durch vorhandene Verletzungen oder durch Aufweichen (Feuchtarbeiten) in ihrer Wirksamkeit behindert, kann aber auch durch Inokulation (Stiche, Schnitte, Kratzer, Bisse) überwunden werden. Die durch Escherichia coli verursachte Diarrhö zeigt auch, dass ein Bakterium, das in seinem natürlichen Lebensraum notwendig und harmlos ist (Darm des Menschen), eine andere Barriere (Mund mit Speichel) überwinden kann und zur Krankheit führt. Mangelnde Hygiene kann auch heute am Arbeitsplatz zu ernsten Problemen führen. Das Beachten allgemeiner hygienischer Grundprinzipien am Arbeitsplatz, wie sie in den Technischen Regeln für Biologische Arbeitsstoffe des Bundesarbeitsministeriums TRBA 500 „Allgemeine Hygienemaßnahmen: Mindestanforderungen" niedergelegt sind, hilft bei der Vorbeugung. Im Zuge der Vorsorgeuntersuchungen und der Beratungstätigkeit, sowohl der Betriebe im Allgemeinen als auch der einzelnen Mitarbeiter im Besonderen, erwachsen dem Arbeitsmediziner hier besondere Aufgaben in der Beurteilung der betrieblichen Verhältnisse, der Aufklärung der Mitarbeiter und der entsprechenden Beratung des Betriebs.

! Der Mensch ist durch natürliche Barrieren gegen biologische Arbeitsstoffe geschützt.

Zur Beurteilung der betrieblichen Verhältnisse und damit auch der Gefährdungen ist es wichtig zu berücksichtigen, dass die Gefährdung aus

Tabelle 24.1: Definitionen der Risikogruppen für biologische Arbeitsstoffe

Risikogruppe	Definition
1	Biologische Arbeitsstoffe, bei denen es unwahrscheinlich ist, dass sie beim Menschen eine Krankheit verursachen. Beispiele: Bacillus subtilis, Saccharomyces cerevisiae.
2	Biologische Arbeitsstoffe, die eine Krankheit beim Menschen hervorrufen können und eine Gefahr für Beschäftigte darstellen können; eine Verbreitung des Stoffes ist unwahrscheinlich; eine wirksame Vorbeugung oder Behandlung ist normalerweise möglich. Beispiele: Staphylococcus aureus subsp. aureus, Streptococcus pyogenes.
3	Biologische Arbeitsstoffe, die eine schwere Krankheit beim Menschen hervorrufen und eine ernste Gefahr für Beschäftigte darstellen können; die Gefahr einer Verbreitung in der Bevölkerung kann bestehen, doch ist normalerweise eine wirksame Vorbeugung oder Behandlung möglich. Beispiele: Bacillus anthracis, Erreger der Transmissiblen Spongiformen Enzephalopathie.
4	Biologische Arbeitsstoffe, die eine schwere Krankheit beim Menschen hervorrufen und eine ernste Gefahr für Beschäftigte darstellen; die Gefahr einer Verbreitung in der Bevölkerung ist unter Umständen groß; normalerweise ist eine wirksame Vorbeugung oder Behandlung nicht möglich. Vertreter sind nur einige Viren wie Ebola- oder Lassa-Erreger.

den intrinsischen Eigenschaften der biologischen Arbeitsstoffe erst in Verbindung mit der Verwendung erwächst. Aus der Kenntnis heraus, um welche biologischen Arbeitsstoffe es sich im konkreten Einzelfall (typischerweise) handelt, kann die Einstufung in eine der Risikogruppen meist der Literatur entnommen werden. Die Einstufung erfolgt nach internationaler Absprache (WHO-Definitionen) entsprechend dem von ihnen ausgehenden Infektionsrisiko in vier Risikogruppen (Tabelle 24.1).

! Biologische Arbeitsstoffe werden nach dem Infektionsrisiko für den gesunden Menschen vier Risikogruppen zugeordnet.

Solche Einstufungen werden in der Bundesrepublik von der Zentralen Kommission für die Biologische Sicherheit für gentechnisch veränderte Organismen vorgenommen. Seit etlichen Jahren beurteilen die wissenschaftlichen Beratergremien bei der BG Chemie Parasiten, Pilze, Bakterien und Viren und erstellen hierzu umfangreiche Einstufungslisten, die im Rahmen der B-Merkblattreihe publiziert werden. Die TRBA, die die offiziellen Einstufungen enthalten, beruhen zum größten Teil auf den Einstufungen der BG Chemie. Zu

den Einstufungskriterien siehe TRBA 450, die Einstufungen beziehen sich dabei immer auf den gesunden Menschen.

! Die Einstufung biologischer Arbeitsstoffe kann umfangreichen Listen entnommen werden.

Sensibilisierende oder toxische Wirkungen gehen in die Einstufung nicht ein, müssen jedoch für die Wirkung auf den Menschen am Arbeitsplatz berücksichtigt werden. Hinweise sind in der Literatur zu finden, zunehmend werden auch diesbezüglich Hilfestellungen aus dem Bereich der Träger der gesetzlichen Unfallversicherungen publiziert.

Außerdem spielt es eine entscheidende Rolle, ob eine Übertragung über die Atemluft stattfinden kann und ob – bedingt durch die Arbeitsplatzverhältnisse – entsprechende Dosen an Erregern aufgenommen werden können. Einige typische Infektionsdosen werden in Tabelle 24.2 aufgelistet.

! Erst die Aufnahme einer ausreichenden Dosis an Erregern führt zu einer Infektion.

Tabelle 24.2: Infektionsdosen ID_{25} oder ID_{50} einiger Krankheitserreger, bei denen 25 % bzw. 50 % der Versuchstiere erkrankten

Erreger	Krankheit	Eintrittspforte	ID_{25} bzw. ID_{50}
Shigella dysenteriae	Ruhr	Verdauungstrakt	10–100
Orientia (Rickettsia) tsutsugamushi	Milbenfleckfieber	Haut	3
Yersinia pestis	Lungenpest	Atemtrakt	5
Coxiella burnetii	Q-Fieber	Atemtrakt	10
Francisella tularensis	Tularämie	Atemtrakt	10
Treponema pallidum	Syphilis	Schleimhaut/Haut	57
Bacillus anthracis	Lungenmilzbrand	Atemtrakt	1300
Salmonella Typhi	Typhus	Verdauungstrakt	105
Vibrio cholerae	Cholera	Verdauungstrakt	108
Escherichia coli (außer EHEC)	Durchfallerkrankungen	Verdauungstrakt	108
EHEC (enterohämorrhagische Escherichia-coli-Stämme)	Durchfallerkrankungen, hämolytisch-urämisches Syndrom	Verdauungstrakt	100

Dabei spielt die Infektionsdosis keine besondere Rolle für den Verlauf, sie entscheidet jedoch über das Eintreten oder Ausbleiben der Infektion.

Zu berücksichtigen ist zudem, ob es sich bei den Tätigkeiten mit biologischen Arbeitsstoffen um gezielte oder um nicht gezielte Tätigkeiten – so die Termini des Biostoffrechts – handelt. Gezielte Tätigkeiten liegen vor, wenn der biologische Arbeitsstoff zumindest der Spezies nach bekannt ist, die Tätigkeiten unmittelbar darauf ausgerichtet sind und die Exposition im Normalbetrieb ausreichend bekannt ist. Ist eine der Bedingungen nicht gegeben, handelt es sich um nicht gezielte Tätigkeiten. Die meisten Tätigkeiten sind sicherlich unter die nicht gezielten zu rechnen. Die anzuwendenden Schutzmaßnahmen arbeitsmedizinische Pflicht- und Angebotsuntersuchungen richten sich nach der Risikogruppe des biologischen Arbeitsstoffs, bei nicht durch die Luft übertragbaren Erkrankungen sowie nicht gezielten Tätigkeiten mit reduzierten Anforderungen (siehe auch Verordnung zur arbeitsmedizinischen Vorsorge, TRBA 300 und TRBA 310). Für werdende Mütter besteht ein besonderer arbeitsmedizinischer Beratungsbedarf, insbesondere zur Beurteilung der Möglichkeit zum Verbleib am Arbeitsplatz (siehe § 4 Mutterschutzverordnung). Stehen wirksame Impfstoffe zur Verfügung, so sind den Beschäftigten Impfungen anzubieten, bei denen der Arbeitsmediziner die betreffenden Personen über die zu verhütende Erkrankung, Nutzen und Risiken der Impfung aufklärt.

> **!** Für die Beurteilung der Gefährdungen ist zwischen gezielten und nicht gezielten Tätigkeiten zu unterscheiden.

Bei den Schutzmaßnahmen erwächst aus diesen heraus zusätzlicher arbeitsmedizinischer Beratungsbedarf. Insbesondere die in vielen Bereichen häufig und lang andauernd getragenen Schutzhandschuhe sind geeignet, bedingt durch das feuchte und gleichzeitig warme Milieu bei mangelnder Hautpflege zu Erkrankungen der Haut an den Händen zu führen, zudem die Barrierefunktion der Haut gegen das Eindringen von Krankheitserregern zu beeinträchtigen. Dieses Problem ist keinesfalls überall erkannt, die Auswahl geeigneter Hautschutzmaßnahmen und die Aufstellung eines Hautschutzplanes, unterstützt durch die Beratung durch den Arbeitsmediziner vor Ort, kann hier merkliche Abhilfe schaffen. Bei dieser Gelegenheit sei auch auf den Hygieneaspekt hingewiesen, der sich bei Handschuhträgern gelegentlich auswirkt. Während sich der Handschuhträger geschützt wähnt – vorausgesetzt, der richtige Handschuh wird richtig getragen – neigt dieser häufig dazu zu vergessen, dass die Außenseite der Handschuhe kontaminiert sein kann, wodurch Kontaminationen an Schreibgeräten, Türklinken, Griffen von Wasserarmaturen am Waschbecken, Telefonhörern, Tastaturen und Bedienknöpfen von Geräten vorkommen können. Eine Demonstration des Effekts kann leicht dort vorgenommen werden, wo auch mit Ethidiumbromid gearbeitet wird. Im verdunkelten Raum lassen sich im ungünstigen Fall mit UV-Licht fluoreszierende Spuren der verschleppten Substanz an vielen – auch unerwarteten – Stellen vorführen.

! Hautschutz und Hygiene müssen richtig angewandt werden.

24.2   Besondere Belastungen an ausgewählten Arbeitsplätzen

Einige Berufskrankheiten sind mit biologischen Arbeitsstoffen verbunden: Infektionskrankheiten (BK 3103), von Tieren auf Menschen übertragbare Krankheiten (BK 3102), Wurmkrankheiten der Bergleute (BK 3103), Tropenkrankheiten (BK 3104), Alveolitis (BK 4201), chronisch-obstruktive allergische Atemwegserkrankungen (BK 4301), Hauterkrankungen (BK 5101), chemisch-irritative oder toxisch obstruktive Atemwegserkrankungen (BK 4302).

! Einige Berufskrankheiten durch biologische Arbeitsstoffe sind in der Berufskrankheiten-Verordnung enthalten.

Bezüglich der Erkrankungen durch biologische Arbeitsstoffe am Arbeitsplatz ist einer der am besten dokumentierten Bereiche der der Laborinfektionen, von denen seit 1890 in aller Welt etwa 5000 Fälle, darunter auch etliche Todesfälle,

beschrieben wurden. Tätigkeiten in Laboratorien können sowohl gezielte Tätigkeiten sein, als auch nicht gezielte, die häufig in Diagnose- und Umweltlaboratorien anzutreffen sind, in denen ein eventuell vorhandener Mikroorganismus (noch) nicht bekannt ist. Im Zuge der Untersuchungen kann jedoch eine Verschiebung von den nicht gezielten zu den gezielten Tätigkeiten stattfinden, beispielsweise wenn der mittlerweile der Spezies nach bekannte Mikroorganismus zur Charakterisierung vermehrt wird. Das Hantieren mit spitzen Gegenständen (Nadeln, Kanülen), Verschütten und Verspritzen, Arbeitsvorgänge mit Aerosolbildung, Tierbisse und insbesondere die oft durch gezielte Anreicherung erzeugten höheren Konzentrationen schaffen hier ein entsprechendes Risiko, dem durch Schutzmaßnahmen begegnet werden muss (für gezielte Tätigkeiten in Laboratorien siehe Anhang II BioStoffV, BG-Chemie-Merkblatt B 002, von Hoerschelmann 1996, für nicht gezielte Tätigkeiten wird eine der Gefährdung entsprechende Auswahl an Schutzmaßnahmen getroffen).

Infektionen kommen im Labor nicht nur durch Stiche und Schnitte vor, sondern auch Schmutz- und Schmierinfektionen spielen eine Rolle. Besonders hoch ist das Infektionsrisiko beim Umgang mit schwer kontrollierbaren Vektoren, beispielsweise Raubwanzen (Übertragung von Trypanosoma cruzi) oder Anopheles (Übertragung von Plasmodium falciparum). Ohne die entsprechenden Vektoren ist das Infektionsrisiko im Wesentlichen bei Parasiten auf akzidentielle Verletzungen wie Schnitte oder Stiche reduziert. Einige Parasiten können auch aktiv in die intakte Haut eindringen, beispielsweise das Weibchen von Tunga penetrans (Sandfloh), dessen Eindringen durch sekundäre Entzündungen bis zum Verlust von Gliedmaßen führen kann (siehe auch Skabies bei Krankenhauspersonal). Bei Parasiten muss für die Beurteilung der Gefährdung berücksichtigt werden, ob – wie in vielen Fällen – nur bestimmte Stadien humanpathogen sind und ob diese Stadien gezielt durchlaufen werden oder erreicht werden können. Getrockneter Tierkot kann eine Gefährdung durch Aerosolbildung darstellen. Führen biologische Arbeitsstoffe nicht zu

Infektionen über den Luftweg (Einstufung in die Risikogruppe 3 in der abgeschwächten Form 3**), so können die Maßnahmen zum Schutz vor der Übertragung durch die Luft entfallen (siehe TRBA 105). In den anderen Fällen muss insbesondere die Bildung von Aerosolen vermieden werden, ein Arbeiten in einer mikrobiologischen Sicherheitswerkbank (Klasse I–III, empfohlen wird die Klasse II, soweit nicht eine Werkbank der Klasse III, die „glove box", erforderlich ist) ist obligatorisch.

Zu den Schutzmaßnahmen in Laboratorien siehe auch das BG-Chemie-Merkblatt B 002, die TRBA 100 und TRBA 604 sowie zur Berücksichtigung chemischer und physikalischer Gefährdungen BGR 120 und TRGS 526. Zum Umgang mit Versuchstieren siehe auch TRBA 120 und BG-Chemie-Merkblatt M 007; auf die besonderen Infektionsgefahren mit Affen sei hingewiesen (siehe Fallbeispiel).

Fallbeispiel Ein besonders tragisches Beispiel ist das einer Mitarbeiterin in einem Affenlabor, die – entgegen der Betriebsanweisung – keine Schutzbrille trug. Das von einem Affen ihr ins Auge geschleuderte Stückchen Kot führte zu einer schweren Infektion, die mit ihrem Tod endete.

! In Laboratorien besteht eine Reihe von Infektionsmöglichkeiten, z. B. durch Schnitte, Stiche, Einatmen von Aerosolen, Schmierinfektionen oder Tierbisse.

In der Biotechnologie erfolgt der Umgang allein schon aus Gründen des Produktschutzes in weitgehend geschlossenen Anlagen mit gut definierten Mikroorganismen. Zur Gefährdung kommt es unter Umständen dann, wenn bei Störungen biologische Arbeitsstoffe austreten (auslaufen, schlimmer: versprühen) oder wenn bei Reparatur- und Wartungsarbeiten nicht ausreichend gereinigte und desinfizierte Anlagenteile geöffnet werden. Hier sind besondere organisatorische und persönliche Schutzmaßnahmen erforderlich, die vor der Unterbrechung des Normalbetriebs festgelegt und für den schnellen und wirksamen Einsatz vorbereitet werden müssen.

! In der Biotechnologie werden häufig geschlossene Anlagen eingesetzt, Gefährdungen können vornehmlich beim Öffnen oder bei Störungen auftreten.

Auch der Nahrungsmittelbereich – auch eine Form von Biotechnologie – kennt Erkrankungen durch biologische Arbeitsstoffe, häufig sind dies Allergien. Die Qualitätssicherungsmaßnahmen zum Schutz der Produkte führen auch hier zu einer Reduzierung des Risikos.

! Bei der Nahrungsmittelherstellung sind häufig Sensibilisierungen festzustellen.

In der Landwirtschaft bestehen vielfältige Expositionsmöglichkeiten gegenüber biologischen Arbeitsstoffen. In der Regel sind die Tätigkeiten hier den nicht gezielten Tätigkeiten zuzuordnen. Belastungen erwachsen aus dem Umgang mit Pflanzenmaterial und Futtermitteln, aus denen Bakterien und Pilze aufgenommen werden können. Der Umgang mit Speisepilzen (insbesondere bei der Pilzzucht) führt zu teilweise hohen Expositionen gegenüber den Sporen von Schimmelpilzen aus dem Kompost und denen der Speisepilze. Typisch für die Landwirtschaft ist auch der Umgang mit Fäkalien, Gülle, Mist oder Klärschlamm, die ebenfalls hygienisch bedenklich sind. Weitere Gefährdungen erwachsen aus dem Umgang mit Tieren und damit verbundenen möglichen Infektionen sowie mit tierischem Material. Auch in der Landwirtschaft sind Zeckenbisse zu verzeichnen, deren Problematik bei der Forstwirtschaft angesprochen wird. Weiter werden biologische Arbeitsstoffe zur Schädlingsbekämpfung und Düngung eingesetzt. Neben den Infektionsgefahren bestehen auch Gefährdungen durch Endo- und Mykotoxine. Stäube von Heu, Getreide und Silage führen zu Erkrankungen wie Getreidefieber oder Lungenmykotoxikose. Aflatoxine können aus pilzbefallenen landwirtschaftlichen Produkten freigesetzt werden. In der Schweine- und Geflügelzucht sind Belastungen durch meist grampositive Bakterien und Pilze (Penicillium- und Candidastämme) zu beobachten. Es werden daraus resultierende chronische Atemwegserkrankungen gefunden. Von besonderer Höhe ist die Belastung beim Einfangen schlachtreifen Geflügels, der Masthähnchenproduktion und in Legebatterien. Die besondere Bedeutung des Aufnahmeweges über den Atemtrakt ermöglicht hier deutliche Abhilfe durch Anwendung von Arbeitsverfahren, die die Bildung von Aerosolen einschränken. Ferner wird die Belastung durch Einführung oder Verbesserung lüftungstechnischer Maßnahmen gesenkt, wobei zu bemerken ist, dass häufiger zu beobachten ist, dass bestehende lüftungstechnische Anlagen von nur bescheidener Wirksamkeit sind, da die Erfassung der belasteten Luft nur unvollkommen realisiert wird. Es kann erforderlich sein, im Einzelfall konkrete Hilfe durch einen lüftungstechnischen Fachberater hinzuzuziehen, um nicht in die Falle zu geraten, sich geschützt zu wähnen, es aber trotz Einsatz teilweise erheblicher finanzieller Mittel nicht zu sein.

Der Umgang mit Tieren oder tierischen Produkten führt häufig auch zu Infektionen der Verdauungsorgane, gestützt durch die hohe Dichte von Tieren auf den Flächen in der modernen Tierhaltung. Die direkte Infektion durch tierische Ausscheidungen (Gülle, Mist) ist weniger bedeutsam als die Aerosolbildung beim Ausbringen auf das Feld.

! In Landwirtschaft und Tierzucht beruhen die Gefährdungen vornehmlich auf Bakterien, Schimmelpilzen und Parasiten.

Gefährdungen durch tierische oder pflanzliche Nahrungsmittel sind nicht nur am Arbeitsplatz in der Herstellung oder Verarbeitung zu berücksichtigen, sondern in allen Branchen bei der Nahrungsaufnahme im Betrieb. Weniger sind hier die – selten auftretenden, dann spektakulären – Salmonelleninfektionen in der Kantine zu betrachten, sondern die Zubereitung von Speisen in Teeküchen und Aufenthaltsräumen, insbesondere beim Einsatz von Mikrowellenherden. Die oft mangelhafte Durchwärmung – insbesondere von Fleischspeisen – größerer oder unregelmä-

ßiger Schichtdicken kann hier dazu führen, dass Infektionen durch mangelhafte Abtötung von Krankheitserregern auftreten, wobei jene häufig nicht auf diese Ursachen zurückgeführt werden. Salmonellen kommen in 15 % der deutschen Geflügelbetriebe vor.

! Infektionen können durch fehlerhafte Speisenzubereitung hervorgerufen werden.

In der Forst- und Holzwirtschaft sind die Mitarbeiter besonders den Gefahren durch Bisse von Zecken ausgesetzt. Neben der in Deutschland mittlerweile recht häufigen Übertragung von Frühsommermeningoenzephalitis und Borreliose kommen – selten – auch Babesieninfektionen und Tularämien vor. Manche Zecken (beispielsweise Ixodes holocyclus) geben beim Stich Toxine ab, die zu Lähmungen beim Opfer bis zum Tod führen können. Ferner besteht ein erhöhtes Risiko der Erkrankung an Tetanus, Tollwut und durch Echinococcus multilocularis, durch Kontakt mit Tieren oder auch oraler Aufnahme der Erreger. Entsprechende Impfungen sind zu empfehlen.

! In der Forst- und Holzwirtschaft sind häufig Infektionen durch Zecken zu beobachten, aber auch Tollwut, Tetanus und Bandwurmerkrankungen.

In abwassertechnischen Anlagen kommt ein breites Spektrum von biologischen Arbeitsstoffen vor. Unter ihnen sind etwa 70 Erreger bekannt, die in der Lage sind, beim Menschen Krankheiten zu verursachen, darunter auch Krankheitserreger wie Salmonellen. Dies betrifft auch bestimmte Tätigkeiten, beispielsweise das Hochdruckreinigen verbunden mit der Bildung von Aerosolen. Eine Aufnahme von Keimen in den Körper ist zu unterstellen.

Die Beobachtung des Erkrankungsgeschehens bei den Beschäftigten in abwassertechnischen Anlagen ergibt allerdings keine Hinweise auf eine erhöhte Zahl von Salmonellosen gegenüber der Allgemeinbevölkerung. Dies liegt vermutlich daran, dass Salmonellen für die Verursachung einer Erkrankung eine verhältnismäßig hohe Infektionsdosis erfordern. Anscheinend ist bei den üblichen Tätigkeiten die Konzentration an Keimen in den Aerosolen zu gering, um die für eine Erkrankung erforderliche Dosisschwelle über die Atemwege zu überschreiten. Andere Aufnahmepfade wie das Verschlucken, Aufnahme über Wunden oder aufgeweichte Haut spielen offensichtlich keine infektionsrelevante Rolle. Dagegen spielen Leptospiren, die durch aufgeweichte und verletzte Haut eindringen können, eine Rolle. Auch ein erhöhtes Risiko der Erkrankung durch Hepatitisviren und Clostridium tetani wird diskutiert.

> **!** In den Anlagen der Abwassertechnik kommen etwa 70 humanpathogene Mikroorganismen vor.

In der Bodensanierung ist eine Exposition gegen die üblichen Mikroorganismen in Böden, die in aller Regel den Risikogruppen 1 und 2 angehören, möglich. An einigen Standorten, beispielsweise denen von Gerbereien, finden sich Sporen von Bacillus anthracis im Boden, die dort sehr stabil und langlebig sind, so dass Erkrankungen durch Milzbrand prinzipiell möglich sind. Weitere Gefährdungen können sich aus den eingesetzten Mikroorganismen zur Bodensanierung ergeben. Der Umgang mit den Anreicherungskulturen kann insbesondere bei der Ausbringung auf den Boden zur Aerosolbildung und damit erhöhten Gefährdung führen. Besonders überalterte Kulturen und Nährlösungen sollten vermieden werden. Die Art der Mikroorganismen ist meist nicht gut bekannt, von einer möglichen humanpathogenen Wirkung ist jedoch auszugehen.

> **!** Bei der Bodensanierung werden Mikroorganismen der Risikogruppen 1 und 2 gefunden, gelegentlich aber auch Milzbrandsporen.

Die nicht gezielten Tätigkeiten der Abfallsortierung sind mit einer stark schwankenden und nicht genau charakterisierten mikrobiellen Mischexposition verbunden. Insbesondere die Schimmelpilze und Actinomyces stehen im Mittelpunkt der Aufmerksamkeit, sensibilisierende und toxische Wirkungen können eintreten. Die biologischen Arbeitsstoffe gehören in der Regel den Risikogruppen 1 und 2 an, durch unzulässigerweise in den Biomüll eingebrachte Tierkadaver können jedoch auch solche der Risikogruppe 3 enthalten sein. Stich- und Schnittverletzungen sowie die Probleme, die mit dem lang andauernden Tragen von Handschuhen verbunden sind, erhöhen die Gefährdungen. Wegen der gefährdenden Stäube sind entsprechende Lüftungsmaßnahmen, beispielsweise in Fahrerkabinen oder an Sortierbändern, erforderlich.

> **!** Tätigkeiten in der Abfallsortierung sind typischerweise mit einer schwankenden und ungenau charakterisierten Mischexposition behaftet.

Im Gesundheitswesen besteht durch den Kontakt mit (erkrankten) Menschen (und Tieren), insbesondere den Körperflüssigkeiten, eine erhöhte Infektionsgefahr. Infektionsgefahren durch Blut sind unmittelbar einsichtig. Infektionen durch Inokulation oder das Vorhandensein kleiner Hautläsionen bergen das größte Risiko, besonders durch Hepatitis- und HI-Viren. Durch die Luft wird Tuberkulose übertragen, deren besondere Problematik darin besteht, dass die Erkrankten oft nicht besonders auffällig sind. Aber auch Parasiten können ein Problem darstellen. Als Beispiel sei Skabies genannt, verursacht durch die Milbe Scarcoptes scabiei. Diese Krätze ist von hoher Kontagiosität. Zu rechnen ist mit dem Auftreten von Krankheitserregern bis zur Risikogruppe 4, da die in den letzten Jahren immer weiter angewachsene berufliche und touristische Reisetätigkeit sowie Zuwanderung dazu führt, dass auch „exotische" Krankheitserreger unfreiwillig importiert werden können. Als Schutzmaßnahmen kommen insbesondere persönliche in Betracht: Handschuhe, Kittel, Schutzbrille (siehe auch das Beispiel Versuchstierhaltung), wirksamer Mundschutz (der klassische Mundschutz in der Medizin schützt den Träger nur eingeschränkt). Die Verwendung von Einwegmaterialien und das Vermeiden zerbrechlicher oder spitzer Geräte tragen dazu bei, das Risiko durch Inokulation zu verringern. Zur Vermeidung von Nadelstichinfektionen haben sich Spritzensysteme bewährt, die nach Gebrauch die Nadel vor Berührung automatisch schützen (Nadelrückzugsfunktion). Auf Lücken im Impfschutz muss geachtet werden, besonders bei Fremdfirmenangehörigen. Hinweise enthält die TRBA 250.

> **!** Im Gesundheitswesen stellt der Kontakt mit Menschen und Tieren, ihren Geweben und Körperflüssigkeiten die wesentliche Gefährdung dar.

Handwerker stehen bei Arbeiten an Abwasserrohrsystemen entsprechenden biologischen Gefährdungen gegenüber. Bei Werkstattarbeiten erfordern die Kühlschmierstoffe besondere Aufmerksamkeit, um eine gefährliche Verkeimung zu vermeiden. In Bücher-, Zeitschriften- und Dokumentenarchiven wird eine Belastung insbesondere durch Schimmelpilze diskutiert. Klimaanlagen neigen bei vernachlässigter Wartung zu einer Verkeimung und damit Verunreinigung der Atemluft. Hygiene- und Schutzmaßnahmen sind auch in der Tierkörperverwertung unverzichtbar. Dies hat mit dem Auftreten der Variante der Creutzfeldt-Jacob-Krankheit eine Verstärkung erhalten, so dass hier die Maßnahmen insbesondere der TRBA 602 beachtet werden müssen. Für die Laboruntersuchungen in diesem Zusammenhang gilt die TRBA 603. Selbstverständlich können hier nicht alle Branchen und Gefährdungen behandelt werden (für eine Übersicht über weitere Bereiche siehe Buschausen-Denker 1999).

> **!** Auch in anderen Arbeitsbereichen wie in Handwerksbetrieben, Werkstätten, Archiven, Klimatechnik und Tierkörperverwertung bestehen Gefährdungen durch biologische Arbeitsstoffe.

Zusammenfassung Durch das europäische Gemeinschaftsrecht sind die Gefährdungen durch biologische Arbeitsstoffe deutlich in den Mittelpunkt des Interesses der Arbeitsschützer und -mediziner gerückt. An vielen Arbeitsplätzen sind Gefährdungen durch biologische Arbeitsstoffe möglich oder nachgewiesen. Eine entsprechende Beurteilung der Gefährdung, das Treffen der richtigen Maßnahmen und eine entsprechende arbeitsmedizinische Betreuung sorgen dafür, dass der Gesundheitsschutz der Beschäftigten sichergestellt wird.

Weiterführende Literatur

Adelmann S, Schulze-Halberg H (Hrsg.): Arbeitsschutz in Biotechnologie und Gentechnik. Berlin, Heidelberg, New York: Springer, 1996.

Berufsgenossenschaft Chemie, jetzt BG RCI(Rohstoffe und chemische Industrie) (Hrsg): Sichere Biotechnologie – Eingruppierung biologischer Agenzien: Viren (Merkblatt B 004, 1998, in englischer Sprache: B 004e), Parasiten (B 005, 2001, in englischer Sprache: B 005e), Prokaryonten (Bacteriae und Archaea), (B 006, 2009, in englischer Sprache: B 006e), Pilze, Heidelberg (B 007, 2002, in englischer Sprache: B 007e).

Buschhausen-Denker G, Höfer U: Biostoffverordnung – Anwendungsbeispiele und Auslegungen für die Praxis. Hamburg: dbd, 1999.

Informationen und Rechtstexte zu biologischen Arbeitsstoffen der Bundesanstalt für Arbeitsschutz und Arbeitsmedizin: http://www.baua.de

Informationen zu biologischen Arbeitsstoffen der BG Chemie: http://www.bgchemie.de

Kayser FH, Bienz KA, Eckert J, Zinkernagel RM: Medizinische Mikrobiologie, 9. Aufl. Stuttgart, New York: Thieme, 1998.

Klein HA, Pipke R, Allescher W: Biostoffverordnung – Kommentar. Köln, Berlin, Bonn, München: Heymanns, 2000.

Lucius R, Loos-Frank B: Parasitologie. Heidelberg, Berlin: Springer, 1997

Madigan MT, Martinko JM, Parker J: Mikrobiologie. Heidelberg: Spektrum Akademischer Verlag, 2000.

Mehlhorn H (Hrsg.): Encyclopedic Reference of Parasitology, 2. Aufl. Berlin, Heidelberg: Springer, 2001.

Modrow S, Falke D: Molekulare Virologie. Heidelberg: Spektrum Akademischer Verlag, 1998.

Müller E, Loeffler W: Mykologie, 5. Aufl. Stuttgart, New York: Thieme, 1992.

Unfallverhütungsvorschriften, Sicherheitsregeln, BG-Informationen, Grundsätze und andere Publikatinen der Träger der gesetzlichen Unfallversicherung: http://www.dguv.de

Zentrale Kommission für die Biologische Sicherheit (Hrsg.): Liste risikobewerteter Spender- und Empfängerorganismen für gentechnische Arbeiten: http://www.rki.de/GENTEC/ZKBS/ZKBS.HTM, 2001.

25 Chemische Arbeitsstoffe

T.H. Brock

25.1 Eigenschaften und Wirkungen

Chemische Stoffe spielen in allen Wirtschaftsbereichen als Rohstoffe, Zwischen- und Endprodukte eine entscheidende Rolle. Das Chemikalienrecht unterscheidet

► chemische Stoffe, d. h. reine Stoffe,
► Zubereitungen (Stoffgemische),
► Erzeugnisse

und definiert sie folgendermaßen:

► Stoffe sind chemische Elemente oder chemische Verbindungen, wie sie natürlich vorkommen oder hergestellt werden, einschließlich der zur Wahrung der Stabilität notwendigen Hilfsstoffe.
► Zubereitungen sind aus zwei oder mehreren Stoffen bestehende Gemenge, Gemische oder Lösungen.
► Erzeugnisse sind Stoffe oder Zubereitungen, die bei der Herstellung eine spezifische Gestalt, Oberfläche oder Form erhalten haben, die deren Funktion mehr bestimmen als ihre chemische Zusammensetzung.

! Chemische Stoffe werden am Arbeitsplatz in Form von reinen chemischen Elementen oder Verbindungen, Zubereitungen und Erzeugnissen angetroffen.

Am Arbeitsplatz spielt v. a. die Gefahrstoffverordnung eine besondere Rolle. Sie regelt Tätigkeiten mit gefährlichen Stoffen im Sinne des Chemikaliengesetzes. Viele Stoffe und Zubereitungen haben gefährliche Eigenschaften, die in folgende Gefährlichkeitsmerkmale unterteilt werden:

► Physikalisch-chemische Eigenschaften:
  ■ explosionsgefährlich
  ■ brandfördernd
  ■ hochentzündlich
  ■ leicht entzündlich
  ■ entzündlich
► Akut toxische Eigenschaften:
  ■ sehr giftig
  ■ giftig
  ■ gesundheitsschädlich
  ■ ätzend
  ■ reizend
► Spezielle toxische Eigenschaften
  ■ sensibilisierend
  ■ Krebs erzeugend
  ■ fortpflanzungsgefährdend
  ■ erbgutverändernd
► Ökotoxische Eigenschaften
  ■ umweltgefährlich

Darüber hinaus erfasst die Gefahrstoffverordnung auch Stoffe, die die hier genannten Gefährlichkeitsmerkmale nicht tragen, jedoch auf andere Art und Weise chronisch schädigen können oder explosionsfähig sein können. Ferner sind auch die Stoffe zu berücksichtigen, die bei den Tätigkeiten entstehen oder entstehen können. Die Gefährlichkeitsmerkmale beschreiben die wesentlichen Risiken, die von gefährlichen Stoffen und Zubereitungen ausgehen können. Standardisierte Risikosätze konkretisieren die Gefährlichkeitsmerkmale (s. Abschnitt 25.3).

Fallbeispiel Flüssiger Stickstoff ist, obwohl er keines der Gefahrenmerkmale nach Chemikaliengesetz trägt, ein Gefahrstoff, denn er kann sowohl durch seine Einwirkung bei tiefer Temperatur schädigen, als auch erstickend wirken. Todesfälle durch Ersticken in Stickstoffatmosphäre sind immer wieder zu beklagen. Hinzu tritt die Gefährdung durch einkondensierenden Sauerstoff, wodurch das tiefkalte Gemisch eine mit zunehmendem Sauerstoffgehalt steigende, gefährliche Oxidationskraft erhält.

Die toxischen Wirkungen der Stoffe hängen neben der chemischen Struktur von der aufgenommenen Menge, der Häufigkeit der Exposition und der physikalischen Form ab. Auch die Verweildauer im Körper, d. h. die Zeit, bis die Stoffe umgewandelt und wieder ausgeschieden sind, kann einen erheblichen Einfluss auf die Wirkung eines gefährlichen Stoffes bzw. einer Zubereitung haben.

Für die Einstufung und Kennzeichung beim Inverkehrbringen ist im Rahmen des Globally Harmonised Systems die europäische CLP-Verordnung (Classification, Labelling and Packaging) erlassen worden, die 2010 in der neuen Gefahrstoffverordnung umzusetzen ist. Hier entfallen die Gefährlichkeitsmerkmale sowie die R- und S- Sätze und werden durch ein geändertes Kennzeichnungssystem, das zudem auch auf geänderten Einstufungskriterien beruht, ersetzt. Ein Etikett eines gekauften Gefahrstoffs enthält daher neben der Bezeichnung des Gefahrstoffs anstelle der orangen Symbole neue Piktogramme, die R- und S-Sätze werden durch ein differenzierteres System von H- und P-Sätzen ersetzt. Zudem ist als Signalwort „Gefahr" oder „Achtung" angegeben. Für reine Stoffe ist die Anwendung des neuen Systems ab dem 01.12.2010 verbindlich, für Gemische (bislang als „Zubereitungen" bezeichnet) ab dem 01.06.2015. Bereits seit Anfang 2009 kennzeichnen einige Hersteller, Importeure und Lieferanten ihre Gebinde nach dem neuen System. Für die Mitarbeiter bedeutet dies ein gewisses Umdenken, insbesondere werden für einen längeren Zeitraum beide Kennzeichungsarten am Arbeitsplatz vorkommen. Für die Verantwortlichen ist zu bedenken, dass nicht nur Änderungen in den Unterlagen erforderlich sind, sondern geänderte Kennzeichnungen (z. B. nun ein Totenkopf anstelle eines Andreaskreuzes) nicht immer auch mit einer Änderung der Stoffeigenschaften und damit der Gefährdungen einhergeht, da dies aus den geänderten Einstufungskriterien resultieren kann. Weitere Hinweise und Beispiele sind unter www.gischem.de zu finden.

> **!** Die toxischen Wirkungen hängen nicht nur von den stoffintrinsischen Eigenschaften, sondern auch von der Exposition und Metabolisierung ab.

Für den Arbeitsschutz haben die inhalative und dermale Exposition eine zentrale Bedeutung, die orale Aufnahme bildet am Arbeitsplatz allerdings nicht nur den Ausnahmefall. Die Aufnahme von Stoffen durch Hautkontakt kann bei richtiger und bewusster Anwendung der Arbeitstechniken und persönlichen Schutzmaßnahmen leicht verhindert werden. Die Verhinderung der Aufnahme durch Einatmen, insbesondere von Stoffen ohne merklichen Geruch, erfordert dagegen sehr sorgfältig einzuhaltende Maßnahmen.

Gefährliche Stoffe und Zubereitungen können fest, flüssig oder gasförmig vorliegen und über die vorgenannten Aufnahmewege eine sehr unterschiedliche Wirkung auslösen. Wenn beispielsweise Stoffe in flüssigen oder festen luftgetragenen Partikeln enthalten sind, bilden sie in der Regel Aerosole. Früher wurde die Aerosolexposition anhand der Gesamtkonzentration der Luftpartikel beurteilt. Heute weiß man, dass besondere Partikelgrößenfraktionen spezifische Gesundheitseffekte hervorrufen können. Die Beurteilung der tatsächlich aufgenommenen Dosis, die möglicherweise die Gesundheit der Beschäftigten beeinträchtigt, erfordert deshalb bei der Messung der am Arbeitsplatz auftretenden Aerosole im Idealfall die vollständige Charakterisierung der Partikelgrößenverteilung (über das gesamte Spektrum von sehr, sehr kleinen bis hin zu großen Teilchen einschließlich der zeitlichen Änderung) der chemischen Verbindungen. Dies ist insbesondere von Bedeutung bei Tätigkeiten mit Nanomaterialien, insbesondere den (freien) Nanoobjekten: Nanopartikeln (sphärisch), Nanostäbchen (Röhrchen, Fasern und Drähten sowie Nanoplättchen und -filmen. Hier ist nicht nur die Anzahl der Teilchen im Volumenanteil der Atemluft von Bedeutung, sondern auch die Gewichtskonzentration und die Größe der Oberfläche pro Volumeneinheit. Die Beherrschung der Risiken, die hieraus möglicherweise erwachsen, ist Gegenstand intensiver weltweiter Forschung.

> **!** Am Arbeitsplatz spielen die inhalative und die dermale sowie auch die orale Exposition eine Rolle.

25.2 Inhalative und dermale Stoffaufnahme

25.2.1 Inhalative Stoffaufnahme

Die Wasserlöslichkeit der Stoffe ist entscheidend für den Aufnahmevorgang bei der Inhalation von Gasen und Dämpfen. Moleküle mit hoher Wasserlöslichkeit schlagen sich überwiegend auf den feuchten Schleimhäuten der Trachea nieder. Bei hoher Lipidlöslichkeit und geringer Wasserlöslichkeit gelangen Gase bis in die Alveolen. Als Krankheitsbild kann beispielsweise nach einer substanzabhängigen Latenzzeit, die mehrere Tage betragen kann, ein toxisches Lungenödem auftreten.

25.2.2 Dermale Stoffaufnahme

Die Aufnahme von Stoffen über die Haut wird insbesondere durch die Fettlöslichkeit und die Molekularmasse bestimmt. Große Moleküle sind nicht bzw. nur schwer durch die Haut aufzunehmen. Fettlösliche Stoffe werden meist gut über die Haut aufgenommen. Insbesondere bei häufig parallel verlaufenden Verätzungen der Haut kann die dermale Aufnahme noch gesteigert werden.

Hin und wieder ereigneten sich in den letzten Jahren tödlich verlaufende Unfälle durch die Einwirkung von Flusssäure. Kommt es nach Benetzung der Haut durch Flusssäure zu Nekrosen, die keineswegs großflächig sein müssen (handflächengroß), wird heute empfohlen, die geschädigten Hautpartien dermatochirurgisch schnellstmöglich zu entfernen. Über die Haut aufgenommener Fluorwasserstoff (meist in wässriger Lösung als Flusssäure) bindet das körpereigene Kalzium und Magnesium als Fluoride, und es kann trotz medizinischer Maßnahmen noch nach mehreren beschwerdefreien Tagen tödlich verlaufendes Herzkammerflimmern auftreten.

Neben der Aufnahme bestimmter Stoffe und Zubereitungen durch die Haut hat eine Reihe von Stoffen und Zubereitungen eine unmittelbar schädigende ätzende oder reizende Wirkung.

25.2.3 Orale Stoffaufnahme

Oft unterschätzt wird die orale Grundstoffaufnahme am Arbeitsplatz. Zwar kommen direkte Vergiftungen durch Essen oder Trinken von Gefahrstoffen sehr selten vor, doch spielen auch solche Vorkommnisse, aus suizidaler Absicht oder durch fahrlässiges Einfüllen von Gefahrstoffen in Lebensmittelgefäße verursacht, eine tragische Rolle. Ungleich häufiger erfolgt eine ungewollte und meist auch unbemerkte orale Stoffaufnahme. Diese beruht meist auf der Verschleppung von Kontaminationen durch mangelnde Hygiene. So kann beispielsweise die Benutzung von verunreinigten Handschuhen dazu führen, dass Oberflächen wie Türklinken oder Geländer im Betrieb kontaminiert werden. Die Berührung mit der bloßen Hand führt nun dazu, dass Stoffe über die Hand in das Gesicht transportiert werden. Von dort gelangen sie sehr leicht in den Mund. Auch Nebel, die auf der Gesichtshaut kompensieren, gelangen leicht über dem Mund in den Verdauungstrakt. Hier müssen die richtigen Verhaltensweisen mit den Mitarbeitern eingeübt werden. So wie die Stoffaufnahme über die Haut kann auch diese Aufnahme über den Verdauungstrakt in der Regel nur bewertet werden, wenn Gefahrstoffe oder deren Reaktionsprodukte in biologischem Material wie Urin oder Blut bestimmt werden.

25.3 Akute und chronische Toxizität

Entsprechend der Klassifizierung der Stoffe und Zubereitungen hinsichtlich der Gefährlichkeitsmerkmale kann eine Unterteilung vorgenommen

Tabelle 25.1: Bisherige Einstufungskriterien für akute Toxizität

Aufnahmeweg	Sehr giftig	Giftig	Gesundheitsschädlich
	Dosis	Dosisbereich	Dosisbereich
LD_{50} oral	25	25 bis 200	200 bis 2000
LD_{50} dermal	50	50 bis 400	400 bis 2000
LC_{50} inhalativ (Gase, Dämpfe)	0,5	0,5 bis 2	2 bis 20
LC_{50} inhalativ (Aerosole, Stäube)	0,25	0,25 bis 1	1 bis 5
LD_{50} – mg/kg Körpergewicht, LC_{50} – mg/l/4 h l: Liter Atemluft			

werden in akute toxische Wirkungen, d. h. Schädigung nach einmaliger Aufnahme eines Stoffes, und chronisch toxische Wirkungen, d. h. Schädigung nach wiederholter Aufnahme einer niedrigen Dosis über einen längeren Zeitraum.

! Toxische Wirkungen können akut, aber auch chronisch sein.

Es gibt jedoch auch Stoffe und Zubereitungen, die nach den Einstufungskriterien sowohl eine akute Toxizität besitzen als auch eine chronische Toxizität entfalten können, wenn sie über einen längeren Zeitraum in geringen Mengen aufgenommen werden. Dies betrifft z. B. Stoffe, die neben der krebserzeugenden Wirkung auch sehr giftig bzw. giftig sind.

25.3.1 Akute Toxizität

Die Einstufung akut toxischer Stoffe und Zubereitungen erfolgt nach Chemikalienrecht über die letale Dosis (LD; Tabelle 25.1). Die LD_{50} ist die Dosis, bei der die Hälfte der Versuchstiere durch die verabreichte Dosis stirbt. Bei inhalativer Aufnahme spricht man von der LC_{50}. Das ist die Konzentration, bei der üblicherweise nach 4-stündiger Exposition 50 % der Versuchstiere innerhalb von 48 Stunden sterben.

! Im Rahmen der CLP-Verordnungverschieben sich einige Grenzen (z. B. für die akute Toxizität, aber auch für den Flammpunkt).

! Der Dosisbereich der giftigen Stoffe wird dabei bis zur Grenze von 300 mg pro kg Körpergewicht ausgeweitet. Damit wird eine Reihe von bislang als gesundheitsschädlich eingestufter Stoffe künftig als giftig einzustufen sein.

Zur Unterscheidung der Toxizität in Abhängigkeit vom Aufnahmeweg werden im alten Kennzeichnungssystem R-Sätze wie „R 26 Sehr giftig beim Einatmen" verwendet. Im Rahmen des CLP-Verordnung werden auch die R-Sätze und andere Bestandteile der Kennzeichnung geändert. Ausgewiesen werden künftig differenziertere H-Sätze, z. B „H 372 Schädigt die Organe <hier alle betroffenen Organe nennen> bei längerer oder wiederholter Exposition <hier Expositionsweg angeben, wenn schlüssig belegt ist, dass diese Gefahr bei keinem anderen Expositionsweg besteht>". Die direkte Übertragung der Kennzeichnungselemente vom alten in das neue System ist in manchen Fällen nicht leicht möglich.

Ätzend wirkende Stoffe und Zubereitungen verursachen starke Schäden an der Haut (Nekrosen).

Stoffe und Zubereitungen werden als *reizend* eingestuft, wenn sie nach maximal 4-stündiger Einwirkungsdauer auf die Haut eine Entzündung hervorrufen.

Stoffe und Zubereitungen können bei großen individuellen Unterschieden dauerhafte sensibilisierende Wirkungen auslösen. Neben dem Einatmen spielt auch der Hautkontakt eine bedeutene Rolle.

25.3.2 Chronische Toxizität

Die Einstufung hinsichtlich einer chronischen Toxizität erfolgt aufgrund epidemiologischer Verfahren, Erfahrungen an Arbeitsplätzen und aufgrund von Tierversuchen. Zu den Stoffen mit einer chronischen Toxizität zählen:

krebserzeugende Stoffe	C	karzinogen
erbgutverändernde Stoffe	M	mutagen
fortpflanzungsgefährdende Stoffe	R	reproduktions-toxisch

Sie werden auf der Basis von EG-Vorschriften in Kategorien eingeteilt:
- ▶ K 1: Stoffe, die beim Menschen bekanntermaßen CMR-Eigenschaften haben.
- ▶ K 2: Stoffe, die bislang nur im Tierversuch eindeutig CMR-Eigenschaften gezeigt haben. Die Übertragbarkeit dieser Ergebnisse auf den Menschen muss unterstellt werden.
- ▶ K 3: Stoffe, die Verdachtsmomente für CMR-Eigenschaften haben.

25.3.3 Grenzwerte

Für Gefahrstoffe werden von der Bundesregierung gesundheitsbasierte Grenzwerte festgelegt. Bei deren Einhaltung ist mit einem Risiko für die Gesundheit der Beschäftigten am Arbeitsplatz in der Regel nicht zu rechnen. Diese sind die Arbeitsplatzgrenzwerte (AGW). Auch die Europäische Union stellt solche Grenzwerte auf. Hier gibt es verbindliche Grenzwerte („binding") und Grenzwertempfehlungen („indicative"), die vom Mitgliedsstaat in nationales Recht zu überführen sind. Hinzu kommen biologische Grenzwerte (BGW) für das Biomonitoring. Diese in den Technischen Regeln TRGS 900 oder 903 sowie den Bekanntmachungen des Arbeitsministeriums enthaltenen Grenzwerte sind rechtsverbindlich. Zur Beurteilung der Einhaltung dieser Grenzwerte steht einer Reihe von Verfahren für Luftmessungen am Arbeitsplatz zur Verfügung, die von der Deutschen Forschungsgemeinschaft und der Deutschen Ge-

setzlichen Unfallversicherung erarbeitet und publiziert werden. Es sind auch andere Beurteilungsverfahren möglich, z.B. durch rechnerische Simulation. Zur Orientierung können auch weitere national oder international publizierte Grenzwerte herangezogen werden, so z. B. die MAK-Werte der Deutschen Forschungsgemeinschaft.

Für krebserzeugende Stoffe können in der Regel keine Grenzwerte angegeben werden, unterhalb derer ein Gesundheitsrisiko nicht besteht. Bis vor wenigen Jahren wurden stattdessen Grenzwerte festgelegt, die sich am technisch Machbaren orientierten und somit ein gesundheitliches Risiko beinhalteten. Diese technischen Richtkonzentrationen wurden inzwischen aufgehoben und werden nach und nach durch Grenzwerte ersetzt werden, die auf einem gesellschaftlich akzeptierten Risiko basieren. Dabei wird ganz deutlich akzeptiert, dass es in keinem Lebensbereich eine vollständige Sicherheit geben kann. Es wird daher auch am Arbeitsplatz akzeptiert, dass in einem gewissen Ausmaß Menschen durch die Gefahrstoffe erkranken können. Dabei geht es hier um Risiken, die die Lebensrisiken nicht signifikant erhöhen sollen. Angestrebt wird ein Grenzrisiko, durch einen Stoff zu erkranken, von nicht mehr wie $4 \cdot 10^{-5}$, bezogen auf 40 Lebensarbeitsjahre. Ein solches Risiko liegt deutlich unterhalb der Risiken des täglichen Lebens. Dieses Konzept wird auch in anderen Ländern so angewandt. Mit Hilfe wissenschaftlich abgeleiteter Expositions-Risiko-Beziehungen werden diesen Risiken entsprechende Expositionshöhen als Grenzwerte zugeordnet.

> **!** Krebserzeugende, erbgutverändernde und fortpflanzungsgefährdende Stoffe werden nach Datenlage in die Kategorien 1 bis 3 eingeteilt. Krebserzeugende Stoffe besitzen in der Regel keinen gesundheitsbasierten Grenzwert und sollen risikobasierte Grenzwerte erhalten.

25.4 Vorschriften zu Gefahrstoffen

Die zentralen Vorschriften für die Einstufung, Kennzeichnung und den Umgang mit Gefahrstoffen ergeben sich aus dem Chemikaliengesetz, der Gefahrstoffverordnung sowie der Chemikalienverbotsverordnung. Die europäische REACH-Verordnung zur Registrierung, Evaluierung, Autorisierung und Restriktion von Chemikalien und das künftige Regelwerk zum Globally Harmonized System (GHS; (CLP-Verordnung und deren regelmäßige Adaptations to Technical Progress [ATP] to the CLP Regulation) haben ebenfalls Einfluss auf Tätigkeiten mit Gefahrstoffen. Die REACH-Verordnung wird v. a. Datenlücken zu Gefahrstoffen schließen, zu ausführlichen Angaben der Hersteller zum sicheren Umgang mit Gefahrstoffen führen (erweiterte Sicherheitsdatenblätter) und neue Grenzwerte („derived no-effect levels", DNEL) durch die Hersteller aufstellen lassen. Das GHS-Regelwerk wird zu einer Reihe von geänderten Einstufungen und neuen Kennzeichnungen führen. Das Chemikaliengesetz hat den Zweck, den Menschen und die Umwelt vor schädlichen Einwirkungen gefährlicher Stoffe und Zubereitungen zu schützen, insbesondere die Gefahren erkennbar zu machen, sie abzuwenden und ihrem Entstehen vorzubeugen. Es enthält grundlegende Regelungen zum Inverkehrbringen von Stoffen und Zubereitungen, zum Arbeits-, Verbraucher- und Umweltschutz.

25.5 Chemikalienverbotsverordnung und Gefahrstoffverordnung

Für den Arbeitsschutz haben die Chemikalienverbotsverordnung und die Gefahrstoffverordnung herausragende Bedeutung. Verbote gelten für einige Stoffe umfassend, für andere sind lediglich bestimmte Verwendungsbereiche beschränkt.

Das Inverkehrbringen dieser Stoffe ist an eine behördliche Erlaubnis gekoppelt, die Sachkenntnis und Zuverlässigkeit voraussetzt. Eine Ausnahme von dieser Erlaubnis besteht in der gewerblichen Wirtschaft für Hersteller und Händler, die Stoffe lediglich an Wiederverkäufer oder gewerbliche Verbraucher abgeben.

Die Gefahrstoffverordnung soll durch Vorschriften über die Einstufung, Kennzeichnung und Verpackung von gefährlichen Stoffen, Zubereitungen und bestimmten Erzeugnissen sowie über Maßnahmen bei Tätigkeiten mit Gefahrstoffen den Menschen vor arbeitsbedingten und sonstigen Gesundheitsgefahren und die Umwelt vor stoffbedingten Schädigungen schützen. Mit Hilfe spezieller Vorschriften sollen Gefahren erkennbar gemacht, abgewendet und ihrer Entstehung vorgebeugt werden. Mit der Novellierung 2010 werden wesentliche Anpassungen an das euorpäische Recht (CLP-Verordnung) und eine stärker an der Gefährdungsbeurteilung orientierte Strategie der Implementation von Schutzmaßnahmen eingeführt. Das relativ starr an die Kennzeichung gebundene „Schutzstufenkonzept" wird dabei aufgegeben.

> **!** Die Gefahrstoffverordnung regelt Einstufung, Kennzeichnung, Verpackung und Maßnahmen bei Tätigkeiten.

25.5.1 Einstufung und Kennzeichnung

In den Mitgliedsstaaten der EU ist in den letzten Jahren ein komplexes System zur Einstufung und Kennzeichnung gefährlicher Stoffe und Zubereitungen eingeführt worden. Die Untersuchungen werden nach genau festgelegten Protokollen durchgeführt, die von der OECD erarbeitet und in EG-Richtlinien beschrieben sind. Die bis 2007 unterschiedlichen Verfahren bei der Behandlung von „Altstoffen" (Stoffe, die im EINECS, dem European Inventory of Existing Substances, enthalten sind) und angemeldeten Stoffen werden durch die europäische REACH-Verordnung angeglichen. Diese erlegt den Herstellern und Importeuren, aber auch den Verwendern umfangreich Pflichten auf, die mit der Registrierung der Stoffe und deren Verwendungszwecke und der Vorlage der festgelegten Daten bei der Europäischen Chemikalienagentur in Helsinki beginnen und erst mit der bidirektionalen Kommunikation aller sicherheitsrelevanten Erkenntnisse innerhalb der gesamten Verwenderkette enden. Relevant für die Einstufung und Kennzeichnung beim Inverkehrbringen ist nunmehr die CLP-Verordnung.

! Die REACH-Verordnung führt zu einer umfangreichen Neubewertung von Stoffen in der Europäischen Union.

25.5.2 Tätigkeiten

Zentraler Regelungsbereich in der Gefahrstoffverordnung sind die Tätigkeiten mit Gefahrstoffen. Nach dem Arbeitsschutzgesetz ist der Unternehmer verpflichtet, die Gefährdungen und Belastungen am Arbeitsplatz zu ermitteln und zu beurteilen. Das gilt nicht nur für mechanische und elektrische Gefährdungen, sondern auch für Gefährdungen durch Gefahrstoffe. Unter Berücksichtigung dieser Gefährdungen sind geeignete technische und organisatorische Schutzmaßnahmen festzulegen: Kann trotz geeigneter, dem Stand der Technik entsprechender Maßnahmen eine Gefährdung der Beschäftigten nicht ausgeschlossen werden, sind persönliche Schutzausrüstungen bereitzustellen und zu verwenden.

! Von zentraler Bedeutung ist die Beurteilung der Gefährdung beim Umgang mit Stoffen.

Das Ergebnis der Gefährdungsbeurteilung, die vom Unternehmer festgelegten Maßnahmen des Arbeitsschutzes und das Ergebnis der Überprüfung der Wirksamkeit dieser Maßnahmen sind zu dokumentieren.

Um eine wirkungsvolle Analyse des im Betrieb bestehenden Gefährdungspotenzials durch gefährliche Stoffe und Zubereitungen durchführen zu können, sind folgende Schritte erforderlich:
► Erfassen aller Stoffe und Zubereitungen,
► Informationen über Stoffe und Zubereitungen zusammenstellen,
► Art des Umgangs feststellen,
► Prüfen, ob Ersatzstoffe oder Ersatzverfahren zur Anwendung kommen können,
► Feststellen, ob Beschäftigte gefährdet werden können,

► Ausmaß der Gefährdung ermitteln,
► Schutzmaßnahmen festlegen,
► Wirksamkeit überprüfen, wenn erforderlich, verbessern und neu beurteilen,
► bei relevanten Änderungen neu beurteilen.

Die Technischen Regeln für Gefahrstoffe 400 machen hierzu ausführliche Angaben.

Es müssen alle Stoffe und Zubereitungen bekannt sein, die eingesetzt werden und beim Normalbetrieb oder bei Störungen entstehen können. Ferner ist festzustellen, ob es sich dabei um Gefahrstoffe handelt. Dazu sind die Kennzeichnung, das Sicherheitsdatenblatt und andere Informationsquellen heranzuziehen. Verbleiben Ungewissheiten über die Gefährdung, hat der Hersteller oder Lieferant auf Verlangen die gefährlichen Inhaltsstoffe, die von ihnen ausgehenden Gefahren sowie die Schutzmaßnahmen mitzuteilen. Bei allen anderen Stoffen und Zubereitungen, z. B. auch bei möglichen Zersetzungsprodukten, muss der Unternehmer das Gefährdungspotenzial ermitteln.

! Die Gefährdung muss für alle Stoffe und Zubereitungen bei Normalbetrieb und Störung beurteilt werden.

Alle im Betrieb vorhandenen Gefahrstoffe sind in einem Gefahrstoffverzeichnis zusammenzustellen. Bei der Ermittlung der Art des Umgangs sind zu berücksichtigen:
► Verfahrensweise,
► Art der verwendeten Anlage,
► Menge und Verwendungsform der Stoffe,
► Dauer des Umgangs.

! Für die Beurteilung des Umgangs muss eine Reihe von Parametern ermittelt werden.

Es muss geprüft werden,
► ob Stoffe, Zubereitungen oder Erzeugnisse mit einem geringeren gesundheitlichen Risiko als die in Aussicht genommenen Gefahrstoffe verwendet werden können,

▶ ob Stoffe, Zubereitungen oder Erzeugnisse in einer anderen stofflichen Form eingesetzt werden können, die zu einer geringeren Exposition führen oder

▶ ob durch Änderung des Herstellungs- oder Verwendungsverfahrens eine Verringerung der Exposition am Arbeitsplatz erreicht werden kann.

> **!** Eine Verringerung des Risikos muss geprüft werden.

Bevor Tätigkeiten mit Gefahrstoffen ausgeführt werden dürfen, muss geprüft werden, ob die Stoffe in Verwendungsformen eingesetzt werden können, durch die die Beschäftigten diesen Stoffen nicht oder möglichst wenig ausgesetzt werden.

Solche Verwendungsformen können z. B. sein: staubfreie bzw. staubarme Granulate, mikroverkapselte Stoffe, Masterbatches und Pasten oder Suspensionen.

Im nächsten Schritt ist festzustellen, ob eine Gesundheitsbeeinträchtigung oder Belastung für die Beschäftigten anzunehmen ist. Das schließt die Prüfung ein, ob der Arbeitsplatzgrenzwert (AGW) oder der Biologische Grenzwert (BGW) unterschritten/überschritten wird. Die Gesamtwirkung verschiedener gefährlicher Stoffe in der Luft am Arbeitsplatz ist zu beurteilen, möglicher Kontakt mit der Haut ist zu berücksichtigen.

> **!** Die Einhaltung der stoffspezifischen Grenzwerte für die Konzentration in der Luft oder im Humanmaterial ist erforderlich.

Bevor mit krebserzeugenden oder erbgutverändernden Stoffen umgegangen wird, sind für jede Tätigkeit, bei der eine Exposition auftreten kann, Art, Ausmaß und Dauer der Exposition zu ermitteln. Diese Bewertung muss in regelmäßigen Abständen und bei jeder Änderung der Bedingungen, die sich auf die Exposition auswirken können, erneut vorgenommen werden.

> **!** Für krebserzeugende oder das Erbgut verändernde Stoffe ist eine Expositionsermittlung vor Aufnahme der Tätigkeit erforderlich.

Ziel dieser Substitutionsverpflichtung ist es, eine Verbesserung der Expositionssituation zu erzielen. Hierzu genügt es nicht, nur die Stoffeigenschaften zu berücksichtigen, sondern es müssen alle für die Exposition relevanten Bedingungen zusammen mit den Stoffeigenschaften beurteilt werden. Hinweise s. Technische Regel für Gefahrstoffe 600.

25.5.3 Schutzmaßnahmen

Die Schutzmaßnahmen sind nach den geltenden Arbeitsschutz- und Unfallverhütungsvorschriften sowie nach den allgemein anerkannten Regeln der Sicherheitstechnik, der Arbeitsmedizin und der Hygiene, einschließlich der Regeln über Einstufung, Sicherheitsinformation und Arbeitsorganisation und den sonstigen gesicherten arbeitswissenschaftlichen Erkenntnissen zu treffen.

Ziel dieser Schutzmaßnahmen ist es, eine Gesundheitsgefährdung durch Gefahrstoffe zu vermeiden. Die Gefahrstoffverordnung macht hier Vorgaben in Abhängigkeit von der Gefährdung. Konkrete Maßnahmen finden sich in der Technischen Regel für Gefahrstoffe TRGS 500, die für alle Arbeitsplätze gilt, sowie in weiteren Technischen Regeln zu speziellen Arbeitsplätzen, Stoffen oder Verfahren. Die Publikationen der Träger der gesetzlichen Unfallversicherung geben hier ebenfalls viele wertvolle Hinweise für das sichere Ausführen von Tätigkeiten mit Gefahrstoffen.

TRGS 500 beschreibt hierzu aufeinander aufbauende, an der Gefährdung orientierte Schutzmaßnahmenpakete, die von ganz einfachen hygienischen Grundmaßnahmen bis zu aufwändigen technischen Anlagenkonzepten reichen. Von besonderer Bedeutung zur Verringerung der Expositionen sind hier lüftungstechnische Maßnahmen.

> **!** TRGS 500 beschreibt Schutzmaßnahmen für alle Arbeitsplätze.

25.5.4 Arbeitsmedizin

Betriebsärzte haben nach dem Arbeitssicherheitsgesetz (ASiG) die Aufgabe, den Arbeitgeber beim Arbeitsschutz und bei der Unfallverhütung in allen Fragen des Gesundheitsschutzes zu unterstützen. Sie haben v. a. den Unternehmer bei der Einführung von Arbeitsverfahren und Arbeitsstoffen zu beraten, auf die Bewertung von Körperschutzmitteln zu achten und die Ursachen von arbeitsbedingten Erkrankungen zu untersuchen. Festlegungen zur Arbeitsmedizin sind in der Verordnung zur arbeitsmedizinischen Vorsorge (Arb-MedVV) enthalten und aus der Gefahrstoffverordnung entfernt worden.

25.5.5 Ausblick

Die Umsetzung der Anfoderungen aus der RE-ACH-Verordnung sowie die praktischen Konsequenzen des geänderten Einstufungs- und Kennzeichnungssystems werden die nächsten Jahre prägen. Hilfen zur Umsetzung sind jedoch verfügbar (s. Literatur).

25.6 Besondere Belastungen durch chemische Stoffe

Das aktuelle Berufskrankheitengeschehen ist kein Spiegelbild der heutigen Belastung durch chemische Stoffe an Arbeitsplätzen, da wegen der langen Latenzzeiten viele Berufskrankheiten ihre Ursache in hohen Stoffbelastungen zurückliegender Jahre haben. Dennoch sind gewisse Rückschlüsse auf das aktuelle BK-Geschehen aufgrund einer statistischen Bewertung möglich.

! Das heutige Berufskrankheitengeschehen beruht zu einem erheblichen Teil auf Expositionsverhältnissen der Vergangenheit.

Obstruktive Atemwegserkrankungen und Hautkrankheiten durch die Einwirkung chemischer Stoffe stehen heute neben den Erkrankungen durch Asbest an der Spitze des Berufskrankheitengeschehens. Bei den durch chemische Einwirkungen verursachten Krankheiten (BK 1101 bis BK 1317) stehen Erkrankungen durch Halogenkohlenwasserstoffe, Schleimhautveränderungen, Krebs oder andere Neubildungen der Harnwege durch aromatische Amine, Erkrankungen durch Benzol, seine Homologe oder durch Styrol und Nitro- oder Aminoverbindungen an der Spitze des Berufskrankheitengeschehens.

Wie beim Unfallgeschehen sind in vielen Branchen die Klein- und Mittelbetriebe auch im Berufskrankheitengeschehen negative Spitzenreiter. Ursachen hierfür liegen unter anderem am häufig fehlenden Expertenwissen und damit am Unterschätzen der möglichen Gesundheitsgefahren durch Gefahrstoffe, da die negativen gesundheitlichen Wirkungen häufig erst nach längerer Einwirkungszeit auftreten. In „chemiefernen" Industrien und Gewerben ist die Problematik oft höher als in der chemischen Industrie.

Ferner werden bei nicht stationären Arbeitsplätzen die notwendigen technischen, organisatorischen und persönlichen Schutzmaßnahmen häufig nicht konsequent realisiert.

Im Bereich der chemischen Industrie treten höhere Stoffbelastungen erfahrungsgemäß bei Verfahrensschritten auf, bei denen in die Anlagen eingegriffen werden muss. Dies sind insbesondere die Probenahme, Ab- und Umfüllvorgänge, Reinigungsarbeiten, Transportvorgänge und die Entsorgung von Rückständen und Abfällen.

Auch bei der Beseitigung von Störungen kommt es immer wieder zu unbeabsichtigten Stofffreisetzungen, da bei Abweichungen vom Normalbetrieb nicht alle sicherheitsrelevanten Parameter schon in der Planung erfasst werden können.

Mangelhafte Kenntnisse über das toxische Wirkungspotenzial der eingesetzten Stoffe und Zubereitungen führen darüber hinaus zu gesundheitlichen Belastungen.

Zusammenfassung Chemische Stoffe und Zubereitungen spielen in fast allen Gewerbzweigen eine herausragende Rolle. Die Gefahren für Mensch und Umwelt, die von Stoffen ausgehen können, werden vielfach unterschätzt, da Wirkungen häufig erst mittelbar und dosisabhängig eintreten. Einstufung, Kennzeichnung und Tätigkeiten mit Gefahrstoffen einschließlich der arbeitsmedizinischen Vorsorge werden im staatlichen Recht und berufsgenossenschaftlichen Regelwerk umfassend behandelt. Neben Lücken in der Kenntnis über Stoffdaten besteht das Hauptproblem des Arbeitsschutzes in der konsequenten Umsetzung des Regelwerkes in der Praxis.

Weiterführende Literatur

Bender HF: Das Gefahrstoffbuch: Sicherer Umgang mit Gefahrstoffen in der Praxis. Weinheim: VCH, 1996.

Gefahrstoffdatenbank GESTIS der Deutschen Gesetzlichen Unfallversicherung: http//www.dguv.de

Gefahrstoffinformationen und Rechtstexte zu Gefahrstoffen der Bundesanstalt für Arbeitschutz und Arbeitsmedizin: http://www.baua.de und http://www.reach-clp-helpdesk.de/

Gefahrstoffportale der BG Rohstoffe und chemische Industrie (derzeit noch unter www.bgchemie.de, künftig unter www.bgrci.de): Allgemeine und aktuelle Informationen (auch zur GHS und CLP) unter http://www.bgchemie.de → Prävention → Gefahrstoffe, Lernprogramm und Handlungshilfen unter http://www.gefahrstoffwissen.de, Informationen zu konkreten Verfahren und Stoffen mit interaktiver Erstellung von Betriebsanweisungen: http://www.gischem.de, www.ghs-konverter.de und http://www.betriebsanweisung.de. Speziell für Laboratorien besteht auch das Portal www.laborrichtlinien.de

Klein HA, Weinmann T: Verordnung über gefährliche Stoffe (Gefahrstoffverordnung) und Gesetz zum Schutz vor gefährlichen Stoffen (Chemikaliengesetz). Köln, Berlin, Bonn, München: Carl Heymanns, 2001.

Portal der Europäischen Chemikalienagentur: http://echa.europa.eu/

Portal für die stoffbezogene Gesetzgebung der EU: http://europa.eu/scadplus/leg/de/s06017.htm

Welzbacher U (Hrsg.): Gefahrstoffe. Berlin: Erich Schmidt, 2003.

26 Elektromagnetische Felder, nichtionisierende und ionisierende Strahlen

R. Scheidt-Illig

26.1 Elektromagnetisches Spektrum – Strahlung: Allgemeine Grundlagen

Strahlung breitet sich als elektromagnetische Welle oder Teilchenstrom durch Raum und Materie aus. Elektromagnetische Felder werden von natürlichen und technischen Quellen erzeugt und treten in unterschiedlichen Erscheinungsformen auf. Im elektromagnetischen Spektrum sind die Strahlenfelder nach der Wellenlänge und Frequenz angeordnet. Diese verhalten sich umgekehrt proportional, d. h. niedrige Frequenzen gehen mit großen Wellenlängen einher, bei hohen Frequenzen ist die Wellenlänge klein. Frequenz und Wellenlänge sind ein Maß für den Energietransport der Strahlung. Elektromagnetische Strahlung mit hoher Frequenz ist energiereich, da sie „dichter gepackte Energiebündel" transportiert. Nach ihrem Energieinhalt wird die nichtionisierende von der ionisierenden Strahlung unterschieden.

Das elektromagnetische Spektrum umfasst in der Reihenfolge zunehmender Energie unterschiedliche Strahlungsarten (Tabelle 26.1).

Der Übergang von nichtionisierender zu ionisierender Strahlung liegt bei einer Wellenlänge von etwa 100 nm. Die elektromagnetische Strahlung wie Röntgen- und Gammastrahlen und auch die Teilchenstrahlung (Alpha-, Beta- und Neutronenstrahlung) zählen zur ionisierenden Strahlung. Sie besitzen genügend Energie, um beim Durchgang durch Materie Atome und Moleküle zu ionisieren und schädliche Radikale zu bilden.

Heute besteht durch zunehmende Nutzung nichtionisierender und ionisierender Strahlung im Alltag, in industrieller Produktion, in Forschung und Medizin neben der natürlichen auch eine zusätzliche zivilisatorische künstliche Strahlenbelastung.

26.2 Nichtionisierende Felder

26.2.1 Elektromagnetische Felder (EMF) im Bereich von 0 Hz bis 300 GHz

Die EM-Felder sind elektrische, magnetische oder elektromagnetische Felder, die durch ihre Stärke (Amplitude), ihre Schwingung (Wellenlänge) so-

Tabelle 26.1: Frequenzen und Wellenlängen des elektromagnetischen Spektrums

Elektromagnetisches Spektrum	Frequenz [Hz] bzw. Wellenlänge [mm]
Statische Felder	0 Hz
Niederfrequente elektrische und magnetische Felder	> 0 Hz bis 100 kHz
Hochfrequente elektromagnetische Felder	100 kHz bis 300 GHz
Optische Strahlung	1 mm bis 100 nm
Röntgenstrahlung, Gammastrahlung (hochenergetische Strahlung)	$> 10^{15}$ Hz

wie Schwingungszahl (Frequenz) definiert sind. Als Maß für die elektrische Feldstärke E (Volt/Meter) gilt die Potenzialdifferenz zwischen elektrischen Ladungen unterschiedlicher Polarität, bezogen auf den Abstand. Die magnetische Feldstärke H (Ampere/Meter) um einen stromdurchflossenen Leiter wird umso höher, je größer die Stromstärke A (Ampere) ist. Magnetfelder werden durch die magnetische Flussdichte, auch Induktion B (Tesla) beschrieben, die über die Permeabilität μ mit der magnetischen Feldstärke verknüpft ist: $B = \mu_r \times \mu_0 \times H$. Für Luft und Körpergewebe ist μ_r ungefähr 1, so dass eine magnetische Feldstärke von 1 A/m einer magnetischen Flussdichte von 1,257 μT entspricht (80 A/m ~ 100 μT).

Die Leistungsflussdichte S (Watt/Quadratmeter) gilt als Maß für die Stärke hochfrequenter elektromagnetischer Strahlung.

Tabelle 26.2 zeigt typische Quellen und Anwendungsgebiete von EM-Feldern.

Der Frequenzbereich von 30 kHz bis etwa 100 kHz wird als Übergangsbereich bezeichnet, da mit der Frequenzerhöhung zunehmend eine Kopplung des elektrischen und magnetischen Feldes erfolgt. Er stellt hinsichtlich der biologischen Wirkungen den Übergang von den niederfrequenten Reizwirkungen zu den hochfrequenten Wärmewirkungen auf den Organismus dar. Die Frequenzbänder von 30 kHz bis 300 MHz sind auch als Radiofrequenzen und die von 300 MHz bis 300 GHz als Mikrowellenbereich bekannt.

Statische Felder

Statische Felder sind zeitlich sich nicht verändernde Felder, sie entstehen durch die Anwesenheit von Ladungen im Raum. Das natürliche elektrische Gleichfeld zwischen der Ionosphäre und dem Erdboden kann von einigen 100 Volt pro Meter auf mehrere 100 000 Volt pro Meter bei Gewitter steigen, bis es bei Erreichen der Ionisationsspannung der Luft als Blitz mit hohem Stromfluss entlädt. Das statische Erdmagnetfeld beträgt etwa 40 μT. Technisch erzeugte statische magnetische Felder sind in der Umgebung von Dauermagneten oder von Gleichstrom durchflossenen Leitern vorhanden. Der Betrieb des schienengebundenen Nahverkehrs in Deutschland (Straßenbahn, Stadtbahn, U-Bahn) erfolgt überwiegend mit Gleichstrom (Stadtbahnen auch mit 16 ⅔ Hz, wie Bundesbahn). Die elektrischen Feldstärken in unmittelbarer Nähe der Fahrverkehrsstrecke liegen max. bei 50 V/m. Für die mag-

Tabelle 26.2: Quellen und Anwendungsgebiete elektromagnetischer Felder

Frequenzbereich	Quellen/Anwendungsgebiete
Statische Felder	Elektrolyse, Galvanotechnik, Hochenergiebeschleuniger, Medizin (Kernspintomografie)
> 0 Hz – 30 kHz	Energieversorgung, Freileitungen, Umspannanlagen, Bahnstromleitungen, Induktionserwärmung (Schmelzen, Löten, Härten), Lichtbogen-, Widerstandsschmelzen von Stahl/Glas
30 kHz – 3 MHz	Rundfunk (LW, MW), Radionavigation, Induktionserwärmung (Löten, Härten)
3 MHz – 30 MHz	Rundfunk (KW), Trocknen, Leimen, Polymerisieren, Schweißen, Sterilisieren, Medizin (Kurzwellendiathermie)
30 MHz – 300 MHz	Rundfunk (UKW), Fernsehen (VHF), Luftverkehrskontrolle
300 MHz – 3 GHz	Fernsehen (UHF), Radar, Richtfunk, Mobilfunk (D-, E-Netz, UMTS), Medizin (Hyperthermiebehandlung), Mikrowellenerwärmung
3 GHz – 30 GHz	Radar, Richtfunk, Navigation, Identifikations- und Warensicherungssysteme, Diebstahlsicherung
30 GHz – 300 GHz	Radioastronomie, Radiometeorologie, Raumforschung

Die Netzfrequenz (Haushalte, Industrie) beträgt 50 Hz (USA, Japan 60 Hz) bzw. bei der elektrischen Energieversorgung der Bahn 16 2/3 Hz.

netischen Flussdichten wurden Werte zwischen 150 bis max. 350 µT im Fahrzeuginnenraum ermittelt. In der medizinischen Diagnostik angewendete Felder bei der Magnetresonanztomografie betragen bis zu 0,1 T für das Bedienpersonal in der Umgebung der Geräte und bis zu 7 T für den Patienten. Bei Deaktivatoren von Sicherungsetiketten in der Artikelüberwachung werden Werte um 1 mT erreicht.

Tabelle 26.3: Abhängigkeit der Feldstärke von Art und Abstand der Feldquelle

Stromquelle des elektro-magnetischen Feldes	Abstandsgesetz
Leiter in einer Stromrichtung	$1/r$
Doppelleiter (gegenläufige Stromrichtung)	$1/r^2$
Spulen, Trafos, Elektromotoren	$1/r^3$

Niederfrequente elektromagnetische Felder

Niederfrequente elektromagnetische Felder (> 0 Hz bis 100 kHz) entstehen überwiegend durch die Bereitstellung und den Verbrauch elektrischer Energie. Während das elektrische Feld von jeder Leitung ausgeht, die an das Stromnetz angeschlossen ist, bilden sich frequenzabhängige magnetische Felder aus, wenn Strom fließt. Im niederfrequenten Bereich sind elektrische und magnetische Felder weitgehend entkoppelt. Magnetfelder durchdringen Materie wie Hauswände ebenso wie organisches Gewebe. Sie sind im Gegensatz zu elektrischen Feldern kaum abzuschirmen. Im niederfrequenten Bereich wird der menschliche Körper vom äußeren Magnetfeld nahezu ungeschwächt durchdrungen, für das elektrische Feld erfolgt aufgrund der Leitfähigkeit der Körpergewebe eine Feldstärkereduzierung im Körperinneren. Die niederfrequenten Felder sind leitungsgebunden. Nach dem Abstandsgesetz ($1/r^n$) nimmt ihre Stärke mit zunehmendem Abstand (r) von der Quelle je nach Form des Leiters unterschiedlich stark ab (Tabelle 26.3). Eine Abstandsverdoppelung bedeutet z. B. für Elektromotoren eine Abnahme der Feldstärke um den Faktor 8, d. h. auf 12,5 % des ursprünglichen Wertes.

Die elektrische Feldstärke wird von der Höhe der angelegten Spannung bestimmt. Bei den üblichen Betriebsspannungen von 230/400 Volt betragen die elektrischen Feldstärken etwa 10 V/m. Hochspannungsfreileitungen mit Betriebsspannungen zwischen 110 und 380 kV erzeugen elektrische Felder mit Feldstärken von 1 bis 10 kV/m in Nähe des Erdbodens. Hohe Feldstärken sind dort anzutreffen, wo die Freileitungen stark durchhängen. Mit zunehmendem Abstand von den Leitungsseilen verringert sich das elektrische

Feld und beträgt im Abstand von 50 m max. 0,5 kV/m (Grenzwert Bevölkerung 5 kV/m). Hauswände schirmen ein von außen wirkendes Feld bis zu 90 % nach innen ab.

Hochfrequente elektromagnetische Felder

Hochfrequente elektromagnetische Felder (100 kHz bis 300 GHz) können von einer Quelle, z. B. Antenne, emittiert werden und sich im Raum über große Entfernungen ausbreiten. Diese Eigenschaft wird u. a. zur drahtlosen Kommunikation und Informationsübertragung (Rundfunk, Fernsehen, Mobilfunk), für Überwachungs- und Steuerungssysteme genutzt. Dabei entspricht die Strahlungsleistung pro Flächeneinheit (Leistungsflussdichte in W/m²) dem vektoriellen Produkt aus elektrischer und magnetischer Feldstärke. Es besteht eine zeitlich räumliche Verknüpfung der Feldgrößen. Die Feldstärken hochfrequenter Felder z. B. im Fernfeld von Sendeantennen (Abstand 2–3 Wellenlängen) nehmen nach dem Gesetz 1/r ab. Die Leistungsflussdichten (W/m²) mindern sich entsprechend mit $1/r^2$.

Die Sicherheitsabstände z. B. zu Fernsehsendern des VHF- und UHF-Bandes (174–216 MHz bzw. 470–890 MHz) mit Leistungen von 10 W bis 500 kW betragen in Abstrahlrichtung von der Antenne 1,2 m bis 315 m. Da die Antennen für große Sendeleistungen auf hohen Funktürmen installiert sind, ist am Boden meist kein Abstand erforderlich. Im Mobilfunkbereich sind die deutschen Standards GSM (D1, D2, E1, E2) und UMTS parallel in Betrieb. Die Funktion von Mobiltelefonen ist nur an Orten möglich, die von einer Sendeanlage des jeweiligen Mobilfunknetzes erreicht werden. Je höher die Anzahl der Standorte von Sendeanlagen ist, desto kleiner können die Funkzellen und desto geringer die Sendeleistung der Antennenanlage sein. In der Regel liegen sie beim GSM-Standard bei 20 Watt (vereinzelt bis 50 Watt) und beim UMTS-Standard bei 10 Watt. Die Hauptabstrahlung einer Mobilfunksendeanlage erfolgt weitgehend horizontal als „Sendekeule". Messungen in darunter bzw. seitlich gelegenen Arbeitsräumen (Abstand 10 bis 30 m zur Antenne) ergaben Feldstärken von 0,2 bis 1 V/m. Die Felder erreichen somit lediglich 1–2 % des Vorsorgegrenzwertes nach ICNIRP.

Biologische Wirkungen

Im menschlichen Stoffwechsel läuft eine Vielzahl von elektrischen und elektrochemischen Prozessen ab, die durch elektrische und magnetische Felder beeinflusst werden können. Unter Feldeinwirkung sind physikalische Effekte und biologische Reaktionen möglich, die aber nicht zwingend mit einer Gesundheitsbeeinträchtigung einhergehen müssen. Die Wirkungen von EM-Feldern auf den Menschen hängen von Frequenz, Intensität und Einwirkungsdauer ab. Hinsichtlich der Wirkungsweise sind direkte (unmittelbare) Wirkungen von indirekten (mittelbaren) Wirkungen zu unterscheiden.

> **!** Die biologischen Wirkungen von EMF werden im Wesentlichen bestimmt von Frequenz, Modulation und Intensität der einwirkenden Felder.

Die von einzelnen Personen und Interessengruppen geäußerten Vermutungen über eine besondere „Elektrosensibilität" für elektrische und magnetische Felder, die sich als „Elektrostress" mit Schlafstörungen, Erregungs- und Erschöpfungszuständen, Nervosität oder Unwohlsein und zahlreichen weiteren Symptomen äußert, konnte in kontrollierten Studien nicht belegt werden.

> **!** Ein Zusammenhang zwischen Belastungen durch EM-Felder und dem Auftreten subjektiver Beschwerden bei „Elektrosensibilität", wurde nicht belegt.

Die Exposition gegenüber niederfrequenten elektrischen Feldern kann direkte Oberflächenwirkungen wie das Vibrieren der Körperhaare oder Kribbeln auf der Haut auslösen. Die Wahrnehmungsschwellen sind individuell verschieden und beginnen bei Feldstärken von 1 kV/m. Einwirkungen oberhalb von 2,5 kV/m empfanden 1–3 % der Probanden und von 10 kV/m ca. 30 % der Probanden als belästigend. Gesundheitliche Risiken sind bei diesen Feldstärken nicht abzuleiten.

> **!** Bei niederfrequenten Feldern dominieren Reizwirkungen auf Sinnes-, Nerven- und Muskelzellen, bei hochfrequenten Feldern sind thermische Wirkungen vorherrschend. Die biologischen Wirkungen unter EMF-Exposition gehen nicht zwangsläufig mit gesundheitlicher Beeinträchtigung einher.

Elektromagnetische Felder können im Körperinneren Ströme erzeugen:

▶ Das Magnetfeld induziert Wirbelströme.
▶ Das elektrische Wechselfeld führt infolge Influenz zu Ausgleichsströmen.

Diese Ströme können zu Reizwirkungen an Sinnes-, Muskel- und Nervenzellen führen. Da die von außen induzierten sowie durch Influenz ausgelösten Stromdichten sich den bereits vorhandenen Körperstromdichten insbesondere der Herzregion, des Gehirns und der Nerven überlagern, ist eine Beeinflussung von elektrisch gesteuerten Körpervorgänge möglich. Die physiologischen Hintergrundstromdichten liegen im Bereich von 1 bis 10 mA/m². Im Frequenzbereich zwischen einigen Hz bis 1 kHz wurde als Schwellenwert einer möglichen Stimulation von Nerven- und Muskelzellen ein Stromdichtewert oberhalb von 100 mA/m² ermittelt. Bei Frequenzbereichen > 1 kHz liegen die Schwellenwerte für die Stromdichte höher.

Um gesundheitliche Gefährdungen durch Reizwirkungen auszuschließen, wurden auf Basis internationaler Studien durch die International Commission on Non-Ionizing Radiation Protection (ICNIRP) und die Strahlenschutzkommission (SSK) frequenzabhängige Basisgrenzwerte der Körperstromdichte festgelegt.

Die Basisgrenzwerte betragen z. B. im Bereich von 4 Hz bis 1 kHz
▶ für die Allgemeinbevölkerung 2 mA/m²,
▶ für beruflich Exponierte 10 mA/m².

Diese Werte garantieren, dass auch belästigende visuelle Flimmererscheinungen (Magnetophosphene) ausgeschlossen werden.

In der Praxis bedient man sich zur Bewertung gefährdender Feldstärken bzw. Körperstromdichten verschiedener Modellrechnungen. Grundlage bilden die messtechnisch gut erfassbaren physikalischen Größen. Die davon abgeleiteten Grenzwerte für
▶ elektrische Feldstärke <5 kV/m
▶ magnetische Feldstärke <80 A/m (bzw. magnetische Flussdichte <100 µT)
gewährleisten, dass physiologische Körperstromdichten nicht überschritten werden.

Im Bereich starker elektrischer Felder werden schlecht geerdete Metallteile z. B. Kraftfahrzeuge, Blechdächer oder Maschinen kapazitiv aufgeladen. Bei Berührung kommt es zum Spannungsausgleich und es fließt ein Ableitstrom. Solche Ableitströme können vom Knistern bis hin zum kräftigen Schlag wahrgenommen werden. Die Wahrnehmungsschwellen dieser indirekten Feldeinwirkungen sind von der Empfindlichkeit der betreffenden Person und den Eigenschaften des berührten Gegenstandes abhängig. Der Grenzwert der Berührungsströme beträgt nach der ICNIRP-Empfehlung für die Allgemeinbevölkerung 0,5 mA, für beruflich Exponierte 1,0 mA.

Zu diesen indirekten oder mittelbaren Feldwirkungen zählt auch die Störung bzw. die Beeinflussung von aktiven Körperhilfen. Elektronische Implantate wie Herzschrittmacher, Defibrillatoren, Insulinpumpen oder Cochleaimplantate können gestört werden, wenn durch äußere elektrische oder magnetische Felder Signale eingekoppelt werden. Unipolare Herzschrittmachertypen können durch statische magnetische Felder ab 300 µT und durch niederfrequente Felder (50 Hz) bereits ab 20 µT bzw. 2,5 kV/m beeinflusst werden.

Gefährdungen bestehen generell in der Nähe elektrischer Anlagen und Geräte. Störzonen haben Ausdehnungen von einigen Zentimetern bis zu Metern. Da Implantate in Abhängigkeit von deren elektronischer Ausführung unterschiedlich störgefährdet sind, müssen Implantatträger entsprechend informiert sein.

Als weitere biologische Effekte, die unterhalb der Schwelle von Reizwirkungen liegen, werden auch Einflüsse auf die Freisetzung von Kalziumionen, die Aktivierung von Enzymen an der Zellmembran oder die Beeinflussung der Melatoninausschüttung diskutiert. Die überwiegend im Sinne der Grundlagenforschung auf zellulärer oder tierexperimenteller Ebene erhaltenen Ergebnisse sind sehr heterogen und waren häufig nicht reproduzierbar. Zahlreiche epidemiologische Studien zu einem erhöhten Krebsrisiko ergaben bisher lediglich isolierte Hinweise, aber keine wissenschaftlich gesicherten und schlüssigen Beweise, dass elektrische und magnetische Felder bei Feldstärken wie sie an Arbeitsplätzen oder in der Wohnumgebung auftreten, Krebserkrankungen auslösen können.

Bei Exposition gegenüber Hochfrequenzstrahlung sind thermische Wirkungen vorherrschend. Mit steigenden Frequenzen wird zunehmend Energie in Gewebe und Zellen absorbiert. Die Energieübertragung erfolgt hauptsächlich durch Orientierungspolarisation von Wasserdipolen. Im Frequenzbereich 400–3000 MHz können innerhalb des Körpers durch Reflexionen an Geweben unterschiedlicher Impedanz und Wellenüberlagerung sowie Fokussierungseffekten Bereiche mit höheren Leistungsdichten entstehen. Diese sog. „hot spots" sind stärker erwärmt als das umliegende Gewebe. Wegen fehlender Wärmerezeptoren im Körperinneren ist die Überwärmung nur verzögert oder überhaupt nicht wahrnehmbar.

Die Eindringtiefe der elektromagnetischen Strahlung in das Körpergewebe ist frequenzabhängig und wird auch vom Wassergehalt des Gewebes beeinflusst. Sie beträgt im MHz-Bereich der Rundfunkmittelwellen etwa 10–30 cm, im Mobilfunkbereich um 1 GHz nur wenige Zentimeter, bei 2,4 GHz (z. B. Mikrowelle) etwa 6 mm und bei Frequenzen von 10 GHz (z. B. Radar) nur noch etwa 1 mm. Bei Frequenzen > 10 GHz wird die gesamte Energie in hautnahen Schichten absorbiert („Skin-Effekt"). Insbesondere das Auge ist wegen schlechter Kühlung und geringer Wärmekapazität damit gefährdet. Lang anhaltende oder auch kurzzeitige hohe Überwärmung z. B. durch Leistungsflussdichten > 1 kW/m² können zur Kataraktbildung führen.

Mit dem Begriff „spezifische Absorptionsrate" (SAR) in W/kg wird die Umwandlung hochfrequenter Strahlungsenergie in Körperwärme beschrieben. Als Bezugsgröße für die Festlegung von Basisgrenzwerten dient die Erhöhung der Körpertemperatur um 1 °C, die einer zusätzlichen Wärmeleistung von 4 W/kg entspricht. Als Basisgrenzwert beruflicher Exposition bei Dauereinwirkung ist der SAR-Wert auf 0,4 W/kg festgelegt. Der Grenzwert für die Allgemeinbevölkerung entspricht mit 0,08 W/kg bei Ganzkörperexposition nur einer Gewebeerwärmung von max. 1/50 °C! Hinsichtlich lokal erhöhter Exposition, wie am Auge, wird die SAR über die Körpermasse von 10 g gemittelt (Tabelle 26.4).

Leitfähige Gebilde in der Nähe von Hochfrequenzfeldern können in Resonanz geraten, sich (hochfrequent) aufladen und mittelbare Wirkungen provozieren. Bei Berührung fließen Ableitströme, die zu Verbrennungen oder zu Schockzuständen führen können. Bei Frequenzen über 10 MHz spielen Berührungsströme keine Rolle mehr.

Für passive Implantate z. B. aus Metall (künstliche Gelenke, Osteosynthesematerialien) besteht im Hochfrequenzfeld die Gefahr einer Überwärmung. Bei elektronisch aktiven Implantaten wie Herzschrittmachern kann eine Funktionsstörung eintreten, wenn die Schrittmacherelektroden wie eine Empfangseinrichtung im Feld fungieren und Störsignale einkoppeln.

Bei Leistungsflussdichten unterhalb der Schwelle von thermischen Wirkungen wird in letzter Zeit verstärkt über mögliche athermische Wirkungen diskutiert. Zu nennen sind: Stoffwechselveränderungen, Proliferationsstörungen in Zellkulturen, Ionenpermeabilitätsstörungen, Beeinflussung des Immunsystems, des Hormonhaushaltes, Veränderungen der Durchlässigkeit der Blut-Hirn-Schranke, Beeinflussung der Gehirnaktivität und des Schlafverhaltens u. a. durch verminderte Melatoninbildung und das vermehrte Auftreten von Krebserkrankungen im Kopf-Hals-Bereich (z. B. Gliom, Meningeom, Akustikusneurinom).

In diesem Zusammenhang wird häufig die Bestimmung des Melatoninspiegels gefordert. Nach Einschätzung des Robert-Koch-Instituts (2007) ist dieser jedoch kein valider Biomarker zum Nachweis biologischer Feldwirkungen.

! Strittig sind Langzeitwirkungen für niederfrequente Felder unterhalb der Reizschwelle und athermische Langzeitwirkungen für hochfrequente Felder. Vermutete gesundheitliche Effekte wie Änderung biochemischer Prozesse, Beeinflussung der Melatoninproduktion, Signaländerung von EEG und EKG, gehäuftes Auftreten von Krebserkrankungen ergaben in epidemiologischen Studien keine ausreichend gesicherten Erkenntnisse für einen ursächlichen Zusammenhang.

Mit dem auf Initiative des Bundesumweltministeriums und des Bundesamtes für Strahlenschutz erstellten EMF-Portal (www.emf-portal.de) steht eine Datenbank zur Verfügung, die den aktuellen wissenschaftlichen Erkenntnisstand aufzeigt.

Tabelle 26.4: Basisgrenzwerte zur spezifischen Absorptionsrate (SAR) nach ICNIRP

	Allgemeinbevölkerung	Beruflich Exponierte
Ganzkörper-SAR	0,08 W/kg (f > 100 kHz)	0,4 W/kg (f > 100 kHz)
Teilkörper-SAR	2 W/kg (10 g)*	10 W/kg (10 g)* (f > 1 MHz)
*gemittelt über eine Körpermasse von 10 g		

Vorschriften und Arbeitsschutz

Zum Schutz der Bevölkerung wurden mit der 26. Verordnung zum Bundesimmissionsschutzgesetz (BImSchV), „Verordnung über elektromagnetische Felder" im Niederfrequenz- und Hochfrequenzbereich frequenzabhängige Grenzwerte festgelegt. Die 26. BImSchV gilt für die Errichtung und den Betrieb von Nieder- und Hochfrequenzanlagen zu gewerblichen Zwecken. Sie enthält Anforderungen zum Schutz der Allgemeinheit und Nachbarschaft vor schädigenden Einflüssen durch elektromagnetische Felder. Die in der Verordnung aufgeführten Werte basieren auf den Empfehlungen der ICNIRP (International Commission on Non-Ionizing Radiation Protection) bzw. den ICNIRP-Guidelines. Diese international anerkannten Werte werden ständig nach wissenschaftlich gesicherten Erkenntnissen auf ihre Gültigkeit überprüft. Die frequenzabhängigen Basisgrenzwerte liegen mit einem Sicherheitsfaktor bis zu 50 unterhalb von den Schwellenwerten, bei denen die Auslösung akuter Wirkungen gesichert wurde. Somit wird einer individuellen Empfindlichkeit, unterschiedlichen Altersgruppen und Gesundheitszustand in der Bevölkerung Rechnung getragen.

Mit der BG-Vorschrift BGV B 11 „Elektromagnetische Felder" sind Grenzwerte für Arbeitsplätze festgelegt.

Es werden vier verschiedene Expositionsbereiche unterschieden:

1. Expositionsbereich 2 (allgemein zugänglicher Bereich ohne sonstige Einschränkungen),
2. Expositionsbereich 1 (kontrollierter Bereich) mit Zugangsregelung,
3. Bereich erhöhter Exposition und
4. Gefahrbereich.

Die BG-Regel BGR B 11 liefert ergänzende Erläuterungen und Handlungsanleitungen z. B. zu Kennzeichnungspflichten, Feldabschirmungen, zeitlich begrenzten Expositionen oder persönlichen Schutzausrüstungen.

Für Träger von aktiven oder passiven Körperhilfen sind an Arbeitsplätzen mit EM-Feldexposition individuelle Schutzmaßnahmen zu treffen.

26.2.2 Optische Strahlung

Der Bereich der optischen Strahlung wird nach der Wellenlänge und der durch Sinnesorgane möglichen Wahrnehmung unterschieden in:

► Infrarot- oder Wärmestrahlung (IR), Wellenlänge 1 mm bis 780 nm,
► sichtbares Licht (VIS), Wellenlänge etwa zwischen 780–380 nm,
► ultraviolette Strahlung (UV), ca. 380–100 nm.

Laserstrahlung, die durch Lichtverstärkung stimulierte Emission, ist kohärente optische Strahlung. Definitionsgemäß ist eine inkohärente Strahlung jede optische Strahlung außer Laserstrahlung.

Infrarotstrahlung

Vorkommen, Anwendungen und Wirkungen. Im elektromagnetischen Spektrum liegt die infrarote Strahlung zwischen dem Mikrowellenbereich und dem sichtbaren Licht.

Sie wird unterteilt in:

► IR-A-Strahlung (780–1400 nm) kurzwelliger Bereich
► IR-B-Strahlung (1400–3000 nm)
► IR-C-Strahlung (3000 nm bis 1 mm) langwelliger Bereich

Infrarotstrahlung wird von der Sonne und dem Feuer als natürlichen Quellen emittiert. An Arbeitsplätzen treten hohe Infrarotbestrahlungsstärken von 200 W/m² und mehr typischerweise als Folgen großer Prozesswärme in der Glas-, Eisen- und Stahlindustrie auf. Aus künstlichen Quellen in Form thermischer Strahler wird die Infrarotstrahlung in der Technik und Medizin genutzt. Es werden Infrarotöfen z. B. für Trocknungsprozesse oder zur Kunststoffpolymerisation eingesetzt, die Bestrahlungsstärken liegen hier allgemein zwischen 1–8 kW/m². Bei medizinischen Anwendungen liegen sie zwischen 100–300 W/m².

Mittels Infrarotkameras kann die Strahlung sichtbar gemacht werden, da jeder „warme" Körper Energie in Form von IR-Strahlung abgibt, es ist somit eine berührungslose Temperaturmessung möglich. Die Infrarotstrahlung wird in der Elektronik für die drahtlose Kommunikation eingesetzt. Im Bereich zwischen 880 und 950 nm arbeiten z. B. Infrarotfernbedienungen, Infrarotschnittstellen für Computer und Lichtschranken, da Fotodioden und Fototransistoren hier die höchste Empfindlichkeit aufweisen. Künftig können auch „superschnelle" Infrarotkameras zur zerstörungsfreien Materialprüfung eingesetzt werden.

Die Energie der Infrarotstrahlung wird vom Organismus an der Körperoberfläche absorbiert und in Wärme umgewandelt, davon sind v. a. Haut und Auge betroffen. Wellenlängen von 1000 nm haben eine Eindringtiefe unter 1 mm. Infrarotstrahlung mit niedriger Intensität wird als angenehm empfunden, höhere Intensitäten sind mit gesundheitlichen Gefährdungen verbunden. Die körpereigenen Thermo- und Schmerzrezeptoren stellen hierbei einen begrenzten Schutzmechanismus dar. Abhängig von Intensität und Dauer der eingewirkten Infrarotstrahlung kann es zu Überhitzungen, Verbrennungen und Gewebeveränderungen an Haut und insbesondere am Auge (Katarakt, thermische Netzhautschäden) kommen (s. auch BK 2401).

> **!** Die absorbierte Wärmeenergie der Infrarotstrahlung kann zu Gewebeschädigungen führen. Besonders gefährdet ist das Auge (Katarakt, Netzhautschädigung)

Mit der 2010 verabschiedeten Verordnung zum Schutz der Beschäftigten vor Gefährdungen durch künstliche optische Strahlung (OStrV) liegen Expositionsgrenzwerte und Vorschriften vor, die Gesundheitsschäden vorbeugen sollen.

Sichtbares Licht

Das sichtbare Licht umfasst die elektromagnetischen Wellen im Bereich von 380 nm, blau über grün und gelb bis zu rot bei 780 nm.

Das menschliche Auge ist in der Lage, mit den Sinneszellen in der Netzhaut (6–7 Mio. Zapfen und 130 Mio. Stäbchen) das elektromagnetische Spektrum dieses Bereiches zu erfassen. Damit werden fast 90 % der Informationen aus unserer Umwelt abgebildet (s. Kap. 22).

Ultraviolette Strahlung

Vorkommen, Anwendung und Wirkungen. Der energiereichste Teil der optischen Strahlung ist die ultraviolette Strahlung. Sie bildet den Übergang von der nichtionisierenden zur ionisierenden Strahlung. Je kurzwelliger, desto energiereicher und gefährdender ist die Strahlung für den Menschen. Im kurzwelligen UV-Bereich werden auch molekularbiologische Wirkungen beobachtet. Natürliche ultraviolette Strahlung wird von der Sonne emittiert und teilweise in der Erdatmosphäre absorbiert. Danach gilt folgende Einteilung:

UV-Bereich	Wellenlänge [nm]	UV-Durchlässigkeit der Atmosphäre
UV-A	320–380	Gelangt fast vollständig an die Erdoberfläche
UV-B	280–320	Wird zu etwa 90 % durch Ozon absorbiert
UV-C	100–280	Wird fast vollständig in der Atmosphäre absorbiert

> **!** Die UV-Strahlung ist der energiereichste Teil der optischen Strahlung, sie bildet den Übergang zur ionisierenden Strahlung.

UV-Strahlung ist für den Menschen mit Sinnesorganen nicht wahrnehmbar. In Abhängigkeit von der Wellenlänge und der Intensität der Strahlung können an der Haut und dem Auge gesundheitliche Wirkungen beobachtet werden. Als positiver Effekt trägt die UV-Strahlung zur Bildung des Vitamin D bei. Die UV-A-Anteile bewirken über die in der Haut vorhandenen Pigmente eine Bräunung, die je nach Hauttyp variiert. Hierin sind auch unterschiedliche Empfindlichkeiten gegenüber der Strahlung begründet, hellhäutige Typen reagieren empfindlicher. Bei übermäßiger Bestrahlung (vor allem UV-B oder länger anhaltend UV-A) können akut Erytheme, eine schmerzhafte Keratoconjunctivitis photoelectrica und auch photoallergische Reaktionen ausgelöst werden. Vor allem UV-B-Exposition gilt als Hauptursache chronischer Hautschäden, UV-induzierter

Hautkrebserkrankungen (Basaliome, Melanome, Plattenepithelkarzinome) sowie Katarakt der Augenlinse. Netzhautschädigungen wurden nach langjähriger UV-A-Belastung beobachtet.

Von der Strahlenschutzkommission wird mit Sorge eine Verdoppelung von Hautkrebsfällen in den letzten 10 Jahren beobachtet, derzeit werden in Deutschland jährlich etwa 140 000 Neuerkrankungen registriert. Es wird eingeschätzt, dass ein großer Teil der gesundheitlichen Schädigungen ursächlich mit einem geänderten Freizeit- und Sozialverhalten der Bevölkerung wie intensives „Sonnenbaden" zu begründen ist. Die gegenwärtig beobachtete Abnahme der Ozonschicht geht mit einem globalen Anstieg der UV-Bestrahlungsstärke einher und erhöht das Risiko einer gefährdenden UV-Exposition. Zum Schutz der Bevölkerung vor sonnenbrandwirksamer UV-Strahlung wurde deshalb ein international festgelegter UV-Index (UVI) verabschiedet. In Zusammenarbeit von Bundesamt für Strahlenschutz, Umweltbundesamt und Deutschem Wetterdienst wird durch ein bundesweites UV-Messnetz der aktuelle UVI erstellt. Für die Allgemeinbevölkerung und für berufliche Tätigkeiten im Freien sind in Abhängigkeit von den verschiedenen Bereichen des UVI unterschiedliche Strahlenschutzmaßnahmen und Verhaltensregeln zu realisieren.

Als erwiesen gilt, dass Arbeitnehmer im Freien im Vergleich zu Büroarbeitern einem doppelten Hautkrebsrisiko ausgesetzt sind. Als gefährdet gelten in Deutschland ca. 3 Mio. Beschäftigte, die überwiegend oder zeitweise im Freien tätig sind. 2007 wurden von der Bundesanstalt für Arbeitsmedizin und Arbeitsschutz „Personenbezogene Messungen der UV-Exposition von Arbeitnehmern im Freien" vorgestellt. Für ständige Tätigkeiten im Freien (Beschäftigte in Hochbau, Landwirtschaft Feldwirtschaft und Müllabfuhr) wurde eine Erhöhung der UV-Jahresexposition um den Faktor 3–5 nachgewiesen. Für Beschäftigte mit zeitweiliger Tätigkeit im Freien (Sportlehrer, Kindergärtnerinnen und Fensterputzer) lag die Erhöhung des Faktors zwischen 1,7 und 2,7.

Derzeit wird die Aufnahme von Hautkrebserkrankungen nach beruflicher UV-Exposition als neue Berufskrankheit im Ärztlichen Sachverständigenrat des BMAS auf neue wissenschaftliche Erkenntnisse geprüft. Der Zusammenhang von berufsbedingter UV-Strahlenbelastung und dem Risiko zur Entwicklung nichtmelanozytärer epithelialer Hautkrebse gilt für das Plattenepithelkarzinom nach einer aktuellen epidemiologischen Studie als erwiesen. Ein erhöhtes Risiko für Basalzellkarzinome nach beruflicher UV-Exposition bedarf weiterer Abklärung.

Unabhängig davon besteht die Möglichkeit, nach beruflicher UV-Exposition verursachte Hautkrebserkrankungen nach § 9 Abs. 2 SGB VII wie eine Berufskrankheit anzuerkennen (Deutsche Gesetzliche Unfallversicherung –- RS 0169 vom 26.03.2010)

> **!** Zum Schutz der Bevölkerung vor schädigender UV-Strahlung wird der UV-Index (UVI) mit daraus resultierenden Schutzmaßnahmen erstellt.

Technisch wird UV-Strahlung u. a. zur Belichtung von Druckplatten, Trocknung von Druckfarben, Lacken und anderen Beschichtungen, zur Verarbeitung von UV-härtenden Klebern und Kunststoffen, zur Materialprüfung (Rissprüfung), bei der Sichtbarmachung von Markierungen angewendet. In der Lebensmittelindustrie wird UV-Strahlung zur Entkeimung eingesetzt. UV-Strahlung entsteht unerwünscht bei Gasentladungslampen, Halogenglühlampen, Xenonlampen und auch bei Tätigkeiten wie Lichtbogenschweißen und beim Umgang mit Plasmabrennern. Nach Schweißarbeiten ohne Augenschutz kann das „Verblitzen der Augen" durch Strahlung eine schmerzhafte Bindehautentzündung zur Folge haben. Als gezielte therapeutische Maßnahme kommen UV-Strahler bei Hauterkrankungen zur Anwendung.

Vorschriften zu Prävention und Arbeitsschutz. Zum Schutz der Arbeitnehmer an UV-Strahlenquellen ist die Einhaltung von Expositionsgrenzwerten durch zeitliche Begrenzungen, technische Abschirmungen oder persönliche Schutzausrüstungen zu sichern.

Die Verordnung zum Schutz der Beschäftigten vor Gefährdungen durch künstliche optische Strahlung (OStrV) gilt zum Schutz vor Gefährdungen der Augen und Haut gegenüber optischer Strahlung an Arbeitsplätzen. Sie gilt für Gefährdungen durch künstliche inkohärente optische Strahlung und kohärente optische Strahlung (Laserstrahlung). Sie ist nicht anzuwenden für die Einwirkung im Sinne einer Klimabelastung des Herz-Kreislauf-Systems oder für Tätigkeiten im Freien mit erhöhter UV-Belastung.

26.3 Ionisierende Strahlung

Zur ionisierenden Strahlung gehört jede energiereiche Strahlung, die in der Lage ist, in der von ihr durchdrungenen Materie Elektronen aus Atomen und Molekülverbänden freizusetzen. Ionisierende Strahlung kann als hochfrequente energiereiche elektromagnetische Welle (Gamma-, Röntgenstrahlung) auftreten, sie entsteht beim Zerfall instabiler (radioaktiver) Atomkerne und kann auch mit Hilfe technischer Einrichtungen wie Teilchenbeschleuniger oder Röntgengeräten erzeugt werden. Alle elektrisch geladenen Korpuskeln wie Alpha- oder Betateilchen, Elektronen, Protonen, schwere Ionen zählen zur direkt ionisierenden Strahlung. Indirekt ionisierend wirken Photonen (Röntgen, Gammastrahlen) und ungeladene Korpuskeln (Neutronen). Strahlung kann biologisches Gewebe schädigen, Veränderungen am genetischen Material bewirken und eine Krebserkrankung auslösen, aber auch bei gezieltem Einsatz zur Heilung von Tumorerkrankungen genutzt werden.

Beim Durchtritt durch Materie verliert die ionisierende Strahlung infolge Absorption einen Teil ihrer Energie. Die biologische Wirksamkeit der Strahlung wird im Wesentlichen von der Strahlenart, dem Durchdringungsvermögen und der Empfindlichkeit des Gewebes bestimmt. Daraus resultieren unterschiedliche Schädigungsmechanismen und Strahlenschutzmaßnahmen. Alphastrahlung hat bei sehr hoher Energie nur eine minimale Eindringtiefe und kann z. B. Papier nicht und die Haut kaum durchdringen.

Gelangen die dicht ionisierenden energiereichen Alphastrahler allerdings in den Körper, z. B. an das Bronchialepithel, können sie hier besonders intensiv wirken. Betastrahlen durchdringen Weichteilgewebe im Bereich von wenigen Millimetern bis zum Zentimeter. Die energiereichen Gammastrahlen haben ein hohes Durchdringungsvermögen im biologischen Material und anderer Materie. Zur wirksamen Abschirmung sind schwere Materialien wie zentimeterdicke Bleiummantelungen oder meterstarke Betonwände nötig.

26.3.1 Vorkommen

> **!** Ionisierende Strahlung kommt als natürliche (kosmische, terrestrische) und künstliche/zivilisatorische Strahlung vor.

Die kosmische Strahlung besteht im Wesentlichen aus energiereichen Teilchen und Gammastrahlen. Ihre Dosisleistung ist höhenabhängig. Während sie in einer Höhe von 12 000 Metern über dem Meeresspiegel (entspr. Flughöhe von Nordatlantikflügen) ca. 8000 Nanosievert/Stunde (nSv/h) beträgt, liegt sie infolge Absorption durch die Lufthülle auf Meeresniveau bei nur noch 32 nSv/h.

Die terrestrische Strahlung wird von dem Gehalt an natürlichen Radionukliden und deren Zerfallsprodukten im Boden und Gesteinen der Erdkruste bestimmt. In Gebirgsregionen mit Granitformationen, die einen erhöhten Gehalt an Uran und Radium aufweisen, werden Werte von 180 nSv/h erreicht, lokal können diese noch deutlich höher sein. Im Flachland Norddeutschlands liegen die Dosisleistungen bei 40–70 nSv/h.

Die wichtigsten Elemente der terrestrischen Strahlung sind Kalium und Uran mit seinem Zerfallsprodukt Radium sowie in bestimmten Regionen Thorium. Mehr als die Hälfte der jährlichen Exposition durch natürliche Radionuklide wird durch Radon verursacht. Radon-222 entsteht durch radioaktiven Zerfall von Radium-226. Es ist ein radioaktives Edelgas mit einer Halbwertszeit von 3,8 Tagen. Aufgrund seiner Mobilität kann Radon durch Fugen oder Mauerrisse aus dem Untergrund oder aus Baustoffen in Gebäude gelangen. Im statistischen Mittel beträgt die natürliche Radonexposition der deutschen Bevölkerung durch Aufenthalt in Innenräumen von Wohngebäuden ca. 1 mSv/a und durch Aufenthalt im Freien 0,1–0,2 mSv/a. Die Inhalation von Radon liefert damit den Hauptbeitrag zur natürlichen Strahlenexposition der Bevölkerung. Beim Zerfall von Radon entstehen die kurzlebigen radioaktiven Zerfallsprodukte (Radontöchter) mit Freisetzung von energiereicher Alphastrahlung, die bei Inhalation zu einer Schädigung des Lungengewebes führen. Nach einer Studie des Bundesumweltministeriums wären etwa 5 % der Todesfälle infolge von Lungenkrebs auf die natürliche Radonbelastung zurückzuführen.

Natürliche Radionuklide gelangen in geringen Konzentrationen auch über die Nahrung in den menschlichen Körper. Dabei ist der Anteil von Kalium-40 am größten. Die Gesamtaktivität der natürlichen Radionuklide im menschlichen Körper (Standardmensch, 70 kg) liegt bei ca. 8000–9000 Bq. Die effektive Dosis durch in Nahrungsmitteln enthaltene natürliche Radionuklide beträgt im Mittel 0,3 mSv/a. Die durch natürliche Strahlenquellen verursachte Strahlenbelastung liegt als mittlere effektive Jahresdosis für die Bevölkerung in Deutschland bei 2,1 mSv. In Abhängigkeit vom Wohnort kann sie allerdings zwischen 1 und 10 mSv pro Jahr schwanken (s. auch BK 2402).

Künstliche/zivilisatorische Strahlung umfasst die Strahlenexposition aus medizinischen Anwendungen, aus der Nutzung radioaktiver Materialien in Industrie, Forschung sowie kerntechnischen Anlagen einschließlich Unfallereignissen und auch die Belastung durch Kernwaffenversuche.

Eine berufliche Strahlenexposition ist z. B. gegeben bei Nutzung von Röntgenstrahlung in medizinischer Diagnostik und Therapie sowie zur Materialprüfung, beim Einsatz radioaktiver Isotope in Industrie, Chemie, Biologie, Medizin und Forschung, bei Tätigkeiten im Bergbau und Tiefbau, bei der Energiegewinnung in kerntechnischen Anlagen einschließlich Aufbereitung, Transport und Entsorgung.

> ❗ Der berufliche Umgang mit ionisierender Strahlung unterliegt strengen Strahlenschutzvorschriften. Potenzielle Gefährdungen sind gegeben bei: Anwendung in Medizin und Forschung, Einsatz in Industrie und Technik, kerntechnischen Anlagen, Transport und Entsorgung.

26.3.2 Ausgewählte Beispiele beruflicher Strahlenexposition

Röntgenstrahlung

Röntgenstrahlung wird wegen unterschiedlicher Absorption in den verschiedenen Materialien in der Technik zur Qualitätsprüfung und in der Medizin zur Diagnostik und auch Therapie eingesetzt.

Das unterschiedliche Absorptionsverhalten in den Körpergeweben wird seit 100 Jahren in der medizinischen Diagnostik zur Darstellung von Organstrukturen genutzt. Bei der Mammografie wird ein spezielles Röntgengerät mit besonders „weicher" d. h. niederenergetischer Röntgenstrahlung zur Darstellung von Drüsenstrukturen eingesetzt. Die Computertomografie ermöglicht im Vergleich zum konventionellen Röntgen eine höhere Kontrastauflösung und erlaubt insbesondere in der Tumordiagnostik präzise Aussagen. Bei diesem diagnostischen Verfahren wird die zu untersuchende Region durch ein eingegrenztes Röntgenstrahlenbündel von einer sich um den Körper rotierenden Röntgenröhre durchstrahlt. Im Ergebnis erhält man überlagerungsfreie Schnittbilder der untersuchten Region. Dank ständiger technischer Verbesserungen, wie Einsatz von Hartstrahltechnik, Nutzung empfindlicher Film-Folien-Systeme, moderner Bildverstärkertechnik sowie Anwendung digitaler Systeme, konnte die Strahlenbelastung in den letzten 30 Jahren deutlich verringert werden.

Radionuklide

Radionuklide sind instabile Nuklide, die sich spontan unter Emission von Strahlung umwandeln d. h. zerfallen. Dabei können sie direkt oder über

Tabelle 26.5: Ausgewählte Nuklide, ihre Charakterisierung und Anwendung

Radionuklid	Art der Strahlung	Halbwertszeit	Anwendung bzw. Ursprung
Wasserstoff-3 (Tritium)	β	12,3 Jahre	Leuchtfarben, Kerntechnik, Kernwaffenfallout
Kohlenstoff-14	β	5730 Jahre	Kerntechnik, Medizin
Kobalt-60	β, γ	5,3 Jahre	Medizin, Füllstandsmessung, Kerntechnik
Strontium-90	β	28,5 Jahre	Kerntechnik, Kernwaffenfallout, Medizin
Technetium-99m	γ	6,0 Std.	Medizin
Jod-123	γ	13,3 Std.	Medizin
Jod-131	β, γ	8 Tage	Medizin, Kerntechnik
Cäsium-134	β, γ	2 Jahre	Kerntechnik, Tschernobyl
Cäsium-137	β, γ	30 Jahre	Kernwaffenfallout, Tschernobyl, Kerntechnik, Medizin
Promethium-147	β	2,6 Jahre	Leuchtfarben
Iridium-192	β, γ	74 Tage	Materialprüfung, Medizin
Plutonium-238	α, γ	87,7 Jahre	Kerntechnik, Isotopenbatterien
Plutonium-239	α, γ	24110 Jahre	Kerntechnik, Kernwaffentechnik
Americium-241	α, γ	433 Jahre	Kerntechnik, Materialprüfung, Brandmelder

radioaktive Zwischenprodukte (Tochternuklide) in stabile Nuklide übergehen. In der Natur kommen etwa 340 Nuklide vor, von denen ca. 270 stabil sind. Die meisten (ca. 1500) werden künstlich durch Kernspaltung oder bestimmte Kernreaktionen hergestellt. Isotope sind Radionuklide eines Elements mit gleicher Kernladungszahl bei unterschiedlicher Anzahl von Neutronen und damit unterschiedlicher Massenzahl. Je nach Neutronenzahl im Atomkern sind die Isotope stabil oder instabil. Vom Uran-238 geht die Uran-Radium-Zerfallsreihe aus. Über 18 Zwischenstufen mündet sie dann beim stabilen Blei-206. Am Beginn der Uran-Actinium-Zerfallsreihe steht Uran-235, das über 15 Stufen von Radionukliden zum Blei-207 führt. Die Thorium-Zerfallsreihe führt über 10 Zwischenstufen zum stabilen Blei-208.

Jedes Radionuklid weist eine charakteristische physikalische Halbwertszeit (HWZ) auf. Zur Einschätzung der biologischen Wirksamkeit ist zwischen physikalischer und biologischer Halbwertszeit und der davon abgeleiteten effektiven Halbwertszeit zu differenzieren.

Radionuklide werden in der Technik, der Chemie, Biologie und Medizin zur Markierung bestimmter Stoffkreisläufe genutzt (Tabelle 26.5).

Künstliche Radionuklide in der Umwelt können aus den Kernkraftwerken, vor allem nach Störfällen aus dem Kernbrennstoff-Kreislauf, aus oberirdischen Kernwaffentests, aus dem Bergbau, aus technischen und medizinischen Anwendungen stammen.

Radionuklide in der medizinischen Diagnostik. Die Halbwertszeiten medizinisch genutzter Radionuklide liegen im Bereich von Stunden bis Tagen. In der nuklearmedizinischen Diagnostik wird reinen Gammastrahlern der Vorzug gegeben. Das am häufigsten eingesetzte Radionuklid ist der Gammastrahler Technetium-99m (m = metastabil). Seine chemischen Eigenschaften erlauben die Markierung unterschiedlicher Substanzen und damit die Untersuchung zahlreicher Organfunktionen. Infolge seiner kurzen Halbwertszeit von sechs Stunden ist die Strahlenexposition der Patienten gering. Das aus dem Zerfall von Tc-99m entstehende Radionuklid Tc-99 hat eine Halbwertszeit von 213 000 Jahren, so dass nur wenige der inkorporierten Atome zu Lebzeiten des Menschen zerfallen. Weitere wichtige medizinisch genutzte Radionuklide sind Thallium-201 (Myokardszintigrafie), Jod-123 (Schilddrüsenszintigrafie), Gallium-67 (Immunszintigrafie).

Die Positronen-Emissions-Tomografie (PET) in Verbindung mit neu entwickelten Radiopharmaka, wie Fluor-18-Desoxyglukose, macht es möglich, Stoffwechselprozesse im Körper auf zellulärer beziehungsweise molekularer Ebene in hoher räumlicher Auflösung bildgebend darzustellen.

Zu den Einsatzgebieten gehören u. a. die Früherkennung und Verlaufskontrolle von Krebserkrankungen. Die Strahlenbelastung bei dieser PET-Untersuchung ist mit durchschnittlich 8,6 mSv am höchsten.

Strahlentherapie

Die Anwendung ionisierender Strahlung wird zur Behandlung gutartiger und bösartiger Tumoren sowie entzündlicher Prozesse genutzt. Radionuklide gelten z. B. als Therapieoption bei Arthrosen, rheumatoider Arthritis und Morbus Bechterew. Zum Einsatz kommen überwiegend betastrahlende Radionuklide.

In der Radioonkologie wird mittels Bestrahlung eine maximale Schädigung des Tumorgewebes bei maximaler Schonung des umgebenden gesunden Gewebes erreicht. Die Wahl der geeigneten Strahlung ist u. a. abhängig von Art des Tumorgewebes und gewünschter Eindringtiefe.

In der perkutanen Strahlentherapie kommt meist energiereiche Photonen- oder Elektronenstrahlung (sog. Hochenergie-, Hochvolt- oder Supervoltstrahlung) zur Anwendung. Auch Neutronen-, Pi-Mesonen- und Protonenstrahlung sowie Alphastrahlung wird in der Therapie eingesetzt.

Bei nicht sachgerechtem Umgang mit den Strahlenquellen können auch Strahlenbelastungen beim medizinischen und technischen Personal auftreten, deshalb gilt eine strikte Durchsetzung der Strahlenschutzmaßnahmen.

Eine mögliche ungewollte Strahlenbelastung des Personals wird mittels Strahlendosimetern erfasst, wobei die Messung von Teilkörperdosen an den Händen und Fingern hier im Vordergrund steht.

Kernenergiegewinnung

Unter Kernenergie ist die technisch nutzbare Energie aus Kernspaltung zu verstehen. Nach Definition des Atomgesetzes sind Kernbrennstoffe die spaltbaren Stoffe:

▶ Pu-239 und Pu-241,
▶ mit den Isotopen U-235 oder U-233 angereichertes Uran,
▶ jeder Stoff, der einen oder mehrere der o. g. Stoffe enthält,
▶ Stoffe, mit deren Hilfe in einer geeigneten Anlage eine sich selbst tragende Kettenreaktion aufrechterhalten werden kann und die in einer Rechtsverordnung bestimmt werden.

Bei der Kernspaltung entsteht eine für jeden Kernbrennstoff charakteristische Massenverteilung von Spaltprodukten. Insgesamt kennt man im Ergebnis etwa 1500 künstliche Radionuklide, die Alpha-, Beta- oder Gammastrahlung aussenden. Der Brennstoffkreislauf beginnt mit der Uranerzgewinnung und Erzaufbereitung mit Anreicherung auf einen Gehalt an Uran-235 von mindestens 3 %. Aus dem angereicherten Uran werden Brennelemente hergestellt. Die im Verlauf von etwa 3 Jahren abgebrannten Brennelemente gelangen dann über ein Abklingbecken des Kernkraftwerkes nach einer Verweildauer von etwa einem Jahr (Reduzierung der Nachzerfallswärme und Aktivität) über ein Zwischenlager je nach Verwertbarkeit direkt zur Endlagerung als Atommüll oder werden der Wiederaufarbeitung zugeführt. In der Wiederaufbereitungsanlage werden das im Kernreaktor entstandene Plutonium und das noch verwertbare Uran vom übrigen Atommüll getrennt. Zusätzlich werden in kleinen Mengen Radionuklide für die Anwendung in Industrie und Medizin gewonnen.

Plutonium zerfällt im Wesentlichen unter Aussendung von energiereicher Alphastrahlung und nur in geringer Intensität liegt Gammastrahlung vor. Plutonium kann inhalativ, mit der Nahrung oder durch Wunden inkorporiert werden und in Geweben eine kontinuierliche Alphastrahlung verursachen. Bei inhalativer Aufnahme ist das Bronchialepithel besonders betroffen. Nach Plutoniumbelastung wurden erhöhte Risiken für Lungenkrebs, Knochen- und Leberkrebs nachgewiesen.

Die größte mögliche Strahlenexposition der Umwelt und der Arbeitnehmer durch Radionuklide entsteht nicht beim störungsfreien Betrieb eines Kernkraftwerkes, sondern mit der Bereitstellung von Kernbrennstoffen und der Entsorgung der Brennelemente. Eine strenge persönliche Dosisüberwachung ist deshalb unabdingbar.

Entsorgung radioaktiven Materials

Radioaktive Reststoffe und Abfälle (Atommüll) fallen an:

▶ als hoch radioaktive Abfälle aus Atomkraftwerken (abgebrannte Brennelemente),
▶ bei Stilllegung und Abbau kerntechnischer Anlagen,
▶ als mittel und schwach radioaktive Abfälle nach Einsatz in Forschung, Industrie und Medizin.

In Zukunft sollen Brennelemente nicht wieder aufgearbeitet, sondern in Zwischenlagern der Kernkraftwerke aufbewahrt werden (bis zu 40 Jahren), bevor sie in ein Endlager kommen. Beim Transport radioaktiven Materials sind hohe Sicherheitsanforderungen insbesondere an das Versandstück und die Transportfahrzeuge zu erfüllen. Im Jahr 1997 erfolgten in Deutschland ca. 445 000 Transporte mit insgesamt 900 000 Versandstücken. Darunter waren 75 Transporte mit abgebrannten Brennelementen aus Kernkraftwerken. Den größten Anteil stellen die Transporte für medizinische Zwecke dar. Zum Transport und der Zwischenlagerung von Brennelementen werden überwiegend CASTOR-Behälter („Cask for Storage and Transport Of Radioactive material") eingesetzt.

Die Aktivität des Atommülls ist nach Aufarbeitung der Brennelemente bzw. bei direkter Endlagerung, bedingt durch die langen Halbwertszeiten, erst nach über 100 000 Jahren abgeklungen. Die dafür vorgesehene Endlagerung stellt ein weltweites Problem dar.

Die Einlagerung radioaktiver Abfälle muss so erfolgen, dass die Biosphäre lange und sicher vor radioaktiver „Verschmutzung" geschützt wird. Hochaktiver Atommüll ist in geologisch stabilen unterirdischen Deponien „endzulagern". Schwach und mittel aktiver Atommüll wird in Fässern in alte Bergwerke und Salzstöcke eingebracht.

Der berufliche Umgang mit ionisierender Strahlung unterliegt strengen Strahlenschutzvorschriften. Die unbeabsichtigte Aufnahme ionisierender Strahlung kann durch Kontamination von Haut, Schleimhäuten und Wunden über die Körperoberfläche (externe Exposition) oder durch Inkorporation z. B. Inhalation, Ingestion (interne Exposition) erfolgen.

Potenzielle Gefährdungen sind:

▶ Medizin: äußere Bestrahlung bei Strahlentherapie, Kontamination oder Inkorporation in der Nuklearmedizin;
▶ Kernenergetik: äußere Bestrahlung bei Unfällen, Kontamination oder Inkorporation bei Isotopenfreisetzung;
▶ Industrie/Technik: äußere Bestrahlung bei Fehlbedienung von Materialbestrahlungs- und Prüfeinrichtungen;
▶ Transport: Behälterdefekt mit nachfolgender äußerer Bestrahlung und Kontamination oder Inkorporation.

26.3.3 Gesetzliche Grundlagen des Strahlenschutzes

Die Nutzung ionisierender Strahlung in Industrie und Forschung, zur Energiegewinnung, zum Einsatz in medizinischer Diagnostik und Therapie unterliegt den strahlenschutzrechtlichen Bestimmungen. Mit den Euratom-Richtlinien 96/29 (Grundnormen) und 97/43 (Patientenschutz-Richtlinie) wurden Sicherheitsnormen für den Schutz der Gesundheit der Arbeitskräfte und der Bevölkerung gegen die Gefahren durch ionisierende Strahlungen geschaffen, die in nationales Recht umzusetzen waren.

Als gesetzliche Grundlagen des Strahlenschutzes in Deutschland sind das Atomgesetz, die Strahlenschutzverordnung und die Röntgenverordnung heranzuziehen. Es gilt das Prinzip der Strahlenminimierung. Dabei ist zu prüfen, ob die Anwendung radioaktiver Stoffe oder ionisierender Strahlung in Medizin, Forschung, Industrie oder Energieerzeugung zu rechtfertigen ist. Jede unnötige Strahlenexposition ist zu vermeiden bzw. jede Strahlenexposition ist unter Beachtung des Standes von Wissenschaft und Technik so gering wie möglich zu halten. Auf der Basis von Empfehlungen der wissenschaftlichen Gremien, wie der Internationalen Strahlenschutzkommission und der Vorgaben nach EU-Recht wurden Dosisgrenzwerte in der Strahlenschutzverordnung (StrlSchV 2001) und in der Verordnung zur Änderung der Röntgenverordnung (RöV 2003) verbindlich geregelt.

Zusammenfassung Die biologischen Wirkungen durch nichtionisierende und ionisierende Strahlung auf den menschlichen Organismus unterscheiden sich deutlich voneinander. Das Risiko einer expositionsbedingten gesundheitlichen Schädigung wird im Wesentlichen durch Energieinhalt und Eindringvermögen sowie Dauer der eingewirkten Strahlung bestimmt. Die meisten Strahlenfelder kann der Mensch mit seinen Sinnesorganen nicht wahrnehmen. Darin ist auch begründet, dass in der Bevölkerung vermehrt Diskussionen zu gesundheitlichen Risiken geführt werden. Diese Situation verlangt auf internationaler und nationaler Ebene eine kontinuierliche Auseinandersetzung zum Strahlenrisiko. Nach dem aktuellen wissenschaftlichen Erkenntnisstand sind die jeweiligen Grenzwerte zu novellieren und die Strahlenschutzmaßnahmen zu optimieren.

Weiterführende Literatur

Berg G, Breckenkamp J, Blettner M: Gesundheitliche Auswirkungen hochfrequenter Strahlenexposition. Dt Ärztebl 2003; 100: 2145.

Bundesamt für Strahlenschutz (BfS): Strahlung und Strahlenschutz, 3. Aufl. www.bfs.de, 2004.

Interphone Study Group: Brain tumor risk in relation to mobile telephone use: results of the INTERPHONE international case-control study. Int J Epidemiol 2010: 1–20.

Richtlinie 2004/40/EG des Europäischen Parlaments und des Rates v. 29. April 2004 über Mindestvorschriften zum Schutz von Sicherheit und Gesundheit der Arbeitnehmer vor der Gefährdung durch physikalische Einwirkungen (elektromagnetische Felder).

Scheidt-Illig R, Schiele R: Elektromagnetische Felder – „Elektrosmog" – eine Übersicht. Positionspapier der Deutschen Gesellschaft für Arbeitsmedizin und Umweltmedizin. Arbeitsmed Sozialmed Umweltmed 2006; 41: 430–438.

Schmitt J, Diepgen T, Bauer A: Berufliche Exposition gegenüber natürlicher UV-Strahlung und nicht-melanozytärer Hautkrebs – ein systemischer Review zur Frage einer neuen Berufskrankheit. JDDG 2010; 8: 250–264.

Strahlenschutzkommission: Grenzwerte und Vorsorgemaßnahmen zum Schutz der Bevölkerung – Empfehlung der Strahlenschutzkommission vom 4. Juli, verabschiedet am 13./14. September 2001, www.ssk.de

Verordnung zum Schutz der Beschäftigten vor Gefährdungen durch künstliche optische Strahlung (OStrV): BGBl. I, 2010; 38: 960.

27 Arbeiten in sauerstoffreduzierter Atmosphäre

P. Angerer und D. Nowak

27.1 Technische und wirtschaftliche Hintergründe

Sauerstoffreduzierte Atmosphäre mit erhöhtem Stickstoffanteil bei normalem Luftdruck wird eingesetzt, um die Entstehung eines Brandes zu verhindern. Dies geschieht in abgedichteten Innenräumen unterschiedlichster Größe und Lokalisation, von einzelnen Räumen in Bürogebäuden bis zu ausgedehnten Lagerhallen. Entsprechend variabel sind die erforderlichen Arbeiten in den geschützten Räumen, z. B. gelegentliche Kontrollgänge, Wartungs- und Reparaturarbeiten oder auch schwere körperliche Arbeit wie das Ersteigen von Hochregallagern zur Störungsbeseitigung. Brandgeschützte Räume sind aber keine Dauerarbeitsplätze. Arbeit in sauerstoffreduzierter Atmosphäre gibt es in Deutschland etwa seit dem Jahr 2000. Anwendung finden Brandvermeidungsanlagen vor allem dort, wo die Entstehung eines Brandes, auch bei erfolgreicher Löschung, einen größeren Schaden hervorrufen würde. Typische Schutzobjekte sind EDV-Bereiche und Telekommunikationsanlagen, Rechenzentren größerer Betriebe, Lagerstätten explosiver oder brennbarer Stoffe, Tiefkühllager, Stofflager, automatische Parksysteme oder Archive von Museen. Sowohl die Anwendungsgebiete als auch die Zahl der Anlagen nimmt rasch zu.

Entscheidend für die Vermeidung von Bränden ist der erhöhte Stickstoff-Sauerstoff-Quotient in der Luft des Raumes. Der Luftdruck ist dabei unerheblich und wird durch die Brandvermeidungsanlage nicht beeinflusst (normobare Hypoxie). Bei normalem Stickstoff-Sauerstoff-Quotienten unter vermindertem Luftdruck in der Höhe (hypobare Hypoxie) ist ein Brand durchaus möglich. Eine Brandschutzwirkung wird typischerweise durch eine Absenkung des Sauerstoffs von 21 Vol% auf Werte zwischen 15 Vol% und 13 Vol% durch eine entsprechende Anhebung des Stickstoffs erzielt.

Der Sauerstoffanteil wird in einem engen Grenzbereich gehalten, in der Regel ± 0,3 Vol%. Bereits ab 17 Vol% gibt es eine brandhemmende Wirkung. Für die Brandvermeidung der meisten Stoffe genügt eine Sauerstoffreduktion auf 15 Vol%.

> **!** Zur Vermeidung von Bränden wird in abgeschlossenen Räumen der Stickstoffanteil in der Luft erhöht und dadurch – bei normalem Luftdruck – der Sauerstoffanteil bis auf minimal 13 Vol% reduziert. Diese normobare Hypoxie ist atemphysiologisch in etwa der hypobaren Hypoxie in einer Höhe von 3850 m vergleichbar.

Die Zahl der Anlagen und der exponierten Beschäftigten in Deutschland kann nur geschätzt werden, da keine Meldepflicht existiert. Aktuell wird die Zahl der Anlagen in Deutschland auf über 500 geschätzt mit zwischen 1000 und 10 000 Personen, die unterschiedlich häufig und lange exponiert sind. Während von den Firmen, die Anlagen betreiben und zu Auskünften bereit sind, Zahlen über den zugangsberechtigten Personenkreis zugänglich sind, bleibt oft unklar, wer tatsächlich in die Anlage betritt. Insbesondere durch Fremdfirmen, die beispielsweise Wartungsarbeiten durchführen, kommt es zu erheblichen Unsicherheiten in der Schätzung der Prävalenz der Exposition.

27.2 Physiologische Auswirkungen

Im Gegensatz zum Brandschutz ist für die menschliche Atmung nicht das Sauerstoff-Stickstoff-Verhältnis entscheidend, sondern der Gasdruck des Sauerstoffs. Dieser wird sowohl durch das Mischungsverhältnis als auch durch den Gesamtdruck beeinflusst: Der Druck eines einzelnen Gases (z. B. Sauerstoff) in einem Gasgemisch (z. B. Luft) entspricht dem Produkt des Anteils des Gases am Gasgemisch (z. B. 0,21 für Sauerstoff) und dem Gesamtdruck des Gasgemisches (z. B. Luft in Meerehöhe 760 mmHg = 101,3 kPa). So beträgt der Partialdruck für Sauerstoff (pO_2) auf Meeresshöhe 160 mmHg (21,2 kPa), der für Stickstoff ($pN2$) 600 mmHg (80,13 kPa). Dies gilt nur für den Idealfall der trockenen Atmosphäre, da sonst der variable Wasserdampfgehalt (bis zu 4%) einen Teil der anderen Partialdrücke einnehmen würde. Wird auf Meeresniveau der Sauerstoffanteil auf 15 Vol% reduziert, sinkt der Sauerstoffpartialdruck auf 114 mmHg (15,2 kPa). Dies ist vergleichbar einem Sauerstoffpartialdruck in größerer Höhe: Da mit zunehmender Höhe über dem Meeresspiegel der Luftdruck sinkt, sinkt auch der pO_2. Ein pO_2 von 15,2 kPa wird unter Standardbedingungen in einer Höhe von 2700 m ü.d.M erreicht. Somit entsprechen sich von der physiologischen Wirkung her 2700 m Höhe und 15 Vol% im Brandschutz bzw. 3850 m und 13 Vol%.

Die Höhenmedizin hat eine lange Tradition, weshalb viele klinische Beobachtungen sich auf die normobare Hypoxie beziehen. In pneumologischen und physiologischen Labors wird seit langem hypobare Hypoxie als Ersatz für die – schwerer simulierbare – hypobare Hypoxie verwendet. Das Folgende zu physiologischen und gesundheitlichen Auswirkungen bezieht sich auf beides, hypobare Hypoxie mit einem Sauerstoffpartialdruck zwischen 15,2 und 13,2 kPa bzw. entsprechend 15 und 13 Vol% Sauerstoff bei normobare Hypoxie, da Untersuchungen belegen, dass die Wirkungen sehr gut vergleichbar (aber nicht identisch) sind.

Physiologischerweise führt Hypoxie innerhalb der ersten Minuten zu einer Hypoxämie (einem Absinken des Sauerstoffpartialdrucks im Blut). Schwach ausgeprägte Beanspruchungsreaktionen lassen sich bereits ab einer Höhe von 1500 m bzw. bei einer Sauerstoffkonzentration unter 18 Vol% nachweisen. Diese sind geprägt durch Adaption der Atmung, des Herz-Kreislauf-Systems, des Flüssigkeitshaushalts und der Erythropoese (Bildung roter Blutzellen), die dem Zweck dienen, die Hypoxämie auszugleichen. Die Adaptionsmechanismen beginnen innerhalb der ersten Minuten nach Beginn der Exposition, abgeschlossen ist die Adaptation nach Tagen (Ende der akuten Höhenkrankheit, siehe unten) bis Wochen (Erythropoese), vorausgesetzt, die Exposition ist permanent (beispielsweise ständiger Aufenthalt in der Höhe). Sie umfassen die Verstärkung der ventilatorischen Antwort auf Hypoxämie und Hyperkapnie, die Aktivierung des sympathischen Nervensystems mit Anstieg der Herzfrequenz, die Blutumverteilung zwischen den Stromgebieten mit einer Zunahme des Flusses in den Koronar- und Zerebralarterien und einer Flussabnahme in der pulmonalen Zirkulation, den Anstieg der Blutkonzentration und der Erythrozytenzahl. Die physiologische Beanspruchung des Körpers ist in den ersten Minuten und Stunden am höchsten. Adaptation führt zu einer verbesserten Belastungstoleranz, der Sauerstoffpartialdruck im Blut bleibt reduziert und die maximale körperliche Leistungsfähigkeit, die ja als maximale Sauerstoffaufnahme unter Belastung gemessen wird, bleibt vermindert (Abb. 27.1).

Normobare oder hypobare Hypoxie in Konzentrationsbereichen wie im Brandschutz üblich (d. h. bis herab auf 13 Vol% oder entsprechend 3850 m Höhe) hat auf die Leistung höherer Hirnfunktionen keinen Einfluss, der für die im normalen Arbeitsleben geforderten Leistungen relevant wird. Mehrere Untersuchungen haben eine messbare, aber subjektiv nicht wahrgenommene Verschlechterung der Gleichgewichtskontrolle im Stehen gezeigt. Nach eigenen Untersuchungen an Testpersonen aus einem für Berufstätige repräsentativen Personenkreis fanden sich unter 15 und 13 Vol% Sauerstoff über 2 Stunden keine Änderungen von solchen Aspekten der kognitiven und psychomotorischen Leistungsfähigkeit, die

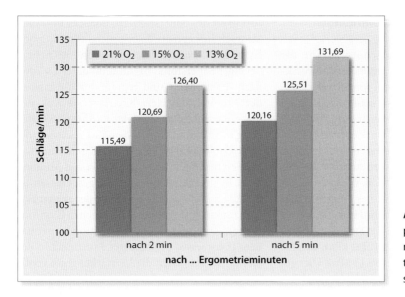

Abb. 27.1: Belastungspuls bei 1 Watt/kg KG nach 2 und 5 min Belastung. 45 gesunde Personen, 18–30 Jahre alt

nach Fahrerlaubnisverordnung getestet werden müssen. Unbeeinflusst waren auch Gedächtnis und logisches Denken.

> ❗ Wichtigste unmittelbare physiologische Reaktionen auf die normobare Hypoxie und die daraus resultierende Hypoxämie sind eine Intensivierung der Atmung und eine Aktivierung des sympathischen Nervensystems mit Anstieg der Herzfrequenz, v. a. unter Belastung.

27.3   Erkrankungsrisiko für gesunde Personen

Bei längerem Aufenthalt in der Höhe (vom Sauerstoffpartialdruck entsprechend den hier diskutierten 15 Vol% O_2 bis 13 Vol% O_2 auf Meereshöhe), d. h. in der Regel nach mehreren Stunden bis Tagen, kommt es bei einem relevanten Teil der exponierten Personen (je höher desto häufiger) zu Symptomen einer unkomplizierten akuten Höhenkrankheit, gekennzeichnet durch Kopfschmerzen als Leitsymptom, ferner Schwindel, Appetitlosigkeit und Übelkeit sowie ungewöhnliche Mattigkeit. Die Beschwerden vergehen in der Regel in den ersten drei Tagen wieder. Auch

wenn systematische Untersuchungen zum Zeitverlauf der Höhenkrankheit fehlen, lässt sich aus zahlreichen Beobachtungen eine symptomfreie bzw. symptomarme Periode von 6 Stunden nach Beginn der Hypoxie für die meisten Personen als realistisch annehmen. In dieser Zeitspanne wurden komplizierte Verläufe (d. h. Übergang in ein Lungen- oder Hirnödem bei fortgesetzter Exposition trotz zunehmender Beschwerden) nicht beobachtet. Während in den Bergen ein sofortiger Abstieg aufgrund der langen Wege problematisch sein kann, ist ein Verlassen der sauerstoffarmen Atmosphäre in brandgeschützten Räumen, wenn entsprechende Warnsymptome auftreten, sofort möglich, was das Risiko einer relevanten Höhenkrankheit vermeidet. Dies setzt aber eine Unterweisung der Beschäftigten voraus. In einer eigenen experimentellen Untersuchung fand sich eine statistische Überhäufigkeit von Kopfschmerzen und von milder Form der Höhenkrankheit bereits in den ersten 2 Stunden. Aus den eigenen Feldstudien sind die absolute Häufigkeit und das relative Risiko für Symptome der Höhenkrankheit unter normobarer Hypoxie jedoch als sehr gering anzunehmen. Unsere Untersuchungen haben aber auch gezeigt, dass sich im individuellen Fall Beschwerden schlecht vorhersagen lassen.

> ⚠ Normobare Hypoxie kann wie hypobare Hypoxie zu einer akuten Höhenkrankheit mit Kopfschmerzen, Schwindel, Übelkeit und Mattigkeit führen – üblicherweise nach Stunden des Aufenthalts in der Atmosphäre. Komplikationen wie Lungen- und Hirnödem sind nicht zu befürchten, wenn Personen, die entsprechende Beschwerden bekommen, umgehend in normale Atmosphäre zurückkehren.

27.4 Zusätzliche gesundheitliche Auswirkungen auf Personen mit chronischen Erkrankungen

Die meisten Untersuchungen beziehen sich auf Patienten mit Atemwegs- und Lungenerkrankungen. Oft führen pulmonale Erkrankungen bereits unter normalen Sauerstoffkonzentrationen in der Luft zu einem erniedrigten Sauerstoffpartialdruck im arteriellen Blut. Für diese Personen stellt das Hauptproblem die weitere Abnahme des arteriellen Sauerstoffpartialdrucks in kritische Bereiche dar. Sehr Niedrige arterielle Sauerstoffpartialdrücke vermindern die körperliche und geistige Leistungsfähigkeit. Gesundheitsgefahren können z. B. in einer Rechtsherzdekompensation durch hypoxiebedingten Anstieg des pulmonal-arteriellen Widerstandes bestehen. Wo der kritische Bereich liegt, ist allerdings schwierig zu definieren. Als ein Referenzwert mag der folgende dienen: Die europäische Fachgesellschaft der Pneumologen (European Respiratory Society) empfiehlt auf Langstreckenflügen die Gabe von Sauerstoff bei Patienten, deren erwarteter Sauerstoffpartialdruck in Ruhe unter 55 mmHg liegt.

Das Risiko, einen akuten Herzinfarkt oder einen Schlaganfall zu erleiden, ist nicht oder nur geringfügig erhöht, wie Beobachtungen an großen Kollektiven von zeigen. Die methodische Qualität der großen Beobachtungsstudien ist allerdings begrenzt. In experimentellen Untersuchungen unter Feldbedingungen dagegen treten Zeichen der kardialen Ischämie unter Sauerstoffmangel bei Patienten mit chronischer koronarer Herzkrankheit bereits bei geringeren körperlichen Belastungen

auf als dies unter normalem Sauerstoff der Fall wäre. Daraus lässt sich theoretisch folgern, dass Personen, die schon unter normalen Sauerstoffkonzentrationen belastungsinduzierbare Ischämien und entsprechende Herzbeschwerden aufweisen, diese unter Sauerstoffmangel häufiger haben und somit einem erhöhten Risiko für typische Komplikationen der Ischämie wie Herzrhythmusstörungen oder Herzschwäche ausgesetzt sind. Entsprechend weisen Personen mit herabgesetzter Leistungsfähigkeit des Herzens unter Sauerstoffmangel eine weitere Abnahme der Leistung bis in kritische Bereiche auf. Aus diesem Grund scheint es präventiv sinnvoll, dass Personen mit kardialen Erkrankungen, die bereits unter beruflichen oder privaten Belastungen Ischämiezeichen, Zeichen der Herzinsuffizienz oder Herzrhythmusstörungen entwickeln, sauerstoffreduzierte Bereiche nicht betreten.

Patienten mit Mangel an roten Blutzellen (Anämie) und/oder Erkrankungen, die die Funktion der roten Blutzellen beeinträchtigen, können durch Sauerstoffmangel gefährdet sein. Sauerstoffmangel kann bei Patienten mit Sichelzellkrankheit (einer Hämoglobinanomalie, die in Deutschland selten, in den USA häufig ist) im Prinzip eine krisenhafte Verschlimmerung hervorrufen; dies ist jedoch eine Seltenheit, so dass auf die Suche nach dieser Erkrankung in der Routine verzichtet werden kann.

> ⚠ Personen mit schweren Herz- bzw. Lungenerkrankungen, die bereits unter normaler Atmosphäre funktionell eingeschränkt sind, sollten sich beruflich nicht in normobarer Hypoxie aufhalten.

27.5 Medizinischer und technischer Gesundheitsschutz

Sicherheitstechnische Erfordernisse an die Anlagen bestehen in einem sicheren Regel- und Überwachungssystem, das die Sauerstoffkonzentration nicht unter einen vorgegebenen Grenzwert sinken lässt. Wichtig scheint uns, Unbefugten, d. h.

Personen, die nicht über die Exposition und ihre möglichen Folgen unterrichtet sind und die insbesondere keine ärztliche Vorsorgeuntersuchung bekommen haben, den Zugang technisch unmöglich zu machen.

Organisatorisch empfehlen wir, den ununterbrochenen Aufenthalt in sauerstoffreduzierten Räumen bis auf Weiteres auf 2 Stunden zu begrenzen, da unsere eigenen experimentellen Studien diesen Zeitraum abgedeckt haben. Wir haben aber auch bei kontinuierlichem Aufenthalt von 6 Stunden keine Komplikationen beobachtet. Nach einer angemessenen Pause (z. B. 15–30 min) ist nach unserer Einschätzung ein neues Betreten der Räume möglich. Ob Aufenthaltszeiten zwischen 2 und 6 Stunden vermehrt Beschwerden verursachen, wurde nicht untersucht. Aus den publizierten Erfahrungen über das Auftreten einer akuten Höhenkrankheit sollte der ununterbrochene Aufenthalt aber 6 Stunden nicht überschritten werden, da bis zu diesem Zeitpunkt keine schweren Höhenerkrankungen berichtet wurden.

Die zentrale Maßnahme des medizinischen Arbeitsschutzes besteht in der Durchführung einer arbeitsmedizinischen Vorsorgeuntersuchung vor dem ersten Betreten von sauerstoffreduzierten Räumen und in regelmäßigen Abständen danach, um potenziell gefährdete Personen zu identifizieren (s. unten). Diese sollte eine eingehende Aufklärung über die potenziellen Auswirkungen von normobarer Hypoxie und eine individuelle Beratung beinhalten. Ausnahmeregelungen für Personen, die die Anlagen nur kurz oder selten betreten, machen keinen Sinn, da die physische Beanspruchung in den ersten Minuten eintritt.

> **!** Die zentrale arbeitsmedizinische Präventionsmaßnahme besteht in der einer arbeitsmedizinischen Vorsorgeuntersuchung streng vor erster Exposition zur Erkennung schwerer Herz- bzw. Lungenerkrankungen und entsprechender Beratung. Möglichst nach dem ersten Aufenthalt in sauerstoffreduzierter Atmosphäre sollte der Betriebsarzt/die Betriebsärztin die betreffende Person nach Beschwerden befragen und ggf. Konsequenzen ziehen.

Der Umfang der Vorsorgeuntersuchung wird von Berufsgenossenschaft zu Berufsgenossenschaft unterschiedlich vorgeschrieben. Häufig wird auf die von uns vorgeschlagene Vorsorgeuntersuchung verwiesen. Diese soll nach unserer Auffassung durch einen Arbeitsmediziner/Betriebsarzt durchgeführt werden. Ziel ist insbesondere, schwere Herz- und Lungenkrankheiten zu erkennen und medizinisch zu beurteilen. Gegen den Aufenthalt kranker Personen in sauerstoffreduzierter Atmosphäre, die bereits in normaler Luft symptomatisch sind, müssen Bedenken geäußert werden. Die Vorsorgeuntersuchung beinhaltet in der Regel neben einem ausführlichen ärztlichen Gespräch und einer ärztlichen Untersuchung eine Blutentnahme zur Erstellung eines roten Blutbilds. Wenn sich in dieser Filteruntersuchung krankhafte Befunde ergeben, muss eine weitere Klärung erfolgen, u. U. nach Überweisung zu einem therapeutisch tätigen Arzt mit spezieller Fachkompetenz (z. B. Pneumologe, Kardiologe, Hämatologe). Bei und nach schweren akuten Erkrankungen sollte ebenfalls ein fachkundiger Arzt (in der Regel Arbeitsmediziner oder der Krankheit entsprechender Facharzt) zu Rate gezogen werden, bevor ein erneutes Betreten gestattet wird. Gerade bei erstmaliger Exposition empfiehlt sich eine engmaschige medizinische Überwachung betroffener Personen, z. B. durch den Betriebsarzt, um gesundheitliche Auswirkungen schnell erkennen zu können. Das heißt konkret, dass der Betriebsarzt den Beschäftigten nach dem ersten Einsatz in sauerstoffreduzierter Atmosphäre sprechen und zu seinen Erfahrungen befragen sollte.

Die Deutsche Gesetzliche Unfallversicherung überarbeitet derzeit ihre Empfehlungen (Ende 2010. Sie empfahl bislang Vorgehen, das sich an den Vorstellungen des Arbeitskreises Hypoxie der Staatlichen Gewerbeärzte orientiert. Demnach sollen Räume mit einem Sauerstoffgehalt unter 15 Vol% nur mit einem von der Umgebungsluft unabhängigen Atemschutzgerät betreten werden dürfen. Die Grenze 15 Vol% wurde dabei willkürlich gewählt. Vor dem Betreten eines Raums mit Sauerstoffkonzentrationen zwischen 15 und 17 Vol% soll eine spezielle arbeitsmedizinischen Vorsorgeuntersuchung nach dem berufsgenossenschaftlichen Grundsatz G 26.3 (für Träger schwerer Atemschutzgeräte > 5 kg; inklusive Röntgen Thorax, Ergometrie und Spirometrie) durchgeführt werden.

Wenn Personen, die nicht vorsorgeuntersucht sind oder aus gesundheitlichen Gründen sauerstoffreduzierte Atmosphäre vermeiden sollten, einen brandgeschützten Raum betreten müssen, kann die Sauerstoffkonzentration schnell auf Werte über 17 Vol% angehoben werden. Je nach Leistungskraft des Stickstoffkonzentrators ist anschließend die Reduzierung des Sauerstoffs innerhalb kurzer Zeit möglich; dies gilt in der Regel für kleine Räume, große Lagerhallen werden dauerhaft unter vermindertem Sauerstoff gehalten.

Eine technische Variante ist die Absenkung des Sauerstoffs auf die medizinisch allgemein als unproblematisch angesehenen 17 Vol% mit der Option einer weiteren Schnellabsenkung im Brandfall. Bei 17 Vol% ist das Entzünden bereits wesentlich erschwert.

> **!** Aufgrund mangelnder arbeitsmedizinischer Erfahrung mit der relativ jungen Technologie existieren verschiedene Regularien, die sich vor allem durch den unterschiedlichen Umfang der vorgeschriebenen Vorsorgeuntersuchung unterscheiden sowie durch das Verbot, Atmosphären mit Sauerstoffkonzentrationen unter 15 Vol% ohne umgebungsluftunabhängiges Atemgerät zu betreten.

Unsere jüngst abgeschlossene Kohortenstudie an deutschlandweit über 300 exponierten und entsprechend vielen nichtexponierten Beschäftigten hat in der Praxis, unter den laufenden arbeitsmedizinischen Vorsorgeprogrammen, keine Überhäufigkeit von Beschwerden oder Erkrankungen unter Arbeit in sauerstoffreduzierter Atmosphäre gezeigt.

Weiterführende Literatur

Angerer P, Nowak D: Working in permanent hypoxia for fire protection-impact on health. Int Arch Occup Environ Health 2003; 76: 87–102.

Angerer P, Prechtl A, Wittmann M, Nowak D: Arbeiten in sauerstoffreduzierter Atmosphäre – Auswirkungen auf die Leistungsfähigkeit. Verh Dtsch Österr Ges Arbeitsmed Umweltmed 2004; 44: 124–127.

Angerer P, Albers K, Nowak D: Arbeitsplätze in Brandvermeidungsanlagen: Exposition und Auswirkung von Hypoxie auf Beschäftigte. Verh Dtsch Ges Arbeitsmed Umweltmed 2005; 45: 379–384.

Angerer P, Härle C, Bäuerle V. Prechtl A: Auswirkungen von normobarer Hypoxie bei gesunden Probanden auf kardiale Rhythmusstörungen. Verh Dtsch Ges Arbeitsmed Umweltmed 2005; 45: 505–506.

28 Nanopartikel, Ultrafeinstäube

M. Nasterlack und D. Groneberg

28.1 Einleitung

Die Begriffe „Nanopartikel", „Nano-Objekte" oder „Nanomaterialien" sind international noch nicht abschließend definiert; entsprechende Abstimmungsprozesse in den Normierungsgremien finden derzeit noch statt. Nach einer ISO-Vornorm werden hierunter solide partikuläre Materialien verstanden, die in mindestens einer Dimension eine Größe zwischen 1 und 100 nm (1 nm = 10^{-9} m) aufweisen. Häufig werden auch Materialien mit Nanostrukturen oder solche mit nanostrukturierten Oberflächen als Nanoprodukte bezeichnet. Diese weisen Oberflächenformationen oder Hohlräume im Nanometerbereich auf, enthalten per se aber keine Nanopartikel.

Für regulatorische Zwecke können weitere Definitionskriterien erforderlich sein, wie z. B. „gezielt hergestellt", Vorliegen als Aggregate oder Agglomerate, prozentualer Anteil von Nano-Objekten in einem Gemisch von Teilchen verschiedener Größen (in Gewichts- oder Anzahl-Prozent), Unlöslichkeit in physiologischen Medien und andere.

! Eine gezielte Strukturierung auf der Nanoskala führt zur sprunghaften Änderung mindestens einer Materialeigenschaft wie beispielsweise Transparenz, Farbe, elektrische ‚Leitfähigkeit oder Festigkeit. Von den bekannten chemischen und physikalischen Eigenschaften der gleichen Materialien in nichtnanoskaliger Größe kann somit nicht verlässlich auf die Eigenschaften von Nanomaterialien geschlossen werden.

Dieser Umstand, der Nanomaterialien zum einen technisch und wissenschaftlich so faszinierend macht, begründet zum anderen die Besorgnis, dass sie auch bislang unbekannte oder unbeachtete toxikologische Eigenschaften aufweisen können.

In Deutschland sowie auf europäischer und internationaler Ebene existieren keine spezifischen gesetzlichen Regelungen zur Nanotechnologie. Chemikalien unterliegen dem Chemikaliengesetz. Der Sicherheits- und Gesundheitsschutz der Arbeitnehmer am Arbeitsplatz unterliegt dem Arbeitsschutzgesetz. Ob darüber hinaus Regelungsbedarf besteht, wird derzeit in unterschiedlichen Gremien intensiv diskutiert.

28.2 Vorkommen von Nanopartikeln

Menschen sind schon zu allen Zeiten und überall gegenüber Nanopartikeln exponiert gewesen. Diese stammten beispielsweise aus natürlich oder anthropogen herbeigeführten Verbrennungsprozessen, Vulkanausbrüchen etc. Arbeitsbedingte Expositionen konnten folglich überall da auftreten, wo Exposition zu Verbrennungsrauchen oder Feinstäuben bestanden. Solche Arbeitsplätze sind beispielsweise Hochöfen, Backstuben, Steinhauerwerkstätten und Bergwerke, aber selbst Kirchen und Sakristeien (Weihrauch) können genannt werden. Typische exponierte Tätigkeiten sind beispielsweise Schweißen, Löten und Brennschneiden, aber auch beim Mahlen von Getreide, Pigmenten und anderen Produkten können Stäube entstehen, deren Größenverteilung bis hinunter in die Nanodimension reicht. Die weitaus höchste nichtberuflich bedingte Exposition gegenüber Nanopartikeln rührt vom Tabakrauchen.

Von diesen natürlichen oder unbeabsichtigt produzierten Partikeln sind die gezielt und künstlich hergestellten „engineered nanoparticles" zu unterscheiden. Künstliche Nanomaterialien können im einfachsten Fall als kugelige C-60-Kohlenstoffmoleküle (Fullerene, „Buckyballs") vorliegen. Sie können aber auch als Ketten mit zahlreichen Verzweigungen („Dendrimere") oder tubulär („Nanotubes") konfiguriert sein und dabei eine oder mehrere Wandschichten aufweisen. Ihre Eigenschaften werden zusätzlich bestimmt durch Fremdstoffe, die unabsichtlich oder absichtlich in die Struktur eingebracht werden, in letzterem Falle, um beispielsweise die räumliche Konfiguration, die elektrische Leitfähigkeit, sowie katalytische und andere Eigenschaften zu modifizieren. Nicht auf Kohlenstoffbasis, sondern typischerweise aus Halbleitermaterialien, werden so genannte Quantenpunkte („quantum dots") hergestellt. Hierbei handelt es sich um nur aus ca. 100–100 000 Atomen bestehende Strukturen mit einem Durchmesser von 10–50 nm.

28.3 Beurteilung der Exposition

Zumindest bei der absichtlichen Herstellung oder beim gezielten Einsatz nanoskaliger Materialien in einem Produktionsprozess kann ohne weiteres davon ausgegangen werden, dass das Vorhandensein solcher Expositionsmöglichkeiten im Betrieb bekannt ist. Dieser qualitativen Kenntnis steht aber allzu häufig keine ausreichende quantitative Information, nämlich zur Expositionshöhe, gegenüber. Hier stoßen die üblichen Messstrategien an ihre Grenzen. Nanopartikel sind kleiner als die Wellenlänge des sichtbaren Lichts.

! Bis heute existieren keine Messverfahren, mit denen Anzahl, Oberfläche oder auch chemische Identität nach einem standardisierten Verfahren bestimmt werden könnte. Eine besondere Herausforderung besteht auch darin, synthetische Nanopartikel von den im Hintergrund vorhandenen Nanopartikeln zu unterscheiden.

Die folgenden Expositionsmaße und -charakteristika könnten sinnvoll bzw. wünschenswert sein:

▶ Partikelmasse,
▶ Partikelzahl,
▶ Partikelgesamtoberfläche,
▶ Partikelgeometrie,
▶ Partikelchemie und
▶ eventuelle Kontaminationen (z. B. aus Katalysatoren).

Es besteht überwiegende Einigkeit, dass die Partikelmasse allein keine sinnvolle Expositionsbeschreibung darstellt, da der nanoskalige Anteil bei einer typischen Größenverteilung zwar ggf. die Hauptzahl der Partikel, aber nur einen Bruchteil ihrer Gesamtmasse ausmacht. Für die Messung der Partikelzahl stehen mehrere unterschiedliche Verfahren zur Verfügung, deren Ergebnisse untereinander allerdings nur mit großen Einschränkungen vergleichbar sind. Komplizierend kommt hinzu, dass die Messmethoden selbst durch ihren Energieeintrag das Größenspektrum des Messgutes verändern können. Somit ist auch die Berechnung von Partikeloberflächen kein triviales Unterfangen. Insgesamt liegen nur spärliche vergleichende Messdaten sowohl aus der allgemeinen Umwelt als auch von relevanten Arbeitsplätzen vor. Messungen im Freien fernab von Verkehrsstraßen und in Innenräumen ohne besondere Belastungen haben Partikelzahlen bis ca. $50\,000/cm^3$ erbracht. In industrieller Umgebung wurden ohne besondere Aktivitäten bis zu $450\,000$ P/cm^3 gemessen, während Abfüllarbeiten von ultrafeinem Titandioxid stiegen die Werte bis $460\,000$ P/cm^3. In Backstuben traten Belastungen bis $640\,000$ P/cm^3 auf und bei Schweißarbeiten überstieg die gemessene Partikelzahl 10^7/cm^3.

! Jede am Arbeitsplatz gemessene Exposition ist als Inkrement zu einer Hintergrundbelastung zu bewerten.

Methoden zur Messung der inneren Exposition mit Nanopartikeln („Biomonitoring") am Menschen sind derzeit nicht evaluiert. Verfahren wie radioaktive Markierung sind aus naheliegenden

Gründen nicht einsetzbar, und die Konzentrationsbestimmung der chemischen Grundbestandteile solcher Partikel in Blut, Urin oder anderen Körpermaterialien ist angesichts des winzigen Massebeitrags, den selbst eine vergleichsweise hohe Partikelzahl im Nanobereich darstellen würde, in den meisten Fällen nicht zielführend. Eine Ausnahme stellt ggf. eine exzessiv hohe Exposition dar. Dies wurde in einer Kasuistik beschrieben, wo es nach Aufsprühen von frisch in einem Lichtbogenprozess erzeugten Nickel-Nanopartikeln auf Metalloberflächen zu einer schweren akuten Intoxikation mit Todesfolge kam. Die retrospektiv im Urin gemessene Nickelbelastung lag allerdings in einer Größenordnung, wie sie auch bei tödlichen Nickelvergiftungen aus anderen Quellen gefunden worden waren. Ansonsten kann Biomonitoring versucht werden, wenn es sich bei dem Nanomaterial um eine chemische Substanz handelt, die üblicherweise im menschlichen Körper nicht oder fast nicht nachweisbar ist und für die eine hinreichend sensitive Analysenmethode besteht.

Somit ist zusammenfassend festzustellen, dass die qualitative Charakterisierung einer Exposition gegenüber synthetischen Nanopartikeln an Arbeitsplätzen zwar unproblematisch sein sollte, dass aber für die quantitative Beschreibung zur „Dosisabschätzung" derzeit noch keine standardisierten und hinreichend reproduzierbaren Verfahren breit verfügbar sind.

28.4 Potenzielle Gesundheitseffekte von Nanopartikeln

Aufgrund ihrer geringen Größe können sich die Eigenschaften von Nanopartikeln im Vergleich zu herkömmlichen Materialien gleicher chemischer Zusammensetzung grundlegend unterscheiden. Dieses betrifft sowohl die Bioverfügbarkeit als auch die toxikologischen Eigenschaften. Sie können durch Größe, spezifische Oberfläche, Oberflächenbeschaffenheit, Form, Ladung, Löslichkeit und ggf. vorhandene funktionelle Gruppen zusätzlich modifiziert werden. Diese Eigenschaften beeinflussen auch mögliche Aufnahmewege, wobei insbesondere die Frage der Hautgängigkeit

derzeit intensiv untersucht wird. Nach den bisher vorliegenden Ergebnissen kann hierzu festgestellt werden, dass Nanopartikel im Allgemeinen nicht hautgängig sind, dass aber unter bestimmten Bedingungen (z. B. vorgeschädigte Haut, Okklusivbedingungen) manche Nanopartikel die Hautbarriere überwinden können. Überwiegend wird jedoch das gesundheitliche Risiko bei dermaler Exposition gegenüber staubförmigen Nanopartikeln als gering angesehen. Aus arbeitsmedizinischer Sicht ist vor allem der inhalative Aufnahmeweg von Bedeutung. Der Übertritt von Nanopartikeln in die Blutbahn und die Verteilung in andere Organsysteme einschließlich des Gehirns wurde im Tierversuch nach inhalativer Exposition demonstriert, wobei die pathophysiologische Relevanz dieses Vorgangs ebenso ungeklärt ist wie die Frage, inwieweit diese Organverteilung auch für Nanopartikel aus natürlichen Quellen stattfindet. In zahlreichen In-vitro-Versuchen wurden Effekte auf die Zellvitalität, Phagozytoseaktivität, Bildung von Botenstoffen und Markern für oxidativen Stress untersucht und – je nach eingesetztem System und Partikeltyp – mehr oder weniger ausgeprägt gefunden. Allerdings sind aus diesen Versuchen in der Regel keine validen Schlussfolgerungen auf zu erwartende Gesundheitseffekte im intakten Organismus abzuleiten. Dennoch können solche Versuchsanordnungen grundsätzlich als Screening-Methoden eingesetzt werden, um eine große Zahl verschiedener Materialien mit überschaubarem Aufwand auf ein „Besorgnispotenzial" zu überprüfen, wobei auffällige Resultate dann zu weiteren Untersuchungen in differenzierteren Testsystemen Anlass geben. Die Entwicklung geeigneter und akzeptierter „Highthroughput"-Screeningverfahren stellt angesichts der unüberschaubar großen Zahl möglicher unterschiedlicher Nanopartikel eine vordringliche Herausforderung an die Wissenschaft dar.

Tierexperimentelle Studien, die jedoch häufig mit unphysiologischen Expositionen z. B. durch intratracheale oder intraperitoneale Instillation durchgeführt wurden, haben entzündungsfördernde und fibrogene Wirkungen gezeigt, und auch kardiovaskuläre Effekte wurden beobachtet. Eine vermehrte Tumorentstehung konnte bei Ratten, nicht aber bei anderen Labortieren gesehen werden; diese Befunde wurden überwiegend als „Overload-Effekt" aufgefasst. Neuere Untersuchungsergebnisse begründen jedoch den Verdacht, dass sich nadelförmige Partikel aus Kohlenstoff, so genannte „Multi-walled Carbon-Nanotubes" (MWCT), zumindest nach intraperitonealer Injektion bei Mäusen wie Asbestfasern der gleichen Morphologie verhalten könnten. Nach inhalativer Exposition zeigten sich bei Ratten dosisabhängige granulomatöse Veränderungen in den Lungen, wobei verschiedene Untersucher zu unterschiedlichen Ergebnissen hinsichtlich der Beurteilung einer No-Effect-Konzentration kamen. Diese unterschiedlichen Ergebnisse sind vermutlich auf die unterschiedliche Bewertung von Minimalveränderungen im kleinsten Dosisbereich zurückzuführen.

Erfahrungen am Menschen liegen bisher nur in äußerst beschränktem Umfang vor. Einige spektakuläre Fallbeschreibungen, in denen zum Teil erhebliche Gesundheitsstörungen auf Benutzung „Nano-haltiger" Verbraucherprodukte oder aber Expositionen an Arbeitsplätzen zurückgeführt wurden, erwiesen sich bei näherer Analyse als nicht haltbar. Entweder enthielten die genannten Produkte gar keine Nano-Objekte oder, bei den Berichten von chinesischen Arbeitsplätzen, waren die beschriebenen Expositionsbedingungen derart katastrophal, dass der Frage, ob hier Nanopartikel involviert waren, keine Bedeutung mehr beizumessen war. In zwei Studien mit inhalativer Exposition gesunder freiwilliger Versuchspersonen gegenüber nanoskaligem Titandioxid konnten keine reproduzierbaren Kurzzeiteffekte auf Entzündungsmarker, verschiedene Parameter der Blutgerinnung und Herzfrequenzvariabilität gefunden werden. Die Ergebnisse von Inhalationsstudien mit Dieselrußpartikeln, die Hinweise auf mögliche mutagene oder vaskuläre Effekte liefern, können nicht ohne Weiteres auf künstliche Nanopartikel übertragen werden. Epidemiologische Studien zum Zusammenhang zwischen partikulären Luftbelastungen und Mortalität oder Morbidität an Asthma oder Herz-Kreislauf-Erkrankungen sind nicht hinreichend

interpretierbar, da die Partikelbelastungen in der Regel nicht im Nanobereich gemessen wurden und darüber hinaus stark mit anderen Belastungsfaktoren wie z. B. Stickoxiden, Schwefeldioxid und sogar Verkehrslärm korreliert sind. Eine Übertragung dieser Studienergebnisse auf die Situation an Arbeitsplätzen ist auch deshalb nicht sinnvoll, weil die dort untersuchten Zielgruppen vorwiegend Kinder, Alte und chronisch Kranke sind, somit Personengruppen, die an Arbeitsplätzen nicht nennenswert vertreten sind.

Angesichts dieser lückenhaften Datenlage mag die über viele Jahrzehnte gewonnene arbeitsmedizinische Erfahrung mit Schweißern zunächst zur modellhaften Betrachtung herangezogen werden. Schweißrauche stellen ein komplexes Gemisch mit einem hohen Anteil von Nanopartikeln dar und repräsentieren in verschiedener Hinsicht ein „Worst-case-Szenario": Die Partikelzahlen in der Luft beim Schweißen gehören zu den höchsten an Arbeitsplätzen gemessenen, die Partikel sind metallisch und damit von potenziell hoher intrinsischer Toxizität, sie sind z.T. ionisiert und damit hoch reaktiv oder katalytisch aktiv und sie enthalten Verunreinigungen mit kanzerogenen polyzyklischen aromatischen Kohlenwasserstoffen (PAHs). Zusätzlich ist eine Koexposition mit zahlreichen irritierenden oder toxischen Gasen wie Kohlenmonoxid, Stickoxiden und Ozon zu berücksichtigen.

Vor diesem Hintergrund ist der relative Mangel an belegten Gesundheitseffekten beruflicher Schweißrauchexposition bemerkenswert. Eine Beeinträchtigung der Lungenfunktion wurde lediglich bei wenigen der am höchsten exponierten Personen beobachtet. Seltene Fälle von Lungenfibrosen wurden auf eine Mischexposition mit silikogenen Stäuben bei schlechten Belüftungsbedingungen zurückgeführt. Wirkungen auf das Zentralnervensystem und die Reproduktionsfähigkeit wurden nicht oder uneinheitlich beschrieben oder auf andere Einwirkungen, z. B. Strahlungswärme, bezogen. Hinweise auf eine krebserzeugende Wirkung beim Menschen bestehen, können aber nicht als gesichert gelten; entsprechend werden Schweißrauche von der International Agency for Research on Cancer (IARC) auch nur als „möglicherweise krebserzeugend" eingestuft.

! Dieser Vergleich kann selbstverständlich nicht dazu dienen, den Verdacht auf Gesundheitsgefahren durch synthetische Nanopartikel zu entkräften. Er kann allerdings angestellt werden, um die Größenordnung dieser Gefährdung unter heutigen Arbeitsplatzbedingungen grob abzuschätzen.

28.5 Untersuchungen bei beruflicher Exposition gegenüber Nanopartikeln

Die im Zusammenhang mit Nanopartikeln diskutierten Wirkungen sind sowohl hinsichtlich ihrer Mechanismen (Beeinflussung der Signaltransduktion auf zellulärer Ebene, Zytotoxizität, Entzündungsförderung) als auch der potenziellen Zielorgane (Lunge, Herz-Kreislaufsystem) unspezifisch und können durch zahlreiche außerberufliche Faktoren bedingt werden. Entsprechende Befunde sind in der Allgemeinbevölkerung häufig anzutreffen. Somit kann eine auf diese Endpunkte ausgerichtete arbeitsmedizinische Vorsorge zur individuellen Früherkennung häufiger Erkrankungen beitragen. Eine evidenzbasierte Grundlage für die Definition eines „nanospezifischen" Untersuchungsprogramms liegt jedoch derzeit noch nicht vor. So genannte „innovative Marker", wie Interleukine, Interferon, Gerinnungsparameter, NO-Exhalation, Herzfrequenzvariabilität u. v. m. sind als Untersuchungsinstrumente in der Praxis nicht sinnvoll einsetzbar, sondern können allenfalls in wissenschaftlichen Studien zur Anwendung kommen. Mit Ergometrie, Lungenfunktionsuntersuchung, Röntgen etc. existieren etablierte und im medizinischen Alltag anwendbare Verfahren mit bekannter Sensitivität und Spezifität für die Diagnostik solcher Erkrankungen, besonders bei symptomatischen Personen und in Risikopopulationen. Allerdings liegen in Abwesenheit bekannter Dosis-Effekt-Beziehungen keine Instrumente oder Verfahren vor, im Falle eines „positiven" Befundes zwischen beruflicher und nichtberuflicher Verursachung zu unterscheiden.

Somit entsteht das zusätzliche Dilemma, dass auch vor dem Hintergrund eines auffälligen Untersuchungsergebnisses keine Aussage zum Risiko einer gesundheitlichen Verschlechterung bei Verbleib am innegehabten Arbeitsplatz gemacht werden kann. Vielmehr besteht die Gefahr, dass durch unangemessene und wissenschaftlich nicht begründete Interventionen sozial unerwünschte Konsequenzen bis hin zum Arbeitsplatzverlust ausgelöst werden können.

Der letztgenannte Aspekt leitet auch zu einer weiteren Problematik über, die mit jeder explorativen Untersuchungsstrategie verbunden ist: Der erwartete Nutzen der Untersuchung muss das Risiko, durch ihre Durchführung einen Schaden zu erleiden, überwiegen. So wird das zusätzliche Krebsrisiko durch eine Röntgenuntersuchung der Lunge als äußerst klein eingeschätzt. Dennoch muss es im Vergleich zu dem unbekannten und unquantifizierbaren Risiko durch den Umgang mit Nanopartikeln am Arbeitsplatz gesehen werden.

Weiter ist zu berücksichtigen, dass Untersuchungen mit einer gewissen Häufigkeit Zufallsbefunde erzeugen, die zusätzliche und ebenfalls risikobehaftete Untersuchungen bis hin zu invasiven Eingriffen nach sich ziehen.

28.6 Risiko-Management beim Umgang mit Nanopartikeln

Aus dem Umstand, dass das Risiko beim Umgang mit Nanopartikeln derzeit nicht ausreichend quantifizierbar ist, kann selbstverständlich nicht gefolgert werden, dass es vernachlässigbar sei. Da die Sekundärprävention durch Früherkennung, wie oben ausgeführt, in der momentanen Situation nicht gewährleistet ist, kommt der Primärprävention durch geeigneten Arbeitsschutz eine umso größere Bedeutung zu. Dies wird nach dem TOP-Prinzip bevorzugt durch technische Maßnahmen der Expositionsminimierung erreicht, die bedarfsweise durch organisatorische und persönliche Schutzmaßnahmen ergänzt werden. Nach bisher vorliegenden Forschungsergebnissen kann hier das vorhandene Wissen um die Entstehung, räumliche Verteilung sowie

Ausbreitungsvermeidung von Aerosolen einschließlich vorhandener Lüftungs- und Filtertechnik angewandt werden. Da bislang keine Expositionsgrenzwerte für Nanopartikel existieren, soll die Belastung am Arbeitsplatz die Hintergrundbelastung möglichst nicht übersteigen. Die Herstellung und der Umgang mit Nanomaterialien im geschlossenen System werden unter Normalbedingungen als emissionsfrei eingeschätzt. Bei offener Handhabung kann durch geeignete Formulierung, beispielsweise als Dispersion oder Aufschlämmung, eine inhalative Belastung vermieden werden. Bei manchen Arbeitsschritten, wie z. B. Ein- oder Abfüllen, Mahlen, Konfektionieren oder bei Probenahmen, besteht unter Umständen trotz vorhandener Absaugeinrichtungen die Möglichkeit einer Staubemission. Hierbei, sowie im nicht bestimmungsgemäßen Betrieb, wie beispielsweise bei einer Leckage, sind persönliche Schutzmaßnahmen zu ergreifen. Atemschutzfilter der Klassen P2 und P3 bieten mit einer Durchlässigkeit von ca. 0,2 % bzw. 0,01 % einen ausreichenden Schutz bei inhalativer Belastung, wobei allerdings das Leckagevolumen bei nicht dicht schließendem Sitz der Maske zu berücksichtigen ist. Ein höheres Schutzniveau kann bei Bedarf durch Verwendung einer Vollmaske mit Partikelfilter der Klasse P3 oder durch ein umgebungsluftunabhängiges Atemschutzgerät erreicht werden. Eine dermale Exposition sollte entsprechend der üblichen Sicherheitsstandards beim Umgang mit Arbeitsstoffen vermieden werden. Hierzu werden geeignete Chemikalienschutzhandschuhe und Einwegschutzoveralls verwendet, unter außergewöhnlichen Bedingungen auch Chemikalienvollschutzanzüge.

28.7 Arbeitsmedizinische Vorsorge beim Umgang mit Nanopartikeln?

Die Entscheidung, gezielte arbeitsmedizinische Vorsorge beim Vorliegen bestimmter beruflicher Gefährdungen durchzuführen, beruht in der Regel auf folgenden Voraussetzungen:

▶ Kenntnis über das Vorhandensein einer gefährdenden Einwirkung,

▶ Kenntnis spezifischer Gesundheitseffekte, die durch eine solche Einwirkung verursacht werden können,

▶ Verfügbarkeit von sensitiven und spezifischen Untersuchungsmethoden, um solche Effekte möglichst frühzeitig erkennen zu können sowie

▶ Kenntnis von Ursache-Wirkungs- und Dosis-Wirkungs-Beziehungen, um eine Verunsicherung von Arbeitnehmern durch unspezifische Befunde und unnötige einschränkende Eingriffe, z. B. durch gesundheitlich begründete Arbeitsverbote, zu vermeiden.

Aus den bisherigen Ausführungen ergibt sich, dass nur die erste Bedingung in der Praxis in der Regel erfüllt werden kann, allerdings lediglich in qualitativer und meist schon nicht mehr in quantitativer Hinsicht. Alle anderen Voraussetzungen für die Durchführung einer gezielten Vorsorge liegen derzeit nicht vor. Daraus ist aber nicht abzuleiten, dass Vorsorgeuntersuchungen bei Umgang mit Nanopartikeln grundsätzlich zu unterbleiben hätten – solche Untersuchungen sollten lediglich nicht als „nanospezifisch" angeboten werden.

In der Praxis erhalten Mitarbeiter an potenziell exponierten Arbeitsplätzen oft bereits arbeitsmedizinische Untersuchungsangebote aus anderen Anlässen, wobei Atemschutz und Wechselschicht die häufigsten sein dürften. Die systematische Datenerhebung bei solchen Untersuchungsanlässen, zusammen mit einer möglichst genauen Dokumentation der jeweiligen Expositionsbedingungen, kann in der Zukunft wichtige Hinweise auf mögliche Gesundheitsrisiken geben, sei es durch die Erkennung von „sentinel health events" oder durch die retrospektive epidemiologische Auswertung der so entstehenden Datenbasis.

Zusammenfassung Als Nanomaterialien werden Materialien bezeichnet, die kleiner als 100 nm (100×10^{-9} m) sind. Nanopartikel können sowohl natürlichen als auch anthropogenen Ursprungs sein und stammen zumeist aus Verbrennungsprozessen. Seit einiger Zeit können nanoskalige Partikel auch gezielt synthetisch hergestellt werden. Eine

Strukturierung auf der Nanoskala führt zur sprunghaften Änderung mindestens einer Materialeigenschaft wie beispielsweise Transparenz, Farbe, elektrische Leitfähigkeit oder Festigkeit. Von den bekannten chemischen und physikalischen Eigenschaften der gleichen Materialien in nichtnanoskaliger Größe kann somit nicht verlässlich auf die Eigenschaften von Nanomaterialien geschlossen werden. Hieraus ist abzuleiten, dass Nanopartikel auch toxikologische Eigenschaften aufweisen können, die aus ihrer chemischen Zusammensetzung nicht unmittelbar hervorgehen. Aus In-vitro- und Tierversuchen ergibt sich der Verdacht, dass manche Nanopartikel entzündungsfördernd und fibrogen sein könnten.

Die Beurteilung von Expositionen gegenüber Nanopartikeln gestaltet sich schwierig. Bis heute existieren keine Messverfahren, mit denen Anzahl, Oberfläche oder auch chemische Identität nach einem standardisierten Verfahren bestimmt werden könnte. Da bislang zu Gesundheitswirkungen synthetischer Nanopartikel keine Erfahrungen am Menschen vorliegen, ist eine gezielte arbeitsmedizinische Vorsorge zur Früherkennung spezifischer Effekte nicht möglich. Somit kommt beim beruflichen Umgang mit Nanomaterialien dem Arbeitsschutz höchste Bedeutung zu. Personen an potentiell exponierten Arbeitsplätzen erhalten jedoch häufig bereits arbeitsmedizinische Untersuchungsangebote aus anderen Anlässen. Die systematische Datenerhebung bei solchen Untersuchungsanlässen, zusammen mit einer möglichst genauen Dokumentation der jeweiligen Expositionsbedingungen, kann in der Zukunft wichtige Hinweise auf mögliche Gesundheitsrisiken geben.

Weiterführende Literatur

Groneberg DA, Giersig M, Welte T, Pison U: Nanoparticle-based diagnosis and therapy. Curr Drug Targets 2006; 7: 643–648.

Nasterlack M, Zober A, Oberlinner C: Considerations on occupational medical surveillance in employees handling nanoparticles. Int Arch Occup Environ Health 2008; 81: 721–726.

NIOSH, National Institute for Occupational Safety and Health: Progress toward safe nanotechnology in the workplace. DHHS (NIOSH) Publication No. 2007-123, 2007.

Oberdörster G, Oberdörster E, Oberdörster J: Nanotoxicology – an emerging discipline involving studies of ultrafine particles. Environ Health Perspect 2005; 113: 823–839.

Pison U, Welte T, Giersig M, Groneberg DA: Nanomedicine for respiratory diseases. Eur J Pharmacol 2006; 533: 341–350.

Poland CA, Duffin R, Kinloch I, Maynard A, Wallace WAH, Seaton A, Stone V, Brown S, MacNee W, Donaldson K: Carbon nanotubes introduced into the abdominal cavity of mice show asbestos-like pathogenicity in a pilot study. Nature nanotechnology 2008; doi:10.1038/nnano.2008.111.

Schulte PA, Salamanca-Buentello F: Ethical and scientific issues of nanotechnology in the workplace. Environ Health Perspect 2007; 115: 5–12.

Trout D, Schulte PA: Medical surveillance, exposure registries, and epidemiologic research for workers exposed to nanomaterials. Toxicology 2010; 269: 128–135.

Warheit DB, Borm PJ, Hennes C, Lademann J: Testing strategies to establish the safety of nanomaterials: conclusions of an ECETOC workshop. Inhal Toxicol 2007; 19: 631–643.

29 Venenerkrankungen bei statischer Belastung

J.-H. Grotewohl

29.1 Einleitung

Eine bedeutende deutsche Venenstudie von Rabe (2003) und die Edinburgh Vein Study (Ruckley 2002) belegen, dass Venenleiden zu den wichtigsten Volkskrankheiten gehören.

!
Neunzig Prozent der erwachsenen Durchschnittsbevölkerung haben Veränderungen am Venensystem. Fast ein Viertel aller Einwohner in Deutschland zwischen 18 und 79 Jahren hat Krampfadern. Siebzehn Prozent der erwachsenen Deutschen haben eine symptomatische Venenkrankheit, die behandelt werden muss.

Dennoch vermisst man im gesundheitspolitischen und arbeitsmedizinischem Bereich die verdiente Anerkennung, was die Betreuung venenkranker Mitarbeiter am Arbeitsplatz, die ohnehin problematische Begutachtung von Venenleiden und eine entsprechende Rehabilitation bei Venenleiden zusätzlich erschwert. Viele Erkrankte wissen gar nicht, wie es gesundheitlich um sie bestellt ist und dass sie bei richtiger Prävention ein weiteres Fortschreiten der Erkrankung hätten verhindern können.

29.2 Definition und Vorkommen

!
Unter dem Begriff „Stehberufe" versteht man Berufe, die zu mehr als 70 % der Arbeitszeit in stehender Haltung zugebracht werden.

Beispiele für solche Tätigkeiten finden sich in verschiedenen Branchen:

► im Einzelhandel, Großhandel (Stehkassen, Kommissionierung, Informationsstände),
► im Friseurgewerbe,
► im Küchen- und Gaststättengewerbe,
► im Gesundheitsdienst (Zahnarztpraxis, Kliniken, Pflegeberufe),
► im produzierenden Gewerbe (Automobilindustrie, Zulieferer, Fließbandarbeiten),
► Wachposten.

Stehberufe werden traditionell häufig von Frauen ausgeübt. Mehr als 1,5 Millionen Frauen verbringen über 70 % ihrer Arbeitszeit in stehender Haltung. Dabei kommt es bei Stehberufen zu einer Verdoppelung der Arbeitsunfähigkeitszeiten.

Das Mutterschutzgesetz (§ 4 Abs. 2 MuSchG) verbietet Arbeiten im Stehen über 4 Stunden täglich nach dem 5. Schwangerschaftsmonat. Trotz der Bestimmungen zum Schutz schwangerer Frauen ist bei Stehberufen die Frühgeburtenrate im Vergleich zu sitzenden Tätigkeiten mehr als das Doppelte erhöht. Bei venöser Insuffizienz sind die funktionellen Veränderungen in der Regel zeitweise reversibel, können sich jedoch als Langzeitfolge in chronische Zustände verwandeln. Venenleiden beginnen bevorzugt mit der Aufnahme der Berufstätigkeit und nehmen dann einen erheblichen Einfluss auf die weitere Berufsausübung (Tabelle 29.1).

Eine überwiegend sitzende Tätigkeit ist ebenfalls ein Risikofaktor für das Entstehen eines Venenleidens. Betroffen sind hier insbesondere Bürotätigkeiten, Tätigkeiten im Bereich der Kassen in Verbrauchermärkten, Bus- und Fernfahrer, Flugreisende sowie Piloten, Lokführer etc., für die Lösungsvorschläge gemacht werden sollten.

Tabelle 29.1: Risikobeurteilung bei Stehbelastung

Risikogruppe	Risikobeurteilung	Stehbelastung
1	< 2,5 Stunden	Geringe Stehbelastung: Überlastung wird nicht erwartet
2	2,5–4 Stunden	Erhöhte Stehbelastung: Überlastung möglich, insbesondere bei Behinderungen. Gestaltungsmaßnahmen werden empfohlen
3	4–5,5 Stunden	Wesentlich erhöhte Stehbelastung. Gesundheitliche Auswirkungen möglich. Beschäftigungs-verbot für Schwangere nach dem 5. SSM. Gestaltungsmaßnahmen sind erforderlich
4	> 5,5 Stunden	Hohe Stehbelastung: Gesundheitliche Auswirkungen wahrscheinlich. Gestaltungsmaßnahmen sind zwingend erforderlich

Bei Flügen, aber auch bei längeren Auto- oder Bahnfahrten (Reisethrombose) und beim Sitzen vor dem Computer oder einer Spielekonsole (E-Thrombose) von mehr als vier Stunden sollte die Thrombosegefahr unbedingt minimiert werden. In solchen Fällen ist das Tragen von Kompressionsstrümpfen der Klasse 1 oder 2 dringend zu empfehlen. Besonders gefährdet sind hier Übergewichtige, Schwangere, Raucher und Frauen, die Hormone nehmen. Allgemein wird vom Touristenklassen-Syndrom oder Economy-Class-Syndrom (ECS) gesprochen. Beschrieben wird damit ein Krankheitsbild, das durch die besonders enge Bestuhlung (Sitzabstand: 78–82 cm; Sitzbreite: 41–48 cm), trockene Luft (ca. 10 % relative Feuchte) und niedrigen Luftdruck (ca. 760 hPa, entspricht einer Höhe von 2400 m über NN) entsteht. Dieses Krankheitsbild wird durch zu geringe Flüssigkeitszufuhr und/oder Alkoholgenuss noch verstärkt.

Ein geeigneter *Steharbeitsplatz* ist ein Arbeitsplatz, bei dem eine Tätigkeit bei „locker aufgerichtetem Körper" (= Körperneigung < 10°) und parallel zum Oberkörper hängenden Oberarmen, das Ellenbogengelenk ca. 90–110° gebeugt ist und genügend Fußraum für die Unterbringung der Füße vorhanden ist. Es sollten keine Seitwärtsneigungen erfolgen und alle erforderlichen Tätigkeiten sollten im „physiologischen Greifraum" liegen (s. auch Ergonomie-Kapitel 19)

Ein geeigneter *Sitzarbeitsplatz* ist ein Arbeitsplatz, an dem ein höhenverstellbarer Bürostuhl zur Verfügung steht und das Tätigkeitsfeld bei „locker aufgerichtetem Oberkörper" (= Körperneigung < 10°, Kopfneigung ca. 30°) und parallel am Oberkörper hängenden Oberarmen, die Ellenbogengelenke etwa 90–110° gebeugt sind. Die Hüftgelenke, die Kniegelenke und die Sprunggelenke sollten einen rechten Winkel bilden, während die Füße flach auf dem Fußboden bei genügendem „Beinraum" stehen.

! Die anthropometrischen Gestaltungsregeln lauten: Für alle Arbeiten, die im Sitzen ausgeführt werden können, sollte auch ein Sitzarbeitsplatz eingerichtet werden. Es sollte die Möglichkeit bestehen, die Körperposition verändern und eventuell auch zeitweise stehend arbeiten zu können (sog."dynamisches Sitzen").

Reine Steharbeit ist angebracht, wenn grobe Kräfte entfaltet werden müssen, sehr großräumige Armbewegungen unvermeidlich sind oder ein häufiger Ortswechsel erfolgen muss.

29.3 Beschwerden, Erkrankungen, Krankheitsbilder

Grundsätzlich ist das Stehen beim Menschen mit einem Anstieg des Gefäßinnendrucks in den Venen verbunden. Im Sitzen beträgt der Venendruck etwa 15 mmHg. Beim Stehen addiert sich der hydrostatische Druck der in den Venen enthaltenen Flüssigkeitssäule vom Herzen in die unteren Extremitäten hinzu und erreicht in der Knöchelregion bis zu 100 mmHg und mehr.

Hinsichtlich der Kreislaufsituation ist die Stehhaltung stärker beanspruchend als sitzende oder liegende Körperhaltungen. Beim Übergang vom Liegen in die Stehposition steigt die Pulsfrequenz an, der systolische Blutdruck fällt leicht ab, während der diastolische Druck ansteigt. Gleichzeitig kommt es durch die aufrechte Körperhaltung zu einer Verlagerung von Blut und Gewebeflüssigkeit in die Gefäße und das Gewebe der unteren Extremitäten.

Venöse Stauungen in den unteren Extremitäten sind im Stehen dreimal so belastend wie im Gehen. Als Richtwerte gelten:

▶ Stehen: 4,5 % mehr Volumen als im Liegen
▶ Sitzen: 3,9 % mehr Volumen als im Liegen
▶ Gehen: 1,5 % mehr Volumen als im Liegen

Mit der Volumenverschiebung gehen beträchtliche Erhöhungen der Gefäßwand- und der Gewebespannungen einher. Bereits unter physiologischen Bedingungen ist eine normale Funktion des Venensystems der Beine nur dann voll gewährleistet, wenn der venöse Rückstrom zum Herzen durch intakte Venen unterstützt wird. Der Rücktransport des venösen Blutes herzwärts stellt mit ca. 7000 Litern Blut pro Tag eine immense Aufgabe dar. Da dem Ganzen auch noch die Schwerkraft und mit ihr der hydrostatische Druck entgegensteht, sind Hilfen wie die Muskelpumpe, die Venenklappen und die Atmung notwendig, um die Venen bei ihrer Schwerstarbeit zu unterstützen. Wird der venöse Rückfluss aus den Beinen zum Herzen behindert, kommt es zur Drucküberlastung der Venen, zu Umbauprozessen an den Gefäßwänden und zur Entstehung von Krampfadern – insbesondere bei genetischer Disposition.

Lange Stehbelastungen gehen, außer mit einer stärkeren Beanspruchung des Kreislaufs, auch mit erhöhter statischer Muskelarbeit zur Aufrechterhaltung des Körpers, einer stärkeren Belastung von Wirbelsäule und Schulterbereich sowie mit Veränderungen von Bändern und Gelenken im Hüft-, Knie- und Fußbereich einher. Beinbeschwerden in Form von Müdigkeit, Schweregefühl, Wadenkrämpfen, Restless legs und Krampfaderbildung sind häufig die Folge, sowie zusätzlich Wahrnehmungsstörungen, Augenschmerzen, Reaktionsverlangsamung, Störungen der Feinmotorik, Konzentrationsschwäche, Kopfschmerzen

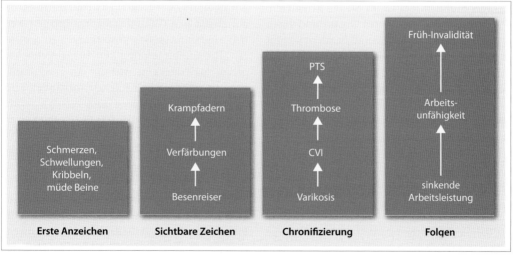

Abb. 29.1: Karriere einer Venenerkrankung. PTS = postthrombotisches Syndrom, CVI = chronische venöse Insuffizienz

und Ohnmacht bei starrer Haltung. Venenleiden treten in der Regel nicht spontan auf, sondern entwickeln sich langsam. Dabei werden die degenerativen, dilatierenden Venenerkrankungen des oberflächlichen und des tiefen Venensystems sowie die entzündlichen, thrombosierenden Formen unterschieden (Abb. 29.1).

29.4 Risikofaktoren

Eine Thrombose ist sowohl Risikofaktor für das Entstehen von Venenleiden, als auch eine mögliche Folge davon. Als sehr ernste Komplikation einer Venenthrombose ist die Lungenembolie zu betrachten, deren Ausgangspunkt in 90 % der Fälle die tiefen Bein- und Beckenvenen sind.

Beschäftigte mit einer dauernden stehenden Tätigkeit haben ein signifikant erhöhtes Risiko für Venenerkrankungen, davon Männer mit Stehberufen ein 1,85fach erhöhtes Varizenrisiko als Männer ohne diese Belastung. Frauen haben ein 2,63fach höheres Varizenrisiko als Frauen mit wechselnden Arbeitshaltungen.

Nachgewiesen wurde in der Framingham-Studie von Brand et al. (1988), dass Frauen, die acht oder mehr Stunden am Tag eine stehende Tätigkeit ausübten, eine auffällig erhöhte Erkrankungsrate aufwiesen als Frauen, die vier oder weniger Stunden täglich im Stehen arbeiteten. Durch den Druck der inneren Organe und durch die Ermüdung von Muskeln und Bändern kommt es insbesondere bei Frauen in Stehberufen zum Descensus uteri. Die Sitz- und Stehbelastungen bei der Berufsausübung bewirken aber in jedem Fall eine Zunahme des Beinvolumens um etwa 5 % in Form eines sog. „physiologischen Ödems" (= orthostatisches Immobilisationsödem).

29.5 Arbeitsmedizinische Vorsorge und Bewertung

Im Rahmen der arbeitsmedizinischen Vorsorge sollten ausführliche Einstellungsuntersuchung durch den Betriebsarzt unter besonderer Berücksichtigung der Beinvenen (z. B. mittels Ultra-schall-Doppler/Duplex) durchgeführt werden. Regelmäßige betriebliche Informationen der Beschäftigten durch den Betriebsarzt können bewirken, dass richtiges Verhalten im Betrieb akzeptiert und nicht nur belächelt wird (z. B. beim Tragen von Kompressionsstrümpfen)

29.5.1 Allgemeine Prävention

Laut internationaler Normung (DIN EN ISO 14738, DIN EN 1005-4) sollte aus ergonomischen Gründen als Hauptarbeitshaltung grundsätzlich das Sitzen bevorzugt werden.

Eine Umwandlung eines Steharbeitsplatzes in einen reinen Sitzarbeitsplatz ist aber aus den o. g. Gründen nicht sinnvoll, vielmehr ist ein Wechsel zwischen Stehen, Gehen und Sitzen anzustreben. Die Arbeitsplatzgestaltungen reichen von einer vollständigen Neuorganisation und Umstrukturierung der Tätigkeit (Arbeitsplatzrotation, technische Maßnahmen) bis zu punktuellen Verbesserungen durch Sitzgelegenheiten in der Nähe des Arbeitsplatzes. Spezialstehsitze oder Stehhilfen können dabei die Vorteile der sitzenden und stehenden Körperposition verbinden. Bei langem Stehen auf harten Böden kann die Installation federnder, schwingender Böden eine wichtige Entlastung bringen. Elastische Bodenmatten aus Nitrilgummi oder Sicherheits-Holzlaufroste, die auf elastischen Gummielementen gelagert werden, sind ohne größere Investitionen zu realisieren. Pausenräume mit guten Sitzgelegenheiten haben zusätzlich eine wichtige Ausgleichsfunktion. Es sollten Möglichkeiten vorhanden sein, die Beine hochzulagern und ein Wasseranschluss sollte für kalte Wassergüsse genutzt werden können. Bei der Auswahl der Schuhe ist auf Passform, Zehenfreiheit und Weitenregulierung zu achten. Absätze sollten nicht höher als 4 cm sein.

Möglichkeiten, einseitige Belastungen auszugleichen sind: Venenwalking, Venengymnastik, Fitnesspausen am Arbeitsplatz, Wasseranwendungen oder kalte Güsse nach Kneipp, Schuheinlagen, Kompressionsstrümpfe und Venenpharmaka bzw. Ödemprotektiva.

29.5.2 Bewertung

Im Hinblick auf die arbeitsmedizinische Bewertung von Venenleiden besteht noch ein erheblicher Diskussions- und Handlungsbedarf. Zwar sind Stehberufe und sitzende Tätigkeiten als Risikofaktoren für die Entstehung einer Venenerkrankung und im ungünstigsten Fall einer Thrombose zu werten, es lässt sich aber zurzeit noch keine Berufskrankheit daraus ableiten. Aufgrund neuerer Studien sollte aber die Frage einer Berufskrankheit nach Öffnungsklausel diskutiert werden, insbesondere bei Stehberufen.

Zusammenfassung Allgemeine Gesundheitsfolgen einseitiger Stehbelastungen sind sinkende Arbeitsleistung, Arbeitsunfähigkeit und oftmals Früh-Invalidität. Prävention beginnt schon vor Aufnahme der Tätigkeit bei der Beratung zur Berufswahl oder im Rahmen der Einstellungsuntersuchung. Mitarbeiter mit einer Prädisposition für Venenerkrankungen sollten schon frühzeitig auf die Belastungen eines Stehberufes aufmerksam gemacht werden. Wirksame prophylaktische Möglichkeiten und Maßnahmen sind das Tragen von Kompressionsstrümpfen, Venensohlen, Venenwalking, richtiges Schuhwerk, bei Bedarf Stehhilfen und ödemprotektive Venenpharmaka.

Weiterführende Literatur

Beasley R, Raymond N, Hill S, Nowitz M, Hughes R: eThrombosis: the 21st Century variant of venous thromboembolism associated with immobility. Eur Respir J 2003; 21: 374–376.

Brand FN, Dannenberg AL, Abbott RD, Kannel WB: The epidemiology of varicose veins: the Framingham Study. Am J Prev Med 1988; 4: 96–101.

Enderle G, Seidel HJ: Arbeitsmedizin, Fort- und Weiterbildung. Kurs A,B,C. München: Urban und Fischer/Elsevier, 2002/2003/2004.

Grotewohl J: Angewandte Phlebologie. Lehr- und Handbuch für Praxis und Klinik. Stuttgart, NewYork: Schattauer 2002.

Grotewohl J: Die Begutachtung von phlebologischen Erkrankungen. MedSach 2006; 102: 32–35.

Henriksen TB, Hedegaard M, Secher NJ, Wilcox AJ: Standing at work and preterm delivery. Br J Obstet Gynaecol 1995; 102: 198–206.

Holtz J: Epidemiologie der Varikose unter besonderer Berücksichtigung sozioökonomischer Aspekte. Acta Cirurgica Austriatica 1998; 30

Rabe E: Die Bonner Venenstudie. Phlebologie 2003; 32: 1–14.

Rieckert H: Das Orthostasesyndrom. Dtsch Z Sportmed 2003; 54: 367–368.

Ruckley CV: Edinburgh Vein Study. J Vasc Surg 2002; 36: 520–525.

Tüchsen F, Krause N, Hannerz H, Burr H, Kristensen TS: Standing at work and varicose veins. Scand J Work Environ Health 2000; 26: 414–420.

IX

Rehabilitation

30 Medizinische Rehabilitation

W. Schupp

30.1 Einleitung

Die medizinische Rehabilitation hat sich in unserem gesundheitlichen Versorgungssystem zu einer eigenen Säule neben ambulanter vertragsärztlicher Behandlung und stationärer Krankenhausbehandlung entwickelt. Dies ist v. a. bedingt durch den eingetretenen Wandel im Krankheitsspektrum, gekennzeichnet durch die Zunahme chronischer Krankheiten, die demografische Entwicklung mit einer steigenden Zahl älterer Menschen sowie auch die Verlängerung der Lebensarbeitszeit durch den Gesetzgeber. Dies alles führt zu einem zunehmenden Bedarf an Rehabilitation, die den individuellen Lebensbedingungen und -gewohnheiten Rechnung trägt. Die Rehabilitation geht von einem ganzheitlichen Ansatz aus, ihr Ziel ist die selbstbestimmte Teilhabe am Arbeitsleben und am Leben in der Gesellschaft aller behinderten und von Behinderung bedrohten Menschen.

Trägerübergreifende Grundsätze und gesetzliche Vorgaben

Nach § 10 Sozialgesetzbuch, 1. Buch (SGB I) hat jeder, der „körperlich, geistig oder seelisch behindert ist oder wem eine solche Behinderung droht, unabhängig von der Ursache der Behinderung ein Recht auf die Hilfe, die notwendig ist, um

1. die Behinderung abzuwenden, zu beseitigen, zu bessern, ihre Verschlimmerung zu verhüten oder ihre Folgen zu mildern,
2. ihm einen seinen Neigungen und Fähigkeiten entsprechenden Platz in der Gemeinschaft, insbesondere im Arbeitsleben zu sichern."

Als übergeordnetes Rehabilitationsrecht ist zum 01. 07. 2001 Sozialgesetzbuch 9. Buch (SGB IX)

in Kraft getreten. Für die einzelnen Sozialversicherungsträger wird die (medizinische) Rehabilitation in den jeweiligen für sie zuständigen Sozialgesetzbüchern weiter spezifiziert und ausdifferenziert. In der öffentlichen Diskussion sind vor allem die beiden Schlagworte „Rehabilitation vor Rente" (Rentenversicherung als Kostenträger) und „Rehabilitation vor Pflege" (Krankenversicherung als Kostenträger) bekannt. Einleitung und Durchführung von Rehabilitationsmaßnahmen dürfen nur mit Zustimmung des Rehabilitanden erfolgen, durch SGB IX sind sein Selbstbestimmungsrecht und sein Wahlrecht verstärkt worden. Die Zustimmung äußert sich zum einen in der Antragstellung, zum anderen auch in der aktiven Mitarbeit des Betroffenen während der Maßnahme (§§ 60ff. SGB I).

> ! (Medizinische) Rehabilitation zielt darauf ab, behinderten oder von Behinderung bedrohten Menschen die selbstbestimmte Teilhabe am Arbeitsleben und am Leben in der Gesellschaft zu ermöglichen. Die gesetzlichen Bestimmungen sind neu im SGB IX zusammengefasst und wirken sich auf das Leistungsrecht aller Sozialversicherungsträger aus. Auch private Versicherungen orientieren sich daran.

30.2 Begriffe: Klassifikationssysteme ICF und ICIDH

Das konzeptionelle Bezugssystem der medizinischen Rehabilitation ist das biopsychosoziale Krankheitsfolgenmodell und die zugehörige Klassifikation, die „International Classification of

Functioning, Disability and Health" (ICF; deutsch: Internationale Klassifikation der Funktionsfähigkeit, Behinderung und Gesundheit; WHO 2005). Sie löste die frühere „International Classification of Impairments, Disabilities und Handicaps" (ICIDH) ab. Der funktionelle Gesundheitszustand eines Rehabilitanden wird auf 3 Ebenen beschrieben:

1. Körperstrukturen und -funktionen,
2. Aktivitäten,
3. Partizipation (Teilhabe).

Vor allem wegen des Partizipationskonzepts wurde ein zusätzlicher Aspekt eingeführt, der die (gesellschaftlichen und umweltbezogenen) Kontextfaktoren berücksichtigt. Dieses Konzept ersetzte die bis dahin bekannten Konzepte von Schädigung (Impairment), Fähigkeitsstörung (Disabilities) und Beeinträchtigung (Handicap) der ICIDH. Box 30.1 zeigt die Klassifikationen der Funktionsstörungen, Strukturschäden, Aktivitäten, Partizipation und der Kontextfaktoren gemäß ICF.

Als Schaden wird ein Verlust oder eine Störung einer anatomischen Struktur oder einer physiologischen oder psychologischen Funktion auf der Ebene der Funktionsstörungen und der Strukturschäden definiert. Als Aktivitätsstörung wird definiert, wenn eine Person (zum Untersuchungszeitpunkt) nicht in der Lage ist, die Aktivität (Leistung) zu erbringen, oder wenn sie Schwierigkeiten hat, die Aktivität (Leistung) zu erbringen. Die Partizipation einer Person an einem Lebensbereich ist dann gestört, wenn die Teilhabe der Person an diesem Lebensbereich ausgeschlossen oder nach Art und/oder Umfang vermindert ist. In der sozialmedizinischen Praxis und Begutachtung zur Rehabilitation werden inzwischen überwiegend die Begrifflichkeiten der ICF herangezogen.

> **!** Der funktionelle Gesundheitszustand wird nach der WHO mittels der ICF klassifiziert in Körperstrukturen und -funktionen, Aktivitäten und Partizipation. Eine nicht nur vorübergehende Störung des funktionellen Gesundheitszustandes führt zur Behinderung, Kontextfaktoren können ihr Ausmaß zusätzlich beeinflussen.

30.3 Grundlagen der medizinischen Rehabilitation

30.3.1 Abgrenzung zur kurativen Versorgung

Die kurative Versorgung i. S. des SGB V ist im Unterschied zur medizinischen Rehabilitation

- ▶ primär zentriert auf das klinische Bild als Manifestation einer Krankheit/Schädigung und
- ▶ zielt ab auf Heilung bzw. Remission (kausale Therapie) oder bei Krankheiten mit Chronifizierungstendenz auf Vermeidung einer Verschlimmerung sowie Linderung der Leiden,
- ▶ auf Vermeidung weiterer Krankheitsfolgen.

Kurative Versorgung ist a priori kausal orientiert. Ihr konzeptionelles Bezugssystem ist in der Regel das biomedizinische Krankheitsmodell und die entsprechende Klassifikation, die ICD-10, mit den Gliederungsmerkmalen Ätiopathogenese und Lokalisation. Demgegenüber liegt der medizinischen Rehabilitation ein biopsychosoziales Modell von Krankheitsfolgen und Behinderung zugrunde, das Gesundheit und Krankheit als Ergebnis des Ineinandergreifens physiologischer, psychischer und sozialer Vorgänge und nicht allein als Folge somatisch fassbarer Ursachen beschreibt.

30.3.2 Voraussetzungen für medizinische Rehabilitation

Zur Klärung der Notwendigkeit und der Zielsetzung einer Maßnahme der medizinischen Rehabilitation sind trägerübergreifend folgende Voraussetzungen sozialmedizinisch zu prüfen:

- ▶ die Rehabilitationsbedürftigkeit,
- ▶ die Rehabilitationsfähigkeit,
- ▶ die Rehabilitationsprognose.

Diese Voraussetzungen sind wie folgt definiert:

Rehabilitationsbedürftigkeit
Rehabilitationsbedürftigkeit besteht, wenn – als Folge eines Funktions- oder Strukturschadens – bei Vorliegen von voraussichtlich nicht nur

Box 30.1: Klassifikationen nach ICF

Klassifikation von Funktionen

1. Mentale Funktionen
2. Stimm- und Sprechfunktionen
3. Funktionen des Ohres und des Vestibular-systems
4. Funktionen des Auges und der angrenzenden Strukturen
5. Andere sensorische Funktionen
6. Kardiovaskuläre und respiratorische Funktionen
7. Verdauungs-, Ernährungs- und meta-bolische Funktionen
8. Immunologische und endokrinologische Funktionen
9. Urogenitale Funktionen
10. Neuromuskuloskelettale und bewegungs-bezogene Funktionen
11. Funktionen der Haut und verwandter Organe

Klassifikation der Strukturen

1. Gehirn, Rückenmark und verwandte Strukturen
2. Strukturen für die Stimme und das Sprechen
3. Strukturen des Ohrs und des Vestibular-systems
4. Das Auge und verwandte Strukturen
5. Strukturen des zirkulatorischen und des respiratorischen Systems
6. Strukturen bezüglich des Verdauungs- und Stoffwechselsystems
7. Immunologisches und endokrines System
8. Urogenitalsystem, Kontinenz und Reproduktion
9. Strukturen bezüglich der Bewegung
10. Haut und verwandte Strukturen

Klassifikation der Aktivitäten

1. Aktivitäten des Sehens, des Hörens und der Wahrnehmung
2. Aktivitäten des Lernens, der Wissensanwendung und der Aufgaben-erfüllung
3. Kommunikative Aktivitäten
4. (Elementare) Bewegungsaktivitäten
5. Sich in der Umwelt umherzubewegen
6. Aktivitäten des täglichen Lebens
7. Aktivitäten hinsichtlich des Gerecht-werdens von Notwendigkeiten und häusliche Aktivitäten
8. Interpersonelle Aktivitäten
9. Reaktionen auf besondere Situationen und Beschäftigung mit diesen
10. Benutzung von Hilfsmitteln oder tech-nischen Hilfen und andere Aktivitäten

Klassifikation der Partizipation

1. Persönliche Pflege und persönlicher Unterhalt
2. Mobilität
3. Austausch von Informationen
4. Soziale Beziehungen
5. Bereiche der Ausbildung und Bildung, Arbeit, Freizeit und Spiritualität
6. Bereich des wirtschaftlichen Lebens
7. Bürgerliches Leben und Leben in der Gemeinschaft

Klassifikation von Kontextfaktoren

1. Produkte, Werkzeuge und Konsumgüter
2. Persönliche Unterstützung und Assistenz
3. Soziale, wirtschaftliche und politische Einrichtungen
4. Soziokulturelle Strukturen, Normen und Regeln
5. Vom Menschen gemachte physikalische Umwelt
6. Natürliche Umwelt

vorübergehenden Aktivitätsstörungen oder drohenden oder bereits manifesten Partizipationsstörungen über die kurative Versorgung hinaus eine medizinische Rehabilitation erforderlich ist, um die o. g. Aktivitätsstörungen oder Störungen der Teilhabe am Arbeitsleben oder am Leben in der Gesellschaft zu vermeiden, zu beseitigen, wesentlich zu vermindern oder eine Verschlimmerung zu verhüten (SGB IX).

Rehabilitationsfähigkeit

Der Begriff der Rehabilitationsfähigkeit bezieht sich auf die somatische und psychische Verfassung des Rehabilitanden (Motivation und Belastbarkeit) für die Teilnahme an einer geeigneten medizinischen Rehabilitation.

Rehabilitationsprognose

Sie ist eine medizinisch begründete Wahrscheinlichkeitsaussage – auf der Basis der Erkrankung, des bisherigen Verlaufs, des Kompensationspotenzials/der Rückbildungsfähigkeit unter Beachtung und Förderung individueller Ressourcen (Rehabilitationspotenzial) – über die Erreichbarkeit eines festgelegten Rehabilitationsziels
- ▶ durch geeignete Rehabilitationsmaßnahmen,
- ▶ in einem notwendigerweise begrenzten Zeitraum.

> **!** Für medizinische Rehabilitationsmaßnahmen aller Träger müssen Rehabilitationsbedürftigkeit, Rehabilitationsfähigkeit und eine positive Rehabilitationsprognose gegeben sein.

30.3.3 Träger von medizinischen Rehabilitationsmaßnahmen

Träger medizinischer Rehabilitationsmaßnahmen können sein:
- ▶ die gesetzliche Rentenversicherung (gemäß § 15 SGB VI),
- ▶ die gesetzliche Krankenversicherung (gemäß § 40 SGB V),
- ▶ die gesetzliche Unfallversicherung (gemäß § 26 ff SGB VII),

- ▶ die Integrationsämter (früher Versorgungsämter und Hauptfürsorgestellen; soziales Entschädigungsrecht, z. B. Kriegsopferversorgung, Verbrechensopferversorgung),
- ▶ örtliche und überörtliche Träger der Sozialhilfe (BSHG).

30.4 Medizinische Rehabilitation der Sozialversicherungsträger

30.4.1 Gesetzliche Rentenversicherung (GRV)

Die Rehabilitation zielt in der gesetzlichen Rentenversicherung (GRV) darauf, den Auswirkungen einer Krankheit oder einer körperlichen, geistigen oder seelischen Behinderung auf die Erwerbsfähigkeit der Versicherten entgegenzuwirken oder sie zu überwinden und dadurch Beeinträchtigungen der Erwerbsfähigkeit der Versicherten oder ihr vorzeitiges Ausscheiden aus dem Erwerbsleben zu verhindern oder sie möglichst dauerhaft in das Erwerbsleben wieder einzugliedern (§ 10 SGB VI).

Voraussetzungen

Für die Gewährung von medizinischen Rehabilitationsleistungen der Rentenversicherung müssen neben den versicherungsrechtlichen Voraussetzungen die Rehabilitationsbedürftigkeit und Rehabilitationsfähigkeit des jeweiligen Antragstellers in ihrem Sinne gegeben sein. Die versicherungsrechtlichen Voraussetzungen sind über Zeiten der Beitragsleistung (Pflichtbeiträge oder freiwillige Beiträge und Ersatzzeiten) definiert. Rehabilitationsbedürftigkeit im Sinne der GRV besteht dann, wenn die Erwerbsfähigkeit des Betreffenden in seinem konkreten Beruf und auf dem allgemeinen Arbeitsmarkt zumindest erheblich bedroht oder gar eingeschränkt ist. Rehabilitationsfähigkeit ist in der Regel für die GRV dann gegeben, wenn ein Patient motiviert und aufgrund seiner geistigen Aufnahmefähigkeit und psychischen Verfassung in der Lage ist, aktiv bei der Rehabilitation mitzuarbeiten. Er muss für effektive rehabilitative Maßnahmen ausreichend belastbar sein und in den Aktivitäten des täglichen Lebens selbstständig sein (Ausnahmen s. Abschnitt 30.10). Die Notwendigkeit einer Krankenhausbehandlung darf nicht (mehr) gegeben sein (Ausschluss nach § 13 Abs. 2 Nr. 2 SGB VI).

Medizinische Rehabilitationsleistungen der Deutschen Rentenversicherung (DRV) wurden bisher in der Regel stationär erbracht. Ambulant ganztägige (früher teilstationär genannte) Rehabilitationsmaßnahmen sind nach SGB IX gleichwertig und werden zunehmend auch durchgeführt werden, angestrebt wird ein Anteil von 20 %. Bei den Maßnahmen unterscheidet man das medizinische Heilverfahren (HV), die Anschlussheilbehandlung (AHB) und als Sonderfall die Anschlussgesundheitsmaßnahme (AGM).

Heilverfahren

Jedes medizinische Heilverfahren der GRV muss vom Patienten auf dem jeweiligen Formular seiner zuständigen Rentenversicherung beantragt werden. Ein medizinischer Kurzbericht bzw. eine Stellungnahme des behandelnden Arztes muss beigefügt werden. Diese kann in bestimmten Fällen auch durch den Betriebsarzt erstellt werden. Je nach Rentenversicherungträger folgt dann in der Regel noch eine zusätzliche medizinische Begutachtung durch seinen Sozialmedizinischen Dienst oder durch hierfür ermächtigte niedergelassene Ärzte.

Eigene Einleitungsmodalitäten gibt es für den Suchtbereich. Eine Wiederholungsmaßnahme ist in der Regel nicht vor Ablauf von vier Jahren möglich, es sei denn, medizinische Erfordernisse machen dies notwendig. Die Regelverweildauer beträgt per Gesetz drei Wochen, aufgrund medizinischen Erfordernissen ist bei einzelnen Indikationen die Regelverweildauer primär höher (s. Abschnitt 30.10). Verlängerungen aus medizinischen Gründen sind in gewissem Umfang möglich; überwiegend wird von Seiten der Deutschen Rentenversicherung (DRV) mit den von ihr belegten Einrichtungen ein Verweildauertage budgetierendes Verfahren praktiziert.

AHB-Verfahren

Die Anschlussheilbehandlung (AHB) im Anschluss an einen Akutkrankenhausaufenthalt stellt nur ein besonders schnelles Einleitungsverfahren für medizinische Rehabilitationsleistungen der Deutschen Rentenversicherung dar. Sie kann inzwischen auch ambulant ganztägig durchgeführt werden. Die DRV Bund (früher BfA) praktiziert fast als einziger DRV-Träger noch ein Direkteinweisungsverfahren (direkte Kontaktaufnahme zwischen dem Akutkrankenhaus und der AHB-Einrichtung ohne vorherige Zwischenschaltung der DRV). Fast alle anderen DRV-Träger haben inzwischen das Schnelleinweisungsverfahren (Kontaktaufnahme vom Akutkrankenhaus zu einer besonderen Stelle beim DRV-Träger, von dort direkte Zuweisung zu einer AHB-Einrichtung) eingeführt. Auf alle Fälle ist die Einleitung an bestimmte Voraussetzungen gebunden:

Ein wichtiger Begriff ist die Frühmobilisierung, das heißt, der Patient muss „in der Lage sein, ohne fremde Hilfe zu essen, sich zu waschen und auf Stationsebene zu bewegen". Eine Ausnahme hiervon gilt nur für den Bereich der Neurologie, wo vorgeschrieben ist: „Rückbildungstendenz der neurologischen Ausfälle, Gehen mit Hilfsmittel, hinreichende Orientierung, Kooperationsfähigkeit und -bereitschaft". „Pflegefall, Mastdarminkontinenz, Verwirrtheitszustände mit Weglaufgefahr" sind hier Ausschlusskriterien (BfA, 2005). Weitere Besonderheiten für die Neurologie s. Abschnitt 30.10.

Die Behandlungsdiagnose des Patienten muss in der AHB-Indikationsliste aufgeführt sein und die Klinik, in die der Patient zur Rehabilitation verlegt werden soll, muss vom jeweiligen DRV-Träger in seiner Liste von AHB-Einrichtungen geführt sein. Die AHB-Klinik sollte möglichst in der Region des Wohnortes oder des zu verlegenden Akutkrankenhauses (z. B. bei Urlaubsgästen, die entfernt vom Wohnort erkranken) liegen. Zwischen Entlassung aus dem Akutkrankenhaus und Aufnahme in die AHB-Einrichtungen sollten in der Regel nicht mehr als zwei Wochen verstreichen. Der Patient muss gleichzeitig Mitglied einer gesetzlichen Krankenkasse (RVO-Kasse oder Ersatzkasse) sein. Bei nur privat krankenversicherten oder beamteten Patienten ist dieses Verfahren nicht möglich.

Vor der Verlegung ist der AHB-Klinik ein sorgfältig ausgefüllter medizinischer AHB-Befundbericht auf dem entsprechenden Formularsatz zu übersenden. Die Benutzung eines Krankenwagens für die Verlegung in die AHB-Klinik sollte nur ausnahmsweise erforderlich sein. Öffentliche Verkehrsmittel, notfalls Taxi oder Transport im eigenen PKW sollten ausreichen. Bei Eingang des AHB-Antrags bei der DRV wird dort zuerst die Zuständigkeit für die Kostenübernahme geprüft, bei Nichtzuständigkeit (z. B. beim Rentner oder bei negativer Erwerbsprognose) wird der Antrag dann an die jeweilige Krankenkasse weitergeleitet, die dann die Maßnahme zu übernehmen hat. SGB IX hat hierfür enge zeitliche Fristen vorgegeben.

Anschlussgesundheitsmaßnahme (AGM), Eil-Heilverfahren (Eil-HV)

Ist die Einleitung einer AHB im Anschluss an einen Akutkrankenhausaufenthalt aufgrund fehlender formaler Voraussetzungen nicht möglich (keine gleichzeitige Mitgliedschaft in einer gesetzlichen Krankenversicherung, Behandlungsdiagnose nicht im „AHB-Katalog"), ist der Patient jedoch erwerbstätig und Mitglied eines DRV-Trägers, so kann dort entweder mit speziellen Vordrucken oder mit den normalen Vordrucken für ein Heilverfahren, die zusätzlich mit dem Kürzel „AGM" oder „Eil-HV" versehen werden, eine Anschlussgesundheitsmaßnahme oder ein „Eil-Heilverfahren" beantragt werden; dies kann auch vom Klinikarzt eingeleitet werden.

Auch der Haus- oder ein niedergelassener Facharzt kann zusammen mit dem Patienten diesen Antrag stellen, wenn in der Klinik keine AHB eingeleitet wurde, er jedoch eine medizinische Rehabilitationsmaßnahme in einer entsprechenden Einrichtung für notwendig hält und er eine entsprechende positive Erwerbsprognose sieht.

Auch diese Maßnahmen sind ambulant in von der DRV zugelassenen Einrichtungen möglich. Seit SGB IX können solche Maßnahmen auch direkt aus der ambulanten Krankenbehandlung heraus eingeleitet werden, eine stationäre Krankenhausbehandlung muss zuvor nicht (mehr) stattgefunden haben.

Die Deutsche Rentenversicherung legt inzwischen viel Wert darauf, dass beruflich orientierte Maßnahmen vermehrt in die medizinische Rehabilitation integriert werden, und fördert auch die Entwicklung solcher Konzepte in allen Indikationsgebieten (MBO = medizinisch-beruflich orientierte Rehabilitation; Müller-Fahrnow et al. 2006; Hillert et al. 2009; DRV Bund 2010).

Maßnahmen zur Teilhabe am Arbeitsleben und Nachsorge

Im Anschluss an eine stattgefundene medizinische Rehabilitationsmaßnahme der DRV ist diese auch Kostenträger für anschließende Maßnahmen zur beruflichen Rehabilitation und zur Nachsorge. Auch eine stufenweise berufliche Wiedereingliederung geht nach § 28 SGB IX bei zeitlichem Zusammenhang mit einer medizinischen Rehabilitationsmaßnahme inzwischen zu Lasten der DRV; früher war stufenweise Wiedereingliederung nur Leistung der GKV nach § 74 SGB V.

Maßnahmen zur Teilhabe am Arbeitsleben können sein:

▶ Zuschüsse an den Arbeitgeber bei innerbetrieblicher Umbesetzung,
▶ Maßnahmen der Berufsfindung oder Arbeitserprobung in einem medizinisch-beruflichen Rehabilitationszentrum,
▶ Hilfen für die Anlernphase in einem neuen Berufsbild beim bisherigen oder bei einem neuen Arbeitgeber,
▶ technische Hilfen zur beruflichen Wiedereingliederung, z. B. entsprechende apparative oder bauliche Veränderungen am Arbeitsplatz, berufliche Umschulung oder Weiterqualifikation, Einsatz von Arbeitsassistenten und Integrationsfachdiensten.

Für besondere Patientengruppen gewährt die DRV auf Antrag auch eine medizinisch-berufliche Rehabilitation (MBR) als eigenständige Maßnahme. Hierfür ist eine enge Zusammenarbeit mit den Berufshelfern bzw. Rehabilitationsberatern der jeweiligen DRV notwendig. Partner im Betrieb sind Betriebsärzte und Integrationsbeauftragte. Aufgrund der derzeitigen arbeitsmarktpolitischen Situation sollte immer angestrebt werden, den Patienten möglichst an seinem alten Arbeitsplatz, zumindest aber bei seinem bisherigen Arbeitgeber beruflich zu reintegrieren. (Näheres s- Kap. 30, Berufliche Rehabilitation).

Ein Hindernis auf dem Weg zur beruflichen Wiedereingliederung kann häufig auch die Bewältigung des Weges von und zur Arbeits- oder Betriebsstätte darstellen. Für den Erhalt bzw. die Wiedererlangung der Fahrerlaubnis gelten die Vorschriften der „Begutachtungs-Leitlinien zur Kraftfahrereignung" (Bundesanstalt für Straßenwesen 2000). Häufig sind auch behinderungsgerechte Umrüstungen am vorhandenen Kfz oder die Neubeschaffung eines geeigneten Kfz durch die DRV zuschussfähig.

Zur Verbesserung der Nachsorge und zur Sicherung der Nachhaltigkeit der erreichten Rehabilitationsergebnisse hat die GRV für bestimmte Indikationen die intensivierte Rehabilitationsnachsorge („IRENA") entwickelt und umgesetzt (DRV Bund 2007).

Wird ein Patient nach stationärer medizinischer Rehabilitationsmaßnahme nicht mehr erwerbsfähig, so gilt der Antrag auf Rehamaßnahmen gleichzeitig als Rentenantrag (so genannte Umdeutung).

!
Medizinische Rehabilitationsmaßnahmen der gesetzlichen Rentenversicherung (GRV), jetzt Deutsche Rentenversicherung (DRV), zielen darauf ab, die Leistungsfähigkeit im Erwerbsleben zu erhalten oder wiederherzustellen („Rehabilitation vor Rente"). Sie werden vor allem als „Heilverfahren" (HV) oder „Anschlussheilbehandlung" (AHB) durchgeführt. Für eine AHB muss der Patient frühmobilisiert sein, Krankenhausbehandlung darf nicht mehr notwendig sein. Über die medizinische Rehabilitation hinaus ist die DRV auch für anschließende stufenweise Wiedereingliederung, berufliche Rehabilitation und Nachsorge zuständig.

30.4.2 Gesetzliche Krankenversicherung (GKV)

Die Rehabilitation zielt in der Krankenversicherung darauf, einer drohenden Behinderung oder Pflegebedürftigkeit vorzubeugen, sie nach Eintritt zu beseitigen, zu bessern oder eine Verschlimmerung zu verhüten (§ 40 SGB V).

Voraussetzungen und Verfahren

Vor Gewährung einer stationären Rehabilitationsmaßnahme (Heilverfahren = HV) muss geprüft werden, ob nicht eine ambulante Rehabilitationskur für die Zwecke ausreicht. Die GKV kann auch stationäre oder teilstationäre medizinische Rehabilitationsmaßnahmen in Kliniken, die hierzu nach § 111 SGB V zugelassen sind, „anstelle einer sonst erforderlichen Krankenhausbehandlung" erbringen.

Dieser Aspekt ist besonders wichtig für die Umsetzung des Prinzips „Reha vor Pflege" und hat besondere Bedeutung für die Anschlussrehabilitation (AR) nach Akutkrankenhausbehandlung. Für die GKV ist dies inzwischen die wichtigste ihrer Aufgaben im Bereich der medizinischen Rehabilitation. Viele Kassen haben hierfür eigene Verfahren oder Dienstleistungszentren geschaffen. Für die Verweildauer und die Wartezeiten für eine Wiederholungsmaßnahme gelten die gleichen gesetzlichen Regelungen wie in der GRV (Regelverweildauer 3 Wochen, Wiederholungen frühestens alle 4 Jahre). Ausnahmen davon müssen medizinisch begründet sein.

Inzwischen wird in den meisten Bundesländern, insbesondere im neurologischen und im geriatrischen Bereich, dieser Teil der medizinischen Rehabilitation, in dem der Patient von seinem Zustand noch nicht in das traditionelle AHB-Verfahren eingeschleust werden kann, andererseits aber spezifischer rehabilitativer Förderung bedarf, nach den oben genannten gesetzlichen Vorgaben gefördert und finanziert. In der Neurologie hat hierzu insbesondere das Phasenmodell beigetragen, das in diesem Bereich spezielle Reha-Phasen (Phase B und C) definiert (s. Abschnitt 30.10). Fast alle gesetzlichen Krankenkassen haben inzwischen Regelungen für den Bereich der Anschlussrehabilitation geschaffen, die viele Vorgaben für das AHB-Verfahren der DRV und das neurologische Phasen-Modell (s. 30.10.1) übernehmen. Für ambulante Rehabilitationsmaßnahmen werden im Rahmen von SGB IX Konzepte und Versorgungsstrukturen entwickelt und auch umgesetzt. Von der Bundesarbeitsgemeinschaft für Rehabilitation (BAR) wurden für die wichtigsten Indikationsgebiete entsprechende Rahmenempfehlungen zur ambulanten Rehabilitation herausgegeben (BAR 1999).

Weitere Leistungen der GKV

Weitere rehabilitative Leistungen der GKV sind gemäß gesetzlicher Vorgaben: Müttergenesungskuren, Belastungserprobung und Arbeitstherapie, sofern nicht andere Träger vorrangig sind, Rehabilitationssport und solche Leistungen, „die unter Berücksichtigung von Art und Schwere der Behinderung erforderlich sind, um das Ziel der Rehabilitation zu erreichen oder zu sichern" (§ 43 Abs. 2 SGB V). Ausdrücklich ausgeschlossen sind berufsfördernde Leistungen und Leistungen zur allgemeinen sozialen Eingliederung.

Stationäre oder ambulante Rehabilitationsmaßnahmen zu Lasten der GKV können vom behandelnden Arzt auch aus der ambulanten Versorgung heraus im Auftrag des Patienten beantragt und sogar verordnet werden, sie müssen mit einer entsprechend ausführlichen medizinischen Begründung und Diagnose versehen sein. Maßnahmen unter dem Gesichtspunkt „Reha vor Pflege" werden inzwischen auch in gewissem Umfang vom Medizinischen Dienst der Krankenversicherung im Rahmen der Begutachtung von Pflegebedürftigkeit nach Pflegeversicherungsgesetz (SGB XI) eingeleitet.

Rehabilitation bei chronischen Erkrankungen

Wie für alle Rehabilitationsmaßnahmen muss eine gewisse Erfolgsaussicht gegeben sein. Dies bedeutet aber ausdrücklich nicht, dass damit der Anspruch gestellt werden muss, dass sich am biologisch-medizinischen Verlauf einer chronischen Krankheit oder Behinderung etwas ändert. Es sollte aber eine gewisse Chance bestehen, dass sich eine kurz zuvor verloren gegangene Funktion wiederherstellen lässt oder dass sich durch Erlernen und Einüben von „Ersatzstrategien" eine Einschränkung in Alltagsfunktionen kompensieren oder vermindern lässt oder sich zumindest durch die Verordnung, Anpassung und Gebrauchsschulung von entsprechenden Hilfsmitteln eine bestehende Störung der Teilhabe verringern lässt. Auch das Erarbeiten einer angemesseneren Form der Krankheits- oder Behinderungsbewältigung kann ein entsprechendes Rehabilitationsziel darstellen (s. Abschnitt 30.6.1).

Stufenweise Wiedereingliederung

Für anschließende berufliche Wiedereingliederungsmaßnahmen gilt Ähnliches, wie für die GRV bereits ausgeführt wurde. Im Bereich der Krankenkassen erfolgte bisher insbesondere die stufenweise berufliche Wiedereingliederungsmaßnahme nach § 74 SGB V. Allerdings muss für all diese Maßnahmen die zeitliche Höchstgrenze für AU-Zeiten von 78 Wochen beachtet werden und der Rehabilitand muss an seinen alten Arbeitsplatz zurückkehren können.

Hilfsmittel

Als weitere Maßnahmen zur Sicherung des medizinischen Rehabilitationserfolges können zu Lasten der Krankenversicherung verordnet werden:

▶ Hilfen zur Ermöglichung oder Erleichterung der Verständigung mit der Umwelt (PC-Adaptationen – Hard- und Software – für Blinde und Einhänder, Schreibtelefone für Gehörlose, PC-gestützte Hilfen für Sprach- und Sprechgestörte, Schriftlesegeräte für Sehbehinderte),
▶ Hilfen zur Ermöglichung und Erleichterung der Besorgung des Haushalts (z. B. Haushaltshilfe, Einkaufshilfe, technische und elektronische Geräte),
▶ Hilfen zur Verbesserung der wohnungsmäßigen Unterbringung (z. B. Treppenlifte, Türschwellenbeseitigung, Haltegriffe),
▶ Hilfsmittel für die Durchführung von Aktivitäten des täglichen Lebens (zum An- und Auskleiden, zum Waschen/Duschen, zur Durchführung der Körperhygiene).

All diese Hilfen sind von der gesetzlichen Krankenversicherung dann zu tragen, wenn sie die Selbstständigkeit des Behinderten in seinem persönlichen Alltag aufrechterhalten oder verbessern. Dienen sie nur der Erleichterung von Pflege oder Betreuung, so sind sie nach den Vorschriften des Pflegeversicherungsgesetzes (SGB XI) zu finanzieren, ggf. sind sie auch nach den Richtlinien des Bundessozialhilfegesetzes (BSHG) zuschussfähig.

! Medizinische Rehabilitationsmaßnahmen der gesetzlichen Krankenversicherung (GKV) zielen darauf ab, die Teilhabe behinderter oder von Behinderung bedrohter Menschen am Leben in der Gesellschaft (wieder) zu ermöglichen und insbesondere Pflegebedürftigkeit zu vermeiden („Rehabilitation vor Pflege"). Sie werden als Heilverfahren (HV) oder im Anschluss an eine ambulante oder stationäre Akutbehandlung als Anschlussrehabilitation (AR) durchgeführt. Nach SGB V hat hier ambulant Vorrang vor stationär.

30.4.3   Gesetzliche Unfallversicherung (GUV)

Die Träger der gesetzlichen Unfallversicherung (z. B. Berufsgenossenschaften, Unfallkassen; inzwischen zusammengeschlossen zur Deutschen Gesetzlichen Unfallversicherung, DGUV) sind Rehabilitationsträger bei Arbeitsunfällen, Arbeitswegeunfällen und Berufskrankheiten. Sie können Maßnahmen zur medizinischen, beruflichen und allgemeinen sozialen Rehabilitation erbringen (nach § 26 ff. SGB VII); die Kostenträgerschaft wechselt in der gesamten Rehabilitationskette nicht. Ziel ist, den durch den Arbeitsunfall oder die Berufskrankheit verursachten Gesundheitsschaden zu beseitigen oder zu bessern, seine Verschlimmerung zu verhüten sowie seine Folgen zu mildern und den Verletzten dadurch möglichst auch auf Dauer beruflich einzugliedern (SGB VII). Auch wird in der Form des „Berufshelfers" hier schon lange das viel diskutierte Modell des „Case-Managements" praktiziert.

BGSW-Verfahren

Mit ausgewählten AHB-Einrichtungen, die meist auch von GRV und GKV belegt werden, praktizieren die Berufsgenossenschaften ein der AHB ähnliches Verfahren, die „berufsgenossenschaftliche stationäre Weiterbehandlung" (BGSW). Nach dieser stationären Maßnahme kehrt der Rehabilitand in der Regel wieder zum erstversorgenden D-Arzt zurück, der dann die weitere Behandlung wieder übernimmt und ggf. auch eine Wiederholung der Rehabilitationsmaßnahmen einleitet.

Sonstige Verfahren

D-Ärzte und H-Ärzte können aus der ambulanten berufsgenossenschaftlichen Versorgung heraus ebenfalls stationäre und ambulante Heilverfahren beantragen. Eine weitere Maßnahme im Schnittstellenbereich zwischen ambulanter BG-licher Behandlung und ambulanter Rehabilitation ist die „erweiterte ambulante Physiotherapie" (EAP), die von hierzu zugelassenen physiotherapeutischen Praxen und Institutionen erbracht wird. Mit dem Aufbau neuer ambulanter Rehabilitationsstrukturen nach SGB IX ergibt sich hier zunehmend eine Änderung.

! Die Deutsche Gesetzliche Unfallversicherung (DGUV) ist Kostenträger für die gesamte Rehabilitation nach Arbeitsunfällen, Arbeitswegeunfällen und bei Berufskrankheiten. Das BGSW-Verfahren ähnelt der AHB der GRV und der AR der GKV.

30.4.4   Sozialhilfeträger

Die Sozialhilfeträger müssen dann für Maßnahmen zur medizinischen Rehabilitation als Träger eintreten, wenn kein anderer gesetzlicher Kostenträger leistungspflichtig ist. Eine medizinisch indizierte entsprechende Rehabilitationsmaßnahme ist in diesem Fall vom behandelnden Arzt mit einer entsprechenden medizinischen Begründung bei der zuständigen Sozialhilfeverwaltung zu beantragen.

30.4.5 Träger der sozialen Entschädigung

Integrationsämter können bei Gesundheitsschäden, für die sie nach dem sozialen Entschädigungsrecht (z. B. Kriegsopferversorgung, Verbrechensopferentschädigung) zuständig sind, auch medizinische Rehabilitationsmaßnahmen wie auch schulisch-pädagogische, berufliche und soziale Rehabilitation übernehmen.

> **!** Sozialhilfeträger und Integrationsämter als Institution des sozialen Entschädigungsrechts können weitere Träger für medizinische Rehabilitation sein.

30.5   Medizinische Rehabilitation durch andere Träger

30.5.1 Rehabilitation im Beihilferecht der Beamten

Das Beihilferecht für die Beamten kennt den Begriff der medizinischen Rehabilitation nicht. Dort wird nur unterschieden zwischen Krankenhausbehandlung und Sanatoriumsbehandlung. Während bei einer Krankenhausbehandlung die Kosten für die Unterbringung voll erstattet werden, werden bei einer Sanatoriumsbehandlung in der Regel nur Zuschüsse zum Tagespflegesatz übernommen. Voll erstattet werden in jedem Fall die (wahl-)ärztlichen Leistungen und die durchgeführten therapeutischen Maßnahmen, die einzeln aufgelistet und nach Maßgaben der GOÄ berechnet worden sind. Für (ehemalige) Post-, Bundesbahn- und Bundeswehrbeamte werden aber von den jeweiligen Beihilfestellen und Beamtenkrankenkassen nicht immer die vollen normalen Steigerungssätze nach GOÄ akzeptiert. Die Übernahme von (Zusatz)Kosten für wahlärztliche Leistungen wird auch vermehrt eingeschränkt.

Aufgrund dieser Problematik ist daher für Beamte anhand ärztlicher Atteste vor Antritt einer stationären Behandlung in einer medizinischen Rehabilitationseinrichtung mit der Beihilfestelle zu klären, ob diese Maßnahme als Krankenhaus-behandlung oder als Sanatoriumsbehandlung angesehen wird. Eine Krankenhausbehandlung wird in der Regel nur dann angenommen, wenn aus den vorgelegten ärztlichen Attesten eindeutig hervorgeht, dass die stationäre Behandlung in der Rehabilitationseinrichtung eine stationäre Krankenhausbehandlung ersetzt oder vermeidet. Bei den meisten Anschlussrehabilitationen nach Akutkrankenhausbehandlung wird dies so gesehen. Aufgrund des vorliegenden Krankheitsbildes müssen die in einer medizinischen Rehabilitationseinrichtung spezifisch vorgehaltenen therapeutischen Möglichkeiten dringend indiziert sein. In allen anderen Fällen wird von einer Sanatoriumsbehandlung ausgegangen mit entsprechenden finanziellen Konsequenzen für den Patienten. Für ambulante Rehabilitation gibt es noch keine Richtlinien. Da sie in aller Regel kostengünstiger sind als stationäre Maßnahmen, wird auf dem Kulanzwege meist eine Kostenübernahme erteilt.

Für nachsorgende Hilfen gibt es im Beihilferecht ähnliche Regelungen wie im Bereich der gesetzlichen Krankenversicherung. Geregelt sind auch Leistungen zu einer behindertengerechten Umgestaltung oder für entsprechende technische Hilfen am Arbeitsplatz.

30.5.2 Rehabilitation im Vertragsrecht der privaten Krankenversicherung (PKV)

Die üblichen Standardverträge der privaten Krankenversicherung umfassen nur Leistungen zur Krankenhausbehandlung. Zusatzverträge für Sanatoriumsbehandlungen sind möglich, aber selten abgeschlossen. Die meisten medizinischen Rehabilitationseinrichtungen sind für die PKV sog. „gemischte Anstalten". Ihnen wird unterstellt, dass sie nach den Begriffen der PKV sowohl Krankenhausbehandlung als auch Sanatoriumsbehandlung durchführen. Ähnlich wie im Beihilferecht werden nur für Krankenhausbehandlung die entsprechenden Tagespflegesätze voll erstattet; bei Sanatoriumsbehandlung gibt es hierfür allenfalls geringfügige Zuschüsse, sofern ein entsprechender Zusatzvertrag abgeschlossen ist.

Für ambulante Rehabilitation gibt es noch keine vertraglichen Regelungen, sie wird jedoch zunehmend auf begründeten Antrag übernommen.

In jedem Falle übernommen werden (wahl-) ärztliche und therapeutische Leistungen, sofern die Liquidation nach den Regeln der GOÄ erstellt wurde. Therapeutische Leistungen können im Rahmen einer als Krankenhausbehandlung anerkannten Maßnahme nur dann gesondert berechnet werden, wenn sie vom liquidierenden Arzt im Sinne der GOÄ erbracht werden. Nach der Neufassung der GOÄ (1996) muss der liquidierende Arzt zudem seine besondere Qualifikation und Erfahrung auf diesem Gebiet nachweisen können, das heißt, „Facharzt für Physikalische und Rehabilitative Medizin" sein oder die Zusatzbezeichnung „Physikalische Therapie" führen.

Aufgrund vertragsrechtlicher Bedingungen muss vor Aufnahme einer stationären Behandlung in einer medizinischen Rehabilitationseinrichtung die schriftliche Kostenübernahmezusage der PKV eingeholt werden. Nach Antritt einer solchen stationären Behandlung ohne schriftliche Kostenzusage ist der Patient wegen der üblichen Vertragstexte im „Kleingedruckten" auf den Kulanzweg angewiesen. In der Regel wird eine Kostenzusage durch die PKV nur dann gegeben, wenn aus den mit dem Antrag auf Kostenübernahme zugesandten Arztberichten deutlich hervorgeht, dass die Behandlung in dieser speziellen medizinischen Rehabilitationseinrichtung eine anderweitige stationäre Krankenhausbehandlung ersetzt, verkürzt oder verhindert. Außerdem muss daraus hervorgehen, dass aufgrund des Krankheitsbildes und des aktuellen Krankheitszustands die spezifischen therapeutischen Möglichkeiten indiziert sind, die in der speziell ausgesuchten medizinischen Rehabilitationseinrichtung vorgehalten werden.

In einer freiwilligen Vereinbarung hat sich die PKV auf Verbandsebene darauf geeinigt, bei bestimmten Krankheitsbildern (ähnlich dem sog. AHB-Katalog der GRV) eine Anschlussrehabilitation nach Akutkrankenhausbehandlung für bestimmte Verweilzeiten analog zu einer Krankenhausbehandlung zu bewerten mit den entsprechenden vertragsrechtlichen Konsequenzen.

In der Regel wird die Kostenübernahmezusage befristet erteilt. Rechtzeitig vor Ablauf dieser Frist muss eine ärztlich für notwendig erachtete Verlängerung bei der PKV wieder beantragt und entsprechend medizinisch begründet werden. Auch für die Verlängerung gilt o. g. Maxime. Der Bereich der nachsorgenden Hilfen und Maßnahmen ist im Vertragsrecht der PKV nur spärlich geregelt; im Einzelfall kommt es auf die entsprechende medizinische Begründung, den bestehenden Vertrag und die Kulanz der jeweiligen PKV an.

Für ambulante Rehabilitationsmaßnahmen gibt es noch keine vertragsrechtliche Regelung in den Allgemeinen Versicherungsbedingungen (AVB), positive Einzelfallentscheidungen nehmen zu, da die Maßnahme in der Regel kostengünstiger ist als eine stationäre und effektiver als eine übliche Heilmittelanwendung.

> **!** Im Beihilferecht der Beamten und in der privaten Krankenversicherung (PKV) kann stationäre medizinische Rehabilitation analog zu einer Krankenhausbehandlung, aber auch als Sanatoriumsbehandlung bewilligt werden. Für ambulante Rehabilitation gibt es noch keine allgemeinen Richtlinien, aus wirschaftlichen Erwägungen nehmen Bewilligungen zu.

30.6 Ablauf der medizinischen Rehabilitation

30.6.1 Arbeiten im therapeutischen Team

Hauptmerkmal der medizinischen Rehabilitation ist die Arbeit im „therapeutischen Team", in dem je nach Indikation Ärzte, Pflegekräfte, Physiotherapeuten, Sporttherapeuten, Ergotherapeuten, Sprachtherapeuten, klinische Psychologen, Neuropsychologen, klinische Sozialarbeiter/Sozialpädagogen und weitere andere Berufsgruppen in ständiger Abstimmung untereinander und mit dem Patienten und seinen Angehörigen den Prozess der Rehabilitation in Gang bringen und vorantreiben. Die Aufgabenschwerpunkte der verschiedenen Berufsgruppen zeigt Tabelle 30.1.

Tabelle 30.1: Aufgabenschwerpunkte der Berufsgruppen im therapeutischen Team

Berufsgruppe	Aufgabenschwerpunkte
Ärzte/-innen	Anamnese/Sozialanamnese, Funktionsdiagnostik, Einschätzung der individuellen, funktionellen und strukturellen Schäden, Aktivitäts- und Partizipationsstörungen (= Assessment), medikamentöse Therapie, Koordination des Teams, Gesundheitstraining (Mitwirkung), Dokumentation des Rehabilitationsverlaufs, Entlassungsbericht mit sozialmedizinischer Beurteilung
Pflege	aktivierende Pflege, Lagerungen, Prophylaxe sekundärer Komplikationen wie Dekubitus, Training der Blasen-/Mastdarmkontrolle, Anleitung (weiter)pflegender Angehöriger
Physiotherapie (Krankengymnastik)	Förderung der Mobilität und Bewegungsfähigkeit, krankengymnastische Einzelbehandlung mit speziellen Verfahren (z. B. neurophysiologisch, manuell, funktionell), Bewegungstherapie, medizinische Trainingstherapie, Hilfsmittelversorgung für Mobilität
Physiotherapie (Masseur/-in/ medizinischer/e Bademeister/-in)	passive Maßnahmen zur Verbesserung von Muskulatur und Bindegewebe, manuelle Lymphdrainage, schmerzlindernde und muskelaktivierende elektrotherapeutische Verfahren, z. B. transkutane Nervenstimulation (TENS), Muskelstimulation, Thermotherapie, Balneotherapie, Inhalationen
Ergotherapie	Training zur Selbständigkeit in ADL, Verbesserung und Training der Arm-/Handfunktion (z. B. Schreiben, Gebrauch von Gegenständen), Verbesserung bei Orientierungs- und Wahrnehmung- und „Werkzeugstörungen" (Apraxie), Haushaltstraining, Überprüfung der Wohnsituation, Training praktischer beruflicher alltäglicher Fähigkeiten und Fertigkeiten, Hilfsmittelversorgung für Alltag und Beruf
Logopädie/ Sprachtherapie/ Neurolinguistik	Diagnostik und Therapie von Aphasien (Sprachstörung), Dysarthrien (Sprechstörung), Behandlung von Schluckstörungen (Dysphagie), Behandlung von Stimmstörungen (Dysphonie)
Klinische (Neuro-) Psychologie	Entspannungsverfahren, Hilfe bei der Krankheitsbewältigung, Stressverarbeitung, Lebensstiländerung, Gesundheitstraining, Diagnostik und Therapie von psychischen Störungen und Krankheiten mit psychotherapeutischen u. psychologischen Verfahren Diagnostik und Therapie von neuropsychologischen Leistungen u. a.: ❑ Aufmerksamkeit/Konzentration ❑ Lernen/Gedächtnis ❑ Sehen und visuelle Wahrnehmung ❑ räumlich-konstruktive und Intelligenzleistungen ❑ exekutive Funktionen
Klinische Sozialarbeit/Sozialpädagogik	Einleitung weiterführender Maßnahmen zur beruflichen Rehabilitation, Hilfe zur Organisation der pflegerischen Weiterversorgung, Beratung über gesetzl. Möglichkeiten des Schwerbehindertenrechts, Organisation von Hilfen zur Nachsorge (z. B. Sozialstation, Essen auf Rädern, Haushaltshilfe), Angehörigenarbeit, Kontakte zu Selbsthilfegruppen
Weitere: Sporttherapeuten/-innen, Musik-, Gestaltungstherapeuten/-innen, Diätassistenten/-innen, medizinische-technische Assistenten/-innen (Labor, Röntgen, Elektrophysiologie), psychologisch-technische Assistenten/-innen, Sekretärinnen, Berufshelfer/-innen/Berufstherapeuten/-innen, Orthopädiemechaniker/-innen	

Diese führen auch ihre eigene Funktionsdiagnostik zur Behandlungsplanung und Verlaufskontrolle durch. Diese werden dann im so genannten Reha-Assessment (s. Abschnitt 30.6.2) zusammengefasst.

Im therapeutischen Tun müssen Rückbildungstendenzen von Funktionsstörungen erfasst und durch spezifische Behandlungs- und Trainingsmaßnahmen gefördert werden (Restitution), Kompensationsmöglichkeiten für gestörte Aktivitäten und Funktionen entwickelt und eingeübt werden. Hilfsmittel und behinderungsgerechte Adaptationen in Wohnumwelt und am Arbeitsplatz können die entsprechende Teilhabe des Behinderten weiter verbessern. Günstige Strategien der Krankheits- und Behinderungsverarbeitung müssen entwickelt und gefördert werden.

Weiterhin wichtig sind Maßnahmen der Sekundär- und Tertiärprävention und der Gesundheitsbildung. Zur Einordnung und vergleichenden Bewertung haben die Sozialversicherungsträger DRV, GKV und DGUV eine gemeinsame Klassifikation therapeutischer Leistungen (KTL) abgestimmt, nach der alle durchgeführten Behandlungs-, Schulungs- und Beratungsmaßnahmen in der medizinischen Rehabilitation dokumentiert werden.

Stellung des Arztes im Team

Der Arzt nimmt eine leitende und koordinierende Stellung im Reha-Team ein. Seine Aufgaben sind in Box 30.2 zusammenfassend dargestellt. Neben der kompletten medizinischen Versorgung des Patienten muss er auch das Reha-Team steuern, mit ihm Rehabilitationsziele definieren und den Rehabilitationsplan aufstellen, die diagnostischen und therapeutischen Maßnahmen einleiten, überwachen und ggf. in Rückkoppelung mit den anderen Mitgliedern des Teams, dem Patienten und seinen Angehörigen diese modifizieren und weiterentwickeln.

> **!** Medizinische Rehabilitation ist durch Arbeiten im therapeutischen Team gekennzeichnet. Förderung der Restitution, Kompensation, Adaptation, Krankheitsverarbeitung, Sekundär- und Tertiärprävention und Gesundheitsbildung sind die wesentlichen Aufgaben. Die Leitung des Teams obliegt meist dem Arzt.

30.6.2 Reha-Assessment

Bereits bei der rehabilitationsmedizinischen Eingangsdiagnostik (sog. Reha-Assessment) sind spezifische Befunde zu erheben und zu dokumen-

---

Box 30.2: Aufgaben des Arztes in der Rehabilitation

Beurteilung der Vorbefunde
Diagnostik:
- ☐ medizinische und
- ☐ soziale Anamnese mit
- ☐ detaillierter Berufsanamnese
- ☐ körperliche und ggf. apparative Untersuchungen
- ☐ Begleiterkrankungen (Komorbidität, Multimorbidität)
- ☐ Risikofaktoren
- ☐ Funktionsstörungen
- ☐ Aktivitätsstörungen
- ☐ positives und negatives Leistungsbild
- ☐ Beeinträchtigungen in der Teilhabe

Therapie:
- ☐ Beurteilung der bisherigen Therapie
- ☐ Rezidivprophylaxe
- ☐ medikamentöse Therapie
- ☐ Diät
- ☐ Verordnung spezieller Pflege- und Therapiemaßnahmen

- ☐ Gesundheitstraining
- ☐ Mitwirkung bei Krankheitsbewältigung, Motivation, Beratung

Koordination des Reha-Teams
- ☐ Reha-Assessment
- ☐ Reha-Ziele
- ☐ Reha-Plan
- ☐ Reha-Maßnahmen
- ☐ Kontrolle, Rückkoppelung, Anpassung
- ☐ Dokumentation des Rehabilitationsverlaufs

Entlassungsbericht mit sozialmedizinischer Beurteilung

Empfehlung und Verordnung von Nachsorge, Kooperation mit Hausarzt und Einrichtungen

Berufliche Rehabilitation
- ☐ Prüfung der Notwendigkeit
- ☐ Vorschläge für Einleitung und Organisation der beruflichen Wiedereingliederung, von Maßnahmen zur Teilhabe am Arbeitsleben

tieren, die erst längerfristige Steuerungsfunktionen im Rehabilitationsprozess erlauben. Diese Befunde werden üblicherweise im Bereich der stationären oder ambulanten Krankenbehandlung nicht so systematisch erhoben. Sie umfassen insbesondere als Folge der Krankheit bestehende Funktions- und Strukturschäden, Aktivitäts- und Partizipationsstörungen und Kontextfaktoren nach ICF (WHO 2005). Weiterhin sind auch die erhaltenen gesunden Anteile des Patients zu erfassen, insbesondere die, die für Kompensations- und Anpassungsprozesse genutzt werden können. Es ist eine ausführliche soziale Anamnese, bei Berufstätigen auch eine detaillierte Berufsanamnese zu erheben, bestehende Begleiterkrankungen, Risikofaktoren und psychosoziale Belastungen sind ebenso zu erfassen. All diese Informationen bilden Grundlage für die Formulierung von Rehabilitationszielen und für die Erstellung des Rehabilitationsplans. Auch die subjektive Sichtweise des Patienten zu seiner Krankheit, zu seiner Behinderung, zu seiner privaten und beruflichen Zukunft, seine Motivationslage und die mögliche Unterstützung durch Angehörige sind entsprechend zu erfragen und zu berücksichtigen.

> **!** Im Reha-Assessment wird die funktionelle rehabilitationsmedizinische Eingangsdiagnostik zusammengefasst und bewertet. Es ist Grundlage für alle weiteren Entscheidungen im Rehabilitationsprozess, insbesondere Festlegung der Rehabilitationsziele, und muss durch die funktionelle Verlaufsdiagnostik fortgeschrieben werden.

30.6.3 Therapieplan

Bei den therapeutischen Aufgaben muss die bisher durchgeführte pharmakologische und nichtmedikamentöse Therapie kritisch beurteilt und entsprechend fortgeführt werden. Bei Krankheiten, die eine medikamentöse Dauerbehandlung oder Rezidivprophylaxe notwendig machen, muss diese entsprechend angepasst und fortgeführt werden. Ebenso sind spezifische Diätmaß-

nahmen bei entsprechenden Krankheitsbildern zu verordnen. Der Schwerpunkt liegt jedoch in der Verordnung und Ausarbeitung eines speziellen Pflege- und Therapieplans mit spezifischen Maßnahmen durch die unterschiedlichen Berufsgruppen im therapeutischen Team, wie sie in der Klassifikation therapeutischer Leistungen (KTL) aufgelistet sind und so auch dokumentiert werden. Arbeits- und Berufsbezogene Maßnahmen sollten dabei vermehrt berücksichtigt werden (DRV Bund 2010) Weiterhin haben alle Berufsgruppen beim Gesundheitstraining und bei der Krankheitsbewältigung mitzuwirken. Der Arzt als Koordiniator des Teams ist verantwortlicher Ansprechpartner für den Patienten und seine Angehörigen und muss alle Rehabilitationsmaßnahmen durch Information und Motivation unterstützen, sollte den Patienten während seiner Rehabilitation mit Zuspruch und Aufmunterung begleiten und ist eine sehr wichtige Person, um ein möglichst optimales therapeutisches Klima im gesamten Reha-Team einschließlich dem Patienten und seiner Familie herzustellen.

> **!** Der Therapieplan fasst die spezifischen Interventionsmaßnahmen durch die verschiedenen Berufsgruppen im therapeutischen Team zusammen. Sie werden üblicherweise nach KTL (Klassifikation therapeutischer Leistungen) dokumentiert.

30.6.4 Teamstrukturen

Informationsfluss im Team

Für die Arbeit im therapeutischen Team ist es besonders wichtig, entsprechende organisatorische Strukturen zu schaffen und vorzuhalten, um den Informationsfluss im Team in Gang zu halten und jedem Mitglied möglichst zeitnah die Informationen zukommen zu lassen, die es für eine motivierte Aufgabenerfüllung benötigt. Übliche organisatorische Elemente in medizinischen Rehabilitationseinrichtungen sind stations- bzw. abteilungsbezogene Teamkonferenzen, Visitenbegleitung durch Vertreter der Berufsgruppen im therapeutischen Team, insbesondere bei den Facharzt- und Chefarztvisiten, wechselseitig einsehbare patientenbezogene Dokumentationen über den Therapieverlauf bei den einzelnen therapeutischen Berufsgruppen und in der Pflege. Allerdings gibt es keine validen Daten, welche Zeiten für diesen wechselseitigen Informationsaustausch im Mittel pro Patient und Woche für die einzelnen Berufsgruppen kalkuliert werden müssen, so dass diese nicht direkt am Patienten verbrachten Zeiten immer wieder unter Kostengesichtspunkten in der Diskussion stehen. Standards sind hier sehr schwer vorzugeben, sie unterscheiden sich sicherlich zwischen den verschiedenen rehabilitativen Indikationen und nach dem Patientenklientel. Zudem stellt sich auch die Frage, wie effektiv diese Zeiträume und Organisationseinheiten für den Informationsaustausch genutzt werden. Einigkeit herrscht bei allen Experten in der medizinischen Rehabilitation, dass klare strukturelle Vorgaben für die Gesprächsführung und den Informationsaustausch wertvoll und wichtig sind. Diese Organisationstrukturen haben sich bei Schlaganfallrehabilitation in einer europäischen Vergleichsstudie auch als ergebnisverbessernd erwiesen (DeWit et al. 2007). Neben der sachlich-kommunikativen Ebene darf aber nicht vergessen werden, emotionale Aspekte entsprechend zu berücksichtigen und ein Wir-Gefühl zu fördern. Auch berufsgruppenübergreifende teamzentrierte Aktivitäten auf fachlicher Ebene (z. B. Fortbildungen) und auf gesellschaftlicher Ebene (z. B. gemeinsame Freizeitaktivitäten) bilden ein wertvolles Element für die Ausbildung und Aufrechterhaltung des Teamgedankens.

Teamorganisation

In der wissenschaftlichen Begleitforschung zur Teamorganisation und Teamarbeit wird zwischen multidisziplinärer, interdisziplinärer und transdisziplinärer Teamorganisation unterschieden. Im multidisziplinären Team wird ein Patient zwar von Mitarbeitern verschiedener Fachrichtungen behandelt, jeder Bereich definiert und verfolgt jedoch seine eigenen fachspezifischen Ziele, ohne sich auf andere Fachbereiche zu beziehen. Im interdisziplinären Team dagegen steht eine gemeinsame Zielsetzung im Vordergrund, über die sich die Teammitglieder aus verschiedenen Fachdisziplinen verständigen und austauschen müssen. Dies beinhaltet z. B. gemeinsame Entscheidungen über Rehabilitationsziele und den Rehabilitationsplan, über neue Schwerpunktsetzungen oder den Zeitpunkt für die Entlassung. Jeder Fachbereich handelt dabei stets innerhalb der Grenzen seiner Disziplin, ohne diese zu überschreiten. Allerdings versucht jedes Teammitglied, die Informationen, die es aus anderen Bereichen erhalten hat, in seine Arbeit einzubeziehen. Im transdisziplinären Ansatz schließlich überschreiten die Teammitglieder ihre eigentlichen Berufsrollen und übernehmen auch Aufgaben anderer Fachdisziplinen. Ein solches Vorgehen leitet sich aus einem heil- oder sozialpädagogischen Kontext ab, wobei es darum gehen kann, die Anzahl der Therapeuten im Interesse des betreuten Patienten möglichst klein zu halten.

Je nach Aufgabenstellung und Patientenklientel können in verschiedenen Abschnitten der medizinischen Rehabilitation unterschiedliche Organisationsstrukturen der Aufgabenstellung am ehesten angemessen sein. Bei schwerst beeinträchtigten Patienten z. B. im Bereich der neurologischen Frührehabilitation Phase B (s. Abschnitt 30.10) sind nach übereinstimmender Meinung am ehesten transdisziplinäre Teamorganisationen von Nöten, ansonsten herrscht im Bereich der stationären und ambulanten medizinischen Rehabilitation der interdisziplinäre Ansatz vor, während die Nachsorge oder viele ambulante Angebote im vertragsärztlichen Bereich bis jetzt eher multidisziplinär organisiert sind. Ob der multidisziplinäre Ansatz jedoch einer „Rehabilitation der Person" gerecht werden kann, wird mit Recht diskutiert. Bei den neuen Rahmenempfehlungen zu ambulanten Rehabilitationsangeboten wird übergreifend und fachspezifisch inzwischen meist auch eine interdisziplinäre Organisation gefordert (BAR 1999).

> ! In der medizinischen Rehabilitation muss das therapeutische Team in der Regel eine interdisziplinäre Organisation haben. Multidisziplinäre Organisationsstrukturen reichen nicht aus.

30.6.5 Rehabilitationsdauer und Entlassungsplanung

In der medizinischen Rehabilitation sind zeitlich befristete Kostenübernahmezusagen aufgrund der gesetzlichen Vorgaben die Regel. Fallpauschalen und andere Regelungen, die ebenfalls ein Zeitfenster für die Aufenthaltsdauer in der stationären, teilstationären oder ambulanten Rehabilitationsmaßnahme definieren, werden in allen Indikationsbereichen immer häufiger. Anhand der Ergebnisse der rehabilitationsmedizinischen Eingangsdiagnostik im Team (Reha-Assessment, s. Abschnitt 30.6.2) und dem Ansprechen des Patienten auf die ersten durchgeführten rehabilitativen Maßnahmen muss entschieden werden, ob die vom Kostenträger vorgegebene Kostenbewilligungsdauer ausreicht, das mit dem Patienten und im Team gemeinsam definierte Rehabilitationsziel zu erreichen.

Verlängerungsantrag

Kommt man zur Beurteilung, dass die bewilligte Rehabilitationsdauer nicht ausreicht, kann der verantwortliche Arzt bei GKV oder DGUV als Kostenträger einen entsprechend begründeten Verlängerungsantrag stellen. Bei der DRV ist diese Möglichkeit stark modifiziert, hier muss mit einem Budget von möglichen Verlängerungstagen umgegangen werden. Der Verlängerungsantrag ist zum Teil in freier Form zu stellen; von der gesetzlichen Krankenversicherung wurden auf Spitzenverbandsebene für verschiedene Indikationsbereiche einheitliche Formulare entwickelt.

Inhaltlich ist in der Regel auf folgende Punkte einzugehen:

- ▶ rehabilitationsbegründende Behandlungsdiagnosen,
- ▶ den Rehabilitationsprozess erschwerende Begleitdiagnosen und Komplikationen,
- ▶ mit dem Patienten abgestimmte Rehabilitationsziele,
- ▶ bisher durchgeführte rehabilitative Maßnahmen,
- ▶ bisher erreichte (Teil)Erfolge,
- ▶ geplante weiter durchzuführende rehabilitative Maßnahmen,

- ▶ beantragte Verlängerungsdauer,
- ▶ weitere angestrebte Rehabilitationsziele,
- ▶ Planungen für die Nachsorge, berufliche und/oder soziale Wiedereingliederung,
- ▶ Einschätzung der speziellen, auf einzelne (Teil) Ziele bezogenen und der allgemeinen Rehabilitationsprognose.

Bei den Entscheidungen zur Behandlungsdauer ist im Zuge der geforderten Flexibilisierung zu überlegen, ob nicht ambulante wohnortnahe Reha-Maßnahmen eine vollstationäre Behandlung abkürzen oder ergänzen können.

Im Rahmen des GKV-WSG 2007 wurde auch die Möglichkeit einer mobilen (ambulanten) Rehabilitation bei pflegebedürftigen und davon bedrohten Patienten („Reha in der Pflege") eröffnet. Verschiedene Projekte haben diese Versorgungsform umgesetzt und untersucht, ein standardisiertes Behandlungsprogramm gibt es bisher nur in der Geriatrie (BAG Mobile Rehabilitation 2009).

> **!** Die Dauer einer medizinischen Rehabilitationsmaßnahme ist gesetzlich befristet. Medizinische Begründungen für Abweichungen ergeben sich aus dem Reha-Assessment, dem Ansprechen des Patienten auf die durchgeführten rehabilitativen Maßnahmen und den zu erreichenden Reha-Zielen. Zunehmende Flexibilisierung wird gefordert.

30.6.6 Nachsorge

Nachsorgeplanung

Aufgrund der vorgenannten Gegebenheiten wird eine frühzeitige Planung und Organisation der Nachsorge immer wichtiger. Mit dem Patienten muss besprochen werden, durch welche Ärzte und durch welche nichtärztlichen Therapeuten eine Weiterbehandlung erfolgen soll. Es müssen Empfehlungen erstellt werden, welche Maßnahmen in welcher Frequenz über welchen Zeitraum weitergeführt werden sollen, um den Rehabilitationerfolg zu sichern und zu verbessern.

Eventuell ist sogar eine intensivierte Rehabilitationsnachsorge ("IRENA"-Programm der DRV) einzuleiten, die mittlerweile von der Rentenversicherung in den Indikationen Orthopädie, Kardiologie, Neurologie, Stoffwechsel und Psychosomatik in Anschluss an deren medizinische Rehabilitationsmaßnahmen etabliert worden ist und wohnortnah zu deren Lasten durchgeführt werden kann (DRV Bund 2007).

Weiterbehandlung

Notwendig wäre auch die Kontaktaufnahme mit dem ärztlichen Weiterbehandler, in der Regel dem Hausarzt, in der Realität findet dies leider noch viel zu wenig statt, nicht zuletzt aus mangelnden personellen Ressourcen in den Rehabilitationseinrichtungen. Noch weniger erfolgt aus verschiedenen Gründen die Kontaktaufnahme zum Betriebsarzt bezüglich Fragen der beruflichen Wiedereingliederung, obwohl dies von den zuständigen Kostenträgern seit langem gefordert wird. Verschiedene Kooperationsprojekte zwischen Betriebsärzten, DRV-Trägern und Rehabilitationseinrichtungen haben Vorteile für alle Beteiligten bestätigt (Hillert et al. 2009).

Notwendig und von Experten auch als Qualitätsmerkmal anerkannt ist daher zumindest eine systematische und sofortige Information an die Weiterbehandler, in aller Regel durch einen entsprechenden Kurzarztbrief, dem der ausführliche Abschlussbericht folgt. In der Regel müssen auch die Angehörigen in die Nachsorgeplanung einbezogen werden. Dies ist insbesondere unerlässlich, wenn durch Angehörige eine weitere pflegerische Versorgung oder psychosoziale stützende Betreuung durchgeführt werden muss. Hier müssen die Angehörigen während der laufenden medizinischen Rehabilitationsmaßnahme systematisch in ihre weiteren Aufgaben eingewiesen werden, was nachweislich positive Effekte bringt.

> **!** Zur Stabilisierung und weiteren Verbesserung des erreichten medizinischen Rehabilitationserfolges werden immer mehr spezifische Nachsorgeprogramme notwendig, diese verbessern Ergebnis und Nachhaltigkeit.

30.6.7 Hilfsmittelversorgung

Ihren eigenen Stellenwert im Rahmen der Entlassungs- und Nachsorgeplanung hat die Verordnung und Einweisung in den Gebrauch entsprechender Hilfsmittel. Um die Notwendigkeit bestimmter Hilfsmittel abzuschätzen, müssen der vorliegende Krankheitsprozess, die daraus resultierenden Schäden und Aktivitätsstörungen, die auch nach Ende der Rehabilitation vermutlich fortbestehen, Informationen über die private Situation, vor allem die Wohnsituation des Patienten, und ggf. Informationen über seine beruflichen Anforderungen, abgewogen werden. Die Auswahl der Hilfsmittel muss nach dem Grundsatz "so wenig wie möglich, soviel wie nötig" vorgenommen werden.

Manche Hilfsmittel können auch nur während einer gewissen Phase der Rehabilitation notwendig sein. Andere Hilfsmittel werden sinnvollerweise erst relativ spät im Verlauf eines Rehabilitationsprozesses verordnet, wenn absehbar ist, dass eine bestimmte Funktion nicht wiederherstellbar oder anderweitig kompensierbar ist. Jedes Hilfsmittel sollte zusammen mit den Mitarbeitern des therapeutischen Teams ausgesucht werden, die mit dem Patienten an der Wiederherstellung dieser Funktionen und Fähigkeiten arbeiten. Der Patient und ggf. seine Angehörigen müssen in den Gebrauch der Hilfsmittel eingewiesen und eingeübt werden.

Für folgende Bereiche können üblicherweise Hilfsmittel zu Lasten der Rehabilitationsträger verordnet werden:

▶ Hilfsmittel zur Förderung der Mobilität: z. B. Gehstock, UA-Gehstütze, 4- bzw. 5-Punkte-Stock, Mobilator/Rollator, Gehwagen, Rollstuhl, Elektro-Rollstuhl.

▶ Hilfsmittel zur selbständigen Bewältigung der Aktivitäten des täglichen Lebens: zur Erleichterung des Transfers, zum An- und Auskleiden, zum Benutzen der Toilette oder Kontrolle der Körperausscheidungen, beim Essen und Trinken, beim Duschen oder Baden.

▶ Hilfsmittel zur häuslichen Pflege: Pflegebett, Liftersysteme, Stehhilfen, Hilfsmittel zur Überwindung von Treppen.

▶ Auf Hilfsmittelversorgung im Zusammenhang mit beruflicher Wiedereingliederung wird dort eingegangen.

Für die Hilfsmittelverordnung wird in der Regel eine ärztliche Begründung verlangt. Insbesondere muss aufgeführt werden, inwiefern das speziell verordnete Hilfsmittel dazu beiträgt, die Selbständigkeit des Patienten im Alltag, seine Aktivitäten und seine Teilhabe im Familienleben und in der Öffentlichkeit zu fördern. Zum Teil haben einzelne gesetzliche Krankenversicherungen, die in der Regel den Großteil dieser o. g. Hilfsmittel zu finanzieren haben, eigene Formulare hierfür entwickelt. Andere halten dafür regionalisiert eigene Service- und Bewilligungsabteilungen vor.

> **!** Für die Hilfsmittelversorgung während und nach medizinischen Rehabilitationsmaßnahmen gilt „so wenig wie möglich, so viel wie nötig". Hilfsmittel können notwendig sein zur Förderung der Mobilität, zur selbständigen Bewältigung der Aktivitäten des täglichen Lebens, zur Ermöglichung/Unterstützung der häuslichen Pflege oder zur beruflichen Wiedereingliederung.

30.6.8 Ärztlicher Abschlussbericht über medizinische Rehabilitationsmaßnahmen

Die ärztlichen Abschlussberichte über eine durchgeführte medizinische Rehabilitationsmaßnahme entwickeln sich durch die Vorgaben der Kostenträger immer mehr zu einem rehabilitationsmedizinischen Gutachten. Die Vorgaben an den ärztlichen Abschlussbericht im Bereich der Deutschen Rentenversicherung (DRV) sind in einer einheitlichen Broschüre festgelegt (DRV 2009). Das von der gesetzlichen Rentenversicherung inzwischen etablierte Qualitätssicherungsprogramm gewährleistet, dass die Vorgaben relativ strikt eingehalten werden. Aber auch im Bereich der gesetzlichen Kranken- und Unfallversicherung kommt dem Abschlussbericht immer mehr auch die Wertigkeit eines Dokuments zu, das entscheidende Aspekte der Qualität der durchgeführten Maßnahme abbilden soll, die dann im Rahmen externer Qualitätssicherungsprogramme der Leistungsträger auch geprüft wird. Box 30.3 stellt wichtige Items zusammen, zu denen im ärztlichen Abschlussbericht nach einer medizinischen Rehabilitationsmaßnahme Stellung genommen werden sollte in Anlehnung an die Qualitätssicherungsprogramme von DRV, GKV und DGUV.

> **!** Ärztliche Abschlussberichte nach medizinischen Rehabilitationsmaßnahmen werden immer mehr zu sozial- und rehabilitationsmedizinischen Gutachten. Qualitätssicherungsprogramme der Kostenträger nutzen sie als ein entscheidendes Prüfkriterium.

30.6.9 Qualitätssicherung

Inzwischen führen alle Sozialleistungsträger (DRV, GKV, DGUV) Qualitätssicherungsprogramme für die von ihnen getragenen medizinischen Rehabilitationsmaßnahmen durch. Vorreiter war die Deutsche Rentenversicherung seit 1996. Grundlagen sind zumeist die ärztlichen Abschlussberichte, die durchgeführten Maßnahmen, aufgelistet gemäß KTL, und Befragungen der Rehabilitanden nach Abschluss der Maßnahme.

Hinzu kommen regelmäßige Strukturerhebungen und Visitationen der Einrichtungen. Alle Rehabilitationseinrichtungen müssen nachweisbar ein internes Qualitätsmanagement implementiert haben. Das GKV-WSG (2007) schreibt zudem eine Zertifizierung der Einrichtungen vor, die medizinische Rehabilitationsmaßnahmen nach SGB V durchführen. Die Einzelheiten hierzu sind inzwischen durch die Spitzenverbände der Kostenträger geregelt worden, bis Ende 2011 müssen alle Einrichtungen zertifiziert sein (BAR 2010)

> **!** Die interne und externe Qualitätssicherung ist im Bereich der medizinischen Rehabilitation und ihrer Einrichtungen weitgehend etabliert.

Box 30.3: Ärztlicher Abschlussbericht

Nach gemeinsamen Vorgaben der Sozialversicherungsträger notwendige Angaben im ärztlichen Entlassungsbericht nach medizinischen Rehabilitationsmaßnahmen:

- ❑ rehabilitationsrelevante Hauptdiagnose (inkl. ICD 10),
- ❑ behandlungsrelevante Nebendiagnosen (inkl. ICD 10),
- ❑ falls Unterteilungen der medizinischen Rehabilitation existieren (z. B. Rehabilitationsphasen in der Neurologie), entsprechende Zuordnung,
- ❑ wichtige Daten zum Krankheitsverlauf, insbesondere vorausgegangene oder intermittierende Akutbehandlungen,
- ❑ Angaben zu den aktuellen Beschwerden,
- ❑ Risikoverhalten und Risikofaktoren,
- ❑ psychosoziale Anamnese mit Angaben zu Motivation, Pflegestufe, Arbeits- und Erwerbsunfähigkeit, häuslicher Situation inkl. bisheriger Hilfsmittelversorgung,
- ❑ rehabilitationsrelevanter klinischer Befund,
- ❑ Beschreibung der Fähigkeitsstörungen und Beeinträchtigungen auf Basis der ICF,
- ❑ Angaben zu ADL-Skalen (z. B. Barthel-Index, FIM),

- ❑ Angaben zur subjektiven Krankheitsbewältigung,
- ❑ durchgeführte technische und/oder konsiliarische Untersuchungen (während der Reha-Maßnahme),
- ❑ Festlegung und Erfolgsbeurteilung der individuellen Reha-Ziele,
- ❑ durchgeführte Therapiemaßnahmen mit Verlaufsbeurteilung
- ❑ Angaben zu interkurrenten Erkrankungen und/oder Verlaufskomplikationen,
- ❑ weitere Krankheits- und Rehabilitationsprognose,
- ❑ Angaben zum Nachsorgekonzept,
- ❑ Empfehlung zur weiteren Medikation,
- ❑ Empfehlung zur Fortführung weiterer notwendiger Therapien (Heilmittel), zu verordneten und noch zu verordnenden Hilfsmitteln,
- ❑ ggf. Dauer der weiteren Arbeitsunfähigkeit,
- ❑ Maßnahmen zur weiteren beruflichen Wiedereingliederung (z. B. stufenweise Wiedereingliederung),
- ❑ Weitere noch notwendige diagnostische Maßnahmen,
- ❑ Angaben zum weiteren Rehabilitationsverlauf (z. B. berufliche Reha-Maßnahmen, Intervallrehabilitation).

30.7 Schnittstelle zur beruflichen Wiedereingliederung

30.7.1 Sozialmedizinische Vorgaben

Bei allen medizinischen Rehabilitationsmaßnahmen zu Lasten der DRV und der DGUV darf das Ziel der Teilhabe am Arbeitsleben (berufliche Wiedereingliederung) nicht aus den Augen verloren werden. Spätestens im ärztlichen Abschlussbericht ist ein entsprechendes positives und negatives Leistungsbild über die Leistungsfähigkeit im bisherigen Beruf und auf dem allgemeinen Arbeitsmarkt zu erstellen. Dabei wird nach quantitativen (zeitliche Vorgaben: unter 3 Stunden, 3 bis unter 6 Stunden, 6 Stunden und darüber) und nach qualitativen Aspekten (Eignung bzw. Ausschluss bestimmter Tätigkeitsmerkmale) unterschieden.

30.7.2 Rückkehr in die bisherige Tätigkeit

Als Erstes stellt sich immer die Frage, ob der Rehabilitand in seine bisherige Tätigkeit zurückkehren kann. Kann er dies sofort und ohne weitere

Maßnahmen, so kann er „arbeitsfähig" entlassen werden. In vielen Fällen ist nach einer stationären medizinischen Rehabilitationsmaßnahme noch eine Phase der Rekonvaleszens und ambulanten Nachsorge notwendig, in der der Patient weiter „arbeitsunfähig" ist.

Nach längerer Krankheitsdauer und Rehabilitationsphase hat sich eine stufenweise Wiedereingliederung nach § 74 SGB V oder neu § 28 SGB IX bewährt. Diese sollte dann bereits bei Entlassung aus der medizinischen Rehabilitation vorgeschlagen werden, sinnvollerweise mit Empfehlungen, wann damit begonnen werden sollte, wie lange die Maßnahme dauern soll und welche Staffelungen in quantitativer und qualitativer Hinsicht vorgenommen werden sollen. Eine stufenweise Wiedereingliederung ist nicht möglich, wenn der Patient nicht mehr an seinen alten Arbeitsplatz zurückkehren kann.

30.7.3 Medizinisch-berufliche Rehabilitation (MBR)

Für Patienten, bei denen eine stufenweise Wiedereingliederung nicht ausreicht, die Diskrepanzen zwischen aktuellem Funktions- und Aktivitätsprofil und beruflichem Anforderungsprofil zu überwinden, kann eine medizinisch-berufliche Rehabilitationsmaßnahme (MBR) eine wertvolle Möglichkeit sein, durch verzahnte medizinische und berufliche Behandlungs- und Trainingsmaßnahmen einerseits und technischen und organisatorischen Anpassungen am bisherigen oder zukünftigen Arbeitsplatz andererseits eine berufliche Wiedereingliederung zu ermöglichen. Traditionell wurden medizinisch-berufliche Rehabilitationsmaßnahmen in so genannten Phase-II-Einrichtungen stationär durchgeführt, ambulante Verbundprojekte sind in der Erprobung.

30.7.4 Berufliche Neu-/Umorientierung

Machen die fortbestehenden Funktions- und Fähigkeitsstörungen eine Rückkehr in die bis-

herige berufliche Tätigkeit unmöglich, so muss bereits während der medizinischen Rehabilitation eine Weichenstellung für die nachfolgende berufliche Rehabilitation in Zusammenarbeit mit dem Rehabilitanden, dem klinischen Sozialdienst in der Klinik und den Vertretern der hierfür zuständigen Kostenträger vorgenommen werden.

Sobald als möglich, sollte im Verlauf in der medizinischen Rehabilitation eine prognostische Einschätzung des positiven und negativen Leistungsbildes für die berufliche Neuorientierung abgeben werden, auf dessen Basis dann die weiteren Maßnahmen geplant werden können. Gefordert ist dann, bereits während der Phase der medizinischen Rehabilitation Maßnahmen der medizinisch-beruflich orientierten Rehabilitation (MBO), z. B. Belastungserprobung und Arbeitstherapie, einzuplanen.

Um die Schnittstellenproblematik zwischen medizinischer und beruflicher Rehabilitation zu überwinden und den Verfahrensweg abzukürzen, haben sich inzwischen verschiedene Vorgehensweisen in den Rehabilitationskliniken etabliert (Müller-Fahrnow et al. 2006; Hillert et al. 2009). Als ärztlicher Partner könnte der zuständige Betriebsarzt zur Seite stehen, wenn die Hürden zur gegenseitigen Kontaktaufnahme im rehabilitationsklinischen Alltag beseitigt würden. Erfahrungen aus Modellversuchen sind durchweg positiv.

> **!** Berufliche Wiedereingliederung ist ein wichtiges Ziel medizinischer Rehabilitation. Bereits während der medizinischen Maßnahme müssen entsprechende Interventionen stattfinden (MBO) und dafür notwendige weitere Schritte geplant und organisatorisch vorbereitet werden. Die abschließende Erstellung des positiven und negativen Leistungsbildes im Erwerbsleben ist dafür die sozialmedizinische Grundlage. Für bestimmte Rehabilitanden ist eine medizinisch-berufliche Rehabilitation (MBR) ein wichtiges Bindeglied zwischen medizinischer Rehabilitation und beruflicher Reintegration.

30.8 Überleitung in Pflege, Pflegeversicherung

Ein zunehmender Anteil der Patienten in der medizinischen Rehabilitation kann nicht völlig funktionell wieder hergestellt werden und bleibt daher auch danach noch auf Pflege und Betreuung angewiesen. Dies trifft insbesondere für ältere und multimorbide Patienten zu. Viel zu oft wird noch die größte Last der Nachsorge und Pflege auf die Angehörigen abgewälzt, die darauf oft auch in „guten" Rehabilitationseinrichtungen unter derzeitigen Bedingungen nur unzureichend vorbereitet werden können. Diese Problematik ist frühzeitig mit den Angehörigen zu besprechen, bevor die aktuelle Kostenübernahme für die medizinische Rehabilitation ausläuft und nicht mehr verlängert wird, da der Patient dann als „Pflegefall" eingestuft wird, der Leistungen aus der Pflegeversicherung (SGB XI) beantragen muss. Nach den Vorschriften des SGB XI können die Angehörigen je nach Einstufung des Betroffenen als erheblich, schwer oder schwerst pflegebedürftig Sachleistungen von ambulanten Pflegediensten und Pflegegeld beziehen. Sind keine Angehörigen vorhanden, die die Pflege leisten können, wird in aller Regel eine Pflegeheimeinweisung unausweichlich.

> **!** Bleibt trotz aller medizinischer Rehabilitation Pflegebedürftigkeit bestehen, müssen Leistungen aus der gesetzlichen Pflegeversicherung (SGB XI) beantragt werden.

Zur Einstufung nach der Pflegeversicherung sind entsprechende medizinische Daten (Diagnosen, Einschränkungen in den Funktionsbereichen Körperpflege, Ernährung, Mobilität und hauswirtschaftlicher Versorgung) an die Pflegeversicherung und MDK zu übermitteln. Therapeutische Beurlaubungen vor definitiver Entlassung können die Beteiligten ausprobieren lassen, ob alle organisatorischen und technischen Vorbereitungen für den Ernstfall einer Pflege zu Hause getroffen worden sind und wie geplant funktionieren. Selbsthilfeorganisationen oder gemeindebezo-

gene karitative Organisationen können pflegenden Angehörigen weitere entlastende Hilfen, Erfahrungsaustausch und Schulungen bieten; sie sollten auf solche Kontaktadressen hingewiesen werden.

> **!** Bei häuslicher Pflege ist insbesondere auf eine Entlastung der pflegenden Angehörigen durch ambulante Dienste, Selbsthilfeorganisationen und sonstige Angebote zu achten.

30.9 Soziale (Re)Integration

Für Fragen der Teilhabe am Leben in der Gesellschaft (soziale Wiedereingliederung) im Anschluss an eine stationäre medizinische Rehabilitationsmaßnahme liegt der Schwerpunkt bei der klinischen Sozialarbeit und den psychosozialen Diensten. Persönliche Kontakte zu sozialen Einrichtungen in den Regionen, aus denen die Patienten der medizinischen Rehabilitationseinrichtung stammen, sind für den Erfolg dieser Arbeit unerlässlich. Häufige Fragen ergeben sich in diesem Zusammenhang zum Schwerbehindertenrecht und zur Fahrtauglichkeit. Für die entsprechende Beratung muss daher der behandelnde Arzt in der medizinischen Rehabilitation mit den einschlägigen Bestimmungen des Schwerbehindertenrechts (Teil 2 SGB IX), den sonstigen Bestimmungen aus SGB IX und den Begutachtungs-Leitlinien zur Kraftfahrereignung (Bundesanstalt für Straßenwesen 2000) vertraut sein.

> **!** Nach SGB IX wird die Teilhabe am Leben in der Gesellschaft (soziale [Re]Integration) ein weiteres wichtiges Ziel medizinischer Rehabilitation. Wichtig in diesem Zusammenhang sind auch das Schwerbehindertenrecht (SchwBG; SGB IX) und die Fragen der Kraftfahrereignung.

Die jeweilige Einstufung und Beurteilung wird in aller Regel jedoch durch andere Dienste vorgenommen. Grundlage hierfür ist aber häufig auch die Überlassung eines medizinischen Ab-

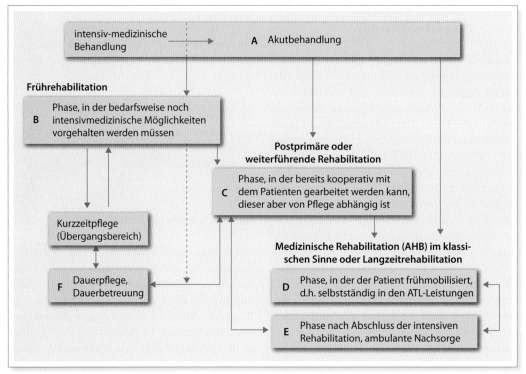

Abb. 30.1: Behandlungs- und Rehabilitationsphasen in der Neurologie (nach VDR 1994; BAR 1998)

schlussberichts an die jeweiligen Integrationsämter oder verkehrsmedizinischen Gutachter. Dies verstärkt nochmals die Tendenz, dass aus dem medizinischen Abschlussbericht ein rehabilitations- und sozialmedizinisches Gutachten wird.

30.10 Besonderheiten in bestimmten Indikationen

30.10.1 Neurologie

Aufgrund der Besonderheiten in der neurologischen Rehabilitation gestaltet sich die Abgrenzung zwischen Akutbehandlung und Rehabilitation sehr viel schwieriger als in vielen anderen medizinischen Fachgebieten. Aus diesem Grund wurde von einer Arbeitsgruppe des Verbandes Deutscher Rentenversicherungsträger (VDR) ein „Phasenmodell" entwickelt, das inzwischen von

der Bundesarbeitsgemeinschaft für Rehabilitation (BAR) übernommen und einheitlich festgelegt wurde.

In dem „Phasenmodell" (Abb. 30.1) werden abhängig vom Zustand des jeweiligen Patienten und seinen daraus ableitbaren akutmedizinischen und rehabilitativen Behandlungsnotwendigkeiten unterschiedliche Phasen definiert. Man hat bewusst darauf verzichtet, die jeweiligen Phasen mit einem Stichwort zu definieren, sondern ihnen nur Buchstaben zugeordnet. Auch muss ein Patient nicht alle Phasen hintereinander durchlaufen, er kann, abhängig von der Rückbildungstendenz seiner neurologischen und neuropsychologischen Defizite, einzelne Phasen überspringen oder aber aufgrund eines mangelnden Rehabilitationsfortschrittes im Bereich der Dauerpflege oder Dauerbetreuung verbleiben. Auch ist es im Rahmen einer „Intervallbehandlung" möglich, dass der Patient beispielsweise nach einer ersten rehabilitativen Behandlung nach Hause entlassen wird, wo unter ambulanten Maßnahmen der erzielte Rehabilitationsfortschritt konsolidiert werden soll, um nach einer gewissen Zeit erneut in einer Rehabilitationseinrichtung wieder aufgenommen zu werden, wo dann versucht wird, ein weiteres Rehabilitationsziel (z. B. Wiedereingliederung ins Erwerbsleben) zu erreichen. Die Behandlungsziele und -aufgaben in den einzelnen Phasen sollen im Folgenden kurz dargestellt werden.

Phase A

Phase A ist gekennzeichnet durch die medizinische Akutbehandlung im Akutkrankenhaus, die je nach Schwere der Erkrankung auf der Intensivstation, auf Spezialstationen (z. B. Stroke Unit) oder der Normalstation stattfindet. Nach Abschluss dieser Phase, was im medizinischen Alltag z. T. durch DRG-Vorgaben abzugrenzen versucht wird, aber gesetzestechnisch nicht genauer definiert ist, muss dann der Patient in den Prozess der Rehabilitation „eingeschleust" werden. Je nach Zustand des Patienten sind hierfür unterschiedliche Stufen oder Phasen zu unterscheiden.

Phase B

Eine Frührehabilitationseinrichtung der Phase B nimmt bewusstlose oder schwer bewusstseinsgetrübte Patienten auf, unter anderem solche mit einem sog. „apallischen Syndrom". Auch Patienten mit anderen schweren qualitativen Bewusstseinsstörungen (z. B. Patienten mit Erregungszuständen, Weglauftendenzen) fallen hierunter. Eine Kooperationsfähigkeit ist nicht gegeben. Die Patienten sollten nicht mehr beatmungspflichtig und nicht mehr intensivbehandlungspflichtig sein und die Begleiterkrankungen müssen so versorgt und unter therapeutischer Kontrolle sein, dass sie eine Mobilisierung nicht verbieten oder behindern. Hauptziel dieser Behandlungsphase ist, den Patienten „ins bewusste Leben zurück zu holen" und somit die Grundlage für eine weitere kooperative Mitarbeit am Rehabilitationsprozess zu schaffen. Anhand systematischer Verlaufsbeobachtungen ist schließlich zu entscheiden, ob und wann ein Patient in die Phase C übergeleitet werden kann, oder in den Bereich der Dauerpflege (Phase F) abgegeben werden muss.

Phase C

In der Phase C ist der Patient überwiegend bewusstseinsklar und kann somit aufgrund seines Zustandes kooperativ täglich an mehreren Therapiemaßnahmen teilnehmen. Er ist aber in der Regel bei vielen „Aktivitäten des täglichen Lebens" (ATL; englischer Sprachraum: ADL) noch auf pflegerische Hilfe angewiesen. Bestehende Begleiterkrankungen und -verletzungen müssen unter therapeutischer Kontrolle sein und dürfen eine weitere Mobilisierung nicht verbieten oder behindern. Hauptziel in dieser Phase ist die Selbstständigkeit im aktuellen Alltag, d. h., in dieser Phase wird versucht, „Rehabilitation vor Pflege" zu verwirklichen. Grundlegende motorische und neuropsychologische Funktionen sollen wieder hergestellt und der Patient für „seine Rehabilitation" motiviert und zur Mitarbeit gewonnen werden.

Je nach Rehabilitationsfortschritt und erreichtem Ziel kann der Patient dann in Phase D übergeführt, in die ambulante Nachsorge nach Hause entlassen (Phase E) oder muss in den Bereich der Dauerpflege (Phase F) überführt werden.

Phase D

Die Phase D beinhaltet das, was seit langem schon im Bereich der medizinischen Rehabilitation nach erreichter „Frühmobilisierung" bei neurologisch Erkrankten geleistet wurde. Sie kann inzwischen auch ambulant erbracht werden. Die Patienten sind bei den Aktivitäten des täglichen Lebens weitgehend selbständig, wenn auch evtl. unter Benutzung entsprechender Hilfsmittel. Sie sind kooperationsfähig und bereit, an „ihrer Rehabilitation" aktiv mitzuarbeiten. Rehabilitationsziel für den Rentenversicherungsträger und die gesetzliche Unfallversicherung ist die Besserung oder Wiederherstellung der Leistungsfähigkeit im Erwerbsleben. Bei anderen Rehabilitationsträgern steht die Verhinderung oder Minderung krankheitsbedingter Behinderungen im Vordergrund. An diese Phase können sich weitere Maßnahmen zur beruflichen und/oder psychosozialen Rehabilitation anschließen. Dies leitet dann über zur Phase E, der ambulanten Nachsorge.

Phase E

Die Phase E ist durch Nachsorge und Langzeitbetreuung gekennzeichnet. Der Rehabilitand ist inzwischen fähig, seine Lebensführung eigenverantwortlich in die Hand zu nehmen. Zur Stabilisierung und weiterer Kompensation von Funktionsdefiziten und Behinderungen kann eine weitere Förderung in Teilbereichen erforderlich sein. Für den Bereich der beruflichenWiedereingliederung ist diese Phase sicherlich zeitlich befristet, für den Bereich der psychosozialen Wiedereingliederung kann sie lebenslang andauern. Fließend ist auch der Übergang zur ambulanten Krankenbehandlung bei chronisch Kranken oder Behinderten.

Gerade beim neurologischen Rehabilitanden ist es sehr wichtig, den medizinischen und den beruflichen Rehabilitationsbereich noch enger zu verzahnen. Das kann z. B. dadurch geschehen, dass einzelne Therapeuten aus der stationären Rehabilitationseinrichtung mit ihren Patienten bereits während der medizinischen Rehabilitation im Rahmen der MBO schon vorbereitende Trainingsmaßnahmen im Hinblick auf Anforderungen am Arbeitsplatz durchführen. Im Verlauf einer MBR-Maßnahme kann das therapeutische Team die Phase der beruflichen Wiedereingliederung mehr oder weniger intensiv begleiten. Unter solchen Konzepten gibt es vermehrt wissenschaftlich fundierte Erfahrungen zur Wiedereingliederungsfähigkeit von Patienten mit schwerwiegenden neurologischen oder neuropsychologischen Störungen. Andere Patienten verlangen längerfristige institutionelle Nachsorge mit den Zielen Hinführung zu selbstbestimmter Lebens- und Haushaltsführung, medizinische Sekundär- und Tertiärprävention, vorberufliche Förderung.

Phase F

Im diesem Bereich der zustandserhaltenden (Dauer-)Pflege verbleiben Rehabilitationspatienten der Phase B oder C, bei denen vorübergehend oder auf Dauer kein weiterer Rehabilitationsfortschritt mehr zu verzeichnen ist. Diese Patienten können damit sehr schwer pflegebedürftig oder intensiv betreuungsbedürftig sein, in Extremfällen, z. B. bei Trägern von Luftröhrenkanülen,

besteht sogar jederzeit die Gefahr lebensbedrohlicher Zwischenfälle. Unter Ausschöpfung aller Möglichkeiten sollte versucht werden, den bis dahin im Rehabilitationsprozess erreichten funktionellen Zustand zu erhalten und Sekundär- und Tertiärkomplikationen zu vermeiden. Rückbildungstendenzen und/oder Verschlechterungstendenzen müssen erfasst werden, ggf. ist dann der Patient wieder einer rehabilitativen Maßnahme bei entsprechender Prognose zuzuführen.

Je nach Schwere des Zustands und der psychosozialen Situation kann die Langzeitpflege oder -betreuung zuhause durch Angehörige unter Mitwirkung von ambulanten Diensten oder nur institutionell geleistet werden. Vordringlich ist auf eine entsprechende Anleitung und Entlastung der Angehörigen zu achten. Eine dauerhafte ärztliche und in der Regel krankengymnastische Betreuung ist neben der Pflege zu gewährleisten, ggf. ergänzt durch Ergotherapie und Logopädie.

30.10.2 Psychosomatik

Die Psychosomatik nimmt einen bedeutenden Anteil an den medizinischen Rehabilitationsmaßnahmen bei GRV und GKV ein mit zunehmender Tendenz. Es wird meist ein eigenes Einleitungs- und Zuweisungsverfahren praktiziert, die Verweil- und Behandlungsdauern sind länger (meistens 6 Wochen). Rehabilitationsfähigkeit und Rehabilitationsbedürftigkeit müssen hier inhaltlich auch anders definiert werden. Der früher ausgeprägte „Schulenstreit" (lerntheoretisch-verhaltenstherapeutisch versus psychoanalytisch) ist inzwischen verlassen worden, bei der Entwicklung stationärer psychosomatisch-psychotherapeutischer Behandlungskonzeptionen kam es mittlerweile zu einer wissenschaftlichen und klinisch-praktischen Annäherung.

30.10.3 Sucht

Im Gesamtkonzept werden in der Behandlung Suchtstoffabhängiger grundsätzlich vier Phasen unterschieden:

▶ In der Kontakt- und Beratungsphase erfolgt in der Regel der Erstkontakt zwischen dem Suchtkranken und dem Berater.

▶ In der Entzugsphase (Entgiftung) werden die Suchtmittel abgesetzt und die Entzugserscheinungen ärztlich behandelt. Dies geschieht in aller Regel als Akutbehandlung zu Lasten der GKV.

▶ In der Entwöhnungsphase wird – ambulant oder stationär – mit Mitteln insbesondere der Psychotherapie, der Soziotherapie und der Beschäftigungstherapie eine Stabilisierung des Patienten eingeleitet mit dem Ziel der Entwöhnung, Träger dieser Maßnahme ist in der Regel die GRV. Längere Verweil-/Behandlungsdauern sind notwendig. Ambulante Maßnahmen sind schon seit 1991 möglich.

▶ Die Nachsorgephase dient der Sicherstellung des Ergebnisses der vorangegangen Entwöhnung. Sie kann u. U. lebenslang andauern. Selbsthilfegruppen spielen hier eine herausragende Rolle.

! In bestimmten Indikationen gibt es spezielle Verfahren und Konzepte für die medizinische Rehabilitation, so das „Phasenmodell" in der Neurologie, eigene Einleitungs- und Zuweisungsverfahren für die Psychosomatik und die Suchtrehabilitation.

Zusammenfassung Die medizinische Rehabilitation ist eine eigene Säule in unserem gesundheitlichen Versorgungssystem. Bei dem ganzheitlichen Ansatz spielt der Begriff der Behinderung als Folge von Krankheit, Verletzung oder angeborenen Abnormitäten eine zentrale Rolle. Zur Klassifizierung von Behinderung dient die International Classification of Functioning, Disability and Health (ICF) der WHO. Ihre Konzeption fand Eingang in das Deutsche Sozialgesetzbuch 9. Buch (SGB IX), das den Gesamtkomplex der Rehabilitation neu zusammenfasst mit Auswirkungen auf die gesetzlichen Grundlagen der verschiedenen Sozialversicherungsträger, insbesondere gesetzliche Kranken-, Renten-, Unfallversicherungsträger.

Für die Gewährung von medizinischen Rehabilitationsmaßnahmen müssen trägerübergreifend Rehabilitationsbedürftigkeit, Rehabilitationsfähigkeit und Rehabilitationsprognose gegeben sein. Träger medizinischer Rehabilitationsmaßnahmen können sein: Gesetzliche Rentenversicherung (GRV) mit dem Heilverfahren (HV) und der Anschlussheilbehandlung (AHB), gesetzliche Krankenversicherung (GKV) mit Heilverfahren (HV) und Anschlussrehabilitation (AR), gesetzliche Unfallversicherung (DGUV) mit Heilverfahren (HV) und berufsgenossenschaftlicher stationärer Weiterbehandlung (BGSW), Sozialhilfeträger und weitere öffentliche und private Leistungsträger und Versicherungen.

Die medizinische Rehabilitation ist gekennzeichnet durch die Arbeit im therapeutischen Team, das in aller Regel vom Arzt geleitet wird. Die rehabilitationsmedizinische Funktionsdiagnostik, zusammengefasst im Reha-Assessment, bildet die Grundlage für den Therapieplan, die Rehabilitationsdauer und die notwendige Nachsorge. Im Rahmen der Entlassungsplanung spielen die Hilfsmittelversorgung, die Verknüpfung der Schnittstellen zur beruflichen Wiedereingliederung, zur pflegerischen Weiterversorgung und zur sozialen (Re)Integration eine entscheidende Rolle, um nachhaltige Effekte zu erzielen.

Im ärztlichen Abschlussbericht ist dies alles abzubilden. Durch Qualitätssicherungsprogramme der verschiedenen Träger wird die Einhaltung dieser Vorgaben regelmäßig überprüft. In bestimmten Indikationsgebieten gibt es weitergehende Differenzierungen und Konzepte. Nach SGB IX werden neben den früher vorwiegend stationären Maßnahmen vermehrt ambulante Maßnahmen durchgeführt.

Weiterführende Literatur

Bundesanstalt für Straßenwesen (Hrsg.): Begutachtungs-Leitlinien zur Kraftfahrereignung. Heft M 115. Bergisch-Gladbach: Wirtschaftsverlag, 2000.

Bundesarbeitsgemeinschaft für Rehabilitation (Hrsg.): Arbeitshilfe für die Rehabilitation von Schlaganfallpatienten. Heft 4 der Schriftenreihe der BAR. Broschüre. Frankfurt/Main: BAR, 1998.

Bundesarbeitsgemeinschaft für Rehabilitation (Hrsg.): Rahmenempfehlungen zur ambulanten medizinischen Rehabilitation. Broschüre. Frankfurt/ Main: BAR, 1999.

Bundesarbeitsgemeinschaft für Rehabilitation (Hrsg.): Rehabilitation und Teilhabe. Wegweiser für Ärzte und andere Fachkräfte der Rehabilitation, 3. Aufl. Köln: Deutscher Ärzte-Verlag, 2005.

Bundesarbeitsgemeinschaft für Rehabilitation (BAR): Zertifizierung: Vereinbarung nach § 20 Abs. 2a SGB IX. www.bar-frankfurt.de (Zugriff am 24.09.2010).

Bundesarbeitsgemeinschaft Mobile Rehabilitation: Stand der Mobilen Rehabilitation. Symposium, Berlin, 2009. www.bag-more.de (Zugriff am 24.09.2010).

Bundesministerium für Gesundheit und Soziale Sicherung (Hrsg.): Anhaltspunkte für die ärztliche Gutachtertätigkeit im sozialen Entschädigungsrecht und nach dem Schwerbehindertenrecht. (Teil 2 SGB IX). Bonn: BMGS, 2005.

Bundesversicherungsanstalt für Angestellte (BfA): Anschlussheilbehandlung. Informationsschrift für Krankenhäuser. Broschüre. Berlin: BfA, 2005.

De Wit L, Putman K, Schuback B et al.: Motor and functional recovery after stroke. A comparison of four European rehabilitation centers. Stroke 2007; 38: 2101–2107.

Delbrück H, Haupt E (Hrsg.): Rehabilitationsmedizin, 2. Aufl. München: Urban & Schwarzenberg, 1998.

Deutsche Rentenversicherung (Hrsg.): Der ärztliche Reha-Entlassungsbereich – Leitfaden zum einheitlichen Entlassungsbericht in der medizinischen Rehabilitation der gesetzlichen Rentenversicherung. Broschüre. Berlin: DRV Bund, 2007 (www.deutsche-rentenversicherung.de).

Deutsche Rentenversicherung Bund (Hrsg.) Rahmenkonzept für die medizinische Rehabilitation. www.deutsche-rentenverischerung.de, 2007.

Deutsche Rentenversicherung (Hrsg.): KTL-Klassifikation Therapeutischer Leistungen in der medizinischen Rehabilitation. Broschüre. Berlin: DRV Bund, 2007.

Deutsche Rentenversicherung (Hrsg.): Arbeits- und berufsbezogene Orientierung in der medizinischen Rehabilitation. Praxishandbuch- Berlin: DRV Bund 2010.

Frommelt P, Grötzbach H (Hrsg.): Neurorehabilitation. Berlin, Wien: Blackwell Wissenschafts-Verlag, 1999.

Frommelt P, Grötzbach H: Die ICF und das Modell einer kontextsensitiven Neurorehabilitation. Prax Klin Verhaltensmed Rehab 2007, 78: 210–216.

Haaf HG: Ergebnisse zur Wirksamkeit der Rehabilitation. Rehabilitation 2005; 44: 259–276.

Hillert A, Müller-Fahrnow W, Radoschwesk FM (Hrsg.): Medizinisch-beruflich orientierte Rehabilitation. Grundlagen und klinische Praxis. Köln: Deutscher Ärzteverlag, 2009.

Müller-Fahrnow W, Hansmeier T, Karoff M (Hrsg.): Wissenschaftliche Grundlagen der medizinisch-beruflich orientierten Rehabilitation. Lengerich: Pabst, 2006.

Nelles G (Hrsg.): Neurologische Rehabilitation. Stuttgart: Thieme, 2004.

Schupp W: Externe Qualitätssicherungsprogramme der gesetzlichen Sozialversicherungen für die medizinische Rehabilitation – Vorgehensweise und erste Ergebnisse. Arbeitsmed Sozialmed Umweltmed 2005; 40: 542–556.

WHO (World Health Organisation): International Classification of Functioning, Disability and Health (ICF) Deutsche Fassung. DIMDI (Hrsg.): Internationale Klassifikation der Funktionsfähigkeit, Behinderung und Gesundheit (ICF) der Weltgesundheitsorganisation (WHO). Köln, 2006.

31 Leistungen zur Teilhabe am Arbeitsleben – Berufliche Rehabilitation

A. Bahemann und W. Heipertz

31.1 Der Behinderungsbegriff

In § 2 Abs. 1 des zum 01.07.2001 in Kraft getretenen Sozialgesetzbuches IX – Rehabilitation und Teilhabe behinderter Menschen (SGB IX 2001) wird festgestellt: „Menschen sind behindert, wenn ihre körperliche Funktion, geistige Fähigkeit oder seelische Gesundheit ... von dem für das Lebensalter typischen Zustand abweichen und daher ihre Teilhabe am Leben in der Gesellschaft beeinträchtigt ist ...". Diese allgemeine Definition der persönlichen Voraussetzungen für rehabilitative Leistungen (der neue Terminus technicus für „Berufliche Rehabilitation bzw. Leistungen zur beruflichen Rehabilitation" lautet jetzt „Leistungen zur Teilhabe am Arbeitsleben") weist speziell dem ärztlichen Gutachter eine entscheidende Rolle in der Zugangssteuerung zu. Er hat in den Fällen, wo nicht auf Basis offenkundiger Behinderungen oder vorliegender ärztlicher Unterlagen die Sachlage klar ist, den individuellen gesundheitlichen Gesamtzustand mit der unterstellten „Altersnorm" zu vergleichen, um die amtliche Feststellung des objektiven Rehabilitationsbedarfs zu ermöglichen.

Andererseits wird zwei Paragraphen später (§ 4 SGB IX) sinngemäß festgelegt, dass die Leistungen gerade nicht nur auf die Wiederherstellung eines „altersnormalen" Zustands abzielen. So soll nicht nur etwa Pflegebedürftigkeit vermieden oder überwunden werden, sondern die Teilhabe am Arbeitsleben ist z. B. entsprechend den Neigungen und Fähigkeiten des jeweils betroffenen Menschen zu sichern und wiederherzustellen. Die persönliche Entwicklung soll so im Sinne der selbstständigen und selbstbestimmten Lebensführung in allen gesellschaftlichen Bereichen „ganzheitlich" gefördert bzw. ermöglicht werden.

Dies eröffnet stärker als bisher die „subjektive Dimension" bzw. die Perspektive des Betroffenen, von dessen Wünschen an Teilhabe bzw. von dessen – evtl. trotz aktuell durchaus alterstypischer Einschränkungen – tatsächlich noch vorhandenem „überdurchschnittlichen" Rehabilitationspotenzial auszugehen ist. Dies spiegelt den Anspruch wider, den der Gesetzgeber mit dem SGB IX als „sozialpolitischer Plattform" verbindet.

Leistungen zur Teilhabe am Arbeitsleben stellen im Gesamtzusammenhang der Rehabilitation jene Maßnahmen dar, mit denen – meist nach abgeschlossener medizinischer Rehabilitation, bei ausreichend stabiler psychosozialer Situation und einem den Wünschen und Fähigkeiten entsprechenden Bildungsstand – die Erst- und Wiedereingliederung auf dem Arbeitsmarkt durch spezielle, auf die jeweilige Behinderung abgestellte berufliche Bildungsangebote durchgeführt werden soll.

> **!** Leistungen zur Teilhabe am Arbeitsleben müssen koordiniert werden mit anderen Rehabilitationsleistungen.

Es leuchtet ein, dass Leistungen zur Teilhabe am Arbeitsleben zum einen mit den anderen Leistungsarten (u. a. medizinische, soziale, schulische Rehabilitation und ergänzende Leistungen) im Rahmen einer Zusammenarbeit zwischen den unterschiedlichen Kostenträgern koordiniert werden müssen. Zum anderen muss aber auch – im Interesse des Eingliederungszieles – auf Arbeitsmarktnähe geachtet werden. Schwierigkeiten in der trägerübergreifenden Zusammenarbeit werden seit Bestehen des gegliederten Sozialversicherungssystems immer wieder beklagt und hängen aktuell mit den durchaus unterschiedlichen leistungsrechtlichen Voraussetzungen in den Sozialgesetzbüchern zusammen. Gerade die strenge Zuständigkeitsabgrenzung in den Jahren forcierter Erfolgsorientierung hat aber auch zur Entwicklung weithin anerkannter, spezieller und wirksamer Leistungsangebote geführt, denn die einzelnen Träger sind ja nicht nur zur Kompensation nach Eintritt des Schadensfalls verpflichtet, sondern auch an der Prävention des von ihnen versicherten Risikos interessiert. Eine umfassende gesetzliche Regelung zur besseren Vernetzung der Leistungsangebote war dennoch geboten, denn Verläufe mit drei Jahren Bearbeitungs- und Wartezeit – seit Beginn einer Arbeitsunfähigkeit wegen einer bestimmten Erkrankung und trotz eigentlich früh erkennbar gewesenem Bedarf für berufliche Maßnahmen – war keine Seltenheit.

31.2 Träger der Leistungen zur Teilhabe am Arbeitsleben

Zuständig für Leistungen zur Teilhabe am Arbeitsleben sind die Gesetzliche Unfallversicherung (GUV; bei Folgezuständen nach anerkanntem Arbeits- und Wegeunfall oder bei einer Berufskrankheit) und die Gesetzliche Rentenversicherung (GRV; bei über 15-jährigen Versicherungsverläufen und wenn sich die berufliche Rehabilitation direkt an eine medizinische anschließt oder bei Ausbleiben der Leistung eine Rente wegen Erwerbsminderung zu zahlen wäre). In sehr geringem Maße werden auch noch von der Kriegsopferversorgung (KOV) und – im Rahmen des Subsidiaritätsprinzips bei Nichtzuständigkeit anderer gesetzlicher Träger – von den Trägern der Sozialhilfe berufliche Rehabilitationsleistungen erbracht. Hauptträger für diese Leistungsart ist aber die Bundesagentur für Arbeit (BA). Im Unterschied zur GRV und GUV ist die BA dabei nicht nur für die „Wiedereingliederung" Erwachsener mit Behinderungen, sondern auch für die „Ersteingliederung" von Jugendlichen mit Behinderungen zuständig. Für Letztere werden ca. 2/3 der Aufwendungen eingesetzt (Tabelle 31.1). Die BA hat darüber hinaus nach Einführung des SGB II (Grundsicherung erwerbsfähiger Hilfebedürftiger), mit dem Sozialhilfe und Arbeitslosenhilfe erwerbsfähiger Menschen im Alter

Tabelle 31.1: Rehabilitanden nach Art der Behinderung (Quelle: Bundesagentur für Arbeit)

Art der Behinderung	Dezember 2009				
	Gesamt	Ersteingliederung		Wiedereingliederung	
		Insges.	Anteil [%]	Insges.	Anteil [%]
	1	2	3	4	5
Gesamt	246.898	165.320	100,0	81.578	100,0
Psychische, geistige, neurologische Erkrankungen	181.063	144.041	87,1	37.022	45,4
40 Psychische Behinderung	38.785	19.301	11,7	19.484	23,9
41 Neurologische Behinderung	8496	5058	3,1	3438	4,2
42 Lernbehinderung	116.338	103.724	62,7	12.614	15,5
43 Geistige Behinderung	17.444	15.958	9,7	1486	1,8
Behinderung der Sinnesorgane	8782	5728	3,5	3054	3,7
45 Sehbehinderung	4262	2250	1,4	2012	2,5
46 Hörbehinderung	4520	3478	2,1	1042	1,3
Körperbehinderung Stütz- und Bewegungsapparat	37.810	7798	4,7	30.012	36,8
Körperbehinderung organisch	16.120	5757	3,5	10.363	12,5
Sonstige Behinderung	2869	1928	1,20	941	1,2

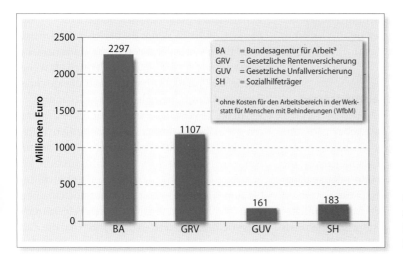

Abb. 31.1: Leistungen zur Teilhabe am Arbeitsleben (Berufliche Rehabilitation)

zwischen 15 und 67 Jahren (Altersgrenze nach § 7a SGB II) – einschließlich der mit ihnen in einer „Bedarfsgemeinschaft" lebenden Menschen – zusammengeführt wurden, die Zuständigkeit auch für diese Personengruppe, soweit nicht andere Träger zuständig sind.

In Abb. 31.1 sind die genannten Träger und die von ihnen verausgabten Mittel für Leistungen zur beruflichen Rehabilitation im Jahre 2005 im Überblick aufgeführt.

Bei unverändert differenzierter leistungsrechtlicher Zuständigkeit wurde im neuen Rehabilitationsrecht nun allerdings festgeschrieben, dass nach wenigen Wochen (Einzelheiten s. § 14 SGB IX) die Zuständigkeit geklärt sein muss, der Rehabilitationsbedarf im Einzelnen umgehend festzustellen und die Maßnahme oder Maßnahmen zügig einzuleiten sind. Der zuerst angegangene Träger muss deshalb bei Nichtzuständigkeit den Antrag an einen anderen Träger übergeben, wobei zu beachten ist, dass es sich um einen solchen handelt, der bei Vorliegen der versicherungsrechtlichen Voraussetzungen diese Leistungen auch unabhängig von Kausalitätsfragen zu erbringen hat. Dieser hat dann grundsätzlich im Bedarfsfalle das Rehabilitationsverfahren einzuleiten. Entsprechend der Vorleistungspflicht – die bereits in dem durch das SGB IX abgelösten Rehabilitations-Angleichungsgesetz (RehaAnglG) aus dem Jahre 1974

vorgesehen war – ist bei späterer Feststellung der anderweitigen Zuständigkeit eine Kostenrückerstattung vorgesehen (§ 14 SGB IX). Die gesetzliche Vorleistungspflicht für Leistungen zur Teilhabe am Arbeitsleben trägt die öffentliche Arbeitsverwaltung, also die BA. Hierdurch sollen Verzögerungen wegen ungeklärter Zuständigkeit vermieden werden. Tatsächlich konnten so – auch nach Aussagen der Verbände, die hier auch ein Verbandsklagerecht haben – Fortschritte im Sinne zügiger Verfahren erzielt werden.

> **!** Das neue Rehabilitationsrecht (SGB IX) schreibt eine abschließende Zuständigkeitsklärung nach spätestens 4 Wochen fest.

31.3 Unterschiedliche Behinderungsarten

Die häufigsten Behinderungsarten im Bereich der Ersteingliederung sind die Lernbehinderung und die geistige Behinderung. Bei der Wiedereingliederung stehen die Auswirkungen von Erkrankungen des Stütz- und Bewegungsapparates weiterhin an erster Stelle (nur „überrundet" von den psychischen, geistigen und neurologischen Erkrankungen, die aber eine Sammelgruppe darstellen). Eine Übersicht über die Art und Häufigkeit der Diagnosen, die den Behinderungen der Rehabilitanden in Zuständigkeit der BA im Jahre 2008 zugrunde lagen, findet sich in Tabelle 31.1.

31.4 Unterschiedliche Leistungsarten

Je nach Bedarf sieht der Gesetzgeber ganz unterschiedliche Leistungen zur Teilhabe am Arbeitsleben sowie ergänzende Leistungen vor, die begleitend zur medizinischen und/oder sozialen Rehabilitation erbracht werden. Diese erstrecken sich von Trainingsmaßnahmen und Mobilitätshilfen über berufliche Anpassungsmaßnahmen und Weiterbildungen – auch i. S. der klassischen Umschulung – bis hin zu Eingliederungszuschüssen, die an den Arbeitgeber ausgezahlt werden.

31.5 Einrichtungen der Beruflichen Rehabilitation

Die o. g. berufsfördernden Maßnahmen werden von unterschiedlichen Bildungsträgern konzipiert, angeboten und im Auftrag der Kostenträger durchgeführt. Hervorzuheben sind gemäß § 35 SGB IX so genannte „Netzwerkeinrichtungen", für die Ersteingliederung Jugendlicher und junger Erwachsener „Berufsbildungswerke (BBW)" und für die Wiedereingliederung Erwachsener „Berufsförderungswerke (BFW)". Diese bieten auf Basis bundesweiter Planungen auch indikationenspezifisch ein – durch Vorgaben der Rehabilitationsträger, federführend der Bundesagentur für Arbeit, gesteuertes – Gesamtportfolio an beruflicher Ausbildung und Umschulung.

Seit der Wiedervereinigung Deutschlands wurden in den neuen Bundesländern sieben weitere BFW und acht weitere BBW neu erstellt bzw. eingerichtet.

In den nunmehr 28 BFW stehen ca. 15 000 Ausbildungsplätze zur Verfügung. Die angebotenen Maßnahmen reichen von der Berufsfindung und Arbeitserprobung über Reha-Vorbereitungslehrgänge bis hin zu kompletten Umschulungen in anerkannte Ausbildungsberufe. Zunehmend wurden jedoch auch ambulante und betriebliche

Rehabilitationsmaßnahmen eingerichtet, in denen seitens der BFW nur die begleitenden Dienste und Hilfen sowie der theoretische Unterricht angeboten werden. Sie bieten den Vorteil, dass hier häufig im Praktikumsbetrieb auch die anschließende nahtlose Übernahme zustandekommt.

In die BFW wurden seitens der BA in den letzten drei Jahren jährlich durchschnittlich 10 000 Rehabilitanden zur Ausbildung „eingewiesen", was einer drastischen Fallzahlreduktion gegenüber der stetig gestiegenen Entwicklung bis zum Jahre 2003 – mit dann nur noch mäßiger weiterer jährlicher Abnahme in den Folgejahren – entspricht. In den letzten drei Jahren hat die Zahl allerdings wieder leicht zugenommen. Diese Gesamtentwicklung ist zurückzuführen auf ein vermehrtes Angebot unterstützender Maßnahmen in den Betrieben selbst, aber auch strengere Maßstäbe bei der Feststellung des Rehabilitationsbedarfs.

Die verstärkte Flexibilisierung des Ausbildungsangebots jenseits der internatsmäßigen Vollausbildung und die auch absolut deutliche Abnahme der Inanspruchnahme hat allerdings in einigen Fällen auch zum Verschwinden von Einrichtungen geführt, während andere sich durch Spezialisierung und Diversifizierung auf die veränderte „Rehabilitationslandschaft" einstellen konnten.

> **!** Langfristig „lohnen" sich auch aufwändige Leistungen zur Teilhabe am Arbeitsleben Erwachsener in den 28 BFW, selbst wenn die Eingliederung in Arbeit oft nur zeitverzögert gelingt. In Anpassung an die veränderten Bedarfe und im Interesse einer besseren Kosteneffektivität in Fällen ohne hochintensiven Betreuungsbedarf ist die internatsmäßige „Vollausbildung" allerdings zugunsten flexiblerer Rehabilitationsformen und einer größeren Betriebsnähe zurückgegangen.

In den nunmehr 52 BBW sind in den letzten Jahren die Belegungszahlen ebenfalls zurückgegangen, jedoch in deutlich geringerem Ausmaß. Die überwiegend von der BA finanzierten beruflichen Ersteingliederungen in Berufsbildungswerken belaufen sich seit langem jährlich auf rund 14 000 Fälle. Dazu kommen noch ca. 3000 Fälle anderer Träger hinzu.

> ! In 52 BBW findet die Ersteingliederung Jugendlicher statt. Auch hier gibt es zunehmend mehr flexible Angebote mit größerer Betriebsnähe. Trotz geringer sofortiger Eingliederung nach Ausbildungsabschluss beweisen Langzeituntersuchungen den definitiven Vorteil einer bedarfsgerechten ggf. auch umfänglichen und internatsmäßigen Rehabilitation.

Neben den BFW und BBW gibt es bundesweit noch etwa 30 Einrichtungen der gekoppelten medizinisch-beruflichen Rehabilitation für Erwachsene und Jugendliche mit ganz speziellen Behinderungen, z. B. bei Zustand nach Hirnverletzung. Diese „Phase-II-Einrichtungen" bieten die Möglichkeit der medizinisch-beruflichen „Frührehabilitation" noch während der Akutbehandlung bzw. der in diesen Fällen langwieriger Rehabilitation oft noch erforderlichen kurativen Intervention.

> ! Phase-II-Einrichtungen dienen der gekoppelten medizinisch-beruflichen Rehabilitation mit der Möglichkeit zur rehabilitationsbegleitenden Akutbehandlung. Ihre Ansätze sind in den letzten Jahren insbesondere durch neue Vergütungsformen in Gefahr gekommen.

In den „Einrichtungen zur Rehabilitation für psychisch Kranke und Behinderte (RPK)" soll auch für diesen Personenkreis ein gleitender Übergang zwischen Akutversorgung und beruflich-sozialer Eingliederung gewährleistet werden. Typisches Leistungsmerkmal ist hier die Arbeitstherapie, die sowohl medizinisch-rehabilitativ wirkt, als auch schon ein Arbeitstraining im Hinblick auf die berufliche Eingliederung darstellt.

In „Beruflichen Trainingszentren (BTZ)" werden Förderlehrgänge, Rehabilitations-Vorbereitungslehrgänge und Anpassungsmaßnahmen für Menschen mit psychischen Behinderungen angeboten, die einer zusätzlichen Betreuung durch psychosoziale Dienste bedürfen. Bundesweit gibt es zudem ca. 850 „Werkstätten für behinderte Menschen (WfbM)". Sie gewährleisten seit vielen Jahrzehnten eine intensive pädagogische, soziale, psychologische und z. T. auch medizinische Betreuung. Das Eingangsverfahren und der Berufsbildungsbereich können grundsätzlich auch zur Eingliederung in den ersten Arbeitsmarkt führen. Meist kommt es dagegen zur Übernahme in den „Arbeitsbereich" im Sinne einer beruflichen Dauermaßnahme mit vordringlich sozial-rehabilitativer Komponente.

31.6 Die Effizienz von Leistungen zur Teilhabe am Arbeitsleben

Wie bereits dargelegt, kann die Effizienz von Leistungen zur Teilhabe am Arbeitsleben nur näherungsweise abgeschätzt werden. Schon wegen der gesetzlichen Förderungsansprüche können beispielsweise „Kontrollgruppen" im klassischen Sinne gar nicht gebildet werden. Hinzu kommt der bekanntermaßen sehr hohe Aufwand solcher prospektiver Langzeitstudien, die über die Qualität und den Verbleib im Arbeitsmarkt Auskunft geben. Die berufliche Wiedereingliederung Erwachsener ist aber umso erfolgreicher, je früher sie einsetzt und je mehr sie an die bisherigen beruflichen Erfahrungen anknüpft. Deshalb haben in den letzten Jahren auch kürzer dauernde Maßnahmen der Anpassungsweiterbildung bzw. betriebsnahen Zusatzqualifikation anteilsmäßig deutlich zugenommen. Im Falle der Ersteingliederung Jugendlicher ist aus entwicklungspsychologischen Gründen nicht immer der frühestmögliche Termin auch der beste. Eine multidisziplinäre sorgfältige Zugangssteuerung garantiert aber, dass in dieser Übergangsphase zwischen allgemeinbildender Schule und Ausbildung bzw. Erwerbstätigkeit behinderten und benachteiligten Jugendlichen dennoch die Chance geboten wird, dass sie später ein Leben führen können, das nicht vorbestimmt in Frühinvalidität und soziale Ausgrenzung führt.

> ❗ Der Effizienznachweis von Leistungen zur Teilhabe am Arbeitsleben ist methodisch anspruchsvoll. Mit der Beobachtungsdauer steigt allerdings die Evidenz für die Kosteneffektivität auch aufwändiger beruflicher Rehabilitationsmaßnahmen.

Dies lässt sich auch an Einzelkasuistiken zeigen. Immer wieder ist – etwa anhand der Bewältigung interkurrenter Schwierigkeiten im Rehabilitationsverlauf – festzustellen, wie entscheidend die sorgfältige und fachgerechte Ermittlung von Rehabilitationsbedarf, Rehabilitationsfähigkeit und Rehabilitationsprognose ist, und zwar nicht nur in der Planungsphase, sondern ggf. auch wiederholt im Verlauf.

Nachstehend sind die beruflichen und ergänzenden Einzelleistungen inkl. der Kosten aufgeführt, die im Falle eines wirbelsäulenverletzten 28-jährigen ehemaligen Energieanlagenelektronikers mit Paraplegie bis zu seiner Wiederaufnahme einer Erwerbstätigkeit als technischer Zeichner eingesetzt und verausgabt wurden. Unter Berücksichtigung sonstiger Zusatzkosten ergab sich behinderungsbedingt ein Gesamtaufwand von ca. € 90 000 über knapp 4 Jahre. Angesichts der Wiedererlangung der Erwerbsfähigkeit, einer erfolgreichen Wiedereingliederung ins Arbeitsleben im Umschulungsberuf und dem damit gegebenen Unterhalt für sich selbst und einer geplanten Familie liegt die Amortisierung dieser Kosten in wenigen Jahren auf der Hand, selbst wenn in den Folgejahren mit weiteren Ausgaben zu rechnen ist. Die Beurteilung der Wirtschaftlichkeit fällt noch günstiger aus, wenn man die mit einer gewissen Wahrscheinlichkeit zu erwartenden indirekten, gesamtgesellschaftlichen Einsparungen bzw. sogar Gewinne mitberücksichtigt, die z. B. daraus resultieren, dass die gewünschten Kinder das Vorbild eines – trotz massiver Schicksalsschläge – leistungsfähigen und leistungswilligen Vaters haben, somit aber insbesondere auch hervorragende Chancen, selbst sehr wichtige Schlüsselqualifikation als zukünftige „Beitragszahler" der sozialen Sicherungssysteme zu erwerben, von denen ihr Vater und sie heute profitieren.

31.7 „Qualitätsoffensive" des Rehabilitationssystems der letzten zwei Dekaden

Trotz des nicht zu bestreitenden, oft sehr eindrücklichen Erfolgs einer sachgerechten und gut koordinierten Rehabilitation wurden allerdings aufgrund steigender Arbeitslosenzahlen in den 90er Jahren des letzten Jahrhunderts die Eingliederungschancen für Rehabilitanden immer schlechter. Gleichzeitig kam es zu einer ständig sich verschärfenden Knappheit der Finanzen. Überraschend deutlich und schnell kam in der damit verbundenen öffentlichen Diskussion auch ein offensichtlich leicht zu „kippendes Glied" in der Gesamtversorgungskette, nämlich die Rehabilitation mit all ihren Sparten, in heftige Bedrängnis. Mit dem Wachstumsförderungsgesetz (WFG) des Jahres 1997 wurde eine Budgetierung der Ausgaben auf dem Stand des Jahres 1993 eingeführt. Die GRV führte binnen eines Jahres ihre Gesamtaufwendungen für Rehabilitation von 10,4 Mrd. DM im Jahre 1996 auf 7,99 Mrd. DM zurück. Dies wurde zwar – wegen erheblicher Begleiterscheinungen (Schlagwort „Kurort-Krise") – schrittweise wieder gelockert, umso mehr verstärkte sich aber vorübergehend der Druck auf die berufliche Rehabilitation. Hier wurde im Jahr 1996 der Rechtsanspruch im damals noch gültigen Arbeitsförderungsgesetz (AFG) völlig gestrichen, dann aber – auf heftige Intervention der Bildungsträger – in eingeschränktem Maße doch wieder eingeführt.

Die Erkenntnis, dass die Rehabilitation in hergebrachter Form keineswegs ein unumstößlicher Bestandteil unseres Sozialsystems ist, hatte aber auf die Rehabilitationslandschaft selbst auch eine durchaus heilsame Wirkung: Die unausgesprochenen Zweifel, ob es angesichts einer zunehmenden Arbeitslosigkeit überhaupt noch zu vertreten ist, „Behinderte" mit einem – jetzt in der Diskussion auf einmal pointiert dargestellten – „Luxusaufwand" zu fördern, bewirkte jenseits aller ethischen und versicherungsrechtlichen Fragen zusätzliche Aktivitäten zur Flexibilisierung und Effizienzsteigerung in diesem Bereich. Mittlerweile haben insbesondere die unterschiedlichen Forschungsverbünde – seit Mitte der 90er Jahre gefördert durch die gesetzliche Rentenversicherung und den Bund – durch rehabilitative Grundlagenforschung und vielseitige Begleitforschung die Qualität und die Evidenzbasierung der Rehabilitation deutlich gesteigert. Heute gilt als bewiesen, dass sachgerechte Rehabilitation effektiv und kosteneffizient ist. Im Zeichen des demografischen Wandels ist sie als wesentlicher Faktor der Zukunftssicherung von Wohlstand und Gesundheit auch aus gesamtgesellschaftlicher Sicht unabdingbar.

31.8 Modelle der Vernetzung von medizinischer, beruflicher und sozialer Rehabilitation

Im Zuge dieser Entwicklungen der letzten Jahrzehnte entstand eine Vielzahl regionaler Modelle, Projekte und Initiativen, an denen sich unterschiedliche gesetzliche und private Kosten- und Leistungsträger, Kliniken und auch Betriebe beteiligten – nicht zuletzt auch, um ihre Zukunft auf einem sich wandelnden Markt zu sichern. Schon Anfang der 90er Jahre wurde beispielsweise von der Betriebskrankenkasse Audi, der damaligen Landesversicherungsanstalt Mittelfranken und Oberfranken, der Klinikgruppe Enzensberg und dem Bereich Gesundheitswesen der Audi-AG-Ingolstadt ein Konzept zur Früherkennung des beruflichen Rehabilitationsbedarfs und der Zugangssteuerung initiiert. Unter maßgeblicher Beteiligung des Betriebsarztes wurde hier – schon während der stationären oder ambulanten medizinischen Rehabilitation – die Möglichkeit der Arbeitsplatzanpassung an das voraussichtliche Leistungsvermögen bzw. anderer arbeitsplatzerhaltender Maßnahmen geprüft, nicht mehr also die „Rehakette" lediglich sukzessiv „abgearbeitet".

Eine derartige Netzwerkarbeit ist inzwischen insbesondere dort zur Routine geworden, wo personelle Kontinuität und demzufolge auch eine Stabilität der träger- und fachübergreifenden Arbeitskontakte in der Region bestehen. Dies ist leider immer noch nicht selbstverständlich, trotz der komplexen Qualifikationsanforderungen an die hier tätigen Berater und Fallmanager. Wird allerdings in dieser Weise vernetzt gearbeitet, können die fördernden persönlichen Kontextfaktoren – wie Wohnortnähe oder ein aktivierbares psychosoziales Umfeld – synergistisch genutzt werden. Die eingesparten Ausgaben für Heimfahrten zwischen Wohn- und Lernort und die klassische Internatsunterbringung reduzieren zudem die Kosten.

> **!** Eine gute Zusammenarbeit auch der behandelnden Ärzte in den unterschiedlichen Sektoren, der Betriebsärzte und der ärztlichen Gutachter kann erheblich zur Beschleunigung der Verwaltungsverfahren und Verzahnung der Maßnahmearten beitragen.

31.9 „Case-Management"/ „Reha-Management"

Beim Fallmanagement/Case-Management kommt es darauf an, schon bei der ersten längeren Arbeitsunfähigkeit – oder wiederholten Fehlzeiten – etwa durch den Medizinischen Dienst der Krankenversicherungen (MDK) einen potenziellen Rehabilitationsbedarf zu prüfen und die zuständigen Träger und ihre ärztlichen, psychologischen und technischen Fachdienste einzuschalten, soweit der Betroffene kooperiert. Damit dies aber auch schon der Betrieb selbst beachtet, wurde in den letzten Jahren mit der Neufassung und Ergänzung des § 84 des SGB IX (Wiedereingliederungsmanagement) eine entsprechende Verpflichtung des Arbeitgebers festgeschrieben. Durch die Aktivitäten von Betriebsarzt und Betriebsführung, eine eventuell gemeinsame Arbeitsplatzbegehung mit den Gutachtern oder Technischen Beratern der Sozialversicherung, ist es möglich, nicht erst die „Ausgliederung" mit der Folge eines „Wiedereingliederungsfalles" abzuwarten, sondern „Erhaltungsmanagement" zu betreiben und auch den Arbeitgebern bei der Erfüllung ihrer neuen gesetzlichen Verpflichtung, der sie wegen des zusätzlichen Aufwands skeptisch gegenüberstehen, nachhaltige Unterstützung anzubieten. Voraussetzung hierzu ist die Mitwirkung des

Rehabilitanden, v. a. seine Zustimmung zur wechselseitigen Übermittlung der ihn betreffenden Sozialdaten, wobei hier im Sinne des Vertrauenserhalts die konsequente und transparente Einhaltung des Datenschutzes und ein den Betroffenen „mitnehmendes" Vorgehen als unabdingbares Qualitätskriterium des Fallmanagements selbst gesehen werden sollte bzw. muss.

> **!** Case-Management ist vordringlich „Erhaltungsmanagement". Die Kooperation des Betroffenen hierfür ist unabdingbar – er muss hierfür gewonnen werden.

Auch die Bildungsträger (BBW, BFW etc.) bieten im Rahmen einer verbesserten Kooperation zwischen Leistungs- und Kostenträger einerseits und den Leistungserbringern andererseits zunehmend an, bei einem festgestellten Rehabilitationsbedarf nicht nur die Bildungsmaßnahme durchzuführen, sondern bereits im Vorfeld zum detaillierten „Matching" von Rehabilitationsdiagnose und -maßnahme beizutragen. Zu erwähnen ist unter anderem die schon in den 90er Jahren vom damaligen Bundesministerium für Arbeit und Sozialordnung (BMAS) geförderte Initiative „Diagnosegeleitete Maßnahmesteuerung (DIMA)". Mit diesem Verfahren wurden – zunächst fokussiert auf die förderungsrechtlich schwer abgrenzbare Störung der „Lernbehinderung" – alle förderungsrelevanten Befunde der oft langjährigen Schullaufbahn, ärztliche Behandlungsergebnisse und bereits durchgeführte psychologische Testungen zusammengeführt und nach einheitlichen Kriterien ausgewertet. Ziel war es, eine IT-technisch gestützte, passgenaue Auswahl spezieller Maßnahmen zu ermöglichen.

Gerade die Einrichtungen der beruflichen Rehabilitation haben inzwischen selbst ein nachhaltiges Interesse an verlässlicheren Methoden der Zugangssteuerung, die auch einer sachgerechten Indikationsprüfung für die von ihnen durchgeführten, oft sehr kostspieligen Bildungsmaßnahmen standhalten. Eine nur geschäftspolitisch „hochgefahrene" Auftragslage würde nämlich – angesichts des nunmehr seit Jahrzehnten verschärften Wirt-

schaftlichkeitsgebotes – jede solide Zukunftsplanung für die Einrichtungen konterkarieren.

Zu einem derartigen „Reha-Assessment" gehören im Einzelfall – neben der klassischen sozialmedizinischen Begutachtung und evtl. psychologischen Eignungstestung – weitere „Feststellungsmaßnahmen", v. a. „arbeitsbezogene Assessments". Hier kam es in der Vergangenheit allerdings auch zu sehr fragwürdigen „Komfort- und Komplettangeboten" an die Träger, in denen vor allem auch die für die sozialmedizinische Begutachtung konstitutive Schwierigkeit der Vorhersage von Erfolg oder Misserfolg in einem bestimmten Beruf quasi zu einem durch apparative Assessments „eliminierbaren" Subjektivitätsproblem der Begutachtung entstellt und bagatellisiert wurde. Derartig kurzsichtige Marketing-Strategien haben inzwischen glücklicherweise wieder einem den gemeinsamen sozialmedizinischen Standards standhaltendem Vorgehen von Leistungsanbietern, Leistungsträgern und Herstellern im Hinblick auf den Einsatz von Assessments Platz gemacht.

31.10 Rolle der Arbeitsmediziner und Betriebsärzte sowie der behandelnden Haus- oder Fachärzte

Ziel des SGB IX und der voranstehend beschriebenen Entwicklung der letzten Dekaden ist auch die Beschleunigung und Qualitätssteigerung der Zugangssteuerung für alle rehabilitativen Leistungsarten. Gerade im Hinblick auf Leistung zur Teilhabe am Arbeitsleben sind die Arbeitsmediziner und Betriebsärzte besonders gefordert. Sie bekommen die gesundheitlichen Probleme eines Mitarbeiters bzw. deren Auswirkungen auf das Arbeitsleben zur Kenntnis, vorausgesetzt natürlich, es liegt eine Qualität betriebsärztlicher Versorgung vor, die sich nicht nur auf das – in jüngster Zeit ständig reduzierte – Mindestmaß arbeitsmedizinischer Vorsorgeuntersuchungen beschränkt.

Oft handelt es sich um Probleme, die gerade nicht auf der Hand liegen, die also vom Betroffenen selbst aktiv mitgeteilt werden müssten. Dies aber setzt eine Atmosphäre der Offenheit bzw. eine Kultur der betriebsärztlichen „Betreuung" voraus, aus der heraus die Betriebsärztin oder der Betriebsarzt für den Arbeitnehmer der selbstverständliche Ansprechpartner für tatsächliche, drohende oder auch nur befürchtete Sorgen bzw. gesundheitliche Probleme ist. Ist dies der Fall, so besteht eine hervorragende Chance zur Prävention, bevor es überhaupt zum „Rehafall" kommt (etwa mit großer Umschulung nach Arbeitsplatzverlust und Monaten oder Jahren wiederholter Arbeitsunfähigkeit, Arbeitslosigkeit, verschlimmerter Krankheit und letztlich „Arbeitsmarktferne").

Ähnliches gilt für den Hausarzt und den behandelnden Facharzt. Während Ersterer häufig gerade auch die rehabilitationsrelevanten psychosozialen Verhältnisse gut kennt, könnte Letzterer schon früh die in weiter Ferne drohenden Auswirkungen einer chronischen Erkrankung und den sich daraus ergebenden präventiv-rehabilitativen Bedarf identifizieren (insbesondere wenn er sich auf gesichertes Fachwissen, etwa die Leitlinien einer Fachgesellschaft, bezieht – soweit diese schon umfänglich genug auch die Langzeitperspektive einer Erkrankung thematisiert). Eine entscheidende Voraussetzung hierfür wäre aber, dass die kurativ tätigen Kolleginnen und Kollegen hierin tatsächlich eine Chance sehen (können), für den Patienten positiv wirksam werden zu können. Zu oft sehen sie noch – als „hilflose Helfer" – die Zuspitzung der komplexen Bedarfslage sehr klar, sind aber (oder sehen sich) außer Stande, umsetzbare Empfehlung, z. B. in Richtung beruflicher Maßnahmen, abzugeben. Hier besteht noch ein erheblicher Aufklärungs- und „Glättungsbedarf" seitens der Leistungsträger. Sie müssen für Transparenz und schnelle Wege sorgen, v. a. auch für eine prompte und regelmäßige Ergebnisrückmeldung in die Praxis! Nur dann wird der Informationsaustausch zwischen Kuration und sozialmedizinischer Begutachtung den Charakter einer aversiven Pflicht verlieren und als Bereicherung der eigenen Praxis erlebbar. Im Interesse dieser Kooperation sollten aber auch die behandelnden Ärzte der Versuchung widerstehen, durch das Überzeichnen von Befunden und ihren Auswirkungen das Ergebnis einer ja erst durchzuführenden, oft auch über die medizinischen Fragen hinausgehenden Prüfung des Rehabilitationsbedarfs

vorwegzunehmen. Nicht selten werden so die Versicherten auch mental erst in eine letztlich nicht haltbare Richtung gedrängt. Ferner sollten die kurativ tätigen Kollegen auch nicht durch die Verweigerung der Kooperation „mit den Behörden" die oft ohnehin langwierigen Verfahren zu Lasten ihrer Patienten zusätzlich in die Länge ziehen.

Wünschenswert ist es, wenn der behandelnde Arzt schon früh die Prüfung der Indikation für Leistungen zur Teilhabe am Arbeitsleben begründet anregt und ggf. auch die Dringlichkeit beschreibt. Das neue Rehabilitationsrecht weist den behandelnden Ärzten hier stärker als bisher eine Steuerungsaufgabe zu, wobei detaillierte berufliche Vorschläge hier selbstverständlich nicht erforderlich bzw. auch gar nicht angebracht sind. Auch die sozialmedizinischen Gutachter sollten sich nämlich allzu berufsspezifischer Feststellungen enthalten, denn es kommt im Rehabilitationsgutachten vordringlich auf ein plausibles und umfassendes Leistungsbild, einschließlich der Prognose, an, weniger auf den Abgleich dessen mit irgendwelchen berufsbezogenen Anforderungsprofilen (es sei denn, der Gutachter wird im Auftrag konkret und umfänglich über die im Einzelfall in Frage kommende berufliche Anforderung informiert!). Grundsätzlich gilt aber heute mehr noch als früher, dass Berufsbezeichnungen nicht bis ins Detail auf die Anforderungen schließen lassen, denn die Tätigkeiten in einem Berufsfeld unterliegen vielfältigen und schnellen Entwicklungen am Arbeitsmarkt, die der ärztliche Gachter zwar beobachtet, zu deren Aussichten er sich aber in der Regel nicht „abschließend" äußern sollte.

31.11 Das ärztliche Gutachten als Entscheidungshilfe für Leistungen zur Teilhabe am Arbeitsleben

Eine Gemeinschaftsaufgabe aller Rehabilitationsträger mit Zuständigkeit auch für Leistungen zur Teilhabe am Arbeitsleben (BA, GRV, GUV etc.) ist die Wiedereingliederung Erwachsener. Hier ist deshalb auch gelegentlich die parallele Zuständigkeitsklärung erforderlich. Für die Ersteingliederung Jugendlicher ist allerdings im Wesentlichen nur die BA zuständig und hat hier sogar ihren kostenmäßigen Schwerpunkt. Bei der Ersteingliederung sind aber die im Vordergrund stehenden Fragen oft entwicklungs-, arbeits- und eignungspsychologischer Art, z. B. hinsichtlich des Vorliegens einer Lernbehinderung.

Sozialmedizin ist dann wieder gefragt, wenn unklar ist, ob eine behinderte Person nicht doch – evtl. nach technischer Arbeitsplatzanpassung – den erlernten und bislang ausgeübten Beruf auch weiter ausüben und so ggf. den bisherigen Arbeitsplatz behalten kann. Ist dies aber zu verneinen, so ist die Eignung für den oft schon ins Auge gefassten Wunschberuf zu klären. Hier benötigt der ärztliche Gutachter dann jedoch – trotz obiger Ausführungen – durchaus ein Mindestmaß an berufskundlichen Kenntnissen, denn nicht selten lässt die Gesundheitsstörung, die die Aufgabe des bisherigen Berufes erzwingt (z. B. ein instabiles Bandscheibenleiden bei einem Maurer) auch für den neuen Zielberuf (z. B. Masseur und medizinischer Bademeister) nicht zu, die rechtlich erforderliche hohe Wahrscheinlichkeit zu bejahen, dass hier über viele Jahre wettbewerbsfähig die entsprechende Tätigkeit ausgeübt werden kann.

Zusätzlich zur beruflichen Eignung müssen auch die mit der Ausbildung selbst zunächst verbundenen Umstände – je nach Behinderung und Ausbildungsberuf z. B. eine zweijährige Abwesenheit vom Wohnort – in Bezug auf den Betroffenen beurteilt werden („Ausbildungseignung"). Es kann sich aber auch die Frage stellen, ob die begleitenden Dienste und Hilfen einer behindertenspezifischen Ausbildungseinrichtung überhaupt benötigt werden. Dies setzt außerdem Kenntnisse oder detaillierte Mitteilungen sowohl zum Ausbildungsgang, als auch zu den Zusatzangeboten der verschiedenen Bildungseinrichtungen voraus.

> **!** Der ärztliche Gutachter nimmt in Rehabilitationsverfahren Stellung zur Zumutbarkeit der Weiterführung der bisherigen und zur Eignung für vorgesehene oder erwünschte andere Tätigkeiten und Berufe. Er muss allerdings auch prüfen, ob die Ausbildung selbst gesundheitlich bewältigt werden kann.

31.12 Fundierung der Leistungsbilder und Leistungsprognosen – „International Classification of Functioning, Disability and Health (ICF)" – „Profilvergleichsystem und „Arbeitsbezogene Assessments"

Erkenntnisse zu den arbeitsbedingten Belastungen, die ein Mensch noch auf lange Sicht gesundheitlich bewältigen kann („positives Leistungsbild") und welche ihm dagegen nicht mehr zugemutet werden dürfen („negatives Leistungsbild"), ergeben sich nur selten unmittelbar aus der Krankheitsdiagnose. Entscheidend ist z. B., welche funktionellen Defizite in einem Organsystem oder einer Bewegungskette im vorliegenden Fall wie ausgeglichen werden und auch dauerhaft erfolgreich ausgeglichen werden können. Die Fokussierung auf die Aktivitäten, die einer einzelnen Person mit ihren bestimmten körperlichen und/oder geistigen Funktionsstörungen noch möglich sind, ermöglicht in einem zweiten Schritt die Beurteilung der Beeinträchtigungen, die sich hier für die Teilhabe in den unterschiedlichen Lebensbereichen ergeben. Ein differenziertes Begriffssystem für die Beschreibung von Krankheitsfolgen und die Wechselwirkungen der Beeinträchtigungen untereinander stellt die „International Classification of Functioning, Disability and Health (ICF)" der WHO dar (2001). Sie ist die jüngste Nachfolgeversion der „International Classification of Impairment, Disability and Handicap (ICIDH)" aus den 80er Jahren, die noch stark einem fast deterministischen und unidirektionalen Krankheitsfolgenmodell entsprach. Aus der systematischen Beschreibung von Art und Ausprägung einer Störung oder mehrerer Störungen auf der Ebene der Organe bzw. ihrer Funktionen, der im gegebenen Fall damit dann verbundenen – nicht also zwingend sich „hieraus ergebenden" – Funktionsstörungen und der damit dann auch nur „einhergehenden" (nicht etwa „bedingten") „Partizipationsstörung" erwächst, wenn gleichzeitig die „Kontextfaktoren" berücksichtigt werden (ggf. auch in Form des checklistenartigen „Durchgehens"), die Grundlage für eine einheitlichere und vollständigere Beurteilung medizinischer Befunde im Hinblick auf ihre Konsequenzen auch für das Arbeitsleben. Dies ist umso wichtiger, je mehr die Begutachtung die wesentliche Entscheidungsgrundlage für die erstmalige oder erneute Berufswahl wird.

Streng hiervon zu trennen ist allerdings die Frage des tatsächlichen Klassifizierens bzw. Kodierens der ICF-orientierten fallbezogenen Feststellungen. Ob diese also auch noch mit den jeweils zutreffenden „ICF-Codes" versehen werden, ist u. a. eine Frage der Gesundheitsberichterstattung, der Normierung von Behandlungspfaden, irgendwann vermutlich auch der Vergütung etc. Sollte dies aber erforderlich bzw. gesetzlich oder von Trägerseite irgendwann vorgeschrieben werden, so müsste dies – wenn es im Interesse der Qualität den Ärzten zugewiesen werden sollte (da diese auch bei der vergütungstechnisch hochbrisanten ICD bekanntermaßen die verlässlichsten „Kodierer" sind) – zwingend im Profil der Tätigkeit bzw. in der Bemessung ärztlicher Arbeit einen Niederschlag finden (abgesehen davon, ob es auch sinnvoll wäre!).

> **!** Die ICF der WHO ist ein internationales differenziertes Begriffssystem für die Beschreibung von Krankheitsfolgen. Die Kodierung selbst ist davon abzugrenzen.

Geht es nicht um das umfassende rehabilitative Potenzial, sondern „nur" um die Feststellung der Eignung eines Menschen für eine bestimmte bzw. bereits bekannte Tätigkeit, so bieten „Profilvergleichssysteme" – wie das vor Jahren vom BMAS geförderte Verfahren „Integration von Menschen mit Behinderung in Arbeit (IMBA)" – eine wichtige Hilfestellung. Dieses Instrument enthält beispielsweise Dokumentationsbögen, die für alle arbeitswissenschaftlich wesentlichen Aspekte der Erwerbsarbeit, z. B. Körperhaltung, Beanspruchung von Sinnesfunktionen, Informationsverarbeitungskompetenz etc., ein standardisiertes System zur Erfassung sowohl des Fähigkeitsprofils eines Menschen als auch des Anforderungsprofils der für diesen Menschen ins Auge gefassten

Tätigkeit erlauben. Durch „Übereinanderlegen" beider Profile können spezifische Inkongruenzen unmittelbar identifiziert werden. So kann – wenn möglich – durch ergänzende medizinisch-rehabilitative Maßnahmen im Sinne des Auftrainierens und/oder den Einsatz spezifischer technischer Arbeitshilfen ein gezielter Ausgleich erfolgen.

> **!** Profilvergleichssysteme wie IMBA erlauben den Abgleich von Fähigkeitsprofil und Anforderungsprofil und die Identifikation eines konkreten Anpassungsbedarfs.

Sowohl die ICF als auch IMBA sind konzeptionelle Bezugssysteme für die Beschreibung der Manifestationen von „Kranksein" auf den unterschiedlichsten Ebenen, erweitern als solche aber nicht bereits die Basis der Befunderhebung selbst, die den Beurteilungen zugrunde gelegt werden muss. Tatsächlich benötigt der Gutachter aber im Einzelfall – zusätzlich zur klassischen Anamnese und einer ausgefeilten Krankheitsdiagnostik bzw. Untersuchungstechnik – ergänzende Methoden, um eine ansonsten zu große „Lücke" zwischen Befundlage und leistungsdiagnostischem Urteil zu vermeiden.

Auf welcher Basis und mit welcher Sicherheit kann beispielsweise entschieden werden, welche dynamisch-statischen Anforderungen, z. B. Rotationsbewegungen gegen Widerstand etc., bei Zustand nach Radiusfraktur vor einem Jahr und fortbestehender Schmerzsymptomatik noch zumutbar sind und welche nicht? Zur Entscheidungsbegründung hierzu tragen nicht nur etwa methodisch abgesicherte – insbesondere (hoffentlich!) nicht durch begründete Simulationsbefürchtungen zu relativierende – Selbsteinschätzungen des zu Begutachtenden bei, sondern vor allem auch „arbeitsbezogene Assessments", etwa mittels des schon erwähnten „Arbeitssimulationssystems: ERGOS" oder der „EFL-Methode nach Isernhagen (Evaluation funktioneller Leistungsfähigkeit)". Ziel dieser Methoden ist es, möglichst vollständig und standardisiert Funktionsbefunde zu erheben, die für die Leistungsdiagnostik Aussagekraft besitzen.

Mit ERGOS werden z. B. an IT-technisch vernetzten Arbeitswänden („Paneele") arbeitswelttypische körperliche Verrichtungen wie Heben, Tragen, Sortieren, Hantieren, Gehen, Laufen und Kombinationen dessen über einen längeren Zeitraum und unter besonderen Beanspruchungen, wie Zwangshaltungen etc., abgefordert, hinsichtlich Schwere und Anzahl der Zeiteinheit gemessen, dokumentiert und ggf. sogar mit hinterlegten berufs- und arbeitsplatzspezifischen Standards verglichen.

Diese aus einem sehr umfänglichen Vergleichsdatensatz abgeleiteten und auf unterschiedlichen leistungs- und arbeitsphysiologischen Gesetzmäßigkeiten basierenden Schlussfolgerungen bestechen somit durch ihren Umfang und die Unabhängigkeit von subjektiven Einflüssen, also den – in gewissem Maße unvermeidlichen – „Vorlieben" oder Ausblendungen des einzelnen Untersuchers. Problematisch ist allerdings die Verwendung dieser Verfahren als „Expertensysteme", denn dies beinhaltet, dass auf Basis nicht oder nur unzureichend beobachteter und bewerteter Testleistungen ein Leistungsprofil rein rechnerisch ermittelt wird. Dies ist dann zwar äußerst objektiv, möglicherweise auch für eine gewisse Zeit reliabel, die prognostische Validität bleibt aber dem Zufall überlassen! Nicht berücksichtigt wird nämlich u. a. die Frage der Zumutbarkeit auf Basis bekannter medizinischer Diagnosen und auch, wie überhaupt (ergonomisch günstig oder ungünstig?) das Leistungsergebnis erzielt wurde (vgl. u. a. Schian u. Kaiser 2000).

Bei allen apparativen Assessments muss deshalb aus gutachterlich-ärztlicher Sicht darauf geachtet werden, dass sich ein Urteil über die Leistungsfähigkeit bzw. Zumutbarkeit bestimmter Anforderungen bei einem Menschen mit Behinderung niemals zwingend – gleichsam einem exakten Messprozess entsprechend – aus der Abarbeitung einer auch noch so komplexen Testbatterie ergibt, sondern unverändert die synoptische Beurteilung durch den arbeits- und sozialmedizinischen Experten gebraucht wird.

Dies gilt ebenso für das voranstehend bereits erwähnte Konzept „DIMA" bzw. alle daran angelehnten Verfahren: die Verrechnung einer Vielzahl von Befunden kann niemals umstandslos etwa die differenzielle Indikation für eine spezifische Bildungsmaßnahme ermitteln.

> **!** Arbeitsbezogene Assessments verbreitern die Befundbasis, können aber die synoptische Beurteilung durch den Arbeits- oder Sozialmediziner nicht ersetzen.

Zur dauerhaften Sicherung bestmöglicher Qualität und Einheitlichkeit der Begutachtung gibt es inzwischen in allen ärztlichen Gutachterdiensten trägerübergreifend umfangreiche Aktivitäten, wie z. B. regionale Qualitätszirkel, die regelmäßig zusammenkommen und beispielsweise anhand anonymisierter Gutachten gemeinsame Standards in Bezug auf konkrete gutachtliche Fragestellungen entwickeln. Ein Ergebnis dieses Qualitätsmanagements sind Leitfäden, Leitlinien und Begutachtungsrichtlinien etc., die zunehmend wechselseitig abgestimmt werden und dem Gutachter im Einzelfall als Referenzquelle und Orientierung zur Verfügung stehen („Das ärztliche Gutachten für die gesetzliche Rentenversicherung – Hinweise zur Begutachtung" [Verband Deutscher Rentenversicherungträger 2001]). Wichtig ist hierbei, dass der Beurteilungsspielraum des Gutachters nicht über Gebühr eingeschränkt wird, weil ansonsten die Tendenz gefördert wird, vorbeschriebenen Fallkonstellationen „bindende Richtwerte" überzustülpen, statt die einzelnen Fälle – möglichst nach einheitlichen Grundsätzen, aber unter Wahrung individueller Besonderheiten – zu betrachten und zu beurteilen.

Leitlinien und Richtlinien ersetzen aus systematischen Gründen nicht die vollständige und alleinige fachliche Verantwortung des Gutachters für sein Urteil in jedem einzelnen Fall.

> **!** Leitfäden, Leitlinien und Richtlinien können aus systematischen Gründen die volle und alleinige Verantwortung des Gutachters selbst für sein Urteil im Einzelfall nicht ersetzen.

Zusammenfassung Leistungen zur Teilhabe am Arbeitsleben stehen im Gesamtzusammenhang mit der medizinischen und sozialen Rehabilitation. Sie reichen von kurzen Trainings- und Anpassungsmaßnahmen über die klassische Berufsfindung und Arbeitserprobung bis hin zur „großen Umschulung" oder internatsmäßigen, mehrjährigen Erstausbildung. Hauptkostenträger für die Wiedereingliederung sind die Bundesagentur für Arbeit, die gesetzliche Rentenversicherung und – bei beruflich verursachter Behinderung – die gesetzliche Unfallversicherung. Ersteingliederungen finanziert fast ausschließlich die staatliche Arbeitsverwaltung. Es gibt 28 Berufsförderungswerke, 52 Berufsbildungswerke und eine Vielzahl sonstiger Spezialeinrichtungen, inkl. der rund 850 „Werkstätten für behinderte Menschen" (WfbM). In WfbM können Menschen mit Behinderungen auch dauerhaft tätig sein, wenn sie in den ersten Arbeitsmarkt nicht integriert werden können.

Entscheidend für die Effizienz des Gesamtsystems ist die sachgerechte und verzögerungsfreie Vernetzung aller rehabilitativen Leistungsarten. Hierzu bedarf es insbesondere auch einer qualitätsgesicherten sozialmedizinischen Begutachtung. Moderne Assessment-Verfahren verbreitern hier in geeigneten Fällen die Befundbasis entscheidend, können aber die synoptische Bewertung des Arbeits- und Sozialmediziners im Hinblick auf die Krankheitsfolgen in den unterschiedlichen Lebensbereichen nicht ersetzen.

Weiterführende Literatur

Bahemann A: Ärztliche Begutachtung und Berufskunde – aus Sicht des arbeitsamtsärztlichen Dienstes. Med Sach 1996; 92: 72–74.

Bahemann A, Böwering C: Stellenwert psychischer Störungen in der Begutachtung – Begutachtung aus Sicht des arbeitsamtsärztlichen Dienstes. Med Sach 2001; 97: 54–57.

Bundesarbeitsgemeinschaft für Rehabilitation (BAR) (Hrsg.): Wegweiser – Eingliederung von Behinderten in Arbeit, Berufe und Gesellschaft. 13. Aufl. Frankfurt/Main: BAR Selbstverlag, 2010.

Glatz A, Anneken V, Heipertz W, Schian H-M, Weber A: Der ERGOS® Work-Simulator als Instrument zur Ermittlung der arbeitsbezogenen körperlichen Leistungsfähigkeit. Arbeitsmed Sozialmed Umweltmed 2006; 41: 157 (Poster 54).

Heipertz W, Ueberschär I, Berg A: Berufliche Rehabilitation im Spannungsfeld von Medizin, Sozialrecht und Verwaltungshandeln. Arbeitsmed Sozialmed Umweltmed 2001; 36: 332–345.

Schian H-M, Kaiser H: Profilvergleichssysteme und leistungsdiagnostische, EDV-gestützte Technologie – ihr Einsatz zur Verbesserung der Beantwortung sozialmedizinischer Fragestellungen und Begutachtungen sowie der Planung von Rehabilitationsmaßnahmen. Rehabilitation 2000; 39: 56–64.

Schopf P: Lernschwäche, Lernbeeinträchtigung, Lernbehinderung – Aspekte zur Klärung. Eine Arbeitshilfe für eine differenzierte Betrachtungsweise und ein besseres Verständnis, aber auch eine Anregung für die Weiterentwicklung. In: Bundesanstalt für Arbeit (BA) (Hrsg.): Informationen für die Beratungs- und Vermittlungsdienste der Bundesanstalt für Arbeit (BA) 6. Nürnberg, 1998.

Sozialgesetzbuch (SGB) Neuntes Buch (SGB IX) – Rehabilitation und Teilhabe behinderter Menschen vom 19. Juni 2001. BGBl. I 2001, S. 1046.

Tekolf E, Bahemann A: Steuerung der Rehabilitation unter dem Blickwinkel „Reha vor Rente" aus Sicht der Arbeitsverwaltung. Med Sach 2000; 96: 37–39.

Verband Deutscher Rentenversicherungsträger (VDR): Sozialmedizinische Begutachtung für die gesetzliche Rentenversicherung. Berlin, Heidelberg, New York: Springer, 2003.

World Health Organisation (WHO) (Hrsg.): International Classification of Functioning, Disability and Health (ICF). Genf: WHO, 2001.

32 Disability Management

F. Mehrhoff

32.1 Einführung

Ein englischer Begriff verbreitet sich in Deutschland. Woher kommt er, was kennzeichnet ihn und wie ist er abzugrenzen?

32.1.1 Ursprung

Mitte der 90er Jahre entstand der Begriff anlässlich der Gründung des „National Institute of Disability Management and Research" (NIDMAR) in Kanada (Vancouver). Institutsgründer und Wortschöpfer ist Wolfgang Zimmermann, der in Deutschland aufgewachsen war und als Forstarbeiter in Kanada einen schweren Unfall erlitten hatte, der ihm das Rückenmark zerstörte. Er wollte trotz seiner Behinderung (Disability) weiter arbeiten. Er entdeckte zunehmend, dass an diesem „Return-to-work-Prozess" viele Beteiligte ein Interesse haben: Staat, Arbeitgeber, Versicherer, Leistungserbringer und die Betroffenen selbst. Sein Ziel war und ist die Verbreitung eines Managementsystems, mit dem die Interessen der Beschäftigten, die an den Folgen eines Unfalls oder einer chronischen Krankheit leiden, der Arbeitgeber und anderer Beteiligter in Einklang gebracht werden, um Menschen mit Behinderungen wieder in das Arbeitsleben zu reintegrieren.

Der Begriff Disability Management bezeichnet also eine weltweite Bewegung und bedeutet keinen fest begrenzten Rechtsbegriff. International wurde er zum ersten Mal im Jahr 2001 in dem Leitfaden „Zurück in den Beruf" der internationalen Arbeitsorganisation (ILO) in Genf benutzt (www.ilo.org). Vertreter der Arbeitgeber und Arbeitnehmer haben darin empfohlen, die Leitsätze zum Disability Management weltweit zu übernehmen, sowohl in der Gesetzgebung als auch in der Praxis der Betriebe und bei deren Dienstleistern, die, wie Versicherungen von Gesundheitsschäden, auch ein Interesse an der Reintegration Beschäftigter ins Arbeitsleben haben. Denn Disability Management beschreibt nicht einen Zustand, um daraus Rechtsfolgen abzuleiten, wie etwa der Anspruch auf eine Rente. Vielmehr beinhaltet er Strategien, Methoden und Programme zur Nutzung von verbliebenen Fähigkeiten (Abilities).

> **!** Disability Management bezeichnet eine weltweite Bewegung und bedeutet keinen fest begrenzten Rechtsbegriff. Er beinhaltet Strategien, Methoden und Programme zur Nutzung von verbliebenen Fähigkeiten.

32.1.2 Prävention

Disability Management erweitert mit seinem betriebsbezogenen Ansatz die bisherigen Erkenntnisse in der medizinischen Rehabilitation und der Teilhabe am Arbeitsleben. Aber der wesentliche Begriffsinhalt liegt im präventiven Gedanken, die Arbeitskraft von Beschäftigten zu erhalten, damit der Arbeitsplatz nicht wegen der gesundheitlichen Beeinträchtigung verloren geht. Dazu gehören frühes Erkennen von Krankheiten, rechtzeitiges Agieren und Kooperation der Beteiligten. Die Erhöhung der Beschäftigungsquote von Schwerbehinderten und die politischen Forderungen nach Gleichbehandlungen werden zwar durch Disability Management unterstützt, stehen aber nicht im Vordergrund der präventiv orientierten Ziele.

Weltweit ist anerkannt, dass die Chancen auf eine betriebliche Rehabilitation in dem Maße sinken, je länger die Beschäftigten arbeitsunfähig sind. Deswegen macht der präventive Ansatz von Disability Management keinen Unterschied zwischen Krankheit, die durch Arbeitsbedingungen entsteht, oder aus privater Ursache. Insoweit steht das Lebensfeld „Arbeit" im Fokus von Disability Management und nicht nur Arbeits- und Gesundheitsschutz und betriebliche Gesundheitsförderung. Es bedarf allerdings wegen des präventiven Ansatzes von Disability Management eines engen Zusammenwirkens aller Experten, die sich mit Prävention und Rehabilitation beschäftigen.

32.1.3 Abgrenzung

Begriffe erhalten erst durch die Abgrenzung zu anderen Begriffen ihre Konturen. Viele meinen, Disability Management bezeichne nur das Management eines Einzelfalls (Case-Management). Aber das ist zu eng gefasst, weil Disability Management auch Strukturen in größeren Unternehmen umfasst, wie etwa auf Konsens basierende Vereinbarungen oder Kooperationen mit externen Partnern, worauf der Erfolg von konkreten Maßnahmen zur Reintegration einzelner Beschäftigter basiert. Unter der gleichen Verengung leidet der Vergleich mit dem Reha-Management, das in Deutschland schon seit Jahren insbesondere von Sozialversicherungen als Dienstleister für die Betriebe und auf der Grundlage des SGB IX praktiziert wird. Disability Management umfasst vielmehr alle Maßnahmen, die geeignet sind, möglichst früh und betriebsnah den Prozess der Reintegration kranker Beschäftigter in den Arbeitsprozess zu strukturieren und auf Dauer erfolgreich abzuschließen.

Alle anderen Begriffe beschreiben nur Teilaspekte dieses Inklusionsprozesses, und die meisten Begriffe beschränken sich auf die Beschreibung soziologischer Phänomene von Subsystemen. So verwendet die deutsche gesetzliche Krankenversicherung den Begriff des Disease Management, um das Zusammenwirken medizinischer Experten bei bestimmten chro-

nischen Erkrankungen zu verbessern, damit die Patienten möglichst früh und kompetent versorgt werden können. Im angloamerikanischen Sprachraum nutzt man den Begriff des Absence Management, um die Bemühungen der Arbeitgeber zum Ausdruck zu bringen, die Fehlzeiten der Beschäftigten zu reduzieren. Disability Management geht aber über diese kurzfristige Sichtweise hinaus und beschreibt Unterstützungsmodelle für die Beschäftigten mit nachhaltiger Wirkung, an denen zahlreiche Arbeitgeber in der Welt interessiert sind. Denn meist ist die Arbeitskraft der Beschäftigten das wesentliche Kapital von Unternehmen.

32.1.4 Disability Management in Deutschland

Der englische Begriff Disability Management wurde von den Versicherungen gegen Arbeitsunfälle und Berufskrankheiten in Deutschland eingeführt. Die Deutsche Gesetzliche Unfallversicherung (DGUV), und nicht die private Versicherungswirtschaft, hat Ende 2003 von NIDMAR (Kanada) die Lizenzrechte zur Nutzung eines Bildungsprogramms und eines Audits übertragen erhalten. Mehr als 900 Disability Manager wurden von der DGUV bislang zertifiziert. Sie verfügen über neun wesentliche Kompetenzen, die, bezogen auf die deutsche Rechtsordnung, auf einem internationalen Standard beruhen und im Wesentlichen den Begriffsinhalt von Disability Management prägen (www.disability-manager.de).

Disability Management beschreibt ein wichtiges Beschäftigungsziel in Deutschland: ältere und damit gesundheitlich beeinträchtigte Beschäftigte im Arbeitsprozess zu halten. Zudem erfasst dieser Begriff auch den Paradigmenwechsel in der sozialen Sicherung: Reintegration ins Arbeitsleben statt Umschulungen und Frührenten. Die Arbeitgeber sollen ihre Verantwortung für die Erhaltung der Arbeitskraft ihrer Beschäftigten übernehmen, und externe Dienstleister, wie etwa Sozialversicherungen, sollen die Unternehmen durch Maßnahmen zur betrieblichen Rehabilitation darin unterstützen. Disability Management findet also in größeren Betrieben selbst statt und in kleineren Betrieben durch externe Dienstleister, entweder durch Versicherungen selbst oder deren Dienstleister (Leistungserbringer). Die Rahmenbedingungen, insbesondere die Anreize zum Disability Management, setzt der Staat.

32.2 Betriebliches Eingliederungsmanagement (BEM)

Seit dem 01.05.2004 hat der deutsche Gesetzgeber die Grundelemente des ILO-Leitfadens zum Disability Managements in § 84 Abs. 2 SGB IX (s. Box 32.1) aufgenommen und mit „Prävention" überschrieben. Die gesetzlichen Aufgaben der Rehabilitationsträger, die seit Jahrzehnten Leistungen zur Teilhabe in der Gesellschaft tragen, werden ergänzt durch die Verpflichtung der Arbeitgeber, die betriebliche Reintegration von Beschäftigten mit längerer Arbeitsunfähigkeit (6 Wochen) selbst zu managen, ohne die Leistungen zur Teilhabe i. S. d. SGB IX zu finanzieren. Im Gegensatz zum Disability Management ist betriebliches Eingliederungsmanagement in der deutschen Ausprägung ein Rechtsbegriff, der die Rechtspflichten und deren Folgen beinhaltet.

Box 32.1: § 84 Sozialgesetzbuch IX

(2) Sind Beschäftigte innerhalb eines Jahres länger als sechs Wochen ununterbrochen oder wiederholt arbeitsunfähig, klärt der Arbeitgeber mit der zuständigen Interessenvertretung im Sinne des § 93, bei schwerbehinderten Menschen außerdem mit der Schwerbehindertenvertretung, mit Zustimmung und Beteiligung der betroffenen Person die Möglichkeit, wie die Arbeitsunfähigkeit möglichst überwunden wird und mit welchen Leistungen oder Hilfen erneuter Arbeitsunfähigkeit vorgebeugt und der Arbeitsplatz erhalten werden kann (betriebliches Eingliederungsmanagement). Soweit erforderlich, wird der Werks- oder Betriebsarzt hinzugezogen.

32.2.1 Anwendungsbereich

Viele zunächst aufgeworfenen Rechtfragen, die darauf abzielten, den Anwendungsbereich der neuen Rechtspflicht der Arbeitgeber einzuengen, haben sich zwischenzeitlich weitestgehend geklärt. Die Rechtsprechung der Arbeitsgerichte hat den Anwendungsbereich der sozialrechtlichen Vorschrift des § 84 Abs. 2 SGB IX in fast allen Fällen weit ausgelegt. So gilt die Pflicht zum betrieblichen Eingliederungsmanagement (BEM) für alle Arbeitgeber, egal ob groß oder klein, auch für den öffentlichen Dienst und die Beamten. Das Bundesarbeitsgericht (BAG) hat zudem klargestellt, dass die Vorschrift nicht nur auf Schwerbehinderte im Sinne des SGB IX 2. Teil (Schwerbehindertenrecht) angewendet werden muss, sondern auf alle Beschäftigten, die 6 Wochen oder länger arbeitsunfähig sind. Unbestritten ist im Übrigen, dass die Arbeitgeber ein BEM nicht nur im Falle von arbeitsbedingten Krankheiten ihrer Beschäftigten durchführen müssen, sondern unabhängig von der Krankheitsursache, die auch im privaten Umfeld liegen kann (Setting-Ansatz s. oben).

Erst nach der wichtigen BAG-Entscheidung am 13. Juli 2007 zieht aber ein Nichtstun spürbare Rechtsfolgen für Arbeitgeber nach sich. Zwar sieht das Gesetz weiterhin keine Bußgelder vor, aber krankheitsbedingte Kündigungen sind nur rechtssicher, wenn die Gerichte davon überzeugt werden, dass zuvor ein betriebliches Eingliederungsmanagement durchgeführt worden ist (Ultima-ratio-Prinzip). Dieser Nachweis bedeutet indes nicht im Umkehrschluss, dass die kranken Beschäftigten verpflichtet sind, die Angebote des Arbeitgebers anzunehmen. Wie im Sozialrecht können die Beschäftigten aus der abgelehnten Mitwirkung umgekehrt keine Vorteile ziehen.

Im Falle des BEM kann der Arbeitgeber zudem Gesundheitsdaten nur im Einverständnis mit den Betroffenen speichern, verarbeiten und weitergeben. Außerdem sind die Beteiligungsrechte der Interessenvertreter der Beschäftigten zu beachten, die in § 84 Abs. 2 SGB IX ebenso aufgeführt sind wie „soweit erforderlich" die Betriebs- und Werksärzte. Einzelheiten zur Rechtsprechung und zum Schrifttum im sehr informativen Diskussionsforum unter www.reha-recht.de.

Verrechtlicht hat sich leider auch die Diskussion über die Berechnung der 6-Wochen-Frist im § 84 Abs. 2. Werden die Wochenenden mitgerechnet, was ist bei Halbtagskräften, sind einfache Erkältungskrankheiten mitzurechnen? Jede Auslegung sollte sich an dem präventiven Charakter der Vorschrift orientieren. Sinn und Zweck ist ein pro-aktives Handeln im Betrieb, um die Arbeitskraft der Beschäftigten zu erhalten und ihre Ausgrenzung aus dem Arbeitsleben zu vermeiden. Das bedeutet einerseits, am besten gar nicht sechs Wochen zu warten, wenn abzusehen ist, dass bei Beginn einer chronischen Krankheit (Diabetes bei einer Verkäuferin) die betriebliche Integration eher schwieriger wird, wenn man wartet, statt zu handeln. Auf der anderen Seite bedarf es keines BEM, wenn mit an Sicherheit grenzender Wahrscheinlichkeit kein Verlust der Arbeitskraft und des Arbeitsplatzes droht, auch wenn die Fehlzeit über 6 Wochen hinausgehen. Ein BEM wäre in diesen Fällen reine Bürokratie. Erfahrungswerte werden sich im Laufe der Jahre entwickeln.

32.2.2 Stand der Umsetzung

Viele Arbeitgeber nehmen die Pflicht zum BEM sehr ernst. Das gilt besonders für Großunternehmen in Deutschland, die indes schon vor Inkrafttreten des § 84 Abs. 2 SGB IX Reintegrationsprogramme, meist zusammen mit den Betriebs- und Werksärzten, eingeführt hatten. Aber die meisten kleineren und mittleren Betriebe, die im Zuge der demografischen Entwicklung unter dem Fachkräftemangel besonders leiden werden, kennen diese Vorschrift immer noch nicht. Insbesondere wird BEM mit der betrieblichen Gesundheitsförderung und manchmal sogar mit dem Arbeits- und Gesundheitsschutz gleichgesetzt, obwohl der Königsweg in der Vernetzung aller Präventionsbemühungen einschließlich des betrieblichen Eingliederungsmanagements liegt. Deswegen sprechen einige zu Recht vom betrieblichen Gesundheitsmanagement.

Um besonders die Klein- und Mittelbetriebe in der Strukturierung des BEM und im Einzelfall zu unterstützen, haben externe Dienstleister Angebote entwickelt. Dazu gehören in erster Linie die Rehabilitationsträger, also die Sozialversicherungen, an die die Arbeitgeber und Arbeitnehmer jeweils zur Hälfte Beiträge zahlen, abgesehen von der gesetzlichen Unfallversicherung, die allein von den Arbeitgebern finanziert wird. Bei der Bundesarbeitsgemeinschaft für Rehabilitation in Frankfurt/Main sind detaillierte Informationen zum betrieblichen Eingliederungsmanagement erhältlich (www.bar-frankfurt.de). Dort finden sich auch die Kontaktadressen der gemeinsamen Servicestellen der Rehabilitationsträger, die nach dem Willen des Gesetzgebers (§ 84 Abs. 2) auch Ansprechstellen für die Arbeitgeber sein sollen (www.reha-servicestellen.de).

Die neue Dienstleistung des betrieblichen Eingliederungsmanagements zieht das Interesse vieler Dienstleister nach sich, die seit Jahren bereits Leistungen zur Teilhabe am Arbeitsleben für die Rehabilitationsträger erbringen und die ihre Angebote noch präventiver und betriebnäher ausgestalten. Hervorzuheben sind die Berufsförderungswerke. Betriebsinterne Unterstützung leisten besonders die Vertrauensleute für Schwerbehinderte, die sich, genauso wie einige Integrationsämter, nicht nur um das BEM bei Schwerbehinderten kümmern, sondern sich an präventiven Konzepten beteiligen. Umgekehrt erweitern Präventionsdienste, die sich der Gesundheit am Arbeitsplatz widmen, wie etwa Arbeitsmedizinische Dienste, ihr Leistungsspektrum um das BEM. Durch den § 84 Abs. 2 hat sich allgemein das Bewusstsein der Ärzte in Praxis und Klinik stärker auf die Arbeitsfähigkeit ihrer Patienten konzentriert und damit ihr Interesse auf die Arbeitsbedingungen. Dieser Trend in Deutschland geht einher mit den ICF-Ansätzen der WHO, die sich an den verbleibenden Fähigkeiten orientieren, anstatt die Beschreibung von Defiziten in den Vordergrund zu rücken.

> **!** Betriebliches Eingliederungsmanagement ist eine wichtige Aufgabe für die Arbeitsmediziner.

Das Bundesministerium für Arbeit und Soziales (BMAS) startete nicht nur die Gesetzesinitiative zum § 84 Abs. 2 SGB IX, sondern begleitet bis heute die Umsetzung im Rahmen der Initiative „Jobs ohne Barrieren" (JOB). Die Website www.jobs-ohne-barrieren.de bildet eine Plattform für alle finanziell geförderten Best-Practise-Modelle und darüber hinaus. In dieser Fundgrube befinden sich Muster-Betriebsvereinbarungen, Anschreiben an Beschäftigte und weitere wertvolle Tipps.

Hinzu kommt das Projekt „Gesunde Arbeit", mit dem das BMAS bis zum Jahre 2010 versucht, in sechs Modellregionen Deutschlands Klein- und Mittelbetriebe bei der Suche nach geeigneten Ansprechpartnern zu unterstützen und sie bei der Umsetzung in Einzelfällen zu begleiten. Ziel ist es, Träger der sozialen Sicherung zu überzeugen, präventive und rehabilitative Dienstleistungen aus „einer Hand" zu gewähren. Mehr zu den regionalen Projektträgern findet sich unter www.gesunde-arbeit.net.

32.2.3 Herausforderungen

In der engeren Zusammenarbeit aller Rehabilitationsträger als externe Dienstleister der Betriebe liegt eine wichtige Herausforderung der Zukunft. Denn in den Betrieben erkennt man keinen Sinn darin, wenn mehrere Krankenkassen, Berufsgenossenschaften, die Rentenversicherung und die Bundesagentur für Arbeit sowie Integrationsämter, und nicht zuletzt die Integrationsfachdienste, einzeln in den Betrieben auftauchen und bei dem Aufbau und der Durchführung des BEM helfen wollen. Eine Koordinationsfunktion nimmt die Bundesarbeitsgemeinschaft für Rehabilitation, die Dachorganisation aller Rehabilitationsträger, ein. Nur solchen strategischen Partnern wird es gelingen, noch mehr Arbeitgeber von den Vorteilen des BEM und den Vorteilen des deutschen sozialen Sicherungssystems zu überzeugen. Gerade der Druck der demografischen Entwicklung (alternde Belegschaft und weniger Fachkräfte) schafft den Anreiz für ein Disability Management, das ältere und kranke Beschäftigte

im Arbeitsprozess halten kann. Optimal wäre eine „Konzertierte Aktion" aller Interessenten an diesem Thema unter der Federführung des BMAS nach dem Motto: „Gesund arbeiten ist besser als krank feiern" oder „Alter hat Wert"!

Eine weitere Herausforderung erkennen die Betroffenen selbst und ihre Interessenvertreter. Denn sie sind nicht einverstanden damit, dass (kurz gegriffen) nur Fehlzeiten gemanaged anstatt Arbeitskraft auf Dauer gestärkt wird, was gerade bei der Verlängerung der Lebensarbeitszeit vorausgesetzt wird. Auch sehen viele Arbeitgeber die Einführung eines BEM nur als Pflichtübung, um künftige krankheitsbedingte Kündigungen rechtssicher zu machen, anstatt als Chance, ehrlich das Profil und das Image eines „gesunden Betriebes" aufzubauen. Dazu bedarf es eines Vertrauens bei den Beschäftigten, ohne das eine erfolgreiche Reintegration ins Arbeitsleben nicht gelingen kann.

Trotz guter Ansätze befindet sich das deutsche Gesundheitswesen noch weit entfernt von dem Handlungsfeld „Betrieb", und nur einige Ärzte nehmen die Frage der Arbeitsunfähigkeit zum Anlass, nach den Anforderungen am Arbeitsplatz zu recherchieren, etwa mit Betriebs- und Werksärzten Kontakt aufzunehmen, so wie es die gemeinsame Empfehlung der Rehabilitationsträger gemäß § 13 SGB IX beschreibt (www.bar-frankfurt.de).

Vorbildlich agieren einige Rehabilitationskliniken und ambulante Einrichtungen, die die Arbeitsplätze ihrer Patienten besichtigen oder sich Videos geben lassen. Gerade Großbetriebe machen dabei gute Erfahrungen. Letztlich bietet dieses Vorgehen den Stoff für präventive Maßnahmen im Sinne eines Assessments, womit die Anforderungen am Arbeitsplatz mit der Leistungsfähigkeit der Beschäftigten in Einklang gebracht werden, um gesundheitliche Folgeschäden zu vermeiden.

! Für ein erfolgreiches betriebliches Eingliederungsmanagement ist die Kooperation von Hausärzten und Betriebsärzten unerlässlich.

32.3 Disability Manager

Seit Ende 2003 verbreitet sich ein neues Berufsbild in Deutschland. Disability Manager kümmern sich um Beschäftigte mit gesundheitlichen Beeinträchtigungen, um sie wieder ins Arbeitsleben zu reintegrieren. Während Facility Manager, also Hausmeister mit umfassenden technischen, organisatorischen und betriebswirtschaftlichen Kenntnissen, sich um Gebäude und Immobilien kümmern, haben Disability Manager mit Menschen und deren Schicksalen zu tun, indes auch als Koordinator, Netzwerker und Kümmerer.

32.3.1 Bildungsprogramm

Im Jahre 2003 kaufte die DGUV von NIDMAR (Kanada) die Lizenzrechte zur Nutzung eines Curriculums, das insgesamt 25 Module umfasst. Die Grundzüge basieren auf dem o. g. ILO-Leitfaden zum Disability Management. Das Bildungsangebot zielt darauf ab, einen weltweit einheitlichen

Standard für diesen Berufszweig zu etablieren und durch ein geschütztes Zertifizierungssystem abzusichern (www.idmsc.ca). Denn bis auf die länderspezifischen Rechtsordnungen ist die Ausgangslage überall gleich. Interdisziplinäre Kenntnisse (Betriebswirtschaft, Psychologie, Pädagogik, Medizin etc.) liefern das Handwerkszeug für diese Experten, die überall in der Welt Beschäftigte, Arbeitgeber sowie Versicherungen unterstützen können, weshalb sie auch überall in der Welt als zertifizierte Disability Manager einsetzbar sind, wenn sie die jeweilige Sprache beherrschen.

Bisher haben über 900 Personen die Prüfung zum Certified Disability Manager Professional (CDMP) erfolgreich abgeschlossen. Die Prüfungszulassung, Prüfungsinhalte und sonstige Bedingungen sind den CDMP-Richtlinien sowie der CDMP-Prüfungsordnung zu entnehmen, die im Internet unter www.disability-manager.de einsehbar sind.

Ein Bachelor-Studium zum Disability Management an einer Hochschule gibt es in Deutschland derzeit noch nicht. Die DGUV bildet mit anderen

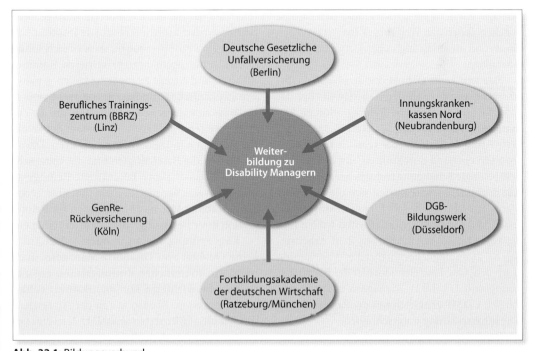

Abb. 32.1: Bildungsverbund

Partnern einen Bildungsverbund, der sich sogar auf Österreich erstreckt (Abb. 32.1). Etwa 30 % der CDMP arbeiten meist als Berufshelfer in der gesetzlichen Unfallversicherung. Weitere rund 10 % sind bei anderen Sozialversicherungen, 10 % bei Privatversicherern, 30 % bei Dienstleistern in der beruflichen Teilhabe, insbesondere bei den Berufsförderungswerken tätig, und der Rest in Unternehmen selbst, entweder als Interessenvertreter der Beschäftigten (Schwerbehindertenvertretung), im Personalbereich oder als Betriebsärzte. Überhaupt nehmen Arbeitsmediziner eine zunehmende Bedeutung in der Entwicklung des Disability Managements in Deutschland ein.

32.3.2 Kompetenzen

Zwei Grundelemente prägen das neue Berufsbild: Erstens begnügen sich die Disability Manager nicht mit präventiven Aktionen im Betrieb, wie etwa der Einführung einer Rückenschule in der Mittagspause oder einer gesunden Ernährung in der Werkskantine. Vielmehr müssen die Disability Manager auf mitunter schwerkranke Beschäftigte zugehen, ihnen den Weg zurück ins Arbeitsleben ebnen und diesen Erfolg sichern, etwa bei Krebserkrankten.

Zweitens kennzeichnet das Berufsbild die Interessengegensätze in der Arbeitswelt. Bei der Aufgabe, die betriebliche Reintegration zu fördern, dürfen die Disability Manager weder verlängerte Arme der Arbeitgeber sein, die rein formal ein BEM ein- und durchführen, um eine krankheitsbedingte Kündigung rechtssicher zu machen. Auf der anderen Seite dürfen sich die Disability Manager nicht von Beschäftigten missbrauchen lassen, die gar nicht weiter arbeiten wollen und ein vorzeitiges Ausscheiden aus dem Arbeitsleben bei größtmöglicher finanzieller Absicherung anstreben. Um diese Grundpfeiler der Berufsausübung von Disability Managern abzusichern, müssen CDMP zeitgleich mit der Zertifizierung eine Ethikerklärung unterschreiben.

Die Bildungsangebote und die Prüfung basieren auf der internationalen Vorgabe von neun wesentlichen Kompetenzen, die detailliert in den CDMP-Richtlinien ausgeführt sind (siehe www.disability-manager.de):

▶ Disability Management überzeugend etablieren,
▶ Rechtsordnung und Sozialleistungen kennen,
▶ inner- und außerbetriebliche Akteure vernetzen,
▶ soziale Kompetenzen und Kommunikation nutzen,
▶ Case-Management im „return to work" umsetzen,
▶ Fähigkeitsprofil mit Arbeitsplatz kombinieren,
▶ Krankheiten begreifen und Hilfe einleiten,
▶ Erfolge von Disability Management nachweisen,
▶ Vertrauen durch ethisches Verhalten erwerben.

Die 25 Module bieten den Nährboden für die Vermittlung dieser neun wesentlichen Kompetenzen. Darin wird deutlich, dass es neben Methoden eines Case-Management, was den Einzelfall betrifft, auch um die Vermittlung von Wissen darüber geht, wie in größeren Betrieben eine Struktur aufgebaut und gepflegt werden kann, um Programme zum Disability Management erfolgreich und nachhaltig zu etablieren. Dazu gehören betriebswirtschaftliche Kenntnisse insoweit, um Arbeitgeber zu überzeugen, dass es sich lohnt, Disability Management zu praktizieren. Kommunikation und soziale Kompetenz helfen genauso wie medizinische Grundkenntnisse. Insbesondere bedarf es eines juristischen Rüstzeugs, um die Zuständigkeiten und Regeln im System der sozialen Sicherung in Deutschland zu nutzen. Davon profitieren die Beschäftigten und die Unternehmen, die pauschal pro Beschäftigte Beiträge an die Sozialversicherungen zahlen und über geeignete Disability Manager Maßnahmen zur Reintegration ihrer Beschäftigten refinanziert erhalten.

Eine Prüfung allein garantiert jedoch noch keine Qualität von Disability Managern, auch wenn ein mündlicher Prüfungsanteil ergänzt ist, um die wichtigen kommunikativen Fähigkeiten zu testen. Ebenso wie in der Ärzteschaft werden die zertifizierten Disability Manager zur Weiterbildung nach der Prüfung verpflichtet. Die CDMP müssen jährlich einen Nachweis über 20

Weiterbildungsstunden erbringen, um ihr Zertifikat nutzen und ihre beruflichen Aufgaben ordnungsgemäß erfüllen zu können. In mindestens zwei wesentlichen Kompetenzen haben sie sich also jährlich zu verbessern. Angebote von geeigneten Bildungsmaßnahmen sammelt die DGUV auf der Website www.disability-manager.de. Aber dieses Angebot bildet keinen Numerus clausus. CDMP können sich auch selbst Weiterbildungen aussuchen und diese bei der DGUV anerkennen lassen.

32.3.3 Qualitätssicherung

Seit dem Jahr 2006 kümmert sich auch der neu gegründete Verein der Disability Manager Deutschlands e.V. (VDiMa) mit Sitz in Berlin (www.vdima.de) um die Qualitätssicherung und die Weiterentwicklung des neuen Berufsbilds der Disability Manager. Weiterbildungsangebote werden initiiert, unterstützt und durchgeführt. Mitglieder sind nicht nur Disability Manager selbst, sondern auch Organisationen, die am Berufsfeld der Disability Manager interessiert sind und sich an der Qualitätssicherung beteiligen wollen. Insbesondere die Träger der gesetzlichen Unfallversicherung haben sich dazu entschlossen. Auf der Agenda dieses Vereins steht die Verbreitung von Wissen und die Förderung von elektronischen Expertensystemen. Damit würde der Einstieg in ein Programm zur Ergebnisqualität geschaffen werden. Experten im Disability Management könnten sich untereinander austauschen und Leitsätze daraus entwickeln, um etwa Beschäftigte mit besonderen gesundheitlichen Einschränkungen (z. B. Krebskranke) am besten wieder in den Arbeitsprozess zu reintegrieren. Diese Entwicklung steht erst am Anfang, bedeutet aber die Zukunft des Disability Managements.

32.3.4 Audit

Jede neue Dienstleistung kommt ohne die Definition von Qualitätskriterien nicht aus. Danach fragen auch die Arbeitgeber in Deutschland, die ein betriebliches Eingliederungsmanagement gemäß § 84 Abs. 2 SGB IX einführen wollen. Das Disability Management bietet einen internationalen Standard, der auch auf die deutschen Verhältnisse übertragbar ist. Kunden haben oft unterschiedliche Vorstellungen von Qualität. Hinzu kommt die Bewertung, welchen Preis man für welche Qualität zahlen will und auch, welcher Preis angemessen ist. So wünschen einige Arbeitgeber nur eine formale Hilfe im BEM, damit sie ihrer gesetzlichen Pflicht genügen. Das übertragen sie entweder intern Mitarbeitern (Personalbereich/betriebsärztlicher Dienst) oder beauftragen externe Dienstleister (arbeitsmedizinische Dienste). Aber Standards werden sich durch die Rechtsprechung herausbilden. Denn nach dem Urteil des Bundesarbeitsgerichts vom 13. Juli 2007, wonach eine krankheitsbedingte Kündigung nur dann rechtmäßig ist, wenn der Arbeitgeber ein betriebliches Eingliederungsmanagement durchgeführt hat, folgt im Einzelnen zusätzlich die Frage, welche Kriterien dafür zugrunde gelegt werden sollen.

Viele Arbeitgeber wünschen sich indes eine effiziente Dienstleistung mit einem Eingliederungserfolg. Denn sie möchten ihre Fachkräfte im Betrieb halten, wozu sie möglichst früh einsetzende, umfassende und nachhaltige Hilfestellung benötigen. Nach diesem Standard suchen auch die Rehabilitationsträger, um daran ihre Entscheidung knüpfen zu können, ob und wie sie Prämiensysteme entwickeln, die § 84 Abs. 3 SGB IX ihnen ermöglichen. Dieses Anreizsystem steckt immer noch in den Kinderschuhen. Bisher hat die Bundesarbeitsgemeinschaft für Rehabilitation (BAR) in Form eines Flyers den Arbeitgebern in Deutschland Kriterien angeboten, die aus ihrer Sicht ein gutes BEM darstellen (www.bar-frankfurt.de).

Nach rund vier Jahren haben sich Anhaltspunkte für Qualitätskriterien in Deutschland entwickelt, die sich mit den Standards zum Disability Management decken und die dem o. g. Bildungsprogramm zur Zertifizierung von Disability Managern zugrunde liegen. Diese Standards bilden zudem die Basis für ein internationales System (Audit) zur objektiven Erfolgsmessung. Das

Kernelement dieses Audits für Unternehmen liegt in dem Konsens zwischen Arbeitgeber- und Beschäftigteninteresse im Zusammenhang mit der Ein- und Durchführung des Disability Managements. Wegen dieses Bezugs zu Sozialpartnern hat die DGUV zeitgleich mit dem o. g. Bildungsprogramm die Lizenz für dieses „Consensus Based Disability Management Audit" (CBDMA) von NIDMAR (Kanada) gekauft und die Umsetzung dem „Institut für Qualität in Prävention und Rehabilitation" an der Sporthochschule Köln (iqpr) übertragen. Einzelheiten sind der Website www.iqpr.de zu entnehmen.

Bisher haben sich mehrere Betriebe, u. a. Ford Deutschland und mehrere Berufsförderungswerke, erfolgreich diesem Audit unterzogen. Gerade die Berufsförderungswerke weisen damit nicht nur ein gutes BEM für ihre eigenen Beschäftigten nach, sondern positionieren sich als qualifizierte Dienstleister zur Reintegration Beschäftigter ins Arbeitsleben nach Krankheit (www.berufsfoerderungswerke.de).

32.4 Leitsätze

Ein gutes betriebliches Eingliederungsmanagement im oder für den Betrieb muss stets die Frage beantworten: Wer macht was wie und wann mit wem? Disability Management enthält deshalb eine Reihe von Merkmalen, an denen sich Arbeitgeber und deren Dienstleister orientieren müssen (dazu www.eibe-projekt.de). An diesen Leitsätzen können sich Vergütungen und Gewährleistungen, Prämiensysteme der Versicherungen und die Arbeits- und Sozialgerichte bei der Frage orientieren, ob ein Arbeitgeber die rechtlichen Voraussetzungen für eine krankheitsbedingte Kündigung erfüllt:

32.4.1 "Top down" anstatt "bottom up"

Die Unternehmensspitze muss hinter dem Ziel stehen, das Profil eines „gesunden" Betriebs aufzubauen. Denn § 84 Abs. 2 SGB IX definiert Arbeitgeberpflichten, die zu der Unternehmensführung gehören und nicht nachlässig delegiert werden dürfen. Der Wirtschaftsboss darf nicht allein auf die Zahlen schauen, sondern muss sich um die Menschen kümmern, die im Wesentlichen die Produktivität eines Unternehmens beeinflussen. Dafür lassen sich Signale als Nachweis für eine aufrichtige Haltung heranziehen.

> **!** Ein erfolgreiches Disability Management setzt voraus, dass die Unternehmensleitung das Ziel aktiv unterstützt.

32.4.2 Lieber gesund arbeiten als krank feiern

Strategien einer nachhaltigen Leistungsfähigkeit auf der Basis gegenseitigen Vertrauens sind anzustreben. Denn nur wenn die Beschäftigten sicher sind, dass ihre Offenheit, über Krankheiten zu sprechen, nicht für krankheitsbedingte Kündigungen missbraucht werden, lassen sie sich helfen und motivieren, ihre Leistungsfähigkeit zurück zu gewinnen. Eine wichtige Rolle spielen die Arbeitnehmervertretungen, also die Betriebsräte und Schwerbehindertenvertreter. Mit ihnen sind Vereinbarungen zu schließen und Texte (Flyer/ Schreiben) an die Beschäftigten abzustimmen, um Missverständnisse zu vermeiden.

32.4.3 Stille Post erst gar nicht zulassen

Konzepte und Strukturen müssen transparent oder nachlesbar sein. Spontane Gefühle „aus dem Bauch heraus" und der Versuch, in Einzelfällen zu helfen, schafft keine Verlässlichkeit. Vielmehr bilden Betriebs- und Direktionsvereinbarungen (www.integrationsaemter.de) ebenso wie von allen Betriebsangehörigen nachlesbare Regeln die überzeugende Kommunikationsgrundlage. Danach werden alle Beschäftigten in vergleichbaren Krankheitssituationen gleichbehandelt. Einige Best-practise-Modelle sind unter www. jobs-ohne-barrieren.de und www.gesunde-arbeit. net nachlesbar. Sie bieten Hilfestellung und keine neuen Bürokratien.

32.4.4 Pro-aktives Handeln sichert Erfolg

Die im § 84 Abs. 2 SGB IX gesetzte Frist von 6 Wochen Arbeitsunfähigkeit sollte nicht abgewartet werden. Vielmehr haben Betriebe ein Klima des unkomplizierten Ansprechens zu schaffen. Viele chronische Erkrankungen und damit der Hilfebedarf können oft schon vor Ablauf der 6-Wochen-Frist erkannt werden (z. B. der Diabetes bei einer Verkäuferin, posttraumatische Belastungsstörung bei einem Lokführer). Bei diesen arbeitsplatzbezogenen Bewertungen einer medizinischen Diagnose können v. a. die Arbeitsmediziner beitragen. Wenn sich Beschäftigte früh und freiwillig öffnen, kann früh vermieden werden, dass das Band zum Arbeitsleben langfristig verloren geht. Umgekehrt kann es gelingen, Beschäftigte ohne ein aufdringliches und aufwändiges BEM gesund und arbeitsfähig werden zu lassen, wenn eine Reintegration i. d. R. zu erwarten ist, auch wenn die Arbeitsfähigkeit über 6 Wochen hinaus geht, etwa bei einem Kreuzbandriss einer Bankangestellten.

32.4.5 Das Gesundheitswesen muss dem Arbeitsleben dienen

Die Unternehmen sollten die Sozialversicherung und die Integrationsämter fordern, um die Leistungsfähigkeit ihrer Beschäftigten zu erhalten und wieder herzustellen. Dorthin leisten die Unternehmen Beiträge und Abgaben. Zu den gesetzlichen Aufgaben gehören Leistungen zur medizinischen Versorgung und Rehabilitation ebenso wie Leistungen zur Teilhabe am Arbeitsleben (gemäß dem SGB IX). Zwar besteht keine gesetzliche Pflicht dieser Leistungsträger, die Arbeitgeber in dem BEM zu unterstützen oder es selbst durchzuführen. Aber die gemeinsamen Servicestellen dienen nicht nur den Beschäftigten, sondern auch den Arbeitgebern als erste Anlaufstellen (www.reha-servicestellen.de).

Viele Leistungsträger haben bereits eigene und gute Dienstleistungsangebote entwickelt. Ein Qualitätsmerkmal liegt in der frühzeitigen Einbeziehung anderer Leistungsträger, um den Wünschen der Beschäftigten und der Arbeitgeber Rechnung zu tragen, alles „aus einer Hand" zu erhalten.

32.4.6 Schwarze Schafe erkennt man nicht sofort

Experten zur Wiederherstellung der Leistungsfähigkeit von Beschäftigten müssen die o. g. wesentlichen Kompetenzen nachweisen, damit sie ihr Geld wert sind. Die DGUV zusammen mit ihren Bildungspartnern garantieren, dass die zertifizierten Disability Manager mit dem Gütesiegel „CDMP" Qualität liefern (www.disability-manager.de). Die meisten dieser über 900 Experten in Deutschland haben sich bereit erklärt, ihre Kontaktdaten für Dienstleistungen zur Verfügung zu stellen (Informationen darüber können angefordert werden bei: Oliver.Froehlke@dguv.de).

32.4.7 Wer fragt, der führt

Führungskräfte dürfen sich nicht nur um die Leistungen der Beschäftigten kümmern, sondern auch um deren Leistungsfähigkeit. Ob Unternehmen es ernst meinen, einen „gesunden" Betrieb zu organisieren (s. oben), lässt sich an der entsprechenden Schulung der Führungskräfte erkennen. Auf die Tagesordnung gehören die Gesundheit der Mitarbeiter und die Umsetzung eines betrieblichen Eingliederungsmanagements. Die Führungskräfte bilden einen Schlüssel für einen vertrauensvollen und pro-aktiven Umgang von Informationen über Krankheiten mit dem Ziel einer erfolgreichen Reintegration ins Arbeitsleben.

32.4.8 Die Spinne im Netz spinnt die Fäden

Gesundheitspotenziale in der räumlichen Umgebung eines Betriebs sind möglichst zu bündeln, um die Leistungsfähigkeit der Beschäftigten zu stärken. Die vorhandenen Fachärzte, Ambulanzen und Kliniken haben sich an den betrieblichen Belangen der Beschäftigten zu orientieren. Die Kenntnisse über Arbeitsplätze helfen dabei, Beschäftigte nicht nur gesund, sondern wieder arbeitsfähig zu machen. Die Betriebe können Besichtigungen der Arbeitsplätze oder Videos über Arbeitsplätze anbieten, um die medizinische Kompetenz zu nutzen und sich durch leistungsfähige Mitarbeiter selbst im Wettbewerb zu stärken.

32.4.9   BEM ist nur ein Teil des Ganzen

Prävention vor Krankheit und Alter gelingt nur in der Kombination von Arbeits- und Gesundheitsschutz mit betrieblicher Gesundheitsförderung und dem Eingliederungsmanagement im Betrieb. Viele sprechen zu Recht von einem einheitlichen Gesundheitsmanagement. Die jeweiligen Erkenntnisse dieser Präventionsprogramme, die vom Gesetzgeber in verschiedenen Vorschriften geregelt sind, können wechselseitig genutzt werden. So können Gesundheitsrisiken durch generalpräventive Programme frühzeitig erkannt und behoben werden. Andererseits ergibt sich aus der Analyse von Krankheiten bei Beschäftigten, dass neben privaten Ursachen durchaus auch Arbeitsbedingungen eine Rolle spielen, ohne dass gleichzeitig entschädigungspflichtige Berufskrankheiten anerkannt werden müssen. Hierbei helfen manchmal kleine Veränderungen in den Arbeitsbedingungen. Auch bieten Gefährdungsanalysen meistens die Voraussetzung für eine erfolgreiche stufenweise Wiedereingliederung (§ 26 SGB IX).

32.5   Internationales

Bereits bei der Entwicklung der Bildungsinhalte im Disability Management, die unter der Regie von NIDMAR (Kanada) entstanden, hat das deutsche Arbeitsministerium Mitte der 90er Jahre Geburtshilfe geleistet. Schon damals unterstützten Vertreter des Ministeriums mit den deutschen Erfahrungen zur beruflichen Reintegration der Rehabilitationsträger die o. g. wesentlichen Kompetenzen und die Erfolgskriterien im Audit. Zwischenzeitlich hat Deutschland eine Führungsrolle im Disability Management übernommen. Dabei räumt die DGUV den Arbeitsmedizinern eine bedeutende Rolle ein. Indes wird ihnen kein exklusives Recht zugestanden, dass nur sie Disability Manager werden können, genau so wenig wie die Berufsgruppe der Physiotherapeuten in Kanada, worauf im Wesentlichen die dortigen Ansätze im Disability Management beruhen.

32.5.1   Return to work

In fast allen Ländern der Welt haben Unternehmen das Interesse, Beschäftigte, die krank werden, wieder arbeitsfähig zu machen, es sei denn, sie werden im Einzelfall aus betriebsökonomischen Gründen nicht mehr gebraucht. In zahlreichen Ländern wird dieses Interesse von Dienstleistern unterstützt, etwa Versicherungen, die Risiken von Gesundheit, Arbeitsunfall/Berufskrankheiten, Alter/Invalidität oder Arbeitslosigkeit versichern. Auch die Beschäftigten haben an diesem Integrationsprozess ein Interesse, weil meistens deren Arbeitskraft die Unterhaltssicherung für sie und ihre Angehörigen bedeutet. Einige Länder unterstützen diese Win-win-Situation durch gesetzliche Vorgaben oder finanzielle Anreize. Letztlich setzt das betriebliche Eingliederungsmanagement gemäß § 84 Abs. 2 SGB IX den o. g. ILO-Leitfaden zum Disability Management um und antizipierte bereits die im Jahre 2009 in Deutschland ratifizierte UN-Konvention zur Stärkung der Rechte von Menschen mit Behinderungen, die auch deren Teilhabe am Arbeitsleben umfassen. Sowohl das Bildungsprogramm als auch das Audit im Disability Management kommen also eigentlich aus der Behindertenbewegung, die der Gründer, Wolfgang Zimmermann, selbst repräsentiert. Andererseits greift das Disability Management das wirtschaftliche Interesse der Unternehmen auf und setzt sozialpolitische Vorgaben einzelner Staaten um, die die Leistungsfähigkeit einer Gesellschaft durch Präventionsstrategien im soziologischen Feld „Arbeitsstätte" unterstützen wollen.

32.5.2 Globale Partner

In der Geschäftsstelle von NIDMAR (Kanada) in Victoria (British Columbia) befindet sich das „International Disability Management Standards Council" (www.idmsc.ca). Alle Lizenzinhaber, die das Bildungsprogramm und/oder das Audit zum Disability Management nutzen, haben einen Platz in diesem Rat, in dem die Grundelemente der Programme zum Disability Management weiterentwickelt und beschlossen werden. Dr. Breuer, Geschäftsführer der DGUV, ist stellvertretender Vorsitzender dieses Gremiums. Im Jahr 2007 wurde zudem eine Internationale Vereinigung der Experten im Disability Management mit Sitz in Berlin gegründet. Vorstandsvorsitzender dieser „International Association of Professionals in Disability Management" (www.iapdm.net) ist ebenfalls Dr. Breuer von der DGUV. Mitglieder sind nationale Organisationen von Disability Managern, einzelne Disability Manager und fördernde Organisationen. Dieser Verein kümmert sich um die Entwicklung von Leitlinien und be-

treibt Gedankenaustausch, der sich insbesondere in den alle zwei Jahre stattfindenden Internationalen Foren zum Disability Management (IFDM) vollzieht, einem Kongress, der über die Kontinente wandert. Die derzeitigen Partner im Disability Management ergeben sich aus Abb. 32.2.

32.5.3 Internationale Foren

In zweijährigen Abständen finden internationale Foren zum Disability Management statt. Nach Vancouver (2002), Maastricht (2004), Brisbane (2006) und Berlin (2008) gibt es das nächste IFDM in Los Angeles (2010) und danach (2012) in London. Die Foren richten sich insbesondere an Repräsentanten von staatlichen Institutionen, Arbeitgeber und Beschäftigte, Wissenschaftler und Dienstleister in Prävention und Rehabilitation, Versicherungen, Disability Manager, Juristen, Betriebswirte, Mediziner, Psychologen, Psychotherapeuten und Sozialarbeiter. Unter Berücksichtigung des Leitgedankens, dass die berufliche

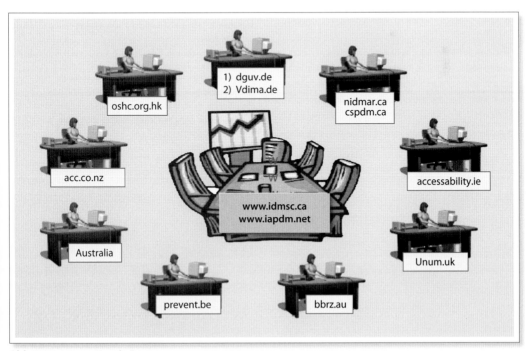

Abb. 32.2: Internationale Partner

Leistungsfähigkeit von Beschäftigten ein Motor einer gesunden Gesellschaft und damit das Ziel von Disability Management ist, soll auf den Kongressen stets ein Überblick über die weltweite politische Bewegung gegeben werden. Minister und andere politische Akteure stellen die Konzepte in ihren Ländern und Kontinenten vor. Danach folgt stets eine Diskussion über die Chancen und die Bedürfnisse von Unternehmen bezogen auf unterschiedliche Branchen: Produktion, Handel, Dienstleistung und öffentlicher Dienst. Dort sind gute praktische Lösungen von Versicherungen und sonstigen Dienstleistern zu erwarten, die Konzepte haben für ein frühes Eingreifen, für die Vernetzung von Maßnahmen, die Nachhaltigkeit des Erfolgs und geeignete Unterstützungen am Arbeitsplatz. Zudem wird der notwendige Konsens aller im Disability Management Beteiligten thematisiert. Im Vordergrund steht das Vertrauen der Sozialpartner auf gesellschaftlicher und betrieblicher Ebene. Aber von Bedeutung ist auch die Unterstützung durch die Ärzteschaft, durch die Anbieter von Rehabilitationsdiensten, die Akzeptanz bei den Menschen mit Behinderungen und deren Organisationen und das pro-aktive sowie kooperative Handeln von Versicherungen.

Zusammenfassung Disability Management bedeutet eine Methode zur frühzeitigen, vernetzten und nachhaltigen Reintegration kranker Beschäftigter ins Arbeitsleben, möglichst an den alten Arbeitsplatz. Dieses Instrument beschränkt sich nicht auf schwerbehinderte Menschen und geht über die betriebliche Gesundheitsförderung hinaus.

Qualifizierte Experten müssen eingeschaltet werden, um in größeren Betrieben beim Aufbau von Strukturen und Prozessen zu helfen sowie im Einzelfall zu beraten (Case Management). Für kleinere Betriebe müssen Disability Manager Beratung von außen anbieten. Solche Dienstleister können auch Arbeitsmediziner sein, die bereit sind, über ihren traditionellen Auftrag in der Prävention die Arbeitgeber im betrieblichen Eingliederungsmanagement zu unterstützen.

Weiterführende Literatur

Brader D et al.: Case Management zur Erhaltung von Arbeits- und Ausbildungsverhältnissen behinderter Menschen (www.bar-frankfurt.de), 2004.

Breuer J, Mehrhoff F: Management von Personenschäden – Herausforderungen und Strategien aus der Sicht der gesetzlichen Unfallversicherung. Die BG 2005; 1: 13–16.

Dyck D: Disability Management: theory, strategy and industry practice. Toronto, ON: Butterworths, 2000.

Gagel A: Betriebliches Eingliederungsmanagement, Rechtspflicht und Chance. Neue Zeitschrift für Arbeitsrecht (NZA) 2004; 24: 1359–1362.

Harder HG, Scott LR: Comprehensive Disability Management. London: Elsevier, 2005.

Magin J, Schnetter B: Die Einführung des betrieblichen Eingliederungsmanagement – Erste Erfahrungen aus der Praxis. Behindertenrecht 2005; 52–59.

Mehrhoff F (Hrsg.): Disability Management. Stuttgart: Gentner, 2004.

Mehrhoff F, Schönle PW (Hrsg.): Betriebliches Eingliederungsmanagement. Stuttgart: Gentner, 2005.

Mehrhoff F: Externe Dienstleister helfen beim Disability Management. Soziale Sicherheit 2005; 10: 318–323.

Mehrhoff F, Schian H-M (Hrsg.): Zurück in den Beruf. Betriebliche Eingliederung richtig managen. Berlin: De Gruyter, 2009.

X

Prävention

33 Ärztliche Untersuchungen von Arbeitnehmern

W. Zschiesche[1] und T. Giesen †

33.1 Einleitung

Ärztliche Untersuchungen von Beschäftigten im Rahmen des Arbeitsverhältnisses, d. h. arbeitsmedizinische Untersuchungen, verfolgen vorrangig zwei unterschiedliche Schutzziele. Sie dienen grundsätzlich entweder dem
- ▶ Schutz von Leben und Gesundheit der Beschäftigten am Arbeitsplatz selbst, oder dem
- ▶ Schutz Dritter (z. B. Arbeitskollegen, Kunden oder Passagieren) bzw. anderen schützenswerten Interessen Dritter, insbesondere
- ▶ dem Schutz von erheblichen Sachgütern.

Bei der Differenzierung nach der Fragestellung an den Arzt (Arbeitsmediziner, Personalarzt, Betriebsarzt, Beauftragter Arzt, Ermächtigter Arzt), der diese Untersuchungen durchführt, lassen sich verschiedene Untersuchungskategorien unterscheiden (s. Box 33.1).

Die Durchführung einer arbeitsmedizinischen Untersuchung ist „Ausübung der Heilkunde". Sie dienen vorrangig präventiven Zwecken. Zu jeder „lege artis" durchgeführten ärztlichen Untersuchung und somit auch zur einer arbeitsmedizinischen Untersuchung gehören als diagnostische Bestandteile:
1) Erhebung der Anamnese, insbesondere der Beschwerdeanamnese
2) körperliche (klinische) Untersuchung (u. a. Inspektion, Palpation, Perkussion, Auskultation) und ggf. bestimmte
3) medizinisch-technische Untersuchungen, z. B.

- ■ Laborparameter einschließlich → Biomonitoring,
- ■ Sehtest mit Farbsinnprüfung,
- ■ Hörtest (Audiogramm),
- ■ Lungenfunktionsanalyse, Spiroergometrie,
- ■ Röntgen, CT, MRT oder
- ■ Ultraschalluntersuchung.

4) Beratung.

Jede arbeitsmedizinische Untersuchung beinhaltet auch eine individuelle ärztliche Beratung im Hinblick auf die Gefährdung bzw. die Tätigkeit unter Würdigung der Anamnese und der erhobenen

---

Box 33.1: Untersuchungskategorien

1.	Personalärztliche Untersuchungen
1.1	Einstellungsuntersuchung auf Verlangen des Arbeitgebers
1.2	Eignungs- und/oder Tauglichkeitsuntersuchung:
1.2.1	Eignung zur Erfüllung bestimmter Aufgaben oder gefahrgeneigter Tätigkeiten
1.2.2	Eignung zur Wahrung der Rechte Dritter (Drittschutz)
2.	Arbeitsmedizinische Vorsorgeuntersuchungen
2.1	Allgemeine arbeitsmedizinische Vorsorgeuntersuchung
2.2	Spezielle arbeitsmedizinische Vorsorgeuntersuchung
2.2.1	Pflichtuntersuchung
2.2.2	Angebotsuntersuchung
2.2.3	Untersuchung auf Wunsch des Beschäftigten („Wunschuntersuchung")

---

1 Für die wertvollen Hinweise aus juristischer Sicht danke ich Herrn Assessor Wolfram Strunk, BG ETEM, Köln

Befunde. Inwieweit klinische und/oder medizinisch-technische Anteile in jedem Fall Bestandteil einer arbeitsmedizinischen Untersuchung sind, entscheidet der Arzt im Einvernehmen mit der zu untersuchenden Person. Die Untersuchungsbefunde, das Untersuchungsergebnis sowie der Inhalt des Untersuchungsgespräches (Beratung) unterliegen der ärztlichen Schweigepflicht.

Bei allen ärztlichen Untersuchungen im Rahmen des Arbeitsverhältnisses kommt dem mit der Durchführung der Untersuchung beauftragten Arzt ausnahmslos eine beratende – und keine entscheidende – Funktion zu. Über Personaleinsatzplanung und Arbeitsentgelt (Lohn/Gehalt), dessen Höhe vielfach von den damit verbundenen Gefahren (z. B. sog. Schmutzzulagen) abhängt, entscheiden die Arbeitsvertragsparteien. Der Arzt wahrt und stärkt seine fachliche Unabhängigkeit, wenn die Grundregeln ärztlichen Handelns, nämlich die der ärztlichen Weisungsfreiheit und Schweigepflicht streng beachtet werden. Damit stärkt er auch seine Rolle im Dreiecksverhältnis Arbeitgeber – Arbeitnehmer – Arzt als unabhängiger Sachverständiger (Gutachter) oder im Sinne des ASiG als Unternehmensberater in allen Fragen der Gesundheit (Gesundheitsmanagement) und des medizinischen Arbeitsschutzes.

33.2 Vorsorge- und Eignungsuntersuchungen aus Sicht der praktischen betriebsärztlichen Tätigkeit – Eine Vorbemerkung

Das Arbeitsschutzrecht beschränkt sich mit konkreten Regelungen im Bereich der arbeitsmedizinischen Vorsorge explizit auf Vorsorgeuntersuchungen bei Tätigkeiten, die eine (langfristige) Gefährdung der Gesundheit der Beschäftigten in sich bergen; bereits Unfallgefahren werden nicht berücksichtigt. Gesundheitsgefährdungen, die aus Eigenschaften in der Person der Beschäftigten resultieren, berücksichtigt das Recht der arbeitsmedizinischen Vorsorge nicht und trifft hierzu keine Regelungen; Untersuchungen dieser Beschäftigten werden als Eignungsuntersuchungen eingestuft.

> **!** Aus der betriebsärztlichen Sicht sind die Unterscheidungen zwischen Vorsorge- und Eignungsuntersuchungen in vielen Fällen fließend und praxisfern; das Arbeitsschutzrecht ist in dieser Hinsicht zudem unter verschiedenen Gesichtspunkten oft inkonsequent.

Dies soll an folgenden wenigen Beispielen erläutert werden:

Arbeiten mit Absturzgefahr. Diesen Tätigkeiten ist unzweifelhaft eine Gesundheitsgefährdung immanent; trotzdem erfolgt keine rechtliche Regelung der arbeitsmedizinischen Vorsorge wegen der Charakterisierung i. S. einer reinen Unfallgefahr sowie wegen der Einstufung einer Untersuchung als Eignungsuntersuchung. Gleichzeitig verweist das BMAS in der Begründung der ArbMedVV u. a. darauf, dass in diesen Fällen eine Untersuchung auf Wunsch der Beschäftigten erfolgen kann; derartige Wunschuntersuchungen sind jedoch explizit dem Kreis der Vorsorgeuntersuchungen zuzuordnen.

Bildschirmarbeit. Entsprechend der ArbMedVV hat der Arbeitgeber Vorsorgeuntersuchungen anzubieten, die sich explizit auf die Augen und das Sehvermögen beschränken; hiermit wird eine EU-Arbeitsschutz-Richtlinie umgesetzt, formal also der Charakter einer Vorsorgeuntersuchung gewahrt. Inhaltlich handelt es sich jedoch eindeutig um eine Eignungsuntersuchung, da Schäden der Augen bzw. Einschränkungen der Sehfähigkeit durch Bildschirmarbeit nicht verursacht werden, vielmehr umgekehrt Vorerkrankungen zu Beschwerden führen.

Hätte man den Charakter einer Vorsorgeuntersuchung auch inhaltlich wahren wollen, hätte man auch gesundheitliche Aspekte, die sich aus einer unzureichenden ergonomischen Gestaltung des Arbeitsplatzes ergeben können, einbeziehen müssen.

Arbeiten in Druckluft. Hierzu fordert die ArbMedVV eine Pflichtuntersuchung (Vorsorgeuntersuchung). Gleichzeitig verlangt sie das Fehlen gesundheitlicher Bedenken als Voraussetzung für die Tätigkeit, also die Eignung des Untersuchten (was fachlich sehr wohl begründet ist).

Nachtarbeit. Nach dem ArbZG hat der Beschäftigte das Recht, sich in regelmäßigen Abständen arbeitsmedizinisch untersuchen und für den Fall einer gesundheitlichen Gefährdung auf einen geeigneten Arbeitsplatz umsetzen zu lassen. Dies erfüllt die Eigenschaften einer quasi „gebahnten" Wunschuntersuchung und stellt insofern eine Vorsorgeuntersuchung dar. Gleichzeitig erlaubt die Untersuchung auch eine Feststellung der Eignung für Nachtarbeit und wäre auch als Eignungsuntersuchung anzusehen; hierbei fehlt ihr jedoch der ansonsten übliche formale Charakter einer Eignungsuntersuchung (i. d. R. Veranlassung durch den Arbeitgeber, keine rechtlichen Vorgaben zu Konsequenzen bei Nichteignung).

Mitteilung des Untersuchungsergebnisses von Vorsorgeuntersuchungen an den Arbeitgeber. Liegen keine gesundheitlichen Bedenken vor, wird der Arbeitgeber i. d. R. auch auf eine entsprechende Eignung für die vorgesehene Tätigkeit schließen (und dies im Allgemeinen zu Recht). Liegen gesundheitliche Bedenken vor, so können diese zum einen durch die Arbeit als solche begründet sein; häufig werden sie jedoch durch besondere Eigenschaften in der Person des Beschäftigten bedingt sein, so dass diese Aussage implizit auch eine Feststellung zur (fehlenden) Eignung für die vorgesehene Tätigkeit beinhaltet.

Diese Mehrschichtigkeit des Charakters von arbeitsmedizinischen Untersuchungen ist im Folgenden zu berücksichtigen, wenn Untersuchungstatbestände im Einzelfall dem Bereich der Vorsorge oder der Eignung zugeordnet werden (Kap. 33.3.2 und 33.4)!

33.3 Personalärztliche Untersuchung

Ärztliche Untersuchungen von Arbeitnehmern, deren Grundlage nicht dem Arbeitsschutz zugerechnet werden können, sondern vielmehr vorrangig den Interessen des Arbeitgebers dienen

oder wegen seiner zivilrechtlichen Fürsorgepflicht von ihm gefordert werden, sind in Abgrenzungen zu Untersuchungen aus Gründen des Arbeitsschutzes (Früherkennung und Vermeiden von Arbeitsunfällen und Berufskrankheiten) durch den Betriebsarzt oder den beauftragten bzw. ermächtigten Arzt sog. personalärztliche Untersuchungen.

Die Ursprünge des Begriffs sind im Beamtenrecht bzw. im Öffentlichen Dienst (vgl. § 7 BAT bzw. § 3 TVöD) zu finden. In der Industrie oder größeren Unternehmen werden neben den originären Arbeitsschutzuntersuchungen auch die sog. personalärztlichen Untersuchungen durch den Werks- oder Betriebsarzt (hier umgangssprachlich gemeint als Arzt im Betrieb und nicht i. S. von § 2 ASiG) durchgeführt. Insoweit ist dort der Begriff bisher weniger gebräuchlich. Den sog. personalärztlichen Untersuchungen werden auch die vielfach arbeitsvertraglich bedeutsamen Untersuchungen aufgrund von Tarif-, Betriebs- oder Personalvereinbarungen zugerechnet. Zu den personalärztlichen Untersuchungen gehören z. B.:

▶ Einstellungsuntersuchungen,
▶ Eignungs- und/oder Tauglichkeitsuntersuchungen zur Personaleinsatzplanung,
▶ sonstige Untersuchungen aufgrund von Tarif- oder Betriebsvereinbarungen, z. B. Untersuchungen nach § 7 BAT/§ 3 TVöD,
▶ Untersuchungen nach dem Jugendarbeitsschutzgesetz (JArbSchG),
▶ Eignungsuntersuchungen nach verkehrsrechtlichen Vorschriften des Fahrpersonals (Straße, Schiene, Wasser, Luft),
▶ allgemeine Eignungsfeststellungen nach § 7 ArbSchG,
▶ Untersuchungen zur Feststellung der Eignung zum Betrieb von selbst fahrenden mobilen Arbeitsmitteln (z. B. Gabelstapler) nach Anhang 2 Nr. 3.1 Betriebssicherheitsverordnung (BetrSichV) i. V. m. § 7 ArbSchG,
▶ Untersuchungen zur Feststellung der Eignung i. V. m. § 7 Abs. 2 UVV „Grundsätze der Prävention" (BGV A1),
▶ Feststellung der Befähigung bzw. Arbeitsfähigkeit nach § 7 Abs. 2 i. V. m. § 15 Abs. 2 und 3 UVV „Grundsätze der Prävention" (BGV A1)

▶ Nachweis bzw. Ausschluss von Alkohol-, Medikamenten- oder Drogeneinfluss am Arbeitsplatz.

Die Feststellung der Arbeitsfähigkeit i. S. § 15 Abs. 2 und 3 UVV „Grundsätze der Prävention" (BGV A1) ist keine Überprüfung einer ggf. bestehenden Arbeitsunfähigkeit (AUF) des Beschäftigten.

! In Analogie zu § 3 Abs. 3 ASiG gehört es nicht zu den personalärztlichen Aufgaben, Krankmeldungen der Arbeitnehmer auf ihre Berechtigung hin zu überprüfen. Dies ist Aufgabe des Medizinischen Dienstes der Krankenkassen (MDK, früher „Vertrauensarzt").

33.3.1 Einstellungsuntersuchung

Klassische sog. personalärztliche Untersuchungen sind die Einstellungsuntersuchungen, die in der Regel auf Verlangen des Arbeitgebers erfolgen. Dabei ist zu unterscheiden zwischen

▶ Arbeitnehmern in der privaten Wirtschaft (bisher ohne gesetzliche Regelung, aber Arbeitsvertragsbestandteil),

▶ Arbeitnehmern im öffentlichen Dienst (Untersuchungen aufgrund von Tarifverträgen, z. B. gemäß § 7 BAT bzw. § 3 TVöD) oder

▶ Beamten (Untersuchungen aufgrund Artikel 33 Abs. 2 GG).

Die vom Arzt (Personalarzt/nicht Betriebsarzt) zu beantwortende Frage im Rahmen der Einstellungsuntersuchung bezieht sich auf eine bestehende oder unmittelbar bevorstehende Arbeitsunfähigkeit, auf eine Erkrankung, die eine Gefahr für Dritte in sich birgt (z. B. Infektionsgefährdung) oder die die Eignung für die vorgesehene Tätigkeit auf Dauer oder in periodisch wiederkehrenden Abständen einschränkt (insbesondere bei Beamten). Entsprechend der ständigen Rechtsprechung der Arbeitsgerichtsbarkeit ist dabei das Fragerecht des Arbeitgebers streng begrenzt. Der mit der Untersuchung beauftragte Arzt darf in der Beurteilung, die dem Auftraggeber, d. h. dem Arbeitgeber übermittelt wird, diese Fragerechts-

beschränkung nicht verletzen (Schweigepflicht: § 203 Abs. 1 StGB). Bei dem im Rahmen einer Einstellungsuntersuchung anzuwendenden diagnostischen Aufwand ist ebenso wie bei allen anderen ärztlichen Untersuchungen das Gebot der Verhältnismäßigkeit (§ 11 Berufsordnung für Ärzte – BO-Ä) zu beachten.

Bei Einstellungsuntersuchungen sind auch Elemente der

▶ gesundheitlichen (nicht infektiös), der

▶ körperlichen (Fingerfertigkeit bei Montagearbeiten oder im Schreibdienst, Ausdauer, kräftige Konstitution etc.) oder der

▶ psychomentalen und psychosozialen (Belastbarkeit, Zuverlässigkeit, Führungsqualität)

Eignung von Bedeutung (vgl. Abschnitt 33.1.2). Der Abschluss des Arbeitsvertrages wird in der Regel von dem positiven Ergebnis der Einstellungsuntersuchung abhängig gemacht. Ausschlaggebend für die Auswahl der Personen, die vom Arbeitgeber in die engere Wahl zwecks Abschluss eines Arbeitsvertrages gezogen werden, sind dabei weniger das Ergebnis der Einstellungsuntersuchung, sondern vielmehr die berufliche Qualifikation (Schul- und Berufsausbildung, Berufserfahrung) sowie der persönliche Eindruck, der vom Bewerber beim Vorstellungsgespräch hinterlassen wird. Dem ärztlichen Ergebnis der Einstellungsuntersuchung kann demnach höchstens eine tertiäre Bedeutung beigemessen werden. Bei Beamten ist zusätzlich eine Prognose über die gesundheitliche Eignung im Hinblick auf die Dienstfähigkeit bis zum Erreichen des Pensionsalters zu stellen.

33.3.2 Eignungs- und/oder Tauglichkeitsuntersuchung

Das Begriffspaar beschreibt eine spezielle Fragestellung an den Arzt: Eignungs- und/oder Tauglichkeitsuntersuchungen sind arbeitsmedizinische Untersuchungen mit dem Ziel bzw. zu dem Zweck, einen Abgleich zwischen dem Anforderungsprofil der zu verrichtenden Tätigkeit mit dem Fähigkeitsprofil des Beschäftigten nach arbeitsmedizinischen Kriterien durchzuführen. Der traditionelle, i. d. R. synonym dazu verwendete Begriff Tauglichkeit wird überwiegend beim Militär, Vollzugsbeamten oder im Berg- und Verkehrsrecht verwendet.

Weiterhin ist eine prognostische Aussage darüber zu treffen, ob die auf ihre Eignung/Tauglichkeit hin untersuchte Person der ihr zugewiesenen Aufgabe voraussichtlich gewachsen ist.

Die Fragestellung der Eignung kann sich ergeben

▶ überwiegend aus Arbeitgeberinteressen im Rahmen eines privatrechtlichen Arbeitsverhältnisses,

▶ im Dienstrecht des öffentlichen Dienstes (z. B. BAT/TVöD),

▶ im öffentlich-rechtlichen Drittschutz (z. B. im Verkehrsrecht) und/oder

▶ im Rahmen arbeitsschutzrechtlicher Untersuchungen (gesundheitliche oder körperliche Eignung zum Schutz vor Arbeitsunfällen).

Die dabei vom Arzt zu beantwortende Frage bezieht sich auf bestimmte

▶ gesundheitliche,

▶ körperliche,

▶ psychomentale und/oder

▶ psychosoziale

Fähigkeiten des Arbeitnehmers, z. B. Fingerfertigkeit, körperliche Konstitution, Seh- oder Farbtüchtigkeit, Zuverlässigkeit bei Aufsicht über bestimmte gefahrgeneigte Tätigkeiten etc., d. h. auf seine Eignung und/oder Tauglichkeit zur Erfüllung bestimmter Aufgaben oder Tätigkeiten, ohne sich oder andere zu gefährden. Klassische Eignungsfragen, die vielfach aus dem militärischen Bereich entlehnt sind (vgl. Wehrdiensttauglichkeit) sind die nach Fahr-, Flug- oder Tropentauglichkeit, Tätigkeiten unter Tage (bergtauglich) oder im Schiffsdienst (seediensttauglich). Die individuell oft sehr unterschiedlich ausgeprägten Begabungen und Fähigkeiten sowie anlagebedingte (ererbte, Disposition) oder erworbene Vorschäden (Unfallfolgen, Verschleißerkrankungen) jedes einzelnen Menschen sind dabei ärztlich zu bewerten und beim Ergebnis der Untersuchung zu berücksichtigen. Der im Rahmen von Vorsorge- oder Einstellungsunter-

suchungen verpönte Begriff „Selektion" ist im Gegensatz dazu hier notwendiger Bestandteil des Untersuchungsanlasses.

Weiterhin ist zu bedenken, dass sich infolge des Mangels an ausreichender körperlicher, gesundheitlicher oder geistiger Eignung der Beschäftigte durch die Verrichtung einer gefahrgeneigten bzw. gefährlichen Tätigkeit nicht nur andere (Drittschutz), sondern ungünstigenfalls auch selbst gefährdet. Insoweit enthalten Eignungsuntersuchungen auch immer Aspekte des Arbeitsschutzes, weil dadurch das Risiko, einen Arbeitsunfall zu erleiden, verringert wird. Eine Eigengefährdung besteht bei mangelnder Eignung auch durch das Gefühl, mit der zugewiesenen Aufgabe überfordert zu sein, was neben der Unsicherheit, in Notsituationen (z. B. technisches Versagen, Störfall) unangemessen zu reagieren (menschliches Versagen), zu einer ständigen psychomentalen und emotionalen Stresssituation führt, die ihrerseits wiederum das Unfallrisiko steigert.

Insoweit findet der Begriff Eignung oder Tauglichkeit in der Arbeitsmedizin für drei unterschiedliche Fragestellungen Anwendung (Tabelle 33.1), was die interdisziplinäre Diskussion insbesondere mit Juristen oder Arbeitnehmervertretern oftmals erschwert:

▶ Schutz Dritter,

▶ Personaleinsatzplanung,

▶ Verhütung von Arbeitsunfällen.

Da der Drittschutz bei der Güterabwägung gegenüber den Belangen des betroffenen Arbeitnehmers das höherwertige Rechtsgut darstellt (vgl. Art. 2 Abs. 1 GG), führt das Untersuchungsergebnis „gesundheitliche Bedenken" (d. h. nicht geeignet oder untauglich) in der Regel immer zu einem Verbot, die entsprechende gefahrgeneigte oder gefährliche Tätigkeit auszuüben, also zu einem Beschäftigungsverbot.

Solche Untersuchungsanlässe zur Feststellung insbesondere der gesundheitlichen Eignung sind beispielsweise genannt oder geregelt im/in der

▶ Arbeitszeitgesetz (ArbZG [nachtschichttauglich]),

Tabelle 33.1: Übersicht der Ärztlichen Untersuchungen im Rahmen des Arbeitsverhältnisses

Nr.	Personalärztliche Untersuchungen (Untersuchungen im Interesse des Arbeitgebers)			Arbeitsschutzuntersuchungen (Schutz vor Arbeitsunfällen oder Berufskrankheiten und anderen arbeitsbedingten Erkrankungen)		
	Einstellungsuntersuchungen	Eignungsuntersuchungen/Tauglichkeitsuntersuchungen		Eignungsuntersuchungen zum Schutz vor Arbeitsunfällen	Vorsorgeuntersuchungen	
		zur Personaleinsatzplanung	zum Drittschutz	Schutz vor Arbeitsunfällen	Allgemeine	Spezielle
Nr.	1	2	3	4	5	6
1	Freie Wirtschaft (ohne rechtliche Regelung)	i. P. alle in Spalten 3 und 4 genannten Untersuchungsanlässe	Fahrtauglichkeit (§§ 11 bis 14 i. V. m. Anlagen 4 bis 6 FeV); § 7 BGV A1	§ 7 Arbeitsschutzgesetz (ArbSchG)	§ 3 Abs. 1 Nr. 2 ASiG	Biostoffverordnung (BioStoffV)
2	Öffentlicher Dienst (§ 7 BAT/ § 3 TVöD)	Öffentlicher Dienst (§ 7 BAT/§ 3 TVöD)	Flugtauglich (LuftVZO)	§ 7 Abs. 1 und 2 BGV A1 (allgemein)	§ 11 ArbSchG	Gefahrstoffverordnung (GefStoffV)
3	Beamte (Art. 33 GG)	Feststellung der Befähigung bzw. Arbeitsfähigkeit nach § 7 Abs. 2 i. V. m. § 15 Abs. 2 und 3 BGV A 1 – Nachweis bzw. Ausschluss von Alkohol-, Medikamenten- oder Drogeneinfluss am Arbeitsplatz	Hochseetauglich (SeemannsG/SeediensttauglichkeitsV)	Anhang 2 Nr. 3.1 Betriebssicherheitsverordnung (BetrSichV) i. V. m. § 7 (ArbSchG): Eignung zum Betrieb von selbst fahrenden mobilen Arbeitsmitteln (z. B. Gabelstapler)	§ 7 Abs. 1 BGV A4	Lärm- und Vibrations-Arbeitsschutz-Verordnung (LärmVibrationsArbSchV)
4			Binnengewässer/Rheinschifffahrt	Bergtauglichkeit (Bundesbergesetz/GesBergV)		Gentechniksicherheitsverordnung (GenTSV)
5			Schienen- und Spurgeführter Verkehr	Drucklufttauglichkeit (§§ 10 u. 11 Druckluftverordnung)		Röntgenverordnung (RöV)
6			Infektionsschutzgesetz (IfSG), dort § 42 – Umgang mit Lebensmitteln	§ 6 Abs. 1 Bildschirmarbeitsverordnung (seh- u. farbsinntauglich)		Strahlenschutzverordnung (StrlSchV)
7			Begasungen nach Anhang III Nr. 5.3.1 Abs. 2 Nr. 2 GefStoffV (körperlich und geistig geeignet)	Tragen von Atemschutzgeräten (§ 3 i. V. m. Anlage 1 BGV A4)		§ 3 i. V. m. Anlage 1 BGV A4

Tabelle 33.1: *Fortsetzung*

Personalärztliche Untersuchungen (Untersuchungen im Interesse des Arbeitgebers)			Arbeitsschutzuntersuchungen (Schutz vor Arbeitsunfällen oder Berufskrankheiten und anderen arbeitsbedingten Erkrankungen)		
Einstellungsuntersuchungen	Eignungsuntersuchungen/Tauglichkeitsuntersuchungen		Eignungsuntersuchungen zum Schutz vor Arbeitsunfällen	Vorsorgeuntersuchungen	
	zur Personaleinsatzplanung	zum Drittschutz		Allgemeine	Spezielle
Nr. 1	2	3	4	5	6
8		Schädlingsbekämpfung nach Anhang III Nr. 4.4 Abs. 4 Nr. 3 GefStoffV (körperlich und geistig geeignet)	Kältetauglich (§ 3 i. V. m. Anlage 1 BGV A4)		Elektromagnetische Felder – EMF (in Vorbereitung)
9			Hitzetauglich (§ 3 i. V. m. Anlage 1 BGV A4)		Künstliche optische Strahlung (in Vorbereitung)
10			Tropentauglichkeit (§ 3 i. V. m. Anlage 1 BGV A4)		Arbeiten im kontaminierten Bereich
11			Land-/Forstwirtschaft – UVV Forsten		
12			Nachtarbeit (Schichtdiensttauglich) – § 6 Abs. 3 ArbZG		
13			Seediensttauglichkeit (Seemannsgesetz/Seediensttauglichkeitsverordnung)		
14			§ 3 Lastenhandhabungsverordnung i. V. m. § 7 ArbSchG		
15			Arbeiten in sauerstoffreduzierter Atmosphäre (§ 7 ArbSchG)		
16			Höhentauglichkeit (§ 7 Abs. 2 BGV A1)		
17			Fahr- Steuer- und Überwachungstätigkeiten (§ 7 Abs. 2 BGV A1)		

* Die rechtlich eindeutig geregelten Untersuchungsanlässe sind dunkler unterlegt

- Bildschirmarbeitsverordnung (BildscharbV [seh- und farbtüchtig])[1],
- Druckluftverordnung (DruckluftV [drucklufttauglich]),
- Schädlingsbekämpfung nach Anhang III Nr. 4.4 Abs. 4 Nr. 3 GefStoffV (körperlich und geistig geeignet),
- Begasungen nach Anhang III Nr. 5.3 Abs. 2 Nr. 2 GefStoffV (körperlich und geistig geeignet),
- Gesundheitsbergverordnung (GesBergV [bergtauglich]),
- Fahrerlaubnisverordnung (FeV [fahrtauglich]),
- Luftverkehrszulassungsordnung (LuftVZO [flugtauglich]),
- Seediensttauglichkeitsverordnung (hochseetauglich),
- Infektionsschutzgesetz (IfSG, dort § 42 – Umgang mit Lebensmitteln),
- Betriebssicherheitsverordnung (Anhang 2 Nr. 3.1 BetrSichV [Eignung zum Bedienen gefährdender Arbeitsmittel]),
- „Arbeitsmedizinische Vorsorgeverordnung":
  - hitzetauglich,
  - kältetauglich,
  - tauglich zum Tragen von schwerem Atemschutz,
  - tropentauglich;
- UVV „Grundsätze der Prävention" (BGV A1 – dort § 7 Abs. 1 und 2),
- UVV Forsten der LBGen/GUV,
- UVV „Flurförderzeuge" (BGV D 27 – u. a. Gabelstapler – vgl. auch BetrSichV).

Der Unterschied des Begriffspaares „Eignung und/oder Tauglichkeit" zum klassischen Begriff „Vorsorge" besteht insbesondere darin, dass im Hinblick auf ein potenzielles Schadensereignis bei der gefahrgeneigten Tätigkeit das Risiko nicht oder zumindest weniger von der Tätigkeit als solcher, sondern vielmehr von der Person, die

sie ausübt, infolge mangelnder Eignung oder Überforderung (Fehlverhalten) ausgeht (Anforderungsprofil/Fähigkeitsprofil).

Bei der so genannten Vorsorge dagegen liegt das Risiko für den Eintritt eines Gesundheitsschadens überwiegend in der beruflich bedingten Einwirkung biologischer, chemischer oder physikalischer Art, also bei einer externen Ursache und nicht in der Person, die dieser Einwirkung ausgesetzt ist. Der Eintritt eines Schadens ist in der Regel abhängig von der Dosis (Dosis-Wirkungs-Beziehung) und wird bei entsprechender Intensität jeden Beschäftigten treffen. Lediglich bestimmte dispositionelle (ererbte) Faktoren oder bereits erworbene Vorschäden verändern die individuelle Empfindlichkeit, einen Schaden früher oder schwerer als andere, beispielsweise Kollegen an den Nachbararbeitsplätzen, zu erleiden.

Eine Reihe von Untersuchungsanlässen beinhaltet eine Doppelfunktion in Bezug auf die Frage der Eignung und der Vorsorge. Im Rahmen der Erstuntersuchung (EU) ist vorrangig die Eignung bzw. Tauglichkeit festzustellen. Bei einer Nachuntersuchung (NU) ist neben der Feststellung, ob die Tauglichkeitskriterien weiterhin erfüllt werden, auch dahingehend zu untersuchen, ob durch die Tätigkeit gesundheitliche Störungen (Früherkennung von Berufskrankheiten) eingetreten sind (s. auch Abschnitt 33.3).

Forderungen an den Arbeitgeber, Feststellungen der Eignung zu treffen, werden, ohne allerdings rechtsverbindlich eine ärztliche Untersuchung zu fordern, genannt in:

- § 7 Arbeitsschutzgesetz (ArbSchG),
- Anhang 2 Nr. 3.1 Betriebssicherheitsverordnung (BetrSichV): Eignung zum Betrieb von selbst fahrenden mobilen Arbeitsmitteln (z. B. Gabelstapler),
- § 3 Lastenhandhabungsverordnung
- § 7 Abs. 1 und 2 UVV „Grundlagen der Prävention" (BGV A1).

Zur Feststellung der sog. Höhentauglichkeit (Arbeiten mit Absturzgefährdung) gibt es bisher nur bei der Eisenbahn-Unfallkasse rechtsverbindliche Regelungen.

---

1 Die Untersuchung der Augen und des Sehvermögens nach § 6 Abs. 1 BildschArbV ist dem Wesen und dem Wortlaut nach keine Vorsorge-, sondern eine Eignungsuntersuchung.

Im öffentlichen Dienst ohnehin (vgl. § 7 BAT/ § 3 TVöD), aber auch in der freien Wirtschaft werden derartige Eignungs- oder Tauglichkeitsfeststellungen häufig zivilrechtlich auf der Basis von Tarif-, Betriebs- oder Personalvereinbarungen zwischen den Vertragsparteien vereinbart.

33.4 Arbeitsmedizinische Vorsorgeuntersuchung

Man unterscheidet bei arbeitsmedizinischen Vorsorgeuntersuchungen allgemeine arbeitsmedizinische Vorsorgeuntersuchungen und spezielle arbeitsmedizinische Vorsorgeuntersuchungen, die in einer speziellen Rechtsvorschrift im Hinblick auf eine konkrete (spezielle) Gefährdung geregelt sind (s. Kap. 5.1, 5.5 und 5.7).

33.4.1 Allgemeine arbeitsmedizinische Vorsorgeuntersuchung

Nach § 2 Abs. 1 Arbeitssicherheitsgesetz (ASiG) hat der Arbeitgeber seit 1974 einen Betriebsarzt zu bestellen und ihm die in § 3 ASiG beispielhaft genannten Aufgaben zu übertragen. Gemäß § 3 Abs. 1 Nr. 2 ASiG gehört es demnach zu den Aufgaben des Betriebsarztes, die Arbeitnehmer zu untersuchen und zu beraten. Diese allgemeinen arbeitsmedizinischen Vorsorgeuntersuchungen sollen tätigkeitsbezogene bzw. arbeitsplatzbezogene Gefahrenmerkmale aufdecken, die bisher weniger oder gar nicht von ihrer Wirkung auf den Menschen her bekannt sind und möglicherweise zu arbeitsbedingten Erkrankungen (§ 3 Abs. 1 Nr. 3c ASiG) führen. Zur Gruppe der allgemeinen arbeitsmedizinischen Vorsorgeuntersuchungen können weiter auch bestimmte Untersuchungen auf Wunsch des Beschäftigten gerechnet werden, v. a. auf der Rechtsgrundlage von (s. Tabelle 33.1):

► § 3 Abs. 1 Nr. 2 ASiG,
► § 11 ArbSchG und
► § 7 Abs. 1 BGV A4.

Über den Weg einer tätigkeitsbezogenen Beschwerdeanamnese sowie in Kenntnis der Arbeitsplatzbedingungen zum einen und dem Instrument einer gründlichen allgemeinen und ggf. speziellen Diagnostik zum anderen sollen dabei Rückschlüsse auf mögliche arbeitsbedingte Gesundheitsgefahren infolge der erhobenen Beschwerden und der objektivierbaren Befunde nach dem bekannten Belastungs-Beanspruchungs-Konzept gezogen werden. Die vom Arzt so auf objektiven Parametern und reproduzierbaren Fakten beruhenden Erkenntnisse dienen ihm vorrangig als Grundlage für die sachgerechte Beratungstätigkeit.

Im Gegensatz zu allen anderen im Arbeitsschutz agierenden Fachleuten ist nur der Arzt (sog. Arztvorbehalt: Betriebsarzt/beauftragter Arzt/ermächtigter Arzt) befugt und in der Lage, die Wechselwirkung zwischen der beruflichen Tätigkeit und den gesundheitlichen Auswirkungen auf die Beschäftigten objektiv mit dem Instrument einer arbeitsmedizinischen Untersuchung zu überprüfen. Das Ausbleiben kritischer Befunde im Rahmen einer Ausschlussdiagnostik kann zusätzlich ein Hinweis dafür sein, dass die vom Arbeitgeber getroffenen Maßnahmen zum Arbeitsschutz richtig und ausreichend waren. Insoweit ist die arbeitsmedizinische Vorsorgeuntersuchung (AMVU) entgegen allen anderen messtechnischen Verfahren des sog. objektiven Arbeitsschutzes das ideale Instrument, die Wirksamkeit der getroffenen Maßnahmen direkt am Menschen (in vivo) überprüfen zu können. In den Fällen, in denen ohnehin Biomonitoring indiziert ist oder in denen keine allgemeinen Arbeitsplatzgrenzwerte (AGW) oder sonstige Grenzwerte ableitbar sind, ist die AMVU samt Biomonitoring das Mittel der Wahl, soweit die Beschäftigten dazu ihre Einwilligung geben.

> **!** Bereits das Erheben der Beschwerdeanamnese und die sich daran anschließende Beratung ist eine ärztliche Untersuchung. Die Diskussion um die so genannte „Untersuchungsmedizin" entspringt daher einem mehr laienhaften Verständnis des Begriffes „Ärztliche Untersuchung".

33.4.2 Spezielle arbeitsmedizinische Vorsorgeuntersuchung

Verschiedene Arbeitsschutzvorschriften des Staates und subsidiär der Unfallversicherungsträger enthalten Vorschriften, nach denen ein Arbeitgeber einen Arbeitnehmer nur dann an einem mit spezifischen Gefahren verbundenen Arbeitsplatz beschäftigen darf, wenn zuvor ein fachkundiger und – je nach Vorschrift (vgl. Tabelle 33.1) – ein beauftragter bzw. dazu besonders ermächtigter Arzt den Arbeitnehmer/Versicherten arbeitsmedizinisch untersucht hat. Derartige Vorschriften sind enthalten in:

▶ Arbeitsmedizinische Vorsorgeverordnung (ArbMedVV) in Verbindung mit verweisenden weiteren Rechtsvorschriften (s. Kap. 5.1),
▶ Druckluftverordnung (DruckluftV),
▶ Gentechniksicherheitsverordnung (GenTSV),
▶ Röntgenverordnung (RöV),
▶ Strahlenschutzverordnung (StrlSchV).

Der Umstand, dass spezielle, bereits bekannte Gesundheitsrisiken in dazu speziell erlassenen Rechtsvorschriften geregelt werden, hat dazugeführt, diese Untersuchungsanlässe in Abgrenzung zu den allgemeinen „Spezielle arbeitsmedizinische Vorsorgeuntersuchungen" zu nennen.

Mit den Novellierungen einiger Rechtsvorschriften und abschließend mit der ArbMedVV von 2008 wurde im Rahmen der speziellen arbeitsmedizinischen Vorsorge neben der traditionellen so genannten „Pflichtuntersuchung", die als Beschäftigungsvoraussetzung verbindlich vorgeschrieben ist, die so genannte „Angebotsuntersuchung" eingeführt. Dabei ist es den Beschäftigten völlig freigestellt, inwieweit sie das Angebot zur arbeitsmedizinischen Vorsorge, d. h. Untersuchung und/oder Beratung über ihre individuellen Risiken annehmen.

Wegen der Besorgnis der Befangenheit infolge der gegebenenfalls sich ergebenden Interessenkollision zwischen der Funktion des Auftraggebers (i. d. R. Arbeitgebers) und des unparteilichen Gutachters sollte diese Grundregel für alle ärztlichen Untersuchungen im Arbeitsverhältnis gelten.

> **!** Ist der Arbeitgeber ein Arzt, der die Voraussetzungen des § 7 Abs. 1 und 2 ArbMedVV zur Durchführung von Vorsorgeuntersuchungen erfüllt, darf er sich nicht selbst mit der Durchführung der arbeitsmedizinischen Vorsorgeuntersuchung im eigenen Betrieb beauftragen. Auf die Regelung in § 7 Abs. 1 ArbMedVV „Er oder sie darf selbst keine Arbeitgeberfunktion gegenüber den zu untersuchenden Beschäftigten ausüben" wird ausdrücklich hingewiesen.

Pflichtuntersuchung

Pflichtuntersuchung ist die Kurzbezeichnung für eine arbeitsmedizinische Vorsorgeuntersuchung, die der Arbeitgeber nach einer Rechtsvorschrift, z. B. nach § 2 Abs. 3 und § 4 ArbMedVV, zu veranlassen hat und deren Durchführung Voraussetzung für die Beschäftigung eines Arbeitnehmers an einem Arbeitsplatz mit Exposition gegenüber einer spezifischen Einwirkung ist. Die Auslösekriterien sind in den jeweiligen Anlagen der Verordnungen rechtlich vorgegeben und i. d. R. an bestimmte Grenzwerte geknüpft, bei deren Überschreitung ein Facharzt für Arbeitsmedizin oder ein Arzt mit der Zusatzbezeichnung Betriebsmedizin (oder im Einzelfall mit einer Ausnahmegenehmigung) mit der Durchführung einer sog. Pflichtuntersuchung beauftragt wird.

Angebotsuntersuchung

Angebotsuntersuchung ist die Kurzbezeichnung für eine arbeitsmedizinische Vorsorgeuntersuchung, die der Arbeitgeber nach einer Rechtsvorschrift, z. B. nach § 2 Abs. 4 und § 5 ArbMedVV, anbieten muss (Bringschuld des Arbeitgebers). Sie ist nicht Voraussetzung für die Beschäftigung an dem speziellen Arbeitsplatz. Die Teilnahme an der Untersuchung ist für die Beschäftigten freiwillig.

Die Auslösekriterien sind in den jeweiligen Anlagen der Verordnungen rechtlich vorgegeben und i. d. R. an bestimmte Expositionsbedingungen geknüpft, bei deren Vorliegen ein Facharzt für Arbeitsmedizin oder ein Arzt mit der Zusatzbezeichnung Betriebsmedizin (oder im

---

Box 33.2: Rechtvorschriften bei Untersuchung auf Wunsch des Beschäftigten

- ❑ Recht auf Wahrnehmung einer Angebotsuntersuchung auf eigenen Wunsch (z. B. vorzeitig)
- ❑ Recht auf Untersuchung nach § 11 ArbSchG
- ❑ Recht auf Untersuchung nach § 6 Abs. 3 ArbZG
- ❑ Recht auf Untersuchung nach § 34 JArbSchG
- ❑ Recht auf Untersuchung nach § 2 Abs. 5 ArbMedVV

Box 33.3: System der Vorsorgeuntersuchungen

1 Erstuntersuchung (EU): vor Eintritt in die Gefährdung
2 Nachuntersuchung (NU): während der Gefährdung
2.1 NU-Fristen in regelmäßigen Abständen, oft in der Rechtsvorschrift vorgegeben
2.2 verkürzte NU-Frist: auf Wunsch des Beschäftigten
2.3 verkürzte NU-Frist: nach ärztlicher Indikationsstellung
2.4 Nach-, besser Abschlussuntersuchung: zum Ende der Gefährdung
3 Nachgehende Untersuchung (NgU): nach Beendigung einer Tätigkeit mit Gefährdung

---

Einzelfall mit einer Ausnahmegenehmigung) mit der Durchführung einer sog. Angebotsuntersuchung beauftragt wird.

Das Untersuchungsergebnis einer sog. Angebotsuntersuchung darf nur mit ausdrücklicher Zustimmung der untersuchten Person an den Arbeitgeber weitergegeben werden (Ärztliche Schweigepflicht).

Wunschuntersuchung

Ein anderer Oberbegriff ist die „Untersuchung auf Wunsch des Beschäftigten" (Holschuld des Beschäftigten/Versicherten; s. Box 33.2).

33.5 Zweck und Systematik der Vorsorgeuntersuchung

Das System der Vorsorgeuntersuchungen wurde Anfang der 70er Jahre eingeführt, um bei bestimmten gesundheitsgefährdenden Tätigkeiten durch systematisches Screening kritische Befunde zur Früherkennung von Berufskrankheiten aufzudecken (s. Box 33.3). So wird der Großteil der Anzeigen wegen Verdacht auf eine Berufskrankheit bei Lärm, Silikose oder nach Umgang mit Asbest infolge der Vorsorgeuntersuchungen erstattet. Der Nutzen der Betriebe für die Gesunderhaltung der Beschäftigten trat erst später zunehmend in den Vordergrund. Der gesundheitspoli-

tische Nutzen, dass die Beschäftigten im Rahmen dieser Untersuchungen vielfach auch allgemein gesundheitsbewusst beraten werden (Gesundheitsförderung) ist inzwischen unbestritten.

Werden infolge kritischer Befunde „gesundheitliche Bedenken" erhoben, so führt das nach einem Teil der Rechtsvorschriften dazu, dass der Arbeitgeber diesen Arbeitnehmer nicht beschäftigen – bei Erstuntersuchung – oder weiter beschäftigen – bei Nachuntersuchung – darf, also zu einem Beschäftigungsverbot für diese spezielle Tätigkeit. Liegen die Gründe für die ärztliche Beurteilung „dauernde gesundheitliche Bedenken" allein in der Person des Arbeitnehmers, ohne dass Maßnahmen des objektiven Arbeitsschutzes am Arbeitsplatz verbessert werden können (Primärprävention, Rangfolge der Schutzmaßnahmen), so ist es die Aufgabe des Arztes, den untersuchten Arbeitnehmer ausführlich zu beraten. Der betroffene Arbeitnehmer entscheidet aber letztendlich selbst, ob er bei dem Arbeitgeber um eine Versetzung an einen Arbeitsplatz nachsucht, an dem die spezielle Gefährdung für ihn nicht oder in geringerem Maße besteht.

Diese Vorgabe gem. dem Selbstbestimmungsrecht nach Art. Abs. 1 und Art. 2 GG ist jedoch nur dann gerechtfertigt, wenn die Frage einer Eignung oder Tauglichkeit zum Schutz Dritter oder zum Schutz erheblicher Sachgüter (vgl. Abschnitt 33.3.2) nicht im Vordergrund steht.

33.5.1 Erstuntersuchung (EU)

Der Zweck der Erstuntersuchung (EU) ist es, vor Eintritt in die Gefährdung anlagebedingte (ererbte) oder erworbene Vorschäden (Unfallfolgen, Erkrankungen) festzustellen, die für den einzelnen Arbeitnehmer (Individualprävention) oder auch für mehrere Arbeitnehmer (Kollektivprävention) mit der in Aussicht genommenen gefährdenden Tätigkeit gesundheitsschädliche Auswirkungen haben können.

Die Erstuntersuchung erhält auch immer die Funktion einer Beweissicherung (z. B. Röntgen, Biomonitoring) falls später Entschädigungsansprüche wegen eingetretener Gesundheitsschäden (Berufskrankheit) geltend gemacht werden.

33.5.2 Nachuntersuchungen (NU)

Bei den Nachuntersuchungen (NU) während oder am Ende der Gefährdung ist ärztlicherseits zu prüfen, ob aufgrund der stattgehabten Belastungen oder Einwirkungen am Arbeitsplatz eine Veränderung des Gesundheitszustandes eingetreten ist. Anhaltspunkte dafür bieten die Befunde der Erstuntersuchung bzw. der zuletzt durchgeführten Nachuntersuchung.

Bei den speziellen Vorsorgeuntersuchungen sind die Abstände der regulären Nachuntersuchungsfristen zum Teil in der Rechtsvorschrift vorgegeben; im Übrigen sind diese dem Arbeitgeber vom durchführenden Arzt vorzuschlagen. Die jeweils vom Arzt auszusprechende Beurteilung braucht insoweit nur diesen Zeitraum prognostisch zu erfassen.

Kommt es innerhalb der vorgesehenen Frist zu einer schwereren Erkrankung, so ist oftmals damit die zuvor abgegebene Beurteilung hinfällig, so dass eine Nachuntersuchung mit verkürzter Frist erforderlich wird (Ärztliche Indi-

kationsstellung). Weiterhin wird dem Beschäftigten das Recht eingeräumt, seinerseits um eine vorzeitige Nachuntersuchung zu bitten, wenn seine gesundheitlichen Beschwerden es erfordern.

33.5.3 Nachgehende Untersuchung (NgU)

Nachgehende Untersuchungen (NgU) dienen der Aufdeckung sog. „industrieller Latenzschäden", wie bei der Silikose, der Asbestose oder bei nahezu allen Formen beruflich verursachter Krebserkrankungen, die eine Latenzzeit (Beginn der Einwirkung bis Eintritt der Krankheit) von bis zu 60 Jahren aufweisen. Sie sind als sog. Angebotsuntersuchung den Beschäftigten/Versicherten i. d. R. alle 5 Jahre bis zum Lebensende anzubieten.

33.6 DGUV-Grundsätze für arbeitsmedizinische Vorsorgeuntersuchungen

Anhaltspunkte für die Durchführung von arbeitsmedizinischen Vorsorgeuntersuchungen und Kriterien für die ärztliche Beurteilung der erhobenen Befunde enthalten u. a. die Berufsgenossenschaftlichen Grundsätze als sog. „Allgemein anerkannte Regeln der Arbeitsmedizin". Sie werden vom Ausschuss „Arbeitsmedizin" bei der DGUV, der sich aus Arbeitsmedizinern der Wissenschaft und Betriebsärzten, Vertretern der Sozialpartner, der Unfallversicherungsträger und verschiedenen Fachleuten des Arbeitsschutzes zusammensetzt, aufgestellt und nach Anhörung aller betroffenen Fachkreise dort verabschiedet. Die Anwendung dieser G-Grundsätze erfüllt insbesondere das Gebot der „Gleichbehandlung der Beschäftigten". Damit soll die intraindividuelle und interindividuelle Variationsbreite des diagnostischen Vorgehens zum einen und der Beurteilungen zum anderen bei den beauftragten bzw. ermächtigten Ärzten möglichst gering gehalten werden (Tabelle 33.2).

Tabelle 33.2: Übersicht der Berufsgenossenschaftlichen Grundsätze für Arbeitsmedizinische Vorsorgeuntersuchungen

G-Nr	Berufsgenossenschaftlicher Grundsatz	Berufskrankheit (Anlage zur BKV) 1); 2)
G 1.1	Silikogener Staub	4101/4102/4111/4112
G 1.2	Asbesthaltiger Staub	4103/4104/4105
G 1.3	Künstliche Mineralfasern	ggf. § 9 Abs. 2 SGB VII
G 1.4	Alveolengängiger Feinstaub bzw. einatembarer Staub	4111/4302
G 2	Blei oder seine Verbindungen	1101
G 3	Bleialkyle	1101
G 4	Hautkrebs	5102
G 5	Nitroglycerin oder Nitroglykol	1309
G 6	Schwefelkohlenstoff	1305
G 7	Kohlenmonoxid	1201
G 8	Benzol	1303/1317/[1318]
G 9	Quecksilber oder seine Verbindungen	1102/5101
G 10	Methanol	1306
G 11	Schwefelwasserstoff	1202
G 12	Phosphor (weißer)	1109/1307
G 13	Tetrachlormethan (Tetrachlorkohlenstoff)	1302
G 14	Trichlorethylen	1302/1317
G 15	Chrom-VI-Verbindungen	1103/5101
G 16	Arsen oder seine Verbindungen	1108
G 17	Tertachlorethylen (Perchlorethylen)	1302/1317
G 18	Tetrachlorethan oder Pentachlorethan	1302/1317
G 19	Laserstrahlung (entfallen)	–
G 20	Lärm	2301
G 21 [3]	Kältearbeiten	Arbeitsunfall
G 22	Säureschäden der Zähne	1312
G 23	Obstruktive Atemwegserkrankungen	4301/4302/4111
G 24	Hauterkrankungen (mit Ausnahme von Hautkrebs)	5101
G 25 [3]	Fahr-, Steuer- und Überwachungstätigkeiten	Arbeitsunfall
G 26 [4]	Atemschutzgeräte	Arbeitsunfall
G 27	Isocyanate	1315/5101
G 28	Monochlormethan (Methylchlorid)	1302
G 29	Benzolhomologe (Toluol, Xylole)	1303/1317
G 30 [3]	Hitzearbeiten	Arbeitsunfall/2401
G 31 [3]	Überdruck (Taucherarbeiten)	Arbeitsunfall/2201

Tabelle 33.2: Übersicht der Berufsgenossenschaftlichen Grundsätze für Arbeitsmedizinische Vorsorgeuntersuchungen (*Fortsetzung*)

G-Nr	Berufsgenossenschaftlicher Grundsatz	Berufskrankheit (Anlage zur BKV) 1); 2)
G 32	Cadmium oder seine Verbindungen	1104
G 33	Aromatische Nitro- oder Aminoverbindungen	1301
G 34	Fluor oder seine anorganischen Verbindungen	1308
G 35 3)	Arbeitsaufenthalt im Ausland (Tropentauglichkeit)	Arbeitsunfall/3104
G 36	Vinylchlorid	1302
G 37 3)	Bildschirmarbeitsplätze	–
G 38	Nickel oder seine Verbindungen	4109/5101
G 39	Schweißrauche	4301/4302/[4113]
G 40	Krebserzeugende Gefahrstoffe (allgemein)	ggf. § 9 Abs. 2 SGB VII
G 41 3)	Arbeiten mit Absturzgefahr	Arbeitsunfall
G 42	Infektionskrankheiten – allgemein	3101, 3102, 3103
G 43	Biotechnologie	3101
G 44	Buchen- und Eichenholzstaub	4203/4301/4302/5101
G 45	Styrol	1303
G 46 3)	Belastungen des Muskel- und Skelettsystems	2101/2102/2103/2104/2105/2106/2107/2108/2109/2110 [2112]
G 47	Beryllium oder seine Verbindungen	1110

[1] Berufskrankheiten-Verordnung (BKV) i. d. F. vom 5. September 2002 (BGBl. I S. 3541);
[2] Vorsorge – (V): individueller Gesundheitsschutz, nur die Person des Beschäftigten betreffend/Schutz vor arbeitsbedingten Erkrankungen einschließlich Berufskrankheiten;
[3] Eignung – (E): a) Feststellung der gesundheitlichen, körperlichen oder psychomentalen Eignung zur Verrichtung bestimmter gefährdender bzw. gefahrgeneigter Tätigkeiten/Unfallschutz;
[4] Eignung – (E): b) wie a), aber Schutz von Leben und Gesundheit Dritter bzw. Schutz von Sachgütern steht im Vordergrund

33.7 Mitwirkungs-, Duldungs- und Treuepflichten

Jede ärztliche Untersuchung, von der Exploration der Vorgeschichte und Beschwerden über Palpation und Auskultation bis hin zur Blut- oder Urinanalyse, stellt einen Eingriff in die grundgesetzlich geschützten Bereiche der informationellen Selbstbestimmung und dem Recht auf körperliche Unversehrtheit dar.

Insoweit bedarf gerade eine arbeitsmedizinische Untersuchung im Rahmen des Arbeitsverhältnisses der ausdrücklichen Zustimmung des Beschäftigten. Die Mitwirkungs-, Duldungs- oder Treuepflichten der im Rahmen des Arbeitsverhältnisses zu untersuchenden Personen sind allerdings nicht immer eindeutig rechtlich fixiert.

Die Regelungen in den §§ 62 bis 65 SGB I sind auf Leistungen der im SGB I (§§ 3 bis 10) genannten sozialen Rechtsgebiete, z. B. der gesetzlichen Unfallversicherung (Entschädigung von Berufskrankheiten o. Ä.) beschränkt. Das Infektionsschutzgesetz (IfSG) wie auch das Atomgesetz (AtomG) schreiben für ihren Geltungsbereich eindeutige Mitwirkungs- und Duldungspflichten vor. Nach z. B. § 12 Abs. 2 AtomG ist dort das Recht auf die Unverletzlichkeit der Person im Hinblick auf die ärztliche Untersuchung beruflich strahlenexponierter Personen eingeschränkt.

Alle sonstigen Untersuchungsanlässe sind für die Beschäftigten grundsätzlich freiwillig. Als mündiger Bürger muss der Arbeitnehmer sich nach der entsprechenden Aufklärung durch den Arbeitgeber für oder gegen die Teilnahme von rechtsverbindlich vorgeschriebenen Untersuchungen entscheiden und ggf. bei deren Ablehnung die arbeitsrechtlichen Konsequenzen mit dem Arbeitgeber austragen.

Es gehört nicht zu den originären Pflichten des vom Arbeitgeber beauftragten Arztes, den zu untersuchenden Beschäftigten in Angelegenheiten des Arbeitsvertrags- oder Tarifrechts zu belehren. Das ist eine Aufgabe der Arbeitsvertragsparteien und gehört vorrangig zu den Unterweisungspflichten des Arbeitgebers nach § 3 Abs. 2 Nr. 2 und § 12 ArbSchG.

33.8 Ärztliche Aufklärungspflicht/ Widerspruchsklausel

Unabhängig davon, ob ein Arzt im Auftrag Dritter diagnostisch tätig wird (Gutachten) oder ob er einem Untersuchungsauftrag der zu untersuchenden Person nachkommt, gilt gemäß § 8 BO-Ä uneingeschränkt die ärztliche Aufklärungspflicht. Der Arzt hat unabhängig von ggf. bestehenden Duldungs-, Mitwirkungs- oder sich aus dem Arbeitsverhältnis ergebenden Treuepflichten die zu untersuchende Person über alle vorgesehenen diagnostischen Maßnahmen aufzuklären. Bei invasiven Eingriffen, einschließlich der Blut- oder Urinabnahme (z. B. beim Biomonitoring) ist zu erläutern, woraufhin und warum diese Körperflüssigkeiten laborchemisch oder mikroskopisch analysiert werden sollen. Auch bei der Anwendung apparativ gestützter Diagnostik, wie z. B. Sonografie (Ultraschall) oder Röntgen, gilt diese Aufklärungspflicht. Hierbei sind die Gründe der Indikationsstellung darzulegen und auf mögliche Gesundheitsrisiken (z. B. Strahlenbelastung) des diagnostischen Vorgehens hinzuweisen. Eine „heimliche" Testung des bereits abgenommenen Blutes z. B. auf HIV ist ohne ausdrückliche, d. h. in der Regel schriftliche Einwilligung der un-

tersuchten Person nicht zulässig. Eine Missachtung dieser Grundregeln verletzt das Selbstbestimmungsrecht des Patienten (Art. 2 Abs. 1 GG), wie es gemäß § 7 Abs. 1 bzw. § 11 Abs. 2 BO-Ä zu beachten ist. Weiterhin ist der Beschäftigte darüber zu informieren, dass er eine Überprüfung des Ergebnisses der Untersuchung bei der zuständigen Behörde (Gewerbearzt) beantragen kann.

Zur Aufklärungspflicht des mit der Untersuchung beauftragten Arztes gehört es auch, ggf. auf mögliche arbeitsrechtliche Konsequenzen hinzuweisen, wenn von der untersuchten Person ärztlich indizierte diagnostische Maßnahmen, ohne die die gutachtlich zu klärende Frage nicht beantwortet werden kann, abgelehnt werden.

33.9 Ärztliche Bescheinigung und Ärztliche Schweigepflicht

Grundsätzlich unterliegt jeder Arzt gemäß § 203 Abs. 1 Strafgesetzbuch (StGB) i. V. m. § 8 Abs. 2 Satz 2 ASiG bzw. § 9 BO-Ä der Ärztlichen Schweigepflicht. Von dieser Schweigepflicht kann der Arzt nur aufgrund einer Rechtsvorschrift bzw. mit ausdrücklicher, i. d. R. schriftlicher Einwilligung der untersuchten Person entbunden werden. Die Schweigepflicht umfasst neben den sensiblen Bereichen wie Anamnese, Befunde oder Diagnosen auch das Ergebnis der Untersuchung. Das Ergebnis der Untersuchung darf also an Dritte nur weitergegeben werden, wenn

▶ der Untersuchte sich im Auftrag Dritter untersuchen lässt, da entsprechend der gängigen Rechtsvermutung mit dem Erscheinen zur Untersuchung das Einverständnis zur Weitergabe des Ergebnisses unterstellt wird,

▶ die Weitergabe der Ärztlichen Bescheinigung, auf der lediglich das Ergebnis der Untersuchung (also keine Befunde oder Diagnosen!) dokumentiert werden darf, rechtlich geregelt ist, z. B. in:

- § 6 Abs. 3 ArbMedVV,
- § 12 Abs. 8 i. V. m. Anhang VI GenTSV,
- §§ 61 bis 63 i. V. m. Anlage VIII StrlSchV,
- § 38 Abs. 1 i. V. m. Anlage 4 RöV,

▶ die untersuchte Person mit der Weitergabe einverstanden ist. Dabei sind Sinn und Zweck der Weitergabe ärztlich sorgfältig zu prüfen und ggf. zu erläutern (Aufklärungspflicht).

Demnach ist es nicht zulässig, Ergebnisse von allgemeinen arbeitsmedizinischen Vorsorgeuntersuchungen, von Angebotsuntersuchungen oder von Untersuchungen, die auf Wunsch des Beschäftigten durchgeführt wurden, ohne dessen ausdrückliche Zustimmung an den Arbeitgeber oder eine Behörde weiterzugeben, selbst wenn das Ergebnis „gesundheitliche Bedenken" lautet. Der Arzt darf Dritten lediglich mitteilen, dass der Beschäftigte untersucht wurde.

Zusammenfassung Ärztliche Untersuchungen der Beschäftigten dienen der persönlichen Vorsorge bei gefährdenden Tätigkeiten, der Beurteilung der Tauglichkeit zur Verrichtung bestimmter Aufgaben oder Tätigkeiten sowie der Feststellung der Eignung zur Verrichtung bestimmter gefahrgeneigter Tätigkeiten, bei denen der Schutz Dritter im Vordergrund steht. Sie werden infolge staatlicher oder berufsgenossenschaftlicher Vorschriften bzw. auf Veranlassung des Arbeitgebers in Wahrnehmung der Fürsorgepflicht von in der Arbeitsmedizin fachkundigen sowie – je nach Vorschrift

– von dazu beauftragten oder ermächtigten Ärzten durchgeführt. Untersuchungen im Rahmen des Arbeitsverhältnisses sind i. d. R. gutachtliche Untersuchungen mit bestimmten Regeln der Mitwirkung, der Beurteilung und der Schweigepflicht.

Weiterführende Literatur

Deutsche Gesetzliche Unfallversicherung – DGUV (Hrsg.): Berufsgenossenschaftliche Grundsätze für arbeitsmedizinische Vorsorgeuntersuchungen. 5. Aufl. Stuttgart: Gentner, 2010.

Giesen T, Zerlett G: Berufskrankheiten und medizinischer Arbeitsschutz – Ergänzbare Ausgabe mit Rechtsvorschriften, Merkblättern, Statistiken, sozialgerichtlichen Entscheidungen und Hinweisen zu § 9 Abs. 2 SGB VII, 7. Auflage, 50. Lfg. Dezember 2007. Stuttgart, Berlin, Köln: Kohlhammer, 1988/2007.

Giesen T: Medizinisches Lexikon der Arbeitsmedizinischen Untersuchungen - Ärztliche Untersuchungen im Arbeitsverhältnis (Eignung, Vorsorge, Begutachtung), 1. Aufl. Stuttgart: Gentner, 2007.

Janning R: Arbeitsmedizinische Vorsorgeuntersuchungen und das Recht auf informationelle Selbstbestimmung. Zbl Arbeitsmed 1997; 47: 358–363.

Koll M, Janning R, Pinter H: Arbeitsschutzgesetz – Kommentar für die betriebliche und behördliche Praxis. 9. Lfg., Juli 2007. Stuttgart, Berlin, Köln: Kohlhammer, 1997/2007

34 Betriebliches Gesundheitsmanagement und Fehlzeitenanalyse

M. Kentner

34.1 Gesellschaftliche und wirtschaftliche Rahmenbedingungen

In den vergangenen 30 Jahren haben Gesellschaft und Wirtschaft in den Industrienationen einen Wandel erlebt, dessen Dynamik alle vorherigen sozioökonomischen Entwicklungsprozesse in den Schatten stellt. In den Tabellen 34.1 bis 34.3 sind die wichtigsten Trends und Veränderungsschritte nach Dekaden geordnet aufgeführt. Neben einer zunehmenden Individualisierung von Personen und Arbeit ist eine steigende Bedeutung des Humankapitals als entscheidender Wettbewerbsfaktor zu beobachten. Der Betrieb, der die gesündesten, leistungsfähigsten, kenntnisreichsten, kreativsten und einsatzfreudigsten Mitarbeiter an sich binden kann, vergrößert seine Wettbewerbschancen unter globaler Perspektive entscheidend.

> **!** Die Veränderungsprozesse in Gesellschaft und Wirtschaft weisen eine außerordentliche Dynamik auf.

Die jetzigen und zukünftigen gesellschaftlichen und wirtschaftlichen Herausforderungen machen

Tabelle 34.1: Zunehmende Internationalisierung von Gesellschaft und Wirtschaft prägte das Bild in den 80er Jahren

Gesellschaft	Wirtschaft
❑ Von der Industriegesellschaft zur Informatikgesellschaft	❑ Stärkere Ausrichtung an japanischen Managementmethoden
❑ Höhere Qualifizierung breiter Bevölkerungsschichten, lebenslanges Lernen	❑ Produktions- bzw. Produktorientierung der Hersteller und Händler
❑ Kulturveränderung durch Öffnung zwischen Ost- und Westeuropa	❑ Deutlicher Ausbau des Exportanteils am Absatz
❑ Wertewandel zugunsten von Konsum- und Freizeitorientierung	❑ Fortsetzung des tayloristischen Arbeits- und Führungsprinzips
❑ Stärkeres Bewusstsein für Umweltschutz in Deutschland	❑ Effizienzsteigerung durch Standardisierung von Prozessen

Tabelle 34.2: In den 90er Jahren beschleunigt sich der Wandel und die internationale Vernetzung nimmt zu

Gesellschaft	Wirtschaft
❑ Zunehmende Beschleunigung von Prozessen	❑ Profitabilität durch Wachstum
❑ Wertewandel zugunsten der Selbstverwirklichung	❑ Internationalisierung des Wettbewerbs
❑ Demokratisierung der Systeme	❑ Fokussierung auf Kernkompetenzen
❑ Neue Technologien (Kommunikation, Information, Gentechnik)	❑ Vormarsch der Marktwirtschaft
❑ Neuordnung von Staatenverbünden	❑ Privatisierung staatlicher Unternehmen und Leistungen

Tabelle 34.3: In Zukunft prägen permanenter Wandel und fortschreitende Globalisierung das Bild

Gesellschaft	Wirtschaft
❏ Fortsetzung des Wandels zur Informations- und Dienstleistungsgesellschaft ❏ Steigende Komplexität des täglichen Lebens ❏ Verstärkte Individualisierung von Arbeit und Personen ❏ Neue Arbeitsmarktstruktur: älter, weiblicher, qualifizierter und kleiner ❏ Höhere Unsicherheit von Positionen und Perspektiven	❏ Vom Netzwerk zum virtuellen Unternehmen ❏ Permanenter, immer schnellerer Wandel der Organisationen (Strukturen und Prozesse) ❏ Zunehmende Bedeutung des Humankapitals als entscheidender Wettbewerbsfaktor ❏ Fortschreitende Globalisierung der gesamten Wertschöpfungskette ❏ Neue Kriterien der Unternehmenssteuerung, z. B. Art der Wertschöpfung, Ökobilanz, intellektuelles Kapital

es dringend erforderlich, nicht nur Teilfunktionen der menschlichen Ressourcen – beispielsweise die körperliche Leistungsfähigkeit oder das Spezialwissen – sondern auch das gesamte psychoemotionale und -soziale Potenzial der Mitarbeiter zu unterstützen und auszuschöpfen. Das sichert das Überleben der Industrienationen im globalen Wettbewerb und nur dann können die sozialen Sicherungssysteme vor dem Hintergrund des demografischen Wandels (sinkende Bevölkerungszahl und steigendes Durchschnittsalter) und damit der soziale Friede gewahrt werden. Es ist also schlichtweg eine Überlebensfrage, den wichtigsten „Rohstoff" hierzulande, das Wissen und die Fähigkeiten der Mitarbeiter mehr als bisher zu aktivieren und einzusetzen. Die Methodik hierfür liefert das betriebliche Gesundheitsmanagement.

! Vom Muskelzeitalter ins Nervenzeitalter.

Für viele physikochemische Faktoren liegen wissenschaftlich fundierte Belastungs-Beanspruchungs-Konzepte vor. Wir wissen mittlerweile auch viel über die Belastungsseite der psychosozialen Einflüsse. Lückenhaft und widersprüchlich hingegen ist der derzeitige wissenschaftliche Erfahrungsschatz im Bereich der individuellen Beanspruchung durch psychosoziale Belastungen. Keine Zweifel dürften jedoch daran bestehen, dass Motivation, Arbeitszufriedenheit und Identifikation mit Betrieb und Arbeit wichtige Faktoren in der Herstellung von Wohlbefinden und Leistungsfähigkeit sind. Unstrittig ist sicherlich auch, dass damit Gesundheit im weitesten Sinne unterstützt wird. Zwar verbringen wir gerade mal 10–20 % unserer gesamten Lebenszeit am Arbeitsplatz, dennoch ist die Arbeitswelt für viele Menschen aufgrund der Intensität und Vielfalt der Einflüsse weit über diese Prozentanteile hinaus prägend für die gesamte Biografie und das gesundheitliche Befinden. Neben den physiko-chemischen spielen die psychosozialen Belastungsfaktoren eine zunehmende Rolle.

34.2   Ziele des betrieblichen Gesundheitsmanagements

Hier nun setzt das betriebliche Gesundheitsmanagement (BGM) an. Die Individualprävention am Arbeitsplatz wird ergänzt durch eine über die Schnittstelle Mensch/Arbeit hinausgehende Gestaltung des gesamten Lebensraumes Betrieb. Ziel ist neben den gesunden und leistungsfähigen Mitarbeitern auch das gesunde und produktive Unternehmen.

Das bedeutet nicht nur eine gesundheitsgerechte Gestaltung von Arbeitssituationen und die Minimierung von objektiven Belastungen. Zusätzlich sind individuelle Beanspruchungen durch gesundheitsförderliche Balancen zwischen gesundheitsrelevanten Ressourcen einerseits und Belastungen in der Arbeitssituation andererseits zu reduzieren:

Nach diesem Leitbild ist eine Arbeitssituation gesundheitsförderlich, wenn

▶ sie technisch sicher und ergonomisch beanspruchungsarm ist,

▶ sie der Qualifikation der betroffenen Person entspricht,

▶ ihre Zusammenhänge im Betriebsablauf transparent sind,

▶ die Entscheidungs- und Gestaltungsspielräume groß genug sind,

▶ Routine, Kreativität und Motorik angemessen gefordert werden,

▶ sie möglichst störungsfrei erfüllt werden kann,

▶ materielle und immaterielle Anreize vorhersehbar sind und als gerecht empfunden werden,

▶ sie in einem Klima gegenseitiger Unterstützung verrichtet wird und

▶ eine persönliche Entwicklungsperspektive bietet.

! Wirtschaftliche Globalisierung und demografischer Wandel machen neben dem gesunden Mitarbeiter den gesunden Betrieb erforderlich.

Betriebliche Strategien, die diesem Leitbild näher kommen wollen, gehen weit über den herkömmlichen Gesundheits- und Arbeitsschutz hinaus. Sie schließen darüber hinaus auch die betriebliche Gesundheitsförderung der Krankenkassen (Rückenschule, Ernährungsberatung, Suchtberatung, Stressbewältigung) und das gesamte betriebliche Management mit ein.

Darüber hinausgehende Konzepte unter zusätzlicher Integration des Umweltschutzes und weiterer freiwilliger sozialer Verpflichtungen firmieren unter Titeln wie Responsible Care, Corporate Responsibility oder Corporate Citizenship. Ihnen liegt die Erfahrung zugrunde, dass nachhaltig erfolgreiche Unternehmen ihre Beziehungen zu Umwelt, Staat und Gesellschaft über gesetzliche Regulierungen hinaus nach ethischmoralischen Grundregeln nicht nur definieren, sondern auch leben.

! Betriebliches Gesundheitsmanagement = Gesundheits- und Arbeitsschutz + Betriebliche Gesundheitsförderung + Management.

34.3 Paradigmenwechsel als Grundlage des effizienten betrieblichen Gesundheitsmanagements

Die effiziente Umsetzung des BGM setzt zum Teil gravierende Veränderungen im Denken und Handeln der beteiligten Akteure aber auch in den zugrunde liegenden Strukturen voraus. Hier lohnt sich ein Blick auf die Entwicklungen, die eine ganze Reihe von Industriezweigen in der jüngeren Vergangenheit durchgemacht und die zu nachhaltigen Erfolgen beispielsweise in der Automobilindustrie geführt haben. Diese Erfolge lassen sich ganz entscheidend auf die Anwendung neuer Organisationsstrukturen und Managementtechniken zurückführen. Die zwei wichtigsten sind der kontinuierliche Verbesserungsprozess (KVP) und das totale Qualitätsmanagement (TQM).

Der neue paradigmatische Ansatz bei KVP ist die Abwendung von der ergebnisorientierten Arbeitsweise hin zu einem prozessorientierten Vorgehen. Jedes Glied in einer Prozesskette, ob Person oder Institution, muss sich permanent fragen, ob die gestellten Aufgaben richtig und gut erledigt werden. Unnützes und Fehler sind möglichst sofort zu vermeiden. Zur Umsetzung von KVP hilft die Vorstellung, dass nicht die persönliche Ansicht oder eine normative Meinung über die Ergebnisqualität entscheidet, sondern die Bedürfnisse und Wünsche des Kunden. Kunde ist nicht der Endabnehmer, sondern das nachfolgende Glied in der Prozesskette. Dies ist nun die Systematik von TQM. Der Lieferant soll dem Kunden nicht vorschreiben, sondern ihn fragen, was er wünscht. Gute Qualität liegt dann vor, wenn der Kunde zufrieden ist.

! Die Probleme der Gegenwart und Zukunft können nicht mit den Mitteln der Vergangenheit gelöst werden.

KVP und TQM sind also zwei teilweise komplementäre Managementtechniken. Während KVP mehr dazu dient, die Kosten zu verringern, steigert TQM vorrangig die Qualität.

Beide Techniken sind durchaus geeignet, Verbesserungen im traditionellen Gesundheits- und Arbeitsschutz zu induzieren. Die dort handelnden Akteure selbst tun aber auch gut daran, sich in KVP- und TQM-Abläufe im Betrieb einzubinden, oder sogar hier die Vorreiterrolle zu übernehmen (Stichwort: integrierte Managementsysteme).

Im Einzelnen können kontinuierlicher Verbesserungsprozess und totales Qualitätsmanagement im Gesundheits- und Arbeitsschutz durch folgenden Paradigmenwechsel unterstützt werden:

Retrospektive → prospektive Umsetzungsstrategien

Viele immer noch gültige gesetzliche Regelungen und Vorschriften aus dem Gesundheits- und Arbeitsschutz reflektieren Verhältnisse aus den 60er und 70er Jahren. Die Anwendung von KVP/TQM fördert hier Deregulierung und stärkere Mitwirkung des einzelnen Mitarbeiters. Die meisten Arbeitsunfälle werden mittlerweile nicht durch mangelnden Arbeitsschutz, sondern durch Faktoren des persönlichen Verhaltens geprägt. Dabei spielen Überlastung, mangelnde Aufmerksamkeit oder Nichtbeachtung von Arbeitsschutzvorschriften häufig eine dominierende Rolle.

Korrektives → präventives Handeln

Nachträgliche Korrekturen sind immer aufwändiger als vorausschauendes Handeln zur Schadensvermeidung. Das gilt für die Gestaltung von Arbeitsmitteln genauso wie für Planung und Durchführung von Arbeitsabläufen. Der Gesundheitsschutz ist deshalb als integraler Bestandteil von Planungs- und Beschaffungsprozessen zu verstehen. Es genügt nicht, die Einhaltung von Arbeitsschutzvorschriften zu überwachen und bei bestimmten Belastungen und Gefährdungen Vorsorgeuntersuchungen durchzuführen. Der Betriebsarzt muss das tradierte Rollenverhalten des Mediziners ablegen. Bildlich gesprochen muss der Arbeitsmediziner bereits beim poten-

ziellen Kunden gewesen sein, bevor dieser Bedarf anmeldet. Dies fällt dann besonders leicht, wenn der Gesundheitsschutz integraler Bestandteil der KVP/TQM-Prozesskette des Betriebs ist.

Monokausale → multikausale gesundheitliche Beeinträchtigungen

Die frühere Arbeitswelt wurde in vielen Bereichen durch teilweise erhebliche physikochemische Belastungssituationen geprägt – darauf wurde bereits hingewiesen –, in denen klar abgrenzbare und auch bestimmbare Schadensfaktoren eine dominierende Rolle spielten, beispielsweise Expositionen gegenüber Blei, Asbest oder schwerste körperliche Arbeit. Deswegen war die Arbeitsmedizin stark klinisch-toxikologisch und die Arbeitssicherheit in Richtung Unfallverhütung ausgerichtet.

Der Gesundheitsschutz der Zukunft wird Konzepte entwickeln müssen, die Problembereiche wie Mehrfachbelastungen, Arbeitsstättenwechsel, Mobilität, psychomentale Belastungen usw. beherrschbar machen.

Normative → zielorientierte Vorschriften

Vorschriften im Gesundheitsschutz sollten mehr als bisher daraufhin überprüft werden, ob sie zielführend, d. h. im Sinne der Verbesserung des Befindlichkeits- und Gesundheitszustandes der arbeitenden Bevölkerung oder der Verbesserung der Techniksicherheit wirken. Darüber hinaus müssen ähnlich wie Technikfolgenabschätzungen auch vorausschauende Betrachtungen hinsichtlich der Umsetzungsmöglichkeiten und der Folgen von Gesundheitsschutzvorschriften durchgeführt werden. Dabei sind nicht nur die Belange des Gesundheitsschutzes, sondern auch die Konsequenzen hinsichtlich Organisation, Wirtschaftlichkeit, Betriebsklima etc. darzu-stellen.

Solitäre → interdisziplinäre Vorgehensweise

Arbeitsmedizin und Sicherheitstechnik können in Zukunft nur dann bestehen, wenn sie gemeinsam mit benachbarten Tätigkeitsbereichen und Fachdisziplinen in einem integrativen Ansatz komplexe Dienstleistungsformen entwickeln.

Solche integrierten Managementsysteme können beispielsweise neben dem Gesundheits- und Arbeitsschutz auch den Umweltschutz, die Medizingerätesicherheit oder das Qualitätsmanagement einschließen. Die Devise heißt hier: Alles aus einer Hand. Der betreute Betrieb muss den Rücken frei haben, um sich vollständig seiner Kernkompetenz widmen zu können.

Externe → prozessorientierte Aktivitäten

Die am Gesundheitsschutz beteiligten Institutionen müssen das Schwergewicht ihrer Aktivitäten an den Ort des Geschehens verlagern. Zentrale Strukturen sind zugunsten operativer Elemente abzubauen. Gesundheitsschutz muss Teil der Unternehmenskultur werden und das Handeln der Arbeitnehmer im Betrieb genauso beeinflussen, wie beispielsweise die Forderung nach Ordnung und Sauberkeit oder hoher Qualität und Produktivität. Gesundheitsschutz bedeutet daher nicht einmalige Belehrung und Kontrolle, sondern einen permanenten integrativen Begleitprozess in der Fertigung und bei der Dienstleistungserbringung.

Jeder einzelne Vorgesetzte und auch die Mitarbeiter müssen über die Vorschriften und Möglichkeiten des Gesundheitsschutzes informiert sein und diese auch umsetzen. Verbesserungsmöglichkeiten bestehen auch bei den arbeitsmedizinischen Vorsorgeuntersuchungen. Sie sollten gezielter durchgeführt werden und nicht primär dazu dienen, Betätigungsverbote zu begründen. Darüber hinaus sollten sie mithelfen, die generellen Einsatzmöglichkeiten der Mitarbeiter zu definieren und die allgemeine Gesundheitsberatung zu erweitern.

Klinischer → ganzheitlicher Ansatz

In der zukünftigen Arbeitswelt hat der Gesundheitsschutz nicht nur die Aufgabe, arbeitsbedingte Erkrankungen und Arbeitsunfälle zu verhindern. Vielmehr sind über die Gesunderhaltung hinaus alle Humanressourcen zu pflegen und zu verbessern. Das bedeutet unter anderem auch die positive Beeinflussung von Befindlichkeiten. Bei den Mitarbeitern sollte eine innere Haltung im Sinne von Motivation, Identifikation mit dem Unternehmen und Arbeitszufriedenheit hergestellt werden. Um diese Effekte zu erzielen, ist medizinischer Sachverstand sehr nützlich. Er alleine sichert aber kein Exklusivrecht zur Pflege der Humanressourcen.

Erfahrungsbasiertes → nachweisbasiertes Methodenspektrum

Nachweisbasiert ist hier im Sinne des angloamerikanischen „evidence-based" zu verstehen und nicht als Evidenz im Sinne von Augenscheinlichkeit. Das Methodenspektrum des Gesundheitsschutzes muss in Zukunft noch stärker als bisher danach ausgerichtet werden, ob überhaupt präventive Wirkungen erzielt werden können. Bestehende Vorschriften und Regeln sind permanent auf ihre Effizienz hin zu überprüfen.

Ideelle → wertschöpfende Umsetzung

Eine nach wie vor essenzielle Basis für den Gesundheitsschutz sind gültige ethisch-moralische Leitlinien. Wirkungsvolle Verhältnis- und Verhaltensprävention bildet aber auch eine Voraussetzung dafür, dass eine ungestörte Produktion gesichert werden kann. Der Gesundheitsschutz ist damit direkt am Wertschöpfungsprozess beteiligt. Er ist entgegen einer weit verbreiteten Meinung nicht direkt Bestandteil der exzessiv angestiegenen Lohnzusatzkosten. Guter Gesundheitsschutz ist damit einerseits ein wichtiger Aspekt bei der Realisierung der sozialen Marktwirtschaft: Verbesserung des Nutzen-Kosten-Verhältnisses unter humanen Bedingungen. Andererseits stellt der Gesundheitsschutz längerfristig einen eindeutigen Wettbewerbsvorteil gegenüber Betrieben oder Ländern ohne derartige Schutzsysteme dar.

Sanktionierende → beratende Kompetenz

Überwachungs- und Kontrollfunktion im Gesundheitsschutz sind notwendig. Gleichzeitig aber muss die Beratungskompetenz stärker betont werden. Hierbei sind die Gesundheitsschutzziele mit den Unternehmenszielen und den Vorstellungen der beteiligten Arbeitnehmer zu synchronisieren.

34.4 Fehlzeitenanalyse

Früher betrachtete man hohe Fehlzeiten ähnlich kritisch wie heute, nahm sie aber letztlich fatalistisch hin. Dann lernte man, dass Fehlzeiten mit steigender Arbeitslosenquote, bei schlechtem betriebswirtschaftlichem Ergebnis sowie zur Urlaubszeit fallen und am Wochenende und bei positiven Konjunkturdaten ansteigen. Die in den letzten Jahren kontinuierlich gesunkenen AU-Quoten sind hauptsächlich auf die steigende Arbeitsplatzunsicherheiten zurückzuführen. Weiterhin zeigte sich, dass erhebliche Unterschiede hinsichtlich der Branchen und auch der Krankenkassen gab.

Die Erkenntnis, dass Arbeitsunfähigkeit nicht unabwendbar ist, nicht nur etwas mit Krankheit zu tun hat und vermeidbare Kosten verursacht, führte zu Gegenstrategien. Diese reichen von Einzelaktionen bis hin zu unternehmensweiten Kampagnen im Rahmen eines betrieblichen Gesundheitsmanagements.

Im Prinzip handelt es sich bei der Krankschreibung um einen Aushandlungsprozess zwischen Patient und Arzt, in dem die unterschiedlichsten Faktoren und Motive zum Tragen kommen. Wie schwer ist der Erkrankungszustand? Welche berufliche Tätigkeit wird ausgeübt? Eine stark laufende Nase bei grippalem Infekt erlaubt keine Tätigkeit am Band. Gleichwohl wäre aber Büroarbeit noch möglich. Oder werden dann die anderen Mitarbeiter angesteckt? Macht die Arbeit Spaß? Gibt es Ärger mit dem Vorgesetzten? Liegt eine familiäre Notsituation vor?

Die Bescheinigung der Arbeitsunfähigkeit hat jedoch insbesondere unter dem Gesichtspunkt zu erfolgen, dass der Patient aufgrund von Krankheit seine bisherige berufliche Tätigkeit nicht mehr oder nur unter der Gefahr der Verschlimmerung ausüben kann. Deswegen sind bei jedem Arzt Kenntnisse über die real existierende Arbeitswelt wichtig.

Die Erfahrung lehrt, dass drei Kategorien von arbeitsunfähigen Personen definiert werden können:

- ▶ pflegebedürftige und schwer kranke Patienten,
- ▶ Patienten, die zwar Befindlichkeitsstörungen oder leichtere vorübergehende Krankheiten aufweisen, aber gleichwohl unter Umständen noch arbeiten könnten und
- ▶ Mitarbeiter, für die Arbeitsunfähigkeit einen Weg darstellt, nicht primär mit Krankheit zusammenhängende Probleme zu lösen oder besonderen Vorlieben nachzugehen.

Erfahrungsgemäß sind bei AU-Quoten zwischen 8 und 10% und mehr die AU-Fälle in etwa drittelparitätisch auf diese Gruppen verteilt. Niedrigere AU-Quoten gehen mit einem Schwund der Gruppen zwei und drei einher. In Zeiten mit starkem sozioökonomischen Druck kann sich auch eine paradoxe Gruppierung herausbilden: Patienten, die trotz schwerer Erkrankung zur Arbeit gehen.

Vor der Auswertung von AU-Daten sollte man sich immer vor Augen halten, dass es sich hierbei um Sekundärdaten handelt, die Verwaltungsdaten sind und nicht zum Zweck der epidemiologischen Forschung generiert werden. Es ist unstrittig, dass AU-Daten recht weiche Daten sind, die von vielfältigen Bestimmungsfaktoren geprägt werden. Dementsprechend sind Studien zu Assoziationen von Arbeitsunfähigkeit und Arbeitsbedingungen stark von Störfaktoren und systembedingten Verzerrungen beeinflusst. Trotzdem sind die AU-Daten für die Prävention nutzbar, allerdings nicht für die Aufdeckung von Kausalverknüpfungen, sondern zur Ableitung von Hypothesen, die in einem betrieblichen Gesundheitsmanagement eingesetzt werden können. Warum ist die AU-Quote in vielen Bereichen des öffentlichen Dienstes höher als in Industrieunternehmen? Warum hat das Handwerk niedrigere Quoten als die Industrie? Warum fehlen in der einen Abteilung mehr Mitarbeiter als in der anderen? Vergleiche auf der Aggregationsebene Region, Branche, Einzelunternehmen, Betriebsbereich, Abteilung/Werkstatt machen Sinn, wenn wesentliche Strukturelemente, wie beispielsweise das Verhältnis Männer/Frauen oder Arbeiter/Angestellte berücksichtigt werden. Werden diese Untersuchungsergebnisse dann noch zusammengespielt mit Resultaten aus arbeitsphysiologischen, arbeitstoxikologischen und arbeitspsychologischen Analysen, Daten aus arbeitsmedizinischen Vorsorge- und Screening-Untersuchungen, Mitarbeiterbefragungen, Ergebnissen aus Gesundheitszirkeln sowie Befragungen interner und externer Experten, dann ergibt sich in einer Gesundheitsberichterstattung ein umfassendes und differenziertes Bild der betrieblichen Belastungssituation.

Die AU-Quote ist also in der modernen Arbeitswelt im Wesentlichen der kombinierte Ausfluss aus Krankheit, individueller Einstellung zur Arbeit und psychosozialen Rahmenbedingungen. Wenn AU-Quoten nachhaltig positiv beeinflusst werden sollen, dann bedarf es teilweise beträchtlicher kultureller und organisatorischer Veränderungsprozesse in den Unternehmen unter Einbeziehung des Top-Managements. Dies bedeutet v. a. Förderung von Motivation, Arbeitszufriedenheit und Gesundheit sowie Identifikation mit der Arbeit und dem Unternehmen durch eine hohe Qualität der zwischenmenschlichen Beziehungen. Die Schnittstelle Mensch/Arbeit ist in der modernen Industriegesellschaft durch die Schnittstelle Mensch/Mensch zunehmend ersetzt worden. Unterstützend wirken hier gute Kommunikation, partnerschaftliches Führungsverhalten, teilautonome Handlungsspielräume, Eigenverantwortlichkeit, Vermeidung von Monotonie, Teamarbeit, Zeitsouveränität. Bei guter Organisation und ausgewogenem Führungsverhalten weiß der Vorgesetzte, ob ein Mitarbeiter wirklich krank ist und deshalb fehlt oder sich vor der Arbeit drückt.

! Die Arbeitsunfähigkeitsquote stellt ein Produkt aus Krankheit, Befindlichkeit, individueller Einstellung zur Arbeit und dem sozialen Umfeld dar. Letzteres wird entscheidend geprägt durch Führungs- und Organisationsstrukturen im Betrieb. Deswegen greifen die meisten Programme zur Senkung der Arbeitsunfähigkeit zu kurz. Sie kurieren am Symptom und nicht an den wahren Ursachen. Niedrige Arbeitsunfähigkeitsquoten und gleichzeitig verbesserte Produktivität werden nachhaltig durch eine Unternehmenskultur erreicht, die auf Förderung von Motivation, Befindlichkeit und Gesundheit basiert.

34.5 Realisierung des betrieblichen Gesundheitsmanagements

Der Erfolg eines Unternehmens basiert maßgeblich auf seiner Wirtschaftlichkeit. Das bedeutet, dass Gewinn, Umsatzwachstum oder Produktivität den Kurs bestimmen. Dementsprechend werden Unternehmensentscheidungen unter dem meist kurz greifenden Shareholder-Value-Diktat getroffen und damit unternehmensstrukturelle Phänomene wie Mitarbeitermotivation, Identifikation mit Unternehmen und Arbeit sowie Arbeitszufriedenheit nicht ausreichend berücksichtigt. Stimmt aber die Unternehmenskultur nicht, können primäre finanzielle Ziele meist nicht dauerhaft erreicht werden.

Dies führte zu der Erkenntnis, dass die verschiedenen Unternehmensperspektiven in einem ausgewogenen Verhältnis zueinander stehen müssen, um fortwährend gute wirtschaftliche Ergebnisse zu erzielen.

Das entsprechende Instrumentarium kann die Balanced Scorecard liefern. Vier wichtige Unternehmensperspektiven werden hier ausgewogen und synoptisch analysiert und bewertet:
- ▶ Finanzen: Welche finanziellen Ziele müssen wir erreichen?
- ▶ Kunden: Welche Kundenziele verfolgen wir?
- ▶ Prozesse: Welche Prozesse müssen wir verbessern?
- ▶ Potenzial: Wie können wir unsere Entwicklungsfähigkeit ausbauen?

Insbesondere die beiden zuletzt genannten Perspektiven „Prozesse" und „Potenzial" lassen sich durch das betriebliche Gesundheitsmanagement entscheidend beeinflussen.

! Nur der gesunde Betrieb erzielt die im globalen Wettbewerb erforderliche hohe Produktivität.

Die Stabilität und die Wertschöpfung von Prozessen in einem Unternehmen werden wesentlich durch Gesundheit und Arbeitssicherheit geprägt. Die Potenzialperspektive hängt entscheidend von

Tabelle 34.4: Synopsis des Betrieblichen Gesundheitsmanagements und der Balanced Scorecard

Parameter	Maßnahmen		
	Medizin	Psychologie/Soziales	Technik
Betriebsperspektive: Humanressourcen			
❑ Gesundheit ❑ Leistungsfähigkeit ❑ Eignung weiche Faktoren ❑ Motivation ❑ Zufriedenheit ❑ Identifikation (Arbeit, Betrieb) ❑ Betriebsklima negative Effekte ❑ Mobbing ❑ Innere Kündigung ❑ Burnout ❑ Arbeitssucht ❑ Traumatische Ereignisse ❑ Sucht ❑ Rehabilitation ❑ Kommunikation	❑ Arbeitsmedizinische Vorsorgeuntersuchungen ❑ Einstellungsuntersuchungen Check-up-Untersuchungen ❑ Eignungsuntersuchungen ❑ Fehlzeitenmanagement ❑ Gesundheitsberichte ❑ Gesundheitstage ❑ Suchtberatung ❑ Arbeitsmedizinische Beratung	❑ Personalauswahl ❑ Personalentwicklung ❑ Eignungsuntersuchungen ❑ Stressimpfung, Stressmanagement ❑ Gesundheitsgespräche ❑ Outplacement-Beratung ❑ Betriebsklimaanalyse ❑ Mitarbeiterbefragungen ❑ Konfliktmanagement ❑ Deeskalationstechniken ❑ Psychotherapeutische Unterstützung ❑ Schulungen für den Ernstfall ❑ Nachbehandlungen ❑ Sozialberatung ❑ Berufsfürsorge ❑ Moderatorentraining ❑ Moderationen (z. B. Gesundheitszirkel)	❑ Arbeitsgestaltung für Leistungsgewandelte
Betriebsperspektive: Prozesse			
❑ Störungsfreie Produktion ❑ Gefahrstoffe ❑ Immissionen ❑ Emissionen ❑ Lärm ❑ Klima ❑ Beleuchtung ❑ Notfälle ❑ Störfälle ❑ Datenschutz ❑ Hygiene ❑ Verkehrssicherheit Umweltschutz	❑ Ergonomie ❑ Krankenschwester ❑ Ersthelfer ❑ Erste Hilfe ❑ Krankenhaushygiene ❑ Medizinprodukte-Sicherheit ❑ HACCP (Hazard Analyses and Critical Control Point) ❑ Tauglichkeitsuntersuchungen ❑ FeV-Untersuchungen ❑ Begutachtungsstelle für Fahreignung (BfF)	❑ Tauglichkeitsuntersuchung ❑ Begutachtungsstelle für Fahreignung (BfF)	❑ Sicherheitstechnik ❑ Baustellen-SiGeKo ❑ Brandschutz ❑ Ergonomie ❑ Messstelle ❑ Beauftragtenfunktionen ❑ Immisionsschutz ❑ Gefahrgut ❑ Notfallmanagement ❑ Störfallmanagement, -beauftragter ❑ Datenschutzbeauftragter ❑ Produktsicherheit ❑ Innerbetriebliche Transporte ❑ Beauftragtenfunktionen ❑ Immissionsschutz ❑ Abfall- und Gewässerschutz

Implementierung integrierter Managementsysteme – Schulung zu spezifischen Themen – Forschung und Entwicklung

den Innovationsmöglichkeiten und der Fähigkeit zum Wandel, also den internen Humanressourcen ab.

In Tabelle 34.4 wird ein Schema präsentiert, in dem eine Verknüpfung zwischen dem Methodenspektrum des Betrieblichen Gesundheitsmanagements (BGM) und den Unternehmensperspektiven „Prozesse" und „Humanressourcen" stattfindet. Der Werkzeugkasten ist untergliedert in die Segmente Medizin, Psychologie/Soziales und Sicherheitstechnik. Er umfasst damit neben den traditionellen Dienstleistungen aus dem Gesundheits- und Arbeitsschutz auch Elemente, die die AO-Psychologie und die Sozialwissenschaften zur Verfügung stellen. Scharnier zwischen diesen Interventionen und Begleitmaßnahmen einerseits sowie der Unternehmensperspektiven andererseits sind diverse Parameter. Ihre Quantifizierung erlaubt ein Monitoring der durchgeführten Maßnahmen. Die Spezifität und Sensibilität dieser Parameter ist allerdings höchst unterschiedlich, was bei der Evaluation und damit der Erfolgskontrolle zu berücksichtigen ist.

Unser Verknüpfungsschema bietet den großen Vorteil, die verschiedenen im betrieblichen Gesundheitsmanagement aktiven Disziplinen zu integrieren und dem Betrieb als Kunden ein auf seine Bedürfnisse zugeschnittenes Maßnahmen- und Aktionspaket zu schnüren.

> **!** Ein erfolgreiches betriebliches Gesundheitsmanagement wird erreicht durch Kooperation, Interdisziplinarität und Integration.

Einen Teilaspekt des BGM stellt das betriebliche Wiedereingliederungsmanagement dar. Wenn Beschäftigte innerhalb von 12 Monaten länger als insgesamt 6 Wochen ununterbrochen oder wiederholt arbeitsunfähig sind, ist der Arbeitgeber gemäß § 84 SGB IX verpflichtet, ein betriebliches Eingliederungsmanagement durchzuführen, wenn der Betroffene zustimmt. Eine herausragende Rolle nimmt hier der Betriebsarzt ein. Mit seinen speziellen Kenntnissen über Arbeitsbedingungen und individuelle Leistungsfähigkeit ist er prädestiniert, den erkrankten Arbeitnehmer im

Rehabilitationsprozess zu begleiten und im Betrieb den Weg für eine erfolgreiche Reintegration zu ebnen.

34.6 Transferfaktoren und -bedingungen

Europäisierung, Internationalisierung, Deregulierung, Zielorientierung, Nachhaltigkeit und Wertschöpfung sind Stichworte, die jetzt und in Zukunft noch mehr wirtschaftliches Handeln und gesellschaftliche Abläufe bestimmen werden. In diesem Zusammenhang wird auch der traditionelle Gesundheits- und Arbeitsschutz auf den Prüfstand gestellt werden. Zielorientierung und Outcome-Betrachtungen werden diesen notwendigen kontinuierlichen Verbesserungsprozess bestimmen. Nur die Regulierungen und Maßnahmen werden ihre Existenzberechtigung behalten, die nachweislich die präventiven Endpunkte „Verbesserung der Lebensqualität", „Lebensverlängerung" und „Zugewinn an Lebensjahren" unterstützen. Die Umsetzungsstringenz in den Unternehmen ist dann besonders hoch, wenn gleichzeitig die Produktivität unterstützt wird.

Deswegen ist die Integration des Gesundheits- und Arbeitsschutzes in ein betriebliches Gesundheitsmanagement nicht nur eine Option, sondern eine absolute Notwendigkeit.

> **!** Der traditionelle Gesundheits- und Arbeitsschutz bleibt dann wirksam, wenn er sich auf den Wandel in der Arbeitswelt einstellt und sich in ein umfassendes betriebliches Gesundheitsmanagement integriert.

In Tabelle 34.5 wird der traditionelle Gesundheits- und Arbeitsschutz dem BGM hinsichtlich Zielen, Nutzen, Angebot, Nachfrage, Aufwand, Akzeptanz, Operationalisierung und Marketing gegenübergestellt.

Dieser Vergleich lässt unschwer erkennen, dass die Zukunft dem betrieblichen Gesundheitsmanagement gehört.

Tabelle 34.5: Vergleich des traditionellen Gesundheits- und Arbeitsschutzes mit dem Betrieblichen Gesundheitsmanagement hinsichtlich Transferfaktoren und -bedingungen

	Traditioneller Gesundheits- und Arbeitsschutz	Betriebliches Gesundheitsmanagement
Ziele	❑ überwiegend Einhaltung von Vorschriften ❑ Vermeidung von Arbeitsunfällen und Prävention von Berufskrankheiten und damit Unterstützung von unfallversicherungsrechtlichen Zielen ❑ partielle Unterstützung der störungsfreien Produktion	❑ Verminderung psychosozialer Belastungen ❑ Verbesserung von Motivation, Arbeitszufriedenheit, Identifikation mit Betrieb und Arbeit ❑ partielle Unterstützung von Produktivität und Wertschöpfung
Nutzen	Nutzen liegt teilweise weit in der Zukunft	Nutzen stellt sich rasch ein
Angebot (Akteure)	❑ Arbeitsmedizin (AM) ❑ Sicherheitstechnik (ST)	❑ in geringem Umfang durch AM und ST ❑ Gesundheitswissenschaften ❑ Arbeits- und Organisationspsychologie ❑ Unternehmensberatung
Nachfrage	durch Regulierung vorgeschrieben	direkt, weil Durchführungsziel für Unternehmensziele (Produktivität, Wachstum, Beschäftigung)
Aufwand	teilweise beträchtlich durch permanente Bereitstellung von qualifiziertem Personal	❑ evtl. hohe Startaufwendungen für Veränderung der Organisation sowie des Informations- und Führungsverhaltens ❑ nach Implementierung gering, weil integriert und selbstlernend
Akzeptanz im Unternehmen	in der Breite mäßig, weil von außen aufgezwungen	Gut, weil freiwillig und wertschöpfend
Methodik (Operationalisierung)	Vorschriften und enge Leitlinien	❑ auf das Unternehmen angepasste diagnostische und therapeutische Methodik ❑ Indikatorenentwicklung
Marketing	Hinweis auf Regulierungen (wie steuerliche Abgabe)	Investition in Humankapital (wie Kosten für Unternehmensberatung)

Zusammenfassung Der tradierte überwiegend regulierte Gesundheits- und Arbeitsschutz ist integrativer Bestandteil eines umfassenden Betrieblichen Gesundheitsmanagements (BGM). Der Maßnahmenkatalog des BGM umfasst Aktivitäten aus verschiedenen Fachdisziplinen wie Medizin, Psychologie, Gesundheits- und Sozialwissenschaften und (Sicherheits-)Technik. Diese Aktivitäten können diverse Parameter wie Gesundheit, Leistungsfähigkeit, Fehlzeitenquote, störungsfreie Produktion etc. positiv beeinflussen. Damit werden Unternehmensperspektiven, insbesondere die Humanressourcen und interne Prozesse nachhaltig unterstützt und Wirtschaftlichkeit und Produktivität gefördert. Die Implementierung des BGM gelingt am überzeugendsten über die Balanced Scorecard.

Weiterführende Literatur

Badura B, Münch E, Ritter W: Partnerschaftliche Unternehmenskultur und betriebliche Gesundheitspolitik. Gütersloh: Verlag Bertelsmann Stiftung, 1997.

Badura B, Ritter W, Scherf M: Betriebliches Gesundheitsmanagement. Berlin: Rainer Bohn, 1999.

Bertelsmann Stiftung, Hans-Böckler-Stiftung (Hrsg.): Erfolgreich durch Gesundheitsmanagement. Gütersloh: Verlag Bertelsmann Stiftung, 2000.

Brandenburg U, Nieder P, Susen B (Hrsg.): Gesundheitsmanagement in Unternehmen. München: Juventa Verlag, 2000.

Kentner M: Die Fehlzeitenquote – Aussagekraft und Beeinflussbarkeit von Arbeitsunfähigkeitsdaten. Gesundheitswesen 1999; 61 (Sonderheft 1): 26–31.

Kentner M: Betriebliches Gesundheitsmanagement – Von der Individualprävention zur Unternehmensberatung. Arbeitsmed Sozialmed Präventivmed 2001; 35: 2.

Kentner M: Paradigmenwechsel im Gesundheits- und Arbeitsschutz. Arbeitsmed Sozialmed Präventivmed 1998; 33: 412–413.

Kentner M, von Kiparski R (Hrsg.): Moderne Methoden im betrieblichen Gesundheitsmanagement – Softfactors II. Karlsruhe: IAS-Mitteilungen 26, 2001.

Kuhn J: Der Krankenstand: Epidemiologische und betriebswirtschaftliche Bedeutung. Arbeitsmed Sozialmed Umweltmed 2005; 40: 646–651.

Pfaff H, Slesina W (Hrsg.): Effektive betriebliche Gesundheitsförderung. München: Juventa, 2001.

Rosenbrock R, Lenhardt U; Bertelsmann Stiftung (Hrsg.): Die Bedeutung von Arbeitsabläufen in einer modernen betrieblichen Gesundheitspolitik. Gütersloh: Verlag Bertelsmann Stiftung, 1999.

35 Alkohol, Drogen und Medikamente

K. Hupfer

35.1 Einleitung

Betriebe sind ein Spiegel der Gesellschaft. Je häufiger in einem Land Suchtmittelprobleme auftreten, desto häufiger findet man sie auch in den Betrieben. Deutschland liegt bezüglich des Alkoholkonsums in der Spitzengruppe weltweit, bezüglich des Drogenkonsums dagegen deutlich unterhalb des europäischen Durchschnitts.

Durch ein aufmerksames betriebliches Umfeld können schon frühzeitig Anhaltspunkte für ein gesundheitsgefährdendes Konsumverhalten registriert werden. Gerade der Arbeitsplatz ist ein geeigneter Ort, um bei betroffenen Mitarbeitern Problembewusstsein und Änderungsbereitschaft zu erzeugen, falls deren Arbeitsleistung suchtmittelbedingt beeinträchtigt erscheint. Damit kann die allmähliche Entwicklung von riskanten Konsummustern bis hin zur Abhängigkeit unterbrochen werden. Das alte Motto, ein Abhängiger müsse erst ganz unten landen, bevor er bereit sei, Hilfe anzunehmen, ist mannigfaltig widerlegt. Im Gegenteil: Wir sollten alles tun, um es bei Betroffenen nicht zum Fall ins Bodenlose kommen zu lassen, denn dabei entstehen meist irreparable Schäden. Mit geeigneten Gesprächstechniken ist es häufig schon bei ersten Auffälligkeiten möglich, wirkungsvoll zu intervenieren. Damit kann allen Beteiligten, dem Betrieb, dem Betroffenen und seiner Familie, viel Ärger und Leid erspart werden. Je früher die Intervention erfolgt, desto geringer ist meist der Bedarf an Unterstützung und Therapie. Liegt schon eine ausgeprägte Abhängigkeit vor, ist allerdings nicht selten eine stationäre Entgiftungsbehandlung und anschließend die Einleitung einer 12- bis 16-wöchigen Entwöhnungstherapie sinnvoll.

Berufliche oder private Belastungs- bzw. Überforderungssituationen, aber auch körperliche oder psychische Gesundheitsstörungen sind häufig Auslöser für einen gesteigerten Suchtmittelkonsum. Daher ist es zur Unterstützung der Betroffenen auch wichtig, dass individuelle Belastungsfaktoren erkannt und ggf. unter Einbeziehung des betrieblichen Umfelds (Betriebsleiter, Meister, Personalstelle, Betriebsrat, Betriebsarzt, Sozialdienst) an Lösungen gearbeitet wird. Voraussetzung dafür ist natürlich das umgehende Beenden des auffälligen Konsummusters, denn es soll schnellstmöglich das Vertrauen in die Arbeitsfähigkeit und Zuverlässigkeit des Mitarbeiters wiederhergestellt werden. Auch der betroffene Mitarbeiter braucht gerade in diesen schwierigen Situationen einen klaren Kopf, um aus seinem Dilemma einen gangbaren Ausweg zu finden.

Der Beitrag des Arbeitsmediziners umfasst neben Aktivitäten im Bereich der Suchtprävention die Beratung aller von Suchtproblemen betroffenen betrieblichen Akteure, aber auch den fachlichen Input bei der Erstellung einer betrieblichen Vereinbarung, die den Umgang mit Suchtmitteln und suchtmittelauffälligen Mitarbeitern regelt.

35.2 Risikoarmer Konsum, riskanter Konsum, Missbrauch, Abhängigkeit

Der Hilfebedarf für die Betroffenen ist unter anderem abhängig von dem Ausmaß des problematischen Konsums. Man unterscheidet in diesem Zusammenhang folgende Stadien mit fließenden Übergängen:

35.2.1 Risikoarmer Konsum

Wer nicht mehr trinkt, als gesundheitlich verträglich ist und seinen Konsum auf Gelegenheiten beschränkt, in denen er weder sich noch andere gefährdet, betreibt einen „risikoarmen" Konsum.

Die Menge an reinem Alkohol, den die meisten gesunden Menschen vertragen, ist nach der WHO eine tägliche Durchschnittsmenge von 20 g bei der Frau (entsprechend 0,5 l Bier oder 0,25 l Wein) und 30–40 g beim Mann. Dabei gilt jedoch die Empfehlung, an mindestens zwei Tagen pro Woche auf Alkohol zu verzichten, schon um einer Gewohnheitsbildung vorzubeugen. Da jede Zigarette der Gesundheit schadet, gibt es hier keinen risikoarmen Konsum. Auch bei illegalen Drogen kann der Begriff so nicht angewendet werden.

35.2.2 Riskanter Konsum

Ein riskanter Konsum liegt vor, wenn der Mensch mehr „Drogen" konsumiert, als für ihn gesundheitlich vertretbar ist. Für einen „trockenen Alkoholiker" ist jeder Tropfen Alkohol riskant. Auch Menschen mit bestimmten Gesundheitsstörungen wie z. B. einer Epilepsie sollten je nach Einzelfall sehr wenig oder überhaupt nichts trinken.

35.2.3 Missbrauch (schädlicher Konsum)

Von Missbrauch spricht man:
- ▶ bei unangepasstem Konsum, obwohl schon gesundheitliche oder soziale Schwierigkeiten durch die Konsummenge aufgetreten sind,
- ▶ bei Konsum in gefährdenden Situationen, z. B. am Arbeitsplatz oder am Steuer,
- ▶ bei häufigem und gezielten Einsatz der Substanz zum Abbau von Spannungen, Ängsten/Ärger.

35.2.4 Abhängigkeit

Abhängigkeit besteht, wenn der Betroffene zumindest phasenweise nicht mehr auf die Substanz verzichten kann, selbst wenn er es anstrebt und/oder wenn er die Konsummenge nicht mehr regulieren kann (Kontrollverlust) und dadurch schon Probleme aufgetreten sind. Bei missbräuchlichem Konsum ist es Betroffenen eher möglich, aus eigener Einsicht zu einem gesundheitsverträglichen Konsummaß zurückzufinden, den Abhängigen gelingt das oft nicht mehr allein. Daher sind diese auf eine verstärkte Unterstützung von außen angewiesen. In der Regel ist dann auch Jahre später ein mäßiger Alkoholgenuss nicht mehr möglich. Die Übergänge zwischen Missbrauch und Abhängigkeit sind fließend. Welches der beiden Störungsbilder vorliegt, ist für den betrieblichen Umgang mit dem Mitarbeiter jedoch unerheblich. Entscheidend allein ist, ob der Betroffene suchtmittelbedingt am Arbeitsplatz auffällt. Immer dann besteht Handlungsbedarf. Weitere Kennzeichen für Abhängigkeit oder Missbrauch sind:
- ▶ heimlicher Konsum,
- ▶ morgendlicher Konsum,
- ▶ Konsum gegen das Auftreten von Zittern oder Unruhe,
- ▶ Fortsetzen der Konsumgewohnheiten trotz schwerer Folgeprobleme,
- ▶ wenn man sich ohne Substanzeinnahme nicht mehr wohl fühlt,
- ▶ übermäßig großer Zeitaufwand für Beschaffung, Konsum oder Erholung vom Konsum,
- ▶ erhöhte Verträglichkeit (Toleranz) für die Substanz.

Daneben existiert noch die sog. stoffungebundene Sucht (z. B. Spielsucht, Sammelsucht, Pyromanie, Kleptomanie, sexuelle Deviationen). Nur bei der stoffgebundenen Form spricht man von Abhängigkeitserkrankungen. Die nichtstoffgebundene Sucht wird nach der derzeitigen ICD-10-Klassifikation als Impulskontrollstörung aufgefasst.

35.3 Epidemiologie des Suchtmittelkonsums

35.3.1 Alkohol

Beim Alkoholkonsum befindet sich Deutschland weltweit in der Spitzengruppe. Mit einem durchschnittlichen Pro-Kopf-Verbrauch von 9,9 l reinem Alkohol im Jahr steht die Bundesrepublik beispielsweise deutlich vor Italien (7,4 l), den USA (6,7 l) Japan (6,5 l) und Norwegen (4,4 l). Die geschätzten volkswirtschaftlichen Kosten durch überhöhten Alkoholkonsum in Deutschland werden auf 20 Mrd. Euro und somit auf ungefähr 1 % des Bruttosozialprodukts geschätzt.

Etwa 8 % der deutschen Bevölkerung leben abstinent, 81 % trinken mäßig und 11 % liegen in ihrem Trinkverhalten oberhalb des risikoarmen Konsums. Davon erfüllen etwa 4 % die Kriterien für Missbrauch und 2,4 % die für eine Abhängigkeit (3,4 % der Männer und 1,4 % der Frauen).

Alkohol fordert seinen tödlichen Tribut: In der produktivsten Altersgruppe zwischen 35 und 64 Jahren ist jeder vierte Todesfall bei Männern (jeder achte bei Frauen) durch übermäßigen Alkoholkonsum verursacht. Insgesamt sterben etwa 41 000 Deutsche pro Jahr durch Alkohol. Diese Menschen zeigten in der Regel jahrzehntelang ein auffälliges Trinkverhalten, teilweise auch ohne die Kriterien für eine Abhängigkeit zu erfüllen und die meisten von ihnen waren in dieser Zeit auch berufstätig.

35.3.2 Illegale Drogen

Illegale Drogen werden vor allem von Auszubildenden und jungen Erwachsenen konsumiert. Ein gelegentlicher Gebrauch in der Freizeit macht sich am Arbeitsplatz meist nicht bemerkbar, birgt jedoch im Einzelfall unkalkulierbare Risiken. Eine regelmäßige Verwendung der Drogen gefährdet Gesundheit und Ausbildungserfolg. Man schätzt den Anteil der Abhängigen von harten Drogen in der Bevölkerung auf 0,2 %. In den letzten Jahren geht der illegale Opiatkonsum zurück, die Anzahl der Amphetaminkonsumenten steigt leicht an, während der Ecstasy- und Kokainkonsum zurückgeht (Quelle: Bundesdrogenstudie).

Die Rate derjenigen, die Cannabis-Erfahrungen haben, stieg noch bis 2003 an und ist seither parallel mit der Senkung der Raucherquote Jugendlicher ebenfalls rückläufig. Derzeit haben etwa 32 % der jungen Erwachsenen zwischen 18 und 20 Jahren Cannabis schon einmal ausprobiert, 14 % auch in den letzten 12 Monaten, 6,4 % auch in den letzten 30 Tagen. Dahingegen haben nur 3 % der Menschen zwischen 30 und 40 Jahren und 1 % der 40- bis 50-Jährigen im letzten Monat einen Joint geraucht. Die meisten Cannabis-Raucher beenden ihren Konsum, wenn sie ins Erwachsenenleben hineingewachsen sind. Die Rate der Cannabis-Abhängigen mit (fast) täglichem Konsum wird auf 0,3 % der Deutschen geschätzt. Die Mehrzahl der Cannabis-Konsumenten konsumiert nie eine andere illegale Droge.

> **!** Durch die illegalen Drogen kamen im Jahr 2009 insgesamt 1449 Menschen ums Leben, (2000: 2030 Menschen) fast alle starben an den Folgen eines Opiatkonsums. Alle anderen Drogen führen nur selten zu Todesfällen.

35.3.3 Medikamente

Bezüglich der Medikamente besteht vor allem bei bestimmten Beruhigungsmitteln ein erhebliches Abhängigkeitspotenzial, seltener ist die Schmerzmittelabhängigkeit. Infolge intensiver Aufklärung über die Gefahren der missbräuchlichen Einnahme von Beruhigungs- und Schlafmitteln aus der Benzodiazepingruppe geht die Verordnung dieser Substanzen in den letzten 10 Jahren zwar kontinuierlich zurück, trotzdem ist weiterhin mit ca. 1,4 Mio. Medikamentenabhängigen zu rechnen, davon sind etwa 300 000 analgetikaabhängig und 1,1 Mio. abhängig von Beruhigungsmitteln aus der Benzodiazepingruppe. Die meisten Betroffenen sind allerdings schon im Rentenalter.

Im Gegensatz zum Alkohol sind hier Frauen häufiger erkrankt als Männer. 1% der Frauen zwischen 50 und 60 Jahren und 8% der Frauen über 70 Jahren nehmen regelmäßig diese Beruhigungsmittel ein. Infolge der Medikation sind die Reaktionen verlangsamt und die Bewegungen unsicherer, was zu einer erhöhten Unfallgefährdung, bei älteren Menschen insbesondere auch zur Sturzgefahr führt.

35.3.4 „Gehirndoping"

Angestoßen durch eine Studie das DAK 2009 entwickelte sich in Deutschland eine lebhafte öffentliche Diskussion um das Thema „Gehirndoping" oder auch „Neuro-Enhancement": In einer repräsentativen Befragung der DAK an 3000 Berufstätigen gaben 20 %von ihnen an, solche Substanzen sogar schon selbst einmal ohne medizinische Indikation eingenommen zu haben.

Folgende Substanzen werden in diesem Zusammenhang diskutiert:

Acetylcholinesterasehemmer

Diese zur Behandlung der Demenz eingesetzten Präparate wie Rivastigmin, Donezepil und Galantamin erhöhen ebenso wie Nikotin die Verfügbarkeit von Acetylcholin im synaptischen Spalt, was Aufmerksamkeit, Merkfähigkeit, Motivation und Stimmung verbessern soll.

Die Studienlage, ob diese Medikamente auch bei Gesunden eine solche Wirkung entfalten, ist jedoch nicht eindeutig. Häufige Nebenwirkungen sind Übelkeit, Durchfall, Kopfschmerzen und Schlafstörungen.

Glutamatrezeptormodulatoren

Wichtigster Vertreter ist Memantin, das schon seit Jahrzehnten bei hirnorganischem Psychosyndrom und inzwischen auch bei der Behandlung der Alzheimer-Demenz eingesetzt wird. Die Hemmung der Glutamatwirkung soll sich positiv auf Lernprozesse und die Gedächtnisleistung auswirken. Mögliche Nebenwirkungen sind Unruhe, Schwindel, Übelkeit und Kopfschmerzen.

Methylphenidat

Es handelt sich um ein substituiertes Amphetamin und hemmt die Wiederaufnahme von Katecholaminen. Indikation ist das Aufmerksamkeitsdefizitsyndrom. In einer Untersuchung an amerikanischen Studenten von Bogle et al. gaben 5 % einen Gebrauch zur Leistungsverbesserung an. Häufige Nebenwirkungen der Methylphenidatmedikation sind Appetitverlust, Übelkeit, Bauchschmerzen, Tachykardie und Herzrhythmusstörungen.

Modafinil

Es beeinflusst die serotonerge, glutamaterge und GABAerge neuronale Signalübertragung. Es wirkt gegen Müdigkeit, Antriebsminderung und soll stimmungsaufhellend und konzentrationsfördernd sein.

Indikation sind Narkolepsie, das Schichtarbeitersyndrom und ein unbefriedigend therapiertes Schlafapnoesyndrom. Es zeigt ähnliche Wikrungen wie Methylphenidat, aber mit milderem Nebenwirkungsprofil.

Serotoninwiederaufnahmehemmer

Die Medikamente wie Fluoxetin und Citalopram gehören zur Gruppe der nichtsedierenden Antidepressiva. Sehr häufige Nebenwirkungen sind insbesondere in den ersten Wochen Übelkeit, Magen-Darm-Störungen, Nervosität, Tachykardie, Schwitzen und sexuelle Funktionsstörungen.

Betablocker

Im weiteren Sinne werden auch Betablocker als Mittel zum „Gehirndoping" bezeichnet. Sie sollen gegen Prüfungsängste und „Lampenfieber" helfen.

Eine Anwendung all dieser Medikamente an Gesunden erfordert ein verschärftes Augenmerk auf das Nebenwirkungsspektrum, das sich die Konsumenten einhandeln – auch im Hinblick auf die noch nicht gänzlich zu ermessenden mittel- und langfristigen Auswirkungen –, denn neben den umgehend auftretenden Befindlichkeitsstörungen und Beschwerden müssen auch mögliche Veränderungen im Erleben und Verhalten in die Betrachtung.

Darüber hinaus stellt sich die Frage, was eine solche chemisch induzierte potenzielle Leistungssteigerung im Beruf vom allgemein verpönten Doping im Sport eigentlich unterscheidet. In beiden Fällen wird versucht, natürliche Leistungsgrenzen zu überschreiten, Wobei sich der Einzelne genötigt fühlen könnte, mitzumachen, aus Angst, der Konkurrenz allein mit den natürlichen Fähigkeiten nicht mehr gewachsen zu sein.

35.3.5 Nikotin

30 % der Bevölkerung über 15 Jahre (34 % der Männer und 26 % der Frauen) bezeichnen sich als Raucher. Die Raucherquote bei Männern geht stärker zurück als bei Frauen. Am häufigsten rauchen die 20- bis 24-Jährigen (41 %), bei den 50- bis 54-Jährigen sind es noch 30 %, bei den 60- bis 64-Jährigen 18 %. In dieser Altersgruppe haben schon 73 % derjenigen, die jemals regelmäßig geraucht haben, das Rauchen wieder eingestellt. Das Suchtpotenzial von Nikotin ist vermutlich ähnlich hoch wie von Opiaten. Mindestens ein Drittel der Raucher gilt als abhängig, bei Alkohol sind dies vergleichsweise nur 2,4 %.

> **!** In Deutschland sterben jährlich 110.000 Menschen vorzeitig an den Folgen des Rauchens. Ein Raucher verkürzt seine Lebenserwartung um durchschnittlich 10 Jahre.

Die Tabaksteuererhöhung hat zu einer Reduktion der bislang stetig steigenden Raucherquote Jugendlicher geführt: Diese sank von 28 % im Jahr 2001 auf 20 % im Jahr 2005. Im Europavergleich ist das jedoch weiterhin die höchste Raucherquote bei Jugendlichen. Der gesamte Tabakwarenverbrauch ging in diesem Zeitraum um 13 % zurück.

35.4   Ätiologie und Pathogenese des Suchtmittelkonsums

Unstrittig ist, dass bei der Entstehung von süchtigem Verhalten sowohl die Vererbung als auch die kindliche Entwicklung, der Freundeskreis, die aktuelle Lebenssituation und die Sozialkompetenz wesentliche Einflussfaktoren darstellen. Kinder drogen- oder alkoholabhängiger Elternteile entwickeln etwa viermal häufiger als Kinder diesbezüglich unbelasteter Eltern selbst Suchtprobleme, wobei Kinder Alkoholabhängiger oft auch drogenabhängig werden. In mehreren Studien ließ sich belegen, dass bei den eineiigen Zwillingen etwa doppelt so häufig beide Zwillinge alkoholabhängig waren als bei den Zweieiigen.

In einer Adoptivstudie zeigte sich, dass sowohl die im Säuglingsalter zur Adoption gegebenen Kinder von alkoholkranken Vätern als auch die Kinder, die in ihrer abhängigen Ursprungsfamilie verblieben, jeweils viermal häufiger selbst alkoholabhängig wurden als dies bei Adoptivkindern ohne alkoholabhängigen Elternteil der Fall war. Risikofaktor für eine Alkoholerkrankung scheint eine genetisch determinierte besonders gute Verträglichkeit für diese Substanz zu sein: Wenn die Alkoholwirkung als ausgesprochen positiv erlebt wird und kaum unerwünschte Folgeerscheinungen wie Koordinationsstörungen oder ein „Kater" auftreten, erhöht sich die Abhängigkeitsgefahr, denn es fehlt ein natürliches Warnsignal. Ein oft nachweisbarer ursächlicher Faktor dafür ist der vergleichsweise schnelle Abbau des Zellgifts Acetaldehyd, das als erstes Abbauprodukt aus Alkohol entsteht und für die unangenehmen Folgewirkungen eines übermäßigen Alkoholkonsums verantwortlich ist.

Ein weiterer suchtfördernder Faktor ist der funktionelle Serotoninmangel im zentralen Nervensystem. Dies kann genetisch bedingt sein oder aber auch als Folge einer frühen sozialen Stressbelastung auftreten, wie das an Rhesusaffen, die früh von ihren Müttern getrennt wurden, belegt werden konnte. Der Serotoninmangel im Gehirn führt einerseits zu einer höheren Alkoholverträglichkeit, andererseits aber auch zu verstärkter Aggressionsneigung. Der Alkoholkonsum scheint besonders hier dem Gefühl der Bedrohtheit und Angst entgegenzuwirken. Der niedrige Serotoninspiegel vermindert außerdem die GABAerge Inhibition, wirkt damit also erregend auf das zentrale Nervensystem, so dass der Alkohol für diese Menschen eher stimulierend und weniger sedierend wirkt.

Der Einfluss genetischer Faktoren an der Entstehung der Abhängigkeit wird auf 60 % geschätzt. Als weiterer Risikofaktor für einen späteren gefährlichen Suchtmittelkonsum gelten verschiedene Entwicklungs- bzw. Erziehungsfaktoren: Dazu zählen sowohl eine Vernachlässigung und unzureichende Bestätigung und Förderung des Kindes, die zu mangelndem Selbstvertrauen und vorzeitiger Resignation führt, aber auch die übermäßige Verwöhnung, denn daraus resultiert oft eine übersteigerte Anspruchshaltung, reduziertes Durchhaltevermögen und unzureichende Frustrationstoleranz. Wenn schon die genetische Veranlagung und die kindliche Entwicklung für Suchtprobleme prädisponieren, steigt die Gefahr, falls ein trinkfreudiges oder drogenkonsumierendes soziales Umfeld zu problematischem Suchtmittelkonsum verführt. Belastende Lebensereignisse wie Partnerschaftskrisen, Angst vor Arbeitslosigkeit oder berufliche Unzufriedenheit stellen dann oft den Auslöser für eine Verschärfung oder gar Entgleisung der Konsumgewohnheiten dar. Belegt ist inzwischen, dass bestimmte Berufe und Arbeitsformen mit verstärktem Alkoholkonsum in Verbindung zu bringen sind: Dies gilt für alkoholnahe Berufe, z. B. Kellner, Winzer und Koch, für Vertreterberufe und für Berufe mit wechselnden Arbeitszeiten, insbesondere Schichtarbeit. Prädisponierende Arbeitsformen sind Tätigkeiten mit wenigen Freiräumen, mit hohem Zeitdruck, besonders verantwortungsvolle, überfordernde, aber auch monotone Arbeit.

35.5 Suchtmittel im kulturellen Kontext

Die Akzeptanz des Suchtmittelkonsums war über die verschiedenen Kulturkreise und Jahrhunderte hinweg sehr unterschiedlich. Da die Droge Alkohol jedoch Jahrhunderte lang aufgrund der begrenzten Haltbarkeit nur zeitweise zur Verfügung stand, entstanden seltener Probleme mit Abhängigkeiten. Ab dem 16. Jahrhundert wurde dann jedoch häufig gegen den übermäßigen Alkoholkonsum zu Felde gezogen. Vor allem Martin Luther predigte gegen den „Saufteufel". Durch die Erfindung des Branntweins, der billig zu erwerben war, wurden die Folgen des unkontrollierten Konsums sehr deutlich. Im Dreißigjährigen Krieg wurde zur Erhöhung der Kampfbereitschaft Branntwein als Teil des Soldatensolds ausgegeben. Bereits 1517 entstand im St. Christophorus-Orden der erste Abstinenzverein. Im Gefolge der Industrialisierung kam es erneut zu einer erheblichen Steigerung des Alkoholkonsums, er lag 1900 mit 10 l reinen Alkohols pro Kopf auf heu-

tigem Niveau. Arbeitgeber sahen damals in der Ausgabe von Schnaps unter der Arbeitszeit (als Lohnbestandteil) eine einfache Methode, schnell Kalorien zuzuführen und dabei auch noch die Bereitschaft für schwere und unangenehme Arbeiten zu erhöhen.

Lange wurde die Trunksucht als Laster und nicht als Krankheit gesehen. Als Krankheit galten allenfalls die Folgezustände (z. B. Lebererkrankung, Korsakow-Syndrom).

1942 erregten die Arbeiten von Professor Jellinek viel Aufmerksamkeit, in denen der Alkoholismus als behandelbare Erkrankung beschrieben wurde. Darauf basierend wurde der Alkoholismus 1968 durch ein Grundsatzurteil des Bundessozialgerichts als Krankheit im Sinne der Reichsversicherungsordnung anerkannt (BSG 28, 114, Soz. R RVO Nr. 23 und Nr. 26 zu § 184 RVO). Damit müssen anfallende Behandlungskosten von den gesetzlichen Kranken- und Rentenversicherungen getragen werden.

> **!** Nicht nur die suchtbedingte Folgeschäden, sondern die Sucht an sich stellt einen behandlungsbedürftigen Zustand dar. Dadurch wurden die verschiedenen Therapieangebote für Suchtkranke, wie sie heute verstanden und durchgeführt werden, möglich.

Pflanzliche Rauschdrogen wurden Jahrhunderte lang vor allem in Südamerika und Asien im Rahmen religiöser Rituale verwendet und auch zu medizinischen Zwecken bzw. als Stärkungsmittel genutzt. Im 19. und 20. Jahrhundert wurde durch die Isolierung der eigentlichen Wirkstoffe die Möglichkeit geschaffen, diese Substanzen in hoher Dosierung einzunehmen und durch Modifizierungen der Wirksubstanzen auch synthetische Drogen herzustellen. Viele inzwischen illegale Drogen wurden von pharmazeutischen Firmen jahrzehntelang zum medizinischen Gebrauch, z. B. als Analgetikum oder Antitussivum (z. B. Opiate), als Appetitzügler (z. B. Amphetaminderivate), als „Wahrheitsdroge" in der Psychotherapie (z. B. LSD) oder Muntermacher (z. B. Methamphetamin, Kokain) vermarktet. Erst allmählich zeigte sich dann die Gefährlichkeit dieser Substanzen, sodass im 20. Jahrhundert Gesetze zum Verbot oder einer restriktiven Verwendung dieser Substanzen entstanden, diese Gesetze wurden entsprechend der neuen Erkenntnisse vielfach revidiert und erweitert.

> **!** Die größten Gesundheitsrisiken entstehen durch Opiate, gemessen an der Verbreitung spielt dagegen Cannabis die größte Rolle auf dem Markt der illegalen Drogen.

In einer hoch technisierten Umwelt werden an den Einzelnen Anforderungen an bestimmte Leistungsvoraussetzungen gestellt, die unter der Wirkung von Suchtmitteln beeinträchtigt werden. Dazu gehören z. B. die Gewähr gleich bleibender Dauerleistungen, die verantwortungsbewusste Übernahme von Verantwortung, Entscheidungsfähigkeit und eine ungestörte Feinmotorik. Daher muss im Interesse der Mitarbeiter und des Unternehmenserfolgs die Suchtprävention ein wichtiger Teil der Gesundheitsförderung in der Belegschaft sein.

35.6 Suchtmittelkonsum aus arbeitsrechtlicher Sicht

Betriebliche Suchtprävention hat drei Aspekte: Fürsorge gegenüber dem einzelnen Mitarbeiter, Minimierung des Sicherheitsrisikos sowie Sicherung der Arbeitsqualität und -quantität und des Betriebsfriedens.

Insbesondere nach den Voraussetzungen, die durch das Urteil des Bundessozialgerichtes 1968 geschaffen wurden, nämlich das Recht der Betroffenen auf eine angemessene Therapie, entstanden in den siebziger Jahren erste Alkoholprogramme in deutschen Betrieben, in denen darauf hingewirkt werden sollte, wiederholt alkoholauffällige Mitarbeiter zu einer Entwöhnungstherapie zu motivieren.

In den letzten Jahren entwickelte sich darüber hinaus die Erkenntnis, dass eine Abhängigkeit den Endpunkt des durchschnittlich über mehr als 10 Jahre dauernden Prozesses einer allmählich entgleitenden Suchtkarriere darstellt. Viel häufiger als auf suchtmittelabhängige Mitarbeiter trifft man auf Mitarbeiter mit riskanten Konsummustern.

Um die Gesundheit des Betroffenen und Störungen in den betrieblichen Abläufen bzw. Sicherheitsrisiken erst gar nicht entstehen zu lassen, strebt man daher an, schon bei den ersten Verdachtsmomenten bzw. Auffälligkeiten, also schon im Stadium des riskanten Konsums betrieblich zu intervenieren.

35.6.1 Juristische Grundlagen

Das Arbeitssicherheitsgesetz (ASiG) verpflichtet in § 1 den Arbeitgeber zur Bestellung von Betriebsärzten, die ihm beim Arbeitsschutz und bei der Unfallverhütung unterstützen sollen. Die Fürsorgepflicht von Arbeitgeber und Arbeitsmediziner wird von der Arbeits- und Unfallschutzmaßnahme bis zur Person des Arbeitnehmers erweitert. § 3 ASiG beschreibt die Zuständigkeit des Arbeitsmediziners in den Bereichen Vorbeugung, Gesunderhaltung und Abwendung von Schaden. Daneben besteht jedoch das Grundrecht des Arbeitnehmers auf freie Entfaltung seiner Persönlichkeit. Dieses endet allerdings beispielsweise dann, wenn die Sicherheit Dritter gefährdet wird.

Ferner regeln die Unfallverhütungsvorschriften in § 15 Abs. 1 und 2 „Allgemeine Vorschriften" (BGV A 1) den Umgang mit Alkohol und Drogen, um die Sicherheit am Arbeitsplatz zu gewährleisten. Nach den UVV wird vom Vorgesetzten erwartet, dass er einen nach seinem Eindruck berauschten Mitarbeiter nicht an seinem Arbeitsplatz tätig werden lässt. Eine objektivierbare Messung (z. B. die Alkometermessung) ist dabei nicht unbedingt erforderlich. Es genügt der möglichst durch Zeugen bestätigte Eindruck des Vorgesetzten. Dabei muss dem Mitarbeiter die Möglichkeit eingeräumt werden, durch einen umgehenden Besuch eines Arztes, der eine Testung durchführen kann, ggf. den Gegenbeweis anzutreten.

§ 15 Pflichten des Versicherten

(1) Versicherte sind verpflichtet, nach ihren Möglichkeiten sowie gemäß der Unterweisung und Weisung des Unternehmers für ihre Sicherheit und Gesundheit bei der Arbeit sowie für die Sicherheit und Gesundheitsschutz derjenigen zu sorgen, die von ihren Handlungen und Unterlassungen betroffen sind ...

(2) Versicherte dürfen sich durch den Konsum von Alkohol, Drogen oder anderen berauschenden Substanzen nicht in einen Zustand versetzen, durch den sie sich selbst oder andere gefährden können.

(3) Absatz 2 gilt auch für die Einnahme von Medikamenten.

§ 7 Pflichten des Unternehmers

(2) Der Unternehmer darf Versicherte, die erkennbar nicht mehr in der Lage sind, ihre Arbeit ohne Gefahr für sich oder andere auszuführen, mit dieser Arbeit nicht beschäftigen.

35.6.2 Praktische Vorgehensweise im Betrieb

Bei suchtmittelbedingter Auffälligkeit muss der Vorgesetzte (nach den UVV) dafür sorgen, dass der Mitarbeiter mit gefährdenden Arbeiten nicht betraut wird. Am frühsten werden Auffälligkeiten jedoch den Kollegen deutlich, die mit dem Betroffenen eng zusammenarbeiten. Vor allem, wenn diese Vertrauen zu ihrem Vorgesetzten haben und damit rechnen, dass der die Problematik in ihrem Sinne angeht, werden sie bereit sein, ihre Beobachtungen an ihn weiterzugeben. Von daher ist es sehr wichtig, dass in einem Betrieb ein allgemeiner Konsens besteht, wie Probleme mit suchtmittelauffälligen Mitarbeitern behandelt werden, möglichst bevor der erste Ernstfall auftritt. Deshalb sind Schulungen in Betrieben eine wichtige Präventionsaufgabe.

Das aktive Angehen des Problems auf der Führungsebene schafft die Voraussetzung für erfolgreiche Lösungsansätze, sonst verpuffen die individuellen Bemühungen aller Beteiligten:

▶ Suchtprobleme werden ernst genommen und nicht verharmlost.

▶ Die offene Diskussion erleichtert eine aktive Auseinandersetzung mit der Problematik.

Inzwischen wurden vor allem in größeren Betrieben Betriebsvereinbarungen erstellt, in denen alle Maßnahmen zur Suchtprävention und die vorgesehenen Sanktionen bei Übertreten der betrieblichen Regelungen verbindlich aufgeführt sind. Dies schafft die nötige Rechtssicherheit und lässt das jeweilige Handeln nachvollziehbar und damit nicht willkürlich erscheinen. Oft sind auch Informations- und Schulungsangebote zu dieser Problematik für Mitarbeiter und Führungskräfte Teil der Betriebsvereinbarung.

> **!** Jeder Vorgesetzte soll in der Lage sein, auffälliges Verhalten wahrzunehmen und entsprechend zuzuordnen, um anschließend betriebliche Regelungen anzuwenden; er muss wissen, wo er sich in schwierigen Situationen beraten lassen kann.

35.6.3 Instrumentarien betrieblicher Suchtarbeit

Die Erfolge betrieblicher Suchtarbeit beruhen auf der konsequenten Anwendung des betrieblichen Regelwerks. Dabei ist es unabdingbar, dass alle Akteure sich bei der Umsetzung dieser Regeln einig sind, damit der Betroffene nicht heimliche Verbündete findet, mit denen das System unterlaufen werden kann. Wenn auch der hinzugezogene Betriebsrat auf die Einhaltung der Betriebsvereinbarung Wert legt, muss der Betroffene einsehen, dass für alle die gleichen, nachvollziehbaren Maßstäbe gelten und auch für ihn keine Sonderregeln konstruiert werden.

Konstruktiver Druck

Eine alte Regel beim Umgang mit Alkoholproblemen besagt, dass die Not wegen des Trinkens größer sein muss als die wegen des Nichttrinkens, bevor ein Weg aus der Störung heraus möglich ist. Suchtkranke zeigen oft einen erheblichen Realitätsverlust. Konfrontation mit der Realität durch umgehende Maßregelungen der betrieblichen Regelverstöße durch den Vorgesetzten fördert die Einsicht in die Notwendigkeit einer Verhaltensänderung und kann damit Krankheitsverläufe abkürzen. Konstruktiver Druck entsteht also durch situationsadäquates konsequentes Verhalten des Vorgesetzten in Kooperation mit der Personalabteilung, dem Betriebsrat und den anderen beratenden Fachstellen.

Kontrolle im Verbund
Bagatellisieren, Leugnen, Lügen, Verdrängen sind typische Symptome der Suchtkrankheit. Meist glaubt der Betroffene selbst an die dargestellte Sicht der Dinge. Aus Angst vor Veränderung und damit zur Aufrechterhaltung des Status quo lügt er sich letztlich selbst in die Tasche. Ein Einzelner kann das Gebäude der Selbsttäuschung meist kaum zum Einsturz bringen. Nur im Zusammenspiel des gesamten Umfelds im Sinne eines aufmerksamen Netzwerks kann das angestrebte Ziel erreicht werden. Dazu bedarf es unbedingter Offenheit, verbindlicher Absprachen untereinander und vor allem auch der Einbeziehung betroffener Mitarbeiter, denen die Konsequenz ihrer Handlungen bewusst sein müssen.

35.7 Aufgaben des Werksarztes

35.7.1 Beratung der Firmenleitung

Die Auseinandersetzung mit Problemen von Missbrauch und Sucht innerhalb eines Betriebs gehört zu den Führungsaufgaben. Es kann allerdings nicht vorausgesetzt werden, dass von vornherein eine Firmenleitung mit dieser Thematik vertraut ist. Es ist Aufgabe des Arztes, gegebenenfalls in enger Kooperation mit Sozialarbeitern, Firmenleitung und Betriebsrat auf die Notwendigkeit einer klaren Firmenstrategie hinzuweisen und bei der Erarbeitung entsprechender Maßnahmen, Regelungen oder Vereinbarungen beratend tätig zu sein.

35.7.2 Schulung von Führungskräften

Der Arzt sollte Ansprechpartner für Führungskräfte sein, die in ihrem Zuständigkeitsbereich Mitarbeiter mit Alkohol- oder anderen Suchtmittelproblemen vermuten und die Hilfestellung für den Umgang mit derartigen Problemfällen benötigen. Oft besteht erhebliche Unsicherheit über adäquates Verhalten gegenüber einem Betroffenen. Ursache dafür ist unter anderem die Ambivalenz zwischen der Bewertung als Krankheit und damit angenommener Entschuldbarkeit auf der einen Seite und der Bewertung als regelwidriges Verhalten andererseits.

Zu einer fallbezogenen Beratung gehören
- Besprechung beobachteter Verhaltensauffälligkeiten,
- Motivation zur weiteren Verhaltensbeobachtung,
- Hinweise zur Gesprächsführung,
- Hinweise auf die Notwendigkeit von festen Vereinbarungen und deren Kontrolle.
- Angebot, dass Vorgesetzte ihren Mitarbeitern einen Beratungstermin beim Betriebsarzt empfehlen können.

35.7.3 Informationsveranstaltungen und Gesundheitsaktionen

Im Rahmen von Sicherheitsbelehrungen und in diversen Arbeitsgruppen kann durch Informationsveranstaltungen zum Thema Sucht ein tieferes Verständnis für diese Problematik vermittelt werden. Hierbei geht es um Aufklärung über die Grenzen des gesundheitsverträglichen Konsums und um die Motivation der Mitarbeiter, beim Verdacht auf suchtmittelbedingte Probleme nach den betrieblich festgelegten Regeln zu handeln und bei Bedarf die Fachstellen einzubeziehen.

35.7.4 Beratung von Suchtmittelauffälligen

Die Gesprächsführung mit dem Mitarbeiter sollte von Anfang an offen und direkt sein. Oft suchen nicht die Mitarbeiter wegen ihrer Suchtprobleme den Werksarzt auf, sondern unterschiedliche Anlässe führen oft dazu, dass suchtmittelauffällige Mitarbeiter auf Veranlassung einer dritten Person vorstellig werden. Das belastet ein Arzt-Patienten-Gespräch. Nach Möglichkeit sollte deswegen versucht werden, sowohl den Informanten als auch den Betroffenen zu einem gemeinsamen Gespräch zu bitten Das hat verschiedene Vorteile: Der Anlass des Gesprächs wird dem Betroffenen deutlich. Seine Ausweichmöglichkeiten sind begrenzt. Es kann ein Ziel vereinbart werden, das der Betroffene erreichen und der Informant kontrollieren kann. Maßnahmen bei Nichteinhaltung der Vereinbarung können festgelegt werden. Sowohl der Informant als auch der Betroffene können gemeinsam z. B. über Schwierigkeiten bei der notwendigen Änderung der Lebensweise aufgeklärt werden sowie über die Gefahr des Rückfalls trotz guter Vorsätze. Eine offene Gesprächsführung ist die Voraussetzung zur gemeinsamen Problemlösung. Darüber hinaus ist die Gefahr der Verletzung der ärztlichen Schweigepflicht (§ 304 StGB) umgangen, wenn mit dem Patienten und nicht über ihn gesprochen wird. In anschließenden Einzelgesprächen können danach mit dem Betroffenen diagnostische und therapeutische Maßnahmen erörtert werden, die bei Bedarf unabhängig von arbeitsplatzbezogenen Maßnahmen eingeleitet werden. Hierzu gehören unter Umständen auch Gespräche mit Familienangehörigen, die ebenfalls wieder gemeinsam mit dem Betroffenen zu führen sind.

35.7.5 Kontakte nach innen und außen

Suchtprävention funktioniert nicht im Alleingang. In Bezug auf das Ausmaß unterschiedlicher Störungen im körperlichen, seelischen und sozialen Bereich hat der Werksarzt im Rahmen seiner kurzzeitigen Kontakte nur begrenzte Möglichkeiten, einzugreifen. Deswegen ist es sinnvoll, mit externen Behandlungs- und Beratungseinrichtungen zusammenzuarbeiten.

Je besser die Kontakte des Werksarztes zu derartigen Institutionen und Selbsthilfegruppen Gruppen sind, umso größer ist die Chance, dass

Mitarbeiter diese Angebote wahrnehmen. Hilfreich ist es auch, wenn trockene Alkoholiker aus dem Betrieb Beratung und Begleitung auf diesem Weg anbieten, denn es ist mit erheblichen Schwellenängsten Betroffener zu rechnen, den Schritt zur professionellen Suchtbehandlung zu tun.

35.7.6 Diagnosestellung bei werksärztlichen Untersuchungen

Lassen ärztliche Untersuchungsergebnisse den Verdacht auf Suchtmittelmissbrauch aufkommen, sollte das auch besprochen werden. Jeder Arzt weiß, wie rasch ein Betroffener diesen Verdacht von sich weisen wird und wie schnell der Arzt in die Rolle desjenigen gerät, der etwas Unerhörtes, und Beleidigendes geäußert hat. Ein Patient mit auffälligem Konsummuster fühlt sich ertappt, nicht erkrankt. Um die eigene Frustration in Grenzen zu halten und sich nicht zu einer passiven Haltung verführen zu lassen sollte man sich als Arzt folgende Regeln zu eigen machen:

- ▶ Entsteht der Verdacht, dass ein Mitarbeiter Probleme mit Alkohol oder einem anderen Suchtmittel hat, kann man meist davon ausgehen, dass es so ist.
- ▶ Wertneutralität und konsequente Haltung dem Betroffenen gegenüber sind Vorbedingungen für eine gute Arzt-Patienten-Beziehung.
- ▶ Bagatellisieren und Leugnen von Seiten des Patienten sind Symptome süchtigen Verhaltens.
- ▶ Abhängigkeit erfordert Abstinenz; die Reduktion des Suchtmittels gelingt in den meisten Fällen langfristig nicht.
- ▶ Das Einhalten von Abstinenz erfordert vom Betroffenen erhebliche Umstellungen seines bisherigen Lebensstils. Ist man sich dessen bewusst, wird man nicht erwarten, dass ein einmaliges Gespräch zur dauerhaften Verhaltensänderung führt.
- ▶ Man kann als Arzt einem Abhängigen keine Probleme abnehmen und sie auch nicht für ihn lösen, sondern ihn lediglich immer von neuem zur Problembewältigung motivieren.

35.7.7 Diagnosestellung bei alkohol-bedingten Verhaltensauffällig-keiten

„Alkoholprobleme" ist eine unscharfe, umgangssprachliche Formulierung, die lediglich eine Grenzüberschreitung vom problemlosen Genussmittel zu unterschiedlichen problematischen Konsummustern bezeichnet.

Beurteilung einer akuten Berauschtheit durch den Werksarzt

In Betrieben mit eigenen werksärztlichen Abteilungen ist es üblich, dass der Werksarzt über die Arbeitsfähigkeit entscheidet. Als Arzt hat er die Aufgabe, eine Diagnose zu stellen. Bei Verdacht auf alkoholbedingte Einschränkungen stehen ihm dabei neben der Prüfung psychopathologischer Parameter (Bewusstsein, Stimmung, Aufmerksamkeit, Auffassungs- und Merkfähigkeit) folgende Methoden zur Verfügung: Alco-Test, Nystagmusprüfung, Romberg, Gangprüfungen.

Es ist mit Einverständnis des Betroffenen zulässig, die Bestimmung des Alkoholgehalts aus der Atemluft vorzunehmen. Dieser Test ist jedoch an die aktive Mitarbeit des Betroffenen gebunden. Bei einer Verweigerung des Tests kann der Betroffene nicht zur Mitarbeit gezwungen werden. Es ist dann möglich, ihn aufgrund von Verhaltensauffälligkeit oder eines wahrnehmbaren Foetor alcoholicus aus Sicherheitsbedenken von der Arbeit freizustellen. Er erhält das Angebot, dass er durch Einschaltung einer anderen Stelle (z. B. Krankenhaus) außerhalb des Werkes durch eine Blutalkoholbestimmung seine Nüchternheit feststellen lassen kann. Wenn er nicht bereit ist, durch aktive Kooperation den Verdacht auf eine akute Berauschtheit auszuräumen, darf der Eindruck des Vorgesetzten bzw. Werksarztes als Tatbestand gewertet und geahndet werden.

Chronisch überhöhte Konsummuster

Häufig werden Mitarbeiter nicht wegen des Verdachtes akuter Alkoholbeeinträchtigung dem Werksarzt vorgestellt, sondern wegen zunehmender Leistungseinbußen wie Vergesslichkeit, Nachlässigkeit bei der Ausführung von Arbeiten oder allgemeiner Verlangsamung. Im Rahmen der Untersuchung ist ein durchgeführter Alcometer-Test gelegentlich positiv. Es handelt sich dann oft um Gewohnheitstrinker bzw. Delta-Alkoholiker („rauscharmes Dauertrinken"). Nach neuerer Klassifikation wäre diese Form unter die Begriffe „Abhängigkeit" einzuordnen. Im Gegensatz zur akuten Intoxikation handelt es sich hier um einen regelmäßigen, übermäßigen und oft über Jahrzehnte bestehenden Konsum, in dessen Verlauf verschiedene Alkoholfolgeschäden auftreten können. Gewohnheits- bzw. „Spiegeltrinker" zeigen keine plötzlich auftretenden Verhaltensänderungen.

Im Vordergrund steht die körperliche Abhängigkeit. Kontrollverlust-Trinken tritt im Allgemeinen nicht auf. Psychische Veränderungen stellen sich aufgrund der langjährigen Hirnschädigung mit Hirnatrophie ein und können sich in gesteigerter Unruhe, Gereiztheit, nachlassender Leistungsfähigkeit, rascher Erschöpfbarkeit, Schlafstörungen und allmählicher Nivellierung der Persönlichkeit sowie in vorzeitigem Altern äußern.

Dieses Trinkmuster findet sich besonders häufig bei kontaktarmen alleinstehenden Männern, die ihrer Einsamkeit durch Kneipenbesuche entfliehen.

Konflikttrinker

Der Begriff beschreibt das Verhaltensmuster, das sich meist über einen langen Zeitraum von 10–15 Jahren entwickelt. Im Gegensatz zum Gewohnheitstrinken geht dieser Abhängigkeit häufig das so genannte Konflikt- oder Erleichterungstrinken voraus. Alkohol hat hier von vornherein die Funktion, den Umgang mit den alltäglichen Problemen zu erleichtern. Die so genannte Prodromalphase des Erleichterungs- oder Konflikttrinkens führt zum zunehmend häufigen Trinken. Durch den Gewöhnungseffekt kommt es dabei zur Toleranzentwicklung. Um nicht aufzufallen, wird bei steigenden Konsummengen zunehmend heimlich getrunken. Die Fähigkeit, das Leben ohne die stimmungsmodulierende Wirkung der Droge zu ertragen, geht zunehmend verloren. Damit beginnt die akute Phase der Abhängigkeit, in der immer wieder mit Kontrollverlusttrinken gerechnet werden muss. Typisch sind Erklärungsversuche wegen des zunehmend auffallenden Trinkverhaltens. Ein chronisch schlechtes Gewissen führt immer wieder zu Exzessen mit nachfolgenden Abstinenzversuchen. Entzugserscheinungen bewirken das Trinken am Morgen bei gleichzeitiger Abnahme der Alkoholverträglichkeit. Trinken ist zum Zwang geworden. Es dient schließlich nur noch dazu, Entzugserscheinungen zu bekämpfen und einen einigermaßen erträglichen Zustand herzustellen.

Bei weiterer Chronifizierung werden die im Rahmen des Kontrollverlustes auftretenden Rauschzustände länger, der körperliche Zustand verschlechtert sich, Persönlichkeitsabbau und sozialer Abstieg schreiten fort.

35.7.8 Diagnosestellung bei drogenbedingten Verhaltensauffälligkeiten

Wie beim Alkohol verbirgt sich hinter dem Begriff „Drogenproblem" ein ganzes Spektrum unterschiedlicher Auffälligkeiten mit unterschiedlichsten Folgen. Im Gegensatz zur chemisch einfachen, gut untersuchten Monosubstanz Alkohol handelt es sich bei den illegalen Rauschdrogen um chemisch verschiedene Gruppen mit sehr unterschiedlichen Wirkungsrichtungen wie Euphorie (z. B. Cannabis, Kokain, Heroin, Schnüffelstoffe), Stimulation (z. B. Amphetamine, Ecstasy, Kokain), Halluzinationen (Pilze, Nachtschattengewächse, Schnüffelstoffe, LSD) oder auch Sedierung (Barbiturate, Benzodiazepine, Cannabis).

Traditionelle Erfahrungen mit Drogen sind in der europäischen Gesellschaft gering. Auch wegen der Illegalität der meisten Substanzen ist das Wissen darüber begrenzt.

Auf die Wirkungen einzelner Substanzen wird in den folgenden Abschnitten kurz eingegangen, soweit dies für die Belange am Arbeitsplatz erforderlich ist:

> ❗ Das Konsumverhalten der Drogennutzer hat sich mehrfach verändert, seit sich mit der Haschischwelle in den frühen sechziger Jahren erstmals ein weit reichenderes Drogenproblem in Deutschland etabliert hatte. Cannabis ist weiterhin die am häufigsten gebrauchte Substanz und die inzwischen auch die am besten untersuchte Droge.

Cannabis

Cannabis wird, vermischt mit Tabak, als Haschisch (getrocknetes Harz der weiblichen Pflanze, enthält 7–14 % THC) oder Marihuana (getrocknete Blätter und Blüten, enthält 2–8 % THC) geraucht. Seltener wird beim Kuchen- oder Keksebacken Haschisch zugegeben. Dann setzt die Wirkung erst nach 30–60 Minuten ein, der Rauschverlauf ist flacher und länger als beim Rauchen, wo die Wirkung schon nach 6–12 Minuten einsetzt (in dieser Zeitspanne liegt auch das Maximum des Blutplasmaspiegels) und 1–3 Stunden anhält. Als wesentliche Wirksubstanz wurde das Delta-9-Tetrahydrocannabinol (THC) gesehen, die Rolle der zahlreichen anderen Cannabinoide und der Abbauprodukte ist derzeit noch nicht endgültig geklärt. Die Cannabinoide sind lipophil, deshalb lagern sie sich bevorzugt im Gehirn und anderen fettreichen Organen ab und werden nur allmählich wieder freigesetzt. So sind die unwirksamen Abbauprodukte von Cannabis wie die THC-Carbonsäure bei seltenem Konsum bis zu 2 Wochen im Urin nachweisbar, bei regelmäßigem Konsum bis zu 2 Monaten nach Abstinenz.

Cannabis ist verhältnismäßig billig, leicht verfügbar und genießt als sog. „weiche Droge" in der Szene den Ruf der Harmlosigkeit. Gerade junge Menschen mit einer problematischen Persönlichkeitsstruktur sind jedoch gefährdet, den Cannabiskonsum zu einem wesentlichen Bestandteil ihres Lebensstils zu machen. Die Persönlichkeitsveränderungen bei chronischem Konsum sind charakterisiert durch folgende Symptome: verminderte Lern- und Gedächtnisleistung, Antriebsverlust, Interessen- und Initiativelosigkeit, Verlust der Arbeitsmotivation, Verminderung der Kritik- und Urteilsfähigkeit und Aufmerksamkeitsstörungen. Die fehlende Zielstrebigkeit führt in Kombination mit der verschlechterten Lernleistung dann oft zum Scheitern in Schule und Berufsausbildung.

Probleme mit Cannabis stehen mit 12 % als Gründe für die Inanspruchnahme einer ambulanten Beratungsstelle an dritter Stelle nach Alkohol (55 %) und Opiaten (20 %). Inzwischen werden auch 4 % der stationären Suchtbehandlungen aufgrund einer Cannabisabhängigkeit durchgeführt.

Heroin

Heroin (Diazetylmorphin) wirkt stärker als Morphin und überschreitet aufgrund seiner besseren Lipidlöslichkeit auch rascher die Blut-Hirn-Schranke. Die Substanz wird i.v. injiziert oder auch geraucht. Problematisch ist die starke Toleranzentwicklung wodurch abhängige Konsumenten das 10- bis 20fache der anfänglichen Dosierung einnehmen, was dann in der Nähe der letalen Dosis liegt. Bereits wenige Sekunden nach Injektion kommt es zum Rauschzustand („Kick"), der 10–30 Minuten anhält. Es folgt ein 2- bis 6-stündiger Zustand von Antriebsminderung, Lethargie und Somnolenz, der meist als angenehm erlebt wird. Die Opiatintoxikation ist vom Überwiegen des Parasympathikus geprägt (Miosis, Ateminsuffizienz bis Atemstillstand, Bewusstlosigkeit). Die engen Pupillen können einen diagnostischen Hinweis geben. Opiate lassen sich bis zu 4 Tagen im Urin nachweisen.

Man rechnet in Deutschland mit ungefähr 100 000–150 000 Opiatabhängigen. Inzwischen sind 65 000 von ihnen in Substitutionsprogrammen eingebunden, womit ihnen die Möglichkeit der sozialen und gesundheitlichen Stabilisierung und der Weg aus der Illegalität ermöglicht werden soll. Nicht wenige der Substituierten sind wieder berufstätig, oft ohne dass der Betrieb über diese Behandlung Bescheid weiß. Eine Methadon- oder Subutexbehandlung schließt die Arbeitsfähigkeit und auch die Fahrtüchtigkeit nicht prinzipiell aus. Leider ist ein Beikonsum z. B. von Cannabis, Benzodiazepinen oder auch Straßenheroin häufig, was dann unkalkulierbare Risiken verursacht. Wenn ein solcher Beikonsum nachweisbar ist, ist der Betreffende nicht geeignet, Tätigkeiten mit Gefährdungspotenzial durchzuführen. Der Betriebsarzt sollte darauf dringen, dass der Betroffene seinen substituierenden Arzt von der Schweigepflicht gegenüber dem Arbeitsmediziner entbindet und mit diesem dann eng kooperieren.

! Seit der breiten Anwendung der Substitutionsbehandlungen sind die drogenbedingten Todesfälle von 2060 im Jahr 2000 auf 1298 im Jahr 2006 zurückgegangen.

Kokain

Kokain wird durch Extraktion aus den Blättern des Coca-Strauches gewonnen und kommt als weißes Pulver oder als Lösung auf den Markt. Es wird meist geschnupft, kann jedoch auch geraucht, geschluckt oder injiziert werden. Die Wirkung setzt nach 5–20 Minuten ein und hält ca. 45–90 Minuten an, um dann langsam innerhalb von Stunden abzuklingen. Geringe Dosen führen zu Euphorie, Hypervigilanz und Selbstüberschätzung. Hunger und Schlafbedürfnis werden nicht wahrgenommen. Diese Phänomene führen zur Bewertung der Substanz als „leistungssteigernd". Die Nachweisbarkeit von Kokain im Urin liegt bei etwa 3 Tagen.

Amphetamin und Ecstasy

Amphetamine wirken sympathomimetisch. Ihr Wirkmechanismus gründet sich auf ihrer strukturellen Ähnlichkeit zu den körpereigenen Katecholaminen Dopamin, Adrenalin und Noradrenalin. Sie wurden anfangs als Appetitzügler und Kreislaufmittel vermarktet, bis ihr Missbrauchspotenzial offensichtlich wurde, sie unter das Betäubungsmittelgesetz fielen und verboten wurden.

Ecstasy ist ein Amphetaminderivat (3,4-Methylen-dioxymethamphetamin/MDMA und strukturähnliche Substanzen), dessen Wirkung auf der Freisetzung von Katecholaminen im Gehirn beruht. Ecstasy ist in Tabletten- oder Kapselform erhältlich. Die Wirkung tritt nach wenigen Minuten bis etwa 30 Minuten ein, sie dauert dosisabhängig 4–48 Stunden an. Stimmungssteigerung,

Wohlgefühl, erhöhte Sensitivität, gesteigertes Kommunikationsbedürfnis, gesteigertes Gefühl von Intimität und Enthemmung machen die Substanz zur Partydroge. Häufige unerwünschte Wirkungen sind dabei neben der Steigerung von Herzfrequenz und Blutdruck Störungen der Thermoregulation. Die Metabolite von Ecstasy und Amphetamin sind noch ca. 3 Tage im Urin nachweisbar.

Drogennachweis

Im Verdachtsfall ist die Durchführung eines Drogenscreenings notwendig. Auch hier ist die Unterrichtung des Betroffenen erforderlich und seine Zustimmung zu dieser Untersuchung die Voraussetzung zur Durchführung. Ein Drogenscreening ist auch möglich bei Bewerbern vor Einstellung in ein Unternehmen, falls der Betriebsrat einverstanden ist. Außerdem muss das Einverständnis des Bewerbers vorliegen. Üblicherweise wird ein Bewerber jedoch im Bewerbungsverfahren nicht weiter berücksichtigt, wenn er sich dem Drogentest widersetzt.

Der Nachweis von Drogen kann mit verschiedenen Messverfahren erfolgen. In der Praxis haben sich Schnelltests auf Teststreifenbasis mit Urin durchgesetzt, die qualitative Ergebnisse liefern. Sie beruhen auf immunologischen Reaktionen mit immobilisierten Antikörpern, die sich auf einer Trägersubstanz befinden. Problem dieser Schnelltests sind die niedrigen Cut-off-Werte für den positiven Befund (der Verzehr eines Mohnbrötchens ergibt bereits einen positiven Opiatbefund). Zum anderen können matrixbedingte Störungen, Medikamente, stark tyraminhaltige Käsesorten oder Bedienungsfehler falschpositive oder falsch-negative Befunde ergeben. Auch immunologische Drogenscreening-Verfahren wie das Enzym-Immuno-Assay oder das Fluoreszenz-Immuno-Assay sind gebräuchlich, die von verschiedenen labormedizinischen Instituten angeboten werden. Am zuverlässigsten und damit juristisch unanfechtbar sind flüssigkeits- oder gaschromatografische Verfahren, durch die in Verbindung mit einer Massenspektrometrie, auch quantitative Ergebnisse gewonnen werden können.

> **!** Da positive Befunde unter Umständen erhebliche arbeitsrechtliche Konsequenzen für den Betroffenen haben, sind immer Bestätigungstests erforderlich.

35.7.9 Probleme mit Medikamenten

Nach dem Jahrbuch Sucht 2008 (DHS 2008) schätzt man die Anzahl der von Benzodiazepinen abhängigen Deutschen auf 1,1 Mio., was etwa 1,2 % der Bevölkerung entspricht. Hinzu kommen weitere 300 000 Abhängige von anderen Medikamenten, vor allem Analgetika. Die Benzodiazepinabhängigkeit betrifft vorwiegend Frauen im Rentenalter, die wenig soziale Unterstützung bekommen und in problematischen Beziehungen leben. Die Erwerbstätigkeitsquote unter den Abhängigen ist dementsprechend gering.

Bisher liegen in der Arbeitsmedizin lediglich wenige Einzelbeobachtungen vor. Gründe dafür sind, dass grobe Verhaltensauffälligkeiten am Arbeitsplatz kaum vorkommen und allmähliche Persönlichkeitsveränderungen einer chronifizierten Grundkrankheit zugeordnet und somit jahrelang und oft bis zu einer krankheitsbedingten vorzeitigen Pensionierung toleriert werden.

Bei der Einnahme zerebral wirkender Medikamente sollte stets der Einfluss auf das Arbeitsverhalten beurteilt werden. Dabei ist zu berücksichtigen, dass z. B. die regelmäßige Einnahme von Antiepileptika bei einem Anfallsleiden oder die von Neuroleptika bei Erkrankungen aus dem schizophrenen Formenkreis in vielen Fällen erst den Einsatz an bestimmten Arbeitsplätzen ermöglichen. Die regelmäßige Einnahme garantiert dabei eine gleich bleibende Leistung, so dass ausgehend von diesem Niveau keine akuten Beeinträchtigungen zu erwarten sind. Ein Suchtpotenzial haben diese Präparategruppen nicht.

Grundsätzlich sollte sich jeder Berufstätige, der Psychopharmaka einnimmt, an seinen behandelnden Arzt und ggf. auch an seinen Betriebsarzt wenden, um zu klären, ob unter der verordneten Medikation mit besonderen Sicherheitsproblemen zu rechnen ist und die Einsetzbarkeit am Arbeitsplatz vorübergehend eingeschränkt werden muss. Auch antiallergische, blutdrucksenkende und schmerzhemmende Medikamente können die Aufmerksamkeit und Wachheit beeinflussen. Wichtig ist es daher, grundsätzlich im Beipackzettel nach entsprechenden Hinweisen zu suchen, sich selbst aufmerksam zu beobachten und ärztlichen Rat einzuholen.

35.8 Suchtmittelbedingte Auffälligkeiten am Arbeitsplatz

Deutliche akute Suchtmittelprobleme, etwa Arbeitsaufnahme in betrunkenem Zustand, sind für Vorgesetzte und für den Werksarzt verhältnismäßig leicht angehbar, zumal unter Alkoholeinfluss der Foetor alcoholicus die Ursache der Verhaltensauffälligkeit anzeigt. Anders ist es, wenn zwar Auffälligkeiten wahrgenommen werden, aber Unsicherheit besteht, wie diese zu werten sind. Hier wird oft aus falscher Rücksichtnahme (man will nicht schaden) oder wegen der eigenen Unsicherheit nicht gehandelt. Liegt jahrelanger Substanzmissbrauch vor, entwickeln sich schleichend Symptome, die überhaupt nicht mehr als solche registriert werden. Stattdessen passt sich die Umgebung wenigstens eine Zeitlang dieser fortschreitenden Symptomatik an, indem sie Rücksicht nimmt, Minderleistungen akzeptiert und auszugleichen versucht.

Aus Missbrauch kann sich über Jahre eine Abhängigkeit entwickeln. Im Falle von Alkoholabhängigkeit rechnet man mit durchschnittlich 10–15 Jahren. Das bedeutet für einen Betrieb, über einen langen Zeitraum das absinkende Leistungsniveau eines Mitarbeiters zu tragen bei gleichzeitigem Anstieg eines Sicherheitsrisikos. Für den Betroffenen aber bedeutet es die zunehmende körperliche und psychische Gesundheitsschädigung und die Erosion seines sozialen Netzwerkes. Der Werksarzt sieht den Betroffenen nicht am Arbeitsplatz. Während der kurzen Kontakte im Rahmen einer Untersuchungssituation aus anderem Anlass wird ihm häufig eine bestehende Symptomatik gar nicht deutlich. Selbst wenn er aufgrund äußerer Anzeichen oder diag-

nostischer Merkmale die Verdachtsdiagnose stellt, nützt das in etlichen Fällen nur wenig, wenn der Betroffene keine Problemeinsicht zeigt. Daher ist in vielen Fällen erst der Hinweis aus dem Betrieb über dort beobachtete Verhaltensauffälligkeiten in Verbindung mit den medizinischen Befunden ausreichend aussagekräftig. Der Betrieb muss daher typische suchtmittelbedingte Auffälligkeiten erkennen und dann den Betriebsarzt einbeziehen. Folgende Auffälligkeiten weisen auf Suchtprobleme hin:

Körperliche Auffälligkeiten
Diese Merkmale können bei körperlicher Abhängigkeit vorhanden sein, sind jedoch keine regelmäßige Voraussetzung. Unruhezustände gegen Ende der Arbeitsschicht deuten auf beginnende Entzugserscheinungen hin (Box 35.1).

Auffälligkeiten im Sozialverhalten
Auffällig sind die vielen Gründe, die Betroffene anführen, um zu erklären, warum Alkohol getrunken werden musste. Viele Menschen mit Suchtmittelproblemen haben permanent ein schlechtes Gewissen. Sie sind ständig darum bemüht, ihren Zustand vor sich selbst und vor anderen zu verbergen, Fehlverhalten wieder gut zu machen oder durch besonders serviles Verhalten auszugleichen. Damit werden diese Menschen mitunter auch zu bequemen Mitarbeitern, weil

---

Box 35.1: Mögliche Auffälligkeiten im äußeren Erscheinungsbild bei Suchtproblemen

- ❑ Alkoholfahne (oft nur aus der Nähe wahrnehmbar, evtl. überdeckt durch starke Aromastoffe)
- ❑ Veränderungen im Aussehen (gerötete Augen, gerötete Gesichtshaut, aufgedunsenes Gesicht, glasige Augen)
- ❑ Ungepflegtes Erscheinungsbild
- ❑ Körperliche Entzugssymptome wie Zittern insbesondere der Hände, Schwitzen, starke Unruhe
- ❑ Unsicherer Gang

Box 35.2: Auffälligkeiten im Sozialverhalten

- ❑ Stimmungsschwankungen zwischen Euphorie und Depression
- ❑ Schwanken zwischen Aggressivität und Überangepasstheit
- ❑ Wechsel zwischen Selbstüberschätzung und Selbstmitleid
- ❑ Erhöhte Kränkbarkeit
- ❑ Fehler werden nicht eingestanden, Schuld wird bei anderen gesucht
- ❑ Suchen von Verbündeten, die ins Vertrauen gezogen werden
- ❑ Erpresserisches Verhalten, manchmal auch mit Äußern von Selbstmordgedanken
- ❑ Zunehmender Rückzug aus dem bisherigen Bekanntenkreis
- ❑ Aufgabe alter Hobbys
- ❑ Leichtfertige Versprechungen
- ❑ Verlust ethischer und moralischer Grundsätze (Lügen, Stehlen etc.)
- ❑ Geldprobleme
- ❑ Konflikte in der Familie

Box 35.3: Auffälligkeiten im Arbeitsverhalten

- ❑ Unzuverlässigkeit (Nichteinhalten von Absprachen, Versäumen von Terminen)
- ❑ Einzelne Fehltage, die als Kurzerkrankungen durch Dritte entschuldigt werden
- ❑ Kurzfristig oder nachträglich nach unentschuldigtem Fehlen beantragte Einzelurlaubstage
- ❑ Kurzfristiges Verschwinden vom Arbeitsplatz
- ❑ Überziehen der Pausen
- ❑ Morgendliche Verspätungen oder vorgezogenes Arbeitsende
- ❑ Fehlerhafte Arbeitsergebnisse oder Arbeitsrückstände
- ❑ Konzentrationsverminderung und Gedächtnislücken, Vergesslichkeit
- ❑ Zunehmende Verschlechterung der Leistungsfähigkeit, evtl. periodische Überaktivität, Unkonzentriertheit, Nervosität
- ❑ Anlegen von Alkohol- bzw. Drogenverstecken
- ❑ Klagen über wechselnde körperliche Beschwerden

sie vieles scheinbar ergeben hinnehmen. Das Bemühen darum, nicht aufzufallen, erfordert dabei ihre ganze Energie (s. Box 35.2).

Auffälligkeiten im Arbeitsverhalten

Für Mitarbeiter mit Alkoholproblemen hat der Erhalt des Arbeitsplatzes besonderen Stellenwert. Das bedeutet einerseits, dass die Problematik erst ziemlich spät am Arbeitsplatz offensichtlich wird. Häufig geht jahrelanger Missbrauch an den Wochenenden voraus, und es ist im privaten Bereich zu erheblichen Problemen (Scheidung, Führerscheinverlust) gekommen. Häufig anzutreffende Auffälligkeiten sind siehe Box 35.3.

Drogenprobleme bei Mitarbeitern sind schwieriger wahrzunehmen. Oft sind die beobachtbaren Auffälligkeiten jedoch ähnlich wie bei alkoholauffälligen Mitarbeitern. Für einige Drogenabhängige hat der Erhalt des Arbeitsplatzes wie bei den Alkoholabhängigen hohe Priorität, für einen anderen Teil gilt das nicht. Unter Drogenkonsumenten

finden sich häufig im psychopathologischen Sinne unreife Persönlichkeiten mit extremer Anspruchshaltung, gepaart mit Schuldvorwürfen an ihre Umgebung, dabei zeigen sie selbst ein auffälliges Unvermögen, Dinge eigenständig zu erledigen und klare Abmachungen einzuhalten. Diese Menschen können eine Unzahl von Helfern mobilisieren. Sie unterminieren jedoch die Hilfsangebote und bewahren damit den Status quo.

35.9 Frühe Kommunikation als wichtiger Bestandteil der Prävention

Oft wird lange gezögert, bis man im Betrieb auf vermutete Alkoholprobleme reagiert. Lange möchte man es noch als Kavaliersdelikt werten, so mancher Kollege denkt an eigene Verfehlungen aus der Vergangenheit und wartet erst einmal ab, ob auch die Arbeitsleistung sich eindeutig verschlechtert, bevor er sich entschließt, seinem Vorgesetzten von seinem Verdacht zu berichten. Bei einem vermuteten Drogenkonsum ist die Scheu vor einer klaren Reaktion geringer, da der Drogenrausch bzw. -konsum allgemein als ungleich gefährlicher eingeschätzt wird.

Meist schöpfen die direkten Arbeitskollegen, die sich mitunter schon Jahrzehnte kennen und den engsten Kontakt haben, zuerst Verdacht, dass ein Alkohol- oder Drogenproblem vorliegen könnte. Manchmal sind Auslöser für einen plötzlich deutlich gesteigerten Suchtmittelkonsum klar (z. B. eine Scheidungsproblematik), dann hoffen die Kollegen oft allzu lange, dass sich ihr Kumpel wieder von alleine fängt. Der Betroffene selbst hat bei ausbleibender kritischer Rückmeldung des Arbeitsumfelds die Illusion, dass er niemandem auffällt und sein Konsum damit auch als „normal" und unbedenklich zu werten ist.

In anderen Fällen entwickeln sich Suchtkarrieren oft über Jahre hinweg schleichend, dann sind erste Auffälligkeiten oft unspektakulär und leicht zu übersehen oder zu entschuldigen. Verschiedene Ängste tragen auch dazu bei, dass den Verdachtsmomenten nicht nachgegangen und das Problem nicht konsequent verfolgt wird. Oft wird beispielsweise die Befürchtung geäußert, man könnte sich vielleicht doch täuschen und dem Mitarbeiter Unrecht tun, andere Kollegen haben Skrupel, weil sie nicht schuld sein wollen, wenn dem Betroffenen gekündigt wird und er dann ggf. mit seiner Familie ins soziale Abseits gerät. Deshalb ist es wichtig, dass die in Betriebsvereinbarungen festgelegten Sanktionen bei Erstauffälligkeit, möglichst auch bei der zweiten Auffälligkeit nicht zu hart ausfallen, damit die Hemmschwelle, diese Verfehlungen umgehend anzusprechen und ggf. weiterzumelden, möglichst niedrig ist. Erfahrungsgemäß werden die Skrupel, das Problem offen anzusprechen umso größer, je länger man damit wartet. Selbst wenn der Betroffene das erste Mal mit einer „Fahne" auffällt, muss das umgehend thematisiert werden. Es soll jedem Mitarbeiter klar sein, dass die Forderung nach Nüchternheit am Arbeitsplatz immer und für alle gilt. Eine Berauschtheit am Arbeitsplatz ist ein nicht hinzunehmendes

Sicherheitsrisiko, unabhängig davon, ob eine Suchterkrankung vorliegt oder ob der Mitarbeiter nur dieses Mal „über die Stränge geschlagen" hat. Wenn ein Arbeitsunfall auftritt, führt das gegebenenfalls zu Konsequenzen nicht nur für den Betroffenen, der möglicherweise seinen Versicherungsschutz bei der Berufsgenossenschaft verliert, sondern auch für den Vorgesetzten, denn es wird geprüft, ob dieser seine Fürsorgepflicht verantwortungsvoll wahrgenommen hat.

Unsere betrieblichen Erfahrungen zeigen außerdem, dass ein inkonsequentes Umgehen mit dem Nüchternheitsgebot mitunter dazu führt, dass sich andere in der Gruppe animieren lassen, mitzutrinken. Darüber hinaus begibt sich der Vorgesetzte in einen Rechtfertigungsnotstand, wenn er beim nächsten Mitarbeiter mit Alkoholfahne umgehend reagiert („Als Kollege F. besoffen war, hat er doch auch nichts unternommen, nur auf mich hat er es abgesehen"). Ein von Anfang an konsequentes Handeln kann im Übrigen dazu beitragen, dass der Betroffene zu einem moderaten Trinkstil zurückfindet, bevor sich eine Abhängigkeit entwickelt.

Eine Suchterkrankung lässt sich nicht „beweisen". Nicht selten stirbt der Betroffene an seiner Leberzirrhose, ohne dass eine Suchtdiagnose besteht oder gesichert wurde. Unsere langjährige Erfahrung zeigt, dass sich die Kollegen im Betrieb meist nicht irren, wenn dort ein Suchtmittelproblem vermutet wird. Ein nicht ausgesprochener Verdacht, der vielleicht nur mit anderen, aber nicht mit dem Betroffenen diskutiert wird, belastet das Arbeitsklima mehr, als eine umgehende Klärung der Situation. Das Verdrängen der Realität auf Seiten des Mitarbeiters mit dem Werben um Mitgefühl und Verständnis bei Pannen und Zwischenfällen verführen die Umgebung aber immer wieder zu Inkonsequenz und Zugeständnissen. Es ist stattdessen nötig, den Arbeitnehmer auf die Einhaltung seiner arbeitsvertraglich festgelegten Verpflichtungen hinzuweisen und auch darauf, welche Konsequenzen Nichteinhaltung von Vereinbarungen haben. Diese logisch erscheinende Vorgehensweise stellt allerdings in der Praxis das größte Problem im Umgang mit Suchtkranken dar. Die Ursache liegt darin, dass ein scheinbar sachliches Gespräch durch das

Verhalten des Suchtkranken auf eine emotionale Ebene verschoben wird, und die Gesprächspartner unterschiedliche Ziele verfolgen. Der suchtmittelauffällige Mitarbeiter sucht keine Lösung. Sein Ziel besteht allein darin, einer unangenehmen Gesprächssituation zu entkommen und er wird jede Chance nutzen, die sich ihm bietet. Folglich wird er auf Vorhaltungen möglicherweise gekränkt reagieren. Vielleicht wird er Gründe anbieten, warum es zu Verhaltensauffälligkeiten gekommen ist und Mitleid erwarten. Damit ist das Gespräch von der sachlichen auf die emotionale Ebene geraten. Dann ist ein logisch nachvollziehbares, konsequentes Vorgehen nötig, um Betroffene zu bewegen, wieder auf die Sachebene zurückzukommen. Je mehr Menschen dem Betroffenen rückmelden, was ihnen auffällt und je konsequenter sie es tun, desto größer sind die Aussichten auf Veränderung. Letztlich müssen die Gründe für eine anhaltende Verhaltensänderung (Arbeitsplatzerhalt, Gesundheit, Führerschein, Familie, Freunde, Selbstachtung etc.) schwerer wiegen als die Gründe, wie bisher weiterzumachen (Gewohnheit, mithalten wollen, Tröster bei Angst, Stress, Einsamkeit oder Schüchternheit). Der Mitarbeiter braucht dafür jedoch die Zuversicht, dass er seine Lage ohne Alkohol besser meistern kann.

Der Erfolg des geplanten Gesprächs hängt von einer sorgfältigen Vorbereitung ab. Im Kern sollte es folgendermaßen ablaufen: Der Vorgesetzte bzw. Arbeitskollege leitet das Gespräch ein, indem er betont, dass sich aus seiner Sicht das Arbeitsverhalten verschlechtert hat und er belegt das mit möglichst gut nachprüfbaren Beobachtungen. Er erklärt, was er in Zukunft erwartet und mit welchen Konsequenzen zu rechnen ist, wenn das problematische Verhalten sich nicht ändert. Dann vereinbart er mit dem Mitarbeiter ein Feedback-Gespräch nach Ablauf von etwa 4 Wochen. Für das Gespräch gelten folgende Empfehlungen:

► Planen Sie vorher genau, was Sie Ihrem Kollegen in dem Gespräch sagen wollen. Notieren Sie alle Auffälligkeiten der letzten Monate, beschränken Sie sich dabei auf Fakten und vermeiden Sie vage Vermutungen, die zu fruchtlosen Diskussionen führen könnten. Diskutieren Sie z. B. nicht über genaue Trinkmengen.

► Führen Sie das Gespräch nur, wenn Ihr Gegenüber nüchtern ist.

► Machen Sie schon am Anfang Ihr Gesprächsziel klar: Es geht Ihnen darum, dass Sie Fehl- oder Minderleistungen Ihres Kollegen festgestellt haben und einen Zusammenhang mit seinem Suchtmittelkonsum vermuten. Ihr Ziel ist, dass der Betrieb und er selbst nicht weiteren Schaden nehmen. Sie handeln aus Sorge um ihren Kollegen.

► Wenn Sie sich nicht sicher sind, ob Alkohol/Drogen Ursache der von Ihnen beobachteten Auffälligkeiten sind, stellen Sie diese Hypothese neben anderen Möglichkeiten (z. B. private oder gesundheitliche Probleme) in den Raum. Stellen Sie keine Diagnosen.

► Machen Sie sich klar: Es ist nicht erforderlich, dass Ihnen der Mitarbeiter alle seine Probleme im Detail offen legt, das ist schon gar nicht zu erwarten, wenn Sie der disziplinarische Vorgesetzte sind. Entscheidend ist, dass er sein problematisches Verhalten verändert. Dabei soll ihm vermittelt werden, wo er sich Unterstützung holen kann, wenn er feststellt, dass er es alleine nicht schafft.

► Senden Sie Ich-Botschaften z. B. „... Mir ist aufgefallen, dass Sie nicht mehr so zuverlässig arbeiten wie sonst ...", „Ich bekomme Schwierigkeiten durch Ihr Verhalten ...", „Ich glaube, dass der Alkohol eine entscheidende Rolle bei dem Problem spielt...", „Ich mache mir Sorgen ..."

► Lassen Sie den Gesprächspartner zu Wort kommen, vielleicht weiß er einen für seine spezielle Situation guten Lösungsweg, den er aus verschiedenen Gründen bisher noch nicht konsequent gegangen ist.

► Bleiben Sie sachlich, meiden Sie den moralischen Zeigefinger, werten Sie den Mitarbeiter nicht in seiner ganzen Person ab. Zeigen Sie, dass Sie ihm helfen wollen, seinem Dilemma zu entkommen.

► Vermeiden Sie einen Schlagabtausch. Versuchen Sie, das Band zwischen Ihnen und ihrem Mitarbeiter nicht zu zerreißen.

► Sprechen Sie offen die drohenden Konsequenzen an, falls sich nichts verändert.

▶ Mitleid allein führt in der Regel nicht weiter. Es ist auch für das praktische Vorgehen vorerst unerheblich, ob der Alkoholmissbrauch auf private oder berufliche Probleme zurückzuführen ist oder die Probleme auf den Alkoholmissbrauch. Richtig verstandene Hilfe ist es, durch konstruktiven Druck und offene Konfrontation mit der Realität den Mitarbeiter zu einer Verhaltensänderung zu bewegen, die ihm wieder zu seiner alten Leistungsfähigkeit zurückführt. Viele Betroffene benötigen hierzu fachkundige Unterstützung.

▶ Berufliche und private Lebensumstände üben einen wesentlichen Einfluss auf Entstehung und Verlauf einer Suchterkrankung aus. Im zweiten Schritt kann es daher auch wichtig sein, die Arbeitsbedingungen kritisch zu analysieren und/oder Hilfestellungen bei privaten Problemen zu geben bzw. zu vermitteln, soweit das möglich ist.

▶ Sie können ihren Kollegen nicht heilen. Ob er sich und sein Verhalten verändert, liegt in seiner, nicht in Ihrer Verantwortung!

35.10   Rückkehr an den Arbeitsplatz nach einer Therapie

In der Regel kann der Mitarbeiter direkt nach einer Entwöhnungstherapie wieder im vollen Umfang wie bisher eingesetzt werden. Während der Behandlung hat er gelernt, mit der Erkrankung offen und ohne Scham umzugehen und sieht es in der Regel sogar als ein freundliches Interesse an seiner Person an, wenn er nach seinen Erfahrungen dort und nach seinen weiteren Plänen befragt wird. Er steht jetzt vor der schwierigen Aufgabe, die Pläne, die er aus der Therapie mitgenommen hat, in die Realität umzusetzen. Er muss die alltäglichen Schwierigkeiten des Lebens ohne die entspannende Wirkung des Alkohols bewältigen und das in einer Gesellschaft, in der die Versuchung allgegenwärtig ist und sich unzählige Trinkanlässe bieten. Die Realität, in die er zurückkehrt, hat sich in der Regel nicht verändert, sondern seine Belastbarkeit. Um abstinent zu bleiben, braucht er die Unterstützung von möglichst vielen Seiten.

Gerade in den ersten 3 Monaten ist die Rückfallquote am höchsten. Sie sinkt dann asymptotisch. Etwa 50 % der Menschen, die an einer Alkoholentwöhnungstherapie teilgenommen haben, sind nach 5 und 10 Jahren abstinent, etwa die Hälfte von ihnen hatte zwischenzeitlich jedoch einen oder mehrere Alkoholrückfälle.

Bei Drogenabhängigen sehen diese Zahlen etwas schlechter aus. Vor allem diejenigen, die einen verlässlichen und engagierten Freundeskreis haben und die etwas zu verlieren haben, was ihnen wichtig ist, finden nach einem Rückfall wieder zur Abstinenz zurück.

Nur sehr wenigen Abhängigen (ca. 5 %) gelingt es, nach einer gewissen Zeit der Abstinenz langfristig ein Trinkmuster im Bereich des risikoarmen Konsums durchzuhalten. Deshalb ist vom Versuch des „kontrollierten Trinkens" bei eindeutiger Abhängigkeit abzuraten.

Zusammenfassung Das betriebliche Umfeld ist im besonderen Maße geeignet, auf problematisches Konsumverhalten von legalen oder illegalen Drogen Einfluss zu nehmen, sofern die Arbeitsfähigkeit beeinträchtigt ist. Klarheit und Verbindlichkeit schafft eine Betriebsvereinbarung mit der Selbstverpflichtung zur Prävention und Festlegung eines Stufenplans bei drogenbedingten Auffälligkeiten.

Eine empathische aber konsequente Konfrontation mit den Auswirkungen des aktuellen Verhaltens leistet häufig den entscheidenden Beitrag zur Veränderungs- bzw. Therapiebereitschaft und damit zur Wiedererlangung der Gesundheit und Leistungsfähigkeit.

Weiterführende Literatur

Deutsche Hauptstelle für Suchtfragen (DHS): Jahrbuch Sucht 2010. Geesthacht: Neuland Verlags-Gesellschaft, 2010.

Hupfer K: Suchtmittelmissbrauch am Arbeitsplatz. In: Weber A (Hrsg.): Psychosoziale Gesundheit im Beruf, 1. Aufl. Stuttgart: Gentner, 2007.

Lindenmeyer J: Lieber schlau als blau, 7. Aufl. Weinheim: Beltz, 2005.

Sauer O, Weilemann S: Drogen. Hannover: Schlütersche GmbH, 2001.

Ziegler K, Brandl G: Suchtprävention als Führungsaufgabe, 3. Aufl. Wiesbaden: Universum, 2004.

36 Jugendliche, Frauen, Schwangere und Menschen mit Behinderungen

I. Ueberschär

36.1 Jugendliche

Kinder und Jugendliche unterliegen hinsichtlich ihrer Beschäftigung auf dem Arbeitsmarkt einem besonderen Schutz. Neben dieser gesetzlichen Gesundheitsvorsorge für Jugendliche im berufsfähigen Alter wird der Bedeutung der „ersten Schwelle" zwischen allgemeiner Schulbildung und Eingliederung in ein möglichst nachhaltiges Berufsleben bzw. einer entsprechenden Ausbildung dadurch Rechnung getragen, dass die Bundesagentur für Arbeit (BA) gemäß Sozialgesetzbuch III – zusätzlich zu ihren Aufgaben für die „eigentliche" Versichertengemeinschaft beitragzahlender Arbeitnehmer und Arbeitgeber – auch zur beruflichen Information, Berufsberatung und Ausbildungsplatzvermittlung verpflichtet ist. Sie beteiligt sich in diesem Zusammenhang am berufskundlichen Unterricht in der 8. und 9. Jahrgangsstufe und sensibilisiert auch hier für die berufliche Konsequenz evtl. gesundheitlicher Beeinträchtigungen. Die Inanspruchnahme dieser Leistungen ist freiwillig.

Das Jugendarbeitsschutzgesetz (JArbSchG) sieht neben den speziellen ärztlichen Untersuchungen, den „Jugendarbeitsschutzuntersuchungen", Beschränkungen bis hin zu Beschäftigungsverboten für Jugendliche vor. Für Kinder besteht, abgesehen von wenigen Ausnahmen, die in der Verordnung über den Kinderarbeitsschutz (Kinderarbeitsschutzverordnung, KindArbSchV) aufgeführt sind, ein generelles Beschäftigungsverbot. Kind im Sinne des JArbSchG ist, wer sein 15. Lebensjahr noch nicht vollendet hat oder noch der Vollzeitschulpflicht unterliegt. Jugendliche im Sinne des JArbSchG sind alle, die zwischen 15 und 18 Jahre alt sind.

Alle Jugendlichen, die in das Berufsleben eintreten, dürfen grundsätzlich nur dann beschäftigt werden, wenn sie sich im Vorfeld (innerhalb der letzten 14 Monate) entsprechend der Jugendarbeitsschutzuntersuchungsverordnung (JArbSchUV) einer ärztlichen Untersuchung (Erstuntersuchung) bei einem Arzt ihrer Wahl unterzogen haben und dem Arbeitgeber eine von diesem Arzt ausgestellte Bescheinigung vorliegt. Bei dieser Untersuchung handelt es sich allerdings nicht um eine Eignungs- und Tauglichkeitsuntersuchung für bestimmte Berufe und Tätigkeiten im eigentlichen Sinne, sondern um eine allgemeine Beurteilung, ob die Gesundheit und die Entwicklung des Jugendlichen durch die Ausführung bestimmter Arbeiten oder durch die Beschäftigung während bestimmter Zeiten gefährdet wird, eine außerordentliche Nachuntersuchung oder eine Ergänzungsuntersuchung erforderlich ist oder ob besondere, die Gesundheit fördernde Maßnahmen angezeigt sind. Bis zur Vollendung des 18. Lebensjahres sind jährliche Nachuntersuchungen vorgesehen, wobei die erste Nachuntersuchung ein Jahr nach Aufnahme der ersten Beschäftigung obligatorisch ist. Der Jugendliche darf nach Ablauf von 14 Monaten nicht weiterbeschäftigt werden, solange er diese Bescheinigung über die erste Nachuntersuchung seinem Arbeitgeber nicht vorgelegt hat. Weitere jährliche Nachuntersuchungen sind bis zur Vollendung des 18. Lebensjahres vorgesehen, zwar nicht obligatorisch, jedoch aus arbeitsmedizinischer sehr sinnvoll. Der Arbeitsmediziner sollte deshalb den Jugendlichen auf diese Möglichkeit rechtzeitig hinweisen und darauf hinwirken, dass er die Nachuntersuchungen wahrnimmt. Für Jugendarbeitsschutzuntersuchungen sind spezielle Untersuchungs- bzw. Erhebungsbögen zu verwenden. Die Untersuchungen sind für die Jugendlichen kostenfrei. Die Kosten trägt das jeweilige Bundesland.

> **!** Das JArbSchG fordert spezielle ärztliche Untersuchungen.

In der Regel wendet sich der Jugendliche zwecks Durchführung der Jugendarbeitsschutzuntersuchung an seinen Hausarzt oder an seinen behandelnden Facharzt. Nicht jeder Haus- oder Facharzt verfügt allerdings über ausreichende arbeits- und sozialmedizinische Kenntnisse. Oft empfindet er sich auch als „Behandler und Anwalt" seines Patienten, insofern vielleicht nicht per se als „neutraler Gutachter" bzw. „medizinischer Sachverständiger". In der ärztlichen Bescheinigung für den Arbeitgeber werden deshalb möglicherweise gesundheitliche Bedenken nicht dokumentiert, um vielleicht den Wunschberuf oder einen bereits zugesagten Ausbildungsvertrag – im Sinne einer leider intransparenten und oft nicht ausreichenden sachkundigen „Güterabwägung" – nicht zu gefährden.

Da in Deutschland etwa die Hälfte der jungen Menschen, die eine berufliche Ausbildung beginnen, bereits über 18 Jahre alt sind und somit aus der Untersuchungspflicht herausfallen, wird ein großer Teil gar nicht erfasst bzw. vor dem Eintritt in das Berufsleben nicht unter präventiven Gesichtspunkten gesundheitlich untersucht.

Beide Aspekte sind eine wesentliche Ursache für die hohen Abbrecherquoten insbesondere in allergiegefährdeten Berufen wie Friseur, Koch, Maler/Lackierer, Bäcker, Gärtner und Florist – meist wegen einer im Vorfeld nicht beachteten konstitutionellen Minderbelastbarkeit von Haut und Schleimhäuten.

36.1.1 Fit for Job?

Die Berufswahl eines Jugendlichen stellt eine wichtige Entscheidung im Leben des jungen Menschen dar. Neben seinen Interessen, Neigungen und Fähigkeiten sollten bei der Berufswahl auch gesundheitsbedingte Einschränkungen adäquat berücksichtigt werden. Zur Vermeidung gesundheitlich bedingter Abbrüche der Berufsausbildung sowie einer späteren krankheitsbedingten Aufgabe des erlernten Berufes ist die gesundheitliche Eignung für den jeweiligen Beruf im Sinne einer primären Prävention zu beachten, soweit Erkenntnisse hierzu vorliegen. Wie bereits dargelegt, sollte jeder Jugendliche insbesondere dann, wenn eine gesundheitliche Einschränkung vorliegt oder im Wunschberuf besondere Expositionen zu erwarten sind, eine kompetente arbeits- und sozialmedizinische Untersuchung und Beratung erhalten.

Jugendliche mit chronischen Gesundheitsstörungen, die wegen dieser zur gesundheitlichen Stabilisierung und langfristigen Sicherung ihrer Erwerbsfähigkeit an einer medizinischen Rehabilitationsmaßnahme teilnehmen, werden während dieser ab dem 14. Lebensjahr bezüglich ihrer Berufswahl arbeits- und sozialmedizinisch beraten. Diese Beratung wird im Reha-Entlassungsbericht dokumentiert und so auch dem Hausarzt übermittelt. Bezüglich der Zuständigkeit für medizinische Reha-Maßnahmen für Kinder und Jugendliche besteht eine Gleichrangigkeit zwischen Kranken- und Rentenversicherung. Dies bedeutet, dass der zuerst angegangene Träger bei Vorhandensein eines medizinischen Reha-Bedarfs der zuständige Kostenträger ist.

Der Ärztliche Dienst der Bundesagentur für Arbeit (ÄD-BA) führt bei Jugendlichen mit gesundheitlichen Einschränkungen ebenfalls entsprechende sozialmedizinische Begutachtungen und Beratungen von Jugendlichen im Rahmen ihrer Eingliederung in das Berufsleben durch.

Benötigt ein Jugendlicher bzw. junger Erwachsener für seine berufliche Erstausbildung infolge der Art und Schwere seiner Behinderung begleitende medizinische, psychologische und/oder sozialpädagogische Betreuung, sollte die Berufsausbildung unter Mitwirkung eines Berufsbildungswerkes (BBW) erfolgen. Die BBW verfügen über entsprechende Angebote – in der Regel mit internatsmäßiger Unterbringung. Es handelt sich um überregionale Einrichtungen zur beruflichen Erstausbildung junger Menschen mit

Behinderungen. Bundesweit gibt es – im Rahmen eines „Netzwerkplans" nach Vorgaben der maßgeblichen Sozialleistungsträger, insbesondere der BA (vgl. § 35 SGB IX) – 52 solcher Zentren.

! Behinderte Jugendliche müssen oft bei ihrer Berufswahl und -ausbildung unterstützt werden.

36.1.2 Besondere Beschäftigungseinschränkungen und -verbote

Die wichtigsten grundsätzlichen Beschränkungen und Verbote für die Beschäftigung von Jugendlichen entsprechend JArbSchG sind:

▶ Arbeitszeit: nicht mehr als 8 Stunden täglich bzw. nicht mehr als 40 Stunden wöchentlich (spezielle Regelungen für Jugendliche in der Landwirtschaft während der Erntezeit und bei Schichtarbeit),
▶ Einhaltung feststehender Ruhepausen; maximal 4½ Stunden hintereinander ohne Ruhepause, Pausenlänge mindestens 15 Minuten,
▶ Gewährleistung einer ununterbrochenen Freizeit von mindestens 12 Stunden,
▶ Verbot von Nachtarbeit,
▶ Verbot von Sonn- und Feiertagsarbeit,
▶ Keine Arbeiten,
  ▪ die ihre physische und psychische Leistungsfähigkeit übersteigen,
  ▪ bei denen sie sittlichen Gefahren ausgesetzt sind,
  ▪ die mit besonderen Unfallgefahren verbunden sind,
  ▪ bei denen ihre Gesundheit durch außergewöhnliche Hitze, Kälte oder starke Nässe gefährdet wird,
  ▪ bei denen sie schädlichen Einwirkungen von Lärm, Erschütterungen oder Strahlen, Gefahrstoffen im Sinne des Chemikaliengesetzes oder von biologischen Arbeitsstoffen ausgesetzt sind;
▶ Verbot von Akkordarbeit,
▶ Verbot von Untertagearbeit (spezielle Regelungen für Jugendliche im Bergbau).

36.1.3 Diskrepanz zwischen Arbeitswelt und Freizeit

Durch die Gesetzgebung ist der Jugendliche in der Arbeitswelt gut geschützt. Den weit höheren zeitlichen Anteil verbringt der Jugendliche allerdings nicht am Arbeitsplatz, sondern im privaten Bereich. Hier existieren weit weniger gesetzliche Vorgaben zum Schutz der Gesundheit des Jugendlichen. So herrschen beispielsweise in Diskotheken häufig Schallpegel von über 100 dB(A), mit Spitzen bis zu 120 dB(A). Ein Diskobesuch von vier Stunden entspricht in etwa einer 40-Stunden-Woche Lärmarbeit ohne Schutz. Tragbare Abspielgeräte mit Ohrhörern (z. B. MP3-Player) erreichen ebenfalls Pegel von 100 dB(A). In einigen europäischen Ländern existieren deshalb auch für gesundheitsgefährdende Schalleinwirkungen im Freizeitbereich entsprechende obere Grenzwerte. So trat z. B. in der Schweiz 1996 bereits eine Verordnung zum Schutz des Publikums vor gesundheitsgefährdenden Schalleinwirkungen und Laserstrahlen in Kraft. Danach sind bei Veranstaltungen mit elektroakustisch verstärkter Musik Grenzwerte einzuhalten. Gegebenenfalls müssen den Besuchern gratis oder zum Selbstkostenpreis Gehörschutzmittel abgegeben werden. In Frankreich ist eine Pegelbegrenzung für tragbare elektroakustische Verstärker gesetzlich vorgeschrieben.

Selbstverständlich sind im Freizeitbereich – speziell bei individuell bestimmter Selbstexposition – rechtlich präventive Normen sehr viel weniger durchsetzbar, denn im Arbeitsbereich geht es ja auch um ein Schutzinteresse des potenziell haftungspflichtigen Arbeitgebers.

Zusammenfassung Durch das JArbSchG ist der Jugendliche in der Arbeitswelt gut geschützt. Allerdings berücksichtigen Jugendliche bei ihrer Berufswahl nicht immer ihre gesundheitliche Eignung für ihren Wunschberuf adäquat. Bei einer, auch aus gesundheitlicher Sicht, optimalen Berufswahl wäre mancher spätere Ausbildungsabbruch oder die Aufgabe des erlernten Berufs vermeidbar. Dies liegt sowohl im Interesse des Jungendlichen selbst, aber auch im Interesse der Solidargemeinschaft, da bei einer richtigen Berufswahl auch seltener Leistungen zur Teilhabe am Arbeitsleben notwendig würden. Bezüglich des Schutzes der Gesundheit des Jugendlichen bestehen im Unterschied zum Arbeits- bzw. Ausbildungsplatz im Freizeitbereich gerade in Deutschland noch Defizite.

Weiterführende Literatur

Jugendarbeitsschutzgesetz (JArbSchG) in der Fassung der Bekanntmachung vom 12. April 1976 (BGBl. I 1976, S. 965): zuletzt geändert am 26. Januar 1998. BGBl. I 1998, S. 164.

Nolting H-D, Loos S, Niemann D: Allergie und Berufswahl: Struktur- und Prozessevaluation eines regionalen Modellvorhabens verbesserter Berufsberatung zur Vermeidung bzw. Verminderung berufsbedingter allergischer Erkrankungen (Hrsg.: Bundesanstalt für Arbeitsschutz und Arbeitsmedizin). Bremerhaven: Wirtschaftsverlag NW, 2007.

Rosanowski F, Eysholdt U., Hoppe U: Influence of leisure-time noise on outer hair cell activity in medical students. Int Arch Occup Environ Health 2006; 80: 25–31.

Schuler U: Azubi mit Handicap: So finde ich meinen Ausbildungsplatz. Bielefeld: Bertelsmann, 2008.

Stellungnahme des Wissenschaftlichen Beirates der Bundesärztekammer zu „Gehörschäden durch Lärmbelastungen in der Freizeit", 1999 (www.bundesaerztekammer.de).

Verordnung über die ärztlichen Untersuchungen nach dem Jugendarbeitsschutzgesetz (Jugendarbeitsschutzuntersuchungsverordnung – JArbSchUV). BGBl. I 1990, S. 2221.

Verordnung über den Kinderarbeitschutz (Kinderarbeitschutzverordnung – KindArbSchV) vom 23. Juni 1998. BGBl. I 1998 S. 1508.

36.2   Frauen

In der Bundesrepublik Deutschland sind Mann und Frau entsprechend Artikel 3, Abs. 2 (Grundgesetz) gleichberechtigt. Das gilt auch für alle Bereiche der Arbeitswelt. Im Jahre 2000 fiel die letzte Bastion eines Tätigkeitsverbots für Frauen. Frauen ist jetzt auch der Dienst an der Waffe in der Bundeswehr erlaubt.

2006 trat im Rahmen der Umsetzung europäischer Richtlinien zur Verwirklichung des Grundsatzes der Gleichbehandlung außerdem das Allgemeine Gleichbehandlungsgesetz (AGG) in Kraft.

Trotz aller Gleichberechtigung bestehen zwischen Mann und Frau genetisch und hormonell bedingte physiologische Unterschiede. So verfügt eine Frau durchschnittlich über eine geringere Muskelmasse als ein Mann und damit auch über eine geringere muskuläre Leistungsfähigkeit (s. auch Kap. 18: Arbeitsphysiologie). Allerdings kommt es hier in einem nicht unerheblichen Maße zu Überlappungen, so dass einer individuellen anstelle einer geschlechtsspezifischen Betrachtungsweise stets der Vorzug zu geben ist. Da in unserer heutigen, technisch hoch entwickelten Arbeitswelt die meisten Arbeitsplätze leichte bis mittelschwere körperliche Belastungen beinhalten und nur in 5 % schwere bzw. in 0,3 % sehr schwere körperliche Arbeit abverlangen, bedeutet die geringere körperliche Leistungsfähigkeit von Frauen per se keine wesentliche Benachteiligung im Erwerbsleben. Tätigkeiten mit höheren Anteilen schwerer körperlicher Arbeit sollten jedoch in der Regel nicht von Frauen verrichtet werden, da diese laut Rutenfranz et al. bei Frauen im Alter bis 25 Jahren zu 97 % und im Alter von ca. 50 Jahren sogar zu 99 % über der Dauerleistungsgrenze liegen, während immerhin noch etwa 40 % der Männer diesen körperlichen Anforderungen gerecht werden. Wegen der geringeren Muskelkraft sind für Frauen auch hinsichtlich des Hebens und Tragens spezielle Lastgrenzwerte zu beachten, wobei sich die entsprechenden Vorschläge von Hettinger als praktikabel erwiesen haben: So sollten die Lasten für Frauen bei gelegentlichem Heben und Tragen 15 kg und bei häufigerem Heben und Tragen 10 kg nicht überschreiten.

> **!** Die geringere muskuläre Leistungsfähigkeit der Frau spielt in vielen Bereichen der Arbeitswelt keine Rolle mehr!

Trotz dieser veränderten Rahmenbedingungen ist die klassische „Arbeitsteilung" zwischen den Geschlechtern noch weit verbreitet. Der Hauptanteil der Haus- und Familienarbeit wird noch immer von Frauen erledigt, so dass ihre Doppelbelastung durch Beruf und Familie aus arbeitsmedizinischer Sicht nach wie vor zu beachten ist. Auch dies ist

Grund dafür, dass der Krankenstand von Frauen in der Regel über dem ihrer männlichen Kollegen liegt. Auch wenn in Deutschland ohnehin immer noch zu wenige Arbeitsplätze zur Verfügung stehen, die die Belange von Familie und Beruf besser miteinander vereinbaren, vertiefen die erreichten Fortschritte auf dem Teilzeitarbeitsmarkt und die Weiterentwicklung der Gesetzgebung im Zusammenhang mit den „Minijobs" und „Midijobs" paradoxerweise die geschlechtsspezifische Ungleichbehandlung noch weiter: Karrierechancen gibt es in diesen Arbeitsverhältnissen in der Regel überhaupt nicht. So ist auch die finanzielle Anerkennung – selbst wenn von Frauen eine vollkommen gleichwertige, oft sogar (auf Basis besonderer psychomentaler Fähigkeiten) besonders wertvolle Arbeit, auch in Vollzeit, ausgeübt wird – immer noch nicht adäquat bzw. geschlechterübergreifend gleich. In den letzten Jahren – speziell auch in jüngster Vergangenheit – wurden allerdings familienpolitisch wichtige Zeichen gesetzt, vor allem mit dem zum 01.01.2007 in Kraft getretenen „Bundeselterngeld- und Elternzeitgesetz (BEEG)". Dies ermöglicht es beiden Elternteilen, entsprechend gemeinsamer Planungen in bestimmten Phasen der Kindererziehung Arbeit und Familie nicht nur zu „vereinbaren", sondern vorübergehend eine vollständige Auszeit zu nehmen, die finanziell und hinsichtlich der Karriereplanung keine Nachteile nach sich zieht (bzw. ziehen soll resp. darf).

In diesen neuen gesetzlichen Regelungen wird ein besonderes Schwergewicht auch darauf gelegt, dass der Arbeitgeber bei der Umsetzung von zusätzlichen Belastungen weitestgehend freigestellt bleibt. Für Arbeitsmarktexperten überraschend hat sich hier eine besondere Inanspruchnahme durch Väter ergeben, so dass offenkundig eine „Erweiterung" der männlichen Rolle bzw. eine ganz allmähliche Angleichung der Geschlechterrolle überhaupt in Gesellschaft und Arbeitswelt – auch in Deutschland – erkennbar wird. Dennoch lässt die Flexibilität der gesellschaftlichen Organisation von Arbeit in unserem Land noch sehr zu wünschen übrig. In den benachbarten Niederlanden existiert beispielsweise ein sehr viel umfangreicherer und flexiblerer Teilzeitarbeitsmarkt, der

außerdem in deutlich höherem Maße auch von Männern genutzt wird („Doppelversorgerkonzept").

Frauen erleiden weniger Arbeitsunfälle, da sie im Vergleich zu Männern in der Regel weniger risikoreiche Arbeitstätigkeiten ausüben, aber auch ein weniger risikobereites Verhalten zeigen. Die nicht seltenen Unfälle im Haushalt bleiben hierbei allerdings außer Acht und werden leider statistisch nicht systematisch erfasst. Viele frauentypische Arbeitsplätze weisen allerdings eine relevante Gefahrstoffbelastung auf, so z. B. in Dentallabors, Siebdruckereien etc. Auch kommt es in vielen frauentypischen Berufsfeldern zu einer arbeitsmedizinisch relevanten Hautbelastung, z. B. Friseurin, Kosmetikerin, Krankenschwester u. a. Auch arbeiten viele Frauen in typischen Stehberufen, so als Verkäuferin, Friseurin oder im Gaststättengewerbe. Rückenschmerzen, Fußgewölbestörungen und Krampfaderleiden sind nicht selten die Folge. Hinsichtlich des Krankheitsspektrums, speziell auch im Hinblick auf Ursachen von Erwerbsminderungsrenten, sind bei Frauen im Vergleich zu Männern insbesondere psychische Erkrankungen – mit Ausnahme von Suchterkrankungen – häufiger vertreten, wobei sich hier in den letzten Jahren ein deutliches Angleichen der relevanten Gesundheitsstörungen feststellen lässt. Sowohl bei Frauen als auch bei den Männern sind die psychischen Erkrankungen die häufigste Indikation für eine Erwerbsminderung, gefolgt von muskuloskelettalen Krankheitsbildern, wobei die Grenze zwischen den beiden Indikationen fließend ist.

> **!** Typische Frauenberufe weisen nicht selten besondere krankheitsrelevante Belastungen auf!

Frauen sind auf dem allgemeinen Arbeitsmarkt immer noch benachteiligt. Ihr Anteil an der Arbeitslosigkeit ist deutlich überrepräsentiert, insbesondere auch hinsichtlich der Langzeitarbeitslosigkeit. Sie haben trotz aller Gleichstellungsbemühungen schlechtere berufliche Chancen. Allein die Tatsache, dass sie im generativen Alter Mutter werden können und dann den entsprechenden gesetzlichen Beschäftigungsbeschränkungen (Mutterschutzgesetz) unterliegen (s. auch Abschnitt 36.3) oder ganz ausscheiden und später evtl. wegen der Betreuung eines kranken Kindes vermehrt Fehlzeiten haben, führt zur Benachteiligung. Hier reicht der Appell für einen „Bewusstseinswandel" nicht aus, sondern es werden zusätzlich Leistungen benötigt, die für den Arbeitgeber die unmittelbaren betriebswirtschaftlichen Nachteile gegenstandslos machen. Dies steht im Interesse der Zukunftssicherung der Gesellschaft, ihrer allgemeinen Lebensqualität und auch im individuellen Interesse der betroffenen Frauen, denn Berufstätigkeit stellt – neben rein finanziellen Aspekten – einen wichtigen Lebensbereich für soziale Kontakte, Identitätsbildung, Selbstverwirklichung und Sinngebung dar und wirkt so gesundheitsstabilisierend, auch im Hinblick auf die Kinder dieser Frauen und ihrer Familien. Arbeitslosigkeit dagegen macht krank – insbesondere durch die damit verbundenen subjektiven und objektiven Folgen für die Betroffenen selbst und ihre Angehörigen.

> **!** Berufstätigkeit ist trotz „Doppelbelastungen" auch gesundheitlich stabilisierend, soweit durch zielführende Regelungen am Arbeitsplatz die Herausforderung insgesamt bewältigbar bleibt.

Gerade für Frauen bietet speziell die neue Arbeitsform der Telearbeit – hier vor allem die Teleheimarbeit – gute Möglichkeiten, Beruf und Familie durch eine freiere und flexiblere Arbeitszeitgestaltung in Einklang zu bringen. Nachteilig sind die gerade hier fehlenden beruflichen Kontakte, bis hin zur persönlichen Isolation, und die auch hier nur sehr eingeschränkten beruflich-sozialen Aufstiegsmöglichkeiten. Außerdem kann Fleiß auch zum besonderen Risiko werden, denn im häuslichen Bereich sind gesetzliche Schutzvorschriften nur bedingt durchsetzbar. Die Flexibilität dieser Arbeitsformen darf einerseits nicht durch Überregulation stranguliert werden, ein rechtsfreier Raum ist andererseits aber zu vermeiden. Dies ist eine Herausforderung für die Arbeitsmedizin und den Arbeitsschutz der Zukunft.

> **!** Telearbeit bietet besondere Möglichkeiten, Beruf und Familie in Einklang zu bringen, soweit die Rahmenbedingungen nachhaltig die Gefahr der „Selbstausbeutung" ausschließen.

Insgesamt sind in den letzten Jahren, nunmehr auch in Deutschland, durch den Ausbau des Kinderbetreuungsangebots und die oben genannten gesetzlichen Regelungen – inkl. der steuerlichen Absetzbarkeit von Kosten für die Betreuung von Kindern – die Rahmenbedingungen für eine gleichberechtigte Teilhabe von Frauen und Männern am Erwerbsleben deutlich verbessert worden. Neben der Kinderbetreuung spielt aber vor dem Hintergrund der demografischen Entwicklung bereits heute, aber noch mehr in Zukunft, die Pflege von Angehörigen eine mindest ebenso wichtige Rolle. Meist wird die Pflege naher Angehöriger in der Familie auch von Frauen (Tochter oder Schwiegertochter bzw. Ehefrau) erledigt. In diesem Kontext müssen ebenfalls die notwendigen gesetzlichen und gesellschaftlichen Möglichkeiten geschaffen werden, so dass Berufstätigkeit und Pflege naher Angehöriger miteinander vereinbart werden kann. Mit dem Pflegezeitgesetz (PflegeZG) wurde ein ersten Schritt in die richtige Richtung getan: In Deutschland haben Beschäftigte, die einen nahen Angehörigen pflegen wollen, seit dem 1. Juli 2008 nach dem Pflegezeitgesetz die Möglichkeit. sich für eine begrenzte Zeitdauer von der Arbeit freistellen zu lassen oder in Teilzeit zu arbeiten, um Angehörige zu pflegen, ohne dadurch den Arbeitsplatz zu gefährden. Für pflegende erwerbstätige Angehörige sind spezielle Präventions- und Beratungsangebote vorzuhalten, um eine krankmachende psychische und physische Überlastung zu vermeiden.

Zusammenfassung Da die Anteile schwerer und sehr schwerer körperlicher Arbeit infolge der zunehmenden Technisierung und Automatisierung in der heutigen modernen Arbeitswelt stark rückläufig sind, hat die durchschnittlich geringere körperliche Leistungsfähigkeit der Frau in vielen Bereichen der Arbeitswelt keine Relevanz mehr. Eher führt die trotz aller Gleichberechtigung noch bestehende Doppelbelastung der Frau durch Beruf und Familie zu teilweise gesundheitsrelevanten Überlastungen. Die Telearbeit und die Verbesserung des Teilzeitarbeitsmarktes eröffnet Chancen, Beruf und Familie besser in Einklang zu bringen. Der Arbeitsschutz muss aber auch in diesen neuen Arbeitsformen sichergestellt werden.

Weiterführende Literatur

Allgemeines Gleichbehandlungsgesetz (AAG) vom 14. August 2006 (BGBl. I S. 1897), zuletzt geändert durch Artikel 15 Absatz 66 des Gesetzes vom 5. Februar 2009 (BGBl. I S. 160).

Badura B, Schröder H, Vetter C: Fehlzeiten-Report 2007. Arbeit, Geschlecht und Gesundheit. Geschlechteraspekte im betrieblichen Gesundheitsmanagement. Berlin, Heidelberg, New York: Springer, 2008.

Hettinger T: Handhabung von Lasten: Ergonomische Gesichtspunkte. REFA-Fachbuchreihe Betriebsorganisation. München: Hanser, 1991.

Kliemt G: Arbeitsplätze mit Gefahrstoffbelastung und hohem Frauenanteil. Schriftenreihe der Bundesanstalt für Arbeitsschutz. Fb 713. Bremerhaven: Wirtschaftsverlag NW, 1995.

Landau K, Pressel G: Medizinisches Lexikon der beruflichen Belastungen und Gefährdungen. Stuttgart: Gentner, 2009.

Pfau-Effinger B: Modernisierung der Arbeitswelt in der EU. In: Europa zwischen Integration und Regionalismus, 51. Deutscher Geographentag, Band 4. Stuttgart: Franz-Steiner-Verlag, 1997.

Rutenfranz J, Klimmer F, Illmarinen J: Arbeitsphysiologische Überlegungen zur Beschäftigung von weiblichen Jugendlichen und Frauen im Bauhauptgewerbe. Stuttgart: Gentner, 1982.

Ueberschär I, Ueberschär H-J: Telearbeiter/Telearbeiterin. Arbeitsmedizinische Berufskunde. Arbeitsmed Sozialmed Umweltmed 2001; 36: 458–460.

36.3 Schwangere und stillende Mütter

Die erste gesetzliche Regelung zum besonderen Schutz von Schwangeren und stillenden Müttern geht in Deutschland auf das Jahr 1878 zurück. In der Novelle der Gewerbeordnung vom 17. 07. 1878 wurde in § 135 Abs. 4 („Verhältnisse der Fabrikarbeiter") verfügt, dass Wöchnerinnen „während drei Wochen nach ihrer Niederkunft" nicht beschäftigt werden durften. Das heutige Gesetz zum Schutz der erwerbstätigen Mutter (Mutterschutzgesetz, MuSchG) wurde 1952 verab-

schiedet. Dieses Gesetz hat neben einem Schutz der Schwangeren vor der Gefahr des Arbeitsplatzverlustes und vor Lohnminderungen die Aufgabe, die (werdende) Mutter und ihr Kind vor gesundheitlichen Gefahren am Arbeitsplatz zu schützen. Ergänzt werden diese Vorschriften durch die „Mutterschutzrichtlinienverordnung (MuSchRiV)". Beide gesetzlichen Regelungen gelten für alle abhängig beschäftigen Frauen bzw. „Arbeitnehmerinnen", jedoch nicht für Selbständige, Hausfrauen, Studentinnen und Beamtinnen. Für Letztere gibt es dagegen besondere Regelungen im Beamtenrecht. Somit fällt beispielsweise eine angestellte schwangere Ärztin, etwa im Krankenhaus, unter die gesetzlichen Schutzbestimmungen, jedoch nicht die Ärztin in eigener Praxis – im Unterschied zu ihren eigenen Mitarbeiterinnen. Mit der im Oktober 2010 verabschiedeten neuen EU-Mutterschutz-Richtlinie der Europäischen Union werden erstmalig auch Selbständige und mitarbeitende Ehefrauen in die gesetzliche Regelung einbezogen, die bisher, wie bereits dargestellt, in Deutschland wie in vielen anderen Ländern nicht abgesichert waren. Die nun notwendige Umsetzung in nationales Recht bleibt abzuwarten.

Für werdende und stillende Mütter bestehen laut der genannten gesetzlichen Regelungen spezielle Schutzbestimmungen, Beschäftigungsbeschränkungen und -verbote.

> **!** MuSchG und MuSchRiV schützen schwangere und stillende Frauen vor speziellen Gefahren am Arbeitsplatz.

Grundsätzlich gilt: Schwangere und Stillende dürfen nicht mit Arbeiten beschäftigt werden, bei denen sie besonderen Gesundheitsgefahren ausgesetzt sind, wie Arbeiten mit

- chemischen Gefahrstoffen (wie z. B. Blei und Bleiderivate, Quecksilber und Quecksilberderivate, Mitosehemmstoffe, Kohlenmonoxid u. a.),
- biologischen Gefahrstoffen (z. B. mit Krankheitserregern, wie Toxoplasma und Rötelnvirus u. a.; neben weiblich Beschäftigten im Gesundheitswesen ist hier auch an Lehrerinnen

und Erzieherinnen bzw. Kindergärtnerinnen zu denken) sowie

▶ physikalischen Schadfaktoren (z. B. ionisierende und nichtionisierende Strahlung; Vibrationsbelastungen; Staub, Gas, Dämpfe, extreme Kälte und Hitze, Druckluft, Lärm, Heben und Tragen von Lasten von Hand ohne Hilfsmittel regelmäßig von mehr als über 5 kg oder gelegentlich von mehr als 10 kg u. a.).

Entsprechend der Gefahrstoffverordnung (GefStoffV) sind gebärfähige Arbeitnehmerinnen beim Umgang mit teratogenen, mutagenen oder kanzerogenen Gefahrstoffen regelmäßig über die Beschäftigungsbeschränkungen und möglichen Gefahren für werdende Mütter und stillende Frauen zu unterweisen.

Darüber hinaus besteht für schwangere und stillende Frauen ein Beschäftigungsverbot für

▶ Arbeiten im Bergbau unter Tage,
▶ alle körperlich schweren Arbeiten,
▶ Akkordarbeit sowie Arbeit am Fließband mit einem vorgeschriebenen Arbeitstempo,
▶ Mehrarbeit, Nachtarbeit (zwischen 20:00 und 6:00 Uhr) und Sonntagsarbeit (gewisse Ausnahmen bestehen für Beschäftigte in der Landwirtschaft, in Gast- und Schankwirtschaften, für Künstlerinnen sowie im Krankenpflegebereich und im Verkehrswesen),
▶ (nach Ablauf des 5. Schwangerschaftsmonats) ständig stehende Arbeiten, soweit die Beschäftigung 4 Stunden am Tag überschreitet,
▶ Arbeiten, die häufiges und erhebliches Strecken, Beugen, dauerndes Hocken oder dauernde gebückte Körperhaltung abverlangen,
▶ das Bedienen von Geräten und Maschinen aller Art mit einer hohen Fußbeanspruchung, insbesondere mit Fußantrieb,
▶ das Schälen von Holz,
▶ Arbeiten, bei denen die Frau infolge ihrer Schwangerschaft in besonderem Maße der Gefahr, an einer Berufskrankheit zu erkranken, ausgesetzt ist oder bei denen durch das Risiko der Entstehung einer Berufskrankheit eine erhöhte Gefährdung für die werdende Mutter oder eine Gefahr für den Fetus bzw. den Embryo besteht,

▶ Arbeiten auf Beförderungsmitteln (nach Ablauf des 3. Schwangerschaftsmonats),
▶ Arbeiten mit einer erhöhten Unfallgefahr, insbesondere der Gefahr auszugleiten, zu fallen oder abzustürzen.

! Für Schwangere und Stillende gelten bestimmte Beschäftigungsverbote.

Ein allgemeines Beschäftigungsverbot für alle beruflichen Arbeiten besteht ab 6 Wochen vor der Entbindung und endet normalerweise 8 Wochen, bei Frühgeburten und Mehrlingsgeburten 12 Wochen, nach der Entbindung. Bei einer Frühgeburt verlängert sich zusätzlich zu der 12-Wochen-Frist die Schutzfrist um den Zeitraum, der vor der Geburt nicht in Anspruch genommen werden konnte. In den letzten 6 Wochen vor der Entbindung darf allerdings die werdende Mutter weiterbeschäftigt werden, wenn sie sich zur Arbeitsleistung ausdrücklich bereit erklärt hat. Diese Bereitschaftserklärung kann von ihr jederzeit widerrufen werden. Während der Schutzfrist nach der Entbindung besteht dagegen ein absolutes Beschäftigungsverbot. Auch auf den ausdrücklichen Wunsch der Wöchnerin darf eine Beschäftigung nicht erfolgen.

Die im Oktober 2010 verabschiedete und bereits erwähnte neue EU-Mutterschutz-Richtlinie sieht innerhalb der Europäischen Union einen einheitlichen Mutterschutz von 20 Wochen bei vollem Lohnausgleich vor. Die noch notwendige Umsetzung in nationales Recht bleibt abzuwarten.

! Die normalen Schutzfristen betragen derzeit noch 6 Wochen vor sowie 8 Wochen nach der Entbindung. Laut EU-Beschluss sind diese 14 Wochen auf 20 Wochen zu verlängern.

Stillenden Müttern ist nach ihrer Rückkehr an den Arbeitsplatz auf ihr Verlangen hin die zum Stillen erforderliche Zeit, mindestens aber 2-mal täglich 1/2 Stunde oder 1-mal täglich 1 Stunde, ohne Verdienstausfall freizugeben.

Trotz aller gesetzlichen Schutzbestimmungen für die werdende Mutter und ihr Kind stellt die Schwangerschaft eine höhere physiologische Belastung, bei gegebener Gesundheit damit aber durchaus auch ein körperliches Training dar. Viele Frauen fühlen sich gerade während ihrer Schwangerschaft – abgesehen von den ersten drei Monaten der Umstellungsphase – sehr leistungsfähig. Auch nach der Schwangerschaft ist die Leistungsfähigkeit keineswegs zwingend reduziert. Man muss werdende oder stillende Mütter deshalb nicht per se „in Watte packen" und von allen denkbaren Einflüssen abschirmen. Im verantwortlichen Miteinander von Betriebsarzt, Sicherheitsfachkraft, Betriebsleitung und betroffener Frau sollte gemeinsam nach Möglichkeiten gesucht werden, den Arbeitsplatz entsprechend der gesetzlichen Vorschriften so zu gestalten, dass die Schwangere ihre Arbeit weiter verrichten kann. Allerdings ist es rechtlich unzulässig, eine Schwangere auf eigenen Wunsch an einem gefährdenden Arbeitsplatz zu belassen. Bezüglich der Arbeitsplatzgestaltung ist zu beachten, dass bei einer ständig sitzenden Tätigkeit der Schwangeren oder Stillenden die Möglichkeit zu kurzen Arbeitsunterbrechungen zu geben bzw. bei einer ständig stehenden oder gehenden Arbeit eine Sitzgelegenheit zum Ausruhen bereitzustellen ist.

! Schwangerschaft und Stillzeit sind keine Krankheiten, bedürfen aber der präventivmedizinischen, speziell auch arbeitsmedizinischen Betreuung und Überwachung!

Die häufige Frage, ob eine Schwangere an Bildschirmarbeitsplätzen beschäftigt werden darf, ist zu bejahen. Die modernen, extrem strahlungsarmen Monitore stellen – gemäß überzeugend fundiertem wissenschaftlichem Kenntnisstand – keine signifikante Strahlenbelastung und damit auch keine Gesundheitsgefährdung für Mutter und Kind dar.

! Von zeitgemäßen Bildschirmen geht keine signifikante Strahlenbelastung aus.

Zusammenfassung Für Schwangere und Stillende gelten entsprechend MuSchG und MuSchRiV neben einem Kündigungsschutz spezielle Schutzbestimmungen, Beschäftigungsbeschränkungen und -verbote. Da das Risiko einer Schädigung des Fetus bzw. des Embryos in den ersten drei Schwangerschaftsmonaten am höchsten ist, sollte die gebärfähige Frau ggf. schon früh an eine mögliche Schwangerschaft denken. Insbesondere beim Umgang mit teratogenen, mutagenen oder kanzerogenen Gefahrstoffen müssen die Arbeitsschutzvorschriften penibel beachtet und konsequent eingehalten werden.

Weiterführende Literatur

Gesetz zum Schutz der erwerbstätigen Mutter (Mutterschutzgesetz – MuSchG) in der Fassung der Bekanntmachung vom 20. Juni 2002 (BGBl. I S. 2318), zuletzt geändert durch Artikel 14 des Gesetzes vom 17. März 2009 (BGBl. I S. 550).

Hörath H: Gefährliche Stoffe und Zubereitungen. Gefahrstoffverordnung – Chemikalien-Verbotsverordnung – Richtlinien der Europäischen Gemeinschaft. Eine Einführung in die Gesetzes- und Giftkunde, zugleich eine Vorbereitung auf die Sachkundeprüfung. Stuttgart: Wissenschaftliche Verlags-Gesellschaft, 2002.

Verordnung über Sicherheit und Gesundheitsschutz bei Tätigkeiten mit biologischen Arbeitsstoffen (Biostoffverordnung – BiostoffV9): vom 27. Januar 1999. BGBl. I. 1999, S. 50, zuletzt geändert durch Art. 2 der Verordnung vom 6. März 2007. BGBl. I, 2007, S. 261.

Die Neufassung der Gefahrstoffverordnung (GefStoffV) wurde am 24.09.2010 beschlossen und wird voraussichtlich im November 2010 im Bundesgesetzblatt veröffentlicht.

36.4 Menschen mit Behinderungen

36.4.1 Stellung eines Menschen mit Behinderungen in der Arbeitswelt

In Deutschland lebten Ende 2007 etwa 8,6 Millionen Menschen mit einer anerkannten Behinderung. Bezieht man diese Zahl auf die Gesamtbevölkerung, so ist in Deutschland etwa jeder zehnte Einwohner behindert. Bei Arbeitnehmern mit Behinderungen besteht die Möglichkeit einer besonderen Gefährdung am Arbeitsplatz. Im Unterschied zu den Jugendlichen und Frauen bzw. Schwangeren handelt es sich hier aber um eine „inhomogene" Gruppe, bei der – je nach Behinderung – von ganz unterschiedlichen Gefährdungen auszugehen ist. Dem entspricht auch, dass es hier keine gesetzlich oder durch Verordnung festgelegten Kataloge auszuschließender Belastungen am Arbeitsplatz gibt – ähnlich wie bei der nachfolgend besprochenen Gruppe älterer Arbeitnehmer (s. Kap. 37), für die nur wenige, lediglich aus dem erreichten Lebensalter abgeleitete Schutztatbestände gelten (z. B. unterschiedliche Ergometrie-Sollwerte für die arbeitsmedizinischen Vorsorgeuntersuchungen im Rahmen des G 26 – Atemschutzgeräte – für Arbeitnehmer bis einschließlich 39 Jahre und ab 40 Jahre).

Von größerer Bedeutung sind in diesem Zusammenhang die durch die Versorgungsämter in Abhängigkeit von Art und Ausmaß der jeweiligen Behinderung festgesetzten Nachteilsausgleiche im Bereich des alltäglichen Lebens (z. B. Übernahme von Telefonkosten, Rundfunkgebühren und Fahrkosten, Sonderparkerlaubnis, Steuervorteile etc.). Die im Versorgungswesen maßgeblichen Grade, Grad der Behinderung (GdB) bzw. Grad der Schädigungsfolgen (GdS), bemessen sich dementsprechend auch nicht nur an den zusammenfassend bewerteten Einschränkungen bzgl. des Erwerbslebens, sondern aller Lebensbereiche (vgl. Versorgungsmedizinverordnung (VersMedV). Diese Versorgungsmedizinverordnung hat ab dem 01.01.2009 die bis dahin geltenden „Anhaltspunkte für die ärztliche Gutachtertätigkeit im sozialen Entschädigungsrecht und nach dem Schwerbehindertenrecht" abgelöst. So werden die Schweregrade auch nicht mehr in MdE (Minderung der Erwerbsfähigkeit), sondern richtigerweise als GdS (Grad der Schädigungsfolgen) angegeben. Der alte Begriff „MdE" suggerierte fälschlicherweise einen engen Bezug zur Erwerbsfähigkeit. Vielmehr geht es aber bei der Bewertung einer Behinderung um eine sachgerechte, einwandfreie und bei gleichen Sachverhalten einheitliche Bewertung der verschiedensten Auswirkungen von Gesundheitsstörungen unter besonderer Berücksichtigung einer sachgerechten Relation untereinander.

Erst ab einem GdB 50 tritt der arbeitsrechtlich wichtige Tatbestand der „Schwerbehinderung" in Kraft – aber gerade nicht mit der Folge besonderer Einschränkungen der zumutbaren Belastung. Diese betroffene Gruppe der schwerbehinderten Menschen (Ende 2009 lebten 7,1 Millionen schwerbehinderte Menschen in Deutschland, 2,7 % mehr als Ende 2007.), deren Behinderung häufig dennoch nur sehr spezifische und eingegrenzte Beeinträchtigungen zur Folge hat, soll vor einer Benachteiligung – aber auch vor der „Selbstüberforderung" – auf dem Arbeitsmarkt geschützt werden (Schwerbehindertengesetz (SchwbG), seit 01. 07. 2001 kodifiziert als Teil 2 des Sozialgesetzbuches IX – Rehabilitation und Teilhabe behinderter Menschen (SGB IX)).

So werden im Schwerbehindertenrecht u. a. ein höherer Urlaubsanspruch, ein verbesserter Kündigungsschutz, eine gesonderte Personalvertretung und das Recht auf den Einsatz evtl. erforderlicher technischer Hilfen garantiert. Die Idee ist aber gerade die Sicherung und der Erhalt der Leistungs- bzw. Erwerbsfähigkeit, die quantitativ und qualitativ im Vergleich zu einem nichtbehinderten Menschen durchaus ebenbürtig ist. Aus den gleichen Gründen der Zugangs- und Verbleibsicherung auf einem evtl. behinderungsbedingt gefährdeten Arbeitsplatz ist im Arbeitsförderungsrecht (SGB III) die Möglichkeit gegeben, dass die öffentliche Arbeitsverwaltung (BA) eine Gleichstellung mit dem Schwerbehindertenstatus durchführt, wenn der GdB zumindest 30 beträgt.

! Arbeitsrechtliche Sonderstellung des Schwerbeschädigten bzw. „Gleichgestellten".

36.4.2 Förderung der Menschen mit Behinderung angesichts eines sich wandelnden Arbeitsmarkts

Der durch die Internationale Klassifikation der Funktionsfähigkeit, Behinderung und Gesundheit (ICF) eingetretene Paradigmenwechsel – weg von der Defizitorientierung hin zur Ressourcenorientierung – trägt dem Tatbestand Rechnung, dass weitreichende Schutzvorschriften nicht nur ungeeignet wären, die im Einzelfall sehr spezifischen Erfordernisse zur Anpassung am Arbeitsplatz zu regeln, sondern dass diese häufig sogar die Eingliederung in den Arbeitsmarkt gefährden. Nicht unerwartet ist ja auch in den vergangenen Jahren zunehmender Arbeitslosigkeit die Schwerbehinderten-Arbeitslosigkeit doppelt so stark gestiegen. Dies zeigt, dass Arbeitgeber den arbeitsrechtlich stark abgesicherten schwerbehinderten Arbeitsuchenden oft gar nicht erst „in das System hineinlassen", obwohl eine technische oder arbeitsorganisatorische Arbeitsplatzanpassung unter Mitwirkung der Integrationsämter, der Deutschen Rentenversicherung und der Agenturen für Arbeit für den Arbeitgeber oft auch kostenneutral möglich ist. Der Pflicht, je nach Betriebsgröße auch schwerbehinderte Menschen zu beschäftigen entziehen sich viele Arbeitgeber durch die ersatzweise Zahlung der Schwerbehindertenabgabe in den Ausgleichsfond der Integrationsämter. Sie übersehen dabei, dass gerade in den letzten Jahren durch die erwähnten gesetzlichen Möglichkeiten und eine verstärkt arbeitgeberorientierte Verwaltungspraxis der Träger nicht nur für Großunternehmen Möglichkeiten bestehen – und in vielen Fällen auch erfolgreich genutzt werden –, hochmotivierte und trotz Behinderung leistungsstarke Mitarbeiter zu halten oder neu zu gewinnen.

> **!** Es zeichnet sich ein Paradigmenwechsel von der Defizitorientierung zur Ressourcenorientierung ab. Immer noch gibt es aber kontraproduktive Schutzeffekte des Schwerbehindertengesetzes, die allerdings meist auf Informations- und Umsetzungsdefiziten beruhen.

Um die berufliche Intergration schwerbehinderter Menschen zu fördern, müssen entsprechend des SGB IX alle privaten und öffentlichen Arbeitgebern ab einer Betriebsgröße von 20 Mitarbeitern eine Ausgleichsabgabe entrichten, wenn nicht mindestens fünf Prozent der Arbeitsplätze mit schwerbehinderten Mitarbeitern besetzt sind.

Diese Ausgleichsabgabe soll einen gerechten Ausgleich gegenüber den Arbeitgebern schaffen, die ihre Beschäftigungspflicht erfüllen und denen daraus, z. B. durch den gesetzlichen Zusatzurlaub und die behinderungsgerechte Ausstattung des Arbeitsplatzes, erhöhte Kosten entstehen. Darüber hinaus soll die Ausgleichsabgabe Arbeitgeber anhalten, ihre Beschäftigungspflicht zu erfüllen. Aus der Ausgleichsabgabe, die an das Integrationsamt entrichtet wird, werden hauptsächlich Hilfen für schwerbehinderte Menschen am Arbeitsplatz und Arbeitgeber, denen durch die Beschäftigung eines schwerbehinderten Menschen höhere Kosten entstehen, finanziert.

Die demografische Entwicklung und der sich schon jetzt abzeichnende bzw. bereits vorhandene Fachkräftemangel werden wesentlich dazu beitragen, dass auch Menschen mit Behinderungen auf dem Arbeitsmarkt gute Chancen haben und gefragt sein werden.

Auch führt die nationale Umsetzung der Behindertenrechtskonvention in der Bundesrepublik Deutschland seit 2009 dazu, dass Menschen mit Behinderungen noch besser in allen Bereichen des Lebens eingebunden sein werden. Während in Deutschland noch immer von Integration gesprochen wird, geht die UN-Behindertenrechtskonvention einen Schritt weiter und verlangt die soziale Inklusion. Das heißt im vollen Umfang an der Gesellschaft teilzuhaben und dabei Autonomie und Unabhängigkeit zu wahren. Beim Zugang zu Arbeit und Beschäftigung haben Menschen mit Behinderungen nach Artikel 27 der Konvention Anspruch auf gleichberechtigte Teilhabe am Arbeitsmarkt. Die Konvention fordert auch, Maßnahmen zu ergreifen, damit Mobilität und Barrierefreiheit zugunsten behinderter Menschen sichergestellt werden (Artikel 9 und 20). Auch Menschen mit Behinderungen haben, entsprechend Artikel 19, das Recht, ihren Wohn- und Aufenthaltsort selbst zu bestimmen. Weitere Lebensbereiche, die die Konvention anspricht, sind u. a.: Gesundheit, Familie, Freiheit und Sicherheit und soziale Teilhabe.

Der Arbeitsmarkt wird immer flexibler, d. h., es werden bei abnehmenden körperlichen Anforderungen zunehmend Schlüsselqualifikationen, wie die geistige Umstellungsfähigkeit, Lernbereitschaft, aber auch exemplarische Kenntnisse, d. h. Anwendungswissen und Erfahrung, benötigt. Dies aber sind Anforderungen, die beispielsweise ein älterer körperbehinderter Mensch– soweit seine Behinderung arbeitstechnisch berücksichtigt wird – ggf. sogar besser als ein junger, unerfahrener Kollege erfüllen kann. Angesichts eines fortschreitenden Mangels an qualifizierten Arbeitskräften ist die Förderung behinderter Menschen auch gesamtwirtschaftlich geboten. Mit dem Ziel eines gut abgestimmten Mix aus „Fördern und Fordern" – bei dem zu beachten ist, dass der eine Aspekt sich nicht zu Lasten des anderen auswirkt, können auch Menschen mit Behinderungen beruflich voll eingebunden sein.

> **!** Veränderungen am Arbeitsmarkt mit einer zunehmenden Betonung psychomentaler Beanspruchungen bieten besondere Chancen für von Menschen mit körperlichen Behinderungen.

36.4.3 Wichtige rechtliche Änderungen

Im Jahre 1997 wurde im Grundgesetz der Bundesrepublik Deutschland ein Benachteiligungsverbot für Behinderte aufgenommen (Art. 3, Abs. 2, Satz 2) – sehr spät angesichts der Tatsache, dass Deutschland über ein im internationalen Vergleich hochentwickeltes Rehabilitationssystem verfügt (oder gerade deshalb?). Zur Konkretisierung dieses Verbotes der Benachteiligung bzw. dieses Gebotes zur aktiven Gleichberechtigung von Menschen mit Behinderungen wurde im Jahre 2002 dann im Bundestag das „Gesetz zur Gleichstellung behinderter Menschen (BGG)" verabschiedet. Kernpunkt ist hier die Barrierefreiheit, also die Gewährleistung eines umfassenden Zugangs zu bzw. der uneingeschränkten Möglichkeit zur Nutzung von allen Lebensbereichen bzw. gesellschaftlichen Einrichtungen, z. B. baulichen Anlagen, Verkehrsmittel, technische Gebrauchsgegenständen und Kommunikationseinrichtungen. Dies umfasst nicht nur die Beseitigung

von Barrieren für Rollstuhlfahrer, sondern etwa die kontrastreiche Darstellung der Lebens- und Arbeitsumstände für Sehbehinderte etc. Für die Arbeitswelt werden „Zielvereinbarungen" vorgeschrieben, die in eigener Verantwortung zwischen den Unternehmen und örtlichen Behindertenverbänden – mit dem Ziel der schrittweisen Beseitigung von Barrieren vor Ort in festzulegenden Fristen – abzuschließen und vom Staat zu evaluieren sind.

Auch das „Allgemeine Gleichbehandlungsgesetz (AGG)", das nach langer politischer Diskussion im Jahre 2006 verabschiedet wurde, ist in diesem Zusammenhang wichtig. Hier werden potenziell Benachteiligten, also auch Menschen mit Behinderungen, erhebliche Rechte eingeräumt. Dies betrifft insbesondere auch die Arbeitswelt, wo dem Betroffenen im Falle der Benachteiligung ein weitreichendes Recht auf Entschädigung und Schadensersatz bis hin zum Leistungsverweigerungsrecht zugesprochen wird. Dabei trägt die Beweislast für ein doch einwandfreies Verfahren bzw. Verhalten nunmehr der Angeschuldigte, etwa ein Unternehmen! Aus diesem Grunde wurde noch während des laufenden Gesetzgebungsverfahrens von vielen verschiedenen Seiten die Gefahr einer hierdurch ausgelösten „Prozessflut" – evtl. auch seitens „schlagkräftiger" Organisationen und Verbände – gesehen, was sich allerdings in den Jahren seither nicht bestätigt hat. Es ist aber durchaus davon auszugehen, dass beispielsweise in Bewerbungsverfahren Arbeitgeber noch mehr als bisher auf rechtlich einwandfreie, Menschen mit Behinderung nicht (vielleicht auch nur nicht grob?!) benachteiligende Verfahrensweisen achten.

Das SGB IX (Rehabilitation und Teilhabe), in dem seit dem Jahre 2001 nun das Rehabilitationsrecht und das Schwerbehindertenrecht zusammengefasst sind, sieht ebenfalls Sanktionen vor, wenn einem arbeitsuchenden Menschen mit Behinderung ohne klare sachliche Begründung ein anderer Mitbewerber ohne Behinderung vorgezogen wird. Im SGB IX wurde 2004 zusätzlich das Betriebliche Eingliederungsmanagement (BEM) aufgenommen. Die neue Präventionsvorschrift des § 84 Abs. 2 SGB IX verpflichtet alle

Arbeitgeber zum Eingliederungsmanagement, sobald ein Arbeitnehmer innerhalb eines Jahres länger als sechs Wochen ununterbrochen oder wiederholt arbeitsunfähig ist, unabhängig von der Betriebsgröße. Unternehmen sollen sich für die Gesunderhaltung ihrer Mitarbeiter engagieren, die länger oder häufiger krank sind. Dabei ist die Interessenvertretung der Mitarbeiter – bei schwerbehinderten und gleichgestellten Beschäftigten auch die Schwerbehindertenvertretung – mit einzubeziehen. Ziel ist es, Gesundheit und Arbeitsfähigkeit der betroffenen Beschäftigten schnellstmöglich wieder herzustellen. Weiterhin sollen präventive Maßnahmen ergriffen werden, die einer erneuten Erkrankung, einer Chronifizierung oder gar einer Behinderung vorzubeugen helfen.

> ! Die Gesetzgebung der letzten Jahre – u. a. SGB IX, „Bundesgleichstellungsgesetz (BGG)", „Allgemeine Gleichbehandlungsgesetz (AGG)" und die Ergänzung von Artikel 2 im Grundgesetz – zielen ab auf eine umfassende Barrierefreiheit für Menschen mit Behinderungen. Jetzt steht die aktive und für alle Beteiligten Umsetzung dieses „Paradigmenwechsels" an. Dies liegt nicht nur im Interesse der betroffenen Menschen mit Behinderung, sondern der der Gesamtgesellschaft, wegen der damit verbundenen perspektivischen Sicherheit für alle und der produktiven Nutzung aller „Humanressourcen". Die Umsetzung der UN-Behindertenrechtskonvention verlangt nicht nur die Integration von Menschen mit Behinderung, sondern deren Inklusion.

36.4.4 Case-Management und Arbeitsplatzanpassung

Stärker als bisher muss im Case-Management – unter Beteiligung von Betriebsarzt, Hausarzt, ambulanter und stationärer Rehabilitationseinrichtung, Sozialmediziner, Personalvertretung und Geschäftsleitung – versucht werden, schon das drohende Auseinanderfallen von Anforde-

rungs- und Fähigkeitsprofil zu erkennen und den Arbeitsplatzverlust zu vermeiden. Hier sind auch die bereits gegebenen Möglichkeiten der betrieblichen Gesundheitsförderung und der Prävention seitens der gesetzlichen Krankenversicherung und aller anderen Träger zu nutzen, speziell auch das bereits erwähnte betriebliche Eingliederungsmanagement (BEM). Im Arbeitsförderungsrecht (SGB III) wurden in den letzten Jahren zusätzlich Möglichkeiten der finanziellen Unterstützung geschaffen, die u. a. für befristete Zeit die teilweise oder vollständige Übernahme der Lohnkosten vorsehen, wie auch spezielle Probearbeitsverhältnisse, in denen – trotz evtl. auch längerer Beschäftigung – keine automatische Übernahmeverpflichtung für den Arbeitgeber entsteht. Für die Vermittlung von schwerbehinderten Menschen wurden außerdem – nunmehr selbständig agierende – „Integrationsfachdienste" in den Agenturen für Arbeit oder getrennt von diesen eingerichtet, die bedarfsorientiert den Eingliederungsprozess vor Ort begleiten, für die Koordination und den Einsatz aller gesetzlich vorgesehenen finanziellen und sächlichen Hilfen Sorge tragen und – neben einer monatlichen Betreuungsgebühr – im Wesentlichen durch eine Prämie für die dauerhafte Eingliederung in den Ersten Arbeitsmarkt vergütet werden.

> ! Agentur für Arbeit , Deutsche Rentenversicherung und Integrationsamt kooperieren beim Arbeitsplatzerhalt speziell durch die technische Anpassung des Anforderungsprofils an das Fähigkeitsprofil.

Dank des heutigen Entwicklungsstands der Ergonomie und spezieller technischer Hilfsmöglichkeiten in der Arbeitswelt kann bei einem Großteil der Behinderungen, die dauerhafte und zumeist irreversible Folgen von Erkrankungen und/oder Unfällen darstellen, ein wirksamer Ausgleich der Funktionsstörung mit der Möglichkeit zum vollwertigen Verbleib im Arbeitsleben geschaffen werden. Dies trifft insbesondere auf die klassische Körperbehinderung und auf Sinneserkrankungen zu (vergleiche beispielsweise hochtechnisierte

Arbeitsplätze für stark Sehbehinderte nicht nur in der Informationstechnologie, sondern auch im kaufmännischen Bereich). In Hinsicht auf den Arbeitsschutz ist festzustellen, dass – bei Gewährleistung evtl. erforderlicher spezieller Arbeitszeitregelungen – durch die Adaptation der qualitativen Arbeitsanforderungen an das veränderte Leistungsvermögen gleichzeitig auch dem Aspekt der Gefährdungsvermeidung Rechnung getragen wird. Zusätzliche Maßnahmen zur Vermeidung des vorzeitigen Eintritts einer Erwerbsminderung aufgrund der vorliegenden Behinderung erübrigen sich somit zumeist.

Ein solches Ergebnis ist aber nur bei enger Zusammenarbeit zwischen ärztlichem Gutachter, der die Leistungsfähigkeit des behinderten Menschen zu beurteilen hat, und dem Technischem Berater bzw. dem Reha-Fachberater, der für die Anpassung der Anforderungen des jeweiligen Arbeitsplatzes an das detailliert beschriebene positive und negative Leistungsbild zuständig ist, erreichbar. Es empfiehlt sich, die Gemeinsamen Servicestellen für Rehabilitation als kompetente Anlauf- und Beratungsstelle zu nutzen.

! Die enge Kooperation zwischen ärztlichem Gutachter und Technischem Berater bzw. Reha-Fachberater ist unabdingbar. Die Gemeinsamen Servicestellen für Rehabilitation beraten kompetent und sozialleistungsträgerübergreifend.

Beispielhaft wird nachfolgend eine anonymisierte arbeitstechnische Stellungnahme bzgl. der Anpassung eines neuen Arbeitsplatzes für einen Kleinwüchsigen wiedergegeben:

Fall beispiel
Beispiel einer technischen Arbeitsplatzanpassung – Stellungnahme

Betreff: Berufsfördernde Maßnahmen zur Rehabilitation für Herrn G.

Technische Arbeitshilfen

Sachverhalt: Herr G. absolvierte im Zeitraum vom 01.03.00 bis 28.03.00 im Zahntechniklabor A eine betriebliche Trainingsmaßnahme (TM). Ziel der Maßnahme war es, zu prüfen, ob Herr G. den Anforderungen des Arbeitgebers zur Begründung eines Dauerarbeitsverhältnisses genügen könnte.

Während der TM wurden Arbeitsplatzprobleme offensichtlich, die in der Behinderung des Herrn G. (Kleinwuchs, GdB 80) begründet waren und nachteilig auf die Produktivität wirkten. Schwierig gestaltete sich für Herrn G. insbesondere die Arbeit mit dem vorhandenen Tischgerät der Firma X Typ Y2 7777*), Preis ca. 1500 Euro zzgl. MWSt, im Wesentlichen einem Motor entsprechend, der – mit einem Bohrschlauch, Handstücken und auswechselbaren Werkstücken versehen – zum Bohren, Polieren, Fräsen und Schleifen Verwendung findet. Die Steuerung und der Betrieb des verwendeten Tischgerätes erfolgten in diesem Fall durch die Betätigung eines unterhalb der Tischfläche montierten Schalters per Knie, was von Herrn G. aufgrund des Kleinwuchses nur mit körperlichen Anstrengungen (Hin- und Herrutschen auf dem Stuhl) leistbar ist. Da das Tischgerät das wesentliche Arbeitsmittel des Zahntechnikers ist und eine Vielzahl von Schalterbetätigungen im Laufe des Arbeitstages realisiert werden müssen, stellt es in dem analysierten Zustand ein massives Hemmnis für die Produktivität des Herrn G. dar.

Um die Begründung eines Dauerarbeitsverhältnisses wegen der behinderungsbedingten Arbeitsplatzprobleme und der daraus resultierenden Produktivitätsnachteile nicht zu gefährden bzw. in Frage zu stellen, wurde der Technische Beratungsdienst an der Problemlösung beteiligt. Im Ergebnis der durch den Technischen Berater am Arbeitsplatz des Herrn G. vorgenommenen Überprüfungen ergeht der nachfolgende Vorschlag zur Anpassung seines Arbeitsplatzes mit geeigneten Hilfen: Weil eine Veränderung der Bedienung/Steuerung des von Herrn G. benutzten Tischgeräts durch Neuanordnung des vorhandenen Schalters aus technischen und Arbeitssicherheitsgründen nicht zu realisieren ist, kommt nur ein Austausch des Tischgerätes insgesamt in Betracht. Bei der Neubeschaffung sollte man sich aus behinderungsbedingten Gründen auf die Möglichkeit der Bedienung/Steuerung mit der Hand konzentrieren, da dies für Herrn G. vorteilhaft und ohne Einschränkungen leistbar ist! Von den eingeholten Angeboten sollte dabei auf das Tischgerät der Firma X. Typ Y2 7777*) (Preis: ca. 1500 € zzgl. MWSt) zurückgegriffen werden, weil es die Vorgaben nach Zweckmäßigkeit und Kostenangemessenheit am besten erfüllt und Herr G. im Rahmen seiner Reha-Ausbildung mit Tischgeräten dieses Herstellers bereits Umgang hatte und gute Erfahrungen gesammelt hatte.

Da die vorhandene Absaugung nicht mit dem vorgeschlagenen Tischgerät Y2 kompatibel ist, muss auch der Absaugtrichter Vario ZA 180, schwenkbar (Preis: 200,– Euro zzgl. MWSt) kostenmäßig mit eingeplant bzw. realisiert werden.

Bei der Arbeitsplatzgestaltung ist des Weiteren zu berücksichtigen, dass für Herrn G. aufgrund seines Kleinwuchses „normale" Bedienhöhen in Schränken und Regalen nicht zugänglich sind. Deshalb ist es erforderlich, ihm behinderungsbedingt einen Auftritt (Rollhocker) zur Verfügung zu stellen. Dazu sind Kosten von ca. 54,– Euro zu planen. Weitere Hilfen sind nach Einschätzung des Technischen Beraters zum Erreichen der vollen Leistungsfähigkeit des Herrn G. momentan nicht notwendig (Anmerkung: Die Versorgung mit einem seiner Behinderung entsprechenden Arbeitsstuhl war bereits während der Reha-Ausbildung erfolgt!).

Bei der Entscheidung zur Förderung nach § 114 SGB III oder § 237 SGB III ist zu beachten, dass Prüffristen beim Betrieb des Tischgerätes einzuhalten sind, die Kosten verursachen und auch Reparaturkosten sowie ein Austausch von Werkzeugen zu bedenken sind, was eher für eine Förderung nach § 237 SGB III spräche.

*) Bei den Produktnamen handelt es sich um keine tatsächlichen Marken- oder Typenbezeichnungen

Einer Behinderung, wie der voranstehend beschriebenen, stehen allerdings andere, z. B. geistige Behinderungen gegenüber, bei denen häufig das erforderliche Mindestmaß an Selbständigkeit nicht wieder erlangt werden kann. Dann setzt die dauerhafte Eingliederung in den ersten Arbeitsmarkt eine kontinuierliche, intensive Hilfe, z. B. im Sinne der Arbeitsassistenz, voraus oder es kommt – auch wegen einer fortbestehenden besonderen Schutzbedürftigkeit – nur der Einsatz in den „zweiten Arbeitsmarkt", z. B. in einer Werkstatt behinderte Menschen (WfbM), in Frage.

36.4.5 Chronische Erkrankungen

Abzugrenzen von den Behinderungen und ihren Auswirkungen auf die Teilhabe am Arbeitsleben sind die chronischen Erkrankungen. Trotz sachgerechter medizinischer Behandlung ist hier oft der weitere Verlauf unsicher oder bereits absehbar progredient. Selbst wenn – auch dies im Gegensatz zur klassischen „Behinderung" – oft noch gar keine offenkundigen Einschränkungen des aktuellen Leistungsvermögens gegeben sind, kann eine spezielle und über den regulären Arbeitsschutz bzw. behinderungsbezogene Arbeitsplatzanpassungsmaßnahmen hinausgehende sekundär- und tertiärpräventive Belastungsreduktion oder Expositionskarenz geboten sein. Dies trifft u. a. für Erkrankungen des Herz-Kreislauf-Systems, der Lungen- und Atemwege, des Stoffwechsels, des zentralen und peripheren Nervensystems zu. Hier ist angesichts der Fülle und Vielfältigkeit der evtl. erforderlichen Vorkehrungen und variierenden Abstimmung zwischen Arbeitsanforderungen, Krankheitsstadium und Behandlungsstrategie im Einzelfall auch dauerhaft die engmaschige Kooperation zwischen dem betroffenen Menschen, dem zuständigem Sozialleistungsträger, dem Betriebsarzt, dem Arbeitgeber einerseits und den behandelnden Haus- und Fachärzten andererseits erforderlich. Fachspezifische Hinweise zu den Auswirkungen bestimmter Erkrankungen auf die Belastbarkeit bzw. zu den notwendigen Anpassungen des Anforderungsprofils befinden sich u. a. in einschlägigen Veröffentlichungen der Fachgesellschaften bzw. in zertifizierten medizinischen Leitlinien (AWMF). Der betroffene Mensch sollte bei einer bestehenden oder drohenden Diskrepanz zwischen dem beruflichen Anforderungsprofil und seinem Fähigkeitsprofil frühzeitig Leistungen zur Teilhabe am Arbeitsleben (LTA) beantragen. Leistungen zur Teilhabe am Arbeitsleben verfolgen das Ziel, bei erheblicher Gefährdung bzw. Minderung der Erwerbsfähigkeit den Verbleib im Arbeitsleben dauerhaft zu sichern.

> **!** Chronische Erkrankungen sind prognostisch oft schlechter zu beurteilen als adäquat kompensierte Behinderungen. Es sollten rechtzeitig, vor dem Verlust des Arbeitsplatzes, Leistungen zur Teilhabe am Arbeitsleben beantragt werden.

36.4.6 Neue Chancen für Menschen mit Behinderung und für die Gesellschaft

Wichtig ist in jedem Einzelfall, dass frühzeitig im Verbund aller Beteiligten – d. h. auch unter der aktiven Mitwirkung des betroffenen Arbeitnehmers selbst – alle Möglichkeiten zum Erhalt von Arbeitsplatz, Erwerbsfähigkeit und Gesundheit geprüft und ggf. im Rahmen eines träger- und institutionenübergreifenden Case-Managements koordiniert zum Einsatz kommen. Die arbeits- und förderungsrechtlichen Grundlagen hierfür wurden gerade in jüngster Zeit weiter verbessert. Dabei wurde auch den unabweisbaren unternehmerischen Notwendigkeiten, insbesondere dem Kostenaspekt Rechnung getragen. Trotz eines schwieriger gewordenen Arbeitsmarkts und komplexerer Anforderungen im Arbeitsleben sollten deshalb in allen Betrieben – nicht nur in großen „Vorzeigeunternehmen" – schrittweise solche Rahmenbedingungen realisiert werden können, die es gesundheitlich beeinträchtigten Arbeitnehmern nicht nur ermöglichen, sondern geradezu nahelegen, ihre Probleme am Arbeitsplatz nicht zu kaschieren, sondern vielmehr offensiv die diesbezügliche Kontaktaufnahme aller Beteiligten herbeizuführen. Nur so kann langfristig der gesetzlich „vorweggenommene" Paradigmenwechsel in der Wirklichkeit ganz „ankommen" und im Interesse der Menschen, der Betriebe und der Gesellschaft Gesundheit und eingeschränkte Gesundheit mit der Arbeitswelt in einem kontinuierlichen Prozess „harmonisiert" werden.

! Die heutige Rechtslage und die vielfachen Fördermöglichkeiten machen die Verheimlichung von Behinderung und chronischer Krankheit überflüssig. Vielmehr sollten frühzeitig, die Rehabilitationsmöglichkeiten beantragt und genutzt werden.

Zusammenfassung Während chronische Erkrankungen den besonderen Schutz vor arbeitsbedingten Gefahren erfordern, steht bei angeborenen Behinderungen oder solchen als Folgezustand von Krankheit oder Unfall die Anpassung des Anforderungs- und Fähigkeitsprofils im Vordergrund. Dem kommen die strukturellen Veränderungen auf dem Arbeitsmarkt und die zunehmenden Möglichkeiten technischer Hilfen sehr entgegen. Außerdem wurde gerade in jüngster Zeit eine Vielzahl neuer sozialrechtlicher Regelungen getroffen, die angesichts eines weiter fortschreitenden, demografiebedingten Fachkräftemangels geeignet sind, die Ressourcen auch von behinderten bzw. „leistungsgewandelten" Menschen für ihre Teilhabe im Arbeitsleben verstärkt zu nutzen. Dies setzt die Kooperation aller Beteiligten, d. h. insbesondere der Betriebsärzte, Hausärzte, aber auch der Gutachterdienste, der Sozialleistungsträger, der Personalvertretungen und der Geschäftsleitungen voraus. Im Mittelpunkt steht der sich aktiv an der Gestaltung seiner eigenen Zukunft beteiligende Mensch mit seiner Behinderung. Das neue Rehabilitationsrecht weist in diese Richtung.

Weiterführende Literatur

Allgemeines Gleichbehandlungsgesetz (AGG) vom 14. August 2006 (BGBl. I S. 1897): zuletzt geändert durch Art. 15 Absatz 66 des Gesetzes vom 5. Februar 2009 (BGBl. I S. 160).

AWMF (Arbeitsgemeinschaft der wissenschaftlichen medizinischen Fachgesellschaft e.V.): AWMF online: Leitlinien Datenbank.

Gesetz zu dem Übereinkommen der Vereinten Nationen vom 13. Dezember 2006 über die Rechte von Menschen mit Behinderungen sowie zu dem Fakultativprotokoll vom 13. Dezember 2006 zum Übereinkommen der Vereinten Nationen über die Rechte von Menschen mit Behinderungen vom 21. Dezember 2008: BGBl. Jahrgang 2008 Teil II Nr. 35, ausgegeben am 31. Dezember 2008.

ICF – Internationale Klassifikation der Funktionsfähigkeit, Behinderung und Gesundheit: Herausgegeben vom Deutschen Institut für Medizinische Dokumentation und Information, DIMDI, WHO-Kooperationszentrum für das System Internationaler Klassifikationen, 2005 (www.dimdi.de).

Sozialgesetzbuch Drittes Buch (III): Arbeitsförderung vom 24.03.1997 (Artikel 1 des Gesetzes vom 24. März 1997, BGBl. I S. 594), zuletzt geändert durch Artikel 5 des Gesetzes vom 4. November 2010 (BGBl. I S. 1480).

Sozialgesetzbuch Neuntes Buch (IX): Rehabilitation und Teilhabe behinderter Menschen vom 19. Juni 2001. BGBl. I 2001 S. 1046. zuletzt geändert durch Artikel 4 des Gesetzes vom 5. August 2010 (BGBl. I S. 1127).

Versorgungsmedizin-Verordnung (VersMedV) vom 10. Dezember 2008 (BGBl. I S. 2412): zuletzt geändert durch die Verordnung vom 14. Juli 2010 (BGBl. I S. 928).

37 Ältere Arbeitnehmer

W. Heipertz und I. Ueberschär

Auch in Deutschland vollzieht sich – sogar besonders schnell – der allseits beschriebene „demografische Wandel". Das Durchschnittsalter der Bevölkerung steigt an, denn die Menschen leben länger und die Geburtenrate nahm in den letzten Jahren stetig ab – mit einer Stabilisierung bzw. dem minimalen Wiederanstieg in jüngster Vergangenheit. Die – politisch noch gewollte– schrittweise Anhebung des Rentenalters auf 67 Jahre (ab 2012) trägt dem Rechnung und „überträgt" diese Entwicklung auf den Arbeitsmarkt. Die „Babyboomer", die in den 60er Jahren geboren wurden, werden in 10–15 Jahren „ältere Arbeitnehmer" sein und somit – trotz Abnahme des Erwerbspersonenpotenzials – schon wegen ihrer Jahrgangsstärke nochmals verschärft am Arbeitsmarkt konkurrieren. Voraussichtlich in der zweiten Dekade dieses Jahrhunderts wird die Mehrheit der Erwerbstätigen 50–64 Jahre alt sein, nicht mehr 35–49.

! Die Zahl älterer Arbeitnehmer wird zukünftig weiter zunehmen.

Obwohl in den entwickelten Industriestaaten im Verlauf des letzten Jahrhunderts das biologische und funktionale Alter im Vergleich zum kalendarischen gesunken ist, verhält sich das soziale hierzu paradox. In Deutschland zählt ein noch gesunder, ggf. auch genussfähiger und im Privatbereich aktiver Mensch im Alter von 45–50 Jahren als Erwerbstätiger bereits als „alt". In diesem Defizitmodell wird die Möglichkeit schwererer und längerer Erkrankungen in höherem Alter zum unmittelbaren Stigma. Zusätzlich wird oft die generell ablehnende Haltung allem Neuen gegenüber

und die gleichsam unaufhaltsam zunehmende Anpassungsunfähigkeit unterstellt. Bei einem undifferenziert „verbrauchenden" Konzept von Arbeit ergibt sich so zwangsläufig eine eher negative Leistungserwartung. Diese alterstypische Suszeptibilität gegenüber unintelligenten Belastungen in der Arbeit sagt aber nicht das Geringste über das tatsächliche Potenzial in Bezug auf komplexe bzw. nicht nur einseitig belastende Arbeitsanforderungen. Eine Arbeit, die in dieser Weise organisatorisch und inhaltlich dem älter und reifer werdenden Menschen das „Wachstum in Arbeit" ermöglicht und auch abverlangt, wäre aber weit entfernt vom Charakter einer „Schonarbeit".

Auf welche wachsenden Ressourcen Ältere zurückgreifen können, zeigt Tabelle 37.1. Wie sich die – für bestimmte Berufe traditionelle – Fehlnutzung positiver Ressourcen des Alters aber in der Arbeitswirklichkeit auf die durchschnittlichen, altersadjustierten Jahresfehlzeiten auswirken, zeigen u. a. Untersuchungen des „Wissenschaftlichen Institutes der Ortskrankenkassen (WIdO)" aus dem Jahre 2003:

Während in der Altersgruppe der 55- bis 59-Jährigen beispielsweise bei den Apothekern nur 2 % im Krankenstand waren, bei den Chemikern und Chemieingenieuren 3 % und bei den Wirtschafts- und Sozialwissenschaftlern 4 %, waren es im Bereich Metallverarbeitung 8 %, bei den Fliesenlegern 13 % und bei den Gerüstbauern 17 %. Während in den erstgenannten Berufen in der Altersgruppe zwischen 60 und 64 Jahren diese Krankenstände sogar noch weiter abnahmen, stiegen sie in den vier zuletzt genannten handwerklichen Berufen – in vorrangig abhängiger Beschäftigung – nochmals auf das Doppelte an.

Tabelle 37.1: Die Veränderungen menschlicher Leistungsvoraussetzungen im Altersverlauf, denen insbesondere angesichts der heutigen technischen Möglichkeiten insbesondere ohne erhebliche zusätzliche Arbeitskosten Rechnung getragen werden kann (mod. nach Bruggmann 2000)

Zunehmend	Gleich bleibend	Abnehmend
❏ Lebens- und Berufserfahrung, betriebsspezifisches Wissen, Expertenwissen ❏ Urteilsfähigkeit ❏ Zuverlässigkeit ❏ Besonnenheit ❏ Qualitätsbewusstsein ❏ Kooperationsfähigkeit ❏ Konfliktfähigkeit ❏ Pflicht- und Verantwortungsbewusstsein ❏ Positive Arbeitseinstellung ❏ Ausgeglichenheit, Beständigkeit ❏ Angst vor Veränderungen	❏ Leistungs- und Zielorientierung ❏ Systemdenken ❏ Kreativität ❏ Entscheidungsfähigkeit ❏ Kommunikationsfähigkeit ❏ Psychisches Durchhaltevermögen ❏ Konzentrationsfähigkeit	❏ Körperliche Leistungsfähigkeit ❏ Geistige Beweglichkeit ❏ Geschwindigkeit der Informationsaufnahme und -verarbeitung ❏ Kurzzeitgedächtnis ❏ Risikobereitschaft ❏ Aufstiegsorientierung ❏ Lern- und Weiterbildungsbereitschaft

Die lang anhaltende berufliche Effizienz zeigt sich vor allem in solchen Tätigkeitsfeldern, die nicht in hohem Maße gleichförmige muskuläre bzw. automatisch-koordinative Beanspruchungen beinhalten – bei gleichzeitig oft mentaler Unterforderung –, sondern mit zunehmendem Verantwortungsspielraum die Realisierung jener Fähigkeiten ermöglichen, die ein Mensch im Rahmen seiner geistigen und persönlichen Entwicklung auch in einem erfolgreichen Berufsleben erwirbt. Ist dies nicht der Fall, ist zunehmendes Alter tatsächlich signifikant mit zunehmenden Fehlzeiten im Vergleich zu Jüngeren verbunden. Eine derartige Arbeitsorganisation ist aber, angesichts des demografischen Wandels, mit einer zukunftsorientierten Personalpolitik schon lange, jetzt aber auch schon mit einem mittelfristig erfolgreichen Personalmanagement nicht mehr kompatibel.

„Gute Arbeit" trainiert. Sie sollte dabei aber nicht nur die beruflich benötigten physischen, psychischen und mentalen Funktionen „konservieren", sondern die ganzheitliche Weiterentwicklung fördern und so dazu beitragen, bis ins Alter die allgemeine Beschäftigungsfähigkeit zu sichern – auch im flexibler werdenden Arbeitsmarkt. Schauspieler können oft noch in hohem Alter lange Texte auswendig rezitieren bzw. Dirigenten große Partituren frei dirigieren. Um so mehr

leuchtet ein, dass die Arbeitslosigkeit Älterer – insbesondere nach den oft langen Phasen der Verunsicherung – den Verlust an Selbstbewusstsein und die oft bereits tiefgreifende Selbstlimitierung zementieren. Gerade jetzt fallen dann diese „Trainingsprozesse" weg und es gelingt häufig nicht, die „gewonnene" Zeit etwa umso entschiedener zu nutzen. Weitere Einbußen an Leistungsfähigkeit, Lebensfreude und Aktivität treten ein und es kommt zum Verlust der Rollenidentität bzw. zu Resignation. Erfolglose Bewerbungen, die der Ältere dann vielleicht schon im Zuge eines verstärkten „Forderns und Förderns" – auch gegen seinen Willen, also vergleichsweise „desillusioniert" (und somit auch mit nur mangelnder „Strahlkraft") – verschickt, machen ihm in einem altersfeindlich aufgestellten Arbeitsmarkt endgültig klar, wie „out" er ist. Nur die intelligentere Gestaltung auch von Arbeitsplatzwechseln – im Sinne der „Ponton-Funktion" und Sicherung der Beschäftigungsfähigkeit in diesen Phasen zwischen zwei Beschäftigungsverhältnissen – könnten solchen Effekten entgegenwirken. Dies kann aber nur funktionieren, wenn sich der Arbeitsmarkt selbst – aus nachhaltig verstandenem „Eigeninteresse", nicht nur additiver humanistischer Attitüde, durchaus aber mit einem Mindestmaß der Orientierung am Menschen – für den vollwertigen, älteren Arbeitnehmer öffnet. Wenn aber immer mehr Menschen zu früh aus dem Erwerbsleben fallen und deshalb auch zu lang den Unterhalt ihres Lebens nur noch „empfangen", verspielt die Gesellschaft ökonomisch und mental ihre Perspektive, mit allen Signalwirkungen auch in Richtung jüngere Generation!

Tatsächlich erlauben neue technologische Möglichkeiten und die gestiegene Bevölkerungsgesundheit auch einer alternden Gesellschaft den Erhalt von nachhaltigem Wohlstand und Wachstum. Das „Nervenzeitalter" nach dem „Muskelzeitalter" passt gut zur Psychologie des Alterns, denn hier kommt es ja gerade zunächst „nur" zum Nachlassen der körperlichen bzw. biomechanischen Leistungsfähigkeit, einschließlich der Koordination und Reaktionsgeschwindigkeit. Erst viel später kann es kommen – bzw. kommt es irgendwann statistisch signifikant – zur Verringerung der multifaktoriellen intellektuellen Kapazität, die andererseits ja auch erst in ihrer gesamten Breite nach Jahren der Erfahrung bei den Nicht-mehr-so-Jungen zum Tragen kommt.

Voraussetzung für die Realisierung dieses über viele Jahre arbeitsmarktkonformen, guten Leistungspotenzials Älterer ist ihre Bereitschaft bzw. ihr Bedürfnis, sich weiterzubilden und sich weiterzuentwickeln. Dies aber setzt wiederum voraus, dass die Gesellschaft dies auch von ihnen erwartet und es ihnen ermöglicht. Keinesfalls geht es um die Wiederherstellung eines traditionellen Respekts vor dem Alter (im Hin- und Herschwanken zwischen Ehrung, Dankbarkeit, Absättigung und Abschiebung), sondern um eine Art „neuer Zukunftspartnerschaft" zwischen den Generationen, die sehr viel länger als früher parallele Rollen einnehmen müssen. Die Berufstätigkeit sollte also möglichst über das ganze Arbeitsleben mit der Möglichkeit zur fachlichen Weiterentwicklung und der Erweiterung der persönlichen Kompetenzen verbunden sein. Hier ist aber – gemäß Untersuchungen der „European Economic Association (EEA)" aus dem Jahr 2005 – die Qualität der Arbeit in Deutschland im Vergleich zum Durchschnitt 15 anderer europäischer Länder speziell in Bezug auf die Handlungs- und Entscheidungsspielräume am Arbeitsplatz ausgesprochen schlecht: Bei einem europäischen Durchschnittsindikatorwert von 100 % erreichte beispielsweise Dänemark 120 %, Deutschland dagegen nur 83 %. Im Ländervergleich „Lernen von Neuem bei der Arbeit" ergab sich in der gleichen Untersuchung für Deutschland (zusammen mit Großbritannien, das allerdings immer noch deutlich besser abschnitt) ebenfalls ein drastisches Unterschreiten des europäischen Durchschnitts.

Gesundheitliche Einschränkungen des Alters bleiben selbstverständlich auch in Ländern mit einer besseren Qualität der Arbeit nicht aus. Sie können aber in einer Kultur der Prävention und Rehabilitation, insbesondere durch eine gute Kooperation zwischen behandelndem Arzt, Betriebsarzt, Personalbereich und den zuständigen Akteuren der Sozialversicherung (nicht zuletzt aber auch dem Betroffenen selbst, der zustimmen muss!) sehr effizient – und betriebswirtschaftlich kostenneutral – kompensiert werden. Im tatsächlichen Krankheitsfalle muss möglicherweise mit „langem Atem" ein intelligentes, ermutigendes und chancenerhaltendes Case-Management („Empowerment") realisiert werden. Dies zumindest so lange, wie nach vernünftigem Ermessen es im Interesse des Betroffenen selbst liegt bzw. keine unrealistischen Ziele verfolgt werden.

In dem im Jahre 2001 neu kodifizierten Rehabilitationsrecht (SGB IX: Rehabilitation und Teilhabe) wurden hierfür alle wesentlichen gesetzlichen Grundlagen geschaffen. Ziel jeder Sozialleistungsart ist demnach die Sicherung der Teilhabe des Menschen in allen wichtigen gesellschaftlichen Bereichen, speziell auch am Arbeitsleben – und zwar nicht nur im Interesse der Betroffenen, sondern der ganzen Gesellschaft. Diese setzt nämlich – bei Verzicht auf alle potenziellen Leistungsträger – ihre materiellen Existenzgrundlagen selbst aufs Spiel.

> **!** "Gute Arbeit" ist tägliches Training, sichert Beschäftigungsfähigkeit auch im Alter und gewährleistet so die psychosozialen und materiellen Existenzgrundlagen einer alternden Gesellschaft.

Ältere Arbeitnehmer haben auch „handfeste Vorteile": Sie erleiden nachweisbar weniger Arbeitsunfälle als jüngere! Im Unfallgeschehen dominieren bei Jüngeren ursächlich mangelnde Vorsicht, Unerfahrenheit und größere Risikobereitschaft, bei Älteren oft ein vermindertes Reaktionsvermögen oder eine verzögert einsetzende situationsgerechte Wahrnehmung insgesamt. Speziell diese Unfälle können aber durch z. T. aufwandsarme Sicherheitsvorkehrungen effektiv verhütet werden, weil in der Regel bei positiver und ausreichend früher Herangehensweise auch von der besonderen Mitwirkungsbereitschaft gerade Älterer auszugehen ist. Insbesondere die Seh- und Hörfähigkeit lässt im Alter nach, wobei technisch inzwischen hervorragende Möglichkeiten bestehen, durch Hilfsmittel die Bewältigung entsprechender Anforderungen noch für lange Zeit sicher zu stellen (mit der Mühe der Gewöhnung natürlich, die sich umso mehr für die Betroffenen also auch „lohnen" muss und die umso geringer ausfällt, je früher die indizierten Hilfsmittel auch zum Einsatz kommen!). Da diese Veränderungen meist schleichend beginnen und immer noch allzu oft verdrängt werden, ist im Interesse einer zukunftsorientierten Personalpolitik gerade auch die gute und regelmäßige arbeitsmedizinische Vorsorge unabdingbar.

> **!** Die Abnahme schwerer körperlicher Arbeit zugunsten geistiger Arbeit kommt dem älteren Arbeitnehmer entgegen. Durch arbeitsmedizinische Vorsorge, technischen Arbeitsschutz und eine adäquate Hilfsmittelausstattung lassen sich viele altersspezifische Defizite auch im Arbeitsleben effektiv ausgleichen.

Zusammenfassung Der ältere Arbeitnehmer ist nicht per se „weniger leistungsfähig" als ein jüngerer. Altersbedingte Einbußen in einigen Bereichen der Leistungsfähigkeit werden über viele Jahre durch andere Faktoren, insbesondere Erfahrung und Umsicht, ausgeglichen. Selbstverständlich gibt es große individuelle Unterschiede, die sich ebenfalls im Alter akzentuieren. Frühverrentungstendenzen sind aber weder human, noch leistungsphysiologisch oder volkswirtschaftlich sinnvoll. Arbeit ist mehr als Geldverdienen und bei gegebenen Bedingungen sogar tägliches körperliches und geistiges Training sowie ein wichtiges soziales Begegnungs- und Betätigungsfeld. „Gute Qualität von Arbeit", die die langfristige Kooperation von Personalmanagement, Medizin und einer „aktivierenden Sozialversicherung" voraussetzt, sichert die Produktivität der Menschen auch in höherem Alter. Dies ist der einzig mögliche, aber auch einzig lohnende Weg für eine alternde Gesellschaft, sich selbst die psychomentalen und materiellen Existenzgrundlagen zu erhalten und so ein höheres Alter als Gewinn, nicht aber als persönliches und gesellschaftliches Handicap wahrzunehmen.

Weiterführende Literatur

Bruggmann M: Die Erfahrung älterer Mitarbeiter als Ressource. Wiesbaden: Dt. Univ.-Verlag, 2000.

Falkenstein M, Hohnsbein J, Hoormann J: Objektivierung altersabhängiger Änderungen von Beanspruchung und Ermüdung bei psychomentalen Belastungen am Bildschirmarbeitsplatz. Schriftenreihe der Bundesanstalt für Arbeitsschutz. Fb 866. Bremerhaven: Wirtschaftsverlag NW, 1999.

Freude G, Ullsperger P, Dehoff W: Zur Einschätzung von Vitalität, Leistungsfähigkeit und Arbeitsbewältigung älterer Arbeitnehmer. Schriftenreihe der Bundesanstalt für Arbeitsschutz. Fb 876. Bremerhaven: Wirtschaftsverlag NW, 2000.

Heipertz W: Die Zukunft der Arbeit gestalten (Geleitwort). In: Weber A, Hörmann G (Hrsg.): Psychosoziale Gesundheit im Beruf. Stuttgart: Gentner, 2007.

Israel S: Körperliche Leistungsfähigkeit und organismische Funktionstüchtigkeit im fortgeschrittenen Lebensalter. In: Badtke G (Hrsg.): Lehrbuch der Sportmedizin. 4. Aufl. Heidelberg, Leipzig: Barth, 1999.

Koller B: Lebensalter, Leistungsfähigkeit, Arbeitsmarkt. In: Demographischer Wandel in der europäischen Dimension und Perspektive. Reihe: Schriftenreihe der Gesellschaft für Deutschlandforschung, Nr. 52. Berlin: Duncker und Humblot, 1997, S. 111–122.

Maier G: Das Erleben der Berufssituation bei älteren Arbeitnehmern: ein Beitrag zur differentiellen Gerontologie. Frankfurt am Main, Berlin, Bern, New York, Paris, Wien: Lang, 1997.

Sozialgesetzbuch Neuntes Buch (IX)- Rehabilitation und Teilhabe behinderter Menschen vom 19. Juni 2001 BGBl. I 2001, S. 1046.

38 Arbeitswelt der Zukunft im demografischen Wandel

W. Dostal

38.1 Definitionen

Demografische Entwicklung wird sichtbar gemacht v.a. in Form der Bevölkerungspyramiden, wie sie vom Statistischen Bundesamt jährlich im Statistischen Jahrbuch publiziert werden (Abb. 38.1). Sie zeigen die jeweilige Altersstruktur nach Frauen und Männern und macht die Sterblichkeit in den verschiedenen Altersstufen deutlich. Daneben wird vor allem eine „Nettoreproduktionsrate" ermittelt, die zeigt, ob eine Bevölkerung wächst (Wert über 1) oder schrumpft (Wert unter 1).

38.2 Prognosen der demografischen Entwicklung

Demografische Betrachtungen erlauben eine Langfristigkeit, wie dies kaum in einem anderen Forschungsfeld möglich ist. Während beispielsweise ökonomische und beschäftigungsorientierte Analysen in den letzten Jahren immer kurzfristiger geworden sind, haben sich bei Bevölkerungsprognosen die betrachteten Zeiträume eher verlängert. Dies ist vor allem deshalb möglich, weil – je nach Prognosehorizont – spätere Altersjahrgänge bereits geboren sind, Prognosen

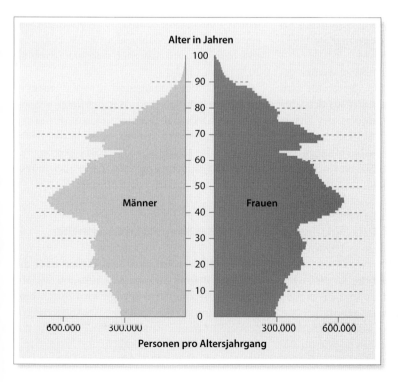

Abb. 38.1: Bevölkerungspyramide für Deutschland am Beispiel des Jahres 2009

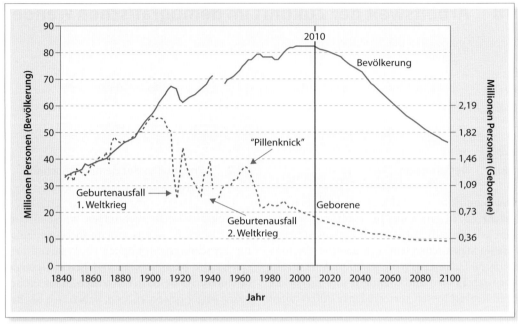

Abb. 38.2: Geburten- und Bevölkerungsentwicklung (nach Birg 2003)

grundsätzlich von einer Stetigkeit der Entwicklung ohne besondere Katastrophen ausgehen und somit lediglich die in jüngeren und mittleren Altersjahrgängen vergleichsweise geringe Sterblichkeit berücksichtigen müssen.

Die langfristigen Veränderungen werden geprägt von der Aussage „von der Pyramide zum Pilz": Die Pyramide stammt meist aus der Jahrhundertwende zum 20. Jahrhundert, der Pilz ist eine Prognose für 2050. Die aktuelle Form der Pyramide zeigt erhebliche Ausbuchtungen, die vor allem durch Geburtenausfälle und Sterbefälle während der beiden Weltkriege, aber auch durch Geburtenrückgänge infolge existenzieller Unsicherheit während der Weltwirtschaftskrise in den 20er Jahren des 20. Jahrhunderts, in kleinerem Ausmaß auch nach der Wende in den neuen Bundesländern verursacht sind.

In der Prognose können die kurzfristigen Wellen nicht dargestellt werden und aus diesem Grunde liegen derartige Prognosen immer nur „geglättet" vor. Hier sind die Veränderungen in der langen Frist ähnlich gravierend wie im Bestand: Die Zahl der Geborenen lag im Jahr 1900

bei etwa 2 Mio., 2000 bei etwa 700 000 und wird im Jahr 2100 unter 400 000 liegen. So ist für die nähere und weitere Zukunft in Deutschland von einer deutlichen Abnahme der Bevölkerung auszugehen, die zunächst eher marginal, dann ab 2020 rapide erfolgt.

Vor diesem Hintergrund sind alle weiteren Überlegungen zu sehen: Wir befinden uns auf dem höchsten Bevölkerungsniveau, das es für Deutschland jemals gegeben hatte; in den nächsten zehn bis 15 Jahren wird die Bevölkerung zunächst langsam zurückgehen, dann aber immer schneller und gravierender (Abb. 38.2).

38.3 Bevölkerung im Erwerbsalter

Die Abfolge von Kindheit und Jugend über die Zeit dominanter Erwerbsorientierung bis hin in erwerbsferne Altersbezüge wird durch biologische und gesellschaftliche Strukturierungen geprägt. In Deutschland wird der Einstieg in das Erwerbsalter durch Schulpflicht und Ausbildung, der Ausstieg durch Definitionen rechtlicher und sozialer Art bestimmt. Das durchschnittliche Eintrittsalter in die Erwerbstätigkeit liegt derzeit in Deutschland bei etwa 22 Jahren, der Ausstieg – immer noch geprägt durch die Frühverrentung – bei etwa 62 Jahren. So ergibt sich eine ca. 40-jährige Erwerbsphase, die selbstverständlich individuell erheblich kürzer sein kann und selten deutlich länger ist.

Mit der Bildungsexpansion und durch Arbeitsmarktprobleme hat sich der Einstieg in die Erwerbstätigkeit immer weiter in höhere Altersstufen verschoben, während der Ausstieg immer früher erfolgt. Somit besteht eine Tendenz zur Verkürzung des Erwerbslebens und zugleich zur Alterung in der Erwerbsarbeit. Die Erwerbspersonenquoten in dem Kernalter zwischen 30 und 55 Jahren haben wegen der zunehmenden Erwerbsbeteiligung der Frauen deutlich zugenommen. Sie liegen in diesem Altersfenster bei Männern etwa bei 89 %, bei Frauen bei 73 % (dabei werden die Arbeitslosen mitberücksichtigt).

Die Struktur der Jahrgangsstärken mit ihren deutlichen Minima und Maxima (geprägt durch Geburtenberg und „Pillenknick") führt aber in dem Jahrzehnt von 2000 bis 2010 nicht zu einer Veränderung der Gesamtzahl der Personen im erwerbsfähigen Alter, sondern nur zu einer Erhöhung des Durchschnittsalters von 39,2 auf 43,4 Jahre. Erst nach dieser Zeit ist mit einer Abnahme der Bevölkerung in dieser Altersspanne zu rechnen.

38.4 Altersgruppen auf dem Arbeitsmarkt

Nicht alle Personen haben die gleichen Chancen auf dem Arbeitsmarkt. So sind Hochqualifizierte nur wenig von Arbeitslosigkeit betroffen, während Ungelernte bzw. nicht formal Qualifizierte sehr viel häufiger arbeitslos sind. Auch über das Alter zeigen sich deutliche Unterschiede: Zunächst ist eine gewisse Einstiegsarbeitslosigkeit zu erkennen, danach eine lange Zeit gleich bleibender Arbeitslosenraten, bevor dann mit etwa 55 Jahren ein – je nach Qualifikationsstufe – massiver Anstieg der Arbeitslosigkeit erfolgt. Mit 59 Jahren gehen die Quoten wieder zurück, da ab diesem Alter Frühverrentungsmodelle greifen und ein Umstieg aus der Arbeitslosigkeit in Rente möglich ist.

Doch diese Arbeitslosenquoten zeigen nur eine Komponente der Selektion durch den Arbeitsmarkt. Eine weitere ergibt sich durch die unterschiedlichen Erwerbsquoten. Ungelernte zeigen in keiner Altersstufe eine Erwerbsquote von über 80 %: Sie fällt ab einem Alter von 50 Jahren bereits ab, um mit 59 Jahren bei etwa 25 % zu liegen. Konträr dazu ist die Situation bei den Hochschulabsolventen. Sie zeigen bis ins Alter von 60 Jahren eine Erwerbsquote von etwa 95 %, und etwa 40 % der Hochqualifizierten gehen erst in einem Alter von 65 Jahren aus der Erwerbstätigkeit in den Ruhestand.

So wird deutlich, dass sich die Erwerbstätigenquoten über das Alter deutlich nach Qualifikationsebene unterscheiden: Über das gesamte Arbeitsleben betrachtet kommen Ungelernte nur auf Werte von etwa 55 %, Hochschulabsolventen auf über 90 %.

38.5 Beschäftigungswandel

38.5.1 Strukturwandel

Technischer Fortschritt und internationale Arbeitsteilung haben die Arbeitslandschaft erheblich verändert. So sind viele Einfachtätigkeiten, die oft auch sehr belastend waren, entweder durch Mechanisierung und Automatisierung substituiert worden, oder sie wurden wegen der geringeren Arbeitskosten in Niedriglohnländer ausgelagert. Dies hat dazu geführt, dass die Belastungen im körperlichen Bereich eher abgenommen haben. Auf der anderen Seite sind die psychomentalen Belastungen eher angestiegen. Sie sind vor allem durch die Rahmenbedingungen der Arbeitsorganisation ausgelöst worden.

In diesem Strukturwandel wurde das Erfahrungswissen in seiner Bedeutung eher geschmälert, während abstraktes Theoriewissen bedeutsamer wurde. Im Rahmen der Bildungsexpansion sind die älteren Jahrgänge (formal) eher geringer, die jüngeren Jahrgänge eher höher qualifiziert, so dass auch im Arbeitsmarkt die Älteren häufig benachteiligt werden, während die Jüngeren schneller in anspruchsvolle und verantwortungsvolle Positionen einrücken.

Schließlich sind die Arbeitskosten für Jüngere und Ältere immer noch traditionell strukturiert. In vielen Tarifverträgen sind altersabhängige Einkommensstrukturen angelegt, die dazu führen, dass Ältere meist mehr, zumindest aber dasselbe Einkommen erhalten als die Jüngeren. Derartige Besitzstände führen dann dazu, dass auf dem Arbeitsmarkt Ältere immer schwerer vermittelbar sind.

38.5.2 Berufswandel

Reife Gesellschaften zeigten immer auch einen Zusammenhang zwischen Altersstruktur und Berufszugehörigkeit. So wurden spezielle vertrauensrelevante Berufe oft nur an Ältere nach einer gewissen Bewährungszeit vergeben, während Jüngere zunächst Hilfs- und Zuarbeiten leisten mussten, bevor sie dann in attraktive Berufe aufsteigen konnten. Viele Berufsbereiche zeigen auch heute noch Ansätze dieser überkommenen Strategien.

Einseitige berufliche Belastungen können dazu führen, dass eine Berufsausübung nur zeitlich begrenzt möglich ist. So gibt es Berufe, beispielsweise Piloten oder Tontechniker, bei denen ein früherer Ausstieg festgelegt ist. Aber auch bei vielen ganz traditionellen Berufen sind die Belastungen so gravierend, dass die Mehrheit der Berufsangehörigen im Laufe des Erwerbslebens in andere Berufe umsteigt, in denen zwar andere Belastungen auftreten, die aber zunächst eher verkraftet werden können.

In der aktuellen sozialwissenschaftlichen Diskussion ist auch oft „vom Ende des Berufs" die Rede. Erwerbstätigkeit würde bereits heute und vor allem in Zukunft nicht mehr in Berufen geleistet, sondern in kurzfristigen Mustern beliebiger Aufgaben- und Tätigkeitskombinationen. Dem steht entgegen, dass Menschen nach dem Beruf als Identifikationskeim ihrer Position in der Gesellschaft weiterhin hohen Bedarf zeigen und dass insbesondere für Ältere diese berufliche

Identifikation weiterhin unverzichtbar scheint. Jüngeren ist diese Einmündung in eine stabile Berufsrolle heute oft versperrt, da auch bei guter Ausbildung eine adäquate Erwerbstätigkeit nicht immer gefunden werden kann. Wegen der gesellschaftlichen Dominanz der Erwerbsrolle werden dann oft Tätigkeiten übernommen, mit denen die beruflichen Ziele nicht eingelöst werden können. Dies sollte aber nicht als eine Auflösung der Beruflichkeit verstanden werden.

38.6 Wanderungen über die Grenzen

Das Arbeitskräftepotenzial kann durch Wanderungen wachsen oder schrumpfen. Wegen der Erwartungen des Bevölkerungsrückganges und wegen der bereits erkennbaren Verringerung der jugendlichen Berufseinsteiger wird die Erleichterung der Zuwanderung als wichtige Strategie gegen aufkeimenden Arbeitskräftemangel gesehen. Dazu liegen Erfahrungen vor, die geprägt sind durch die Zuwanderung eher Geringqualifizierter im Zuge der „Gastarbeiter"-Anwerbung in den 60er Jahren und der Green-Card-Regelung um das Jahr 2000, mit der Hochqualifizierte angeworben werden sollten.

Die politische Diskussion um ein Zuwanderungsgesetz hat – gestützt auf diese Erfahrungen – den oben genannten Qualifikationsaspekt zentral herausgestellt.

Da aber bei einer Freizügigkeit von Erwerbstätigen die Wanderungen immer in beiden Richtungen erfolgen, ist für die Beschäftigung und den Arbeitsmarkt nur die Bilanz aus Zu- und Abwanderungen relevant. Der Zuwanderungsüberschuss lag Anfang der 90er Jahre mit jährlich knapp 0,8 Mio. sehr hoch, er ist inzwischen auf einen Wert von ca. 0,2 Mio. Personen zurückgegangen.

Mit diesem positiven Zuwanderungsüberschuss konnte seit 1990 (s. Abb. 38.3) der „Sterbefallüberschuss" weitgehend ausgeglichen werden. Ob dies auch in Zukunft möglich sein wird, hängt von verschiedenen Faktoren ab, wie Arbeitsplatzangebot, soziale Absicherung, Rechtsposition der Zugewanderten sowie die gesellschaftliche und soziale Einbindung von Zuwanderern.

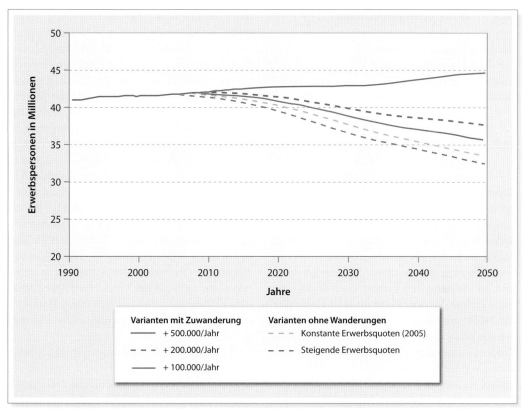

Abb. 38.3: Projektion des Erwerbspersonenpotenzials in Gesamtdeutschland

Weiterhin wird es bei den europäischen Nachbarn ähnliche Wünsche nach gut qualifizierten Zuwanderern geben, wodurch eine Anwerbekonkurrenz entstehen dürfte, deren Auswirkungen derzeit kaum absehbar sind.

38.7 Projektionen des Erwerbspersonenpotenzials

Auf diese Überlegungen aufsetzend werden in den aktuellen Projektionen unterschiedlichste Annahmen berücksichtigt, die einerseits von einer intensiveren Nutzung des deutschen Erwerbspersonenpotenzials ausgehen, andererseits Wanderungsströme berücksichtigen.

Bei der intensiveren Nutzung des Erwerbspersonenpotenzials geht es um eine weitere Erhöhung der Erwerbsquote der Frauen und um die Verlängerung der Lebensarbeitszeit. Die so ermittelten Szenarien zeigen nur in der optimistischsten Variante eine Zunahme des Erwerbspersonenpotenzials, alle anderen einen immer massiveren Rückgang (Abb. 38.3). Bis zum Jahr 2040 sinkt bei der wahrscheinlichsten Projektionsvariante die Zahl der Erwerbspersonen um etwa 7 Mio. Personen (–17 %).

Dieses Potenzial ändert im Verlauf der Jahre seine altersmäßige Zusammensetzung. Während der Anteil der 15- bis 29-Jährigen konstant bei etwa 20 % bleibt (absolut aber wegen des Gesamtrückgangs natürlich ebenfalls zurückgeht), steigt der Anteil der Älteren ab 50 Jahren bis 2020 auf etwa 35 % an, um dann wieder abzufallen. Bei den Personen mittleren Alters erfolgt zunächst der Rückgang, dann wieder ein Anstieg. Aber insgesamt sind die Altersverschiebungen nicht so gravierend, wie dies oft behauptet wird.

38.8 Aktuelle Besonderheiten

Die Folgerungen aus diesen Überlegungen werden derzeit intensiv diskutiert. Aus diesem Grund sollen hier lediglich einige Schlaglichter auf die aktuellen Besonderheiten geworfen werden.

38.8.1 Biografische Wahlfreiheit

Die Verbindlichkeit biografischer Leitbilder nimmt ab. Während die drei zentralen Ziele: Berufsausbildung, Einstieg in die Berufstätigkeit und die Gründung eines eigenen Haushalts an Bedeutung gewonnen haben und als unverzichtbar gelten, haben Eheschließung und Kinder an Verbindlichkeit abgenommen. 70 % der Befragten sind der Meinung, dass Partnerschaft und Kinder keine zentrale Lebensziele mehr sind. Dabei sind Mentalitätsunterschiede zwischen Männern und Frauen erkennbar: Frauen wünschen sich eher Kinder als dass sie eine Eheschließung für wichtig halten, während Männer eher eine Ehe schließen wollen, als dass sie Kinder haben wollen. All dies wird beeinflusst durch Ausbildung, Arbeitsmarkt und Erwerbstätigkeit sowie durch regionale und andere Besonderheiten.

In diesem Zusammenhang wird immer wieder angeführt, dass 44 % der Frauen mit Hochschulabschluss in Deutschland kinderlos bleiben. Diese Raten sind in Ländern anderer sozialer und gesellschaftlicher Strukturen sehr viel niedriger, so dass es hier nicht um naturgegebene Entwicklungen geht, sondern um die Antwort auf mangelhafte Rahmenbedingungen. Demografische Detailentwicklungen haben immer mehrere Ursachen, die durchaus beeinflusst werden können.

38.8.2 Dekomprimierung der Erwerbstätigkeit

Überkommene Strukturen in der Arbeitsteilung zwischen Männern und Frauen sowie der Verlust langfristiger Planungsgrundlagen und -garantien haben ein Erwerbsmodell erzeugt, in dem die Altersphase höchsten beruflichen Engagements

mit einer möglichen Familiengründung zusammenfällt. Gelingt der Einstieg in Erwerbstätigkeit, dann wird sie intensiv genutzt und nicht leichtfertig aufgegeben. Modelle reduzierten Erwerbsbezugs sind nur in speziellen Beschäftigungsarrangements zu finden, einerseits im unteren Statusbereich, andererseits in privilegierten Beschäftigungsverhältnissen mit Langzeitgarantie.

Aus demografischen Gründen dürfte es empfehlenswert sein, die Erwerbsarbeit so zu portionieren, dass in der Familiengründungsphase eine reduzierte Erwerbsbeteiligung ermöglicht wird – sowohl für Männer und Frauen – und bei der das somit ausgefallene Arbeitsvolumen später nachgeholt werden kann. Dies könnte dann die Vereinbarkeit von Erwerbsarbeit und Familienarbeit erleichtern. Die entscheidende Bedingung für einen damit verbundenen Verzicht auf Arbeitsvolumen in jüngeren Jahren besteht darin, Garantien für den späteren vollen Einstieg in Erwerbsarbeit zu erhalten.

Die kurzfristigen Planungen in Erwerbsbereichen auch für Hochqualifizierte signalisieren keinerlei Garantien, so dass für die individuelle Entscheidung dieses Modell nicht rational ist. Lediglich in einigen Sonderbereichen wie dem öffentlichen Dienst (insbesondere bei Lehrern) sind zeitweilige Ausstiege oder Arbeitszeitverkürzungen mit Rückkehrgarantie zu erhalten.

Dieses Modell wird intensiv nachgefragt und sollte auch in anderen Beschäftigungsbereichen – insbesondere auch zur Nutzung des jeweils erworbenen Erfahrungswissens – angeboten werden. Auch in der Gesellschaft müssen sich entsprechende Mentalitäten entwickeln, um hier zu Verhaltensänderungen zu kommen.

38.8.3 Informatisierung

Schließlich haben sich im Verlauf der Informatisierung die Arbeitsbedingungen massiv verändert. Bereits der Übergang von der Landwirtschaft zur Industrie- und zur Dienstleistungsgesellschaft hat die Erwerbsarbeit von Grund auf verändert. Während in der Landwirtschaft der Arbeitsanfall und die Arbeitsteilung unter den Familienmitgliedern und den weiteren Arbeitskräften sehr variabel gestaltet werden musste und Elternschaft und Kinder in dieses Arbeitsmodell eingeschlossen waren, hat sich in der Industriegesellschaft mit der Trennung von Arbeit und Freizeit, Beruf und Familie, Erwerbsalter und Ruhestand ein Modell entwickelt, in dem das Aufziehen von Kindern bewusst geplant und integriert werden muss.

Mit der Informatisierung aller Arbeits- und Lebensbereiche hat sich die Flexibilität von Erwerbsarbeit deutlich erhöht. Zwar liegen weiterhin konkrete Herausforderungen vor, die nur mit hoher Qualifikation und mit erheblichem Einsatz erfüllt werden können, doch sind durch die zeitliche und räumliche Entkopplung durch die Informationssysteme Arbeitsmodelle möglich geworden, die eine Integration von Leben und Arbeiten wieder möglich machen.

Doch die Erfahrungen mit der Telearbeit haben gezeigt, dass durch Technologien möglich gewordene Arbeits- und Lebensformen nicht nahtlos in überkomme ökonomische, rechtliche, soziale und gesellschaftliche Normen integriert werden können. Offenbar gelingt dies erst auf besonderen Druck und im Verlauf des Generationenübergangs.

> **!** Die Informatisierung bietet im Zusammenhang mit Internationalisierung und Individualisierung besondere Potenziale, Arbeitsstrukturen einerseits an globale Bedingungen und andererseits an individuelle Lebensmuster anzupassen. Sie ist damit auch ein Instrument, um die demografische Entwicklung zu beeinflussen.

38.9 Strategien

Zur Bewältigung und Beeinflussung der demografischen Entwicklungen lassen sich drei Aktionsebenen unterscheiden:

38.9.1 Individuelles Altersmanagement

In der Lebensplanung wird ein bewusstes individuelles Altersmanagement erforderlich. Jeder

Mensch sollte versuchen, seine Pläne für seine Zukunft in Bezug auf Qualifizierung, Erwerbsarbeit, Familie und Kinder sowie den späteren Ausstieg zu konkretisieren. Dabei müssen die besonderen Probleme berücksichtigt werden, die vor allem darin liegen, dass die Stetigkeit wirtschaftlicher Strukturen abnimmt, Institutionen nicht mehr in der Lage sind, ihren Bestand abzusichern und somit Individuen keine langfristigen Garantien mehr erhalten.

Stattdessen greifen Modelle der „Employability", also die Pflege und Vervollkommnung jener Fähigkeiten und Fertigkeiten, die es erlauben, auch bei Verlust einer Beschäftigung schnell und zielorientiert eine neue Erwerbstätigkeit zu finden und sich in dieser Aufgabe zu bewähren.

Dazu gehört eine solide Qualifikationsbasis, die weiterhin Grundlage dieser Beschäftigungsfähigkeit ist. Auch wenn immer wieder behauptet wird, dass das notwendige Wissen schnell veraltet, scheint es doch einen Kern von Kompetenz zu geben, der – kombiniert aus gelerntem Fachwissen und erarbeitetem Erfahrungswissen – auch langfristig bedeutsam ist und nicht naturgemäß ab einem bestimmten Alter verloren geht. Hier scheint der Schlüssel für eine nachhaltige Beschäftigung zu liegen, die jede(r) zu pflegen hat.

38.9.2 Betriebe und alternde Belegschaften

Betriebe erleben die Alterung in zweierlei Hinsicht: Einerseits werden die Mitarbeiter älter, andererseits verändern sich die Märkte, wenn die Bevölkerung insgesamt älter wird.

Bei den eigenen Mitarbeitern dürfte es wichtig werden, die Altersmischung bewusst zu planen, um nicht – wie dies bei einseitigen Altersstrukturen immer wieder vorkommt – Phasen zu erleben, in denen Leistungsträger geschlossen verschwinden, sei es durch den Übergang in den Ruhestand, sei es durch krisenhafte Unternehmensentwicklungen. In diesem Zusammenhang ist eine altersgemäße Aufgabenzuweisung besonders bedeutsam. In jeder Altersstufe sind spezifische Kompetenzen besonders gut ausgebildet und sollten entsprechend eingesetzt werden. Hier ist erhebliche Forschungsarbeit nötig, um vor dem Hintergrund aktueller Arbeitsaufgaben im Geflecht mit Lieferanten und Kunden den Altersbezug tragfähig herauszuarbeiten.

Schließlich können sich Betriebe durch eine alternsgerechte Personalpolitik profilieren und auf dem Markt jene Leistungsträger rekrutieren, die anderweitig trotz erwiesener Kompetenz allein wegen ihres Alters keine Chance mehr haben.

38.9.3 Flankierende Maßnahmen von Gesellschaft, Staat und Sozialversicherung

Für eine Gesellschaft, in denen auch Ältere eine reale Erwerbschance erhalten, sind bestimmte Rahmenbedingungen nötig, die bisher nur zum Teil vorliegen. So gibt es eine Vielzahl von Änderungen, die die Beschäftigung von Älteren begünstigen könnten:

► weitere Durchmischung von Lernen und Arbeiten über alle Altersgruppen,
► höhere Bewertung von Erfahrungswissen,
► Abkehr von einem Automatismus bei der Bezahlung nach Lebensalter oder Betriebszugehörigkeit,
► Verzicht auf eine altersmäßig fixierte Schwelle für den Übergang in den Ruhestand,
► keine Unterbrechung der sozialen Absicherung bei Erwerbsunterbrechung, die länger als einen Monat dauert,
► Weitere Individualisierung von Arbeits- und Lebensmustern.

38.10   Schlussfolgerungen

Die demografischen Veränderungen und Umbrüche sind seit längerer Zeit bekannt und die Projektionen sind vergleichsweise sicher. Es handelt sich nicht um ein spezifisch deutsches Problem, da in allen Ländern eine Unstetigkeit der Altersstrukturen erkennbar ist, die aber in ihren Details zeitverschoben und mit unterschiedlicher Intensität auftritt. Auch ist zukünftig mit einer Verstärkung der weltweiten Wanderungen von Erwerbstätigen zu rechnen, wie auch Erwerbsarbeit international verschoben werden kann. Aktuelle demografische Strukturen werden diese Wanderungen bestimmen; zugleich gibt es aber weitere Faktoren, die für wirtschaftliche Prosperität vor dem Hintergrund spezifischer gesellschaftlicher, rechtlicher und sozialer Strukturen verantwortlich sind. So wird nur eine integrative Betrachtung diesen Entwicklungen und Problemen gerecht.

Zusammenfassung Der demografische Wandel zeigt inzwischen eine Unstetigkeit, die aus Sicht der Erwerbstätigkeit mit großer Besorgnis wahrgenommen wird. Jahrhunderte wurde von einem Bevölkerungswachstum ausgegangen, das in der Volkswirtschaft zu einerseits wachsendem Konsum, andererseits zunehmendem Erwerbspersonenpotenzial geführt hatte. Alle wirtschaftlichen und gesellschaftlichen Strukturen waren auf dieses Wachstum hin ausgerichtet. Heute erleben wir in Europa einen gegenläufigen Trend, während weltweit die Menschheit weiter zunimmt. In Deutschland führt dieser demografische Wandel zu großen Herausforderungen.

Weiterführende Literatur

Birg H: Dynamik der demografischen Alterung, Bevölkerungsschrumpfung und Zuwanderung in Deutschland. Aus Politik und Zeitgeschichte 2003; 9: 6–17.
Dostal W: Demografie und Arbeitsmarkt 2010 – Perspektiven einer dynamischen Erwerbsgesellschaft. In: Bullinger H-J (Hrsg.): Zukunft der Arbeit in einer alternden Gesellschaft. Broschürenreihe Demographie und Erwerbsarbeit, Stuttgart 2001, S. 32–47.
Fuchs J: Demografische Effekte auf das künftige Arbeitskräfteangebot in Deutschland * eine Dekompositionsanalyse. Schmollers Jahrbuch. Zeitschrift für Wirtschafts- und Sozialwissenschaften 2009; 129: 571–595.
United Nations, Department of Economic and Social Affairs: Population Division (2009): World Population Prospects: The 2008 Revision Population Database (http://esa.un.org/unpp/).

XI

Arbeitsmedizinische Methodik

39 Lungenfunktion, Atemwegsentzündung, Ergometrie und Spiroergometrie

P. Angerer, D. Nowak und R. Jörres

39.1 Spirometrie und Ganzkörperplethysmografie

39.1.1 Einführung und Indikationen

Als Screening-Verfahren dient die einfache Lungenfunktionsuntersuchung dazu, klinisch oft über lange Zeit latente obstruktive (und restriktive) Atemwegs- (und Lungen-)Erkrankungen aufzudecken. In der klinischen Präventivmedizin bei berufstätigen Kollektiven ist die Zahl relevanter pathologischer Befunde, die bei einem Spirometrie-Screening erhoben werden, höher als bei gleichermaßen ungezieltem Einsatz der Ruhe-Elektrokardiografie. Portable Kleingeräte erleichtern den Einsatz am Arbeitsplatz.

Lungen- und Atemwegserkrankungen sind in der Allgemeinbevölkerung häufig, so leiden etwa 5% der Bevölkerung an einem Asthma bronchiale und etwa 10 % an einer chronischen Bronchitis. Zusätzlich zur Anamnese- und Befunderhebung, in denen sich der Schweregrad oft nur unzureichend abschätzen lässt, sind objektive Lungenfunktionsprüfungen unerlässlich.

Eine eingeschränkte Lungenfunktion ist – auch nach adäquater Adjustierung für die üblichen konfundierenden Variablen – ein signifikanter Prädiktor für die Gesamtüberlebensrate, für koronare Herzerkrankungen, apoplektische Insulte und einen überproportionalen Verlust ventilatorischer Reserven. Daher ist der großzügige Einsatz spirometrischer Testungen in größeren Populationen wünschenswert und richtig, wenn es darum geht, Risikofaktoren günstig zu beeinflussen.

Die Spirometrie erlaubt in den meisten Fällen eine Differenzierung obstruktiver und restriktiver Ventilationsstörungen, darüber hinaus infor-

miert die Ganzkörperplethysmografie über das intrathorakale Gasvolumen und den Atemwegswiderstand. Messungen der arteriellen Blutgase und der Diffusionskapazität ergeben ein Bild über den pulmonalen Gasaustausch. Mit Hilfe dieser Tests können die wichtigsten funktionellen Auswirkungen von Lungen- und Atemwegserkrankungen ermittelt werden. Unter betriebsärztlichen Aspekten steht der Einfachheit halber die Spirometrie im Vordergrund.

Lungenfunktionsuntersuchungen werden bei einer Vielzahl arbeitsmedizinischer Vorsorgeuntersuchungen gefordert oder erwünscht, teilweise nur bei unklaren Fällen. Es handelt sich um die G-Grundsätze 1.1, 1.2, 1.3, 6, 11, 15, 16, 21, 23, 26, 27, 29, 30, 31, 32, 36, 35, 36, 38, 39 und 43. Generell sollte von der Spirometrie wegen der hohen Aussagekraft in Zweifelsfällen großzügig Gebrauch gemacht werden. An dieser Stelle sei auf den Anhang „Leitfaden für die Lungenfunktionsprüfung ..." der von der Deutschen Gesetzlichen Unfallversicherung herausgegebenen BG-Grundsätze verwiesen, ohne dass die dort niedergelegten Ausführungen wiederholt werden sollen.

Die Spirometrie ist das klassische Verfahren der Lungenfunktionsprüfung, die in jeder betriebsärztlichen Einrichtung zur Verfügung stehen sollte. Sie zeichnet sich durch den geringen methodischen Aufwand, die Einfachheit der Durchführung und einen großen Informationsgehalt aus. Bei der Durchführung einer spirometrischen Untersuchung atmet der Proband zunächst ruhig ein und aus. Der langsamen Ausatmung bis zum Residualvolumen folgt die langsame Einatmung bis zur Totalkapazität, so dass die inspiratorische Vitalkapazität (IVK, IVC) bestimmt werden kann, der sich in der Regel eine die forcierte Ausatmung anschließt. Die Bestimmung des in der ersten Sekunde der forcierten Ausatmung exspirierten Volumens (FEV$_1$) ist der wohl aussagekräftigste Einzelwert der spirometrischen Analyse. Sein Bezug auf die inspiratorische Vitalkapazität führt zur relativen Sekundenkapazität (oder Tiffeneau-Wert). Mit Hilfe der drei Größen VK, FEV$_1$ und deren Verhältnis ist eine Erkennung und Unterscheidung der obstruktiven und (in Grenzen) restriktiven Ventilationsstörung sowie die Angabe ihres Schweregrades in den meisten Fällen möglich. Da praktisch alle neueren Spirometer Pneumotachografen oder ähnliche Sensoren zur Messung verwenden, kann mit dem Volumen und der Zeit auch die Stromstärke akkurat gemessen werden. Die Aufzeichnung der Stromstärke, die bei dem jeweiligen ausgeatmeten Volumen erreicht wird, führt zum Fluss-Volumen-Diagramm. Das Volumen-Zeit-Diagramm und das Fluss-Volumen-Diagramm sind also lediglich unterschiedliche Darstellungen des gleichen Atemmanövers ; bei Ersterem sind die Stromstärken nur indirekt erkennbar, beim Letzterem geht in der Regel die Zeitinformation verloren..

Bei einer obstruktiven Ventilationsstörung ist im einfachsten Fall die inspiratorische Vitalkapazität regelrecht, während die absolute und relative Sekundenkapazität erniedrigt sind. Bei einer restriktiven Ventilationsstörung ist die Vitalkapazität ähnlich erniedrigt wie die absolute Sekundenkapazität, so dass die relative Sekundenkapazität normal oder sogar erhöht ist; allerdings sind den Richtlinien der pneumologischen Fachgesellschaften zufolge für eine definite Diagnose zusätzliche Messungen des gesamten Lungenvolumens erforderlich.

Bisweilen liegen Mischbilder vor, d. h., die Vitalkapazität und die absolute Sekundenkapazität sind erniedrigt, jedoch in unterschiedlichem Maß. Hier sollte nicht vorschnell von einer kombinierten Ventilationsstörung gesprochen werden, da definitionsgemäß bei einer kombinierten Ventilationsstörung eine eigenständige obstruktive und eine separate restriktive Komponente vorliegen muss. Eine schwere Obstruktion kann jedoch zu einer erniedrigten Vitalkapazität führen; das Ausmaß dieser Erniedrigung ist mit dem Anstieg der funktionellen Residualkapazität und des Residualvolumens gekoppelt. In diesem Falle ist also die verkleinerte Vitalkapazität nicht Folge einer restriktiven Ventilationsstörung, wie die Bronchodilatationstestung (Bronchospasmolysetest mit einem Beta2-Sympathomimetikum, bei Nicht-Ansprechen zusätzlich mit einem Vagolytikum) zeigen kann, soweit das Ansprechen auf diese Medikamente in Gegenwart struktureller Störungen der Lunge reicht. Die Diagnose einer kombinierten Ventilationsstörung sollte daher nie auf der alleinigen Durchführung einer spirometrischen Untersuchung beruhen, sondern stets Daten berücksichtigen, die mithilfe der Ganzkörperplethysmografie gewonnen werden können.

Die erstmalige, mit Hilfe der Spirometrie erkannte obstruktive Ventilationsstörung sollte stets zu zwei Maßnahmen Anlass geben:
▶ Prüfung der Reversibilität der obstruktiven Ventilationsstörung,
▶ Durchführung einer Ganzkörperplethysmografie.

Die Reversibilitätstestung kann in jeder betriebsärztlichen Sprechstunde durchgeführt werden, die ganzkörperplethysmografische Untersuchung wird spezialisierten Zentren vorbehalten sein.

Im Folgenden ist die Durchführung des forcierten spirometrischen Atemmanövers im Detail dargestellt. Von entscheidender Wichtigkeit ist dabei die Qualitätskontrolle spirometrischer Untersuchungen, da in der klinischen Praxis mitarbeitsbedingte Mängel alles andere als selten sind. Die Kriterien, nach denen spirometrische Kurven zum einen als akzeptabel, zum anderen als reproduzierbar gelten können, werden ebenfalls aufgeführt. Beide Kriterien (Akzeptabilität und Reproduzierbarkeit) sind bei spirometrischen Manövern stets zu prüfen. Es ist ausnahmslos erforderlich, die spirometrischen Kurven optisch zu beurteilen. In Problemfällen (schwierige Kooperation) ist es ratsam, dass der Arzt die Spirometrie selbst durchführt. Man sollte sich nie auf die automatische Befundung, wie sie von manchen Geräten vorgenommen wird, verlassen. Eine etwaige antiobstruktive Medikation und die Uhrzeit der Untersuchung (zirkadiane Rhythmik) sind stets zu dokumentieren. Weiterhin sei bedacht, dass es – korrekte Kalibrierung vorausgesetzt – keine falsch zu hohen spirometrischen Werte geben kann, nur falsch zu niedrige Werte. Deshalb sollen stets die besten Werte in die Beurteilung Eingang finden.

Moderne, von verschiedenen Herstellern angebotene Taschenspirometer erlauben es, dass die Probanden zu vom (Betriebs)Arzt vorgegebenen Uhrzeiten mehrmals täglich ihre Lungenfunktionsanalyse selbst durchführen können. Durch die elektronische Registrierung der Uhrzeit, der Zahl der durchgeführten Tests und die Registrierung der besten Fluss-Volumen-Kurven kann der (Betriebs)Arzt entweder direkt am Gerät oder – üblicher – nach Übertragung der Daten auf einen Rechner den Verlauf der spirometrischen Kenngrößen im Tagesverlauf, an Arbeitstagen und arbeitsfreien Tagen vergleichen, um Rückschlüsse auf eine etwaige Arbeitsplatzbezogenheit von Lungenfunktionseinschränkungen zu gewinnen. Eine ausreichende Qualitätskontrolle setzt allerdings die Speicherung vollständiger Fluss-Volumen-Kurven voraus. Da der intraindividuelle Lungenfunktionsverlauf über zwei oder drei Wochen bei diesem Vorgehen die entscheidende Zielgröße ist, sind kleinere Abweichungen gegenüber Daten, die in der betriebsärztlichen Sprechstunde mit anderen Geräten erhoben wurden, hinnehmbar. Stets ist jedoch zu dokumentieren, mit welchem Gerät die Daten erhoben wurden, da teilweise nicht unerhebliche Unterschiede zwischen Messergebnissen der Geräte verschiedener Hersteller bestehen können, ungeachtet der Kalibrierung mittels Pumpen.

Praktische Durchführung der Spirometrie
Im Folgenden wird der normale Ablauf des forcierten Atemmanövers (FVC und FEV_1) beschrieben (Abb. 39.1):

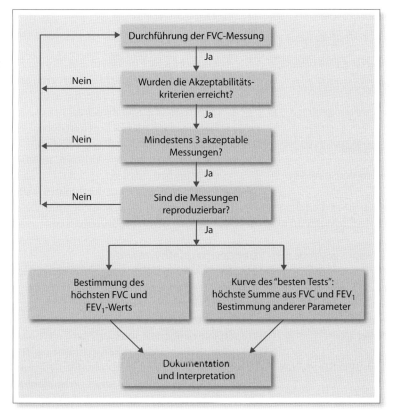

Abb. 39.1: Flussdiagramm zum forcierten Atemmanöver

Box 39.1: Zusammenfassung der Akzeptabilitätskriterien

Individuelle Spirogramme sind „akzeptabel", wenn die folgenden Bedingungen erfüllt sind:
1. Sie sind frei von folgenden Artefakten:
   - ❑ Husten oder Stimmritzenverschluss während der ersten Sekunde der Exspiration
   - ❑ Frühzeitige Beendigung oder Abbruch des Manövers
   - ❑ Schwankende Mitarbeit
   - ❑ Leckage am System
   - ❑ Verstopftes Mundstück
2. Der Start des Manövers ist fehlerfrei, wenn:
   - ❑ das rückextrapolierte Volumen weniger als 5% der FVC oder 0,15 l beträgt, je nachdem welcher Wert größer ist oder
   - ❑ die Zeit bis zum Erreichen des exspiratorischen Spitzenflusses (Peak Flow) weniger als 120 ms beträgt
3. Die Exspiration ist ausreichend, wenn:
   - ❑ die Exspiration 6 s dauert und/oder ein Plateau im Volumen-Zeit-Diagramm erreicht wird oder
   - ❑ eine angemessene Dauer oder ein Plateau im Volumen-Zeit-Diagramm erreicht wird oder
   - ❑ wenn der Proband nicht weiter ausatmen kann.

Box 39.2: Zusammenfassung der Reproduzierbarkeitskriterien

Nach Erhalt von drei akzeptablen Spirogrammen sollten folgende Überprüfungen durchgeführt werden:
Weichen die beiden höchsten FEV_1-Werte weniger als 0,2 l voneinander ab?*
Wenn beide Kriterien zutreffen, kann die Untersuchung beendet werden.
Wenn mindestens ein Kriterium nicht zutrifft, wiederholen Sie den Test, bis:
   - ❑ beide Kriterien zutreffen im Zusammenhang mit akzeptablen Spirogrammen oder
   - ❑ insg. 8 Tests durchgeführt wurden oder
   - ❑ der Proband nicht mehr weitermachen kann oder will.

Bewahren Sie mindestens die drei besten Spirogramme auf.

* Frühere Kriterien (Am. Rev. Respir. Dis. 136 (1987) 1286-1296): 5% oder 100 ml

▶ Überprüfung der Kalibrierung des Spirometers,
▶ Erklärung des Tests,
▶ Befragung des Probanden: über Rauchen, aktuelle Erkrankungen, Medikamenteneinnahme usw.,
▶ Einführung und Demonstration des Tests für den Probanden:
   ■ gerade Körperhaltung,
   ■ vollständiges Einatmen,
   ■ Positionierung des Mundstückes,
   ■ Ausatmen mit maximaler Kraft;
▶ Durchführung der Messung:
   ■ Überprüfung der Sitzposition des Probanden,
   – Aufsetzen der Nasenklemme,
   – vollständiges Einatmen; das Einatmen sollte schnell, aber nicht forciert erfolgen, Mundstück in den Mund nehmen und die Lippen um das Mundstück schließen,
   – Ausatmen mit maximaler Kraft, sobald die Lippen das Mundstück umschließen,
   – Instruktionen ggf. wiederholen, intensiv zur Mitarbeit anfeuern;
▶ Messung mindestens 3-mal durchführen, mehr als 8 Messungen sind meist nicht sinnvoll,
▶ Überprüfung der Reproduzierbarkeit.

Ganzkörperplethysmografie

Mit der Ganzkörperplethysmografie lassen sich der Atemwegswiderstand und das intrathorakale Gasvolumen bestimmen. Bei pathologischen spirometrischen Werten ist stets eine Ganzkörperplethysmografie indiziert, darüber hinaus bei spirometrisch nicht erklärbarer (arbeitsplatzbezogener) Atemwegssymptomatik. Die moderne Ganzkörperplethysmografie erlaubt, ohne Anwendung von Fremdgas, die Erfassung aller

Tabelle 39.1: Sollwert-Gleichungen zur Berechnung der Lungenvolumina und des Atemflusses für Erwachsene im Alter von 18 bis 70 Jahren* (nach Quanjer et al. 1993)

Variable	Einheit	Gleichung	RSD	1,64 RSD
Männer				
IVC	l	6,10L-0,028A-4,65	0,56	0,92
FVC	l	5,76L-0,026A-4,34	0,61	1,00
TLC	l	7,99L-7,08	0,70	1,15
RV	l	1,31L+0,022A-1,23	0,41	0,67
FRC	l	2,34L+0,009A-1,09	0,60	0,99
RV/TLC	%	0,39A+13,96	5,46	9,00
FRC/TLC	%	0,21A+43,8	6,74	11,10
FEV_1	l	4,30L-0,029A-2,49	0,51	0,84
FEV_1/VC	%	−0,18A+87,21	7,17	11,80
$FEF_{25-75\%}$	l/s	1,94L-0,043A+2,70	1,04	1,71
PEF	l/s	6,14L-0,043A+0,15	1,21	1,99
MEF_{75}	l/s	5,46L-0,029A-0,47	1,71	2,81
MEF_{50}	l/s	3,79L-0,031A-0,35	1,32	2,17
MEF_{25}	l/s	2,61L-0,026A-1,34	0,78	1,28
Frauen				
IVC	l	4,66L-0,024A-3,28	0,42	0,69
FVC	l	4,43L-0,026A-2,89	0,43	0,71
TLC	l	6,60L-5,79	0,60	0,99
RV	l	1,81L+0,016A-2,00	0,35	0,58
FRC	l	2,24L+0,001A-1,00	0,50	0,82
RV/TLC	%	0,34A+18,96	5,83	9,60
FRC/TLC	%	0,16A+45,1	5,93	9,80
FEV_1	l	3,95L-0,025A-2,60	0,38	0,62
FEV_1/VC	%	-0,19A+89,10	6,51	10,7
$FEF_{25-75\%}$	l/s	1,25L-0,034A+2,92	0,85	1,40
PEF	l/s	5,50L-0,030A-1,11	0,90	1,48
MEF_{75}	l/s	3,22L-0,025A+1,60	1,35	2,22
MEF_{50}	l/s	2,45L-0,025A+1,16	1,10	1,81
MEF_{25}	l/s	1,05L-0,025A+1,11	0,69	1,13

L: Körperlänge (m); A: Alter (Jahre); RSD: residuelle Standardabweichung, d. h. hier, diejenige Standardabweichung, die nicht durch die Parameter „Größe", „Alter" und „Geschlecht" erklärt werden kann.
Die Anwendung der aufgeführten Regressionsgleichung ergibt den mittleren Sollwert. Der untere Grenzwert errechnet sich entweder durch Abzug des 1,64fachen der residuellen Standardabweichung, oder, wie für arbeitsmedizinische Vorsorgeuntersuchungen empfohlen, durch einen Abzug von 20 % vom mittleren Sollwert.

*zwischen 18 und 25 Jahren soll ein Alter von 25 Jahre in die Gleichungen eingesetzt werden

Tabelle 39.2: Darstellung des longitudinalen Lungenfunktionsverlaufs für die Dokumentation bei berufsbedingten obstruktiven Atemwegserkrankungen

Parameter	Dimension	Datum 1	Datum 2	Datum 3	...
Vitalkapazität max	l				
Einsekundenkapazität FEV_1	l				
Atemwegswiderstand	kpa/l/s				
Spez. Atemwegswiderstand	kPa/s				
Intrathorakales Gasvolumen	l				
Unspez. Atemwegsempfindlichkeit $PD_{100}SRaw$, $PD_{20}FEV_1$)	mg Methacholin				
(Ruhe-pO_2)	mmHg				
(Diffusionskapazität für CO)	ml/min/mmHg				
...					
...					
Exposition (was? wie viel? wobei?)					
Therapie (Name, Dosis, Uhrzeit)					

* PD = diejenige Provokationsdosis eines unspezifischen Bronchokonstriktors (z. B. Methacholin), die zu einem 100%igen Anstieg des spezifischen Atemwegswiderstands SRaw oder zu einem 20%igen Abfall der Einsekundenkapazität führt. Ein niedriger PD-Wert entspricht somit einer hohen Atemwegsempfindlichkeit.

statischen und dynamischen Lungenfunktionsparameter einschließlich des Residualvolumens und der totalen Lungenkapazität. Zur Durchführung und Qualitätssicherung bei der Ganzkörperplethysmografie sei auf die pneumologische Spezialliteratur verwiesen.

Lungenfunktionsanalytische Verlaufsuntersuchungen

Die vom Patienten selbst mehrmals täglich durchgeführte Bestimmung des exspiratorischen Spitzenflusses mit einem Peak-flow-Meter oder die aufwändigere Selbstkontrolle der Lungenfunktion mit einem elektronischen Spirometer gibt bei kooperierenden Patienten über einen Zeitraum von meist mehreren Wochen bis Monaten Anhaltspunkte für exogene Auslöser variabler obstruktiver Ventilationsstörungen. Auch kann die im Lungenfunktionslabor objektivierbare Zunahme der unspezifischen Atemwegsempfindlichkeit nach Exposition gegenüber einem sonst nur schwer eingrenzbaren Arbeitsstoff wertvolle Hinweise auf die Noxe geben. Diese Verfahren

sollten daher großzügig eingesetzt werden. Besonders wichtig ist es, bei der Beurteilung obstruktiver Atemwegserkrankungen den Längsschnitt der Erkrankung zu dokumentieren. Hierzu hat sich Tabelle 39.2 bewährt.

Weiterführende Literatur

American Thoracic Society: Standardization of spirometry, 1994 update. Am J Respir Crit Care Med 1995; 152: 1107–1136.

DGAUM (Hrsg.): Lungenfunktionsprüfungen in der Arbeitsmedizin. Arbeitsmed Sozialmed Umweltmed 2005; 40: 358-367.

Nowak D, Kroidl R: Bewertung und Begutachtung in der Pneumologie und Beatmungsmedizin. Empfehlungen der Deutschen Atemwegsliga und der Deutschen Gesellschaft für Pneumologie. 3. Aufl. Stuttgart: Thieme, 2009.

Löllgen H: Kardiopulmonale Funktionsdiagnostik. Nürnberg: Novartis, 2000.

Nemery B, Moavero NE, Brasseur L, Stanescu DC: Significance of small airway tests in middle-aged smokers. Am Rev Respir Dis 1981; 124: 232–238.

Quanjer H, Tammeling GJ: Lung volumes and forced ventilatory flows. Eur Respir J 1993; 6 (Suppl. 16): 5–40.

Roca J, Burgos F, Sunyer J, Saez M, Chinn S, Anto JM, Rodríguez-Roisin R, Quanjer P, Nowak D, Burney P, for the group of the European Respiratory Health Survey: Reference values for forced spirometry. Eur Respir J 1998; 11: 1354–1362.

Ryan G, Knuiman MW, Divitini ML, James A, Musk AW, Bartholomew HC: Decline in lung function and mortality: the Brusselton Health Study. J Epidemiol Community Health 1999; 53: 230–234.

Schunemann HJ, Dorn J, Grant BJ, Winkelstein W Jr, Trevisan M: Pulmonary function is a long-term predictor of mortality in the general population: 29-year follow-up of the Buffalo health Study. Chest 2000; 118: 656–664.

Truelsen T, Prescott E, Lange P, Schnohr P, Boysen G: Lung function and risk of fatal and non-fatal stroke. The Copenhagen City Heart Study. Int J Epidemiol 2001; 30: 145–151.

Ulmer WT, Nolte D, Lecheler J, Schäfer T (Hrsg.): Die Lungenfunktion. Methodik und klinische Anwendung. Stuttgart: Thieme, 2001.

39.2 Diffusionskapazität für Kohlenmonoxid (DLCO) und Lungencompliance

39.2.1 Diffusionskapazität

Die Erfassung der Gasaustauschkapazität der Lunge spielt bei der Diagnostik und Verlaufskontrolle respiratorischer Erkrankungen eine wesentliche Rolle. Sie kann erfolgen mittels der Messung der Diffusionskapazität durch einmalige Einatmung von Kohlenmonoxid (Einatemzugmethode, „single breath method"). Diese Methode ist standardisiert, gut reproduzierbar und unbedenklich in der Anwendung.

Physiologie

Die Messung der Diffusionskapazität für CO war primär dafür gedacht, die Eigenschaften der alveolär-kapillären Membran widerzuspiegeln, insbesondere die Fähigkeit, Sauerstoff aus der eingeatmeten Luft in die roten Blutzellen in den pulmonalen Kapillaren zu transferieren (DLCO wird auch als Transferfaktor, TLCO, bezeichnet). Sie wird bestimmt durch die Diffusionswiderstände im Gasraum, die Oberfläche der Lunge, den Diffusionswiderstand des Lungengewebes beim Übertritt des Gases ins Blut sowie durch dessen Bindung an Komponenten des Blutes. Beim Kohlenmonoxid spielen hierbei das Hämoglobin, das pulmonale Blutvolumen, teils auch die Strömungsgeschwindigkeit innerhalb der pulmonalen Gefäße und somit indirekt die pulmonale Vasokonstriktion die dominierende Rolle. Entgegen früheren Annahmen verändern pulmonale Erkrankungen die DLCO weniger durch eine Zunahme der Dicke der alveolär-kapillären Membran als durch eine Abnahme des Blutvolumens in den pulmonalen Kapillaren. Die starke Abhängigkeit vom in der Lungen verfügbaren Hämoglobin hat auch Implikationen für die Interpretation, etwa bei Anämie oder Polyglobulie. Entsprechend findet man umgekehrt auch erhöhte Werte unter Belastung, im Liegen, während eines Valsalva-Manövers, bei kardialem Links-rechts Shunt, milder Linksherzinsuffizienz mit erhöhtem pulmonal-kapillären Blutvolumen oder Polyzytämie.

Indikationen für die Untersuchung

Die Messung der DLCO trägt bei zur Differenzialdiagnose bei Atemwegsobstruktionen, die nach Inhalation eines Bronchodilatators persistieren: Erniedrigte Werte finden sich bei Personen mit Emphysem, während bei Asthma die Werte normal bis hoch sind. Eine Verminderung der DLCO korreliert stark mit einer Verminderung der mittleren Dichte des Lungengewebes im Lungen-CT und mit dem pathologisch-anatomischen Ausmaß eines Emphysems; darin dürfte sich der Abbau der pulmonalen Kapillaren widerspiegeln.

In der Differenzialdiagnose restriktiver Ventilationsstörungen deuten verminderte Werte der Totalen Lungenkapazität und der Vitalkapazität in Kombination mit einer deutlich, d. h. mehr als proportional verminderten DLCO auf eine interstitielle Lungenerkrankung hin, z. B. Asbestose, exogen-allergische Alveolitis, Sarkoidose im Stadium I, Strahlenpneumonitis oder pulmonale Schäden durch Medikamente. Ein restriktives Lungenfunktionsmuster (TLC, VC) in Kombination mit einer normalen oder nur leicht verminderten DLCO verweist dagegen eher auf extrapulmonale Ursachen wie Adipositas, Pleuraergüsse oder -verdickungen, neuromuskuläre Erkrankungen oder eine Kyphoskoliose. Für die

Interpretation ist es wegen der vertrackten Beziehung zum Lungenvolumen hilfreich, neben der DLCO auch ihren auf das alveoläre Volumen bezogenen Wert, den Krogh-Faktor KCO, heranzuziehen. Man sollte sich darüber im Klaren sein, dass sich bei einer Abnahme des Lungenvolumens aufgrund extrapulmonaler Ursachen das Verhältnis von Oberfläche zu Volumen der Alveolen verbessert und vor allem das Kapillarvolumen („blood sheet") erst bei einer deutlichen Reduktion des Lungenvolumens abzunehmen beginnt. Dies hat zur Folge, dass eine dem Lungenvolumen proportionale Abnahme der DLCO bereits auf eine Störung verweisen kann, denn bei extrapulmonaler Ursache wäre eine geringere Abnahme zu erwarten.

Bei normaler Lungenfunktion (keine Obstruktion oder Restriktion) deuten verminderte DLCO-Werte auf pulmonalvaskuläre Erkrankungen hin (z. B. rezidivierende Lungenembolien, idiopathische pulmonale Hypertonie, systemische Kollagenosen oder Vaskulitiden) oder auf beginnende interstitielle Lungenerkrankungen, bevor diese zu einer Veränderung ventilatorischer Messgrößen geführt haben.

Durchführung und Auswertung

Bei der sog. Single-breath-Methode, die ganz überwiegend angewandt wird, atmet der Patient schnell (< 4 s) und tief (mindestens 85 % der maximalen VC) ein Gasgemisch ein, das üblicherweise 0,3 % CO und 10 % Helium enthält, hält den Atem für 8–10 s an und atmet dann schnell (< 4 s) wieder aus. Analysiert wird der alveoläre Anteil des ausgeatmeten Gases. Der Test sollte frühestens nach 4 min nochmals wiederholt, um eine Auswaschung des Gases zu gewährleisten. Die Ergebnisse sind akzeptabel, wenn sie nicht mehr als 2 ml/min/mmHg voneinander abweichen.

Der erhaltene Wert kann – falls eine Anämie oder Polyglobulie besteht – auf den tatsächlichen Hämoglobinwert hin korrigiert werden, ansonsten wird von einem durchschnittlichen Hämoglobinwert (14,6 g/dl für Männer und 13,4 g/dl für Frauen) ausgegangen. Die ebenso von den Geräten automatisch angegebene Normierung auf das Alveolarvolumen (KCO) führt aus den oben genannten Gründen leicht in die Irre und muss mit Vorsicht gehandhabt werden, insofern sich im Verlauf einer Erkrankung sowohl alveoläres Volumen als auch DLCO ändern können und die Sollwerte für KCO nur bei normalem Lungenvolumen für sich genommen aussagekräftig sind. Der DLCO-Wert kann sowohl mit einem Referenzwert verglichen als auch im intraindividuellen Verlauf beurteilt werden. In erfahrenen, qualitätsgesicherten Lungenfunktionslabors kann eine Änderung um mehr als 4 ml/min/mmHg als klinisch signifikante Änderung gelten.

Im Bezug auf Normwerte gilt nach Konvention:

▶ Normal: > 80 des Referenzwerts
▶ Leichte Abweichung: 65–80 %
▶ Mittelschwere Abweichung: 50–65 %
▶ Schwere Abweichung: < 50 %

39.2.2 Compliance

Die Messung der Lungencompliance (CL) ist die einzige klinische Methode, anhand derer sich Aussagen zu den Materialeigenschaften der Lunge machen lassen. Lungencompliance bezeichnet das Verhältnis zwischen Lungenvolumenänderung der Lunge und der dafür benötigten transpulmonalen Druckdifferenz, d. h. der Differenz zwischen dem Alveolardruck und dem Intrapleuraldruck. Interstititelle Lungenerkrankungen führen zu einer Verminderung, ein Emphysem zu einer Erhöhung der Compliance.

Indikation für die Untersuchung

Die Messung der Compliance wird derzeit nur noch relativ selten durchgeführt. Ihr Wert in der Arbeitsmedizin besteht vor allem in einer Abschätzung der funktionellen Folgen einer Asbestose oder einer exogen-allergischen Alveolitis, sofern diese die spirometrischen Werte und den Gasaustausch, so auch die DCLO – siehe oben – (noch) nicht beeinträchtigen, jedoch durch eine verminderte Lungendehnbarkeit und damit vermehrte Atemarbeit zu einem Gefühl von (Belastungs-)Dyspnoe beitragen. Für die Abschätzung der funktionellen Folgen einer Silikose wird die

Messung der Compliance nicht empfohlen, da ein gleichzeitiges Emphysem und damit Erhöhung der Compliance die Verminderung durch die Fibrosierung verschleiern kann.

Physiologie, Durchführung und Interpretation

Da die Veränderung des intrapleuralen Drucks während eines Atemzyklus nicht direkt messbar ist, wird stattdessen der Druck im zwerchfellnahen Anteil des Ösophagus bestimmt, dessen Veränderung die Veränderung des intrapleuralen Drucks widerspiegelt. Allerdings hat der Ösophagus einen eigenen Innendruck, so dass der absolute Druck vom intrapleuralen Druck abweichen kann. Die Lungencompliance ist sensitiver für eine Änderung der pulmonalen Gewebeeigenschaften als die Vitalkapazität und – bei Verwendung der volumischen (= spezifischen) Compliance – auch spezifisch, jedoch nur mäßig reproduzierbar (Schwankungen um 20–30 % bei wiederholter Messung); dies ist z. T. durch den seltenen Einsatz und damit mangelnde Übung erklärt, spiegelt sich allerdings auch in dem relativ großen Variationsbereich der Sollwerte wider. Eigenschaften der Thoraxwand gehen in die Werte nicht wesentlich ein.

Zur Messung der Ösophagusdrucks ist es erforderlich, einen Ösophagusballon durch die Nase einzuführen und – indem der Patient Schluckbewegungen ausführt – im distalen Ösophagus zu platzieren. Der Druck der Ösophaguswand überträgt sich über den Ballon auf ein Manometer. Gleichzeitig wird über einen Pneumotachographen das Volumen bzw. seine Änderung bestimmt. Es ergibt sich eine Druck-Volumen-Schleife, durch deren oberen und unteren Wendepunkt eine Gerade gezogen wird. Der Anstieg dieser Gerade ergibt die Compliance.

Die sog. dynamische Compliance wird gemessen, während der Patient spontan atmet, die sog. statische bei möglichst passiver langsamer Expiration nach maximaler Inspiration. Die letztere Methode birgt weniger Fehlermöglichkeiten und ist daher vorzuziehen. Die volumisch oder spezifisch genannte Compliance wird durch Bezug der gemessenen Compliance auf das Lungenvolumen

errechnet (als ITGV – intrathorakales Gasvolumen – oder FRC – funktionelle Residualkapazität gemessen).

Die Interpretation der Werte erfolgt im Vergleich mit Referenzwerten. Hierzu befürwortet die Deutsche Gesellschaft für Pneumologie und die DGAUM die von Galetke et al. mitgeteilten Formeln:

C_{stat} (untere Grenze 5 %):
$(0{,}0267 \times \text{Größe} - 1{,}4385) - 1{,}178$
C_{stat} (obere Grenze 95 %):
$(-0{,}0267 \times \text{Größe} - 1{,}4385) + 1{,}956$

C_{stat} spezifisch (untere Grenze 5 %):
$(-0{,}0042 \times \text{Alter} + 1{,}0102) - 0{,}325$
C_{stat} spezifisch (oberer Grenze 95 %):
$(-0{,}0042 \times \text{Alter} + 1{,}0102) + 0{,}488$

C_{dyn} (untere Grenze 5 %):
$(-0{,}014 \times \text{Alter} + 3{,}4149) - 1{,}274$
C_{dyn} (obere Grenze 95 %):
$(-0{,}014 \times \text{Alter} + 3{,}4149) + 1{,}971$

C_{dyn} spezifisch (untere Grenze 5 %):
$(-0{,}0048 \times \text{Alter} + 0{,}9302) - 0{,}303$
C_{dyn} spezifisch (obere Grenze 95 %):
$(-0{,}0048 \times \text{Alter} + 0{,}9302) + 0{,}531$

Für eine schnelle klinische Abschätzung hat sich folgende Einteilung bewährt:
C_{stat} (l/kPa):
- ► Normal · · · · · · · · · · · · · · · · · · > 2,1
- ► Leichte Verminderung · · · · · · · · · 1,6–2,1
- ► Mittelschwere Verminderung 1,2–1,6
- ► Schwere Verminderung · · · · · · · · < 1,2

Weiterführende Literatur

Galetke W, Feier C, Muth T, Borsch-Galetke E, Rühle KH, Randerath W: Comparison of pulmonary compliance and the work of breathing with pulmonary function parameters in men. Pneumologie 2008; 62 (2008): 67–74.

Kroidl, R., D. Nowak D, U. Seysen U: Bewertung und Begutachtung in der Pneumologie. Empfehlungen der Deutschen Atemwegsliga und der Deutschen Gesellschaft für Pneumologie. Stuttgart: Thieme, Verlag (2000).

Kroidl RF, Nowak D (Hrsg.): Bewertung und Begutachtung in der Pneumologie. 3. Aufl. Thieme, Stuttgart, 2009.

MacIntyre N, Crapo RO, Viegi G et al.: Standardisation of the single-breath determination of carbon monoxide uptake in the lung. Eur Respir J 2005; 26: 720.

Single breath carbon monoxide diffusing capacity (transfer factor): Recommendations for a standard technique. Statement of the Amercian Thoracic Society. Am Rev Respir Dis 1987; 136: 1299.

39.3 Nichtinvasive Messung von Atemwegsentzündungen

Die Bestimmung entzündlicher Reaktionen in den Atemwegen ist bei der Diagnostik, Verlaufskontrolle und ggf. Therapie obstruktiver Atemwegserkrankungen (Asthma und COPD) von großem, allerdings zur Zeit nicht voll ausgeschöpften Nutzen. Speziell in der Arbeitsmedizin ermöglicht die Erkennung einer Entzündungsreaktion kausale Zusammenhänge zwischen Noxe und drohender bzw. manifester Erkrankung besser zu erkennen. Entzündungsreaktionen lassen sich zurzeit hauptsächlich durch die Gewinnung und Analyse von – bevorzugt induziertem – Sputum, Atemkondensat sowie Stickstoffmonoxid (NO) in der Ausatemluft realisieren. Die letztgenannte Methode ist – auch wenn sie derzeit noch eine relativ hohe Investition für die Anschaffung verlangt – im Routinebetrieb schnell und kostengünstig durchzuführen, bei hoher Validität der Messwerte. Daher erfährt diese Technik rasche Verbreitung und wird hier genauer dargestellt, während die erstgenannten Verfahren nur kurz initial beschrieben werden.

39.3.1 Atemkondensat

Die Sammlung von exhaliertem Atemkondensat (EAK) ist eine nicht-invasive Methode, um Proben aus der Lunge zu gewinnen. EAK enthält eine große Zahl von Mediatoren wie Adenosin, Wasserstoffperoxid, Isoprostane, Leukotriene, Stickoxide, Peptide und Zytokine. Die Konzentrationen dieser Mediatoren werden durch Lungenerkrankungen oder auch Expositionen beeinflusst.

Das Atemkondensat wird während normaler Ruheatmung unter Tragen einer Nasenklemme in einer sog. Kühlfalle gewonnen. Unter definierten Bedingungen (z. B. bei –15 °C) werden in der Regel innerhalb von 10 Minuten 1–2 ml Kondensat für die weiteren Analysen gewonnen. Obgleich die Probengewinnung im Prinzip einfach ist, kann sie, insbesondere aber die Analyse des Materials, insgesamt mit erheblichem Aufwand verbunden sein. Es gibt zurzeit keinen etablierten Marker, der spezifisch bei einer Erkrankung verändert ist, vielmehr zeigen die meisten Marker generell einen entzündlichen Prozess an. Für den Routineeinsatz käme derzeit vermutlich am ehesten die – allerdings relativ unspezifische – pH-Messung des EAK in Frage. Deren Aussagekraft ist möglicherweise der von exhaliertem NO (s. unten) vergleichbar, allerdings liegen noch keine überzeugenden Studien für die Arbeitsmedizin vor. Insgesamt scheint ein Einsatz für die klinische Praxis verfrüht. Da sich die Analyse des Kondensats, im Gegensatz zum NO, jedoch nicht auf einen einzige Komponente beschränken muss, könnte sich längerfristig die Möglichkeit ergeben, bestimmte Muster der Veränderung von Mediatoren bestimmten Erkrankungen oder Reaktionen auf Expositionen zuzuordnen und damit u. a. auch die arbeitsmedizinische Differenzialdiagnose zu erleichtern.

39.3.2 Induziertes Sputum

Diese Untersuchungstechnik existiert von den hier erwähnten Verfahren am längsten. Der klinische Nutzen wurde in einer Reihe von Studien belegt. Induziertes Sputum ist dazu gedacht, die Zellen, die sonst invasiv mittels Bronchoskopie und Broncheoalveolärer Lavage (BAL) gewonnen werden, in Material zu gewinnen, das nach Einatmen von vernebelter hypertoner Kochsalzlösung abgehustet wird; verglichen damit kommt das spontane Sputum nur bei einer Minderzahl von Patienten in Frage. Es lassen sich sowohl Zellen als auch Mediatoren im Sputumüberstand analysieren. Die Methode ist reproduzierbar, valide, sensitiv und wenig belastend für den Patienten.

Allerdings ist ein gesonderter Raum für das ungehemmte Abhusten wünschenswert, und die Inhalation von hypertoner Kochsalzlösung kann eine Bronchokonstriktion hervorrufen. Insgesamt ist die Gewinnung und Analyse von induziertem Sputum in der Durchführung aufwändig, was ihren Einsatz in der klinischen Praxis limitiert.

Das Sputum stammt aus den oberen Atemwegen und enthält entsprechend im Vergleich zur BAL mehr neutrophile Granulozyten und weniger Makrophagen und Lymphozyten. Eosinophile Granulozyten und Mediatoren wie eosinophiles kationisches Protein (ECP) finden sich in höheren Konzentrationen bei Patienten mit Asthma bronchiale und nach Allergenexposition bei sensibilisierten Patienten. Neutrophile Granulozyten und Mediatoren wie die Myeloperoxidase (MPO) oder Interleukin-8 (Il-8) kommen vermehrt bei Patienten mit COPD, bei Infektionen des Atemtrakts nach Inhalation unspezifischer Noxen (Irritanzien) oder Endotoxine vor. Aus der Arbeitsmedizin liegen eine Reihe informativer Untersuchungen zum Einsatz des induzierten Sputums vor.

Indikationen für die Anwendung der Methode ist u. a. die Diagnostik von unerklärtem Husten. Eine Eosinophilie im Sputum kann auf das Vorliegen einer eosinophilen Bronchitis hindeuten, aber auch auf eine Allergenexposition, z. B. am Arbeitsplatz. Die Diagnose eines Asthma bronchiale lässt sich durch erhöhte Zahl Eosinophiler stützen, unter Steroidtherapie nimmt die Zahl rasch ab. Angesichts des Aufwands lässt sich die Methode in der Arbeitsmedizin vor allem als Ergänzung der NO-Messung (s. unten) sehen, wenn diese nicht konklusiv ist.

Bei Patienten mit berufsbedingtem Asthma finden sich erhöhte Zahlen von Eosinophilen während der Zeiten der Exposition gegen die Noxe und eine Abnahme nach Ende der Exposition, während beim nicht berufsbedingten Asthma diese Veränderungen nicht auftreten. Der Zusammenhang zwischen beruflicher Exposition und Sputumeosinophilie wurde beispielsweise bei Frisören mit Asthma durch Ammoniumpersulfat gezeigt, ferner bei Personen, die ein Asthma durch Styrol entwickelten, sowie bei Isozyanat-

asthma, wobei bei dieser Erkrankung auch die Zahl der neutrophilen Granulozyten anstieg. Eosinophilie im induzierten Sputum kann auch auf eine eosinophile Bronchitis hinweisen, die in ca. 12 % der Fälle Ursache für chronischen Husten ist. Diagnostische Kriterien dieser Erkrankung sind neben chronischem Husten und dem Ausschluss anderer Ursachen des Hustens eine Eosinophilie im Sputum, ein Anstieg der Eosinophilen verbunden mit der Exposition gegenüber einer Noxe, bei Abwesenheit einer Obstruktion bzw. einer bronchialen Hyperreagibilität. Eosinophile Bronchitiden wurden diagnostiziert nach Exposition gegenüber Akrylaten, Latex, Pilzsporen, Lysozyme, Epoxyharzhärter, Choramin, Isozyanaten, Mehl, Schweißrauchen und Formaldehyd.

> **!** Bei Personen ohne Asthma/Bronchitis kann die Exposition gegenüber organischen Abfällen bzw. Bioaerosolen, Staub und Dieselabgasen, Geschmacksstoffen bei der Produktion von Popcorn für die Mikrowelle, Ozon u.a. eine Zunahme von Neutrophilen und Interleukin-8 bewirken. Ob dies für eine spätere Erkrankung der Atemwege von prognostischer Bedeutung ist, wurde bislang nicht untersucht, zumal der relativ hohe Aufwand den breiten Einsatz bislang limitiert hat.

39.3.3 Exhaliertes Stickstoffmonoxid (NO)

Eine eosinophile Entzündung der Atemwege, wie sie relativ aufwändig durch Bestimmung der eosinophilen Granulozyten im Sputum nachgewiesen werden kann, korreliert gut mit der Konzentration des ausgeatmeten Stickstoffmonoxids. Diese Bestimmungsmethode liefert in der Praxis, aber auch in der arbeitsmedizinischen Feldforschung innerhalb weniger Minuten Messwerte und ermöglicht valide Aussagen.

Physiologie
NO ist ein zentraler Mediator, der u. a. den Tonus der glatten Muskulator kontrolliert, als Neurotransmitter im peripheren und zentralen Nerven-

system dient und an der Infektabwehr beteiligt ist. Die NO-Produktion in den Atemwegen geht im Wesentlichen auf die so genannte induzierbare NO-Synthase zurück. Allerdings ist die NO-Konzentration in den Atemwegen relativ niedrig verglichen mit derjenigen in den Nasennebenhöhlen. Um bei der Messung den Eintrag von NO aus der Nase zu verhindern, sollte das Gaumensegel geschlossen sein; dies wird durch Ausatmung gegen Widerstand ohne Nasenklemme gewährleistet. Das exhalierte NO stammt zum größten Teil aus den Bronchien und nicht aus dem alveolären Raum, wo die Konzentration aufgrund der hohen Affinität zum Hämoglobin sehr niedrig ist. Aus diesem Grund hängt die NO-Konzentration von der Ausatemrate ab. Eine schnellere Ausatmung bewirkt eine niedrigere Kontaktzeit in den Bronchien und daher niedrigere Werte. Daher wird bei einer standardisierten Ausatemrate von 50 ml/s gemessen.

Bei der Beurteilung des Messwerts zu berücksichtigende Einflussfaktoren sind Körpergröße, männliches Geschlecht, Alter, ein Atemwegsinfekt und eine respiratorische Allergie; alle gehen mit einer Erhöhung des Wertes einher, bei allerdings großer Streuung. Diagnostisch am bedeutsamsten ist die respiratorische Allergie. Ferner ist zu beachten, dass eine erhöhte bronchiale Schleimproduktion sowie eine Bronchokonstriktion erhöhte Werte teils maskieren können. Die praktisch wichtigsten vermindernden Faktoren jedoch sind eine antientzündliche Behandlung mit Kortikosteroiden, die innerhalb weniger Tage wirksam wird, und das Rauchen. Vermutlich führen u. a. die hohen im Zigarettenrauch vorhandenen Mengen von Oxidanzien zu einem Abfangen des endogenen NO. Intraindividuell sind die NO-Werte in Abwesenheit krankheitsoder medikamentenbedingter Einflüsse sehr gut reproduzierbar.

Indikationen für die Untersuchung
Diagnostisch weisen erhöhte NO-Werte i. W. auf eine eosinophile Entzündung der Atemwege hin und sind damit relativ sensitiv und spezifisch für eine respiratorische Allergie, bei stark erhöhten Werten auch für die Diagnose eines Asthma bronchiale; quantitativ, nicht qualitativ ist die diagnostische Teststärke in etwa derjenigen der unspezifischen Überempfindlichkeit vergleichbar. In Kombination mit entsprechenden spirometrischen Werten oder anderen Informationen ist die diagnostische Treffgenauigkeit höher. Daneben kommen erhöhte NO-Werte aber auch bei der eosinophilen Bronchitis und bei manchen Formen der COPD vor. Die häufig zu findenden erhöhten NO-Werte bei allergischer Rhinitis weisen auf eine Mitbeteiligung der unteren Atemwege hin.

In der Anwendung auf Therapiewahl und -kontrolle lässt sich – beim Asthma – die Wirksamkeit einer Behandlung mit Steroiden und – generell – ein relativ gutes Ansprechen auf diese Therapie ableiten. Für das Therapiemonitoring mittels Bestimmung der Anzahl eosinophiler Granulozyten im Sputum wurde eine Verminderung der Exazerbationshäufigkeiten beim Asthma belegt; möglicherweise gilt dies auch für die Überwachung mittels NO-Messung, wenngleich zurzeit konklusive Daten nicht vorliegen, da die vorliegenden, negativen Publikationen methodologische Mängel aufweisen.

In der arbeitsmedizinischen Diagnostik kann ein Anstieg der NO-Werte nach einer Exposition helfen, den ursächlichen Einfluss auf die Entstehung und Verschlimmerung eines Asthma zu untermauern. Dies wurde u. a. für Latex und für Isozyanate untersucht. Dabei kann ein Anstieg um über 50 % als Indiz für den Zusammenhang gewertet werden. Die Trennschärfe dieses Wertes, um zwischen Personen mit klinisch und spirometrisch positivem und mit negativem Expositionstest zu unterscheiden, ist allerdings nach den bisher vorliegenden Daten für sich allein genommen nicht ausreichend.

Nicht nur sensibilisierende Stoffe, sondern auch Irritanzien können Erhöhungen von exhaliertem NO hervorrufen. Dies wurde z. B. für Toluol, Xylol und Methylketon in der Schuhverarbeitung gezeigt sowie für organische Stäube in der Schweinezucht. Umgekehrt konnte mittels NO-Messung und Spirometrie belegt werden, dass Schulungen bei Landwirten mit Berufsasthma einen kurz- und mittelfristigen Erfolg haben und die Symptomatik des Asthma positiv beeinflussen.

Normalwerte

Während die Schwankungen der intraindividuellen Werte sich in recht engen Grenzen halten, sind die interindividuellen Normwertbereiche trotz Berücksichtigung verschiedener Einflussfaktoren relativ weit gefächert. Die 95%-Intervalle variieren etwa um den Faktor 2 relativ zum mittleren Normwert. Damit ist die Abgrenzung zwischen „normal" und „pathologisch" nicht scharf. Dennoch können Werte über 40 ppb als Hinweis auf eine allergische Atemwegserkrankung gewertet werden, die zumindest eine Rhinitis umfasst. Werte deutlich unter 10 ppb finden sich praktisch nur bei aktiven Rauchern. Die NO-Bestimmung bei Rauchern ist diagnostisch verwertbar, allerdings nur dann, wenn ein entsprechender Korrekturfaktor für die Einflussgröße Rauchen angewendet wird (Dressel et al 2008). Bei Patienten mit Asthma kann NO auch zur Compliance-Kontrolle eingesetzt werden, da bei Nichteinnahme von Steroiden die Werte hoch bleiben.

Weiterführende Literatur

Dressel H, Gross C, de la Motte D, Sültz J, Jörres RA, Nowak D: Educational intervention decreases exhaled nitric oxide in farmers with occupational asthma. Eur Resp J 2007; 30 (2007): 545 – 548.

Dressel H, de la Motte D, Reichert J, Ochmann U, Petru R, Angerer P, Holz O, Nowak D, Jörres RA.: Exhaled nitric oxide: Independent effects of atopy, smoking, respiratory tract infection, gender and height. Resp Med (2008); epub.

Holz, O, Buhl R, Hausen T, vom Berg A, Weber M, Worth H, Magnussen H: Messung der Atemwegsentzündung in der pneumologischen Praxis – Anwendung und Interpretation. Pneumologie 2007; 61 (2007): 1--8.

Holz O, Jörres RA: Nichtinvasive Verfahren zum Nachweis der Atemwegsentzündung im Vergleiche. Kosten-Nutzen-Wertigkeit. Pneumologie 2004; 58: 1–6.

Horvath I, Hunt J, Barnes PJ, on behalf of the ATS/ERS Task Force on Exhaled Breath Condensate: Exhaled breath condensate: methodological recommendations and unresolved questions. Eur Respir J 2005; 26: 523–548.

Lerniere C: Induced sputum and exhaled nitric oxide as noninvasive markers of airway inflammation for work exposure. Curr Opin Alergy Clin Immunol 2007; 7: 133–137.

39.4 Belastungsuntersuchungen: Ergometrie und Spiroergometrie

Die quantitative Messung und Beurteilung der körperlichen Leistungsfähigkeit im Rahmen dynamischer Belastungen wird als Ergometrie bezeichnet. Typische Belastungsformen sind das Laufband- und das Fahrradergometer. Ziele der Ergometrie können die Bestimmung der Leistungsfähigkeit und/oder die Provokation von Krankheitszeichen sein, die nur unter Belastung auftreten. Die Fragestellung bestimmt die benötigten Messgrößen: Basisgrößen sind die erbrachte Leistung in Watt oder Metabolischem Äquivalent (MET) und die Herzfrequenz, die beispielsweise bereits zur Bestimmung der Leistungsfähigkeit entsprechend den Berufsgenossenschaftlichen Grundsätzen als W 130, 150 oder 170 ausreichen. In der Regel werden – mindestens aus Gründen der Sicherheit – der Blutdruck gemessen und das EKG registriert. Bei der Spiroergometrie werden darüber hinaus mindestens der Atemstrom (Atemfrequenz, Atemzugvolumen), die Sauerstoffaufnahme und die Kohlendioxidabgabe registriert. Aus diesen Werten lassen sich wiederum zahlreiche Größen ableiten.

39.4.1 Ergometrie/Belastungs-EKG

Einführung

Die größte praktische Bedeutung in der Arbeitsmedizin hat das Belastungs-EKG, also eine Ergometrie mit einer definierten körperlichen, dynamischen Belastung und der Bestimmung der kardiozirkulatorischen Messgrößen EKG und Blutdruck. Es handelt sich um eine in der Medizin allgemein weit verbreitete und akzeptierte Methode, um wichtige Fragen im Zusammenhang mit körperlicher Belastbarkeit und Herzerkrankungen zu beantworten. Im Rahmen arbeitsmedizinischer Vorsorgeuntersuchungen dient das Belastungs-EKG dazu, Erkrankungen, insbesondere eine koronare Herzkrankheit, aufzudecken und ihre funktionellen Auswirkungen zu bestimmen. Dies wird als präventiv-diagnostische Indikation bezeichnet und bei unterschiedlichen Tätigkeiten als notwendig erachtet, um das Risiko für die Person selbst und ggf. für Dritte zu bestimmen oder um schädliche Einflüsse auf das Gefäßsystem frühzeitig zu entdecken. Ferner wird das Belastungs-EKG bei Vorsorgeuntersuchungen angewendet, um die kardiozirkulatorische Leistungsfähigkeit zu bestimmen, wenn Arbeiten verrichtet werden sollen, die mit einer überdurchschnittlichen kardiozirkulatorischen Beanspruchung einhergehen. Dies wird als leistungsphysiologische Indikation bezeichnet. Im Rahmen von arbeitsmedizinischen Begutachtungen können im Prinzip alle Indikationen vorkommen, die auch in der Kardiologie gelten.

Die Anwendung der Ergometrie in der Arbeitsmedizin unterscheidet sich in wesentlichen Teilen nicht von der in der Kardiologie. Die folgende Darstellung richtet sich nach den in der Kardiologie gültigen Standards und weist auf arbeitsmedizinische Besonderheiten hin.

Das Belastungs-EKG ist Bestandteil vieler arbeitsmedizinischer Vorsorgeuntersuchungen nach berufsgenossenschaftlichen Grundsätzen (DGUV 2010) und staatlichen Vorschriften. Eine präventiv-diagnostische Indikation gilt bei Arbeiten in Überdruck (G 31), wo ärztliche Hilfeleistungen den Patienten in der Regel erst mit erheblicher Zeitverzögerung erreichen (Einschleusen des Arztes, Ausschleusen des Patienten) und aus ähnlichen Gründen im Bergbau (Klimabergverordnung). Bei Arbeiten mit Absturzgefahr kann ein akutes kardiales Ereignis einen Unfall nach sich ziehen oder die Rettung erschweren (G 41). Beruflicher Umgang mit Nitroglyzerin (G 5), Schwefelkohlenstoff (G 6), Kohlenmonoxid (G 7), Schwefelwasserstoff (G 11) wirkt entweder direkt schädigend auf das Koronarsystem (Schwefelkohlenstoff) oder kann in Kombination mit einer vorbestehenden koronaren Herzkrankheit (KHK) besonders bedrohliche Intoxikationen hervorrufen. Für Trichlorethen und Tetrachlorethen (G 14 und G 17) ist aus diesen Gründen eine Ergometrie „erwünscht". Bei weiteren Vorsorgeuntersuchungen sind „Erkrankungen des Herz-Kreislauf-Systems" unter den Kriterien aufgeführt, die zu „dauernden gesundheitlichen Bedenken" Anlass geben.

Eine leistungsphysiologische Indikation gilt für das Tragen von Atemschutz (G 26), da die Schutzausrüstung eine zusätzliche Anforderung an die Leistungsfähigkeit darstellt, die ohnehin im Rettungswesen mit entscheidet über den Erfolg einer Rettungsaktion, aber auch zur Minimierung der Eigengefährdung wichtig ist. Weitere Tätigkeiten, die im Sinne der Risikominimierung für die arbeitende Person eine gute körperliche Leistungsfähigkeit erfordern, sind Arbeiten in Hitze (G 30), Taucherarbeiten (G 31, hier auch präventiv-diagnostische Indikation) und Forst- sowie Baumarbeiten (H 8 und H 9).

Belastungs-EKG – präventiv-diagnostische Indikation

Das Belastungs-EKG zeigt indirekt eine myokardiale Ischämie an, die immer dann auftritt, wenn ein vorübergehendes Ungleichgewicht zwischen dem myokardialen Sauerstoffangebot, d. h. dem koronaren Blutfluss, und dem myokardialen Sauerstoffbedarf, d. h. der myokardialen Arbeit besteht. Ursachen können Veränderungen des koronaren Gefäßtonus sein, z. B. durch Belastung hervorgerufene Vasospasmen oder – erheblich häufiger – ein vermehrter myokardialer Sauerstoffbedarf, der durch eine fixierte Stenose und den dadurch limitierten Blutfluss nicht gedeckt werden kann. Dadurch wird die sog. ischämische Kaskade ausgelöst in der Reihenfolge: Störungen der Relaxation des linken Ventrikel (diastolische Funktionsstörung) – verminderte Auswurffraktion und regionale Wandbewegungsstörung (systolische Funktionsstörung) – Anstieg des enddiastolischen Drucks – EKG Veränderungen (ohne Beschwerden) – Angina pectoris. Die Reihenfolge erklärt, warum im EKG erkennbare Ischämien oft bei niedrigerer Belastung auftreten als Beschwerden.

Indikationen/falsche Indikationen

Detaillierte und wohlbegründete Leitlinien für die Anwendung des Belastungs-EKG wurden gemeinsam vom American College of Cardiology und der American Heart Association herausgegeben. In Box 39.3 ist die Bedeutung der Klassifikation, in Tabelle 39.3 sind die eigentlichen Empfehlungen wiedergegeben.

Box 39.3: Klassifikationssystem der ACC/AHA Guidelines

- ❏ Klasse I: Es herrscht allgemeine Übereinstimmung, dass ein gegebenes Verfahren oder eine Behandlung nützlich und effektiv ist.
- ❏ Klasse II: Die Evidenz ist widersprüchlich oder die Meinungen sind unterschiedlich, über die Nützlichkeit/Effizienz eines Verfahrens oder einer Behandlung
- ❏ Klasse IIa: Das Gewicht der Evidenz oder der Meinung ist auf der Seite der Nützlichkeit/Effektivität
- ❏ Klasse IIb: Die Nützlichkeit/Effektivität ist weniger gut etabliert durch Evidenz oder Meinung.
- ❏ Klasse III: Es herrscht allgemeine Übereinstimmung, dass ein Verfahren/eine Behandlung nicht nützlich ist oder in manchen Fällen schädlich sein kann.

Die wichtigsten Indikationen für die Durchführung eines Belastungs-EKG sind hier nach Situation geordnet zusammengefasst.

Diagnose einer myokardialen Ischämie bei symptomatischen Personen. Das Belastungs-EKG ist indiziert zur Stellung der Diagnose einer stenosierenden koronaren Herzkrankheit bei Patienten mit einer mittleren Vortestwahrscheinlichkeit für eine KHK. Mit mittlerer Vortestwahrscheinlichkeit wird eine Wahrscheinlichkeit zwischen 10 % und 90 % bezeichnet, eine KHK zu haben, noch bevor eine weitere Information durch das Belastungs-EKG hinzugefügt wurde.

Eine Möglichkeit, die Vortestwahrscheinlichkeit anhand von Alter, Geschlecht und Art der Symptomatik abzuschätzen, ist in Box 39.4 dargestellt. Unter typischer Angina pectoris sind (1) retrosternale Schmerzen oder Missempfindungen zu verstehen, die (2) unter physischer oder psychischer Belastung auftreten und (3) in Ruhe oder unter medikamentöser Behandlung mit Nitroglycerin wieder vergehen. Atypische Angina

Tabelle 39.3: Berechnung der Vortestwahrscheinlichkeit für eine KHK bei symptomatischen Patienten (Patienten mit Brustschmerz) (aus UptoDate®; modifiziert nach Diamond u. Forrester 1979)

Alter	Nicht-Angina-Schmerz		Atypische Angina		Typische Angina	
	M	F	M	F	M	F
30–39	5	1	22	4	70	26
40–49	14	3	46	13	87	55
50–59	22	8	59	32	92	79
60–69	28	19	67	54	94	91

Die Wahrscheinlichkeitswerte sind als Prozente angegeben; M = Männer, F = Frauen

pectoris ist ein Schmerz oder Missempfinden in der Brust, dem eines der drei typischen Merkmale der typischen Angina pectoris fehlt.

Diagnose einer myokardialen Ischämie bei asymptomatischen Personen. Diese Indikation ist umstritten und wird in den AHA/ACC-Leitlinien eher abgelehnt (Recommendation class IIb). Der zentrale Grund dafür ist die hohe Wahrscheinlichkeit eines falsch-positiven und die geringe Wahrscheinlichkeit eines richtig-positiven Tests. Nach gängiger Praxis, zumindest in Deutschland, wird in der Folge eines positiven Tests eine weitere kardiologische Diagnostik eingeleitet, im Zweifel einschließlich einer Herzkatheteruntersuchung mit entsprechendem Aufwand und entsprechendem Komplikationsrisiko.

Der prädiktive Wert eines positiven Tests ist nach den statistischen Gesetzmäßigkeiten der konditionalen Wahrscheinlichkeit (Bayes-Theorem) abhängig von der Wahrscheinlichkeit des gesuchten Zustandes (der Prävalenz) in der untersuchten Population. Die Abhängigkeit der Wahrscheinlichkeit nach Testung (Nachtestwahrscheinlichkeit) von der Wahrscheinlichkeit vor Testung (Vortestwahrscheinlichkeit) ist in Abb. 39.2 illustriert.

Fallbeispiel Ein asymptomatischer 45-jähriger Mann, der Nichtraucher und Nichtdiabetiker ist, ein normales Ruhe-EKG, aber einen Blutdruck von systolisch

Box 39.4: Leitlinien des American College of Cardiology/der American Heart Association zum Belastungs-EKG*

A. Diagnose einer stenosierenden koronaren Herzkrankheit

Klasse I: Erwachsene Patienten (inkl. solcher mit komplettem Rechtsschenkelblock oder <1 mm ST-Strecken-Senkung im Ruhe-EKG) mit einer mittleren Vortestwahrscheinlichkeit einer KHK basierend auf Geschlecht, Alter und Symptomen

Klasse IIa: Patienten mit vasospastischer Angina

Klasse IIb: Patienten mit einer hohen Vortestwahrscheinlichkeit einer KHK basierend auf Geschlecht, Alter und Symptomen; Patienten mit einer niedrigen Vortestwahrscheinlichkeit einer KHK basierend auf Geschlecht, Alter und Symptomen; Patienten mit weniger als 1 mm ST-Strecken-Senkung vor Belastung, die Digoxin einnehmen; Patienten mit den elektrokardiografischen Kriterien einer linksventrikulären Hypertrophie (LVH) und weniger als 1 mm ST-Strecken-Senkung vor Belastung

Klasse III: Patienten mit folgenden EKG Veränderungen vor Belastung:
- ❏ Präexzitationssyndrom
- ❏ Ventrikulärer Schrittmacherrhythmus
- ❏ ST-Strecken-Senkung vor Belastung >1 mm
- ❏ kompletter Linksschenkelblock

B. Asymptomatische Personen ohne bekannte koronare Herzkrankheit

Klasse I: keine

Klasse IIa: Beurteilung asymptomatischer Personen mit Diabetes mellitus, die planen, mit anstrengender körperlicher Arbeit zu beginnen

Klasse IIb: Beurteilung von Personen mit multiplen Risikofaktoren; Beurteilung asymptomatischer Männer älter als 45 Jahre und Frauen älter als 55 Jahren, die eine anstrengende körperliche Belastung planen (v.a., wenn sie eine sitzende Lebensweise gewöhnt sind) die Tätigkeiten ausüben, bei denen eine Störung die öffentliche Sicherheit gefährdet die eine hohes Risiko für eine koronare Herzkrankheit haben wegen anderer Erkrankungen (z. B. periphere arterielle Verschlusskrankheit oder chronisches Nierenversagen)

Klasse III: Routine-Filteruntersuchungen (Screening) von asymptomatischen Männern und Frauen

C. Patienten mit Symptomen oder einer koronaren Herzkrankheit in der Vorgeschichte

Klasse I: Patienten mit vermuteter oder bekannter KHK, die sich einer ersten Untersuchung unterziehen; Patienten mit vermuteter oder bekannter KHK, die bereits früher untersucht wurden, und deren klinischer Status sich deutlich geändert hat.

Klasse IIa: keine

Klasse IIb: Patienten mit folgenden EKG-Veränderungen vor Belastung:
- ❏ Präexzitationssyndrom
- ❏ Ventrikulärer Schrittmacherrhythmus
- ❏ ST-Strecken-Senkung vor Belastung >1 mm
- ❏ kompletter Linksschenkelblock

Klasse III: Patienten mit schwerwiegender Komorbidität, die wahrscheinlich lebenszeitbegrenzend ist, oder Patienten, die Kandidaten für eine Revaskularisierung sind.

D. Nach Herzinfarkt

Klasse I: Vor Entlassung zum Zweck der Prognoseabschätzung, der Aktivitätsverschreibung, der Bewertung der medikamentösen Therapie (submaximale Belastung am 4.–7. Tag nach Infarkt); früh nach Entlassung zum Zweck der Prognoseabschätzung, der Aktivitätsverschreibung, der Bewertung der medikamentösen Therapie und der kardialen Rehabilitation, wenn kein Belastungstest vor Entlassung gemacht wurde (symptomlimitiert etwa 14–21 Tage nach Infarkt); spät nach Entlassung zum Zweck der Prognoseabschätzung, der Aktivitätsverschreibung, der Bewertung der medikamentösen Therapie und der kardialen Rehabilitation, wenn ein früher Belastungstest nur submaximal durchgeführt wurde (symptomlimitiert etwa 3–6 Wochen nach Infarkt)

Box 39.4: *Fortsetzung*

Klasse IIa: Nach Entlassung zur Beratung hinsichtlich körperlicher Aktivitäten und/oder Belastungstraining als Teil der kardialen Rehabilitation bei Patienten, die koronar revaskularisiert wurden

Klasse IIb: Vor Entlassung bei Patienten, die koronarangiografiert wurden mit dem Zweck, eine Ischämie im Versorgungsgebiet einer Koronararterie mit grenzwertiger Stenose zu identifizieren; Patienten mit folgenden EKG Veränderungen:

❑ Präexzitationssyndrom
❑ Ventrikulärer Schrittmacherrhythmus

❑ linksventrikuläre Hypertrophie
❑ Digitalis-Therapie
❑ ST-Strecken-Senkung vor Belastung größer als 1 mm
❑ kompletter Linksschenkelblock

Periodische Kontrolluntersuchungen bei Patienten, die an einem kontinuierlichen körperlichen Training teilnehmen

Klasse III: Patienten mit schwerwiegender Komorbidität, die wahrscheinlich lebenszeitbegrenzend ist, oder Patienten, die Kandidaten für eine Revaskularisierung sind.

* Gibbons et al. 1997, 2002 (Übersetzung der Verfasser)

160 mmHg und ein Gesamtcholesterin von 260 mg/dl hat, gehört nach den Framingham-Daten zu einer Population mit einem 5%igen Risiko, in den nächsten 5 Jahren eine symptomatische KHK zu entwickeln. Das Belastungs-EKG hat nach einer Metaanalyse, bei weitem Schwankungsbereich, eine mittlere Sensitivität von 60% und eine Spezifität von 90%. Nach dem Bayes-Theorem errechnen sich daraus die folgenden Wahrscheinlichkeiten

(Nachtestwahrscheinlichkeit = NTW; Vortestwahrscheinlichkeit = VTW; Sensitivität = SE; falsch-positive Rate = 100 − Spezifität = FP):

Der positive prädiktive Wert in diesem Beispiel ist also 24 %, was bedeutet, dass mit 24%iger Wahrscheinlichkeit die Person mit pathologischem Belastungs-EKG wirklich eine KHK hat, aber mit 76%iger Wahrscheinlichkeit keine KHK hat. Wäre die Vortestwahrscheinlichkeit 10 %, stiege auch der positive prädiktive Wert eines patholo-

NTW = (VTW × SE) / (VTW × SE + (100-VTW) × FP) = (5 × 60) / (5 × 60 + 95 × 10) = 300 / 1250 = 0,24

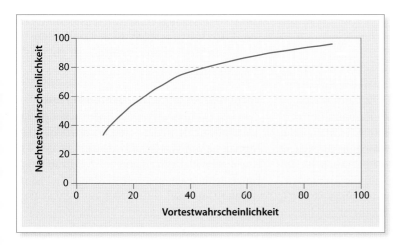

Abb. 39.2: Geschätzter positiv prädiktiver Wert eines pathologischen Belastungs-EKG in Abhängigkeit von der Vortestwahrscheinlichkeit (aus UptoDate®)

gischen Belastungs-EKGs auf 40 %. Das Beispiel soll nur das Prinzip verdeutlichen; ab welcher Vortestwahrscheinlichkeit ein Belastung-EKG bei einer asymptomatischen Person als indiziert gelten soll, ist arbiträr. Die Autoren halten für asymptomatische Personen die Untergrenze von 10 % für gerechtfertigt, wie sie für symptomatische Personen empfohlen wird.

Das Risiko einer asymptomatischen Person für eine KHK lässt sich für den deutschen Bereich gut nach den Daten der PROCAM-Studie abschätzen. In jedem Fall ist diese Wahrscheinlichkeitsverteilung bei der Interpretation der Testergebnisse zu berücksichtigen.

Indikationen, bei denen unter Umständen ein niedriger positiver prädiktiver Wert in Kauf genommen wird, sind geplante Tätigkeiten mit einer hohen Selbst- oder Fremdgefährdung, sollte ein akutes koronares Ereignis auftreten, z. B. Piloten. Doch auch hier ist zu bedenken, dass das Belastungs-EKG nur ein Baustein der Risikoabschätzung ist und dass trotz schwerer Veränderungen im Koronarsystem und hohem Herzinfarktrisiko das Belastungs-EKG negativ sein wird, wenn die Stenosierungen noch nicht zu belastungsinduzierten Ischämien führen (d. h. in der Regel Stenosierungen < 70–75 % des Durchmessers).

Risikoabschätzung und Prognose von Patienten mit KHK. Für den arbeitsmedizinischen Bereich steht die Indikation der Risikoabschätzung und der Abschätzung der Belastbarkeit bis zum Auftreten von Ischämiezeichen im Vordergrund, wenn Patienten nach Herzinfarkt in den Beruf wiedereingegliedert werden sollen.

Einschätzung der kardiovaskulären Leistungsfähigkeit. Diese Indikation ist in der Arbeitsmedizin besonders bedeutsam. Die kardiovaskuläre Leistungsfähigkeit muss im Rahmen der o. g. Vorsorgeuntersuchungen beurteilt werden, wenn eine definierbare Mindestleistung für die sichere Ausübung einer Tätigkeit erforderlich ist. Im Rahmen der Begutachtung hilft die Ergometrie, die Einschränkung der Leistungsfähigkeit durch die in Frage stehende Erkrankung abzuschätzen (vgl. Spiroergometrie).

Kontraindikationen für die Ergometrie

Kontraindikationen sind in Box 39.5 zusammengefasst. Aus den relativ unscharfen Definitionen ergibt sich ein Spielraum für relative Kontraindikationen: In der Klinik werden u. U. (z. B. um das Risiko vor einer notwendigen Operation abzuschätzen) Ergometrien durchgeführt, die sich in Praxis, Ambulanz oder betriebsärztlichem Zentrum verbieten.

Abbruchkriterien und Komplikationen (Notfallausrüstung)

Abbruchkriterien sind Kriterien für den Abbruch der Belastung vor Erreichen des Belastungsziels. Sie sind in Box 39.6 aufgeführt.

Unter Beachtung von Kontraindikationen und Abbruchkriterien sind Komplikationen insgesamt selten. Nach einer älteren US-amerikanischen Umfrage traten auf 10 000 Ergometrien 3,5 Myokardinfarkte, 4,8 ernste Arrhythmien und 0,5 Todesfälle auf. Dies deckt sich mit neueren Zusammenstellungen aus internationalen Quellen.

Die erforderliche Notfallausrüstung beinhaltet einen Defibrillator sowie Notfallmedikamente (v. a. zur Behandlung von hypertensiven Krisen, antianginöse Medikamente, Medikamente zur Behandlung des akuten Infarkts und insbesondere Medikamente zur Behandlung von Asystolie und kardiogenem Schock (v. a. Adrenalin, Sauerstoff, Atemmaske) und zur Behandlung bradykarder und tachykarder Rhythmusstörungen. Je nach Vorerfahrung des Arztes sind auch ein Intubationsbesteck und Möglichkeiten zur Beatmung sinnvoll. Unbedingt sollte ein Telefon im Raum sein. Wichtig ist das regelmäßige Training, um im Notfall einen reibungslosen Ablauf der Hilfsmaßnahmen zu gewährleisten.

Vorbereitung der untersuchten Person

Zwei bis drei Stunden vor der Untersuchung sollte der Untersuchte weder essen noch trinken (mit Ausnahme von Wasser) sowie nicht rauchen. Ob eine regelmäßig eingenommene Medikation am Untersuchungstag pausiert werden sollte, hängt von der Untersuchungsindikation ab: Zur Diagnostik einer KHK sollte die Medikation pausiert werden, um ggf. eine Ischämie leichter provo-

Box 39.5: Kontraindikationen gegen die Durchführung eines Belastungs-EKGs (Fletcher et al. 2001)

Absolute kardiale Kontraindikationen

❑ Zeitpunkt innerhalb von 2 Tagen nach akutem Myokardinfarkt

❑ Unstabile Angina pectoris bis der Patient klinisch stabilisiert ist

❑ Unkontrollierte kardiale Arrhythmien, die eine hämodynamische Instabilität bewirken

❑ Aktive Endokarditis

❑ Dekompensierte symptomatische Herzinsuffizienz

❑ Symptomatische schwere Aortenstenose

❑ Aktive Myokarditis oder Perikarditis

❑ Dissezierendes Aortenaneurysma (ein Bauchaortenaneurysma ist keine Kontraindikation)

❑ Lungenembolie oder systemische Embolien in der jüngsten Vergangenheit

❑ Blutdruck in Ruhe systolisch > 200 mmHg und diastolisch >120 mmHg

❑ Akute Thrombophlebitis

Nichtkardiale Kontraindikationen (Wertung nach Schweregrad)

❑ Akute Infektionen

❑ Schwere emotionale Belastung

❑ Unkontrollierte metabolische Störung wie Thyreotoxikose, Myxödem oder Diabetes mellitus

❑ Neuromuskuläre, muskuloskelettale oder arthritische Störungen, die die Ergometrie unmöglich machen

Relative Kontraindikationen

❑ Koronare Hauptstammstenose o. Äquivalent

❑ Mittelschwere stenosierende Herzklappenerkrankung

❑ Elektrolytstörungen

❑ Tachy- und Bradyarrhythmien

❑ Vorhofflimmern mit unkontrollierter tachykarder Kammerfrequenz

❑ Hypertrophe Kardiomyopathie

❑ mangelnde Kooperationsfähigkeit

❑ höhergradiger AV-Block

zieren zu können. Dies gilt besonders für Betablocker, Ca-Antagonisten und Nitrate. Digitalismedikation kann zu falsch-positiven Befunden führen und sollte ausreichend lange (lange Halbwertszeit) zuvor abgesetzt werden. Für die Untersuchung der Belastbarkeit oder die Abschätzung der Prognose von bekanntermaßen erkrankten Personen ist die Untersuchung unter der regelmäßigen Medikation sinnvoll.

Vor der Untersuchung ist eine kurze Erhebung der Anamnese erforderlich, die Beschwerden und mindestens die Vorerkrankungen erfassen sollte, die Kontraindikationen darstellen. Die Nennung der vor der Untersuchung eingenommenen Medikamente ist wesentlich, da die Interpretation der Ergebnisse diese berücksichtigen muss. Eine klinisch-körperliche Untersuchung dient ebenso dazu, um Kontraindikationen beurteilen zu können: Wichtigste Punkte dabei sind Zeichen der Herzinsuffizienz (3. Herzton, Stauung in Lunge und Jugularvenen etc.) und der Ausschluss von Herzfehlern sowie Herzklappenerkrankungen. Im nordamerikanischen Bereich wird eine schriftliche Einverständniserklärung gefordert, die in Deutschland nicht allgemein üblich ist.

Vor der Belastung ist die Messung des Blutdrucks und die Dokumentation eines 12-Kanal Ruhe-EKG im Liegen notwendig, da das 12-Kanal-EKG im Rahmen der Belastungsuntersuchung aufgrund veränderter Elektrodenposition diskrete pathologische Veränderungen verbergen kann. Durch den Vergleich zwischen Ruhe-EKG im Liegen und Ausgangs-EKG in Ruhe in der Belastungsposition (je nach Belastungsform im Sitzen, Stehen oder halb Liegen) lassen sich vasoregulatorische Abnormalitäten feststellen. Die Ableitungen gelingen am besten, wenn die Elektrodenpositionen von Haaren befreit, mit Desinfektionsmittel gesäubert und ggf. mit einem feinen Schleifpapier aufgeraut werden. Die Brust-

Box 39.6: Abbruchkriterien (Fletcher et al. 2001)

Absolute Indikationen zum Abbruch
- ST-Strecken Hebung (> 1 mm) in Ableitungen ohne Q-Wellen (ausgenommen V1 und aVR)
- Abfall des systolischen Blutdrucks > 10 mmHg unter den Ausgangswert trotz Anstieg der Belastung, wenn dabei mindestens ein weiteres Zeichen der Ischämie auftritt
- Mittelschwere bis schwere Angina pectoris (Grad 3 bis 4, s. unten)
- Symptome von Seiten des zentralen Nervensystems (z. B. Ataxie, Schwindel oder Beinahe-Synkope)
- Zeichen der Minderperfusion (Zyanose oder Blässe)
- Anhaltende ventrikuläre Tachykardie
- Technische Schwierigkeiten das EKG oder den systolischen Blutdruck zu überwachen
- der Wunsch der untersuchten Person aufzuhören

Einteilung der Angina pectoris für die Belastungsuntersuchung
- Grad 1: Auftreten einer Angina, milde, aber als der übliche Belastungsanginaschmerz erkannt, mit dem der Patient vertraut ist
- Grad 2: Schmerz wie bei Grad 1, mittelschwer und definitiv unangenehm, aber noch aushaltbar

- Grad 3: Schwerer Anginaschmerz in solchem Maß, dass der Patient aufhören möchte
- Grad 4: Unerträglicher Brustschmerz; der stärkste Schmerz, den der Patient empfunden hat

Relative Indikationen zum Abbruch
- ST oder QRS Veränderungen wie exzessive ST-Strecken-Veränderungen (horizontal oder deszendierend > 2 mm) oder ausgeprägte Achsenänderung
- Abfall des systolischen Blutdrucks um > 10 mmHg unterhalb des Ausgangswertes ohne andere Zeichen der Ischämie
- Zunehmender Brustschmerz
- Erschöpfung, Atemnot, Keuchen/pfeifendes Atemgeräusch, Beinkrämpfe oder Claudiatio
- Arrhythmien mit Ausnahme anhaltender ventrikulärer Tachykardien einschließlich multifokaler Extrasystolen, ventrikulärer Triplets, supraventrikulärer Tachykardien, Blockbilder oder Bradyarrhythmien
- klinischer Eindruck (Kaltschweißigkeit, Blässe, periphere Zyanose)
- Blutdruckanstieg über 250 mmHg systolisch und/oder 115 mmHg diastolisch
- Auftreten eines Schenkelblocks, der nicht von einer ventrikulären Tachykardie unterschieden werden kann

wandableitungen werden wie beim Ruhe-EKG angebracht. Die Extremitätenableitungen werden zur Verminderung von Bewegungsartefakten am Rumpf angelegt: die Armelektroden auf der Schultervorderseite (am vorderen medialen Rand des M. deltoideus, 1–2 cm unterhalb der Klavikeln), die Beinelektroden auf die Hüften (oberhalb oder unterhalb des vorderen Beckenkamms). Die Brustwandableitungen, insbesondere V 4–V 6 sind besonders sensitiv und erkennen ca. 90 % der ST-Strecken-Senkungen, die mit allen Ableitungen erkennbar sind; dennoch wird heute diskutiert, zur Verbesserung der Sensibilität auch rechtspräkordiale Ableitungen zusätzlich zu registrieren.

Belastungsarten

Fahrradergometer und Laufbandergometer sind am weitesten verbreitet, in Nordamerika wird das Laufband, in Europa das Fahrrad bevorzugt. Vorteile des Laufbandes sind höhere Flexibilität

Tabelle 39.4: Belastung nach dem Bruce-Protokoll

Stufe	Bandgeschwindig-keit (km/h)	Neigungswinkel (%)	MET	ca. entsprechende Leistung (W)	Dauer der Belastungs-stufe
1/2	2,75	5	3,0	25	3
1	2,75	10	4,5	60	3
2	4,00	12	7,0	120	3
3	5,50	14	10,0	180	3
4	6,75	16	13,0	240	3

* Metabolisches Äquivalent =3,5 ml O_2/kg/min

durch Einstellmöglichkeit der Bandgeschwindigkeit und der Steigung. Die Belastung entspricht für Menschen, die nicht regelmäßig Fahrrad fahren, mehr den alltäglichen Belastungen. So ist die Ausbelastung sehr gut möglich. Sturzgefahr für ältere Personen als Reaktion auf die vorgegebene Bewegung des Laufbandes, Kosten und Platzbedarf gelten als die wichtigsten Nachteile. Vorteile der Fahrradbelastung sind für ältere und/oder gebrechliche Menschen der stabile Sitz, insbesondere bei halbliegenden Positionen, geringere Kosten und geringerer Platzbedarf, des Weiteren bessere EKG-Ableitung durch verringerte Bewegungsartefakte. Die Nachteile für Personen, die Fahrradfahren nicht gewöhnt sind, sind u. U. muskuläre Erschöpfung der Beinmuskulatur vor Erreichen der Ausbelastung und die Sturzgefahr durch orthostatische Reaktionen. Belastungen für spezielle Anwendungen sind die Kletterstufe (Ersteigen einer definiert hohen Stufe in einer vorgegebenen Geschwindigkeit) mit dem Vorteil des geringen technischen Aufwandes, wie er z. B. in Felduntersuchungen bedeutsam sein kann, und das Handkurbelergometer für Personen mit Erkrankungen, die die untere Extremität betreffen. In der Praxis wird aber in letzterer Situation eine pharmakologische Belastung (Dipyridamol, Dobutamin) mit myokardialer Bildgebung (Echokardiografie, Myokardszintigrafie) vorgezogen.

Belastungsprotokoll

Verwendet werden derzeit Stufenprotokolle mit definierten, ansteigenden Belastungsstufen sowie kontinuierlich ansteigende Belastungen

(sog. Rampen). Letztere haben den Nachteil der schwierigen Vergleichbarkeit, die statt Belastungskennzahlen (z. B. Leistung in Watt) Messgrößen des Gasaustausches erfordern. Rampenbelastungen eignen sich somit vornehmlich für spiroergometrische Untersuchungen.

Am weitesten verbreitet und am besten validiert für die Laufbandbelastung ist das so genannte Bruce-Protokoll. In Tabelle 39.4 ist dieses Belastungsprogramm für Normalpersonen dargestellt, ggf. wird mit der Stufe 1/2 (Steigung 5 %) begonnen. Da viele Angaben und Verschreibungen aus dem englischen Sprachraum sich auf MET (metabolisches Äquivalent = 3,5 ml O_2/kg/min) beziehen, wurden den METs die Wattzahlen des Fahrradergometers gegenübergestellt.

Für die Fahrradergometrie hat sich die stufenweise Belastung in 25-W-Schritten oder – bei gut trainierten Untersuchungspersonen – einem Vielfachen davon bewährt. Die Drehzahl der Pedale ist mit 60–70 U/min optimal, bei maximaler Belastung sollte sie freigegeben werden. Jede Belastungsstufe wird für 2 min gehalten. Die Anfangsstufe, in der Regel bei 50 W, kann nach Anamnese und klinischer Einschätzung herauf- oder herunterkorrigiert werden. Ziel ist, die eigentliche Belastung innerhalb von 8–12 min bis zum Erreichen des vorgegebenen Endpunktes (Belastungsziels) zu steigern. Der Belastung sollte eine 5-minütige Aufwärmphase mit minimaler Belastung vorausgehen. Nach der Belastung ist eine mindestens 6-minütige Nachbelastungsphase erforderlich, mindestens aber so lange, bis die Herzfrequenz unter 100/min gefallen ist und EKG-

Veränderungen sich wieder normalisiert haben. Dies ist besonders wichtig, da auch in dieser Phase lebensbedrohliche Arrhythmien auftreten können.

Untersuchungen während der Belastung

Während das EKG mit mindestens einer Ableitung kontinuierlich auf dem Monitor dargestellt werden muss, wird das EKG mit allen Ableitungen am Ende jeder Belastungsstufe und weiter alle 2 min während der Nachbelastungsphase aufgezeichnet. Unmittelbar vor oder nach der EKG-Registrierung wird der Blutdruck gemessen. Während der gesamten Zeit sollte die Untersuchungsperson in regelmäßigen Abständen nach Beschwerden befragt und auf klinische Zeichen hin beobachtet werden, wobei Kaltschweißigkeit, Blässe und Zyanose in Zusammenhang mit Ischämiezeichen im EKG besondere Warnsymptome darstellen.

Belastungsendpunkte

Die Indikationen zum Abbruch sind in obiger Übersicht aufgeführt. Die Kriterien sind aus Sicherheitsgründen gewählt, stellen aber auch diagnostische Endpunkte dar: Das Erreichen dieser Kriterien kann bereits die intendierte Aussage, den Hinweis auf das Bestehen einer stenosierenden KHK, ermöglichen (z. B. ST-Strecken-Senkung, schwere Angina pectoris etc). Programmgemäß wird anderenfalls die Belastung bis zur Ausbelastung durchgeführt, wenn die Frage nach einer stenosierenden KHK beantwortet werden soll.

Die Ausbelastung ist die maximal mögliche Leistung in Watt oder die maximal mögliche Sauerstoffaufnahme, die beim Gesunden in etwa mit der maximalen Herzfrequenz erreicht wird. Die maximal mögliche Herzfrequenz ist altersabhängig und lässt sich nach der Faustformel 220 minus Lebensalter (Jahre) abschätzen. Genauer, gerade bei älteren Personen, ist die Formel 208 minus 0,7 × Alter (Jahre). Ein Erreichen von mindestens 90 % der maximalen Herzfrequenz ist erforderlich, um bei Fehlen von klinischen und elektrokardiografischen Ischämiezeichen eine stenosierende KHK mit hinreichender Sicherheit auszuschließen. Da die interindividuelle Streuung

der maximalen Herzfrequenz groß ist, wird als Ausbelastungskriterium auch das Leistungsempfinden ("rating of perceived exertion", RPE) herangezogen. Eine Beurteilung größer 16 auf der Borg-Skala (die von 6 bis 20 reicht), gleichbedeutend der Beurteilung als mindestens "sehr anstrengend", gilt ebenfalls als Ausbelastung.

Für die arbeitsmedizinischen Vorsorgeuntersuchungen wird laut Berufsgenossenschaftlichen Grundsätzen eine Belastung bis zur Herzfrequenz 200 – Lebensalter empfohlen: Auf den Anhang "Leitfaden für die Ergometrie" der von der DGUV herausgegebenen BG-Grundsätze wird hier verwiesen. Vor dem Hintergrund der Überlegungen zu den falsch-positiven Befunden bei asymptomatischen Personen werden die Spezifität und die prognostische Wertigkeit positiver Befunde durch den früheren Abbruch der Belastung erhöht. Das hängt damit zusammen, dass Befunde, die nur bei sehr hohen Belastungsstufen auftreten, häufiger falsch-positiv sind und die Prognose für Personen mit einem positiven Testergebnis, das erst bei einer hohen Belastungsstufe aufgetreten ist, in jedem Fall (ob eine KHK besteht oder nicht) ohnehin relativ günstig ist.

EKG-Veränderungen unter Belastung

Neben der Zunahme der Herzfrequenz geht eine dynamische Belastung physiologischerweise mit folgenden Veränderungen des EKG einher:

▶ die Größe der P-Wellen nimmt in den inferioren Ableitungen zu, Dauer ändert sich nicht;

▶ die PQ-Strecke verkürzt sich und deszendiert in den inferioren Ableitungen;

▶ QRS-Komplex: die Q-Zacke verändert sich kaum; die R-Zacke nimmt in den lateralen Brustwandableitungen deutlich ab während die S-Zacken in denselben Ableitungen zunehmen;

▶ der J-Punkt (Ende des QRS Komplexes/Beginn der ST-Strecke) senkt sich in den lateralen Ableitungen bis zu einem Maximum bei maximaler Belastung; bei Personen mit früher Repolarisation und einem über die isoelektrische Linie angehobenen J-Punkt im Ruhe-EKG senkt sich der J-Punkt physiologischerweise auf die isoelektrische Linie;

▶ die T-Welle flacht ab in allen Ableitungen.

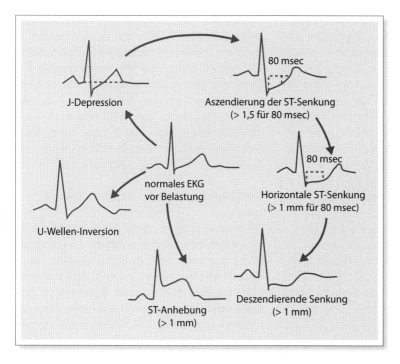

Abb. 39.3: Synopsis der diagnostischen EKG-Veränderungen unter Belastung (aus UptoDate®)

EKG-Veränderungen bei belastungsinduzierter koronarer Insuffizienz

ST-Strecke:

▶ Die Höhe der ST-Strecke wird immer auf die PQ-Strecke bezogen. Idealerweise werden drei aufeinander folgende Herzschläge in einer Ableitung ausgewertet und die ST-Veränderung (Hebung, Senkung) über diese drei Schläge gemittelt. Beurteilt werden ferner der J-Punkt und der Punkt 60–80 ms nach dem J-Punkt. Eine signifikante ST-Strecken-Senkung ist ein Zeichen einer subendokardialen Ischämie. Bedeutung als pathologisches Zeichen hat die Senkung, wenn sie ab dem J-Punkt und 80 ms lang mindestens 1 mm (entsprechend 0,1 mV) unterhalb der isoelektrischen Linie (der PQ-Strecke) horizontal oder deszendierend verläuft, wobei ein deszendierender Verlauf die größte Spezifität hat. Aszendierende ST-Strecken-Senkungen sind pathologisch, wenn der Anstieg langsam verläuft und die Senkung 60 ms nach dem J-Punkt noch mehr als 2 mm (0,2 mV) beträgt. Aszendierende ST-Senkungen sind

am wenigsten spezifisch. Je geringer die Belastung ist, bei der die Veränderungen auftreten, je länger sie anhalten, je tiefer die Senkung ist und in je mehr Ableitungen sie auftritt, desto wahrscheinlicher ist eine stenosierende KHK und umso schwerer ist der Koronarbefund. Anders als beim Ruhe-EKG des Herzinfarkts lässt sich aus der Ableitung, in der die ST-Veränderung sichtbar ist, nicht auf die Lokalisation der Ischämie schließen.

▶ Sind ST-Senkungen bei Patienten mit KHK oder Zustand nach Myokardinfarkt bereits im Ruhe-EKG vorhanden, ist eine Zunahme der ST-Senkung diagnostisch verwertbar. Dagegen lassen vorbestehende ST-Senkungen bei Patienten mit Linksschenkelblock, linksventrikulärer Hypertrophie oder bei Digitalisbehandlung keine sichere Interpretation von ST-Veränderungen unter Belastung zu.

▶ ST-Hebungen über die isoelektrische Linie werden als pathologisch gewertet, wenn sie höher sind als 0,1 mV auf der Strecke vom J-Punkt und bis 60 ms danach. Bei Patienten mit Z. n. transmuralem Infarkt werden ST-

Hebungen in Ableitungen mit Q-Zacken als Wandbewegungsstörungen (Hypo- oder Akinese) gedeutet. Bei Personen ohne vorherigen Infarkt ist eine ST-Strecken-Hebung Zeichen einer schweren transmuralen Ischämie, die dann auch einem arteriellen Versorgungsgebiet zugeordnet werden kann entsprechend den Ableitungen, in denen die Veränderungen auftreten. Differenzialdiagnostisch kann es sich bei entsprechender klinischer Vorgeschichte mit häufigen Schmerzepisoden um eine Prinzmetal-Angina durch Koronarspasmen handeln.

▶ Normalisierungen einer im Ruhe-EKG gesenkten ST-Strecke sind zu unspezifisch, um sie diagnostisch verwerten zu können.

Die ST-Veränderungen sind synoptisch in Abbildung 39.3 zusammengefasst.

R-Zacke, T-Welle, U-Welle:

▶ R-Zacken-Veränderungen sind unspezifisch und erhöhen die Aussagekraft des Belastungs-EKGs nicht; Ähnliches gilt für die T-Welle.

▶ U-Wellen-Inversion ist eine abgrenzbare Absenkung der isoelektrischen Linie zwischen T-Welle und P-Welle. Eine belastungsinduzierte U-Wellen-Inversion kommt selten vor, ist also relativ wenig sensitiv, aber sehr spezifisch für eine stenosierende KHK im Bereich der linken Koronararterie.

Herzrhythmusstörungen unter Belastung

Extrasystolen. Multifokale Extrasystolen, ventrikuläre Triplets, supraventrikuläre Tachykardien oder Bradyarrhythmien sind Endpunkte des Belastungs-EKG und relative Indikationen zum Abbruch der Belastung, da sie Ausdruck einer koronaren Ischämie sein können; die diagnostische Wertigkeit bleibt jedoch unklar. Eine jüngere prospektive Untersuchung über 23 Jahre zeigte eine schlechtere Prognose asymptomatischer Personen, die zwei oder mehr aufeinander folgende ventrikuläre Extrasystolen oder mehr als 10 % Extrasystolen in einer 30-s-Phase während der Belastung zeigten.

Überleitungsstörungen. Das Auftreten von höhergradigen AV-Blöcken ist ein unsicheres Zeichen, Sinusarrest unter oder nach Belastung ist meist Ausdruck einer schwereren Herzerkrankung; ein Linksschenkelblock, der unter Belastung bei einer Frequenz < 125/min bei Personen mit Angina auftritt, spricht für eine KHK, über 125/min ist er diagnostisch nicht verwertbar; prognostisch scheint ein belastungsinduzierbarer Linksschenkelblock ungünstig zu sein.

Veränderungen in der Nachbelastungsphase

Veränderungen, die nur in der Nachbelastungsphase auftreten, haben die gleiche diagnostische und prognostische Wertigkeit wie Veränderungen unter Belastung. Zusätzlich kann die Einnahme einer liegenden Position nach Belastung, vermittelt durch eine vermehrte Volumenbelastung des Herzens, eine ischämische Reaktion provozieren. Dieses Manöver ist nicht zu empfehlen, wenn bereits unter Belastung in aufrechter Position Ischämiezeichen aufgetreten sind.

Ein wichtiger Prognosefaktor hinsichtlich der längerfristigen Mortalität ist ein verzögerter Rückgang der Herzfrequenz nach Belastung. Die an zwei verschiedenen Populationen angegebenen Werte waren = 42/min als Differenz zwischen der Herzfrequenz unter submaximaler Belastung und zum Zeitpunkt 2 min nach Belastungsende und Rückgang der Herzfrequenz in der ersten Minute nach Belastung um < 12/min.

Interpretation der Veränderungen unter Belastung

Auf die Sensitivität und Spezifität einzelner Zeichen wurde oben bereits hingewiesen. Das Auftreten falsch-positiver Befunde als Funktion der Vortestwahrscheinlichkeit wird durch das Bayes-Theorem beschrieben. Darüber hinaus kann der Test im Einzelfall falsch-positiv werden (hinsichtlich vermeintlicher koronarer Ischämiezeichen) bei Patienten mit nichtkoronaren Herzerkrankungen wie Klappenerkrankungen, Schenkelblöcken (insbesondere LSB), Präexzitationssyndromen, Digitalistherapie oder Mitralklappenprolaps. Aus diesem Grund ist in diesen Situationen nach den ACC/AHA-Kriterien (s. Boxen 39.3, 39.4) die Indikation für ein diagnostisches Belastungs-EKG nicht gegeben. Häufige Ursachen falsch-negativer Befunde sind mangelnde Ausbelastung (was wiederum Folge einer Medikation mit Betablockern oder anderen frequenzsenkenden Substanzen sein kann), ein Myokardinfarkt in der Vorgeschichte (mit entsprechenden EKG-Veränderungen) und eine koronare Eingefäßerkrankung.

Als Strategie, um die diagnostische Aussagekraft des Belastungs-EKGs zu verbessern, wird vorgeschlagen, die Testergebnisse als Ergänzung zur klinischen Einschätzung und zur Einschätzung des Risikos auf Basis der klassischen Risikofaktoren zu interpretieren. Pathologische ST-Veränderungen sind nach dieser Auffassung keine Kriterien, nach denen das Vorliegen einer KHK anzunehmen oder nicht anzunehmen ist, sie sind nur im Zusammenhang richtig zu werten.

Eine wesentliche Größe, um die Bedeutung einer pathologischen EKG-Veränderung richtig einzuschätzen, ist die Belastungstufe, bei der die Veränderung aufgetreten ist. Eine Untersuchung zeigte, dass Personen eine geringe Wahrscheinlichkeit für eine KHK hatten, wenn die Veränderungen bei einer Herzfrequenz von über 160/min und eine hohe, wenn Veränderungen schon bei weniger als 120/min auftraten. Diesem Phänomen trägt auch der häufig verwendete Duke-Score Rechnung:

> **!** Score = Belastungszeit (basierend auf dem Bruce-Protokoll, also äquivalent den METs bzw. der gesamt geleisteten Arbeit) − (5 × Ausmaß der ST-Senkung in mm) − 4 × Angina pectoris Index (0 = keine; 1 = nichtlimitierend; 2 = die Belastung limitierend).

Je niedriger der Score ist, desto höher ist das Risiko. Patienten mit einem Score = 5 (niedriges Risiko) haben eine gute Prognose. Den Wert der gemeinsamen Betrachtung von Risikofaktoren und Belastungs-EKG zeigen zwei Untersuchungen jüngeren Datums, die die Prognose asymptomatischer Männer mit und ohne pathologischem Belastungs-EKG miteinander verglichen. Die Aussa-

gekraft des EKG-Befundes hinsichtlich koronarer und allgemeiner Mortalität in den Gruppen mit koronaren Risikofaktoren war erheblich höher als in den Gruppen ohne koronares Risiko.

Belastungs-EKG – leistungsphysiologische Indikation

Eine einfache Messgröße zur Beurteilung der Leistungsfähigkeit für dynamische Arbeit ist die auf dem Ergometer maximal erzielte Leistung in Watt. Diese Untersuchung vereinigt die Vorteile einfacher Durchführbarkeit mit hoher Akzeptanz und relativ guter Reproduzierbarkeit. Als Nachteil gilt, dass eine Einschränkung der so gemessenen Leistungsfähigkeit kaum Rückschlüsse auf die Ursache zulässt. Die Beurteilung richtet sich nach Referenzwerten. Klassisch sind die Referenzwerte der WHO, die 75 % der maximalen Leistung in Abhängigkeit von Alter, Geschlecht und Körpermasse beschreiben. Empfehlenswert sind neuere Referenzwerte nach Nordenfeldt (1985).

Folgende Formel erlaubt ebenfalls die Abschätzung der Sollleistung:

- ▶ Männer: Gewicht (kg) × 3
- ▶ Frauen   Gewicht (kg) × 2,5

abzüglich 10% für jede Dekade über dem 30. Lebensjahr. Die Beurteilung ist nur sehr global möglich, z. B. als normale, überdurchschnittliche oder unterdurchschnittliche Leistungsfähigkeit.

Die Berufsgenossenschaftlichen Grundsätze für arbeitsmedizinische Vorsorgeuntersuchungen (DGUV 2010) schlagen eine Beurteilung der bei der Ergometrie erzielten Leistung über die so genannte W 130, W 150 oder W 170 vor. Darunter wird diejenige Leistung (gemessen in Watt) verstanden, die bei einer Herzschlagfrequenz von 130, 150 oder 170/min erbracht wird. Für die W 150 gelten folgende Referenzwerte:

- ▶ Männer: 2,1 W/kg Körpergewicht
- ▶ Frauen: 1,8 W/kg Körpergewicht

> **!** Abweichungen um mehr als 20% vom Sollwert nach unten gelten als nicht mehr normal und sprechen unter anderem für einen Trainingsmangel oder Störungen im Herz-Kreislauf-System, können aber auch andere Gründe haben.

39.4.2 Spiroergometrie

Einführung

Die Spiroergometrie erlaubt im Gegensatz zum Belastungs-EKG die gleichzeitige Beurteilung respiratorischer, kardialer, zirkulatorischer und metabolischer Funktionen während muskulärer Arbeit. Beim gesunden Menschen ist das kardiovaskuläre System leistungslimitierend. Das bedeutet, dass bei Erreichen der kardialen Ausbelastung immer noch eine pulmonale Reserve vorliegt. Nur die Spiroergometrie kann die Auswirkungen einer pulmonalen Erkrankung auf die Gesamtleistungsfähigkeit quantifizieren. Die Registrierung der forcierten Fluss-Volumen-Kurve auf verschiedenen Belastungsstufen ermöglicht, eine belastungsinduzierte Atemwegsobstruktion zu objektivieren.

Durch die technischen Verbesserungen der letzten Jahre wurden die komplexen Messungen und Auswertungen so benutzerfreundlich, dass die Spiroergometrie zunehmende Verbreitung in der klinischen Medizin findet. In der klinischen Arbeitsmedizin spielt die Spiroergometrie vor allem als Mittel zur Differenzialdiagnose bei ätiologisch unklarer Dyspnoe und zur integralen, objektiven Beurteilung der kardiopulmonalen Leistungsfähigkeit eine Rolle.

Die Protokolle zur Durchführung der dynamischen Belastung bei der Spiroergometrie ähneln im Prinzip denen des Belastungs-EKG. Auch die Vorbereitung der Untersuchungsperson, Notfallausrüstung, die Kontraindikationen und die Kriterien für den Abbruch vor Erreichen der maximalen Leistung entsprechen dem oben Dargestellten. Der wesentliche Unterschied besteht – abgesehen von unterschiedlichen Indikationen für beide Untersuchungmethoden – in der zusätzlichen Bestimmung ventilatorischer Größen (Atemzugvolumen und Atemfrequenz) und von Größen des Gasaustausches (Sauerstoffaufnahme und Kohlendioxidabgabe). Auf diese Weise kann die maximale Bruttoleistungsfähigkeit als maximale Sauerstoffaufnahme und die Dauerleistungsgrenze für dynamische Muskelarbeit als aerob-anaerobe Schwelle bestimmt werden. Bei einer Störung erlaubt die differenzierte Betrachtung der Verhältnisse der Messgrößen zueinander zwischen pulmonalen, kardialen und muskulären Ursachen zu unterscheiden.

Die für die Leistung erforderliche Energie wird durch oxidative metabolische Prozesse bereitgestellt. Die dazu benötigte Sauerstoffaufnahme beträgt in Ruhe durchschnittlich etwa 3,5 ml/kg × min, eine Quantität, die als metabolisches Äquivalent (MET) definiert ist. Körperliche Leistung erfordert ein Vielfaches dieser Sauerstoffaufnahme. Zum Verständnis physiologischer Einflüsse auf die Sauerstoffaufnahme ist die Fick'sche Gleichung nützlich:

$$\text{Sauerstoffaufnahme (VO}_2) =$$
$$(\text{Schlagvolumen} \times \text{Herzfrequenz})$$
$$\times (\text{arterieller Sauerstoffgehalt}$$
$$- \text{gemischt-venöser Sauerstoffgehalt})$$

Unter Belastung steigen Schlagvolumen, Herzfrequenz und arteriovenöse Sauerstoffdifferenz an. Die maximale mögliche Sauerstoffaufnahme ist also von kardiozirkulatorischen Funktionen (Schlagvolumen und Herzfrequenz) sowie respiratorischen und metabolischen Funktionen (arteriell-venöse Sauerstoffdifferenz) abhängig.

Durch die Oxidation von Kohlehydraten und Fettsäuren wird Kohlendioxid frei, das die Lungen abatmen. Die oxidative Energiegewinnung ist je nach Nahrungszusammensetzung unterschiedlich. Das Verhältnis von Sauerstoffaufnahme zu Abgabe wird als respiratorischer Quotient bezeichnet und beträgt bei gemischter Ernährung (typisches Verhältnis von Kohlenhydraten zu Fetten) 0,85. Unter körperlicher Belastung steigen Sauerstoffaufnahme und Kohlendioxidabgabe linear und proportional an bis zum aerob-anaeroben Übergang. An diesem Punkt, der individuell unterschiedlich bei 40–70 % der maximalen Sauerstoffaufnahme liegt, reicht die Sauerstoffaufnahme nicht mehr für die oxidative Energiegewinnung aus, so dass zusätzlich durch anaerobe Energiegewinnung Laktat entsteht. Laktat wird durch Natriumbicarbonat gepuffert, es entsteht zusätzliches Kohlendioxid, das die Atmung stimuliert und so abgeatmet werden kann. An der aerob-anaeroben Schwelle steigt also das

Laktat an, der respiratorische Quotient wird > 1 und die Ventilation/Kohlendioxidabgabe steigt exponentiell und überproportional zur Sauerstoffaufnahme an.

Indikationen

Wesentliche Anwendungsgebiete in der Arbeitsmedizin sind:

- ▶ Objektivierung der Leistungsfähigkeit im Rahmen von Vorsorge, insbesondere zur Differenzierung zwischen Trainingsmangel und Erkrankung,
- ▶ Objektivierung der Leistungsfähigkeit im Rahmen der Begutachtung,
- ▶ Eingrenzung, ob kardiale oder ggf. BK-bedingte pulmonale Erkrankungen leistungslimitierend sind,
- ▶ Differenzialdiagnose der Belastungsdyspnoe,
- ▶ Differenzialdiagnose der anstrengungsinduzierten Atemwegsobstruktion.

Insbesondere zur Beantwortung der Frage, welchen Einfluss eine als Berufskrankheit zur Diskussion stehende pulmonale Erkrankung an der Einschränkung der Leistungsfähigkeit hat, ist die Spiroergometrie in vielen Fällen unentbehrlich.

Nach den Empfehlungen der ACC/AHA werden folgende Indikationen für die Spiroergometrie angegeben (Übersetzung der Verfasser; Klassifizierung siehe Box 39.3), die sich weitgehend mit den Empfehlungen der Deutschen Gesellschaft für Pneumologie decken:

- ▶ Klasse I:
  - Beurteilung der Leistungsfähigkeit und des Therapieerfolgs bei Patienten mit chronischer Herzinsuffizienz, für die eine Herztransplantation in Betracht gezogen wird.
  - Hilfestellung bei der Differenzierung zwischen kardial und pulmonal verursachter Belastungsdyspnoe oder gestörter Leistungsfähigkeit, wenn die Ursache nicht gesichert ist.
- ▶ Klasse IIa:
  - Beurteilung der Leistungsfähigkeit, sofern medizinisch indiziert bei Patienten, bei denen die subjektive Einschätzung der maximalen Leistung unzuverlässig ist.

- ▶ Klasse II b:
  - Beurteilung des Erfolgs spezifischer therapeutischer Interventionen, für die Verbesserung der Leistung ein wichtiges Ziel darstellt,
  - Bestimmung der Intensität des Belastungstrainings als Teil eines umfassenden kardialen Rehabilitationsprogramms.
- ▶ Klasse III:
  - Routine zur Beurteilung der Leistungsfähigkeit,
  - Analyse von Gasaustauschstörungen,
  - Verdacht auf Anstrengungsasthma,
  - Diagnostik eines pulmonalen Hochdrucks,
  - Beurteilung der Prognose,
  - Indikationsstellung und Beurteilung von therapeutischen Interventionen.

Belastungsprotokoll

Die Belastung kann in Analogie zu oben Gesagtem mit Laufband- oder Fahrradergometer durchgeführt werden. Abweichend vom Belastungs-EKG wird für die Spiroergometrie eine Rampenbelastung mit minütlicher Steigerung der Belastung empfohlen. Alternativ dazu gibt es die Steady-state-Belastung mit festgelegten Untersuchungsstufen, die jeweils für 3–5 min bis zum Erreichen eines Gleichgewichts (zumindest unterhalb der aerob-anaeroben Schwelle) beibehalten wird. Die Belastung sollte innerhalb 8–12 min zur Ausbelastung führen. Da es für viele Aspekte der Spiroergometrie keine als verbindlich betrachteten Leitlinien gibt, werden auch Abweichungen von diesen Protokollen praktiziert: So hat sich bewährt, mit einer Dauer von 4 min auf jeder Belastungsstufe einen Kompromiss zwischen weitestgehendem Erreichen des Steady State und tolerabler Gesamtbelastungszeit (z. B. 3-mal 4 min) zu erzielen. Die Verwendung desselben Belastungsprotokolls wie beim Belastungs-EKG in ein und demselben Labor hat dagegen den Vorteil, dass beide Untersuchungen in einem durchgeführt werden können und so besser vergleichbar sind.

Messgrößen und ihre Interpretation

Bei der Spiroergometrie werden dieselben Messgrößen wie beim Belastungs-EKG abgeleitet, da die in Box 39.5 aufgeführten Abbruchkriterien, die auch für die Spiroergometrie gelten, z. T. auf diesen Messgrößen beruhen. Die folgenden Messgrößen sind für die Spiroergometrie spezifisch. Neben dem EKG werden bei der Spiroergometrie Atemfluss bzw. Volumen gemessen, CO_2- und O_2-Konzentration in der Atemluft. Die Aufstellung der gemessenen und abgeleiteten Größen berücksichtigt nur die wichtigsten Werte und gibt kurze Hinweise zur Interpretation, da die Spiroergometrie in der Arbeitsmedizin zunächst spezialisierten Einrichtungen vorbehalten bleibt und eine klinisch valide Befundung erhebliche Erfahrung erfordert. Hier wird v. a. auf das Lehrbuch von Kroidl et al. (2007) verwiesen.

O_2-Aufnahme (VO_2) und CO_2-Abgabe (VCO_2).

Die O_2-Aufnahme ist ein Maß für die individuell erbrachte Leistung. Sie korreliert mit der Herzfrequenz und der äußeren am Ergometer registrierten Leistung. Die höchste individuell mögliche Sauerstoffaufnahme wird als VO_2max bezeichnet und ist durch ein Plateau bei weiter ansteigender Leistung gekennzeichnet. VO_2peak ist die vom Patienten aktuell symptomlimitiert erreichte maximale Sauerstoffaufnahme. Die maximale Sauerstoffaufnahme gilt als Goldstandard der kardiopulmonalen Leistungsfähigkeit. Eine Verminderung bedeutet eine eingeschränkte Leistungsfähigkeit, Angaben über die Ursache sind nicht möglich.

Die CO_2-Abgabe ist eine wichtige Messgröße für die Bestimmung der aerob-anaeroben Schwelle und des Atemäquivalents von CO_2.

Atemäquivalente für O_2 und CO_2.

Die Atemäquivalente sind ein Maß für die Atemökonomie. Sie werden berechnet als Quotienten aus Atemminutenvolumen und O_2-Aufnahme (VE/VO_2) bzw. CO_2-Abgabe (VE/VCO_2). Sie nehmen bis zur aerob-anaeroben Schwelle ab und steigen danach exponentiell an. Ein erhöhtes Atemäquivalent auf einer gegebenen Belastungsstufe zeigt eine verringerte Leistungsfähigkeit an, unabhängig von der Ursache. Charakteristische Kurvenverläufe unter Belastung sollen die Differenzierung verschiedener Ursachen ermöglichen.

Aerob-anaerobe Schwelle.

Die aerob-anaerobe Schwelle bezeichnet den Übergang des Muskelmetabolismus von aerobe auf partiell anaerobe Energiegewinnung. Die Schwelle kann durch den Anstieg des Blutlaktats bestimmt werden, aber auch durch ventilatorische Größen, was aber bei Patienten mit pulmonalen Erkrankungen oft schlechter gelingt. Die V-Slope-Methode (Abb. 39.4) ist die am besten etablierte Methode. Die aerob-anaerobe Schwelle und mithin die Sauerstoffaufnahme an diesem Punkt sind von der Mitarbeit unabhängig und daher als Maß für die Leistungsfähigkeit für Begutachtungen besonders geeignet. Die aerob-anaerobe Schwelle ist auch die Dauerleistungsgrenze für dynamische Arbeit.

Maximale Ventilation/Atemgrenzwert (= maximale willkürliche Ventilation).

Das Verhältnis der Ventilation am Punkt der maximalen Leistung (maximale Ventilation) zum Atemgrenzwert ($FEV_1 \times 35$ nach Tiffeneau) gibt die Atemreserve an, die bei Gesunden etwa 30 % beträgt. Nähert sich die maximale Ventilation weiter dem Atemgrenzwert während der Belastung, ist dies pathognomonisch für eine pulmonale Limitierung der Leistungsfähigkeit. Des Weiteren kann die Leistung, die unter Ausschöpfung des Atemgrenzwertes erreicht wird, in Beziehung zur Sollleistung des Gesunden gesetzt werden.

Totraumventilation.

Die Totraumventilation (VD/VT) ist ein Maß für das Ventilations-Perfusions-Verhältnis. Sie beträgt in Ruhe etwa 30 % des Atemzugvolumens und nimmt unter Belastung auf 10–20 % ab. Bei pulmonalen Erkrankungen ist der Anteil bereits in Ruhe höher und nimmt unter Belastung nicht ab oder sogar zu.

Sauerstoffpuls.

Der Sauerstoffpuls wird definiert als die Menge an Sauerstoff, die pro Herzschlag aufgenommen wird (VO_2/HF). Der Sauerstoffpuls steigt mit steigender Belastung an. Er ist ein Maß für die Leistungsfähigkeit und den Trainingszustand und ein indirektes Maß für das Schlagvolumen.

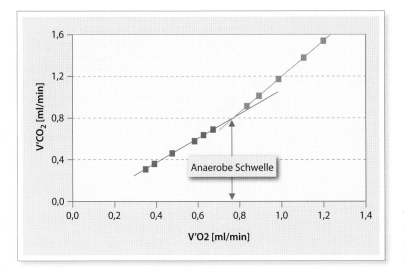

Abb. 39.4: V-Slope-Methode zur Bestimmung der aerob-anaeroben Schwelle

Eine Synopsis der Befunde bei kardialen und pulmonalen Erkrankungen ist den Empfehlungen der Deutschen Gesellschaft für Pneumologie entnommen und in Tabelle 39.5 wiedergegeben.

Endpunkte/Ausbelastungskriterien

Zur Beurteilung der Frage, ob die Ergometerbelastung der Spiroergometrie maximal war, werden die in Box 39.7 aufgeführten Kriterien herangezogen.

Tabelle 39.5: Differenzierung zwischen pulmonalen und kardialen bzw. zwischen verschiedenen pulmonalen Erkrankungen anhand spiroergometrischer Messgrößen (aus: Worth u. Breuer 1998)

Kenngröße	Kardiale Störung	Pulmonale Störung
VO_2/HF		n bis ↓
VO_2/AT	↓	n
VE/VO_2	n bis ↑	↑
VD/VT	n bis ↑	↑
AaDO2	n bis ↑	↑

VO_2 = Sauerstoffaufnahme (l/min), HF = Herzfrequenz (/min), AT = anaerobe Schwelle, VE = Atemminutenvolumen (l), VD/VT = Totraumventilation, AaDO$_2$ = arteriell-alveoläre Partialdruckdifferenz für O$_2$ (mmHg)

Box 39.7: Kriterien zur Ausbelastung bei Ergometrien

- ❏ Herzfrequenz: > 200 – Lebensalter
- ❏ Leistung (Watt): > 75% der Sollleistung
- ❏ Laktat: > 5 mmol/l
  (sichereres Kriterium > 9 mmol/l)
- ❏ pH: < 7,25
- ❏ Borg-Skala (rating of perceived exertion, RPE): > 16
- ❏ Respiratorischer Quotient: > 1
- ❏ Atemäquivalent: > 30
  (sichereres Kriterium > 35)
- ❏ arterieller Sauerstoffpartialddruck: deutlicher Abfall unter das Soll
- ❏ Atemgrenzwert: erreicht

Zusammenfassung Lungenfunktionsuntersuchungen gehören aufgrund des hohen Informationsgehalts, der einfachen Durchführbarkeit und der praktisch ubiquitären Einsetzbarkeit zu den wichtigsten Screeninguntersuchungen in der Arbeitsmedizin. Die Spirometrie ist das klassische Verfahren, welches in jeder betriebs- (und allgemein-)ärztlichen Einrichtung ähnlich der Möglichkeit zur Blutdruckmessung zur Verfügung stehen sollte. Akzeptabilitäts- und Reproduzierbarkeitskriterien sind einzuhalten. Jede Messung ist mindestens 3-mal durchzuführen. Valide durchgeführten Lungenfunktionsuntersuchungen kommt bei longitudinaler Beurteilung eine sehr hohe Aussagekraft zu.

Die Ergometrie wird in der Arbeitsmedizin unter präventiv-diagnostischer wie auch unter leistungsphysiologischer Indikation eingesetzt. Während bei symptomatischen Personen das Belastungs-EKG zur Diagnose einer stenosierenden koronaren Herzkrankheit indiziert ist, ist der Wert einer Ergometrie zur Diagnose einer myokardialen Ischämie bei asymptomatischen Personen wegen der hohen Wahrscheinlichkeit eines falsch-positiven Tests wissenschaftlich fraglich. Eingesetzt werden Stufenprotokolle und Rampenbelastungen, Letztere eignen sich vornehmlich für spiroergometrische Untersuchungen. Die Spiroergometrie erlaubt im Gegensatz zum Belastungs-EKG die gleichzeitige Beurteilung respiratorischer, kardialer, zirkulatorischer und metabolischer Funktionen während muskulärer Arbeit. Insbesondere die Differenzierung zwischen Trainingsmangel und Erkrankung sowie die Objektivierung der Leistungsfähigkeit und die Differenzialdiagnose der Belastungsdyspnoe sind wichtige Indikationen für die Spiroergometrie in der Arbeitsmedizin.

Weiterführende Literatur

Assmann G, Cullen P, Schulte H: Simple scoring scheme for calculating the risk of acute coronary events based on the 10-year follow-up of the prospective cardiovascular Munster (PROCAM) study. Circulation 2002; 105: 310–315.

Califf RM, Armstrong PW, Carver JR, D'Agostino RB, Strauss WE: 27th Bethesda Conference: matching the intensity of risk factor management with the hazard for coronary disease events. Task Force 5. Stratification of patients into high, medium and low risk subgroups for purposes of risk factor management. J Am Coll Cardiol 1996; 1007–1019.

Cole CR, Foody JM, Blackstone EH, Lauer MS: Heart rate recovery after submaximal exercise testing as a predictor of mortality in a cardiovascularly healthy cohort. Ann Intern Med 2000; 132: 552–555.

Deutsche Gesetzliche Unfallversicherung (DGUV): Grundsätze für arbeitsmedizinisch Vorsorgeuntersuchungen. 5. Aufl. Stuttgart: Gentner, 2010.

Diamond GA, Forrester JS: Analysis of probability as an aid in the clinical diagnosis of coronary-artery disease. N Engl J Med 1979; 300: 1350–1358.

Fletcher GF, Balady GJ, Amsterdam EA et al.: Exercise standards for testing and training: a state- ment for healthcare professionals from the American Heart Association. Circulation 2001; 104: 1694–1740.

Gianrossi R, Detrano R, Mulvihill D, Lehmann K, Dubach P, Colombo A, McArthur D, Froelicher V: Exercise-induced ST depression in the diagnosis of coronary artery disease. A meta-analysis. Circulation 1989; 80: 87–98.

Gibbons LW, Mitchell TL, wie M, Blair SN, Cooper KH: Maximal exercise test as a predictor of risk for mortality from coronary heart disease in asymptomatic men. Am J Cardiol 2000; 86: 53–58.

Gibbons RJ, Balady GJ, Beasley JW et al.: ACC/AHA Guidelines for Exercise Testing. A report of the American College of Cardiology/American Heart Association Task Force on Practice Guidelines (Committee on Exercise Testing). J Am Coll Cardiol 1997; 30: 260–311.

Gibbons RJ, Balady GJ, Bricker IT et al.: ACC/AHA 2002 guideline update for exercise testing: summary article. Committee to Update the 1997 Exercise Testing Guidelines. J Am Coll Cardiol 2002; 40: 1531–1540.

Kroidl RF, Schwarz S, Lehnigk B: Kursbuch Spiroergometrie. Stuttgart: Thieme, 2007.

Laukkanen JA, Kurl S, Lakka TA et al.: Exercise-induced silent myocardial ischemia and coronary morbidity and mortality in middle-aged men. J Am Coll Cardiol 2001; 38: 72–79.

Löllgen H, Ulmer HN, Crean P: Recommendations and standard guidelines for exercise testing. Report of the Task Force Conference on Ergometry, Titisee 1987. Eur Heart J 1988; 9: 3–37.

Löllgen H: Kardiopulmonale Funktionsdiagnostik. Nürnberg: Novartis, 2000.

Löllgen HK, Erdmann E: Ergometrie: Belastungsuntersuchungen in Klinik und Praxis. Berlin, Heidelberg New York: Springer, 2000.

McNeer JF, Margolis JR, Lee KL, Kisslo JA, Peter RH, Kong Y, Behar VS, Wallace AG, McCants CB, Rosati RA: The role of the exercise test in the evaluation of patients for ischemic heart disease. Circulation 1978; 57: 64–70.

Michaelides AP, Psomadaki ZD, Dilaveris PE, Richter DJ, Andrikopoulos GK, Aggeli KD, Stefanadis CI, Toutouzas PK: Improved detection of coronary artery disease by exercise electrocardiography with the use of right precordial leads. N Engl J Med 1999; 340: 340–345.

Nordenfelt I, Adolfsson L, Nilsson JE, Olsson S: Reference values for exercise tests with continuous increase in load. Clin Physiol 1985; 5: 161–172.

Shaw LJ, Peterson ED, Shaw LK, Kesler KL, DeLong ER, Harrell FE Jr., Muhlbaier LH, Mark DB: Use of a prognostic treadmill score in identifying diagnostic coronary disease subgroups. Circulation 1998; 98: 1622–1630.

Tanaka H, Monahan KD, Seals DR: Age-predicted maximal heart rate revisited. J Am Coll Cardiol 2001; 37: 153–156.

Wasserman K, Hansen JE, Sue DY, Casaburi R, Whipp BJ: Principles of exercise testing and interpretation. Philadelphia: Lippincott Williams & Wilkins, 2000.

Worth H, Breuer HM: Deutsche Gesellschaft für Pneumologie: Empfehlungen zur Durchführung und Bewertung von Belastungsuntersuchungen in der Pneumologie. Pneumologie 1998; 52: 225–231.

40 Inhalative Provokationstestungen

G. Triebig und D. Nowak

40.1 Unspezifische Inhalative Provokation

40.1.1 Einleitung

Die Unspezifische Bronchiale Hyperreaktivität (UBH; synonym: bronchiale Überempfindlichkeit) stellt eine pathologisch gesteigerte Bronchokonstriktion nach Inhalation von chemischen, physikalischen und pharmakologischen Reizen dar. Sie ist wesentliches Merkmal des Asthma bronchiale und oft schon im Frühstadium nachweisbar.

Die Prävalenz der UBH bei gesunden Erwachsenen liegt bei 20–30 %. Eine Überempfindlichkeit der Atemwege kommt indes unter zahlreichen Konstellationen gehäuft vor, u. a. bei:

▶ Asthma bronchiale (hier nahezu pathognomonisch),
▶ allergischer Rhinitis,
▶ chronischer Bronchitis, chronisch-obstruktiver Bronchitis,
▶ Atemwegsinfekten,
▶ lungengesunden Rauchern,
▶ Patienten mit kardialen Erkrankungen, z. B. Linksherzinsuffizienz.

! Die unspezifische bronchiale Hyperreaktivität ist ein in der Allgemeinbevölkerung häufig vorkommender Befund. Beim Asthma bronchiale ist sie nahezu pathognomonisch.

40.1.2 Diagnostik

Für die Erfassung und Bewertung der UBH gibt es mehrere Empfehlungen. Für die arbeitsmedizinische Praxis ist einerseits auf die Leitlinie „Lungenfunktionsprüfungen in der Arbeitsmedizin" der Deutschen Gesellschaft für Arbeitsmedizin und Umweltmedizin e.V. (Stand 2008) und zum anderen auf die Empfehlungen in den Grundsätzen für arbeitsmedizinische Vorsorgeuntersuchungen der Deutschen Gesetzlichen Unfallversicherung hinzuweisen. Aufgrund der positiven Erfahrungen hat sich der „Methacholin-Stufentest" durchgesetzt. Einstufige Testverfahren sind demgegenüber nicht zu empfehlen, da sie keine Bestimmung einer Dosis-Wirkungs-Kurve erlauben. In Box 40.1 sind die Indikationen und Kontraindikationen aufgeführt.

Besondere Vorsicht ist geboten, wenn in der Vorgeschichte ein Status asthmaticus oder ein anaphylaktischer Schock eruierbar ist.

Bis etwa eine Stunde vor der Untersuchung sollte nicht geraucht werden, um das Ergebnis nicht zu beeinflussen.

Eine antiobstruktive Therapie beeinflusst das Testergebnis und muss je nach Fragestellung abgesetzt bzw. bei der Interpretation des Ergebnisses berücksichtigt werden.

Nachfolgend werden für die wichtigsten antiobstruktiv wirksamen Medikamente die Mindestzeiträume für eine Karenz angegeben:

▶ β_2-Sympathomimetika inhalativ
  ▪ kurz wirksame   8 h
  ▪ lang wirksame   48 h
▶ β_2-Sympathomimetika oral   12 h
▶ Parasympatholytika inhalativ
  ▪ kurz wirksame   8 h
  ▪ lang wirksame   24 h
▶ Theophyllin u. -derivate   12–24 h
▶ Antihistaminika   48 h
▶ DNCG   24 h

> **Box 40.1: Indikationen und Kontraindikationen bei der Untersuchung der unspezifischen bronchialen Hyperreaktivität (nach Klein 1997)**
>
> **Indikationen**
> 1. Anamnestisch Anfälle von Atemnot ohne klinisches oder lungenfunktionsanalytisches Korrelat
> 2. Husten unklarer Genese (nach Ausschluss anderer Ursachen)
> 3. „Inadäquate" Atemnot unter Belastung
> 4. Gutachterliche Fragestellungen
> 5. Arbeitsmedizinische Fragestellungen
> 6. Wissenschaftliche Fragestellungen
> 7. Epidemiologische Fragestellungen
>
> **Kontraindikationen**
> 1. Mittelschwere und schwere Atemwegsobstruktion
> 2. Schwere kardiale Erkrankungen, insbesondere bradykarde Rhythmusstörungen, Gebrauch von Parasympathomimetika
> 3. Spirometrieinduzierte Obstruktion (gilt nicht für ganzkörperplethysmografische Messung)
> 4. Exazerbation eines Asthma bronchiale
> 5. Schwere arterielle Hypertonie
> 6. Schwangerschaft

- Nedocromil-Natrium — 24 h
- Ketotifen — 48 h
- Leukotrienantagonisten — 5 Tage
- Kortikosteroide — 14 Tage

Orale und inhalative Kortikoide haben eine abschwächende Wirkung auf die bronchiale Reagibilität, wobei klare Grenzdosen aus der Literatur nicht bekannt sind. Idealerweise sollten Kortikoide 14 Tage vor der Untersuchung abgesetzt werden. Dies ist aus klinischen Gesichtspunkten heraus nicht immer möglich, so dass auch unter Weiterführung der Kortikoidmedikation provoziert wird. Dies muss dann dokumentiert und bei der Beurteilung erwähnt und berücksichtigt werden.

Bei Theophyllin ist im Zweifelsfall eine Serumbestimmung erforderlich. Die Wirkungsdauer der meisten Antihistaminika beträgt 4 bis 6 Tage. DNCG, Ketotifen und Nedocromil-Natrium haben einen antiinflammatorischen Effekt, der über 40 Stunden hinausgeht. Eine verminderte Hyperreagibilität der Bronchialschleimhaut ist damit möglich. Ein positives Ergebnis liegt vor, wenn eine der nachfolgenden Bedingungen bei einer Gesamtdosis von mind. 0,30 mg Methacholin erfüllt ist:

- Verdoppelung des Atemwegswiderstandes (Raw) und Anstieg auf mindestens 0,6 kPs/l,
- Verdoppelung des spezifischen Atemwegswiderstandes (sRaw) und Anstieg auf mindestens 2,0 kPas,
- Abfall des FEV_1 um mindestens 20 %.

In Tabelle 40.1 ist eine Graduierung der UBH nach Methacholin-Inhalation mittels 5-Stufen-Provokationstest dargestellt. Durch die Kombination von Bodyplethysmografie und Spirometrie lässt sich eine hohe Spezität erreichen. Die Bodyplethymografie scheint sensitiver zu sein, aber weniger spezifisch als die Spirometrie.

> **!** Zum Nachweis und zur Bewertung des Schweregrades der unspezifischen bronchialen Hyperreaktivität ist der 5-Stufen-Provokationstest mit Methacholin vorzuziehen.

Die Kaltluftprovokation bedient sich eines weiteren unspezifischen, dabei nichtpharmakologischen

Tabelle 40.1: Graduierung der unspezifischen bronchialen Hyperreaktivität nach dem 5-Stufen-Provokationstest mit 0,33%iger Methacholin-Lösung (Provokit®)

Stufe	Kumulative Dosis [µg]	Bewertung
1	15	hochgradig
2	45	hochgradig
3	106	mittelgradig
4	228	mittelgradig
5	471	leichtgradig

Stimulus zum Nachweis oder Ausschluss einer unspezifischen Atemwegsüberempfindlichkeit. Während sie v.a. im Kindesalter eine weite Verbreitung erfahren hat, ist die Anwendung aufgrund des doch vergleichsweise größeren apparativen Aufwands in der arbeitsmedizinisch-pneumologischen Diagnostik bei Erwachsenen eher gering.

40.2 Arbeitsplatzbezogener Inhalationstest

40.2.1 Einleitung

Der Arbeitsplatzbezogene Inhalationstest (AIT) ist eine in der Arbeitsmedizin seit langem etablierte Untersuchungsmethode. Er gilt als diagnostischer „Goldstandard", vor allem für die Berufskrankheiten BK 1315 (Erkrankungen durch Isocyanate), BK 4201 (exogen-allergische Alveolitis), BK 4301 (obstruktive Atemwegserkrankung aus allergischer Ursache) und BK 4302 (obstruktive Atemwegserkrankung aus chemisch-irritativer oder toxischer Ursache).

Der AIT ermöglicht es zu untersuchen, ob
- eine spezifische oder nur eine unspezifische Reaktion im Bereich der Atemwege vorliegt,
- die angegebenen Symptome dem Bronchialsystem zugeordnet werden können,
- die Arbeitsstoffe aktuell krankheitsauslösend sind.

> **!** Der AIT gilt für viele Fragestellungen als „Goldstandard" zur Diagnostik einer beruflich bedingten Atemwegserkrankung.

Die von der Arbeitsgruppe „Arbeitsbedingte Gefährdungen und Erkrankungen der Lunge und der Atemwege" der DGAUM veröffentlichte Leitlinie „Arbeitsplatzbezogener Inhalationstest" geht von einem erweiterten Konzept aus. Es berücksichtigt die Anwendung sowohl von nativen Arbeitsstoffen als auch von Allergenlösungen zum Nachweis bzw. Ausschluss charakteristischer Reaktionen im Bereich der tieferen Atemwege und des oberen Respirationstrakts (Nasenschleimhaut).

40.2.2 Indikationen und Kontraindikationen

Der AIT ist in der Regel indiziert, um die Diagnose zu sichern, d. h. dem rechtlichen Anspruch „die Krankheit mit an Sicherheit grenzender Wahrscheinlichkeit nachzuweisen" zu entsprechen und damit den Ursachenzusammenhang zwischen beruflicher Exposition einerseits und der Erkrankung am Erfolgsorgan andererseits zu beurteilen. Die spezifische Diagnose hat zudem weit reichende Konsequenzen für Therapie und Prävention.

Eine weitere Indikation kann sich aus der Tatsache ergeben, dass Anamnese, Symptome und weitere Untersuchungsresultate, z. B. immunologische Befunde, keine eindeutige Diagnose erlauben.

Sofern sich aus der Arbeitsanamnese (zeitlicher Bezug der Symptome zur Exposition) und dem sicheren Nachweis von Sensibilisierungen gegenüber dem Berufsallergen eine zweifelsfreie Konstellation ergibt, ist die Frage, ob ein AIT erforderlich ist, kritisch zu prüfen. Dies gilt in besonderer Weise für Provokationstestungen mit Typ-III-Allergenen, da eine provokationsbedingte akute Alveolitis einen Fibroseschub auslösen kann. Der AIT ist in der Regel kontraindiziert, wenn
- Symptome einer akuten Entzündung bzw. eines Infekts der oberen oder unteren Atemwege bestehen,
- eine deutliche Atemwegsobstruktion vorliegt (Anhaltspunkt: Atemwegswiderstand R_{aw} größer als 0,5 kPas/l bzw. sR_{aw} größer als 1,5 kPas, $FEV_1 \leq 70\,\%$ des Sollwerts),
- eine Hypoxämie und/oder Hyperkapnie nachweisbar sind,
- aktuell eine Medikation mit einem Betablocker oder einem Bronchodilator besteht,
- extrapulmonale Erkrankungen vorliegen, die den Patienten gefährden. Dazu zählen schwere kardiale Erkrankungen, insbesondere Rhythmusstörungen, ein behandlungsbedürftiges zerebrales Krampfleiden sowie eine schwere arterielle Hypertonie,
- eine Schwangerschaft vorliegt.

40.2.3 Voraussetzungen, Durchführung und Vorteile des arbeitsplatzbezogenen Inhalationstests

Vor der Durchführung des AIT gilt es, folgende Voraussetzungen zu beachten:
- Ausschluss von Kontraindikationen,
- Aufklärung und Einwilligung des Probanden,
- apparative und technische Ausstattung einschließlich der Bestimmung der Arbeitsstoffkonzentrationen in der Luft,
- ggf. Absetzen von Atemwegstherapeutika (Mindestabsetzfristen s. Abschnitt 40.1.2),
- Kenntnis des Grades der unspezifischen Atemwegsempfindlichkeit (Methacholin-Provokation) und des Sensibilisierungsgrades (Anamnese, Prick-Test-Befund, spezifisches IgE),
- Beginn der Provokation nach Möglichkeit mit der Trägersubstanz (Kochsalzlösung, Laktose, Raumluft etc.),
- Überwachung und Kontrolle durch den Arzt.

Arbeitsplatzbezogene Inhalationstests mit Allergenen können ambulant durchgeführt werden, wenn keine besonderen Risiken bestehen und keine schwerwiegenden Reaktionen zu erwarten sind. Als besondere Risiken sind anzusehen:
- Hinweise für eine stark ausgeprägte Sensibilisierung,
- lebensbedrohliche Asthmaanfälle in der Vorgeschichte,
- bekanntermaßen schwer zu dosierende Allergene (z. B. Enzyme).

Eine stationäre Diagnostik ist dann in Erwägung zu ziehen, wenn anamnestisch eine stark ausgeprägte Spätreaktion, insbesondere bei einer exogen-allergischen Alveolitis, wahrscheinlich ist.

Der Einsatz von Allergenlösungen anstelle von nativem Material ist im Falle von gut charakterisierten, kommerziell erhältlichen Extrakten (z. B. für Mehle, Tierepithelien) vorzuziehen. Das Ausmaß der unspezifischen Atemwegsempfindlichkeit und der Sensibilisierungsgrad bestimmen die Ausgangskonzentration für die bronchiale Provokation.

Sofern Anamnese und positiver Befund zweifelsfrei übereinstimmen, ist von einer „zweifelsfreien Diagnose" auszugehen.

Im Falle eines „negativen Befundes" ist die Möglichkeit eines „falsch-negativen Ergebnisses" in Erwägung zu ziehen und im Rahmen einer Provokation mit dem nativen Arbeitsstoff zu kontrollieren.

Beim AIT mit nativen Stoffen soll die Tätigkeit des Versicherten am Arbeitsplatz möglichst exakt simuliert werden. Dies bedeutet, dass beispielsweise der Bäcker das Mehl verwirbelt, der Lackierer den Beschichtungsstoff mittels elektrischer Spritzpistole versprüht oder der Landwirt Heustaub aufwirbelt.

Hierfür ist in der Regel eine separate Expositionskammer erforderlich. Diese sollte nach Möglichkeit mit einer technischen Be- und Entlüftungsanlage ausgestattet sein, um eine Kontamination der angrenzenden Räume zu vermeiden und die ursprüngliche Raumluftsituation rasch wiederherzustellen.

Da beim AIT die Produkte zum Einsatz kommen, die der Versicherte am Arbeitsplatz verwendet, ist vorab sicherzustellen, dass darin der als Ursache vermutete Arbeitsstoff vorhanden ist. Die hierfür erforderlichen Informationen können den Ermittlungsberichten des Unfallversicherungsträgers, den Mitteilungen der Produkthersteller oder den technischen Sicherheitsdatenblättern entnommen werden.

Bei Expositionen mit chemisch-irritativ wirkenden Stäuben, Rauchen, Dämpfen oder Gasen, z. B. Isocyanate, Kolophonium, bestimmte organische Lösungsmittel, ist darauf zu achten, dass die zulässigen Luftgrenzwerte (MAK-Wert) bzw. Kurzzeitwerte eingehalten sind. Hierfür stehen verschiedene Analysenverfahren zur Verfügung: Farbprüfröhrchen, Aktivkohleröhrchen mit nachfolgender gaschromatografischer Analyse, Infrarotspektrometrie oder stoffspezifische, direktanzeigende Messverfahren.

Vor der Exposition mit dem staubförmigen Arbeitsstoff wird üblicherweise als „Leerkontrolle" Laktosepulver verstäubt und inhaliert, um beurteilen zu können, ob eine generalisierte Reaktionsbereitschaft bereits schon auf „inerte"

Stäube besteht. Die Applikation von Laktose ist das Analogon zur initialen Gabe der Trägerlösung (meist isotone Kochsalzlösung) bei der Provokationstestung mit standardisierten Allergenextrakten.

Um falsch-positive Provokationsergebnisse ausschließen zu können, wird alternativ die Lungenfunktion an einem anderen Tag zu den gleichen Uhrzeiten wie am „Expositionstag" zu bestimmen sein („Kontrolltag"), jedoch ohne dass eine Exposition vorangegangen ist. In einigen Lungenfunktionslabors werden an diesem „Kontrolltag" zur gleichen Uhrzeit, bei der am Expositionstag der Arbeitsstoff gegeben wurde, „inerte" Staubproben, z. B. Laktose oder Tapiokamehl, appliziert.

Zur Beurteilung einer allergischen Rhinitis bzw. eines Asthma bronchiale sind folgende Kriterien heranzuziehen:

- ▶ typische gesundheitliche Beschwerden des Probanden,
- ▶ klinische Befunde, z. B. Niesattacken, Fließschnupfen, Giemen und Brummen, Konjunktivitis,
- ▶ signifikante Veränderung spezifischer Lungenfunktionsparameter (R_{tot}, SR_{tot}, ITGV) und/oder der Rhinomanometrie (Flussraten).

Der AIT wird bis zum Erreichen der maximalen Expositionshöhe oder bei Auftreten des Abbruchkriteriums durchgeführt. Bei Sofortreaktionen können wenige Minuten ausreichend sein. Gewöhnlich beträgt die Expositionsdauer maximal 30–60 Minuten. Der AIT ist abzubrechen, wenn ein Positivkriterium erreicht ist, extrapulmonale Symptome auftreten, die den Probanden gefährden würden oder der Patient die Untersuchung abbricht.

Als Positivkriterien für die Bronchialobstruktion gelten:

- ▶ Verdopplung des Atemwegswiderstandes (R_{aw}) oder des spezifischen Atemwegswiderstandes (sR_{aw}) auf $R_{aw} > 0,5$ kPas/l oder $sR_{aw} > 2,0$ kPas und/oder
- ▶ Abfall der FEV_1 um mindestens 20%.

Die Steigerung der unspezifischen bronchialen Hperreaktivität nach Arbeitsstoffbelastung um mindestens eine Verdoppelungsdosis kann in Einzelfällen für die Diagnosefindung hilfreich sein.

Bei der Befundinterpretation des AIT ist der zeitliche Abstand zwischen letzter beruflicher Exposition und Durchführung des AIT zu berücksichtigen.

Als positive nasale Reaktion gilt ein Abfall des nasalen Flows um mehr als 40% bei 150 Pa und/oder das Auftreten von Fließschnupfen, nasalen Irritationen und Fernsymptomen.

Zum Nachweis einer Alveolitis sind sowohl pulmonale als auch systemische Reaktionen heranzuziehen. Bezüglich der Diagnosekriterien für die exogen-allergische Alveolitis wird auf Kap. 9.1 verwiesen.

Eine berufliche Verursachung der chronisch-obstruktiven Bronchitis lässt sich durch einen „negativen AIT" grundsätzlich nicht ausschließen.

Die diagnostischen Grenzen des AIT ergeben sich häufig dadurch, dass geeignete Möglichkeiten, Arbeitsstoffe entsprechend der Gegebenheit am Arbeitsplatz zu applizieren, fehlen. Die erneute Exposition unter realen Arbeitsbedingungen kann ebenfalls als AIT interpretiert werden. Dieser ist jedoch aus praktischen, finanziellen, arbeitstechnischen und juristischen Gründen kaum durchführbar. In diesem Zusammenhang ist zu beachten, dass Überschreitungen der Luftgrenzwerte am Arbeitsplatz vorkommen können und somit für die Entstehung der Erkrankung ursächlich sind. Unter solchen Bedingungen schließt ein „negativer AIT" eine berufliche Verursachung nicht aus. In diesen Fällen muss sich die Beurteilung des Ursachenzusammenhangs auf den örtlichen und zeitlichen Zusammenhang, andere Befunde und arbeitsmedizinische Erkenntnisse stützen.

Die diagnostische Aussagekraft eines AIT ist bei chemisch-irritativ wirksamen Arbeitsstoffen limitiert. Im Vergleich zu Atemwegsallergie sind die pathophysiologischen Mechanismen für das toxische Asthma bronchiale in weiten Bereichen noch unbekannt. Eine valide Aussage lässt sich nur dann begründen, wenn ausreichende Kenntnisse zur Toxikokinetik und Toxikodynamik der

Arbeitsstoffe im Bereich der tieferen Atemwege vorliegen und zwischen Arbeitsanamnese und dem Ergebnis des AIT keine Widersprüche auftreten bzw. mögliche Diskrepanzen plausibel erklärt werden können.

> **!** Eine berufliche Verursachung der chronisch-obstruktiven Bronchitis lässt sich durch einen „negativen AIT" grundsätzlich nicht ausschließen.

Der Einsatz neuer Methoden einer nichtinvasiven Bestimmung von Effekten im Respirationstrakt, z. B. Bestimmung von NO oder Biomarkern im Atemkondensat, bedarf der weiteren klinischen Forschung.

Fallbeispiel 1   Der zum Untersuchungszeitpunkt 39 Jahre alte Mann arbeitete in einer Großdruckerei. Zum Beschichten werden Lacksysteme eingesetzt, die als Vernetzer polyfunktionelle Aziridine (PFA) enthalten. Aus der Krankheitsvorgeschichte ist eine allergische Kontaktdermatitis (Urtikaria) bekannt. Atemnot und Engegefühl in der Brust sind meist nach der Arbeit aufgetreten und haben sich zum Ende der Arbeitswoche hin verstärkt. An den Wochenenden sowie im Jahresurlaub seien die Symptome geringer ausgeprägt gewesen.

Die körperliche und kardiopulmonale Untersuchung ergab einen regelrechten Befund. Der unspezifische bronchiale Provokationstest war positiv. Im Rahmen des AIT hat der Versicherte ca. 100 ml des Vernetzers, der neben PFA auch Methylacetat und Aceton enthalten hat, verstrichen. Die Luftkonzentration hat ca. 400 ppm (Methylacetat) und ca. 1000 ppm (Aceton) ausgemacht. Während der Exposition traten keine Symptome auf, ca. 6 Stunden nach Expositionsende beklagt der Versicherte Atemnot. Es fielen Konjunktivitis, Lidödeme und Quaddeln im Gesicht und am Hals auf.

Wie der Abbildung 40.1 zu entnehmen ist, kam es 6 Stunden nach Expositionsende zu einem signifikanten Anstieg (Verdoppelung) der Atemwegswiderstände mit einem Maximum von 0,7 kPas/l und parallel dazu einem Anstieg des ITGV. Nach Bronchospasmolyse (2 Hub Sultanol®) traten Beschwerdefreiheit und eine Normalisierung der Atemwegswiderstände ein. Bis ca. 24 Stunden nach Expositionsende trat keine Atemwegsobstruktion auf.

Fazit: In Übereinstimmung von Anamnese und AIT ist das Vorliegen einer bronchopulmonalen Spätreaktion auf polyfunktionelle Aziridine im Sinne einer Berufskrankheit BK 4301 (obstruktive Atemwegserkrankung aus allergischer Ursache) zu bestätigen. Die zuständige Berufsgenossenschaft hat den medizinischen Sachverhalt zwar bestätigt. Da der Versicherte den Beruf nicht aufgegeben hat, war die rechtliche Voraussetzung der Berufskrankheit BK 4301 nicht gegeben.

Fallbeispiel 2   Der 58 Jahre alte Mann bemerkte nach etwa sechsmonatiger Tätigkeit als Fahrzeuglackierer Reizhusten, Atemnot, Fieber und Gliederschmerzen. Von der Berufsgenossenschaft wurde ermittelt, dass der Härter des Klarlackes Hexamethylen-1,6-Diisocyanat (HDI) enthält. Im Rahmen des AIT verstreicht der Versicherte ca. 0,5 kg des 2-Komponenten-Lackes. Die Bestimmung der HDI-Konzentration in der Luft (TLD-1-Gasdetektor, Fa. Zellweger) ergibt maximal 2 ppb (MAK-Wert: 5 ppb).

Wie aus Abbildung 40.2 ersichtlich, sind die typischen pulmonalen und systemischen Befunde einer EAA (Abnahme der Vitalkapazität, Absinken des Sauerstoffpartialdrucks, Anstieg der Körpertemperatur, Zunahme der Gesamtleukozytenzahl) aufgetreten.

Fazit: Die Verdachtsdiagnose einer Isocyanat-Alveolitis konnte mittels AIT gesichert werden. Dem Vorschlag, eine Berufskrankheit BK 1315 anzuerkennen und zu entschädigen, hat sich die zuständige Berufsgenossenschaft angeschlossen. Der Versicherte ist nach einer innerbetrieblichen Umsetzung nicht mehr gegenüber Isocyanaten exponiert.

40.2.4   Vorteile des arbeitsplatzbezogenen Inhalationstests

Die Vorteile des arbeitsplatzbezogenen Inhalationstests lassen sich somit wie folgt zusammenfassen:
- ▶ maximale Arbeitsplatzrelevanz,
- ▶ hohe Spezifität und Sensitivität,
- ▶ geringe bzw. vernachlässigbare Gefährdung (bei Beachtung der Ein- bzw. Ausschlusskriterien),
- ▶ Quantifizierung der Schwere der gesundheitlichen Wirkungen.

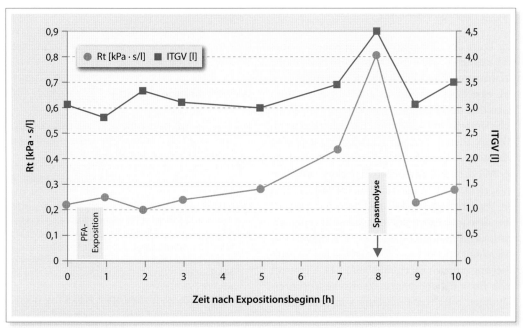

Abb. 40.1: Zeitlicher Verlauf von Atemwegswiderstand (Rt) und intrathorakalem Gasvolumen (ITGV) nach Exposition gegenüber polyfunktionellen Aziridinen (PFA) bei einer verzögerten asthmatischen Reaktion

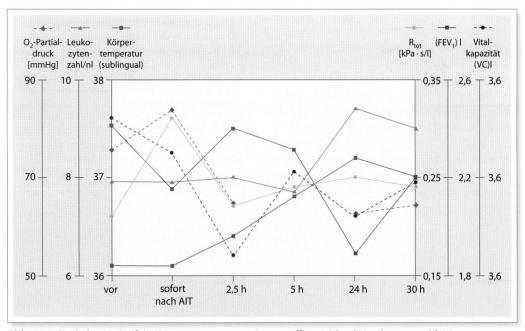

Abb. 40.2: Zeitlicher Verlauf der Diagnoseparameter Sauerstoffpartialdruck, Leukozytenzahl, Körpertemperatur, Atemwegswiderstand (R_{tot}), FEV_1 und Vitalkapazität vor und nach Exposition gegenüber einem Isocyanat-(HDI)-haltigen Zwei-Komponenten-Lack bei einer alveolitischen Reaktion

40.2.5   Komplikationen

Zur Frage der Komplikationen im Rahmen eines AIT existieren umfangreiche arbeitsmedizinische Erfahrungen. Diese bestätigen übereinstimmend, dass es sich bei dem AIT um eine im Lungenfunktionslabor des erfahrenen Untersuchers ungefährliche Untersuchungsmethode handelt. Dies ist im Wesentlichen darauf zurückzuführen, dass eine Überdosierung in der Regel vermieden wird, da der AIT der betriebsüblichen Expositionssituation entspricht. Zudem gilt zu berücksichtigen, dass der Versicherte beim AIT nicht erstmalig gegenüber dem interessierenden Arbeitsstoff exponiert wird. Ein „Priming-Effekt", wie er bei anderen Untersuchungsmethoden infolge iatrogener Sensibilisierung möglich ist, entfällt beim AIT. Dies trifft auch für mögliche pharmazeutische Verunreinigungen oder Verwechslung von Prüfstoffen zu.

Zusammenfassung Zur Diagnosefindung einer unspezifischen bronchialen Hyperreagibilität stehen mehrere valide Untersuchungsverfahren zur Verfügung. Im Rahmen der arbeitsmedizinischen Diagnostik wird die Methacholin-Lösung bevorzugt. Der Nachweis bzw. Ausschluss einer unspezifischen bronchialen Hyperreaktivität ist vor allem im Frühstadium einer obstruktiven Atemwegserkrankung und für gezielte Maßnahmen zur Prävention wichtig. Der arbeitsplatzbezogene Inhalationstest (AIT) gilt als der Goldstandard zur Diagnosefindung der beruflich bedingten Atemwegserkrankungen Rhinitis, Asthma bronchiale und Alveolitis. Die Durchführung des AIT erfordert besondere Fachkenntnisse und eine entsprechende apparativ-technische Ausstattung. Die Verwendung von Arbeitsstoffen mit chemisch-irritativer Wirkung setzt in der Regel ein Luftmonitoring voraus, um die Höhe der Exposition kontrollieren zu können. Bei Berücksichtigung von Indikationen bzw. Kontraindikationen ist der AIT in der Hand des erfahrenen Untersuchers eine ungefährliche Untersuchungsmethode.

Weiterführende Literatur

Deutsche Gesetzliche Unfallversicherung (Hrsg.): Grundsätze für arbeitsmedizinische Vorsorgeuntersuchungen, 5. Aufl. Stuttgart: Gentner, 2010, S. 838–841.

DGAUM (Hrsg.): Lungenfunktionsprüfungen in der Arbeitsmedizin. Arbeitsmed Sozialmed Umweltmed 2010; 45: 126–134.

DGAUM (Hrsg.): Arbeitsplatzbezogener Inhalationstest (AIT). Arbeitsmed Sozialmed Umweltmed 2010; 45: 434–441.

Klein G: Deutsche Gesellschaft für Pneumologie – Wissenschaftliche Arbeitsgruppe „Bronchiale Provokationstests": Empfehlungen zur Durchführung bronchialer Provokationstests mit pharmakologischen Substanzen. Med Klinik 1997; 92: 458–463.

Mapp CE, Boschetto P, Maestrelli P, Fabbri LM: Occupational asthma. Am J Respir Crit Care Med 2005; 172: 280–305.

Merget R, Heinze E, Brüning T: Validität von Bodyplethysmographie und Spirometrie zur Erfassung der bronchialen Hyperreaktivität mit Methacholin. Arbeitsmed Sozialmed Umweltmed 2007; 42: 178.

Riechelmann H, Bachert C, Goldschmidt O, Hauswald B, Klimek L, Schlenter WW, Tasman AJ, Wagenmann M: Durchführung des nasalen Provokationstests bei Erkrankungen der oberen Atemwege. Allergo J 2002; 11: 29–36.

Sennekamp J, Müller-Wening D, Amthor M et al.: Empfehlungen zur Diagnostik der exogen-allergischen Alveolitis. Pneumologie 2007; 61: 52–56.

Thürauf J, Kentner M, Hartung M, Triebig G: Komplikationen bei inhalativen Provokationstestungen zur Diagnose berufsbedingter obstruktiver Atemwegserkrankungen. In: Schäcke G, Stollenz E (Hrsg.): Bericht über die 21. Jahrestagung der Deutschen Gesellschaft für Arbeitsmedizin e.V. Stuttgart: Gentner, 1981, S. 331–336.

41 Biologisches Monitoring

T. Göen, K. H. Schaller und G. Triebig

41.1 Einleitung

Belastungen mit Chemikalien können bei der Herstellung, Verwendung und Weiterverarbeitung an zahlreichen Arbeitsplätzen auftreten. Für den beruflichen Umgang mit diesen Stoffen existieren in der Bundesrepublik Deutschland zahlreiche gesetzliche Regelungen (s. auch Kap. 2.2 und 10.4). Zentrale Bedeutung hat die Gefahrstoffverordnung, in der unter anderem ein Minimierungsgebot und eine Überwachungspflicht geregelt sind.

Am 01.01.2005 ist in Deutschland eine neue Gefahrstoffverordnung, angepasst an EU-Richtlinien, in Kraft getreten. Die Novelle der Gefahrstoffverordnung enthält auch Regelungen zur Arbeitsmedizinischen Vorsorge: § 15 und 16 i.V.m. Anhang V. Dort wird Biomonitoring als ein wichtiges Instrumentarium der individuellen Prävention bei Tätigkeiten mit Gefahrstoffen bewertet. Das Biomonitoring fällt in den Bereich der Ausübung der ärztlichen Heilkunde gemäß TRGS 710. Das Ziel dabei ist die Integration des Biomonitoring in das neue Konzept zur arbeitsmedizinischen Vorsorge nach Gefahrstoffverordnung. Das Biomonitoring (§ 15 Abs. 2 letzter Satz) ist jedoch nur dann Bestandteil der arbeitsmedizinischen Vorsorge, soweit anerkannte Verfahren zur Verfügung stehen und soweit Werte zur Beurteilung vorhanden sind. Dabei wird vorrangig auf die vom Verordnungsgeber in der TRGS 903 veröffentlichten biologischen Grenzwerte (BGW) verwiesen (s. Abschnitt 41.4.2).

Die Gefahrstoffverordnung führt jedoch auch aus, dass das Biomonitoring kein Instrument zur Durchführung der Gefährdungsbeurteilung und zur Kontrolle der Wirksamkeit von Schutzmaßnahmen ist. Es liefert aber Erkenntnisse (anonymisiert), die für die Gefährdungsbeurteilung herangezogen werden können.

Aus ärztlicher Sicht haben die Untersuchungen von biologischen Materialien Priorität, weil neben der inhalativen Aufnahme auch der orale und der perkutane Weg zu berücksichtigen sind.

Das Konzept des Biomonitorings („biological monitoring") bietet aus arbeitsmedizinisch-toxikologischer Sicht folgende Vorteile:

▶ die Objektivierung und Quantifizierung der gesamten individuellen Gefahrstoffaufnahme,
▶ die differenzierte Bewertung der Gesundheitsgefährdung durch Messung der biologisch wirksamen Gefahrstoffkonzentrationen, möglichst nahe am Wirkungsort,
▶ den Nachweis spezifischer biologischer Effekte,
▶ die Berücksichtigung individueller Umstände (Suszeptibilität) im Hinblick auf Toxikokinetik und Toxikodynamik.

Ein Biomonitoring ist nicht zur Beurteilung folgender Exposition geeignet:

▶ für solche Gefahrstoffe, die nicht oder nur in geringem Umfang resorbiert werden. Dies trifft beispielsweise für inerte Stäube, Faserstäube und unlösliche Stoffe zu,
▶ für Arbeitsstoffe mit ausschließlich irritativer Wirkung auf Haut und Schleimhäute,
▶ für Chemikalien mit sehr kurzen biologischen Halbwertszeiten,
▶ für Stoffe, die bereits physiologischerweise in relevanten Konzentrationen im Körper vorhanden sind,

▶ für Gefahrstoffe und Gefahrstoffgemische, für die keine Referenz- und Grenzwerte wissenschaftlich begründet werden können. In diesen Fällen besteht Forschungsbedarf.

> ! Die Indikationen für das Biomonitoring sind unbedingt zu beachten, um valide Ergebnisse zu erhalten.

Biomonitoring gehört nach den rechtlichen Bestimmungen zu den Aufgaben des Betriebsarztes. In § 6 der Verordnung zur arbeitsmedizinischen Vorsorge (ArbMedVV) ist das Biomonitoring als Bestandteil der arbeitsmedizinischen Vorsorgeuntersuchungen vorgeschrieben, soweit dafür arbeitsmedizinisch anerkannte Analyseverfahren und geeignete Werte zur Beurteilung zur Verfügung stehen. Neben der Nutzung des Biomonitorings im Bereich der Sekundärprävention kann es mit Zustimmung des Arbeitnehmers auch zur Beurteilung der Gefährdung am Arbeitsplatz herangezogen werden. Der Arbeitgeber hat die Durchführung der arbeitsmedizinischen Vorsorgeuntersuchungen durch Beauftragung eines Arztes sicherzustellen. Er darf nur solche Ärzte beauftragen, die Fachärzte für Arbeitsmedizin sind oder die Zusatzbezeichnung „Betriebsmedizin" führen.

Die Feststellung, ob Biomonitoring notwendig ist, trifft der Betriebsarzt. Die Ergebnisse des Biomonitoring können dazu führen, dass die Arbeitsplatzbedingungen zu überprüfen sind. Das Biomonitoring ist immer sinnvoll bei Tätigkeiten,

▶ bei denen unmittelbarer Hautkontakt mit Gefahrstoffen besteht,
▶ bei denen der orale Aufnahmeweg von Gefahrstoffen von Bedeutung sein kann,
▶ bei denen eine Exposition gegenüber Gefahrstoffen mit langen biologischen Halbwertszeiten bestanden hat,
▶ bei Exposition gegenüber krebserzeugenden oder erbgutverändernden sowie fortpflanzungsgefährdenden Stoffen,
▶ bei denen die Gefahrstoffe luftmesstechnisch schwer erfassbar sind (Reparaturarbeiten, Stördienste, Arbeiten im Freien, stark schwankende Raumluftkonzentrationen) oder

▶ bei denen die innere Gefahrstoffbelastung durch körperliche Arbeit modifiziert sein kann.

Die Europäische Union hat 1998 eine Richtlinie „Schutz von Gesundheit und Sicherheit der Arbeitnehmer vor der Gefährdung durch chemische Arbeitsstoffe" (14. Einzelrichtlinie im Sinne des Artikel 16 Absatz 1 der Richtlinie 89/391/EWG) erlassen, bei der auch das Biomonitoring seinen Eingang gefunden hat und zwar sowohl im Bezug auf die Gefährdungsermittlung im Rahmen der Pflichten des Arbeitgebers als auch im Rahmen der Gesundheitsüberwachung der Beschäftigten.

41.2 Definition des Biomonitorings

Biomonitoring ist die Untersuchung biologischen Materials der Beschäftigten zur Bestimmung von Gefahrstoffen, deren Metaboliten oder deren biochemischen bzw. biologischen Effektparametern. Dabei ist es das Ziel, die Belastung und die Gesundheitsgefährdung von Beschäftigten zu erfassen, die erhaltenen Analysenwerte mit Grenzwerten zu vergleichen und geeignete Maßnahmen vorzuschlagen, um die Belastung und die Gesundheitsgefährdung zu reduzieren. Das Biomonitoring ergänzt dabei die Gefahrstoffmessung in der Luft des Arbeitsplatzes.

Der größte Teil der derzeit zur Verfügung stehenden Verfahren bezieht sich auf die quantitative Erfassung der inneren Belastung durch die Bestimmung der Gefahrstoffe und deren Metabolite im biologischen Material (Belastungsmonitoring). Es können aber auch stoffspezifische Wirkungen gemessen werden. Man spricht in diesen Fällen von einem biologischen Effektmonitoring, wenn biologische Veränderungen erfasst wurden, die sensitiv und möglichst spezifisch auf die Exposition reagieren, auch dann, wenn von diesen Effekten selbst keine nachteiligen Wirkungen für den Organismus ausgehen. Die Messparameter sind u. a. Enzymaktivitäten, Produkte des Intermediärstoffwechsels und zytogenetische Parameter.

Unter biochemischem Effektmonitoring versteht man im Wesentlichen die Quantifizierung von Reaktionsprodukten mutagener Substanzen, die kovalent als Addukte an Makromoleküle wie Proteine und DNA gebunden sind. Protein- und DNA-Addukte bzw. Konjugate sind chemisch an Proteine (z. B. Albumin oder Hämoglobin) bzw. DNA (Nukleinsäuren) gebundene Stoffe.

Voraussetzungen für die praktische Durchführung eines Biomonitorings sind:

▶ Vorhandensein eines geeigneten biologischen Untersuchungsmaterials, das zumutbar und praktikabel gewonnen werden kann;
▶ es müssen spezifische und sensitive Untersuchungsparameter (Biomarker) vorliegen;
▶ die quantitative Erfassung der Biomarker erfordert zuverlässige Analysenverfahren;
▶ zur Beurteilung der Resultate des Biomonitorings müssen toxikologisch begründete Grenzwerte, gesellschaftspolitisch akzeptierte Risikogrenzen oder Referenzwerte vorliegen.

41.2.1 Biologisches Untersuchungsmaterial

Unter biologischem Material versteht man im Allgemeinen Blut und/oder Harn, in denen der zu bestimmende Untersuchungsparameter analysiert wird. Andere Untersuchungsmaterialien, wie Alveolarluft, Speichel, Haare, Zähne, Gewebe etc. spielen als Indikatormedien für die Prävention in der Arbeitsmedizin derzeit keine Rolle.

Die Auswahl des Untersuchungsmaterials hängt ab von der

▶ jeweiligen Fragestellung,
▶ den analytischen Gegebenheiten und
▶ der Verfügbarkeit des Probenmaterials.

Für Untersuchungsparameter, die im Harn bestimmt werden, wäre die Gesamtmenge, die über 24 Stunden ausgeschieden würden, die zuverlässigste quantitative Größe. In der arbeitsmedizinischen Praxis kann man sich aus organisatorischen Gründen nicht auf 24-h-Sammelurine stützen. Es müssen Spontanharnproben, die meist am Ende der Exposition oder am Schichtende gewonnen werden, untersucht werden. Zur Relativierung diuresebedingter Schwankungen werden als Bezugsgrößen meistens der Kreatiningehalt oder das spezifische Gewicht der Harnprobe verwendet.

41.2.2 Untersuchungsparameter – Biomarker

Der Untersuchungsparameter ist derjenige chemische Stoff oder der biologische Indikator, dessen Gehalt im biologischen Material bestimmt wird. Von einem für das Biomonitoring geeigneten Untersuchungsparameter ist zu fordern, dass er die Belastung und/oder Beanspruchung (Effekt) durch den Gefahrstoff zuverlässig, empfindlich und möglichst spezifisch anzeigt. Die Auswahl eines geeigneten Untersuchungsparameters bedarf der arbeitsmedizinischen Fachkunde.

Im Falle des Belastungsmonitorings wird in der Regel spezifisch und sensitiv der Gefahrstoff oder sein/e Metabolit/Metaboliten gemessen. Für diese Parametergruppe steht ein großes Repertoire an Untersuchungsmöglichkeiten zur Verfügung.

Beim biologischen Effektmonitoring sind nur wenige Parameter bekannt, die spezifisch auf die Exposition reagieren. Klassisches Beispiel für dieses Monitoring ist die Messung der renalen Delta-Aminolävulinsäure-Ausscheidung oder des Zinkprotoporphyrinspiegels in den Erythrozyten bei einer Bleiexposition. Die Effektparameter müssen meistens im Zusammenhang mit den gemessenen Belastungsparametern bewertet werden.

Bei den biochemischen Effektparametern handelt es sich um Protein- und DNA-Addukte, die mit modernen Analysentechniken bei äußerst geringen Konzentrationen gemessen werden. Der Nachweis der Arbeitsstoff-Addukt-Bindung an Makromoleküle gestattet eine Bewertung der individuellen Effizienz der z. T. sehr komplexen Stoffwechselvorgänge im Menschen mit ihrer Vielzahl von Einflussgrößen, wie Induktionen, Synergismen und Polymorphismen.

> ❗ Der biologische Parameter muss die Gefahrstoffbelastung zuverlässig, sensitiv und spezifisch anzeigen.

41.3 Erststellung eines arbeitsmedizinisch-toxikologischen Befundes

Im Rahmen des Biomonitorings wird ein arbeitsmedizinisch-toxikologischer Befund erstellt. Dieses Vorgehen umfasst

► die Kenntnis der Fragestellung,
► die Auswahl des Analysenparameters sowie des Untersuchungsmaterials,
► die Gewinnung des Untersuchungsmaterials,
► die analytische Bestimmung sowie
► die medizinische Beurteilung des Befundes.

Mit Ausnahme der analytischen Bestimmung und der damit verbundenen Qualitätssicherung fallen alle diese Aufgaben in den Kompetenzbereich des Arbeitsmediziners.

41.3.1 Auswahl des biologischen Materials und der Untersuchungsparameter

Das biologische Material muss leicht zugänglich sein, so dass es unter Routinebedingungen und für den Beschäftigten zumutbar gewonnen werden kann und in hinlänglicher Menge zur Verfügung steht. Diese Kriterien treffen im Wesentlichen auf Harn und Blut zu. Der Betriebsarzt wählt diejenigen biologischen Materialien und Untersuchungsparameter aus, die zur Beurteilung des zu erwartenden gefahrstoffbedingten Gesundheitsrisikos am besten geeignet sind. Man sollte sich dabei von dem Laboratorium beraten lassen, das die Analysen in seinem Auftrag durchführen soll. Tabelle 41.1 gibt eine Übersicht der biologischen Materialien und der Untersuchungsparameter, die im Rahmen arbeitsmedizinischer Vorsorgeuntersuchungen nach berufsgenossenschaftlichen Grundsätzen bei einer Exposition gegenüber Gefahrstoffen einzusetzen sind bzw. eingesetzt werden können.

41.3.2 Zeitpunkt der Probennahme

Der Zeitpunkt der Probenahme ist den diesbezüglichen Angaben zu den jeweiligen Untersuchungsparametern in der jeweils aktuellen MAK- und BAT-Werte-Liste zu entnehmen. Fehlen solche Hinweise, ist die Probenahme zu einem Zeitpunkt durchzuführen, bei dem sich die innere Belastung des Probanden im Gleichgewichtszustand mit der äußeren Belastung befindet. Mit der Einstellung eines Gleichgewichtszustandes ist nicht zu rechnen, wenn Tätigkeiten nur kurzzeitig (Reparaturarbeiten, Stördienste etc.) durchgeführt werden. In solchen Fällen ist die Probenahme am Ende der betreffenden Tätigkeiten vorzunehmen. Die Untersuchungsmaterialien werden in der Regel am Ende der Schicht, möglichst nach drei vorangegangenen Arbeitstagen, gewonnen.

41.3.3 Präanalytische und analytische Phase

Gemäß TRGS 710 umfasst ein vollständiges Analysenverfahren die präanalytische Phase sowie die analytische Phase einschließlich der Qualitätssicherung. Die präanalytische Phase erfordert eine kontaminations- und verlustfreie Probengewinnung, -transport und -lagerung. Eine strikte Qualitätssicherung ist in diesem Bereich nicht möglich. Die analytische Phase mit der quantitativen Bestimmung der Messparameter ist dagegen nur in Verbindung mit qualitätssichernden Maßnahmen zu sehen.

Präanalytische Phase
Das Biomonitoring unterliegt als Ausübung der Heilkunde den Bestimmungen des ärztlichen Berufsrechts. Danach sind die Beschäftigten, die sich einem Biomonitoring unterziehen, vorher umfassend über die Durchführung, die Zielsetzung und Verwendung der Analysenergebnisse aufzuklären. Die Bereitstellung von biologischem Material ist dann als Einwilligung in die Untersuchung zu werten. Einer besonderen schriftlichen Zustimmungserklärung der Beschäftigten bedarf es nicht (TRGS 710).

! Probengewinnung ist ebenso wichtig wie die Analyse selbst.

Tabelle 41.1: Möglichkeiten des Biomonitoring bei arbeitsmedizinischen Vorsorgeuntersuchungen nach den BG-Grundsätzen 1–45

BG Grundsatz G-Kurzbezeichnung	Gefahrstoff	Parameter	Material	Grenzwert (Probenahmezeitpunkt)
2 Blei und seine Verbindungen	Blei und seine Verbindungen	Blei	Vollblut	BLW: 400 µg/l (Männer, Frauen > 45 J.)[a] BLW: 100 µg/l (Frauen < 45 J.)[a]
3 Bleialkyle	Bleitetraethyl, Bleitetramethyl	Blei	Harn	BAT: 50 µg/l[b] Gesamtblei
5 Ethylenglykoldinitrat und Glycerintrinitrat	Ethylenglykoldinitrat Glycerintrinitrat Glycerintrinitrat	Ethylenglykoldinitrat 1,2-Glycerindinitrat 1,3-Glycerindinitrat	Blut Plasma Plasma	BAT: 0,3 µg/l[b] BLW: –[b] BLW: –[b]
6 Kohlendisulfid Schwefelkohlenstoff	Schwefelkohlenstoff	2-Thiothiazolidin-4-carbonsäure	Harn	BAT: 2 mg/g Kreat.[b]
7 Kohlenmonoxid	Kohlenmonoxid	CO-Hb	Vollblut	BAT: 5 % CO-Hb[b]
8 Benzol	Benzol	Benzol t,t-Muconsäure S-Phenylmercaptursäure	Vollblut Harn Harn	EKA-Korrelation[b] EKA-Korrelation[b] EKA-Korrelation[b]
9 Quecksilber und seine Verbindungen	Quecksilber und seine anorganischen Verbindungen	Quecksilber	Harn	BAT: 25 µg/gKreat.[a]
10 Methanol	Methanol	Methanol	Harn	BAT: 30 mg/l[b,c]
14 Trichlorethen und andere chlorierte Kohlenwasserstoffe	Trichlorethen (Tri) Tetrachlorethen (Per) Dichlormethan 1,1,1-Trichlorethan Tetrachlormethan	Trichloressigsäure Tetrachlorethen Dichlormethan 1,1,1-Trichlorethan Tetrachlormethan	Harn Vollblut Vollblut Vollblut Vollblut	EKA-Korrelation[b,c] EKA-Korrelation[d] EKA-Korrelation[b] BAT: 550 µg/l[c,d] BAT: 3,5 µg/l[b,c]
15 Chrom-VI-Verbindungen	Chrom und seine Verbindungen Alkylchromate Alkylchromate	Chrom Chrom Chrom	Harn Harn Erythrozyten	BAR: 0,6 µg/l[b] EKA-Korrelation[b] EKA-Korrelation[b]
16 Arsen und seine Verbindungen	Arsen und anorganische Arsenverbindungen (mit Ausnahme von Arsenwasserstoff)	Arsen (durch direkte Hydrierung bestimmte flüchtige Verbindungen)	Harn	BAR: 15 µg/l[b] BLW: 50 µg/l[b] EKA-Korrelation[b]
27 Isocyanate	Diphenylmethan-4,4'-diisocyanat 1,5-Naphthylendiisocyanat	4,4'-Diaminodiphenylmethan 1,5-Diaminonaphthalin	Harn Harn	BGW: 10 µg/g Kreat.[b] –[b]
29 Benzolhomologe	Toluol	Toluol o-Kresol	Vollblut Harn	BAT: 1 mg/l[b] BAT: 1,5 mg/l[b,c]
	Xylol (alle Isomeren)	Xylol Methylhippursäure	Blut Harn	BAT: 1,5 mg/l[b] BAT: 2000 mg/l[b]

Tabelle 41.1: *Fortsetzung*

BG Grundsatz G-Kurzbezeichnung	Gefahrstoff	Parameter	Material	Grenzwert (Probenahmezeitpunkt)
29 Benzolhomologe	Ethylbenzol	Ethylbenzol 2- und 4-Ethylphenol Mandelsäure plus Phenylglyoxylsäure (MA+PGA)	Vollblut Urin Harn	BGW: 1 mg/l[b] EKA-Korrelation[b,c] EKA-Korrelation[b,c]
	Trimethylbenzol (alle Isomeren)	Gesamt-Dimethyl-benzoesäuren	Harn	BAT: 400 mg/g Kreat.[b,c]
	iso-Propylbenzol (Cumol)	iso-Propylbenzol 2-Phenyl-2-propanol	Blut Harn	BAT: 2 mg/l[b] BAT: 50 mg/g Kreat.[b]
32 Cadmium und seine Verbindungen	Cadmium und seine anorganischen Verbindungen	Cadmium Cadmium	Harn Vollblut	BAR: 0,8 µg/l[a] BAR: 1,0 µg/l[a]
33 Aromatische Nitro- und Aminoverbindungen	Anilin	Anilin ungebunden Anilin aus Hämoglobinkonjugat freisetz	Harn Vollblut	BAT: 1 mg/l[c] BAT: 100 µg/l[c]
	Nitrobenzol	Anilin aus Hämoglobinkonjugat freisetzt	Vollblut	BAT: 100 µg/l[c]
	4-Aminobiphenyl	4-Aminobiphenyl (aus Hämoglobinkonjugat freigesetzt)	Vollblut	BAR: 15 ng/l[a]
	4,4'-Diaminodiphenylamin	4,4'-Diaminodiphenylamin 4,4'-Diaminodiphenylamin (aus Hämoglobinkonjugat freigesetzt)	Harn Vollblut	BAR: < 0,5 µg/l[b] BLW: 10 µg/l[b] BAR: < 5 ng/l[a]
	o-Toluidin	o-Toluidin	Harn	BAR: 0,2 µg/l[b]
	2,4-Toluylendiamin	Gesamt-2,4-Toluylendiamin	Harn	EKA-Korrelation[b]
34 Fluor und seine anorganischen Verbindungen	Fluorwasserstoff und anorganische Fluorverbindungen (Fluoride)	Fluorid Fluorid	Harn Harn	BAT: 7 mg/g Kreat.[b] BAT: 4 mg/g Kreat.[d]
36 Vinylchlorid	Vinylchlorid	Thiodiglykolsäure	Harn	BAR: 1,5 mg/l[b] EKA-Korrelation[b]
38 Nickel und seine Verbindungen	Nickel und seine Verbindungen	Nickel	Harn	BAR: 3 µg/l[c]
	Nickelmetall, -oxid, -carbonat, -sulfid, sulfidische Erze	Nickel	Harn	EKA-Korrelation[c]
	Leichtlösliche Nickelverbindungen, wie Nickelacetat, Nickelchlorid, Nickelsulfat	Nickel	Harn	EKA-Korrelation[c]
39 Schweißrauche	Chromhaltige-Schweißrauche	Chrom Chrom	Harn Erythrozyten	BAR: 0,6 µg/l[b] EKA-Korrelation[b] EKA-Korrelation[b]

Tabelle 41.1: *Fortsetzung*

BG Grundsatz G-Kurzbezeichnung	Gefahrstoff	Parameter	Material	Grenzwert (Probenahmezeitpunkt)
39 Schweißrauche	Nickelhaltige Schweißrauche	Nickel	Harn	BAR: 3 µg/l[c] EKA-Korrelationen[c]
40 Krebserzeugende Gefahrstoffe	Aufgrund der großen Zahl in Betracht kommender Gefahrstoffe ist eine detaillierte Angabe an dieser Stelle nicht möglich. Es wird auf die Tabellen des BG-Grundsatzes 40 verwiesen. Ein Teil der angegebenen Untersuchungen im biologischen Material kann nur in speziell ausgestatteten Laboratorien durchgeführt werden.			
45 Styrol	Styrol	Mandelsäure+ Phenylglyoxylsäure (MA+PGA)	Harn	BAT: 600 mg/g Kreat.[b,c]

Probenahmezeitpunkt: [a]keine Beschränkung, [b]Expositionsende bzw. Schichtende, [c]bei Langzeitexposition: nach mehreren vorangegangenen Schichten, [d]vor nachfolgender Schicht.

Eine kontaminations- und verlustfreie Probengewinnung, die dem ärztlichen Aufgabenbereich zukommt, wird im Folgenden beschrieben. Es ist zu empfehlen, den von den Analysenlaboratorien im Allgemeinen angebotenen Service in Anspruch zu nehmen und Entnahmebestecke, Versandgefäße und Informationen zur Probengewinnung anzufordern. Für den Versand der biologischen Proben gelten die Richtlinien für infektiöses humanbiologisches Material, d. h. es muss für einen bruchsicheren Transport der Gefäße gesorgt werden. Grundsätzlich gilt, dass die Lagerung und der Transport des biologischen Materials so durchzuführen ist, dass Störfaktoren, die das Analysenergebnis in vitro verändern, auf ein Minimum reduziert werden.

Die Blut- und Harnproben sollten möglichst unmittelbar nach der Probenentnahme versandt werden. Ist dies nicht realisierbar, so kann die Lagerung für maximal 5 Tage im Kühlschrank bei 4 °C erfolgen. Eine längere Lagerung ist tiefgefroren (minus 20 °C) möglich. Plasma- und Erythrozytengewinnung muss vor dem Tieffrieren erfolgen.

Gewinnung von Harnproben

Für die Harngewinnung werden Einmalkunststoffgefäße (ca. 50–100 ml, Weithals) verwendet. Die Harnprobe wird direkt in das Gefäß gelassen. Es muss bei den Metallanalysen darauf geachtet werden, dass die Probensammlung in Straßenkleidung nach Reinigung der Hände erfolgt. Eine Kontamination durch Stäube, Gase oder Dämpfe des Arbeitsplatzes ist unbedingt zu vermeiden. Das Harnvolumen sollte mindestens ca. 20 ml betragen.

Zur Bestimmung leichtflüchtiger organischer Substanzen (z. B. Aceton, Methanol) wird ein vom Laboratorium vorgeschriebenes Volumen einer frischen Spontanharnprobe mit einer Einmalspritze in eine Stechampulle (Ampullengläschen) überführt. Die Stechampullen dienen als Lager- und Transportgefäße und werden vom Labor zur Verfügung gestellt.

Gewinnung von Vollblut- und Plasmaproben

Für die analytischen Untersuchungen sind Venenblutproben mit Antikoagulanszusatz notwendig. Eine Koagulation muss durch gründliches Umschwenken der Probengefäße vermieden werden.

Als Entnahmebestecke eignen sich Einmalspritzen, Einmalkanülen, Monovetten® oder Vacutainer®. Monovetten® und Vacutainer® enthalten Antikoagulanzien (z. B. K-EDTA) in der erforderlichen Menge. Sie dienen gleichzeitig als Transport- und Lagergefäße. Für die meisten Analysen reichen 5 ml Vollblut aus. Zur Bestimmung leichtflüchtiger organischer Substanzen (halogenierte und aromatische/aliphatische Kohlenwasserstoffe) wird ein vom Laboratorium vorgeschriebenes Volumen des Vollbluts in eine

Stechampulle überführt werden. Die Stechampullen dienen als Lager- und Transportgefäß. Diese speziellen Behältnisse werden vom Labor zur Verfügung gestellt.

Auf die übliche Desinfektion der Punktionsstelle mit Ethanol oder Propanol muss verzichtet werden. Eine Hautreinigung mit einem wässrigen Reinigungsmittel ist zu empfehlen. Für die Gewinnung von Plasmaproben eignen sich ebenfalls Monovetten® und Vacutainer® mit K-EDTA-Zusatz. Nach Zentrifugation wird das Plasma hämolysefrei abgezogen und in ein verschließbares Kunststoffröhrchen überführt. Eine Ausnahme bildet die Aluminiumbestimmung. Hier sollte wegen der hohen Kontaminationsgefahr Vollblut übersandt werden. Zur Bestimmung von Organochlorpestiziden muss das Plasma unbedingt in Glasgefäßen gelagert werden. Nach Zentrifugation der Probe wird das Plasma mit einer Pipette abgezogen und in ein vom Labor zur Verfügung gestelltes Behältnis überführt. Für die analytischen Untersuchungen ist in der Regel das Plasma von ca. 10 ml Vollblut erforderlich.

41.3.4 Analysenverfahren

Die Aufgaben des arbeitsmedizinisch-toxikologischen Labors im Rahmen des Biomonitorings sind dadurch charakterisiert, dass

- die Messkomponente (Analyt) in meist sehr niedrigen Konzentrationen (ng/l bis mg/l) vorliegt;
- die Analyse aus komplexen und oftmals stark variierenden Matrices wie Vollblut und Harn erfolgt;
- durch industrielle Umstrukturierungen sich eine ständig vergrößernde Skala von Gefahrstoffen ergibt.

Die Problemstellungen des arbeitsmedizinisch-toxikologischen Laboratoriums decken sich weitgehend mit denen der analytischen Chemie. Hier wie dort gilt der Wunsch nach zuverlässigen, sensitiven und zeiteffektiven Analysentechniken. Es haben sich insbesondere diejenigen Analysentechniken ein breites Anwendungsspektrum erschlos-

sen, die die notwendigen Kriterien der Sensitivität und Praktikabilität sowie der Universalität in einem hohen Maße erfüllen. Folgende Analysentechniken finden sich in einem modernen arbeitsmedizinisch-toxikologischen Laboratorium:

- molekulare Spektrophotometrie, vorzugsweise im ultravioletten Spektralbereich,
- atomare Spektrometrie, als atomare Emissions(AES) bzw. atomare Absorptionsspektrometrie (AAS),
- elektrometrische Verfahren, wie Voltammetrie und ionenselektive Elektroden,
- Hochdruckflüssigkeits- u. Gaschromatographie,
- Massenspektrometrie (MS) in Verbindung mit chromatographischen Techniken und der Inductively Coupled Plasma-Spektroskopie (ICP).

Biomonitoring-Untersuchungen in arbeitsmedizinisch-toxikologischen Laboratorien sollten mit so genannten Standardverfahrensvorschriften (engl.: standard operating procedures, SOP) durchgeführt werden, um die Richtigkeit und Vergleichbarkeit der Messergebnisse zu gewährleisten. Die Arbeitsgruppe „Analysen im biologischen Material" der DFG-Senatskommission zur Prüfung gesundheitsschädlicher Arbeitsstoffe erarbeitet und prüft entsprechende analytische Verfahren. Diese Verfahren sind bezüglich ihrer analytischen Zuverlässigkeit validiert und detailliert beschrieben (DFG 1976-2010).

41.3.5 Qualitätssicherung

Ziel jeder arbeitsmedizinisch-toxikologischen Untersuchung ist ein ärztlicher Befund, der sich auf ein analytisch zuverlässiges Laborergebnis stützt. Dieses Laborergebnis muss mit den entsprechenden Ergebnissen anderer Laboratorien sowie den einschlägigen Referenz- und arbeitsmedizinischen Grenzwerten (BGW, BAT, BLW) vergleichbar sein. Die Vorraussetzungen dafür müssen durch Standardisierung der präanalytischen Phase, durch die Verwendung von dem Stand der Technik entsprechenden Analysenverfahren und die strikte Einhaltung einer Qualitätssicherung geschaffen werden.

Probenahme, Analysen und Bewertung erfolgen in Ausübung der ärztlichen Heilkunde und unterliegen somit der ärztlichen Qualitätssicherung nach § 5 der (Muster-)Berufsordnung für Ärzte. Für die Probenvorbereitung (präanalytische Phase) und die Analytik gelten die allgemeinen Anforderungen an die Kompetenz von Prüflaboratorien. Wenn der Betriebsarzt im Rahmen des Biomonitorings externe analytische Leistungen in Anspruch nimmt, hat er sich davon zu überzeugen, dass das von ihm beauftragte Laboratorium über die entsprechende Fachkunde und apparative Ausstattung verfügt und Methoden zur Qualitätssicherung nach dem Stand der Technik einsetzt. Er kann jedoch davon ausgehen, dass die von einem externen Laboratorium ermittelten Ergebnisse zutreffend sind, wenn dieses Laboratorium eine entsprechende Zertifizierung aufweist, wie sie z. B. durch die Deutsche Gesellschaft für Arbeitsmedizin und Umweltmedizin e.V. (DGAUM; s. auch: www.g-equas.de) ausgesprochen wird. Für den einzelnen Untersuchungsparameter muss ein für den Zeitpunkt der Untersuchung gültiges Zertifikat über die erfolgreiche Teilnahme an den entsprechenden externen Qualitätssicherungsprogrammen nachgewiesen werden.

> ❗ Um zuverlässige Analysenergebnisse zu erhalten, ist eine konsequente Qualitätssicherung (extern und intern) erforderlich. Eine haftungsrechtliche Entlastung des ermächtigten Arztes wird durch Vorlage eines vom beauftragten Labor erworbenen Zertifikats über eine erfolgreiche Teilnahme an der Qualitätssicherung erreicht.

41.4 Arbeitsmedizinisch-toxikologische Beurteilung der Biomonitoring-Ergebnisse

Zur Beurteilung arbeitsmedizinisch-toxikologischer Befunde stehen in Deutschland verschiedene Werte zur Verfügung. Die wissenschaftliche Evaluierung von Grenzwerten für das Biologische Monitoring erfolgt durch die Arbeitsgruppe „Aufstellung von Grenzwerten in biologischem Material" der Senatskommission zur Prüfung gesundheitsschädlicher Arbeitsstoffe der DFG.

Für die Beurteilung von Daten des Biomonitorings werden folgende Grenzwerte und Vergleichswerte derzeit zur Verfügung gestellt:

▶ Biologische Arbeitsstoff-Referenzwerte (BAR) (Hintergrundbelastung),
▶ Biologische Arbeitsstoff-Toleranz-Werte (BAT-Werte),
▶ Expositionsäquivalente für krebserzeugende Arbeitsstoffe (EKA),
▶ Biologische Leit-Werte (BLW).

Basierend auf den wissenschaftlichen evaluierten Grenzwerten werden im Ausschuss für Gefahrstoffe (AGS) die sog. Biologischen Grenzwerte (BGW) festgelegt, die durch die Veröffentlichung in der Technischen Regeln für Gefahrstoffe (TRGS 903) rechtlich bindend werden. Darüber hat im Jahr 2008 der AGS ein Konzept zur Festlegung von Risikowerten und Exposition-Risiko-Beziehungen für Tätigkeiten mit krebserzeugenden Gefahrstoffen erarbeitet. Basierend auf diesem Konzept werden seit 2010 Luftkonzentrationen für krebserzeugende Arbeitsstoffe festgesetzt, die diesen Risikowerten entsprechen. In der ersten Bekanntmachung wurden solche Werte u. a. für Acrylamid, Acrylnitril, 1,3-Butadien, Trichlorethen und 4,4'-Methylendianilin veröffentlicht (AGS 2010). Unter Verwendung der von DFG-Senatskommission veröffentlichten EKA-Korrelationen lassen sich nun die korrespondierenden Werte für die Biomarker ermitteln und für die Beurteilung des Krebsrisikos verwenden.

Ergebnisse von Analysen in biologischem Material unterliegen der ärztlichen Schweigepflicht. Ihre Beurteilung muss generell dem Arzt vorbehalten bleiben, der hierfür auch die Verantwortung trägt (s. unten).

41.4.1 Referenzwerte und Biologische Arbeitsstoff-Referenzwerte (BAR)

Ein Großteil der an Arbeitsplätzen aufgenommenen chemischen Stoffe sind allerdings in wesentlich geringeren Konzentrationen auch in der Umwelt nachweisbar. Mit den heutigen Analysemethoden lassen sich diese Gefahrstoffe und deren Metabolite auch in Blut- und Harnproben der allgemeinen Bevölkerung quantifizieren. Zur Beurteilung dieser Gefahrstoffkonzentrationen hat das Umweltbundesamt das Konzept der Referenzwerte vorgelegt. Der Referenzwert für einen chemischen Stoff in einem Körpermedium ist ein Wert, der aus einer Reihe von entsprechenden Messwerten einer Stichprobe aus einer definierten Bevölkerungsgruppe nach einem vorgegebenen statistischem Verfahren abgeleitet wird. Es handelt sich dabei um einen rein statistisch definierten Wert und es kommt ihm per se keine gesundheitliche Bedeutung zu.

In der Tabelle 41.2 sind die Referenzwerte für arbeitsmedizinisch relevante anorganische und organische Stoffe aufgeführt.

Der Referenzwert entspricht dabei dem 95. Perzentil einer beruflichen gegenüber Gefahrstoffen nichtexponierten Personengruppe. Dies bedeutet jedoch, dass bereits in Blut- und Urinproben der Allgemeinbevölkerung Analytkonzentrationen auftreten können, die oberhalb des angegebenen Referenzwertes liegen.

Der Referenzwert beschreibt die Belastungssituation einer Referenzpopulation zum Zeitpunkt der Untersuchung.

Die Kommission „Human-Biomonitoring" des Umweltbundesamtes (UBA) veröffentlicht für ausgewählte Umweltgefahrstoffe Referenzwerte. Von dieser Kommission werden auch die sog. Human-Biomonitoring-Werte (HBM-Werte) angegeben. Es handelt sich um rein umweltmedizinische Grenzwerte. Es wird zwischen HBM-I-Wert und HBM-II-Wert unterschieden. Bei Messwerten unterhalb des HBM-I-Wertes ist nach dem derzeitigen Kenntnisstand nicht mit einer gesundheitlichen Beeinträchtigung zu rechnen. Bei Überschreitung des HBM-II-Wertes kann eine als relevant anzusehende gesundheitliche Beeinträchtigung nicht ausgeschlossen werden. Referenz- und HBM-Werte werden regelmäßig im Bundesgesundheitsblatt veröffentlicht.

Seit dem Jahr 2007 erarbeitet und publiziert auch die Arbeitsgruppe „Aufstellung von Grenz-

werten in biologischen Materialien" der Arbeitsstoffkommission sog. Arbeitsstoff-Referenzwerte (BAR). Die Evaluierung dieser Grenzwerte erfolgt primär unter dem Aspekt der arbeitsmedizinischen Vorsorge und die Grenzwerte beziehen sich alleine auf Erwachsene im Berufsleben und es werden Stoffe berücksichtigt, die am Arbeitsplatz eine Bedeutung haben, aber für die Umwelt weniger relevant sind (Box 41.1).

Der Referenzwert für einen Arbeitsstoff und/oder dessen Metabolite im biologischen Material wird mit Hilfe der Messwerte einer Stichprobe aus einer definierten Bevölkerungsgruppe abgeleitet. Durch den Vergleich von Biomonitoring-Messwerten bei beruflich Exponierten mit den Biologischen Arbeitsstoff-Referenzwerten und anderen Referenzwerten kann das Ausmaß einer beruflichen Exposition erfasst werden (Drexler et al. 2010; Kommission Humanbiomonitoring 1996; Lewalter u. Neumann 1996a,b).

Die MAK-/BAT-Werteliste 2010 enthält für 14 Stoffe bzw. Stoffgruppen BAR-Werte. Zu den Parametern mit BAR-Werten gehören sowohl Metalle, z. B. Arsen, Barium, Beryllium, Cadmium, Chrom, Mangan und Nickel, in Blut oder Urin als auch organische Parameter, wie z. B. das Acrylnitril-Addukt N-(2-Cyanoethyl)valin, aus Hb-Konjugaten freigesetztes 4-Aminobiphenyl und 4,4'-Diaminodiphenylmethan sowie o-Toluidin in Urin und die Trichloressigsäure in Urin (s. auch Tabelle 41.2).

41.4.2 Biologische Arbeitsstofftoleranzwerte

Der Begriff „Biologischer Arbeitsstofftoleranzwert (BAT-Wert)" wurde 1980 durch die Arbeitsgruppe „Aufstellung von Grenzwerten im biologischen Material" der Arbeitsstoffkommission der DFG definiert. Die BAT-Arbeitsgruppe hat im Jahr 2007, nach längerer Diskussion in der Fachwelt und in der Arbeitsstoffkommission, eine neue Definition des Biologischen Arbeitsstoff-Toleranzwertes vorgeschlagen.

Die Arbeitsstoff-Kommission legt BAT-Werte (Biologische Arbeitsstoff-Toleranzwerte) und BL-

Tabelle 41.2: Referenzwerte für die Beurteilung von Biomonitoringdaten bei einer Exposition gegenüber anorganischen und organischen Gefahrstoffen (unvollständige Auswahl)

Gefahrstoff	Messparameter	Referenzwert	Bemerkungen
Anorganische Gefahrstoffe			
Aluminium	Al-U	< 30 µg/l	Hohe Kontaminationsgefahr bei der Probenahme; säuregespülte und verschlossen gelagerte Behälter sind für die Harnuntersuchung zu empfehlen. EDTA-Blut-Monovetten verwenden, da Entnahmebestecke mit Serumtrennmitteln hohe Al-Konzentrationen enthalten können
	Al-P	< 10 µg/l	
Arsen	As-U	BAR 15 µg/l	Referenzwert bezieht sich auf den mit der Hydrid-AAS-Technik erfassbaren Anteil an anorganischen und methylierten Arsenverbindungen; die Gesamtarsenausscheidung wird durch Verzehr von Fischen und Krustentieren wesentlich beeinflusst
Beryllium	Be-U	BAR: 0,05 µg/l	Bestimmung der Hintergrundbelastung als auch von beruflichen Belastung erfordert den Einsatz sehr empfindlicher und spezifischer Analysenmethoden
Blei	Pb-B	UBA: 90 µg/l für Männer UBA: 70 µg/l für Frauen	Die innere Bleibelastung des Menschen ist in den letzten Jahren erheblich zurückgegangen und wird durch die Elimination von Blei als Zusatz zu Kraftfahrzeugtreibstoffen noch geringer werden; deutlich erhöhte Werte bei Sportschützen (bleihaltige Munition)
Cadmium	Cd-B Cd-U	BAR: 1,0 µg/l BAR: 0,8 µg/l	Raucher können leicht höhere Werte aufweisen; die Cadmiumausscheidung im Harn ist ein Indikator der Gesamtkörperlast an Cadmium; Akkumulationsbedingter Anstieg der Konzentrationswerte mit dem Lebensalter
Chrom	Cr-U	BAR: 0,6 µg/l	Kontaminationsgefahr bei der Probenahme.
Fluoride	F-U	< 1 mg/l	Essentielles Spurenelement
Kobalt	Co-B Co-U	< 0,1 µg/l < 0,5 µg/l	Essentielles Spurenelement
Kohlenmonoxid	CO-Hb-B	< 1%	Stark abhängig vom Rauchverhalten
Kupfer	Cu-U Cu-P	< 20 µg/l 0,6–1,5 mg/l	Essentielles Spurenelement, erhöhte Ausscheidungen im Harn nur bei sehr hoher Kupferaufnahme
Mangan	Mn-U	BAR: 15 µg/l	Essentielles Spurenelement mit geringer therapeutischer Breite
Nickel	Ni-U	BAR: 3 µg/l	Kontaminationsgefahr bei der Probenahme; Raucher können etwas höhere Werte aufweisen
Platin	Pt-U	UBA: 10 ng/l	Ausscheidung im Nanogrammbereich; Personen mit Inlays, Brücken oder Kronen aus Edelmetall weisen höhere Werte auf
Quecksilber	Hg-B Hg-U	UBA: 1,0 µg/l UBA: 2,0 µg/l	Die Hg-Ausscheidung im Harn ist ein Maß für eine Belastung gegenüber Metall und anorganischem Hg; die Aufnahme von organischen Hg-Verbindungen führt in erster Linie zu höheren Hg-Spiegeln im Blut.

Tabelle 41.2: *Fortsetzung*

Gefahrstoff	Messparameter	Referenzwert	Bemerkungen
Selen	Se-P Se-U	60–100 µg/l < 25 µg/l	Essentielles Spurenelement mit geringer therapeutischer Breite; es kann auch ein Selenmangel erfasst werden
Zink	Zn-P Zn-U	0,8–1,3 mg/l < 1500 µg/l	Essentielles Spurenelement, erhöhte Zinkspiegel nach hoher Zinkaufnahme
Organische Gefahrstoffe			
Acrylnitril	N-(2-Cyanoethyl)-valin – B	BAR: 0,3 µg/l	Akkumulation des Parameters über mehrere Wochen; Raucher weisen deutlich höhere Werte auf
Aromat. Kohlenwasserstoffe	Benzol – B Toluol – B Xylol – B Ethylbenzol – B	< 1µg/l < 5 µg/l < 3 µg/l < 2µg/l	Gewinnung der Blutproben möglichst direkt nach Exposition, Raucher weisen höhere Werte auf
Benzol	t,t-Muconsäure – U S-Phenylmerkaptursäure – U	< 1 mg/l < 1 µg/l	Raucher können höhere Werte aufweisen; die Aufnahme des Lebensmittelkonservierungsmittels Sorbinsäure führt zu einer zusätzlichen Muconsäure-Ausscheidung
1,3-Butadien	3,4-Dihydroxy-mercaptursäure – U	< 500 µg/l	Relativ konstante Hintergrundausscheidung
Halogenierte Kohlenwasserstoffe	Tetrachlorethen – B Trichlorethen – B 1,1,1-Trichlorethan –B	< 1 µg/l < 0,3 µg/l < 1,3 µg/l	Probenahme möglichst direkt nach Expositionsende oder nach definiertem Abstand zur Exposition (z.B. vor nachfolgender Schicht)
Hexachlorbenzol (HCB)	HCB – P	< 4 µg/l	Wegen der Akkumulation im Organismus Anstieg der Konzentrationswerte mit dem Lebensalter
Hexachlorcyclohexane (HCHs)	α-HCH – P β-HCH – P γ-HCH – P	< 0,1 µg/l < 0,3 µg/l < 0,1 µg/l	Die Referenzwerte der Allgemeinbevölkerung liegen für α- und γ-HCH (Lindan) im unteren ng/l-Bereich
4,4'-Methylendianilin (MDA)	MDA – U	BAR: < 0,5 µg/l	Parameter kann sowohl für MDA- als auch für MDI-Expositionen verwendet werden
Passivrauchen	Cotinin – U	<10 µg/g Kreat. für Nichtraucher	Cotinin als Hauptmetabolit des Nikotins kann zur Erfassung einer aktuellen inhalativen Tabakrauchaufnahme verwendet werden
Pentachlorphenol (PCP)	PCP – P PCP – U	UBA: 12 µg/l UBA: 5 µg/l	PCP ist trotz Verbot immer noch in Blut und Harn nachweisbar
Polychlorierte Biphenyle (PCB)	Summe der 6 PCB-Indikator-Kongenere – P (in µg/l)	UBA: 18–25 Jahre: 3,2 26–35 Jahre: 5,6 36–45 Jahre: 7,6 46–55 Jahre: 10,0 56–65 Jahre: 12,2	Wegen der Akkumulation im Organismus Anstieg der Konzentrationswerte mit dem Lebensalter; Hintergrundbelastungen von PCB28, PCB52 und PCB101 liegen unterhalb von 0,1 µg/l
Polyzyklische aromat. Kohlenwasserstoffe (PAK)	1-Hydroxypyren – U	UBA: 300 ng/g Kreat.	1-Hydroxypyren stellt derzeit den etablierten Indikator einer PAK-Belastung dar, Raucher können höhere Werte aufweisen

Tabelle 41.2: *Fortsetzung*

Gefahrstoff	Messparameter	Referenzwert	Bemerkungen
Pyrethroide	cis-Cl2CA – U trans-Cl2CA – U PBA – U	UBA: 1 µg/l UBA: 2 µg/l UBA: 2 µg/l	Parameter können z.T. aus verschiedenen Pyrethroiden gebildet werden
o-Toluidin	o-Toluidin – U	BAR: 0,2 µg/l	Häufige Exposition bei Produktion und Verarbeitung von Gummi-Produkten; Raucher können höhere Werte aufweisen
Trichlorethen (Tri)	Trichloressig-säure – U	BAR: 0,07 µg/l	Akkumulation wegen langsamer Ausscheidung des Parameters; Hintergrundbelastung wird durch Konsum von chloriertem Trinkwasser beeinflusst
2,4,6-Trinitro-toluol	4-Amino-2,6-Dinitrotoluol – U 2-Amino-4,6-Dinitrotoluol – U	BAR: < 1 µg/l BAR: < 4 µg/l	Altmunitionsdeponien
Vinylchlorid	Thiodiglykol-säure – U	BAR: 1,5 mg/l	Parameter wird physiologisch und auch durch die Belastung mit anderen Gefahrstoffen gebildet

B: Vollblut, U: Urin, P: Plasma
BAR: von der DFG-Senatskommission festgelegter Biologischer Arbeitsstoff-Referenzwert
UBA: von der Kommission Humanbiomonitoring des Umweltbundesamtes festgelegter Referenzwert

Werte (Biologische Leitwerte) fest, um das aus einer Exposition gegenüber einem Arbeitsstoff resultierende individuelle gesundheitliche Risiko bewerten zu können. Der BAT-Wert beschreibt die arbeitsmedizinisch-toxikologisch abgeleitete

Konzentration eines Arbeitsstoffes, seiner Metaboliten oder eines Beanspruchungsindikators im entsprechenden biologischen Material, bei dem im Allgemeinen die Gesundheit eines Beschäftigten nicht beeinträchtigt wird, auch bei nicht wiederholter und langfristiger Exposition. BAT-Werte beruhen auf einer Beziehung zwischen der äußeren und inneren Exposition oder zwischen der inneren Exposition und der dadurch verursachten Wirkung des Arbeitsstoffes. Dabei orientiert sich die Ableitung des BAT-Wertes an den mittleren inneren Expositionen. Der BAT-Wert ist überschritten, wenn bei mehreren Untersuchungen einer Person die mittlere Konzentration des Parameters oberhalb des BAT-Wertes liegt; Messwerte oberhalb des BAT-Wertes müssen arbeitsmedizinisch-toxikologisch bewertet werden.

Aus einer alleinigen Überschreitung des BAT-Wertes kann nicht notwendigerweise eine gesundheitliche Beeinträchtigung abgeleitet werden. Bei kanzerogenen Arbeitsstoffen und bei Stoffen mit ungenügender Datenlage werden BL-Werte abgeleitet, die ebenfalls als Mittelwerte festgelegt sind (Drexler et al. 2007).

Box 41.1: Definition von BAR durch die BAT-Arbeitsgruppe

Biologische Arbeitsstoff-Referenzwerte (BAR) beschreiben die zu einem bestimmten Zeitpunkt in einer Referenzpopulation aus nicht beruflich gegenüber dem Arbeitsstoff exponierten Personen im erwerbsfähigen Alter bestehende Hintergrundbelastung mit in der Umwelt vorkommenden Arbeitsstoffen. Sie orientieren sich am 95. Perzentil, ohne Bezug zu nehmen auf gesundheitliche Effekte. Zu berücksichtigen ist, dass der Referenzwert der Hintergrundbelastung u. a. von Alter, Geschlecht, Sozialstatus, Wohnumfeld und Lebensstilfaktoren beeinflusst sein kann.

> ! BAT-Werte dienen dazu, die aus einer Exposition gegenüber einem Arbeitsstoff resultierende gesundheitliche Gefährdung bewerten zu können.

Wie bei den MAK-Werten wird in der Regel eine Arbeitsstoffbelastung von maximal 8 Stunden täglich und 40 Stunden wöchentlich zugrunde gelegt. Die so abgeleiteten BAT-Werte sind in der Praxis auch auf abweichende Arbeitszeitschemata übertragbar, ohne dass hierfür Korrekturfaktoren anzuwenden sind. BAT-Werte können als Konzentrationen, Bildungs- oder Ausscheidungsraten (Menge/Zeiteinheit) definiert sein. BAT-Werte sind als Höchstwerte für gesunde Einzelpersonen konzipiert. Sie werden unter Berücksichtigung der Wirkungscharakteristika der Arbeitsstoffe und einer angemessenen Sicherheitsspanne in der Regel für Blut oder Urin aufgestellt. Maßgebend sind dabei arbeitsmedizinisch-toxikologisch fundierte Kriterien des Gesundheitsschutzes.

BAT-Werte können definitionsgemäß nur für solche Arbeitsstoffe angegeben werden, die über die Lunge und/oder andere Körperoberflächen in nennenswertem Maße in den Organismus eintreten. Sie können auch nur für nichtkanzerogene Arbeitsstoffe evaluiert werden. Weitere Voraussetzungen für die Aufstellung eines BAT-Wertes sind ausreichende arbeitsmedizinische und toxikologische Erfahrungen mit dem Arbeitsstoff, wobei sich die Angaben auf Beobachtungen am Menschen stützen sollen. Die verwertbaren Erkenntnisse müssen mittels zuverlässiger Methoden erhalten worden sein.

Der Ableitung eines BAT-Wertes können verschiedene Konstellationen wissenschaftlicher Daten zugrunde liegen, die eine quantitative Beziehung zwischen äußerer und innerer Belastung ausweisen und daher eine Verknüpfung zwischen MAK- und BAT-Werten gestatten. Dies sind Untersuchungen, in denen

▶ eine direkte Beziehung zwischen Stoff-, Metabolit- oder Adduktkonzentration im biologischen Material (innere Belastungen) und adversen Effekten auf die Gesundheit aufgezeigt wurde oder

▶ eine Beziehung zwischen einem biologischen Indikator (Beanspruchungsparameter) und adversen Effekten auf die Gesundheit nachgewiesen wurde.

Die Liste der MAK-/BAT-Werte wird jährlich von der „Senatskommission zur Prüfung gesundheitsschädlicher Arbeitsstoffe" der Deutschen Forschungsgemeinschaft publiziert. Dort finden sich neben den BAT-Werten auch Hinweise auf den Messparameter, das Untersuchungsmaterial und den Zeitpunkt der Gewinnung der Blut- und Harnproben (s. Tabelle 41.1).

Die Publikation der arbeitsmedizinisch-toxikologischen Begründungen der BAT-Werte, die in der Regel ein umfangreiches Literaturverzeichnis enthalten, erfolgt seit 1983 in einer Loseblattsammlung (DFG 1983-2010).

41.4.3 Expositionsäquivalente für krebserzeugende Arbeitsstoffe (EKA)

Arbeitsstoffe, die beim Menschen gesichert Krebs zu verursachen vermögen oder für die der starke Verdacht einer Krebsgefährdung für den Menschen besteht, werden nicht mit BAT-Werten belegt, da gegenwärtig kein als unbedenklich anzusehender biologischer Wert angegeben werden kann. Dies trifft zu für krebserzeugende Arbeitsstoffe, die in den Kategorien 1 oder 2 von der „Senatskommission zur Prüfung gesundheitsschädlicher Arbeitsstoffe" der Deutschen Forschungsgemeinschaft eingestuft worden sind. Arbeitsstoffe mit Verdacht auf krebserzeugende Wirkung, wie sie in Kategorie 3 aufgeführt sind, erhalten nur dann einen BAT-Wert, wenn der Stoff oder seine Metaboliten nicht genotoxisch wirken. Bei den Arbeitsstoffen in Kategorie 4 und 5, bei denen kein nennenswerter Beitrag zum Krebsrisiko für den Menschen zu erwarten ist, werden BAT-Werte vergeben.

Krebserzeugende Arbeitsstoffe werden bei der Untersuchung biologischer Proben nicht unter der strengen Definition von BAT-Werten, sondern unter dem Blickwinkel arbeitsmedizinischer Erfahrungen zum Nachweis und zur Quantifizierung der individuellen Arbeitsstoffbelastung berücksichtigt. Stoff- bzw. Metabolitenkonzentrationen im biologischen Material, die höher liegen als es der Stoffkonzentration in der Arbeitsplatzluft entspricht, weisen auf zusätzliche, in der Regel perkutane Aufnahmen hin.

Vor diesem Hintergrund werden Beziehungen zwischen der Stoffkonzentration in der Luft am Arbeitsplatz und der Stoff- bzw. Metabolitenkonzentration im biologischen Material (Expositionsäquivalente für krebserzeugende Arbeitsstoffe, EKA) aufgestellt. Aus ihnen kann entnommen werden, welche innere Belastung sich bei ausschließlich inhalativer Stoffaufnahme ergeben würde.

> **!**
> EKA-Werte werden durch Korrelationen von externen zu internen Konzentrationen in der Luft am Arbeitsplatz und in biologischen Körperflüssigkeiten abgeleitet. Zur Beurteilung dienen entweder die bis 2004 gültigen TRK-Luftwerte oder die seit 2010 vom AGS aufgestellten Akzeptanzrisiko- und Toleranzrisikowerte (AGS 2010).

In Tabelle 41.3 sind einige ausgewählte Korrelationen dargestellt. Die in Fettdruck hervorgehobenen Wertepaare entsprechen einer Belastung in Höhe des TRK-Wertes. Bei gesplitteten TRK-Werten erfolgen die Angaben in Höhe des niedrigsten TRK-Wertes.

EKA-Werte sind keine Grenzwerte gemäß der Gefahrstoffverordnung, fallen somit nicht unter die Überwachungspflicht und sind damit nicht Bestandteil einer TRGS.

41.4.4 Biologische Leitwerte (BLW)

Für zahlreiche Arbeitsstoffe lassen sich zum gegenwärtigen Zeitpunkt weder BAT-Werte noch EKA-Korrelationen begründen. Schwierigkeiten treten insbesondere dann auf, wenn eine Korrelation zwischen der äußeren und der inneren Belastung entweder grundsätzlich oder aufgrund unzureichender Datenlage nicht hergestellt werden kann, z. B.

▶ bei Stoffen, die dermal resorbiert werden,
▶ bei Stoffen, die auch oral aufgenommen werden,
▶ bei Arbeitsvorgängen mit Atemschutzausrüstung,
▶ bei Arbeitsvorgängen im Freien.

Tabelle 41.3: EKA-Äquivalente für einige ausgewählte kanzerogene Gefahrstoffe. In der Auflistung sind die Wertepaare, die einer Belastung in Höhe der Technischen Richtkonzentrationen (TRK-Wert) entsprechen (bei gesplitteten TRK-Werten in Höhe des niedrigsten TRK-Wertes), in Fettdruck hervorgehoben

Gefahrstoffe	Parameter (Probenahmezeitpunkt)	EKA-Beziehung	
		Luftmonitoring	Biomonitoring
Arsentrioxid	As – U (Expositionsende)	0,01 mg/m³ 0,05 mg/m³ **0,10 mg/m³**	50 µg/l 90 µg/l **130 µg/l**
Cobalt	Co – U (keine Beschränkung	0,05 mg/m³ **0,10 mg/m³** 0,50 mg/m³	30 µg/l **60 µg/l** 300 µg/l
Ethylenoxid	Hydroxyethylvalin-E (keine Beschränkung)	0,92 mg/m³ **1,83 mg/m³** 3,66 mg/m³	45 µg/l Blut **90 µg/l Blut** 180 µg/l Blut
Nickel und schwerlösliche Verbindungen	Ni – U (nach mehreren Schichten)	0,10 mg/m³ 0,30 mg/m³ **0,50 mg/m³**	15 µg/l 30 µg/l **45 µg/l**
U: Urin, E: Erythrozyten			

Ferner können bei krebserzeugenden Stoffen auch epigenetische Wirkungen bedeutsam sein, die berücksichtigt werden müssen. Bei sensibilisierenden Stoffen, für deren Wirkung derzeit keine Schwellenwerte bekannt sind, sind Anhaltswerte für die Prävention dennoch erforderlich.

Für solche Stoffe wurden biologische Leitwerte (BLW) geschaffen, sie sollen dem Betriebsarzt eine Orientierungshilfe für die Beurteilung der Analysenergebnisse liefern. Es handelt sich hierbei nicht um Grenzwerte im klassischen Sinne, sondern um Empfehlungen auf wissenschaftlicher Grundlage.

Der Biologische Leitwert ist die Quantität eines Arbeitsstoffes bzw. Arbeitsstoffmetaboliten oder die dadurch ausgelöste Abweichung eines biologischen Indikators von seiner Norm beim Menschen, die als Anhalt für die zu treffenden Schutzmaßnahmen heranzuziehen ist. Biologische Leitwerte werden nur für solche Gefahrstoffe benannt, für die keine arbeitsmedizinisch-toxikologisch begründeten biologischen Arbeitsstofftoleranzwerte (BAT-Werte) aufgestellt werden können.

Für den BLW wird in der Regel eine Arbeitsstoffbelastung von maximal 8 Stunden täglich und 40 Stunden wöchentlich über die Lebensarbeitszeit zugrunde gelegt. Der biologische Leitwert orientiert sich an den arbeitsmedizinischen und arbeitshygienischen Erfahrungen im Umgang mit dem gefährlichen Stoff unter Heranziehung toxikologischer Erkenntnisse. Da bei Einhaltung des biologischen Leitwerts das Risiko einer Beeinträchtigung der Gesundheit nicht auszuschließen ist, ist anzustreben, die erkenntnistheoretischen Grundlagen über die Zusammenhänge zwischen der äußeren Belastung, der inneren Belastung und den resultierenden Gesundheitsrisiken zu verbreitern, um auf diese Weise BAT-Werte herleiten zu können. Hierbei stellen biologische Leitwerte (BLW) insofern eine Hilfe dar, als sie eine wichtige Grundlage dafür bieten, dass der Arzt ein Biomonitoring überhaupt einsetzen kann. Durch fortgesetzte Verbesserung der technischen Gegebenheiten und der technischen, arbeitshygienischen und arbeitsorganisatorischen Schutzmaßnahmen sind Konzentrationen anzustreben, die möglichst weit unterhalb des biologischen Leitwerts liegen.

Die Biologischen Leitwerte werden ebenfalls von der Arbeitsgruppe „Aufstellung von Grenzwerten" der Arbeitsstoffkommission erstellt. Analog zu den BAT-Werten werden stoffspezifische arbeitsmedizinisch-toxikologische Begründungen erarbeitet und publiziert. Die Biologischen Leitwerte werden jedes Jahr in der MAK- und BAT-Werte-Liste veröffentlicht.

41.5 Bewertung der Analysenergebnisse – Biomonitoring-Befunde

Die Bewertung der Analysenergebnisse erfolgt einerseits durch das Labor und andererseits durch den Betriebsarzt. Die Beurteilung und Prüfung auf analytische Plausibilität von Analysenergebnissen des Biomonitoring muss durch den verantwortlichen Laborleiter vorgenommen werden. Dieser stützt sich auf eine laborinterne und -externe Qualitätssicherung. In diesem Zusammenhang ist auch die Nachweisgrenze der analytischen Methode zu beachten.

Der Arzt bewertet die Analysenergebnisse durch Vergleich mit den in Abschnitt 41.4 genannten biologischen Grenzwerten. Bei dieser Bewertung sind die Arbeitsbedingungen, die Stoffcharakteristika (Toxikokinetik des Gefahrstoffes, Aufnahmeweg) und individuelle Besonderheiten als mögliche Einflussfaktoren zu beachten. Da eine Einzelmessung eines Untersuchungsparameters nicht immer ausreichend ist, können zur Absicherung des Untersuchungsergebnisses Wiederholungsmessungen erforderlich sein.

Nach dieser Evaluierung ist es Aufgabe des Arbeitsmediziners, die Analysenergebnisse an den Arbeitnehmer weiterzugeben und entsprechende Schlussfolgerungen aus den Daten des Biomonitorings zu ziehen.

Die Analysenergebnisse des Biomonitorings unterliegen als personengebundene Daten der ärztlichen Schweigepflicht (§ 203 Abs. 1 StIGB). Die Weitergabe von Analysenergebnissen an Dritte darf ohne Zustimmung der betroffenen Personen nur in anonymisierter Form erfolgen. Die Anonymität der Beschäftigten darf auch nicht durch besondere Begleitumstände (z. B. Einzelarbeitsplatz) der Vorsorgeuntersuchung oder der Messung verletzt werden. Anonymisierte Biomonitoringergebnisse können jedoch für die Gefährdungsbeurteilung herangezogen werden.

Der Betriebsarzt teilt dem Beschäftigten das Resultat der Biomonitoring-Untersuchung mit und berät diesen. Die Biomonitoring-Ergebnisse im Rahmen von arbeitsmedizinischen Vorsorgeuntersuchungen nach § 28 GefStoffV sind in der ärztlichen Bescheinigung nach § 31 GefStoffV zu berücksichtigen. Diese werden dann unter Wahrung der ärztlichen Schweigepflicht in die Gefährdungsbeurteilung mit einbezogen, um weitere Maßnahmen zu ergreifen.

> **!** Biomonitoring-Ergebnisse unterliegen der ärztlichen Schweigepflicht.

Zusammenfassung Das Biomonitoring stellt eine in der Arbeitsmedizin unverzichtbare Untersuchungsmethode dar, um die innere Gefahrstoffbelastung sowie deren spezifische Effekte zu messen und zu beurteilen. Um zu interpretierbaren Befunden zu gelangen, sind zunächst die Empfehlungen zur Probennahme, -aufbewahrung und -transport zu beachten. Die Richtigkeit der Messergebnisse muss durch eine externe und interne Qualitätssicherung des Labors gewährleistet sein. Dabei ist der Arzt für die Richtigkeit der Messergebnisse mit verantwortlich. Zur Beurteilung der Gefahrstoffkonzentrationen stehen biologische Arbeitsstoff-Referenzwerte (BAR) (Hintergrundbelastung) und wissenschaftlich abgeleitete arbeitsmedizinisch-toxikologische Grenzwerte (BAT-Wert, BLW) zur Verfügung. Biomonotoring-Befunde unterliegen der ärztlichen Schweigepflicht und dürfen ohne Zustimmung nicht an Dritte z. B. Arbeitgeber weitergegeben werden.

Weiterführende Literatur

Angerer J, Schaller KH: Methodenspektrum des Biomonitorings in der arbeitsmedizinisch-toxikologischen Praxis. In: Coenen W, Kentner M, Schiele R, Valentin H, Zober A (Hrsg.): Arbeitsmedizin und Arbeitsschutz aktuell. Lfg. 47. München, Jena: Urban & Fischer, 2000.

ArbMedVV: Verordnung zur arbeitsmedizinischen Vorsorge vom 18. Dezember 2008, BGBl. I S. 2768.

Arbeitsgruppe Aufstellung von Grenzwerten im biologischen Material: Biologisches Monitoring in der Arbeitsmedizin, Arbeitsgruppe der DFG-Senatskommission zur Prüfung gesundheitsschädlicher Arbeitsstoffe. Stuttgart: Gentner, 2000.

AGS – Ausschuss für Gefahrstoffe: Biomonitoring. Technische Regeln für Gefahrstoffe (TRGS) 710. Ausgabe: Februar 2000 (www.baua.de).

AGS – Ausschuss für Gefahrstoffe: Biologische Grenzwerte. Technische Regeln für Gefahrstoffe (TRGS) 903. Ausgabe: Dezember 2006 (www.baua.de).

AGS – Ausschuss für Gefahrstoffe: Risikowerte und Exposition-Risiko-Beziehungen für Tätigkeiten mit krebserzeugenden Gefahrstoffen. Bekanntmachung zu Gefahrstoffen 910. Ausgabe: Juni 2008, zuletzt geändert: GMBl 2010 Nr. 34 S. 748 (vom 21.06.2010).

DFG – Deutsche Forschungsgemeinschaft: Gesundheitsschädliche Arbeitsstoffe. Toxikologisch-arbeitsmedizinische Begründungen von MAK-Werten (Maximale Arbeitsplatzkonzentration). Senatskommission zur Prüfung gesundheitsschädlicher Arbeitsstoffe.Weinheim: Wiley-VCH, 1972–2010.

DFG – Deutsche Forschungsgemeinschaft: Analytische Methoden zur Prüfung gesundheitsschädlicher Arbeitsstoffe. Band 2: Analysen in biologischem Material, Senatskommission zu Prüfung gesundheitsschädlicher Arbeitsstoffe. Weinheim: Wiley-VCH, 1976–2010.

DFG – Deutsche Forschungsgemeinschaft: Biologische Arbeitsstoff-Toleranz-Werte (BAT-Werte), Expositionsäquivalente für krebserzeugende Arbeitsstoffe (EKA), Biologische Leitwerte (BLW) und Biologische Arbeitsstoff-Referenzwerte (BAR). Arbeitsmedizinisch-toxikologische Begründungen. Senatskommission zur Prüfung gesundheitsschädlicher Arbeitsstoffe. Weinheim: Wiley-VCH, 1983–2009.

DFG – Deutsche Forschungsgemeinschaft: MAK- und BAT-Werte-Liste 2010. Senatskommission zur Prüfung gesundheitsschädlicher Arbeitsstoffe. Mitteilung 46. Weinheim: Wiley-VCH, 2010.

DGUV – Deutsche Gesetzliche Unfallversicherung: DGUV Grundsätze für arbeitsmedizinische Vorsorgeuntersuchungen, 5. vollst. neubearb. Aufl. Stuttgart: Gentner, 2010.

Drexler H, Göen T, Schaller KH: Biologischer Arbeitsstoff-Toleranzwert (BAT-Wert). Arbeitsmed Sozialmed Umweltmed 2007; 42: 514–516.

Drexler H, Schaller KH, Göen T: Biologischer Arbeitsstoff-Referenzwert (BAR). Definition, Evaluierung und praktischer Einsatz. Arbeitsmed Sozialmed Umweltmed 2010; 45: 194–197.

Kalbreier U, Szadkowski D: Haftungsfragen bei arbeitsmedizinischen Vorsorgeuntersuchungen unter Inanspruchnahme fremder Laboratorien. Arbeitsmed Sozialmed Umweltmed 1981; 16: 270–272.

Kommission Humanbiomonitoring des Umweltbundesamtes: Human-Biomonitoring, Definitionen, Möglichkeiten und Voraussetzungen, Bundesgesundheitsbl 1996; 39: 213–214.

Kommission Humanbiomonitoring des Umweltbundes-amtes: Konzept der Referenz- und Human-Biomonitoring-(HBM)-Werte in der Umweltmedizin. Bundesgesundheitsbl 1996; 39: 221–224.

Kommission Humanbiomonitoring des Umweltbundes-amtes: Zur umweltmedizinischen Beurteilung von Human-Biomonitoring-Befunden in der ärztlichen Praxis. Umweltmed Forsch Prax 2000; 53: 177–188.

Lewalter J, Neumann HG: BAT-Werte Teil VII. Arbeitsmed Sozialmed Umweltmed 1996a; 31: 275–280.

Lewalter J, Neumann HG: BAT-Werte Teil III. Arbeitsmed Sozialmed Umweltmed 1996b; 31: 418–432.

Schaller KH, Angerer J: Biomonitoring in der Umweltmedizin. Umweltmed Forsch Prax 1998; 3: 168–175.

Schaller KH, Triebig G: Biologische Marker zur Erfassung neurotoxischer Gefahrstoffe. In: Triebig G, Lehnert G (Hrsg.): Neurotoxikologie in der Arbeitsmedizin und Umweltmedizin. Stuttgart: Gentner, 1998.

Will W: Biomonitoring in der arbeitsmedizinischen Praxis. In: Coenen W, Kentner M, Schiele R, Valentin H, Zober A (Hrsg.): Arbeitsmedizin aktuell. Gustav Fischer Verlag, Stuttgart, 1992, S. 1–9.

WHO: Biological Monitoring of Chemical Exposure in the Workplace, Vol. 1 and 2 (WHO/HPR/OCH 96.1 and 96.2). Geneva: World Health Organization, 1996.

42 Biologisches Effektmonitoring und Suszeptibilitätsmarker

G. Leng und J. Lewalter

42.1 Biomarker

Im Biomonitoring werden zum Teil erhebliche interindividuelle Schwankungen der inneren Belastung und Beanspruchung bei vergleichbarer äußerer Exposition beobachtet. Diese sind auf individuell unterschiedliche toxikokinetische Randbedingungen zurückzuführen. Darunter spielt der enzymatisch kontrollierte Stoffwechsel eine wesentliche Rolle. Die Aktivität der Enzyme hängt einerseits von der genetisch regulierten Expression, andererseits von den anwesenden Substraten ab. Bei den meisten für den Fremdstoffwechsel zuständigen Enzymen ist inzwischen das Vorkommen mehrerer Isoformen bekannt geworden. Isoenzyme können durch Mutationen entweder verloren gegangen sein oder veränderte, meist verringerte, Aktivität entfalten. Dadurch ergibt sich eine für jedes Individuum charakteristische, genetisch fixierte Enzymausstattung, die die Bioverfügbarkeit toxischer Metaboliten und damit auch die durch diese hervorgerufenen adversen Effekte maßgeblich beeinflussen kann. Beispiele solcher Polymorphismen und ihre Auswirkungen werden im Folgenden diskutiert.

> **!** Die heute verwendeten Biomarker reflektieren die Wechselwirkung zwischen aufgenommenen Fremdstoffen und dem biologischen System und, sofern sie einen geeigneten Endpunkt erfassen, korrelieren mit der biologisch wirksamen, adverse Effekte bedingenden Dosis.

Bei den arbeitsmedizinischen Vorsorgemaßnahmen unterscheidet man Belastungsbiomarker zur Erfassung von Fremdstoffen und ihren Metaboliten in Körperflüssigkeiten und Beanspruchungsbiomarker zur Erfassung von biochemischen oder biologischen Effekten. Im ersteren Falle spricht man von biochemischem Effektmonitoring, in letzterem Fall von biologischem Effektmonitoring. Suszeptibilitätsbiomarker sollen demgegenüber geeignet sein, Aussagen über angeborene oder erworbene Eigenschaften und damit über die individuelle Empfindlichkeit zu machen.

Die Einbindung der individuellen Suszeptibilität in das arbeitsmedizinische Biomarkerkonzept ist dem in Abbildung 42.1 dargestellten Schema zu entnehmen. Im Sinne der Prävention sind alle biochemisch und biologisch erfassbaren Effekte zu vermeiden bzw. zu minimieren. Dies umfasst sowohl die durch endogene Belastungen oder Fremdstoffumgang ausgelösten kompensierbaren (reversiblen) „non-adversen" Effekte, als auch irreversible „adverse" Effekte.

42.1.1 Individuelle Empfindlichkeiten

In der arbeitsmedizinischen Vorsorgeuntersuchung werden im Allgemeinen über die Aktivitäten der Leberenzyme nur die generellen Entgiftungsleistungen eines Organismus bewertet. Häufig bleiben dabei die Schlüsselenzyme des Fremdstoffstoffwechsels und die Konsequenzen ihrer Variabilitäten auf die individuelle Suszeptibilität unberücksichtigt.

> **!** Die individuelle Empfindlichkeit ist als Folge der polymorphen Schlüsselenzyme des Fremdstoffstoffwechsels zu betrachten.

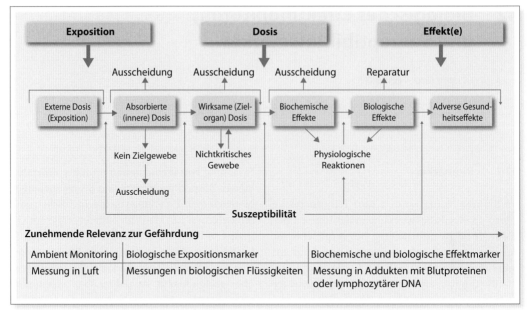

Abb. 42.1: Zusammenhang zwischen Exposition, Dosis sowie Effekten und Suszeptibilität

Der Stoffwechsel der Fremdstoffe wird durch eine Reihe von Variablen beeinflusst. Dazu gehören die ethnische Gruppe, der genetische Typ sowie Geschlecht und Alter. Neben diesen genetisch bedingten Unterschieden spielen Faktoren des Lebensstils, Enzyminduktion, Enzymhemmung, Ernährung und Krankheiten eine erhebliche Rolle.

Die arbeitsmedizinische Gefährdungsabschätzung und Risikobewertung hat demnach die genetischen und phänotypischen Polymorphismen von Schlüsselenzymen des Fremdstoffstoffwechsels zu berücksichtigen, bei denen mindestens zwei Allele in Frequenzen von jeweils über 1% vorliegen. Die WHO-Empfehlung aus 1993 berücksichtigt drei Enzymklassen:

1. Hydrolasen (Phase I, detoxifizierend)
   - Cholinesterasen (ChE, AChE)
     Organophosphatstoffwechsel
   - Carboxylesterasen (CE)
     Pyrethroidstoffwechsel
2. Oxygenasen (Phase I, toxifizierend)
   - Cytochrom-P450-Monooxygenasen
     CYP 1A1: Aliphaten-, Olefin- und Aromatenstoffwechsel
     CYP 2E1: Lösungsmittelstoffwechsel

3. Transferasen (Phase II, detoxifizierend)
   - N-Acetyltransferasen (NAT-1; NAT-2)
     Aminoaromatenstoffwechsel
   - Glutathion-S-Transferasen (GST α, μ, π, υ)
     Ethylenoxid-, Acrylnitril-, Styrol-/Styroloxid-, Alkylhalogenid-, Isocyanatstoffwechsel
   - Glucuronidasen (UDPG)
     Phenolstoffwechsel

Darüber hinaus sind weitere genetische Polymorphismen beschrieben worden, von denen einige typische Varianten zusammen mit ihren adversen Effekten in Tabelle 42.1 zusammengestellt sind.

42.1.2 Arbeitsmedizinische Prämissen

Die Aktivität der Phase-I-Enzyme und insuffiziente Polymorphismen der Phase-II-Enzyme bestimmen beim Fremdstoffumgang – Beginn und Ausmaß individueller Symptome – die Manifestation adverser Effekte (Organerkrankungen?) als Folge defizienter Detoxifikationsfähigkeiten. Im Allgemeinen sind die interindividuellen Dif-

Tabelle 42.1: Beispiele von etablierten und möglichen Suszeptibilitätsbiomarkern (aus Calabrese 1986)

Suszeptibilitäts-Biomarker	Belastung	Krankheit/ Erwartetes Vorkommen
Genetisch determiniert		
Acetylierer Phänotyp	Aflatoxine, Aromatische Amine	Lebertumor, Blasenkrebs
Xeroderma-pigmentosum-Genotyp	Oxidative Schädigung der DNA durch PAH, Aromatische Amine, Aflatoxin B1 etc.	Hautkrebs, diverse Tumore
Induzierte Aromaten Hydroxy-lase	Polyzyklische Aromaten	Lungentumor
Defizienter Glucose-6P-Dehydro-genase-Phenotyp	Oxidanzien, aromatische Amine, Nitro-Aromaten	Geringer Widerstand gegen-über oxidativem Stress
Sulfit-Oxidase defiziente Hetero-zygoten	Sulfite, Bisulfite, Schwefeldioxid	Lungenerkrankung
Alkohol-Dehydrogenase-Varianten	Alkohol- (z. B. Ethanol-) Metabolis-mus schneller als normal	Lebertumor
GSTµ-Phänotypen	Zigarettenrauch	Lungentumor
Pseudocholinesterase-Varianten	Organophosphat- und Carbamat-Insektizide, Muskelrelaxanzien	Neurotoxizität
Paraoxonase-Varianten	Parathion	25–30 % der Bevölkerung
Erworben		
Unterernährung	Chemikalien	Verminderter Widerstand gegen-über den Wirkungen zahlreicher Chemikalien
Induziertes P-450 IIE1	Alkoholkonsum	Unterschiedliche Tumore
Antigenspezifische Antiköper	Chemikalien, Stäube	Atemwegs-, Lungen- und Haut-erkrankungen

ferenzen in der Biotransformation von Fremd-stoffen das Resultat der Aktivität mehrerer poly-morpher Schlüsselenzyme. Bei der Komplexität des Fremdstoffstoffwechsels wird nicht erwartet, dass durch die Genotypisierung eines oder meh-rerer Enzyme Voraussagen über die individuelle Suszeptibilität gegenüber unbekannten Fremd-stoffen gemacht werden können. Aus diesen Gründen hatte die „Deutsche Gesellschaft für Arbeitsmedizin" im Kontext zu Empfehlungen der Enquete-Kommission „Chancen und Risiken der Gentechnologie" des Deutschen Bundestages bereits 1987 empfohlen, in arbeitsmedizinischen Vorsorgeuntersuchungen auf die Genotypisie-rung der Exponierten zugunsten der Phänoty-pisierung zu verzichten.

42.1.3 Charakterisierung der Suszeptibilität

Die phänotypische Charakterisierung von Dispo-sitionsfaktoren umfasst die Gesamtheit aller durch den Genotyp festgelegten Reaktionen und durch Umweltfaktoren bedingten Aktivitätsprofile von Schlüsselenzymen des Fremdstoffstoffwechsels. In der Toxikokinetik sind die genetisch bedingten Suszeptibilitätsunterschiede gegenüber Fremd-stoffbelastungen vielfältig untersucht worden. Als Beispiel sei auf die ethnischen Differenzen des vom Cytochrom-P-450-Isoenzym-CYP-3A4-abhängigen Metabolismus von Ethinylöstradiol oder den CYP-2E1-abhängigen Alkoholmeta-bolismus hingewiesen.

! Die genetische Variabilität bedingt das individuelle Gefährdungsprofil.

Von den arbeitsmedizinischen Vorsorgemaßnahmen werden Aussagen über Einflüsse genetischer Variabilitäten und polymorpher Schlüsselenzyme auf die individuelle Gefährdung erwartet.

42.2 Polymorphismen und Pathogenese

Im Folgenden werden die Polymorphismen einiger Isoenzyme der Hydrolasen, Oxygenasen und Transferasen im Fremdstoffstoffwechsel besprochen.

42.2.1 Hydrolasen – Esterasen

Cholinesterasen

Die (Pseudo)Cholinesterase- und Paraoxonase-(Phosphotriesterase-)Aktivitäten sind bei bis zu 30% der Bevölkerung vermindert. Der Polymorphismus der Pseudocholinesterasen (ChE) führt u. a. zu verlängerter Muskelrelaxation durch Succinylcholin in der Anästhesie. Bei defizienten Paraoxonaseträgern besteht zudem eine erhöhte Vergiftungsgefahr beim Umgang mit Cholinesteraseinhibitoren wie Phosphorsäureestern und Carbamaten.

Bei den Organophosphaten wirken nur die so genannten direkten Inhibitoren, die eine P=O-Bindung enthalten, als potente ChE-Inhibitoren. Organophosphate mit einer P=S-Bindung wie Parathion werden als indirekte Inhibitoren bezeichnet, da ihre Inhibitionswirkung erst verzögert nach metabolischer Umwandlung in eine P=O-Bindung induziert wird. Die Paraoxonasen werden im Allgemeinen durch Organophosphate nicht gehemmt.

Eine Untersuchung von 42 Personen mit regelmäßigem Parathion-Umgang ergab, dass bei etwa 20 % die erythrozytäre AChE-Aktivität stärker vermindert war als die tolerierbare Abweichung von 30 % des Normalbereichs. Diese

Arbeiter schieden auch signifikant weniger Nitrophenol im Harn aus als ihre gleichexponierten Kollegen.

Das Untersuchungsergebnis belegt, dass defiziente Paraoxonaseträger auch beim Umgang mit indirekten ChE-Inhibitoren signifikant höhere ChE-Depressionen aufweisen als Normalpersonen. Demgegenüber tolerieren Personen mit reduzierten Cholinesterase-, aber normalen Paraoxonaseaktivitäten selbst massive Parathionbelastungen, da das für die AChE-Inhibiton essentielle Paraoxon umgehend hydrolysiert werden kann.

Der Polymorphismus der im Organophosphatstoffwechsel beteiligten Enzyme kann vor dem Parathion-Umgang durch Genotypisierung der individuellen AChE und Paraoxonase-Allele (PON1-3) diagnostiziert werden. Er wird jedoch spätestens beim Parathion-Umgang an der signifikanten Erniedrigung der AChE-Aktivität bemerkt. Unabhängig von der aufwendigen Geno- und Phänotypisierung der beteiligten Enzyme werden deren defiziente Aktivitäten auch indirekt durch Nachweis der p-Nitrophenol-Ausscheidung im Harn erkannt, so dass eine Gefährdung dieser Peronen beim Parathion-Umgang, trotz ihrer spezifischen, genetisch bedingten Empfindlichkeit, frühzeitig durch entsprechend optimierte Arbeitsschutzmaßnahmen unterbunden werden kann.

Carboxylesterasen

Die Pyrethroide gehören zu einer neuen Gruppe naturstoffanaloger, systemisch wirkender Insektizide. Der unsachgemäße Umgang kann bei einigen Personen zu „sensorischen Irritationen" (Haut- und Schleimhautirritationen, Augen- und Atemwegsreizungen sowie Sensibilitätsstörungen) führen. Die mögliche Pathophysiologie wird am Beispiel des Cyfluthrins skizziert.

Nach der Aufnahme wird der Stoffwechsel des Cyfluthrins mit einer Esterhydrolyse durch die polymorphen Carboxylesterasen eingeleitet, die Hydrolyseprodukte durch Hydroxylierung rasch detoxifiziert und nach Konjugation als Glucuronid, Sulfat oder Acetat, im Wesentlichen renal, zum Teil auch über die Fäzes eliminiert.

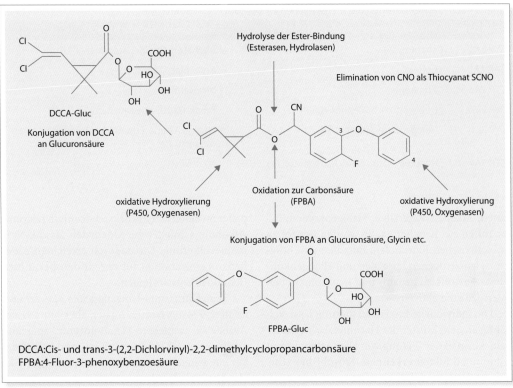

Abb. 42.2: Entgiftungs- und Konjugationsreaktionen mit Glucuronsäuren im Säugetier am Beispiel von Cyfluthrin

Die Metabolisierung findet sowohl im Blut, der Leber und anderen Organen als auch im Nervensystem statt.

Die Cyfluthrinmetabolisierung wird in der Abb. 42.2 schematisch dargestellt.

Es ist bekannt, dass die Stimulation der Rezeptoren des peripheren und zentralen Nervensystems nur von dem intakten Cyfluthrinmolekül bewirkt wird. Dessen biologische Halbwertszeit steht in enger Korrelation zur individuellen Gesamtaktivität aller systemisch und lokal vorhandenen Carboxylesterasen. Zur Phänotypisierung der auf den Cyfluthrin-belasteten Organismus wirkenden nervösen Stimulierungspotenz kann daher die Bestimmung sowie die Verlaufskontrollen des unveränderten Cyfluthrins im Plasma herangezogen werden. Im Allgemeinen werden innerhalb von 24 Stunden mehr als 70 % des inkorporierten Cyfluthrins symptomlos abgebaut.

Sensorische Irritationen werden ausschließlich von Personen geschildert, deren Pyrethroidabbauraten geringer sind.

> **!** Die Auslöseschwelle für Pyrethroidsensibilisierungen ist abhängig von der Halbwertszeit des unveränderten Wirkstoffs im Plasma.

42.2.2 Oxygenasen

Cytochrom-P-450 Isoenzyme

Im oxidativen Stoffwechsel der Fremdstoffe sind zahlreiche polymorphe Isoenzyme des Cytochrom P-450 beteiligt. Einige wichtige Beispiele zeigt Tabelle 42.2.

CYP 2E1 hat besonderes Interesse gefunden, weil es an der enzymatischen Aktivierung von Al-

Tabelle 42.2: Polymorphismen der menschlichen Cytochrom P-450 Isoenzyme

Isoenzyme	Pharmakologische Substrate	Toxikologische Substrate
CYP 1A1	Theophyllin	Aliphaten, Olefine, Aromaten, PAH
CAP 1A2	Coffein	Arylamine, Nitrosamine
CYP 2A6	Cumarine	Nitrosamine
CYP 2D6	Debrisoquin, 5-Mephenytoin	Tabak-spezifische Nitrosamine
CYP 2E1	Halogenierte Anästhetika	Alkane, Alkene, Ethanol, halogenierte Kohlenwasserstoffe
CYP 3A4	Nifedipin, Östrogene, Arzneimittel (ca. 60 %)	Aflatoxin B1

kanen, Alkenen, Aromaten, Halogenkohlenwasserstoffen etc. beteiligt ist. So werden Benzol zu myelotoxischen Katecholen, Butadien und Ethylen zu kanzerogenen Epoxiden und Halogenkohlenwasserstoffe zu hepato- und nephrotoxischen Intermediaten aktiviert.

Die individuelle Enzymausstattung lässt sich häufig an dem Muster der Harnmetaboliten oder dem Ausmaß der Bildung von Hämoglobin- und Albuminaddukten erkennen. Sowohl bei Hintergrund- als auch bei beruflichen Belastungen zeigt Benzol ein typisches Metabolitenmuster im Harn mit weiten individuellen Konzentrationsbereichen, das keinen eindeutigen Polymorphismus erkennen lässt. Eine bessere Unterscheidung der individuellen Empfindlichkeit wird aus der Analyse der Protein- und DNA-Addukte erwartet. Ein Zusammenhang zwischen Cytochrom-P-450-Polymorphismen (CYP 1A1, CYP 2D2, CYP 2E1) und Lungenkrebs wird diskutiert.

Eine besondere Rolle spielt CYP 2E1 für die Alkoholempfindlichkeit (MAOS = mikrosomales alkoholoxidierendes System). Etwa 5 % der Nordeuropäer, 20 % der Südeuropäer und 70 % der Japaner metabolisieren arbeitsmedizinisch relevante Alkohole schneller zu Aldehyden als die Normalbevölkerung. Die dadurch erreichten Aldehydkonzentrationen führen zu den bekannten Befindlichkeitsstörungen.

Beim Nitrosamin-Umgang gelten 32 % der Ostasiaten, 9 % der Nordeuropäer, aber nur 1 % der Araber als „schlechte Metabolisierer" aufgrund verringerter CYP-2D6-Aktivität und sollen daher ein generell vermindertes Erkrankungsrisiko (Lungenkrebs?) haben.

Glukose-6-phosphatdehydrogenase

Glukose-6-phosphatdehydrogenase (G-6-PDH) unterstützt die Bereitstellung von reduziertem Glutathion im Erythrozyten und schützt diese hiermit vor Hämolyse durch Fremdstoffschäden. Solche Belastungen können durch Ozon, Stickstoffdioxid, Chlorite, Amino- und Nitroaromaten erfolgen. Zu den Risikogruppen gehören 16 % der US-Schwarzen, 11 % der Mittelmeeranrainer (2 % Griechen, 8 % Sarden). Selbst bei schnellen Acetylierern, die weniger Methämoglobin bilden als langsame, sind Met-Hb-Spiegel und Hb-Addukte

Tabelle 42.3: Abhängigkeit der Met-Hb-Spiegel und Hb-Addukte von der G-6-PDH-Aktivität. Die Werte stammen von Nichtrauchern ohne bekannte 4-Aminobiphenyl-Exposition

Personen (Nicht-Raucher)	G-6-PDH U	Met-Hb %	Hb-Addukte ng 4-ABP/l Blut
282	130 ± 10	0,7 (0,1–1,1)	2,3 (1,0– 4,1)
7	70 ± 8	1,3 (0,9–2,7)	7,3 (3,9–15,1)
3	0	2,1 (1,4–4,3)	14,5 (8,3–31,0)

schon bei Hintergrundbelastungen durch 4-Aminobiphenyl bei verminderter G-6-PDH-Aktivität erhöht (Tabelle 42.3).

> **!** Die G-6-PDH ist ein essentielles Enzym der Primärprävention bei Umgang mit Aminoaromaten.

42.2.3 Transferasen

N-Acetyltransferasen 1 und 2

Die zu den entgiftenden Transferasen zählenden N-Acetyltransferasen (NAT) katalysieren die N- und O-Acetylierung von Fremdstoffen. Die bei der Biotransformation aromatischer Amine vorzugsweise beteiligten polymorphen N-Acetyltransferasen werden überwiegend im Epithel der Harnblase (NAT1) sowie im Cytosol der Leber und in der Darmschleimhaut (NAT2) gebildet.

Der vom Polymorphismus der NAT geprägte Acetyliererstatus führt im Stoffwechsel der Aminoaromaten zu einem zweigipfeligen Verteilungsmuster der Acetate. Die damit verbundene unterschiedliche primäre Entgiftungsleistung gestattet die Einteilung in langsame oder schnelle Acetylierer, wobei Letztere homo- (RR) oder heterozygot (Rr) für das dominante Allel sein können. Langsame Acetylierer acetylieren aromatische Amine pro Zeiteinheit weniger effizient als schnelle Acetylierer. Epidemiologisch werden bei den langsamen Acetylierern signifikant häufiger Tumore der ableitenden Harnwege beobachtet.

Spezifische Substrate für die NAT1 sind p-Aminobenzoesäure und p-Aminosalizylsäure. Eine strukturelle Heterogenität des Gens ist für einen Polymorphismus bei diesen Substraten verantwortlich. Der klassische Polymorphismus der langsamen und schnellen Acetylierer geht aber auf sechs genetische Varianten der NAT2 zurück. In der Praxis werden drei verschiedene Phänotypen beobachtet. Das NAT2-Gen 1 ist für den schnellen Acetyliererttyp ein homozygotes Gen 3 oder ein heterozygotes Gen 2 und 3 für den langsamen Phänotyp. Heterogene Träger von Gen 1 und 2 oder Gen 1 und 3 besitzen eine mittlere Acetylierungskapazität.

Eine grobe Einteilung der Phänotypen gelingt bei Arylaminen durch die Bestimmung des Verhältnisses von freiem zu acetyliertem Amin im Harn. Sind mehr als 50 % dieser Ausscheidungsprodukte acetyliert, wird dies dem schnellen Acetyliererphänotyp zugeordnet. Die Auswertung von inzwischen mehr als 100 000 Einzelbefunden bei Wiederholungsuntersuchungen von etwa 3700 Personen mit Anilin-Umgang ergibt folgende Verteilung:

Höchstens 20 bzw. 30 % sind gegenüber Anilin eindeutig und reproduzierbar schnelle bzw. langsame Acetylierer. Bei bis zu 30 % hängt die Zuordnung von der Dosis oder vom Zeitpunkt der Probenahme ab. Mit zunehmender Dosis erscheint ein größerer Anteil als langsame Acetylierer. Etwa 20 % lassen sich zwar mit der an den Ausscheidungsprodukten orientierten Methode dem langsamen Acetylierertyp zuordnen, die Zuordnung schwankt aber bei vergleichbaren, insbesondere niedrigen Aminoaromatenbelastungen. Durch eine Genotypisierung wird der so bestimmte Acetyliererstatus nur bedingt bestätigt (Tabelle 42.4).

Zur Feststellung des vom Aminoaromatenumgang unabhängigen Acetyliererstatus wird häufig der Coffeintest verwendet. Das in einer Tasse starken Kaffes (ca. 12 g Kaffee) enthaltene Coffein wird dabei u. a. zu 5-Acetylamino-6-amino-3-methyl-Uracil (AAMU) und 5-Acetylamino-6-formylamino-3-methyl-uracil (AFMU) und 1-Methylxanthin (1X) verstoffwechselt und die Metaboliten werden im Harn gemessen. Der Quotient aus AAMU/1X soll bei schnellen Acetylierern Werte über 2 erreichen. In der Praxis ist dieses Verfahren nur schwer zu standardisieren. Selbst bei genauer Vorgabe der Coffeinmenge und den Harnsammelzeiten werden intraindividuell stark schwankende Werte gefunden, denen im Allgemeinen nur die etwa 10 % homozygoten schnellen und langsamen Acetylierer sicher zugeordnet werden können.

Stoffwechselphysiologie aliphatischer und aromatischer Amine.

Die N-Acetyltransferasen katalysieren die Übertragung der Acetylgruppe des Acetylcoenzyms A auf den Stickstoff primärer

Tabelle 42.4: Vergleich des Acetyliererstatus nach Genotypisierung und Phänotypisierung (in Prozent)

Population	Acetylierer – Geno- und Phänotypen		
	langsam	indifferent	schnell
Kaukasier			
Genotypisierung	50	–	50
Phänotypisierung	54		
Hintergrund	48	14	32
Intoxikation	10	35	18
Japaner	10	–	90

aliphatischer und aromatischer Amine, aber auch auf Hydrazin und dessen Derivate (N-Acetyltransfer) sowie auf den Sauerstoff von Hydroxylaminen (O-Acetyltransfer). Zu den Substraten der NATs gehören zahlreiche humankanzerogene aromatische Amine, wie 2-Naphthylamin, 4-Aminobiphenyl und Benzidin, aber auch 2- Aminofluoren, 4,4'-Methylen-bis-(2-chloranilin) und N-Hydroxy-2-aminofluoren (O-Acetylierung) sowie Arzneimittel wie Isoniazid, Sulfamethazin, Hydralazin, Dapson und das Genussmittel Coffein. Der Metabolismus aromatischer Amine wird durch Konjugation der primären Amino-

sowie der nach Oxidation entstandenen Arylhydroxyl-Aminogruppen mit Acetat eingeleitet (Abb. 42.3).

Beim Menschen wird diese Reaktion von zwei genetisch verschiedenen und unterschiedlich regulierten Transferasen NAT1 und NAT2 katalysiert. Von der leber- und darmspezifischen NAT2 sind bisher fünfundzwanzig Varianten beschrieben, unter denen mindestens fünf Allele polymorph und für die bereits seit längerem bekannten reduzierten Enzymaktivitäten verantwortlich sind. Von der vorzugsweise im Epithel der Harnblase exprimierten NAT1 sind 26

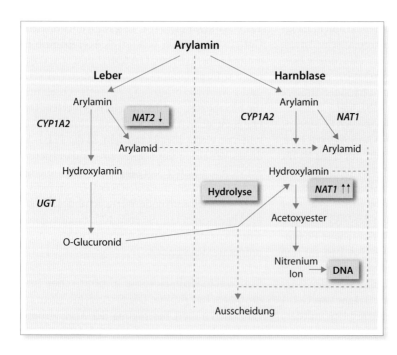

Abb. 42.3: Die Bedeutung der polymorphen NAT-Isoenzyme bei der Induktion von Harnblasentumoren durch Aminoaromaten

allele Varianten bekannt, von denen wenigstens ein Allel eine erhöht enzymatische Aktivität besitzt (s. Box 42.1).

Die Aminoaromatenbelastung von Personen mit homozygot defizienter NAT2-Aktivität führt demnach zu einer verstärkten Bildung von Arylhydroxylamin, das in der Harnblase durch eine hyperaktive NAT1 in den labilen Arylamin-Acetoxyester überführt wird. Dieser zerfällt rasch unter Bildung des ultimal karzinogenen Nitreniumions, das letztendlich für das individuelle Blasenkrebsrisiko nach spezifischer Arylaminbelastung (z. B. 4-ABP, etc.) verantwortlich ist.

Aus präventivmedizinischer Sicht ist daraus zu folgern, dass beim individuellen Aminoaromatenumgang erst durch die Bewertung des Ef-

fekts der Kombination von NAT2-Allelen mit geringeren N-Acetyl-Transferase-Aktivitäten mit einem NAT1-Allel mit gesteigerter N-Acetyl-Transferase-Aktivität das Risiko für Tumore der Harnblase beurteilt werden kann. Diese Enzymprävalenzen sollen in der arbeitsmedizinischen Vorsorgeuntersuchung nach G 33 durch ein Biomonitoring auf freiwilliger Basis und mit Zustimmung des Beschäftigten abgeklärt werden (s. Box 42.2).

Das Biomonitoring varianter Allele von bekannten Enzympolymorphismen ist grundsätzlich auf allen Untersuchungsebenen möglich.

Bei der N-Acetyltransferase NAT2 kann die Ermittlung des individuellen Acetyliererstatus auf drei unterschiedlichen Wegen erfolgen (s. Box 42.3).

Im Rahmen der in G 33 empfohlenen Unterscheidung in schnelle oder langsame Acetylierer genügt im Allgemeinen die Differenzierung auf der Funktionsebene. Für die Qualifizierung des Acetyliererstatus im Hb-Adduktmonitoring spricht die Spezifität des 4-ABP als repräsentatives Substrat der ultimalen Karzinogenese. Demgegenüber wird aus den Metaboliten des alternativ empfohlenen Coffeintests ausschließlich die individuelle NAT2-Aktivität abgeschätzt, da im Coffeinstoffwechsel weder ein Nitrenium-Ion noch ein Hydroxylaminoacetoxyester gebildet werden. Diese geringe Spezifität des Coffeintests dürfte für die Diskrepanzen zwischen den nach unterschiedlichen Typisierungsmethoden ermittelten Acetyliererstati verantwortlich sein. Da schnelle Acetylierer die aufgenommenen Aminoaromaten zu mehr als 50% als N-Acetate im Harn ausscheiden, ist im arbeitsmedizinischen Rahmen zu empfehlen, den individuellen Acetyliererstatus anhand einer substratspezifischen Bewertung der Verteilung freier und konjugierter Amine im Harn zu ermitteln.

Bewertung der Acetyliererstati. In epidemiologischen Studien wurde gezeigt, dass langsame Acetylierer statistisch signifikant häufiger an Tumoren der ableitenden Harnwege erkranken (Berufskrankheit BK 1304), insbesondere nach Umgang mit Aminoaromaten der Kategorie 1 der MAK- und BAT-Werte-Liste (2-Naphthylamin, 4-Aminobiphenyl, Benzidin oder o-Toluidin). Schnelle Acetylierer besitzen offenbar eine höhere Toleranzschwelle gegenüber Aminoaromatenbelastungen, da sie statistisch weniger häufig an Blasenkarzinomen erkranken.

! Die Bestimmung von Proteinaddukten bei humankanzerogenen Aminoaromaten ist wesentlich.

Bei Industriearbeitern, die kanzerogenen Arylaminen, Benzidin, 4-Aminobiphenyl und 2-Naphthylamin ausgesetzt waren, wurde bei langsamen Acetylierern ein bis zu 9fach erhöhtes Risiko für Tumore der ableitenden Harnwege beobachtet.

Die Auswertung der individuellen Benzidinbelastung bei 331 Personen, die zwischen 1951 und 1967 in der Benzidinproduktion tätig waren, führte zu dem überraschenden Ergebnis, dass bei den später an Tumoren Erkrankten weder die Belastungsspitzen noch die Durchschnittsbelastungen auffallend erhöht waren. Dieses Kollektiv wurde über 16 Jahre routinemäßig überwacht. Das Ergebnis unterstreicht die Rolle der individuellen Empfindlichkeit bei vergleichbarer äußerer Belastung (Tabelle 42.5a und b).

Bei schnellen Acetylierern ist demgegenüber das Risiko für die Entstehung von Dickdarmtumoren erhöht. Dafür soll die im Darmepithel vorzugsweise vorkommende NAT-2 eventuell im Zusammenwirken mit einer reduzierten Glutathiontransferaseaktivität verantwortlich sein.

Der Acetyliererstatus lässt sich bei gleicher äußerer Belastung auch am Ausmaß der Protein-Addukt-Bildung erkennen. Die N-Acetylierung konkurriert mit der N-Oxidation von Arylaminen. Je mehr nichtacetyliertes Amin zur Verfügung steht, um so mehr N-Hydroxylamin wird gebildet. Daraus entsteht im Zuge der Kooxidation bei der Methämoglobinbildung das Nitrosoderivat, das mit der SH-Gruppe des Cysteins reagiert und das Sulfinsäuramid bildet. Das Spaltprodukt dieses Adduktes wird analysiert. Von Bryant et al. (1988) wurden die Hämoglobinaddukte von 4-Aminobiphenyl bei Nichtrauchern und Rauchern gemessen. Die Konzentrationen waren in allen Fällen bei den langsamen Acetylierern höher als bei den schnellen Acetylierern (Abb. 42.4).

Tabelle 42.5a: Zusammenhang zwischen früherer Exposition, Acetyliererstatus und aktuellen 4-ABPHb-Adduktspiegeln bei ehemaligen Benzidin-Arbeitern

Belastungsgruppen		Personen insgesamt	Histologisch gesicherte Blasentumore	Acetyliererphänotypen in der Blasentumorgruppe	
Durchschnittswerte in µg Benzidin/l Harn aus aktualisierten Daten				langsam	schnell
Gruppe	Läppchen-Tests				
1	40	133	51 (38%)	41 (80%)	10 (20%)
2	300	165	37 (22%)	30 (81%)	7 (19%)
3	2000	33	4 (12%)	4 (100%)	0 (0%)
Kollektiv		331	92 (28%)	75 (82%)	17 (18%)

Tabelle 42.5b: Zusammenhang zwischen früherer Exposition, Acetyliererstatus und aktuellen 4-ABPHb-Adduktspiegeln bei ehemaligen Benzidin-Arbeitern: Hintergrundbelastungen

4-ABP-Hb-Konjugat-Verteilung in der Blasentumor-Gruppe (92 Pers.)			4-ABP-Konjugat-Verteilung in der gesamten Gruppe (239 Pers.)			
Gruppe	In ng 4-ABP/l Blut*		Gesamt-IgE kPU/l	In ng 4-ABP/l Blut*		
	≥20 (l)	< 20 (s)	< 10 (s)		≥10 (l)	<10 (s)	Gesamt-IgE kPU/l
1	45 (88 %)	6 (12 %)	0	67 (4–112)	39 (48 %)	43 (52 %)	40 (3–94)
2	34 (92 %)	3 (8 %)	0	84 (10–174)	51 (40 %)	77 (60 %)	32 (5–72)
3	4 (100 %)	0 (0 %)	0	31 (5–44)	8 (29 %)	21 (71 %)	29 (22–60)
Kollektiv	83 (90 %)	9 (10 %)	0		98 (41 %)	141 (59 %)	

* ng 4-Aminobiphenyl, freigesetzt aus dem Hb von 1 l Blut. Freie Aminoaromaten im Harn: (l) > 50%; (s) ≤ 50%

Die Expositionskontrolle durch Bestimmung von Hb- oder HSA-Addukten geht über die Phänotypisierung der NAT-2-Aktivität hinaus, weil damit ein Äquivalent zur biologisch wirksamen Dosis unter Berücksichtigung des gesamten Stoffwechsels – einschließlich weiterer konkurrierender Stoffwechselwege durch C-Oxidation und Konjugation – erhalten wird.

Beim Vergleich von äußerer Aminoaromatenbelastung, Acetyliererstatus und Protein-Addukt-Spiegel erweist sich Letzteres als geeigneter

früher Marker für das Risiko von Harnblaseneffekten. Das wird unterstrichen durch die Beobachtung, dass unter den langsamen Acetylierern die Erkrankten auch heute noch die höchsten 4-Amino-biphenyl (ABP)-Hb-Adduktspiegel haben (s. Tabelle 42.5).

In der Gruppe der an Blasentumoren Erkrankten hatten die langsamen Acetylierer Adduktspiegel von zum Teil deutlich über 20 ng/l Blut, während alle bisher noch nicht Erkrankten unabhängig vom Acetyliererstatus mit unter

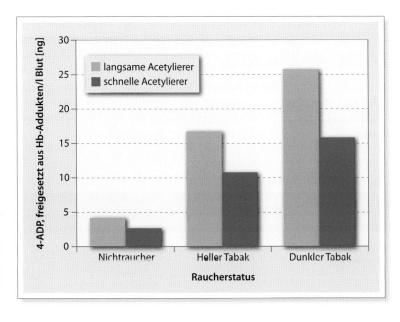

Abb. 42.4: 4-Aminobiphenyl-Addukte in Abhängigkeit von Acetyliererphänotyp und Tabakart

10 ng/l Blut auffällig niedrig lagen. Inwieweit das Risiko für die komplexe, weil vielstufige Kanzerogenese durch Arylamine über die individuellen Hb-Addukt-Spiegel vorhergesagt werden kann, muss durch weitere molekularepidemiologische Untersuchungen größeren Kollektiven geklärt werden.

Glutathion-S-Transferasen

Die Glutathion-S-Transferasen „entgiften" die Fremdstoffe oder deren Metabolite durch Konjugation mit Glutathion. Die Konjugate werden in Form der Mercaptursäuren über den Harn ausgeschieden.

Die cytosolischen Glutathion-S-Transferasen werden nach ihren isoelektrischen Punkten in 4 Klassen unterteilt. Im Folgenden wird die alte Nomenklatur den neuen Bezeichnungen gegenübergestellt.

- ▶ Klasse α (basisch) → GSTA
- ▶ Klasse μ (nahezu neutral)→ GSTM1
- ▶ Klasse π (sauer) → GSTP
- ▶ Klasse Θ (leicht basisch) → GSTT1

Der Polymorphismus der bereits lange bekannten Glutathion-S-Transferasen wurde vergleichsweise spät beobachtet. Bisher gelten nur die Isoenzyme der GST-Klassen μ und Θ als polymorph. Je nach Expression der GST-Gene wird von „Konjugierern", („Bedingten Konjugierern"?) und „Nichtkonjugierern" gesprochen.

Entsprechende Verteilungen werden zeigt die Tabelle 42.6:

Adverse Effekte aufgrund des GST-Polymorphismus. Sie wurden bisher vorzugsweise nach starken Intoxikationen beobachtet.

Fall beispiel: Ein Techniker klagt nach einem mehrstündigem dermalen Kontakt mit einem Acrylnitril-haltigen Flüssigkeitsgemisch über Übelkeit und Kopfschmerzen. Er erbricht sich vor Ort. Dem Patienten werden zunächst die Augen gespült, anschließend erfolgen Dusche, Abwaschen des Körpers mit Polyethylenglykol (PEG) sowie Kleiderwechsel. Er erhält vorsorglich eine Glucose-5-Infusion mit 25 ml Fluimucil sowie 10 ml Natriumthiosulfat. Kurz darauf ist er beschwerdefrei, wird aber weiter überwacht.

Beim Biomonitoring der Blut- und Harnproben wird nach einer Stunde neben einer geringen Acrylnitril-(ACN-)Belastung ein Blausäuregehalt von zunächst 1,9 mg und nach etwa 3 Stunden von immerhin 3,1 mg/l Blut ermittelt. Der Patient erhält daraufhin zweimal 10 ml Natriumthiosulfat und 4-Dimethylaminophenolhydrochlorid (DMAP) i.v. Der Met-Hb-Wert steigt auf 24%, die Blausäurebelastung geht innerhalb von 1,5 Stunden auf 1000 μg/l Blut zurück und liegt nach etwa 16 Stunden nur noch bei 500 μg/l Blut. Der Patient, der den kritischen Anstieg des Blausäurespiegels nicht wahrgenommen hatte, ist ein starker Raucher mit einer normalen Hintergrundbelastung von etwa 250 ± 20 μg Cyanid pro l Blut. Dieser Wert liegt etwa 20–30% über dem Blausäurereferenzwert der Raucher. Eine über die Hintergrundbelastung hinausgehende Cyanmercaptursäure-Ausscheidung konnte nicht nachgewiesen werden.

Proteinaddukte der Alkylanzien. Ein geringer Teil der Alkylanzienbelastung kann die Zellmembranen direkt oder in konjugierter Form penetrieren. Im Erythrozyten reagieren die Alkylanzien dann u. a. mit der N-terminalen Aminogruppe des Valins im Globin zum N-alkylierten Valin (Abb. 42.5).

In der arbeitsmedizinischen Vorsorge des Alkylanzienumgangs sollten die N-Alkyl-Valin-Addukte als Biomarker der Alkylanzienbelastung erfasst und überwacht werden.

Tabelle 42.6: Polymorphismus der Glutathion-S-Transferasen

Isoenzyme	Substrate	Konjugiererstatus (%)	
		Konjugierer	Nichtkonjugierer
GST M 1	Styroloxid	50	50
GST T 1	Methylhalogenide, Ethylenoxid, Acrylnitril	75	25

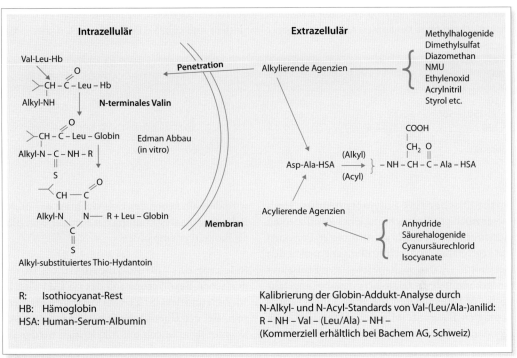

Abb. 42.5: Extra- und intrazelluläre Alkylierung und Acylierung durch direkt reagierende Agenzien

Stoffwechsel der Alkylanzien. Flüchtige Alkylanzien werden teilweise unverändert abgeatmet, vor allem aber enzymatisch oder nicht enzymatisch verstoffwechselt. Nicht abgeatmete Alkylanzien werden im Allgemeinen durch Konjugation mit Glutathion entgiftet und über den Harn ausgeschieden (Abb. 42.6).

Das Fehlen eines Isoenzyms der Glutathiontransferase kann die typische Entgiftung über Mercaptursäurebildung verhindern. In diesem Fall wird Acrylnitril vorzugsweise durch mischfunktionelle Oxygenasen zum Epoxid oxidiert. Das Epoxid des Acrylnitrils zerfällt rasch unter Blausäurebildung (s. Tabelle 42.7) oder es reagiert mit Makromolekülen. ACN kann aber auch direkt mit Nukleophilen reagieren. Die Konzentration des Hb-Adduktes wird dadurch erhöht und kann als N-Cyanoethyl-Valin bewertet werden.

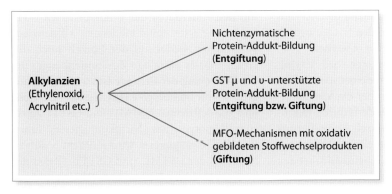

Abb. 42.6: Stoffwechsel der Alkylanzien

Tabelle 42.7: Zusammenhang zwischen Blausäurespiegeln und N-Cyanoethyl-Valin-Addukten im Blut bei Nichtrauchern ohne bekannten Acrylnitrilumgang. Dargestellt sind die 95% Perzentile der Durchschnittswerte

Blausäure [µg/l Blut]	N-Cyanethyl-Valin [µg/l Blut]	Acrylnitril [µg/l Harn]	Personen [n]	% der Gruppe
≤ 50	1,7 (1-3)	> 10	140	39
> 50-150 (± 50)	2,1 (1-3)	< 10	201	56
> 200	7,3 (>3-9)	< 10	19	5
Gesamt			360	100

Unspezifischer GST-Polymorphismus. Nach dieser zufälligen Beobachtung eines insuffizienten Acrylnitrilstoffwechsels wurden bei 28 Personen mit regelmäßigem Acrylnitrilumgang neben den Acrylnitril- (ACN-) auch die jeweiligen Blausäurespiegel ermittelt. Es zeigte sich, dass bei ungefähr 95 % der Untersuchten die vom Raucherstatus geprägten Blausäurespiegel vorlagen. Bei etwa 5 % der Probanden wurden jedoch Blausäuregrundbelastungen gefunden und in Nachuntersuchungen bestätigt, die bis zu 50 % oberhalb des Raucher-HCN-Spiegels von 200 µg/l Blut lagen.

Auch bei der Untersuchung der Blausäurespiegel im Blut von 360 Nichtrauchern wurden bei etwa 5 % der Gruppe Blausäurebefunde ermittelt, die deutlich über denen der Raucher lagen (Tabelle 42.7).

Damit konnte der tierexperimentell erkannte Epoxidstoffwechsel des Acrylnitrils anhand des Metabolitenmusters bei einigen Acrylnitrilbelasteten bestätigt werden. Die individuell unterschiedliche Empfindlichkeit ist auf das Profil der Isoenzyme der GSH-Transferase-Aktivitäten zurückzuführen und kann anhand der Acrylnitrilmetaboliten im Harn und den N-Cyanoethyl-Valin-Spiegeln im Globin erkannt werden.

Bei etwa 5 % der Untersuchten wird Acrylnitril wegen der Aktivitätsdefizite einer spezifischen Glutathiontransferase nicht über die Mercaptursäurebildung „entgiftet", sondern durch mischfunktionelle Oxygenasen durch Epoxidierung „gegiftet". Dabei können bereits relativ geringe Acrylnitrilbelastungen zur lebensbedrohenden Blausäurebildung führen. Als Vorsorgemaßnahme wird deshalb neben der Überwachung der ACN-Belastung die Bestimmung der Blausäure im Blut als Biomarker empfohlen.

Relevanz des GST-Polymorphismus. In der deutschen Bevölkerung soll das GSTM1-Gen in 10–30 % und das GSTT1-Gen in 38–62 % defizient sein. Bei der Überwachung geringer, umweltrelevanter Belastungen mit Alkylanzien werden im Phänotyp jedoch keine interindividuellen Variabilitäten der GST-Isoenzyme beobachtet. So konnten beim Nachweis der durch Ethylenoxid entstehenden Globin- und HSA-Addukte weder im Referenzbereich noch unter industriellen Belastungen gravierende Adduktdifferenzen festgestellt werden.

> **!** Es werden allenfalls marginale Beanspruchungseffekte selbst bei defizienten GST-Trägern im Niedrigdosisbereich festgestellt.

Die Korrelation der Mercaptursäure- und Globin-Addukt-Spiegel verschiedener Alkylanzien mit den Aktivitäten der genotypisierten GST-Isoenzyme liefert unter moderaten Alkylanzienbelastungen weder auf der Einzel- noch der Gruppenbasis auffällige Zusammenhänge. Bei der Bewertung der Befunde ist zu berücksichtigen, dass die homozygote Deletion des GST-Gens über die defizienten GSTM1- und GSTT1-Allele zum Phänotyp eines „Nichtkonjugierers" führt. Bei den „Konjugierern" wird mit dem positiven Nachweis der GSTM1- und GSTT1-Allelen der heterozygote bzw. homozygote Wildtyp phäno-

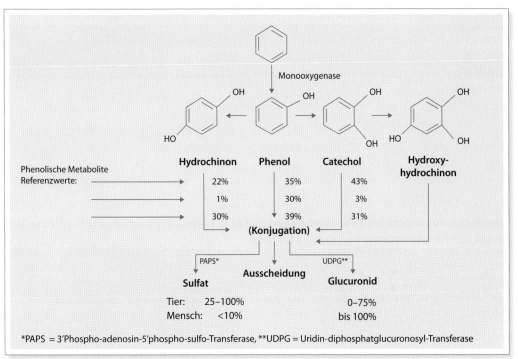

Phenolische Metabolite Referenzwerte:	Hydrochinon	Phenol	Catechol	Hydroxy-hydrochinon
	22%	35%	43%	
	1%	30%	3%	
	30%	39%	31%	

(Konjugation)

PAPS*   **Ausscheidung**   UDPG**

Sulfat   **Glucuronid**

Tier: 25–100%   0–75%
Mensch: <10%   bis 100%

*PAPS = 3'Phospho-adenosin-5'phospho-sulfo-Transferase, **UDPG = Uridin-diphosphatglucuronosyl-Transferase

Abb. 42.7: Schematische Darstellung des Metabolismus von Benzol und Phenol beim Menschen

typisiert. Aufgrund der wenigen, z. T. sogar kontroversen Untersuchungsbefunde kann derzeit die arbeitsmedizinische Bedeutung der GST-Polymorphismen noch nicht hinreichend abgeschätzt werden.

Glucuronosyltransferasen
In dem Stoffwechsel phenolischer Fremdstoffe spielen Sulfatierung und Glucuronidierung eine besondere Rolle (Abb. 42.7).

Polymorphismus der UDPG-Transferase. Etwa 6% der Mitteleuropäer können wegen eines Polymorphismus der Uridin-Di-Phosphat-Glucuronosyl-Transferase (UDPG) nur bedingt glucuronidieren. In seltenen Fällen wird dieser Defekt durch den Ausfall der für die Sulfatierung verantwortlichen Phospho-Adenosin-Phospho-Sulfo-Transferase (PAPS) drastisch verstärkt.

Bei diesen Personen führen insbesondere unfallbedingte Phenolexpositionen rasch zu erhöhten Belastungen an freien Phenolen, die innerhalb weniger Stunden massive Nierenfunktionsstörungen bis zum akuten Nierenversagen bewirken können (Tabelle 42.8).

Da eine erhöhte Phenolbeanspruchung unabhängig von der einwirkenden Phenolmenge eintreten kann, sollten prophylaktisch bei allen Phenol-, Kresol- oder Chlorphenolintoxikationen die 1- auf 2-Stunden-Gradienten des Kreatinins im Plasma sowie der Harngehalt an freiem Phenol bestimmt werden. Im Vordergrund der klinischen Bewertung des Phenolumgangs stehen lokale Hautnekrosen (Phenolgangrän), Nierenschäden und systemische Vergiftungen.

Bei der Auswertung der Biomonitoringbefunde von Phenolbelasteten lag der Plasma-Kreatinin-Spiegel trotz intensiver Hautdekontamination immer dann signifikant über dem Normwert von 1 mg/dl Plasma, wenn im Harn mehr als 150 µg freies Phenol pro g Kreatinin ausgeschieden wurden (Tabelle 42.9).

Die wesentlichen toxischen Effekte akuter Phenolbelastungen werden dem freien Phenol

Tabelle 42.8: Verlauf der Phenolausscheidung im Plasma und Harn nach einer Phenolintoxikation

BM-Messung Stunden	Plasma		Harn	
	Kreatinin [mg/dl]	Phenol, ges. [mg/l]	Phenol, freies [mg/g Kreat.]	Phenol, ges. [mg/l]
Intoxikation	./.	./.	./.	./.
+ 1	1,0	31	120	226
+ 12	2,1	33	70	99
+ 24	5,0	40	30	34
+ 72	2,5	4	10	16

Tabelle 42.9: Zusammenhang zwischen Phenolausscheidung im Harn und Kreatiningehalt im Plasma. Dargestellt sind die 95%-Perzentile der Durchschnittswerte

Kreatinin [mg/dl Plasma]	Phenol (Harn)		Personen [n]	Verteilung % der Gruppe
	gesamt [mg/g Kreat.]	frei [µg/g Kreat.]		
0,6 (± 0,2)	22	135	55	11
1,0 (± 0,2)	19	150	388	84
1,5 (± 0,3)	17	280	23	5
Gesamt			483	100

im Blut zugeschrieben. Perkutan wie inhalativ resorbiertes Phenol wird im Allgemeinen direkt konjugiert und damit rasch entgiftet. Im Plasma ist, selbst nach intensivem Phenolumgang, normalerweise kein freies Phenol nachweisbar.

42.3   Enzymesynergismen

Die meisten Untersuchungen haben bisher den Einfluss einer einzelnen Enzymaktivität auf die Toxikokinetik überprüft. Über das Zusammenwirken verschiedener polymorph vorkommender Enzyme liegen dementsprechend erst wenige Daten vor. Die Komplexität des Problems wird noch dadurch verstärkt, dass außer den genetisch bedingten Faktoren zahlreiche nichtgenetisch fixierte Faktoren das Stoffwechselgeschehen modulieren. Dazu gehören insbesondere die Ernährung, aber auch Arzneimittel und Einflüsse des Lebensstils, die Enyzmaktivitäten induzieren oder hemmen können.

Der Umfang der Hb- und HSA-Addukt-Bildung von Aminoaromaten im Erythrozyten und der Immunstatus werden z. B. nicht nur von der Acetylierungsfähigkeit, sondern auch vom Polymorphismus der G-6-PDH des Menschen beeinflusst. Die damit verbundenen Beanspruchungseffekte werden insbesondere bei Personen mit defizienten G-6-PDH- und NAT-Aktivitäten beobachtet (Tabelle 42.10). Bei der Bewertung synergistischer Einflüsse auf den Fremdstoffstoffwechsel ist ferner zu beachten, dass dabei auch der Abbau zahlreicher Fremdstoffe verzögert werden kann. Aus der Vielzahl der bekannten Fälle, in denen mehrere Enzyme zusammenwirken, soll der Styrolstoffwechsel dargestellt werden. Beim Styrolumgang wird die im Stoffwechsel entstehende Mandelsäurekonzentration gemessen und über deren BAT-Wert bewertet. Bei einer Gefährdungsabschätzung ist zu berücksichtigen, dass die Mandelsäurebildung bereits durch relativ geringe Alkoholmengen stark zugunsten des Phenylethandiols unterdrückt wird (Abb. 42.8).

Tabelle 42.10: Zusammenhänge zwischen Belastungs- und Beanspruchungsbefunden bei Personen mit beruflichem Anilin (AN)-Umgang und einem Met-Hb-Spiegel von 5 %

Personen	1	2	3	4	5	6	7	8	9	10
Met-Hb [%]	5	5	5	5	5	5	5	5	5	5
G-6-PDH [U]	190	160	150	135	130	128	120	50	40	20
Ges.-AN [µg/l Harn]	710	500	950	200	370	410	250	150	70	20
AN aus Hb-Konjugat [µg/l Blut]	9	10	20	120	10	20	150	150	70	20
AN aus SA-Konjugat [µg/l Blut]	60	20	50	70	40	55	90	370	250	180
IgE-Gesamt [RU]	15	10	17	50	20	35	62	220	170	110
Acetylierer-Status*	+	+	+	./.	+	+	./.	./.	./.	./.

Blut- und Harnproben vom Schichtende; Anilin-Exposition < MAK-Wert. * +: schneller; ./.: langsamer Acetylierer

Diese kompetitive Enzymhemmung wird in der Praxis, insbesondere bei Fremdstoffbelastungen, im Sättigungsbereich der Enzyme bedeutsam. In diesem Zusammenhang sei die Alkoholtherapie nach Glykolintoxikationen erwähnt.

42.4 Rolle der Ernährung

Neben den genetisch bedingten Enzympolymorphismen werden Enzymaktivitäten auch durch Arzneimittel, Fremdstoffe, endogene Substrate sowie Nahrungsmittel induziert oder gehemmt (Tabelle 42.11).

42.5 Diagnostik und Begutachtung

Aus arbeitsmedizinischer und human-toxikologischer Sicht können bisher alle Suszeptibilitätsmarker lediglich als biologische Indikatoren isolierter Enzympolymorphismen angesehen werden. Sollte ein Patient dennoch seinen individuellen Suszeptibilitätsstatus wissen wollen, ist er von seinem Arbeits- und Umweltmediziner vor der Untersuchung darüber aufzuklären, dass bisher keinerlei wissenschaftlich fundierte Anleitungen existieren, die die Analysenbefunde in ein proskriptives Risiko, beispielsweise für die Entstehung spezifischer adverser Gesundheitseffekte oder gar bösartiger Erkrankungen umzurechnen gestatten.

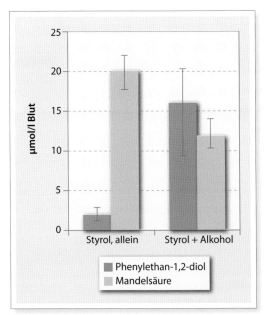

Abb. 42.8: Effekt von ≤ 0,5 ‰ Alkohol auf die Konzentration von Mandelsäure und Phenylethan-1,2-diol im Blut nach einer Styrolexposition bei vier Freiwilligen

! Die Relevanz der überwiegend retrospektiv zugeordneten Effekte polymorpher Schlüsselenzyme für die prospektive Risiko- und Gefährdungsbeurteilungen ist unklar.

Tabelle 42.11: Enzymaktivitäten und Fremdstoffmetabolismus

Ernährungsstatus	Fremdstoffmetabolismus und Enzyme
Vitamin-A-Mangel	↓ Cytochrom-P-450-Monooxygenasen
	↓ Metabolismus von Aminopyrin, Ethylmorphin, Anilin, BP, 7-Ethoxycumarin
Vitamin-A-Überschuss	↑ Metabolismus von Anilin, 7-Ethoxycumarin
Vitamin-B_6-(Niacin-)Mangel	↓ Metabolismus von Anästhetika
Vitamin-B_2-(Riboflavin-)Mangel – gering	↓ Reduktase
	↑ Metabolismus von NDMA, Anilin, Aminopyrin
Vitamin-B_2-(Riboflavin-)Mangel – massiv	↓ Metabolismus von BP, Aminopyrin, Ethylmorphin, N-Methylanilin, Anilin, Acetanilid
Vitamin-B_1-(Thiamin-)Mangel	↑ P450 2E1, Reduktase, Cytochrom-Oxidase
	↑ NDMA, Acetylaminophen, Anilin, Aminopyrin, Ethylmorphin, Oxazolamin, BP
Vitamin-C-Mangel	↓ P450, Reduktase
	↓ Monooxygenase-Aktivitäten
Vitamin-C-Überschuss	↓ Monooxygenase-Aktivitäten
Vitamin-E-Mangel	↓ Metabolismus von Codein, Ethylmorphin, BP
Vitamin-B_{12}-(Folsäure-)Mangel	↓ Induktion von P450 2B1 durch Barbiturate
Aluminiumüberschuss	↓ Hepatische P450-Monooxygenasen
	↓ Metabolismus von p-Nitrophenol, Ethylmorphin
Cadmium, Cobalt – hohe Dosis (Schwermetalle)	↓ P450 Monooxygenasen und verwandte Aktivitäten
Calciummangel	↓ Monooxygenase-Aktivitäten
Magnesiummangel	↓ Monooxygenase-Aktivitäten
Kupfermangel	↓ Metabolismus von Anilin, Hexobarbital
	↑ Metabolismus von BP
Eisenmangel	↓ Metabolismus von Hexobarbital, Aminopyrin
	↑ Metabolismus von Anilin
Eisen – hohe Dosis	↑ NADPH-abhängige Lipidperoxidation
Selenmangel	↓ Induktion von P450-Monooxygenasen durch Phenobarbital
Zinkmangel	↓ Metabolismus von Phenobarbital, Aminopyrin

↓: verminderte; ↑: vermehrte Aktivität (Adam u. Eisenhaus 2001; McCormick et al. 2001)

Ferner ist zu berücksichtigen, dass die arbeitsmedizinische Relevanz der Phänotypen der verschiedenen polymorphen Schlüsselenzyme keineswegs gleichrangig ist. So werden inzwischen, insbesondere bei der Anerkennung von Berufserkrankungen der ableitenden Harnwege, die im Grundsatz 33 empfohlene Phänotypisierung der G-6-PDH und NAT2 bereits als differenzialdiagnostische Biomarker zur retrospektiven Bewertung individueller Entgiftungsleistungen beim Amino- und Nitroaromatenumgang in nachgehenden Untersuchungen verwendet, während man andererseits die arbeitsmedizinische Bedeutung der Polymorphismen der GSTs, CYPs, Sulfotransferasen etc. noch recht kontrovers diskutiert.

42.6 Therapie und Prävention

Die in den arbeitsmedizinischen Vorsorgeuntersuchungen überwachten Verlaufskontrollen spezifischer Biomarker sind geeignet, individuelle Stoffwechselbeanspruchungen frühzeitig zu erkennen und ihre Risikoprävalenz zu bewerten.

Die bisherigen Erfahrungen gestatten die folgenden Präventionsempfehlungen:
- ▶ Jede Fremdstoffbelastung sollte stets deutlich unter ihrer spezifischen Schwellendosis liegen, um die nur bedingt induzierbaren Aktivitäten der Phase-I- und die insuffizienten Polymorphismen der Phase-II-Enzyme nicht noch zu inhibieren.
- ▶ Adverse Gesundheitseffekte werden nicht nur vom Typ und Umfang der Fremdstoffbelastung, sondern auch von der durch die individuelle metabolische und detoxifizierende Kapazität geprägten Suszeptibilität der Exponierten ausgelöst.

42.7 Grenzen des Suszeptibilitätsmarkerkonzepts

Bei einer kritischen Sachstandsbewertung ist zu beachten, dass die Enzympolymorphismen per se keinen eigenständigen Krankheitswert besitzen. Erhöhte Risiken werden im Zusammenhang mit bestimmten Genotypen immer nur dann berichtet, wenn gleichzeitig massive und zudem noch chronische Fremdstoffexpositionen vorlagen. Im Allgemeinen können diese Fremdstoffe auch unabhängig vom jeweiligen Geno- oder Phänotyp die betreffende Erkrankung auslösen. Andererseits ist beispielsweise ohne Aminoaromatenumgang das Blasenkrebsrisiko der „langsamen Acetylierer" nicht erhöht. Bei Nichtrauchern hat weder der AHH- noch der GST-Geno- bzw. Phänotyp einen Einfluss auf das Lungenkrebsrisiko.

Die Extrapolation der unter Arbeitsstoffintoxikationen beobachteten Effekte polymorpher Schlüsselenzyme in den Niedrigdosisbereich umweltrelevanter Fremdstoffbelastungen gestattet keine sachorientierte, sondern allenfalls eine spekulative medizinische Risikobewertung mit häufig diskriminierenden Folgen für den Betroffenen. Dem Missbrauch von Informationen über den Enzympolymorphismus, der u. a. bereits zur Ausstellung so genannter „Notfallausweise mit Warnhinweisen vor Umweltstoffen und Medikamenten (u. a. Antibiotika) wegen möglicher Enzymschwächen" durch Umweltmediziner geführt hat, widersprach inzwischen die Beraterkommission der Sektion Toxikologie der Deutschen Gesellschaft für Pharmakologie und Toxikologie (DGPT) entschieden.

Aus ärztlicher Sicht kann die Bestimmung der individuellen Suszeptibilitätsmarker nur dann in der Praxis empfohlen werden, wenn das Erkrankungsrisiko der Arbeitsstoffbeanspruchung für den zugrunde liegenden Genotyp zuverlässig berechnet werden kann – dies ist aber derzeit nicht möglich.

Die Möglichkeit der Bestimmung von Suszeptibilitätsmarkern darf darüber hinaus nicht dazu führen, dass Arbeitnehmer aufgrund ihrer individuellen Krankheitsrisiken aus dem Arbeitsleben ausgeschlossen werden oder in ihren beruflichen Entfaltungsmöglichkeiten eingeschränkt werden (Selbstbestimmungsrecht).

42.8 Gendiagnostikgesetz

Am 01. 02. 2010 ist das Gendiagnostikgesetz (GenDG) in Kraft getreten. In diesem Gesetz über genetische Untersuchungen bei Menschen sind im Abschnitt 5 die genetischen Untersuchungen im Arbeitsleben erfasst (§§ 19–22). Bei Einstellungsuntersuchungen (§ 19) darf der Arbeitgeber eine genetische Untersuchung nicht verlangen. Nach Aufklärung durch einen fachkundigen Arzt und Einwilligung des Bewerbers wäre eine genetische

Untersuchung zwar möglich, aber darf in keinem Falle Grundlage für eine Personalentscheidung sein. Regelungen, um im Einstellungsverfahren die körperliche Eignung eines Bewerbers für die Tätigkeit z. B. eines Elektrikers oder Berufskraftfahrers festzustellen, wie die Untersuchung zur Feststellung einer Rot-Grün-Farbblindheit oder Farbschwäche mit Hilfe des Farbtafeltests nach Ishihara (Phänotypebene), gelten weiterhin. Im § 20 werden die rechtlichen Grundlagen zu genetischen Untersuchungen im Rahmen von arbeitsmedizinischen Vorsorgeuntersuchungen beschrieben. Untersuchungen, die bereits heute gänige Praxis sind, wie die Bestimmung des Acetyliererstatus, der Glucose-6-Phosphat-Dehydrogenase und des Alpha-1-Antitrypsins sind weiterhin zulässig. In jedem Falle ist selbstverständlich eine Aufklärung durch einen fachkundigen Arzt wie auch eine Einwilligung des Beschäftigten einzuholen. In den §§ 21 und 22 wird nochmals auf das Benachteiligungsverbot hingewiesen.

Derzeit werden in der Gendiagnostik-Kommission beim Robert-Koch-Institut Richtlinien erstellt zur Auslegung des GenDG. Informationen hierzu findet man auf der Homepage des RKI unter dem Stichwort GEKO (http://www.rki.de/cln_160/nn_1967672/DE/Content/Institut/Kommissionen/GendiagnostikKommission/GEKO__node.html?__nnn=true).

Zusammenfassung Die beim Biomonitoring erfassten Belastungs- und Beanspruchungsmarker zeigen erhebliche interindividuelle Schwankungen bei vergleichbarer äußerer Belastung. Dies kann zu einem Teil auf die genetisch bedingte Enzymausstattung zurückgeführt werden. Für zahlreiche am Stoffwechsel beteiligte Enzyme ist inzwischen das polymorphe Vorkommen von Isoformen nachgewiesen und ein Zusammenhang mit der Reaktion auf Fremdstoffbelastungen hergestellt worden. Insbesondere Methoden des biochemischen Effektmonitorings liefern damit substanzbezogene Informationen über die individuelle Empfindlichkeit. Diese Informationen sind geeignet, die individuelle Beanspruchung im beruflichen Umfeld zu kontrollieren und adverse Effekte durch Einhaltung von Toleranzwerten zu vermeiden. Es wird die Rolle von Enzympolymorphismen anhand einiger Beispiele diskutiert und Methoden zu ihrer Untersuchung dargestellt.

Derzeit kann weder aus wissenschaftlicher noch aus ethischer Sicht ein grundsätzliches Screening von Arbeitnehmern auf genetische Polymorphismen empfohlen werden. Es besteht weiterhin Forschungsbedarf.

Weiterführende Literatur

Adam O, Eisenhaus B: Vitamine und Spurenelemente. In: Forth W, Henschler D, Rummel W, Förstermann U, Starke K (Hrsg.): Allgemeine und spezielle Pharmakologie und Toxikologie, 8. Aufl. München, Jena: Urban & Fischer, 2001, S. 751–782.

Bolt HM: Genetic and individual differences in the process of biotransformation and their relevance for occupational medicine. Med Lav 1994; 85: 37–48.

Butler MA, Lang NP, Young JF, Caopraso NW, Vineis P, Hayes RB, Teiltel CH, Masengill JP, Lawsen MF, Kadlubar FF: Determination of CYP1A2 and N-acetyltransferase 2 phenotypes in human population by analysis of caffeine urinary metabolites. Pharmacogenetics 1992; 2: 116–127.

Brüning T, Giesen T, Harth V, Ko Y, Leng G, Lewalter J, Pesch B: Bewertung von Suszeptibilitätsparametern in der Arbeits- und Umweltmedizin. Arbeitsmed Sozialmed Umweltmed 2004; 39: 4–11.

Bryant MS, Vineis P, Skipper PL, Tannenbaum SR: Hemoglobin adducts of aromatic amines: Association with smoking status and type of tobacco. Proc Natl Acad Sci 1988; 85: 9788–9791.

Calabrese EJ: Ecogenetics: Historical foundation and current status. J Occup Med 1986; 28: 1096–1102.

Degen G, Forth H, Kappus H, Kramer PJ, Neumann HG, Oesch F, Schulz I: "Notfallausweis Glutathion-S-Transferasen", Stellungnahmen der Sektion Toxikologie der DGPT (Deutschen Gesellschaft für Pharmakologie und Toxikologie). Umwelmed Forsch Prax 1999; 4: 268.

ECETOC, DNA and protein adducts: Evaluation of their use in exposure monitoring and risk assessment. Monograph No. 13, 1989.

Greim H, Lehnert G: Biologische Arbeitsstofftoleranzwerte (BAT-Werte) und Expositionsäquivalente für krebserzeugende Arbeitsstoffe (EKA), Arbeitsmedizinische Begründungen. Weinheim: VCH Verlagsgesellschaft, 1987–1996.

IPCS: Environmental Health Criteria 155, Biomarkers and risk assessment: Concept and principles. Geneva: WHO, 1993.

Lewalter J, Bussmann R, Popp W, Norpoth K: Bewertung der Zuverlässigkeit verschiedener Methoden zur Bestimmung des individuellen Acetylierer-Status In: Kreutz R, Piekarski C (Hrsg.): Verh. Dtsch. Ges. Arbeitsmedizin e.V., 32. Jahrestagung, Köln. Stuttgart: Gentner, 1992, S. 420–425.

Lewalter J, Miksche L: Individual variation and immunological effects in human biomonitoring. In: C. Garner R, Farmer PB, Steel GT, Wright AS (eds.): Human carcinogen exposure, biomonitoring and risk assessment. Oxford: Oxford University Press, 1991, pp. 315–327.

Lewalter J, Neumann H-G: Biologische Arbeitsstoff-Toleranzwerte (Biomonitoring), Teil XII. Die Bedeutung der individuellen Empfindlichkeit beim Biomonitoring. Arbeitsmed Sozialmed Umweltmed 1998; 33: 352–364.

McCormick DB, Klee GG, Milne DB: Vitamins and trace elements. In: Burtis CA, Ashwood ER (eds.): Tietz Fundamentals of clinical chemistry, 5th edn. Philadelphia: W.B. Saunders, 2001, pp. 543–583.

Mitteilung der Deutschen Gesellschaft für Arbeitsmedizin: „Genomanalyse" bei Arbeitnehmern: Eine Klärung der Begriffe aus arbeitsmedizinischer Sicht. Arbeitsmed Sozialmed Präventivmed 1987; 22: 90.

Roots I, Drakoulis N, Brockmöller J: Polymorphic enzymes and cancer risk: concepts, methodology and data review. In: Kalow W (ed.): Pharmacogenetics of drug metabolism. New York: Pergamon Press, 1992, pp. 815–841.

Rüdiger HW: Genetische Untersuchungen in der arbeitsmedizinischen Toxikologie. In: Konietzko J, Dupuis H (Hrsg.): Handbuch der Arbeitsmedizin, 27. Erg.-Lfg. Landsberg: ecomed, 2001, S. 1–8.

Schulz T, Hallier E: Die Bedeutung von genetischen Polymorphismen Fremdstoff-metabolisierender Enzyme in der Arbeitsmedizin. Arbeitsmed Sozialmed Umweltmed 1999; 34: 307–314.

Vineis P, Schulte P, McMichael AJ: Misconceptions about the use of genetic tests in populations. The Lancet 2001; 357: 709–712.

Williams JA: Single nucleotide polymorphisms, metabolic activation and environmental carcinogenesis: why molecular epidemiologists should think about enzyme expression. Carcinogenesis 2001; 22: 209–214.

43 Betriebliche Epidemiologie

K. Ulm

43.1 Einführung

Die Aufgabe der Epidemiologie besteht darin, sich mit der Verteilung von Krankheiten und deren möglichen Einflussfaktoren zu beschäftigen. Übertragen auf den Bereich der Arbeitsmedizin bedeutet dies, Zusammenhänge zwischen der beruflichen Tätigkeit und möglichen Erkrankungen zu untersuchen. Lassen sich derartige Zusammenhänge erkennen und belegen, dann sind geeignete Maßnahmen zur Reduzierung oder besser zur Vermeidung des Erkrankungsrisikos erforderlich.

Die erste als epidemiologisch zu bezeichnende Untersuchung auf dem Gebiet der Arbeitsmedizin stammt aus dem Jahr 1775. Sir Percival Pott berichtete über eine hohe Rate an Skrotalkrebs bei englischen Kaminkehrern. Obwohl Sir Percival Pott keine Erklärung für die Entstehung der Krankheit hatte, konnte er dennoch eine Verbindung zwischen der beruflichen Tätigkeit und dem Auftreten dieses Tumortyps feststellen. Die Kausalität wurde erst später begründet. Die Kaminkehrer begannen ihre Tätigkeit meist schon in jugendlichen Jahren und waren während ihrer Arbeit dem Ruß ausgesetzt, der eine Reihe von polyzyklischen aromatischen Kohlenwasserstoffen (PAH) und anderen brennbaren Produkten enthielt. Von den PAHs ist heute bekannt, dass sie krebserzeugend wirken.

Lange Zeit wurde mit dem Begriff „Epidemiologie" die Wissenschaft von der Verbreitung von Infektionskrankheiten (Epidemie; vom griechischen „epi" = „über" und „demos" = „Volk") verstanden. Eine systematische Entwicklung von epidemiologischen Begriffen und Methoden setzte jedoch erst Mitte des 20. Jahrhunderts ein.

Zielgebiete waren zu diesem Zeitpunkt die chronischen Krankheiten, in erster Linie Krebs und koronare Herzerkrankungen. Zu nennen ist hier die Framingham-Studie, die 1949 begann, mögliche Risikofaktoren für das Auftreten von kardiovaskulären Krankheiten zu erkennen. Im Bereich der Krebserkrankungen wurden zur gleichen Zeit die ersten epidemiologischen Studien zur Untersuchung des Einflusses vom Rauchen auf das Lungenkarzinomrisiko durchgeführt.

Im Folgenden werden die Methoden der Epidemiologie näher beschrieben und anhand von Beispielen erläutert.

43.2 Maßzahlen

Das Erkrankungsrisiko innerhalb einer bestimmten Gruppe von Personen kann entweder über die Morbidität, d. h. die Krankheitshäufigkeit, oder über die Mortalität, d. h. die Sterblichkeit an einer bestimmten Erkrankung, erfasst werden. Auf die Vor- und Nachteile beider Ansätze wird später näher eingegangen.

Zur Beschreibung der Verteilung von Krankheiten, also der Häufigkeit, gibt es im Wesentlichen zwei Kenngrößen, auch als Maßzahlen bezeichnet. Diese beiden Kenngrößen sind die Prävalenz und die Inzidenz. Zur Erfassung der Häufigkeit einer Krankheit ist es erforderlich, den Anteil in der Bevölkerung zu bestimmen, der erkranken kann, also die Anzahl der Personen, die unter Risiko stehen. Der Anteil kann durch demografische Faktoren wie Alter, Geschlecht oder Wohnort definiert werden oder aber auch durch die Zugehörigkeit zu einer bestimmten Berufsgruppe. Die Prävalenz (Krankheitsbestand) gibt die Häufigkeit einer Krankheit zu einem bestimmten Zeitpunkt an, während sich die Inzidenz (Neuerkrankungsrate) auf die Anzahl von neu auftretenden Fällen in einer bestimmten Zeitperiode bezieht. Dies sind zwei unterschiedliche Ansätze, die Häufigkeit einer Krankheit zu beschreiben. Es kann eine hohe Prävalenz mit einer geringen Inzidenz gekoppelt sein (z. B. Diabetes) bzw. eine geringe Prävalenz mit hoher Inzidenz (z. B. Grippe). Hierbei spielt die Krankheitsdauer eine entscheidende Rolle. Die Prävalenz ist eine statische Größe. Sie beschreibt den Krankenbestand zu einem definierten Zeitpunkt und ist wie folgt definiert:

> **!** Prävalenz = Anzahl der Kranken zu einem Stichtag/Personen unter Risiko an diesem Stichtag

Fallbeispiel Als Beispiel für die Berechnung der Prävalenz dient eine Untersuchung zur Frage eines Zusammenhangs zwischen der Einnahme von Analgetika in Form von Phenacetin und dem Auftreten von Nierenerkrankungen. Die Krankheit wurde in Form einer Proteinurie erfasst. 7311 Frauen wurden nach ihrer Einnahme von Phenacetin befragt. 623 Frauen bejahten die Einnahme zum Zeitpunkt der Befragung, davon hatten 39 eine Proteinurie, d. h., die Prävalenz betrug 6,3 % (= 39/623 · 100 %). Unter den restlichen Frauen wurde eine Gruppe von 621 Frauen zufällig ausgewählt. Hierbei hatten 19 eine Proteinurie, d. h., die Prävalenz unter den Frauen, die die Einnahme von Phenacetin zum Zeitpunkt der Befragung verneinten, betrug 3,1 %.

Für die Bestimmung der Inzidenz ist sowohl die Anzahl von neu aufgetretenen Fällen als auch der entsprechende Zeitraum von Bedeutung. Ferner ist die Möglichkeit einer Mehrfacherkrankung bei ein und derselben Person zu berücksichtigen. Die Inzidenz kann sich z. B. per Definition nur auf das erstmalige Auftreten einer Erkrankung beziehen.

Bei der Berechnung der Inzidenz ist zu berücksichtigen, dass die Bevölkerung eine dynamische Population sein kann. Die Personen können zu unterschiedlichen Zeitpunkten in die Beobachtung ein- bzw. austreten. Bei den arbeits-

medizinischen Untersuchungen sind dies die Arbeiter, die in den Betrieb neu eingestellt werden bzw. den Betrieb aus den verschiedensten Gründen verlassen und anschließend nicht weiter beobachtet werden können. Für jede Person wird daher die individuelle Beobachtungsdauer bestimmt, d. h., der Zeitraum zwischen Beginn und Ende der Beobachtung. Das Ende der Beobachtung ist durch eines der folgenden Ereignisse definiert: die Person erkrankt, das Beobachtungsende ist erreicht oder die Person scheidet vorzeitig aus der Beobachtung aus.

Die Inzidenz ist das Verhältnis aller Neuerkrankungen in einem Zeitraum dividiert durch die Summe aller Beobachtungsdauern:

> **!** Inzidenz = Anzahl der Neuerkrankungen in einem Zeitraum/Summe aller Beobachtungsdauern

Fallbeispiel Als Beispiel für die Bestimmung der Inzidenz dient eine Studie aus Deutschland, in der das Risiko von Nierenzellkarzinomen bei Arbeitern untersucht wurde, die beruflich gegenüber Trichlorethylen exponiert waren. Die Kohorte umfasste 169 Arbeiter, die zwischen 1956 und 1975 exponiert waren. Im Zeitraum vom Beginn der Exposition bis zum 31. 12. 1992 ist bei fünf Arbeitern ein Nierenzellkarzinom diagnostiziert worden bei insgesamt 5188,08 Personenjahren unter Risiko. Die Inzidenz bzgl. Nierenzellkarzinom errechnet sich zu 5/5188,08 = 0,000964 pro Personenjahr oder 9,64 pro 10.000 Personenjahren.

Für die Berechnung der Summe der Beobachtungsdauern ist es unerheblich, ob 100 Personen jeweils 10 Jahre oder 200 Personen je 5 Jahre beobachtet wurden. In beiden Fällen ergeben sich 1000 Personenjahre unter Risiko. Weiter gilt die Annahme, dass die Inzidenz für alle Personen gleich ist. Trifft dies nicht zu, so sind die Personenjahre unter Risiko aufzuteilen, z. B. nach dem Alter. Die Inzidenz ist dann für die verschiedenen Altersgruppen getrennt zu bestimmen. Weiter wird angenommen, dass die Inzidenz über die gesamte Beobachtungsdauer konstant ist. Andernfalls ist die Inzidenz für verschiedene Kalenderperioden getrennt zu berechnen.

Das Erkrankungsrisiko, also die Wahrscheinlichkeit innerhalb eines bestimmten Zeitraums zu erkranken, kann anhand der Inzidenz berechnet werden. Wird mit I die Inzidenz für einen Zeitraum (z. B. 1 Jahr) bezeichnet, so beträgt die Wahrscheinlichkeit (P) für eine Person, innerhalb dieses Jahres zu erkranken:

$$P(1) = 1 - e^{-I}$$

Die Wahrscheinlichkeit, innerhalb eines Zeitraums von t Jahren zu erkranken, berechnet sich zu

$$P(t) = 1 - e^{-I \cdot t}$$

Bei der Analyse der Mortalität kennt man die Mortalitätsrate, die vergleichbar zur Inzidenz definiert ist sowie die Häufigkeit an Todesfällen in einem bestimmten Zeitraum, z. B. innerhalb eines Kalenderjahres (s. amtliche Statistik).

43.3 Maßzahlen für den Vergleich von zwei oder mehr Gruppen

Innerhalb einer Gruppe von Arbeitern können die in Abschn. 43.2 definierten Maßzahlen (Prävalenz, Inzidenz oder Mortalitätsrate) bestimmt werden. Ob die Werte hoch oder niedrig sind, lässt sich nur im Vergleich mit anderen Gruppen beurteilen.

Der Unterschied zwischen der Inzidenz bzw. der Mortalitätsrate in zwei Gruppen wird meist in Form des Verhältnisses beider Raten angegeben und als relatives Risiko (RR) bezeichnet. In der „British-Doctor-Studie" betrug bei den Rauchern die Mortalitätsrate bzgl. Lungenkarzinom 1,726 pro 1000 Personenjahre. Unter den Nichtrauchern lag diese Mortalitätsrate bei 0,091 pro 1000 Personenjahre. Das relative Risiko errechnet sich als Quotient beider Risiken zu 1,726/0,091 = 18,9; d. h., unter den Rauchern ist das Risiko, an einem Lungenkarzinom zu sterben, etwa 19-mal höher im Vergleich zu den Nichtrauchern.

Eine weitere Maßzahl ist das sog. attributive Risiko (AR). Es bezeichnet den Anteil der Erkrankten bzw. Todesfälle unter den Exponierten, der auf die Exposition zurückzuführen ist.

Eine weitere Maßzahl zur Beschreibung des Unterschieds hinsichtlich des Erkrankungsrisikos zwischen zwei Gruppen ist das Exzessrisiko (ER), die Differenz zwischen den beiden Inzidenzen bzw. Mortalitätsraten.

Nachfolgend sind die verschiedenen Maßzahlen nochmals zusammengestellt:
- I_{exp} = Inzidenz bzw. Mortalitätsrate der Exponierten,
- I_0 = Inzidenz bzw. Mortalitätsrate der Nicht- oder Geringexponierten,
- Relatives Risiko: $RR = I_{exp}/I_0$,
- Attributives Risiko: $AR = (I_{exp} - I_0)/I_{exp} = 1 - (1/RR) = (RR - 1)/RR$,
- Exzess-Risiko: $ER = I_{exp} - I_0$.

Am Beispiel einer Studie zur Untersuchung des Zusammenhangs zwischen der Mortalität an Lungenkarzinom und der Exposition gegenüber Formaldehyd (Tabelle 43.1) ergeben sich folgende Werte:
$RR = 1,59/0,87 = 1,84$
$AR = (1,59-0,87)/1,59 \cdot 100\,\% = 45,3\,\%$,
$ER = (1,59-0,87)$ pro 1000 PJ
d. h. 45,3 % aller Todesfälle mit Lungenkarzinom unter den Hochexponierten sind auf die Exposition zurückzuführen.

Tabelle 43.1: Daten einer Kohortenstudie an n = 5057 Arbeitern aus England zur Untersuchung des Einflusses von Formaldehyd auf das Auftreten von Lungenkarzinom (Acheson et al. 1984)

Exposition	Anzahl an Exponierten	Anzahl mit Lungenkarzinom	Personenjahre	Mortalitätsrate	
hoch	2693	109	68351	1,59	(= I_{exp})
gering	2364	44	50657	0,87	(= I_0)
Summe	5057	153	119008	1,29	

43.4 Studientypen

Für die Berechnung der Inzidenz bzw. der Mortalitätsrate ist eine Gruppe von Personen über einen längeren Zeitraum zu beobachten. Diese Gruppe wird in der Epidemiologie als Kohorte bezeichnet.

In einer Kohortenstudie, auch prospektive Studie genannt, wird eine definierte Gruppe von Personen über einen bestimmten Zeitraum beobachtet. In der „British-Doctor-Studie" waren dies alles Ärzte, die sich bereit erklärten, an der Studie teilzunehmen. Wichtig ist, dass alle Kohortenmitglieder vor Beginn der Studie gesund sind. Die gesamte Kohorte kann dann z. B. nach der Höhe der Exposition in verschiedene Kohorten unterteilt werden (z. B. Unterteilung von Rauchern in Klassen nach dem Rauchkonsum). Zwischen dem Beginn der Exposition und dem Auftreten der Krankheit können oft mehrere Jahre liegen. Diese Zeitspanne wird als Latenzzeit bezeichnet. Beim Mesotheliom, einem bösartigen Tumor des Rippenfells, deren Ursache durch eine Exposition gegenüber Asbest bedingt sein kann, beträgt diese Latenzzeit ca. 35 Jahre. Bei einem Expositionsbeginn heute ist damit erst nach frühestens 35 Jahren mit Erkrankungen und damit verbunden mit dem Nachweis einer Assoziation zu rechnen. Zur Abkürzung dieser langen Dauer

können sowohl der Beginn der Exposition als auch der Beobachtungsbeginn in die Vergangenheit verlegt werden. Man spricht dann von einer historischen Kohortenstudie. Dieser Ansatz wird häufig in der Arbeitsmedizin verwendet. Bei diesem Ansatz können auch Inzidenzen bzw. Mortalitätsraten und damit verbunden relative Risiken direkt bestimmt werden.

Neben diesem Ansatz gibt es noch die sog. Fall-Kontroll-Studie, auch als retrospektive Studie bezeichnet. Hierbei werden definierte Fälle, also Personen mit einer bestimmten Erkrankung, mit Kontrollen, d. h. Personen ohne diese Erkrankung, hinsichtlich der Exposition in der Vergangenheit verglichen. Zur Frage eines Zusammenhangs zwischen Rauchen und Lungenkarzinom werden Patienten mit der Diagnose „Lungenkarzinom" mit Kontrollen (= Personen ohne Lungenkarzinom) hinsichtlich des Rauchverhaltens verglichen.

Dieser Ansatz ist im Vergleich zur Kohortenstudie zeitlich kürzer und bei geringer Inzidenz auch effizienter. Nachteilig ist, dass sich bei diesem Ansatz keine Inzidenzen und damit auch keine relativen Risiken berechnen lassen. Der Grund, dennoch Fall-Kontroll-Studien durchzuführen, liegt darin, dass sich das relative Risiko über das Odds Ratio abschätzen lässt (s. Abschnitt 43.5).

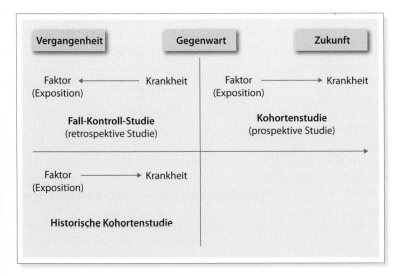

Abb. 43.1: Zeitliche Aspekte der Kohorten- und der Fall-Kontroll-Studie

In Abb. 43.1 sind die beiden Ansätze der Kohorten- und der Fall-Kontroll-Studie grafisch dargestellt.

Experimentelle Studien, auch Interventionsstudien genannt, sind mit kontrollierten klinischen Studien vergleichbar. Die in die Studie aufgenommenen Personen werden randomisiert den zu vergleichenden Interventionen zugewiesen. Der wesentliche Unterschied zu kontrollierten klinischen Studien liegt darin, dass in Interventionsstudien Gesunde aufgenommen werden und der Erfolg einer Intervention im Hinblick auf eine Reduzierung der Erkrankungsrate untersucht wird.

Als Beispiel sei die MRFIT (Multiple Risk Factor Intervention Trial) genannt, in der der Effekt mehrerer präventiver Maßnahmen (z. B. Diät) im Hinblick auf das Auftreten eines Myokardinfarkts bei Hochrisikopersonen untersucht wurde.

Es gibt daneben noch die Korrelationsstudie, die überwiegend bei umweltrelevanten Fragestellungen eingesetzt wird. Hierbei wird die durchschnittliche Exposition in verschiedenen Personengruppen deren Risiken gegenübergestellt. Diese Studien zeigen mögliche Zusammenhänge auf, die in gezielten Kohorten- oder Fall-Kontroll-Studien näher zu untersuchen sind.

Anlass für eine epidemiologische Studie sind häufig sog. Clusterbeobachtungen. Darunter versteht man das gehäufte Auftreten von Fällen mit einer bestimmten Erkrankung (in der Regel relative seltene Krankheiten) in zeitlicher und/oder räumlicher Nähe.

Als Beispiele aus der Arbeitsmedizin sind das Leberangiosarkom bei VC-Exposition bzw. Nasenkrebs bei Holzarbeitern zu nennen. Dabei ist zu berücksichtigen, dass etwa die Hälfte aller derzeit als krebserzeugend eingestufte Substanzen aufgrund von Clusterbeobachtungen erkannt wurden, aber andererseits die Mehrzahl aller Clusterbeobachtungen sich in der Folge nicht bestätigen ließen.

Ein aktuelles Beispiel ist das gehäufte Auftreten von Leukämiefällen bei Kindern in der Umgebung von Kernkraftwerken. Hier ist die Assoziation noch umstritten.

43.5 Odds Ratio

Die Durchführung einer Fall-Kontroll-Studie erfordert einen wesentlich geringeren Aufwand als bei einer Kohortenstudie. Dies erklärt die Attraktivität dieses Studientyps in der Epidemiologie. Der Nachteil liegt darin, dass keine Inzidenzen bzw. Mortalitätsraten bestimmt werden können und sich damit auch kein relatives Risiko angeben lässt. Dieses relative Risiko kann jedoch näherungsweise bestimmt werden.

An folgendem fiktiven Beispiel wird die Berechnung des Odds Ratio verdeutlicht und die Näherung zum relativen Risiko ersichtlich.

Fallbeispiel Angenommen, es werden 2 Kohorten (Exponierte und Nichtexponierte) mit jeweils 1000 Personen beobachtet. In der Kohorte der Exponierten erkranken 100 Personen an einem Tumor, in der Kohorte der Nichtexponierten sind es 50 Personen.

Das Ergebnis lässt sich in einer Vierfeldertafel wie folgt darstellen:

	Erkrankt				Σ
	Ja (= K+)		Nein (= K-)		
Exponiert	100	a	900	c	1000
Nicht-exponiert	50	b	950	d	1000
Σ	150		1850		2000

Das relative Risiko lässt sich wie folgt abschätzen:

$$RR = (100/1000) / (50/1000) = 2$$

Werden anstelle der Größe der Kohorten (n = 1000) die Personen ohne Tumor im Nenner verwendet, so ergibt sich für das relative Risiko näherungsweise der folgende Wert:

$$RR \approx (100/900) / (50/950) = 2{,}11$$

Dieser Wert wird als Odds Ratio bezeichnet. Obiger Ausdruck ist identisch mit dem Verhältnis der Exponierten zu den Nichtexponierten unter den Erkrankten (= odds (K+)) dividiert durch das gleiche Verhältnis unter den Nichterkrankten (= odds (K-)).

Odds Ratio = OR = odds (K⁺) / odds (K⁻)
= (100/50) / (900/950) = 2,11

Die Übereinstimmung zwischen dem Odds Ratio und dem relativen Risiko ist um so besser, je seltener die Krankheit auftritt. Bei Verwendung der Buchstaben a–d in vorheriger Vierfeldertafel, ergibt sich das Odds Ratio zu

$$OR = a/b \, / \, c/d = a \cdot d \, / \, b \cdot c$$

In dem o. g. Beispiel muss im Rahmen einer Kohortenstudie von allen 2000 Personen die Exposition ermittelt werden. Dieser Aufwand lässt sich im Hinblick auf die Abschätzung des Odds Ratio reduzieren. Hierbei ist die Exposition von allen Fällen mit der Krankheit (n = 150) und z. B. einer 10 % Zufallsstichprobe der Personen ohne Krankheit (n = 185) zu ermitteln. Bei einer perfekten Zufallsauswahl wird sich folgende Vierfeldertafel ergeben:

	K+	K–	Σ
Exponiert	100	90	190
Nicht-exponiert	50	95	145
Σ	150	185	335

OR = 100/50 / 90/95 = 2,11

Der Wert für das Odds Ratio ist identisch zu dem Wert, der anhand aller 2000 Personen ermittelt wurde. Jedoch sind bei diesem Ansatz nur von 335 der 2000 Personen (= 16,8%) Angaben zur Exposition erforderlich. Der Aufwand ist damit wesentlich geringer.

Der Wert des OR hängt von der Auswahl der Kontrollen ab. Werden diese Kontrollen nicht zufällig, sondern selektiert ausgewählt, kann sich ein verzerrter Wert für das OR ergeben. Die Auswahl der Kontrollen spielt daher eine wesentliche Rolle in der Durchführung und Bewertung einer Fall-Kontroll-Studie. Werden die Erkrankten aus der Bevölkerung gewonnen, dann sind die Kontrollen ebenfalls der Bevölkerung zu entnehmen. Sind die Fälle jedoch Arbeiter mit einer bestimmten Tätigkeit oder Exposition, dann sollten die Kontrollen ebenfalls aus diesem Personenkreis stammen.

Zwei Beispiele mögen dies verdeutlichen.

Zur Untersuchung eines Zusammenhangs zwischen einer Exposition gegenüber Trichlorethylen und dem Auftreten von Nierenzellkarzinom wurde eine Fall-Kontroll-Studie durchgeführt. Die Fälle stammen aus einer urologischen Klinik. Die Kontrollen wurden aus den Unfallabteilungen von Kliniken in der Umgebung ausgewählt. Fälle und Kontrollen stammten damit aus der Allgemeinbevölkerung einer definierten Region.

In einer Studie zur Untersuchung des Zusammenhangs zwischen einer Exposition gegenüber Quarzfeinstaub und Lungenkarzinom wurden ausschließlich Arbeiter mit einer Exposition ausgewählt. Die Fälle, d. h. die Arbeiter mit einem Lungenkarzinom, wurden von Berufsgenossenschaften in Zusammenarbeit mit den Krankenkassen ausgewählt. Die Kontrollen, auch Arbeiter mit einer Exposition, stammen aus der berufsgenossenschaftlichen arbeitsmedizinischen Versorgungsakte. Sie wurden zufällig ausgewählt, wobei zu jedem Fall die Kontrollen passend zum Geburtsjahr und den Rauchgewohnheiten gewählt wurde. Zielmerkmal war die Höhe der Exposition. Bei Kontrollen aus der Bevölkerung wären vermutlich alle Personen nicht exponiert gewesen.

43.6   Vergleich mit der Bevölkerung

Bei arbeitsmedizinischen Untersuchungen wird die Inzidenz bzw. die Mortalitätsrate einer Kohorte häufig mit der in der Allgemeinbevölkerung verglichen. Die Allgemeinbevölkerung dient hierbei als Kohorte der Nichtexponierten. Dieser Ansatz hat mehrere Vorteile. Zum einen sind die entsprechenden Daten der Bevölkerung in amtlichen Statistiken erfasst, was den Aufwand deutlich reduziert. Zum anderen ist die Bevölkerung im Vergleich zu einer Kohorte um vieles größer, was zu einem deutlichen Gewinn an Power führt. Nachteilig ist, dass bislang in der amtlichen Statistik in Deutschland nur Informationen zur Mortalität erfasst sind. Ein Krebsregister befindet sich erst im Aufbau. In der amtlichen Statistik werden die Todesursachen den Angaben auf dem

Totenschein entnommen. Dies bedeutet, dass aus Gründen der Vergleichbarkeit die Todesursachen von den Mitgliedern der Kohorte ebenfalls den Totenscheinen zu entnehmen sind, auch wenn genauere Angaben zur Todesursache bekannt sind.

Für den Vergleich der Mortalität in der Kohorte mit der in der Bevölkerung wird die beobachtete Anzahl an Todesfällen mit der sog. erwarteten Anzahl verglichen. Der Quotient aus beobachteter zu erwarteter Anzahl entspricht dem relativen Risiko und wird als Standard-Mortalitätsrate (= SMR) bzw. präziser als Standard-Mortalitätsratio bezeichnet. Für die Berechnung der erwarteten Anzahl an Sterbefällen werden die Personenjahre unter Risiko in der Kohorte der Exponierten in Analogie zu den Angaben der amtlichen Statistik nach Geschlecht, Kalenderjahr und Alter (in 5-Jahres-Gruppen) unterteilt und mit den entsprechenden Mortalitätsraten in der Bevölkerung multipliziert. Dies ergibt die erwartete Anzahl von Sterbefällen in jeder Kategorie. Die Summe all dieser erwarteten Fälle liefert die gesamte Anzahl an erwarteten Sterbefällen. Mit dieser Methode kann die Sterblichkeit insgesamt sowie einzelne Todesursachen analysiert werden.

Die Berechnung kann auf definierte Untergruppen (z. B. nur Männer, Beobachtung bis zum 85. Lebensjahr etc.) begrenzt werden.

Fallbeispiel Als Beispiel dient eine Studie zur Untersuchung der Mortalität an Lungenkarzinom von Arbeitern mit einer entschädigten Silikose (Ulm et al. 2000). Von drei Berufsgenossenschaften wurden alle Arbeiter erfasst, die zwischen dem 01.01.1988 und dem 31.12.1992 erstmals entschädigt wurden (n = 282). Alle Arbeiter wurden bis zum 31.12.1998 beobachtet. Insgesamt sind im Beobachtungszeitraum 110 Arbeiter verstorben. Die Beobachtungsdauer aller Arbeiter vom Zeitpunkt der Entschädigung bis zum Beobachtungsende (Todesdatum bzw. der 31.12.1998), also die Personenjahre unter Risiko, ergab einen Wert von 1939,5 Jahre. Die Mortalitätsrate lag damit bei 110/1939,5 = 56,7 pro 1000 Personenjahre. Die Multiplikation der Personenjahre mit den Mortalitätsraten in der Bevölkerung ergab 55,76 erwartete Sterbefälle und damit eine SMR – bezogen auf alle Todesursachen – von 110/55,76 = 1,97. Die Arbeiter mit einer Silikose haben damit ein etwa doppelt

so hohes Mortalitätsrisiko wie vergleichbare Personen in der Bevölkerung. An einem Lungenkarzinom sind neun Arbeiter verstorben bei 4,54 erwarteten Fällen, was eine SMR von 1,98 ergibt.

43.7 Tests und Konfidenzbereiche

Im vorherigen Abschnitt wurden einige SMR-Werte angegeben, z. B. die SMR für alle Todesursachen von 1,97 bzw. für Lungenkarzinom von 1,98. Diese Werte stellen sog. Punktschätzer dar. Die beiden häufig gestellten Fragen in diesem Zusammenhang sind die nach der „Signifikanz" und nach der Genauigkeit der Schätzung. Die erste Frage bezieht sich darauf, ob sich die beobachtete SMR statistisch signifikant von 1,0 unterscheidet (dies würde ein gleiches Risiko unter den Exponierten wie in der Bevölkerung bedeuten).

Die Beantwortung der Frage, ob die beobachteten Daten für einen statistischen Zusammenhang zwischen einem Faktor F und einer Krankheit K sprechen, basiert auf der Durchführung eines statistischen Tests. Diese Frage lässt sich in Form folgender Hypothesen formulieren:

▶ Nullhypothese H_0: RR = 1 bzw. OR = 1
▶ Alternativhypothese H_1: RR > 1 bzw. OR > 1 (einseitige Fragestellung)
  bzw. H_1: RR ≠ 1 bzw. OR ≠ 1 (zweiseitige Fragestellung)

Mit Hilfe eines statistischen Tests wird geprüft, ob die beobachteten Daten mit der Nullhypothese vereinbar sind oder nicht. Falls die Prüfung zur Ablehnung der Nullhypothese führt, wird die Alternativhypothese angenommen und von einem statistisch signifikanten Zusammenhang zwischen dem Faktor F und der Krankheit K ausgegangen.

Vor der Durchführung eines Tests ist die Festlegung einer sog. Irrtumswahrscheinlichkeit α erforderlich. Diese Wahrscheinlichkeit gibt an, wie häufig ein in Wirklichkeit nicht vorhandener Zusammenhang fälschlicherweise als ein solcher eingestuft wird. Meist wird für α ein Wert von 5% angenommen. Jeder Test liefert einen p-Wert, der besagt, wie wahrscheinlich das beobachtete

Ergebnis bei Vorliegen der Nullhypothese ist. Ist dieser p-Wert kleiner als α, dann wird die Nullhypothese abgelehnt und man spricht von einem statistisch signifikanten Ergebnis. Der p-Wert hängt sowohl von der SMR als auch von der beobachteten Anzahl an Sterbefällen ab.

In o. g. Beispielen (Mortalität bei Arbeitern mit einer Silikose) ergeben sich folgende p-Werte (einseitige Fragestellung):

	beob-achtet	erwartet	SMR	p-Wert
alle Todes-ursachen	110	55,76	1,97	< 0,0001
Lungen-karzinom	9	4,54	1,98	0,042

In beiden Fällen weicht die SMR statistisch signifikant von 1,0 ab. Der Einfluss der beobachteten Anzahl an Sterbefällen auf den p-Wert ist deutlich. Für die Genauigkeit der Schätzung der SMR (Analoges gilt für die RR bzw. OR) wird ein sog. P%-Konfidenzbereich angegeben. In Analogie zur Irrtumswahrscheinlichkeit von α = 5 % wird für P ein Wert von 95 % angenommen.

Der P%-Konfidenzbereich gibt den Bereich an, in dem mit einer Wahrscheinlichkeit von P% die „wahre" SMR liegen kann. Im vorliegenden Fall ergeben sich folgende Werte:
a) Alle Todesfälle:
SMR = 1,98,
95%-Konfidenzbereich: 1,62–2,38
b) Lungenkarzinom:
SMR = 1,97,
95%-Konfidenzbereich: 0,91–3,76

Die Angabe des 95%-Konfidenzbereichs ist eine wertvolle Zusatzinformation zur Angabe der beobachteten SMR.

43.8 Confounding, Bias, Zufall

Der statistische Test besagt, ob ein Ergebnis statistisch signifikant ist. Von Interesse ist jedoch die Kausalität. Signifikanz stellt einen wesentlichen Schritt zur Annahme der Kausalität dar. Bevor jedoch die Prüfung auf Kausalität beginnt, wird untersucht, ob das signifikante Ergebnis durch eine der drei folgenden Kriterien bedingt sein kann:
1. Confounding,
2. Bias,
3. Zufall.

Unter diesen drei Punkten wird Folgendes verstanden:

43.8.1 Confounding

Dies bezeichnet die Vermischung verschiedener Faktoren. Werden z. B. quarzstaubexponierte Arbeiter mit der Bevölkerung verglichen, so ist zu prüfen, ob sich beide Gruppen neben der Quarzexposition auch in anderen Faktoren unterscheiden. Wesentlich sind hierbei Faktoren, von denen bekannt ist, dass sie die interessierende Todesursache beeinflussen. Im Zusammenhang mit Studien zum Lungenkarzinom ist dies in erster Linie der Faktor „Rauchen". Unterscheiden sich beide Gruppen auch in den Rauchgewohnheiten, meist ist der Anteil an Rauchern unter den Arbeitern höher als in der Bevölkerung, dann ist offen, ob das erhöhte Risiko auf das Rauchen zurückzuführen ist oder ob auch die Quarzexposition einen Einfluss hat. Es liegt damit eine Vermengung von zwei Faktoren vor und eine signifikante Risikoerhöhung kann nicht ohne weitere Prüfung auf die interessierende Exposition (in unserem Fall Quarzfeinstaub) zurückgeführt werden.

Zur Abgrenzung der Effekte gibt es im Wesentlichen zwei Ansätze. Zum einen kann der Einfluss des Confounding-Faktors abgeschätzt werden. Im Falle des Faktors „Rauchen" werden die Mortalitätsraten unter verschiedenen Annahmen hinsichtlich des Anteils an Rauchern in den beiden Kohorten berechnet und der Quotient bestimmt. Lässt sich das beobachtete Risiko auch unter plausiblen Annahmen hinsichtlich des Raucheranteils ableiten, so ist ein Einfluss des zu untersuchenden Faktors eher abzulehnen.

Berechnungsbeispiel

P = Anteil an Rauchern in der Kohorte (P_B: Bevölkerung; P_E: Kohorte der Exponierten)

RR = relatives Risiko der Raucher bzgl. der Mortalität

M = Mortalitätsrisiko der Nicht-Raucher

Mortalitätsraten:

1. Kohorte:

$M_E = P_E \cdot M \cdot RR + (1 - P_E) \cdot M$

2. Bevölkerung:

$M_B = P_B \cdot M \cdot RR + (1 - P_B) \cdot M$

Quotient:

$M_E/M_B = (P_E \cdot M \cdot RR + (1 - P_E) \cdot M) / (P_B \cdot M \cdot RR + (1 - P_B) \cdot M) = (P_E \cdot RR + (1 - P_E)) / (P_B \cdot RR + (1 - P_B))$

Für RR = 10, P_B = 40 % und P_E = 60 % ergibt sich ein Quotient von M_E/M_B = (0,6 · 10 + 0,4) / (0,4 · 10 + 0,6) = 1,39

Das heißt, eine SMR zwischen 1,0 und 1,39 ist auch durch unterschiedliche Rauchgewohnheiten zu erklären. Eine SMR in der Größenordnung von 2,0 ist dagegen durch den Unterschied in den Rauchgewohnheiten alleine nicht zu begründen.

Am Beispiel der Bewertung der Kanzerogenität von Quarz lässt sich die Konsequenz dieser Methode verdeutlichen. Die Zusammenfassung aller epidemiologischen Studien zu dieser Fragestellung ergibt eine SMR von 1,18 (95%-Konfidenzbereich: 1,09–1,28). Diese Erhöhung kann auch durch die unterschiedlichen Rauchgewohnheiten bedingt sein. Werden dagegen nur die Arbeiter mit einer Silikose betrachtet, dann liegt die SMR für Lungenkrebs um ca. 2- bis 2,5fach höher als bei Quarzstaubexponierten ohne Silikose. Diese Risikoerhöhung ist durch Rauchen alleine nicht zu erklären.

Eine andere Möglichkeit der Differenzierung des Effekts von zwei Faktoren ist eine Unterteilung der Kohorte nach dem Vorliegen oder Fehlen des vermeintlichen Confounding-Faktors und eine getrennte Analyse beider Untergruppen. Sind die relativen Risiken in den beiden Untergruppen in etwa vergleichbar, dann liegt kein Confounding vor. Trifft dies nicht zu, dann ist das Ergebnis in der Untergruppe ohne Exposition gegenüber dem Confounding-Faktor maßgebend.

Fallbeispiel Einfluss von Schwefelsäure auf das Auftreten eines Larynxkarzinoms

In einer Fall-Kontroll-Studie waren 15 der 50 Fälle und 30 der 175 Kontrollen gegenüber Schwefelsäure exponiert (OR = 2,07). Rauchen ist ein bekannter Risikofaktor. Werden die Daten nach den Rauchgewohnheiten differenziert und nehmen wir an, dass 60% der Fälle und 43% der Kontrollen Raucher sind mit folgender Verteilung der Exposition:

Nichtraucher: 6 der 20 Fälle und 20 der 100 Kontrollen sind exponiert. Dies ergibt eine OR = 1,71.

Raucher: 9 der 30 Fälle und 10 der 75 Kontrollen sind exponiert. Bei den Rauchern liegt die OR bei 2,35.

Mit diesem Ergebnis lässt sich ein Teil des erhöhten Risikos von Schwefelsäure durch den Faktor „Rauchen" erklären. Es bleibt jedoch auch in der Gruppe der Nicht- Raucher ein erhöhtes Risiko bestehen.

43.8.2 Bias

Hierunter werden alle Kriterien verstanden, die zu einer Verzerrung des Ergebnisses beitragen können. Die beiden wesentlichen Faktoren sind der sog. Informations- und der Selektionsbias. Unter dem Informationsbias versteht man beispielsweise eine unterschiedliche Art der Befragung von Fällen und Kontrollen oder eine unterschiedliche Art der Erfassung der Todesursache in einer Kohorte im Vergleich zur Bevölkerung.

Von einem Selektionsbias spricht man, wenn die Kontrollen in einer Fall-Kontroll-Studie nicht zufällig ausgewählt wurden bzw. die Teilnahmeverweigerung zu hoch ist.

Liegt ein Bias vor, dann gibt es keine Möglichkeit, diesen Fehler zu korrigieren. Daher muss bei der Studienplanung sehr sorgfältig auf diesen Punkt geachtet werden.

43.8.3 Zufall

Von Zufall spricht man, wenn in einer Studie mehrere Tests durchgeführt wurden (z. B. verschiedene Faktoren in einer Fall-Kontroll-Studie oder mehrere Todesursachen in einer Kohorten-Studie wurden untersucht) und einige führten zu einem signifikanten Ergebnis. In dieser Situation ist offen, ob die signifikanten Ergebnisse durch die Vielzahl der Tests (= Zufall) bedingt sind oder ob wirklich ein Zusammenhang zwischen Faktor und der Krankheit besteht.

Dieses Problem lässt sich damit umgehen, in dem vor Beginn der Studie eine primäre Fragestellung festgelegt wird (z. B. das Risiko bzgl. Lungenkarzinom) und alle übrigen Fragen explorativ untersucht werden.

43.9 Kausalitätskriterien

In einer epidemiologischen Studie können statistisch signifikante Assoziationen beobachtet werden. Da es sich im Wesentlichen um Ergebnisse aus Beobachtungsstudien handelt, müssen eine Reihe von Kriterien erfüllt sein, um auf eine kausale Beziehung schließen zu können.

Liegt ein statistisch signifikantes Ergebnis vor, so ist in einem ersten Schritt zu prüfen, ob dieses Ergebnis durch Confounding, Bias oder Zufall bedingt sein kann. Nur wenn alle drei Punkte negativ zu beantworten sind, ist die Überprüfung der Kausalität angezeigt. Für diese Überprüfung gibt es eine Reihe von Kriterien, die von Bradford Hill zusammengestellt wurden:

1. Stärke der Assoziation
   Je höher das relative Risiko ist, um so mehr spricht dies für eine kausale Beziehung. Zu bedenken ist, dass die Höhe des Risikos jedoch auch von der Höhe der Exposition im untersuchten Kollektiv abhängig ist.
2. Konsistenz der Ergebnisse
   Wenn andere Studien zur gleichen Fragestellung vorliegen und in diesen Studien immer die gleichen Assoziationen beobachtet werden, dann spricht man von einer Konsistenz der Ergebnisse.

3. Spezifität der Assoziation
   Unter diesem Kriterium verstand man, dass ein Faktor nur zu einem einzigen Effekt führen kann und nicht zu multiplen Krankheiten. Nach Aussage von Rothman u. Greenland (1998) ist dieses Kriterium jedoch unbrauchbar.
   Das Gegenbeispiel ist Rauchen, das nicht nur ein Lungenkarzinom auslösen kann.
4. Zeitliche Reihenfolge
   Der Beginn der Exposition muss vor dem Auftreten der Krankheit sein. Hierbei spielt auch der zeitliche Abstand (= Latenzzeit) eine wesentliche Rolle.
5. Biologischer Anstieg
   Unter diesem Kriterium wird der Nachweis einer Dosis-Wirkungs-Beziehung verstanden. Dies setzt jedoch detaillierte Angaben zur Höhe der Exposition voraus.
6. Plausibilität
   Dieser Punkt wird auch als biologische Plausibilität bezeichnet. Ist die Assoziation zwischen dem Faktor und dem beobachteten Effekt auch biologisch zu erklären. Lässt sich ein Wirkmechanismus begründen? Die Erfüllung eines Kriteriums ist nicht zwingend erforderlich. So gibt es z. B. mehrere Hypothesen zum Anstieg des Lungenkrebsrisikos bei einer Exposition gegenüber Quarzfeinstaub.
7. Kohärenz
   Dieser Punkt soll besagen, dass der Zusammenhang zwischen dem Faktor und dem Effekt nicht im Widerspruch zum bisherigen Wissen bzgl. des möglichen Wirkmechanismus steht.
8. Experimentelle Evidenz
   Kann eine Intervention durchgeführt werden mit dem Effekt einer deutlichen Reduzierung des Risikos, so ist dieser Punkt erfüllt. In vielen epidemiologischen Fragestellungen lässt sich dieser Punkt allerdings nicht überprüfen.
9. Analogie
   Dies ist ein diskussionswürdiges Kriterium. Es besagt, ob für verwandte Stoffe ähnliche Effekte beschrieben werden.

Wenn eine Reihe dieser Kriterien erfüllt ist (wesentlich sind vor allem die Kriterien 2 und 4–6), dann wird auf eine kausale Beziehung zwischen Faktor F und der Krankheit K geschlossen.

Da bei dieser Entscheidung auch subjektive Gesichtspunkte eine Rolle spielen, ist es nicht verwunderlich, dass unterschiedliche Gruppen bei der Beurteilung einer Substanz zu unterschiedlichen Ergebnissen kommen können. Daher ist im Einzelfall die Begründung für oder gegen die Annahme der Kausalität genau zu prüfen.

Zusammenfassung Die Aufgabe der Epidemiologie besteht in erster Linie in der Erkennung von Risikofaktoren im Zusammenhang mit dem Auftreten von Krankheiten. Hierzu gibt es verschiedene Studienansätze, die Kohorten- sowie die Fall- Kontroll-Studie: Wichtig ist in beiden Ansätzen der Vergleich. Der Zusammenhang zwischen einem Faktor und einer Krankheit wird mit Hilfe des relativen Risikos bzw. des Odds Ratio beschrieben. Bei erhöhten Risiken wird nach Ausschluss von Zufall, Bias und Confounding die Kausalität anhand von mehreren Kriterien überprüft.

Weiterführende Literatur

Acheson ED, Barnes HR, Gardner MJ, Osmond C, Pannett B. Taylor CP. Cohort study of formaldehyde process workers. Lancet 1984; 8399: 403!

Checkoway H, Pearce NE, Crawford-Brown DJ: Research methods in occupational epidemiology. Oxford: Oxford University Press, 1989.

Hernberg S: Introduction to occupational epidemiology. Boca Raton: Lewis Publishers, 1992.

Hill AB: The environment and disease: Association or causation? Proc Roy Soc Med 1965; 58: 295–300

Monson RR: Occupational epidemiology. Boca Raton: CRC Press, 1990.

Rothman KJ, Greenland S: Modern epidemiology. Philadelphia: Lippincott Williams & Wilkins, 1998.

Ulm K, Gerein P, Eigenthaler J, Schmidt S, Elmes H et al.: Silica, silicosis and lung cancer: results from a cohort study in the stome and quarry industry. Int Arch Occup Environ Health 2004; 77:313–318.

44 Gefährdungsbeurteilung – Basis des betrieblichen Gesundheits- und Arbeitsschutzmanagements

D. Glomm

44.1 Einleitung

Das Arbeitsschutzgesetz hat 1996 die systematische Beurteilung der Arbeitsbedingungen als zentrale Aufgabe des Unternehmers herausgestellt. Diese Gefährdungsbeurteilungen sollen gewährleisten, dass sich die Arbeitsschutzmaßnahmen an den konkreten Unfall- und Gesundheitsrisiken im Betrieb orientieren und lassen dem Unternehmer Spielraum für die situationsgerechte Ausgestaltung von Maßnahmen. Damit folgt das Konzept der Regelsystematik der europäischen Arbeitsschutzrichtlinien, die nur Schutzziele und allgemeine Anforderungen, aber keine detaillierten Verhaltensvorgaben festlegen.

Die Forderung nach der Beurteilung der Arbeitsbedingungen war für die Akteure im Arbeits- und Gesundheitsschutz – die Betriebsärzte und Fachkräfte für Arbeitssicherheit – nichts grundsätzlich Neues, gehörte doch die Beurteilung von Arbeitsbedingungen seit Jahrzehnten nach § 3 bzw. § 6 des Arbeitssicherheitsgesetzes zu ihren Aufgaben. Darüber hinaus erfolgten derartige Beurteilungen auch vorher im Rahmen von Arbeitsstättenbegehungen und Beratungen zu ergonomischen oder arbeitshygienischen Fragen. Neu ist allerdings die ganzheitliche und systematische Herangehensweise in Verantwortung des Unternehmers, um Beschäftigte vor Arbeitsunfällen und arbeitsbedingten Gesundheitsgefahren zu schützen und die menschengerechte Gestaltung der Arbeit zu gewährleisten.

44.2 Rechtsgrundlagen

In § 5 Abs. 1 Arbeitsschutzgesetz wird die Beurteilung der Arbeitsbedingungen als Arbeitgeberpflicht ausgeführt: „Der Arbeitgeber hat durch eine Beurteilung der für die Beschäftigten mit ihrer Arbeit verbundenen Gefährdung zu ermitteln, welche Maßnahmen des Arbeitsschutzes erforderlich sind." Die §§ 5 und 6 fordern aber nicht nur eine systematische Erfassung und Gewichtung der betriebstypischen Gefährdungen, sondern auch die Festlegung und Durchführung von Maßnahmen zur Beseitigung bzw. Minimierung der erkannten Gefährdungen einschließlich einer Wirksamkeitskontrolle der durchgeführten Maßnahmen. In den vergangenen Jahren wurden darüber hinaus die Forderungen des Arbeitsschutzgesetzes zur Durchführung von Gefährdungsbeurteilungen für Teilbereiche in weiteren Rechtsvorschriften konkretisiert, z. B.

- ▶ Gefahrstoffverordnung,
- ▶ Biostoffverordnung,
- ▶ Arbeitsstättenverordnung,
- ▶ Lastenhandhabungsverordnung,
- ▶ Bildschirmarbeitsverordnung,
- ▶ Lärm- und Vibrations-Arbeitsschutzverordnung,
- ▶ Mutterschutzrichtlinienverordnung,
- ▶ Betriebssicherheitsverordnung.

Einige Verordnungen fordern dabei ausdrücklich die Beteiligung fachkundiger Personen, wobei als fachkundig insbesondere Betriebsärzte und Fachkräfte für Arbeitssicherheit genannt werden.

In der neuen Unfallverhütungsvorschrift Betriebsärzte und Fachkräfte für Arbeitssicherheit (DGUV Vorschrift 2) gehören die Unterstützung bei der Implementierung eines Gesamtkonzepts der Gefährdungsbeurteilung sowie die Unterstützung bei der Durchführung und die Beobachtung und Auswertung der gelebten Praxis zur Grundbetreuung. Darüber hinaus finden sich viele konkrete Anlässe für die Ermittlung und Analyse von spezifischen Gefährdungssituationen im betriebsspezifischen Teil der Betreuung, Anhang 4.

44.3   Wann ist eine Gefährdungsbeurteilung erforderlich?

Grundsätzlich muss eine Gefährdungsbeurteilung als Erstbeurteilung an bestehenden oder neu geschaffenen Arbeitsplätzen durchgeführt werden. Feste Terminvorgaben für Wiederholungsbeurteilungen existieren nicht. Allerdings benennen viele Rechtsvorschriften Anlässe zur Überprüfung und Aktualisierung, z. B.

▶ bei Änderung von Arbeitsplätzen und Arbeitsverfahren,

▶ bei Planung und Einrichtung neuer Arbeitsplätze,

▶ bei Einsatz anderer Gefahrstoffe,

▶ bei Änderung der Arbeitsorganisation,

▶ bei Arbeitsunfällen, Beinaheunfällen oder arbeitsbedingten Erkrankungen,

▶ bei Hinweisen auf Gefährdungen bei arbeitsmedizinischen Vorsorgeuntersuchungen.

44.4   Durchführung der Gefährdungsbeurteilung

Bei der Durchführung der Gefährdungsbeurteilung geht es nicht nur um die Identifikation und Dokumentation bestehender Mängel, sondern insbesondere auch um die Einleitung eines kontinuierlichen Lern- und Verbesserungsprozesses. Diese Herangehensweise setzt zwingend die Beteiligung aller betrieblichen Akteure und eine offene Kommunikation der Ergebnisse voraus. Beschäftige kennen Gefährdungen und Belastungen an ihren Arbeitsplätzen meist recht genau. Ein gutes Instrument, diese Erfahrungen zu nutzen, sind strukturierte Mitarbeiterbefragungen. Ein Fragebogenmuster befindet sich im Anhang. Darüber hinaus akzeptieren Beschäftige aus Gefährdungsbeurteilungen abgeleitete Arbeitsschutzmaßnahmen umso bereitwilliger, je transparenter das Verfahren war und je stärker sie beteiligt waren. Bewährt hat sich die Bildung eines Teams mit Mitgliedern aus Management, Personalvertretung und Beschäftigten aus dem zu betrachtenden Betriebsteil sowie Betriebsarzt und Fachkraft für Arbeitssicherheit als Fachleute.

Als Einstieg hat sich bewährt, zunächst die Betriebsstruktur mit den zu beurteilenden Arbeitsbereiche und Tätigkeiten zu erfassen. Sinnvoll ist es auch, zwischen einer Beurteilung der allgemeinen Risiken des Betriebes einschließlich der der Arbeitsschutzorganisation und der Beurteilung der einzelnen Arbeitsplätze und Tätigkeiten zu differenzieren. Die allgemeine Beurteilung umfasst u. a. die Organisation der Ersten Hilfe, die betriebsärztliche und sicherheitstechnische Betreuung, den Brandschutz, die Bestellung von Sicherheitsbeauftragten, die Unterweisung der Beschäftigten oder das Schichtsystem.

Grundsätzlich ist eine Gefährdungsbeurteilung für jeden Arbeitsplatz bzw. jede ausgeübte Tätigkeit erforderlich. Bei gleichartigen Gefährdungen ist in der Regel die Beurteilung eines typischen Arbeitsplatzes oder einer Tätigkeit ausreichend. Gefährdungen und Belastungen ergeben sich insbesondere durch

▶ Gestaltung und Ausstattung der Arbeitsstätte und des Arbeitsplatzes,

▶ physikalische, chemische und biologische Einwirkungen,

▶ Gestaltung, Auswahl und Einsatz von Arbeitsmitteln, insbesondere Arbeitsstoffen, Maschinen, Geräten, Werkzeugen und Anlagen,

▶ Gestaltung von Arbeits- und Fertigungsverfahren, Arbeitsabläufen und Arbeitszeit,

▶ unzureichende Qualifikation und Unterweisung der Beschäftigten.

Zunehmende Bedeutung gewinnt die Beurteilung psychosozial und psychomental bedingter Gefährdungen, die sich aus zunehmender Arbeitsverdichtung, Zeitdruck, wachsender Komplexität der Arbeitsinhalte, fehlender sozialer Unterstützung oder permanenten organisatorischen Veränderungen ergeben. Die Beurteilung dieser Gefährdungen stellen besondere Anforderungen insbesondere an den Betriebsarzt.

Bevor eine Gefährdungsbeurteilung durchgeführt wird, sollten alle vorhandenen Informationen wie Daten zum Unfallgeschehen und Krankenstand, Auswertung arbeitsmedizinischer Vorsorgeuntersuchungen, Sicherheitsdatenblätter oder Betriebsanweisungen zusammengetragen werden. Bei der Beurteilung müssen nicht nur die normalen Betriebsbedingungen, sondern auch Instandhaltungs- und Montagearbeiten, Gefährdungen bei der In- und Außerbetriebnahme oder bei voraussehbaren Betriebsstörungen berücksichtigt werden. Bewährt hat sich eine Beurteilung nach definierten Gefährdungsfaktoren, wie wir sie u. a. in den Leitfäden vieler Berufsgenossenschaften und Unfallkassen finden (siehe Box 44.1).

Die Gefährdungen und Belastungen können durch Beobachtungen und Gespräche mit den Beschäftigten ermittelt werden. Auch wenn viele Einzelheiten im Teamgespräch am Runden Tisch ermittelt werden können, ist die Beobachtung am Arbeitsplatz meist unverzichtbar, erschließen sich doch nur dort Einblicke in die Handhabung von Arbeitsmitteln oder den Gebrauch und die Akzeptanz persönlicher Schutzausrüstung.

Zur Beurteilung der Arbeitsbedingungen beim Heben, Halten und Tragen sowie Ziehen und Schieben von Lasten haben sich als einfache Analyseverfahren die Leitmerkmalmethoden (LMM) des LASI (Länderausschuss für Arbeitsschutz und Sicherheitstechnik) bewährt, die eine orientierende quantitative Bewertung ermöglichen (kostenlos zu beziehen über www.baua.de). In die Bewertung gehen die Zeitgewichtung, die Lastgewichtung, die Haltungsgewichtung und die Gewichtung der Ausführungsbedingungen ein. Bei der Anwendung dieser Methode sind gute Kenntnisse der zu beurteilenden Teiltätigkeit unverzichtbar.

44.4.1 Besondere Rahmenbedingungen in Klein- und Mittelbetrieben

Unternehmer von Klein- und Mittelbetrieben sind in besonderem Maße auf die Unterstützung von Experten bei der systematischen Erfassung, Bewertung und Dokumentation von Gefährdungen angewiesen. Die betrieblichen Arbeitsschutzsysteme und Organisationsstrukturen sind insbesondere in Kleinbetrieben häufig gering entwickelt und ausgebildet. Die informellen Netzwerke sind meist eingeschränkt und der Unternehmer ist mangelhaft über den Nutzen für seine betriebliche Organisation und Qualitätssicherung sowie seine gesetzlichen Verpflichtungen und geeignete, leicht handhabbare Analyse- und Dokumentationssysteme informiert. Ein besonderes Problem stellen die nicht ortsfesten Arbeitsplätze und wechselnden Tätigkeitsfelder dar, wobei die Möglichkeiten zur Modifikation der Arbeitsanforderungen und Arbeitsorganisation z. B. auf Baustellen häufig eingeschränkt sind. Andererseits kennt der meist in der Produktion mitarbei-

---

Box 44.1: Gefährdungsfaktoren

- ❑ Mechanische Gefährdung
- ❑ Elektrische Gefährdung
- ❑ Gefahrstoffe
- ❑ Biologische Gefährdung
- ❑ Brand- und Explosionsgefährdung
- ❑ Thermische Gefährdung
- ❑ Gefährdung durch spezielle physikalische Einwirkungen
- ❑ Gefährdung durch Arbeitsumgebungsbedingungen
- ❑ Physische Belastung und Arbeitsschwere
- ❑ Wahrnehmung und Handhabbarkeit
- ❑ Sonstige Gefährdungen
- ❑ Psychische Belastungen
- ❑ Organisation

tende Betriebsinhaber die Anforderungen und Gefahren detailliert aus eigener Erfahrung und kann aufgrund der kurzen Entscheidungswege, der einfachen informellen Organisationsstrukturen und der direkten Kommunikation innerhalb des Betriebes Verbesserungsmaßnahmen unmittelbar festlegen und umsetzen.

44.4.2 Gefährdungsbeurteilung nach der Gefahrstoffverordnung

In der überwiegenden Mehrzahl aller Klein- und Mittelbetriebe, ob in Arztpraxen, Kfz- und Schlossereibetrieben, Bäckereien oder kommunalen Betrieben werden regelmäßig Gefahrstoffe eingesetzt. Dabei stehen die Unternehmer vor dem Dilemma, einerseits ein differenziertes Regelwerk befolgen zu müssen, für dessen Umsetzung Expertenwissen erforderlich ist, andererseits mit einem ständig wachsenden Angebot von Produkten konfrontiert zu werden, das für den Laien trotz nützlicher Informationssysteme wie Gefahrstoffportale der Berufsgenossenschaften oder Bundesländer undurchschaubar bleibt.

Der Einsatz chemischer Produkte wird auch nach Einführung von REACH deshalb häufig zum Risiko, weil sich der Unternehmer in erster Linie auf die Informationen der Lieferanten verlassen muss. Die Kennzeichnung auf den Verpackungen ist für eine Bewertung in der Regel nicht ausreichend. Nicht selten werden aktuelle Sicherheitsdatenblätter gemäß EU-Richtlinie 91/155/EWG nicht mitgeliefert oder sind veraltet, unvollständig oder fehlerhaft, darüber hinaus für einen Unternehmer ohne die erforderlichen spezifischen Fachkenntnisse häufig nicht zu beurteilen. Eine Beurteilung wird auch dadurch erschwert, dass die Stoffidentität wegen Benutzung veralteter oder fremdsprachlicher Bezeichnungen auch für den informierten Laien nicht zu identifizieren ist.

Eine qualifizierte Informationsermittlung und Gefährdungsbeurteilung unterbleibt daher häufig. Unternehmern von Klein- und Mittelbetrieben fehlt häufig ein ausreichendes Verständnis von Gefahrstoffen, ihrer Erkennbarkeit und ihrer toxikologischen Wirkungen. Sie übersehen nicht die Vielfalt möglicher Aufnahmewege – zumal das H für „hautresorptiv" in den Sicherheitsdatenblättern fast ausnahmslos fehlt – und unterschätzen die Gefährdung, die z. T. auch von einer geringen Dosis oder Zwischen- und Zersetzungsprodukten ausgeht. Besonders schwierig zu erfüllen ist die Forderung der Gefahrstoffverordnung, Wechsel- und Kombinationswirkungen mehrerer gleichzeitig einwirkender Gefahrstoffe zu identifizieren und zu berücksichtigen, auch weil häufig keine wissenschaftlichen Erkenntnisse darüber vorliegen.

Betriebsärzte und Fachkräfte für Arbeitssicherheit können Unternehmer von Klein- und Mittelbetrieben als Experten insbesondere bei folgenden Aufgaben unterstützen:

▶ Erfassung aller im Betrieb vorhandenen Gefahrstoffe,
▶ Überprüfung aller Produkte hinsichtlich Erfordernis,
▶ Aussondern und Entsorgung überflüssiger Gefahrstoffe,
▶ Beschaffung aktueller Sicherheitsdatenblätter,
▶ Auswertung der Sicherheitsdatenblätter und ggf. Einholung von Zusatzinformationen,
▶ Ersatzstoffsuche,
▶ Erfassen aller Tätigkeiten, bei denen Gefahrstoffe über die Atemwege oder die Haut aufgenommen werden können,
▶ Gefährdungsbeurteilung in Hinblick auf die Tätigkeit und die Rahmenbedingungen,
▶ Erstellen eines Gefahrstoffverzeichnisses,
▶ Ermittlung der Schutzstufen und Ableitung von Maßnahmen,
▶ Erstellung von Gefahrstoffinformationen für die wichtigsten Produkte,
▶ Erstellung eines Unterweisungskonzepts und Unterstützung des Unternehmers bei der Durchführung von Unterweisungen,
▶ Festlegung Arbeitsmedizinischer Vorsorgeuntersuchungen (Pflicht- und Angebotsuntersuchungen),
▶ Auswertung der Ergebnisse in Hinblick auf Modifizierung der Gefährdungsbeurteilung.

44.4.3 Beurteilung von psychomentalen Belastungen und Stress

Der Strukturwandel in der Arbeitswelt hat dazu geführt, dass heute in vielen Betrieben psychomentale Belastungen wie hohe Konzentration, Zwang zu schnellen Entscheidungen, hohe Verantwortung für Menschen und Material, häufige Störungen, Zeitdruck und zwischenmenschliche Probleme wesentliche Belastungsschwerpunkte darstellen. Nach einer Untersuchung der Europäischen Agentur für Gesundheit und Sicherheit bei der Arbeit erlebt über die Hälfte aller berufstätigen Menschen in der Europäischen Union (EU) negativen Stress am Arbeitsplatz. Psychische Erkrankungen nehmen heute in der EU bereits Rang 1 in der Ursachenstatistik für Erwerbsunfähigkeitsrenten noch vor den Erkrankungen des Muskel- und Skelettsystems ein. Als wichtige Gründe für die steigende Bedeutung psychischer Belastungen am Arbeitsplatz gelten insbesondere:

▶ „Arbeitsverdichtung" mit steigenden Leistungsanforderungen und Zeit-/Termindruck für die Beschäftigten,

▶ Entwicklung neuer Arbeitsformen insbesondere in Zusammenhang mit der Kommunikations- und Informationstechnologie,

▶ Notwendigkeit zu ständiger Anpassung an neue Arbeitsmittel, Arbeits- und Organisationsformen,

▶ Wechsel der Inhalte und Rahmenbedingungen der Arbeit wie z. B. Projektarbeit, befristete Arbeitsverträge, Variabilität der Arbeitszeit und Veränderung sozialer Arbeitsstrukturen durch Einzelarbeitsplätze mit sozialer Isolation (z. B. Home Office),

▶ Ansprüche an soziale Kompetenz von Vorgesetzten und Mitarbeitern,

▶ Kostendruck, der von den Mitarbeitern die Beachtung der Effizienz und Wirtschaftlichkeit des eigenen Handelns erfordert,

▶ Angst vor Arbeitsplatzverlust,

▶ Unvereinbarkeit von Berufs- und Privatleben durch Überlastung.

Nach DIN EN ISO 100751 (2000) wird die psychische Belastung als „die Gesamtheit aller erfass-

---

> **Box 44.2: Wichtige Stressoren am Arbeitsplatz**
>
> ❑ Unzureichende äußere Arbeitsbedingungen
> ❑ Termindruck ohne ausreichende Pausen und häufige Überstunden
> ❑ Intransparenz von Entscheidungen
> ❑ Ungewissheit über die erwartete Arbeitsleistung
> ❑ Unzureichende Einblicke in Betriebsabläufe
> ❑ Divergente Arbeitsanforderungen
> ❑ Zeitdruck und Verantwortung bei geringer Entscheidungskompetenz
> ❑ Unterforderung
> ❑ Mangelnde Abwechslung oder Monotonie
> ❑ Informationsüberflutung
> ❑ Fehlende Kompetenz

---

baren Einflüsse, die von außen auf den Menschen zukommen und psychisch auf ihn einwirken" definiert. Um psychische Belastungen beurteilen zu können, müssen möglichst alle Anforderungsmerkmale der Arbeitstätigkeit erkannt und dokumentiert werden. Dafür stehen seit einigen Jahren eine Vielzahl von unterschiedlichen Fragebögen, Checklisten und Tools zur Verfügung, die eine an die konkreten betrieblichen Bedingungen angepasste Erfassung und Bewertung ermöglichen. Dabei werden objektive Verfahren wie Beobachtungen und Bewertungen von Arbeitsmerkmalen durch Expertenteams oder die Messung physiologischer Beanspruchungsdaten wie Herzfrequenz, Cortisol- oder Amylasespiegel von subjektiven Verfahren wie standardisierte anonymisierte Befragungen mittels Fragebogen oder moderierte Gespräche und Befragungen im Arbeitsteam unterschieden. Dabei ist zu bedenken, dass auch bei „objektiven" Verfahren Werte und Einstellungen der Experten die Beobachtung und Bewertung beeinflussen.

Bei der Erhebung psychischer Belastungen sind einige Besonderheiten zu beachten:

1. Psychische Belastungen unterliegen subjektiven Bewertungen, so dass Belastungen letztlich immer nur in Bezug auf den einzelnen Menschen mit seiner persönlichen Lebensgeschichte, seiner Persönlichkeit, Motivation etc. bewertet und im Unterschied zu anderen Belastungen wie z. B. Lärm nicht immer sauber von Beanspruchungen und Beanspruchungsfolgen getrennt werden können.

2. Belastungen und Beanspruchungen unterliegen keinen eindeutigen Kausalbeziehungen. Die Auswirkungen von psychischen Belastungen werden entscheidend durch verschiedene Faktoren wie z. B. die Identifikation mit der Arbeit oder dem Betrieb beeinflusst und modifiziert. Nach DIN EN ISO 100751 (2000) wird psychische Beanspruchung als „die unmittelbare Auswirkung der psychischen Belastung im Individuum in Abhängigkeit von seinen jeweiligen überdauernden und augenblicklichen Leistungsvoraussetzungen, einschließlich der individuellen Bewältigungsstrategien" definiert.

3. Aller Erhebungen psychischer Belastungen sind bereits als Intervention zu verstehen. Sie regen zum Nachdenken an, verändern die Sichtweise und wecken Erwartungen.

4. Die Ursachen vieler psychischer Belastungen liegen ganz überwiegend in der Verantwortung des Managements. Personalpolitik, Führungsstil und Führungsinstrumente, Ablaufstrukturen im Betrieb, Arbeitsorganisation und damit die gesamte Unternehmenskultur sind zentrale Aufgaben unternehmerischer Entscheidung. Planung und Durchführung einer Analyse und Bewertung psychischer Belastungen sowie die Erarbeitung und Umsetzung von Verbesserungsmaßnahmen unterliegen daher in besonderem Maße einer eher distanziert-kritischen Wertschätzung durch das Management.

Bei der Planung und Durchführung einer Erfassung und Bewertung psychischer Belastungen sollten nach Pohlandt, Heymer und Gruber in der Regel folgende Gestaltungsmerkmale berücksichtigt werden:

▶ Ganzheitlichkeit der Arbeitsaufgaben,
▶ Aufgabenvielfalt und Abwechslung,
▶ Aufgabenschwierigkeit,
▶ Störungsfreiheit,
▶ Arbeitsumfang und Arbeitsmenge,
▶ Informationen und Zuarbeiten,
▶ Rückmeldungen,
▶ zeitlicher Spielraum, Planungsmöglichkeiten,
▶ Transparenz der Arbeitsabläufe,
▶ Entscheidungsmöglichkeiten, Verantwortung,
▶ körperliche Abwechslung,
▶ Kooperations- und Kommunikationsmöglichkeiten,
▶ Rat und Unterstützung,
▶ Möglichkeiten zu Kurzpausen und Erholung nach der Arbeit,
▶ Lern- und Entwicklungsmöglichkeiten,
▶ Beteiligung an der Arbeitsgestaltung.

Entscheidend für den Erfolg einer Erhebung und Beurteilung psychischer Belastungen ist die frühzeitige Einbeziehung der Beschäftigten, die Sicherstellung des Datenschutzes und der Anonymität bei der Befragung sowie die zeitnahe Kommunikation der Ergebnisse und der daraus abzuleitenden Verbesserungsmaßnahmen.

44.5 Bewertung von Gefährdungen und Belastungen

Nach der Ermittlung und Erfassung der Gefährdungen und Belastungen erfolgt als nächster Schritt die Beurteilung und Bewertung. Hier geht es um die Bewertung des Risikos der ermittelten Gefährdungen und Belastungen hinsichtlich der Auswirkungen auf die Sicherheit und Gesundheit der Beschäftigten. Bei der Bewertung sind immer zwei Ebenen zu berücksichtigen: das Ausmaß des möglichen oder zu befürchtenden Gesundheitsschadens und die Wahrscheinlichkeit, dass ein Unfall oder eine Krankheit eintritt. Für eine systematische Bewertung gibt es eine zahlreiche Diagramme, wobei sich eine Matrix zur Risikoabschätzung in 5 Stufen als gut handhabbar und geeignet bewährt hat (Abb. 44.1) Zu bewerten ist, ob die Beschäftigten ausreichend und zuverlässig ge-

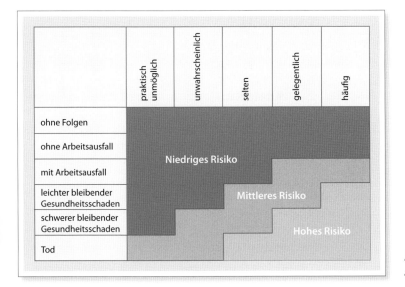

Abb. 44.1: Risikoabschätzung in 5 Stufen

schützt sind, ob die vorhandenen Gefährdungen und Belastungen kleiner als das höchste akzeptable Risiko sind und ob die Anforderungen aus Gesetzen, Verordnungen, Unfallverhütungsvorschriften und technischen Regeln erfüllt sind. Oft ist ein vollständiger Ausschluss von Risiken nicht möglich oder der Aufwand steht in keinem akzeptablen Verhältnis zum möglichen Nutzen, so dass ein definiertes tolerierbares Restrisiko bleibt.

44.6 Maßnahmen ableiten, festlegen und umsetzen

Aus dem im Arbeitsschutzgesetz definierten allgemeinen Grundsätzen ergibt sich eine Rangfolge der festzulegenden Schutzmaßnahmen: Vorrang hat die Beseitigung der Gefahr. Ist dies nicht möglich, folgen an zweiter Stelle technische Maßnahmen wie Kapselung, Abdeckungen, Absaugung

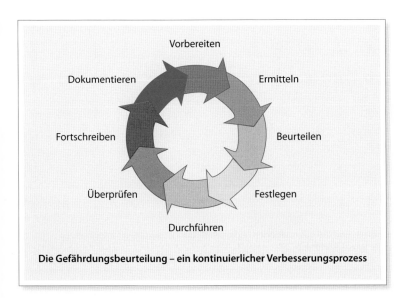

Die Gefährdungsbeurteilung – ein kontinuierlicher Verbesserungsprozess

Abb. 44.2: Die Gefährdungsbeurteilung – ein kontinuierlicher Verbesserungsprozess

Gefährdungsbeurteilung

Abt.: _____   **Arbeitsplatz:** _____

Nennen Sie bitte bis zu zehn Tätigkeiten, Werkzeuge, Arbeitsmittel, Maschinen, Arbeitsstoffe in Ihrem Arbeitsbereich, die nach Ihrer persönlichen Meinung für Sie oder andere gesundheitsgefährdend sind.

Geben Sie der Tätigkeit, die die größte Gefährdung darstellen könnte, den Rangplatz 1, der am wenigsten gefährdenden Tätigkeit den Rangplatz 10. Bedenken Sie bitte, dass eventuell vorhandene Gesundheitsgefährdungen sich auch erst in mehreren Jahren auswirken können.

Ihr Rangplatz	Gesundheitsgefährdende Tätigkeiten
1	
2	
3	
4	
5	
6	
7	
8	
9	
10	

Wir werden die Befragung auswerten und die Informationen in die Gefährdungsbeurteilung integrieren. Machen Sie mit, denn es geht um Ihre Gesundheit!

Abb. 44.3: Fragebogen zur Gefährdungsbeurteilung

oder bauliche Trennung. An dritter Stelle folgen organisatorische Maßnahmen wie Beschränkung des Zugangs auf definierte Gruppen von Beschäftigten oder zeitliche Trennung von bestimmten Arbeiten wie Lackierarbeiten oder Anwendung von ionisierenden Strahlen zu Werkstoffprüfung. Nur wenn diese Maßnahmen nicht ausreichen, um alle Beschäftigten ausreichend zu schützen, kommt der Einsatz persönlicher Schutzausrüstung ins Spiel, wobei grundsätzlich der Einsatz persönlicher Schutzausrüstung immer nur als vorübergehende Maßnahme angesehen wird, bis geeignete technische oder organisatorische Lösungen greifen. Ergänzend sind stets verhaltensbezogene Maßnahmen wie Unterweisungen und Qualifizierung erforderlich, um den sicheren Umgang mit Gefahren und Gesundheitsrisiken am Arbeitsplatz nachhaltig zu fördern (Abb. 44.2).

Für die Umsetzung der festgelegten und geplanten Maßnahmen sollte unter Berücksichtigung der Risikobewertung eine Rangfolge der Maßnahmen mit Zeitvergaben und Benennung des für die Umsetzung Verantwortlichen aufgestellt werden (Abb. 44.3). Das Arbeitsschutzgesetz verlangt im Zuge der Gefährdungsbeurteilung eine Dokumentation, die

1. das Ergebnis der Gefährdungsbeurteilung,
2. die festgelegten Verbesserungsmaßnahmen und
3. das Ergebnis ihrer Überprüfung im Sinne einer Wirksamkeitskontrolle

enthält. Ziel der Gefährdungsbeurteilung ist letztlich die Einleitung eines kontinuierlichen Verbesserungsprozesses im betrieblichen Arbeits- und Gesundheitsschutz.

Zusammenfassung Die Gefährdungsbeurteilung ist ein wesentlicher Baustein für ein betriebliches Gesundheits- und Arbeitsschutzmanagement, der dazu dient, sy-stematisch Unfall- und Gesundheitsrisiken zu erfassen und zu bewerten, um Beschäftigte vor Arbeitsunfällen und arbeitsbedingten Gesundheitsgefahren zu schützen und eine menschengerechte Gestaltung der Arbeit zu bewirken. Dabei lässt er dem Unternehmer den notwendigen Spielraum für die situationsgerechte Ausgestaltung von Maßnahmen. Den Arbeitsschutzexperten, den Betriebsärzten und Fachkräften für Arbeitssicherheit kommt insbesondere auch in Klein- und Mittelbetrieben eine wesentliche Rolle bei der Erfassung und Bewertung von Gefährdungen, aber auch bei der Erarbeitung und Festlegung von Verbesserungsmaßnahmen zu. Hier können sie den Unternehmer wirksam bei der zielgerichteten Erfüllung seiner gesetzlichen Pflichten unterstützen und entlasten.

Weiterführende Literatur

Debitz U, Gruber H, Richter G: Psychische Gesundheit am Arbeitsplatz - Teil 2, Erkennen, Beurteilen und Verhüten von Fehlbeanspruchungen. Bochum: Verlag Technik und Information, 2004.

Gruber H, Mierdel M: Leitfaden für die Gefährdungsbeurteilung. Bochum: Verlag Technik und Information, 2006.

Hettrich R: Gefährdungsbeurteilung – Arbeitsschutz mit System. Brücke 1/2008.

Kirchberg S: Ermittlung gefährdungsbezogener Arbeitsschutzmaßnahmen im Betrieb – Ratgeber. Schriftenreihe der Bundesanstalt für Arbeitsschutz und Arbeitsmedizin, Sonderheft S. 42, 4. Aufl. 2004.

Länderausschuss für Arbeitsschutz und Sicherheitstechnik – LASI: Handlungsanleitung zur Beurteilung der Arbeitsbedingungen beim Heben und Tragen von Lasten. LV 9 Leitmerkmalmethoden. BAuA 2001. www.baua.de

Pohlandt A, Heymer J, Gruber H: Psychische Gesundheit am Arbeitsplatz – Teil 3, Verhüten von Fehlbeanspruchungen durch Arbeits- und Organisationsgestaltung. Bochum: Verlag Technik und Information, 2004

Richter G, Friesenbichler H, Vanis M: Psychische Gesundheit am Arbeitsplatz – Teil 4, Psychische Belastungen – Checklisten für den Einstieg. Bochum: Verlag Technik und Information, 2006

XII

Reisemedizin und Verkehrsmedizin

45 Reise- und Tropenmedizin

T. Küpper

45.1 Einleitung

Reisemedizinische Aspekte haben für die Arbeitsmedizin im Rahmen der zunehmenden Internationalisierung der Wirtschaft in den letzten Jahren dramatisch an Bedeutung gewonnen. Ohne fundierte reisemedizinische Kenntnisse kann heute ein international ausgerichtetes Unternehmen nicht suffizient betreut werden. Zur Vielzahl der üblichen reisemedizinischen Aspekte weisen die arbeitsreisemedizinischen Fragestellungen in vielen Fällen zwei besondere Problemfelder auf: Zum einen müssen dienstliche Reisen oft sehr kurzfristig angetreten werden – zu kurzfristig, um einen sinnvollen Impfplan noch abarbeiten zu können – und zum anderen handelt es sich in einem nicht unerheblichen Teil der Fälle um Langzeitaufenthalte mit ihren spezifischen Problemfeldern, so neben einer erhöhten Gefährdung durch alle üblichen Reiserisiken, durch psychische Probleme und Alkoholabhängigkeit insbesondere auch die Frage der späteren Reintegration. Mit Rücksicht auf den limitierten Umfang sollen hier die besonders wesentlichen Punkte angesprochen werden. Hinsichtlich Details, z. B. Arbeitseinsatz in großer Höhe, muss auf die weiterführende Literatur am Ende des Kapitels verwiesen werden.

Weit verbreitet ist die Unterschätzung der Relevanz der Reintegration von Arbeitnehmern nach Rückkehr von einem Langzeitaufenthalt im Ausland. Die konkrete Planung von beruflichen und privaten Wiedereingliederungsmaßnahmen, von möglicherweise notwendiger psychischer Betreuung usw. sollte in jedem Falle bereits integraler Bestandteil der Planung eines solchen Aufenthaltes sein. Sowohl bei der Planung der Ausreise als auch bei der Rückkehr sollte die Unterstützung evtl. begleitender Familienmitglieder ein integraler Bestandteil der Aufgabe des betreuenden Arbeitsmediziners sein.

45.2 Vorbereitung der Reise aus arbeitsmedizinischer Sicht

Aus medizinischer Sicht ist es das Ziel der Reisevorbereitung, dass eventuell bestehende Vorerkrankungen in einem stabilen Zustand sind, dass der Reisende einen dem Zielort und der Expositionswahrscheinlichkeit angemessenen Impfschutz hat und über die wichtigsten möglicherweise unterwegs vorkommenden Gesundheitsprobleme informiert ist und sie bewältigen kann. Allein aus dieser Faktenkonstellation ergibt sich, dass die Untersuchung gemäß G35 allein nicht ausreichend ist, um eine gute arbeitsmedizinische Betreuung und Gesundheitsvorsorge zu gewährleisten. Vielmehr müssen wichtige Risiken, die dem dienstlich Reisenden unterwegs begegnen werden, angesprochen und entsprechende Präventionsstrategien erarbeitet werden. Dazu gehört beispielsweise die Kenntnis, dass Unfälle im Straßenverkehr und bei der Arbeit noch dramatisch häufiger vorkommen als bei privaten Reisen oder dass bei Langzeitaufenthalt mehr als die Hälfte der Betroffenen neue Sexualkontakte eingehen. Bis über 30 % der Langzeitaufenthalter erleben Gewalt einschließlich sexueller Gewalt zumindest als Beobachter (ca. 4 % sind unmittelbar betroffen). Viel zu wenig wurde bislang in der Beratung berücksichtigt, dass jüngere Mitarbeiter ein dramatisch anderes Risikoverhalten und Risikoprofil aufweisen, wie in zwei aktuellen Dissertationen gezeigt werden konnte (s. Literaturangaben).

Während ein Langzeitaufenthalt normalerweise mittelfristig geplant wird (Achtung Ausnahme: internationale Katastropheneinsätze!) und daher Beratung und Impfungen wie bei den meisten Reisen in üblichem Zeitrahmen erfolgen können, stellen alle Mitarbeiter, bei denen ein kurzfristiger Einsatz im Bereich des Möglichen liegt, ein potenzielles reisemedizinisches Problem dar. Es hat sich bewährt, dass diese Personen im Unternehmen identifiziert und die möglichen Zielregionen analysiert werden. Dann sollten die Betroffenen hinsichtlich dieser Zielregionen beraten werden und zumindest alle wichtigen Impfungen erhalten, die nicht beispielsweise durch Einmalgabe einen Vollschutz in einem zumindest einigermaßen kurzfristigen Zeitraum aufbauen. Dann muss bei kurzfristiger Reise nur noch eine Überprüfung erfolgen und ggf. aktuelle reisemedizinische Informationen gegeben werden, z. B. zur Malariaprävention.

Auch sollten die Mitarbeiter hinsichtlich möglicherweise vorliegender Vorerkrankungen arbeitsmedizinisch dauerhaft überwacht werden, was im Zeitalter einer immer älter und damit zumindest potenziell kranker werdenden Belegschaft zunehmende Bedeutung hat. Dabei sei ausdrücklich betont, dass das Bestehen von Vorerkrankungen keineswegs bedeutet, dass die Betroffenen nicht auslandsverwendungsfähig sind und damit möglicherweise der Arbeitsplatz in Gefahr ist. Umgekehrt sollte die Situation zur Verbesserung der Patientencompliance genutzt werden indem klar gestellt wird, dass es darauf ankommt, dass sich die Erkrankung in einem stabilen Zustand befindet und der Patient zuverlässig die Therapie durchführen kann.

Hinsichtlich des Impfschutzes sollte zunächst grundsätzlich überprüft werden, ob überhaupt ein Vollschutz gegenüber den in Mitteleuropa zur Impfprävention empfohlenen Erkrankungen besteht. Neben Tetanus und Diphtherie betrifft dies auch weitere Erkrankungen wie Masern oder Pertussis, die beide in zahlreichen Ländern der Welt dramatisch häufiger vorkommen und durchaus schwere Verläufe zeigen können. Aufgrund der guten Verträglichkeit der Impfstoffe werden bei Masern, Mumps und Röteln keine Titer bestimmt, sondern bei fraglichem oder nicht vorliegendem Vollschutz unmittelbar geimpft. Allzu oft wird leider vergessen, dass auch bei sicher durchgemachter Pertussis die Immunität im Laufe der Jahre nachlässt. Daher sollte bei Fälligkeit einer Tetanus-Diphtherie-Auffrischung zumindest einmalig irgendwann zwischen dem 40. und 50. Lebensjahr die Kombination DTPert geimpft werden.

Aufgrund der enormen potenziellen Infektiosität sollten Auslandseinsätze grundsätzlich unter ausreichendem Hepatitis-A-Impfschutz stattfinden, auch wenn nur klassische Geschäftsreisen (Hotel, Büro, Konferenzräume) geplant sind, wie das folgende Fallbeispiel zeigt. Die Kombination der Impfung mit Hepatitis B ist auch dann sinnvoll, wenn keinerlei Sexualkontakte zu erwarten sind, denn im Falle der überproportional häufig auftretenden Unfälle (s. oben) ist eine Exposition im Falle von Erste-Hilfe-Leistungen nicht auszuschließen.

Fallbeispiel In einem ägyptischen 4-Sterne-Hotel trat vor einigen Jahren plötzlich eine Hepatitis-A-Epidemie mit 222 Erkrankten auf. Zwei Dinge waren daran besonders bemerkenswert: 1. Alle nicht geimpften Gäste des Hotels waren erkrankt und 2. war die Infektionsquelle absolut hinterhältig und wäre mit üblichen Prophylaxeempfehlungen nicht zu vermeiden gewesen, denn ein an Hepatitis A erkrankter Küchenmitarbeiter, der aus Angst, den Arbeitsplatz zu verlieren, trotz Erkrankung zum Dienst erschienen und bis dato unauffällig war, hat den Grapefruitsaft des Frühstücksbuffets kontaminiert!

Spätestens beim Aufenthalt in ländlicheren Gebieten Afrikas oder Asiens (z. B. auf Baustellen oder beim Bergbau) ist die Tollwutimpfung ein wichtiges und leider meist vernachlässigtes Thema. Dabei sei darauf aufmerksam gemacht, dass es zwar möglich ist, postexpositionell zu impfen, dass der Impfstoff in den betroffenen Ländern jedoch meist nicht zur Verfügung steht oder, falls doch, hinsichtlich seiner Qualität aus Europäischer Sicht als anachronistisch bezeichnet werden muss, also mit dem klassischen Profil schwerer Nebenwirkungen behaftet ist.

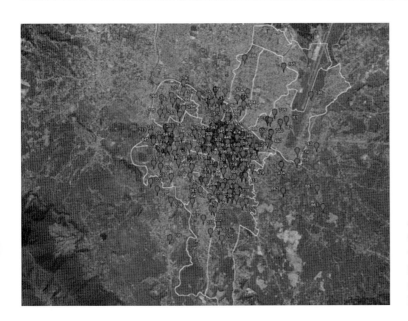

Abb. 45.1: Typhusfälle im Geschäfts- und Touristenviertel von Kathmandu/ Nepal im Herbst 2009 (B. Basnyat, mit freundlicher Genehmigung)

Insbesondere für Süd- und Südostasien wird die Sinnhaftigkeit der Typhusimpfung regelmäßig unterschätzt. Zwar sind die Zahl der nach Deutschland eingeschleppten und vom RKI publizierten Fälle gering, aber das Risikoprofil derer, die in diesen Ländern arbeiten, ist von den RKI-Zahlen drastisch abweichend und sie tauchen in deutschen Statistiken nicht auf, weil sie entweder im Land selbst behandelt werden oder als Dunkelziffer „verschwinden", weil sie nie erkannt werden. Außerdem gehen lokale Ausbrüche, wie sie aktuell z. B. von Basnyat et al. für das Geschäfts- und Touristenviertel in Kathmandu (Nepal) detailliert dokumentiert wurden (Abb. 45.1), in deutsche Statistiken beispielsweise überhaupt nicht ein.

Andere Impfungen, wie z. B. die Choleraimpfung, sind nur für spezifische Arbeitseinsätze (insbesondere Sozialprojekte und internationale Katastrophenhilfe) von Interesse. Im Einzelfall kann eine (relative) Indikation für Patienten mit reduzierter Magensäure im Hinblick auf die Risikoreduktion gegenüber ETEC-Keimen für die Choleraimpfung bestehen. Ein Vorschlag, wie eine Grundimmunisierung eines internationalen Teams von Mitarbeitern aussehen könnte, ist in Tabelle 45.1 aufgeführt. Diese Strategie sollte im

Vorfeld mit dem Arbeitgeber als Kostenträger und ggf. auch mit der Mitarbeitervertretung abgestimmt werden.

Einige Dinge sind besonders zu beachten: Der Impfpass sollte den internationalen Vorgaben entsprechen, insbesondere also mehrsprachig sein. Die Impfungen sollten immer mit Hinweis darauf, gegen welche Erkrankung sie wirken und nicht nur mit dem Namen des Impfstoffes eingetragen werden, denn im Ausland heißen diese oft anders. Die Tollwut- und Typhusimpfung sollten auch mit der englischen Bezeichnung („rabies" bzw. „typhoid fever") eingetragen sein, denn das deutsche Wort Typhus bezeichnet im Englischen den Paratyphus und das Wort „Tollwut" kennt niemand. In einigen Ländern sind einzelne Impfungen gesetzlich für die Einreise vorgeschrieben. Das gilt normalerweise nur dann, wenn man aus einem Land einreist, das für die jeweilige Erkrankung als Endemiegebiet gilt. Besonders tückisch ist, wenn man bei der Anreise eine Zwischenlandung hat und dann aus Sicht des eigentlichen Ziellandes dadurch aus einem Risikogebiet einreist.

Neben der Impfstrategie sollte nicht vergessen werden, dass durch wenige Basismaßnahmen zahlreiche Erkrankungen komplett vermieden werden oder zumindest ein hohes Maß an Sicherheit

Tabelle 45.1: Grundimmunisierung von Mitarbeitern, die für kurzfristige Auslandseinsätze zur Verfügung stehen müssen

Impfung	Zielgebiete			
	Europa[1], Nordamerika, Australien	Mittel- und Südamerika	Afrika	Süd-/Südostasien
TD (Pert.)	+	+	+	+
Hepatitis A(B)	+	+	+	+
MMR	+	+	+	+
Influenza	+	+[2]	+[2]	+
Gelbfieber		+[3]	+[3]	
Typhus			+	+
Tollwut			+[4]	+[4]
Japan-Enzephalitis				+[5]
Meningitis	(+)[6]		+[7]	
FSME	+[8]			
Poliomyelitis			+[9]	+[9]

[1]Einschließlich Mittelmeerraum.
[2]Achtung: auf der Südhalbkugel verläuft die „Grippewelle" zeitversetzt. In manchen Jahren wird für die Südhalbkugel ein abweichender Impfstoff empfohlen.
[3]Gelbfieberländer (und Malariaregionen) siehe interaktive Karte der WHO unter http://apps.who.int/tools/geoserver/www/ith/index.html. Achtung bei Grenzüberschreitung in der Zielregion: Impfzwang auch dann, wenn man sich nicht in einem GF-Gebiet aufgehalten hat (wird v. a. bei Reisen im Andenraum oft übersehen!).
[4]Insbesondere bei Aufenthalten, die keinen reinen Businesscharakter (Büro, Hotel) haben.
[5]Vor allem bei Langzeitaufenthalt.
[6]In einigen Ländern für bestimmte Gruppen (z. B. Schüleraustausch) Pflicht.
[7]Saisonales Risiko im „Meningitisgürtel" (Südrand der Sahara). Außerhalb dieser Zeit ist das Risiko mit dem in Europa vergleichbar.
[8]Insbesondere Nord-/Osteuropa, Österreich und Russland.
[9]Aktuelle Risikoländer unter http://www.polioeradication.org/Infectedcountries.aspx

geschaffen wird (Tabelle 45.2). Unter den genannten Maßnahmen verdient der Insektenschutz sicher ein paar Kommentare, denn es handelt sich um die mit Abstand wichtigste Methode zur Verhütung aller über Insekten übertragenen Erkrankungen. Lange, locker anliegende helle Kleidung – in Gebieten mit Tsetsefliegen die Farbe Blau vermeiden! – in Kombination mit einem Repellent bietet tagsüber guten Schutz. In zahlreichen Gebieten ist es nicht ausreichend, dies nur in der

Tabelle 45.2: Durch Allgemeinmaßnahmen vermeidbare Erkrankungen

Vermeiden von …/Vorsicht mit …	Prophylaxemaßnahme gegen …
Hygiene, Wasser, Nahrung, Ernährung	Reisedurchfall, Hepatitis A, Typhus, Cholera, Amöbiasis, Wurminfektionen
Süßwasserkontakt	Bilharziose (Schistosomiasis)
Barfußlaufen	Larva migrans, Sandflöhe (und Fußverletzungen durch allfällige Splitter, Dornen, Muscheln und Korallenstücke)
Insektenschutz	Malaria, Dengue, Chikungunya, Gelbfieber, Schlafkrankheit u.v.a.
Sexualkontakt	Gonorrhoe, Lues, HIV u.v.a.

Dämmerung zu tun, wie oft empfohlen wird. Diese Empfehlung richtet sich gegen die Malaria, deren Überträgermücken (Anopheles) in der Dämmerung unterwegs sind. Andere Erkrankungen werden dagegen von tagaktiven Insekten (z. B. Culex-Arten) übertragen. Auch das beste Repellent bietet keinen 100%igen Schutz und wehrt die verschiedenen Insekten sehr unterschiedlich ab. Ein besonderes Problem sind neben den genannten Tsetsefliegen vor allem auch Zecken. Details hierzu sind sehr gut von Goodyer und Kollegen erarbeitet worden (s. weiterführende Literatur). Zu beachten ist auch, dass es bislang kein einziges wirklich wasserfestes Repellent gibt, wie übrigens auch keinen wasserfesten Sonnenschutz. Beide wirken beim Kontakt mit Wasser oder bei starkem Schwitzen allenfalls 30–45 min, müssen also entsprechend oft erneut aufgetragen werden. Werden Repellent und Sonnenschutz gemeinsam aufgetragen, so bleibt die Wirkung des Repellents unbeeinträchtigt, während die des Sonnenschutzes um bis zu 30 % abnehmen kann. Daher sollten hohe Lichtschutzfaktoren zur Anwendung kommen.

Nachts ist der beste Insektenschutz ein großzügig über das Bett reichendes Insektennetz oder Fliegengitter in den Fenstern und Klimaanlage. Das Netz über dem Bett sollte nicht zu knapp bemessen sein, denn wenn man im Schlaf das Netz berührt, können die Insekten hindurchstechen.

Die Malariaprävention ist bei Reisenden allgemein und bei Arbeitnehmern und Langzeitaufenthaltern im Besonderen ein emotional diskutiertes Thema. Zunächst sei eines klar festgestellt: Die Malaria (tropica) ist keine mehr oder weniger lästige, eigentlich jedoch harmlose Fiebererkrankung, sondern eine sehr schwere und potenziell tödliche Erkrankung. In der bereits zitierten Dissertation ergab sich, dass nur etwa 30 % der Langzeitaufenthalter in Hochrisikogebieten eine konsequente Malariaprophylaxe durchführen und dass immerhin ca. 20 % während des Aufenthaltes an Malaria erkranken. Die Gefahr – und der Autor hat mehrere ähnlich gelagerte, wenn auch nicht ganz so dramatische Fälle in seiner klinischen Laufbahn erlebt – verdeutlicht auch das folgende Fallbeispiel.

Fallbeispiel: Im Rahmen des Einsatzes im Bürgerkrieg in Rwanda hat das Deutsche Rote Kreuz in kürzester Zeit einen extrem tropenerfahrenen Mitarbeiter verloren: Morgens noch topfit fühlte er sich mittags „grippal", er arbeitete aber wie üblich weiter. Die Symptome verschlechterten sich jedoch rasend schnell und gegen 15:00 Uhr war er schwer krank. Die Dramatik der Situation wurde zunächst unterschätzt, weil er sich mit dem Bedürfnis, sich „etwas hinzulegen" – völlig verständlich in einer Situation geradezu brutaler Arbeitsüberlastung – abmeldete. Gegen 17:00 Uhr wurde er intensivpflichtig krank und praktisch nicht mehr ansprechbar in seinem Zelt gefunden und es wurde beschlossen, nach einer Möglichkeit zu suchen, ihn in die nächst gelegene Universitätsklinik – Kenyatta Hospital in Nairobi, 1200 km entfernt – auszufliegen. Flugzeuge mit dieser Reichweite standen nicht zur Verfügung, auch war es stockfinster und alle Einrichtungen zum Instrumentenflug waren kriegsbedingt zerstört. Letztlich fand sich ein Buschpilot mit einer Cessna 172, der mit Karte, Kompass und Stoppuhr – „klassische" Flugtechniken, die Charles Lindbergh vor 100 Jahren nutzte – umgehen konnte und der mit dem Patienten in den rabenschwarzen Nachthimmel verschwand (für eine den Patienten versorgende Person war kein Platz in der kleinen Maschine). Niemand der Zurückgebliebenen hat ernsthaft erwartet, die beiden je wieder zu sehen. Wir haben nie heraus bekommen, wo er in der Nacht gelandet ist, um zu tanken. Jedenfalls hat er wider Erwarten Nairobi erreicht, wo der Patient sofort in Behandlung kam – leider zu spät. So starb eine zuvor kerngesunde Person innerhalb von nur 12 Stunden durch akutes Nieren- und letztlich Multiorganversagen trotz durchgeführter Prophylaxe an einer Malaria tropica!

Wie erwähnt, bildet der Insektenschutz die Basis auch jeglicher Malariaprävention. In Hochrisikogebieten ist dies jedoch nicht ausreichend und man sollte zusätzlich auf medikamentöse Prävention zurück greifen. Hier stiften die unterschiedlichen Empfehlungen bei Laien immer wieder Verwirrung und es ist auch Aufgabe arbeitsreisemedizinischer Beratung, hier Klarheit für die Mitarbeiter zu schaffen. Neben anderen Faktoren sind diese unterschiedlichen Empfehlungen Resultat einer individuellen Empfehlung nach Abwägung der jeweiligen Risikofaktoren. Neben Reiseziel gehören dazu die Reisezeit, die Reisedauer und zahlreiche andere. So kommt es, dass man für einen Kurzaufenthalt in der Trockenzeit oft nur einen Insektenschutz („Expositionsprophylaxe") empfiehlt, während für den gleichen Ort aber Aufenthalt von mehr als 5–7 Tagen oder einem Aufenthalt in der feuchten Jahreszeit eine zusätzliche medikamentöse Prophylaxe empfohlen wird. Gerade diese Individualisierung stellt die Optimierung der Strategie für den Einzelnen dar. Dies kann das Internet mit seinen Pauschalinformationen nie leisten und die Vielfalt der Empfehlungen ist der Preis.

Sehr oft wird – unterstützt durch massenhaft vermeintlich fachkundige Foren im Internet – das Risiko der Medikamentennebenwirkungen betont. Wie jede Prophylaxeempfehlung stellt auch diese immer ein Ergebnis einer Nutzen-Risiko-Analyse dar und hier – wie gesagt – vor dem Hintergrund einer potenziell tödlichen Erkrankung. Studien haben gezeigt, dass völlig unabhängig vom angewendeten Mittel 70 % der Reisenden über die Malariamedikamente klagen, und zwar völlig unabhängig davon, welches Mittel sie einnehmen. Seriös untersucht, sind aber nur 0,5 % davon wirklich auf diese Substanzen zurückzuführen. Der Rest sind allfällige Unpässlichkeiten durch die verschiedensten Stressoren der Reise in eine fremde Umgebung. Hinzu kam, dass die besonders geklagten psychischen Nebenwirkungen praktisch ausschließlich bei Personen vorkamen, die zuvor bereits irgendein behandlungsbedürftiges psychisches Problem hatten, was im Einzelfall möglicherweise nie diagnostiziert und somit zuvor unbekannt war.

Wer sicher gehen will, dass die Malariaprävention gut vertragen wird – wir reden hier insbesondere vom Standardmittel Mefloquin (Lariam®) – sollte die Einnahme vor der Abreise so terminieren, dass die zweite Tabletteneinnahme bereits einige Tage vor Abreise, also in gewohnter Umgebung, stattfindet. So lassen sich leichter andere Einflüsse abgrenzen und ggf. kann auf eine andere Strategie umgeschwenkt werden (vor der zweiten Tablette ist mangels ausreichender Plasmaspiegel nicht mit Nebenwirkungen zu rechnen). Doxicyclin in niedriger Dosierung findet vor allem bei Langzeitaufenthalt zunehmende Verbreitung, ist allerdings in Deutschland zu diesem Zweck noch nicht zugelassen („Off-Label use ist möglich, Be-

ratung dokumentieren!). Die Kombination aus Atovaquon und Proguanil (Malarone®) weist vor allem für den kurzfristigen Einsatz oder bei häufigen Kurzreisen in Hochrisikogebiete Vorteile auf. Für Kurzreisen in Hotels und Büros kann zumindest außerhalb der Regenzeiten durchaus auch überlegt werden, auf medikamentöse Prophylaxe zu verzichten. Dies muss dann aber im Einzelfall mit den Betroffenen genau besprochen werden und unbedingt mit dem Hinweis versehen werden, dass eine Expositionsprophylaxe in jedem Fall zu beachten ist. Diese kann durch niedrige Raumtemperaturen (Klimaanlage v. a. im Schlafraum auf niedrige Temperaturen stellen) in ihrer Effektivität gesteigert werden, weil die Aktivität der Mücken dann gering ist. Bei Langzeitaufenthalt sollte auf unbeschädigte Fliegengitter in Fenstern und Türen geachtet werden sowie darauf, dass in der Wohnumgebung keinerlei stehende Gewässer (Blumenschalen, herum liegende alte Autoreifen und ähnlicher Müll usw.) als Mückenbrutstätten vorhanden sind. In jedem Falle sollte ein Mitarbeiter, der in Gebiete mit Malariarisiko ausreist, darauf hingewiesen werden, dass er „grippale" Symptome frühzeitig ernst nimmt und abklären lässt.

Abschließend einige kurze Anmerkungen zur sehr in Mode gekommenen „Stand-by-Prophylaxe". Zunächst ist allein schon die Bezeichnung falsch: es handelt sich um keine Prophylaxe, sondern um eine Therapie bei bereits eingetretener Erkrankung! Fälschlicherweise wird darunter meist verstanden, dass man präventiv nichts macht und im Falle auftretenden Fiebers eben „die Pillen einwirft" (Zitat eines betroffenen Mitarbeiters). Dies ist jedoch strikt abzulehnen, außer man ist auf Expedition und kann innerhalb von 24 Stunden keine medizinische Diagnostik erreichen. Trotzdem kann die Mitnahme eines Medikaments im Einzelfall Sinn machen, nämlich bei niedrigem Expositionsrisiko, um ggf. sicher versorgt zu sein und nicht den international häufigen Medikamentenfälschungen zum Opfer zu fallen.

Mindestens sechs weitere wichtige Themen sollten vor Arbeitseinsätzen im Ausland rechtzeitig verbalisiert werden: Zahnstatus, Erste-Hilfe-Kenntnisse/Reiseapotheke, Notfallstrategie sowie flugmedizinische Aspekte, Nahrungsmittelhygiene/Reisedurchfall im Zielgebiet und Sonnenschutz. Der Zahnstatus sollte regelmäßig überprüft werden und ggf. fällige Sanierungen rechtzeitig vor der Abreise abgeschlossen sein. Für Langzeitaufenthalt ist die Mitnahme einer spezifischen zahnmedizinischen Notfallausrüstung empfehlenswert, insbesondere bei Aufenthalt in Regionen geringer Infrastruktur. Details hierzu sowie konkrete Vorschläge machen Mir et al. (in: Küpper 2010, siehe „Weiterführende Literatur").

Aufgrund des erhöhten Risikos für Unfälle und der oft geringen Infrastruktur – auch bei Vorhandensein von Krankenhäusern/Notfallambulanzen ist beispielsweise in Bangkok oder Kairo die Notfallversorgung nicht gewährleistet, weil die entsprechenden Einrichtungen bei dem ständig herrschenden Verkehrschaos schlicht unerreichbar sind – ist eine solide Basisausbildung der Betroffenen hinsichtlich der wichtigsten der möglichen Notfälle sinnvoll. Dies gewährt in Kombination mit einer sinnvoll zusammengestellten Notfallausrüstung einschließlich der wichtigsten Medikamente, wichtigen Notrufnummern (sowohl im Zielgebiet als auch in Deutschland, beispielsweise zum betreuenden Arbeitsmediziner) und einer ausreichenden Krankenversicherung einschließlich Assistanceleistungen eine best mögliche Erstversorgung. Dabei ist zu beachten, dass die „normale" private Reisekrankenversicherung berufliche Auslandsaufenthalte und Langzeitaufenthalt nicht absichert. Ein Problem stellen die mitgeführten Medikamente dar, denn diese sind unter den klimatischen Bedingungen zahlreicher Zielregionen nur stark eingeschränkt lagerfähig. Umfangreiche Übersichten zu diesem komplexen Thema finden sich in Küpper et al. (2008, 2010) und Wicht (2010; siehe „Weiterführende Literatur"). Hinsichtlich der Notfallstrategie sollte dem Mitarbeiter eine Checkliste mitgegeben werden (Art des Notfalls/der Verletzungen, Name(n) des/der Opfer, Erreichbarkeit/Aufenthaltsort, Ansprechpartner/Kontaktmöglichkeiten sowohl im Zielgebiet als auch daheim, Versicherungen einschließlich der Versicherungsnummern und Notrufnummern der Assistanceunternehmen) und wie, wer, wann Ansprechpartner ist.

45.3 Die Anreise – Grundwissen in Flugmedizin

Reine Geschäftsflüge zu ansonsten medizinisch relativ unproblematischen Destinationen dürften das Gros der internationalen Arbeitseinsätze ausmachen. Allerdings sind gerade hier besonders häufig Arbeitnehmer in mittlerem und höherem Lebensalter und entsprechendem Risikoprofil unterwegs. Damit stellt sich die Frage der Flugtauglichkeit, aber auch für gesunde Personen ist der Flug zum Ziel des Arbeitseinsatzes ein ungewohnter Stress: Druckabnahme, trockene Luft, Reiseübelkeit (Kinetose), Enge und Zeitverschiebung sowie viele weitere Faktoren wirken mehr oder weniger stark auf jeden Passagier ein.

Die Druckabnahme beträgt in Reiseflughöhe etwa 30 %. Nach dem Druck-Volumen-Gesetz von Boyle-Mariotte bedeutet dies, dass sich das Volumen von Gas um 30 % vergrößert. Dies betrifft insbesondere die Ohren, die Nasen-Nebenhöhlen und die Gase im Magen-Darm-Trakt. Beim Start entweicht das Gas passiv aus dem Mittelohr, kann aber beim Landeanflug aus anatomischen Gründen leider nicht ohne weiteres passiv zurückströmen. Rechtzeitiger Druckausgleich durch Kauen, Schlucken oder das Valsalva-Manöver ist beim Landeanflug sinnvoll. Im Falle einer Erkältung empfiehlt sich die rechtzeitige und großzügige Anwendung eines abschwellenden Sprays. Für den Magen-Darm-Trakt hilft nur vorausschauendes Denken: Man meide bereits am Tag vor dem Abflug blähende Speisen wie Hülsenfrüchte, Zwiebeln oder Knoblauch. Schwere krampfartige Bauchschmerzen während des gesamten Fluges könnten sonst die Folge sein!

Fallbeispiel Im 2. Weltkrieg musste ein von England aus begonnener Angriff mit 1000 Bombern bereits über dem Ärmelkanal abgebrochen werden, weil die Mannschaften wegen schwerster Bauchschmerzen ausgefallen waren. Die meisten Piloten erreichten nur noch mit Mühe den Flugplatz. Zum Mittagessen hatte es Linsensuppe gegeben ...

Der Druck ist ein weiterer Grund dafür, dass vor Reiseantritt eine zahnärztliche Überprüfung und ggf. Sanierung der Zähne durchgeführt werden sollte: Im Falle, daß Luft unter einer alten oder handwerklich schlecht gemachten Füllung eingeschlossen sein sollte, dehnt diese sich nach dem Start natürlich auch aus. Die Symptome wären starke, im schlimmsten Falle unerträgliche und in jedem Falle nur wenig auf Schmerzmittel ansprechende Zahnschmerzen für die gesamte Dauer des Fluges (sog. „Barodontalgie").

Die trockene Luft ist im Flugzeug unvermeidbar. Nicht, dass man das mit der Klimaanlage nicht ändern könnte. Aber das Wasser, das in der Klimaanlage verdunstet wird, würde an jedem kalten Punkt des Flugzeuges kondensieren, und das wären beispielsweise bei einem Flug von Frankfurt an die Ostküste der USA etwa 500 Liter, die die Wände herunter laufen würden! Man muss notgedrungen am anderen Ende der Kette ansetzen und genug trinken. Derzeit wird für Erwachsene eine Flüssigkeitsaufnahme von etwa 125 ml/Stunde empfohlen. Bei Nachtflügen ist dies nur möglich, wenn man beim letzten Durchgang der Stewardessen einen Vorrat hortet, denn nachts kommt der Service nur auf Aufforderung.

Kontaktlinsenträger haben manchmal Schwierigkeiten mit der trockenen Luft. Entweder benutzt man für den Flug eine Brille oder man hilft sich mit Augentropfen („künstliche Tränenflüssigkeit"). Natürlich können Personen, deren Sehkorrektur nicht allzu stark ist, für den Flug auch darauf verzichten. Inzwischen ist gut belegt, dass die früher befürchtete mögliche dauerhafte Schädigung durch die Kombination von Hypoxie, trockener Luft und Kontaktlinsen beim Fliegen nicht droht. Übrigens ist aus technischen Gründen (segmentale Luftabsaugung, HEPA-Filter, Katalysatoren) keine Gefahr durch Infektionserreger oder Ozon durch die Klimatisierung eines Flugzeuges zu erwarten.

Nach gängigen Modellen kommt die Reiseübelkeit (Kinetose) dadurch zustande, dass die stattfindenden Bewegungen nicht mit den erwarteten Bewegungsmustern übereinstimmen (so genannte Störsignaltheorie). Verschiedene Faktoren führen zu erhöhter Anfälligkeit. Neben der Herkunft (Asiaten sind besonders anfällig) sind dies vor allem Fieber, Dehydratation, niedriger Blutdruck, Hypoxie, Alkohol und verschiedene Stressfaktoren, beispielsweise der Geruch von Erbrochenem. Die Häufigkeit ist auch vom Verkehrsmittel abhängig: Busfahrten etwa 30 %, PKW-Fahrten ca. 20 %, Eisenbahnfahrten ca. 10 %, ziviler Reiseflugverkehr 1,6 %.

Als Symptome der Reiseübelkeit kann Folgendes beobachtet werden:
▶ Unbehagen/Druckgefühl im Bauchraum, später Übelkeit/Erbrechen,
▶ Blässe (im Mundbereich (perioral) beginnend), evtl. Schwindel,
▶ Müdigkeit (Sopite-Syndrom),
▶ evtl. Gähnen, Kopfschmerz,
▶ evtl. motorische Koordinationsstörungen,
▶ evtl. Antriebs- und Koordinationsverlust bis hin zu völliger Apathie und Vernichtungsangst.

Bei Apathie und Vernichtungsangst kann es schwierig werden, die Situation differenzialdiagnostisch von schwerer Flugangst abzugrenzen.

Als nichtmedikamentöse Maßnahme hilft frische Luft – im Flugzeug aus naheliegenden Gründen nicht realistisch –, der Blick auf sicher stationäre Objekte (z. B. den Horizont), Liegen, Schließen der Augen, Ablenkung (z. B. Unterhaltung) und das Vermeiden von „Gefahrensituationen" wie das Lesen während Flugmanövern, Fixierung von vor dem Fenster vorbeiziehenden Objekten, von Bewegungsrichtung abweichende Blickrichtung oder Kopfdrehung in Kurven. Recht sicher ist der Blick auf den fernen Horizont oder beim Sitz am Gang der Blick längs des Flugzeuges und bewusstes „Mitgehen" aller Flugzeugbewegungen. Damit simulieren wir dem Gehirn eine stimmige Welt, unabhängig davon, wo beim Kurvenflug gerade real „unten" ist.

In schwereren Fällen kann Desensibilisierung und psychologisches Training helfen, auch wird von Reisenden, die autogenes Training oder Meditationstechniken beherrschen, berichtet, dass sie keine Probleme mit der Kinetose haben. Trotzdem werden in manchen Fällen Medikamente unumgänglich sein. Dabei sind Tropfen bei bestehender Übelkeit angenehmer zu schlu-

Tabelle 45.3: Risikokonstellation und Prävention der Reisethrombose

Risiko	Kennzeichen	Prophylaxe
Niedrig	Mehrstündiges Sitzen (>4 Stunden)	Bewegung, isometrische Anspannung der Beinmuskulatur, ausreichend trinken
Mittel	Alter >40 J., akute Entzündung, Polyzythämie, kleinere Operation <3 Tage vor Abflug, klinisch manifeste Herzinsuffizienz, kürzlich überstandener Myokardinfarkt, Hormoneinnahme (Antikonzeptiva!), Schwangerschaft, Lähmung der unteren Extremität, Verletzung der unteren Extremität <6 Wochen vor Abflug, chronisch-entzündliche Darmerkrankung	Zusätzlich Kompressionsstützstrümpfe (breiter (!) Gummiabschluss am Oberende (im Kniekehlenbereich) oder -strumpfhose
Hoch	Thromboembolie in der Vorgeschichte (auch in der Familie), Thrombophilie, größere Operation <6 Wochen vor Abflug, Apoplex, Malignom, Sepsis, kardiale Dekompensation, nephrotisches Syndrom	Zusätzlich niedermolekulares Heparin für den Flugtag und evtl. den Tag danach. Achtung: „off-label-use", erweiterte Aufklärungspflicht!

cken als Tabletten und im Flugzeug leichter anzuwenden als Zäpfchen. „Alternative" Präparate wie Ingwer und Vitamin B sind übrigens unwirksam. Altersabhängig (für ggf. mitreisende Familienmitglieder!) wird folgendes Vorgehen empfohlen:

► Kinder <4 Jahre: Dimenhydrinat-Zäpfchen, 4–10 Jahre: Dimenhydrinat Kaugummis
► Ältere Kinder, Jugendliche, Erwachsene:
  ■ Antihistaminika (Dimenhydrinat, nicht bei Glaukom oder MAO-Hemmer-Therapie)
  ■ Antiemetika (Metoclopramid)
  ■ Scopolamin-Pflaster (nicht bei Glaukom)
  ■ Schwere Fälle: Promethazin

! Als einziges der genannten Medikamente kann das Scopolamin-Pflaster nicht in der Akuttherapie eingesetzt werden. Es eignet sich aber sehr effektiv für Personen, die zu Reiseübelkeit neigen. Es sollte am Abend vor dem Abflug aufgeklebt werden. Der Benutzer sollte allerdings wegen möglicher Sehstörungen nicht selbst das Auto zum Flugplatz steuern.

Die Enge im Flugzeug wird abgesehen von Unbequemlichkeit mit der Gefahr der Reisethrombose in Verbindung gebracht. Unter Umständen erst einige Tage nach dem Flug schwillt das betrof-

fene Bein an. Das Risiko ist noch nicht eindeutig geklärt. Betroffen sind insbesondere Personen mit einer entsprechenden Risikokonstellation. Diese und das differenzierte Vorgehen bei der Prävention entsprechend der Risikohöhe sind in Tabelle 45.3 dargestellt.

Bei Ost-West-Flügen über mehrere Zeitzonen tritt die „Zeitverschiebung" auf, die sich als sog. „Jet-Lag" bemerkbar macht: Betroffene sind müde, erschöpft, schlecht motiviert, schlafen zu ungewohnter Zeit und wachen zu völlig unpassender Zeit auf, sind gereizt oder depressiv und nicht leistungsfähig (Sport, Arbeit). Potenziell ist dadurch das Unfallrisiko erhöht, auch können latente psychische Erkrankungen ausbrechen. Reisenden sollte empfohlen werden, am Ankunftsort externe Zeitgeber (Licht, Kontakte, Essen …) bewusst einzusetzen und sofort dem lokalen Tagesrhythmus zu folgen, allerdings ohne hohe Aktivitäten oder psychische Belastungen. Man sollte es schlicht „ruhig angehen lassen". Man muss damit rechnen, dass der Körper pro Tag etwa 2 Stunden Zeitverschiebung „aufarbeiten" kann, wobei man die ersten beiden Stunden durch entsprechendes Verschieben der Einschlaf- und Aufwachzeit bereits daheim umstellen kann.

Medikamente (Hypnotika) oder Alkohol werden nicht empfohlen (wenn überhaupt, dann reine Einschlafmittel wie Zaleplon oder Zolpidem), Gleiches gilt für Melatonin.

! Medikamente müssen bei Flügen über mehrere Zeitzonen auch umgestellt werden, insbesondere bei Westflügen („der Tag wird länger")!
Bei oralen Kontrazeptiva ist die Verspätungstoleranz maßgeblich. Konventionelle Kombinationspräparate mit >50 g Östradiol (Verspätungstoleranz 12 Stunden) sind bei Flügen bis zu 6 Zeitzonen unproblematisch, Mikropillen (<50 g Östradiol, Verspätungstoleranz 6 Stunden) bis zu 3 Zeitzonen und Minipillen (Gestagen, Verspätungstoleranz 3 Stunden) bis zu 1 Zeitzone.
Beim Westflug wird zur „Halbzeit" eine Pille zusätzlich eingenommen. Beim Ostflug wird zur üblichen Ortszeit eingenommen. Die damit eintretende kurzfristige leichte Überdosierung ist unproblematisch.

Diabetiker müssen die Insulindosis entsprechend der Flugrichtung anpassen. Bei Westflügen über 0–3 Zeitzonen ist eine Anpassung meist nicht nötig. Bei 4–7 Zeitzonen wird die einmalige Gabe eines kurzwirksamen Insulins („Altinsulin") nötig werden, bei Flügen über 8–12 Zeitzonen muss auch das Intermediär- oder Mischinsulin in zusätzlicher Dosis gegeben werden (bei Ostflügen müssen die Dosen entsprechend weggelassen werden). Dies sollte rechtzeitig in der reisemedizinischen Beratung mit dem behandelnden Arzt besprochen und grundsätzlich mit Blutzuckerkontrolle durchgeführt werden.

! Achtung: Niemals im Flugzeug Insulin spritzen, bevor das Essen vor dem Diabetiker steht! Im Falle von Turbulenzen wird die Essensausgabe evtl. kurzfristig eingestellt, was bei bereits verabreichtem Insulin zu schweren Zwischenfällen führen kann.

Patienten unter Kortisontherapie haben stressbedingt einen höheren Kortisonbedarf, der im Detail unbekannt ist. Allgemein wird empfohlen, insbesondere auf Westflügen („Verlängerung des Tages"!) die Dosis zu verdoppeln.

45.4 Reisedurchfall

45.4.1 Risiko und risikobestimmende Faktoren

Reisediarrhö ist eine der wichtigsten medizinischen Probleme auf Fernreisen. Das Risiko, eine Reisediarrhö zu erleiden ist enorm davon abhängig, wo man unterwegs ist: Bei Reisen in den Mitteleuropa, Nordamerika oder Skandinavien liegt das Risiko bei 4–6 % der Reisenden, im Mittelmeerraum bereits bei 10–15 %, und in Afrika und Asien bei 60–80 %. Ganz besonders gefährdet sind Patienten, die aufgrund einer Vorerkrankung weniger Magensäure produzieren oder diese aus medizinischen Gründen medikamentös unterdrücken (Einnahme von Antazida oder Protonenpumpenhemmern), bei beeinträchtigter Immunabwehr oder Diabetes. Personen, die einen oder mehrere dieser Risikofaktoren aufweisen, benötigen individuellen reisemedizinischen Rat.

45.4.2 Prävention des Reisedurchfalls

Es muss auf strikte Hygiene geachtet werden, insbesondere beim Umgang mit Wasser und mit menschlichen Ausscheidungen! Vor allem müssen die Hände gewaschen werden, bevor irgendein Nahrungsmittel, Wasser oder Getränk berührt wird! Nur Getränke sicherer Herkunft (abgekocht oder behandelt) oder sichere industriell hergestellte Getränke dürfen getrunken werden. Man denke dabei auch an eine mögliche Hygienelücke: Zähneputzen mit unsicherem Wasser (auch wenn das Risiko der Infektion begrenzt ist, wenn man das Wasser nicht schluckt).

Vermeide Eiswürfel, Speiseeis, ungekochte Milch oder Milchprodukte und nicht „durch" gegartes Fleisch. Besondere Vorsicht mit Salaten in jeglicher Form, erst recht dann, wenn sie Saucen oder Mayonaisen enthalten. Für Früchte gilt: schälen oder mit sicherem Wasser sorgfältig reinigen. Schälen sollte man sie selbst, sonst ist das Problem nicht sicher gelöst.

! Vorsicht! Einige Früchte sind auch geschält problematisch! Beispielsweise werden Melonen nach Gewicht verkauft. Wenn zuvor an Blüte oder Stil Wasser hinein gespritzt wurde, ist die Frucht schwerer und damit wertvoller für den Verkäufer, aber falls das Wasser kontaminiert war, ist die Wasser und Zucker enthaltende Frucht ein idealer Nährboden für Bakterien, insbesondere dann, wenn die Frucht in der Sonne gelagert wurde! Ähnliches gilt für teilentleerte und mit Wasser aufgefüllte, normalerweise industriell abgefüllte Getränke. Kronkorken kritisch betrachten!

Falls sicheres Wasser nur begrenzt zur Verfügung steht, kann die Vorreinigung der Hände mit unreinem Wasser durchgeführt werden. Derjenige, der an Diarrhö leidet, darf keinen Umgang mit Nahrungsmitteln haben – eine reine Wunschvorstellung in den meisten Hotels der Welt, wo ärmere Bevölkerungsschichten froh sind, überhaupt eine Arbeit wie die in einer Hotelküche zu haben!

Achtung: Der Slogan „peel it, boil it, cook it, or forget it" („Schäle es, koche es oder vergiss es!") garantiert nicht sichere Nahrungsmittel! Da einige Keime Toxine produzieren, ist die Qualität der Ausgangsstoffe, aus denen die Nahrung zubereitet wird, von essentieller Bedeutung, und zwar völlig unabhängig von der Art der Zubereitung. Man bedenke auch, dass die Küche eines 5-Sterne-Hotels dem Hygieneniveau einer Garküche entsprechen kann, wenn keine Einrichtungen zur Händehygiene für das Personal vorhanden sind oder vorhandene Einrichtungen nicht genutzt werden. In manchen Fällen können Hygienetücher weiterhelfen, Hände, Besteck und Teller zu reinigen.

Wenn bei Langzeitaufenthalt ein eigener Haushalt geführt werden muss – oft mit einheimischem Personal – ist auf strikte Küchenhygiene zu achten. Das Personal sollte eindeutig angewiesen und überwacht werden, dass die Händehygiene beachtet wird und dass kranke Personen grundsätzlich den Küchenbereich nicht betreten. Die strikte Trennung von Gemüse, Eiern und Fleisch- bzw. Wurstwaren (Zubereitung auf verschiedenen Tischen) reduziert das Infektionsrisiko erheblich.

45.4.3 Symptome der Reisediarrhoe

Der Beginn liegt in den meisten Fällen am 3. Tag nach Ankunft (Inkubationszeit 6 Stunden bis zu einigen Tagen) und die Dauer der Symptome beträgt unbehandelt 3–4 Tage (10 % > 1 Woche, 1 % chronische Diarrhö > 3 Wochen). Im Verlauf der Erkrankung treten dann in den meisten Fällen Magen-Darm-Beschwerden (Gastroenteritis/Enterokolitis) mit wässrigem, in Einzelfällen schleimigem Stuhlgang, diffusen Bauchschmerzen, Erbrechen und bis etwa 38,5 °C erhöhte Körpertemperatur auf. Die meisten Fälle sind selbstlimitierend.

Aufstoßen mit fürchterlichem Geschmack, stinkende Flatulenz, Bauchschmerzen, "Blubbern" im Bauch und Übelkeit weisen auf eine Giardia-Infektion hin (relativ häufig insbesondere in Indien und Nepal). Therapeutische Optionen sind hier im Gegensatz zum „normalen" Reisedurchfall (s. unten): Metronidazol 750–1000 mg/ Tag über 5 Tage (3-mal 250 mg) oder Tinnidazol einmalig 2 g bei Erwachsenen (Kinder ≥ 6 Jahre 15–30 mg/kg/Tag in 2–3 Dosen über 7 Tage).

Falls die Symptome länger als 5 Tage bestehen bleiben, wenn Dysenterie (etwa 10 % der Patienten), eitriger oder blutiger Stuhl, Tenesmen (krampfartig-schmerzhafter Stuhlgang), Fieber bis zu > 40 °C auftreten, oder falls es sich um Schwangere oder kleine Kinder (< 6–8 Jahre) oder um Menschen > 65 Jahre handelt, sollte unbedingt und umgehend ärztlicher Rat eingeholt werden.

45.4.4 Therapie des Reisedurchfalls

Aus äußeren Gründen ist die verbreitete Empfehlung, schlicht die Selbstheilung des Prozesses abzuwarten, kaum und nur in leichten Fällen realistisch. Im Vordergrund der Therapie steht immer die Rehydratation! Beginne früh, um

Tabelle 45.4: Inhaltsstoffe, um 1 Liter oraler Rehydrationslösung (ORS) mit desinfiziertem Wasser herzustellen. Dosierung (nach jedem flüssigen Stuhlgang): ½ Glas (60 ml) für Kleinkinder (2–5 Jahre), Schulkinder (6–12 Jahre) 1 Glas (125 ml), Jugendliche und Erwachsene 2 Gläser (250 ml)

Inhaltsstoff	WHO-Empfehlung	Improvisation
Kochsalz	3,5 g	1 Teelöffel Tafelsalz
Natriumbikarbinat	25,0 g	½ Teelöffel Backpulver
Kaliumchlorid	1,5 g	1 Banane oder Trockenobst (Aprikosen)
Glukose	20,0 g	4 Teelöffel Traubenzucker
oder normaler Zucker	40,0 g	8 Teelöffel Kristallzucker

die Konsequenzen in Grenzen zu halten! Außer im Falle minimaler Symptome sollten Elektrolyte zur Rehydration (Oral Rehydration Solution – ORS, siehe auch Tabelle 45.4) eingesetzt werden, in schweren Fällen auch parenterale Elektrolytlösungen.

Die weitere Behandlung führt man differenziert folgendermaßen durch: Bei mäßig starken Symptomen gibt man neben Rehydratationsgetränk noch Loperamid (erste Dosis 4 mg (2 Kapseln), dann 1 Kapsel pro flüssiger Stuhlentleerung, nicht mehr als 12 mg/Tag oder länger als über 48 h. Im Falle mitreisender Familienmitglieder sei angemerkt, dass dies nur für Patienten > 8 Jahre gilt (Kinderdosis für 2–8 Jahre ist gesondert erhältlich). Bei starken Symptomen nimmt man neben Rehydratation und Loperamid noch ein Antibiotikum. In den meisten Fällen ist ein Chinolon optimal (z. B. Ofloxacin 400 mg/Tag oder Ciprofloxacin, 500 mg/Tag). Achtung: Campylobacter ist ein häufiger Keim in Südostasien. Hier wird Azithromycin empfohlen (500 mg 1-mal/Tag über 3 Tage).

45.5 Strahlungsschäden und Sonnenschutz

Ionisierende Strahlung spielt auf Reisen praktisch keine Rolle. Auch auf Fernflügen ist die Dosis vernachlässigbar gering, selbst dann, wenn diese regelmäßig erfolgen. Allerdings sind Mitarbeiter an vielen Einsatzorten einer erhöhten Sonnenstrahlung ausgesetzt.

45.5.1 Strahlung auf Reisen

Die Strahlenbelastung kann auf Reisen durch zahlreiche Faktoren wesentlich höher liegen als daheim, insbesondere durch anderes Expositionsverhalten. Sowohl Ultraviolett- (UV-) als auch Infrarotlicht (IR-) können spezifische Schäden verursachen. Ersteres ist verantwortlich für Sonnenbrand, „Schneeblindheit" und chronische Strahlenschäden (Hautalterung, Kanzerosen). Letzteres kann Sonnenstich, Hitzeerschöpfung und Überwärmungskollaps/Hitzschlag verursachen. Die tiefe Wirkung des Infrarotlichts liegt sowohl an seinen physikalischen Eigenschaften (langwelliges Licht) als auch daran, dass es im Durchlässigkeitsoptimum der Haut liegt. Die Gebiete, die unabhängig von der Höhe die höchste Strahlungsintensität aufweisen, liegen übrigens nicht am Äquator, sondern jeweils etwa 15° nördlich oder südlich davon (Sahara/Rotes Meer, Vorderasien, Ostasien, Polynesien, Australien und Chile mit der Atacama-Wüste als Region mit der höchsten UV-Belastung weltweit). Der Grund liegt in der konvektiven Bewölkung in den zentralen Tropen.

Für Reisende ist die große tageszeitabhängige Schwankung der Strahlungsintensität von besonderer Bedeutung. Solange die Sonne tief steht, besteht kaum Verbrennungsrisiko. Dieses steigt zum Mittag auf das 150fache an. Dagegen steigt die Intensität des pigmentwirksamen Lichts nur um den Faktor 12. Wer also vormittags und nachmittags sonnt, wird genauso braun, hat aber ein deutlich geringeres Verbrennungsrisiko. 2/3 der täglichen UV-Strahlung fällt über nur 4 Stunden zur Mittagszeit ein. Weitere wichtige Einfluss-faktoren sind natürlich die Bestrahlungsdauer, aber auch die Reflexion. So kann sich die Strahlung über Wasserflächen oder Schnee im Vergleich zu Boden, Sand oder Wiese verdoppeln.

Ein besonders wichtiger Faktor ist natürlich die individuelle Empfindlichkeit, bedingt durch den Hauttyp. Besonders gefährdet sind die Typen I und II („keltischer Typ" und „germanischer Typ"), weniger Typ III und IV („dunkelhäutiger Europäer" und „mediterraner Typ"), während Typ V kaum und Typ VI (Schwarzafrikaner) praktisch nie verbrennt. Diese „Eigenschutzzeit" beträgt bei hellen Hauttypen und intensiver Strahlung allerdings nur wenige Minuten.

45.5.2 Sonnenbrand

Bei Überschreiten der „erythemwirksamen Dosis" ist ein Sonnenbrand die unvermeidbare Folge. Die Symptome sind weitgehend bekannt: schmerz-hafte Rötung der lichtexponierten Haut, in schweren Fällen zudem Schwellung und Blasenbildung. Weniger bekannt ist, dass Benommenheit, Fieber und Brechreiz bei großflächigem Sonnenbrand hinzu kommen können – Zeichen der Verbrennungskrankheit, die dann droht, wenn mehr als 15–20 % der Körperoberfläche verbrannt sind (Kinder: 5 %!). Die verbrannte Fläche lässt sich anhand der „Neunerregel" abschätzen, die jedoch streng genommen nur für Erwachsene gilt (Abb. 45.2).

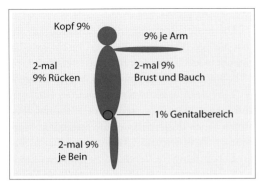

Abb. 45.2: Die „Neunerregel" zur Abschätzung der verbrannten Körperoberfläche

Fallbeispiel Bei der Vorbereitung eines längeren Schnorchelausfluges im Lake Malawi ist der Autor beim Auftragen des Sonnenschutzes gestört worden und hat offensichtlich die Beine vergessen. Die Folgen waren zweitgradige Verbrennungen. Beim Abendessen verspürte er Appetitlosigkeit, Kaltschweißigkeit, relativ schnellen Puls und Schwindel (im Sitzen!). Es handelte sich um die Diagnose „beginnender Schock bei Verbrennungskrankheit"! Im Liegen und nach Trinken von 3 l Flüssigkeit besserten sich die Symptome erheblich – die massiven Schmerzen an den Beinen blieben allerdings.

Zahlreiche Faktoren wie Medikamente und Inhaltsstoffe können die Empfindlichkeit gegenüber Sonnenbrand erheblich vergrößern: Sulfonamide (z. B. Bactrim), orale Antidiabetika, Tranquilizer, Phenothiazine, Thiaziddiuretika, Tetracycline, Barbiturate, Biothionol (Seifenbestandteil und in zahlreichen Cremes und Kosmetika), Pflanzen-säfte (Ficusarten, Bärenklau u. v. a.), Kohlenteer-produkte (in manchen Hautsalben) und Nahrungs-mittel (Fucocumarine in Feigen, Sellerie u. a.).

Die Maßnahmen bei erlittenem Sonnenbrand staffeln sich nach der Schwere der Verletzung. Bei leichten Fällen sorgt man dafür, dass keine weitere Bestrahlung erfolgt, macht feucht-kalte Umschläge und trägt evtl. noch Panthenolsalbe auf. In mittelschweren Fällen kann man die Latenzzeit nutzen, die bis zum Ausbruch der Symptome vergeht und die es sehr erschwert, das Problem rechtzeitig zu erkennen. Vermutet man den Beginn eines mittelschweren Sonnenbrandes, kann man in der Frühphase einen Prostaglandin-E2-Hemmer einnehmen, denn bei dem Problem handelt es sich um eine PGE2-vermittelte Entzündung (Ibuprofen, Paracetamol, jedoch keine Aspirin-Einnahme!). Einen ähnlichen Effekt haben nicht-steroidale Antirheumatika (NSARD) oder Antihistaminika. Zusätzlich kann man Kortison lokal anwenden, am besten als Lotio, weil diese gleichzeitig kühlt (z. B. Systral Emulsion®, Triamgalen Lotio®). In schweren Fällen wird es manchmal nötig, die Behandlung intravenös durchzuführen, v. a. mit Kortison (Wiederholung alle 6 Stunden) und Volumen (Schockprophylaxe bzw. -therapie). Ist dies nicht möglich, muss mit oraler Therapie improvisiert werden (Survivalfall).

Durch Lichtschutzmaßnahmen lässt sich ein Sonnenbrand meist verhindern. Grundsätzlich wird Sonnenschutz spätestens dann für unbedeckte Haut ein Thema, wenn der Schatten einer Person kürzer ist als die Person groß ist. Doch Vorsicht: Ein nasses T-Shirt hat nur einen Lichtschutzfaktor (LF) von 5–6. Wenn man Kleidung ins Licht hält und man kann dahinter mehr oder weniger gut den Raum erkennen, liegt der LF unter 15. Kein Sonnenschutzmittel „blockiert" 100 % des einfallenden Lichtes, was die Bezeichnung „Sunblocker" eigentlich impliziert. Als solcher darf sich alles nennen, was einen LF > 15 aufweist. Kein Sonnenschutzmittel ist wirklich wasserfest. Ein solches hat eine Wirkung im feuchten Milieu (Schwimmen, Schwitzen) für etwa 30 min. Jeder Lichtschutz leidet unter Abrieb durch Kleidung oder Ausrüstung.

Ein grundsätzliches Problem ist kaum bekannt: Der heute nach dem COLIPA-Verfahren ermittelte LF ist (im Gegensatz zum früheren DIN-Verfahren) per se wirklichkeitsfern! Die angegebene Schutzwirkung lässt sich nur erzielen, wenn 2 mg/cm^2 aufgetragen werden. Die Anwender tragen aber lediglich 0,5–1 mg/cm^2 auf, was die Eigenschutzzeit bei LF 16 auf das 4- bis 8fache verkürzt. Damit macht ein LF < 6 praktisch keinen Sinn. Folgende Faustformel schlägt der Autor seit Jahren vor: Ein Hauttyp III/IV sollte bei Exposition mindestens LF 8 benutzen. Jedes weitere Zusatzrisiko verdoppelt den Faktor (jeweils auf handelsübliche Faktoren gerundet): helle Hauttypen oder Hauttyp III/IV bei sehr hoher Exposition LF 15; helle Hauttypen (2x) bei sehr hoher Exposition (2x) LF 30+. LF 50+ schafft keinen nennenswerten Zuwachs an Sicherheit, weil hier bei korrekter Anwendung bereits 95 % des UV-Lichtes von der Haut abgeschirmt werden.

Die gleichzeitige Anwendung von Sonnenschutz und Mückenschutz mindert zwar nicht die Effektivität des Mückenschutzes, jedoch die des Lichtschutzes um immerhin bis 30 % – ein weiterer Grund, eher hohe LF zu bevorzugen.

Achtung: „Selbstbräuner" tönen zwar die Haut, bauen aber keinen wirksamen UV-Schutz auf!

! Sonnenschutzmittel in Europa kaufen oder zumindest zuvor prüfen, ob sie PABA enthalten, wie beispielsweise die meisten US-amerikanischen Produkte. PABA ist problematisch wegen seiner relativ hohen Rate an Hautallergien und deshalb in der EU verboten. Personen mit empfindlicher Haut und Kinder sollten physikalische UV-Filter (Titanoxid, Eisenoxid) den chemischen UV-Filtern vorziehen.

Zur richtigen Anwendung des Sonnenschutzmittels sollte beachtet werden: Großzügige Anwendung, regelmäßiges Neuauftragen bei starkem Schwitzen oder Abrieb, keinerlei Parfums oder Kosmetika vor der Bestrahlung anwenden (Gefahr phototoxischer Reaktionen oder fleckiger Hyperpigmentierungen). Die Lippen benötigen hohen LF, stündlich und nach jedem Essen/Trinken erneut auftragen und dies bis zum Ende des Urlaubs.

45.5.3 Schneeblindheit

Die – nicht auf die Schneeregion begrenzte! – Schneeblindheit (Keratitis photoelectrica) wird meist spät erkannt (Latenzzeit von 6–8 Stunden). Oft ist es dann Nacht und in Dunkelheit denkt kaum noch jemand an eine Strahlungswirkung. Typische Symptome sind: stärkste Augenschmerzen („Sand hinter den Augen"), unerträgliches Fremdkörpergefühl, Rötung, Tränenfluss, geschwollene Lider (Lidödem), Lichtscheu und evtl. Sehstörungen.

Die Erstmaßnahmen sind: Aufenthalt in abgedunkelten Räumen, kühlende Umschläge oder Gesicht in kaltem Wasser baden, benetzende Gels (z. B. Solcoseryl-Augengel® oder Vidisic-Augengel®), beide Augen dunkel verbinden (locker!) und Schmerzmittel (systemisch (!): Tramal, Ibuprofen (hoch dosieren!), wenn vorhanden: Morphium). Zwei wichtige Änderungen hat es bei der Behandlung im Vergleich zu früheren Empfehlungen gegeben: Es sollte aufgrund der Hornhauterosionen bereits frühzeitig ein Antibiotikum eingesetzt werden (antibiotische Augentropfen/-

salbe, z. B. Refobacin-Augensalbe). Dagegen werden aus dem gleichen Grunde schmerzstillende Augentropfen heute abgelehnt, denn der Patient wird unvermeidbar an den Augen reiben, die Erosionen dadurch erheblich verschlimmern und möglicherweise Keime einschleppen. Kortisonpräparate sind kontraindiziert! Die Symptome verschwinden zumeist im Verlauf von 2 Tagen, allerdings können für mehrere Wochen Kopfschmerzen oder Sehstörungen bestehen.

Eine Prävention kann nur durch eine gute Sonnenbrille erfolgen. Sie sollte relativ dicht anliegen und so geformt sein, daß sie den seitlichen Lichteinfall minimiert. Sie muss rechtzeitig aufgesetzt werden und es ist sinnvoll, dass eine Ersatzbrille mitgeführt wird. Es muss sich um ein zertifiziertes Produkt handeln, das mindestens die Schutzklasse 3 erfüllen sollte. Die CE-Kennzeichnung und daneben die Schutzklasse findet man auf der Innenseite des Bügels der Brille.

Achtung: Dunkle Brillen ohne ausreichenden UV-Schutz vergrößern das Schadensrisiko der Augen (Weitstellung der Pupillen)!

45.6   Der Reiserückkehrer

Nach Rückkehr von einer dienstlichen Auslandsreise empfiehlt sich in jedem Falle der Kontakt zum betreuenden Arbeitsmediziner – und sei es bei relativ unproblematischen Reisezielen nur, um festzustellen, dass alles in Ordnung ist und keine weiteren Veranlassungen zu treffen sind.

Auch im Hinblick auf die Frage einer auftretenden Berufskrankheit (Bk) sollte erwogen werden, ob serologische Untersuchungen sinnvoll sind. Dafür sind als Negativbelege entsprechende Untersuchungen vor Ausreise sinnvoll. In Frage kommen hier vor allem Hepatitis A–C und HIV, abhängig vom Reiseziel aber auch Dengue, Bilharziose und andere. Während bei Arbeitsunfällen auch im Ausland meist recht klar zwischen beruflich oder privat (Freizeit) bedingter Ursache zu differenzieren ist, ist dies bei unterwegs erworbenen Infektionskrankheiten zumeist nicht der Fall. Hier sollte der Auslandsaufenthalt insgesamt als beruflich bedingt betrachtet werden und

eine entsprechend großzügige Indikationsstellung bei der Meldung einer BK angewendet werden. Auf die Notwendigkeit strukturierter Wiedereingliederungsmaßnahmen, ggf. unter Einschluss psychologischer Maßnahmen, wurde bereits hingewiesen.

Weiterführende Literatur

Adachi JA, Backer HD, DuPont HL: Infectious diarrhea from wilderness and foreign travel. In: Wilderness Medicine, P.S. Auerbach, Editor. 2007, Mosby Inc.: St. Louis (Missouri, USA). p. 1418-1444.

Goodyer LI et al. Expert review of the evidence base for arthropod bite avoidance. J Travel Med 17(3): 182-192 (2010)

Küpper T, Schoeffl T, Milledge T. Consensus statement of the UIAA Medical Commisison Vol.5: Traveller's Diarrhoea – prevention and treatment in the mountains. Bern / Schweiz, 2008. www.theuiaa.org/medical_advice.html

Küpper T, Schoeffl V, Milledge JS. Consensus statement of the UIAA MedicalCommisison Vol.6: Water Disinfection in the Mountains. Bern / Schweiz, 2008. www.theuiaa.org/medical_advice.html

Küpper T, Milledge J, Basnyat B, Hillebrandt D, Schöffl V. Consensus statement of the UIAA MedicalCommisison Vol.10: The Effect of Extremes of Temperature on Drugs. With notes on side effects and use of some other drugs in the mountains. Bern / Schweiz, 2008. www.theuiaa.org/medical_advice.html

Küpper T, Ebel K, Gieseler U. Moderne Berg- nud Höhenmedizin. Gentner Verlag Stuttgart, 2010

Küpper T, Schöffl V, Milledge J. Traveller's Diarrhoea – Prevention and Treatment in the Mountains - Consensus Statement of the Medical Commission of the Union Internationale des Associations d'Alpinisme (UIAA MedCom). Med Sport 14(3): 157-160 (2010)

Liffrig JR. Phototrauma prevention. Wilderness Environm Med 12: 195-200 (2001)

Martin J. Infektiöse Risiken junger Freiwilliger von Non-Governmental Organizations. Dissertation am Institut für Arbeits- und Sozialmedizin der RWTH Aachen, 2011

Neppach, K. Nicht-Infektiöse Risiken junger Freiwilliger von Non-Governmental Organizations. Dissertation am Institut für Arbeits- und Sozialmedizin der RWTH Aachen, 2011

Rieke B, Küpper T, Muth, CM. Moderne Reisemedizin. Gentner Verlag, Stuttgart, 2010. ISBN 978-3-87247-708-8.

Wicht H. Pharmazeutische Versorgung unterwegs. In: Rieke B et al. Moderne Reisemedizin. Gentner Verlag, Stuttgart 2010

46 Verkehrsmedizin

H.T. Haffner und A. Dettling

46.1 Fahrtüchtigkeit – Fahreignung

Das Fachgebiet der Verkehrsmedizin umfasst neben der Biomechanik und Rekonstruktion von Verkehrsunfällen anhand von Verletzungsbildern die Beurteilung von Fahrtüchtigkeit und Fahreignung. Der Begriff Fahrtüchtigkeit bezeichnet die momentane Fähigkeit zum sicheren Führen eines Kraftfahrzeugs. Sie wird retrospektiv situationsbezogen beurteilt, beispielsweise nach einem Verkehrsunfall, und ist in erster Linie von strafrechtlichem Belang. Der Begriff der Fahreignung dagegen ist prognostisch präventiv ausgerichtet. Er bezeichnet das für eine aktive Verkehrsteilnahme relevante allgemeine physische und psychische Leistungsniveau, das individuell langfristig zur Verfügung steht. Es kann durch chronische oder chronisch rezidivierende Erkrankungen eingeschränkt sein. Unter arbeitsmedizinischen Aspekten sind im Wesentlichen Fragen der Fahreignung von Interesse.

> **!** Der Begriff Fahrtüchtigkeit bezeichnet zeitlich umschrieben und situationsbezogen die momentane Fähigkeit zum Führen eines Kraftfahrzeugs, der Begriff Fahreignung die individuell dauerhaft vorhandene Fähigkeit zum Führen eines Kraftfahrzeugs.

46.2 Rechtliche Grundlagen

Die Rechtsgrundlage der Fahreignungsbegutachtung bilden Straßenverkehrsgesetz (StVG) und Fahrerlaubnisverordnung (FeV). Dort ist festgelegt, dass es zum Führen eines Kraftfahr-zeugs im öffentlichen Straßenverkehr einer amtlichen Bescheinigung bedarf, der Fahrerlaubnis. Sie darf nur erteilt oder belassen werden, wenn die Fahreignung unterstellt werden kann. Fahreignung ist gegeben, wenn die notwendigen körperlichen und geistigen Anforderungen erfüllt sind, und wenn nicht erheblich oder wiederholt gegen verkehrsrechtliche Vorschriften oder gegen Strafgesetze verstoßen wurde. Daraus hat sich in der Praxis eine Differenzierung von körperlicher, geistiger und charakterlicher Eignung etabliert. Die Eignungsfrage kann somit auch am Verhalten orientiert und von der Voraussetzung der Krankheitswertigkeit einer Störung losgelöst betrachtet werden.

Im Zusammenhang mit körperlichen oder geistigen Einschränkungen gibt es auch den Begriff der bedingten Eignung. Er bezeichnet das Vorliegen von Eignungsdefiziten, die durch Auflagen oder Beschränkungen kompensiert werden können. Auflagen richten sich an den Fahrzeuglenker (z.B. Umkreisbeschränkung, Tageszeitbeschränkung, regelmäßige Kontrolluntersuchung) und Beschränkungen an das Fahrzeug (z.B. technische Zusatzeinrichtungen).

> **!** Fahreignung setzt die Erfüllung der notwendigen körperlichen, geistigen und charakterlichen Anforderungen voraus. Können Eignungsmängel durch Auflagen oder Beschränkungen kompensiert werden, liegt eine bedingte Eignung vor.

Die Anforderungen an die Fahreignung sind in Abhängigkeit an die angestrebte Fahrerlaubnisklasse gestaffelt. Hierzu werden Fahrerlaubnisklassen der Gruppe 1 und Fahrerlaubnisklassen der Gruppe 2 unterschieden. Gruppe 1 umfasst die Fahrerlaubnisklassen A (Krafträder), B (Kraftwagen bis zu einem zulässigen Gesamtgewicht von 3,5 t), M (Kleinkrafträder) sowie L und T (selbstfahrende Arbeitsmaschinen, land- und forstwirtschaftliche Fahrzeuge) und ihre mit den Zusätzen E und/oder 1 gekennzeichneten Unterklassen. Die Klassen C (Kraftwagen mit einem zulässigen Gesamtgewicht von mehr als 3,5 t) und D (Kraftwagen zur Personenbeförderung mit mehr als 8 Sitzplätzen außer dem Fahrer) mit ihren Unterklassen sowie die Fahrerlaubnis zur Fahrgastbeförderung sind in Gruppe 2 zusammengefasst.

Während in den Gesetzestexten selbst der Eignungsbegriff nur allgemein definiert ist, geben die Anlagen zur FeV sehr konkrete Hinweise für die Beurteilung der Fahreignung. Anlage 4 der FeV listet tabellarisch die wichtigsten und am häufigsten vorkommenden Krankheitsbilder auf, nennt getrennt nach Fahrerlaubnisklassen der Gruppe 1 und 2 die jeweiligen Grundvoraussetzungen für die Annahme einer Fahreignung. Auch werden mögliche Auflagen oder Beschränkungen für die Annahme einer bedingten Eignung angeführt. Anlage 6 behandelt explizit die Anforderungen an die Sehfähigkeit. Den Anlagen der FeV kommt Empfehlungscharakter zu, Abweichungen sind ausdrücklich zugelassen.

Daneben gibt es als detaillierte Beurteilungshilfe die von einem Expertengremium erarbeitete und von der Bundesanstalt für Straßenwesen (BAST) herausgegebenen „Begutachtungs-Leitlinien zur Kraftfahrereignung", inzwischen auch in kommentierter Form erhältlich (Schubert et al. 2005). Wenngleich ihnen kein Gesetzes- oder Verordnungscharakter zukommt, fordern die Fahrerlaubnisbehörden, dass sich die Begutachtung im Regelfall an ihnen orientiert. Abweichungen sind im Einzelfall möglich, müssen aber entsprechend begründet werden.

Die Fahreignung wird in Fällen der Fahrerlaubnisklassen der Gruppe 1 – abgesehen von der Notwendigkeit der Vorlage einer Sehtestbescheinigung – im Regelfall unterstellt. Für die Fahrerlaubnisklassen der Gruppe 2 muss die Eignung bei der Neuerteilung durch ein Formulargutachten nachgewiesen werden; die entsprechende Vorlage findet sich in Anlage 5 der FeV. Inhaber einer Fahrerlaubnis Klasse D müssen diesen Nachweis ab dem 50. Lebensjahr alle 5 Jahre erneuern. Für die Erlaubnis zur Fahrgastbeförderung gilt das Gleiche ab dem 60. Lebensjahr.

> **!** Die Begutachtung der Fahreignung muss auf der Grundlage der Anlagen 4 und 6 der FeV und der der „Begutachtungs-Leitlinien zur Kraftfahrereignung" erfolgen. Abweichungen müssen begründet werden. Unterschiedliche Anforderungen für Fahrerlaubnisklassen der Gruppe 1 und der Gruppe 2 sind zu berücksichtigen.

Darüber hinaus können Zweifel an der Fahreignung anlassbezogen erhoben werden. Derartige Anlässe bieten Fälle von alkohol- oder drogenbedingter Fahruntüchtigkeit und krankheitsbedingte Verkehrsauffälligkeiten, die von der Polizei regelmäßig an die Fahrerlaubnisbehörde gemeldet werden. Auch aus nichtverkehrsrechtlichen Ermittlungsverfahren wird über einschlägig relevante Ergebnisse, wie z. B. Hinweise auf Drogenkonsum, informiert. Die Fahrerlaubnisbehörde kann dann zur Vorbereitung der Entscheidung über Erteilung oder Belassung der Fahrerlaubnis die Vorlage eines Fahreignungsgutachtens verlangen.

Die fachliche Ausrichtung des erforderlichen Gutachtens wird von der Fahrerlaubnisbehörde festgelegt. Grundsätzlich sind medizinische und medizinisch-psychologische Begutachtungen zu unterscheiden. Mit der medizinischen Begutachtung können Ärzte des öffentlichen Gesundheitswesens, Ärzte mit den Gebiets- bzw. Zusatzbezeichnung Rechtsmedizin, Arbeitsmedizin oder Betriebsmedizin und Ärzte der Begutachtungsstellen für Fahreignung beauftragt werden. Für spezielle Fragen werden Ärzte der entsprechenden Fachrichtung herangezogen. Sie dürfen in der Regel nicht die behandelnden Ärzte des Probanden sein und sie müssen eine verkehrsmedizinische Qualifikation haben, die in Kursen der Landesärztekammern erworben werden kann. Medizinisch-psychologische Begutachtungen erfordern die Zusammenarbeit eines Arztes und eines Psychologen. In der Regel werden sie nur anerkannt, wenn sie in einer amtlich anerkannten Begutachtungsstelle für Fahreignung oder von einem amtlich anerkannten Obergutachter durchgeführt wurden. Sie sind in einigen Fällen zwingend vorgeschrieben, etwa bei Alkoholabusus (nicht bei Alkoholabhängigkeit), bei feststehender Diagnose Drogenabusus oder -abhängigkeit (nicht bei bloßer Verdachtsdiagnose), bei Häufungen verkehrsrechtlicher und/oder strafrechtlicher Auffälligkeiten. Werden im Rahmen einer primär rein medizinischen Begutachtung Zweifel am psychophysischen Leistungsvermögen des Probanden offenbar, kann eine nachträgliche psychologische Leistungstestung angeregt werden.

46.3 Durchführung der Begutachtung

46.3.1 Begutachtung bei spezieller Fragestellung

Auch wenn die Art und die fachliche Ausrichtung des Gutachtens von der Fahrerlaubnisbehörde bestimmt werden, hat der Proband innerhalb der behördlichen Vorgaben die freie Wahl des Gutachters. Dem von ihm ausgewählten Gutachter wird von der Behörde die Führerscheinakte zusammen mit der konkreten, im Gutachten zu beantwortenden Fragestellung zugesandt. Die primäre Kontaktaufnahme von Seiten der Behörde darf aber nicht darüber hinwegtäuschen, dass der Proband der Auftraggeber ist. Das Vertragsverhältnis besteht zwischen ihm und dem Gutachter, nicht zwischen der Behörde und dem Gutachter. Als wichtigste Konsequenzen daraus resultiert die Schweigepflicht des Gutachters gegenüber der Behörde.

> **!** Bei der Fahreignungsbegutachtung besteht ein Vertragsverhältnis nur zwischen Proband und Gutachter. Der Gutachter ist gegenüber der Fahrerlaubnisbehörde an seine Schweigepflicht gebunden.

Der Gutachter setzt sich mit dem Probanden zwecks Vereinbarung eines Untersuchungstermins in Verbindung. Im Einladungsschreiben sollten Art und Umfang sowie Ablauf der vorgesehenen Untersuchung bereits in groben Zügen beschrieben werden.

Die Untersuchung des Probanden ist anlassbezogen durchzuführen. Für den Gutachter ist die von der Behörde aufgeworfene Fragestellung bindend und darf nicht eigenmächtig erweitert werden. Dies begrenzt zum einen schon den Untersuchungsumfang; zum anderen dürfen ungezielt erlangte, über die Fragestellung hinausgehende Untersuchungsergebnisse auch dann nicht in das Gutachten einfließen, wenn sie verkehrsmedizinisch relevant sind.

Der Proband sollte allerdings über solche zusätzlichen Befunde in jedem Fall aufgeklärt werden. Resultiert aus ihnen eine hochgradige Gefährdung und fehlt dem Probanden gleichzeitig die Einsicht in die Problematik, kann unter Umständen im Rahmen einer Rechtsgüterabwägung (Schutz der Allgemeinheit vs. Schweigepflicht) vom Gutachten unabhängig die Behörde informiert werden.

Das Gutachten muss die objektive Verkehrsvorgeschichte auf der Grundlage der übersandten Führerscheinakte umfassen. Begutachtungen ohne Einbindung der zuständigen Fahrerlaubnisbehörde sind deshalb als Privatgutachten zu werten, die für die Behörde kaum eine entscheidungserhebliche Bedeutung haben. Bei Begutachtungsanlässen in Zusammenhang mit Verkehrsdelikten sind jedoch die Tilgungsfristen zu beachten; die überlassenen Führerscheinakten sind meist nicht entsprechend bereinigt. Die Tilgungsfristen betragen für strafrechtliche Verurteilungen 10 Jahre, für Ordnungswidrigkeiten 2–5 Jahre.

Eine Hilfestellung bietet ein Blick auf die von der Behörde aktuell eingeholten Auszüge aus Bundeszentralregister und Verkehrszentralregister. Werden im Rahmen der subjektiven Verkehrsanamnese vom Probanden Angaben zu bereits getilgten oder der Behörde nicht bekannt gewordenen relevanten Vorfällen gemacht, dürfen diese verwendet werden.

> **!** Die Fahreignungsbegutachtung erfordert die Erhebung der objektiven Verkehrsanamnese anhand einer Aktenanalyse. Bei länger zurückliegenden Verkehrs- oder Strafdelikten sind die Tilgungsfristen zu beachten (10 Jahre für Verkehrsstraftaten, 2–5 Jahre für Ordnungswidrigkeiten).

> **!** Ein Fahreignungsgutachten zur Vorlage bei der Fahrerlaubnisbehörde muss in allgemeinverständlicher Sprache, logisch nachvollziehbar und nachprüfbar abgefasst sein.

Die Untersuchung im Rahmen der Begutachtung stellt immer nur den aktuellen Querschnitt dar. Für die Beurteilung ist häufig die Kenntnis des bisherigen Verlaufs unerlässlich. Zudem kann von dem Probanden nicht erwartet werden, dass er seinem Interesse entgegenlaufende Fakten offen darlegt. Er sollte daher aufgefordert werden, relevante Untersuchungsbefunde und Arztberichte vorzulegen.

Empfehlenswert ist auch die Kontaktaufnahme mit dem Hausarzt, die allerdings einer Schweigepflichtentbindung des Probanden bedarf. Sind Zusatzuntersuchungen oder Zusatzbegutachtungen nötig, können die vom Gutachter im Einvernehmen mit dem Probanden veranlasst werden. Verweigert der Proband die Schweigpflichtentbindung für den Hausarzt oder die Durchführung für notwendig erachteter Zusatzuntersuchungen, kann dies im Gutachten wertneutral vermerkt werden, ggf. mit dem Hinweis, dass die Beurteilung dadurch beeinträchtigt oder nicht mit vertretbarer Verlässlichkeit möglich ist.

Wird ein medizinisch-psychologisches Gutachten verlangt, erfordert dies die Testung des psychophysischen Leistungsvermögens durch einen Psychologen. In der Praxis hat sich eingebürgert, dass in solchen Fällen (z. B. Alkohol-, Drogenauffälligkeiten, sog. Punktetäter, Strafdelikte), in denen häufig eine Verhaltensprognose mit im Vordergrund steht, die Verkehrsanamnese und Exploration des Probanden vom Psychologen übernommen wird. Dies stellt aber keine festgeschriebene Voraussetzung dar.

Ein Gutachten ist für die Behörde nur dann bindend, wenn es bei einer entsprechenden Überprüfung überzeugt. Es sollte deshalb in allgemeinverständlicher Sprache unter Vermeidung oder Erklärung von medizinischen Fachausdrucken abgefasst sein. Das Ergebnis muss inhaltlich logisch nachvollziehbar hergeleitet sein.

Nach Abschluss der Begutachtung ist die Führerscheinakte an die Fahrerlaubnisbehörde zurückzusenden. Aufgrund der rechtlichen Konstellation darf eine Kopie des Gutachtens nur beigelegt werden, wenn der Proband dem ausdrücklich zugestimmt hat. Ansonsten ist das Gutachten in zweifacher Ausfertigung dem Probanden zuzuschicken. Es bleibt ihm benommen, es der Behörde vorzulegen oder nicht. Die Behörde, indirekt durch die Aktenrücksendung über den Abschluss der Begutachtung informiert, kann nach Verstreichen einer gesetzten Frist ggf. auch ohne Vorlage des Gutachtens die Fahrerlaubnis einziehen.

46.3.2 Begutachtung nach Anlage 5 FeV

Begutachtungen nach Anlage 5 FeV (Fahrerlaubnisklassen C und D, Erlaubnis zur Fahrgastbeförderung) verlaufen dagegen in einem wesentlich vereinfachten Verfahren. In der Regel kommen die Probanden hier ohne vorherige Kontaktaufnahme durch die Fahrerlaubnisbehörde. Die Begutachtung kann von jedem Arzt übernommen werden. Gefordert wird eine allgemeine medizinische Untersuchung nach den Vorgaben des in Anlage 5 FeV abgedruckten Formulars; Formularvordrucke können u. a. bei den meisten Ärztekammern angefordert werden. Die Ärzte dürfen auch die Leistungstestung durchführen, sofern sie über die notwendige apparative Ausstattung verfügen (vgl. Abschnitt 46.4). Lediglich bei Unterschreitung der Leistungsanforderungen muss für die Frage der Möglichkeit einer Kompensation ein Psychologe eingeschaltet werden.

Einen Sonderfall stellen betrieblich angestellte Fahrer zur nichtöffentlichen Personenbeförderung dar. Sofern sie nicht für den Transport von mehr als acht Personen eingesetzt werden, benötigen sie keine Erlaubnis zur Fahrgastbeförderung. Sie unterliegen der betriebsärztlichen Kontrolle, die sich jedoch grundsätzlich auch an den Begutachtungsleitlinien zur Kraftfahrereignung orientieren sollte.

46.4 Psychophysische Leistung und Persönlichkeit

Die Grundvoraussetzung für das sichere Führen eines Kraftfahrzeugs im Straßenverkehr ist ein ausreichendes psychophysisches Leistungsvermögen, unabhängig von der Ursache eventueller Einschränkungen. Es umfasst Belastbarkeit, Orientierungsleistung, Konzentrationsleistung, Aufmerksamkeitsleistung und Reaktionsfähigkeit. Präventiv geprüft wird das psychophysische Leistungsvermögen nur bei Erteilung oder Verlängerung einer Fahrerlaubnis der Klassen D und/oder der Erlaubnis zur Fahrgastbeförderung. Ansonsten finden Prüfungen anlassbezogen regelmäßig im Rahmen medizinisch-psychologischer Fahreignungsbegutachtungen statt. Primär rein medizinische Begutachtungen können um eine Leistungstestung ergänzt werden, wenn sich bei der Untersuchung einschlägige Hinweise auf mögliche Leistungsdefizite ergeben.

Die für die Prüfung des psychophysischen Leistungsvermögens eingesetzten Testverfahren müssen standardisiert und unter dem Gesichtspunkt der Verkehrssicherheit validiert sein. Die meisten Bundesländer haben die von ihnen für Untersuchungen nach Anlage 5 der FeV (Fahrerlaubnisklassen D und Erlaubnis zur Fahrgastbeförderung) anerkannten Verfahren in Erlassen aufgelistet. Analog sollte diese Beschränkung auch für anlassbezogene medizinisch-psychologische Gutachten Beachtung finden. Weite Verbreitung haben computergestützte Testsysteme gefunden, z. B. die Act-and-react-Systeme ART 90 und ART 2020, das Wiener Testsystem sowie das System Corporal.

Als Mindestanforderung gilt für die Fahrerlaubnisklassen der Gruppe 1 ein Prozentrang von 16, für die Fahrerlaubnisklassen der Gruppe 2 ein Prozentrang von 33. Die Einheit Prozentrang (PR) bezeichnet die Rangfolge innerhalb einer Skala von 0 bis 100, über die sich die Grundgesamtheit erstreckt. Die Ergebnisse der einzelnen Tests differenzieren die Qualität und die Quantität der Leistung durch eigenständige PR-Werte; beide sollten die Norm erreichen. Es ist aber zu berücksichtigen, dass sich Sorgfalt und Arbeitstempo zwangsläufig reziprok zueinander bewegen. Bei kritischem Niveau einer der beiden Teilleistungen ist der Sorgfaltsleistung die größere Bedeutung beizumessen.

> **!** Zielgrößen des psychophysischen Leistungsvermögens sind Belastbarkeit, Orientierung, Konzentration, Aufmerksamkeit und Reaktionsfähigkeit. Die Mindestanforderungen in standardisierten und validierten Testverfahren betragen PR 16 für die Fahrerlaubnisklassen der Gruppe 1 und PR 33 für die Fahrerlaubnisklassen der Gruppe 2.

Die Normgrenzen gelten altersunabhängig, da die Leistungsanforderungen des Straßenverkehrs für alle Lebensalter gleich sind. Es ist immer das Gesamtbild zu werten. Häufig kommen zwei Verfahren zum Einsatz, die dasselbe oder ähnliche Leistungsmerkmale abprüfen. Dabei kann u. U. eine verminderte Leistung in dem einen Verfahren (z. B. Linienverfolgungs-/Linienlabyrinthtest) durch eine gut ausreichende Leistung in einem anderen Verfahren (z. B. tachistoskopische Tests) kompensiert werden.

Durch die apparative Testung nicht erfasst werden Faktoren wie Fahrerfahrung und selbstkritische Umsicht im Verkehrsverhalten. Das Testergebnis ist deshalb vor dem Hintergrund der bisherigen Verkehrsvorgeschichte zu sehen. In Grenzfällen besteht zudem die Möglichkeit einer ergänzenden Fahrverhaltensbeobachtung. Sie sollte nur in einem Fahrschulwagen in Begleitung eines Fahrlehrers durchgeführt werden, eine Stunde Fahrzeit nicht unterschreiten und ein facettenreiches Anforderungsspektrum beinhalten. Eine Standardisierung ist höchstens hinsichtlich der Fahrtstrecke annähernd erreichbar, nicht hinsichtlich der situativen Verkehrsverhältnisse. Es empfiehlt sich deshalb, die Anforderungen der

Fahrprobe mehr der individuellen Fragestellung anzupassen. Die Bewertung sollte aber trotzdem nach den Leistungsdimensionen Orientierung, Konzentration und Aufmerksamkeit, risikobezogene Selbstkontrolle und Handlungszuverlässigkeit strukturiert erfolgen.

> **!** Bei kritischem Leistungsbild bei der apparativen Testung kann ergänzend eine Fahrverhaltensbeobachtung durchgeführt werden.

Bei bestimmten Fragestellungen, so z. B. bei Alkohol- und Drogenauffälligkeit, bei so genannten Punktetätern und nach einschlägig relevanten Straftaten kann der Persönlichkeit des Probanden für die Beurteilung eine herausragende Bedeutung zukommen. Hier können Persönlichkeitsfragebögen eingesetzt werden. Sie können mehr allgemeiner Natur sein, wie z. B. das Freiburger Persönlichkeits-Inventar (FPI), oder spezifisch ausgerichtet sein, wie beispielsweise der Kurzfragebogen für Problemfälle (KFP 30) oder der Alkohol-Täter-Versuch (ATV). Aussagekräftig sind sie nur, wenn sie mit der nötigen Offenheit und nicht ausschließlich im Sinne der sozialen Erwünschtheit beantwortet werden. Bei Diskrepanzen sollte der persönliche Eindruck, der im Rahmen der Exploration gewonnen wurde, nicht hinter den Ergebnissen von Fragebogentests zurückstehen.

46.5   Sehvermögen

Die Mindestanforderungen an das Sehvermögen sind in Anlage 6 der FeV sehr detailliert aufgelistet, inklusive Mustern für die auszustellende Bescheinigung. Für die Fahrerlaubnisklassen der Gruppe 1 muss im Sehtest einer amtlich anerkannten Sehteststelle die zentrale Tagessehschärfe mit oder ohne Sehhilfe mindestens 0,7/0,7 betragen. Werden diese Werte nicht erreicht, ist eine augenärztliche Untersuchung erforderlich. Dabei darf die Gesamtsehschärfe bzw. die Sehschärfe des besseren Auges nicht unter 0,5, die des schlechteren Auges nicht unter 0,2 liegen; bei Ein-

äugigkeit muss mindestens 0,6 erreicht werden. Außerdem ist das Gesichtsfeld zu überprüfen (mindestens 100 Messpunkte pro Auge), wobei der horizontale Durchmesser 120 Grad betragen und das zentrale Gesichtsfeld bis 30 Grad normal sein muss. Augenzittern und Schielen ohne Doppelbilder im zentralen Blickfeld sind bei beidäugigem Sehen ohne entscheidende Bedeutung. Bei Einäugigkeit dürfen keine motorischen Störungen des Augapfels vorliegen.

> **!** Die Mindestanforderungen an die zentrale Tagessehschärfe liegen für die Fahrerlaubnisklassen der Gruppe 1 bei 0,7/0,7. Nach augenärztlicher Untersuchung können 0,5/0,2 oder bei Einäugigkeit 0,6 noch ausreichen; Gesichtsfeld und Motorik des Auges sind zusätzlich zu überprüfen.

Für die Fahrerlaubnisklassen der Gruppe 2 ist in jedem Fall eine Untersuchung durch einen Augenarzt, einen Arbeits- oder Betriebsmediziner, einen Arzt einer Begutachtungsstelle für Fahreignung oder der öffentlichen Verwaltung notwendig. Die Mindestanforderungen für die zentrale Tagessehschärfe liegen unkorrigiert oder korrigiert bei 1,0/0,8. Eine Korrektur mit Gläsern darf nicht mehr als plus 8,0 Dioptrien betragen. Zu prüfen sind weiter das Farbsehen, wobei bei Abweichungen auf frühere augenärztliche Bescheinigungen zurückgegriffen werden kann, das Gesichtsfeld (Anforderung: 70° nach beiden Seiten, 30° nach oben und unten) und das Stereosehen. Unterschreitungen dieser Anforderungen sind augenfachärztlich zu überprüfen. Auch dann muss jedoch eine Sehschärfe von mindestens 0,8/0,5 erreicht werden, wobei die Sehschärfe ohne Korrektur auf keinem Auge 0,05 unterschreiten darf. Doppeltsehen im Gebrauchsblickfeld und Schielen ohne konstantes binokulares Einfachsehen schließen die Fahreignung für die Klassen der Gruppe 2 aus. Rotblindheit oder ausgeprägte Rotschwäche sind für die Fahrerlaubnisklassen D und ihre Unterklassen unzulässig; bei der Fahrerlaubnisklasse C und ihren Unterklassen reicht eine Aufklärung des Probanden über mögliche Gefährdungen aus.

> ! Die Mindestanforderungen für die Fahrerlaubnisklassen der Gruppe 2 liegen bei 1,0/0,8, nach augenärztlicher Untersuchung bei 0,8/0,5. Zu überprüfen sind weiter Farbsehen, Gesichtsfeld und Stereosehen.

Bei der Untersuchung bezüglich der Fahrerlaubnisklassen der Gruppe 2 ist zu beachten, dass für Inhaber einer Fahrerlaubnis, die vor 1999 erlangt wurde, die damaligen, noch etwas geringeren Mindestanforderungen weiter gelten: z. B. Sehschärfe 0,7/0,2 bzw. 0,7 bei Einäugigkeit für die Fahrerlaubnisklasse C und Unterklassen, 0,7/0,5 für die Fahrerlaubnisklasse D und Unterklassen.

Für wesentliche Funktionen wie z.B. Dämmerungssehen und Blendempfindlichkeit wurden Anforderungen weder für die Fahrerlaubnisklassen der Gruppe 1 noch der Gruppe 2 formuliert.

46.6 Gleichgewichtssinn und Hörvermögen

Ständige oder intermittierend auftretende Störungen des Gleichgewichts führen zu einem Verlust der Fahreignung unabhängig von der Fahrerlaubnisklasse. Das Hörvermögen ist nur für die Fahrerlaubnisklassen der Gruppe 2 relevant. Beidseitige Taubheit oder Schwerhörigkeit (Hörverlust ≥ 60% in der Luftleitungskurve des Tonaudiogramms bei 1000 und 3000 Hz ohne Hörhilfe) ist mit einer Fahreignung zur Fahrgastbeförderung grundsätzlich nicht in Einklang zu bringen. Für die übrigen Fahrerlaubnisklassen der Gruppe 2 gilt, dass die Fahreignung unterstellt werden kann, wenn der Proband mindestens 3 Jahre ohne relevante Auffälligkeiten Inhaber eine Fahrerlaubnis der Klasse B (PKW und LKW bis 3,5 t) war.

> ! Störungen des Gleichgewichtssinns heben die Fahreignung auf. Bei Taubheit und beidseitiger Schwerhörigkeit besteht keine Eignung zur Fahrgastbeförderung. Nach dreijähriger Bewährung in Fahrerlaubnisklasse B kann die Eignung für die übrigen Fahrerlaubnisklassen der Gruppe 2 unterstellt werden.

46.7 Psychische Störungen und Verhaltensauffälligkeiten

46.7.1 Alkohol – Missbrauch und Abhängigkeit

Fragestellungen im Zusammenhang mit vorangegangenen alkoholbedingten Auffälligkeiten bieten den weitaus häufigsten Anlass für eine Fahreignungsbegutachtung. Dabei wird zwischen Alkoholmissbrauch und Alkoholabhängigkeit unterschieden. Bei Missbrauch wird ein medizinisch-psychologisches, bei Abhängigkeit ein ärztliches Gutachten gefordert. Auch wenn es in der Regel schwierig ist, gegen die subjektiven Interessen des Probanden eine differenzialdiagnostische Abgrenzung vorzunehmen, ist dies unabdingbar. Zwar schließen sowohl Missbrauch wie auch Abhängigkeit die Fahreignung aus. Die Voraussetzungen, unter denen die Fahreignung nach Überwindung der Erkrankung wieder unterstellt werden kann, sind jedoch in Abhängigkeit zur Diagnose sehr unterschiedlich.

Nach den Begutachtungsleitlinien liegt Alkoholmissbrauch vor, wenn ein Proband nicht in der Lage ist, das Führen eines Kraftfahrzeugs und einen die Fahrsicherheit beeinträchtigenden Alkoholkonsum hinreichend sicher zu trennen, ohne abhängig zu sein. Anzeichen dafür sieht die Fahrerlaubnisbehörde, wenn er mehrfach durch Alkohol im Straßenverkehr aufgefallen ist; auch eine einmalige Auffälligkeit mit einem Alkoholspiegel von ≥ 1,6‰ im Blut bzw. ≥ 0,8 mg/l in der Atemluft rechtfertigt Eignungszweifel. Dies sind auch die diagnostischen Kriterien, die dem Gutachter zur Verfügung stehen. Die Begutachtungsleitlinien modifizieren das zweite Kriterium lediglich dahingehend, dass sie einerseits nur von hoher Konzentration sprechen; als Definition des Begriffs „hohe Konzentration" werden dann aber im Kommentar sogar schon Werte ab 1,3‰ entsprechend ca. 0,65 mg/l vorgeschlagen (Schubert et al. 2005). Andererseits wird als Zeichen der Gewöhnung zusätzlich das Fehlen einer der Konzentration adäquaten Trunkenheitssymptomatik gefordert. Zudem ergänzen die Begutachtungsleitlinien als ein drittes Kriterium den Verlust der Kontrolle des Alkoholkonsums in Zusammenhang mit einer Verkehrsteilnahme. Mit Kontrollverlust ist hier die Unfähigkeit bezeichnet, vor einer anstehenden Fahrt den Vorsatz, eine bestimmte Trinkmenge nicht zu überschreiten, auch einzuhalten. Anhaltspunkte dafür können z. B. eine hohe Zahl einschlägiger Delikte, u. U. sogar trotz zwischenzeitlicher Schulungsmaßnahmen sein, oder Alkoholkonsum zu ungewöhnlichen Tageszeiten.

> **!** Nach den Begutachtungsleitlinien darf die Diagnose Alkoholmissbrauch gestellt werden,
> ❏ nach wiederholten Verkehrsauffälligkeiten unter relevantem Alkoholeinfluss,
> ❏ nach einmaliger Fahrt mit hoher Alkoholkonzentration ohne weitere Anzeichen einer Alkoholwirkung
> ❏ oder bei Kontrollverlust hinsichtlich der Alkoholkonsummenge im Zusammenhang mit einer Verkehrsteilnahme.

Die Diagnose einer Alkoholabhängigkeit richtet sich nach ICD-10. Von den 6 Kriterien
- ▶ süchtiges Verlangen,
- ▶ Kontrollverlust,
- ▶ Entzugssymptomatik bei Konsumreduktion,
- ▶ Toleranzentwicklung,
- ▶ fortschreitende Interesseneinengung und
- ▶ anhaltender Konsum trotz schädlicher Folgen

müssen mindestens drei gleichzeitig erfüllt sein. Nach Aktenlage objektivierbar ist meist lediglich die Toleranzentwicklung aufgrund der Höhe der erreichten Alkoholkonzentrationen, eventuell in Zusammenhang mit Beschreibungen des Trunkenheitsgrades. In seltenen Fällen, wenn etwa ein Vollrauschdelikt bekannt ist, kann auch vom Vorliegen eines Kontrollverlustes ausgegangen werden. Die übrigen 4 Kriterien lassen sich nur bei Kooperation des Probanden feststellen. Insbesondere bei Probanden ohne Krankheitseinsicht lässt sich deshalb die Diagnose nur schwer stellen. In diesen Fällen kommt dem aufgrund der Verletzungen der Rechtsnorm leichter objektivierbaren Alkoholabusus häufig die Rolle einer Subsidiärdiagnose zu. Bereits vor der Begutachtung extern gestellte

Diagnosen „Alkoholabhängigkeit" können übernommen werden, sofern sie unter Berücksichtigung der ICD-10-Kriterien gestellt wurden. Standardisierte Alkoholismusfragebögen haben in der Fahreignungsbegutachtung keine wesentliche Bedeutung, da eine offene und nicht vom gewünschten Begutachtungsergebnis losgelöste Beantwortung der Fragen nicht zu erwarten ist.

Es ist notwendig, sich bei der Diagnosestellung weniger vom persönlichen Eindruck bezüglich der Glaubwürdigkeit als von belegbaren Fakten leiten lassen. Die Diagnose muss ggf. anhand der oben genannten Kriterien einer verwaltungsgerichtlichen Überprüfung standhalten können. Generell ist allerdings nicht außer Acht zu lassen, dass sich hinter alkoholbedingten Auffälligkeiten auch andere Krankheitsbilder verbergen können. Zu denken wäre z. B. an Anpassungsstörungen mit mangelnder Bereitschaft zu regelkonformem Verhalten, an endogene oder an exogene Psychosen.

Die Diagnose wird zunächst anamnestisch und orientiert am Befundbild der Vergangenheit gestellt. Für die Gegenwart stellt sich die Frage, ob zum Zeitpunkt der Begutachtung die Diagnose noch Bestand hat oder ob von einer Änderung des Trinkverhaltens ausgegangen werden kann. Bei der Diagnose Missbrauch ist zumindest eine Reduktion des Alkoholkonsums zu verlangen. Stützt sich die Diagnose mit oder sogar allein auf das Kriterium des Kontrollverlustes des Alkoholkonsums in Zusammenhang mit einer Verkehrsteilnahme, wird eine absolute Alkoholabstinenz gefordert. Diese ist bei der Diagnose Abhängigkeit in jedem Fall unabdingbar.

Bei der körperlichen Untersuchung dürfen keine Befunde zu erheben sein, die für einen überhöhten oder ggf. überhaupt für einen weiter bestehenden Alkoholkonsum sprechen. Relevant können Erkrankungen der Leber (Fettleber, Hepatitis, Zirrhose), des Pankreas (akute/chronische Pankreatitis), des Gastrointestinaltrakts (Ösophagitis, Gastritis, Ulzera), des kardiovaskulären Systems (Hypertonie, Kardiomyopathie), des peripheren Nervensystems (Polyneuropathie) und Stoffwechselstorungen (Hyperlipidämien, Hyperurikämien) sein. Allerdings sind ihre zweifellos zahlreichen Differenzialdiagnosen ebenso zu beachten wie ihr die Trinkphasen fakultativ längeres Überdauern bei einigen Befunden wie etwa Spider naevi.

Größere diagnostische Relevanz kommt den Laborwerten zu. Aussagekräftig ist eine Kombination aus Gamma-GT, GOT und GPT, MCV und CDT. Die unterschiedlichen zugrunde liegenden pathophysiologischen Mechanismen (Induktion der Gamma-GT, alkoholtoxischer Leberschaden, alkoholtoxische Knochenmarksschädigung, Transferrinsynthesestörung) bedingen eine vergleichsweise hohe Spezifität und Sensitivität. Andere Parameter können der differenzialdiagnostischen Abklärung dienen, etwa die alkalische Phosphatase dem Ausschluss einer Cholestase bei erhöhter Gamma-GT. Allerdings ist zu berücksichtigen, dass es sog. Non-Responder gibt, bei denen die einschlägigen Laborparameter auf erhöhten Alkoholkonsum nicht ansprechen. Darüber können ggf. Laborwerte Auskunft geben, die in früheren Phasen erhöhten Alkoholkonsums vom Hausarzt oder bei stationären Klinikaufenthalten erhoben wurden. Letztlich ist zu bedenken, dass sich die Laborparameter bei Alkoholkarenz vor dem Begutachtungstermin innerhalb von 1 bis 2 Wochen normalisieren können. Schwankungen der Laborparameter innerhalb des Referenzbereichs sollten weder in die eine, noch in die andere Richtung interpretiert werden. Eine Besonderheit stellt das CDT dar, bei dem neben einer oberen Normwertgrenze häufig ein sog. Graubereich angegeben wird. Er erschwert die Entscheidung, ob hier noch ein unschädliches Konsumverhalten unterstellt werden kann. Der Angabe einer Alkoholabstinenz sind bei CDT-Werten im Graubereich jedoch erhebliche Zweifel entgegenzubringen.

> **!** Für die Wiedererlangung der Fahreignung ist nach der Diagnose Missbrauch eine Reduktion des Alkoholkonsumverhaltens, bei Hinweisen auf Kontrollverlust und bei der Diagnose Abhängigkeit eine Alkoholabstinenz erforderlich. Die körperliche Untersuchung inkl. der relevanten Laborparameter Gamma-GT, GOT und GPT, MCV und CDT darf keine Hinweise auf einen noch immer überhöhten oder bei Abstinenzforderung überhaupt auf Alkoholkonsum ergeben.

Auch im Rahmen der Exploration sollte zunächst auf die Frage nach der Änderung der Trinkgewohnheiten eingegangen werden. Zum einen ist die Begrifflichkeit des Wortes Alkoholabstinenz zu klären, die im Verständnis mancher Probanden mehr oder weniger große Ausnahmen zulässt. Zum anderen kann die Glaubwürdigkeit einer Änderung des Trinkverhaltens anhand der Schilderungen der Umstellungsphase überprüft werden. Eine als abrupt und problemlos geschilderte Umstellung ist angesichts zugrunde liegender gewohnheitsmäßiger Verhaltensmuster wenig wahrscheinlich.

Hauptzielrichtung der Exploration – vorausgesetzt die Änderung des Alkoholkonsumverhaltens kann unterstellt werden – ist jedoch die Frage nach der Prognose, d. h. die Frage, ob die Verhaltensänderung zukünftig als verlässlich angesehen werden kann.

Nach Missbrauch sollte die Verhaltensumstellung seit mindestens einem halben Jahr, besser einem Jahr bestehen; früher kann von einer soliden Integration in das Gesamtverhalten kaum die Rede sein. Sie sollte vom Probanden als eine positive Veränderung in seiner Lebensführung erlebt werden, die sich auch außerhalb der anstehenden Führerscheinproblematik zu erhalten lohnt. Motivationen, die sich in der Wiedererlangung der Fahrerlaubnis erschöpfen, sind nur solange stabil, bis das angestrebte Ziel erreicht ist. Der Proband sollte ein angemessenes Problembewusstsein entwickelt haben, das ihm einerseits ermöglicht, die allgemein von alkoholisierten Verkehrsteilnehmern ausgehende Gefährdung zu erkennen und darüber hinaus sein eigenes Verkehrsverhalten entsprechend selbstkritisch der eigenen Verantwortlichkeit zuzuordnen. Er sollte sich nicht darauf berufen, nur dies eine oder zwei Mal alkoholisiert gefahren zu sein und das Pech gehabt zu haben, in eine Kontrolle geraten zu sein. Dagegen spricht schon alleine die hohe Dunkelheitsrate unentdeckter Trunkenheitsfahrten von ca. 1 zu 300. Auch die Schuldzuweisung auf den Unfallgegner oder die schwierigen Verkehrsverhältnisse stellen eine Problemnegierung dar. Andererseits sollte er in der Lage sein, ganz allgemein sein früheres Trinkverhalten als normabweichend anzuerkennen. Günstig wirkt sich aus, wenn er sich der persönlichen Hintergründe seines gesteigerten Alkoholkonsums bewusst geworden ist. Ursächlich sind oft chronische Überlastungs- oder Konfliktsituationen, Selbstunsicherheit oder gruppendynamische Prozesse. Er sollte alternative Handlungsstrategien für den Umgang mit der Problematik entwickelt haben. Prognostisch ungünstig sind dagegen Bagatellisierungstendenzen. Hinweise dafür können sich aus der Einschätzung des eigenen Trinkverhaltens im Vergleich zum allgemein Üblichen ergeben. Überprüft werden kann auch, ob die anlassbezogen oder allgemein angegebenen Trinkmengen zu der gemessenen Alkoholkonzentration oder dem Grad der Gewöhnung passen. Weiter sollten potenziell rückfallgefährdende Lebensumstände (z. B. weiter schwelende Konflikte, gefährdendes berufliches Umfeld) nicht mehr bestehen.

> **!** Eine positive Fahreignungsprognose nach der Diagnose Missbrauch kann gestellt werden, wenn
> ❑ das frühere Alkoholkonsumverhalten als normabweichend akzeptiert wurde,
> ❑ die persönlichen Hintergründe dafür erkannt wurden,
> ❑ die Änderung des Alkoholkonsumverhaltens sich über ein halbes bis ein Jahr gefestigt hat,
> ❑ die Verhaltensänderung positiv erlebt wurde
> ❑ und potenziell rückfallgefährdende Lebensumstände nicht mehr bestehen.

In Grenzfällen besteht die Möglichkeit, zur Wiederherstellung der Fahreignung die Teilnahme an einem Rehabilitationskurs nach § 70 FeV zu empfehlen. Dies kann nach den Begutachtungsleitlinien in Frage kommen, wenn eine noch nicht ausreichend gefestigte oder nur fragmentarisch vorhandene Verhaltensänderung festzustellen ist, oder sogar erst die Einsicht in die Notwendigkeit und die Bereitschaft zur Verhaltensänderung vorliegen. Man sollte damit jedoch sehr zurückhaltend umgehen, da nach der Kursteilnahme die Fahreignung unabhängig von einer Prüfung des Kurserfolgs unterstellt wird.

Nach der Diagnose Abhängigkeit ist für die Wiedererlangung der Fahreignung eine stationäre oder ambulante Entwöhnungstherapie Voraussetzung. Nach ihrem erfolgreichen Abschluss wird ein weiterer mindestens einjähriger Abstinenzzeitraum gefordert. Der Abstinenznachweis muss durch regelmäßige ärztliche Untersuchungen unter Einschluss einer relevanten Labordiagnostik geführt werden.

> **!** Eine positive Fahreignungsprognose nach der Diagnose Abhängigkeit kann gestellt werden, wenn eine ambulante oder stationäre Entwöhnungstherapie erfolgreich absolviert wurde und danach durch regelmäßige ärztliche Untersuchungen unter Einschluss der Labordiagnostik eine mindestens einjährige stabile Abstinenz nachgewiesen werden kann.

46.7.2 Drogen und psychoaktiv wirksame Medikamente

Auffälligkeiten durch Drogen oder psychoaktiv wirksame Medikamente bieten nach Alkoholauffälligkeiten die zweithäufigste Ursache für behördliche Zweifel an der Fahreignung. Eignungszweifel sind generell gerechtfertigt bei Hinweisen auf Abhängigkeit oder missbräuchliche Einnahme. Bei psychoaktiv wirksamen Medikamenten mit Gewöhnungs-/Abhängigkeitspotenzial (z. B. Sedativa und Hypnotika) wird nur eine regelmäßige Einnahme als relevant erachtet, allerdings u. U. auch unabhängig von der therapeutischen Indikation. Bei den illegalen Drogen (insbesondere Cannabis, Amphetamin und Designer-Amphetamine, Heroin/Morphin und Kokain) dagegen reicht bereits eine einmalige Einnahme aus; sie muss noch nicht einmal in Verbindung mit einer Verkehrsteilnahme gestanden haben. Ausgenommen wird lediglich die bestimmungsgemäße Einnahme von indizierten und ärztlich verordneten Betäubungsmitteln im Rahmen einer Therapie. Vorauszusetzen ist hier jedoch, wie bei der regelmäßigen Medikation mit psychoaktiv wirksamen Medikamenten, dass die Fahreignung nicht durch unerwünschte Nebenwirkungen beeinträchtigt wird.

In der Regel wird nach einer ersten Auffälligkeit zunächst ein ärztliches Gutachten gefordert, um die daraus resultierende Verdachtsdiagnose zu klären. Sieht man von Cannabis ab, werden bei den Drogen Gebrauch und Missbrauch gleichgesetzt; der Nachweis, dass es sich bei dem nachgewiesenen Drogenkonsum nicht nur um ein solitäres Ereignis handelte, ist für die eignungsrelevante Diagnosestellung ausreichend, unabhängig von den Kriterien gängiger Diagnoseschlüssel für Missbrauch. Von Gebrauch/Missbrauch abzugrenzen ist jedoch die Diagnose einer Abhängigkeit, die bei der späteren Wiedererlangung der Fahreignung andere Voraussetzungen fordert; sie ist nach den Kriterien der ICD-10 zu stellen. Kann die Diagnose zumindest eines Ge- oder Missbrauchs als gesichert unterstellt werden, etwa weil die Fahrerlaubnis schon früher wegen Drogenabhängigkeit oder Drogen-/Arzneimittelmissbrauch entzogen war, oder weil eine Diagnose bereits in anderem Zusammenhang gestellt worden war, wird ein medizinisch-psychologisches Gutachten verlangt. Es muss neben der Abklärung der aktuellen Diagnose zum Zeitpunkt der Untersuchung insbesondere die Prognose beurteilen.

> **!** Neben Abhängigkeit und Missbrauch von Drogen oder psychoaktiven Medikamenten steht auch schon Drogenkonsum per se einer Fahreignung entgegen (Ausnahme Cannabis). Toleriert wird lediglich die bestimmungsgemäße Einnahme indizierter und ärztlich verordneter Betäubungsmittel, sofern keine verkehrsmedizinisch relevanten Nebenwirkungen vorhanden sind.

Cannabis nimmt im Vergleich mit den anderen illegalen Drogen eine Sonderstellung ein. Gelegentlicher Konsum wird hier toleriert, wenn der Proband zuverlässig in der Lage ist, Konsum und Verkehrsteilnahme zu trennen, wenn er keine anderen psychoaktiven Substanzen inklusiv Alkohol

zusätzlich einnimmt, wenn kein Kontrollverlust vorliegt und wenn er nicht unter einer Persönlichkeitsstörung leidet. Regelmäßiger Konsum dagegen geht mit dem Verlust der Fahreignung einher, von extrem seltenen Ausnahmen abgesehen. Diese Ausnahmen erfordern über die oben genannten Bedingungen bei gelegentlichem Konsum hinaus den positiven Nachweis eines ausreichenden psychophysischen Leistungsvermögens, das nach langjährigem Konsum oft beeinträchtigt ist.

Die Grenze zwischen gelegentlich und regelmäßig ist in der verwaltungsgerichtlichen Rechtsprechung bisher nicht genau definiert; spätestens bei einer Frequenz von 3- bis 4-mal pro Woche oder etwa 200-mal pro Jahr ist von regelmäßigem Konsum auszugehen. Hilfreich kann u. U. auch ein chemisch-toxikologischer Befund sein: THC-Karbonsäure (THC-COOH), ein nicht psychoaktives Abbauprodukt des Tetrahydrocannabinol (THC), kumuliert aufgrund seiner langen Halbwertszeit bei häufiger THC-Aufnahme. Spiegel von mehr als 150 ng/ml im Blut gelten bei unangekündigten Proben als Hinweis auf regelmäßigen Konsum, bei angekündigten Proben geht man von 75 ng/ml als Grenzwert aus. Auch der qualitative Nachweis von THC- oder Cannabinoid-Konzentrationen in einer Haarprobe spricht für regelmäßigen Konsum.

> **!** Bei Cannabis kann sich ein nur gelegentlicher Konsum mit der Fahreignung in Einklang bringen lassen, wenn der Proband Cannabiskonsum und Verkehrsteilnahme zuverlässig trennen kann.

Im Zentrum der medizinischen Untersuchung steht – abgesehen von der Problematik des gelegentlichen Cannabiskonsums – jeweils die Frage, ob der Drogenkonsum tatsächlich dauerhaft eingestellt wurde. Da die medizinischen Untersuchungsbefunde in der Regel hierzu wenig aussagekräftig sind, stützt sich die Beurteilung wesentlich auf die chemisch-toxikologischen Befunde. Die Ergebnisse von immunologischen Vortests sind alleine nicht ausreichend, sie müssen durch Bestätigungsanalysen (GC-MS) gesichert werden. In Abhängigkeit von der untersuchten Matrix und der Eliminationsgeschwindigkeit des gesuchten Wirkstoffs lassen sich Aussagen über unterschiedliche lange Zeiträume machen. Am wenigsten geeignet sind Blutuntersuchungen. Sie bilden kaum mehr als den aktuellen Status ab; lediglich Cannabinoide sind u. U. länger als 1 Woche, Benzoylecgonin nach Kokaingenuss 2–3 Tage im Blut nachweisbar. Gängiges Untersuchungsmaterial ist deshalb Urin, das den Überblick über ein deutlich längeres Zeitfenster ermöglicht. Die Nachweisdauer für Cannabinoide liegt bei mehreren Wochen, für Kokain/Benzoylecgonin bei bis zu einer Woche, für Heroin/Morphin und für Amphetamine und Designer-Amphetamine bei bis zu 3 Tagen. Die Probengewinnung muss aber zur Verhinderung einer Unterschiebung von mitgebrachtem drogenfreiem Fremdurin unbedingt unter Aufsicht erfolgen. Manipulationen sind auch durch Maßnahmen möglich, die zu einer starken Verdünnung des Harns führen (hohe Trinkmengen, Einnahme von Diuretika). Negative Befunde sind deshalb als solche nur anzuerkennen, wenn die Urin-Kreatininkonzentration 90 mg% nicht unterschreitet. Bei darunter liegenden Konzentrationen kann versucht werden, den Urin durch Eindampfen zu konzentrieren. Harnproben mit weniger als 30 mg% sollten von vornherein verworfen werden.

Auch die durch Urinanalysen zu öffnenden Zeitfenster sind jedoch zu schmal, um die Dauerhaftigkeit einer Drogenabstinenz überzeugend zu belegen. Deshalb können zur Kontrolle der dauerhaften Abstinenz Wiederholungsuntersuchungen erforderlich sein. Üblich sind 4 bis 6 Drogen-Screenings in 12 Monaten, die vom Gutachter oder vom untersuchenden Labor in unregelmäßigen Abständen für den Probanden unvorhersehbar kurzfristig anberaumt werden. Zwischen Einbestellung und Probennahme sollen nicht mehr als 24 bis maximal 48 Stunden vergehen.

Retrospektiv lässt sich ein längerer Zeitraum vor der Untersuchung ggf. durch Haaranalysen überblicken, da es bei Drogenkonsum während der Wachstumsphase des Haars zum Einbau der Drogen und ihrer Abbauprodukte in die Haarsubstanz kommt. Für die Analyse ist ein etwa bleistiftdickes Haarbündel nötig, das bei Einverständnis des Probanden in der Regel am Hinterhaupt dicht über der Kopfhaut abgeschnitten wird. 1 cm Haarlänge entspricht einer Wachstums- und damit Kontrollperiode von ca. 4 Wochen. Das Haarbündel sollte mit Hilfe eines Fadens fixiert werden, dann kann durch eine fraktionierte Untersuchung u. U. eine Aussage über verschiedene Konsumzeiträume getroffen bzw. die Nachweisgrenze bei phasenweise unregelmäßigem Konsum herabgesetzt werden. Einmaliger oder seltener Konsum wird analytisch allerdings nicht erfasst. Ist der Haarbefund positiv, ist von häufigerem bis regelmäßigem Konsum auszugehen.

> **!** Der Nachweis einer langfristigen Drogenabstinenz kann prospektiv durch 4 bis 6 unangekündigte, kurzfristig anberaumte (Einbestellungszeit < 48 Std.) Drogen-Screenings im Urin (Sichtkontrolle bei Probengabe, Kreatinin > 90 mg%) innerhalb eines Zeitraums von 12 Monaten belegt werden. Retrospektiv ermöglicht eine Haaranalyse (1 cm Haarlänge = 4 Wochen) den Ausschluss eines häufigeren Drogenkonsums.

Die Einschätzung der Prognose orientiert sich an ähnlichen Kriterien wie die nach Alkoholauffälligkeiten. Die Diagnose Abhängigkeit ist mit der Forderung einer erfolgreich abgeschlossenen stationären oder ambulanten Entwöhnungstherapie verbunden. Danach sollte ein einjähriger Abstinenzzeitraum durch mindestens 4 unangekündigte Drogen-Screenings im Urin belegt sein. Bei Ge- oder Missbrauch ist eine stattgehabte therapeutische Intervention nicht unabdingbar. Der Abstinenzzeitraum von 1 Jahr kann hier in leichten Fällen mit günstigem Verlauf auf bis zu 6 Monate verkürzt werden.

Auch die Exploration unterscheidet sich nicht grundsätzlich von der bei einer verkehrsrelevanten Alkoholproblematik. Zunächst ist auch bei negativen chemisch-toxikologischen Befunden die Glaubwürdigkeit der dauerhaften Abstinenz zu hinterfragen. Der frühere Drogenkonsum muss als krankheitswertig bzw. normabweichend akzeptiert werden. Die Motivation zur Abstinenz muss aus dem gesamten Lebensumfeld heraus begründet werden und darf sich nicht lediglich auf die Wiedererlangung der Fahrerlaubnis beschränken. Der Proband muss sich der motivationalen Hintergründe des früheren Drogenkonsums bewusst sein, die Rückfallgefährdung kennen und wirksame Vermeidungsstrategien entwickelt haben.

> **!** Zur Wiedererlangung der Fahreignung nach Drogenabhängigkeit sind der erfolgreiche Abschluss einer ambulanten oder stationären Therapiemaßnahme und der Nachweis einer anschließenden mindestens einjährigen Abstinenz erforderlich. Bei Drogenge- oder -missbrauch kann ein Abstinenzzeitraum von einem, in günstigen Verläufen von einem halben Jahr ausreichen.

Auch für Fälle von Drogenkonsum gibt es grundsätzlich die Möglichkeit einer Nachschulungsmaßnahme nach § 70 FeV. Sie sind als noch fragwürdiger einzuschätzen als die nach Alkoholauffälligkeiten.

Probanden, die an einem Substitutionsprogramm teilnehmen, ist in der Regel die Fahreignung abzusprechen. Ausnahmen sind bei zuverlässigen Probanden frühestens nach einem Jahr begründbar, sofern in dieser Zeit nachgewiesener Maßen kein Beikonsum erfolgte und eine stabile psychosoziale Integration vorliegt. Das psychophysische Leistungsvermögen ist zu überprüfen.

46.7.3 Schizophrene und affektive Psychosen

Endogene Psychosen bieten hinsichtlich ihrer phasischen Verläufe sowie hinsichtlich der Qualität und Intensität ihrer Symptomatik eine hohe Variabilität. Dies erfordert eine individuelle Beurteilung.

Im akuten Schub einer endogenen Psychose ist die Fahreignung generell zu verneinen. Dies gilt insbesondere für schizophrene Psychosen und affektive Psychosen manischer Färbung. Eine depressive Symptomatik ist günstiger einzuschätzen, solange keine wahnhaften und stuporösen Störungen sowie keine akute Suizidalität auftreten. Ebenso darf das psychophysische Leistungsvermögen nicht eingeschränkt sein.

> **!** Im akuten Schub einer schizophrenen oder affektiven Psychose manischer oder schwerer depressiver Ausprägung ist die Fahreignung aufgehoben.

Nach Abklingen der akuten Phase ist die Beurteilung einerseits an einer eventuell vorhandenen Residualsymptomatik zu orientieren. Es dürfen insbesondere keine kognitiven Störungen und keine Leistungsdefizite mehr vorliegen. Für die Fahrerlaubnisklassen der Gruppe 2 ist in der Regel völlige Symptomfreiheit zu fordern. Andererseits ist das Risiko eines erneuten Schubs zu bedenken. Es lässt sich nach einer Erstmanifestation zunächst kaum vorhersagen, da dies einer gewissen Verlaufbeobachtung bedarf. Eine wesentliche Rolle spielen dabei die Krankheitseinsicht und die Zuverlässigkeit des Patienten.

Eine positive Eignungsbeurteilung kann sich beispielsweise darauf stützen, dass eine weitere Episode aufgrund einer medikamentösen Therapie voraussichtlich abgeschwächt verlaufen und durch eine engmaschige Betreuung frühzeitig erkannt würde. Regelmäßige ärztliche Kontrollen können als Auflage empfohlen werden. Das Risiko erhöht sich jedoch mit der Zahl der aufgetretenen Episoden und der Kürze der Remissionsintervalle. Sind aus der Anamnese bereits mehr als eine Phase einer affektiven Psychose bekannt, ist die Fahreignung für die Fahrerlaubnisklassen der Gruppe 2 ausgeschlossen, bei schizophrenen Psychosen nur ausnahmsweise unter besonders günstigen Umständen noch zu bejahen.

> ❗ Nach Remission ist die Beurteilung der Fahreignung in Abhängigkeit von einer eventuellen Residualsymptomatik und dem Risiko eines erneuten akuten Schubs vorzunehmen. Nach mehr als einem Schub kann die Fahreignung für die Fahrerlaubnisklassen der Gruppe 2 in der Regel nicht mehr bejaht werden.

Unter Umständen kann die erforderliche Medikation zu einer eignungsrelevanten Beeinträchtigung der psychophysischen Leistungsfähigkeit führen. In den meisten Fällen tritt dies jedoch nur vorübergehend im Anfangsstadium und nach Dosiserhöhungen bzw. Umsetzungen auf.

46.7.4 Hirnorganische Störungen

Hirnorganische Störungen können sehr vielfältige Ursachen haben und in Abhängigkeit davon ein ebenso vielfältiges Erscheinungsbild. Von vornherein ausgeschlossen ist die Fahreignung in allen Fällen, in denen schwerwiegende kognitive und/oder affektive Beeinträchtigungen vorhanden sind. Geringgradige Defizite müssen zumindest einer Fahreignung für die Fahrerlaubnisklassen der Gruppe 1 nicht entgegenstehen. Dies gilt z. B. auch für leichtere demenzielle Syndrome.

In der Praxis empfiehlt es sich, die Testung des psychophysischen Leitungsvermögens in den Vordergrund zu stellen. Sind hier schon gravierende Mängel festzustellen, kann die Fahreignung ausgeschlossen werden, wobei die ursächliche Diagnose nicht mehr von entscheidender Bedeutung ist. Liegt allerdings noch eine ausreichende Leistungsfähigkeit vor, muss mithilfe der genauen Diagnose der voraussichtliche weitere Verlauf der zugrunde liegenden Erkrankung abgeschätzt werden. Eher selten handelt es sich um Erkrankungen, die folgenlos ausheilen oder auf einem stabilen Niveau einer bleibenden Residualsymptomatik ausheilen, wie etwa posttraumatische Störungen. Dann kann die Fahreignung für die Fahrerlaubnisklassen der Gruppe 1, ggf. auch der Gruppe 2 dauerhaft zugestanden werden. Häufiger sind aber chronisch-progrediente Verläufe zu

befürchten. Sie erfordern regelmäßige Nachuntersuchungen, deren zeitliche Intervalle an die Geschwindigkeit der Progredienz und den jeweiligen Abstand des Leistungsvermögens von den Mindestanforderungen angepasst werden müssen.

> ❗ Bei hirnorganischen Störungen kann nur dann von Fahreignung ausgegangen werden, wenn keine wesentlichen kognitiven oder affektiven Beeinträchtigungen vorliegen und das psychophysische Leistungsvermögen ausreicht. Chronisch-progrediente Verläufe erfordern eine regelmäßige Nachuntersuchung.

In die Rubrik der hirnorganischen Störungen gehört auch der degenerative Altersabbau, unabhängig von der Frage seines Krankheitswerts. Ihm kommt zunehmend größere Bedeutung zu. Zwar können auftretende Leistungsmängel oft durch die langjährige Fahrpraxis kompensiert werden. Da gerade ungewohnte und situativ komplizierte Anforderungen nur schwer bewältigt werden, können in Grenzfällen Auflagen wie Umkreis-, Tageszeit- und Geschwindigkeitsbeschränkungen nützlich sein. Andererseits kumuliert der Leistungsabbau mit weiteren Einschränkungen durch altersbedingte Erkrankungen, am häufigsten des Sehvermögens. Ausgeschlossen ist die Fahreignung, wenn hirnorganische Wesensänderung mit Eigenkritikminderung und Selbstüberschätzung einer Kompensation durch umsichtiges Verhalten und Risikomeidung entgegenstehen.

> ❗ Degenerativer Altersabbau kann die Fahreignung beeinträchtigen. Kompensationsmöglichkeiten durch Fahrpraxis und Kumulationsgefahren durch weitere altersbedingte Erkrankungen sind gegeneinander abzuwägen.

46.7.5 Intellektuelle Leistungseinschränkungen

Grundlage für die Beurteilung der Fahreignung bei intellektuellen Leistungseinschränkungen bildet zunächst die Bestimmung des Intelligenzquotienten IQ mit einem ausreichend differenzierten Verfahren wie z. B. dem HAWIE-R. Definierte Mindestanforderungen gibt es allerdings nur für die Erlaubnis zur Fahrgastbeförderung (IQ ≥ 85). Bei den übrigen Fahrerlaubnisklassen der Gruppe 2 und denen der Gruppe 1 sind Eignungszweifel aufgrund einer Minderbegabung allein generell erst dann berechtigt, wenn der IQ ≤ 70 liegt.

In den verbleibenden Fällen der Fahrerlaubnisklassen der Gruppe 2 wird in den Begutachtungsleitlinien lediglich dazu aufgefordert, die mit intellektuellen Leistungseinschränkungen verbundenen Risiken und Gefahren bei der Begutachtung zwar besonders zu berücksichtigen. Der IQ alleine ist nur bedingt aussagekräftig. Insbesondere in Grenzfällen ist es notwendig, das Spektrum der Teilleistungsbereiche des Tests genauer zu betrachten und jeweils auf ihre Relevanz bezüglich des Verkehrsverhaltens zu überprüfen. Weiter können die Fähigkeit zur Bewältigung von Alltagsanforderungen allgemein und, soweit vorhanden, die bisherige Verkehrsbewährung sowie Persönlichkeitsmerkmale des Probanden für die Beurteilung mit herangezogen werden.

> **!** Mindestanforderungen an die intellektuelle Leistungsfähigkeit sind mit einem IQ von 85 nur für Erlaubnis zur Fahrgastbeförderung definiert. In den übrigen Fällen der Fahrerlaubnisklassen der Gruppen 1 und 2 kann ohne weiteres die Eignung erst bei Unterschreitung eines IQ von 70 angezweifelt werden.

46.7.6 Verkehrsrechtliche und/oder strafrechtliche Delinquenz

Die Themengruppe verkehrsrechtliche und/oder strafrechtliche Delinquenz ist die drittgrößte im Klientel der Fahreignungsbegutachtung. Sie umfasst hauptsächlich die sog. Punktetäter mit 18 oder mehr Punkten im Verkehrszentralregister und Probanden nach Straftaten, die in Zusammenhang mit einer Verkehrsteilnahme stehen (z. B. Unfallflucht, fahrlässige Körperverletzung/ Tötung, Nötigung). Aber auch Straftaten außerhalb des Verkehrs können Anlass zu Zweifeln an der Fahreignung bieten, wenn sie sich z. B. durch ungewöhnliche Aggressivität auszeichnen. Die Ursachen für die Auffälligkeiten liegen in der Regel in der Persönlichkeit der Probanden begründet. Im Vordergrund stehen Anpassungsstörungen mit fehlender Bereitschaft zur Regelakzeptanz. Daneben spielen selbstunsichere Persönlichkeiten mit Neigung zu einer kompensatorischen Profilierung im Verkehrsverhalten oder mangelnder Abgrenzung gegenüber von außen herangetragenen Ansprüchen sowie Probanden mit hohem Aggressionspotenzial und/oder mangelnder Impulskontrolle eine Rolle. In den meisten Fällen wäre es allerdings zu weitgreifend, von Persönlichkeitsstörungen mit Krankheitswert auszugehen. Der Rückgriff auf die in den Gesetzestexten verwendete Formulierung der charakterlichen Eignungsmängel ersetzt sowohl die exakte Diagnose wie auch die Abgrenzung gegenüber einer nicht krankhaften Persönlichkeitsvariante. Die Beurteilung erfolgt auf der Basis einer Verhaltensprognose.

Die Ergebnisse der körperlichen Untersuchung sind meist ebenso unauffällig wie die der testpsychologischen Untersuchung. Sie dienen jedoch dem notwendigen Ausschluss von Erkrankungen, die in seltenen Fällen differenzialdiagnostisch als konkurrierende Ursache für die vermehrten Auffälligkeiten zu diskutieren wären. In Frage kommen insbesondere neurologische oder sinnesphysiologische Störungen, die meist auch zu entsprechenden Leistungseinbußen führen. Zusätzlich sollten intellektuelle Defizite als potenzielle Ursachen für gehäufte Verkehrsverstöße ausgeschlossen werden.

Im Vorfeld der Begutachtung wesentlich ist die genaue Kenntnis der Vorgeschichte. Zum einen gibt es einige Variablen, die sich als negative prognostische Prädiktoren erwiesen haben: männliches Geschlecht, junges Lebensalter, hohe Punktezahl, Schwere der Delikte, steigende Deliktfrequenz, berufliche Nutzung eines Fahrzeugs, hohe jährliche Fahrleistung, Bevorzugung schneller Fahrzeuge. Unter den Deliktarten sind speziell Fahren ohne Fahrerlaubnis und technische Fahrzeugmängel eher belastend zu werten. Zum anderen erfordert die Einschätzung der subjektiven Stellungnahmen des Probanden die Kenntnis der objektiven Sachverhalte.

In der Exploration ist zu prüfen, ob eine Verhaltensänderung eingetreten ist, der auch zukünftig Stabilität zuzutrauen ist. Man darf sich dabei von vordergründigen Beteuerungen und Bekenntnissen, die insbesondere von intelligenten Probanden überzeugend vorgebracht werden können, nicht täuschen lassen. Es muss deutlich werden, dass der Proband das eigene Fehlverhalten als solches erkennt und die Verantwortung dafür übernimmt. Pechvogel- und Opferargumentationen schließen dies aus. Er muss sich über die das Fehlverhalten bedingenden persönlichen Hintergründe im Klaren sein, dieses Bedingungsgefüge geändert und alternative Handlungsstrategien entwickelt haben.

Persönlichkeitsstörungen sind im Allgemeinen sehr veränderungsresistent. Positive Fahreignungsprognosen sind deshalb in diesem Klientel mit großer Zurückhaltung zu stellen. Man sollte sich vor Augen halten, dass das ordnungswidrige oder delinquente Verkehrsverhalten mit einer hohen Dunkelziffer einhergeht. In der Regel vergeht eine relativ lange Zeit, bis das Fehlverhalten zu spürbaren Konsequenzen führt. Aufgrund dieser Lerngeschichte sind die Fehlverhaltensweisen dann häufig so eingeschliffen, dass von verkehrsrechtlichen Sanktionen alleine keine Verhaltensänderung erwartet werden darf. Dies zeigt sich bei den sog. Punktetätern schon daran, dass die dem Führerscheinentzug vorausgehende Verwarnung bei 8 Punkten und das bei 14 Punkten geforderte Aufbauseminar keinen Erfolg gehabt haben. Eine positive Eignungsprognose sollte deshalb nur in Ausnahmefällen ohne vorangegangene adäquate Therapiemaßnahme gestellt werden. Einer auch bei Punktetätern möglichen Nachschulungsmaßnahme nach § 70 FeV mit ungeprüfter Unterstellung einer dadurch erlangten Fahreignung sollte man kritisch gegenüberstehen.

> **!** Ursachen für erhöhte verkehrs- oder strafrechtliche Delinquenz liegen meist in der Persönlichkeit der Betroffenen und stellen lange eingeschliffene und somit relativ veränderungsresistente Verhaltensweisen dar. Eine positive Fahreignungsprognose ist in der Regel nur nach eingehender therapeutischer Intervention vertretbar.

Mitunter können nicht bewältigte lebensphasische Umstände wie berufliche oder familiäre Krisen Ursache der erhöhten Zahl von Auffälligkeiten sein. Das kann nur dann ernsthaft unterstellt werden, wenn sich ein deutlicher Bruch in der biografischen Entwicklung erkennen lässt, etwa eine plötzlich auftretende Häufung der Fehlverhaltensweisen nach langjähriger regelkonformer Verkehrsteilnahme. In diesen Fällen kann die Prognose günstiger gesehen werden, sofern die Lebenskrise bewältigt ist.

46.8 Neurologische Erkrankungen

46.8.1 Anfallsleiden

Probanden, bei denen die Gefahr eines Anfalls mit Bewusstseinverlust oder motorischen Störungen besteht, ist die Fahreignung abzusprechen. Dabei bestehen prinzipiell keine Unterschiede zwischen epileptischen Anfälle und solchen anderer Genese (z. B. kardiovaskulären Synkopen). Wann und unter welchen Bedingungen nach dem Auftreten eines Anfalls das Risiko eines erneuten Anfalls so gering ist, dass die Fahreignung wieder unterstellt werden kann, wird – wenngleich überwiegend auf epileptische Anfälle abgestellt – in den Begutachtungsleitlinien sehr differenziert in Form der Festlegung einer Art Sperrfrist definiert. Zu beachten sind dabei die unterschiedlichen Anforderungen für die Fahrerlaubnisklassen der Gruppe 1 und 2.

Die sehr strengen Anforderungen für die Fahrerlaubnisklassen der Gruppe 2 negieren die Fahreignung generell, wenn die Diagnose einer Epilepsie gestellt worden ist. Eine Ausnahme davon ist nur möglich, wenn ohne antiepileptische Medikation 5 Jahre Anfallsfreiheit bestehen. Handelt es sich um einen einmaligen Anfall ohne Anhalt für eine beginnende Epilepsie, reicht ein anfallsfreier Zeitraum von 2 Jahren aus. Er kann weiter auf 6 Monate verkürzt werden, wenn es sich um einen Gelegenheitsanfall handelt, dessen provozierende Faktoren bekannt und vermeidbar sind.

> **!** Die Fahreignung für die Fahrerlaubnisklassen der Gruppe 2 erfordert eine anfallsfreie Zeit von 2 Jahren nach einem einmaligen Anfall, von 6 Monaten nach einem Gelegenheitsanfall bei Vermeidbarkeit der provozierenden Faktoren. Die Diagnose einer Epilepsie schließt die Fahreignung für die Fahrerlaubnisklassen der Gruppe 2 in der Regel aus.

Großzügiger wird die Fahreignung für die Fahrerlaubnisklassen der Gruppe 1 gesehen. So wird bei Persistenz einfacher fokaler Anfällen ohne Bewusstseinsbeeinträchtigung und ohne relevante motorische, sensorische und kognitive Behinderung, bei denen in einer einjährigen Verlaufsbeobachtung keine Anzeichen für eine Ausweitung zu erkennen waren, keine Einschränkung der Fahreignung gesehen. Gleiches gilt für ausschließlich an den Schlaf gebundene Anfälle nach einer Beobachtungszeit von 3 Jahren. Die Anforderungen an die anfallsfreie Zeit nach einmaligem Anfall/Gelegenheitsanfall sind auf 3 bis 6 Monate reduziert, sofern sich keine Hinweise für eine idiopathische Epilepsie ergeben, bzw. auslösende Bedingungen des Gelegenheitsanfalls vermeidbar sind. Auch kurzfristig posttraumatisch oder postoperative aufgetretene Anfälle können günstiger beurteilt werden (6 Monate Anfallsfreiheit). Ansonsten muss nach mehrfachen Anfallsrezidiven Anfallsfreiheit für 1 Jahr nachgewiesen werden.

Zweifellos ist ein EEG für die Begutachtung der Fahreignung bei epileptischen Anfallsleiden ein wesentliches Urteilskriterium. Es ist allerdings zu berücksichtigen, dass weder ein unauffälliger EEG-Befund eine Epilepsie ausschließt, noch ein einschlägig pathologischer Befund im EEG einer

Anfallsfreiheit widerspricht. Es ist hier eine gesamthafte, individuelle und auch verlaufsorientierte Beurteilung notwendig. Die Untersuchung muss auch eignungsrelevante Nebenwirkungen der Antiepileptika berücksichtigen. Wird die Medikation umgestellt, reduziert oder abgesetzt, sollte für 3 Monate auf eine Verkehrsteilnahme verzichtet werden.

Wurde die Fahreignung bejaht, so sind Nachuntersuchungen zunächst in jährlichen, später auch längeren Intervallen erforderlich.

> **!** Für die Fahrerlaubnisklassen der Gruppe 1 reicht der Nachweis einer einjährigen, bei zunächst therapieresistenten Verläufen einer zweijährigen Anfallsfreiheit aus. Nach einmaligem Anfall/Gelegenheitsanfall kann die Sperrfrist auf 3–6 Monate, nach posttraumatischen oder postoperativen Anfällen auf sechs Monate verkürzt sein. Einfache fokale Anfälle ohne Bewusstseinsstörung und ohne relevante peripher-neurologische Ausfälle und schlafgebundene Anfälle müssen die Fahreignung für die Gruppe 1 nicht einschränken.

46.8.2 Neurologische Erkrankungen mit Beeinträchtigung muskulärer Funktionen

Neben den Anfallsleiden und den bereits im Abschnitt 46.7.4 besprochenen hirnorganischen Störungen sind in den Begutachtungsleitlinien eine Reihe weiterer neurologischer Erkrankungen mit verkehrsmedizinischer Relevanz aufgeführt: Erkrankungen und Verletzungen des Rückenmarks, Erkrankungen der neuromuskulären Peripherie (myopathischer Muskelschwund, myasthenisches Syndrom, myotonisches Syndrom, neuropathische Schädigungen) und extrapyramidalen Erkrankungen. Ihnen gemeinsam ist die Beeinträchtigung peripherer muskulärer Funktionen. Eine Fahreignung für Fahrerlaubnisklassen der Gruppe 2 ist in diesen Fällen in der Regel nicht mehr gegeben. Die Beurteilung für die Fahrerlaubnisklassen der Gruppe 1 muss anhand des individuellen Grades der motorischen Behinderung (vgl. auch Abschnitt 46.9) und ihrer therapeutischen Beeinflussbarkeit vorgenommen werden. Bei periodischen Verläufen sind auch die Vorhersehbarkeit und Geschwindigkeit des Auftretens der Symptome zu beachten. Unter Umständen können technische Hilfsmittel am Fahrzeug, die in Abstimmung mit einem technischen Gutachter zu bestimmen sind, eine bedingte Eignung wieder herstellen. Wird die Fahreignung oder bedingte Fahreignung noch unterstellt, ist sie bei Erkrankungen mit bekanntem progressivem Verlauf in regelmäßigen Abständen zu kontrollieren.

> **!** Erkrankungen mit Störungen peripherer muskulärer Funktionen bedingen in der Regel die Aufhebung der Fahreignung für die Fahrerlaubnisklassen der Gruppe 2. Die Eignung für die Fahrerlaubnisklassen der Gruppe 1 ist in Abhängigkeit zum Ausprägungsgrad der Behinderung zu beurteilen.

46.9   Bewegungsbehinderungen

Orthopädische und rheumatologische Krankheitsbilder sowie neuromuskuläre Funktionsstörungen können die Fahreignung dadurch beeinträchtigen, dass den Probanden nach Amputationen, durch eingeschränkte Gelenkfunktionen oder mangelnde Kraftentfaltung die Bedienung eines Fahrzeugs nicht mehr möglich ist. Es gibt jedoch eine für den medizinischen Gutachter kaum zu überblickende Vielfalt von technischen Hilfseinrichtungen am Fahrzeug, die bei individueller Anpassung eine bedingte Fahreignung wieder herstellen können. Einen Überblick geben Ausführungen des TÜV, die als Anlage in den Begutachtungsleitlinien abgedruckt sind. Letztlich ist die Entscheidung gemeinsam mit einem technischen Sachverständigen zu treffen. Die Aufgabe des medizinischen Gutachters ist dabei, im Vorfeld der Überlegungen zu technischen Hilfsmitteln Bewegungsumfang und Belastbarkeit, Stumpfverhältnisse und Prothesenverträglichkeit usw. festzustellen. Die abschließende Beurteilung der Kompensierbarkeit durch technische Hilfsmittel obliegt dann dem technischen Sachverständigen.

> **!** Bei Bewegungsbehinderungen kann in Zusammenarbeit mit einem technischen Sachverständigen eine bedingte Fahreignung durch technische Hilfsmittel am Fahrzeug erreicht werden.

46.10   Internistische Erkrankungen

46.10.1 Herz-Kreislauf-Erkrankungen

Bei Hypotonie bestehen in der Regel keine Bedenken gegen die Fahreignung. Bei Hypertonie dagegen ist die Fahreignung generell aufgehoben, wenn der diastolische Blutdruck dauerhaft über 130 mmHg liegt. Einer Fahreignung für die Fahrerlaubnisklassen der Gruppe 2 stehen auch schon diastolische Blutdruckwerte von über 100 mmHg entgegen, wenn zusätzlich eine Linksherzhypertrophie, eine Nierenfunktionsstörung, starke Augenhintergrundsveränderungen und/oder neurologische Restsymptome nach zerebralen Durchblutungsstörungen vorliegen. Für die Fahrerlaubnisklassen der Gruppe 1 kann sie in solchen Fällen noch gegeben sein. Allerdings sollten Nachuntersuchungen in längstens 2-jährigem Abstand erfolgen. Liegen noch keine derartigen prognostisch bedenklichen Folgeerscheinungen vor, kann eine Fahreignung sowohl für die Fahrerlaubnisklassen der Gruppe 1 wie auch der Gruppe 2 unterstellt werden. Nachuntersuchungen sollten im Abstand von mindestens 3 Jahren erfolgen.

> **!** Werden diastolisch Werte von 130 mmHg dauerhaft überschritten, ist die Fahreignung aufgehoben. Liegen sie über 100 mmHg und sind prognostisch ungünstige Folgeschäden an Herz, Niere, Augenhintergrund oder Cerebrum feststellbar, ist die Fahreignung für die Fahrerlaubnisklassen der Gruppe 2 zu negieren, für die der Gruppe 1 kann sie noch gegeben sein.

Ein erster Myokardinfarkt ist für die Eignung bezüglich der Fahrerlaubnisklassen der Gruppe 1 nur von längerfristiger Bedeutung, wenn eine schwerwiegende Restsymptomatik wie z. B. eine gravierende Rhythmusstörung dauerhaft zurückgeblieben ist. Ansonsten kann die Fahreignung nach unkompliziertem Verlauf nach 3 Monaten, nach komplikationsbehaftetem Verlauf nach 6 Monaten wieder angenommen werden. Für die Fahrerlaubnisklassen der Gruppe 2 dagegen schließt ein Herzinfarkt die Fahreignung zunächst aus. Ausnahmen lassen sich frühestens nach einer Beobachtungszeit von 3–6 Monaten begründen, wenn bei mehrfachen Kontrollen keine relevanten Herzrhythmusstörungen, keine Zeichen einer Herzinsuffizienz, keine ausgeprägten Herzwandaneurysmen und keine Angina pectoris bereits bei leichten Belastungen (NYHA III und IV) vorliegen.

Die Untersuchungen zur Abklärung erfordern mindestens Ruhe- und Belastungs-EKG sowie Echokardiografie. Auch nach Wiedererteilung der Fahrerlaubnis sind Kontrolluntersuchungen notwendig: bei der Fahrerlaubnisklasse D und ihren Unterklassen sowie für die Erlaubnis zur Personenbeförderung nach 6 Monaten, bei der Fahrerlaubnisklasse C und ihren Unterklassen nach 1 Jahr.

Nach einem Re-Infarkt sind die Voraussetzungen für die Fahrerlaubnisklassen der Gruppe 2 nicht mehr, für die Fahrerlaubnisklassen der Gruppe 1 lediglich noch bei Fehlen von Herzinsuffizienzzeichen und Rhythmusstörungen gegeben.

> **!** Nach einem Herzinfarkt ist die Fahreignung generell für etwa 3–6 Monate aufgehoben. Für die Fahrerlaubnisklassen der Gruppe 2 kann sie nur in günstigen Verläufen (keine Herzinsuffizienz, keine Rhythmusstörungen, kein Herzwandaneurysma, keine Angina pectoris) wieder unterstellt werden. Ein Re-Infarkt schließt die Fahreignung für die Fahrerlaubnisklassen der Gruppe 2 generell, für die Fahrerlaubnisklassen der Gruppe 1 bei gravierender Restsymptomatik aus.

Unter den Herzrhythmusstörungen sind diejenigen verkehrsmedizinisch relevant, die zu Bewusstseinseinschränkungen oder Synkopen führen. Sie schließen die Fahreignung generell aus. Die Beurteilung muss in einer internistisch-kardiologischen Untersuchung erfolgen, die ein 24-Stunden-Langzeit-EKG umfasst. Kann die Rhythmusstörung medikamentös oder durch einen Herzschrittmacher erfolgreich behandelt werden, ist nach 3 Monaten Symptomfreiheit die Fahreignung für die Fahrerlaubnisklassen der Gruppe 1 wieder hergestellt. Beurteilungskriterien hinsichtlich einer Eignung für die Fahrerlaubnisklassen der Gruppe 2 für diese Fälle sind in den Begutachtungsleitlinien nicht eindeutig formuliert und werden in der Literatur unterschiedlich diskutiert.

Unumstritten ist, dass nach Implantation eines Kardioverters/Defibrillators (ICD) eine Fahreignung für die Fahrerlaubnisklassen der Gruppe 2 nicht mehr unterstellt werden kann. Hinsichtlich der Fahrerlaubnisklassen der Gruppe 1 ist das Risiko des Auftretens einer erneuten lebensbedrohlichen Rhythmusstörung abzuschätzen, da die ICD-Geräte nicht sicher vor Synkopen schützen. Erforderlich ist, abgesehen von Fällen einer prophylaktischen Implantation, ein Beobachtungszeitraum von mindestens 6 Monaten ohne Symptome oder Auslösung des Aggregats. Besteht weiterhin das Risiko einer instabilen ventrikulären Arrhythmie, ist die Fahreignung aufgehoben.

Unabhängig von der Therapieform ist bei komplexen ventrikulären Rhythmusstörungen, nach Synkopen und bei Zustand nach Reanimation die Fahreignung für die Fahrerlaubnisklassen der Gruppe 2 dauerhaft, für die Fahrerlaubnisklassen der Gruppe 1 für mindestens 6 Monate aufgehoben. Kann die Fahreignung für die Fahrerlaubnisklassen der Gruppe 1 danach wieder unterstellt werden, sind regelmäßige Kontrolluntersuchungen unter Einschluss eines 24-Stunden-Langzeit-EKGs erforderlich.

Bei einer Herzinsuffizienz in Ruhe ist die Fahreignung generell, bei Belastungsinsuffizienz ist sie für die Fahrerlaubnisklassen der Gruppe 2 ausgeschlossen. Für die Fahrerlaubnisklassen der Gruppe 1 kann sie bei Belastungsinsuffizienz unter Auflagen noch gegeben sein.

! Herzrhythmusstörungen mit der Gefahr von Bewusstseinsstörungen oder Synkopen führen zur Aufhebung der Fahreignung. Nach erfolgreicher Therapie kann sie für die Fahrerlaubnisklassen der Gruppe 1 wieder erlangt werden, sofern das Risiko erneuter schwerer Rhythmusstörungen behoben werden kann. Für die Fahrerlaubnisklassen der Gruppe 2 bleibt sie meist dauerhaft ausgeschlossen.

46.10.2 Lungen- und Atemwegserkrankungen

Lungen und Atemwegserkrankungen führen nur in schwersten Ausprägungsgraden zu einer Einschränkung oder Aufhebung der Fahreignung. Relevant sind Fälle, in denen es z. B. im Rahmen einer chronischen Bronchitis, eines Emphysems, eines Asthma bronchiale oder einer Lungenfibrose zu Gasaustauschstörungen oder Auswirkungen auf die Herz-Kreislauf-Dynamik kommt. Das Auftreten von Hustensynkopen schließt die Fahreignung aus.

Zunehmende Beachtung hat in den letzten Jahren das Schlafapnoe-Syndrom erlangt. Bedeutsam sind dabei insbesondere die Monotonie-Intoleranz und Einschlafneigung, die bereits bei leichten Formen vorkommen. Von einer Fahreignung kann nur dann ausgegangen werden, wenn nach Einleitung einer Therapie in einem Schlaflabor keine Tagesmüdigkeit mehr vorliegt. Gravierende Vigilanzminderungen machen sich schon in der Testung des psychophysischen Leistungsvermögens bemerkbar.

Höchste diagnostische Wertigkeit kommt der Pupillografie zu. Regelmäßige Kontrollen sollten erfolgen.

! Bei der Diagnose eines Schlafapnoe-Syndroms kann nur von einer Fahreignung ausgegangen werden, wenn eine Therapie eingeleitet wurde und keine Anzeichen einer Tagesmüdigkeit vorhanden sind.

46.10.3 Diabetes mellitus

Verkehrsmedizinisch relevant ist bei Diabetikern die Gefahr einer hyperglykämischen, insbesondere aber einer hypoglykämischen Stoffwechselentgleisung mit Bewusstseinsstörung. Ein solches Risiko besteht in der Regel nicht bei diätetisch oder oral medikamentös eingestellten Diabetikern; lediglich Antidiabetika vom Sulfonylharnstofftyp sind prinzipiell geeignet, Hypoglykämien herbeizuführen. Es bestehen deshalb bei diesen Fällen von Ausnahmen abgesehen keine prinzipiellen Bedenken gegen die Fahreignung. Vorsicht geboten ist in der Einstellungs- oder Umstellungsphase.

Wird mit Sulfonylharnstoffen behandelt, sollte vor Unterstellung der Eignung für die Fahrerlaubnisklassen der Gruppe 2 für mindestens 3 Monate eine ausgeglichene Stoffwechsellage ohne Hypoglykämien vorgelegen haben; Nachuntersuchungen sind im Abstand von längstens 3 Jahren anzusetzen.

Bei einem insulinpflichtigem Diabetes mellitus kann die Eignung für die Fahrerlaubnisklassen der Gruppe 1 gegeben sein. Voraussetzungen sind eine ausgeglichene Stoffwechsellage, eingehende Kenntnisse über und ein zuverlässiger Umgang mit der Erkrankung. Die Eignung für die Fahrerlaubnisklassen der Gruppe 2 dagegen ist in aller Regel zu verneinen. Ausnahmen davon sind in seltenen Fällen unter außergewöhnlichen Umständen möglich. Sie müssen sehr ausführlich begründet werden und bedürfen regelmäßigen, mindestens zweijährigen Nachuntersuchungen.

! Ein diätetisch oder oral medikamentös eingestellter Diabetes mellitus steht der Fahreignung nicht entgegen. Bei insulinpflichtigem Diabetes mellitus ist die Eignung für die Fahrerlaubnisklassen der Gruppe 2 in der Regel nicht gegeben; für die Fahrerlaubnisklassen der Gruppe 1 kann sie bei stabiler ausgeglichener Stoffwechsellage bei verantwortungsvollen Probanden bejaht werden.

46.10.4 Nierenerkrankungen

Die Frage der Fahreignung kann sich stellen bei Dialysepatienten und bei Nierentransplantierten. Bei ausreichender psychophysischer Leistungsfähigkeit und Fehlen verkehrsmedizinisch relevanter Komplikationen kann die Fahreignung für die Fahrerlaubnisklassen der Gruppe 1 trotz dauerhafter Dialyse erhalten sein. Die Begutachtung sollte ggf. nicht ohne Zuziehung des Nephrologen erfolgen; regelmäßige ärztliche Betreuung sollte gewährleistet sein. Die Fahreignung für die Fahrerlaubnisklassen der Gruppe 2 dagegen ist im Regelfall nicht mehr zu unterstellen. Nach erfolgreicher Transplantation kann die Fahreignung für alle Klassen wieder gegeben sein.

! Bei Dialysepatienten kann die Eignung für die Fahrerlaubnisklassen der Gruppe 1, nicht aber die Eignung für die Fahrerlaubnisklassen der Gruppe 2 unterstellt werden. Nach erfolgreicher Nierentransplantation ist die Fahreignung uneingeschränkt wieder hergestellt.

46.11 Kumulation und Kompensation

In den meisten Fällen ist die Fahreignung eines Probanden nicht nur durch eine Erkrankung/Störung alleine beeinflusst, sondern es ist eine Vielzahl von Faktoren zu berücksichtigen. So können einerseits mehrere auch für sich alleine nicht unbedingt relevante Faktoren zu einem relevanten Komplex kumulieren, andererseits können sie sich u. U. jedoch kompensieren. In der Beurteilung des Einzelfalls ist dies zu berücksichtigen; die Begutachtungsleitlinien lassen für solche Fälle ausdrücklich einen individuellen Spielraum offen.

Klassische Beispiele für eine Kumulation stellen das gleichzeitige Auftreten verschiedener verkehrsmedizinisch relevanter Störungen oder zusätzliche Belastungen durch Komplikationen im Verlauf einer Erkrankung dar. Diese Thematik ist insbesondere bei älteren Probanden zu prüfen. Dabei ist nicht nur an die primär offensichtliche Multimorbidität zu denken. Häufig spielen auch

Faktoren eine Rolle, die von den Probanden selbst nicht als normabweichend empfunden werden. So zeigt beispielsweise die Erfahrung, dass die meisten älteren Probanden erhebliche Einschränkungen des Sehvermögens haben, ohne sich dessen bewusst zu sein.

Der Effekt medikamentöser Therapien stellt in den meisten Fällen einen kompensatorischen Faktor dar. Es ist aber zu prüfen, inwieweit verkehrsrelevante unerwünschte Nebenwirkungen auftreten. Dies ist insbesondere bei zentralwirksamen Substanzen wie Schmerzmitteln, Schlaf- und Beruhigungsmitteln, Antiepileptika, Neuroleptika, Antidepressiva sowie manchen Antihypertonika und Antiallergika zu befürchten. Die anfängliche zentralnervöse Dämpfung wird im Verlauf einer längerfristigen Behandlung allerdings meist durch Gewöhnungseffekte aufgehoben. Besondere Vorsicht ist deshalb in den Ein- oder Umstellungsphasen geboten. In Zweifelsfällen sollte nach stabiler Einstellung eine Testung des psychophysischen Leistungsvermögens erfolgen.

Einen nicht zu vernachlässigenden Einflussfaktor stellt aber auch die Persönlichkeit des Probanden dar. Wesentlich sind Krankheitseinsicht, Wissen um den Verlauf der Erkrankung und die drohenden Risiken, die Zuverlässigkeit und Sorgfalt im Umgang mit der Erkrankung und der notwendigen Therapie, Selbstdisziplin und Verantwortungsbewusstsein.

! Die Voraussetzungen der Fahreignung stellen einen Komplex dar, der in der Regel durch mehrere kumulativ oder kompensatorisch wirksame Faktoren beeinflusst ist. Häufig von Bedeutung sind neben Multimorbidität die Auswirkungen der Therapie und die Compliance des Probanden.

Zusammenfassung Aus dem Fachgebiet der Verkehrsmedizin ist unter arbeitsmedizinischen Gesichtspunkten insbesondere die Begutachtung der Fahreignung von Interesse. Je nach Fragestellung kann es sich dabei um eine medizinische oder um eine medizinisch-psychologische Begutachtung handeln. Die rechtlichen Grundlagen bilden das Straßenverkehrsgesetz (StVG) und die Fahrerlaubnisverordnung (FeV). Regelmäßige Untersuchungen sind für die Fahrerlaubnisklassen C und D sowie für die Erlaubnis zur Fahrgastbeförderung vorgesehen; Vorgaben über Umfang und Form finden sich in den Anlagen der FeV. Daneben kann die Fahrerlaubnisbehörde anlassbezogen aufgrund von Verkehrsauffälligkeiten oder nach Bekannt werden relevanter Erkrankungen die Fahreignung in Frage stellen. Dies erfordert Begutachtungen unter gezielter Fragestellung. Eine differenzierte Orientierung für die Beurteilung dieser speziellen Fälle liefern die „Begutachtungsleitlinien zur Kraftfahrereignung".

Weiterführende Literatur

Bundesanstalt für Straßenwesen (BAST): Begutachtungsleitlinien zur Kraftfahrereignung. Reihe Mensch und Sicherheit, M 115. Bremerhaven: Wirtschaftsverlag NW, 2000.

Himmelreich K, Janker H, Karbach U: Fahrverbot, Fahrerlaubnisentzug und MPU-Begutachtung. 8. Aufl. Neuwied: Luchterhand, 2007.

Madea B, Mußhoff F, Berghaus G: Verkehrsmedizin – Fahreignung, Fahrsicherheit, Unfallrekonstruktion. 1. Aufl. Köln: Deutscher Ärzte-Verlag, 2007.

Schubert W, Schneider W, Eisenmenger W, Stephan E: Begutachtungsleitlinien zur Kraftfahrereignung – Kommentar. 2. Aufl. Bonn: Kirschbaum, 2005.

XIII

Umweltmedizinische Aspekte

47 Betriebsarzt und Umweltmedizin

M. Nasterlack

47.1 Einleitung

47.1.1 Begriffsbestimmung

Arbeitsmedizin ist nach der Definition der Deutschen Gesellschaft für Arbeitsmedizin und Umweltmedizin (DGAUM) „die medizinische, vorwiegend präventiv orientierte Fachdisziplin, die sich einerseits mit der Untersuchung … der Wechselbeziehungen zwischen Anforderungen, Bedingungen, Organisation der Arbeit sowie andererseits dem Menschen, seiner Gesundheit … sowie seinen Krankheiten befasst (DGAUM 2006).

Somit kann Umweltmedizin als eine Erweiterung der klassischen arbeitsmedizinischen Sichtweise auf die Gesamtbevölkerung und auf den außerberuflichen Anteil dieser menschengemachten Einflüsse aufgefasst werden.

> **!** Gegenstand der Umweltmedizin sind die Auswirkungen der „durch menschliches Handeln entstandenen physikalischen und chemischen Faktoren, Stoffe und anderen Einflüsse, die aus der natürlichen und kultürlichen Umgebung direkt oder indirekt auf den Menschen einwirken. Umweltmedizin ist insofern der auf den Menschen, seine gesunden Lebens- und Überlebensmöglichkeiten bezogene Teil des Umweltschutzes" (Fülgraff 1992).

47.1.2 Konzepte der Umweltmedizin

Wenn somit auch die Zielsetzung der Umweltmedizin leicht definierbar und wenig kontrovers ist,

so trifft dies doch in keiner Weise auf die konkreten Vorstellungen, Methoden und Aussagen zu, die unter diesem Begriff auftreten. Es bestehen offenkundig zwei Haupttrends in der Entwicklung der Umweltmedizin. Zum einen wird versucht, mit klassischen naturwissenschaftlichen Methoden die Bedeutung der anthropogenen Umweltveränderungen für die menschliche Gesundheit abzuschätzen. Zum anderen findet sich, beispielsweise repräsentiert durch die so genannte „klinische Ökologie", eine Denkweise, die alle möglichen Gesundheits- und Befindlichkeitsstörungen auf ebenso unterschiedliche Umwelteinflüsse bezieht. Sie belegt diese Zusammenhänge in der Regel mit schulmedizinisch nicht akzeptierten Diagnoseverfahren und behandelt mit ebenso wenig validierten Therapieformen. Die folgende Definition „umweltassoziierte Erkrankungen" der American Academy of Environmental Medicine mag hier zur Illustration dienen:

„Umweltmedizin umfasst die adversen Reaktionen, die von einem Individuum infolge einer Exposition gegenüber Umweltreizen („environmental excitants") erfahren werden. Reize, für die individuelle Empfindlichkeiten bestehen, kommen in Luft, Nahrung, Wasser und Medikamenten vor und werden häufig in Wohnungen, bei der Arbeit, in Schulen und auf Spielplätzen angetroffen. Expositionen gegenüber diesen Einflüssen können ein oder mehrere Organsysteme beeinträchtigen, was in der Regel von Individuen und ihren Ärzten nicht richtig erkannt wird. … Die grundlegenden Theorien der Umweltmedizin schließen das Konzept der Gesamtbelastung („total load"), der individuellen Empfindlichkeit und der Anpassung ein" (AAEM 2008).

! Obwohl sich die AAEM gegenüber der Definition von 1992 bereits von einigen noch unspezifischeren Begrifflichkeiten getrennt hat, ist leicht erkennbar, dass mit diesem gedanklichen Ansatz jeder beliebige Zustand, von Befindlichkeitsstörungen bis hin zu schwersten Erkrankungen, als umweltausgelöst bezeichnet werden kann. Gleichzeitig kann die Vermutung einer „Umweltauslösung" nie widerlegt werden, da selbst bei geringster oder sogar nicht nachweisbarer Belastung nur eine besonders hohe Empfindlichkeit des erkrankten Individuums angenommen werden muss.

Weiter zeigt die Verwendung nicht wissenschaftlich definierter und evaluierter Begriffe exemplarisch, dass die Umweltmedizin teilweise eine beträchtliche Anziehungskraft auf so genannte „alternativmedizinische" Konzepte ausübt.

47.1.3 Umweltmedizin und Industrie

Die Umweltmedizin hat eine wesentliche Wurzel in der Umweltschutzbewegung. Hieraus resultiert manchmal ein gewisses Misstrauen, das sich Vertreter der Industrie und der Umweltmedizin aufgrund alter Feindbilder gegenseitig entgegenbringen. Historisch betrachtet ist dieses Misstrauen auf der Seite der Umweltbewegung verständlich. Sie kann sich auf die Folgen zahlreicher Massenexpositionen beziehen, die teils aus Unfällen, teils aus nachlässiger oder krimineller Handlungsweise resultierten. Krankheitshäufungen wie die bei Minamata, Yusho und Yucheng, der spanische Giftölfall und viele andere liefern den Hintergrund für diese Bedenken. Vorfälle aus neuerer Zeit, wie die Massenvergiftungen durch Natriumbromid in Luanda, Angola (2007) oder illegal deponierten Giftmüll in Abidjan, Elfenbeinküste (2006) belegen leider, dass die sichere oder auch nur verantwortungsvolle Handhabung gefährlicher Stoffe auch heute nicht überall als gelöstes Problem angesehen werden kann. Aber auch die Beurteilung von weit weniger dramatisch wirksamen Umweltbelastungen hat sich im Lauf der Zeit durch zunehmende wissenschaftliche Erkenntnis geändert. Hier kann die Bleibelastung aus der Verbrennung von Vergaserkraftstoffen oder die Belastung von Umweltmedien durch Persistent Organic Pollutants (schwer abbaubare organische Verbindungen wie DDT, polychlorierte Biphenyle o. Ä.) angeführt werden. Manche dieser anthropogenen Umweltbelastungen wurden in der Vergangenheit unter Berufung auf den jeweiligen – in der Regel eher fehlenden – Kenntnisstand der Toxikologie a priori als unbedenklich eingestuft.

In den letzten Jahrzehnten hat sich, zunächst v. a. unter dem Druck von Umweltaktivisten in den industrialisierten Ländern der westlichen Hemisphäre, die Haltung auch der Wirtschaft gegenüber den langfristigen Folgen ihrer Geschäftstätigkeit verändert. Im Jahre 1984 wurde vom Verband der kanadischen chemischen Industrie (Canadian Chemical Producers Association) das Programm Responsible Care initiiert, das in der Folge von über 53 nationalen Verbänden der Chemischen Industrie adaptiert wurde (ICCA 2010).

! Diese Initiative beinhaltet eine freiwillige Selbstverpflichtung, die industriellen Aktivitäten unter Berücksichtigung der Belange von Sicherheit, Gesundheits- und Umweltschutz nachhaltig zu gestalten.

Der Nachhaltigkeitsbegriff wird in diesem Zusammenhang so verstanden, wie später im Brundtland Comission Report (1987) formuliert: „unsere Bedürfnisse und Wünsche so zu erfüllen, dass wir künftigen Generationen die Möglichkeit lassen, ihre Bedürfnisse und Wünsche ebenfalls zu erfüllen". Selbstverständlich kann hieraus nicht gefolgert werden, dass im Zeitalter von Responsible Care alle menschengemachten Umweltprobleme vermieden bzw. gelöst wären. Vielmehr stellt diese Selbstverpflichtung die Basis für eine andauernde und fruchtbare Auseinandersetzung zwischen den Wirtschaftsunternehmen und den Gesellschaften dar, in deren Umfeld eingebettet sie existieren.

47.2 Umweltmedizin im arbeitsmedizinischen Alltag

Wenn in der Folge von umweltmedizinischer Tätigkeit des Betriebsarztes die Rede ist, so umfasst dies zum einen die Anwendung der naturwissenschaftlich fundierten arbeitsmedizinischen Methoden im erweiterten Umweltkontext. Zum anderen berücksichtigt sie auch die psychosozialen Mechanismen der Wahrnehmung und Bewertung möglicher oder tatsächlicher Folgen industrieller Aktivitäten in der Öffentlichkeit. Schließlich – und nicht immer zuletzt – setzt sie sich mit unfundierten oder gar unwissenschaftlichen Behauptungen über Zusammenhänge zwischen anthropogenen Umwelteinflüssen und der Gesundheit von Einzelpersonen oder Gruppen auseinander. Wenn man von den unmittelbaren Folgen unfallartiger Hochdosisexpositionen absieht, setzt sich die Umweltmedizin in erster Linie mit möglichen Langzeiteffekten von Niedrigdosisbelastungen sowie den Kombinationswirkungen multipler Belastungen auf besonders empfindliche Personengruppen auseinander. Es kann gezeigt werden, dass auch diese modern anmutenden Fragestellungen schon seit langem in der Arbeitsmedizin behandelt werden: individuelle Suszeptibilität am Beispiel des Harnblasenkrebsrisikos durch aromatische Amine bei schnellen und langsamen Acetylierern, Niedrigdosiswirkungen und Langzeitwirkungen im Zusammenhang mit kanzerogenen Arbeitsstoffen allgemein, Kombinationswirkungen am Beispiel der überadditiven Wirkung von Rauchen und verschiedenen beruflichen Kanzerogenen oder auch der erhöhten Neurotoxizität bestimmter binärer Lösungsmittelgemische.

Auch das Methodeninventar der beiden Fächer weist weite Überschneidungen auf, wie die Anwendung von Luft- und Biomonitoring zur Schadstoffmessung zeigt. Selbst die Erfassung des physikalisch-physiologisch nicht messbaren Graubereichs zwischen Gesundheit und Wohlbefinden einerseits und subklinischer Befindlichkeitsstörung bzw. krankheitswertigem Unwohlsein andererseits mit Hilfe von Symptomfragebögen ist in der Arbeitsmedizin schon lange etabliert.

47.2.1 Umweltmedizin in der werksärztlichen Sprechstunde

Traditionell berät der Werksarzt die Mitarbeiter nicht nur zu arbeitsbedingten Gesundheitsgefahren, sondern gibt darüber hinaus auch Rat im Zusammenhang mit persönlichen Risikofaktoren. Der Übergang zwischen dieser allgemeinen zu einer umweltmedizinisch geprägten Beratung ist dabei oft fließend, wenn beispielsweise mit einem Allergiker Einzelheiten einer geeigneten Wohnungsgestaltung besprochen werden. Die oft unreflektierte Verbreitung wissenschaftlich ungesicherter Behauptungen zu umweltbedingten Gesundheitsgefahren sowohl durch die Medien als auch durch einige Ärzte führt zu einem zusätzlichen Beratungsbedarf beispielsweise über Amalgam, Dioxine, elektromagnetische Felder oder auch die „Zurufstoffe des Monats". Schließlich erstreckt sich die Beurteilung von Gesundheitsgefahren an Arbeitsplätzen heute häufig auf Bereiche, denen noch bis vor kurzem nur geringe arbeitsmedizinische Aufmerksamkeit gewidmet wurde. Zu nennen sind hier beispielsweise raumklimatische Faktoren einschließlich Innenraumluftbelastungen und psychosoziale Belastungen.

Fallbeispiel Ein Betriebselektriker erlitt einen außerberuflichen Unfall mit multiplen Gesichtsschädelfrakturen, die teilweise mit metallischen Implantaten stabilisiert wurden. Nach Wiedererlangen der Arbeitsfähigkeit leidet er an häufigen migräneartigen Kopfschmerzen, die sich insbesondere an Orten verschlimmern, an denen von einer verstärkten Einwirkung elektromagnetischer Felder (EMF) auszugehen war. Unter der Vorstellung eines „Antenneneffekts" der Implantate wird diese Beschwerdegenerierung zunächst als nicht unplausibel betrachtet. Der Mitarbeiter wird durch den Betrieb vorübergehend von typischen Elektrikerarbeiten befreit und mit Büroarbeiten beschäftigt. Hierzu weist man ihm ein Büro fernab von elektrischen Einrichtungen an. Nach Metallentfernung hofft man, ihn wieder voll im erlernten Beruf einsetzen zu können. Es zeigt sich jedoch, dass auch nach Entfernung der Implantate eine „Elektrosensibilität" bestehen blieb. Die Problematik spitzt sich zu, als der Mitarbeiter ein neues Büro beziehen soll, das in der Nachbarschaft eines großen Schaltraums gelegen ist. Nach wenigen Minuten am neuen

Arbeitsplatz muss er wegen unerträglicher Kopfschmerzen die Arbeit niederlegen. Nun werden erstmals vergleichende Messungen der Feldstärken an verschiedenen Orten im Gebäude durchgeführt. Zur allgemeinen Überraschung stellt sich heraus, dass die Feldstärke an dem neuen Arbeitsplatz erheblich geringer ist als in dem vermeintlich sicheren Büro. Dieser Umstand wird in einem Gespräch mit dem zuständigen Betriebsarzt ausführlich diskutiert. Hierbei wird dem Mitarbeiter auch die verfügbare Literatur zum Phänomen der „Elektrosensibilität", insbesondere die vorliegenden doppelblinden Expositionsstudien, erläutert und als Kopie zur Verfügung gestellt. Im Ergebnis kommt er selbst zu der Auffassung, dass eine Verursachung seiner Kopfschmerzen durch EMF nicht plausibel sei und ist bereit, sich unter der Annahme einer psychogenen Beschwerdeentstehung stufenweise zu „reexponieren". Es dauert mehrere Monate und bedarf einiger weiterer Beratungen mit Unterstützung durch die Ergebnisse jeweils vorliegender neuerer publizierter Studien, um eine nachhaltige Besserung zu erreichen. Nach zwischenzeitlicher Mitteilung des Betroffenen sind bis heute keine arbeitsplatzbezogenen Beschwerden mehr aufgetreten.

Mittlerweile, über zehn Jahre und zahlreiche, teilweise doppelblind durchgeführte Expositionsstudien später, kann das Konstrukt einer „Elektrosensibilität" getrost als wissenschaftlich widerlegt angesehen werden. Eine einfache Google-Suche, die über 13 000 Treffer ergibt, zeigt jedoch das Beharrungsvermögen solcher Begrifflichkeiten im massenmedialen Umfeld und damit auch im allgemeinen Bewusstsein.

Gerade bei Beschwerdebildern oder Belastungen, deren Umweltbezug bzw. Gesundheitsrelevanz in der Fachwelt kontrovers diskutiert wird, kann aber eine sachliche und ausgewogene Beratung Ängste nehmen und möglicherweise schwerwiegende und kostenträchtige Fehlentscheidungen bis hin zum Verkauf eines Hauses oder Aufgabe des Arbeitsplatzes vermeiden helfen. Entscheidend für den Beratungserfolg ist die möglichst frühzeitige Intervention mit dem Angebot einer verständlichen und akzeptablen Erklärung für das bestehende Beschwerdebild. Gegebenenfalls müssen vorhandene Erklärungsmuster, die nicht auf wissenschaftlicher Grundlage basieren, vorsichtig in Frage gestellt werden.

Hier ist es insbesondere hilfreich, wenn der Betroffene selbst auf Widersprüche in solchen „alternativen" Konzepten aufmerksam wird.

Gleichzeitig liefert das vorangegangene Fallbeispiel ein Argument gegen den immer wieder vorgebrachten Vorwurf, Umweltpatienten würden „psychiatrisiert". Zweifellos ist es unangemessen, ein vorerst im Rahmen allgemein akzeptierter somatischer Kategorien unerklärliches Beschwerdebild ohne weitere Diskussion und ohne das Vorliegen entsprechender Positivkriterien als psychogen einzustufen. Andererseits würde der grundsätzliche Verzicht auf diese Option dazu führen, empirisch gut belegte Möglichkeiten der Krankheitsentstehung und -behandlung zu ignorieren und die Patienten im Teufelskreis aus Autosuggestion auf dem Boden falscher Vorstellungen und hiermit verbundener Beschwerdepermanenz zu belassen.

47.2.2 Luft- und Biomonitoring

Die Interpretation von Schadstoffmessungen in der Umgebungsluft und im biologischen Material gehört zum täglichen Aufgabengebiet des Arbeitsmediziners. Er hat – im Gegensatz zum Umweltmediziner – hierfür ein geordnetes Regelwerk von Grenzwerten zur Orientierungshilfe. Entgegen einem häufig anzutreffenden Missverständnis ist dabei durchaus klar, dass die Einhaltung von Grenzwerten keine Garantie für das Ausbleiben adverser Gesundheitseffekte im Einzelfall sein kann. Andererseits ist die Unterscheidung zwischen Normwerten, bei denen Abweichungen unmittelbar gesundheitsrelevant werden können, Grenzwerten, die an zu erwartenden Effekten orientiert sind, und Referenzwerten, die lediglich statistisch begründet sind, vielen primär kurativ tätigen Medizinern nicht hinlänglich vertraut (Nasterlack 2007). Diese sind aufgrund der Erfahrungen aus ihrer klinischen Ausbildung daran gewöhnt, Normabweichungen als „pathologisch" zu begreifen; eine Sichtweise, die bei einem Hämoglobingehalt des Blutes oder einer Elektrolytkonzentration im Serum unzweifelhaft ihre Berechtigung haben kann. Die Interpretation eines Referenzbereiches, der aufgrund der Häufigkeitsverteilung eines Messwertes in einer Normstichprobe angegeben wird, ist im Hinblick auf Gesundheitseffekte jedoch zunächst überhaupt nicht möglich. Das Beispiel der weltweit zu findenden bromierten Flammschutzmittel (PBDE) mag dies verdeutlichen. Diese Substanzen werden je nach Wohnort, Lebens- und Ernährungsweise der untersuchten Kollektive in erheblich unterschiedlichen Konzentrationen in Serum oder Muttermilch gefunden. Schecter et al. (2003) haben gezeigt. dass die Belastungen in Finnland ungefähr um die Hälfte niedriger als in Deutschland, in den USA hingegen um das ca. 10fache höher. Hieraus ist verständlicherweise nicht abzuleiten, dass die Bevölkerung in den USA PBDE-bedingt kränker sei, als in Finnland. Vielmehr sind konkrete Gesundheitseffekte der Hintergrundbelastung mit PBDE bisher noch in keiner Bevölkerung nachgewiesen worden.

Fall|beispiel

Ein Angestellter klagt in einem neu bezogenen Bürogebäude über Hautjucken im Gesicht mit Augenbrennen und Kopfschmerzen. Die Beschwerden treten einige Stunden nach Betreten des Gebäudes auf und bessern sich nach Feierabend. Der Hausarzt lässt Lindan und PCP im Blut bestimmen und interpretiert einen PCP-Messwert von 15,4 µg/l als Nachweis einer Vergiftung. Das Labor hat als „Normwert" 10 µg/l angegeben. Er erklärt den Patienten daraufhin für arbeitsunfähig. Nach ca. 2-wöchiger Abwesenheit vom Arbeitsplatz sind die Beschwerden des Patienten weitgehend abgeklungen. Eine neuerliche Blutuntersuchung in einem anderen Labor hat zu diesem Zeitpunkt eine PCP-Belastung von 6,9 µg/l, nach weiteren 2 Wochen „Reexposition" am Arbeitsplatz 4,2 µg/l ergeben. Der Verlauf ist zwanglos mit einer geringen häuslichen Exposition gegenüber PCP aus behandelten Holzdecken erklärbar, wobei der Unterschied zwischen beiden Labors am ehesten auf unterschiedliche Laborqualität zurückzuführen ist.

Die allgemeine Beunruhigung über den in Kollegenkreisen natürlich bekannt gewordenen Fall ist mittlerweile erheblich geworden. In einer Befragung geben über 100 von 300 Nutzern des Gebäudes an, Beschwerden am Arbeitsplatz zu haben. Die Zahl der Krankmeldungen häuft sich, einige Mitarbeiter weigern sich, das Gebäude zu betreten. Zwischenzeitlich konnte zweifelsfrei geklärt werden, dass eine Pentachlorphenolbelastung in diesem Gebäude nicht vor-

liegt und dass die von den Mitarbeitern angegebenen Beschwerden im Sinne eines „Sick-Building-Syndroms" auf eine unzureichend dimensionierte und gewartete Klimaanlage zurückzuführen sind. Bei dem „Indexfall" handelt es sich offenkundig um eine Austrocknungsdermatitis. PCP war in keinem Fall an hier aufgetretenen Beschwerden ursächlich beteiligt. Nach Aufklärung der Mitarbeiter und technischer Intervention beruhigt sich die Lage wieder. Jedoch werden vereinzelt Vergiftungsängste noch über ein Jahr später geäußert.

Es kommt somit bei der Beurteilung von umweltmedizinisch veranlassten Biomonitoring-Ergebnissen nicht selten zu Fehlinterpretationen mit daraus folgender Verunsicherung von Behandler und Patient ebenso wie dessen Umgebung. Vor jeder Biomonitoring-Untersuchung, insbesondere wenn es sich um die Bestimmung ubiquitärer Kontaminanten handelt, muss eine Überlegung zum erwarteten Erklärungswert des Resultats stehen. Exploratives Biomonitoring ohne konkreten Verdacht verursacht unnötige Kosten und führt in der Regel zu nicht interpretierbaren Ergebnissen. Mehr noch als in der klinischen Medizin gilt die Maxime: „Ordne nie eine Untersuchung an, deren Ergebnis du nicht interpretieren kannst."

In manchen Ländern werden von Gesundheitsbehörden regelmäßig systematisch und großräumig angelegte bevölkerungsbasierte Biomonitoring-Kampagnen durchgeführt. Sie haben nicht die Beurteilung der Gesundheit von Einzelpersonen zum Ziel, sondern dienen der Deskription von Belastungsmustern und können mit ihren Ergebnissen helfen, bisher unbeachtete Expositionspfade und potenziell vermeidbare Expositionsquellen in der Allgemeinbevölkerung zu identifizieren. Durch die immer bessere und immer breiter verfügbare Analytik, die die Bestimmungsgrenzen längst vom ppm-Bereich in den ppt-Bereich und darunter vorgeschoben hat, hat sich das Wissen um solche Hintergrundbelastungen in den letzten Jahren erheblich erweitert. Dies hat aber auch zu neuen Missbrauchsmöglichkeiten von Biomonitoring geführt. In neuerer Zeit wurden insbesondere im Zusammenhang mit der öffentlichen und kontroversen Diskussion um die europäische Chemikaliengesetzgebung REACH mehrfach ähnliche, aber unsystematische und kleinräumige Untersuchungen von „Nicht-Regierungsorganisationen" durchgeführt und unter dem Aspekt „Jedermann ist mit Chemikalien kontaminiert" kommuniziert. Diese Darstellungen, die beispielsweise schwangere oder stillende Mitarbeiterinnen erheblich verunsichern konnten, erzeugten auch weiteren umweltmedizinischen Beratungsbedarf auf Seiten der Betriebsärzte.

47.2.3 Stoffbewertung im Falle einer Betriebsstörung

Werksüberschreitende Produktemissionen, die öffentliche Plätze, Kindergärten und landwirtschaftliche Nutzflächen betreffen, oder Rauch- und Geruchsbelästigungen von Anwohnern können eine umweltmedizinische Betrachtung und Beratung erforderlich machen. Neben den akuten Maßnahmen zur Gefahrenabwehr vor Ort werden die medizinische Bewertung des Emissionsereignisses sowie die Information und Kommunikation mit der Öffentlichkeit zu einem wesentlichen Element des Störfallmanagements. Im Folgenden wird das Vorgehen im Fall einer Stoffemission am Beispiel der BASF in Ludwigshafen dargestellt.

Die Bewertung eines bei einer Störung ausgetretenen Stoffes erfolgt in zwei Schritten: Zunächst werden akute Toxizität und Wirkung auf die Haut und Schleimhäute beurteilt, anschließend die Wirkungen bei chronischer Einwirkung bzw. die möglichen kanzerogenen, mutagenen und reproduktionstoxischen Eigenschaften. Die toxikologische Bewertung erfolgt gemeinsam durch die Abteilungen Arbeitsmedizin und Gesundheitsschutz sowie Produktsicherheit der BASF. Hierbei werden sämtliche vorliegenden tier- und laborexperimentellen sowie klinischen Daten ausgewertet. Üblicherweise ist eine schnelle Information zu den akuten Gefahren und den zu ergreifenden Maßnahmen gewährleistet. Unter ungünstigen Umständen kann eine Stellungnahme aber auch mehrere Stunden auf sich warten lassen, wenn zum Beispiel umfangreiche analytische Ermittlungen zu dem emittierten Stoff nötig sind oder wenn zusätzliche wissenschaft-

liche Daten beschafft oder ausgewertet werden müssen. Vorab zusammengestellte Datensätze zu den wichtigsten Stoffen können Verzögerungen vermeiden. Neben der Information von Bevölkerung, Behörden und Presse gibt es noch weitere Zielgruppen, die gerade aus medizinischer Sicht besonders wichtig sind. Dieses sind die medizinischen Fachstellen (Gesundheitsämter, ärztliche Notfalldienste, Rettungsleitstellen, Giftinformationszentren), die Krankenhäuser und die niedergelassenen Ärzte. Für sie wird in der Abteilung Arbeitsmedizin und Gesundheitsschutz eine spezielle Ärzteinformation erstellt, die neben Angaben zur Betriebsstörung weitergehende Anmerkungen zu klinischen Symptomen und vor allem Behandlungsempfehlungen enthält. Diese Information, die in den meisten Fällen in weniger als einer Stunde nach dem Ereignis vorliegt, wird aktiv per Fax verschickt, kann aber auch über einen speziellen Telefonansageservice abgerufen werden.

Wenn ein emittierter Stoff durch Biomonitoring erfasst werden kann, kann es sinnvoll sein, diese Untersuchung der benachbarten Wohnbevölkerung und anderen zufällig exponierten Personen anzubieten. Mit dieser Maßnahme können tatsächliche Betroffenheit und mögliche Konsequenzen individuell abgeschätzt werden. Dieses Vorgehen trägt dazu bei, aus Unsicherheit entstehende Ängste bei nachweisbar nicht Betroffenen zu vermeiden. Gleichzeitig liefert es die Grundlage, gegebenenfalls notwendige Maßnahmen der Behandlung oder Nachbeobachtung auf den richtigen Personenkreis zu konzentrieren. In der Regel wird dieses Verfahren von den unfreiwillig beteiligten Personen in einem solchen Szenario als ausgesprochen hilfreich und als Ausdruck einer aktiven Fürsorge wahrgenommen.

47.2.4 Betriebsarzt, Umweltmedizin und Politik

Nachdem der Umweltschutz zumindest in westlichen Industrienationen schon längst zum ernst- und wahrgenommenen Aufgabengebiet der Politik gehört, fließen in zunehmendem Maße auch umweltmedizinische Gesichtspunkte in die politische Willensbildung und Entscheidungsfindung ein. In zahlreichen Gesetzgebungsverfahren bis hin zu Verwaltungsvorschriften auf Kreisebene sind Umwelt- bzw. Gesundheitsverträglichkeitsprüfungen („health impact assessment") für die vorgesehenen Maßnahmen verbindlich vorgeschrieben. Wenngleich unter allen Beteiligten kein grundsätzlicher Dissens über die Berechtigung und Wichtigkeit solcher Überlegungen bestehen dürfte, mag die Bewertung der Sinnhaftigkeit, Notwendigkeit und Durchführbarkeit konkreter Vorhaben sehr wohl unterschiedlich ausfallen.

Ein Beispiel für eine Kontroverse, in der der Streit um den erwarteten Gesundheitsnutzen einer gesetzgeberischen Maßnahme für die Allgemeinbevölkerung einerseits und ihren ökonomischen Auswirkungen auf die Industrie andererseits mit großer Intensität und Öffentlichkeit geführt worden war, lieferte die Europäische Chemikaliengesetzgebung REACH. Im kleinen und lokalen Maßstab können z. B. Auseinandersetzungen zum Thema „Sendemasten für Mobilfunk" zur Illustration solcher Interessenskonflikte und der in diesem Zusammenhang nicht immer sachgerechten Anwendung von Gesundheitsargumenten dienen. Der Betriebsarzt, in dessen engerem Aufgabenfeld solche Fragestellungen normalerweise nicht angesiedelt sind, kann durch seine Expertenstellung im Betrieb aber unversehens in die Situation kommen, dass er den Unternehmer bei mit Gesundheitsschutz begründeten behördlichen Einschränkungen geschäftlicher Aktivitäten beraten soll. Häufig muss er auch schon im Vorfeld solcher Entscheidungen in den Auseinandersetzungen mit Interessengruppen, Projektgegnern etc. Stellung beziehen. Hier sollte er sich unter keinen Umständen in einen vermeintlichen Loyalitätskonflikt verwickeln lassen, sondern in jedem Fall eine ausschließlich medizinisch-wissenschaftlich begründete Position vertreten. Selbst wenn eine solche Position zur Aufgabe eines Investitionsprojekts mit entsprechenden Verlusten beitragen würde, wäre dies auch betriebswirtschaftlich „nachhaltiger", als die Durchsetzung einer Fehlentscheidung mit

u. U. unüberschaubaren Haftungsrisiken und dem Verlust der Reputation und Akzeptanz eines Betriebs in seinem gesellschaftlichen Umfeld. Erfahrungsgemäß verbleibt aber bei den oft hoch emotional diskutierten umweltmedizinischen Fragestellungen auch bei ernsthaftester Anstrengung ein Glaubwürdigkeitsproblem für den als parteiisch wahrgenommenen oder diffamierten Betriebsarzt.

47.2.5 Umweltmedizin im internationalen Kontext

Im Zuge zunehmender Globalisierung wird immer offenkundiger, dass sich die Probleme der Umwelt nicht auf nationaler Ebene lösen lassen. Ebenso bleiben die Wirkungen von Umweltbelastungen häufig nicht auf die Umgebung ihrer ursprünglichen Quelle beschränkt, wie die Erfahrungen mit den Persistent Organic Pollutants, aber auch die globale Klimaproblematik zeigen.

> **!** Im Zuge des gewandelten Verantwortungsbewusstseins der Unternehmen, aber auch der immer kritischeren Haltung von Verbrauchern und Umweltschützern, wird zunehmend erkannt, dass internationale Präsenz auch einhergehen muss mit der Einhaltung und Verbreitung einheitlicher hoher Standards in Arbeitssicherheit, Gesundheits- und Umweltschutz.

Nur dadurch kann vermieden werden, dass sich in den Entwicklungsländern im Zuge eines dort stattfindenden industriellen Aufbaus die Fehler wiederholen, die in den Industrienationen erst in den letzten Jahren mühsam abgestellt wurden. Mehrere international tätige Großunternehmen haben hierfür Organisationsstrukturen eingerichtet, in denen mittels eines Audit-Systems die Technik und Anlagensicherheit an den ausländischen Standorten einschließlich der sicherheitsrelevanten Aspekte der Arbeitsorganisation regelmäßig überprüft werden. Auf diese Weise wird die „Expositionsseite" der umweltmedizinischen

Problematik angegangen. Gleichzeitig kann durch die Installation von lokalen Kommunikationsplattformen die benachbarte Wohnbevölkerung über die im Betrieb angewandten Technologien und Produktionsprozesse informiert werden. In diesen Einrichtungen spielt der Betriebsarzt eine wichtige Rolle, da in der Regel Gesundheitsfragen einen hohen Stellenwert in der öffentlichen Meinungsbildung einnehmen. Ein solches Vorgehen, das auch Risiken nicht verschweigt, trägt erfahrungsgemäß zum Abbau von Ängsten bei und vermindert die Wahrscheinlichkeit von Gerüchtebildung.

Diese Aspekte könnten in der gegenwärtigen aufgeheizten Diskussion um Globalisierung als Chance begriffen werden. Entsprechende Selbstverpflichtungen und Maßnahmen sollten bei den international tätigen Unternehmen eingefordert werden.

Zusammenfassung Umweltmedizin ist ein integraler Bestandteil einer modernen Arbeitsmedizin und wird sowohl individualmedizinisch als auch in Bezug auf ganze Populationen in der täglichen Arbeit praktiziert. Dies ist Ausdruck einer Sichtweise, die den verantwortlichen Umgang mit den Folgen des eigenen unternehmerischen Handelns für die Umwelt als selbstverständliche Verpflichtung begreift. Die grundlegenden Prinzipien und Ziele sind beispielsweise in dem Bekenntnis der chemischen Industrie zu Responsible Care festgelegt; sie sind aber nicht auf die chemische Industrie beschränkt. Arbeitsmedizinische Methoden sind selbstverständlich in die Umweltmedizin eingegangen. Hingegen ist die Integration so genannter „alternativer" Sichtweisen sowohl in diagnostischer als auch in therapeutischer Hinsicht in den meisten Fällen nicht mit der typisch naturwissenschaftlichen Sichtweise dieses Arbeitsgebietes vereinbar. Dieses gilt auch für die Kausalitätsvermutungen, die gelegentlich zu unspezifischen Beschwerdebildern und allgegenwärtigen Umweltbelastungen angestellt werden. Daher wird die Arbeitsmedizin in manchen Bereichen der Umweltmedizin eher mit Argwohn betrachtet, da man sie bei diesen Fragestellungen als befangen ansieht. Dieser Dualismus wird auch in Zukunft nicht völlig überwindbar sein.

Weiterführende Literatur

DGAUM (Hrsg.): Arbeitsmedizin heute – Konzepte für morgen. Stuttgart: Gentner, 2006.

Fülgraff G: Aufgabe der Umweltmedizin. In: Wichmann HE, Schlipköter H-W, Fülgraff G (Hrsg.): Handbuch der Umweltmedizin. Landsberg: ecomed, 1992.

International Council of Chemical Associations (ICCA): www.responsiblecare.org (aufgerufen am 07.09.2010).

Nasterlack M: Exposition. In: Landau K (Hrsg.): Lexikon der Arbeitsgestaltung. Gentner, Stuttgart 2007, S. 515-518.

Paustenbach D, Galbraith D: Biomonitoring and biomarkers: exposure assessment will never be the same. Environ Health Perspect 2006; 114: 1143–1149.

Rubin GJ, Das Munshi J, Wessely S: Electromagnetic hypersensitivity: a systematic review of provocation studies. Psychosomatic Medicine 2005; 67: 224–232.

Schecter A, Pavuk M, Päpke O, Ryan JJ, Birnbaum L, Rosen R: Polybrominated diphenyl ethers (PBDEs) in U.S. mothers' milk. Environ Health Perspect 2003; 111: 1723–1729.

Zober A, Will W: Biological monitoring and risk assessment in occupational settings. Int Arch Occup Environ Health 1996; 68: 389–393.

Zober A, Nasterlack M: Braucht Chemikalienpolitik Fehlinformationen? Arbeitsmed Sozialmed Umweltmed 2003; 38: 443–444.

48 Spezielle umweltbezogene Syndrome

M. Nasterlack

48.1 Einleitung

„Umweltkrankheiten" im klassischen Wortsinn und im Sinne der Definition im vorigen Kapitel sind zunächst solche, die als Folge einer durch Menschen verursachten Kontamination von Umweltmedien durch einen toxischen oder physikalischen Wirkmechanismus entstehen (z. B. Quecksilbervergiftungen in Minamata, PCB-Vergiftungen in Yusho etc.). Wenn ein solcher Wirkmechanismus nicht eindeutig benannt werden kann, sollte zumindest die kausale Beziehung zwischen dem angeschuldigten Umwelteinfluss und der aufgetretenen Gesundheitsstörung belegbar sein (z. B. „Spanisches Giftölsyndrom").

Darüber hinaus existieren im Umfeld der Umweltmedizin einige Begriffe, die als „neue Umweltkrankheiten" eine zunehmende Verbreitung erfahren haben, obwohl die damit beschriebenen Beschwerdebilder weder neu noch einheitlich und schon gar nicht ätiologisch befriedigend geklärt sind. Ähnliche Syndrome traten in der Vergangenheit z. B. als Hysterie, Neurasthenie, Autointoxikation etc. auf. Einige der neuen Krankheitsbezeichnungen führen bereits im Namen die zugrunde liegende ätiologische Hypothese („Multiple Chemical Sensitivity", „Toxicant-induced Loss of Tolerance", „Elektrosensibilität", „Tonerstauberkrankung"), andere den Bezug zu bestimmten Umweltsituationen („Sick Building Syndrome", „Golfkriegssyndrom", „aerotoxisches Syndrom), wieder andere sind lediglich symptombezogen deskriptiv („Fibromyalgie", „Chronic Fatigue Syndrome") und enthalten a priori keine Ursachenvermutung. Wie viele unspezifische und ätiologisch unklare Syndrome werden auch Letztere jedoch zumindest von einem Teil der Betroffenen und ihren medizinischen und nichtmedizinischen Ratgebern auf anthropogene Umwelteinflüsse zurückgeführt und sollen deshalb im vorliegenden Kontext erwähnt werden.

> **!** Bei „umweltbezogenen Syndromen" handelt es sich nicht um Diagnosen, sondern vielmehr um „deskriptive Etikettierungen" auf der Basis einer mehr oder weniger stringent gehandhabten symptomgestützten Definition mit angenommenem Umweltbezug der Beschwerdeauslösung.

Entgegen einem verbreiteten Missverständnis ist es aber nicht die mangelnde Objektivierbarkeit der Beschwerdeangaben, die den umweltbezogenen Syndromen die Anerkennung als „Krankheitsentität" im medizinisch-wissenschaftlichen Sinn verwehren. Subjektives Erleben steht vielmehr auch bei chronischen Schmerzen, Phobien, Psychosen etc. im Vordergrund. Kein verständiger Arzt wird hieraus auf „Nichtexistenz" oder objektive Bedeutungslosigkeit solcher Krankheitsbilder schließen. Aus der Anerkennung der subjektiven Realität der Beschwerden und der damit verbundenen Beeinträchtigung folgt aber nicht, dass die jeweils zugrunde liegenden Theorien zur Verursachung ebenfalls anzuerkennen wären.

Aus grundsätzlichen Erwägungen ist nicht auszuschließen, dass sich unter diesen Patienten auch Personen befinden, die eine neue, bisher noch nicht wissenschaftlich beschriebene Krankheitsentität repräsentieren. Für die im vorliegenden Kapitel dargestellten Syndrome liegen hierfür jedoch bisher keine ausreichenden Anhaltspunkte vor.

! Die Subsummierung dieser Syndrome unter den Begriff „Umweltkrankheiten" ist aus nosologischen Gründen unglücklich und sollte zugunsten der Bezeichnung „umweltbezogene Syndrome" vermieden werden.

Die Umweltkrankheiten im einleitend genannten Sinn werden im Folgenden nicht dargestellt; diesbezüglich sei auf die einschlägige Literatur verwiesen.

48.2 Charakteristika umweltbezogener Syndrome

Den umweltbezogenen Syndromen ist definitionsgemäß gemeinsam, dass es sich jeweils um einen Komplex von unspezifischen Symptomen handelt, die zu mehr oder weniger ausgeprägten Befindlichkeitsstörungen aggregiert sind und zu einem erheblichen Leidensdruck bei den Betroffenen führen können. Als häufigste Symptome werden immer wieder genannt:

► Kopfschmerzen, Augenbrennen,
► Müdigkeit, Abgeschlagenheit,
► Konzentrationsstörungen, Vergesslichkeit,
► Schmerzen im Bewegungsapparat,
► ungerichteter Schwindel.

Hudson (zit. nach Gots 1993) bezeichnet diese Symptome als „Universalia". Ihnen ist gemeinsam, dass sie häufig und weit verbreitet sind, somit von den meisten Menschen bereits mindestens einmal erfahren wurden. Weiterhin sind sie subjektiv, sie entziehen sich dem objektivierenden Nachweis. Schließlich ist allgemein bekannt, dass diese Symptome in der überwiegenden Zahl der Fälle harmlos sind, dass sie aber auch bei schweren und lebensbedrohlichen Erkrankungen begleitend auftreten können.

Es ist somit nicht verwunderlich, dass diese Symptomkonstellationen auch historisch immer wieder in Beschreibungen von Krankheitsbildern auftauchten, die gemäß dem jeweiligen Wissensstand der Zeit theoretisch erklärt und auch behandelt wurden. Am Beispiel der „Autointoxi-kation", der „Hysterie" und anderer historischer Diagnosen ist leicht zu zeigen, dass aus heutiger Sicht die damals gegebenen Erklärungen und Behandlungen keinen Bestand haben können.

48.3 Diagnostik umweltbezogener Syndrome

Eine naturwissenschaftlich beweisende Diagnostik der im Folgenden dargestellten umweltbezogenen Syndrome ist definitionsgemäß unmöglich. Es existieren bislang keine allgemein akzeptierten diagnostischen Tests für biochemische, immunologische oder physiologische Funktionen, die für das Vorliegen eines „Umweltsyndroms" beweisend wären. Auch so genannte „funktionsabbildende" Darstellungsverfahren des zentralen Nervensystems wie PET, SPECT und funktionelle MRT liefern keine für diese Kategorien spezifischen Ergebnisse. Nur bei konkreten Hinweisen auf relevante Expositionen, somit bei Verdacht auf das Vorliegen einer Umweltkrankheit im einleitend genannten Sinne, ist ggf. ein Belastungsmonitoring und eine an spezifischen Endpunkten ausgerichtete bestätigende Diagnostik Erfolg versprechend. Ansonsten kann Biomonitoring allenfalls dazu dienen, einem entsprechend verunsicherten, aber noch nicht auf eine Umweltbelastung fixierten Patienten die Abwesenheit der von ihm befürchteten Noxe vor Augen zu führen.

Grundsätzlich ist zumindest bei akut und zeitnah zu einer Exposition angegebenen Beschwerdebildern denkbar, durch gezielte Provokation ein reproduzierbares Beschwerdebild auszulösen und damit den vermuteten Bezug auf eine Umweltnoxe zu erhärten. Eine solche Untersuchung müsste zum Ausschluss von Suggestions- und Attributionsphänomenen aber idealerweise unter Doppelblindbedingungen durchgeführt werden. Dies ist insbesondere bei olfaktorisch wahrnehmbaren Auslösern nicht leicht erfüllbar. In der Praxis steht einem solchen Vorgehen außerdem häufig eine ausgeprägte Angst der Patienten vor schweren Gesundheitsfolgen einer solchen Exposition gegenüber, die von ihren Ratgebern und Behandlern allzu häufig noch verstärkt wird. Hierdurch wird auch eine der Grundvoraussetzungen für die tiefer gehende Ursachenforschung bezüglich solcher Syndrome, nämlich der Nachweis der objektiven Existenz der vorgebrachten Überempfindlichkeit, nachhaltig erschwert. Folgerichtig sind daher auch die meisten Expositionsstudien zu umweltassoziierten Beschwerdebildern ohne oder nur mit mangelhafter Verblindung durchgeführt worden.. Eine nennenswerte Zahl von methodisch belastbaren doppelblinden Expositionsstudien liegt bislang nur zur so genannten „Elektrosensibilität" („electromagnetic hypersensitivity") vor. Zumindest bei dieser Spielart der umweltbezogenen Syndrome, die im Sinne der Ausführungen im nächsten Abschnitt als „IEI (electrical)" aufzufassen wäre (s. unten), kann die angeschuldigte Auslösung als objektiv widerlegt aufgefasst werden.

Daraus ist selbstverständlich nicht abzuleiten, dass auf eine Untersuchung von Patienten, die sich unter dem Bild eines umweltbezogenen Syndroms vorstellen, verzichtet werden könnte. Im Gegenteil hat sich die durchzuführende Diagnostik nach den Regeln des ärztlichen Faches an dem individuell vorliegenden Beschwerdebild zu orientieren und alle hierfür in Frage kommenden bekannten Krankheitsbilder auszuschließen. Es ist bereits unter theoretischen Annahmen plausibel und hat sich in der Vergangenheit auch immer wieder gezeigt, dass sich in Kollektiven so genannter „Umweltpatienten" zahlreiche Personen finden, die bisher lediglich insuffizient untersucht wurden und für deren Beschwerdebilder sich etablierte diagnostische Kategorien, ggf. auch mit therapeutischer Konsequenz, finden ließen.

Von den Betroffenen wird angesichts des in der Regel hohen Leidensdrucks und einer oft als diffamierend empfundenen frühzeitigen „Psychiatrisierung" verständlicherweise ein Beleg für ein körperliches Korrelat ihrer subjektiven Beschwerden gewünscht. Ungeachtet fehlender wissenschaftlicher Grundlagen werden daher häufig auch individualmedizinische Untersuchungen durchgeführt, die nicht nur auf den – gebotenen – Ausschluss wichtiger Differenzialdiagnosen gerichtet sind, sondern auch den gewünschten Positivbeweis für das Vorliegen einer Umweltkrankheit liefern sollen. Die angebotenen Verfahren beziehen sich entweder auf die vom jeweiligen Untersucher favorisierte ätiologische Hypothese oder – im Falle der so genannten alternativmedizinischen Verfahren – auf das zugrunde liegende Weltbild von Patient und Behandler. Überspitzt formuliert stellt man mit diesem Vorgehen mit nicht validierten Methoden ein nicht wissenschaftlich belegtes Krankheitsbild fest. Die häufigsten angewandten Untersuchungen werden am Beispiel von MCS im Folgenden dargestellt. Detaillierte Empfehlungen zur Durchführung einer umweltmedizinischen Stufendiagnostik hat beispielsweise die Kommission „Methoden und Qualitätssicherung in der Umweltmedizin" am Robert-Koch-Institut (2001) erarbeitet. Dieses Gremium hat in der Folgezeit auch zahlreiche in der Umweltmedizin verbreitete „alternative" bzw. neuartige Verfahren einer kritischen Analyse unterworfen, zumeist mit ernüchternden Resultaten.

48.4 Beispiele umweltbezogener Syndrome

48.4.1 Multiple Chemical Sensitivity (MCS)

Begriffsbestimmung/Synonyme
Multiple Chemical Sensitivity (MCS) ist ein Krankheitskonzept, das auf den klinischen Ökologen Theron G. Randolph zurückgeht („Chemical Susceptibility Problem") und seit der Publikation von Cullen (1987) vermehrt Aufmerksamkeit in der umweltmedizinisch interessierten Öffentlichkeit findet. Als synonyme Begriffe tauchen auf: Idiopathic Environmental Intolerances, Environmentally-induced Illness, Toxicant-induced Loss of Tolerance, Total Allergy Syndrome, 20th Century Disease, Chemical AIDS u. v. m. Im deutschen Sprachgebrauch finden sich: gefährliche Chemikalienintoleranz, vielfache Chemikalien-Überempfindlichkeit u. a.

Als MCS wird eine erhöhte individuelle Empfindlichkeit gegen in der Umwelt vorkommende, überwiegend synthetische Substanzen bezeichnet, die Symptome in mehreren Organsystemen auslösen. Die Symptome werden ausgelöst durch wahrnehmbare Exposition gegenüber einer Vielzahl unterschiedlicher, chemisch nicht verwandter Stoffe. Die auslösenden Konzentrationen bzw. Dosen liegen weit unterhalb der Wirkschwellen, die in der Allgemeinbevölkerung als „no observed adverse effect level" (NOAEL), d. h. die Dosis, bei der eben noch keine schädliche oder belästigende Wirkung festgestellt werden kann, etabliert sind. Sowohl die Zahl der reaktionsauslösenden Substanzen als auch die Vielfalt der erlebten Symptome tendiert im Krankheitsverlauf zur Zunahme.

Bei Vorliegen folgender Merkmale sollte die Bezeichnung MCS nicht angewandt werden (nach Cullen 1987):

▶ lange bestehende Gesundheitsstörungen oder Befindlichkeitsstörungen, die irgendwann einer „chemischen Empfindlichkeit" zugeschrieben werden;

▶ monosymptomatische Befindlichkeitsstörungen (z. B. Kopfschmerzen oder Übelkeit), die durch typische Stimuli ausgelöst werden können;

▶ Dauerbeschwerden oder Symptome, deren Stärke unabhängig von nachweisbaren Expositionen variieren;

▶ pharmakologisch oder allergologisch erklärbare Reaktionen auf Einzelsubstanzen oder Substanzgruppen mit ähnlichen Eigenschaften;

▶ ohne nachweisbare Exposition auftretende Beschwerden;

▶ Beschwerden erst bei Expositionen in einer Größenordnung, die etablierten Wirkschwellen nahe kommt;

▶ physiologisch oder biochemisch nachweisbare Veränderungen (Bronchospasmus, Vasospasmus, Krampfanfälle) als Entsprechung für die geklagten Symptome.

Insbesondere das letztgenannte Kriterium muss jedoch vor dem Hintergrund weiterer Forschung und möglicherweise zunehmender wissenschaftlicher Kenntnis relativiert werden.

Verschiedentlich wurde darauf hingewiesen, dass die Bezeichnung MCS eine Festlegung bezüglich der vermuteten Ursache enthält, die durch den wissenschaftlichen Kenntnisstand nicht gerechtfertigt wird. Der als MCS bezeichnete Symptomenkomplex ist nur eine Ausprägung einer Vielzahl ähnlicher Symptomenkomplexe, die ebenfalls auf Umwelteinflüsse zurückgeführt werden. Als Auslöser für solche sehr ähnlichen Beschwerdebilder werden beispielsweise Amalgam, Holzschutzmittel, elektromagnetische Felder, Kabinenluft in Flugzeugen, Schimmelpilze im Darmtrakt und viele andere Umweltfaktoren angeschuldigt. Daher wurde auf einem WHO-Workshop in Berlin 1996 die Bezeichnung „Idiopathic Environmental Intolerances" (IEI) vorgeschlagen. Zur Benennung des jeweils vermuteten Auslösemechanismus kann dieser dann als Suffix angehängt werden, wie beispielsweise „IEI (chemical)". Diese Begriffsbildung hat sich allerdings gegen den heftigen Widerstand von Betroffenen und verschiedenen Vertretern einer Sichtweise, die an einem undifferenzierten Chemikalienbegriff als unstreitigem Auslöser festhält, nicht durchsetzen können. Es wird daher im Folgenden trotz grundsätzlicher Bedenken gegen diese Benennung weiterhin der Begriff MCS verwendet.

Epidemiologie

Aufgrund der unterschiedlichen Definitions- und Selektionskriterien, die von verschiedensten Autoren an den MCS-Begriff angelegt wurden, liegen keine verlässlichen Daten über die Häufigkeit dieser Symptomatik in der Allgemeinbevölkerung vor. Veröffentlichte Schätzungen liegen zwischen 0,07 % und über 20 %. Beispielhaft soll die Schätzung anhand zweier unterschiedlicher Zugangsweisen aufgezeigt werden.

Kieswetter et al. (1999) befragten beruflich chemisch Exponierte, psychiatrische Patienten und Kontrollpersonen nach dem Merkmal subjektiver Geruchsintoleranz und definierten dies als „selbst berichtete MCS". Diese kam in der Gesamtstichprobe mit einer Häufigkeit von 15 % vor, wobei 6,8 % das Merkmal in Kombination mit selbst berichteten Allergien angibt. Kritisch ist bei dieser Fragestellung anzumerken, dass sie zu einer inflationären Benutzung des MCS-Begriffes verführt und überwiegend Personen einschließt, die dem erheblichen subjektiven Leidensdruck, den „typische" MCS-Patienten aufweisen, offenbar nicht unterliegen.

Kreutzer et al. (1999) führten ein Telefoninterview in der Allgemeinbevölkerung Kaliforniens durch. Als operationale Definition für MCS nahmen sie eine subjektive Empfindlichkeit gegenüber mehreren Chemikalien mit der dadurch bedingten Einschränkung im täglichen Leben in Verbindung mit einer Zuweisung einer ärztlichen MCS-Diagnose an. Dies traf auf 25 (0,6 %) von 4046 befragten Personen zu. Erstaunlicherweise gaben aber 253 (6,3 %) aller Befragten an, mindestens einmal von einem Arzt die Diagnose MCS erhalten zu haben. Von diesen wiederum berichteten allerdings 109 (43,5 %) Personen, gar keine subjektive Empfindlichkeit gegenüber Chemikalien zu bemerken.

Auch über die Betroffenheit bestimmter Personen- oder Berufsgruppen liegen uneinheitliche Angaben vor. Als typisches Manifestationsalter wurde die dritte bis vierte Lebensdekade angegeben. Frauen sind zwei- bis viermal häufiger betroffen als Männer. Zahlreiche Publikationen beschreiben kein vermehrtes Auftreten von MCS bei Angehörigen objektiv chemikalienexponierter Berufe, jedoch wird diese Angabe auch häufig bestritten. Der Grund für diese Diskrepanzen dürfte vor allem die unterschiedliche operationale MCS-Definition in den Studien sein sowie die uneinheitliche Handhabung des Expositionsbegriffs.

Pathogenese

Oft wird ein „chemisches Initialtrauma" (unfallartige Exposition) als Auslöser einer MCS-Entwicklung beschrieben, die im weiteren Verlauf zu einem Toleranzverlust gegenüber einer zunehmenden Anzahl von Umwelteinflüssen führt. Alternativ wurden auch wiederholte Expositionen gegenüber mäßigen oder geringen Konzentrationen von umweltrelevanten Chemikalien als Auslöser genannt (z. B. im Gefolge eines Sick-Building-Syndroms).

13 % der MCS-Fälle sollen nach akuten Expositionen, 60 % durch Akkumulation subakuter toxischer Einwirkungen aufgetreten sein. Interessant ist, dass in 27 % der von Rea (1992/1996) in einer Übersicht geschilderten MCS-Fälle überhaupt keine Chemikalieneinwirkung – weder akut noch chronisch – vorgelegen hat, sondern MCS sich nach Infektionskrankheiten (1 %), schweren Verletzungen (12 %), Geburten (9 %), Operationen (2 %), „anderen akuten Ursachen" (1 %) und aus unbekannten Gründen (2 %) entwickelt haben soll.

Zumeist werden olfaktorisch wahrnehmbare Substanzen und hier wieder zumeist solche aus anthropogenen Quellen als Auslöser von MCS-Beschwerden angegeben. Die Nennungen unterscheiden sich aber durchaus, je nachdem, ob amerikanische oder deutsche Betroffene befragt wurden. In nordamerikanischen Quellen treten Pestizide, Abgase, organische Lösungsmittel und Lebensmittelzusatzstoffe als häufigste Nennungen auf. In einer Umfrage bei deutschen Betroffenen wurden schlechte Luft, Lösungsmittel, Staub/Rauch, aber auch Lärm und elektromagnetische Felder als Auslöser genannt. Über den Langzeitverlauf von MCS liegen keine systematischen Untersuchungen, sondern nur Kasuistiken vor. Spontane Remissionen der Symptome wurden ebenso berichtet wie eine graduelle Zunahme der Überempfindlichkeit, die in Einzelfällen zu völliger sozialer Isolierung führte.

Eine Ausweitung des MCS-Begriffs auch auf Befindlichkeitsstörungen ohne deutlichen Umweltbezug wurde durch die Einführung des Konzepts des „Maskierens" („masking") versucht. Hiernach sollen die Symptome sowohl beim Kontakt mit als auch beim Entzug der ursächlich angeschuldigten Substanzen auftreten, so dass im Alltag der Patienten die exogene Auslösung gleichsam verschleiert wird. Hiermit soll vor allem erklärt werden, dass MCS-Betroffene nicht zu jeder Zeit auf den gleichen Stimulus in vorhersagbarer Weise überempfindlich reagieren; ein Argument, das von den Befürwortern einer somatischen MCS-Theorie beispielsweise gegen negativ ausgefallene Doppelblindstudien angeführt wurde. Ein Beweis für dieses Konzept kann allerdings bisher aus den vorliegenden Forschungsergebnissen nicht abgeleitet werden.

Theorien zur Ätiologie

In der Literatur konkurrieren vorzugsweise vier unterschiedliche Sichtweisen zur Ätiologie von MCS (nach Sparks et al. 1994).

1. MCS ist eine ausschließlich biologisch/physische oder psychophysiologische Reaktion auf chemische Expositionen im Niedrigdosisbereich, deren Mechanismus noch nicht hinlänglich geklärt ist. Nach dieser Auffassung ist die MCS eine Folge intrinsischer Stoffeigenschaften der ursächlich angeschuldigten Substanzen, ggf. auch in Kombination mit einer anlagebedingten oder erworbenen Störung des körpereigenen Fremdstoffmetabolismus. Insbesondere in der deutschsprachigen Literatur werden hierfür Enzympolymorphismen, vor allem der Cytochrome, als Suszeptibilitätsfaktoren vermutet. Auch zahlreiche andere physiologische und biochemische Erklärungsmuster tauchen in der Literatur auf, zumeist schneller, als sie wissenschaftlich überprüft und falsifiziert werden können. Der Umstand, dass dieses Krankheitsbild in der Vergangenheit nicht bekannt war, wird einerseits mit der relativen Neuigkeit der angeschuldigten Auslöser in der Evolutionsgeschichte des Menschen begründet. Zum anderen wird darauf hingewiesen, dass dieses Beschwerdebild aufgrund seiner Unspezifität als Krankheitsentität bisher einfach nicht wahrgenommen wurde. Dieses Argument wird auch angeführt, um zu erklären, warum MCS in durchaus umweltbelasteten Regionen außerhalb Nordamerikas und Europas bislang keine Rolle zu spielen scheint.

2. MCS-Symptome werden zwar durch wahrnehmbare oder vermutete Umweltexpositionen im Niedrigdosisbereich ausgelöst, die subjektiven Symptome resultieren jedoch als Reaktion aus psychologischem Stress. In diesem Modell spielen die Stoffeigenschaften des Auslösers keine Rolle mehr, sondern eine spezielle, möglicherweise auch physiologisch mitbegründbare Reaktionsweise des betroffenen Organismus. Die Exposition wäre nur als Gelegenheitsursache aufzufassen und grundsätzlich austauschbar, sofern die Attribution als „Bedrohung" auf eine andere wahrnehmbare Exposition stattfindet. Diese Erklärung stünde beispielsweise mit Beobachtungen zu Parallelen zwischen MCS und Panikstörungen im Einklang, aber auch mit der Deutung von MCS als posttraumatische Belastungsstörung.

3. Der Begriff MCS ist ein Platzhalter für eine nicht- oder fehldiagnostizierte körperliche oder psychiatrische Krankheit. Es entspricht der allgemeinen umweltmedizinischen Erfahrung, dass sich bei einem Teil der Patienten nach eingehender Untersuchung eine die Symptomatik erklärende konventionelle Diagnose stellen lässt. Beispielhaft seien hier die akute intermittierende Porphyrie oder eine paranoide Psychose genannt. Darüber hinaus ist aus grundsätzlichen Überlegungen für möglich zu halten, dass sich in diesen Kollektiven auch Patienten mit neuen, bislang nicht beschriebenen Krankheitsbildern befinden. Diese müssen lediglich die Symptomatik erklären und nicht zwangsläufig die vermuteten zugrunde liegenden Mechanismen bestätigen.

4. MCS ist ein zeitgemäßes, kulturell geprägtes Krankheitsverhalten, das zu anderen Zeiten mit anderen Namen belegt wurde. Diese Position wird insbesondere bei Shorter (1994) vertreten. Hiernach gab es zu allen Zeiten und in allen Gesellschaften eine Erscheinungsform menschlichen Verhaltens, die als Antwort auf ein längerfristiges Missverhältnis zwischen den Anforderungen an ein Individuum und seiner Leistungs- und Kompensationsfähigkeit resultiert. Sie äußert sich in der bewusstseinsfernen Ausbildung von Krankheitssymptomen, die in der jeweiligen Gesellschaft als sozial akzeptiert gelten und mit Rücksicht aufgenommen werden. Als vermutete Ursachen für diese Symptome werden jeweils gängige populäre Erklärungsmuster herangezogen.

Einerseits wird MCS also als somatisch begründete Fehladaptation an (vorzugsweise chemische) Umweltbelastungen aufgefasst, die zu einer nichtimmunologisch begründeten Empfindlichkeitssteigerung des zentralen Nervensystems führt. Andererseits wird eine psychosomatische Krankheit vermutet, in der neurotische Mechanismen zu einem uncharakteristischen Beschwerdebild führen, das sich in seiner Ausformung am Zeitgeist orientiert. Kombinationen der Auffassungen im Sinne einer Kokausalität von psychischen und somatischen sowie anlagebedingten und Umweltfaktoren sind beliebig herstellbar.

Der voranstehende Abschnitt wurde vor über zehn Jahren erstmals formuliert. Es ist ernüchternd, dass in der Zwischenzeit zwar zahlreiche weitere Publikationen zu diesem Thema erschienen sind, dass aber keine substanziell neue Erkenntnis resultiert, die zu einer veränderten Sichtweise auf dieses Syndrom führen würde. Insbesondere sind keine Ergebnisse publiziert worden, die die unter 1. beschriebene somatozentrische Hypothese nachhaltig stützen würden.

48.4.2 Chronic Fatigue Syndrome (CFS)

Begriffsbestimmung/Synonyme
Krankheitsgeschichten, bei denen eine ausgeprägte und unerklärliche Müdigkeit oder Erschöpfung im Vordergrund der Symptomatik stand, wurden kasuistisch seit langem immer wieder berichtet. 1750 versuchte Richard Manningham mit seiner Beschreibung von „Febricula or Little Fever" erstmals eine systematische Auseinandersetzung mit diesem Syndrom, das bis heute ein medizinisches Rätsel darstellt. Im Verlauf des 20. Jahrhunderts wurde mehrfach ein epidemieartiges Auftreten solcher Gesundheitsstörungen berichtet (z. B. Los Angeles Country Hospital 1934, Island 1948, Lake Tahoe 1984). 1988 schlug das US Center for Disease Control den Begriff „Chronic Fatigue Syndrome (CFS)" für dieses Krankheitsbild vor.

Synonyme oder Begriffe mit ähnlichem Bedeutungsinhalt sind „Myalgische Enzephalitis (ME)", „Postvirales Erschöpfungssyndrom", „Chronic Fatigue Immune Dysfunction Syndrome (CFIDS)", „Neurasthenie", „Yuppie Flu" u. a.

CFS steht nach Definition des CDC für einen Zustand einer mehr als 6 Monate anhaltenden Beeinträchtigung der körperlichen und geistigen Leistungsfähigkeit um mehr als 50 %, der nicht durch eine bekannte medizinische Ursache erklärt werden kann. Hinzu kommen mindestens vier von den folgenden fakultativen Symptomen: Gedächtnis- oder Konzentrationsstörungen, Halsschmerzen, empfindliche oder vergrößerte axilläre oder zervikale Lymphknoten, Muskelschmerzen, multiple Gelenkschmerzen, neu aufgetretene Kopfschmerzen, nicht erholsamer Schlaf, Krankheitsgefühl nach körperlicher Belastung. Als Ausschlusskriterium wurde insbesondere auch eine gleichzeitig bestehende oder vorausgegangene psychiatrische Erkrankung angesehen.

Die CDC-Kriterien erwiesen sich in der Praxis als schwer anwendbar.

Durch die geforderte Mindestanzahl somatischer begleitender Beschwerden kam es zum einen zu einem vermehrten Einschluss somatoformer Störungen. Zum anderen entstand durch die rigide Anwendung der Ausschlusskriterien in der Bearbeitung der Kollektive dann der Eindruck, als seien die aufgetretenen Beschwerdebilder weit überwiegend psychiatrisch erklärbar.

Epidemiologie
Müdigkeit ist mit ca. 30 % Zustimmung bei Umfragen eines der häufigsten Symptome in der Allgemeinbevölkerung. In einer bevölkerungsbasierten Studie gaben 23% der Befragten an, mindestens eine Phase einer länger dauernden ungewöhnlichen Erschöpfbarkeit im Leben gehabt zu haben. Hingegen ist das Vollbild eines CFS eine seltene Erscheinung. Die Prävalenz bei Erwachsenen wird in der älteren Literatur in den USA und Großbritannien mit 2,3–300/100 000 angegeben. In einer neueren Übersicht werden sogar 4–25 Fälle pro 1000 Erwachsene angegeben, was nach praktischer medizinischer Erfahrung allerdings bezweifelt werden darf. Die krassen Unterschiede in den Schätzungen sind am ehesten auf unterschiedliche Stringenz in der Handhabung der Definition und der Ausschlusskriterien sowie gelegentlich auch auf die Datenerhebung in

nicht repräsentativen Subpopulationen zurückzuführen. Die Krankheit beginnt meistens im 3. und 4. Lebensjahrzehnt, ist aber auch bei Kindern und Jugendlichen beschrieben. Sie tritt in allen sozialen Schichten und ethnischen Gruppen auf. Frauen erkranken 2- bis 3-mal häufiger als Männer.

Obwohl es Hinweise gibt, dass CFS-ähnliche Krankheitsbilder in allen Regionen und Kulturen auftreten, ist einschränkend anzumerken, dass keine wissenschaftlichen Erkenntnisse hinsichtlich der Übertragbarkeit dieser Zahlen auf andere Populationen vorliegen. Grundsätzlich ist davon auszugehen, dass soziale und Umweltfaktoren die Häufigkeit des Krankheitsbildes in verschiedenen Populationen beeinflussen sollten.

Eine geringfügige familiäre Häufung von CFS-Erkrankungen wurde beschrieben. Bislang ist allerdings nicht unterscheidbar, ob genetische Faktoren, gemeinsame Umweltbedingungen oder erlernte Verhaltensweisen hier die entscheidende Rolle spielen.

Pathogenese

CFS beginnt in den meisten Fällen plötzlich („rapid onset"), die Betroffenen geben ein konkretes auslösendes Ereignis an. Ein schleichender Krankheitsbeginn wird überwiegend als prognostisch ungünstig angesehen.

Meist kommt es nach einem grippeähnlichen Krankheitsbeginn nicht zu der erwarteten Besserung der Beschwerden, sondern zu einer Persistenz mit nachfolgender gradueller Verschlechterung des Befindens.

Ebenso kann es nach initialer Besserung zu mehreren „Rückfällen" mit dann einsetzender Verschlechterung kommen. Typischerweise werden zyklische Verläufe berichtet, in denen sich die Patienten während kurzer Remissionsphasen wieder normal belasten, was dann regelhaft zu einer überschießenden Beanspruchungsreaktion mit ausgeprägter körperlicher und psychischer Erschöpfung führt. Diese Symptomatik ist oft begleitet von Hals-, Kopf-, Muskel- und Gelenkschmerzen, ungerichtetem Schwindel, Lymphknotenschwellungen und subfebrilen Temperaturen. Sehr häufig besteht zusätzlich zu der CFS-Symptomatik auch ein Reizdarmsyndrom, wobei dieses sowohl in der Folge der Erkrankung als auch bereits vorausgehend auftreten kann.

Die Schwere der Krankheit variiert erheblich. Bei vergleichsweise milden Einschränkungen bleiben die Patienten arbeitsfähig. Sie schränken jedoch ihre Freizeitaktivitäten und sozialen Kontakte häufig drastisch ein, um den Anforderungen des Berufslebens noch gerecht zu werden. Darüber hinaus werden alle Schweregrade an Einschränkungen bis hin zu Bettlägerigkeit und völliger Hilflosigkeit beschrieben. Allgemein haben Zustände ungewöhnlicher oder länger andauernder Erschöpfbarkeit einschließlich der klassischen postinfektiösen Erschöpfungen einen günstigen Spontanverlauf. Die Prognose des Vollbildes von CFS wird in der Literatur hingegen uneinheitlich eingeschätzt. Eine Reihe von Längsschnittbeobachtungen gibt Besserungsraten mit oder ohne Therapie zwischen 8 und 77 % an. Vollremissionen wurden in 3–65 % der Fälle beschrieben. Kinder scheinen generell eine bessere Prognose als Erwachsene aufzuweisen. In speziell auf Kinder ausgerichteten Studien wurden Verbesserungen oder Remission in 77–94 % angegeben. Zur Kritik an den Untersuchungen ist zum einen die meist kurze Nachbeobachtungsdauer von nur 6–48 Monaten zu nennen. Hierbei können kurzfristige Befindensschwankungen als Besserungen interpretiert werden und somit zu einer ungerechtfertigt optimistischen Einschätzung der Prognose führen. Andererseits wird von einer Überrepräsentation der schwereren Fälle in den Studien ausgegangen, da deutlich gebesserte Betroffene häufig den Kontakt mit der als traumatisierend empfundenen Vergangenheit abbrechen und sich somit auch der medizinischen Langzeitbeobachtung entziehen. Dieser Effekt würde wiederum zu einer zu pessimistischen Einschätzung der Prognose führen.

Folgende Einschätzungen scheinen wissenschaftlich überwiegend akzeptiert:

▶ Die meisten Betroffenen erleben eine graduelle Verbesserung im Krankheitsverlauf, wenngleich anhaltende Remissionen nach einem Vollbild der Erkrankung selten zu sein scheinen.

▶ Die Verbesserung des Befindens tritt meist relativ rasch, d. h. innerhalb von bis zu zwei Jahren, ein. Somit ist die Häufigkeitsverteilung der Schweregrade stark rechtsschief.

▶ Ein langer Krankheitsverlauf gilt auch hinsichtlich der Krankheitsschwere als prognostisch ungünstig.

Faktoren, die mit einem längeren und ungünstigeren Krankheitsverlauf in Verbindung gebracht werden, sind insbesondere höheres Alter bei Krankheitsbeginn, geringe Kontrollüberzeugung und das Bestehen festgefügter ätiologischer Konzepte bei den Betroffenen („strong beliefs") einschließlich iatrogener Fixierung.

Theorien zur Ätiologie

Wie bereits aus den genannten Synonymen für CFS ableitbar, werden zahlreiche Mechanismen für die Krankheitsentstehung in Betracht gezogen. Zumeist wird eine – nicht näher bekannte – individuelle Disposition vermutet, die mit bestimmten Umweltfaktoren in Interaktion tritt. Die grundsätzliche Systematik der diskutierten ätiologischen Konzepte entspricht der im Zusammenhang mit MCS diskutierten. Somit sind vor allem die von den Betroffenen angegebenen Auslöser von Interesse.

Die weitaus häufigsten Nennungen betreffen Infektionskrankheiten und hier wiederum besonders die Mononukleose und mangelhaft bezeichnete „grippeähnliche Infektionen". Aber auch Hepatitis, Herpesmanifestationen, Meningitis, Q-Fieber u. a. werden genannt.

Weitere Auslöser stellen einschneidende körperliche Ereignisse dar wie Narkosen, Operationen, Schwangerschaft, Entbindung oder Unfälle. Von manchen Betroffenen werden stoffliche Einflüsse (Einsetzen neuer Amalgamfüllungen, unfallartige Expositionen an Arbeitsplätzen oder in der Umwelt, Impfungen) oder auch psychische Traumata als Auslöser angegeben. Schließlich werden auch langzeitig wirksame reale oder vermutete Belastungen (Pilzinfektionen im Darm, Amalgamfüllungen der Zähne, Nahrungsmittelzusätze, elektromagnetische Felder) ursächlich angeschuldigt.

In zahlreichen wissenschaftlichen Studien wurde nach Korrelaten für das Bestehen oder Mechanismen für die Entstehung von CFS gesucht. Diese wurden in psychosozialen, immunologischen, psychiatrischen, endokrinologischen, biochemischen und neurologischen Störungen vermutet. In einzelnen Studien wurden gelegentlich signifikante Ergebnisse in Teilbereichen vorgestellt, die sich wiederum in anderen Untersuchungen nicht bestätigen ließen. Dies gilt beispielsweise für den Nachweis erhöhter Titer von Autoantikörpern gegen Phospholipide und Ganglioside, den Nachweis einer Regulationsstörung im System der 2-5-Oligoadenylat-Synthetase/RNase-L-Produktion, das Aufzeigen eines reduzierten Blutflusses im Hirnstamm von CFS-Patienten und zahlreiche andere Einzelbefunde.

Dies kann zum einen mit so genannten „Zufallssignifikanzen" angesichts der großen Zahl durchgeführter Untersuchungen erklärt werden. Zum anderen ist anzunehmen, dass es sich bei CFS um kein einheitliches Krankheitsbild handelt, so dass manche Ergebnisse nur für selektierte Teilgruppen von Relevanz sein könnten.

Andere Befunde, wie beispielsweise geringfügige Regulationsstörungen in der Hypothalamus-Hypophysen-Nebennierenrindenachse, sind unspezifisch und können auch als Folge eines lang dauernden CFS-Zustandes interpretiert werden. Auch finden sich vergleichbare Befunde in Patientenkollektiven nach posttraumatischer Belastungsstörung, ohne dass hieraus abgeleitet werden könnte, dass es sich bei CFS um eine solche handelt.

48.4.3 Sick Building Syndrome (SBS)

Begriffsbestimmung/Synonyme

Im Gegensatz zu den oben beschriebenen umweltbezogenen Erkrankungen wird von SBS nur gesprochen, wenn eine größere Anzahl von Personen (mehr als 10–20 % der Gebäudenutzer) über unspezifische Beschwerden klagt, die typischerweise beim Aufenthalt in einem bestimmten Gebäude oder in bestimmten Räumlichkeiten auftreten und sich nach dem Verlassen des Gebäudes bessern oder verschwinden. Häufigste genannte Symptome sind Haut- und Augentrockenheit bzw. -brennen, Kopfschmerzen, Müdigkeit, Schnupfen, rekurrente Infekte, Konzentrations- und Gedächtnisstörungen.

> ❗ Die Entstehung eines SBS ist in der Regel nicht durch einzelne chemische, physikalische oder klimatische Ursachen erklärbar.

Der Begriff wurde zu Recht kritisiert, da es sich natürlich nicht um ein „krankes Gebäude", sondern allenfalls um eine gebäudeassoziierte Krankheit handelt. Dennoch ist er in der Literatur und im allgemeinen Sprachgebrauch weit verbreitet und wird deshalb auch hier verwendet. Synonyme sind „Tight Building Syndrome", „Building-related Complaints", „Building Sickness Syndrome" u. a.

SBS wird meistens abgegrenzt von „Building-related Illness", wo ein ätiologisch klar definiertes Krankheitsbild durch Einwirkung konkreter, nachweisbarer Substanzen bei Benutzern oder Bewohnern eines Gebäudes ausgelöst wird (z. B. Legionellen, Mineralfasern, Allergene).

Inhaltliche Überschneidungen liegen mit MCS und CFS vor, jedoch sind dort die Symptome immer auf Einzelpersonen bezogen und treten unabhängig von bestimmten Örtlichkeiten auf.

Epidemiologie

Das SBS wurde erst seit den frühen siebziger Jahren des 20. Jahrhunderts im Gefolge der ersten Ölkrise zunehmend beschrieben. Es tritt vorzugsweise in neu erbauten oder renovierten Bürogebäuden, seltener auch in Krankenhäusern oder Schulen auf. In klimatisierten Gebäuden tritt ein SBS häufiger auf als in solchen mit natürlicher Belüftung, in Großraumbüros eher als bei kleinräumiger Belegung. Verlässliche Schätzungen über die weltweite Verbreitung liegen nicht vor, jedoch erscheinen überwiegend die Industrienationen betroffen. Angeblich sollen in Deutschland ca. 20 % der Büroarbeitnehmer von SBS betroffen sein.

Risikofaktoren für das Auftreten von SBS

Die Begleitumstände des vermehrten Auftretens von SBS legten zunächst den Verdacht nahe, dass raumklimatische Faktoren und Innenraumluftbelastungen in erster Linie als Auslöser zu suchen seien. Aus zahlreichen Studien kann zwischenzeitlich aber gefolgert werden, dass monokausale Erklärungen den komplexen Zusammenhängen nicht gerecht werden. Es können jedoch verschiedene Einflussfaktoren beschrieben werden, die das Auftreten eines SBS begünstigen.

Physikalische Faktoren. Die gängigsten Faktoren, die mit Behaglichkeit assoziiert sind, sind nach wie vor Temperatur, Luftfeuchte und Luftbewegung. Schlecht gewartete oder justierte Klimaanlagen, die für diese Parameter keine Optimalbedingungen erzielen können, erhöhen die Wahrscheinlichkeit für das Auftreten gebäudebezogener Beschwerden. In den meisten, aber nicht in allen Untersuchungen, bestand in voll klimatisierten Räumen ein erhöhtes Risiko für das Auftreten eines SBS. Dagegen konnte aber auch gezeigt werden, dass dieses Risiko bei optimal eingestellten raumklimatischen Bedingungen sogar niedriger sein kann, als in Gebäuden mit natürlicher Belüftung. Ein Zusammenhang von SBS mit erhöhter Luftfeuchte („building dampness") wurde in der skandinavischen Literatur mehrfach beschrieben. Inwieweit hierbei eine vermehrte Raumluftbelastung mit Schimmelpilzen oder deren Stoffwechselprodukten eine Rolle spielt (s. unten), kann derzeit nicht abschließend beurteilt werden. Als weitere physikalische Belastungsfaktoren sind Lärm, Schwingungsbelastungen im Infraschallbereich, niederfrequenter Dauerschall und ungünstige Beleuchtung zu berücksichtigen.

Chemische und biologische Faktoren. Hier sind vor allem Innenraumluftbelastungen durch reizende oder riechende Stoffe zu nennen. Die Bedeutung der Ersteren erschließt sich von selbst, wobei die praktische Relevanz von einzelnen Stoffen durchaus umstritten sein kann. So haben der immer wieder zitierte Formaldehyd und kurzkettige, leichtflüchtige Kohlenwasserstoffe angesichts der heute üblichen Bau- und Werkstoffe längst an Bedeutung verloren. Dagegen spielen schwerflüchtige Kohlenwasserstoffe, Aldehyde und Terpene aus so genannten „ökologischen" Bau- und Einrichtungsmaterialien eine zunehmende Rolle. Eine einzelstoffbezogene Bewertung kann nur in Ausnahmefällen bei konkretem Expositionsverdacht Sinn machen. Vielmehr ist angesichts der Vielzahl der Substanzen in der Innenraumluft und den normalerweise niedrigen Konzentrationen der Einzelsubstanzen eine Bewertung anhand von Summenparametern wie TVOC („total volatile organic compounds") anzuraten. Aus kontrollierten Expositionsversuchen kann abgeleitet werden, dass im Niedrigdosisbereich die Reizwirkung äquimolarer Konzentrationen von Einzelstoffen und auch Stoffgemischen vergleichbar bleibt. Vor Fallstricken in der Messstrategie und Interpretation der Messwerte, insbesondere wenn diese unter „Worst-case"-Bedingungen erhoben wurden, ist allerdings zu warnen. Eine besondere Beachtung finden häufig die MVOC („microbial volatile organic compounds"), Stoffwechselprodukte von Bakterien oder Schimmelpilzen, die sowohl Reizwirkungen als auch olfaktorische Belästigungen verursachen können. Die Keime selbst können mit verschiedenen Methoden gesammelt und angezüchtet werden. Die Belastung wird dann in KBE („koloniebildende Einheiten") angegeben. Über die gesundheitliche Bewertung solcher Messergebnisse liegen bisher jedoch keine ausreichenden Erfahrungen vor.

Ebenfalls schwierig ist die Bewertung olfaktorischer Belastungen, da die hierdurch verursachte Belästigung stark von subjektiver Wahrnehmung und den hierbei entstehenden Assoziationen abhängig ist. Unstreitig ist, dass Gerüche starke und unangenehme vegetative Reaktionen auslösen können und dass das Ausmaß der Symptombildung auch mit der erlebten Bedrohung durch die Geruchswahrnehmung korreliert. Vorschläge existieren zur semiquantitativen Beurteilung von Geruchsbelastungen mit „olf" und „decipol", jedoch ist dieses Konzept nicht allgemein anerkannt.

Eine systemisch-toxische Wirkung von Innenraumluftbelastungen in Büroräumen spielt unter heutigen Bedingungen in der Regel keine Rolle. Diese Bewertung schließt auch Emissionen aus Büromaterialien und Arbeitsmitteln wie Drucker, Kopierer, Filzstift, Kopierpapier u. Ä. ein. Davon abweichende Darstellungen in manchen Laienmedien, die teilweise durch die Aktivitäten von Selbsthilfegruppen vermeintlich Geschädigter inspiriert wurden, entbehren der wissenschaftlichen Grundlage. Hingegen erfährt die Belastung der Innenraumluft durch Tabakrauch („Passivrauchen", „environmental tobacco smoke", „ETS") in letzter Zeit nicht zuletzt durch die Einstufung als krebserzeugend eine Neubewertung.

Psychologische Faktoren. Zahlreiche epidemiologische Untersuchungen belegen den kausalen Anteil psychosozialer Faktoren an der Entstehung eines SBS. Auf individueller Ebene sind Persönlichkeitsmerkmale wie Depressivität, Ängstlichkeit oder Irritierbarkeit disponierend. Die jeweiligen Coping-Strategien können den Beschwerdeverlauf bestimmen. Die psychosozialen Umgebungsfaktoren unterscheiden sich in der Regel nicht von jenen, die allgemein mit arbeitsbedingtem Stress und seinen negativen Auswirkungen in Verbindung gebracht werden: Monotonie der Arbeit, geringer Entscheidungsspielraum bei gleichzeitig hoher Arbeitsbelastung, Termindruck und soziale und hierarchische Konflikte am Arbeitsplatz. Das Vorhandensein solcher psychischer Stressoren in einem relevanten Anteil der Belegschaft erklärt auch, warum die Entstehung und Ausbreitung eines SBS gelegentlich Züge einer Massenhysterie aufweisen kann.

Zusammenfassend kann festgestellt werden, dass ein SBS durch Zusammenwirken mehrerer Faktoren aus unterschiedlichen Kategorien entsteht. Für das Management einer solchen Situation sind monokausal orientierte Strategien daher ungeeignet. Somit sind auch Berichte, nach denen allein die Optimierung der raumklimatischen Verhältnisse zu einer anhaltenden Verbesserung einer SBS-Problematik ausgereicht hätte, mit Vorsicht zu interpretieren. In anderen Untersuchungen hatte bereits der Glaube, das Innenraumklima selbst regeln zu können, zu einem Beschwerderückgang geführt. Auch kann sich bereits das Bewusstsein der betroffenen Mitarbeiter, Gegenstand einer intensiven Untersuchung durch Management, Arbeitsmedizin und anderer beteiligter Stellen zu sein, im Sinne eines „Hawthorne-Effekts" positiv auswirken.

48.5   Therapie der umweltbezogenen Syndrome

Aus der eingangs gegebenen Definition der umweltbezogenen Syndrome folgt zwangsläufig, dass allgemein anerkannte und etablierte somatische Therapiekonzepte hierfür nicht zur Verfügung stehen. Gleichzeitig besteht auf Seiten der Patienten eine ausgeprägte Tendenz, vielfältige Therapieformen auszuprobieren.

Von 917 MCS-Patienten, die im Durchschnitt 12 Behandler aufsuchten, etwa ein Drittel ihres Einkommens für Behandlung und Wohnraumzurichtung aufwendeten und insgesamt über 101 Therapieformen ausprobierten (im Mittel 31,4), wurden folgende Interventionen als die hilfreichsten bewertet:

▶ chemikalienfreier Lebensraum (94,8 %)
▶ Vermeidung von chemischen Expositionen (94,5 %)
▶ Gebet (64,2 %)
▶ Meditation (53,8 %)

Dort, wo bei Patient und Behandler die Überzeugung einer Umwelteinwirkung als Ursache besteht, wird im Vordergrund „Vermeidung als Therapie", die so genannte Avoidance, stehen. Dieses Konzept ist aus mehreren Gründen außerordentlich kritisch zu betrachten. Zwar kann bei wenigen und gut identifizierbaren Auslösern eine begrenzte Vermeidungsstrategie sich als ein gangbares Verfahren erweisen. In den Fällen, wo die Beschwerden als Ergebnis eines Suggestions- bzw. Attributionsprozesses aufzufassen sind, wird genau diese Strategie allerdings als unterhaltendes Moment des pathogenetischen Teufelskreises wirken. Dann unterhält und verstärkt Avoidance die Beschwerden, die sie zu behandeln vorgibt. Gleiches gilt grundsätzlich, wenn CFS-Patienten jegliche körperliche Anstrengung und damit jegliches Training vermeiden.

Eine besondere Situation ergibt sich auch, wenn bestimmte Nahrungsmittel oder ihre Inhaltsstoffe als Beschwerden auslösend angesehen werden. Zum Teil führt dies zu extrem einseitigen Diätformen, die wiederum Mangelerscheinungen mit daraus resultierenden Symptomen begründen können.

Umso wichtiger ist es aus der Sicht der klinischen Umweltmedizin, die Patienten mit ihrem Beschwerdebild nicht alleine zu lassen. Empathie und Verständnis, durchaus ohne unkritische Übernahme der jeweiligen Krankheitskonzepte, müssen eine tragfähige Basis für eine stabile Arzt-Patienten-Beziehung sein. Hierdurch kann dem von allen beteiligten Seiten als kontraproduktiv angesehenen „doctor hopping" am ehesten vorgebeugt werden.

Eine stützende psychiatrische oder psychologische Behandlung macht unabhängig vom Krankheitskonzept Sinn, wenn sie die Vermittlung von Bewältigungsstrategien zum Ziel hat. Supportive Psychotherapie und kognitive Verhaltenstherapie gehören zu den wenigen Therapieverfahren, die in der Literatur sowohl bei MCS als auch bei CFS überwiegend positiv eingeschätzt werden.

Auch die adjuvante Therapie mit psychotropen Substanzen unter ärztlicher Kontrolle ist im Hinblick auf die fast nie fehlende psychische Beeinträchtigung durch eine als invalidisierend erlebte Erkrankung grundsätzlich in Erwägung zu ziehen. Beide Behandlungsstrategien werden jedoch von den meisten „Umweltpatienten" als unzulässige „Psychiatrisierung" empfunden und daher abgelehnt.

Die Vielfalt der weiteren angewandten Therapieformen ist fast unüberschaubar. Die vermeintlich ursächliche Behandlung hängt dabei vom jeweils vorliegenden Krankheitskonzept ab. In der „klinischen Ökologie" wird häufig das so genannte Provokations-Neutralisationsverfahren angewandt, in dem nach strikter Vermeidung der auslösend angeschuldigten Substanzen diese sublingual oder subkutan in ansteigender Dosierung appliziert werden, um eine Gewöhnung des Organismus zu erreichen. Auch so genannte Entgiftungsmaßnahmen, z. B. durch Chelatbildner oder exzessive Saunagänge, sowie die teilweise verstümmelnden zahnmedizinischen und kieferchirurgischen Maßnahmen, die gelegentlich zur „Amalgamsanierung" durchgeführt werden, sollen hier erwähnt werden.

In der ungezielten adjuvanten Therapie finden sich am häufigsten Enzympräparate, Johanniskraut, Mineralstoffe, Vitamine und Antioxidanzien (Vitamin C, E etc.). Gelegentlich werden Langzeitbehandlungen mit Antibiotika durchgeführt unter der Vorstellung, dass persistierende Infekte mit Borrelien, Mykoplasmen oder anderen Erregern das Krankheitsbild verursachen oder begünstigen würden. Im Übrigen findet sich das gesamte paramedizinische Spektrum, das in diesem Zusammenhang nicht eingehend dargestellt und diskutiert werden kann.

In der Praxis muss der betreuende Arzt einen Kompromiss zwischen der gebotenen Zurückhaltung gegenüber empirisch nicht belegten Therapieformen und der Offenheit für Neues finden. Ein therapeutischer Nihilismus ist angesichts des Leidensdrucks der Patienten nicht gerechtfertigt. Der Grundsatz „nil nocere" schließt jedoch auch ein, Patienten gegen offenkundige Scharlatanerie zu sensibilisieren und sie gegebenenfalls vor kostenträchtigen oder sogar schädlichen Behandlungen zu bewahren.

Zusammenfassung Patienten mit umweltbezogenen Gesundheitsstörungen leiden unter Beschwerdebildern, über deren Ursachen und Entstehungsweise bisher keine gesicherten wissenschaftlichen Erkenntnisse vorliegen. Die Festlegung auf eine Umweltursache bei unspezifischen Beschwerdebildern ist nach dem derzeitigen Kenntnisstand nicht nur unangemessen, sondern individualmedizinisch ggf. sogar krankheitsfördernd. Sie wirkt sich darüber hinaus hinderlich auf die Durchführung weiterer unvoreingenommener Forschung aus.

Die betroffenen Patienten leiden unter Umständen erheblich. Sie sind nach den Regeln der ärztlichen Kunst unter Berücksichtigung des vorliegenden Symptomprofils zum Ausschluss einer bekannten und ggf. behandelbaren Erkrankung differenzialdiagnostisch zu untersuchen. Die primäre Vermutung einer psychiatrischen Genese ohne Bestehen entsprechender Positivkriterien ist nicht gerechtfertigt. Ebenso wenig hilfreich ist allerdings die unkritische Zuweisung einer „Umweltdiagnose" mit dadurch iatrogen unterstützter Fixierung. Ist eine bekannte Ursache nicht auffindbar, kann nach derzeitigem Kenntnisstand in erster Linie eine supportive Behandlung zur Vermittlung geeigneter Bewältigungsstrategien wissenschaftlich begründet werden. Zurzeit liegen keine gesicherten Erkenntnisse über die Wirkung andersartiger Therapiemaßnahmen vor.

Weiterführende Literatur

Ashford N, Miller C: Chemical exposures – low levels and high stakes, 2nd edn. New York: Van Nostrand Reinhold, 1998.

Binkley K, King N, Poonai N, Seeman P, Ulpian C, Kennedy J: Idiopathic environmental intolerance: increased prevalence of panic disorder-associated cholecystokinin B receptor allele 7. J Allergy Clin Immunol 2001; 107: 887–890.

Csef H: Gemeinsamkeiten von Chronic Fatigue Syndrom, Fibromyalgie und multipler chemischer Sensitivität. Dtsch Med Wschr 1999; 124: 163–169.

Cullen MR: The worker with multiple chemical sensitivities: an overview. Occup Med 1987; 2: 655–661.

Devriese S, Winters W, van Diest I, De Peuter S, Vos G, van de Woestijne K, van den Bergh O: Perceived relation between odors and a negative event determines learning of symptoms in response to chemicals. Int Arch Occup Environ Health 2004; 77: 200–204.

Dinos S, Khoshaba B, Ashby D, White PD, Nazroo J, Wessely S, Bhui KS: A systematic review of chronic fatigue, its syndromes and ethnicity: prevalence, severity, co-morbidity and coping. Int J Epidemiol 2009; 38: 1554–1570.

Gibson PR, Elms ANM, Ruding LA: Perceived treatment efficacy for conventional and alternative therapies reported by persons with Multiple Chemical Sensitivity. Environ Health Perspect 2003; 111: 1498–1504.

Gots RE: Medical hypothesis and medical practice: autointoxication and multiple chemical sensitivities. Reg Toxicol Pharmacol 1993; 18: 2–12.

Joffres MR, Williams T, Sabo B, Fox RA: Environmental sensitivities: prevalence of major symptoms in a referral center: the Nova Scotia environmental sensitivities research center study. Environ Health Perspect 2001; 109: 161–165.

Kiesswetter E, Sietmann B, Zupanic M, van Thriel C, Golka K, Seeber A: Verhaltenstoxikologische Aspekte der Prävalenz und Ätiologie „multipler chemischer Sensitivität". Allergologie 1999; 12: 719–735.

Kommission „Methoden und Qualitätssicherung in der Umweltmedizin" am Robert- Koch-Institut: Untersuchungsgang in der Umweltmedizin. Bundesgesundhbl 2001; 44: 1029–1036.

Kreutzer R, Neutra RR, Lashuay N: Prevalence of people reporting sensitivities to chemicals in a population-based survey. Am J Epidemiol 1999; 150: 1–12.

Nasterlack M, Kraus T, Wrbitzky R: Multiple Chemical Sensitivity (MCS). Eine Darstellung des wissenschaftlichen Kenntnisstandes aus arbeitsmedizinischer und umweltmedizinischer Sicht. Dt Ärztebl 2002; 99: A-2474–2483.

Niven R, Fletcher AM, Pickering CAC, Faragher EB, Potter IN, Booth WB, Jones TJ, Potter PDR: Building sickness syndrome in healthy and unhealthy buildings: an epidemiological and environmental assessment with cluster analysis. Occup Environ Med 2000; 57: 627–634.

NN: Conclusions and recommendations of a workshop on Multiple Chemical Sensitivites (MCS). Reg Toxicol Pharmacol 1996; 24: 188–189.

Nowak D, Pedrosa Gil F, Angerer P, Tretter F, Eis D: Multiple Chemikalien-Unverträglichkeit (MCS) – aktueller Stand. Dtsch Med Wschr 2005; 130: 2713–2718.

Oppl R, Höder B, Lange A: Innenraumluft und TVOC: Messung, Referenz- und Zielwerte, Bewertung. Bundesgesundhbl 2000; 43: 513–518.

Prah JD, Case MW, Goldstein GM: Equivalence of sensory responses to single and mixed volatile organic compounds at equimolar concentrations. Environ Health Perspect 1998; 106: 739–744.

Rea WJ: Chemical sensitivity, Vol. 1–4. Boca Raton: Lewis Publishers, 1992–1996.

Rubin GJ, Das Munshi J, Wessely S: Electromagnetic hypersensitivity: a systematic review of provocation studies. Psychosom Med 2005; 67: 224–232.

Rubin GJ, Das Munshi J, Wessely S: Multiple chemical sensitivities: a systematic review of provocation studies. J Allergy Clin Immunol 2006; 118: 1257-1264.

Seeber A, Kiesswetter E, Meyer-Baron M, Müller M, Vangala RR, Zupanic M: Das Sick Building Syndrom als psychologisches Problem. Allergologie 1998; 21: 209–219.

Shorter E: Moderne Leiden. Reinbek: Rowohlt, 1994.

Sparks PJ, Daniell W, Black DW, Kipen HM, Altman LC, Simon GE, Terr AI: Multiple chemical sensitivity syndrome: a clinical perspective. I. Case definition, theories of pathogenesis, and research needs. J Occup Med 1994; 36: 718–730.

Umweltbundesamt (UBA) (Hrsg.): Studie zum Verlauf und zur Prognose des MCS-Syndroms. Forschungsbericht 201 61 218/04, WaBoLu-Hefte 01/2005.

XIV

Arbeitsmedizinische Berufskunde

49 Die Rolle des Berufs in der Medizin

G. Pressel

49.1 Einführung

Der Begriff Berufskunde wird hauptsächlich im Bereich der Arbeitsverwaltung, der Industrie- und Handelskammern und der Verbände verwandt und beinhaltet Fragen wie Berufsbezeichnungen und -bilder, Aus- und Weiterbildung, Arbeitsmittel, -orte und -anforderungen, aber auch Arbeitszeit, Lohn, Ausbildungsvergütung usw. Er wird vornehmlich administrativ und keineswegs immer in einheitlichem Sinne gebraucht. Er ist also nicht definiert.

Sofern es sich um die Beschreibung von Berufen („Berufsbilder") handelt, richtet sich deren Systematik und Bearbeitungstiefe nach der jeweiligen Fragestellung. Nur in Ausnahmefällen wirdversucht, medizinische Sachverhalte (z. B. gesundheitliche Voraussetzungen oder Erkrankungsrisiken) mit einzubeziehen. Eine arbeitsmedizinische Berufskunde stellt dagegen eine eigenständige, systematische Arbeitsmethode dar.

> **!** Der Begriff Berufskunde stammt ursprünglich aus dem Verwaltungsbereich.

49.2 Historischer Rückblick

Dass Zusammenhänge zwischen beruflicher Tätigkeit und Gesundheit bzw. bestimmten Erkrankungen bestehen, ist schon lange bekannt. Hippokrates (um 400 v. Chr.) kannte sie und hielt deshalb seine Schüler an, den Patienten immer nach seinem Beruf zu fragen. Weitere Berichte gab es hierzu vereinzelt auch in der griechischen und lateinischen Literatur. Gezielte Untersuchungen finden sich im späten Mittelalter, so z. B. bei Ulrich Ellenbog 1473: „Von den giftigen besen Tempffen und Reuchen", eine deutschsprachige Anleitung für Augsburger Goldschmiede, sich gegen die schädlichen Quecksilber- und Bleidämpfe zu schützen, oder speziell zu den gesundheitlichen Problemen im Bergbau 1556 bei Georg Agricola: „Vom Berg- und Hüttenwesen" und 1531–1535 bei Theophrast von Hohenheim, genannt Paracelsus, in seiner dreibändigen Monografie „Von der Bergsucht und anderen Bergkrankheiten". Bernardino Ramazzini schließlich untersuchte als erster in breiterem Umfange die Zusammenhänge zwischen Beruf und Krankheit („De morbis artificum diatriba", Modena 1700).

Auf Zusammenhänge zwischen Berufstätigkeit und bestimmten Krankheitsbildern wurde auch später bis ins 19. Jahrhundert immer wieder hingewiesen. Letztlich wurde das erste Arbeitsschutzgesetz in unserem Sinne, das „Regulativ zur Beschäftigung jugendlicher Arbeiter" (1839), durch derartige Erkenntnisse von den Zusammenhängen zwischen Gesundheitszustand und Beruf initiiert.

49.3 Stellung des Berufs in Gesellschaft und Medizin

Trotzdem bleibt außerhalb der Arbeitsmedizin das Wissen über die Eigenheiten der Berufe und deren Wechselwirkungen mit dem Gesundheitszustand der Berufsangehörigen meist auf wenige und eher zufällige Erkenntnisse und Erfahrungen beschränkt. Systematisch setzt sich keine weitere medizinische Disziplin mit berufskundlichen

Fragen eingehend auseinander. Auch der Arbeitsschutz hat sich in Praxis und Forschung in starkem Maße auf einzelne Belastungsfaktoren, allenfalls auf deren Zusammenwirken, konzentriert.

Trotz des herausragenden Stellenwertes, den die Arbeit anerkanntermaßen in Bezug auf die Gesundheit besitzt, wird sie heute vorwiegend sozial- und wirtschaftspolitisch gesehen; sie ist individuell ein Instrumentarium der Existenzsicherung, gesellschaftlich ein Kostenfaktor. In dem Maße, wie die Arbeit als Produktionsfaktor das Pendant zum Kapital wurde, löste sie sich vom einzelnen Menschen und verselbständigte sich als abstrakte Einheit. Die fortschreitende Aufteilung in einzelne, immer kleinere Arbeitstakte leitete in die beliebige Auswechselbarkeit des arbeitenden Menschen über. Der Beruf wurde zum allgemeinen Sammelbegriff für die „Schnittstelle" des Menschen zu bestimmten Arbeitselementen und deren ökonomischem, sozialem und rechtlichem Kontext. Eine Identifikation mit der Arbeit ist nicht mehr erforderlich und findet auch weitgehend nicht mehr statt. Das Verhältnis des Menschen zu diesem Berufsbegriff wurde vielmehr immer distanzierter und zunehmend auch mit negativem Inhalt versehen („Beruf als Ursache von Krankheit und Verschleiß").

Inzwischen steht der Beruf häufig für einen Prozess, bei dem es nur noch vordergründig um die Schaffung von Werten geht. In Wirklichkeit besteht das primäre Ziel in der gewinnbringenden Vermarktung der Produkte und um die Schaffung von Bedürfnissen. Dem müssen sich die Qualität der Arbeit und damit auch die berufliche Qualifikation und letztlich der Beruf selbst unterordnen. Der sich abzeichnende flächenhafte Mangel an Menschen mit qualifizierten Berufen mag ein äußeres Indiz für diesen Prozess sein.

Dabei wurden historisch gesehen über viele Jahrhunderte der Mensch und sein Beruf mit den hierdurch bedingten Einflüssen auf das soziale Leben und nicht zuletzt auf die Gesundheit immer als Ganzheit betrachtet. Die Gesellschaft empfand den Beruf als Berufung, wobei Letztere sich beispielsweise nach dem Verständnis Martin Luthers unmittelbar von Gott ableitete

– eine Denkweise, die in manchen gesellschaftlichen Gruppierungen noch bis zur Industrialisierung Gültigkeit besaß. In diesem Sinne hatte auch Ramazzini entsprechend dem Lebensgefühl seiner Zeit den Menschen bzw. den Patienten als Teil seiner sozialen Umwelt inkl. seines Berufes gesehen.

Heute besteht infolge des grundsätzlichen Wandels in der Einstellung des Einzelnen zum Beruf die Gefahr, dass unter dem dominierenden Aspekt von Krankheit, Verschleiß und Invalidität durch den Beruf dessen positive Seiten, wie Zufriedenheit und Erfüllung, Lebensfreude und gesund erhaltende Wirkungen ganz in den Hintergrund treten. Dieser Betrachtungsweise kann sich vielfach auch die Medizin nicht entziehen. Damit werden aber nicht nur wichtige Ansätze zur Rehabilitation verspielt, sondern die Einstellung zum Beruf wird grundsätzlich negativ geprägt: Er ist für den Menschen und insbesondere für den Patienten dann nur noch Ursache des Verlusts von Lebensqualität. Ohne ein positives Bild vom Beruf lässt dieser sich aber nicht positiv gestalten. Der begrenzte Erfolg der hoch gesteckten Ziele einer „Humanisierung der Arbeitswelt" in den letzten Jahrzehnten des 20. Jahrhunderts dürfte wesentlich auf diese negative Einstellung der Gesellschaft wie des Einzelnen zum Beruf zurückzuführen sein.

49.4 Bedeutung der Berufskunde für die Medizin

Während in der Arbeitsmedizin die Prävention und damit als eine der Grundlagen die Berufskunde ihren festen Platz haben, wird in den anderen Fachgebieten der Arzt heute immer noch in die Rolle eines überwiegend oder ausschließlich therapeutisch tätigen Experten gedrängt. Dabei ergeben sich auch hier viele praktische Fragestellungen, die in einem engen Zusammenhang mit dem Beruf stehen und deshalb ausreichende berufskundliche Kenntnisse voraussetzen. Einige Beispiele hierfür sind:

▶ Beurteilung der Arbeits(un)fähigkeit, Dienst(un)fähigkeit und Erwerbs(un)fähigkeit,

▶ Mitwirkung bei Rehabilitationsmaßnahmen, Arbeitsplatzwechsel, Umschulungen,

▶ Berufsunfähigkeit in der privaten Versicherungswirtschaft,

▶ Einschätzung der Minderung der Erwerbsfähigkeit oder des Grades der Behinderung,

▶ Anzeige bei Verdacht auf eine Berufskrankheit,

▶ Begutachtung im Berufskrankheiten-Verfahren,

▶ Beurteilung der Arbeitsfähigkeit im Rahmen des Mutterschutzgesetzes,

▶ Empfehlungen bei Untersuchungen nach dem Jugendarbeitsschutzgesetz,

▶ Maßnahmen des Gesundheitsmanagements,

▶ Auch in der Therapie sind berufskundliche Kenntnisse häufig von Bedeutung (z. B. Behandlung des Diabetikers).

Dass Zusammenhänge zwischen Beruf und Medizin bestehen, ist im Prinzip den Ärzten geläufig und wird von Fall zu Fall auch berücksichtigt (vgl. „Berufsanamnese"). Von einer systematischen Untersuchung dieser häufig recht kostenträchtigen Zusammenhänge kann man aber nicht sprechen. Das mag z. T. auch daran liegen, dass das berufskundliche Material nicht ohne weiteres zugänglich ist. Es gibt jedoch insbesondere von arbeitsmedizinischer Seite seit Jahren Bemühungen, in Form einer ärztlichen Berufskunde dieses offenkundige Defizit auszufüllen. So erscheinen beispielsweise seit 1967, begründet durch P. Rosenberger, J.F. Scholz und H. Wittgens, in einer gewissen Regelmäßigkeit in der damaligen Fachzeitschrift Arbeitsmedizin Sozialmedizin Präventivmedizin, jetzt Arbeitsmedizin Sozialmedizin Umweltmedizin, arbeitsmedizinische Berufsbilder jeweils mit einheitlicher Systematik in übersichtlicher und leicht lesbarer Form. In ähnlicher Form befassten sich auch andere Autoren und Verlage mit arbeitsmedizinischen Berufsbildern.

! In der Medizin ist der Beruf des Patienten eine wichtige Grundlage für dessen gesundheitliche Beurteilung.

49.5   Begriffsbestimmungen

Im traditionellen Denken bedurfte der Begriff Beruf keiner Definition. Heute stehen jedoch konkurrierend mehrere ähnliche Begriffe nebeneinander: Beruf – Tätigkeit – Beschäftigung – Arbeit – Gewerbe – Job.

Während Arbeit als gezieltes Handeln zur Existenzsicherung definiert werden kann, liegen die Verhältnisse hinsichtlich des Berufsbegriffs nicht so einfach. In der Vergangenheit wurden viele Versuche einer Begriffsbestimmung unternommen. Keine dieser Definitionen konnte jedoch überzeugen, denn es erweist sich als ungemein schwierig, alle Merkmale dieses vielschichtigen Begriffs so zusammenzufassen, dass einerseits der Berufsbegriff gegenüber den Begriffen Beschäftigung, Tätigkeit, Arbeit und Job klar abgegrenzt wird und andererseits die Prägnanz der Definition nicht unter Überfrachtung leidet.

Als Rechtsbegriff wurde „Beruf" erstmals in der Verfassung für Kurhessen von 1831 verwendet; davor und noch lange danach gebrauchte man sowohl in der Amts- als auch weitgehend in der Umgangssprache die Ausdrücke Stand oder Gewerbe als Bezeichnung für eine berufliche Tätigkeit. Erst nach dem ersten Weltkrieg setzte sich der Begriff Beruf im Zusammenhang mit dem Aufbau der Berufsberatung in Deutschland allmählich allgemein durch.

Formal sind nach der Definition der Bundesagentur für Arbeit unter Beruf die auf Erwerb von Entgelt gerichteten, charakteristische Kenntnisse und Fertigkeiten sowie Erfahrungen erfordernden und in einer typischen Kombination zusammenfließenden Arbeitsverrichtungen zu verstehen. Dabei ist deren Umfang unerheblich. Auch die Qualifikation spielt letztlich eine nachgeordnete Rolle, da nicht generell bestimmte qualitative Anforderungen an die Berufstätigkeit gestellt werden. So kann man sich die erforderlichen Fähigkeiten häufig in kurzer Zeit aneignen. Daneben gibt es die Ausbildungsberufe, die in der Regel eine jahrelange Ausbildung notwendig machen.

Der gelegentlich vorgetragene Vorschlag, den Begriff Beruf im Wesentlichen auf die Ausbildungsberufe zu beschränken, ist jedoch zu eng gefasst. Meist gilt als entscheidendes Kriterium, dass eine auf Erwerb ausgerichtete Tätigkeit ausgeübt wird. Deshalb handelt es sich beispielsweise bei der Hausfrau um keinen Beruf, wohl aber bei der gleichen oder sehr ähnlichen Tätigkeit der Hauswirtschafterin. Besonders anschaulich zeigt dies auch der Bereich des Sports. Wird Fußball, Tennis oder Boxen aus Liebhaberei betrieben und sogar noch Geld in diese Freizeitbeschäftigungen investiert, so spricht man vom Freizeit- oder Amateursport. Wer seine Liebhaberei jedoch zum Gelderwerb nutzt, ist Berufssportler. Eine unabdingbare Voraussetzung stellt der Gelderwerb jedoch nicht dar. Wer es sich leisten kann, darauf zu verzichten, kann trotzdem einem Beruf nachgehen (z, B. als Schriftsteller oder Künstler).

Die erwähnte formale Definition liegt beispielsweise der offiziellen Klassifizierung der Berufe zugrunde. Sie ist jedoch für medizinische Fragestellungen unzureichend. Die übrigen oben genannten Begriffe führen in diesem Sinne aber auch nicht weiter. „Tätigkeit" und „Arbeit" sind sehr allgemein gehalten, beschreiben nur die jeweilige Aufgabenverrichtung und sind damit in einem engen Zusammenhang zum Arbeitsplatz zu sehen. „Beschäftigung" bezeichnet das Verhältnis zu einem wie auch immer gearteten Auftraggeber. Der inzwischen etwas veraltete Begriff „Gewerbe" steht einmal mit gewissen Einschränkungen für auf Gewinnerzielung gerichtete selbständige wirtschaftliche Tätigkeiten, zum anderen aber auch für ganze Wirtschaftszweige.

Man muss deshalb für die Medizin eine pragmatische Definition finden. Es wird hierfür vorgeschlagen:

> **!** Der Beruf stellt die Gesamtheit aller mit einer regelmäßigen Tätigkeit im Zusammenhang stehenden Bedingungen dar; er macht für qualifizierte Tätigkeiten eine Ausbildung erforderlich.

Dazu zählen im Besonderen alle rechtlichen Regelungen, die Vor-, Aus- und Weiterbildung, soziale und wirtschaftliche Situation und Arbeitsmarktlage, Aufgabenstellungen, alle typischen Arbeitsverrichtungen, psychische Anforderungen und medizinisch-physische Voraussetzungen, Belastungen und Gefährdungen, Arbeitsumfeld, Arbeitsschutzvorschriften, medizinische Präventionsmaßnahmen sowie Rehabilitationsmöglichkeiten.

Mit dieser Definition wird also die Einheit von Mensch und Tätigkeit bzw. Arbeit angestrebt. Eine nach wirtschaftlichen Gesichtspunkten („Erwerb") gezogene Definition wird verlassen; die Grenze ergibt sich vielmehr aus der Plausibilität. So kann es z. B. unsinnig sein, bestimmte Hobbytätigkeiten als „Beruf" zu bezeichnen.

Der Begriff arbeitsmedizinische Berufskunde beinhaltete ursprünglich eine ausführliche Beschreibung einzelner Berufsbilder mit dem Ziele, etwaige Zusammenhänge zwischen dem Beruf auf der einen und Gesundheit bzw. Gesundheitsschäden auf der anderen Seite transparent zu machen. Später wurde der Begriff um weitere, allgemeine Faktoren aus der Berufswelt erweitert, die ebenfalls Einfluss auf die Gesundheit nehmen können. Dabei handelt es sich z. B. um gesellschafts- und wirtschaftspolitische, technologische oder rechtliche Aspekte.

49.6 Vielfalt der Berufe

Die Anzahl der Berufsbezeichnungen ist unübersehbar groß: Niemand, auch nicht die Bundesagentur für Arbeit oder das Statistische Bundesamt, kennt die genaue Zahl. Schätzungen gehen dahin, dass es heute etwa 50 000 verschiedene Berufsbezeichnungen gibt, von denen allerdings häufig mehrere für ein und denselben Beruf stehen (Beispiel: Fleischer – Schlachter – Metzger). Von der Bundesagentur für Arbeit sind gegenwärtig 3100 aktuelle Berufe erfasst. Hinzu kommen 4700 archivierte Beschreibungen, die aber z. T. nicht mehr aktuell sind. Es handelt sich hierbei neben den Ausbildungsberufen des dualen Systems hauptsächlich um schulische Ausbildungsberufe, Berufe mit Hochschulausbildung und um eine größere Zahl von Berufen, die keiner rechtlich geregelten Ausbildung bedürfen (z. B. Berufe im Medien- oder Werbefach).

Die Gründe für die dürftige Datenlage sind vielfältig: Einmal gibt es keine allgemeinen Volkszählungen mehr, die einigermaßen vollständige und zuverlässige Angaben zu den Berufen erbrachten. Zum anderen verfestigen sich immer wieder ursprüngliche Hilfstätigkeiten zu Berufen, wie z. B. beim Callcenter-Agenten, oder Teilbereiche eines bestehenden Berufes verselbständigen sich und werden zu eigenen Berufen (z. B. Zytologieassistent). Andererseits verschwinden nicht zuletzt durch die Neuordnung von staatlich anerkannten Ausbildungsberufen des dualen Systems immer wieder Berufe und Berufsbezeichnungen.

Dies ist jedoch keine Erscheinung unserer Zeit. Mit der Einführung der Gewerbefreiheit im 19. Jahrhundert wurden die alten zünftischen Traditionen abgeschafft. Dabei wurden auch die jahrhundertlang hartnäckig und eifersüchtig verteidigten Abgrenzungen zwischen den einzelnen Berufen beseitigt. Nun konnte jedermann jede Tätigkeit zu seinem Beruf machen und damit seinen Lebensunterhalt verdienen. Erst in den dreißiger und vierziger Jahren des vergangenen Jahrhunderts hielt es der Staat für geboten, sich einzelner Berufe anzunehmen und hierfür Ausbildungsordnungen sowie Berufsbilder auszuarbeiten.

! Die Anzahl der Berufe ist unbekannt.

Die Situation in der heutigen Berufswelt wird insbesondere durch folgende Merkmale geprägt:

▶ Viele Menschen üben eine Tätigkeit aus, die mit dem erlernten Beruf nichts oder nur wenig zu tun hat, ohne dass aber ein Berufswechsel stattgefunden hat. Ein geradezu klassisches Beispiel hierfür stellt der Beruf des Juristen dar, der in sehr unterschiedlichen Funktionen zu finden ist, für die sich Rechtsfragen oft nur noch am Rande stellen.

▶ Das Beschäftigungsverhältnis bestimmt die Art der beruflichen Tätigkeit. So kann ein Historiker z. B. als beamteter Lehrer, als wissenschaftlicher Angestellter in einem Archiv oder als freiberuflicher Reiseleiter arbeiten.

▶ Innerhalb einer beruflichen Tätigkeit werden häufig recht unterschiedliche Aufgaben wahrgenommen. Dies ergibt sich beispielsweise im Laufe des hierarchischen Aufstiegs (Sachbearbeiter, Leiter verschiedener Arbeitsgruppen, Geschäftsführer).

▶ Die Berufe splitten sich immer mehr in Fachrichtungen und fachliche Schwerpunkte auf. Außerdem haben sich gerade in den letzten Jahren bei vielen Berufen die Bezeichnungen, Ausbildungsinhalte und Tätigkeitsmerkmale geändert. Alte traditionsreiche Berufsbezeichnungen sind weggefallen oder finden sich in einer Vielzahl von neu geschaffenen Begriffen mit häufig recht unterschiedlichen Aufgaben wieder. Diese Prozesse schreiten weiterhin schnell voran.

▶ Soweit ein Beruf nicht durch bestimmte rechtliche Normen (z. B. Ausbildungsordnung, Handwerksrolle, Approbation, Zulassungsordnung, Staatsprüfung) fixiert ist, besitzt die Berufsbezeichnung keinerlei Schutz. Nahezu täglich werden aus den Bedürfnissen des Marktes heraus neue Berufsbezeichnungen kreiert, deren Bedeutungen oftmals nur Eingeweihten bekannt sind; der Arbeitsmarkt in den Dienstleistungssektoren Marketing, Werbung und Kommunikation bietet hierfür viele Beispiele.

▶ Die wirtschaftlichen und gesellschaftlichen Verhältnisse und damit auch die Berufswelt verändern sich in einem rasanten Tempo. Anstelle fester Strukturen mit sozialer Rollenverteilung, Arbeitsrecht, sozialer Sicherung und Konstanz und Berechenbarkeit von Arbeitsumfeld und Berufsweg treten unüberschaubare „flexible" Systeme, die sich schnell verändern und wieder auflösen, keine Bindungen voraussetzen und auch die berufliche Leistung relativieren.

Damit ist auch die zeitliche Vergleichbarkeit der Berufe nicht mehr gegeben. Bei gleicher oder ähnlicher Berufsbezeichnung haben sich häufig die Tätigkeiten und damit auch die Belastungen grundlegend gewandelt.

Diese Vielfalt der Berufe stellt für deren systematische Aufarbeitung ein erhebliches Hindernis dar. Dazu kommt, dass es wegen der schnellen Veränderungen in der Arbeitswelt äußerst schwierig ist, mit den ständig erforderlich werdenden Korrekturen auf dem Laufenden zu bleiben.

Alle diese Entwicklungen stellen nicht nur die Einheitlichkeit von Berufen immer mehr in Frage; man kann heute zudem nicht mehr von der zeitlichen und inhaltlichen Beständigkeit der Berufe ausgehen, wie dies früher fast selbstverständlich war. Außerdem unterscheiden sich innerhalb eines Berufes die Arbeitsplätze oftmals stark hinsichtlich Anforderungen, Belastungen und Arbeitsumfeld – überspitzt formuliert gibt es so viele Berufe wie Berufstätige, da kein Arbeitsplatz mit all seinen Rahmenbedingungen völlig dem anderen gleicht. Deshalb sind viele Berufe heute hauptsächlich von der Ausbildung bzw. Qualifikation her definiert. Darüber, in welcher Form später dieser Beruf ausgeübt wird, wird hierbei in der Regel wenig ausgesagt. Damit sind berufskundlichen Beschreibungen von vornherein Grenzen gesetzt.

> **!** Es gibt keine Einheitlichkeit und keine zeitliche und inhaltliche Beständigkeit der Berufe.

Der Vollständigkeit halber sei aber erwähnt, dass in manchen Bereichen die beruflichen Tätigkeiten durch staatliche Vorschriften des Bundes oder der Länder in gewissem Umfang reglementiert werden. Dies kann beispielsweise durch Approbations- oder Zulassungsordnungen, beamtenrechtliche Vorschriften und spezielle Rechtsnormen, insbesondere für Berufe des Gesundheitswesens und soziale Berufe, der Rechtspflege, aber auch für sicherheitsrelevante Tätigkeiten oder solche mit öffentlichem Auftrag, geschehen. Die Mehrzahl der Berufe ist jedoch frei von jeglichen gestaltenden Vorschriften, wenn man von gewissen Eigenverpflichtungen der Berufsverbände absieht.

49.7 Berufsausbildung

Die Berufs- und Arbeitswelt gliedert sich nicht nur horizontal nach bestimmten Berufsbereichen und Berufsfeldern, sondern auch vertikal nach Bildungsstufen bzw. nach Qualifikationsebenen. Daher soll hier auf die wichtigsten Berufsbildungssysteme eingegangen werden.

Betriebliche Ausbildungsberufe. Zu den staatlich anerkannten betrieblichen Ausbildungsberufen gehören im Wesentlichen die nach dem Berufsbildungsgesetz von 1969 bzw. der Handwerksordnung von 1965 anerkannten Berufe, wie z. B. Automobilmechaniker, Versicherungskaufmann oder Tischler. Die Ausbildung erfolgt in den Ausbildungsbereichen Industrie, Handwerk, Landwirtschaft, Hauswirtschaft, öffentlicher Dienst und freie Berufe.

Den staatlich anerkannten Ausbildungsberufen ist gemeinsam, dass die Ausbildung hier ausschließlich im Rahmen des dualen Systems erfolgt. Dies bedeutet, dass sie an den beiden Lernorten Ausbildungsbetrieb und Berufsschule durchgeführt wird; in Klein- und Mittelbetrieben wird sie oft durch Ausbildungsphasen in überbetrieblichen Ausbildungszentren ergänzt.

In den jeweiligen Ausbildungsordnungen sind die Mindestanforderungen an einen Ausbildungsberuf festgeschrieben. Diese sind:

1. Bezeichnung des betreffenden Ausbildungsberufs.
2. Ausbildungsdauer: Sie soll nicht weniger als zwei und nicht mehr als drei Jahre betragen. Allerdings wird die gesetzlich vorgeschriebene Höchstdauer immer häufiger um ein halbes Jahr nach oben überschritten. Dadurch wird den erhöhten Anforderungen an die betriebliche Ausbildung Rechnung getragen.
3. Das Ausbildungsberufsbild: Es stellt die Auflistung aller Kenntnisse und Fertigkeiten dar, die für den entsprechenden Beruf vermittelt werden.
4. Ein ausführlicher Ausbildungsrahmenplan als Anleitung zur sachlichen und zeitlichen Gliederung der zu erwerbenden Kenntnisse und Fertigkeiten: Auf dieser Grundlage erstellt der Ausbildungsbetrieb seinen eigenen Ausbildungsplan, der über die vorgeschriebenen Mindestanforderungen hinausgehen kann.
5. Die Prüfungsanforderungen.

Es haben sich 3 Konzeptionen für Ausbildungsordnungen herausgebildet:

1. Zum einen sind es die Ausbildungsberufe ohne Spezialisierungen. Bei diesen so genannten Monoberufen ist ein einheitliches Ausbildungsberufsbild und ein einheitlicher Ausbildungsrahmenplan ohne weitere Untergliederung vorgegeben.
2. Bei den Ausbildungsberufen mit Spezialisierungen gibt es solche mit Schwerpunkten und solche mit Fachrichtungen. Bei der Spezialisierung in Form von Schwerpunkten ist ein einheitliches Ausbildungsberufsbild vorhanden. Bei der Spezialisierung in Form von Fachrichtungen weisen sowohl das Ausbildungsberufsbild als auch der Ausbildungsrahmenplan Besonderheiten für jede Fachrichtung auf.
3. Die Stufenausbildungsberufe schließlich sind in zwei Stufen gegliedert. Die erste Stufe umfasst die berufliche Grundbildung im ersten und die allgemeine berufliche Fachbildung im zweiten Ausbildungsjahr (z. B. Maurer). Die zweite Stufe bleibt ganz der besonderen beruflichen Fachbildung vorbehalten.

> **!** Wichtiges vereinheitlichendes und gestaltendes Element sind für die Berufe die Ausbildungsordnungen. Aber: nur bei einem geringen Teil der Berufe gibt es verbindliche Regelungen der Ausbildung.

Für viele Ausbildungsberufe des dualen Systems hat es sich als zweckmäßig erwiesen, das erste Ausbildungsjahr in Form eines Berufsgrundbildungsjahrs (in einigen Bundesländern auch Berufsgrundschuljahr genannt) durchzuführen. Dabei haben sich zwei Formen entwickelt:

1. Das rein schulische Berufsgrundbildungsjahr findet in der einjährigen Berufsfachschule statt, die eine berufliche Grundbildung in einem Berufsfeld (z. B. Berufsfeld Wirtschaft und Verwaltung, Metalltechnik usw.) entsprechend der jeweiligen Berufsgrundbildungsjahr-Anrechnungsverordnung anbietet.

2. Bei der kooperativen Form sind die Jugendlichen zugleich Auszubildende im Betrieb und Schüler der Berufsschule. Sowohl die praktische als auch die theoretische Unterweisung ist allerdings nicht auf einen bestimmten Ausbildungsberuf hin ausgerichtet, sondern umfasst wie beim rein schulischen Berufsgrundbildungsjahr ein ganzes Berufsfeld.

Ausbildung von Behinderten. Für Behinderte gibt es zahlreiche besondere Ausbildungsberufe. Dabei handelt es sich teils um besondere Regelungen für „Behinderten-Ausbildungsberufe", zu denen Nichtbehinderte keinen Zugang erhalten, teils um Grundsätze, nach denen Behinderte mit minderschweren Behinderungen eine auf ihre Fähigkeiten abgestellte Ausbildung in einem staatlich anerkannten Ausbildungsberuf des dualen Systems durchlaufen können.

Schulische Ausbildungsstätten. Die berufliche Ausbildung kann auch in schulischen Ausbildungsstätten erfolgen. Die wichtigsten schulischen Bildungseinrichtungen sind die Berufsfachschulen mit Vollzeitunterricht von mindestens einjähriger Dauer, für deren Besuch keine Berufsausbildung oder berufliche Tätigkeit vorausgesetzt wird. Eine Ausbildung in rein schulischen Ausbildungsberufen bieten auch höhere Berufsfachschulen und Oberstufenzentren an, die es nur in einigen Bundesländern gibt, sowie berufsbildende Schulen in freier Trägerschaft.

Studium. Viele Berufe lassen sich nur über ein Studium an einer Universität oder Hochschule erreichen. Die Studiengänge an Kunsthochschulen sehen teilweise keine Abschlussprüfungen vor, können aber auch mit einem Diplom oder einer Staatsprüfung beendet werden. Das Studium an Fachhochschulen endet grundsätzlich mit einem Diplom, ebenso die Ausbildung an einer Berufsakademie, für die eine enge Verzahnung zwischen Theorie und Praxis kennzeichnend ist.

Zu erwähnen sind noch die sog. Fortbildungsberufe, die einen beruflichen Aufstieg zum Ziel haben.

! Natürlich versuchen alle Ausbildungsvorschriften Rücksicht auf die spätere berufliche Tätigkeit zu nehmen, ohne diese jedoch zu gestalten. Sie reagieren vielmehr auf die beruflichen Anforderungen – gelegentlich auch mit einiger zeitlicher Verzögerung.

49.8 Anwendung der Berufskunde

Die Erstellung einer arbeitsmedizinischen Berufskunde erfordert eine gewisse Systematik, die sich i. d. R. nach der Fragestellung richtet. Bei einer Berufsanamnese werden die Anforderungen im Allgemeinen geringer als in einem Gutachten oder bei einer betriebsärztlichen Fragestellung sein.

! Die arbeitsmedizinische Berufskunde erfordert eine systematische Arbeitsmethode.

Aus den oben genannten Gründen ist das berufskundliche Schrifttum bei vertretbarem personellem und finanziellem Aufwand nicht in der Lage, ein umfassendes und gleichzeitig aktuelles Abbild der gesamten Arbeitswelt bei gleichzeitiger erschöpfender Bearbeitungstiefe für den Arzt zu bieten. Hieraus ergibt sich, dass dieser vieles selbst zusammenstellen bzw. erarbeiten muss. Für die Wissenschaft leitet sich hieraus die Notwendigkeit einer praxisgerechten Aufarbeitung und Darstellung der arbeitsmedizinischen Erkenntnisse ab.

Dem Arbeitsmediziner kommt hierbei eine Schlüsselrolle zu; denn er ist der Experte für arbeitsmedizinische Berufskunde. Er hat im tagtäglichen Umgang mit den berufstätigen Menschen und ihren Problemen am Arbeitsplatz und im Arbeitsleben sowie aus der Kenntnis der Arbeitsplätze und -abläufe Gelegenheit, die erforderlichen umfassenden berufskundlichen Erfahrungen zu sammeln. Schon im Hinblick auf die Kosten im Gesundheitswesen ist dieses Wissen für die Medizin und entsprechende Grenzgebiete von erheblicher Bedeutung.

Für die Erarbeitung eines arbeitsmedizinischen Berufsbildes sind vor allem erforderlich:
▶ allgemeines berufskundliches Material,
▶ arbeitsmedizinische Detailkenntnisse von den beruflichen Belastungen und Gefährdungen (falls erforderlich für den konkreten Einzelfall).

Material zur administrativen berufskundlichen Information steht in unterschiedlicher Form und in unterschiedlicher Bearbeitungstiefe zur Verfügung.

Die verbreitetste und über das Internet leicht erreichbare Quelle ist das BERUFENET der Bundesagentur für Arbeit. Es enthält in erheblichem Umfange Informationen zu betrieblichen und schulischen Aus- und Weiterbildungsberufen inkl. Querverweise zu berufskundlichen Fachbegriffen, Adressen von Verbänden und Institutionen, zu anderen Informationsquellen (z. B. Gesetzen), zu anderen Berufen oder Ausbildungen und zu den Bildungsangeboten.

Es werden Arbeitsinhalte, Zugangsvoraussetzungen, Eignung, Aufgaben, Tätigkeiten, aber auch Arbeitsumgebung, Arbeitsmittel und Arbeitsbedingungen abgehandelt. Damit soll dem Nutzer eine zusammenfassende Darstellung von berufs- und bildungskundlichen Sachverhalten zur Verfügung gestellt werden.

Allerdings enthält das BERUFENET keine arbeitsmedizinischen Hinweise. Das gilt beispielsweise auch für Untersuchungen nach dem Jugendarbeitsschutzgesetz oder für arbeitsmedizinische Vorsorgeuntersuchungen nach den Berufsgenossenschaftlichen Grundsätzen oder anderen Vorschriften. Auch die Frage nach Belastungen und gesundheitlichen Gefährdungen durch den Beruf wird nicht behandelt. Aber gerade diese Faktoren prägen mit ihren Auswirkungen auf die Gesundheit für den Arzt das Gesamtbild eines Berufes.

Damit ist der Nutzen für den Arzt in vielen Fällen begrenzt. Hinsichtlich spezieller arbeitsmedizinischer Fragen muss er sich an die einschlägige arbeitsmedizinische Literatur halten. Das gilt in besonderem Maße, wenn es um die Bewertung von Belastungen und Gefährdungen im Hinblick auf die Gesundheit des jeweiligen Berufstätigen geht. Es sei hier auf das Belastungs-/Beanspruchungsprinzip verwiesen: Die Belastung ist eine naturwissenschaftlich und biologisch gesehen primär wertneutrale Größe. Sie lässt sich durch Maß und Zahl bestimmen. Die Beanspruchung stellt die Reaktion des Organismus darauf dar. Diese ist sehr viel schwieriger zu erfassen und stellt eine Synopse der ermittelten Belastung und der subtilen Kenntnis der biologischen Reaktionen dar. Allgemein erlaubt sie nur eine Beurteilung des Risikos des belasteten Kollektivs.

Auf dieser Basis werden Grenzwerte ermittelt und Arbeitsschutzvorschriften erlassen. Wenn jedoch ein Einzelfall zur Diskussion steht, dann müssen die konkrete Belastung an einem bestimmten Arbeitsplatz und die übrige berufliche Situation des Betroffenen sowie sein gesundheitlicher Gesamtzustand in die Beurteilung mit einbezogen werden. Diese Notwendigkeit ergibt sich beispielsweise bei arbeitsmedizinischen Vorsorgeuntersuchungen und Begutachtungen.

Die Beanspruchung ist im alltäglichen Leben wie im Beruf normalerweise ein physiologischer Vorgang ohne pathogene Wirkungen. Die Frage, wann die Grenzen der Beanspruchbarkeit überschritten werden und damit die Belastung zu krankhaften Reaktionen führt, kann in der Regel nur durch die o. g. Gesamtschau beurteilt werden. Hierzu müssen die konkreten Belastungsfaktoren für eine Berufsgruppe oder für einen Teilbereich hiervon, evtl. auch für einzelne Arbeitsplätze, ermittelt werden. Hilfestellung leistet hier die einschlägige Fachliteratur (z. B. Landau u. Pressel, Medizinisches Lexikon der beruflichen Belastungen und Gefährdungen, 2008). Dies stellt den Kern der arbeitsmedizinischen Berufskunde dar und ist die Domäne des Arbeitsmediziners.

> **!** Der Arbeitsmediziner ist der Experte für arbeitsmedizinische Berufskunde.

Für die Ausarbeitung eines umfassenden arbeitsmedizinischen Berufsbildes empfiehlt sich eine, bezogen auf die Fragestellung, klare und möglichst einheitliche Systematik, wenn nicht schon ein bestimmtes Schema vorgegeben ist. Natürlich muss das gewählte Schema nicht in jedem Falle in vollem Umfange zur Anwendung kommen.

Bewährt hat sich folgende einfache und übersichtliche Gliederung (vgl. als Beispiel „Arbeitsmedizinische Berufskunde" in Arbeitsmedizin Sozialmedizin Umweltmedizin): allgemeine berufliche Situation – Daten zum Beruf – Aufgaben – konkrete Tätigkeiten – Anforderungen an Intellekt und Persönlichkeit – erforderliche Vorbildung und Berufsausbildung – Belastungen und Gefährdungen – Voraussetzungen an Gesundheit und körperliche Leistungsfähigkeit – Arbeitsschutz – persönliche Prävention – Rehabilitation.

Zusammenfassung Die arbeitsmedizinische Berufskunde stellt in der Medizin ein wichtiges Instrumentarium für eine patientengerechte Behandlung und Beurteilung dar. Sie ist zudem von Bedeutung beim zielgerichteten und ökonomischen Einsatz der finanziellen Mittel.

Um diese Möglichkeiten noch effizienter umzusetzen, ist es erforderlich, den Arbeitsmediziner stärker in die verschiedenen Entscheidungsprozesse einzubeziehen. Er ist aufgrund seiner speziellen Weiterbildung und seiner praktischen Kenntnisse und Erfahrungen in weiten Bereichen der Berufswelt der Experte für die arbeitsmedizinische Berufskunde. Er kann die beruflichen Belastungen sachgerecht beurteilen und von daher die adäquaten Maßnahmen in die Wege leiten.

Weiterführende Literatur

Arbeitsmedizinische Berufskunde: Arbeitsmed Sozialmed Umweltmed, Stuttgart: Gentner.

Bundesagentur für Arbeit: BERUFENET: http://berufenet.arbeitsagentur.de/

Goldmann P: „Die Krankheiten der Handwerker" von Bernardino Ramazzini. Übersetzung aus dem Lateinischen und Nachwort. Würzburg: Königshausen & Neumann, 1988.

Häublein HG et al.: Methodische Anleitung zur arbeitshygienischen Professiografie. Berlin: Forschungsverband Arbeitsmedizin der DDR, 1979.

Landau K, Pressel G (Hrsg): Medizinisches Lexikon der beruflichen Belastungen und Gefährdungen, 2. Aufl. Stuttgart: Gentner, 2008.

Letzel S, Nowak D (Hrsg.): Handbuch der Arbeitsmedizin (lfd. Loseblattsammlung). Landsberg: ecomed.

Pressel G: Das Ergogramm als Informationsmittel der Arbeitsmedizin. Arbeitsmed Sozialmed Präventivmed 1986; 21: 11–14.

Pressel G: Arbeitsmedizinische Berufskunde – Vorschlag einer Systematik. Arbeitsmed Sozialmed Umweltmed 2004; 39: 630–632.

Schneider J, Pressel G: Berufliche Ausbildung. Arbeitsmed Sozialmed Umweltmed 2002; 37: 451–453.

Scholz JF, Wittgens H (Hrsg.): Arbeitsmedizinische Berufskunde, 2. Aufl. Stuttgart: Genter, 1992-

XV

Historie

50 Geschichte der Arbeitsmedizin

J. Thürauf

50.1 Anfänge und Rahmenbedingungen

Die Arbeitsmedizin (seit 1970 Lehr- und Prüfungsfach) ist ein historisch gewachsenes, vielfach vernetztes und zunehmend präventiv ausgerichtetes Fachgebiet. Sie entwickelt sich im Zusammenhang mit den jeweils bestehenden technisch-wissenschaftlichen, wirtschaftlichen und gesellschaftlich-politischen Rahmenbedingungen. Dabei zeigt sich, dass Inhalt, Abgrenzung und Bewertung von Arbeit, Medizin und Arbeitsmedizin im Verlauf der Jahrhunderte unterschiedlich sind. Wenn man unter Arbeit die zum Lebensunterhalt erforderlichen Tätigkeiten versteht, Medizin die professionelle Behandlung und Verhütung von Gesundheitsschäden darstellt und Arbeitsmedizin die erkannten beiderseitigen Wechselbeziehungen beinhaltet, dann finden sich erste Hinweise arbeitsmedizinischer Betätigung in „grauer Vorzeit".

50.2 Arbeitsbedingte Gesundheitsgefahren der Frühzeit

Bemerkenswerterweise werden Zeitepochen meistens nach typischen Arbeitsmaterialien und Werkzeugen benannt: Steinzeit (um 600 000 bis 3000 v. Chr.: Faustkeile, erste Schlag-, Bohr-, Glätt-, Schneidwerkzeuge, einfaches mechanisches Gerät, Webstuhl, Feuerstellen, Keramik, Ackerbau, Viehzucht), Bronze- sowie anschließend Eisenzeit (ab 700 v. Chr.).

Das Wirtschaftsleben richtet sich zunächst an den verfügbaren Ressourcen (z. B. im Zweistromland, Niltal, Erztagebau) aus und zeigt Schwerpunktverlagerungen vom primären (Agrar-) über den sekundären (Produktions-) zum tertiären (Dienstleistungs-)Bereich. Entsprechend orientiert und entwickelt sich die Arbeitsmedizin – meist problembezogen. Nachdem anfangs Jäger und Sammler Arbeits- und Jagdunfälle erlitten, traten erste als Berufserkrankungen zu bezeichnende Krankheitsbilder auf bei der Gewinnung und Lagerung von Nahrungsmitteln nach Kontakt mit natürlichen, jedoch toxischen oder allergisierenden Schadstoffen und durch erste zivilisatorische Noxen. Die nach intensiven Arbeitsbelastungen rasch auftretenden und durch ihr Ausmaß oder den Schweregrad bedeutsamen Berufsschäden finden besondere Aufmerksamkeit.

Die zivilisatorischen Entwicklungen verliefen regional unterschiedlich, ihren Ursprung hatten sie meist im vorderen Orient. Dort waren ab ca. 5000 v. Chr. Rad, Töpferscheibe, Glas, Metallschmelzen und Schriftzeichen bekannt. In größeren ständigen Ansiedlungen erfolgte eine Spezialisierung mit Arbeitsteilung, die meist Produktivität und Qualität erhöhte, aber auch die gesundheitlichen Gefährdungsmöglichkeiten vergrößerte wegen längerer Expositionszeiten und erhöhter Einwirkung von gesundheitsgefährdenden Noxen. Der Nähr-, Wehr- und Lehrstand mit teilweise berufstypischen Krankheitsbildern und Stigmata entstand. Als besonders innovativ gilt seit jeher der Wehrbereich, weil sich hier instinktiver Überlebenswille mit Einfallsreichtum verbindet (auch das Internet hat hier seine Wurzeln). Die Bauern, Hirten, Fischer, Winzer, Handwerker, Priester und die in der Verwaltung beschäftigten Personen hatten bereits zu biblischen Zeiten Krankheiten, die einen Bezug zu den ausgeübten Tätigkeiten aufweisen. Mumien zeigen teilweise typische pathologische Veränderungen.

Großbaustellen wie die zu den Weltwundern gerechnete 146 m hohe Pyramide des Pharao Cheops (um 2700 v. Chr.) brachten erhöhte Unfallrisiken für die Arbeiter. Deren ärztliche Betreuung und spezielle Ernährung ist überliefert, medizinische Texte enthält der Papyrus Ebers. Es entwickelten sich der Bergbau, die Metallgewinnung und -verarbeitung (Herstellung von Waffen, Schmuck, Münzen). Asbest, auch Bergflachs, genannt, wurde wegen seiner physikalischen Eigenschaften bereits im Altertum verarbeitet (feuerfeste Gewebe, Lampendochte). Asbeststaublungen und -krebserkrankungen waren jedoch wahrscheinlich weniger bedeutsam, weil nur wenige Personen exponiert waren, das mittlere Sterbealter damals bei etwa 30 Jahren lag und damit der Latenzzeit entspricht.

50.3   Antike im Mittelmeerraum

Hippokrates (460–380 v. Chr.) fragte bereits gezielt nach dem Beruf des Patienten, um Hinweise auf die Ursache der Erkrankung zu erhalten. In Bergwerken, auf Ruder- und Segelschiffen sowie beim Lastentransport verrichteten meist Sklaven, Kriegsgefangene oder Sträflinge schwere Arbeit, die zu Unfällen und Gesundheitsschäden führte (Aristoteles, um 350 v. Chr.). Entsprechende Hinweise finden sich in der römischen Literatur (Plautus, um 200 v. Chr.). Gesundheitliche Risiken durch Chemikalien, z. B. Quecksilber, Schwefel, Zinnober und der Einsatz von Körperschutzmitteln (Helme, Handschuhe, Masken, Stiefel) wurden von Plinius d. Ä. (um 50 n. Chr.) beschrieben.

Für das jüdisch-christlich geprägte traditionelle Europa finden sich in der Bibel einige bemerkenswerte Aussagen, wonach bereits bei der Schöpfung der Welt ein Arbeitszeitplan mit Pausenreglement eingehalten wurde. Die meist körperlich schwere Arbeit wurde zunächst als Strafe empfunden (Vertreibung aus dem Paradies: Im Schweiße deines Angesichtes sollst du dein Brot essen). Nicht nur im Altertum und in der Kolonialzeit waren Arbeitseinsätze bis zur Erschöpfung für Gefangene und Sklaven mitunter eine besondere Form der Todesstrafe.

Eine neue Einstellung gegenüber der Arbeit formulierte Benedikt von Nursia (um 500 n. Chr.), der mit „Ora et labora" Gebet und produktive Arbeit würdigte.

50.4   Mittelalter

Die Erfahrungen und Kenntnisse des klassischen Altertums wurden über die Araber im Mittelalter dem europäischen Kulturkreis wieder zugänglich. Arbeitshygienische Aspekte finden sich in den Werken von M. Maimonides (um 1170 n. Chr.). Mit dem geistigen Aufbruch während Renaissance und Humanismus (14. Jh.), dem Auftreten großer Unternehmerpersönlichkeiten (Welser und Fugger in Augsburg betrieben interkontinentalen Handel, Kupfer-, Silber- und Quecksilber-Bergbau in Tirol und Spanien – und auch Politik) wurden naturwissenschaftliche Erkenntnisse gesammelt und die Beschreibung und Behandlung von Krankheitsbildern intensiviert. Handwerker spezialisierten sich, Gold-, Silber-, Waffenschmiede, Steinmetze, Buchdrucker (Gutenberg um 1450), Tischler, Färber und Wagner schufen Kunstwerke, deren Qualität noch heute beeindruckt.

Die Kathedralen der Gotik (ab 12. Jh.) wurden zum Teil von europaweit tätigen Spezialisten in Dombauhütten errichtet und waren Langzeitprojekte (Baubeginn des 161 m hohen Ulmer Münster im 14. Jh., Vollendung 1890). Für den Reformator Calvin (um 1540) waren Arbeit und Erfolg Christenpflicht. Seine Lehre und der Utilitarismus, wonach ökonomischer Erfolg und gesundheitliches Wohlergehen Führungsaufgaben sind, verbreiteten sich besonders in wirtschaftlich prosperierenden Regionen Europas und Nordamerikas. Die Bevölkerung war weiterhin mehrheitlich in der Landwirtschaft tätig. Vor der Verbreitung mechanischer Uhren (ab 13. Jh.) waren Sonnenstand, Glockenschlag, Abbrenndauer und der Ablauf von Sand oder Wasser die Zeitgeber. Der Arbeitsrhythmus wurde weitgehend vom natürlichen Tagesablauf bestimmt.

Handwerker schlossen sich in Zünften zusammen (ab 12. Jh.), die neben den Patriziern in den Städten ein bedeutsamer Machtfaktor waren und bis zur Einführung der Gewerbefreiheit (19. Jh.) bestanden. Knappschaften mit Gnaden-Groschen-Kassen fanden sich erstmals im 13. Jh. Neben den technischen und medizinischen trat damit der soziale Arbeitsschutz.

Der mittelalterliche Bergbau förderte an meist leicht zugänglichen Lagerstätten Silber, Kupfer, Blei, Zink, Quecksilber und Gold. Der Augsburger Arzt U. Ellenbog verfasste eine Schrift „von den gifftigen besen Tempffen und Reuchen" (1473). Joachimsthal (Sachsen) erlangte große wirtschaftliche Bedeutung (Taler und Dollar erinnern an den Namen dieser Stadt). G. Agricola war hier Stadtarzt, sein Buch „De re metallica" (1556) mit 289 Holzschnitt-Illustrationen wurde oft nachgedruckt und von dem späteren US-Präsidenten H.C. Hoover ins Amerikanische übersetzt (1912). Paracelsus (Th. von Hohenheim) veröffentlichte „Von der Bergsucht und anderen Bergkrankheiten" (1533) sowie ca. 200 weitere Schriften. Mit der Einführung von Obduktionen wurde 1646 die Staublunge eines Bergmannes untersucht. Der zunehmende Einsatz von naturwissenschaftlichen Methoden und mechanistische sowie metabolische Denkansätze bahnten den Weg für physiologische Erkenntnisse. S. Stockhusen widmete ein Buch (1656) den Bergarbeitern im Harz, wo Blei, Quecksilber, Arsen, Kobalt und weitere Schwermetalle abgebaut wurden. Intensiv bemühte man sich im 17. Jahrhundert um Hilfsmittel für den Transport von Lasten.

Nachdem W. Harvey den Blutkreislauf entdeckte (1628), begannen erste arbeitsphysiologische Studien. Während der 30-jährige Krieg (1618–1648) Bevölkerung und Ressourcen der deutschen Kleinststaaten erschöpfte, schufen die Monarchen in Großbritannien und Frankreich die Grundlagen für ihre Kolonialreiche. Praxisrelevante medizinische Erkenntnisse begleiteten diese Entwicklung: J. Woodall verfasste ein Lehrbuch über die Krankheiten der Seeleute, Chirurgen wurden auf Schiffen angestellt, in Frankreich Marinehospitäler gegründet (1670), Arbeiter in königlichen Manufakturen auf Staatskosten versorgt.

50.5 Aufklärung und Absolutismus (ab ca. 1700)

Aufgeklärte Herrscher waren bestrebt, Wirtschafts- und Bevölkerungspolitik zunehmend aktiv zu gestalten. Es wuchs die Erkenntnis, die menschliche Arbeitskraft als Produktionsfaktor zu fördern und zu erhalten – während humanitäre Einstellungen zunehmend einflussreicher wurden. B. Ramazzini veröffentlichte das bedeutsame Lehrbuch der modernen Arbeitsmedizin „de morbis artificum diatriba" (über die Krankheiten der Handwerker, 1700). G.B. Morgagni, der in seinen Sektionsprotokollen stets auch den Beruf des Verstorbenen vermerkte, schrieb sein grundlegendes Buch „de sedibus et causis morborum" („Über den Sitz und die Ursache von Krankheiten", 1761). Die Lunge als Kontaktorgan zur Umwelt mit einer großen inneren Oberfläche ist das Zielorgan von Arbeits- und Umweltnoxen, zumal über das Atemminutenvolumen ein direkter Bezug zur Arbeitsschwere besteht. Staublungen und die Belüftungstechniken im Bergbau fanden demnach große Beachtung. S. Hales publizierte ein Werk über die Lüftung mittels Ventilatoren (1743), mit einem Manometer führte er Blutdruckmessungen durch.

Krank machende Einwirkungen versucht man in der Arbeitsmedizin stets zu objektivieren und zu quantifizieren. Bergrat J.F. Hänkel führte um 1740 Luftstaubmessungen durch. Die hygienischen Bedingungen fanden zunehmend mehr Beachtung. In Berlin, London, Paris und Wien wurden die ersten neuzeitlichen Krankenhäuser eingerichtet (Charité in Berlin: 1727, zuvor 1713 eine militärärztliche Ausbildungsstätte). Aus den Basisfächern Chirurgie und Innere Medizin entwickelten sich Spezialdisziplinen wie Pathologie, Orthopädie und Pädiatrie. Die gezielte Krankenbeobachtung ergab neue Erkenntnisse, die zu technischen und hygienischen Verbesserungen der Arbeitsbedingungen führten – wie die des englischen Arztes Ch. Thackrah, der die Folgen von Nass- bzw. Trockenbohrung im Bergbau für die Gesundheit darstellte (1831). Der französische Arzt L.-J. Tanquerel des Planches veröffentlichte (1839) über 1200 Fälle von Bleivergiftungen. Wenn man diese Zahl aus einer Region mit der heutigen bundesweiten Statistik (99 gemeldete und 5 anerkannte Fälle im Jahr 2008) vergleicht, wird die damalige Bedeutung dieser Erkrankung deutlich. Die Bleiintoxikation stellte auch ein umweltmedizinisches Problem dar, weil Bleiazetat Getränken zur Geschmacksverbesserung beigegeben und das Schwermetall aus der Bleiglasur von Gefäßen herausgelöst werden kann („Devonshire-Colic", auch derzeit bei Import-Keramik noch möglich). Neuartige Apparaturen, Produkte und Arbeitstechniken führten dazu, dass Quecksilber im 18. Jahrhundert zunehmend häufiger verarbeitet wurde, z. B. bei der Barometer-, Thermometer-, Spiegelherstellung sowie Feuervergoldung. Damals erfolgten grundlegende Entdeckungen in der Chemie. A.L. de Lavoisier erkannte die Verbrennung als Oxidationsprozess 1789 (im Revolutionsjahr, später wurde er geköpft). Gegen Intoxikationen empfahl man die Verkürzung der Arbeitszeit sowie Kleiderwechsel, ein schwer umsetzbarer Vorschlag, denn Textilien waren damals in Handarbeit hergestellte Einzelstücke; Konfektionsware gab es erst später (ab 1860). Färbung, Zurüstung und Veredelung von Textilien waren nur eingeschränkt möglich; Kleidung, Uniformen und Fahnen wurden mit Färbepflanzen blau (Waid, Indigo), rot (Krapp) gefärbt oder gebleicht.

Der erste Berufskrebs wurde von P. Pott nachgewiesen (1775): Bei Schornsteinfegern hatte er nach längerem Kontakt mit Ruß eine Häufung von Krebserkrankungen am Hodensack gefunden. Das bedeutsamer werdende Bürgertum interessierte sich sehr für medizinische Bücher und Gesundheitsratgeber. Bekannt wurde die „Makrobiotik – oder die Kunst das menschliche Leben zu verlängern" von C.W. Hufeland (1797), die weiterhin gedruckt wird.

50.6   Industrielle Revolution

Die Industrialisierung Europas begann in England und wird meist mit der Erfindung der Dampfmaschine (J. Watt, 1765) datiert. Die Erzeugung und Verteilung von Energie sowie die damit verbundenen Folgeinnovationen (Webstuhl, Transmissionsmechanik, Verkehrsmittel, Maschinenbau, sowie Elektro- und Nachrichten-, Atom-, Computer-, Biotechnik ferner Automation und Massenproduktion) sind heute die Grundlagen der Industriestaaten und ihres materiellen Wohlstandes. Die durch technische Hilfsmittel erreichbare Reduzierung räumlicher und zeitlicher Distanzen mit den Phänomenen der Konzentration und Diversifikation von Produktionseinheiten ermöglichen weitere Entwicklungen wie die globale Verflechtung von Märkten. Dabei werden die Menschen zunehmend mental-sensorischen und weniger muskulären Belastungen ausgesetzt, die einen Panoramawandel der beruflichen Gesundheitsschäden herbeiführen.

50.6.1   Gesellschaftliche Veränderungen

Nachdem Maschinen zunehmend die Muskelarbeit ersetzten und die Maschinenlaufzeit im Produktionsprozess möglichst lang und profitabel sein sollte, verlängerte sich die Arbeitszeit. Das Tempo der Industrialisierung und Landflucht mit dem Heranwachsen eines städtischen Arbeiterproletariats schuf zahlreiche soziale und medizinische Probleme. Antworten darauf musste die Politik finden, was Jahrzehnte dauerte (und wegen der anhaltenden Dynamik der Veränderungen in der Arbeitswelt offensichtlich eine sozialpolitische Daueraufgabe geworden ist). Spontaner Widerstand und Streiks zeigten kaum Wirkung und wurden in der Literatur als Thema aufgegriffen. Weiterhin agierte man lokal begrenzt. Im Würzburger Juliusspital wurde ein „Institut für kranke Gesellen der Künstler und Handwerker" gegründet (1786). Aufgrund der Erfahrungen dort schrieb G. Adelmann „Über die Krankheiten der Künstler und Handwerker" (1803). Zeitschriftenartikel mit arbeitsmedizinischer Thematik fanden sich zunehmend häufiger, 1821 war die „Zeitschrift für Staatsarzneikunde" gegründet worden. Der Amtsarzt E. Beyer publizierte „Die Fabrik-Industrie des Regierungsbezirkes Düsseldorf vom Standpunkt der Gesundheitspflege" (1865). C. Michaelis veröffentlichte das Buch „Über den Einfluss einiger Industriezweige auf den Gesundheitszustand – ein Beitrag zur öffentlichen Gesundheitspflege und zur Lösung der Arbeiterfrage" (1866). Als Basis der sozialen Hygiene gilt das „System einer vollständigen medicinischen Polizey" in neun Bänden (1779–1827) von J.P. Frank.

Die Industrialisierung wurde weniger von dem Adel als vielmehr vom Bürgertum vorangetrieben. Bei zunächst fehlenden Rücklagen und großem Kapitalbedarf konnten die „Industriebarone" sich offensichtlich nur ein begrenztes Maß an Altruismus leisten. Doch veröffentlichte der Industrielle F. Harkort „Bemerkungen über die Hindernisse der Civilisation und Emancipation der unteren Klassen" (1844). In seiner Fabrik waren englische „Gastarbeiter" tätig, die ein etwas weiter entwickeltes soziales Umfeld kannten. Ab 1827 kam es zur Gründung von Vereinen zum „Wohl der Arbeiterschaft". Zeitschriften wie „Der Arbeiterfreund" oder „Concordia" erschienen. Wohlfahrtseinrichtungen (z. B. Turn- und Gesangvereine, Schrebergärten) wurden gegründet zur allgemeinen Förderung von Gesundheit und Erholung der arbeitenden Klasse.

Der Fabrikantensohn F. Engels veröffentlichte 1845 seinen Beitrag „Über die Lage der arbeitenden Klasse in England". Die Arbeitsbedingungen und Kinderarbeit waren der Grund dafür, dass oft nur die Hälfte eines Jahrgangs die Schule besuchte. Die Begriffe Proletariat, Kommunismus und Kapitalismus gewannen eine politische Brisanz. Im Revolutionsjahr 1848 erschien das „Kommunistische Manifest" von K. Marx und F. Engels. Dort finden sich auch der Ausdruck „Industrielle Pathologie" und die Ansicht, der Staat habe sich um Arbeitsinvaliden zu kümmern. Die geforderte Diätetik der Werke beinhaltete kürzere Arbeitszeiten, verbindliche Normen beim technischen, ferner sozialen Arbeitsschutz für Kinder und Schwangere sowie Schutz vor Gefahrstoffen.

50.6.2 Sozialer Arbeitsschutz

Ausgangspunkt der Schutzgesetzgebung war England (Moral and Health-Act, 1802). Die tägliche Arbeitszeit wurde auf 12 Stunden beschränkt, Die Zustände veranlassten den Arzt Th. Percival zu seinem Werk „Medical Ethics" (1803). Zuvor hatte er bessere Belüftung, medizinische Überwachung der Arbeiter und eine Verkürzung der Arbeitszeit gefordert. Kinderarbeit und Nachtarbeit für Jugendliche wurden verboten, in der Textilindustrie von Manchester die Arbeitszeit für Kinder auf 48, für Jugendliche auf 69 Wochenarbeitsstunden reduziert; Arbeit im Bergwerk wurde für Frauen und Kinder verboten. Zur Durchsetzung dieser Regelungen mussten Inspektoren eingesetzt werden. In Kontinentaleuropa entwickelte sich Preußen zu einer führenden Macht, Kinderarbeit wurde in Bergwerken und Fabriken 1839 verboten, die Arbeitszeit für Jugendliche auf 10 Stunden täglich reduziert, Nachtarbeit verboten. Bemerkenswert ist, dass diese Schutzmaßnahmen eine Reaktion darstellten auf den sich zunehmend verschlechternden Gesundheitszustand der Jugendlichen, der sich in den Rekrutierungsbüros offenbarte und zu entsprechenden Forderungen der Generalität führte. Im Königreich Bayern finden sich entsprechende Regelungen ab 1840. Der Schutz von Schwangeren und stillenden Müttern wurde im Revolutionsjahr 1848 erstmals von dem Arzt R. Leubuscher postuliert. Weitere Einschränkungen für die Kinderarbeit gab es im Deutschen Kaiserreich erst 1904. Damals wurden auch Ruhezeiten und weitere Regelungen erlassen.

50.6.3 Gefahrstoffe und erste Fabrikärzte

M. Orfila beschrieb Gefahrstoffe, Gifte, Stäube und Dämpfe im „Traite de poisons" (1814, deutsche Ausgabe als „Lehrbuch der Toxikologie", 1853). J. Morgan und T. Addison veröffentlichten „An essay on the operation of poisonous agents upon the living body" (1829). R.-A. von Koelliker publizierte „Physiologische Untersuchungen über die Wirkung einiger Gifte" (1856). Medizinalrat H. Eulenberg veröffentlichte mit X. Vohl die „Lehre von den schädlichen und giftigen Gasen" (1865). L. Hirt beschrieb Berufskrankheiten und Arbeitsunfälle in dem mehrbändigen Buch „Die

Krankheiten der Arbeiter" (1871). H. Eulenberg veröffentlichte 1876 das „Handbuch der Gewerbe-Hygiene auf experimenteller Grundlage". „Allgemeine und specielle Gewerbe-Pathologie und Gewerbe-Hygiene" war der deutsche Titel einer Abhandlung des Marinearztes Alayet. Ein lexikalisch gegliedertes Lehrbuch über Berufskrankheiten (Vom Aeronauten bis zum Zinkarbeiter) lag damit erstmals in deutscher Version vor (1877).

Arbeitsphysiologie, Arbeitspathologie, Toxikologie und Prävention fanden zunehmend Beachtung. Chemische, pharmakologische und toxikologische Forschungen ermöglichten den Auf- und Ausbau der in Deutschland ansässigen industriellen Produktion von (Agro)Chemikalien, Arzneimitteln und Kunstdünger. „Fabrik- oder Cassenärzte" kannte man ab 1877. Erstmals wurde – aus Einsicht und ohne gesetzlichen Zwang – ein Werkarzt fest angestellt (Dr. C. Knaps, BASF in Ludwigshafen, 1866). Sein Nachfolger hatte 600 „Anilinarbeiter" zu betreuen. Der bei Arbeitern der Farbwerke Hoechst festgestellte „Anilin-Krebs" (L. Rehn, 1895) – korrekter: Amino-Krebs – wurde 1936 als Berufskrankheit anerkannt. Derartige Zeiträume für die Einführung neuer Berufskrankheiten sind durchaus nicht ungewöhnlich, weil hier ätiologisch abgesicherte Diagnosen zur Begründung von Versicherungsansprüchen erforderlich sind – und keine Vermutungen oder Ausschlussdiagnosen.

Bedeutsame Gefahrstoffe waren damals hauptsächlich Quecksilber, Blei, Arsen, Chrom und Anilinfarben sowie Stäube, Gase, Dämpfe. Knochennekrosen durch Phosphor (Zündholzfabriken) wurden beschrieben von F.-W. Lorinser (1843) und C. Thiersch. Diese Erkenntnisse und entsprechende Regelungen verhinderten nicht derartige Erkrankungen über Jahrzehnte hinweg. Daher wurden Fabrikinspektoren eingesetzt (Österreich, 1883). L. Teleky (1872–1957) wurde 1905 als Facharzt für Berufskrankheiten anerkannt.

50.7 Gründerzeit (ab 1871)

Im neuen Kaiserreich konnten während der wirtschaftlichen Blüte die sozialen und medizinischen Probleme mit gesetzgeberischen Maßnahmen gezielt angegangen werden. Der berühmte Pathologe und Begründer der Zellularpathologie R. Virchow (1821–1902) war ein sozial engagierter Reichstagsabgeordneter („Staatsmänner bedürfen des Beistandes einsichtsvoller Ärzte", 1848).

Im 1876 gegründeten kaiserlichen Gesundheitsamt wurde eine Abteilung Arbeitshygiene eingerichtet. A. Oldendorff (1877) hatte die verkürzte Lebensdauer in einigen Berufen nachweisen können. Die Wohlfahrt der Arbeiter war Thema der „Kaiserlichen Botschaft" (1881). Die Krankenversicherung der Arbeiter (1883) und die Unfallversicherung (1884) wurden eingeführt, ein sozialpolitisches Gesetzeswerk, das damals weltweit einzigartig war. Es realisierte den bereits in dem „Handbuch der Sanitätspolizei" (1859) empfohlenen Versicherungszwang. Mit dem Unfallversicherungsgesetz war die Gründung der Berufsgenossenschaften verbunden, die ausschließlich von den Unternehmern finanziert werden und eine branchenmäßige und regionale Gliederung aufweisen. Unfallchirurgie, technischer und medizinischer Arbeitsschutz etablierten sich.

50.8 Arbeitsmedizin der Jahre 1900 bis 1945

Die internationale Vereinigung für gesetzlichen Arbeitsschutz mit der Geschäftsstelle Internationales Arbeitsamt wurde 1900 in Basel gegründet. Bedeutsamer wurde das Internationale Arbeitsamt (ILO, 1919), eine Organisation des Völkerbundes, die weiterhin besteht (www.ilo.org). Ab 1911 galt die Reichsversicherungsordnung, erst 1996 ersetzte sie das Sozialgesetzbuch VII, mit Präventionsauftrag für die Gesetzliche Unfallversicherung (www.dguv.de).

Die Einführung der Berufskrankheiten-Verordnung 1925 hat die gesetzliche Unfallversicherung wesentlich erweitert zugunsten der Arbeitnehmer, die zuvor lediglich gegen Unfälle versichert waren. Die damalige Liste enthielt 11 Positionen, die derzeit aktuelle 73 (siehe auch Anhang).

Von Th. Sommerfeld erschien „Der Gewerbearzt" (1905). Als zuständige Stelle für den medizinischen Arbeitsschutz wurden Staatliche Gewerbeärzte eingestellt, erstmals 1905 im Königreich Württemberg, in Baden 1906. Im Königreich Bayern übernahm 1909 F. Koelsch (1876–1970) dieses Amt, leitete 1921 das Institut für Arbeitsmedizin und verfasste das Handbuch der Berufskrankheiten (1935–1937). Bei der Erkennung und Begutachtung von Berufskrankheiten waren die Gewerbeärzte als unabhängige Gutachter damals intensiver involviert als gegenwärtig. Die preußische Regierung berief L. Teleky 1921 aus Österreich nach Düsseldorf als Landesgewerbearzt. Er musste trotz erfolgreicher Arbeit emigrieren und seine Darstellung der Arbeitshygiene 1948 in New York veröffentlichen („History of Factory and Mine Hygiene").

Nachdem W.C. Röntgen 1895 die X-Strahlen entdeckt und 1901 den ersten Nobelpreis erhalten hatte sowie danach M. Curie und A.H. Becquerel, die die Radioaktivität erforschten, an Strahlenschäden 1934 bzw. 1908 verstarben, wurden bereits 1906 erste Forderungen nach Strahlenschutzmaßnahmen erhoben. Die entsprechende Berufskrankheit wurde 1925 eingeführt, die Internationale Strahlenschutzkommission (www.icrp.org) besteht seit 1929. Das Bundesamt für Strahlenschutz (www.bfs.de) befindet sich in Salzgitter (seit 1989).

An Fachgesellschaften bestanden die für Arbeitsschutz (1906) und Gewerbehygiene (1922). Das Institut für Gewerbehygiene in Frankfurt wurde gegründet (1908), wo auch eine Fachzeitschrift erschien, die seit 1950 als „Zentralblatt für Arbeitsmedizin und Arbeitsschutz" weiter besteht. Die Permanent Commission of Occupational Medicine (1911) wurde als weltweite Aktion in Mailand gegründet. In Dresden fand die erste Internationale Hygiene-Ausstellung statt.

Das Kaiser-Wilhelm-Institut für Arbeitsphysiologie wurde in Berlin (1914) gegründet und nach dem 2. Weltkrieg als Max-Planck-Institut in Dortmund wieder aufgebaut. Die Klinik für Berufskrankheiten wurde in Berlin (1924) für E.W. Baader eingerichtet, der auch das Handbuch herausgab. Der Ausbau zum Universitätsinstitut erfolgte1933.

In Lyon wurde anlässlich einer Konferenz 1929 der internationale Begriff „Arbeitsmedizin" geprägt (occupational medicine, médecine du travail, medicina del lavoro).

Bedeutsame Werke aus dieser Epoche, die von Kriegszeit und Inflation geprägt ist, sind insbesondere das Lehrbuch der Gewerbehygiene von K. B. Lehmann (1919) und „Giftige Gase und Dämpfe" von F. Flury und F. Zernick (1931). Während der nationalsozialistischen Herrschaft kam es im Bereich der Arbeitsmedizin insbesondere durch willkürliche Maßnahmen und Verknappung personeller und materieller Ressourcen zu einem Niedergang, der durch die Kriegbedingungen zusätzlich verschärft wurde und schließlich im totalen Zusammenbruch endete.

50.9 Nachkriegszeit (1945 bis 2010)

Die umfangreichen materiellen und ideellen Verwüstungen des Weltkrieges betrafen auch die Arbeitsmedizin: zerstörte Einrichtungen, vernichtete Archive, Bibliotheken sowie Museen und Verluste an Persönlichkeiten sind zu beklagen. Der Wiederaufbau war entsprechend umfangreich und zeitraubend. Zusätzlich waren gegenwärtige und künftige Erfordernisse zu berücksichtigen – und das in einem politisch geteilten Land.

In der damaligen DDR wurden 1948 ein Zentralinstitut für Sozial- und Gewerbehygiene in (Ost)Berlin und erste Lehrstühle 1958 in Leipzig (V. Böhlau) und Rostock (E. Kersten) eingerichtet, schließlich fanden sich an allen medizinischen Fakultäten Arbeitsmediziner. Die arbeitsmedizinische Versorgung war systemgeprägt und breit angelegt, die wissenschaftlichen Kooperation im ehemaligen Ostblock eng, systemübergreifende Kontakte wurden durch internationale Organisationen ermöglicht.

In der föderal gegliederten Bundesrepublik verlief die Entwicklung anders, wobei Gestaltungsmöglichkeiten von engagierten Persönlichkeiten souverän genutzt wurden. Im Rahmen der ärztlichen Selbstverwaltung wurde 1949 eine Werkärztliche Arbeitsgemeinschaft gebildet, der heutige Verband Deutscher Betriebs- und Werk-ärzte (www.vdbw.de). Es begannen damit Fort-bildungsveranstaltungen, regelmäßig Herbstta-gungen (seit 1988), der international beachtete Kongress für Arbeitsschutz und Arbeitsmedizin (ab 1963, www.aplusa-online.de), die Erarbei-tung von Vereinbarungen mit Arbeitgebern und Arbeitnehmern sowie Versicherungsträgern, die Zusammenarbeit mit nationalen und internatio-nalen Institutionen, auch politische Initiativen. Erstmals in Europa wurde eine Akademie für Arbeitsmedizin gegründet (Berlin 1968). Ent-sprechende Einrichtungen folgten in München, Bochum, Bad Nauheim und Ulm. Die Deutsche Gesellschaft für Arbeits- und Umweltmedizin (www.dgaum.de) besteht seit 1962. Sie veran-staltet als wissenschaftliche Vereinigung u. a. Frühjahrstagungen und kooperiert mit dem VDBW.

In Erlangen wurde 1965 der erste Lehrstuhl eingerichtet. H. Valentin – in Forschung und Lehre engagiert – baute das bis 1989 von ihm geleitete Institut mit Poliklinik und Bettenstation aus und nahm u. a. in wissenschaftlichen, staat-lichen und internationalen Gremien wesentliche Entscheidungen und Weichenstellungen vor. Die Aus-, Weiter- und Fortbildung wurde intensiviert, auch in Zusammenarbeit mit anderen Institutio-nen wie Ärztekammern und Unfallversiche-rungsträgern (www.dguv.de), die Forschungsein-richtungen und Kliniken aufbauten. Das System arbeitsmedizinischer Vorsorgeuntersuchungen wurde ergänzt. Die Arbeitsmedizin wurde 1970 Prüfungsfach, die Gebietsbezeichnung 1976 ein-geführt. Fachzeitschriften, wie das „Zentralblatt für Arbeitsmedizin, Arbeitsschutz und Ergono-mie" (1951), „Arbeitsmedizin, Sozialmedizin, Umweltmedizin" (1965) und „Ergomed" (1976) erschienen, ebenso mehrere Lehr- und Hand-bücher. Die Mitarbeit in Ausschüssen und Fach-gremien (z. B. MAK-Werte-Kommission) wurde ausgebaut. Das Arbeitssicherheitsgesetz (1973) regelt u. a. die Bestellung von Betriebsärzten (zurzeit ca. 12 000) und Sicherheitsfachkräften. Danach traten vermehrt überbetrieblich orga-nisierte Arbeitsmedizinische Dienste auf (z. B. BAD, IAS, TÜV etc.).

Störfälle in Seveso (1976), Bhopal (1984), Tschernobyl (1986) oder regionale Umweltbela-stungen hierzulande zeigten, dass die jeweiligen Gefahrstoffe zunächst einmal produziert werden mussten, bevor sie die Umwelt belasten und An-wohner gefährden können. Arbeitsmedizinische Erfahrungen bei der Analytik, Diagnostik und Bewertung sind bei umweltmedizinischen Frage-stellungen deshalb unentbehrlich. Diese Einsicht führte zu der Namenserweiterung mehrerer ar-beitsmedizinischer Einrichtungen.

Die politischen Ereignisse ermöglichten 1989 „Anpassungsfortbildungen" und aufgrund des Eini-gungsvertrages von 1990 die Harmonisierung ar-beitsmedizinischer Strukturen und Inhalte in den Neuen Bundesländern. Die Bezeichnung „Bei-trittsgebiet" verrät, dass die Veränderungen dort eingreifender waren als in den Alten Bundeslän-dern, die gesamtdeutsche Bilanz zeigt markante Änderungen. Damit sind nicht nur statistische und finanzielle Additionseffekte gemeint, son-dern qualitative Veränderungen (z. B. war die so-wjetisch-deutsche Wismut AG (SDW AG, 1945–1990) während des atomaren Wettrüstens ein bedeutsamer Betrieb, der nach seiner Stillegung und Sanierung weiterhin erhebliche Folgekosten – z.B. Renten für Arbeitsunfälle, Berufskrebse – verursacht). Die Konzeption der Bundesanstalt für Arbeitsschutz und Arbeitsmedizin (www.baua.de) wurde gegründet.

Neben diesen Veränderungen im nationalen Bereich sind auch internationale Institutionen (z. B. WHO, ILO, International Commission on Occupational Medicine [www.icohweb.org]) und insbesondere europäische Einflüsse auf die Ge-staltung der Arbeitsmedizin bedeutsam, wie der Hinweis auf die Regelungen im Arbeitsschutz zeigt (Kap. 3). Die Europäische Agentur für Si-cherheit und Gesundheit am Arbeitsplatz besteht seit 1996 in Bilbao (http://osha.europa.eu/fob/germany).

Wegen ihrer starken Einbeziehung in gesell-schaftliche und sozialrechtliche Rahmenbedin-gungen hat sich die Arbeitsmedizin frühzeitig mit Fragen der Standardisierung und Qualitätssi-cherung befasst, Grundsätze und Richtlinien sind als Orientierungshilfen eingeführt. Diese

Feststellung gilt auch für Bereiche der Verkehrs-, Flug-, Weltraum-, Tauch- oder Off-shore-Medizin, die der Arbeitsmedizin zugerechnet werden können.

Durch Schutzvorschriften sowie etablierte Überwachungssysteme werden traditionelle und weiterhin kontrollbedürftige Gefährdungsbereiche entschärft und Versäumnisse der Vergangenheit (z. B. Asbestfaserbelastung) bei bekannter langer Latenzzeit aufgearbeitet. Aus der Kenntnis der Vergangenheit können Gegenwart und Zukunft besser gemeistert werden.

50.10 Ausblick

Die Arbeitswelt mit ihren ständigen Veränderungen bestimmt das Aufgabengebiet der Arbeitsmedizin. Der Übergang von der muskulären zur mentalen Belastung am Arbeitsplatz zeigt sich im Panoramawechsel der Beschwerden und Krankheitsbilder. Die berufsbedingte Mobilität und die Abnahme der Halbwertszeit des erforderlichen Fachwissens mit Überforderung, Isolation, Unsicherheit und die zunehmende Aufhebung der bisher meist getrennten Bereiche von Arbeit und Freizeit belasten die modernen Arbeitsnomaden (im Mobil- oder Homeoffice). Neue Gefährdungspotentiale durch Bio- und Gentechnik sind abzuklären. Veränderte Formen der Pflanzen- und Tierproduktion sowie der Biotechnik und Nanotechnologie werfen auch arbeitsmedizinische Fragen auf. Neue Aufgabenfelder arbeitsmedizinischer Betätigung erschließen sich durch die Möglichkeiten der Informations- und Kommunikationstechnik (wobei die Arbeitsmedizin diese auch für sich selbst nutzt: www.dgaum.de und www-dgaum.med.uni-rostock.de).

Darüber hinaus ist die Arbeitsmedizin als Querschnittsfach verflochten mit anderen medizinischen und naturwissenschaftlichen Disziplinen, deren Erkenntnisse und Methoden sie nutzt. Die Feindiagnostik im Laborbereich hat z. B. die präklinische Frühdiagnostik bei arbeitsmedizinischen Vorsorguntersuchungen erst ermöglicht. Derartige Wechselbeziehungen können zu unerwarteten Entwicklungen führen.

Aktuelle Veränderungen infolge von Globalisierung, Klimawandel sowie Alterung der Bevölkerung und Berufstätigen beinhalten Chancen und Risiken (z. B. importierte Infektionskrankheiten, gesundheitsgefährdende Produkte). Gesundheitsschutz wird damit noch bedeutsamer, ebenso arbeitsmedizinische Lösungsansätze zur Sicherung von Leistungs- und Wettbewerbsfähigkeit sowie der Lebensqualität.

Zusammenfassung Die Arbeitsmedizin befasst sich mit den Wechselbeziehungen zwischen Arbeit und Gesundheit, beziehungsweise deren Schädigung durch arbeitsbedingte Einwirkungen. Im Verlauf der Geschichte finden sich ständig Veränderungen im technischen, wirtschaftlichen und gesellschaftlichen Bereich. Die Arbeitsmedizin steht somit an der Schnittstelle eines sehr komplexen und dynamischen Beziehungssystems, in dem sich kulturelle, medizinische und auch politische Entwicklungen widerspiegeln. Als medizinische Fachdisziplin wurde die Arbeitsmedizin relativ spät anerkannt, weil die zugrunde liegenden ursächlichen Zusammenhänge erst ermittelt werden mussten. Dabei war ein Weg zurückzulegen, der über mystische Vorstellungen und empirische Beobachtungen zu wissenschaftlichen Erkenntnissen führte. Die Geschichte der Arbeitsmedizin zeigt, dass die Erkennung und Eliminierung arbeitsbedingter Gesundheitsgefahren oft mühsam war, durch ideologische Voreingenommenheit, Opportunismus oder politisches Taktieren hinausgezögert werden konnte, aber unabhängige Fachkompetenz humane und wirtschaftlich sinnvolle Arbeits- und Lebensbedingungen herbeiführen kann.

Weiterführende Literatur

Buess H, Koelsch F: Geschichte der Erforschung der Berufskrankheiten. In: Baader EW (Hrsg.): Handbuch der gesamten Arbeitsmedizin. Bd. II-1. Berlin, München; Urban & Schwarzenberg, 1961, S. 15–68.

Deutsches Historisches Museum (DHM), Deutsche Gesetzliche Unfallversicherung (DGUV): Sicher arbeiten – 125 Jahre Gesetzliche Unfallversicherung in Deutschland 1885–2010. Berlin, 2010 (www.lehrer-online.de/dyn/bin/862231-862232-1-sicher-arbeiten.pdf).

Eckart WU, Jütte R: Medizingeschichte. Eine Einführung. Stuttgart: UTB, 2007.

Gochfeld M: Chronologic history of occupational medicine. JOEM 2005; 47: 96–114.

http://de.wikipedia.org/wiki/Medizingeschichte

Koelsch F: Beiträge zur Geschichte der Arbeitsmedizin. Schriftenreihe der Bayerischen Landesärztekammer, Bd. 8, München, 1968.

Müller R, Milles D (Hrsg.): Beiträge zur Geschichte der Arbeiterkrankheiten und der Arbeitsmedizin in Deutschland. Schriftenreihe der Bundesanstalt für Arbeitsschutz, Sonderschrift, Dortmund, 1984.

Murken AH: Geschichte der Arbeitsmedizin. In: Letzel S, Nowak D (Hrsg.): Handbuch der Arbeitsmedizin. Landsberg: ecomed, 2007, AI-1, 1–32.

Valentin M: Geschichte der Arbeitsmedizin. In: Toellner R (Hrsg.): Illustrierte Geschichte der Medizin. Bd. 7. Salzburg: Andreas & Andreas, 1980, S. 2431–2457.

Wellcome Stiftung: 2000 Jahre Medizingeschichte – Bildersammlung. London: 2011 (http://medfoto.wellcome.ac.uk → „historical" → „library" → „images").

Anhang

Aktuelle Liste der Berufskrankheiten

Nach der Berufskrankheiten-Verordnung (BKV) vom 31.10.1997, geändert durch die erste Verordnung zur Änderung der Berufskrankheiten-Verordnung (1. BKV-ÄndV) vom 05. 09. 2002 und vom 11. 06. 2009 wurde die Berufskrankheiten-Liste ergänzt bzw. die Bezeichnung bereits bestehender Berufskrankheiten geändert.

§ 9 Abs. 1 Siebtes Buch Sozialgesetzbuch (SGB VII)

„Berufskrankheiten sind Krankheiten, die die Bundesregierung durch Rechtsverordnung mit Zustimmung des Bundesrates als Berufskrankheiten bezeichnet und die Versicherte infolge einer den Versicherungsschutz nach den §§ 2, 3 oder § 6 begründenden Tätigkeit erleiden. Die Bundesregierung wird ermächtigt, in der Rechtsverordnung solche Krankheiten als Berufskrankheiten zu bezeichnen, die nach den Erkenntnissen der medizinischen Wissenschaft durch besondere Einwirkungen verursacht sind, denen bestimmte Personengruppen durch ihre versicherte Tätigkeit in erheblich höherem Grade als die übrige Bevölkerung ausgesetzt sind; sie kann dabei bestimmen, dass die Krankheiten nur dann Berufskrankheiten sind, wenn sie durch Tätigkeiten in bestimmten Gefährdungsbereichen verursacht worden sind oder wenn sie zur Unterlassung aller Tätigkeiten geführt haben, die für die Entstehung, die Verschlimmerung oder das Wiederaufleben der Krankheit ursächlich waren oder sein können."

Tabelle 1: Liste der Berufskrankheiten

Nr.	Krankheit
1	*Durch chemische Einwirkungen verursachte Krankheiten**
11	Metalle oder Metalloide
1101	Erkrankungen durch Blei oder seine Verbindungen
1102	Erkrankungen durch Quecksilber oder seine Verbindungen
1103	Erkrankungen durch Chrom oder seine Verbindungen
1104	Erkrankungen durch Cadmium oder seine Verbindungen
1105	Erkrankungen durch Mangan oder seine Verbindungen
1106	Erkrankungen durch Thallium oder seine Verbindungen
1107	Erkrankungen durch Vanadium oder seine Verbindungen
1108	Erkrankungen durch Arsen oder seine Verbindungen
1109	Erkrankungen durch Phosphor oder seine anorganischen Verbindungen
1110	Erkrankungen durch Beryllium oder seine Verbindungen

*Zu den Nummern 1101 bis 1110, 1201, 1303 und 1315: Ausgenommen sind Hauterkrankungen. Diese gelten als Krankheiten im Sinne dieser Anlage nur insoweit, als sie Erscheinungen einer Allgemeinerkrankung sind, die durch Aufnahme der schädigenden Stoffe in den Körper verursacht werden oder gemäß Nummer 5101 zu entschädigen sind.

Tabelle 1: Liste der Berufskrankheiten (*Fortsetzung*)

Nr.	Krankheit
12	Erstickungsgase
1201	Erkrankungen durch Kohlenmonoxid
1202	Erkrankungen durch Schwefelwasserstoff
13	Lösemittel, Schädlingsbekämpfungsmittel (Pestizide) und sonstige chemische Stoffe
1301	Schleimhautveränderung, Krebs oder andere Neubildungen der Harnwege durch aromatische Amine
1302	Erkrankungen durch Halogenkohlenwasserstoffe
1303	Erkrankungen durch Benzol, seine Homologe oder durch Styrol
1304	Erkrankungen durch Nitro- oder Aminoverbindungen des Benzols oder seiner Homologen oder ihrer Abkömmlinge
1305	Erkrankungen durch Schwefelkohlenstoff
1306	Erkrankungen durch Methlyalkohol (Methanol)
1307	Erkrankungen durch organische Phosphorverbindungen
1308	Erkrankungen durch Fluor oder seine Verbindungen
1309	Erkrankungen durch Salpetersäureester
1310	Erkrankungen durch halogenierte Alkyl-, Aryl- oder Alkylaryloxide
1311	Erkrankungen durch halogenierte Alkyl-, Aryl- oder Alkylarylsulfide
1312	Erkrankungen der Zähne durch Säuren
1313	Hornhautschädigungen des Auges durch Benzochinon
1314	Erkrankungen durch para-tertiär-Butylphenol
1315	Erkrankungen durch Isocyanate, die zur Unterlassung aller Tätigkeiten gezwungen haben, die für die Entstehung, die Verschlimmerung oder das Wiederaufleben der Krankheit ursächlich waren oder sein können
1316	Erkrankungen der Leber durch Dimethylformamid
1317	Polyneuropathie oder Enzephalopathie durch organische Lösungsmittel oder deren Gemische
1318	Erkrankungen des Blutes, des blutbildenden Systems und des lymphatischen Systems durch Benzol
2	*Durch physikalische Einwirkungen verursachte Krankheiten*
21	Mechanische Einwirkungen
2101	Erkrankungen der Sehnenscheiden oder des Sehnengleitgewebes sowie der Sehnen- oder Muskelansätze, die zur Unterlassung aller Tätigkeiten gezwungen haben, die für die Entstehung, die Verschlimmerung oder das Wiederaufleben der Krankheit ursächlich waren oder sein können
2102	Meniskusschäden nach mehrjährigen andauernden oder häufig wiederkehrenden, die Kniegelenke überdurchschnittlich belastenden Tätigkeiten
2103	Erkrankungen durch Erschütterung bei Arbeit mit Druckluftwerkzeugen oder gleichartig wirkenden Werkzeugen oder Maschinen
2104	Vibrationsbedingte Durchblutungsstörungen an den Händen, die zur Unterlassung aller Tätigkeiten gezwungen haben, die für die Entstehung, die Verschlimmerung oder das Wiederaufleben der Krankheit ursächlich waren oder sein können
2105	Chronische Erkrankungen der Schleimbeutel durch ständigen Druck
2106	Druckschädigung der Nerven

Tabelle 1: Liste der Berufskrankheiten (*Fortsetzung*)

Nr.	Krankheit
2107	Abrissbrüche der Wirbelfortsätze
2108	Bandscheibenbedingte Erkrankungen der Lendenwirbelsäule durch langjähriges Heben oder Tragen schwerer Lasten oder durch langjährige Tätigkeiten in extremer Rumpfbeugehaltung, die zur Unterlassung aller Tätigkeiten gezwungen haben, die für die Entstehung, die Verschlimmerung oder das Wiederaufleben der Krankheit ursächlich waren oder sein können
2109	Bandscheibenbedingte Erkrankungen der Halswirbelsäule durch langjähriges Tragen schwerer Lasten auf der Schulter, die zur Unterlassung aller Tätigkeiten gezwungen haben, die für die Entstehung, die Verschlimmerung oder das Wiederaufleben der Krankheit ursächlich waren oder sein können
2110	Bandscheibenbedingte Erkrankungen der Lendenwirbelsäule durch langjährige, vorwiegend vertikale Einwirkung von Ganzkörperschwingungen im Sitzen, die zur Unterlassung aller Tätigkeiten gezwungen haben, die für die Entstehung, die Verschlimmerung oder das Wiederaufleben der Krankheit ursächlich waren oder sein können
2111	Erhöhte Zahnabrasionen durch mehrjährige quarzstaubbelastende Tätigkeit
2112	Gonarthrose durch eine Tätigkeit im Knien oder einer vergleichbaren Kniebelastung mit einer kumulativen Einwirkungsdauer während des Arbeitslebens von mindestens 13 000 Stunden und einer Mindesteinwirkungsdauer von insgesamt einer Stunde pro Schicht.
22	Druckluft
2201	Erkrankungen durch Arbeit in Druckluft
23	Lärm
2301	Lärmschwerhörigkeit
24	Strahlen
2401	Grauer Star durch Wärmestrahlung
2402	Erkrankungen durch ionisierende Strahlen
3	*Durch Infektionskrankheiten oder Parasiten verursachte Krankheiten sowie Tropenkrankheiten*
3101	Infektionskrankheiten, wenn der Versicherte im Gesundheitsdienst, in der Wohlfahrtspflege oder in einem Laboratorium tätig oder durch eine andere Tätigkeit der Infektionsgefahr in ähnlichem Maße besonders ausgesetzt war
3102	Von Tieren auf Menschen übertragbare Krankheiten
3103	Wurmkrankheit der Bergleute, verursacht durch Anklyostoma duodenale oder Strongyloides stercoralis
3104	Tropenkrankheiten, Fleckfieber
4	*Erkrankungen der Atemwege und der Lungen, des Rippenfells und Bauchfells*
41	Erkrankungen durch anorganische Stäube
4101	Quarzstaublungenerkrankung (Silikose)
4102	Quarzstaublungenerkrankung in Verbindung mit aktiver Lungentuberkulose (Siliko-Tuberkulose)
4103	Asbeststaublungenerkrankung (Asbestose) oder durch Asbeststaub verursachte Erkrankungen der Pleura
4104	Lungenkrebs oder Kehlkopfkrebs
	❏ in Verbindung mit Asbeststaublungenerkrankung (Asbestose)
	❏ in Verbindung mit durch Asbeststaub verursachter Erkrankung der Pleura oder
	❏ bei Nachweis der Einwirkung kumulativer Asbestfaserstaub-Dosis am Arbeitsplatz von mindestens 25 Faserjahren (25×10^6 [(Fasern/m^3) × Jahre])

Tabelle 1: Liste der Berufskrankheiten (*Fortsetzung*)

Nr.	Krankheit
4105	Durch Asbest verursachtes Mesotheliom des Rippenfells, des Bauchfells oder des Perikards
4106	Erkrankungen der tieferen Atemwege und der Lungen durch Aluminium oder seine Verbindungen
4107	Erkrankungen an Lungenfibrose durch Metallstäube bei der Herstellung oder Verarbeitung von Hartmetallen
4108	Erkrankungen der tieferen Atemwege und der Lungen durch Thomasmehl (Thomasphosphat)
4109	Bösartige Neubildungen der Atemwege und der Lungen durch Nickel oder seine Verbindungen
4110	Bösartige Neubildungen der Atemwege und der Lungen durch Kokereirohgase
4111	Chronische obstruktive Bronchitis oder Emphysem von Bergleuten unter Tage im Steinkohlebergbau bei Nachweis der Einwirkung einer kumulativen Dosis von in der Regel 100 Feinstaubjahren [(mg/m^3) × Jahre]
4112	Lungenkrebs durch die Einwirkung von kristallinem Siliziumdioxid (SiO$_2$) bei nachgewiesener Quarzstaublungenerkrankung (Silikose oder Siliko-Tuberkulose).
4113	Lungenkrebs durch polyzyklische aromatische Kohlenwasserstoffe bei Nachweis der Einwirkung einer kumulativen Dosis von mindestens 100 Benzo[a]pyren-Jahren [(µg/m^3) × Jahren]
4114	Lungenkrebs durch das Zusammenwirken von Asbestfaserstaub und polyzyklischen aromatischen Kohlenwasserstoffen bei Nachweis der Einwirkung einer kumulativen Dosis, die einer Verursachungswahrscheinlichkeit von mindestens 50 % nach der Anlage zu dieser Berufskrankheit entspricht
4115	Lungenfibrose durch extreme und langwierige Einwirkung von Schweißrauchen und Schweißgasen (Siderofibrose)
42	Erkrankungen durch organische Stäube
4201	Exogen-allergische Alveolitis
4202	Erkrankungen der tieferen Atemwege und der Lungen durch Rohbaumwoll-, Rohflachs- oder Rohhanfstaub (Byssinose)
4203	Adenokarzinome der Nasenhaupt- und -nebenhöhlen durch Stäube von Eichen- oder Buchenholz
43	Obstruktive Atemwegserkrankungen
4301	Durch allergisierende Stoffe verursachte obstruktive Atemwegserkrankungen (einschließlich Rhinopathie), die zur Unterlassung aller Tätigkeiten gezwungen haben, die für die Entstehung, die Verschlimmerung oder das Wiederaufleben der Krankheit ursächlich waren oder sein können
4302	Durch chemisch-irritativ oder toxisch wirkende Stoffe verursachte obstruktive Atemwegserkrankungen, die zur Unterlassung aller Tätigkeiten gezwungen haben, die für die Entstehung, die Verschlimmerung oder das Wiederaufleben der Krankheit ursächlich waren oder sein können
5	*Hautkrankheiten*
5101	Schwere oder wiederholt rückfällige Hauterkrankungen, die zur Unterlassung aller Tätigkeiten gezwungen haben, die für die Entstehung, die Verschlimmerung oder das Wiederaufleben der Krankheit ursächlich waren oder sein können
5102	Hautkrebs oder zur Krebsbildung neigende Hautveränderungen durch Ruß, Rohparaffin, Teer, Anthrazen, Pech oder ähnliche Stoffe
6	*Krankheiten sonstiger Ursache*
6101	Augenzittern der Bergleute

Zu den in der Berufskrankheitenliste aufgeführten einzelnen Berufskrankheiten hat das Bundesministerium für Arbeit und Sozialordnung Merkblätter veröffentlicht, die vor allem den Ärzten Hinweise zur Erstattung von Berufskrankheiten-Anzeigen geben. Die Merkblätter enthalten aber auch wichtige Informationen, die von den Unfallversicherungsträgern und Gutachtern im Berufskrankheitenverfahren beachtet werden sollen. Zu einigen Berufskrankheiten, die in den letzten Jahren in die Liste aufgenommen worden sind, hat der Ärztliche Sachverständigenbeirat – Sektion „Berufskrankheiten" – beim Bundesministerium für Arbeit und Sozialordnung wissenschaftliche Begründungen ausgearbeitet, die umfassende Informationen zu diesen Berufskrankheiten enthalten.

Weiterführende Literatur

Mehrtens G, Valentin H, Schönberger A: Arbeitsunfall und Berufskrankheit. Rechtliche und medizinische Grundlagen für Gutachter, Sozialverwaltung, Berater und Gerichte. 8. Aufl. Berlin: Erich Schmidt Verlag, 2010.

Becker P: Die anzeigenpflichtigen Berufskrankheiten. Handbuch für Ärzte, Arbeitgeber, Versicherungsträger und Anwälte. Stuttgart: Kohlhammer, 2010.

Mehrtens G, Brandenburg S: Die Berufskrankheitenverordnung (BKV). Handkommentar aus rechtlicher und medizinischer Sicht für Ärzte, Versicherungsträger und Sozialgerichte. Loseblattsammlung. Berlin: Erich Schmidt Verlag, Stand 2010.

Formblatt für die ärztliche Anzeige einer Berufskrankheit

ÄRZTLICHE ANZEIGE BEI VERDACHT AUF EINE BERUFSKRANKHEIT

1 Name und Anschrift des Arztes

2 Empfänger

3 Name, Vorname des Versicherten		4 Geburtsdatum	Tag	Monat	Jahr

5 Straße, Hausnummer	Postleitzahl	Ort

6 Geschlecht ☐ männlich ☐ weiblich	7 Staatsangehörigkeit	8 Ist der Versicherte verstorben? ☐ nein ☐ ja, am	Tag	Monat	Jahr

9 Fand eine Leichenöffnung statt? Wenn ja, wann und durch wen?

10 Welche Berufskrankheit, Berufskrankheiten kommen in Betracht? (ggf. BK-Nummer)

11 Krankheitserscheinungen, Beschwerden des Versicherten, Ergebnis der Untersuchung mit Diagnose (Befundunterlagen bitte beifügen), Angaben zur Behandlungsbedürftigkeit

12 Wann traten die Beschwerden erstmals auf?

13 Erkrankungen oder Bereicht von Erkrankungen, die mit dem Untersuchungsergebnis in einem ursächlichen Zusammenhang stehen können

14 Welche gefährdenden Einwirkungen und Stoffe am Arbeitsplatz bzw. welche Tätigkeiten werden für die Entstehung der Erkrankung als ursächlich angesehen? Welche Tätigkeiten übt/übte der Versicherte wie lange aus?

15 Besteht Arbeitsunfähigkeit? Wenn ja, voraussichtlich wie lange?

16 In welchem Unternehmen ist der Versicherte oder war er zuletzt tätig? In welchem Unternehmen war er den unter Nummer 14 genannten Einwirkungen und Stoffen zuletzt ausgesetzt?

17 Krankenkasse des Versicherten (Name, PLZ, Ort)

18 Name und Anschrift des behandelnden Arztes/Krankenhauses (soweit bekannt auch Telefon- und Faxnummer)

19 Der Unterzeichner bestätigt, den Versicherten über den Inhalt der Anzeige und den Empfänger (Unfallversicherungsträger oder für den medizinischen Arbeitsschutz zuständige Landesbehörde) informiert zu haben.

20 Datum	Arzt	Telefon-Nr. für Rückfragen (Ansprechpartner)
Bank/Postfach	Kontonummer	Bankleitzahl

Verzeichnis der Herausgeber und Autoren

Prof. Dr. med. Peter Angerer
Institut und Poliklinik für Arbeits-,
Sozial- und Umweltmedizin
Klinikum der Universität München
Ziemssenstraße 1
80336 München
peter.angerer@med.uni-muenchen.de

Dr. med. Andreas Bahemann
Bundesagentur für Arbeit
Regensburger Straße 104
90327 Nürnberg
andreas.bahemann@arbeitsagentur.de

Otto Blome
Informationsmanagement/Institut für arbeitsbedingte Erkrankungen und Berufskrankheiten
Lahnstraße 59
50859 Köln
otto.blome@iaebk.de

Dr. rer. nat. Thomas H. Brock
Berufsgenossenschaft der chemischen Industrie
Referat Grundlagen der Gefahr- und Biostoffe
Kurfürsten-Anlage 62
69115 Heidelberg
tbrock@bgchemie.de

Dr. med. Andrea Dettling
Institut für Rechtsmedizin und Verkehrsmedizin
Universität Heidelberg
Voßstraße 2
69115 Heidelberg
andrea.dettling@med.uni-heidelberg.de

Prof. Dr. med. Thomas L. Diepgen
Institut und Poliklinik für Arbeits-
und Sozialmedizin
Abt. Klinische Sozialmedizin
Universitätsklinikum Heidelberg
Thibautstraße 3
69115 Heidelberg
thomas.diepgen@med.uni-heidelberg.de

Dr. med. Werner Dostal
Cuxhavener Straße 9
90425 Nürnberg
werner.dostal@gmx.de

Prof. Dr. phil. Ekkehart Frieling
Institut für Arbeitswissenschaft,
Arbeits- und Organisationspsychologie
Universität Kassel
Heinrich-Plett-Straße 40
34132 Kassel
ekkehart.frieling@t-online.de

Prof. Dr. med. Barbara Griefahn
Institut für Arbeitsphysiologie
an der Universität Dortmund
Ardeystraße 67
44139 Dortmund
griefahn@ifado.de

Detlef Glomm
BAD-Zentrum Dithmarschen
Esmarchstraße 50
25746 Heide
detlefglomm@t-online.de

Priv.-Doz. Dr. rer. nat. Thomas Göen
Institut und Poliklinik für Arbeits-, Sozial-
und Umweltmedizin der Universität Erlangen-
Nürnberg
Schillerstraße 25/29
91054 Erlangen
Thomas.Goeen@ipasum.med.uni-erlangen.de

Prof. Dr. med. Dr. h.c. mult. David Groneberg
Institut für Arbeitsmedizin, Sozialmedizin
und Umweltmedizin der Johann Wolfgang
Goethe-Universität Frankfurt
Theodor-Stern-Kai 7
60590 Frankfurt
ArbSozMed@uni-frankfurt.de

Prof. Dr. med. Hans T. Haffner
Institut für Rechtsmedizin und Verkehrsmedizin
Universität Heidelberg
Voßstraße 2
69115 Heidelberg
hans.haffner@med.uni-heidelberg.de

Prof. Dr. med. Bernd Hartmann
BG BAU – Berufsgenossenschaft
der Bauwirtschaft
Arbeitsmedizinischer Dienst
Holstenwall 8–9
20355 Hamburg
bernd.hartmann@bgbau.de

Prof. Dr. med. Dipl.-Psych. Walther Heipertz
Bundesagentur für Arbeit
Regensburger Straße 104
90327 Nürnberg
walther.heipertz@arbeitsagentur.de

Prof. Dr. rer. nat. Dr. med. Friedrich Hofmann
Fachbereich D Sicherheitstechnik
Arbeitsphysiologie, Arbeits-
medizin und Infektionsschutz
Bergische Universität Wuppertal
Gaußstraße 20
42119 Wuppertal
fhofmann@uni-wuppertal.de

Dr. med. Kristin Hupfer
BASF SE
GUA/AP – H308
67056 Ludwigshafen
kristin.hupfer@basf.com

Priv.-Doz. Dr. rer. nat. Dipl.-Biol. Rudolf A. Jörres
Institut und Poliklinik für Arbeits-,
Sozial- und Umweltmedizin
Klinikum der Universität München
Ziemssenstraße 1
80336 München
rudolf.joerres@med.uni-muenchen.de

Prof. Dr. med. Michael Kentner
Institut für medizinische Begutachtung
und Prävention
Moltkestraße 25
76133 Karlsruhe
kentner@imbp-online.de

Prof. Dr.-Ing. Peter Knauth
Institut für Industriebetriebslehre und Industrielle
Produktion, Abteilung Arbeitswissenschaft
Universität Karlsruhe (TH)
Hertzstraße 16
76187 Karlsruhe
peter.knauth@wiwi.uni-karlsruhe.de

Thomas Köhler
Berufsgenossenschaft der chemischen Industrie
Kurfürsten-Anlage 62
69115 Heidelberg
t.koehler@bgchemie.de

Prof. Dr. jur. Otto E. Krasney
Im Eichenhof 28
34125 Kassel
krasney@t-online.de

Prof. Dr. med. Thomas Kraus
Institut für Arbeitsmedizin und Sozialmedizin
Universitätsklinikum RWTH Aachen
Pauwelsstraße 30
52074 Aachen
tkraus@ukaachen.de

Priv.-Doz. Dr. med. Thomas Küpper
Institut für Arbeitsmedizin und Sozialmedizin
Universitätsklinikum RWTH Aachen
Pauwelsstraße 30
52074 Aachen
tkuepper@ukaachen.de

Dr. phil. Siegfried Lehrl
Bereich Medizinische Psychologie und
Medizinische Soziologie der Friedrich-
Alexander-Universität Erlangen-Nürnberg
Schwabachanlage 6
91054 Erlangen
siegfried.lehrl@uk-erlangen.de

Prof. Dr. med. Gabriele Leng
Currenta GmbH & Co. OHG
SI-GS-Biomonitoring
51368 Leverkusen
gabriele.leng@currenta.de

Prof. Dr. med. Dipl.-Ing. Stephan Letzel
Institut für Arbeits-, Sozial- und Umweltmedizin
Johannes Gutenberg-Universität Mainz
Obere Zahlbacher Straße 67
55131 Mainz
letzel@uni-mainz.de

Dr. rer. nat. Jürgen Lewalter
Am Urnenfeld 20
51467 Bergisch Gladbach
lwj@lewalter-online.de

Dr. jur. Friedrich Mehrhoff
Deutsche Gesetzliche Unfallversicherung (DGUV)
Stabsbereich für Rehabilitationsstrategien
und -grundsätze
Mittelstraße 51
10117 Berlin
friedrich.mehrhoff@dguv.de

Dr. med. Michael Nasterlack
BASF SE
GUA/C – H306
67056 Ludwigshafen
michael.nasterlack@basf.com

Prof. Dr. med. Dennis Nowak
Institut und Poliklinik für Arbeits-,
Sozial- und Umweltmedizin
Klinikum der Universität München
Ziemssenstraße 1
80336 München
dennis.nowak@med.uni-muenchen.de

Priv.-Doz. Dr. med. Gerhard Pressel
Gartenweg 1A
55583 Bad Münster-Ebernburg
gerhard.pressel@gmx.net

Dipl.-Ing. Karl-Heinz Schaller
Institut und Poliklinik für Arbeits-,
Sozial- und Umweltmedizin
Universität Erlangen-Nürnberg
Schillerstraße 25/29
91054 Erlangen
biomonitoring@ipasum.imed.uni-erlangen.de

Dr. med. Renate Scheidt-Illig
Institut für Arbeitsmedizin, Sozialmedizin,
Umweltmedizin und Umwelthygiene
Klinikum der Friedrich-Schiller-Universität
Jena
Jahnstraße 3
07737 Jena
renate.scheidt-illig@med.uni-jena.de

Prof. Dr. med. Klaus Scheuch
Institut und Poliklinik für Arbeits-
und Sozialmedizin
der Technischen Universität Dresden
Fetscherstraße 74
01307 Dresden
scheuch@imib.med.tu-dresden.de

Prof. Dr. med. Rainer Schiele
Institut für Arbeitsmedizin, Sozialmedizin,
Umweltmedizin und Umwelthygiene
Klinikum der Friedrich-Schiller-Universität
Jena
Jahnstraße 3
07737 Jena
rainer.schiele@med.uni-jena.de

Priv.-Doz. Dr. med. Klaus Schmid
Betriebsärztlicher Dienst der
Universität Erlangen-Nürnberg
Harfenstraße 18
91054 Erlangen
klaus.schmid@rzmail.uni-erlangen.de

Dr. med. Wilfried Schupp
m&i-Fachklinik Herzogenaurach
Abt. für Neurologie und Neuropsychologie
In der Reuth 1
91074 Herzogenaurach
neurologie@fachklinik-herzogenaurach.de

Dr. med. Nicola Sizmann
Dermatologie, Allergologie, Arbeitsmedizin
Marientorgraben 7
90402 Nürnberg
sizmann@t-online.de

Prof. Dr. med. Dipl.-Chem. Gerhard Triebig
Institut und Poliklinik für Arbeits- und Sozialmedizin, Universitätsklinikum Heidelberg
Voßstraße 2
69115 Heidelberg
gtriebig@med.uni-heidelberg.de

Prof. Dr. med. Jobst Thürauf
Schulweg 2
25980 Tinnum
thtinnum@web.de

Dr. med. Ina Ueberschär
Deutsche Rentenversicherung Mittel-
deutschland
Georg-Schumann-Straße 146
04159 Leipzig
ina.ueberschaer@drv-md.de

Prof. Dr. med. Kurt Ulm
Institut für Medizinische Statistik
und Epidemiologie
Technische Universität München
Ismaninger Straße 22
81675 München
kurt.ulm@tum.de

Prof. Dr. med. Andreas Weber
Horsthofstr. 19
46244 Bottrop-Kirchhellen
andreas.a.weber@gmx.de

Priv.-Doz. Dr. med. Wolfgang Zschiesche
Fachbereich Arbeitsmedizin
und Berufskrankheiten
BG Energie Textil Elektro Medien-
erzeugnisse (BG ETEM)
Gustav-Heinemann-Ufer 130
50968 Köln
zschiesche.wolfgang@bgetf.de

Register